Biographisches Lexikon
hervorragender Ärzte
des neunzehnten Jahrhunderts

Biographisches Lexikon

hervorragender Ärzte des neunzehnten Jahrhunderts

Mit einer historischen Einleitung herausgegeben von Julius Leopold Pagel

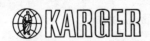

Basel · München · Paris · London · New York · New Delhi · Singapore · Tokyo · Sydney

Reprint der Originalausgabe von 1901 nach dem Exemplar
aus der Handbibliothek des Zentralantiquariats der DDR

ZENTRALANTIQUARIAT DER DDR
© ZA-Reprint, Leipzig 1989

S. Karger GmbH, Postfach 1724, D-8034 Germering/München
und S. Karger AG, Postfach, CH-4009 Basel
haben das Alleinauslieferungsrecht für alle Länder
des nichtsozialistischen Wirtschaftsgebietes.
ISBN 3-8055-4817-6
Schutzumschlaggestaltung: Martina Hoßfeld
Druck: Nationales Druckhaus, Berlin
Printed in the German Democratic Republic
Ag 509/19/88/0850

Biographisches Lexikon

hervorragender Ärzte

des neunzehnten Jahrhunderts.

Mit einer historischen Einleitung.

Herausgegeben

von

Prof. Dr. J. Pagel

in Berlin.

— Mit 669 Bildnissen. —

Urban & Schwarzenberg.

Berlin NW.   Wien I
Dorotheenstrasse 38-39.   Maximilianstrasse 4

1901.

Vorwort.

Das «Biographische Lexikon hervorragender Ärzte des 19. Jahrhunderts» enthält möglichst zuverlässige Lebensbilder derjenigen Ärzte, welche durch schriftstellerische und wissenschaftlich-praktische Leistungen an dem Ausbau der Heilkunde in dem nun verflossenen, an Ergebnissen so reichen Jahrhunderte beteiligt sind. Um das Buch noch lebensvoller und interessanter zu gestalten, hat die Verlagsbuchhandlung, den Forderungen unserer Zeit entsprechend, das Werk durch zahlreiche Portraits hervorragender Ärzte illustriert und so damit auch ein Werk geschaffen, welches hoffentlich in den weitesten Kreisen der Ärzte Beifall finden wird.

Zufolge der überaus liebenswürdigen Teilnahme und Mitarbeit der meisten lebenden in- und ausländischen Forscher ist es gelungen, das Material zu dem vorliegenden Werk so authentisch als möglich zu gewinnen. Beiträge, welche nicht mehr im Text des Werkes verwertet werden konnten, sind in einem Nachtrage angefügt worden.

Wie durch die Berücksichtigung der allerjüngsten Forschergeneration gleichsam eine Brücke in das 20. Jahrhundert geschlagen ist, so ist andererseits auch versucht worden, den Zusammenhang mit der Vergangenheit äußerlich zu kennzeichnen und zu diesem Zweck eine einleitende Übersicht mit den bedeutendsten Namen und Ereignissen der vergangenen Zeiten, besonders auch aus dem ersten Drittel des verflossenen Jahrhunderts, dem Werk voraufgeschickt. Der Herausgeber darf hoffen, daß gerade diese Beigabe für die in erster Linie streng wissenschaftlichen Ziele des Unternehmens zeugen wird. Die Einleitung stammt aus der gewandten Feder meines hiesigen jüngeren Kollegen, Herrn Dr. I. Bloch, dem ich für diesen Beitrag zu Dank verpflichtet bin. Vielen Dank schulde und erstatte ich auch an dieser Stelle allen denjenigen Autoren des In- und Auslandes, welche reges Interesse an dem Werk bekundet und durch ihre stille und liebenswürdige Mitarbeit die Zusammenstellung gefördert und erleichtert haben. Abgesehen von den Einsendern autobiographischer Mitteilungen haben sich durch verschiedene Monita, ergänzende und verbessernde Angaben, sowie sonstige Nach- und Hinweise, Überlassung von Photographien etc. ein besonderes Verdienst um das Werk erworben die Herren: Bachmann (Ilfeld), von Bardeleben (Jena), Buschan (Stettin), Daffner (München), Finlayson (Glasgow), v. Györy (Budapest), Heinricius (Helsingfors), Heffter (Bern), Aug. Hoffmann (Düsseldorf), Husemann (Göttingen), Kleinwächter (Czernowitz), Landau (Nürnberg), Munde (New York), Neuburger (Wien), Oehmen (Kevelaer), Rille (Innsbruck), A. Sack (Heidelberg), Schein (Budapest), Schrutz (Prag), Temesvary (Budapest), v. Vierordt (Tübingen), Wegner (Budapest), Wegscheider (Berlin), Zweifel (Leipzig). Herrn Emile Baillière, Chef der altbekannten Firma I.-B. Baillière et fils (Paris) ist der Herausgeber für die Überlassung mehrerer Photographien französischer Ärzte, Frau Prof. Quidde (München) für Biographie und Bild ihres Vaters, des Augenarztes und Prof. Jul. Jacobson-Königsberg, zu Dank verpflichtet. Schliesslich unterlasse ich nicht, der Verlagsbuchhandlung Urban & Schwarzenberg für die opferwillige und freigiebige Ausstattung, sowie für mannigfache umsichtige Hülfe bei der technischen Vorbereitung des Werks besten Dank auch an dieser Stelle auszusprechen.

Berlin, im September 1900. **Der Herausgeber.**

Verzeichnis
der im Lexikon für die Publikationsorgane gebräuchlichen Abkürzungen
(nach Allg. Med. Central-Ztg.).

A. A. — Anatomischer Anzeiger.
A. der Ph. — Archiv der Pharmazie.
A. f. A. — Archiv für Augenheilkunde.
A. f. G. — Archiv für Gynäkologie.
A. f. H. — Archiv für Hygiene.
A. f. K. — Archiv für Kinderheilkunde.
A. f. m. A. u. E. — Archiv f. mikroskop. Anatomie und Entwicklungsgesch.
A. f. O. — Archiv für Ohrenheilkunde.
A. f. Ps. — Archiv für Psychiatrie.
A. f. V. — Arch. f. Verdauungskrankh.
A. M. C.-Z. — Allg. Medizin. Central-Zeit.
B. Cbl. — Biologisches Centralblatt.
B. Kl. — Berliner Klinik.
B. k. W. — Berliner klin. Wochenschrift.
Cbl. f. B. — Centralbl. für Bakteriologie, Parasitenkunde und Infektionskrankh.
Cbl. f. Ch. — Centralblatt für Chirurgie.
Cbl. f. d. a. G. — Centralblatt für die allgemeine Gesundheitspflege.
Cbl. f. d. ges. Th. — Centralblatt für die gesamte Therapie.
Cbl. f. d. m. W. — Centralblatt für die medizinische Wissenschaft.
Cbl. f. Gyn. — Centralblatt für Gynäkol.
Cbl. f. i. M. — Centralbl. für inn. Medizin.
Cbl. f. N. — Centralbl. für Nervenheilk.
Cbl. f. pr. A. — Centralblatt für praktische Augenheilkunde.
Cbl. f. Phys. — Centralbl. für Physiol.
Correspbl. f. Schw. Ae. — Correspondenzblatt für Schweizer Aerzte.
D. C. — Dermatologisches Centralblatt.
D. mi. Z. — Deutsche militärärztliche Zeitschrift.
D. m. Pr. — Deutsche medizinische Presse.
D. m. W. — Deutsche medizin. Wochenschr.
D. M.-Z. — Deutsche Medizinal-Zeitung.
D. Z. — Dermatologische Zeitschrift.
D. Z. f. Ch. — Deutsche Zeitschr. f. Chirurgie.
D. Z. f. N. — Deutsche Zeitschrift für Nervenheilkunde.
Friedreich's Bl. — Friedreich's Blätter für gerichtliche Medizin.
Graefe's A. — Albrecht von Graefe's Archiv für Ophthalmologie.
Gruber's M. f. O. — Monatsschrift für Ohrenheilkunde, sowie für Kehlkopf-, Nasen-, Rachenkrankheiten.
H. R. — Hygienische Rundschau.
J. f. K. — Jahrbuch für Kinderheilkunde.
J. f. pr. M. — Jahrbuch f. prakt. Medizin.
J. f. Ps. — Jahrbücher für Psychiatrie.
K. J. — Klinisches Jahrbuch.
Langenbeck's A. — Archiv für klinische Chirurgie.
M. f. G. u. G. — Monatsschrift für Geburtshilfe und Gynäkologie.
M. f. Ps. u. N. — Monatsschrift für Psychiatrie und Neurologie.
M. f. U. — Monatsschr. für Unfallheilk.
M. m. W. — Münch. mediz. Wochenschr.
N. C. — Neurologisches Centralblatt.
Pflüger's A. — Arch. f. d. ges. Physiol.
P. m.-ch. Pr. — Pester medizinisch-chirurgische Presse.
P. m. W. — St. Petersburger medizinische Wochenschrift.
Pr. m. W. — Prager mediz. Wochenschrift.
Th. M.-H. — Therapeutische Monatshefte.
Unna's M.-H. — Monatshefte für praktische Dermatologie.
Virchow's A. — Archiv für pathologische Anatomie und Physiologie und für klinische Medizin.
W. K. — Wiener Klinik.
W. k. R. — Wiener klinische Rundschau.
W. k. W. — Wiener klinische Wochenschrift.
W. m. Bl. — Wiener medizinische Blätter.
W. m. Pr. — Wiener medizinische Presse.
W. m. W. — Wiener mediz. Wochenschrift.
Zehender's M.-Bl. — Klinische Monatsblätter für Augenheilkunde.
Z. f. A. — Zeitschrift für Augenheilkunde.
Z. f. B. — Zeitschrift für Biologie.
Z. f. G. u. G. — Zeitschrift für Geburtshilfe und Gynäkologie.
Z. f. H. — Zeitschrift für Heilkunde.
Z. f. K. — Zeitschrift für Krankenpflege.
Z. f. k. M. — Zeitschrift für klinische Medizin.
Z. f. O. — Zeitschrift für Ohrenheilkunde.

Einleitung.

Wenn auch die Forschungen, Entdeckungen und Funde der letzten Jahrzehnte uns ungeahnte Aufschlüsse über die Medizin der orientalischen Völker gebracht und ein zum Teil überraschendes Licht über die vielseitige Ausbildung verbreitet haben, welche die Heilkunde bei den Ägyptern, den Indern, den mesopotamischen Völkern, den Chinesen und Japanern erfahren hat, wenn auch durch die merkwürdigern prähistorischen Funde der Gegenwart die Spuren einer rationellen, auf wissenschaftlicher Grundlage beruhenden ärztlichen Thätigkeit sich bis in die graue Vorzeit verfolgen lassen, so ändert dies nichts an der Thatsache, dass die gesamte moderne europäische Medizin eine Tochter der **griechischen Heilkunst ist.** Nur die Griechen, nur sie zuerst haben Inhalt und Form der wissenschaftlichen Heilkunde auf eine mustergültige, exakte Weise festgestellt. **Die klinische Beobachtung, das naturwissenschaftliche Experiment und die wissenschaftliche Darstellung der gefundenen Thatsachen**: das sind die grossen, von den Hellenen gelegten Fundamente, auf denen sich die moderne Heilkunst aufbaut und durch welche sie noch heute mit der griechischen Medizin zusammenhängt. Nehmen wir hinzu, dass schon ein **Hippokrates**, der dem wahren Ärzte die Eigenschaften eines Philosophen vindiciert, die grossartige Stellung der Medizin innerhalb der menschlichen Gesellschaft klar erkannt und ihre vielseitigen Beziehungen zu allen Zweigen des öffentlichen Lebens oft hervorgehoben hat, so tritt uns auch hier moderner Geist entgegen. Was aber vor allem rätlich erscheinen lässt, in einem «Biographischen Lexikon» der Ärzte von den Griechen auszugehen, das ist der Umstand, dass die ältesten Ärzte, als historische Persönlichkeiten genommen, diesem Volke angehören. Denn der sagenhafte Susruta und die historisch zwar beglaubigten **Charaka** und **Vagbhata** lebten unzweifelhaft nach **Hippokrates**, und wir wissen von ihnen wenig mehr als die Namen.

Der eigentliche Stammvater des europäischen Ärztegeschlechtes ist und bleibt **Hippokrates**, der berühmteste, vielgenannteste aller Jünger des **Asklepios**, mit dem sich die Neuzeit nicht weniger beschäftigt als dies schon das Altertum und das Mittelalter gethan haben. Denn er hat für die Medizin aller Zeiten entdeckt, was niemals leicht zu entdecken war, was immer im Gewirre der Systeme wieder verloren zu gehen droht: **den kranken Menschen!** In den Schriften der unter dem Namen des **Hippokrates** uns erhaltenen Sammlung tritt uns dieser kranke Mensch zuerst greifbar und lebendig entgegen und erhebt sich mitten aus dem Dunkel der mystischen «Krankheit», jener Sphinx, die noch heute nicht enträtselt worden ist. Das Verdienst der Bezeichnung des kranken Menschen als des wahren Objektes einer wissenschaftlichen Heilkunst knüpft sich für uns an den Namen des **Hippokrates,** des Grossen, wie ihn die dankbare Nachwelt genannt hat (geboren auf der Insel Kos um 460-450 v. Chr., gestorben um 370 v. Chr. zu Larissa in Thessalien). Die unter seinem Namen erhaltene Sammlung medizinischer Schriften gehört den verschiedensten Zeiten an, und mit annähernder Sicherheit lassen sich nur wenige Abhandlungen dem

Hippokrates selbst zuschreiben, wie die berühmten «Aphorismen», die Schrift über die alte Heilkunde, das erste und dritte von den sieben Büchern der Epidemien, das Prognostikon, die Abhandlung über die Diät in akuten Krankheiten (de victu in acutis), die sämtlichen chirurgischen Schriften und endlich der berühmte Essay über «Klima, Wasser und Örtlichkeiten» (de aëre, aquis et locis). Der in diesen Schriften, aber auch im übrigen Corpus Hippocraticum niedergelegte Schatz medizinischer Weisheit ist ein ungeheurer. Hippokrates ist der Begründer der sogenannten Humoralpathologie, welche mit den Begriffen des Blutes, des Schleimes, der schwarzen und der gelben Galle operiert. Daneben spielen auch nach dem Vorgange der jonischen Naturphilosophen die vier Elemente (Luft, Erde, Wasser, Feuer) und das Pneuma eine Rolle. Fast alle Krankheiten beruhen auf Störungen in der Mischung der vier eben genannten Kardinalsäfte, besonders auf der Prävalenz des Schleimes und der gelben Galle. Es giebt drei Stadien der Krankheit: Apepsie (Roheit), Pepsis (Kochung oder Reifung) und Krisis (Ausscheidung). Die Krisis erfolgt an den sogenannten kritischen Tagen, welche seitdem in der Medizin eine grosse Rolle gespielt haben. Den Hauptanteil an der Heilung der Krankheiten hat die φύσις oder Naturheilkraft. Trotzdem hat Hippokrates eine für alle Zeit mustergültige individualisierende Therapie begründet, welche nicht sowohl die Krankheit, als vielmehr den kranken Menschen unter sorgfältigster Beobachtung der Krankheitssymptome ins Auge fasst und die Semiotik, Diätetik und Aetiologie in gleicher Weise für ihre Zwecke ausgebildet hat. Therapeutischer Fundamentalsatz des Hippokrates: Nützen oder nicht schaden. Die berühmtesten Heilmittel waren die Ptisane, Hydromel, Oxymel, Milch, Wein, Abführmittel, Brechmittel, Diaphoretica, Diuretica, Blutentziehung durch Schröpfköpfe und Phlebotomie. Die Chirurgie der Hippokratiker ist eine hochentwickelte; die Lehre von den Frakturen und Luxationen mustergültig dank den gerade in der Osteologie hervorragenden Kenntnissen. Selbst Spuren der modernen Antiseptik hat man in den hippokratischen Schriften gefunden. In der speziellen Diagnostik und Krankheitslehre beschäftigten sich die Hippokratiker besonders mit den Krankheiten der Atmungsorgane (Pneumonie, Pleuritis, Empyem, Phthisis pulmonum), wobei sie bereits die Auskultation anwendeten (Succussio Hippocratis.) Tabes, Epilepsie (νόσος ίερή), Nieren- und Blasenleiden, Malaria, Typhus u. a. werden beschrieben, auch die Uroskopie in ausgedehnter Weise angewendet. Endlich finden sich Schriften über Augen- und Frauenkrankheiten in dem Corpus Hippocraticum. Unvergänglich ist die Deontologie der Hippokratiker, welche in dem berühmten «Eid der Asclepiaden» gipfelt. —

Während nach dem Tode des Hippokrates seine unmittelbaren Nachfolger, die sogenannten Dogmatiker den ersten Versuch machten, ein theoretisches System der Medizin auf der Grundlage der Lehren ihres Meisters zu errichten, hat **Aristoteles** (384—323) durch seine exakten naturwissenschaftlichen Beobachtungen die Heilkunde bedeutend gefördert. In seiner Lehre von den gleichartigen und ungleichartigen Teilen finden wir die ersten Andeutungen der allgemeinen Anatomie oder Gewebelehre. Auch mit der Embryologie hat sich Aristoteles bereits beschäftigt. Diese Bestrebungen des grossen Naturforschers fanden Anklang und Nachahmung in Alexandria, wo vor allem **Herophilus** (ca. 300 v. Chr.) und **Erasistratus** († 280 v. Chr.) durch Sektionen menschlicher Leichen die anatomischen Kenntnisse bedeutend bereichert haben (Gehirn, Angiologie, Splanchnologie). Der erstere hat ausserdem die Pharmakologie begründet und soll ein tüchtiger Gynäkologe gewesen sein. Von Erasistratus rührt der Begriff der Plethora her. Diese empirische Richtung der alexandrinischen Ärzte wurde zu einem System erhoben durch die empirische Schule, deren Hauptprinzipien in den sogenanntem «empirischen Dreifuss» (Beobachtung, mündliche Überlieferung, Übergang zu einer neuen Erfahrung durch Analogieschluss) zusammengefasst wurden und bis in die römische Kaiserzeit hinein ihren Einfluss übten, wo neue medizinische Systeme ins Leben traten. Nach Rom war die griechische Heilkunde durch **Archagathus** (218 v. Chr.) und vor allem durch den berühmten **Asklepiades von Bithynien** (geb. 124 v. Chr.) verpflanzt, den eigentlichen Gründer der **methodischen** Schule und der sogenannten **Solidarpathologie**, welche, gestützt auf die atomistischen Lehren des **Epicur** und im Gegensatze zur hippokratischen Humoralpathologie die Krankheiten aus Störungen in den festen Teilen des Körpers und in den Bewegungen der Atome ableitet, die Lehre von der Naturheilkraft verwirft und dem Arzte die Hauptrolle bei der Therapie zuerteilt, die dieser nach dem Grundsatze «tuto, cito, jucunde» ausüben soll. Besonders bemerkenswert ist Asklepiades wegen seiner Wertschätzung der physikalisch-diätetischen Therapie, die er zuerst in systematischer Weise zur Anwendung brachte (Gymnastik, Massage, Hydrotherapie) Von ihm rührt auch die Einteilung der Krankheiten in **akute** und **chronische** her. Diese Lehren wurden weiter ausgebildet von den späteren Methodikern (**Themison** von Laodicea, **Thessalus** u. a.), welche in ihre solidarpathologischen Anschauungen den Begriff des **Tonus** (übermässig gesteigert = Status strictus; übermässig vermindert = Status laxus; gemischt = Status mixtus) aufnahmen, d. h. die Fähigkeit der festen Teile sich auszudehnen und zusammenzuziehen, sowie die Lehre von den **Sympathien**, den sogenannten «consensuellen» Beziehungen zwischen verschiedenen Organen. Diese Grundlehren wurden als die *κοινότητες* oder Communitäten der Methodiker bezeichnet. — Um diese Zeit war es, dass zwei Römer den Versuch machten, die medizinischen und naturwissenschaftlichen Kenntnisse ihrer Zeit in encyklopädischen Werken zusammenzufassen. Dies waren **Celsus** und **Plinius** — **Aulus Cornelius Celsus**, der in der Übergangsepoche von der vorchristlichen zur christlichen Zeit lebte und wahrscheinlich kein Arzt war, hat uns in seinen «acht Büchern über die Medizin» eine unschätzbare Sammlung des gesamten medizinischen Wissens seiner Zeit hinterlassen, welche besonders für die Kenntnis der Alexandrinischen Schule höchst wertvoll ist. Berühmt ist besonders die Einleitung, in welcher Celsus der alexandrinischen Einteilung der Heilkunst in die **Diätetik** (Heilung durch rationelle Lebensweise), **Pharmaceutik** (Heilung durch Medikamente) und **Chirurgie** (Operation) gedenkt und alle nicht auf Thatsachen sich stützenden Theorien verwirft. Das erste Buch enthält die Diätetik, das zweite allgemein pathologische, diagnostische und therapeutische Darlegungen. Mit dem dritten Buche beginnt die spezielle Pathologie, die Celsus unter dem Gesichtspunkte der **allgemeinen** und **lokalen** Krankheiten einteilt. Zu den ersteren zählen die epidemischen Fieber, Wassersucht, Schwindsucht, Epilepsie, Aussatz, Apoplexie, Gelbsucht. Die lokalen Erkrankungen, besonders die Lungen- und Verdauungskrankheiten werden im vierten Buche behandelt. Die letzten vier Bücher enthalten Chirurgie, Ophthalmologie und Geburtshülfe in trefflicher Darstellung (Allgemeine chirurgische Therapie, Wundbehandlung, Hydrophobie, Carcinom in Buch V; chirurgische Lokalpathologie in Buch VI; Akiurgie in Buch VII, wo Bruchoperation, Bruchbänder, Seitensteinschnitt, plastische und Augenoperationen beschrieben werden, auch der Wendung auf die Füsse zum erstenmale gedacht wird; Buch VIII enthält die Knochenkrankheiten, Frakturen und Luxationen). Neben dem Werke des Celsus ist die für die Medizin nur wenig Ausbeute liefernde gewaltige «Naturgeschichte» des **Cajus Plinius Secundus** (23—79 n. Chr.) von geringerer Bedeutung. — In den ersten Jahrhunderten der römischen Kaiserzeit traten besonders die aus Kleinasien gebürtigen griechischen Aerzte hervor. Von dem Cilicier **Athenaeus** wurde die Schule der **Pneumatiker** begründet, welche das luftförmige Pneuma für die Erklärung der Krankheitsursachen heranzog und in **Archigenes** aus Apamea in Syrien ihren bedeutendsten Vertreter fand, der eine vortreffliche

Schrift «über den Puls» verfasste. Die Zänkereien zwischen den Pneumatikern
und Methodikern hatten zur Folge, dass einsichtige Ärzte, des unfruchtbaren
Streites der verschiedenen Systeme müde, als **Eklektiker** nur die wirklich
brauchbaren und praktischen Ergebnisse derselben sich aneigneten, während zu
gleicher Zeit die verschiedenen medizinischen Disziplinen durch einzelne Männer
bedeutend bereichert wurden. Unter diesen ist vor allem zu nennen **Pedanius
Dioskorides**, der Verfasser der um das Jahr 77—78 n. Chr. erschienenen
berühmten «**Materia medica**», der ersten uns erhaltenen Pharmakologie des
Altertums, welche neben einer Aufzählung und Beschreibung sämtlicher damals
gebrauchten Medizinalpflanzen bereits verschiedene chemische Bereitungsmethoden
metallischer Mittel enthält. — **Thessalus aus Tralles** schuf die sogenannte
metasynkritische Methode, eine Art von Stoffwechselkur bei chronischen
Konstitutionskrankheiten und **Soranus aus Ephesus** (100 n. Chr.) war der bedeutendste Gynäkologe des Altertums, dessen Schrift über die Frauenkrankheiten
wir die hauptsächliche Kenntnis der Geburtshülfe und Gynäkologie jener Zeit
verdanken, wie derjenigen seines zu derselben Zeit lebenden Landsmannes **Rufus**
die Kenntnis der damaligen Anatomie. Als einsame Grösse ragt **Aretaeus** von
Kappadocien (2. Jahrhundert n. Chr.) hervor, berühmt durch die wunderbare
Klassicität seiner Krankheitsschilderungen (Aussatz, Aura epileptica, Diabetes), durch
die Feinheit seiner Beobachtungen und durch seine Kenntnisse auf dem Gebiete
der normalen und pathologischen Anatomie (Darmgeschwüre bei Ruhr; gekreuzte
Wirkung der Hirnnerven).

Die gesamten medizinischen Kenntnisse des Altertums sind zusammengefasst in den zahlreichen Schriften des **Claudius Galenus,** des grössten Arztes
nach **Hippokrates** (geb. zu Pergamus 130 n. Chr., lebte grösstenteils in Rom,
starb 201, wahrscheinlich in Pergamus). Von seinen Schriften (beste Ausgabe
von C. G. **Kühn,** Leipzig 1821—1828, 22 Bände) sind die bedeutendsten
1. Neun Bücher de anatomicis administrationibus (anatom. Hauptwerk). 2. De
nervorum dissectione. 3. Siebzehn Bücher De usu partium corporis humani
(physiolog. Hauptwerk). 4. Sechs Bücher De locis affectis (patholog. Hauptwerk).
5. Methodus medendi oder Megatechne (therapeutisches Hauptwerk). 6. Ars
parva oder Mikrotechne (Compendium der allgemeinen Pathologie und Therapie).
7. Verschiedene pharmakologische Werke (elf Bücher De simplicium medicamentorum temperamentis et facultatibus; zehn Bücher De compositione medicamentorum secundum locos; sieben Bücher De compositione medicamentorum
secundum genera; De antidotis). Dazu noch zahlreiche andere Abhandlungen aus allen Gebieten der Medizin, so dass das Ganze eine grossartige
Encyklopädie der Heilkunde bildet, welche in echt modernem Sinne die
Anatomie und Physiologie sowie das Experiment zur Erklärung und Therapie
der Krankheiten heranzieht. Galen erblickt das Leben im Pneuma, welches in
drei Arten eingeteilt wird: 1. **Pneuma psychikon** im Gehirn, Ursache der
Empfindung und Bewegung, 2. **Pneuma zotikon** im Herzen und den Arterien,
Ursache der Blutbewegung, Wärmeverteilung und Regulierung, 3. **Pneuma
physikon** in der Leber, vermittelt Blutbereitung, Ernährung und Stoffwechsel.
Das im Wesen gleiche, nur nach seinem Sitze verschieden funktionierende
Pneuma besitzt drei Grundkräfte, eine **anziehende (Virtus attractiva), ent-
leerende (Virtus expulsiva) und verarbeitende (Virtus digestiva).** Diese
Grundkräfte finden sich in allen vier Grundstoffen eines Organes. Daneben
besitzt das ganze **Organ** noch eine **spezifische Kraft**. In der **Anatomie**
hat Galen besonders die Neurologie gefördert (Unterscheidung der einzelnen
Teile des Gehirns, 7 Hirnnerven, Sympathicusganglien etc.); in der **Physiologie**
hat er zuerst Durchschneidungen des Rückenmarks und der Nerven vorgenommen (Aphonie nach Recurrensdurchschneidung). Er unterscheidet drei
Arten von Verdauung (in dem Magen, der Leber, den Organen bezw. im Blut).

Der im Dünndarm bereitete Speisebrei gelangt durch die Pfortadervenen in die Leber, wo er in Blut verwandelt wird. Die Milz zieht die dicken und erdigen Nahrungsbestandteile an und bildet die schwarze Galle. Durch die Lebervenen und die obere Hohlvene geht das in der Leber bereitete Blut zum rechten Herzen, wird dort der unbrauchbaren Stoffe entledigt, welche bei der Ausatmung durch die halbmondförmigen Klappen der Arteria pulmonalis aus dem Körper entfernt werden. Das so gereinigte Blut strömt durch Öffnungen der rechten Herzscheidewand in den linken Ventrikel, vermischt sich hier mit dem durch die Lungenvenen zugeführten Pneuma und gelangt so in den Körper. Ob Galen den Kreislauf gekannt hat, ist zweifelhaft; aber er weiss, dass linkes Herz und Arterien bluthaltig sind. Er unterschied zahllose Arten des Pulses. Den Atemmechanismus erklärte er aus der Muskelkontraktion am Thorax. In der allgemeinen Pathologie war Galen im wesentlichen Humoralpathologe, wobei er aber das Blut besonders berücksichtigt. Krankheit ist andauernde Veränderung in der Zusammensetzung der festen und flüssigen Teile. Es giebt vier einfache Dyskrasien, die heisse (Plethora), die kalte (Abnormitäten des Schleims), die feuchte und trockene; vier zusammengesetzte, die heiss-feuchte (Veränderungen der gelben Galle), die heiss-trockene, kalt-feuchte, kalt-trockene (Prävalenz teils des Schleims, teils der schwarzen Galle). Im Nervensystem giebt es motorische und sensible Störungen und solche der Intelligenz. Die Krankheiten verlaufen in vier Stadien (Anfang, Zunahme, Höhe, Abnahme). Von Galen rühren die fünf berühmten Kardinalsymptome der Entzündung her. Die Krankheiten zerfallen in 1. in solche der vier Humores, 2. in solche der gleichartigen Teile, 3. in Organkrankheiten. Aus der speziellen Pathologie Galen's ist seine Differentialdiagnose zwischen Pneumonie und Pleuritis, seine ausführliche Beschreibung der verschiedenen Formen der Phthise sowie deren Therapie (Klimatotherapie) hervorzuheben. Er kennt die Beziehungen der Gicht zur Steinkrankheit und hat interessante Bemerkungen über die Pathogenese der Nervenkrankheiten, der Lähmungen und Spasmen, und des Ascites. Für die Therapie giebt es nach Galen drei Indicationen: 1. die Indicatio causalis (Beseitigung der Ursache), 2. Indicatio temperamentalis (Beseitigung der Dyskrasie), 3. Indicatio morbi (Beseitigung der Krankheitssymptome). Die Arzneimittel werden auf die subtilste Weise nach ihren den Temperamenten entsprechenden Qualitäten eingeteilt und in den umfangreichsten Kompositionen verabreicht. Daneben wendet Galen Schröpfköpfe, Aderlässe, Blutegel, Salbungen, Binden der Glieder, Friktionen an, wobei er zwischen dem revulsiven und derivatorischen Verfahren unterscheidet. Auch die physikalisch-diätetische Therapie wird im grössten Umfange herangezogen. In der chirurgischen Therapie hat Galen besonders die Zahnheilkunde berücksichtigt.

Die nachgalenische Medizin des Altertums und Mittelalters steht unter dem Zeichen der Kompilation und der blinden Verehrung des grossen pergamenischen Arztes. Unter dem Einflusse der religiösen Bewegungen fand das mystische Element (Neuplatoniker, Mönchsmedizin etc.) Eingang in die Heilkunde. Dem gegenüber sind Kompilatoren wie Caelius Aurelianus (4. Jahrhundert nach Chr.) und die byzantinischen Ärzte Oribasius (325 bis 403), Aëtius (6. Jahrhundert), Alexander von Tralles (525—605), Paulus von Aegina (7. Jahrhundert), Simeon Seth (11. Jahrhundert), Nicolaus Myrepsus und Johannes Actuarius aus dem 13. Jahrhundert von grösster Wichtigkeit, zumal da sie auch wie Alexander von Tralles, Aëtius und Paulus, der besonders die Chirurgie förderte, die Heilkunde durch eigene Beobachtungen bereicherten.

Es blieb den Arabern vorbehalten, die Traditionen der klassischen Medizin aufzubewahren, sie durch ihre wissenschaftliche Thätigkeit in eigentümlicher

Weise weiter zu pflegen und so die Neubelebung der im Galenismus erstarrten Heilkunde des Mittelalters vorzubereiten. Unter den arabischen und arabisch-jüdischen Ärzten ragen als die grössten hervor Rhazes (850—930), Verfasser des gewaltigen «Continens», eines grossen Sammelwerkes der arabischen Medizin und der ersten Monographie über Masern und Blattern (Liber de variolis et morbillis), Abulkasim (um 1000 n. Chr.), der grösste arabische Chirurg (Darmnaht, Odontologie, Blasenkrankheiten) und Avicenna, der «Fürst der Ärzte», der durch seinen «Kanon», einen ungeheuren Folianten, dem Mittelalter eine Art von medizinischem Gesetzbuche geliefert hat. Er wurde 980 n. Chr. nahe bei Bochara geboren und starb um 1037 in Persien, wo noch jetzt sein Grabmal gezeigt wird. Sein Kanon, ausgezeichnet durch seine subtile dialektische Einteilung (in Traktate, Fen (Plur-Fanun), Doctrinae oder Summae und Kapitel), enthält zahlreiche interessante neue Beobachtungen über Hautkrankheiten, Neurosen u. s. w., sowie eine vortreffliche Diätetik der Wöchnerinnen und Neugeborenen. Ein grosser Diätetiker war auch der berühmte arabisch-jüdische Arzt Maimonides (1135—1204), der auch auf dem Gebiete der Toxikologie sich auszeichnete, ebenso wie Ibn el Beitar († 1248) auf dem der Pharmakologie, wie überhaupt die Chemie von den Arabern in ungewöhnlichem Maasse gefördert wurde (Geber).

Inzwischen wurde in Europa der Versuch gemacht, die Medizin durch die Befreiung von dem geistlichen Einflusse zu neuem Leben zu erwecken. Dies geschah in der salernitanischen Schule, die freilich auch nicht über den Galenismus hinauskam, aber doch ihre besonderen Eigentümlichkeiten in einigen uns erhaltenen Litteraturprodukten erkennen lässt, z. B. dem berühmten «Regimen sanitatis Salernitanum», einer Sammlung von diätetischen Vorschriften, und dem «Antidotarium» des Nicolaus Praepositus (um 1140), einem weitverbreiteten Schulbuch der Pharmacie und Therapie (sowie den medizinischen Gedichten des Aegidius Corboliensis im 13. Jahrhundert). Der hervorragendste salernitanische Arzt ist Constantinus Africanus (2. Hälfte des 11. Jahrhunderts), welcher zuerst die europäischen Ärzte mit den medizinischen Schriften der Araber bekannt machte, indem er sie ins Lateinische übersetzte, worin er Nachfolger fand in Gerardus Cremonensis (1114—1187) und dem jüdischen Arzte Ferraguth (Ende des 13. Jahrhunderts). Die Kirche machte gegen diese Emanzipationsbestrebungen Front, indem sie unter Benutzung der aristotelischen Dialektik die Medizin im kirchlich-scholastischen Sinne bearbeiten liess, was die sogenannten «Aggregatores», «Conciliatores» und Concordanzen-Schreiber in der besten Weise besorgten. Albertus Magnus (1193—1280), Thaddaeus von Florenz (1223—1303), Petrus Aponensis (1250—1315), Matthaeus Sylvaticus († 1342), Johannes von St. Amand (13. Jahrhundert), Gilbert Anglicus (13. Jahrhundert), Bernhard von Gordon (um 1300), Verfasser des berühmten «Lilium medicinae» u. a. sind die Hauptrepräsentanten der scholastischen Medizin.

Der Humanismus, die Rückkehr zum Studium der griechischen Sprache und Litteratur im Originale, die grossen Entdeckungen und Erfindungen führten jene Wiedergeburt der Wissenschaft herbei, welche unter dem Namen der Renaissance bekannt ist. Die Vorzeichen dieser auch für die Medizin glänzenden Periode sind schon in der kurz vorhergehenden Epoche bemerkbar, welche man als die Prärenaissance bezeichnet und in welcher Männer wie Roger Baco, Arnold von Villanova (1235—1312), Vertreter einer vernünftigen Hygiene und Diätetik, und Petrarca (1304—1374) die Wissenschaften in einem freieren Geist bearbeiteten. In der Medizin kam dies besonders den durch die Araber und Scholastiker so sehr vernachlässigten Disziplinen der Anatomie und Chirurgie zu gute, in welchen sich Männer wie der Magister Ricardus, Mondino de Luzzi (1275—1326), die «Vier Meister», Hugo Borgognoni

(† 1250), Bruno von Longoburgo, Teoderico Borgognoni (1205—1298), Wilhelm von Saliceto (2. Hälfte des 13. Jahrhunderts), Verfasser einer an interessanten Beobachtungen reichen «Chirurgie», Lanfranchi († 1306), Heinrich von Mondeville († 1320), Jehan Yperman, Heinrich von Pfolspeundt (um 1460), die Familie Vianeo (plastische Operationen) u. a. auszeichneten. Der grösste Chirurg aus der Zeit der Präranaissance ist Guy de Chauliac (geb. 1300), dessen Lehrbuch der Chirurgie neben Abulkasim bis zum 16. Jahrhundert fast die einzige Autorität bildete («Inventorium et collectorium artis chirurgicalis medicinae» 1363) und eine berühmte Schilderung des «schwarzen Todes» enthält.

Im Zeitalter der Renaissance wurde die Medizin ausser durch die oben genannten Momente hauptsächlich beeinflusst durch das Auftreten neuer und gewaltiger Seuchen, der Syphilis (eingeschleppt aus Amerika durch die Spanier), des englischen Schweisses und des Typhus exanthematicus, sowie durch das von den sogen. «philologischen Medizinern» (Winther von Andernach, Cornarus, Leonh. Fuchs, A. Foësius) inaugurierte Originalstudium der griechischen Aerzte nach neuen Ausgaben und endlich durch die stärkere Pflege der Naturwissenschaften (Botaniker wie Tragus, Tabernaemontanus, L. Fuchs, Otto Brunfels, Conrad Gessner, A. Cesalpini, Alpino; Mineralogen wie G. Agricola; Physiker: Kepler; Chemie: Libavius, Sala). Den glänzendsten Aufschwung nahm in dieser Zeit die Anatomie, namentlich durch die Thätigkeit des Andreas Vesalius, unter dessen Vorläufern Alessandro Achillini (1463–1512; Schädelknochen), Zerbi, A. Benedetti (1460—1525; topographische und pathologische Anatomie), Jacopo Berengario Carpi (1470—1530; Kehlkopf, Herz, Thränendrüsen, Nieren, Leber), Jacques Dubois, Guido Guidi († 1569; Canalis Vidianus), G. Canani (Atlas der Myologie) u. a. zu nennen sind. **Andreas Vesal** wurde 1515 in Brüssel geboren, studierte seit 1533 in Paris Medizin, beschäftigte sich früh mit zootomischen und anatomischen Untersuchungen, wurde 1537 Professor in Padua, wo er zahlreiche anatomische Irrtümer des Galen nachwies, viele Sektionen menschlicher Leichen machte und seine beiden Lehrbücher herausgab. Er folgte dann einem Rufe als Leibarzt Karl's V., blieb in gleicher Eigenschaft bei Philipp II. und starb 1564 auf einer Fahrt nach Jerusalem. Vesal's grossartiges Werk «De humani corporis fabrica libri septem» (Basel 1543) zerfällt in sieben Bücher (1. Knochen und Knorpel; 2. Bänder

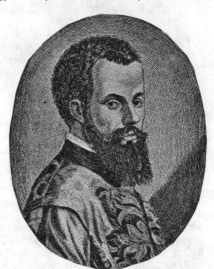

Andreas Vesal.

und Muskeln; 3. Gefässe; 4. Nerven; 5. Eingeweide, Geschlechtswerkzeuge; 6. Herz; 7. Gehirn und Sinnesorgane) und ist mit mehr als 300 vortrefflichen Stahlstichen von Johann Stephan von Kalkar, einem Schüler Tizian's, geschmückt. Der Wert dieser Schrift beruht hauptsächlich auf dem Nachweis der galenischen Irrtümer. So stellte er die wahre Anzahl der Knochen des Brust- und Kreuzbeines fest; leugnete die von Galen angenommene Existenz eines «Herzknochens», beschrieb sehr genau das Labyrinth des Ohres, das Keilbein, Peritoneum, Mediastinum, Cardia und Pylorus, den Fornix und vieles andere,

was bis dahin gar nicht oder nur unvollkommen bekannt gewesen war. Auch
als Arzt zeichnete sich Vesal in hervorragendem Maasse aus. Gleichzeitig mit
und nach Vesal erstand ein ganzes Geschlecht bedeutender Anatomen. Barto-
lommeo Eustacchi (ca. 1500—1574), noch ein Anhänger des Galen, beschrieb
zuerst den Ductus thoracicus und die nach ihm benannte Tuba Eustacchii.
G. Ingrassia (1510—1580) zeichnete sich als Osteologe aus, Realdo Colombo
(† 1559) ist ein Vorläufer Harveys durch seine Beschreibung des kleinen Blutkreislaufes. Aranzio (1530—1589; Ductus venosus Aranzii), Varolio (1543
bis 1575; Pons Varolii), Botallo (geb. 1530; Ductus arteriosus B.), G. Falloppio
(1523—1562; Tuba F.; Entwickelung der Zähne
und Knochen, Ligamentum F.), Fabrizio ab
Aquapendente (1537—1619), Koyter (1534
bis 1600), Casserio (1561—1616; Nervus
perforans C.; Stimm- u. Gehörorgan), J. Vesling
(1598—1649), A. van der Spieghel (1578
bis 1625; Lobus Spigelii), Felix Platter (1536
bis 1614), Caspar Bauhin (1560—1624;
Bauhinsche Klappe), S. Alberti (1540—1600;
Thränenwerkzeuge), Pieter Paaw (1564 bis
1617; Osteologie) u. a. haben ebenfalls auf dem
Gebiete der anatomischen Forschung bedeutende
Leistungen aufzuweisen. Als Vorläufer von
Harvey sind noch Paolo Sarpi und Miquel
Serveto (1509—1553) zu nennen.

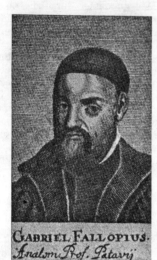

Unter dem Einflusse des Auftretens neuer
Krankheiten, hauptsächlich der Syphilis, entwickelte sich in der praktischen Medizin
eine reformatorische Bewegung, gefördert von
Ärzten wie G. Fracastori (1483 — 1553),
Johannes Lange (1485 — 1565), Pierre
Brissot (1478—1522; Streit über den Aderlass), Felix Platter (Einteilung der Krankheiten in Functiones laesae, Vitia, Profluvia
et Retentiones), Antonio Benivieni († 1502; Pathologische Anatomie),
Peter Foreest (1522—1597), Crato von Krafftheim (1519—1586) u. a.,
die sich zum Teil in scharfer Weise gegen die Lehren der Araber wendeten
und auf die Beobachtung sowie das Studium der griechischen Quellen zurück-
gingen, auch, wie der treffliche Johann Weier (1515—1588) gegen den
Hexenglauben, gegen den Aberglauben in jeder Form auftraten, der besonders
durch Mystiker wie Cardano (1501—1576), Agrippa von Nettesheim vertreten wurde. Der Hauptrepräsentant dieser mystischen Richtung in der Medizin
des 16. Jahrhunderts ist **Theophrastus Bombastus Paracelsus ab Hohenheim,** der zu Einsiedeln in der Schweiz am 10. November 1493 geboren wurde
und nach einem unsteten Wanderleben am 24. September 1541 in Salzburg
starb, nachdem er eine Zeit lang (1526—1527) in Basel als Professor der
Medizin gewirkt hatte. Paracelsus war ein Feind des Galenismus, hat aber
selbst zahlreiche mystische und neuplatonische Ideen in seine zahlreichen in
korniger deutscher Sprache verfassten Schriften eingeführt. Trotzdem war er
durch und durch Empiriker und hebt den Wert der genauen Beobachtung des
Kranken oft hervor. Seine Theorie der Krankheiten ist eine chemische (Salz,
Schwefel, Quecksilber als Grundstoffe des Körpers). Aber das Stoffliche bildet
nicht das eigentliche Wesen der Dinge, sondern der ihnen eingepflanzte «Archaeus»
oder «Quinta essentia» spielt diese Rolle. So enthält auch jeder Arzneistoff
sein «Arcanum», das besonders wirksame Prinzip, welches mit Hilfe der

Tinkturen, der spirituösen Extrakte gewonnen werden kann. Von **Paracelsus** stammt auch die Lehre von den **Signaturen** der Arzneipflanzen (Morbus terebinthicus, helleborinus). Sein grösstes Verdienst ist die Einführung neuer chemischer Mittel in die Therapie sowie seine eifrige Befürwortung einer innigen **Verbindung zwischen Chirurgie und innerer Medizin.** Die Anhänger des Paracelsus, die sogenannten «Paracelsisten» verbreiteten die Lehren des Meisters unter dem Namen der spagirischen (hermetischen) Medizin, wie Adam von Bodenstein († 1576), Oswald Croll (1560 bis 1609) u. a.

Unter den übrigen medizinischen Disziplinen erstand der **Chirurgie** ein Reformator in dem Franzosen **Ambroise Paré** (1517—1590), der die bisher übliche Polypragmasie aus der Chirurgie verbannte, bei Schusswunden anstatt des Ausglühens mit heissem Öl eine vernünftige expectative Therapie in Anwendung zog, sehr rationelle Indikationen für die Trepanation aufstellte, die Gefässnaht von neuem eindringlich empfahl und auch auf die Thoracocenthese wieder aufmerksam machte. Ferner verbesserte Paré die plastischen Operationen und verwendete zuerst Bruchbänder.

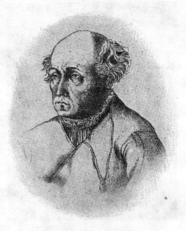

Th. Paracelsus.

Unter seinen Schülern ragt besonders hervor Pierre Franco (1505—1562), ein berühmter Lithotom, der die Sectio alta zuerst vollzogen hat. Auch Nicolaus Habicot (1550—1624) war ein tüchtiger Chirurg und Anatom. Paré sowohl wie sein Schüler Jacques Guillemeau (1550—1630) haben sich durch die Wiedereinführung der Wendung auf die Füsse ein grosses Verdienst um die Geburtshilfe erworben, die durch die ersten Ausführungen des Kaiserschnittes ebenfalls bereichert wurde.

Die von **Baco von Verulam** (1560 bis 1626) ersonnene **inductive Methode** der wissenschaftlichen Untersuchung sowie der durch die Philosophie des **Cartesius** (und **Spinoza**) begünstigte Aufschwung der Naturwissenschaften (Boyle, Kircher, Glauber) und die Erfindung des Mikroskops, mit dessen Hülfe besonders **Leeuwenhoek** (1632—1732) seine grundlegenden anatomischen und zoologischen Untersuchungen (Linse, Infusionstierchen) machte, bewirkten eine weitere Erhöhung des wissenschaftlichen Niveaus der Heilkunde, die vor allem durch die **Entdeckung des Blutkreislaufes** auf eine feste Basis gestellt wurde. **William Harvey** (2. April 1578 bis 3. Juni 1657) gebührt das Verdienst

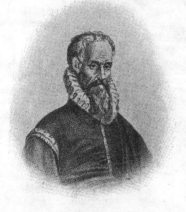

Ambroise Paré.

dieser unsterblichen Entdeckung, welche er durch jahrelange Forschungen und Experimente exakt begründete und endlich im Jahre 1628 in seiner berühmten Schrift «Exercitatio anatomica de motu cordis et sanguinis in animalibus» der

Welt bekannt machte. Das Buch enthält im ersten Teile eine Kritik der Galenischen Lehren, im zweiten eine klassische Darstellung der Verhältnisse des Kreislaufes, die er vollkommen richtig erkannte, wenn ihm auch die Kapillaren

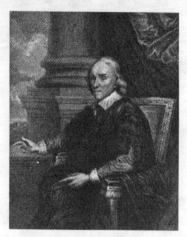

William Harvey.

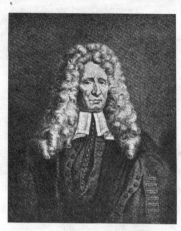

Friedrich Ruysch.

noch unbekannt waren. Schnell fand die neue Lehre, deren Wichtigkeit für die gesamte Physiologie bald sich geltend machte, Eingang und wurde durch Männer wie Nicolaus Steno (1638—1686; Muskelnatur des Herzens), Richard Lower (1631 bis 1691; Innervation des Herzens; Tuberculum Loweri), Alfonso Borrelli (1608—1679; Anwendung der Gesetze der Statik auf den Blutkreislauf), Raymond Vieussens (1641—1717; Begründer der Lehre von den Herzkrankheiten; Isthmus V.), Stephan Blancaard (1650—1702; Injektionen der Gefässe), Friedrich Ruysch (1638 bis 1731; Injektions-Arbeiten, Membrana Ruyschiana) weiter ausgebaut. Durch die Entdeckung des Kapillarkreislaufes hat **Marcello Malpighi** (1628—1694) die Harvey'sche Lehre am meisten gefördert. Dieser grosse Naturforscher, auch einer der Entdecker der Pflanzenzellen, hat ferner über den Bau der Lungen richtigere Anschauungen verbreitet, indem er Untersuchungen über die Verzweigungen der Bronchien anstellte. Weitere Entdeckungen auf dem Gebiete der Lehre von den Gefässen und der Zirkulation machten Aselli (1581—1626; Chylusgefässe), Rudbeck (1630—1702; Lympfgefässe), Thomas Bartholinus (1616—1680; Lymphgefässe), Conrad Victor Schneider (1614—1680; Physiologie der Lymphe; Werk «de catarrhis»), Anton Nuck (1650—1692; Drüsen und Lymph-

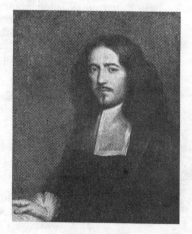

Marcello Malpighi.

gefässe), Thomas Willis (1622—1675; Blutgefässe des Gehirns; Circulus Willisii), J. J. Wepfer (1620—1695; Verlauf und Verzweigung der Carotiden), John Mayow (1645—1679; Physiologie der Atmung) u. a.

Noch auf einem zweiten wichtigen Gebiete der Physiologie hat Harvey anregend gewirkt, nämlich auf dem der Zeugung und Entwickelung. In seinen »Exercitationes de generationibus animalium» (1651) stellte er den fundamentalen Satz auf: Omne vivum ex ovo. Reignier de Graaf (1641 bis 1673) erkannte in dem Ovarium den Sitz der Bildung der Eier, Swammerdam (1637—1680) und Redi (1626—1694) untersuchten die Verhältnisse der Fortpflanzung bei den niederen Tieren, wobei letzterer die «Generatio aequivoca» aufs heftigste bekämpfte. Vallisnieri (1662—1730) studierte die Bedeutung des Eies für die Entstehung des Foetus. Die Anatomie der männlichen Geschlechtsorgane erfuhr durch Nathanael Highmore (1613—1684) und durch die 1677 erfolgte Entdeckung der Samentierchen durch Joh. Ham eine bedeutende Förderung.

In der praktischen Medizin des 17. Jahrhunderts lassen sich drei Hauptrichtungen unterscheiden. Die erste war die mystisch-naturphilosophische, als deren Hauptrepräsentant **Johann Baptista van Helmont** (1577 bis 1644) zu betrachten ist. Derselbe hat seine Anschauungen hauptsächlich in seiner Schrift «Ortus medicinae» entwickelt (1648). Die beseelte Natur wird nach van Helmont im Menschen als besondere Lebenskraft «Archaeus» personifiziert, der wieder in den «Archaeus insitus» (von aussen eingepflanzt) und den «Archaeus influus» (angeboren) zerfällt. Eine krankhafte Veränderung des Archaeus, die sogenannte «Idea morbosa», bewirkt die Entstehung von Krankheiten. Indem van Helmont diese Theorie an den verschiedenen Krankheiten erläutert, kommt er zu manchen interessanten Ergebnissen, wie zu der Auffassung einer chemischen Pathogenese der Krankheiten, dem Nachweise von Gärungsvorgängen, die dabei eine Rolle spielen u. a. m., was an moderne Betrachtungsweise erinnert. — Ebenfalls naturphilosophischen Anschauungen huldigte **Daniel Sennert** (1572—1637), ein Erneuerer des Atomismus und Verfasser eines sehr beliebten grossen Handbuches der praktischen Medizin.

Die zweite Richtung in der Medizin dieser Zeit verfolgt das Ziel, die Chemie und Physik als Grundlagen für ein System der Heilkunde zu benutzen. Es waren dies die sogenannten **Chemiatriker** und **Iatrophysiker.** Der bedeutendste Chemiatriker ist **Franz de le Boë Sylvius** (1614—1672). Er betrachtete als die Basis der Medizin die Anatomie, Physiologie und klinische Beobachtung, war ein Anhänger Harveys und förderte durch eigene Arbeiten die Anatomie des Gehirns (Fossa Sylvii), ist aber weniger glücklich in der Aufstellung seines chemischen Systems der Medizin, in welchem die Begriffe der «Fermentation» (alle Arten von Umwandlungsvorgängen), der «Spiritus volatiles» und «animales», der ins Blut dringenden «acrimonia» (Schärfen), besonders derjenigen der Galle, eine Rolle spielen. Seine Therapie besteht, entsprechend diesen Ansichten, hauptsächlich aus Brech- und Abführmitteln und sogenannten Alterantia (umstimmenden Mitteln). Sein Schüler Thomas Willis (1622 bis 1675) erweiterte die Theorien des Meisters, indem er hauptsächlich die Wirkung der «Spiritus» in den Vordergrund stellte und sie als feine Körper, tropfbare Flüssigkeit auffasste, auch von einer «Dyskrasie» derselben spricht, die zu einer abnormen Thätigkeit der Nerven führen kann, welche von fieberhaften Erscheinungen begleitet ist. Willis hat zuerst den Begriff des «Nervenfiebers» gebildet. — Die iatrophysische Richtung fand besonders in Italien ihre Anhänger. Als Begründer derselben gilt **Santorio Santoro** (Sanctorius, 1561—1636), dessen «Ars de statica medicina» die Resultate 30jähriger exakter Versuche mit Thermometer, Hygrometer, Wage über die physikalischen Verhältnisse des Körpers enthält und vor allem den Begriff der schon den Alten

(Theophrast) bekannten «Perspiratio insensibilis» genau bestimmt, deren
Unterdrückung viele Krankheiten verursache, so dass Sanctorius vor allem
Diaphoretica in solchen Fällen empfahl. — Neben Lorenzo Bellini (1643
bis 1704; Anatomie der Nieren; Blutstockung Hauptursache der Krankheiten)
ist der hervorragendste Nachfolger des Sanctorius: Giorgio Baglivi (1668
bis 1707), Professor in Rom, der die ganze Medizin in Physik auflöste, das
Gefässsystem mit hydraulischen Maschinen, die Atmung mit der Thätigkeit eines
Blasebalges, die Drüsen und Eingeweide mit Sieben verglich. Die Bewegung
hängt von einem Nervenprinzip ab. In der Praxis war Baglivi in keiner
Weise Theoretiker, sondern Anhänger eines rationell empirischen Verfahrens.

Dieser letztere Standpunkt wird am reinsten vertreten durch die dritte
medizinische Richtung, die Hippokratiker, als deren Prototyp **Thomas
Sydenham** (1624—1689) anzusehen ist. Ein echter Praktiker tritt er in
seinen Schriften für sorgfältige klinische Beobachtung, genaue objektive Untersuchung des Kranken ein und empfiehlt vor allem diätetische Behandlungsmethoden. Er lieferte vortreffliche symptomatologische Diagnostiken (Rheumatismus, Gicht, Krupp, Pleuritis, katarrhalische
Pneumonie, Erysipel, Hysterie) und diffe-
renzierte die Symptome nach ihrer Ätiologie
in die wesentlichen (als eigentliche Folge
der Materia peccans), die accidentellen
(Folge des Heilbestrebens der Natur) und
die artifiziellen (Folge des ärztlichen
Eingreifens). Zum erstenmale findet sich
bei diesem genialen Arzte der Begriff des
Krankheitsprozesses. Die epidemiologischen und Witterungseinflüsse werden
ausgiebig berücksichtigt («Constitutio epidemica»; Frühlings-, Sommer- u. s. w.
Krankheiten). Als Therapeut bediente er
sich neben der Diätetik hauptsächlich des
Aderlasses, des Opium und der Abführmittel. — Mit den Hippokratikern des
17. Jahrhunderts beginnt auch die Zeit der
klinischen Monographien und kasuistischen Sammelwerke, durch welche
seitdem das Studium der einzelnen Krankheiten so sehr gefördert worden ist. So

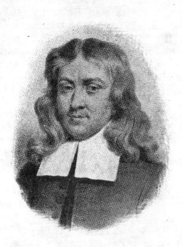

Thomas Sydenham.

hat ein Landsmann Sydenham's, Richard Morton (1635—1698), ein glücklicher Praktiker, sich durch seine berühmte «Phthisiologia seu exercitationes de
phthisi libri III» (1689), welche zahlreiche Krankengeschichten enthält, grosse
Verdienste um die Lehre von der Lungenschwindsucht erworben. Ebenso enthält seine «Pyretologie» sehr interessante kasuistische Mitteilungen über Fieber
und akute Infektionskrankheiten. Morton empfahl auch die Chinarinde als
vortreffliches Heilmittel bei Fiebern. Zu gedenken ist auch der Sammlung
kasuistischer Beobachtungen von G. M. Lancisi (1654—1720) sowie der
«Monita et praecepta medica» (1751) von Richard Mead (1673—1754), einem
Anhängers von Sydenham, der auch über die Pest in kontagionistischem
Sinne schrieb. Die Monographien des 17. Jahrhunderts erstreckten sich sogar
schon auf die Krankheiten einzelner Stände und Berufsarten. Die bedeutendste
Abhandlung über dieses Gebiet lieferte Bernardino Ramazzini (1633—1714)
in seiner «De morbis artificum diatribe». — Die Chirurgie und Geburtshilfe
des 17. Jahrhunderts fanden ihre hervorragendsten Vertreter in Fabritz von
Hilden (1560—1634), der schon einen Eisensplitter mittels des Magneten aus

dem Auge extrahiert, in François Mauriceau (1637—1709), erstem Geburtshelfer an der Maternité des Hôtel-Dieu in Paris, der sein riesiges Beobachtungsmaterial in den beiden Werken «Traité des maladies des femmes grosses» und «Observations sur la grossesse et sur l'accouchement« niedergelegt hat, die Wendung auf die Füsse wieder einführte, die Touchirkunst ausbildete und die Therapie des Wochenbettes und der Neugeborenen. sowie eine rationelle Verwertung der Anatomie und Physiologie für die Geburtshilfe beförderte, welchem letzteren Punkte auch Hendrik van Deventer (1651—1724) seine Aufmerksamkeit zuwendete, durch seine Arbeiten über die Anatomie des Beckens. Die Geburtszange soll schon im 17. Jahrhundert von der Familie der Chamberlen erfunden und gebraucht worden sein.

Die Aufklärung und die empiristisch-materialistische Philosophie (Locke, Holbach, La Mettrie) des 18. Jahrhunderts haben die Entwickelung der Naturwissenschaften und der Medizin im ganzen recht günstig beeinflusst. Aber auch ein Idealist wie Leibniz (1646 bis 1716) hat in der Medizin dieses Jahrhunderts Spuren seines Denkens zurückgelassen, indem der sogenannte «Dynamismus» wesentlich sich an die Monadologie anlehnte. Leibniz selbst bekundete stets ein grosses Interesse für die Heilkunde und stand mit den grössten Ärzten in Verkehr. Er wies auf die Bedeutung der Meteorologie für die Medizin hin, regte die Abfassung medizinal-statistischer und hygienisch-geographisch-topographischer Berichte an, betonte den Wert der Mathematik, Physik und Mikroskopie für die Medizin, ebenso die Bedeutung medizin-historischer Studien und medizinischer Journale. Am allerwichtigsten scheint ihm die Chemie zu sein, sowohl für die Lehre vom Stoffwechsel als auch für die Pathogenese der Krankheiten. Diese Hilfswissenschaften der Medizin nahmen übrigens im 18. Jahrhundert bereits einen glänzenden Aufschwung dank der Thätigkeit eines Euler, Bernouilli, Newton, Franklin, Galvani, Volta, G. E. Stahl, Priestley, Lavoisier, Scheele, Hales u. a. Hierher gehört auch der Aufschwung der deskriptiven Naturwissenschaften (Linné, Buffon).

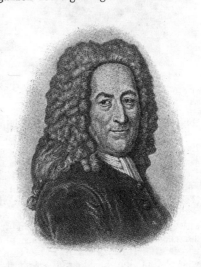

Friedrich Hoffmann.

Die erste Hälfte des 18. Jahrhunderts beherrschten in der praktischen Medizin die drei grossen Systematiker Hoffmann, Stahl und Boerhaave. **Friedrich Hoffmann** (1660—1742), Professor in Halle, hat in seiner «Medicina rationalis systematica» die Vernunft und Erfahrung (Ratio et experimentum) als die beiden Pfeiler der Heilkunde aufgestellt. Die Lebenserscheinungen sind Folgen mechanischer Bewegung, die sich als «Tonus», als Kontraktion und Dilatation der festen Teile äussert und durch ein vom Gehirn und Blute ausgehendes «Nervenfluidum» hervorgerufen wird. Gestörter Tonus ist Krankheit (Laesio naturalium motuum). Fieber ist Krampf der Gefässe, Magen und Darmkanal haben besondere konsensuelle Beziehungen zum Nervensystem. Ein tonischer Zustand ist ferner die Ursache der Blutungen, Katarrhe, lokalen Entzündungen, Neuralgien. Chronische Krankheiten beruhen auf Atonie. Die Therapie wirkt also durch Antispasmodica, Roborantia, Tonica, Sedativa,

Evacuantia, Alterantia. Bei chronischen Krankheiten bediente sich Hoffmann
mit Vorliebe der Reizmittel (Wein, Kampher, China, Äther, Hoffmanns Tropfen,
Balsamum vitae Hoffmanni und anderer
nach ihm benannter Arzneimittel). Hoffmann hat auch die Mineralwässer eingeführt. — Der grosse Gegner Hoffmanns
ist **Georg Ernst Stahl** (1660—1734),
Professor in Halle und Leibarzt in Berlin,
der Begründer des «Animismus», welcher
die Anima als Erhalter des Organismus
und Regulator aller Lebensvorgänge an-
nimmt. Diese Idee wird in seiner Schrift
«Theoria medica vera» entwickelt, welche
im übrigen bezüglich der Pathogenese der
Krankheiten humorale Anschauungen zum
Ausdruck bringt und die Plethora als die
Hauptursache der meisten Erkrankungen
anspricht, gegen welche die Anima die
Blutungen als therapeutisches Mittel in
Anwendung bringt. Diese Blutstockung
sitzt im Kindesalter meist im Kopf, im
Jünglingsalter in der Brust und beim
Manne in den Bauchorganen. Die wohl-

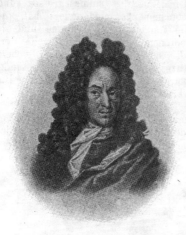

Georg Ernst Stahl.

thätige Wirkung der Hämorrhoidalblutungen hat Stahl in der Schrift «De
venae portae porta malorum hypochondriaco-splenitico-suffocativo-hysterico-
haemorrhoidariorum» erörtert. Das Fieber ist nach Stahl ein Heilungsvorgang.
Er verwirft daher Antifebrilia und wendet mit Vorliebe Evacuantia an. —
Der dritte grosse Systematiker des 18.
Jahrhunderts ist **Hermann Boerhaave**
(1668—1738), Professor in Leyden, der
erste, welcher regelmässigen klinischen Unterricht erteilt und dadurch
der «communis totius Europae praeceptor»
wurde (Haller). Boerhaaves Hauptwerke sind die berühmten «Aphorismi
de cognoscendis et curandis morbis (editio
van Swieten)» und die «Institutiones
medicae in usus annuae exercitationis
domesticos» (von Haller ediert). Boerhaaves System ist ein eklektisches.
Seine allgemein biologischen Anschauungen nähern sich denen Hoffmanns,
werden aber durch iatrochemische Gedanken modifiziert. Letztere vermischen
sich in der Pathologie mit iatrophysi-
schen Ansichten. Den Krankheiten
der festen Teile stehen die Säfte-
fehler (Plethora; Acrimonia) gegenüber,
oder beide sind kombiniert. Fieber ist

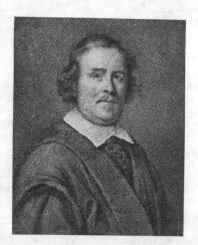

Hermann Boerhaave.

eine Folge der gesteigerten Herzkontraktion und vermehrten Widerstandes
der Kapillargefässe. Boerhaave bediente sich schon des Thermometers zur
Messung der Körpertemperatur. Seine Therapie war im wesentlichen eine diätetisch-
exspektative. — Boerhaaves grosse Bedeutung liegt in der Ausbildung zahlreicher
Schüler, vor allem der beiden grössten: van Swieten und Albrecht von Haller.

Gerard van Swieten (1770—1772), Professor in Wien, ist der Begründer der älteren Wiener Schule, der Reformator des medizinischen Unterrichts in Wien, welcher dann für Europa vorbildlich wurde. In seiner Hauptschrift «Commentaria in Hermanni Boerhaave aphorismos de cognoscendis et curandis morbis» findet sich eine reiche Kasuistik. Besonders die Syphilis ist ganz vortrefflich abgehandelt und ihre Therapie durch die nach van Swieten benannte Sublimatlösung (Liquor v. Sw.) bereichert. — Zu den hervorragendsten Mitgliedern der älteren Wiener Schule gehören der von van Swieten berufene Anton de Haën (1704—1776), dessen «Ratio medendi in nosocomio practico Vindobonensi» (1758 bis 1779), ein klinischer Jahresbericht, von dauerndem Werte ist und die ersten systematischen Fiebermessungen und Verwertungen der Sektionsergebnisse für die Klinik enthält, ferner **Joseph Leopold Auenbrugger** (1722—1809), der Begründer der modernen physikalischen Diagnostik (in seiner Schrift «Inventum novum ex percussione thoracis humani ut signo abstruso interni pectoris morbos detegendi») durch die Erfindung der Perkussion, endlich Anton Stoerck (1731—1803), ein bedeutender Pharmakologe und Toxikologe, und Max Stoll (1742—1787), der den sogenannten «biliösen Typus» der Krankheiten (z. B. Biliöse Pneumonie) aufstellte und in seiner «Ratio medendi in nosocomio practico Vindobonensi» (1779 bis 1790) ebenfalls vortreffliche klinische Jahresberichte lieferte.

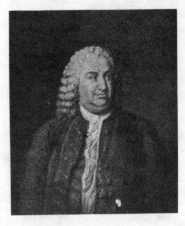

Albrecht von Haller.

Der grösste Schüler Boerhaaves ist der geniale Physiologe **Albrecht von Haller** (1708—1777), Professor in Göttingen, wohl der gelehrteste Arzt seit der Zeit des Galen, dessen auch bibliographisch höchst wertvolle Arbeiten das ganze Gebiet der Medizin und Naturwissenschaften umfassen. Die vorzüglichsten Schriften Hallers sind 1. Die Kommentare zu den Institutionen von Boerhaave (1739—1744); 2. «Primae lineae physiologiae» (1747), ein Lehrbuch der Physiologie; 3. Die «Elementa physiologiae corporis humani» (8 Bde., 1757), das grossartigste Fundamentalwerk über die Physiologie; 4. «Icones anatomicae»; 5. Die grossen «Bibliotheken»

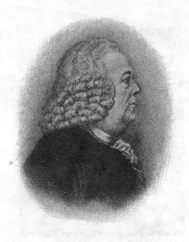

Gerard van Swieten.

(Botanik, Anatomie, Chirurgie), sowie Ausgaben von Klassikern. — Die «Elementa physiologiae» sind die erste systematische, auf eigene Experimente des Verfassers gegründete und die gesamte bisher vorliegende Litteratur erschöpfende Darstellung des Inhaltes der Physiologie. Am meisten ragen darin die Untersuchungen über

das Gefässsystem und die Nervenphysiologie hervor. Haller hat den von Glisson
(1597—1677) aufgestellten Begriff der Irritabilität genauer definiert. Er wies
nach, dass jeder tierische Organismus zwei Formen von Bewegungen aufweist, erstens
eine durch blosse Elastizität bedingte, die
nicht allein den Muskeln, sondern auch
anderen Geweben zukommt, und zweitens
die spezifische Kontraktionsfähigkeit
der Muskeln, die derselbe auch unabhängig
vom Nerveneinfluss besitzt. Letzterer ist
der normale Reiz für die willkürliche Bewegung der Muskeln. Auch der Begriff
der Sensibilität, des ausschliesslich an
die Nerven geknüpften Empfindungsvermögens, stammt von Haller. — Neben
und beeinflusst von Haller haben zahlreiche Forscher die anatomischen und
physiologischen Disziplinen gefördert. B. S.
Albinus (1697—1770), Professor in Leyden,
hat sich besondere Verdienste erworben durch
seine musterhaft ausgestatteten Ausgaben
älterer anatomischer Klassiker (Vesal,
Fabricius ab Aquapendente, Eustacchi) und durch seine herrlichen anatomischen Atlanten, sowie durch osteologische und myologische Monographien.

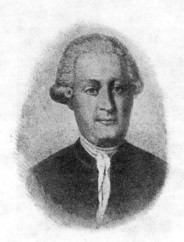

Joseph Leopold Auenbrugger.

G. B. Morgagni (1682—1771) in Padua schrieb vortreffliche «Adversaria
anatomica», ist aber vor allem als Schöpfer der pathologischen Anatomie
berühmt, welche in seinem Werke «De sedibus et causis morborum per anatomen indagatis libri quinque» ihre erste
systematische Darstellung und Begrenzung
erfahren hat. Ferner sind als Anatomen
und Physiologen zu nennen Antonio
Scarpa (1752—1832; Osteologie, Sinnesorgane, Lehre von den Knochenbrüchen),
Domenico Cotugno (1736—1822),
Johann Gottfried Zinn (1727 1759;
Zonula Zinnii), Johann Friedrich
Meckel (1724—1774; Ganglion Meckelii),
Joh. Nathanael Lieberkühn (1711
bis 1765; Injektionspräparate: Lieberkühn'sche Krypten), Samuel Thomas
von Soemmering (1755—1830; berühmtes Werk «Vom Baue des menschlichen Körpers», Gehirnanatomie, Atlanten), Caspar Friedrich Wolff (1735
bis 1794; «Theoria generationis», Gegner
der Präformations-, Anhänger der
Epigenesislehre), Lazzaro Spallanzani (1729—1799; Verdauungsphysiologie, Bekämpfung der Lehre von der

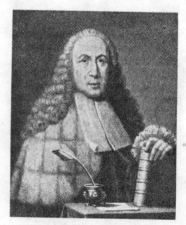

G. B. Morgagni.

Generatio aequivoca), Stephen Hales (1677—1761; Begründer der Hämostatik), William Hewson (1739—1774; Bewegung und Gerinnung des Blutes)
und last not least die beiden Gebrüder Hunter. **John Hunter** (1728—1793),
Professor in London, war einer der grössten Chirurgen und Anatomen seiner

Zeit, Gründer des weltberühmten anatomisch-zoologischen Museums (enthielt 14000 Präparate bei Hunters Tode), Schöpfer der experimentellen Pathologie in England, bereicherte die Medizin durch zahlreiche Beobachtungen und Heilmethoden (Hunter'scher Schanker, Gubernaculum Hunteri, Lehre vom Descensus testiculorum, den Herniae inguinales congenitae, Unterbindungsmethode bei Aneurysmen, Studium der Entzündung und des Blutes, der venerischen Krankheiten). — Sein Bruder **William Hunter** (1718—1783), ebenfalls Professor in London, hauptsächlich Anatom («Anatomy is the only solid foundation of medicine»), als welcher er zwanzig Jahre an seinem berühmtesten Werke, der «Anatomy of the human gravid uterus» (1774, 34 herrliche Tafeln) arbeitete. Von ihm stammt der Name «Decidua» und die Unterscheidung einer Decidua vera und reflexa. Von Bedeutung sind auch die Bemühungen William Hunters, die Anatomie für die praktische Medizin nutzbar zu machen.

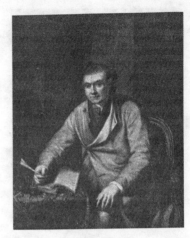

John Hunter.

Hallers Lehre von der Sensibilität und Irritabilität beherrschte in der zweiten Hälfte des 18. Jahrhunderts sowohl die allgemeine Pathologie als auch die Klinik und gab Anlass zu verschiedenen medizinischen Theorien. Verwertet ist zum Teil die Irritabilitätslehre in dem pathologischen System von H. D. Gaub (1704—1780), welches in seinen berühmten «Institutiones pathologiae medicinales» (1758) enthalten ist. Grundlage der Pathologie ist nach Gaub die Physiologie in Verbindung mit der Anatomie. Krankheit ist Kampf der Natur gegen die Schädlichkeiten, welche sie hervorgerufen haben. Es giebt einfache und zusammengesetzte Krankheiten sowohl der festen Teile wie der Säfte. Die Krasenlehre spielt bei Gaub eine wichtige Rolle. Die Säftekrankheiten sind entweder abnorme Verdünnungen (tenuitas), Verdickungen (tenacitas) oder Schärfen (acrimonia). Die Krankheiten der festen Teile haben zur Ursache eine Rigidität oder Debilität der Faser. Gaub hatte schon richtige Vorstellungen über die Natur der Kontagien. Verderblich war seine krass symptomatologische Auffassung des Krankheitsprozesses. — Nach

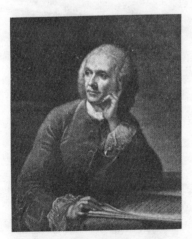

William Hunter

Pagel («Geschichte der Medizin» I, 291) kommt die Haller'sche Irritabilitätslehre in drei verschiedenen Richtungen in der klinischen Medizin zum Ausdruck. Ein Teil der Forscher fasste ganz in Widerspruch mit der Hallerschen Theorie die Irritabilität als Folge der Sensibilität auf, d. h. man sah

die Reizbarkeit als beginnend mit der Empfindlichkeit an, warf beides als
«Nerventhätigkeit» zusammen und baute hierauf die nervosistische Theorie
der Krankheit auf (Cullen). Eine
zweite Gruppe fasste den Begriff der
Reizbarkeit, unter den ebenfalls die
Sensibilität subsumiert wurde, bedeutend
allgemeiner und verschwommener als
Haller (John Brown, und die «Erregungstheorie»). Drittens stellte man
Irritabilität und Sensibilität unter die
Herrschaft einer höheren Kraft, die
alle Lebensvorgänge hervorrufe, der sogenannten «Lebenskraft» (Vitalismus).
   Der Begründer des «Nervosismus»
ist der Schotte **William Cullen** (1712
bis 1790), Professor in Edinburg, der mit
Alexander Monro (1697—1767; Chirurg und Anatom; Heilung der Hydrocele
durch Injektionen) die Edinburger Schule
berühmt gemacht hat. In seinen «first
lines of the practice of physick for the
use of students» entwickelt er den Grundgedanken, dass das Nervensystem die
Quelle alles Lebens sei, die Ursache und
der Regulator aller biologischen Er-

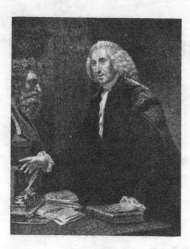

William Cullen.

scheinungen. Eine Alteration desselben bewirkt auch Veränderungen in den
übrigen Körperfunktionen. Das erkrankte Nervenprinzip funktioniert entweder
zu stark (Spasmus) oder zu schwach (Atonie). Das letztere ist häufiger als das
erstere. Fieber sind meist atonische
Krankheiten. «Synocha» nennt Cullen
dasjenige Fieber, bei dem die Reaktion
von seiten des Nervensystems zu stark
ist, «synochus», bei dem sie weder zu
stark noch zu schwach ist. Entzündung
ist Folge einer lokalen Reizung. Auch
der Rheumatismus ist eine Entzündung.
Cullen unterscheidet Nervenkrankheiten
im engeren Sinne, örtliche Krankheiten,
Geschwülste und in konsequenter Weise
Kachexien, die primär ohne Beteiligung
des Nervensystems in den Säften entstehen. Cullens Therapie lief auf Stärkung des Nervensystems, Steigerung oder
Schwächung der Reaktion, Bewahrung der
Säfte vor Fäulnis heraus. Die Medikamente wirken auf die Nerven, namentlich
die des Magens. Diätetik ist sehr wichtig.
Bei chronischen Krankheiten empfiehlt
sich körperliche Übung und Vermeidung der Fleischspeisen. — Ein zweites

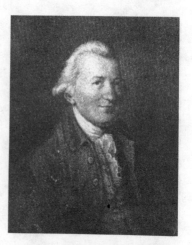

John Brown.

Produkt der Haller'schen Irritabilitätslehre ist die durch den Schotten **John
Brown** (1735—1788) begründete Erregungstheorie oder der Brownianismus, dargestellt in den «Elementa medicinae» (1778). Brown konstatiert als
allgemeine Eigenschaft lebendiger Wesen die «Erregbarkeit» d. h. die Fähig-

keit, durch äussere «Reize» zu einer Thätigkeit angeregt zu werden. Die Wirkung des Reizes auf die Erregbarkeit ist die «Erregung». Leben kann nur bei dem Vorhandensein von Erregbarkeit und von Reizen bestehen, ist also eine Art von künstlichem Zustand, der von den Reizen abhängig ist. Häufige Erregung erschöpft die Erregbarkeit. Seltene Reize führen zu einer Anhäufung von Erregbarkeit. Gesundheit ist also ein mittlerer Grad von Erregbarkeit. Krankheit ist Verminderung oder Anhäufung derselben. Tod ist Folge eines gänzlichen Mangels oder einer übermässigen Anhäufung von Erregbarkeit. Krankheit ist entweder sthenisch (zu heftige Erregung durch zu intensive Reize) oder asthenisch (zu schwache Erregung durch Mangel an Reizen oder durch zu heftige Reize; das erstere ist direkte, das zweite indirekte Asthenie). Die eine sthenische Krankheit hervorrufenden, abnorm starken Reize sind hohe Temperatur, kräftige Nahrung, Fleisch, Wein, Gewürze, Aether, Opium, Moschus, starke Gemütsbewegungen, Gifte, viel Blut, zu reichlicher Chylus u. a. Schwache Reize sind Kälte, vegetarische Ernährung, Mangel an Körperbewegung, Blutungen, Evacuantia u. a.

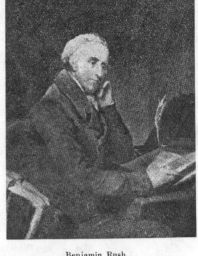

Benjamin Rush.

Die meisten Krankheiten sind asthenische. Die Diagnose des sthenischen oder asthenischen Zustandes wird durch Puls, Temperatur u. a. gestellt. Die Therapie verfolgt das Ziel, bei sthenischer Beschaffenheit die Erregung zu vermindern, bei asthenischer sie zu vermehren. — Browns Lehren fanden eine enthusiastische Aufnahme und weitere Ausbildung durch Männer wie Benjamin Rush (1745—1813), Johann Andreas Röschlaub (1768—1835), welcher die «Erregungstheorie» in Deutschland populär machte und sie dahin erweiterte, dass er annahm, dass das Bestehen des Lebens nicht nur von der inneren Irritabilität, sondern von der äusseren Organisation abhängig sei. Der Organismus übt auch auf Reize eine Gegenwirkung aus (Incitabilität). In Italien erfuhr der Brownianismus durch Giovanni Rasori (1762—1837) eine eigentümliche Modifikation in der Lehre vom «Contrastimulo» neben dem Brownschen «Stimulo». Ähnliche Anschauungen vertrat Giacomo Tommasini (1768—1846).

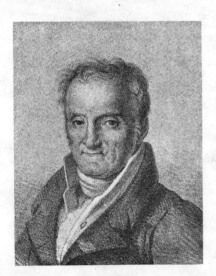

Philipp Pinel.

Der Vitalismus fand besonders in Montpellier eine Heimstätte. Schon Sauvages (1706—1767) hatte den Versuch gemacht, die Stahl'sche «Anima» und die hippokratische φύσις mit einander zu verbinden. Wichtiger ist seine «Nosologia methodica sistens morborum classes juxta Sydenhami mentem et botanicorum ordinem» durch die Systematisierung der speziellen Pathologie und Therapie (I. Vitia, II. Fieber, III. Entzündungen, IV. Krämpfe, V. Krankheiten mit Atembeschwerden, VI. Debilitates, VII. Dolores, VIII. Psychosen, IX. Widernatürliche Ausflüsse, X. Kachexien). Théophile Bordeu (1722—1776) ist der hauptsächlichste Theoretiker des Vitalismus, der die hippokratische φύσις als «La nature» wieder auferstehen lässt, welche ihren Sitz in allen Teilen und Organen hat und ihnen die ihnen eigentümliche Organisation und Funktion erteilt. Auf diese **Funktion und Organisation der einzelnen Teile und ihre Abhängigkeit von der Organisation eines Keimes aufmerksam ge**macht zu haben, ist das grosse Verdienst Bordeus, der die Wichtigkeit der Kenntnis der Zusammensetzung der einzelnen Teile wohl erkannte. Die Werke Bordeus wurden von Anselm Richerand (1779—1840) herausgegeben, von dem der Ausdruck «Force vitale» stammt. Ein Schüler von Bordeu war ferner Paul Joseph Barthez (1734 1806). Er bezeichnet in seinen «Nouveaux éléments de la science de l'homme» (1778) als Ursache aller Lebenserscheinungen das «principe vital», das jedem Teile die ihm eigentümliche Sensibilität und Beweglichkeit erteilt. Jeder Teil hat aber auch eine «Force de situation fixe» d. h. die Eigenschaft, die ursprüngliche Lage und Ausdehnung zu bewahren bezw. bei Veränderungen dahin zurückzukehren. **Philippe Pinel** (1755—1826), der berühmte Reformator der Psychiatrie, hat in seiner «Nosographie philosophique» (1789) die **analytische Methode** in die pathologische Forschung eingeführt, d. h. die Krankheiten und ihre Symptome analytisch bis in ihre letzten Elemente, die Erkrankungen der einzelnen Teile der Organe und der Gewebe, verfolgt. Was Pinel nur unvollkommen ausführte, hat **Franz Xaver Bichat** (1771—1802), Arzt in Paris, vollendet. Er ist der Begründer der allgemeinen Anatomie, der Lehre von den Geweben im gesunden und kranken Zustande. Bichat teilt die Lebens-

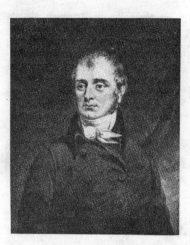

Franz Xaver Bichat.

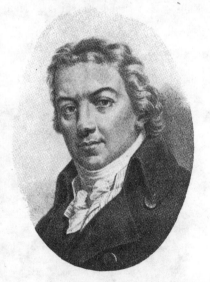

Edward Jenner.

vorgänge ein in animale (Empfindung und Bewegung) und organische (Verdauung, Ernährung, Fortpflanzung), wie dies in seinen «Recherches physiologiques sur la vie et la mort» (1801) im einzelnen ausgeführt ist. Sein Hauptwerk ist die «Anatomie générale appliquée à la physiologie et à la médicine» (1801), in dem er 21 einfache Gewebe unterscheidet und zeigt, dass in den einzelnen Organen nur einzelne Gewebe erkranken können und dass die einzelnen Gewebe in bestimmter Weise erkranken.

Die praktische Medizin des 18. Jahrhunderts hat trotz der Herrschaft der Systeme sich erfreulich weiter entwickelt. Johann Peter Frank (1745—1821), Verfasser des «Systems einer medizinischen Polizei» verfasste ein lange Jahre weitverbreitetes Lehrbuch der klinischen Medizin «De curandis hominum morbis epitome» (1792), das hippokratisch-sydenhamische Grundsätze vertritt. John Huxham (1694—1768) erwarb sich um die Lehre von den epidemischen Krankheiten und akuten Exanthemen grosse Verdienste.

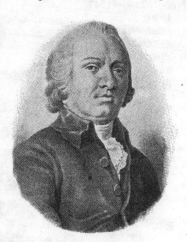

Joseph Desault.

Ausgezeichnete Praktiker waren Paul Gottlob Werlhof (1699—1767; Morbus Werlhofii), Nils Rosén von Rosenstein (1706—1773; Kriebelkrankheit), Everard Home (1763—1832; Krupp), John Pringle (1707—1782; Militärmedizin), Johann Georg Zimmermann (1728 bis 1795; Ruhr, «Erfahrung in der Arzneikunst»), J. J. Plenck (1738—1807; berühmtes Lehrbuch der Hautkrankheiten), Joh. Ernst Wichmann (1740—1802; Aetiologie der Krätze), Simon André Tissot (1728—1797; Epilepsie, Onanie), John Fothergill (1712—1780; Tic douloureux) u. a. Vor allem glänzt hier der Name **Edward Jenners** (1749—1823), des Entdeckers der Kuhpockenimpfung (1796).

Unter den berühmten Chirurgen und Geburtshelfern des 18. Jahrhunderts sind zu nennen Jean Louis Petit (1674—1750; Knochenkrankheiten), **Pierre Joseph Desault** (1744-1795; Begründer der chirurgischen Anatomie), François Chopart (1743—1795; Chopart'sche Fussresektion), Antoine Louis (1723—1792; Speichel- und Thränenfistel, Bronchotomie, Fungus durae matris), Lorenz Heister

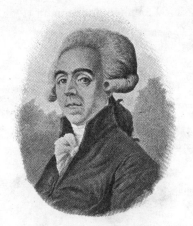

Jean Louis Baudelocque.

(1683—1758; Reformator der deutschen Chirurgie), Zacharias Platner (1694—1747), Christian Ludwig Mursinna (1744—1823); Samuel Schaarschmidt (1709—1747; Militärchirurgie), J. Chr. A. Theden (1714—1797), Joh. Goercke (1750—1822; Gründer der Berliner Pepinière), der berühmte August Gottlieb Richter (1742—1812), Professor in Göttingen, dessen «Anfangsgründe der Wundarzneikunst» (1782—1804) das beste Lehrbuch der

Chirurgie in jener Zeit waren, William Cheselden (1688—1752; Sectio alta),
Charles White (Resektion des Oberarmkopfes), Percival Pott (1713—1788;
malum Pottii), Benjamin Bell (1749—1806; Lehre von den Geschwüren),
MicheleTroja(1747 bis 1827; Regeneration der Knochen; Augenkrankheiten als Spezialdisziplin), Jean Louis Baudelocque (1746 bis 1810; Beckenmessung), William Smellie (1680 bis 1763; Smellie'scher Handgriff), Thomas Denman (1733 bis 1815; künstliche Frühgeburt, spontane Wendung), Johann Georg Roederer (1726—1763; Geburtshindernisse, Anatomie des Fötus, Lehrbuch der Geburtshülfe), G. W. Stein der Ältere

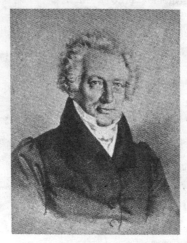

Lukas Joh. Boër.

(1737—1803; Verbreitung der Zange), während mit Lukas Joh. Boër (1751 bis 1835) in Wien bereits eine neuere Periode beginnt.

Der Uebergang vom 18. zum 19. Jahrhundert vollzieht sich vor allem unter dem Einflusse der Philosophie (Kant), speziell der Naturphilosophie (Schelling, Steffens, Ringseis u. a.), sowie unter demjenigen der chemischen und galvanischen Theorien (Fourcroy, Beddoes, Rollo,

Baumès, Joh. Chr. Reil u. a.), endlich des Mesmerismus und der Homöopathie, kurz die theoretisch-mystisch-philosophische Richtung gewinnt in erschreckendem Masse das Übergewicht.

Die Homöopathie wurde begründet durch Samuel Hahnemann (1755

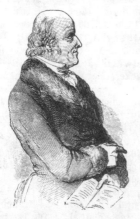

Samuel Hahnemann.

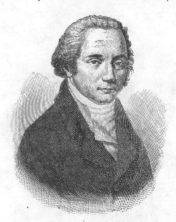

Franz Joseph Gall.

bis 1843), der aus einer Notiz in Cullens «Materia medica» über die wechselfieberähnliche Symptome hervorrufende Wirkung der Chinarinde die Anregung zur Aufstellung seines Systems empfing, dessen Kern der Gedanke ist, dass die Wirksamkeit der Arzneimittel darauf beruht, dass sie ähnliche Symptome, wie die betreffende Krankheit selbst, hervorrufen. Das Axiom der Homöopathie lautet: Similia similibus. Besonders diejenigen Medikamente sind als Heilmittel anzusehen, welche schon im gesunden Individuum den betreffenden Krankheiten ähnliche Symptome hervorrufen. Der weitere Ausbau dieser Lehre findet sich in den drei Hauptwerken Hahnemanns, dem «Organon der rationellen Heilkunde» (1810), den «chronischen Krankheiten, ihre eigentümliche Natur und homöopathische Heilung» und der «Reinen Arzneimittellehre» (1811 1820). Jede Krankheit ist nach Hahnemann Verstümmelung der Lebenskraft. Des Arztes Aufgabe ist das Heilen, das sich mit Kenntnis der blossen Krankheitssymptome begnügen darf. Versuche an Gesunden belehren über die Symptome, welche die Medikamente im Körper hervorrufen. Der alten Art der Heilung, einen dem krankhaften Zustand entgegengesetzten hervorzurufen («Contraria contrariis», Allöopathie) setzt Hahnemann die Homöopathie entgegen, d. h. die Methode, durch ein Arzneimittel einen dem vorhandenen Krankheitszustand möglichst ähnlichen zu erzeugen, um die Lebenskraft umzustimmen. Zu diesem Zwecke müssen die Symptomenkomplexe der einzelnen Krankheiten und die durch Medikamente hervorgerufenen Symptome sorgfältig studiert werden. Auch muss man Arzneigemische vermeiden und nur einfache Arzneien anwenden. Letztere wirken am besten in möglichst grosser Verdünnung. Hahnemann lässt aus den «Urtinkturen», kräftigen spirituösen Extrakten des Mittels, die Verdünnungen herstellen. Je verdünnter, «potenzierter», desto wirksamer ist das Mittel und kann erst dann seine eigentliche «Dynamis» entfalten. Bei flüssigen Substanzen empfiehlt Hahnemann die 30. Potenz: 2 Tropfen der Urtinktur werden mit 98 Tropfen Spiritus verdünnt, hiervon 1 Tropfen mit 99 Tropfen Spiritus verdünnt u. s. f., das Ganze 30 mal. Bei trockenen Substanzen verreibt man ähnlich mit Milchzucker. —

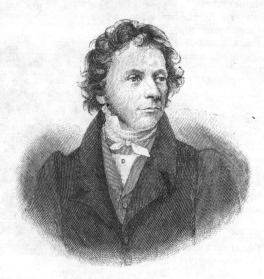

Lorenz Oken.

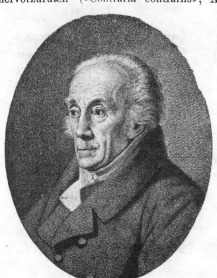

Johann Friedrich Blumenbach.

Aus der allgemein-pathologischen Anschauung Hahnemanns ist noch bemerkenswert, dass er die chronischen Krankheiten auf drei Haupterscheinungsformen zurückführt: 1. Syphilis, 2. Feigwarzenkrankheit (Sykosis), gegen die Thujasaft in decillionfacher Potenz nützt, 3. Psora, eine alte Erbkrankheit der Menschheit.

Nicht viel besser als dieser Magier der Materie hausten auf dem Gebiete der Medizin die naturphilosophischen Ärzte wie Lorenz **Oken** (1779—1851), der Gründer der Naturforscherversammlungen, der aber doch um die Embryologie einige Verdienste sich erwarb, Salomo Steinheim (1789 bis 1866), K. W. Stark (1787—1845) u. a., während andere zur Naturphilosophie neigende Ärzte wie K. F. Kielmeyer (1765 bis 1844), der Lehrer Cuviers, Ignaz Döllinger (1770 bis 1841), Chr. H. Pander (1794 bis 1865), K. F. Burdach (1776—1847), C. G. Carus (1789 bis 1869), Emil Huschke (1797 bis 1858) besonders auf dem Gebiete der Anatomie und Embryologie bedeutende Leistungen aufzuweisen haben. Als ein Zweig der naturphilosophischen Richtung in der Medizin muss auch **Franz Joseph Gall's** (1758—1828) Schädellehre (Kranioskopie, Phrenologie) betrachtet werden, die nicht nur jede einzelne Verstandes- und Gefühlsäusserung in

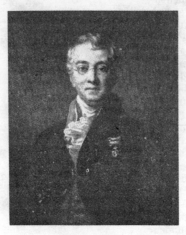

Charles Bell.

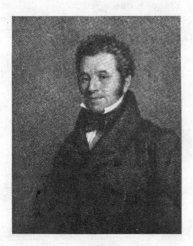

Marshall Hall.

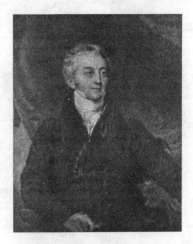

Thomas Young.

einzelnen Teilen des Gehirns lokalisierte, sondern auch eine jedem einzelnen Gehirnteil entsprechende Beschaffenheit des über ihm liegenden Teiles des Schädels annahm. So solle man durch Betrachtung und Betastung des

Schädels Aufschlüsse über die geistige und moralische Individualität des Menschen gewinnen können, eine Lehre, die von Joh. Christoph Spurzheim (1776—1832) weiter ausgebildet wurde. Nicht unerwähnt bleibe Johann Friedrich **Blumenbach** (1752—1840), der Schöpfer der neueren Anthropologie.

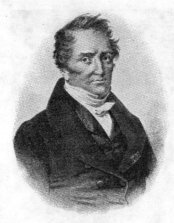

Fr. J. V. Broussais.

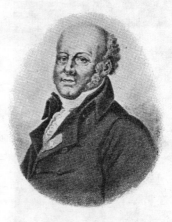

J. N. Corvisart.

Unter den Forschern dieser Periode auf dem Gebiete der Anatomie und Physiologie sind zu nennen Christian Gottfried Ehrenberg (1795–1876), verdienter Mikroskopiker, dessen Schrift «Die Infusionstierchen als vollkommene Organismen» (1838) für die Entwickelung der Bakteriologie von Bedeutung ist,

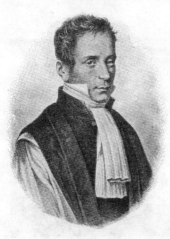

René Théophile Hyacinthe Laënnec

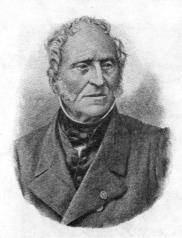

L. J. B. Cruveilhier.

ferner **Charles Bell** (1774—1842), der in seinem Buche «An idea of new anatomy of the brain etc.» (1811) den Nachweis führte, dass die hintern mit einem Ganglion versehenen Wurzeln der Spinalnerven allein die Empfindung, die vordern allein die Bewegung vermitteln. Sein Landsmann **Marshall**

Hall (1790—1857) lieferte ebenfalls die wichtigsten Beiträge zur Physiologie des Nervensystems. Vor allem ist ihm die Entdeckung der **Reflexbewegungen** zu danken. Ferner untersuchte er die Wirkung des Strychnins, die Physiologie

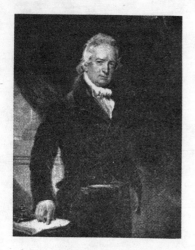

John Abernethy.

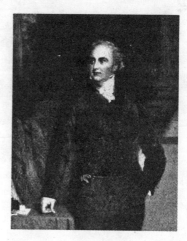

Astley Cooper.

der Sprache, schrieb Abhandlungen über den Mechanismus des Erbrechens, die künstliche Respiration, das Hydroencephaloid der Kinder u. a. m. Thomas Young (1773—1829), ein ärztlicher Polyhistor und bedeutender Physiker sowie

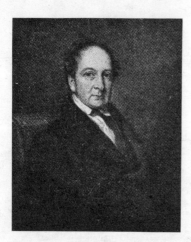

John Cheyne.

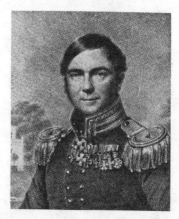

K. F. von Graefe.

Aegyptologe, hat die Lehre von der Accommodation des Auges gefördert und andere wertvolle Beiträge zur Physiologie des Auges geliefert. In der praktischen Medizin ist vor allem zu gedenken des Vaters der sogen. «physiol. Medizin»

Fr. J. V. Broussais (1772—1838) in Paris, einer Richtung, die jedoch durch
die physikal. Untersuchungsmethode glücklicherweise sehr bald überwunden
wurde. Ihre Begründer sind **J. N. Corvisart** (1755—1821; Erneuerer der
Perkussion), René Théophile Hyacinthe **Laënnec** (1781—1826), der
durch sein Werk «De l'auscultation médiate» die Lehre von der Auskultation
begründete, G. L. Bayle (1774—1816; «Recherches sur la phtisie pulmonaire
1810), L. J. B. Cruveilhier (1791—1874; berühmter pathologischer Anatom),
Paul Brétonneau (1771 - 1862; klassische Arbeiten über Diphtherie), P. Ch. A.
Louis (1787—1872; medizinische Statistik; Arbeiten über Typhus), M. Baillie
(1761 - 1823; pathologischer Anatom). In der Chirurgie: John Abernethy
(1764—1831; Unterbindung der Iliaca externa), Astley **Cooper** (1768—1841),
Professor in London, einer der grössten Operateure (Unterbindung der Aorta
abdominalis), dessen Lehrbuch «The first lines of the practice of surgery» (1813)
sich weiter Verbreitung erfreute, **John Cheyne** (1777—1836; Pädiater, Cheyne-
Stokes'sches Phänomen), K.
F. **von Graefe** (1787—1840;
partielle Resektion des Unterkiefers, Unterbindung des Trun-
cus anonymus, Wiederbelebung
der plastischen Operationen,
Studien über Angiektasien, ägyptische Augenkrankheit, Gaumen-
naht, Lithotripsie, Erfinder des
Compressoriums der Meningeal-
arterien, des Ligaturstäbchens),
Johann Friedrich **Dieffenbach** (1792—1847), Professor
in Berlin, einer der grössten
Chirurgen aller Zeiten, der der
Schöpfer der modernen plastischen Chirurgie genannt
werden kann («Chirurgische Erfahrungen, besonders über die
Wiederherstellung zerstörter Teile
des menschlichen Körpers nach
neuen Methoden» Berlin 1829 bis
1834), auch die Lehre von der
Bluttransfusion bedeutend
gefördert hat, die Methode der

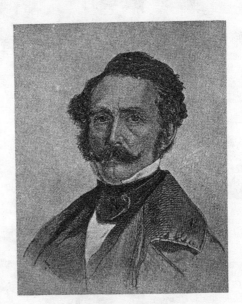

William Thomas Green Morton.

subkutanen Tenotomie ver-
vollkommnete und vor allem durch die Schieloperation («Über das Schielen und
die Heilung desselben durch die Operation» Berlin 1842) sich die grössten Verdienste
erwarb. Ein klassisches Werk ist seine «Operative Chirurgie» (Leipzig 1845—1848,
2 Bde.). Dieffenbach erlebte noch den Anfang einer neuen Periode in der
Chirurgie, die durch die Entdeckung der anästhesierenden Wirkung des
Äthers inauguriert wurde. William Thomas Green **Morton** (1819—1868), ein
amerikanischer Zahnarzt in Boston, hatte nach verschiedenen Versuchen am
30. September 1846 die erste glückliche Äthernarkose bei einer Zahnextraktion vollzogen und diese Methode auch mit Erfolg bei grösseren Operationen angewendet.
Sir William Lawrence (1783—1867), Professor in London, entfaltete eine
glänzende Lehrthätigkeit und publizierte zahlreiche Arbeiten auf dem Gebiete
der Chirurgie und Ophthalmologie; Benjamin Travers (1783—1858), Chirurg
und Ophthalmolog, führte den Gebrauch der Mercurialien bei Iritis ein, studierte
die Vorgänge nach Unterbindung grösserer Gefässe, die Darmeinklemmung, ver-

suchte in seinen Schriften «An inquiry into that disturbed state of the vital functions usually denominated constitutional irritation» (1824) und «A further inquiry, concerning constitutional irritation and the pathology of the nervous

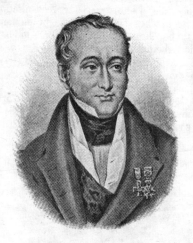

Guillaume Dupuytren.

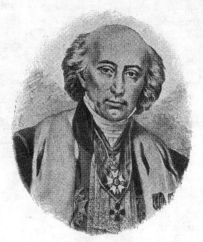

M. J. B. Orfila.

system» (1834) ein rationelles System der chirurgischen Pathologie zu errichten. James Wardrop (1782—1869) vervollkommnete die Brasdorsche Methode der Operation des Aneurysma («On aneurism and its cure by a new operation» 1828) und hat die pathologische Anatomie des Auges begründet («An essay on the pathology (morbid anatomy) of the human eye» 2 Bände, Edinb. 1808). Endlich ist noch zu nennen der geniale **Guillaume Dupuytren** (1778-1835) in Paris, einer der bedeutendsten Chirurgen des 18. Jahrhunderts.

Als Begründer der modernen Toxikologie und einer neuen Aera der gerichtlichen Medizin ist **M. J. B. Orfila** zu betrachten (1787 bis 1853). Seine beiden Hauptschriften sind der «Traité

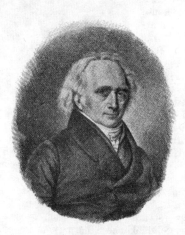

Christoph Wilhelm Hufeland.

de toxicologie générale» (1813 — 1815) und der «Traité de médecine légale» (1818). Orfila hat bereits den neuerdings wiedererkannten Arsengehalt des menschl. Körpers nachgewiesen.

Unter den deutschen Klinikern und Praktikern aus der Übergangszeit vom 18. zum 19. Jahrhundert sind noch zu nennen J. H. F. von Autenrieth (1772 bis 1835), Professor in Tübingen, der bedeutendste Schüler J. P. Franks, ein tüchtiger Anatom und Physiolog, der auch am Krankenbette der objektiven Beobachtung und Untersuchung huldigte. Der Name «Abdominaltyphus» stammt von ihm. Sein «Handbuch der speziellen Nosologie und Therapie» (1831—1836, 2 Bände) war sehr beliebt. Wohl der erstaunlichste

Eklektiker war **Christoph Hufeland** (1762 –1836), dessen berühmtes «Journal der praktischen Arzneikunde» (1795—1841, 98 Bände) ein Tummelplatz sämtlicher medizinischer Richtungen und Systeme war. Das grösste Verdienst Hufelands war sein Eintreten für die Vaccination («Aufforderung an alle Ärzte Deutschlands in betreff der Kuhpocken» 1801; Gründung eines Impfinstitutes in Berlin) sowie seine «Stiftung für notleidende Ärzte und Ärztewitwen». Die berühmtesten Schriften Hufelands sind die «Ideen über Pathogenie» (1795), die «Makrobiotik» (1796) und das «Encheiridion medicum» (1836). — Vorzüglich als glücklicher Praktiker weit und breit bekannt war Ernst Ludwig Heim (1747—1834), «der alte Heim», Arzt in Berlin, der grösste Diagnostiker seiner Zeit. — Peter Krukenberg (1788 bis 1865), Professor in Halle, war einer der hervorragendsten Kliniker, ebenfalls Eklektiker, der die exakten Untersuchungsmethoden in seiner deswegen berühmten Klinik in vollem Umfange zur Anwendung brachte.

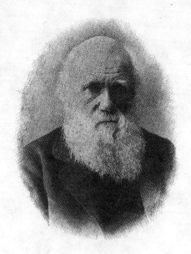

Charles Darwin.

Zum Schlusse ist noch eines Mannes zu gedenken, der auch für die Medizin und ihre theoretischen Grundlagen von grösster Bedeutung ist. **Charles Darwin** (1809—1882), der berühmte Verfasser der «Entstehung der Arten» und Urheber der Descendenztheorie, die nicht bloss für die Embryologie, sondern auch für die allgemeine Pathologie neue Standpunkte und Probleme geschaffen hat.

A.

Abadie, Charles, Augenarzt in Paris, geb. 25. März 1842 in St. Gaudens, wurde 1868 Interne des hôpitaux, 1870 Dr. med. und veröffentlichte: „*Traité des maladies des yeux*" (2. éd. 1876) — „*Leçons de clinique ophtalmologique*" (1881) — „*Nouveau traitement de l'ophtalmie sympathique*" (1890), sowie zahlreiche Beiträge für die „Annales d'oculistique" und „Archives d'ophtalmologie".

Abegg, Heinrich, in Danzig, Geh. Sanitäts- und Geh. Medizinalrat, Direktor der Hebeammen-Lehranstalt für die Provinz Westpreussen, geb. zu Königsberg i. Pr. 19. März 1826, studierte in Breslau und Heidelberg und machte später Reisen nach Prag, Wien, Würzburg. Betschler, Göppert, Benedict in Breslau, Chelius, Tiedemann, Henle, Gmelin in Heidelberg waren vor und

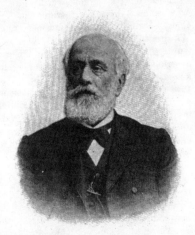

nach der 1848 erfolgten Promotion seine Lehrer. A. wirkte von 1849—1853 als Arzt in Breslau, Neisse und Danzig, in letzterer Stadt eine Reihe von Jahren als Armenarzt, von 1857—1866 als Arzt des Diakonissen-Krankenhauses daselbst, seit 1866 als Direktor der Hebeammenschule, seit 1878 als Medizinalrat und Mitglied des Medizinal-Collegii der Provinz Westpreussen. Die wesentlichsten Publikationen sind: „*Zur Geburtshilfe und Gynäkologie* (Berlin 1868, 2. u, 3. Heft, Danzig 1873—1882, 4. Heft 1888) — „*Bericht über die Hebeammen-Lehranstalt von 1819—1868*" (ib. 1869), daneben kleinere Aufsätze in der Mtsschr.f.Geburtsh., Arch. f. Gynäkol., Günsburg's Zeitschrift, Casper's Vierteljahrschrift 1860, eine Preisarbeit: „*De capacitate arteriarum et venarum pulmonalium* (1847); ferner: „*Über die Kinderheilstätte in Zoppot*" (1887) — „*Vierter Bericht über die Hebeammen-Lehranstalt in Danzig*" (1888), sowie ein Beitrag zur Festschrift der Wiener geburtshilflichen Gesellschaft (1895). A. ist Mitgl. zahlr. gel. in- u. ausl. Ges. u. Vereine. Er feierte am 2. Juni 1898 sein 50j. Dr.-Jubiläum.

Abel, Christian Wilhelm Ludwig, in Stettin, geb. 20. Okt. 1826 zu Quedlinburg, studierte von 1844—48 als Zögling des med.-chir. Friedrich Wilhelm-Institutes auf der Berliner Universität, diente später als Assistenzarzt in Halberstadt und Quedlinburg und beobachtete bereits 1851 eine von ihm als „*Eigentümliche Form der Grippe*" (Preuss. Vereins-Ztg., 1854) beschriebene Trichinen-Epidemie, sowie einen Fall von Ileus bei Hirnleiden, bei welchem das durch ein Klystier Applizierte im Erbrochenen nachgewiesen werden konnte (Deutsche Klinik 1854). Zum Oberarzt des Friedrich Wilhelm-Institutes ernannt, wurde er auch Assistent des königl. Leibarztes und Generalstabsarztes Grimm und stand als solcher 6 Jahre lang dem König Friedrich Wilhelm IV. in seiner schweren, unheilbaren Krankheit nahe. 1856 wurde er Stabsarzt des Berliner Invalidenhauses und Lehrer an der Central-Turnanstalt, machte in demselben

Jahre eine Studienreise nach Österreich, Italien, Frankreich, Belgien und gründete 1860, in welchem Jahre er auch Ober-Stabsarzt in Frankfurt a. O. wurde, zusammen mit F. LÖFFLER, die wesentlich der Reform des preuss. Militär-Medizinalwesens gewidmete „*Preussische militärärztliche Zeitung*", die jedoch in Folge äusserer Hindernisse mit dem Schlusse des 3. Jahrganges wieder eingehen musste. An den nun folgenden Kriegen nahm] A. teil: 1864 gegen Dänemark als Chefarzt eines leichten Feldlazaretts, 1866 als Feldlazarett-Direktor und 1870/71 als Feld-General-Arzt eines Armee-Korps. Seit 1874 war er General-Arzt des neugebildeten XV. A.-K. in Strassburg und darauf des II. A.-C. in Stettin. Er starb 2. Mai 1892. Von seinen litterar. Arbeiten aus dem letzten Decennium ist ein Aufsatz „*Der Bruch des Sustentaculum tali*" (Archiv f. klin. Chir., XXII) anzuführen.

Abel, Karl, Gynäkolog in Berlin, daselbst 1863 geb., studierte in Berlin, hauptsächlich als Schüler von WALDEYER, Heidelberg und Göttingen, Dr. med. 1885, war von 1886—91 Assistent von LEOPOLD LANDAU. Seit 1893 Leiter einer eigenen gynäkogischen Klinik, schrieb A.: „*Die mikroskopische Technik und Diagnose in der gynäkologischen Praxis*" (Berlin 1895; 2. Aufl. 1900): „*Über das Verhalten der Schleimhaut des Uteruskörpers bei Carcinom der Portio*" (Arch. f. Gyn. XXXII) — „*Zur Anatomie der Eileiterschwangerschaft nebst Bemerkungen zur Entwickelung der menschlichen Placenta*" (ib. XXXIX) — „*Zur Behandlung des Gebärmutterkatarrhs*" (Berl. Klinik Heft 53) — „*Eine neue Indikation zur Sectio caesarea nach Porro*" (Berl. kl. Wochenschr. 1896) u. a. m.

Abeles, Marcus, Priv.-Doc. der inneren Medizin in Wien, geb. 1837 zu Nedraschitz in Böhmen, 1863 Dr. med. in Wien, war bis 1870 Arzt in Cairo und Alexandrien, hierauf als Kurarzt in Karlsbad thätig, habilitierte sich 1884 und starb 30. Dezember 1894. Seine Publikationen betreffen verschiedene Kapitel der physiolog. und patholog. Chemie.

Abelin, Hjalmar August, geb. in Linköping 22. Mai 1817, studierte von 1835 ab in Lund, wurde 1849 Oberarzt bei der Klinik des Allgemeinen Krankenhauses in Stockholm, machte 1851 eine wissenschaftliche Reise nach England, Frankreich und Deutschland, widmete sich fortab der Pädiatrie, wurde 1855 Prof. der Kinder-Heilkunde am Karolinischen Institut und 1866 Mitglied der Akademie. 1882 emeritiert, starb A. 13. September 1893. Er publizierte: „*Om Strypsjuka*" (Stockholm 1864) — „*Meddelanden från pediatriska kliniken i Stockholm*" (1870) — „*Pediatriska meddelanden*" (Stockholm 1876, 79, 82) u. a. m.

Aberle, Karl, Prof. der Anatomie in Graz, † 16. März 1892 im Alter von 76 Jahren als Emeritus in Wien, Sohn von MATHIAS A. (1784—1847), ist Verfasser einer gediegenen Monographie: „*Grabdenkmal, Schädel und Abbildungen des Theophrastus Paracelsus* (Salzburg 1891).

Ackermann, Theodor, geb. zu Wismar in Mecklenburg 17. September 1825, studierte Medizin in Greifswald, Würzburg, Prag und Rostock, wo er 1852 promovierte. Nachdem er in Rostock einige Jahre als Assistent an der damals noch vereinigten medizinisch-chirurgischen Universitätsklinik thätig gewesen, habilitierte er sich dort 1856 als Privatdozent mit einer Schrift über die physiologischen Wirkungen der wichtigsten Emetica und wurde, nachdem er verschiedene Arbeiten experimentell-pathologischen und pharmakologischen Inhalts veröffentlicht hatte, 1859 zum Professor e. o. ebendaselbst ernannt. Er rief als solcher eine Poliklinik ins Leben und veröffentlichte den Verlauf der Choleraepidemie 1859 in einer grösseren, mit einem Atlas verbundenen Monographie. Seine fortgesetzte Thätigkeit als akademischer Lehrer und die Publikation zahlreicher kleinerer Arbeiten über Fragen der experimentellen Pathologie und pathologischen Anatomie waren die Veranlassung, dass ihm, nachdem er eine Offerte zur Uebernahme der inneren Klinik in Dorpat abgelehnt hatte, in Rostock 1865 eine ordentliche Professur übertragen und ein Institut für pathologische Anatomie und experimentelle Pathologie eingerichtet wurde. A. widmete sich nunmehr fast ausschliesslich der pathologischen Anatomie u. übernahm 1873 die ordentliche Professur derselben und das Direktorium des pathologischen Institutes an der Universität zu Halle, wo er bis zu seinem durch Kränklichkeit 1895 notwendig gewordenen Rücktritt wirkte. Er starb 22. November 1896. Von seinen zahlreichen Publikationen sind aus neuerer Zeit besonders zu nennen eine Arbeit „*Über hypertrophische und atrophische Lebercirrhose*" (Virchow's Arch. Bd. CX), die Monographie „*Über die Schädeldeformität bei der Encephalocele congenita*" (Halle 1882), ferner zwei akademische Gelegenheitsschriften kritisch-historischen Inhalts: „*Mechanismus und Darwinismus in der Pathologie*" (Rektoratsrede 1888) — „*Die pathologische Bindegewebsbildung in der Leber und Pflügers teleologisches Kausalgesetz*" (Festschrift zum 200jähr. Jubiläum der Univ. Halle 1894).

Acland, Sir Henry Wentworth,

in Oxford, geb. 1815, studierte im St. George's Hosp. und in Edinburg, M. D. Oxford 1848, Dr. med. honor. Dublin, Ehren-Dr. der Rechte von Cambridge, Edinburg und Durham, Fellow R. C. P. Lond. seit 1850, ist seit 1858 Regius Prof. der Med. an der Universität von Oxford, seit 1894 emeritiert, begleitete 1860 den Prinzen von Wales, dessen Honor. Physic. er zur Zeit ist, auf einer Reise nach Amerika, wurde 1890 geadelt und ist eines der ältesten Ehrenmitglieder des Christ Church Coll., dessen, später mit dem Museum der Universität vereinigte physiol. Sammlung er mitbegründen half. Er publizierte u. a.: „*On the extension of education in the university of Oxford*" — „*Memoir on the cholera of Oxford 1854*" — „*Drainage of the Upper Thames Vally*" — „*Report on fever in Great Horwood*" — „*Medicine in modern times*" u. a. m.

Adamkiewicz, Albert, geb. 11.

August 1850 in Zerkow, Provinz Posen, als Sohn eines Kreisphysikus, studierte in Königsberg i. P. und Breslau und arbeitete besonders im Laboratorium Heidenhain's. Der deutsch-französische Krieg, an dem er Anteil nahm, unterbrach seine Studien. — Nach dem Friedensschluss setzte er dieselben auf den Rat Heidenhain's in Würzburg fort, arbeitete bei v. Recklinghausen und erhielt für die Lösung einer Preisaufgabe noch vor Beendigung seiner Studien den Titel eines Dr. med. — Sein Staatsexamen hat er in Breslau 1873 abgelegt, wurde unmittelbar darauf Assistent am physiologischen Institut der Universität Königsberg unter v. Wittich und 2 Jahre darauf Assistenzarzt an der inneren Klinik derselben Hochschule (Naunyn). — 1877 wurde A. Oberarzt am Charité-Krankenhause zu Berlin, speziell an der damals unter Westphal's Leitung stehenden Abteilung für Nervenkranke, und bald darauf Privat-Docent an der Universität. 1880 erhielt er einen Ruf als ordentlicher Professor an die Universität Krakau und siedelte 1891 nach Wien über. Ein Verzeichnis von A.'s Arbeiten umfasst über 100 Nummern, wovon etwa 10 selbständig als Bücher oder

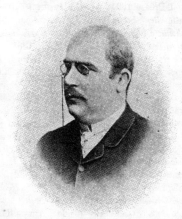

Monographien erschienen sind. Die Titel der wichtigsten sind: *Die Blutgefässe des menschlichen Rückenmarkes*. I. Teil: Die Gefässe der Rückenmarkssubstanz. (Sitzungsber. der k. Akad. d. W. Wien 1881. 84. Bd.) II. Teil: Die Gefässe der Rückenmarksoberfläche (ib. 1882. 85. Bd.) — *Die Arterien des verlängerten Markes vom Übergang bis zur Brücke* (Denkschr. der k. Akad. d. W. Wien. 1892. 57. Bd.) — *Der Blutkreislauf der Ganglienzelle*. (Berlin 1886) — *Tafeln zur Orientierung an der Gehirnoberfläche des lebenden Menschen (bei chirurgischen Operationen und klinischen Vorlesungen)*. (2. Aufl. Wien u. Leipzig 1894. Mit deutschem, französischem und englischem Text. 4 Taf.) — *Die Natur*

und der Nährwert des Peptons. Eine experimentelle Untersuchung zur Physiologie des Albumins (Berlin 1877). — *Die Sekretion des Schweisses.* Eine bilateral - symmetrische Nervenfunktion. Nach Untersuchungen am Menschen und an Tieren. (Ib. 1878). — *Die mechanischen Blutstillungsmittel bei verletzten Arterien von Paré bis auf die neueste Zeit.* Gekrönte Preisschrift der med. Fakultät der Universität Würzburg. (Ib. 1872). — *Die Lehre vom Hirndruck und die Pathologie der Hirnkompression.* (Sitzungsber. d. k. Akad. d. W. Wien 1883. Mathem.-naturw. Kl. 88. Bd.) — *Untersuchungen über den Krebs und das Princip seiner Behandlung.* Experimentell und klinisch. (Wien und Leipzig 1873). — *Über den Krebs.* (Vortr. a. d. Kongresse f. inn. Med. Wiesbaden 1893). — *Über den Krebsparasiten Coccidium sarkolytus.* (Wiener med. Presse 1894). — *Die Principien einer rationellen Behandlung der bösartigen Geschwülste (Krebse) und die Reaktionsfähigkeit derselben.* (Akad. Anz. Nr. XVI. 1891). — *Die Reaktionen der Carcinome und deren Heilwert.* 1892. — *Die feineren Veränderungen in den degenerierten Hintersträngen eines Tabeskranken.* (Arch. f. Psychiatrie u. Nervenkrankheiten. 1880.) — *Die degenerativen Krankheiten des Rückenmarkes.* (Anatomisch und klinisch. Stuttgart 1888). — *Die sogen. Stauungspapille u. ihre Bedeutung als eines Zeichens von gesteigertem Druck in der Höhle des Schädels.* (Zeitschr. f. kl. M. Bd. 28. 1895.) — *Zur Geschichte der Funktionen der Grosshirnrinde und der Vorstellungen vom Substrat der Seele.* (Janus, Amsterdam 1896.) — *Über die sog. „Bahnung".* (Zeitschr. f. kl. M. 1898.) — *Die Funktionstörungen des Grosshirnes.* (Hannover 1898.) — *Die Kreislaufstörungen in den Organen des Centralnervensystems.* (Berlin u. Leipzig 1899.) — Dazu noch zahlreiche Artikel über Pepsin, Pepton, Schweiss, Rückenmarkskompression in Eulenburgs Realencyklopädie, Bums diagnost. Lex. f. prakt. Ärzte, Wiener und Berl. Zeitschriften.

Adams, William, geb. zu London 1. Februar 1820 als Sohn eines Chirurgen, studierte am Kings Coll., wurde 1842 pathol. Prosektor im St. Thomas' Hosp., 1851 Assist. Surg., 1857 Surg. am Royal Orthopaedic Hosp., 1854 Docent d. Chir. an der Grosvenor Place med. school, 1855 Surg. am Great Northern und 1874 am National Hosp. für Paralyt. und Epilept. A. ist Präsident resp. Vicepräsident mehrerer Londoner Gesellschaften und publizierte: *„A course of lectures on orthopaedic surgery"* (Med. Times and Gaz. 1855—58) — *„A sketch of the principles and practice of subcutaneous surgery"* (1857) — *„On the reparative process in human tendons after division"* (1860) — *„Lectures on pathology and treatment of lateral curvature of the spine"* (1865) — *„On the pathology and treatment of club-foot"* (1866, vom R. C. S. mit dem Jackson-Preis gekrönt) — *Subcutaneous division of the neck of the thighbone for bony anchylosis of the hip-joint"* (1871) — *„On the treatment of Dupuytren's contraction of the fingers and on the obliteration of depressed cicatrices by subcutaneous operations"* (1879), sowie noch mehrere Abhandlungen in den Transactions der Pathological und Medico-chir. Society.

Adamück, Emil A., in Bielsk, Gouvernement Grodno 11. (23.) Juni 1839 geb., beendigte seine Studien in Kasan und wurde 1866 promoviert. Er erhielt 1871 daselbst die Professur für Ophthalmologie, sowie die Stellung als Direktor der ophthalmologischen Abteilung der Universitätsklinik und publizierte folgende Arbeiten: *„Ueber intraokularen Druck"* (Dissert. 1866; — Auszüge im gleichen Jahrg. des Centralbl. für die med. Wiss.) — *„Ophthalmologische Beobachtungen"* (Russisch, — 5 Hefte) — *„Lehrbuch der Augenheilkunde"* (Der 1. und der 2. Band vollendet) — *„Die Krankheiten der Retina und d. nerv. opticus"* — sowie eine Reihe von Aufsätzen in verschiedenen Zeitschriften für Augenheilkunde.

Addison, Thomas, Arzt in London, zu Long Benton bei Newcastle-on-Tyne im April 1793 geb., machte in Edinburg seine medizinischen Studien und wurde daselbst 1815 mit der Dissertation *„de syphilide"* Doctor. Darauf wurde er Hausarzt im Lock Hosp. und Schüler von BACMAN am Public Dispensary in London, woselbst er den Grund zu seiner genauen Kenntnis der Hautkrankheiten legte. Um 1820 trat er als Schüler in das Guy's Hosp. ein, um mit demselben als Arzt und Lehrer 37 Jahre lang in Verbindung zu stehen und auf dessen med. Abteilungen den wesentlichsten Einfluss auszuüben. Er wurde 1824 Assistant Physician, 1827 Lehrer der Materia medica und publizierte zusammen mit JOHN MORGAN: „*An essay on the op ration of poisonous agents upon the living body*" (London 1829) und „*Observations on the disorders of females connected with uterine irritation*". 1837 wurde er Full-Physician des Hospitals und teilte sich mit BRIGHT in die Vorlesungen über praktische Medizin. Von beiden herausgegeben erschienen „*The elements of the practice of medicine*" (Vol. I, Lond. 1839), jedoch ist es wahrscheinlich, dass in diesem ersten und einzigen Bande der grösste Teil, wenn nicht alles, aus ADDISON's Feder stammt. Einen Weltruf erlangte er durch die Entdeckung der nach ihm Morbus vel Melasma Addisonii benannten Erkrankung der Nebennieren, von der er eine meisterhafte Beschreibung in der Schrift: „*On the constitutional and local effects of disease of the suprarenal capsules with plates*" (London 1855, 4.) gab. Nicht minder hochgeschätzt sind seine Arbeiten über die Anatomie und Pathologie der Lungen, Pneumonie, pneumonischen Phthisis und Phthisis, die in den Guy's Hosp. Reports publiziert wurden und, zusammen mit einigen anderen Arbeiten, nach seinem Tode gesammelt als „*A collection of the published writings, of the late Thomas Addison, M. D. Physician to Guy's Hospital*" (London 1868) in einem Bande von der New Sydenham Society herausgegeben wurden. A. zog sich zuletzt aus Gesundheitsrücksichten nach Brighton zurück und starb daselbst 29. Juni 1860. Das Hospital ehrte sein Andenken durch Aufstellung seiner Büste im pathologischen Museum, durch Benennung eines Krankensaales in einem neuen Teile des Hospitals nach seinem Namen und durch Anbringung einer Marmortafel in der Kapelle.

Adelmann, Heinrich A., Prof. emer. der Medizin zu Würzburg, 17. August 1807 als Sohn des ältesten Bruders von VINCENZ ADELMANN, eines Juristen, geb., studierte in Würzburg, promovierte daselbst 1830 mit der Dissertation „*De vulneribus abdominis*". wurde 1840 zum Prof. e. o. an gedachter Universität ernannt und starb 8. November 1884. Er erfand ein Instrument zur Punction u. Aussaugung des Hypopyon, beschrieben in der Münchener illustrierten Zeitung 1852. Dasselbe ist zur Anwendung bei Pferden empfohlen, während beim Menschen durch die Suction des Kammerwassers auch die Iridectomie durch Verminderung des intraokulären Druckes ersetzt werden kann. A. lieferte auch die Abbildungen zu CAJ. TEXTOR's Grundsätzen zur Lehre der chirurgischen Operationen (1834 bis 1836) und war Mitarbeiter an v. AMMON's Werke: „*Die angeborenen chirurgischen Krankheiten*", endlich hat er eine Extensionsschwebe („*Verbesserte Extensionsschwebe für Unterschenkelbrüche*", mit 1 Taf., Würzburg 1872) für komplizierte Frakturen des Unterschenkels, einen Korrektionsapparat für den Klumpfuss nach der Tenotomie und die transparenten ophthalmoskopischen Bilder zum Gebrauche bei Vorlesungen erfunden.

Adelmann, Georg Franz Blasius A., kaiserl. russischer wirklicher Staatsrat, Prof. der Chirurgie und Augenheilkunde an der Universität Dorpat bis 1871, ist 28. Juni 1811 zu Fulda als Sohn von VINCENZ A. geb., studierte seit 1828 in Marburg und Würzburg und wurde 1822 an erstgenanntem Orte Dr. med., hierauf Gehilfsarzt an der von HEUSINGER geleiteten Klinik, liess sich zu Anfang 1835 in Fulda als Arzt nieder, kehrte aber 1837 nach Marburg zurück, um ULLMANN's Assistent an der chir. Klinik zu werden. Er habilitierte sich hier 1837 als Privat-Docent, verliess nach zweijähriger Dienstzeit die Assistentenstelle, wurde auf einer 1840 unternommenen Reise mit CHELIUS bekannt, der ihn für den durch PIROGOFF's Abgang nach Petersburg erledigten Lehrstuhl in Dorpat empfahl. Er übernahm die ihm übertragene Professur im Juli 1841. — Seine litterarischen Arbeiten hatten bis dahin, ausser seiner „*Diss. de dignitate lithontritiae*" (1833) und seiner Habilitationsschrift „*De steatomate proprio tumorum parasitorum genere*" (1837) den schon genannten, in Mitteilungen geburtshilflichen Inhalts: „*Jahresberichten über die Gebäranstalt zu Fulda*" 1831—32, 1834—36 — „*Mitteilungen über die Auskultation von Schwangeren*" in v. SIEBOLD's Journal, XIII, XIV, und der Neuen Zeitschrift

f. Geburtskunde, VIII, sowie in einer Reihe von Rezensionen, Schriften in den gedachten Zeitschriften und in SCHMIDT's Jahrbüchern, nebst der Herausgabe der „*Annalen der chirurgischen Abteilung des Landkrankenhauses zu Fulda*" während der Jahre 1835—36, 1839 (auch als Bd. I der „*Beiträge zur medizinischen und chirurgischen Heilkunde, mit besonderer Berücksichtigung der Hospitalpraxis*" bezeichnet), bestanden. Von 1841 an traten dazu noch mehrere Artikel in SCHMIDT's Encyklopädie der gesamten Medizin und dann auch in verschiedenen Zeitabschnitten und an verschiedenen Orten publiziert, Berichte über seine klinische Thätigkeit in Dorpat. So für 1842—1843 (Dorpat 1843): „*Aus dem chirurgischen Klinikum der kaiserl. Univer-*

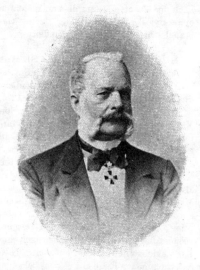

sität zu Dorpat" (Erlangen 1845) [auch als Bd. II der oben erwähnten „Beiträge"]; für das 2. Semester 1844 (Med. Ztg. Russlands 1845); für 1845 bis 1847, (Rigaer Beiträge 1851—1853) [auch als Bd. III der gedachten „Beiträge"]; später noch ein Bericht in GÜNSBURG's Zeitschrift 1858, ferner eine Reihe von Publikationen zum Teil medizinischen, hauptsächlich chirurgischen Inhalts, darunter als besondere Schrift: „*Untersuchungen bei krankhaften Zuständen der Oberkieferhöhle*" (mit 3 Taf., Dorpat 1844) und zahlreiche Aufsätze in verschiedenen Zeitschriften. — — 1860 wurde er wirklicher Staatsrat, veröffentlichte später

noch zahlreiche Arbeiten in verschiedenen Zeitschriften, lebte seit seiner Emeritierung in Berlin und starb daselbst 16. Juni 1888. A. war Schwiegervater des Berliner Chirurgen E. v. BERGMANN, und ein Mann, dessen herzgewinnende Physiognomie auch seinen inneren Seelenadel (nomen est omen) verriet.

Adelon, Nicolas Philibert, geb. 20. August 1782 zu Dijon, wurde 1809 Doktor, war ein Mitarbeiter seines Lehrers und Freundes CHAUSSIER an den ersten Bänden des Biogr. universelle, des Dict. des sc. méd., arbeitete auch an der Revue encyclopéd. (1819) und am Dict. de méd. en 20 voll. (1821) mit. Seine „*Physiologie de l'homme*" (4 voll., Paris 1823, 24) erschien 1829 in 2. Aufl. Nachdem er bei der Reorganisation der École de méd. zum Agrégé ernannt worden, erhielt er 1826 den Lehrstuhl der gerichtl. Med., den er bis zu seinem Lebensende, welches zu Sceaux, 19. Juli 1862, erfolgte, einnahm. Er war Mitbegründer der „Annales d'hyg. publ. et de méd. légale".

Aeby, Christoph Theodor, geb. 25. Februar 1835 zu Guttenbrunnen in Pfalzburg, wurde in Basel erzogen, studierte daselbst 1853—56 und in Göttingen weitere zwei Jahre. 1858 in Basel promoviert, habilitierte sich A. daselbst im nämlichen Jahre, wurde bald darauf Prosektor, 1863 Professor e. o. in Basel und wurde im Herbst 1863 als ord. Professor der Anatomie nach Bern berufen. 1884 folgte er einem Rufe als ord. Prof. der Anat. nach Prag, an Stelle des nach Wien berufenen TOLDT. Doch war ihm hier infolge seines ungünstigen Gesundheitszustandes nur eine kurze Wirksamkeit vergönnt. Er starb 7. Juli 1885 in Bilin, wohin er sich zur Kur begeben hatte. Seine sehr zahlreichen Arbeiten beziehen sich auf die verschiedensten Teilgebiete der makroskopischen und mikroskopischen Anatomie. In monographischer Form erschien 1863: „*Eine neue Methode zur Bestimmung der Schädelform von Menschen und Säugetieren*" (Braunschweig), welcher bald in den Verhandlg. der naturf. Gesellsch. in Basel die mittels der Methode gewonnenen Resultate: „*Bemerkungen über die Bildung des Schädels und der Extre-*

mitäten im Menschengeschlecht" folgten.
1865 arbeitete A. „Über den feineren Bau
der Blutkapillaren", 1867 „Über die Reizung
der quergestreiften Muskelfasern durch
Kettenströme", 1871 „Über den Grund der
Unveränderlichkeit der organischen Knochensubstanz,
sowie über deren normale und abnorme
Zusammensetzung", 1872—74 „Über
die chemische Zusammensetzung der Knochen,
resp. die Struktur der Spongiosa", 1875
„Über Gelenk und Luftdruck, sowie über
die Sesambeine der menschlichen Hand", 1876
„Über den Einfluss des Winterschlafes auf
die Zusammensetzung der verschiedenen
Organe des Körpers". (Die letztere Mitteilung
erschien im Archiv f. exp.
Pathol., III, die vorgenannten teils in
REICHERT's und DUBOIS' Archiv, teils in
den entsprechenden Jahrgängen des Cbl.
f. d. med. Wissensch.) — „Die Gestalt des
Bronchialbaums" — „Die Altersverschiedenheiten
der Wirbelsäule" — „Über die Muskulatur
der Mundspalte" (1879) — „Über die
Sphäroidgelenke der Extremitätengürtel"
(1863) — „Über das Kiefergerüst der
Vögel" (1873) — „Beiträge zur Kenntnis
der Gelenke" (1876) — „Über das leitende
Prinzip bei der Differenzierung der Gelenke"
(1882) — „Schema des Fasernverlaufs im
Gehirn und Rückenmark" (1882). A. war
ein sehr bedeutender Anatom, dem namentlich
die mikroskop. Anat., die vergl. Anat.
und Physiol. der Gelenke, die Lehre von
der Mikrocephalie erhebliche Bereicherung
und Förderung verdanken. Ausser den
genannten Arbeiten geben von seiner rastlosen
Thätigkeit und energischen Arbeitskraft
noch zahlreiche andere Abhandlungen
aus dem Gebiete der Osteologie, der Anat.
des Auges, Mitteilungen kasuist. und
methodolog. Inhalts, sowie die von ihm
für den HOFMANN-SCHWALBE'schen Jahresbericht
verfassten Berichte über die
Splanchnologie und die Lehre von den
Sinnesorganen Zeugnis. Besondere Erwähnung
verdient sein Lehrbuch: „Der
Bau des menschlichen Körpers, mit besonderer
Rücksicht auf seine morpholog. und physiolog.
Bedeutung" (Leipz. 1871), das durch die
scharfe Hervorkehrung der vergleich.-
anat., physiol. und entwicklungsgeschichtl.
Gesichtspunkte, sowie durch die klare
und übersichtl. Darstellung stets einen
ehrenvollen Platz unter den Lehrbüchern
einnehmen wird. Übrigens sind unter
A.'s Leitung auch zahlreiche wissenschaftlich
wertvolle Dissert. verfasst, so von
CHAPPUIS, WOLFERMANN, RAVENEL, BERLINERBLAU
etc.

Afanasjew, Eugen, † 21. Februar
1897 in Kiew als wirkl. Staatsrat,
emerit. Prof. der spez. Pathol. und Therapie
an der dort. Univ., im Alter von 58 Jahren,
studierte bis 1860 an der Petersburger
med.-chir. Akad., war Militärarzt im
Kaukasus, wurde 1866 Lehrer an der
Militär-Feldscheererschule in Kiew, 1870
Privatdocent für klin. Med., 1876 a. o., u.
bald darauf ord. Prof. a. d. Univ.

Agnew, D. Hayes, geb. 1818 in
Lancaster co., Pa., als Sohn eines Arztes,
studierte an der Univers. zu Philadelphia,
praktizierte einige Jahre auf dem Lande
und liess sich später in Philadelphia nieder,
wo er Vorles. an der Philad. School of Anat.
zu halten begann. Später gründete er in
Philadelphia eine „School of Operative
Surgery". [1854 wurde er als Surgeon
am Pennsylv. Hosp. angestellt, an dem
er ein besonderes patholog. Museum einrichtete,
wurde 1863 anat. Prosektor und

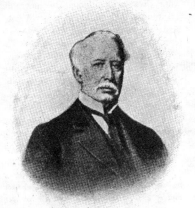

assistir. Prof. der klin. Chir. am Med.
Depart. der Pennsylv. Univers., sowie
Surgeon an Wills' Ophthalmic Hosp., erhielt
1865 die gleiche Stellung am Orthopedic
Hosp., 1870 die Professur der theoret.
und prakt. Chir. an der Univers. zu
Philadelphia, sowie die Leitung der chir.
Klinik am Univers.-Krankenhause. Er

starb 22. März 1892. Von seinen Publikationen sind hervorzuheben: „*Laceratious on the female perineum and vesicovaginal fistula*" — „*Anatomy in its relations to medicine and surgery*" — „*The principles and practice of surgery etc.*" (2 voll., Philad. 1878), ferner die gedankenreichen „*Introductory lectures*", sowie die 1868 erschienene „*Practical anatomy; A new arrangement of the London Dissector; with numerous modifications and additions, containing a concise description of the muscles, bloodvessels, nerves, viscera and ligaments of the human body as they appear in dissection.*"

Agnew, Cornelius Rea, geb. zu New-York 8. Aug. 1830, studierte seit 1849 am Coll. of Phys. and Surg., an dem er 1852 promovierte, fungierte bis 1853 als House Surg. am New-York Hosp., praktizierte bis 1854 in einem kleinen Orte in der Gegend des Portage Lake und liess sich darauf in New-York, seinem jetzigen Wohnorte, nieder, nachdem er noch bis 1855 in Europa, speziell in Dublin, London und Paris weitere Studien gemacht hatte. 1858 wurde er zum Surg.-General des Staates New-York vom Gouverneur ernannt, fungierte bis 1864 zugleich als Surgeon an der N. Y. Eye and Ear Infirmary, war im amerikan. Bürgerkriege in verschiedenen Stellungen bei der Armee thätig und führte verschiedene Neuerungen in den Feldlazarett-Einrichtungen ein (Pavillonsystem etc.), richtete 1866 im Coll. of Phys. and Surg. eine Augenklinik ein und wurde 1869 klin. Prof. für Augen- und Ohrenkrankheiten, in welcher Stellung er noch 1878 thätig war. 1868 gründete er das Brooklyn Eye and Ear Hosp. und 1869 das Manhattan Eye and Ear Hosp. in New-York. Er publizierte u. A.: „*A contribution to the surgery of divergent squint*" — „*Ophthalmic notes: 1. Trephining the cornea to remove a foreign body; 2. A case of double, extremely minute and apparently congenital lachrymal fistula*; 3. *A contribution to the statistics of cataract extraction of 118 recent cases*" (New-York 1874) — „*Canthoplasty as a remedy in certain diseases of the eye*" (Ib. 1875) — „*Clinical contribution to ophthalmology*" (Arch. of ophthalm. and otology, Ib. 1875).

Ahlfeld, Friedrich, in Marburg, geb. zu Alsleben a. S. (Prov. Sachsen)

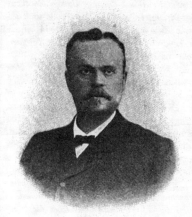

16. October 1843, studierte in Greifswald und Leipzig, war Assistent bei Credé und bildete sich weiter in Wien und Tübingen. Am 22. Febr. 1868 promovierte, wurde er 1876 Extraordinarius und Hebammenlehrer in Leipzig und folgte 1881 einem Ruf als Professor der Geburtshülfe und Gynäkologie, sowie als Direktor der Hebammenlehranstalt nach Giessen, 1883 in gleicher Eigenschaft nach Marburg. Seine monographischen Arbeiten sind: „*Entstehung der Stirn- und Gesichtslagen*" — „*Die Ernährung des Säuglings an der Mutterbrust*" — „*Berichte und Arbeiten aus der geburtshülflich-gynäkologischen Klinik zu Giessen, Bd. I*" — „*Berichte und Arbeiten etc. aus Marburg, Bd. II und III*" — „*Die Missbildungen des Menschen Abschnitt I u. II*" — „*Abwartende Methode oder Crede'scher Handgriff*" — „*Lehrbuch der Geburtshülfe*" (Aufl. I und II 1898).

Aitken, Sir William, geb. 23. April 1825 zu Dundee, Forfarshire, studierte von 1842—48 in Edinburg, wo er 1848 M. D. wurde, war dann 7 Jahre lang anatom. Prosektor bei der Univers. Glasgow, darauf während des Krimkrieges 1855 pathol. Anatom in Scutari, hierauf Prof. der pathol. Anat. an der Army Medical School zu Netley, Examinator für den Sanitätsdienst der Armee in Indien und der Flotte, Fellow der Royal Soc. und der Sanitary Institution von Gross-Britannien und starb 25. Juni 1892. Er hatte seinen Wohnsitz in Woolstone, Hants, bei Southampton. Litterar. Arbeiten:

Zusammen mit LYONS: *„ On the pathology of the diseases of the army in the east"* (1856) — *„Handbook of the science and practice of medicine"* (London 1858; später u. d. T.: *„The science and pract. etc."* 2 voll., 7. ed. 1880, auch amerik. Ausgaben) — *„On the growth of the recruit and young soldier"* (London 1862; 2. ed. 1887) — *„Outlines of the science and practice of medicine"* (Ib. 1874; 2. ed 1882) — *„The doctrine of evolution in its application to pathology"* (Glasgow Med. Journ. 1885 bis 1886) u. s. w. Bei Gelegenheit des Regierungs-Jubiläums der Königin 1887 erhielt er die Ritterwürde.

Albanese, Enrico, zu Palermo, geb. daselbst März 1834, studierte dort und in Florenz, war namentlich Schüler von REGNOLI, wurde 1855 Dr. med., war seit 1858 in Palermo anatom. Assistent, später Prof. der klin. Chirurgie, als welcher er auf einer Reise von Rom nach Palermo 3. Mai 1889 plötzlich verstorben ist. Er war der Chirurg GARIBALDI's, machte die Feldzüge von 1860, 66, 67 mit, war 1870 in den preuss. Lazaretten thätig und publizierte u. a.: *„Notizie di chirurgia pratica"* (Palermo 1869) — *„Clin ca chirurg. della R. università di Palermo. Relazione clin. per . . . . . 1870, 1."* (Ib. 1871) — *„Della resezione del collo del piede, nuovo processo operatorio"* — *„Resezione collo e testa omerale, nuovo metodo"* — *„Monografia sulla trasfusione del sangue"* — *„Sulle lesioni violente"* — *„Fratture aperte, ferite arme da fuoco"* u. s. w. Auch gab er eine Reihe von Jahren die *„Gazz. clinica dello. spedale civico di Palermo etc."* heraus. Um die Verbesserung der hygien. Zustände in Sicilien hat sich A. ganz besonders während der dortigen Choleraepidemien grosse Verdienste erworben. Ihm ist die Beseitigung der barbarischen Sittenpolizei und die Anregung zur Einrichtung von Hospitälern für syphilit. u. a. Krankheiten zu verdanken.

Albert, Eduard, geb. 20. Januar 1841 zu Senftenberg in Böhmen, studierte in Wien, 1867 promoviert, 1867—1873 Operateur und Assistent der dortigen chirurgischen Klinik unter v. DUMREICHER, 1872 habilitiert, 1873 ord. Prof. der chirurgischen Klinik in Innsbruck, 1881 in derselben Stellung in Wien, wo er vor einem Auditorium von durchschnittlich 500 Hörern bis jetzt lehrt. Von ROKITANSKY und SKODA gefördert, und an STRICKER sich in Untersuchungen über pathologische Fragen anlehnend, behandelte A. in mehreren Abhandlungen die Frage des Fiebers (gem. mit STRICKER), der tierischen Wärme und später der Mechanik der menschlichen Gelenke in den Wiener medizin. Jahrbüchern und den Berichten des naturwiss.-medizin. Vereins in Innsbruck. Nachdem er das LISTER'sche Verfahren in München gelernt hatte, wo LISTER persönlich Demonstrationen darüber abgehalten, führte er dasselbe 1875 in Innsbruck als ausschliessliche Wundbehandlung

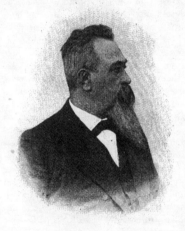

ein und schrieb in der Überzeugung, dass die Chirurgie einer totalen Umwälzung unterworfen werden müsse, das 4 bändige *„Lehrbuch der Chirurgie"*, das erste auf antiseptische Behandlung begründete Lehrbuch überhaupt; es wurde ins Russische und Französische übersetzt und erlebte 4 Auflagen. Im Hinblick auf die durchgreifende Änderung des ganzen Gebietes behandelte es den Stoff in historischkritischer Weise; in der 5. Auflage wurde es auf 2 Bände zusammengezogen. Die *„Vorlesungen über chirurgische Diagnostik"* erschienen 1899 in 8. Auflage. Nebstdem verfasste A. 2 Hefte *„Beiträge zur Geschichte der Chirurgie"* (Wien) — *„Zur Lehre von der Coxa vara und Coxa valga"* (Wien 1899) — *„Der Mechanismus der skoliotischen Wirbelsäule"* (Wien 1899) — *„Die seitlichen*

Kniegelenksverkrümmungen und die kompensatorischen Fussformen" (Wien 1899) und fasste in 2 Heften „*Beiträge zur operativen Chirurgie*" (Wien 1878) eine Reihe von früher erschienenen Artikeln zusammen. Daneben sehr zahlreiche Artikel in allen Wiener medizinischen Journalen. Mit KOLISKO gab er die „*Beiträge zur Kenntnis der Osteomyelitis*" (1896) heraus. Im Archiv für Geschichte der Medizin gab er das bis dahin nur in 1 Exemplare (Göttinger Universitätsbibliothek) vorhandene Werk PETER FRANCO's Petit traité de chirurgie mit einer Biographie FRANCO's heraus. A. ersann die Methode der künstlichen Ankylosenbildungen an Schlottergelenken (Arthrodese), eine osteoplastische Methode der Resection des Unterkieferwinkels zum Zwecke der Neurectomie des Mandibularis, eine Methode der Insertion der Sehnen in Knochen (Tenopexis), gleichzeitig mit CHROBAK eine Methode der subperitonealen Stielversorgung bei der abdominellen Myomoperation am Uterus, führte als der erste eine Nerventransplantation am Menschen aus, gab eine Methode der Jejunostomie an, führte noch vor VOLKMANN die isolierte Kapselexstirpation bei Gelenkstuberkulose (Arthrectomia synovialis) aus, war der erste, der die totale Exstirpation der Schilddrüse unter LISTER's Cautelen auszuführen, auf Grund einer glücklich vollzogenen Operation (vor Billroth) programmatisch empfohlen, führte in Österreich die erste Gastrotomie und die erste Nephrektomie, sowie auch die ersten Antyllus'schen Aneurysmen-Exstirpationen aus. In mehreren Arbeiten trat er in der Frage des Gehirndrucks, des hohen Steinschnittes und der Behandlung der Gelenkstuberkulose mit Ansichten und Untersuchungen auf, welche die bisherige Lehre und Praxis mit Erfolg bekämpften. A. führte auch die erste kymographische Bestimmung des Blutdruckes am lebenden Menschen aus, machte noch vor CHARCOT auf die ischiadische Skoliose aufmerksam, führte die Achillodynie als selbständige Krankheitsform ein, lehrte das schmerzhafte Papillom der Regio folliata an der Zunge kennen und entdeckte Details in der Architektur der Knochen und im Baue der Sehnenscheiden. Seine Schüler sind: A. LORENZ (Wien), C. MAYDL (Prag),

HOCHENEGG, R. FRANK, E. ULLMANN, J. SCHNITZLER, C. EWALD, J. HABART (Wien) u. a.

Alberti, Gustav, in Potsdam, geb. zu Jauer 1848, studierte in Berlin als Zögling der Kaiser Wilhelms-Akademie (Dr. med. 1870), war von 1870—72 Unterarzt an der Kgl. Charité, trat darauf in das Sanitätskorps ein, wurde 1880 Stabsarzt an dem damaligen Friedrich-Wilhelms-Institut, war von 1881—83 Assistent bei v. BARDELEBEN und fungierte seit 1884 zugleich in seiner Eigenschaft als Stabsarzt beim ersten Garderegiment als Chirurg am St. Josephs-Hospital in Potsdam, dessen Direktion er später übernahm. Seit 1898 führt A. den Professortitel. Schriften: „*Die Resectionen in der Kontinuität der Knochen während des Feldzuges 1870/71*" — *Sanitätsbericht über die deutschen Heere 1870/71*" — „*Die Unterbindung der vena femoralis*" — „*Über Luxatio humeri erecta*" — „*Gangrän nach Kohlenoxydvergiftung*" (Dtsch. Ztschr. f. Chir. XX) — „*Über Hernia pectinea*" (Ib. XL), sowie mehrere Abhandlungen aus dem Gebiete der Gynäkochirurgie.

Albertoni, Pietro in Bologna, geb. 22. September 1849 in Gazzoldo (Mantua), studierte in Padua und wurde daselbst 1873 promoviert. Zuerst physiologischen Studien im allgemeinen als Schüler und Assistent LUSSANA's zugewendet, kultivierte A. später besonders die physiologische Chemie und Pharmakologie, bildete sich auch für diese Fächer in Strassburg unter SCHMIEDEBERG weiter aus. Von 1876—1878 mit dem Unterricht der Physiologie an der Schule von Siena betraut, wurde er 1878 zum a. o., 1881 zum ord. Professor in Genua ernannt. 1884 folgte er einem Ruf als ordentl. Prof. der Pharmakologie und Physiol. an die Un. Bologna, in welcher Stellung er gegenwärtig wirkt. A. ist Mitgl. zahlr. gelehrter Akademien und wissenschaftlicher Gesellschaften (Bologna, dei Lincei in Rom, Turin etc.), war Abgeordneter des ital. Parlaments während zweier Legislaturperioden etc. Schriften: „*Sui processi digestivi e assimilativi nel crasso*" (Padova 1873) — „*Sul alcool, sul aldeidi e sugli eteri vinii*" (Lo Sperimentale 1874) — „*Sulle vie d'eliminazione e d'azione elettiva della Chinina*" (Padova 1876; ins Französische übersetzt). Verschiedene Arbeiten in Sperimentale 1876—1881. Ferner „*Sulla patogenesi dell' epilessia*" (Milano 1879) — „*Monografia sulla Cotoïna e Paracotoïna*" (Torino 1883) — „*Sul bilancio nutritivo di una famiglia borghese*" — „*La fisiologia e la questione sociale*" — „*Azione di alcune sustanze medicamentose sull' evitabilitá del' cervello e contributo alla terapia dell' epilessia*" (Lo Sperimentale 1881 u. Arch. f. exp. Path. u. Pharmak. XV) — „*La trasfusione del sangue e lo scambio materiale*" (Arch. per le Sc. Med. IV. 1882; Arch. Ital. de Biol. II) — „*Azione e metamorfosi di alcune sostanze nell' organismo in rapporto colla*

studierte an der Univers. zu Turin, wo er 1875 einen Preis erhielt, hauptsächlich als Schüler von CARLO REYMOND, widmete sich seit 1875 der Augenheilkunde, physiol. Optik u. histor. Studien zur Augenheilkunde, war Anfangs in Turin als Augenarzt thätig u. ist seit 1885 ord. Prof. der Augenheilkunde und Direktor der Augenklinik in Modena. A. ist Mitglied der R. Accad. di Med. di Torino, der R. Acc. della Scienza di Modena u. Medico Primario Oculista dell' Ospedale Congregazionale di Modena. Er publicierte: *Osservazioni di plastica oculare*, Osservatore, Gazzetta delle Cliniche, 1874. *Sistema*

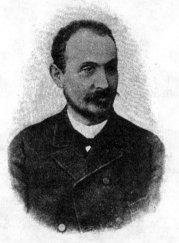

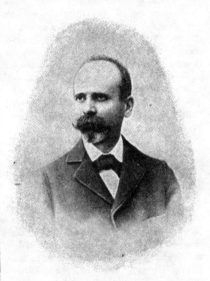

patogenesi dell' acetonemia e del diabete" (Arch. f. exp. Pathol. u. Pharm. XVIII) — „*Sulla formazione e sul contegno dell' alcool e dell' aldeide nell' organismo*" (Atti dell' Acc. d. Sc. di Bologna 1887; Arch. Ital. de Biol. IX. 2) — „*Sul contegno e sull'. azione degli zuccheri nell' organismo*" (4 Abhandl. ibid.) — „*Ricerche sulla secrezione biliare*" (ib. 1893) — „*Le diete negli spedali d'Italia*" (ib. 1897), sowie zahlreiche Abhandlungen von A.'s Schülern, Ergebnisse von Untersuchungen in seinem Laboratorium u. d. T.: „*Ricerche sperimentali eseguite nel laboratorio dirette dal Prof. Pietro Albertoni*" (in XIII Fascikeln). Auch gab A. ein prakt. Handbuch der menschl. Physiol. heraus (Milano 1886; 2. Aufl. 1899).

Albertotti, Giuseppe, in Modena, geb. 24. Juli 1851 in Caramandrana,

adiatermico di illuminazione oftalmoscopica (Torino, Giornale della R. Acc. di Med. 1879) — *Graduazione dell' Oftalmometro di* HELMHOLTZ (Torino, Atti della R. Acc. delle Scienze, 1882) — *Experimentelle Messung des verkehrten ophthalmoskopischen Bildes* (Klin. Monatsbl. für Augenheilk., 1882) — *Zur Mikrometrie* (Ib. 1882) — *Nota sopra alcuni strumenti di Chirurgia oculare* (Gazzetta delle Cliniche, 1883) — *Preliminari di studi sperimentali diretti a stabilire sopra nuovo principio l'esame funzionale dell' occhio* (Giornale della R. Acc. di Med., 1884) — *Lenti ortoscopiche per oftalmoscopia* (Torino, Comunicazione alla R. Accad. di Med. 1884) — *Ein autometrisches selbstregistrierendes Perimeter* (Klin. Monatsbl. f. Augenh. 1884) — *Sistema di oftalmoscopia ed esperienze di oftalmoscopia oggettiva*, (Comunicazioni alla R. Accad. di Med., 1884) — *Tavole di graduazione dell' Oftalmometro di Helmholtz* (Torino, 1887) — *Pinze per calazio e modificazioni alle pinze comunemente in uso, nelle operazioni sulle palpebre* (Rassegna di Sc. Med. 1889) — *Adattamento di un regolatore all' ofta'mometro di Leroy e Dubois per ottenere spostamenti inversi e simultanei nel movimento delle mire* (Ib. 1889) — *Ricerche istologiche sugli effetti della cheratocentesi ripetuta ogni giorno durante tredici mesi* (Ib. 1890) — *Tasselli vitrei per sezioni microscopiche* (Ib. 1890) — *Relazione riguardante i risultati di dieci operazioni di Simpatectomia cervicale per Glaucoma eseguite dal Prof. Ruggi nella Clinica Oculistica di Modena* (Comunicazione alla Società Medico-Chir. 1899) — *Un caso tipico di lebbra con lesioni oculari caratteristiche della lebbra. in individuo dell' Emilia* (Mod., soc. med. chir. 1899) — Dazu zahlreiche Arbeiten über den bekannten mittelalterlichen Augenarzt BENVENUTUS GRAPHEUS, über Magister BARNABAS de Regio u. a. historischen Inhalts.

Albini, Giuseppe, zu Neapel, geb. zu Mailand, studierte von 1845 an in Pavia, arbeitete 1846—47 im anat. Institut von PANIZZA, kämpfte 1848, 49 als einfacher Dragoner, Korporal und Fourier in dem Befreiungskriege mit, nahm 1850 seine Studien in Mailand wieder auf, setzte dieselben aber, um der fortwährenden polizeilichen Überwachung zu entgehen, in Wien fort, wo er Assistent von BRUECKE wurde, besuchte dann auf einer Reise noch die Universitäten Breslau, Berlin, Göttingen, Halle, Leipzig, Bonn und Utrecht, wurde 1857 zum a. o. Prof. der Physiol. in Krakau und im folgenden Jahre zum ord. ernannt, nahm 1859 nach der Befreiung der Lombardei in seinem Vaterlande die bescheidene Stellung eines Prof. der Naturgeschichte am Lyceum von Casal Monferrato an, erhielt wenige Monate später im Concurs die Professur der Physiol. in Parma und wurde 1860 an die Univers. Neapel berufen, der er, trotz eines an ihn ergangenen Rufes nach Florenz als Nachfolger von SCHIFF treu geblieben ist. Er hat daselbst ein internationales Hospital auf der breitesten Grundlage der politischen und religiösen Toleranz gegründet; bei diesem Unternehmen, das später vom gegenwärtigen Comité des Internat. Hospitals am Corso Vittorio Emmanuele übernommen wurde, büsste A. mehrere Tausend Lire ein. — A. ist der Entdecker der nach ihm benannten Noduli an den Atrioventricularklappen.

Seine sehr zahlreichen in italienischer sowohl als in deutscher Sprache verfassten Publikationen gehören teils der Chemie (z. B. über das Gift der Salamandra maculata, 1853, 58, Untersuchungen über Blut, Harnsäure), teils der mikro- und makroskop. Anatomie, teils der Experimental-Physiologie an, teils betreffen sie das öffentliche Unterrichtswesen und verschiedene andere Gegenstände und populäre Vorlesungen. Wir zitieren u. a. noch: „*Caso clinico di paralisi sterica*" (Atti della R. Accad. med. chir. di Napoli L. N. S. 1896) — „*Sulla libertà d'inscrizione ai corsi ed agli esami. Sul'a chiusura definitiva dell' università con perdita dell' anno accademico*" (Nap. 1898) — „*L'educazione fisica nella università*". (Conferenza detta il 16. Febbr. 1898 nell' aula di chimica dell' univ. di Nap. 1898). Zahlreiche Arbeiten von A.'s Schülern gingen aus dessen physiol. Laboratorium hervor.

Albrecht, Heinrich Wilhelm Eduard, Professor der Zahnheilkunde an der Universität zu Berlin, daselbst 2. September 1823 als Sohn eines Zahnarztes geb., studierte auf der dortigen Universität von 1843 bis 1847, erlangte daselbst 1847 die Doktorwürde und liess sich in Berlin nieder. Durch seinen Jugend- und Studienfreund ALBRECHT v. GRAEFE angeregt, eröffnete er im September 1855 eine Klinik für Zahn- und Mundkrankheiten, die erste ihrer Art in Deutschland, und wusste durch die ihm eigene Kraft und Energie dem neuen Institute Leben zu verschaffen. Die grösseren Arbeiten, die er in dieser Zeit herausgab, waren: „*Die Krankheiten der Zahnpulpa*" (Berlin 1858) und „*Die Krankheiten der Wurzelhaut der Zähne*" (1860). 1861 habilitierte sich A. auch bei der Universität als Privat-Docent und erwarb sich durch seine Klinik und seine Vorlesungen das Verdienst, die Zahnheilkunde als Zweig der Medizin mehr auszubilden und dieselbe in ihrer wissenschaftlichen Grundlage zu heben. In seiner „*Klinik der Mundkrankheiten*" (in 2 Bänden 1862 und 1872 erschienen) gab er Rechenschaft über die Vorkommnisse in seiner Klinik und die daselbst gemachten Erfahrungen. 1867 wurde A. zum Professor e. o. der Zahnheilkunde ernannt. Bei der Feier des 25jährigen Bestehens seiner Klinik wurde von seinen Schülern und Freunden ein „Albrecht-Stipendium" begründet. Es war ihm jedoch nicht mehr vergönnt, die neuen Räume der von seiten der Universität zu schaffenden Zahnklinik zu eröffnen, denn eine Verletzung, die er sich im August 1881 in seinem Berufe zugezogen hatte, führte durch die Folgen der stattgehabten Infektion 25. Januar 1883 seinen Tod herbei.

Albrecht, Hermann, geb. in Aarau 24. Juli 1847, in Zürich, Tübingen, Heidelberg, Bern, Wien, Prag, Paris von 1868—74 vorgebildet, wurde 1876 mit der Abhandlung: „*Zur Anatomie des Kniegelenks*" promoviert und erlangte zu Bern die Venia legendi im Mai desselben Jahres. Seit 1877 mit Beibehaltung der Docentenstellung in Neuchâtel als Arzt thätig, starb A. nach zweijähriger Rückenmarkskrankheit 5. März 1899. Seine Monographie: „*Die Ernährung des Kindes im Säuglingsalter*" (Bern und Berlin) erlebte vier deutsche Auflagen. sowie eine französische und eine holländische Uebersetzung (letztere Arnheim 1879). Ferner ist zu nennen eine „*Monographie über Anwendung des chemisch-reinen Sauerstoffes gegen Anämie und degenerative Prozesse in den Lungen*" (ausg. auf der 54. Naturf.-Versammlung). A. war Mitarbeiter des Jahrbuches und des Archives für Kinderheilkunde und der Pariser Rev. mens. etc.

Albrecht, Karl Martin Paul, geb. zu Hamburg 6. März 1851, studierte in Jena, Berlin, Wien, Kiel besonders als Schüler von GEGENBAUR und KUPFFER und wurde als Dr. med. 1875, als Dr. phil. 1876 promoviert. 1878 wurde er als Prosektor nach Königsberg berufen und war hier 4 Jahre thätig; seit 1882 lebte A. anfangs als Privatgelehrter in Brüssel, nachdem er das Prädikat Professor erhalten. hierauf siedelte er nach seiner Vaterstadt über, wo er infolge eines Selbstmordversuchs im Zustand von Geistesgestörtheit 15. Sept. 1894 verstarb. Seine beiden Dissertationen behandeln architektonische und Entwicklungs-Verhältnisse des Schultergerüstes. Ausserdem verfasste A. nahezu 200 Publikationen über die verschiedensten Gegenstände aus den Gebieten der Anat., vergl. Anat., Embryologie u. Chirurgie; bekannt sind besonders die Forschungen über den Zwischenkieferknochen, Pharynxdivertikel, über die Entwickelung des Schädelgrundes, die Tuba Eustachii, Brustbein, Kiefer-, Lippen- und Gesichtsspalten, über die Beziehungen zwischen Hand und Fuss, über überzählige Finger, über Kriminalität vom anthropol. Standpunkt u. a. m. In seiner letzten Lebenszeit beschäftigte sich A. ganz mit nichtmedizinischen Arbeiten.

Albu, Albert, in Berlin, geb. 1867 zu Frankfurt a. O., studierte in Berlin (Dr. med. daselbst 1889), war von 1891 bis 1896 Assistent an der inneren Abt. des Städt. Krankenhauses Moabit und habilitierte sich 1899 für innere Medizin. Publikationen: „*Die Autointoxicationen des Intestinaltractus*" (Berlin 1895), sowie Aufsätze zur Frage der Desinfektion des Darmkanals (1895), Einfluss verschiedener Ernährungsweisen auf die Darmfäulnis (1897), über akute tödliche Magendilatation, zur Pathogenese und Klinik des Magensaftflusses, Tetanie Magenkranker, Eiweissstoffwechsel bei chronischer Unterernährung, die Wirkungen körperlicher Überanstrengungen beim Radfahren u. a.

Alexander, Arthur, in Berlin, geb. 1870 in Danzig, machte seine Studien in Berlin (Dr. med. Lipsiae 1894 mit der Diss.: „*Zur Kasuistik der Pharynxcarcinome*"), approbiert 1893, ist seit 1890 an der Kgl. Universitäts-Poliklinik für Hals- und Nasenkranke in Berlin unter B. FRAENKEL, seit April 1898 als Assistent thätig, seit 1896 als Arzt für Hals-, Nasen- und Kehlkopfkranke in Berlin. Publikationen: „*Bemerkungen zur Anatomie des blutenden Septumpolypen*" (Arch. f. Laryngol. I. 1894) — „*Die Schleimhautcysten der Oberkieferhöhle*" (Ib. IV, 1897) — „*Die Nasenpolypen in ihren Beziehungen zu dem Empyem der Nasennebenhöhlen*" (Ib. V., als Festschrift f. B. FRÄNKEL erschienen 17. 11. 1896) — Histo-

logische Beiträge zur Lehre von den gutartigen Neubildungen der Stimmlippen (Ib. VII u. VII 1898/99) u. a. m.

Alexander, Konrad, in Breslau, geb. 1856 in Liegnitz, studierte in Breslau, hauptsächlich unter HEIDENHAIN und BIERMER (Dr. med. 1880), war von 1881 bis 1890 Assistenzarzt an der med. Klinik und Poliklinik der Universität Breslau, habilitierte sich 1889 für innere Medizin und erhielt 1897 den Professortitel. Ausser mehreren Aufsätzen über das Antipyrin, sowie über die Wirkungen der Thallinsalze publizierte er verschiedene kasuistische Mitteilungen, so: einen Fall von gummösen Geschwülsten der Hirnrinde, von atrophischer Lähmung der Beine nach Abdominaltyphus, von Fischvergiftung u. a. m. in der Breslauer ärztl. Zeitschrift, D. M. Wochenschr. etc., ferner die Monographie: *„Klinische und experimentelle Beiträge zur Kenntnis der Lähmungen nach Arsenikvergiftung"* (Breslau 1889).

Allbutt, Thomas Clifford, geb. 1836, studierte zu Cambridge und Paris und wurde 1859 promoviert. Er fungierte alsdann in der Stellung eines Lecturer and Pract. of Phys. Leeds School of med., als Physician an der Leeds General Infirmary, sowie als Consult. Physician Leeds Hosp. for Women and Children. Seit 1892 ist A. Regius Professor der Medizin an der Universität zu Cambridge. Er veröffentlichte: *„The ophthalmoscope in nervous and renal diseases"* (1871) — *„On overwork and strain of the heart"* (1871; deutsch von Seitz 1874) — *„On scrofulous neck"* (im Verein mit T. P. Teale 1885) — *„Visceral neuroses"* (Gulstonian Lectures 1884) und zahlreiche andere Aufsätze. Auch ist A. Herausgeber von *„System of medicine"* (1896—99).

Allen, Harrison A., zu Philadelphia, daselbst 17. April 1841 geb. und bis zur 1861 erfolgten Promotion med. ausgebildet, war als Resid. Phys. am Pennsylv. Hosp. thätig, bis er 1862, beim Ausbruch des Bürgerkrieges, in die Armee der Konföderierten eintrat, bei der er bis 1865 diente. Hierauf erhielt er den Lehrstuhl der vergl. Anat. und med. Zoologie am Med. Dep. der Pennsylv. Univers., wurde

1867 Prof. der Anat. und Chir. am Philad. Dental Coll. und 1870 Surg. am Philad. Hosp., sowie Schriftführer des Med. Board. 1875—85 war er Prof. d. Physiologie an der Pennsylv. Univers., 1894 wurde er erster Direktor des neugegründeten Wistar-Instituts für Anatomie. A., der im November 1897 starb, war als vergl. Anatom, wie als Kehlkopf- und Nasenarzt sehr berühmt. Seine Publikationen sind anat. und path.-anat. Inhalts, darunter: *„Outlines of comparative anat. and med. zoology"* (1869) — *„Postmortem examinations in army hospitals in Washington"* (Ib.) — *„Localization of diseased action in the osseous system"* (Ib. 1870) — *„On the mechanism of fracture of the skull"* (Ib. 1874) — *„Conformation of the bones of the orbit"* (Ib. 1870) — *„On fractures of the lower jaw treated by the interdental splint"* (Philad. Med. Times, 1872) — *„On localization of diseased action in the oesophagus"* (Ib. 1877) — *„On pathological anatomy of osteomyelitis"* (Amer. Journ. Med. Sc., 1864) — *„The jaw of moulin-quignon"* (Ib. 1869) — *„Studies in the facial region"* (Dental Cosmos, 1874) — *„On the mechanism of joints"* (Transact. Intern. Med. Congr. Philad., 1876) etc.

Almquist, Ernst, in Stockholm, geb. 10. August 1852 in der Nähe von

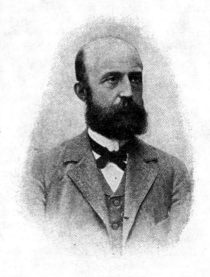

Upsala, hierselbst, sowie am K. Karolin. Institut in Stockholm ausgebildet, Dr. med. 1882, war von 1878—80 Arzt der Vegaexpedition, sammelte als solcher Lichenen und beschrieb die Vegetation mehrerer Länder. Von 1880—81 war A. Unterarzt im K. Serafinerlazarett, 1882 Gesundheitsinspektor in Stockholm, von 1883—91 Hygieniker und erster Stadtarzt in Gothenburg und ist seit 1891 Prof. der Hygiene am K. Karolin. Institut in Stockholm. A. studierte Bakteriologie in Pasteur's Laboratorium 1882, bei Robert Koch 1888 und veröffentlichte viele Gutachten über praktische hygienische Fragen, sowie statistische, epidemiologische und bakteriologische Untersuchungen. Ausserdem verfasste A. ein „Lehrbuch der Hygiene mit besonderer Berücksichtigung schwedischer Verhältnisse" (Stockholm 1897, in schwedischer Sprache).

Alsberg, Albert, in Hamburg, geb. zu Volkmarsen, Hessen-Nassau, 21. Juli 1856, studierte in Heidelberg, Berlin, Leipzig, war namentlich Schüler von Czerny und Leisrink, Dr. med. 1879, war seit 1880 Assistenzarzt am Israelit. Krankenhause, seit 1882 prakt. Arzt u. Hilfsarzt am Krankenhause und ist seit 1885 als Nachfolger des verstorbenen Leisrink Oberarzt der chir. Abtheilung desselben. Zu den bereits in dem älteren Lexikon genannten litterarischen Arbeiten sind seitdem hinzugekommen: „Über einen Fall von Radicaloperation eines persistierenden Ductus omphalo - mesaraicus" (D. med. Wochenschr.1892) — „Über die im israelitischen Krankenhause zu Hamburg mit dem Koch'schen Heilmittel erzielten Resultate" (ib. 1891) — „Über einen Fall von Lipom der Niere" (v. Langenbeck's Archiv XLIV) — „Zur Dystopie der Nieren. Exstirpation einer im kleinen Becken gelegenen linken Niere" (Festschr. des ärztl. Vereins Hamburg 1896) — „Zur operativen Behandlung der Darminvagination" (D. med. Wochenschrift 1896) — „Casuistische Beiträge zur Chirurgie des Magencarcinoms" (Münch. med. Wochenschr. 1896) — „Extra- und intraperitoneale Blasenverletzung durch Pfählung, Operation, Heilung" (ib. 1898) — „Über einen mit Hülfe des Röntgenbildes diagnosticirten Fall von Nierensteinen mit Operationsbefund" (ib. 1898). Ferner aus A.'s Abteilung verschiedene Arbeiten von Storch, D. Meyer, Riesenfeld, Rosenblum, Conitzer, J. Caro, Arnheim, Bohm und F. Primer.

Alsberg, Moritz, in Kassel, daselbst 6. Februar 1840 geb., studierte in Marburg, Göttingen, Würzburg und Berlin (Dr. med. 1863 in Marburg), practicirte von 1864—77 in einem Orte der Kapcolonie, unternahm in Südafrika mehrere Reisen zum Zweck von morphologisch-ethnologischen Studien und liess sich 1878 in seiner Vaterstadt nieder. Ausser seiner Diss. „Über Raum- und Temperatursinn in der Haut bei verschiedenen Graden der Blutzufuhr" verfasste er eine Anzahl kleinerer Abhandlungen anthropologischen Inhalts für verschiedene belletristische Zeitschriften, sowie die Monographien: „Anthropologie mit Berücksichtigung der Urgeschichte des Menschen" (2.Aufl. Stuttg.1892) — „Die Rassenmischung im Judentum" (Virchow- v. Holtzendorff'sche Sammlung 1891) — „Rechtshändigkeit und Linkshändigkeit, sowie deren mutmassliche Ursachen" (Ebenda 1894) u. a. m.

Althaus, Julius, in London, geb. in Lippe-Detmold, 31. März 1833, studierte in Bonn, Göttingen, Heidelberg, Berlin, Wien, Prag und Paris und liess sich 1857 in

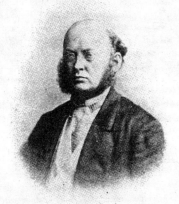

London nieder. Promovierte in Berlin 1855, und wurde M. R. C. P. Lond. 1860. Mitglied, Ehrenmitglied und correspondierendes Mitglied vieler europäischen und amerikanischen medizinischen Gesellschaften. Gründete 1866 in London ein Hospital für Nervenkrankheiten (Hospital for Epilepsy and Paralysis, Regents Park). Ist Ritter des Ordens der italienischen Krone, und Mitglied der Royal Institution of Great Britain. Schriften: „*A treatise on medical electricity*" (3. Ed. 1873) — „*Diseases of the nervous system*"(1877) — „*On sclerosis of the spinal cord*" (1884) — „*On failure of brain power*" (5. Ed. 1898) — „*Cerebral Syphilis*" (1886) — „*The treatment of syphilis of the nervous system*" (1890) — „*Hypochondriasis and nosophobia*" (1895) — „*The value of electrical treatment*" (3. Ed. 1899) — „*Old age and Rejuvenescence*" (1899) u. v. A.

Alvarenga, Pedro Francisco da Costa, zu Piauhy in Brasilien 1826 geb., studierte in Brüssel, wurde daselbst 1850 Doktor, liess sich in Lissabon nieder und wurde königlicher Leibarzt, Arzt des Hosp. S. José und der Casa de la Misericordia, auch Direktor und Chef-Redakteur der Gazeta medica de Lisboa. Zahlreiche Aufsätze aus derselben, sowie andere seiner Arbeiten wurden von P. GARNIER, L. PAPILLAUD, A. MARCHANT, VAN DEN CORPUT, BARBIER, E. L. BERTHERAND, MAURIAC, H. ALMES in's Französische übersetzt. Er starb 22. Juli 1883 und hinterliess sein sehr bedeutendes Vermögen humanitären und wissenschaftl. Anstalten. Von seinen Schriften sind anzuführen: „*Anatomie pathologique pathogénie des communications entre les cavités gauches du coeur*" (Lissab.1869) — „*La propylamine, la triméthylamine et leurs sels etc. Trad ... Mauriac*" (1879) — „*Leçons cliniques sur les maladies du c eur. Traduit.... E. Bertherand*" (1878) — „*Précis de thermométrie clinique générale. Trad.... Lucien Papillaud. 2. éd. ... augmentée de la thermosémiologie et thermacologie*" (1882).

Amabile, Luigi, Senator und Prof. der Pathologie in Neapel, daselbst 28. November 1892 verstorben, war ein kühner Operateur auf dem Gebiete der Unterleibschirurgie, sowie ein fleissiger Schriftsteller auf dem Felde der Med. u. Chir. U. a. veröffentlichte er mit TOMMASO VIRNICCHI (Neapel 1859): „*Sulle soluzioni di continuo del intestino e sul loco governo*", ausserdem eine grössere Reihe von Einzelaufsätzen pathologischen und therapeutischen Inhalts.

De Amicis, Tommaso, Professor der Dermato-Syphilidologie an der Univ. Neapel, Direktor der betreffenden Universitätsklinik, geb. im Oktober 1839 in Alfedena (Abruzzo Aquilano), studierte am Colleg. Med. in Neapel u. erhielt 1861 daselbst die Doktorwürde. Er ist Leiter der syphilit. u. med. Station am Ospedale degl. Incurabili u. seit 1882 in seiner jetzigen Universitätsstellung. De A. ist ferner Ehrenmitgl. der dermatolog. Gesellschaften von Paris, London, Wien, Moskau und Petersburg. Von seinen zahlreichen Publikationen seien genannt: „*Dei condilomi acuminati in rapporto alla sifilide e cura con l'acido fenico*" — „*Rara forma di neo-pigmentario diffuso*" — „*Sulla sarcomatosi cutanea*" — „*Sulla micosi fungoide*" — „*Sul cheloide spontaneo multiplo*" — „*Elefantiasi del pene e restringimento uretrali*" — „*Due casi di Xeroderma pigmentario*" — „*Caso d'istricismo con seborrea generale*" — „*Psorospermosi cutanea vegetata contribuzione clinica ed anatomopatologica*" — „*Nuovo caso di Xantoma multiplo*" etc.

Amann, Joseph, in München, geb. 13. März 1832 zu Helmprächting in Niederbayern, studierte in München und Würzburg, wo er als Assistent SCANZONI's sich der Geburtshilfe und Gynaekologie zuwandte. Er promovierte 1859 in Würzburg und besuchte dann zu seiner weiteren Ausbildung die Universitäten Berlin, Wien, Prag, Paris, London und Edinburgh, wo er als Privatassistent von Simpson eine Zeit lang thätig war. 1861 habilitierte er sich für das Fach der Gynaekologie in München mit der Schrift: „*Die gynaekologische Untersuchung mit diagnostischen Anhaltspunkten*" (Erlangen). A. war der Erste, welcher an der Universität München das Fach der Gynaekologie zum Gegenstand besonderer Vorlesungen machte. Auf seine Veranlassung wurde 1868 die kgl. Poliklinik für Frauenkrankheiten errichtet und A. zum Vorstand derselben ernannt. 1874 wurde er a. o. Professor. Am 5. November 1884 wurde, ebenfalls auf seine Veranlassung, die k. gynaekologische Klinik im allgem. Krankenhause l. J. gegründet und A. zum Vorstande derselben ernannt. 1894 wurde er zum k. b. Hofrat ernannt. A. schrieb: *„Über die Einleitung der künstlichen Frühgeburt"* (1860), über Mammacarcinome, über Eclampsie, ferner *„Über den Einfluss der weiblichen Geschlechtskrankheiten auf das Nervensystem mit besonderer Berücksichtigung des Wesens und der Erscheinungen der Hysterie"* (Erlangen 1868) — *„Zur mechanischen Behandlung der Versionen und Flexionen des Uterus"* (Ib. 1874) — *„Klinik der Wochenbettkrankheiten"* (Ib. 1876, in mehrere Sprachen übersetzt); ausserdem veröffentlichte er Abhandlungen in Fachzeitschriften.

Anagnostakis, Andreas, auf Creta 1826 geb. und 11. April 1897 in Athen verstorben, studierte in Athen, Berlin und Paris — hier vorwiegend unter DESMARRES' und SICHEL'S, dort unter v. GRAEFE's Anleitung und promovierte 1849. Direktor des ophthalmiatrischen Instituts in Athen wurde er 1854, Professor der Ophthalmologie an der dortigen Univers. 1856. Viele Ehrenbezeigungen (so das Rectorat 1877, die Präsidentschaft dortiger gelehrter Gesellschaften und des med. Congresses) wurden ihm in den Folgejahren zu Teil. A. war seit 1854 Mitarbeiter der Brüsseler Annales d'oculistiques und gab von 1858—60 mit APHENDOULIS das Journ. méd. d'Athènes heraus. Seine Schriften sind folgende: *„Essai sur l'exploration de la rétine et des milieux de l'oeil sur le vivant au moyen d'un nouvel ophthalmoscope"* (Paris 1854) — *„Remarques pratiques sur le traitement chirurgical de l'entropion et du trichiasis"* (1857) — *„De l'ophthalmologie en Grèce et en Egypte"* (Bruxelles 1858) — *„Mélanges ophthalmologiques"* (Athènes 1861) — *„Contributions à l'histoire de la chirurgie oculaire chez les anciens"* (1872) — *„Encore deux mots sur l'extraction de la cataracte chez les anciens"* (1878) — *„Ιατρική Εφημερίς"* (1858) — *„Περί των οφθαλμικών παθών"* (1871) — *„Μελέται περί της οπτικής των αρχαίων"* (1878) — *„Περί της πνευματικής προόδου του Ελληνικού έθνους"* (1875). A. hat sich um die Hebung des augenärztlichen Studiums, sowie um die Pflege der Geschichte der Augenheilkunde ein grosses Verdienst erworben. In letzterer Beziehung sind zu erwähnen die endgültige Deutung des Begriffs „Entropion" bei Hippokrates, der Nachweis, dass die Alten die Entfernung der erkrankten Linse gekannt haben, sowie ein Hinweis auf das Vorhandensein gewisser Grundgedanken über Antiseptik bei den Alten (*„La méthode antiseptique chez les anciens"* Athènes 1889).

Anderson, Anders, Prof. der Geburtshülfe und Frauenheilkunde am Karolinischen Institut in Stockholm, geb. 6. Juli 1822 im Kirchspiel Oedestuga im Jönköpingslän, studierte seit 1839 in Lund, wurde 1844 Magister der Philosophie und widmete sich vorübergehend auch theol. Studien. Bald ging er jedoch definitiv zur Medizin über, machte 1857 sein chirurg. Magisterexamen, unternahm 1859/60 eine wissenschaftliche Reise nach Deutschland, der Schweiz, Frankreich und Belgien und erlangte 1863 die Doktorwürde. Nachdem A. in verschiedenen Stellungen thätig gewesen war, wurde ihm 1864 das oben bezeichnete Lehramt übertragen, von dem er 1887 zurücktrat. Er starb 9. September 1892 in Oestrabe bei Wexiö. A. war ein in seinem Fach hervorragend gebildeter Arzt, Mitglied der schwedischen Akademie (seit 1875), sowie zahlreicher anderer gelehrter Gesellschaften, auch poetisch und rhetorisch nicht unbedeutend veranlagt. Von seinen Schriften seien genannt: *„Om lifmoderblödningar efter forlossningar och under barnsängen"* (Stockholm 1863) — *„Om goinnosjuk domarnes freqvens och prophylaxis"* (Stockholm 1875).

Anderson, Thomas Mc Call, Dermatolog in Glasgow, geb. daselbst 9. Juni 1836, M. D. Glasgow (Honours) 1858 F. F. P. S. Glasgow 1858, studierte in Glasgow, Paris, Würzburg, Berlin, Wien und Dublin, ist z. Z. Prof. der klin. Med. an der Univers. Glasgow, Physician an der Glasg. West. Infirm. and Cutaneous Wards and Hosp. for skin diseases, Consulting Phys. am Deaf and Dumb Inst. Home for Training Nurses and Scott. Imp. Insur. Co. Glasg. und veröffentlichte bisher: *„Lectures on clinical med."* (1877) — *„The parasitic affections of the skin"* (2 ed. 1868) — *„Eczema including its lichenous impetiginous and pruriginous* *varieties"* (3. Aufl. 1874) — *„On psoriasis and lepra"* (1845) — *„Treatment of diseases of the skin with an analysis of 11000 consecutive cases"* (1872) — *„A treatise on diseases of the skin"* (2. Aufl. 1894) — *„On syphilitic affections of the nervous system, their diagnosis and treatment"* (1889) — *„Contributions to practical medicine"* (1898) und zahlreiche Journalartikel.

Anderson, William, in London, geb. zu London im Dezember 1842, war von 1874—79 Medical officer bei der britischen Gesandtschaft in Japan, Prof. der Anatomie und Chirurgie am Naval Medical College in Tokyo, dann Hunterian Prof. der Chirurgie und Pathologie am R. C. S. Engl. bis 1891, Vicepräsident der Anatomical Society of Great Britain and Ireland. Seit 1892 ist A. Prof. der Anat. an der Royal Acad. of Arts, seit 1894 Surgeon und Lecturer of surgery an St. Thomas's Hosp. in London, Examiner in Surgery an der Univers. von London und am R. C. S. of England. Schriften: *„A new system of cerebral localisation"* (1889) — *„Hunterian lectures on the deformities of the hand and feet"* (1897) — *„The anatomy and surgery of sacless hernia of the sigmoid flexure"* (Brit. Med. Journ. 1895) — *„Surgery of the subperitoneal tissue* (Ib. 1896) — die Artikel: *Genito-Urinary organs, Perinaeum* und *Skin* für *Morris' System of Anatomy* — *„Address on progress of modern surgery"* (St. Thomas's Hosp. Reports 1889) — *„On art in its relation to anatomy"* (Brit. Med. Journ. 1895) — *„On John Arderne and the Surgery of the 14th century"* (Transactions of the Med. Soc. 1898), sowie zahlreiche Beiträge zu Journalen anat. und med. Inhalts und einige Werke über japanische Kunst.

Andersson, James, † 28. 2. 1893 in London, geb. 1853 zu Loggie Brichan bei Aberdeen, Prof. d. pathol. Anat. am London Hosp. Med. Coll., studierte in Aberdeen, war später in verschiedenen Stellungen am London Hosp., seit 1886 als Assistant Physician, später Physician am National Hospital for the Paralysed and Epileptic, Fellow of R. C. P., Sekretär der Ophthalmological und Neurological Society und als solcher eine Zeit lang Mitredakteur der Ophthalmical Revew. Seine Publikationen betreffen hauptsächlich Gegenstände aus den Gebieten der Ophthalmologie und Neurologie.

Andral, Gabriel, 6. November 1797 in Paris als Sohn eines bekannten Arztes geboren, promovierte 1821 mit einer These über die Expektoration, wurde 1824 Agrégé, nach Bertin's Tode 1828 Professor der Hygiene, 1830 bei Desgenettes' Rücktritt Professor der internen Pathologie; 1839 übernahm er als Nachfolger Broussais' den Lehrstuhl der allgemeinen Pathologie und Therapie, welchen er als eine der anerkannten Berühmtheiten der französischen Medizin 27 Jahre hindurch besetzte. Daneben war A. Arzt an der Charité, seit 1823 Mitglied der (kurz zuvor, 1820 gestifteten) Akademie der Medizin, seit 1843 Mitglied des Instituts und seit 1858 Commandeur der Ehrenlegion. Sein

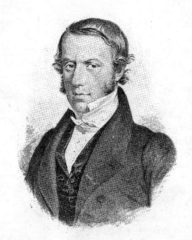

klinischer Vortrag war besonders durch Klarheit, strenge Methodik und die auch seinen Werken, namentlich der „Klinik" eigene glückliche Verbindung von Analyse und Synthese in seltener Weise ausgezeichnet. 1866 gab A. seine Lehrstellung auf und zog sich nach Chateauvieux zurück, nahm aber an den Fortschritten der Wissenschaft und den Verhandlungen gelehrter Gesellschaften unausgesetzt regen Anteil, wie er denn auch noch ein Jahr vor seinem Tode der Acad. de méd. eine Mitteilung über Glycosurie machte. A. starb nach kurzem Krankenlager an einem alten Herzübel 13. Febr. 1876 zu Chateauvieux und wurde unter grosser Teilnahme in Paris begraben. Die wissenschaftliche Hauptleistung A.'s, diejenige, welche ihm vor allem einen Anspruch auf dauernde Beachtung in der Geschichte der Medizin sichert, ist seine „*Clinique médicale*" (Paris 1823-27, 5 Bde.; zuletzt 1848; deutsch in 5 Bänden 1842—48), die fast alle der internen medizinischen Klinik zugerechneten Gebiete umfasst und im wesentlichen auf den Ergebnissen der LAENNEC'schen Lehren einerseits, wie andererseits auf der Verwertung der pathologisch-anatomischen Befunde beruht, die möglichst mit den klinischen Erscheinungen in Einklang zu bringen, A. selbst eifrig beflissen war. Seine hervorragenden pathologisch - anatomischen Untersuchungen, von denen sein berühmter, 3 bändiger „*Traité d'anatomie pathologique*" (Paris 1829) und seine Arbeiten zur Chemie des Blutes Zeugnis ablegen, die in dem „*Essai d'hématologie pathologique*" (Ib. 1843) zusammengefasst sind, lieferten A. im Verein mit einer sorgfältig beobachteten klinischen Kasuistik die Möglichkeit zu gediegenen Analysen einzelner Krankheitsbilder, namentlich auf dem Gebiet der Hirnkrankheiten. Auch das Gebiet der Herz- und Lungenkrankheiten, besonders die Kapitel Pleuritis, Pericarditis, Lungenphthise, hat er z. T. durch originelle Beobachtungen nicht unerheblich umgestaltet.

Andrew, James, Arzt u. Dozent der Medizin in London, geb. 1831 in Whitby und in Tavistock 21. März 1897 verstorben, studierte in Oxford, wo er 1863 Dr. med. wurde. Nachdem er dort eine Zeit lang Fellow und Tutor des Wadham College gewesen war, ging er nach Paris zu weiterer wissenschaftl. Ausbildung. Heimgekehrt übernahm er die Stelle als Demonstrator der pathol. Anat. am St. Barthol. Hosp., die er bis 1867 inne hatte, war eine Zeit lang Warden des College im Hosp., wurde 1864 Assist. Physician und Dozent der Medizin, 1869 Physician, gab 1890 die Lehrthätigkeit, 1893 seine regelmässige ärztliche Thätigkeit auf, um fortab lediglich als Consulting Physician zu fungieren. A. war ein guter Lehrer, hat aber ausser einigen Lumleian Lectures und einer Harveian Oration nichts publizieren lassen.

Angelucci, Arnoldo, in Palermo, geb. 1856 in Subiaco (Rom), Dr. med. 1876, war von 1871—80 Assistenzarzt an der Augenklinik in Rostock, seit 1882 Dozent der Augenheilkunde, wurde 1885 a. o. Professor der Augenheilkunde in Cagliari und ist seit 1890 ordentl. Professor derselben Disziplin in Palermo, sowie Präsident der Fakultät der Med. und Chirurgie. A. veröffentlichte über 40 Monographien und Aufsätze in dem von ihm geleiteten Archivio di Ottalmologia, über Entwickelung des Auges der Wirbeltiere, Netzhautveränderung beim Sehen, Thrombose der Vena centralis retinae, corticales Sehcentrum, trophische Störung des Auges nach Durchschneidung des n. trigeminus und sympathicus, Pupillenbewegung, neue Operation der Ptosis, des Ectropiums, Cataractextraktion u. A.

Angerer, Ottmar von, geboren 17. September 1850 in Geisfeld (Bayern), studierte in Würzburg als Schüler und Assistent von LINHART's und von BERGMANN's und promovierte 1873. Seit August 1879 als Privatdozent in Würzburg habilitiert, folgte er Dezember 1885 einem Ruf als Prof. extraord. und Vorstand der k. chir. Poliklinik nach München und wurde 1890 zum ord. Professor für Chirurgie und zum Vorstand der k. chirurg. Klinik als Nachfolger v. NUSSBAUM's daselbst ernannt. Neben kleineren Journalartikeln publizierte A. „*Die chirurg. Klinik im Juliusspital zu Würzburg*" (1876) — „*Studien über die Resorption der Blutextravasate*" (1879) — „*Das Verhältnis der Fermentintoxication zur Septicaemie*" (1882) — „*Die neue chirurg. Klinik in München*" (1892) — „*Die chirurg. Behandlung der Kehlkopfkrankheiten*" (1896) — „*Die Krankheiten der Lymphgefässe und der Lymphdrüsen*" — „*Die Krankheiten und Verletzungen der Brustdrüse*" (1899).

Angerstein, Eduard Ferdinand, in Berlin, daselbst 1. September 1830 als Sohn eines Apothekers geb. und 23. Juli 1896 verstorben, studierte von 1850—54 in seiner Vaterstadt Medizin und beschäftigte sich besonders unter NEUMANN, dem Verehrer des Schweden LING, mit Heilgymnastik, einem Gebiete, auf dem sich auch seine Doktorarbeit v. J. 1854 „*de principiis kinesitherapiae et curatione*

2*

scoliosis-kinesitherapeuticae" bewegt. Nachdem A. 1855 die Staatsprüfung bestanden, diente er als einjährig-freiwilliger Arzt beim Kaiser Alexander - Garde - Regiment und wurde 1856 Assistenzarzt. 1857 gründete er zusammen mit Rudolph Schulze eine Privatturnanstalt und wandte sich fortab gänzlich der Pflege des Turnens als eigentlicher Lebensaufgabe zu, zu welchem Zwecke er sich praktisch an allen bezüglichen Vereinsbestrebungen beteiligte und eine grössere Reihe von Schriften zur Propaganda für das Turnen veröffentlichte. 1864 wurde er zum städt. Oberturnwart ernannt, 1890 durch den Professortitel ausgezeichnet. Von A.'s Publikationen sind wegen ihrer Beziehung zur Heilkunde seine, mit Eckler bearbeitete *„Hausgymnastik für Gesunde und Kranke,"* sowie seine *„Hausgymnastik für Frauen und Mädchen"* auch an dieser Stelle erwähnenswert. Im übrigen bekämpfte A. die Lingschen Methoden der Gymnastik, sowie die Modifikationen derselben durch deren Vertreter Rothstein lebhaft.

Anton, Gabriel, in Graz, geb. 1858 zu Saaz in Deutschböhmen, studierte in Prag und Wien, war darauf einige Jahre Arzt an der Dobrzaner und Prager Irrenanstalt, dann klinischer Assistent bei Meynert in Wien, folgte 1891 einem Ruf als Prof. der Psychiatrie nach Innsbruck und 1894 nach Graz. Ausführliche Publikationen: *„Störungen im Oberflächenwachstum des menschlichen Grosshirns"* (Ztschr. f. Heilk. 1888) — *„Hydrocephalus und Gehirndruck"* (Wiener med. Jahrbb. 1888) — *„Angeborene Erkrankungen des Centralnervensystems"* (Wien 1890) — *„Lokalisation der Muskelsinnstörungen"* (Ztschr. f. Heilk. XXIV) — *„Selbstwahrnehmungen der Gehirnkrankheiten durch den Patienten selbst"* (Arch. f. Psychiatr. 1899).

D'Antona, Antonin, zu Neapel, geb. 18. Dezember 1842 zu Riesi (Prov. Caltanisetta, Sicilien), studierte in Palermo und in Deutschland, ist zur Zeit Prof. der chirurg. Pathologie und propädeut. Chirurg. an der Universität Neapel. Seine Hauptarbeiten sind: *„Sulla infiammazione"* (1870) — *„Nuove contribuzioni alla patologia e clinica delle contratture ed anchilosi coxo-femorali"* (1875) — *„Sulla ovariotomia"* (1876, verfasst bei Gelegenheit der ersten, in Neapel glücklich verlaufenen derartigen Operation) — *„Le superficie suppuranti, piaga ed ulcera"* (1877) — *„Nota sul tetano"* (1877) — *„Sull' erisipela; sull' infiammazione"* (1876) — *„Le febbri chirurgiche"* — *„La chirurgia renale"* (1888) — *„Saggi di chirurgia addominale"* (1883) — *„La nuovo chirurgia del sistema nervosa centrale"* (1894) — *„Due casi d'estirpazione del ganglio di Gasser"* (1896) — *„Sui tumori renali"* (1898) — *„Sulla chirurgia dello stomaco"* (1899).

Åkerman, Jules Heribert, in Stockholm, geboren zu Schonen 1861, studierte in Lund und Stockholm, machte wissenschaftliche Reisen nach Frankreich und Deutschland, habilitierte sich 1890 als Dozent für Chirurgie, wurde 1893 Prosektor, 1895 Oberarzt am Krankenhause in Christianstad (Schonen) und ist seit dem 1. Januar 1896 ausserordentlicher Prof. der Chir. am Carolin.-Institut, sowie Oberchirurg am Kgl. Serafinerlazarett. Schriften: *„Über Sectio mediana"* (Jahresber. der Univ. Lund 1889) — *„Über Cholelithiasis und deren chirurg. Behandlung"* (Ib.1890) — *„Zur Kenntnis der Lymphangiome"* (Nord. med. Arch. 1892) — *„Operative Behandlung der Mikrocephalie"* (Volkmann's Samml. klin. Vortr. N. 90) — *„Lésions ostéomyelitiques par le bacterium coli commune"* (Arch.de méd. Paris 1895) — *„Operative Behandlung der Arthritis deformans"* (Nord.med. Arch. 1898—99), sowie chirurgische Kasuistik in schwed. med. Zeitschriften.

Aoyama, Tanemity, in Tokyo (Japan), geb. 1859 in der Provinz Mino, wurde bis zum 14. Jahre in der Provinz in chinesischer und japanischer Litteratur unterwiesen; dann begann er die deutsche Sprache zu erlernen, hauptsächlich aus dem Grunde, weil auch der Kaiser von Japan sich damit beschäftigte. Im 16. Lebensjahre ging er auf eigenen Wunsch in die Vorbildungsschule der Medizin über, wo damals allein in deutscher Sprache unterrichtet wurde. Diese Schule hiess To-ko (östliche Schule) im Gegensatz zu Nanko (südliche Schule), wo europäische Litteratur, Jurisprudenz, Physik, Mathematik etc. englisch gelehrt wurden. A. hatte zu seinen Lehrern die DDr. Holtz,

Lange, Funk, Schender und Hilgendorff. 1878 trat A. in die med. Fakultät in To-ko ein, wo seine Lehrer Gierke, Ziegel, Langgard, Ahldorff, Schultz, Baelz und Scriba waren. Nach Ablegung der Schlussprüfung (1882) wurde A. 1883 zu seiner weiteren Ausbildung nach Berlin geschickt, wo er 4 Jahre lang blieb. Auf der Heimreise nach Japan nahm er einen mehrmonatlichen Aufenthalt in Paris. In der Heimat wurde A. sogleich zum Professor der Medizin ernannt, anfangs für den Unterricht in der Diagnostik, gegenwärtig für die Klinik und innere Medizin. 1894 zum Studium der Pest nach Hong-Kong geschickt, veröffentlichte er die Ergebnisse seiner Beobachtungen 1895 in den Universitätsmitteilungen in deutscher Sprache, desgleichen 1899 zusammen mit Myamoto über die menschenpathogene Streptothrix. Weitere Veröffentlichungen A.'s sind: *„Über indirekte Kernteilung und corpora amylacea in einem Brustkrebs"* (Virchow's Archiv Bd. 106), sowie kasuistische Mitteilungen und litterarische Aufsätze in japanisch. med. Zeitschriften.

Appia, Louis, in Genf, italien. Abkunft, geb. 13. Oktober 1818 in Deutschland, studierte in Bonn und Heidelberg, wo er Doktor wurde, hielt sich ein Jahr in Paris auf und kehrte dann nach Frankfurt a. M. zurück. Er liess sich später in Genf nieder und schrieb daselbst: *„De l'oeil vu par lui-même"* — *„Du mal perforant du pied et d'une forme analogue de plaie de ce membre"* (Genf 1870) — *„Statistique de la morbidité de Genève"*. Den ital. Feldzug von 1859 machte er als freiwilliger Helfer mit, verfasste nach demselben: *„Le chirurgien d'ambulance, ou quelques études sur les plaies par armes à feu, etc."* (Genf 1859; engl. Übers. v. F. W. Nunn u. A. M. Edwards, Lond. 1862) und wurde infolge des daselbst beobachteten Elends darauf geführt, in Gemeinschaft mit H. Dunant und G. Moynier 1863 das Genfer internat. Komitee vom roten Kreuz zu bilden, auf dessen Anregung 1864 durch eine Reihe von Staaten die Genfer Konvention geschlossen wurde. Er befand sich 1864 auch auf dem Kriegsschauplatze in Schleswig-Holstein und schrieb darüber: *„Les blessés dans le Schleswig pendant la guerre de 1864"* (Genf 1864). In ähnlicher Weise beteiligte er sich an den Feldzügen des Jahres 1866 und schrieb: *„Les blessés de la bataille de Bezecca"* (Ib. 1866) und *„Compte rendu de ma délégation au camp austroprussien"* (1866). 1867 verfasste er, zusammen mit G. Moynier, die gekrönte Preisschrift *„La guerre et la charité"* (Genf und Paris; engl. Übers. London, 1870) und nahm in diesem Jahre, ebenso wie 1863 und 1864, an den die Genfer Konvention betreffenden Konferenzen Teil. Seit der Gründung des „Bulletin international de la Croix rouge" im Jahre 1869 war er Mitredakteur desselben und im Kriege von 1870, 71 als freiwilliger Arzt in den deutschen Lazaretten thätig. Er war eines der 8 Mitglieder des „Comité international de la Croix-rouge" zu Genf und starb im April 1898.

Aretaios, Theodoros, Professor der Chirurgie in Athen, geb. 1829 in Nauplia, studierte in Athen und Berlin, wo er Dr. med. wurde. 1864 erhielt er die Professur der chir. Pathol. und klin. Chirurgie, eine Stellung, in der er sich als Lehrer wie als Operateur bewährte, und die er bis zu seinem 14. April 1893 erfolgten Ableben bekleidete. Er hinterliess den grössten Teil seines Vermögens, etwa auf eine Million Drachmen geschätzt, zur Errichtung einer chirurg. Klinik von 40 bis 50 Betten.

Arlidge, John Thomas, in London geb. 17. Juli 1822, M. B. 1846, wurde erst 1867 M. D. Er war Assistent, Demonstrator und Dozent der Psychologie, gab eine Zeit lang die British and foreign medico chir. Review heraus und veröffentlichte darin von 1854 bis 61 eine Reihe von kasuistischen Mitteilungen. Später gab er noch Pritchard's History of infusoria heraus. A. ist 27. Oktober 1899 in Newcastle under Lyme gestorben.

Arlt, Ferdinand Ritter von, als Sohn eines armen Bergschmieds zu Obergraupen bei Teplitz in Böhmen 18. April 1812 geb., besuchte das Gymnasium in Leitmeritz, die Universität zu Prag und war in der Augenheilkunde Schüler des Professors J. N. Fischer. 1839 in Prag promoviert, fungierte A. vom Oktober 1846 bis Juli 1849 als Supplent der

Lehrkanzel der Augenheilkunde, vom August 1849 bis Juli 1856 wirkte er als Professor der Augenheilkunde in Prag, vom Herbst 1856 als Nachfolger von ROSA's, bis Ende Juli 1883 als solcher in Wien. Hierauf nach dem österreichischen Landesgesetz quiesziert, war er auch in seinem Ruhestand unablässig schriftstellerisch wie praktisch thätig, bis zu seinem an Gangraena senilis 7. August 1897 erfolgten Ableben. A. gehört unbedingt zu den hervorragendsten Vertretern und Pflegern der Augenheilkunde im 19. Jahrhundert, er reiht sich den übrigen Heroen dieses Spezialgebietes, Männern wie A. v. GRAEFE und DONDERS, würdig an und hat, wie diese, ebenso zahlreiche als wichtige Verdienste um die Förderung der Wissen-

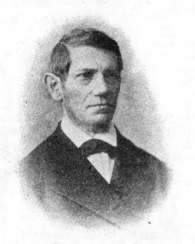

schaft aufzuweisen. Unter seinen Publikationen erwähnen wir die folgenden: *„Pflege der Augen im gesunden und kranken Zustande, nebst einem Anhange über Augengläser"* (Prag 1846, umgearbeitete Auflage davon Prag 1868) — *„Krankheiten des Auges"* (in drei Bänden, Prag 1851, 1853 und 1856) — *„Die Verletzungen des Auges"* (Wien 1875) — *„Die Kurzsichtigkeit, Entstehung und Ursachen"* (Wien 1878) — *„Klinische Darstellung der Krankheiten der Binde-, Horn- und Liderhaut, dann der Iris und des Ciliarkörpers"* (Wien 1881) — *„Operationslehre"* (in GRAEFE-SAEMISCH' Handbuch der ges. Augenheilk., Bd. III, 2. Teil, Leipzig 1874). — Von den Artikeln in der Prager Vierteljahrsschrift hat der über Amblyopie (Bd. IV) den Anstoss zur Einführung der Schriftskalen gegeben, welche von ED. JAEGER, SNELLEN u. a. vervollkommnet wurde. Die Broschüre über die Augenpflege forderte die Augenärzte auf, die Bestimmung der Augengläser selbst in die Hand zu nehmen, nicht mehr den Optikern zu überlassen. In dem Werke über die Krankheiten des Auges wurde der Nachweis geliefert, dass die Kurzsichtigkeit in der Regel auf Verlängerung des Bulbus (der Glaskörperachse) beruhe. 1855 wurde er im Verein mit C. DONDERS Mitredakteur des von v. GRAEFE begründeten „Archivs für Ophthalmologie". A. war ein Mann von scharfem Verstande, vortrefflicher Beobachtungsgabe u. grosser Wahrheitsliebe, dazu ein ausgezeichneter Operateur, ein bewährter Diagnostiker und ein vorzüglicher akademischer Lehrer, der in seinen Vorträgen durch eine schlichte, aber klare Sprache und sehr geschickt gruppierte Darstellung der klinischen Bilder besonders zu fesseln wusste. Aus seiner Schule ging eine Reihe berühmter Augenärzte hervor; auch, dass A. VON GRAEFE sich der Augenheilkunde als Lebensaufgabe widmete, ist speziell auf A.'s Anregung zurückzuführen. — Seine ausführliche Lebensgeschichte hat er in der Schrift *„Meine Erlebnisse"* (Wiesbaden 1887 mit 2 Porträts) niedergelegt, zu der die spätere Ergänzung (letzte Lebensjahre, Krankheit und Tod, Verzeichnis der litterar. Arbeiten, Ehrenstellungen und Auszeichnungen nebst einem Nachwort) einer seiner Schüler, OTTO BECKER in Heidelberg, lieferte. — Seinem Andenken zu Ehren wurde 9. Juli 1896 im Arkadenhofe der Wiener Universität seine Büste feierlich enthüllt, wobei dessen Amtsnachfolger, Prof. FUCHS, die Gedenkrede hielt.

Arndt, Rudolf, geb. zu Bialken, Kreis und Regierungsbezirk Marienwerder, 31. März 1835, studierte in Greifswald und Halle vorzugsweise unter NIEMEYER, BARDELEBEN, DAMEROW und promovierte 20. Februar 1860. Seit 1861 als praktischer Arzt thätig, auch an den Feldzügen 1864, 1866, 1870—1871 beteiligt, habilitierte sich A. 1867 und ist Professor der Psychiatrie seit 1873 zu Greifswald. — Er publizierte hauptsächlich *„Histologische Untersuchungen des Nervensystems, insbesondere des Gehirns und Rückenmarks"* in MAX SCHULTZE's und

Virchow's Archiven — *„Psychiatrische Abhandlungen"* im Arch. f. Psychiatrie und Nervenkrankheiten, in der Ztschr. f. Psychiatrie und gerichtliche Psychologie, in der Vierteljahrsschrift für gerichtliche Medizin etc. — Neurologische Abhandlungen in Eulenburg's Encyklopädie — *„Lehrbuch der Psychiatrie"* (Wien und Leipzig 1883). („Die Psyche als eine Funktion des menschlichen Organismus unterliegt den nämlichen Gesetzen wie dessen sonstige Äusserungen [Kräfte]. Auch für sie sind so allgemeine Gesetze, wie die Erhaltung der Kraft, die mechanische Wärmetheorie etc., durchaus massgebend.") — *„Die Neurasthenie (Nervenschwäche), ihr Wesen, ihre Bedeutung und Behandlung vom anatomisch-physiologischen Standpunkte für Ärzte und Studierende"* (Ib. 1885) — *„Der Verlauf der Psychosen"* (Mit 21 Curventafeln. In Gemeinschaft mit August Dohm (Ib. 1887) — *„Bemerkungen über Kraft und auslösende Kraft im Besonderen"* (Greifswald 1892) — *„Kraft und Kräfte"* (Ib. 1893) — *„Biologische Studien. I. Das biologische Grundgesetz"* (Ib. 1892) — *„Biologische Studien. II. Artung und Entartung"* (Ib. 1895) — *„Geisteskrank. Unzurechnungsfähig. Entmündigt"* (Ib. 1897) — *„Was sind Geisteskrankheiten?"* (Halle a. S. 1897) — *„Wie sind Geisteskrankheiten zu werten?"* (Ib. 1899).

Arnheim, Friedrich Karlowitsch, geb. 1845 in St. Petersburg, studierte daselbst 1862 bis 67 an der med.-chir. Akad. und trat zunächst als Assistent von Eichwald in die Maximilianheilanstalt, deren Director er später wurde, darauf in den Dienst als Arzt des klin. Elisabeth-Hosp., wo er bis zu seinem 26. Febr. 1893 erfolgten Ableben, zuletzt als ältester Ordinator thätig war. 1876 promovierte er zum Dr. med. (Diss.: *„Über Croup"*, russ., Petersb. 1876). Trotz einer recht ausgebreiteten Praxis beschäftigte sich A. eifrig mit wissenschaftl. Arbeiten und hat eine Reihe bedeutender Schriften veröffentlicht, von denen folgende erwähnenswert sind: *„Über den Hämoglobingehalt des Blutes in einigen exanthematischen Krankheiten der Kinder"* (Jahrb. f. Kinderheilk., XIII) — *„Über das Verhalten des Wärmeverlustes, der Hautperspiration und den Blutdruck bei verschiedenen fieberhaften Krankheiten"* (Ztschr. f. klin. Med., V.) — *„Ein neuer thermoelektrischer Apparat zur Messung der Hautstrahlung"* (Ib. XII) — *„Zur Frage über das Firnissen der menschlichen Haut"* (Ib. XIII) — *„Thermophengoskop, ein Taschenapparat zur Messung des Wärmeverlustes der menschlichen Haut"*.

Arning, Eduard, zu Hamburg, geb. zu Manchester in England 9 Juni 1855, studierte in Heidelberg und Strassburg (Staatsexamen und Promotion 1878/79), erhielt eine Spezialausbildung in der Dermatologe durch O. Simon und A. Neisser in Breslau, bis 1883, machte dann 1883 bis 1886 im Auftrage der Königl. Preuss. Akademie der Wissenschaften eine Reise nach den Hawaiischen Inseln zum Studium der Lepra. — Seit 1887 Spezialarzt für Dermatologie und Venerologie in Hamburg, ist A. Verf. einer Reihe von Arbeiten gynaekologischen und dermatologischen Inhalts, letztere speziell auf die Lepra bezüglich. — Seine aus Hawaii mitgebrachten anthropologischen und ethnographischen Sammlungen befinden sich in den königl. Museen in Berlin.

Arnold, Bernhard, zu Stuttgart, geb. 12. Januar 1828 in Mergentheim a. d. Tauber, studierte in Tübingen 1846 bis 50, in Würzburg 1850,51, erhielt 1851/52 ein staatliches Reisestipendium nach Berlin und Prag, hatte 1852 bis 54 eine Haus- und Reisearztstelle beim Fürsten Chlodwig zu Hohenlohe-Schillingsfürst inne, besuchte durch dessen Munificenz Wien und Paris und machte in derselben Zeit Reisen in Russland, Deutschland u. s. w. 1854 wurde er prakt. Arzt in Mergentheim, 1860 Distrikts- und Hofarzt in Kupferzell bei dem Fürsten zu Hohenlohe-Waldenburg, 1863 gräfl. Rechberg'scher Hausarzt in Donzdorf und ist seit 1871 in Stuttgart. Von 1856 bis 61 war er Mitarbeiter an Betz's *„Memorabilien aus der Praxis"*, von 1871 bis 85 Mitredakteur (Mitherausgeber) des *„Med. Correspondenzbl. des Württemb. ärztl. Landesvereins"*, von 1886 bis 89 alleiniger Herausgeber desselben Blattes. Litterar. Arbeiten: *„Ein Beitrag zur Kasuistik und Pathologie der Glossitis parenchymatosa acuta"* (zugleich Inaug.-Diss., praes. v. Bruns, Tübing. 1867) — *„Über parenchymatöse Entzündung der Zunge"*

— "*Studien über den Scharlachprozess und die ihn begleitenden Nierenaffektionen*" (Betz's Memorabilien, I. u. IV. Jahrg.) und verschied. seltenere kasuist. Mitteilungen in derselben Zeitschr. Im Württemb. med. Correspondenzbl. verschied. kleinere und grössere Correspondenzartikel über Epidemien etc., bemerkenswerte Fälle aus der Praxis: "*Ein Fall von Atresia hymenaica*" — "*Die subcutane Injektionsspritze als Explorativ-Instrument dem Explorativtroicar vorzuziehen*" (für welches Verfahren A. die Priorität — September 1868 — für sich in Anspruch nimmt) — "*Zur Kasuistik des Tetanus*" (beide Aufsätze im Württemb. Correspondenzbl., XXXIX, 1869) — "*Ein Fall von Psammom in der hinteren Schädelgrube*" — "*Beobachtungen von progressiver pseudohypertrophischer Muskellähmung*" (Ib. XLI, 1871) — "*Ein Fall von Tetanus nach Abortus*" (Ib. LIV, 1884) — "*Günstige Wirkung des Salols bei Blasenkatarrh im Verlaufe von Detrusorenlähmung*" (Therap. Monatsh. 1888) — "*Ein weiterer Beitrag zur Salolbehandlung des akuten und chronischen Blasenkatarrhs*" (Ib. 1892).

Arnold, Friedrich, Geheimer Hofrat und Professor der Anatomie und Physiologie zu Heidelberg, 8. Januar 1803 zu Edenkoben bei Landau in der Rheinpfalz geb., studierte zusammen mit seinem älteren Bruder Johann Wilhelm A. von 1821 bis 1825 zu Heidelberg, woselbst Tiedemann und Fohmann seine Lehrer in der Anatomie waren. Er wurde 1825 daselbst Doctor med. mit der "*Diss. inaug. sistens observationes nonnullas neurologicas de parte cephalica nervi sympathici in homine*" (Heidelbergae 1826). In demselben Jahre, 1826, in welchem er mit seinem Bruder die naturwissenschaftlichen und medizinischen Anstalten zu Paris besuchte und in welchem er im Herbst als Prosektor der anatomischen Anstalt zu Heidelberg angestellt wurde, veröffentlichte er (in Tiedemann's und Treviranus' Ztschr. f. Physiologie, Bd. II) eine "*Beschreibung des Kopfteiles des sympathischen Nerven beim Kalbe, nebst einigen Beobachtungen über diesen Teil beim Menschen*". Zwei Jahre später folgte: "*Über den Ohrknoten, eine anatomisch-physiologische Abhandlung*" (Heidelberg) und in einigen weiteren Abständen: "*Der Kopfteil des vegetativen Nervensystems beim Menschen in anatomischer und physiologischer Hinsicht*" (mit 10 Kupfertafeln, Heidelberg und Leipzig 1831) und "*Anatomische und physiologische Untersuchungen über das Auge des Menschen*" (m. 3 Taf., ib. 1832). 1834 zum Professor e. o. in der med. Fakultät zu Heidelberg ernannt, publizierte er seine "*Icones nervorum capitis*" (c. IX tabb. Heidelberg. 2. Aufl. 1860). — 1835 folgte A. einem Rufe als ordentlicher Professor und Direktor der anatomischen Anstalt in Zürich, woselbst er 5 Jahre blieb. In diese Zeit fällt die Herausgabe seines "*Lehrbuch der Physiologie des Menschen*" (1836—1840) als I. Band des in Gemeinschaft mit seinem Bruder Joh. Wilh. A. bearbeiteten Werkes "*Die Erscheinungen und Gesetze des lebenden menschlichen Körpers im gesunden und kranken Zustande*". In dem Lehrbuche der Physiologie sind namentlich die Ergebnisse von A.'s histologischen Arbeiten niedergelegt, die er bereits 1832 begonnen hatte. Dieselben haben, abgesehen von den mannigfaltigen Einzelforschungen, insbesondere wegen der daraus abgeleiteten Theorie über den Bau und die Entwickelung des von ihm angenommenen histologischen Elements im tierischen Körper eine hervorragende Bedeutung. Es erschienen ferner ausser mehreren Publikationen zur Anatomie des Gehirns und Rückenmarks die "*Tabulae anatomicae, quas ad naturam accurate descriptas in lucem edidit*" (Fasc. I, II. IV. Turici 1838—1843), das letztere Heft auch unter dem Titel: "*Abbildungen der Gelenke und Bänder des menschlichen Körpers*" (Zürich 1843). Die vorstehend verzeichneten Abbildungswerke, angefangen von den "*Icones nervorum capitis*", bilden auch in künstlerischer Beziehung eine Zierde der deutschen Litteratur und haben durch die Fülle der darin niedergelegten eigenen Beobachtungen geradezu die Bedeutung von Quellenwerken. — 1840 übernahm A. die anatomisch-physiologische Professur an der Universität zu Freiburg im Breisgau und setzte hier nicht nur seine angefangenen litterarischen Unternehmungen fort, sondern begann auch die Herausgabe eines "*Handbuch der Anatomie des Menschen, mit besonderer Rücksicht auf Physiologie und praktische Medizin*" (Bd. I—III, Freiburg 1843 bis

1851). — 1845 ging A. nach wiederholter Berufung nach Tübingen, um den dortigen Lehrstuhl der Anatomie und Physiologie einzunehmen und folgte 1852 einem Rufe an die Universität Heidelberg, wo er seine Lehrthätigkeit begonnen hatte, 1876 emeritiert wurde und als Nestor der deutschen Anatomie 5. Juli 1890 starb. Seine letzten Schriften: *„Zur Physiologie der Galle. Denkschrift zur 50jährigen Jubelfeier des Dr. Friedr. Tiedemann im Namen der med. Fakultät der Universität Heidelberg verfasst"* (Heidelberg 1854) — ferner: *„Über die Atmungsgrösse der Menschen. Ein Beitrag zur Physiologie und zur Diagnostik der Krankheiten der Atmungswerkzeuge"* (mit 8 Tafeln, Heidelberg 1855) und *„Die physiologische Anstalt der Universität Heidelberg von 1853—1858"* (mit 8 Tafeln, ib. 1858) enthalten die Arbeiten A.'s über die von ihm am meisten gepflegten Teile der Physiologie. Unter seinen Verdiensten um die letztere ist auch die in der ärztlichen Welt jetzt allgemein geltende Ansicht über den Herzstoss anzuführen, die von ihm zuerst bestimmt ausgesprochen wurde.

Arnold, Julius, Geheimer Hofrat und Professor der pathologischen Anatomie an der Universität zu Heidelberg, 19. August 1835 zu Zürich als Sohn des Vor. geboren, studierte in Heidelberg, Prag, Wien und Berlin, war Schüler von VIRCHOW, FRIEDREICH, DUCHEK, C. O. WEBER u. a., wurde am 14. November 1859 mit der Dissertation *„Über die Bindehaut der Hornhaut und den Greisenbogen"* (Heidelberg 1860) Doctor med., ist seit dem 13. April 1866 Professor der pathologischen Anatomie und Direktor des pathologisch-anatomischen Instituts und hat folgende Schriften und Aufsätze verfasst: *„Das glatte Muskelgewebe"* (Leipzig 1870) — *„Anatomische Beiträge zu der Lehre von den Schusswunden"* (Heidelberg 1873) — *„Beiträge zur Entwicklungsgeschichte des Auges"* (Ib. 1874) — *„Linse und Strahlenplättchen"* (Handb. d. Ophthalm. von GRAEFE-SAEMISCH I. Aufl.). — In VIRCHOW's Archiv finden sich vom XXIV. Bande (1862) ab, wo eine Arbeit *„Über die Endigung der Nerven in der Bindehaut des Augapfels"* die Reihe eröffnet, in fast ununterbrochener Folge der Bände wertvolle Untersuchungen A.'s, die sich auf die verschiedensten Gegenstände aus der Histologie und der pathologischen Anatomie beziehen. Da eine Aufzählung unmöglich, seien der chronologischen Anordnung folgend noch besonders diejenigen über die Sympathicusganglienzellen, die Steissdrüse, die Struktur der Nebennieren, die Neubildung glatter Muskelfasern in pleuritischen Schwarten, die Glomeruli caudales der Säugetiere, das Septum der Herzarterien, den Bau der Psammome, die Entwickelung der Blutkapillaren, die Schädelsarcome, über Diapedesis, das Verhalten der Blutgefässwandungen bei der Emigration, die Kittsubstanz der Epithelien, die

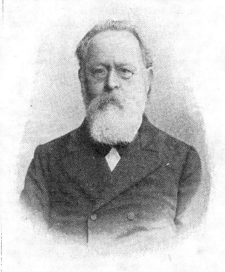

Abscheidung indig-schwefelsauren Natrons aus Muskel-, Knochen- und Knorpelgewebe, die feinere Struktur der Zellen unter normalen und pathologischen Bedingungen (sc. der Zellen in den Geschwülsten) hervorgehoben. Aus den Jahrgängen 1881 bis 1882 stammen die im nämlichen Archiv publizierten Beiträge zur Anatomie des miliaren Tuberkels (Bd. LXXXII—LXXXVIII) und die Beobachtungen über Kerne und Kernteilungen des Knochenmarkes. Hierzu kommen aus den Jahrgängen 1883 bis 1899 etwa 32 weitere Nummern (in VIRCHOW's Arch., Arch. f. mikroskop. Anat.,

ZIEGLER's Beiträgen und anderswo), über Kerne und Kernteilung in den Zellen des Knochenmarks, über Kern- und Zellteilung bei akuter Hyperplasie der Lymphdrüsen und Milz, über Teilungsvorgänge an den Wanderzellen, über die Geschicke des eingeatmeten Metallstaubes, über angeborene, einseitige Nierenschrumpfung mit Cystenbildung, über Vorkommen und Bedeutung der freien Kugelthromben, über ein glykogenhaltiges Myoma striocellulare, über ein knorpelhaltiges angeborenes Fibrom des Scheitels mit Hypertrichosis, über 2 Fälle von primärem Angiosarcom der Leber, über kombinierte Erkrankung der Stränge des Rückenmarks, über die Geschichte der Leukocyten bei der Fremdkörperembolie, Beiträge zur Akromegaliefrage, über angeborene Divertikel des Herzens, zur Technik der Blutuntersuchung, zur Biologie der roten Blutkörper, die korpuskulären Gebilde des Froschblutes, Herkunft der Blutplättchen, lenticuläre Lungennekrose und die Bildung von Lungensteinen, über die Fütterung lebender und überlebender Wanderzellen mit Farbstoffen u. s. w. Endlich kommen hierzu noch als selbständige Veröffentlichungen: *„Untersuchungen über Staubinhalation und Staubmetastase"* (Leipzig 1885) — *„Über das Vorkommen heller Muskeln beim Menschen"* (Festschr. des naturhistor. — med. Vereins Heidelb. 1886) — *„Über den Kampf des menschlichen Körpers mit den Bakterien"* (Ib. Prorektoratsrede 1888).

Arnott, Neil A., zu London, Erfinder des Wasserbettes, 15. Mai 1788 zu Arbroath in Angusshire geb., besuchte die Schule zu Aberdeen, wo er ein Mitschüler von Lord BYRON war, kam 1801 in das dortige Marischal College und war daselbst ein eifriger Schüler von COPELAND in der Physik. Er begann dann das Studium der Medizin in Aberdeen, kam 1806 nach London, machte mehrmals Reisen nach China und benutzte dieselben zu physikalischen u. meteorologischen Beobachtungen, sowie zu Untersuchungen über die hygienischen Verhältnisse d. englischen Truppen. 1811 liess er sich in London nieder, wurde Arzt der span. und französ. Gesandtschaft, machte sich durch gut besuchte Vorlesungen über Physik in ihrer Anwendung auf Med. sehr bekannt, worüber er 1827 auch ein wiederholt schnell aufgelegtes Werk publizierte, das in fast alle europäischen Sprachen übersetzt wurde. 1832 machte er seine segensreiche Erfindung des hydrostatischen Bettes zum Schutz gegen Decubitus bekannt. 1838 publizierte er sein Werk *„On warming and ventilating"*, worin er die Physik der Kamine und den unter seinem Namen bekannten Ofen beschrieb. Es folgten mehrere wichtige Arbeiten zur Prophylaxe des Typhus und über andere hygienische Gegenstände, besonders Ventilationsfragen. 1855 zog er sich von der Praxis zurück, blieb jedoch schriftstellerisch noch sehr rührig und machte sich durch Gründung eines Stipendiums für Experimentalphysik bei der Londoner Universität, sowie ähnlicher bei den Univ. von Aberdeen, St. Andrews, Glasgow und Edinburgh sehr verdient. A. starb 2. März 1874.

Arnould, Jules Hippolyte, zu Salonnes (Meurthe) im September 1830 geboren, studierte in Paris und Strassburg, wurde hier 1857 Dr. med., war als Médecin militaire in der Krim und in Algier thätig, fungierte später als Prof. agrégé am Val-de grâce, wirkte mehrere Jahre an der Militärschule in St. Cyr, seit 1876 als Direktor des Garnisonlazaretts in Lille und Professor der Hygiene. Zuletzt war er Generalsekretär des Hygienerats im Departement Nord und Leiter des Gesundheitsdienstes im 1. Armeekorps. A., der 26. März 1894 gestorben ist, hat sich durch eine Reihe von Arbeiten *„Über Typhen"* und *„Malariakrankheiten"* verdient gemacht, die in den Arch. de méd., der Gaz. méd. de Paris, den Ann. d'hyg., vorzugsweise in den Jahrgängen seit seiner letzten Anstellung publiziert sind. Doch sind daneben auch Arbeiten *„Über Phthisis"*, eine über *„Anthropometrie"*, und besonders die 1881 in Paris erschienenen *„Nouveaux éléments d'hygiène"* zu nennen. —

d'Arsonval, in Paris, geb. 8. Juni 1851 in la Borie (Haute-Vienne), studierte seit 1871 an der med. Schule in Limoges, wurde 1874 Präparator bei CLAUDE BERNARD am Collège de France, 1877 Dr. med. (These: *„Recherches théoriques et expérimentales sur le rôle de l'élasticité pulmonaire")*, erhielt 1880 (und

1889 abermals) den Preis des Instituts für Experimentalphysiologie, wurde 1882 Leiter des auf PAUL BERT's Betreiben gestifteten Laboratoriums für biologische Physik und lehrte seitdem auch diese Disziplin am Collège de France, anfangs als Stellvertreter, später als Supplent für BROWN-SÉQUARD, als dessen Nachfolger er auch 1894 Mitglied des Instituts in der Sektion für Med. wurde. d'A. ist Verf. zahlreicher Arbeiten hauptsächlich zur Physiol. der tier. Wärme und Elektrizitätslehre, die in den Bulletins de la Société de Biologie, in den Verhandlungen der Ac. d. sc., den Archives de physiologie, im Lumière électrique u. a. Ztschr. veröffentlicht sind.

Aschenborn, Oskar, Sanitätsrat in Berlin, daselbst 1851 geb. und 1874 promoviert, Arzt seit 1875, war mehrjähriger Assistent von JUL. BRAUN in Oeynhausen und ROB. WILMS am Bethanien - Krankenhause in Berlin, ist seit 1877 hier als Arzt und seit einem Jahrzehnt auch namentlich versicherungsärztlich thätig. 1899 wurde A. als Hilfsarbeiter in der Medizinalabteilung des preuss. Kultusministeriums berufen. Er veröffentlichte verschiedene Beiträge in v. LANGENBECK's Archiv u. Berl. klin. Wochenschrift.

Ascher, Louis, in Königsberg i. Pr., geb. 1865 in Posen, studierte in Berlin, Marburg, München (Dr. med. 1889), war Arzt und Kreiswundarzt in Bomst seit 1891 und ist seit 1898 Stadtwundarzt und Assistent am Impfstofferzeugungs-Institut in Königsberg. A. beschäftigte sich als einer der ersten mit sozialer Hygiene. Publikationen: *„Über feuchte Wohnungen"* (Vrtljhrsschr. f. öff. Gesundheitspfl. 1893) — *„Die Beziehungen zwischen Volkswirtschaft u. öffentlicher Gesundheitspflege"* (Ib. 1897) — *„Die ländl. Arbeiterwohnungen in Preussen. Eine Umfrage"* (Berlin 1897), ferner zahlreiche Aufsätze über Schweineseuche, Königsberger Tierlymphe, zur Dysenterie, Reichsversicherungswesen u. v. a. Artikel in EULENBURG's Realencyklopädie, D. Med. Wochenschrift, Ztschr. f. Hygiene und Infektionskrankheiten, Ztschr. f. Med.-Beamte, Münch. Med. Wochenschrift.

Aschoff, Karl Albert Ludwig, in Göttingen, geb. in Berlin 1866, studierte in Bonn, Strassburg und Göttingen, besonders als Schüler von v. RECKLINGHAUSEN und ORTH, Dr. med. 1889, ist seit 1894 für pathol. Anat. habilitiert und 1. Assistent am Path. Institut in Göttingen. Schriften: *„Die Pyelonephritis"* (Jena 1893) — *„Kurze Übersichtstabelle zur Geschichte der Medizin"* (Wiesbaden 1898), verschiedene Arbeiten über den Aufbau des Thrombus, über Knochenmarkszellenembolie, normale u. pathol. Anat. d. Harnwege, Anat. u. Ätiologie des Nabelschnurbruches (VIRCHOW's Archiv), über die Otitis media neonatorum (Ztschr. f. Ohrenheilk.), Beitr. zur normalen u. pathol. Anat. d. Schwangerschaft (in gynäkol. Fachschriften u. ZIEGLER's Beiträgen).

Ashe, Isaac A., irischer Irrenarzt, geb. 1834, studierte im Trinity Coll. zu Dublin und im Richmond Hosp., erlangte seit 1860 verschiedene Grade, den des Dr. med. 1874, und eine Reihe von Preisen. Er war nacheinander Hausarzt in den Richmond Hospitälern, Physic. des Letterkenny Fever Hosp., Visit. und Consult. Physic. des Donegal Co. Irrenhauses, Physic.-Superintend. des Central Criminal Asylum zu Dundrum, Co. Dublin und starb 12. November 1891. Er schrieb: *„Function of oblique muscles of eye-ball"* (Reports of the Brit. Assoc. of the Advanc. of Sc., 1861 bis 62) — *„Function of auricular appendix"* — *„Suggestions on the interests of the med. profession"* (Brit. Med. Assoc., 1867) — *„Med. education and med. interests"* (war 1868 die CARMICHAL 100 £ Preisschrift des R. C. S. I.) — *„Medical politics"* (war 1873 der 200 £ CARMICHAL-Preis) — *„Observations on general paralysis"* (Journ. of Ment. Sc., 1876) — *„Idiopathic insanity, a constitutional disease"* — *„Report on race relationships of general paralysis and epilepsy"* (Internat. Med. Congress, 1881); ausserdem nicht-med. Schriften.

Ask, Carl Jakob, geb. in Skåre 1825, studierte in Lund und war daselbst seit 1858 Professor der Chirurgie und Geburtshilfe, als welcher er 6. August 1897 starb. Schriften: *„Halsens kirurgiska anatomii"* (Lund 1858) — *„Om ovariotomi"* (Stockholm 1881).

Asp, Georg August, geb. zu Wasa 25. August 1834, studierte in Helsingfors, Stockholm, Prag, Leipzig, Jena und Wien, wurde Licentiat der Medizin 16. September 1865 und Doktor der Medizin und Chirurgie 3. Dezember 1866. Wirkte als Dozent der Physiologie seit 1868, als Prosektor der Anatomie in Helsingfors seit 1869 und als Vorsteher eines medico-mechanischen Zander-Instituts in Helsingfors seit 1874; o. Professor der Anatomie in Helsingfors 1884. Seine Publikationen sind: *„Om missbildningar inom urogenitalapparaten vid klyfning af nedra bukväggen"* (Über Missbildungen der Urogenitalapparate bei Spaltung der unteren Bauchwand. Helsingfors 1865) — *„Bidrag till kärc- och hjärtnervernas functionslära"* (Beobachtungen über Gefässnerven. Ib. 1867) — *„Om de finare strukturförhållandena i däggdjurslefvern"* (Über die feinere Struktur der Leber der Säugetiere. Ib. 1869) — *„Bidrag till spotthörtlarnes mikroskopiska anatomi"* (Beiträge zur mikroskopischen Anatomie der Speicheldrüsen. Ib. 1873) — *„Zur Anatomie und Physiologie der Leber"* (Leipz. 1873) — *„Bidrag till läran om nervändorganens utvickling"* (Zur Lehre über die Bildung der Nervenendigungen. Stockholm 1883) — *„Om lifmodermassage"* (Die Uterusmassage. Stockholm 1878) — *„Quelques notices sur l'hygiène de l'enfance à Helsingfors"* (1887) — *„Studier öfver plexus sacralis"* (Studien über Plexus sacralis. Helsingfors 1890) — *„Den habituela Skoliosen"* (Die habituelle Skoliose. Ib. 1896).

Assaky, Georg, Professor der Gynäkologie in Bukarest, Primärarzt der chir. Abt. d. Philanthropia-Krankenhauses u. Direktor des Instituts für Gynäkologie, geb. 1855 in Jassy, erhielt seine erste Erziehung in Deutschland, studierte in Montpellier und Paris, war Assistent in Paris und Prof. an der Univ. in Lille in Frankreich und folgte darauf einem Ruf als Prof. der Chir., Primärarzt der chir. Abt. des Coltza-Krankenhauses und Direktor des Instituts für Chir. in Bukarest. Infolge von Zwistigkeiten mit einigen Kollegen und eines Herzleidens musste er von seinem Amte zurücktreten und verbrachte d. J. 1892 bis 96 in Frankreich, lediglich seiner Gesundheit lebend. 1897 kehrte er nach Rumänien zurück und erhielt die Leitung des speziell für ihn eingerichteten Instituts für Gynäkologie nebst einer Professur in diesem Fache. A., der bereits 4. Mai 1899 starb, war ein hochbegabter, äusserst rühriger Forscher. Er redigierte die rumänische *„Clinica"* und die *„Archives roumains de médecine et de chirurgie"* und publizierte u. a. auch zwei Arbeiten in deutscher Sprache: *„Über breite Amputation mit nachfolgender Autoplastik bei Brustkrebs"* und *„Die Radikaloperation der freien Leistenbrüche mittels Naht des inneren Leistenringes"* (Münch. Med. W. 1899), dazu noch verschiedene Artikel in rumänischer und französischer Sprache.

Asson, Michelangelo, berühmter venetianischer Operateur, 1802 in Verona geb., studierte in Pavia und Padua, begann seine praktische Laufbahn in seiner Vaterstadt, von wo er infolge mannigfaltiger Schicksalsschläge 1831 nach Venedig übersiedelte. Während der Revolution 1838 wurde er zum Chefchirurgen des militärischen Krankenhauses von Chiora ernannt und 1849 zum chirurgischen Primärarzt im Civilkrankenhause, eine Stellung, die ihm nach der Einnahme Venedigs von der österreichischen Regierung belassen wurde. Nach einiger Zeit wurde er auch Professor der Anatomie an der Malerakademie und nach der Errichtung der praktischen medizinischen und chirurgischen Schule im Civilkrankenhause Venedigs (1863) Professor der chirurgischen Klinik. 1872 vom Schlage gerührt, starb er 1877; die letzten fünf Jahre, während deren er zur Unthätigkeit verurteilt war und nach und nach seine geistigen Fähigkeiten einbüsste, waren vielleicht die einzigen ruhigen seines langen, von Unglück über Unglück bedrängten Lebens. Als Operateur war er hochgeschätzt und hatte eine ausgedehnte Praxis in der Stadt und in den nahen Provinzen. Als Schriftsteller sehr fruchtbar, hinterliess A. über 120 grössere und kleinere Schriften medizinischen, chirurgischen und zum Teil auch litterarischen Inhaltes (letztere hauptsächlich über Dante und schöne Künste). Die zahlreichsten sind die chirurgischen und unter diesen die wichtigsten: *„Annotazioni anatomo-patologiche e pratiche intorno le* *chirurgiche malattie"* (Venezia 1842—1845, in 4 Bänden) — *„Considerazioni anatomiche, fisiologiche, patologiche e chirurgiche intorno la milza"* (im Giornale Veneto di Scienze mediche 1878) — *„Sulla frattura del collo del femore"* (ebendaselbst 1855, worin ein neuer Apparat zu ihrer Heilung beschrieben wird, der jedoch seiner Kompliziertheit und seines hohen Preises halber wohl von niemand anderem angewendet wurde, umsomehr, als man jetzt dieselben Vorteile mit einfacheren und billigeren Mitteln erzielt.) — Originelles ist in den Schriften wenig zu finden, aber sie enthalten ein reiches Material der Beobachtung und resümieren die Geschichte und den Stand der damaligen Chirurgie in Italien.

Atkins, Ringrose, berühmter irischer Psycholog und Direktor der Irrenanstalt zu Waterford, 1845 geb. und L. M. 1873, war zuerst Sekundärarzt des Lunatic-asylum in Cork und publizierte: *„Amyotrophic lateral sclerosis"* (1878) — *„Pathological illustrations of localisation of motor functions of brain"* (Brit. med. Journ. 1878) — *„Morbid histology of spinal cord in insanity"* (Ib. 1878), verschiedene Beiträge im Dublin Journ. of med. sc. und anderen Zeitschriften. Er starb 4. Febr. 1898.

Atlee, Washington Lemuel, 22. Februar 1808 in Lancaster geb., studierte seit 1826 in Philadelphia und wurde daselbst im Jahre 1829 zum Doktor promoviert. Nachdem er fünf Jahre als Landarzt praktiziert, zog er 1843 nach Lancaster, woselbst er sehr bald zum Vorsteher des Lancaster County Hospital gewählt wurde, ausgedehnte Praxis übte und Privat-Kurse über Chemie gab. 1844 folgte er einem Rufe als Lehrer der med. Chemie an der Universität zu Philadelphia. 1852 legte er dieses Amt nieder und widmete sich gänzlich der chirurgischen und gynäkologischen Praxis bis zu seinem 1878 erfolgten Tode. A. war ein scharfer Diagnostiker, ein ebenso kühner als geschickter Operateur, dem das grosse Verdienst zukommt, der Ovariotomie, die er zuerst 1844 ausführte, trotz anfänglicher Misserfolge Bürgerrecht in Amerika verschafft zu haben. Er selbst hat im ganzen 387 mal, zuletzt drei Monate vor seinem Tode, diese Operation ausgeführt. Über seine Erfolge berichtete er in der Publikation: *„A retrospect of the struggles and triumphs of ovariotomy in Philadelphia"* (1875). A. war im wesentlichen Anhänger der Klammerbehandlung (A.'sche Clamps), versenkte jedoch auch den Stiel und wandte zum erstenmal das Écrasement desselben an. — Weitere Verdienste erwarb sich A. durch Angabe einer besonderen Methode für Fibromenucleationen (Kapselspaltung und Ausschälung in zwei Akten), die er zuerst in Amerika ausführte, nachdem diese Operation bis dahin nur vereinzelt in Frankreich gewagt und meist missglückt war. Er publizierte darüber: *„On the treatement of certain fibroid tumors of the uterus, heretofore considered beyond the resources of art"* (Transact. Am. Med. Assoc. 1853). A. lieferte ferner wertvolle Beiträge zur differentiellen Diagnostik der Eierstockscysten (Probepunktion, Förderung der Kenntnis von den Parovarial- und Uteruscysten, cf. *„General and differential diagnosis of ovarian tumors with special reference to the operation of ovariotomy"* (Philadelphia 1873). Genanntes Werk ist die bedeutendste litterarische Leistung A's. An dem wissenschaftlichen Leben in den grossen medizinischen Gesellschaften und Vereinen Amerikas nahm A. den lebhaftesten Anteil und war ein Mitbegründer der amerikanischen gynäkol. Gesellschaft.

Aubert, Hermann, Physiolog, geb. zu Frankfurt a. O. im November 1826 und 12. Februar 1892 als ord. Professor der Physiologie in Rostock verstorben, studierte hauptsächlich in Berlin, wo er 1850 mit der Diss.: *„Ducuntne salia alvum vi endosmotica?"* Dr. med. wurde. Bevor er 1865 dem Rufe nach Rostock folgte, war er Prof. in Breslau. Seine ersten litterarischen Arbeiten bewegten sich auf dem Gebiet der Zoologie; sie betrafen Untersuchungen über die Struktur der Thoraxmuskeln der Insekten, über Aspidogaster Conchicola, über Gryporhynchus pusillus u. a. m. Später wandte er sich ausschliesslich der Physiologie zu, speziell Studien über physiologische Optik. Er veröffentlichte *„Beiträge zur Kenntnis des indirekten Sehens"* (v. Graefe's Archiv 1857), ferner eine Reihe von Aufsätzen über die durch den elektrischen Funken erzeugten Nachbilder, über Physiologie der Netzhaut, über Accommodation, u. a. m., die er in seinen grösseren Werken „*Physiologie der Netzhaut*" (1865) und „*Grundzüge der physiologischen Optik*" zusammenfasste. Für das grosse „Handbuch der Physiologie" von LUDIMAR HERMANN bearbeitete er den Abschnitt über die „*Innervation der Kreislaufsorgane*" (Bd. IV. 1), für welchen er die Resultate zahlreicher, vorher z. T. im Verein mit seinen Schülern und Assistenten angestellter Einzeluntersuchungen über die Wirkung des N. vagus, laryngeus und sympathicus auf die Kreislaufsorgane, über Kaffee, Kalisalze und Fleischextrakt in ihrer Wirkung auf die Herzthätigkeit, über die Irritabilität und Rythmizität des Froschherzens u. a. verwertete. Einzelne von A.'s Arbeiten aus den letzten Jahren seines Lebens beschäftigen sich mit Problemen aus der Psychophysik, so u. a. die Aufsätze über Bewegungsempfindung und Orientierung, ferner arbeitete A. über Kohlensäureausscheidung. In der Litteraturgeschichte der Med. hat sich A. ein besonderes Andenken durch seine bekannte, mit WIMMER hergestellte deutsche Ausgabe der zoologischen Werke des Aristoteles gesichert, ferner durch seine Schrift über „*Shakespeare als Mediziner*" (1873) und einige historische Gelegenheitsabhandlungen „*Die Cephalopoden des Aristoteles*" — „*Nachrichten zur Geschichte der Medizin in Rostock*" u. s. w. Auch veranstaltete er einen Wiederabdruck der Schrift von PURKINJE: „*Über den Schwindel*".

Auerbach, Leopold, in Breslau 27. April 1828 geb., studierte sowohl hier wie in Berlin und Leipzig und promovierte 1849. Seit 1850 als praktischer Arzt, 1863 als Privat-Dozent und 1872 als Prof. extraord. wirkend, wandte er seine Thätigkeit besonders der Bearbeitung neuropathologischer Themata zu und publizierte: „*Über psychische Thätigkeiten des Rückenmarks*" (GÜNSBURG'S Ztschr. f. Med. IV, 1853) — „*Über die Erscheinungen bei örtlicher Muskelreizung*" (Abhandlungen der Schles. Ges. 1861) — „*Über Perkussion der Muskeln*" (Ztschr. f. rat. Med. 1862) — „*Plexus myentericus*" (Breslau 1862 und VIRCHOW's Archiv XXX, 1864) — „*Bau der Blut- und Lymph-Kapillaren*" (Ctrlbl. f. d. med. Wissenschaften 1865) — „*Lymphgefässe des Darms*" (VIRCHOW's Archiv XXXIII. 1865) — „*Wahre Muskelhypertrophie*"(LIII, 1871) — „*Organische Studien*" (H. 1 u. 2, Breslau 1874), enthaltend: Untersuchungen über Bau, chemische Reaktionen und Lebensgeschichte der Zellkerne, und über die ersten Entwicklungsvorgänge im befruchteten Ei. Ausserdem stammen von ihm Originalbeiträge in dem Cbl. f. d. m. W., der Ztschr. f. wissensch. Zoologie, den „Beiträgen zur Biologie der Pflanzen", hrsgb. von FERD. COHN etc. A. starb 30. September 1897.

Aufrecht, Emanuel, geb. zu Loslau (Oberschlesien) 13. März 1844. In Berlin unter FRERICHS', TRAUBE'S, VIRCHOW's Leitung ausgebildet, promovierte er 1866. In Magdeburg wirkt er seit 1868 als Arzt, seit 1879 als Oberarzt an der inneren Station des Altstädter Krankenhauses z. Z. mit dem Titel eines Geh. Sanitätsrats.

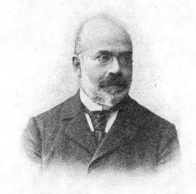

Seine Hauptarbeiten sind: „*Die diffuse Nephritis und die Entzündung im allgemeinen*" (Berlin 1879) — „*Pathologische Mitteilungen* (1. bis 4. Heft Magdeburg 1881 bis 86) — „*Anleitung zur Krankenpflege*" (Wien 1898) — „*Die Lungenentzündungen*" (in NOTHNAGEL's spezieller Pathologie und Therapie, Wien 1899); ausserdem eine Reihe von Artikeln in der 3. Auflage der EULENBURG'schen Realencyklopaedie (Bronchiektase, Leberatrophie, Lebercirrhose etc.) und von Journalaufsätzen in den therapeutischen Monatsheften, im Ctrlbl. f. d. med. Wissenschaften und im D. Arch. f. klin. Med. etc.

Auspitz, Heinrich, 1835 zu Nikolsburg in Mähren geb., ein Schüler BRÜCKE'S, ROKITANSKY'S, SKODA'S, OPPOLZER'S, HEBRA'S, wirkte seit 1863 als Privatdozent für Dermatologie und Syphilis, seit 1875 als a. ö. Professor dieser Fächer an der Wiener Universität, von 1872 an als Direktor der dortigen allgemeinen Poliklinik. Er erhielt 1884 nach dem Tode ZEISSL'S als dessen Nachfolger die Leitung einer klinischen Station für Dermatologie und Syphilis am allgemeinen Krankenhause und starb 23. Mai 1886. A. gehört zu den hervorragenden Dermato-Syphilidolo-

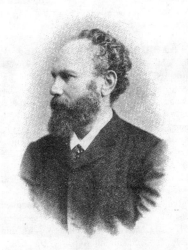

gen in der 2. Hälfte des 19. Jahrhunderts. Mit umfassenden Kenntnissen in der gesamten Pathologie verband er hervorragenden kritischen Scharfblick und eine originelle Auffassungsweise. Sein Spezialfach verdankt ihm mannigfache Erweiterungen und Verdienste, deren ausführliche Würdigung in dem monumentalen Werk von J. K. PROKSCH (Bonn 1895 II p. 766) zu finden ist. Ausser einer grossen Zahl von Abhandlungen über seine Gebiete, welche in dem von ihm seit 1869 mit seinem Freunde F. J. PICK herausgegebe-

nen und redigierten „Archiv für Dermatologie und Syphilis" erschienen sind, veröffentlichte A. noch: „*Anatomie des Blatternprozesses*" (VIRCHOW's Archiv 1863) — „*Die Lehren vom syphilitischen Kontagium*" (Wien 1865) — „*Die Zelleninfiltration der Lederhaut bei Lupus, Syphilis und Skrofulose*" (Med. Jahrbb. Wien 1866) — „*System der Hautkrankheiten*" (Wien 1881), ein überaus anregendes und fesselndes Werk. Endlich bearbeitete er den Abschnitt allgemeine Pathologie und Therapie der Hautkrankheiten für v. ZIEMSSEN'S grosses Handbuch (Bd. XIV).

Auvard, Pierre-Victor Alfred, Geburtshelfer in Paris, geb. 8. August 1855 in Puyval (Corrèze), studierte in Paris, wurde 1879 Interne des hôpitaux, machte 1882 längere wissenschaftliche Reisen nach dem Auslande mit mehrmonatlichem Aufenthalt in Leipzig, Dresden und Berlin, promovierte 1884 mit der These „*De la pince à os et du cranioclaste*", verfasste 1886 die Aggregationsschrift „*De la conduite à tenir dans le cas de placenta praevia*" und ist Inhaber einer gynäkol. Privatklinik in Paris. A. publizierte noch: „*Du traitement de l'eclampsie puerpérale*" (Paris 1888) — „*Travaux d'obstétrique*" (3 voll. 1889) — „*Hygiène infantile ancienne et moderne*" (zus. mit PIGNAT: 1889) — „*Traité pratique d'accouchements*" (1890) — *Le nouveauné; physiologie, hygiène, allaitement, maladies les plus fréquentes et leur traitement*" (1890) — „*De l'antisepsie en gynécologie et en obstétrique*" (1891).

Aveling, Jas. Hobson, 1825 in Cambridgeshire geboren, beendigte seine Studien in Aberdeen, wo er 1857 promovierte, war hierauf Arzt in Sheffield, widmete sich speziell der Gynäkologie und gründete 1856 das Sheffield Hosp. for Women, siedelte 1868 nach London über, errichtete daselbst das allmählich sich vergrössernde Chelsea Hosp. for Women, wirkte später als konsultierender Gynäkologe an den hervorragendsten Anstalten dieses Faches, war Vice-Präsident der Lond. obstetr. soc. und gab lange Zeit das Obstetr. Journ. heraus. Auch abgesehen von den hierzu reichlich gelieferten Beiträgen, hat er sich als sehr fruchtbarer Schriftsteller hervorgethan und muss als

Verfasser zahlreicher Arbeiten „*Über die Hebung des Hebammenstandes*" — „*Über Transfusion*" — als Erfinder des Polyptriten — als Beschreiber verschiedener interessanter Verhältnisse des Uterus im schwangeren Zustande genannt werden, die besonders von 1857 bis 60 in den gelesensten englischen Wochenschriften (Brit. med. Journ., Med. times and gaz. etc.) erschienen. A. starb am 12. Dezbr. 1892.

Averbeck, J. Heinrich B. M, zu Bad Laubbach am Rhein bei Coblenz, geb. zu Bremen 13. August 1844, studierte in Heidelberg, Göttingen, Basel; HASSE, LIEBERMEISTER und SOCIN hatten den grössten Einfluss auf seine Entwickelung; er wurde 1868 promoviert, war 1868 bis 79 in Bremen prakt. Arzt, 1879 bis 82 in Baden-Baden, als Begründer der physikal. Heilmethoden und deren Kombination, seit 1882 in Bad Laubbach am Rhein, woselbst er am 2. Februar 1889 an Zungencarcinom gestorben ist. Litterar. Arbeiten: „*Die Addison'sche Krankheit*" (Erlangen 1869) — „*Die soziale Frage und deren Lösung*" (Bremen 1877) — „*Über Impfung und Impfzwang*" — „*Über die Verfälschung der Nahrungs- und Genussmittel*" — „*Die medizinische Gymnastik*" (Stuttgart 1882) — „*Die akute Neurasthenie*" (Berlin 1886) — „*Die Morphiumsucht*" (Ib. 1887) — „*Die geistige Überbürdung der Jugend*" (1887), verschiedene Aufsätze mediz. und sozialpolit. Inhaltes, über Heilgymnastik und Massage u. s. w.

Axenfeld, Auguste, Professor der internen Pathologie in der medizinischen Fakultät, Arzt des Hôpital Beaujon zu Paris, war 25. Oktober 1825 zu Odessa geboren, kam nach den in seinem Vaterlande beendigten Schulstudien nach Paris, um Medizin zu studieren, zeichnete sich 1849 und 1854 in den grossen Cholera-Epidemien aus, erhielt dafür zwei Medaillen und am Ende seines Internates, während welches er naturalisierter Franzose wurde, die grosse goldene Medaille der Assistance publique. Er promovierte mit der These: „*Des principaux accidents que l'on observe après la trachéotomie chez les enfants atteints de croup*" (Paris 1853). 1857 wurde er Professor agrégé mit der These „*Des influences nosocomiales*" und ungefähr um dieselbe Zeit auch Hospitalarzt und hatte als solcher ANDRAL in der École de médecine und ROSTAN im Hôtel-Dieu zu vertreten. Ausser Mitteilungen in der Société anatomique, deren Sekretär er 1855 war, veröffentlichte er eine grössere Arbeit: „*Des lésions atrophiques de la moëlle épinière*" (Archives générales. 1863, T. II) und einen „*Traité des névroses*" (der zuerst in REQUIN's Traité de pathologie interne und 1883 in vermehrter Ausgabe von HENRI HUCHARD erschien). Für die „*Conférences historiques faites à la Faculté de médecine de Paris pendant l'année 1865*" lieferte er eine interessante Abhandlung über „*Jean de Wier et les sorciers*". Zusammen mit JULES BECLARD gab er 1867 den wichtigen „*Rapport sur les progrès de la médecine en France*" heraus. In den letzten vier Jahren seines Lebens war A. hoffnungslos von einem nicht näher aufgeklärten Cerebralleiden befallen, das am 25. August 1876 seinen Tod herbeiführte.

Axenfeld, Theodor, in Rostock, als Sohn eines Konsulatspredigers am 24. Juni 1867 in Smyrna in Kleinasien geboren, studierte seit 1885 in Marburg, besonders unter SCHMIDT-RIMPLER und später unter UHTHOFF, wurde 1890 Dr. med., widmete sich speziell der Augenheilkunde, wurde Assistent der Marburger Augenklinik, habilitierte sich 1895, siedelte 1896 als Assistent von UHTHOFF nach Breslau über und folgte bereits 1897 einem Ruf als ordentl. Professor und Direktor der Universitätsklinik für Augenkranke nach Rostock. Schriften: „*Über die eitrige metastatische Ophthalmie*" (Habilitationsschr. und Arch. f. Ophthalmologie) — „*Die eitrige Keratitis des Menschen*" (gemeinsam mit UHTHOFF, Leipzig 1896") — „*Beiträge zur Bakteriologie der Bindehaut*" (1895—99) — „*Vordere Ciliarnerven*" (1895), ferner eine grössere Zahl von Journalabhandlungen über histologische, klinische und physiologisch-optische Themata. Seit 1899 ist A. Mitredakteur der Klin. Monatsblätter für Augenheilkunde. Seine Arbeiten über metastatische Ophthalmie erhielten von der deutsch. ophthalmol. Gesellschaft den „Gräfepreis".

B.

Baas, Johann Hermann, in Worms, als Abkömmling einer etwa 1640 nach Bechtheim (Rheinhessen) eingewanderten holländischen Familie („Paës") hier 24. Oktbr. 1838 geboren, studierte hauptsächlich in Giessen und promovierte daselbst 1860. Seit 1861 wirkte B. als Arzt und Augenarzt an verschiedenen Orten Rheinhessens. Er ist der Erfinder des physikalisch-diagnostischen Verfahrens der Phonometrie, beschrieben in „*Zur Perkussion, Auskultation und Phonometrie*" (Stuttgart 1877). Ausserdem verfasste B.

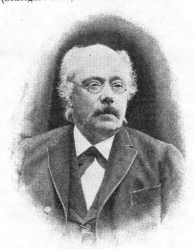

zahlreiche Arbeiten, grössere Abhandlungen, Journalartikel, populäre Schriften und selbständige Werke, von denen die historischen als die bekanntesten und wichtigsten dem Verf. einen Weltruf verschafft haben, am meisten der „*Grundriss der Geschichte der Med. und des heilenden Standes*" (Stuttgart 1876), erweiterte amerik. Ausgabe unter Mitwirkung von B. von H. E. HANDERSON u. d. T.: „*Outlines of the history of med. etc.*" (New-York 1889);

Biographisches Lexikon.

ferner: „*Die geschichtliche Entwickelung des ärztlichen Standes und der med. Wissenschaften*" (mit 2 Abb. Berlin 1896) — „*Leitfaden der Gesch. d. Med.*" (Stuttg. 1880) — „*William Harvey etc.*" (mit Übersetzung der Kreislaufschrift u. Abb. ebda. 1878) u. v. a.

Baas, Karl, als Sohn des Vor. zu Hessloch (Rheinhessen) 20. Aug. 1866 geb., studierte in Freiburg i. Br., speziell die Augenheilkunde als Schüler von MANZ, Dr. med. 1890, habilitierte sich 1893 für Augenheilkunde in Freiburg, nachdem er seit 1891 als Assistent an der Univ.-Augenklinik fungiert hatte und wurde 1898 zum Extraordinarius ernannt. Schriften: „*Das Gesichtsfeld*" (Stuttg. 1896) und zahlreiche Einzelarbeiten und kleinere Aufsätze in verschiedenen Spezialfachzeitschriften.

Babes, Victor, in Bukarest, geb. 1854 in Wien, studierte teils in Budapest, teils in Wien, wo er Doktor wurde, war Assistent der pathol. Anat. in Budapest 1874 bis 85, mit Ausnahme des Schuljahres 1883/4, welches er in München, Heidelberg und Paris zubrachte. Im Schuljahre 1885/6 arbeitete er bei VIRCHOW und R. KOCH in Berlin und bei CORNIL in Paris, wurde 1881 zum Privatdozenten, 1885 zum a. o. Prof. der pathol. Histologie an der Budapester Universität ernannt. 1886 studierte er bei PASTEUR dessen Schutzimpfungsmethode gegen Hundswut. Im Jahre 1887 wurde B. durch die gesetzgebenden Körperschaften nach Bukarest als Professor der pathologischen Anatomie und Bakteriologie und als Direktor des Institutes für Pathologie und Bakteriologie berufen. Hier entfaltet er eine ausgebreitete Thätigkeit zu Hebung der sanitären Verhältnisse Rumäniens sowie der Bukarester medizinischen Fakultät. Hier wurden die

„Annales de l'Institut de path. et de bact."
bisher 6 Bände, herausgegeben, welche allgemein als wertvolle Beiträge zur Pathologie und Bakteriologie anerkannt wurden.
B. wurde zum Mitglied der Rumänischen Akademie, zum korr. Mitglied der Pariser Acad. de méd., zum Kommandeur rumänischer und fremder Orden, zum Offizier in der Ehrenlegion ernannt.

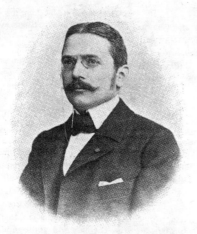

Von seinen zahlreichen Arbeiten sind hervorzuheben: *„Über die selbständige kombinierte Seiten- und Hinterstrangsclerose des Rückenmarks"* (Virchow's Archiv, 1876) — *„Über einen im menschl. Peritoneum gefundenen Nematoden"* (Ib. Bd. LXXXI) — *„Eine experimentelle Studie über den Einfluss des Nervensystems auf die pathol. Veränderungen der Haut"* (im Verein mit Dr. Irsai, Vierteljahrschr. f. Dermatol., 1882) — *„Studien über Safraninfärbung"* — *„Bakterien des roten Schweisses"* (1881). B. studierte das Verhalten der Tuberkelbazillen zum Gewebe; er war einer der ersten, welche im Urin des Lebenden Tuberkelbazillen fanden; er wies nach, dass die Leprabazillen auf dem Wege der inneren Haarwurzelscheide die unversehrte Epidermis durchwandern (Compt. rend., 1883), dass der Mikrobe der Hühnercholera, sowie der Pneumoniecoccus nicht Sphärobakterien, sondern kurze Stäbchen sind; er schrieb *„Untersuchungen über Kochs Kommabazillus"* (Virchow's Archiv, Bd. 99) und gab mit Cornil das erste ausführliche Lehrbuch über die Bakterien: *„Les bactéries"* heraus (2. Aufl. 1886; 3. Aufl. 1890.) Besonders vielseitig und reichhaltig ist die litterarische Thätigkeit B.'s in Bukarest. Ausser mehreren in rumänischer Sprache erschienenen Lehrbüchern und wissenschaftlichen Zeitschriften, publizierte B. in Berlin einen Atlas der pathol. Histologie des Nervensystems, eine Monographie über septische Erkrankungen des Kindesalters (Leipzig 1889), eine Monographie über Lepra (Berlin 1898), zahlreiche Mitteilungen an deutsche und französische wissenschaftliche Zeitschriften und Akademien. Besonders erwähnenswert ist die Entdeckung des Parasiten des Texasfiebers des Rindes, welches in Rumänien als seuchenhafte Haemoglobinurie bekannt ist (Cpt. rend. de l'Acad. des sc. 1888, 1889), dann jenes der Epizootie des Schafes, die Entdeckung der Eigenschaft des Blutes immunisierter Tiere, die Immunität zu übertragen (Ann. de l'Inst. Pasteur 1889), die Entdeckung des Parasiten der hämorrhagischen Septicaemie des Menschen, die Entdeckung der Bakterienassociationen, namentlich bei Tuberkulose (Congrès de la Tuberculose 1890), der Bronchitiden, der Diphtheriden bei Lepra 1898, der verschiedenen gangränösen Prozesse, die Entdeckung des Heilwertes der Injektion von normaler Nervensubstanz für infektiöse Nervenkrankheiten (Wut) und Epilepsie etc. Aufsehen erregte die in der ersten öffentlichen Sitzung des internat. mediz. Kongresses zu Rom gehaltene Konferenz über die Stellung des Staates zur modernen bakteriologischen Forschung.

Baccelli, Guido, von einer berühmten römischen Familie abstammend (mehrere der Vorfahren sind in den Marmortafeln des Kapitoliums rühmlich erwähnt), ist der Sohn eines renommierten Arztes, des Dr. Antonio B. und wurde 25. November 1832 in Rom geboren. Schon als Knabe bezeugte er grosse Liebe für die Wissenschaften und einen lebhaften, mit grosser Befähigung ausgestatteten Geist. Vor dem Jahre 1848 studierte er im Collegio Ghislieri zu Pavia und kehrte dann in seine Vaterstadt zurück, um sich den medizinischen Studien zu widmen, während deren er sich so sehr auszeichnete, dass er im Jahre 1852 das Ehren-Doktordiplom in der Medizin und im Jahre 1853 dasselbe in der Chirurgie erhielt. Im Jahre 1854 erhielt er eine goldene Preismedaille und 1855 wurde er, infolge eines öffentlichen Konkurses, Assistenzarzt in den römischen Krankenhäusern; 1856, abermals infolge öffentlichen Konkurses, wurde er zum Professor der gerichtlichen Medizin an der Universität Rom ernannt. B. lehrte jedoch auch Botanik und allgemeine Pathologie an der Universität und im Jahre 1863 medizinische Klinik. Auf seine offizielle Stellung als Professor der gerichtlichen Medizin leistete er nach etwa zwei Jahren Verzicht, und zwar aus politischer Rücksicht für seinen von der päpstlichen Regierung verfolgten Vorgänger, und hierauf widmete er sich besonders anatomischen Studien und kultivierte mit besonderer Vorliebe und

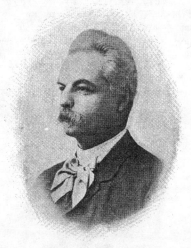

Eifer die pathologische Anatomie. Als diese Lehrkanzel an der römischen Universität infolge seiner eigenen eifrigen Bemühungen, trotz der bei der päpstlichen Regierung dagegen herrschenden Vorurteile, gegründet wurde, ward er der erste Inhaber derselben und trug in dieser Stellung nicht wenig dazu bei, die römische Jugend auf die Einführung der modernen Richtung der Medizin vorzubereiten. Inzwischen erwarb er sich grosse Berühmtheit als praktischer Arzt und wurde in kurzer Zeit der beliebteste und gesuchteste Konsulent der Stadt. Bald nach dem 1870 erfolgten Anschlusse Roms an das Königreich Italien wurde er deshalb zum ordentlichen Professor der medizinischen Klinik an der römischen Universität ernannt, welche Lehrkanzel er (obwohl seiner heutigen Stellung als Minister wegen von einem ausserordentlichen Professor suppliert), auch gegenwärtig inne hat. — Die grosse Thätigkeit und geistige Energie, welche B. in seiner wissenschaftlichen Laufbahn an den Tag gelegt, drängte ihn auch dazu, am öffentlichen Leben seiner Stadt und seines Landes aktiven Anteil zu nehmen. Er erwarb sich in seiner Eigenschaft als Parlamentsdeputierter, sowie später als Unterrichtsminister grosse Verdienste um das Unterrichtswesen seiner Heimat. Doch gehört eine weitere, ausführliche Würdigung dieser Leistungen B.'s, sowie seiner Verdienste um die Förderung der Ausgrabungen in Rom ausserhalb des Rahmens dieses Werkes. In sanitätlicher Beziehung war und ist B. sehr thätig. Seine „*Studien über die römische Malaria*" und seine Entwürfe, die Campagna romana zu sanifizieren, verdienen die grösste Beachtung und haben auch die gerechte Anerkennung des Parlaments errungen. Auch als medizinischer Schriftsteller ist B. fruchtbar gewesen und hat gegen sechzig Arbeiten mannigfaltigen Inhaltes veröffentlicht. Die nennenswertesten sind folgende: „*La Patologia del cuore e dell' aorta*" (in 4 Bänden, Rom 1863 bis 1867) — „*Lezioni cliniche sulla malaria — la perniciosità*" (Archivio di med. e chir. ed igiene, 1, 2, 3, 1869) — „*La subcontinua tifoidea*" (Rom 1876) — „*Sull' empiema vero*" (Giornale med. di Roma, IV, 1868) — „*De primitivo splenis carcinomate*" (Rom 1876) — „*Di un nuovo metodo di cura per gli aneurismi aortici*" (Ib. 1876) — „*Di un nuovo segno dei tumori ovarici in genere ed in specie del cistovario*" (Ib. 1876) — „*Sulla trasmissione dei suoni attraverso i liquidi endopleurici di differente natura*" (zwei Aufsätze, ib. 1875 u. 1877), in welcher letzteren Arbeit namentlich die Auskultation der lispelnden Stimme verwertet wird.

Bachmann, Franz, zu Ilfeld am Harz, geb. 21. Juni 1856 in Lissa (Posen), studierte in Würzburg, Dr. med. 1880, nahm von 1883—89 an der Pondoland-Expedition in Südafrika als wissenschaftlicher Reisender und Expeditionsleiter Teil und ist seit 1886 Kreisphysikus in Ilfeld.

Schriften: „*Was ist Krankheit und wie heilen wir? Ein Versuch etc.*" (Berlin 1894) — „*Die drei Kardinalmittel der Heilkunst Hufelands. Ein Beitrag etc.*" (München 1896) — „*Die Aufgabe einer Reform der wissenschaftl. Heilkunde auf biol. Grundlage*" (Der ärztliche Praktiker 1894). Dazu ausser einigen Reisebeschreibungen, sprachwissenschaftlich. Veröffentlichungen (Wörterbuch d. Deutsch-Pondo, Ztschr. f. afr. Spr. 1889, 90), ethnogr. Abhandlung., botan. und zool. Aufs. noch etwa 40 med. Journalartikel zur Anbahnung reformator. Bestrebungen im Sinne folgender Thesen: 1. Nicht in erster Linie die anorganischen Naturwissenschaften, speziell Physik und Chemie, sondern Entwickelungslehre und Biologie sollen die Grundlagen der Heilkunde sein. 2. Die meisten wirklichen Heilmittel sind evakuierende Mittel im Sinne der Humoralpathologie der älteren Aerzte z. B. Hufelands. Diese alten Anschauungen bedürfen nur einer Verknüpfung mit modernen biologischen und bakteriologischen Kenntnissen, um wahrhaft philosophische, allgemeinverständliche Grundanschauungen über das Wesen von Krankheit, Heilung und Prophylaxe zu liefern, die uns bisher fehlten. 3. Auch das Wesen von Konstitution, Disposition und Immunität findet hier seine Erklärung. 4. Die evakuierenden Mittel, besonders der Aderlass, müssen wieder zu Ehren gebracht werden. 5. Die Hauptursache des Abfalls grosser Volksschichten von der gelehrten Heilkunde ist in der verkehrten Richtung letzterer zu suchen. Eine Besserung ist nur möglich auf Grund ehrlichster Selbsterkenntnis.

Baelz, Erwin B., geb. zu Stuttgart 1845, promovierte 1872 zu Leipzig und wurde daselbst klinischer Assistent bei WUNDERLICH. 1875 folgte er einer Berufung an die japanische Medizinschule zu Tokio (Yeddo), wo er zuerst Physiologie lehrte, dann aber als Nachfolger WERNICH's 1876 die innere Medizin und Gynäkologie übernahm. Zur Zeit ist B. emeritiert. Während er bereits vor 1876 eine Arbeit über die Nebenwirkungen der Salicylsäure fertiggestellt hatte, wandte er sich in den Folgejahren mit besonderem Eifer der Erforschung der anthropologischen und pathologischen Eigentümlichkeiten der Japaner zu und publizierte teils in deutschen periodischen Journalen, teils in den zu Yokohama erscheinenden „Mitteilungen für Natur- und Völkerkunde Ostasiens" eine Reihe von Arbeiten. Von den letzteren seien hervorgehoben: „*Über die körperlichen Eigenschaften der Japaner*" (Mitt. etc., Heft 27 und Forts.). — Vorher erschienen: „*Über parasitäre Hämoptoë*" (Cbl. f. d. med. Wissensch. 1880); später eine „*Zusammenstellung japanischer Parasiten*" (Berl. klin. Woch. 1883) — mit B. KAWAKAMI „*Das japanische Fluss- oder Überschwemmungsfieber*" (VIRCHOW's Archiv, Bd. 78). — Auch an SCHEUBE's Untersuchungen über Beriberi hat B. einen wesentlichen Anteil.

Baer, Karl Ernst v., geb. 17. (28.) Februar 1792 auf dem Landgute Piep im Gouv. Esthland (russische Ostseeprovinz), studierte seit 1810 an der damals eben erst gegründeten Universität Dorpat, promovierte hier 1814, setzte dann seine Studien an deutschen Universitäten, speziell in Würzburg (unter DOELLINGER)

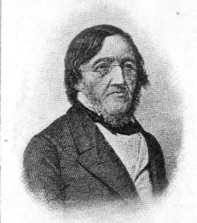

und in Berlin fort und trat 1817 als Prosektor der Anatomie bei BURDACH in Königsberg ein. Hier wurde er 1819 ausserordentl., 1822 ordentlicher Professor der Zoologie und folgte 1834 einem Ruf als Mitglied der Akad. nach Petersburg, wo er über 30 Jahre lang zuerst als Vertreter der Zoologie, später der Anatomie und Physiologie, eine Zeit lang auch als Vorsteher der Bibliothek wirkte. Nebenbei lehrte er (von 1841 bis 52) vergl. Anatomie an der med.-chirur. Akademie. Mehrere Entdeckungsreisen führten ihn nach Archangel und Nowaja Semlja (1837), nach Triest (1845), nach dem Peipus, der Ostsee, dem kaspischen Meere (1851 bis 56). B. begründete die kais. russ. geograph. und entomol. Gesellschaft, feierte 1864 sein 50jähriges Doktor-Jubiläum und zog sich 1867 in den Ruhestand nach Dorpat zurück, wo er 16. (28.) November 1876 starb. Die wissenschaftliche Bedeutung von B. liegt, wie bekannt, auf dem Gebiet der Embryologie. Er ist der Entdecker des eigentlichen Säugetiereis, des sogen. B.-schen Bläschens (publiziert in „De ovi mammalium et hominis genesi" Leipzig 1827), ausserdem rühren von ihm zahlreiche Einzeluntersuchungen auf dem Gebiet der Entwickelungsgeschichte her, die er in seiner berühmten 2bändigen „Entwickelungsgeschichte der Tiere" (Königsberg 1820 bis 37) zusammengefasst hat. Auch die Anthropologie bildete für B. einen Gegenstand experimenteller und didakt.-litterarischer Thätigkeit. Er hielt während seiner Königsberger Wirksamkeit Vorträge darüber, veröffentlichte „Vorlesungen über Anthropologie für den Selbstunterricht" (Ib. 1824) und regte die Gründung der deutschen anthropologischen Gesellschaft an, indem auf seine Veranlassung sich zum ersten Male zu gemeinschaftlicher Beratung mehrere Anthropologen in Göttingen versammelten. Eine ausführliche Darstellung von B.'s Leben und Leistungen verdanken wir L. STIEDA (Braunschweig 1878).

Baer, Abraham Adolf, in Berlin, geb. 26. Dezember 1834 im Posenschen, studierte zu Berlin, Wien, Prag und wurde 1861 promoviert. Zuerst wirkte B. seit 1862 als Arzt und seit 1866 als Strafanstaltsarzt in Naugard, dann seit 1872 in Berlin als dirig. Arzt am Strafgefängnis Plötzensee, seit 1879 als Bezirks-Physikus und Geh. Sanitätsrat in Berlin. Ausser der Dissertation: „De electricitate in arte obstetricia adhibenda" (1861), verfasste er als Hauptschriften: „Die Gefängnisse, Strafanstalten und Strafsysteme, ihre Einrichtung und Wirkung in hygienischer Beziehung" (Berlin 1871) — „Der Alkoholismus, seine Verbreitung und Wirkung auf den individuellen und sozialen Organismus, sowie die Mittel, ihn zu bekämpfen" (Ib. 1878); — „Die Trunksucht und ihre Abwehr. Ein Beitrag zum derzeitigen Stand der Alkoholfrage" (Wien 1890) — „Der Verbrecher in anthropologischer Beziehung" (Leipzig 1893) — „Die Hygiene des Gefängniswesens. Der Vollzug von Freiheitsstrafen in hygienischer Beziehung" (Jena 1897). Er schrieb den Abschnitt „Gefängnis-Hygiene" im Handbuch der Hygiene von v. PETTENKOFER und v. ZIEMSSEN (1882, Leipzig T. II. Abt. 2) — „Morbidität und

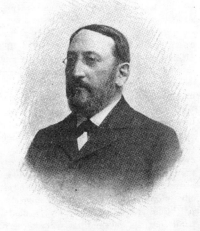

Mortalität in den Gefängnissen" in dem Handbuch des Gefängniswesens von v. HOLTZENDORFF und v. JAGEMANN (1888 Hamburg Bd. II.); mehrere Artikel in der Real-Encyklopädie der ges. Heilkunde von EULENBURG II. Aufl. und in den Blättern für Gefängniskunde. Von grösseren Abhandlungen seien noch erwähnt: Art. Alkoholismus im Handbuch des öffentl. Gesundheitswesens etc. von EULENBURG (Berlin 1881) — „Die Trunksucht in ihrer Bedeutung für die Gesundheit und die Gesundheitspflege" (Samml. gemeinverst. klin. Vortr. von VIRCHOW und HOLTZENDORFF, XVI Serie. Heft 369. Berlin 1881) — „Der Alkoholmissbrauch" (Vortrag. Vrtljhrschr. f. ö. Geshpfl. 1882 XIV) — „Über das Vorkommen von Phthisis in den Gefängnissen" (Ztschr. für kl. Med. VI 1883) — „Die Trunksucht und ihre Bekämpfung durch die Vereinsthätigkeit" (Berlin 1884) — „Das Gothenburgsche System zur Einschränkung der Trunksucht"

(Vrtljhrsschr. f. Volkswirtschaft etc. von
Wiss XX Bd. 1) — *"Gesetzliche Massregeln
zur Bekämpfung der Trunksucht"* (Preuss.
Jahrb. Bd. 56. 1884) — *"Die Verunreinigungen des Trinkbranntweines insbesondere
in hygienischer Beziehung"* (Wissenschaftl.
Beitr. zum Kampfe gegen den Alkoholismus, Bonn 1885) — *"Die Alkoholgesetze in
den nordamerikanischen Staaten und ihre Erfolge"* (Zeitschr. für Sozialwiss. I 1898) u. a.

Bärensprung, Friedrich Wilhelm Felix v., geb. 30. März 1822
als Sohn des Oberbürgermeisters von Berlin, studierte seit 1840 in Berlin und Halle,
wurde nach bestandener Staatsprüfung
Assistenzarzt bei KRUKENBERG, widmete
sich neben entomologischen Arbeiten dem
Spezialstudium der Hautkrankheiten, für
die er sich 1848 in Halle habilitierte und
liess sich 1850 zugleich als praktischer Arzt
daselbst nieder. Im Jahre 1853 folgte B.
einem Rufe als dirigierender Arzt auf der
Abteilung für Syphilitische an der Berliner Charité; 1856 wurde er zum ausserordentlichen Professor ernannt und erhielt
zu seiner bisherigen Abteilung noch eine
zweite für Hautkrankheiten. Doch erkrankte B. z. T. infolge heftiger litterarischer Fehden, die vielleicht bereits als
ein Symptom der in ihm schlummernden
Affektion anzusehen sind, an Dementia
paralytica, die gelegentlich einer Fingerverletzung 1863 manifest wurde und B.'s
Überführung nach Hornheim bei Kiel erforderlich machte, wo er nach einer vorübergehenden Remission am 26. Aug.
1864 seinem Leben ein Ende machte, indem er sich bei einem Spaziergange nach
Kiel ertränkte. B. gehört zu den talentvollsten und vielseitigsten Dermatologen
des 19. Jahrhunderts. Sein Hauptverdienst
auf dem Gebiet der Dermatologie bildet
die „anatomische Begründung der neuritischen Dermatosen durch den Nachweis
der Spinalganglienerkrankung bei Herpes
Zoster" (CASPARY). Die betreffende Arbeit
ist, wie alle seine zahlreichen Arbeiten
zur Dermatologie (über Area Celsi, Prurigo
u. a. m.) in den Charité-Annalen erschienen. Fast noch grössere Popularität besitzt B. dadurch, dass er (gleichzeitig,
aber unabhängig von TRAUBE) die Notwendigkeit der Temperaturmessungen am
Krankenbette betonte; hierher gehört

seine klassische Publikation: *"Untersuchungen über die Temperaturverhältnisse des
Foetus und des erwachsenen Menschen im
gesunden und kranken Zustande"* (MUELLER's
Archiv 1851 bis 1852). Erwähnung verdienen noch die Abhandlungen: *"Über die
Folge und den Verlauf der epidemischen
Krankheiten"* (wegen wertvoller statistischer Angaben) — *"Über hereditäre Syphilis"*
(Berlin 1864), eine Schrift, die er
während der Remissionszeit in der Irrenanstalt Hornheim vollendete. In der Geschichte der Lehre von den syphilitischen
Affektionen nimmt v. B. eine eigenartige
Stellung ein, indem er ein ausgesprochener
Gegner der Quecksilberbehandlung war,
die bekannte Dualitätslehre von Schanker
und Syphilis begründete und über die
Entstehung der hereditären Syphilis besondere Anschauungen verfocht. Wir verweisen hierzu auf die eingehende Darstellung bei PROKSCH, Gesch. der vener.
Krankh. (Bonn 1895 II p. 774 ff.)

Baeumler, Christian G. H., in
Freiburg i. B., zu Buchau in Oberfranken
13. Mai 1836 geboren, studierte in Erlangen,
Tübingen, Berlin, Prag, Wien, Paris, London unter DITTRICH. THIERSCH. GRIESINGER,

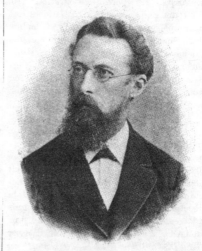

v. BRUNS, VIRCHOW, v. GRAEFE. KUSSMAUL,
v. ZIEMSSEN und wurde 1860 promoviert.
War von 1863 bis 66 Hausarzt am deutschen
Hospital in London, von 1866 bis 72 prakt.
Arzt in London und Arzt am deutschen
Hosp. und am Hospital for diseases of the

Chest, Viktoria Park, wurde 1866 Mitglied (Member) des Royal College of Physicians in London. im Jahr 1878 zum „Fellow" desselben Collegiums gewählt. Seit dem Herbst 1876 wirkt er als Professor und Direktor der medizinischen Klinik zu Freiburg i. B. — B. publizierte neben den Artikeln „Syphilis" in v. ZIEMSSEN's Handbuch, Bd. III. „Herzbeutel-" und „Blutgefäss-Krankheiten" in PENZOLDT und STINTZING's Handbuch der Therapie Bd. III, eine Anzahl Aufsätze im deutschen Archiv für klinische Medizin, Medical Times and Gazette, Transactions of the Clinical Society, Transactions of the Pathological Society of London, British Medical Journal, QUAIN's Cyclopaedia of Medicine etc. über Gegenstände der inneren Klinik und Hygiene.

Baginsky, Adolf, in Berlin, geb. 22. Mai 1843 zu Ratibor in Schlesien, studierte in Berlin von 1861 bis 63, als Schüler von VIRCHOW u. TRAUBE, 1864 in Wien, 1865 und 1866 wiederum in Berlin. —

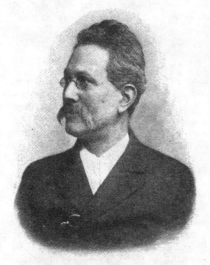

Dr. med. 1866 in Berlin. („Quibus causis mors sectionem caesaream secuta tribuenda sit.") 1866 während der Choleraperiode war B. Assistent im städtischen Krankenhause, machte 1867 das Staatsexamen in Berlin, liess sich 1868 in Seehausen bei Magdeburg als Arzt nieder, fungierte 1870 und 1871 in Nordhausen als Vorsteher eines Reserve-Lazarettes und Etappenarzt, kehrte 1872 nach Berlin zurück, wo er eine eigene Poliklinik für Kinderkrankheiten eröffnete und 1882 sich für spezielle Pathologie und Therapie habilitierte. („Über das Verhältnis der Kinderheilkunde zur gesamten Medizin.") B. lehrt seither Kinderheilkunde, ist seit 1891 Prof. e. o. Er begründete im Verein mit RUDOLF VIRCHOW 1890, und seither in dauernder gemeinsamer Arbeit mit demselben, das unter dem Protektorate I. M. der Kaiserin Friedrich stehende k. k. Friedrich-Kinderkrankenhaus, dessen Direktor und spezieller dirigierender Arzt der inneren Abteilung und der Infektions-Abteilungen er gegenwärtig ist. Gemeinsam mit ALOIS MONTI begründete B. die Centralzeitung für Kinderheilkunde, Berlin 1877 — 2 Bände, die 1879 in das Archiv für Kinderheilkunde umgewandelt wurde, dessen Chef-Redakteur B. ist. Bisher erschienen 28 Bände. — Grössere Werke: „Handbuch der Schulhygiene" (1876, seither 3 Auflagen von der dritten der 2. Band jetzt im Druck, Stuttgart 1899) — „Lehrbuch der Kinderkrankheiten" (Braunschweig 1882. 6. Aufl. 1899) — „Serumtherapie der Diphtherie" (Berl. 1895) — „Diphtherie und diphtheritischer Croup" (Wien 1898 als Teil von NOTHNAGEL's Handbuch der speziellen Pathologie und Therapie) — „Praktische Beiträge zur Kinderheilkunde" (Tübingen 3 Hefte: 1. Pneumonie und Pleuritis. 1880. 2. Rachitis. 1882. 3. Die Verdauungskrankheiten der Kinder. 1884). B. gab ferner heraus „Arbeiten aus dem k. k. Friedrich-Kinderkrankenhause" (3 Bände, 1891, 1893, 1897) — „Paediatrische Arbeiten" (Zum 70. Geburtstage von HENOCH 1890). Ausserdem veröffentlichte B. über 100 wissenschaftliche Einzelarbeiten sowohl in seinem Spezialgebiete, wie zur Hygiene und zahlreiche populär geschriebene Abhandlungen.

Baginsky, Benno, in Berlin, geb. 24. Mai 1848 in Ratibor, studierte in Berlin und promovierte 1870. Während der Jahre 1870—71 war er als Assistenzarzt der mobilen Armee in Frankreich. Seit Anfang 1872 ist B. als prakt. Arzt thätig, seit 1880 ausschliesslich als Arzt für Laryngologie, Rhinologie und Otologie. Seine Arbeiten bewegen sich auf experimentell-physiologischem und klinischem Gebiete der ebengenannten 3 Fächer. Von

besonderen Arbeiten sind zu erwähnen:
„*Die rhinoscopischen Untersuchungs- und Operationsmethoden*" (VOLKMANN's Sammlung klin. Vortr.) — „*Über die Folgen von Drucksteigerung in der Paukenhöhle und die Funktion der Bogengänge*" — „*Über die Schwindelerscheinungen nach Ohrverletzungen*" — „*Zur Physiologie der Gehörschnecke*" — „*Über die Leitungsbahnen des Acusticus beim Kaninchen*

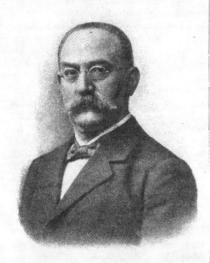

und bei der Katze*" — „*Über die Veränderungen der Nervenendorgane nach Durchschneidung der zugehörigen Nerven*" — „*Über den Menière'schen Symptomkomplex*" — „*Über Ohrerkrankungen bei traumatischer Neurose*". Ausserdem bearbeitete er die Kehlkopf- und Ohrerkrankungen in EULENBURG's Real-Encyklopädie. Seit 1883 ist B. Privatdozent bei der Universität für Laryngologie, Rhinologie und Otiatrie, seit 1897 Titularprofessor.

Baillarger, Jules-Gabriel-François, zu Paris, geb. 1806 zu Montbazon (Indre-et-Loire), machte seine Studien in Paris, wurde Interne im Irrenhause zu Charenton, hatte sich des Unterrichtes von ESQUIROL zu erfreuen, wurde 1837 Dr. mit der These: „*Du siège de quelques hémorrhagies méningées*", 1840 am Hospiz der Salpêtrière angestellt und später zu einem der Direktoren der von ESQUIROL zu Ivry gegründeten Irrenanstalt ernannt. 1842 erhielt er den von der Acad. de méd. für die Frage: „*Des hallucinations, des causes qui les produisent et des maladies qu'elles caractérisent*" (Mém. de l'Acad. de méd., T. XIII) ausgesetzten Preis. In Gemeinschaft mit LONGET und CERISE begründete er 1843 die „*Annales médico-psychologiques du système nerveux*", in welchen er eine sehr grosse Zahl von Arbeiten aus dem Gebiete der Geisteskrankheiten veröffentlicht hat; unter ihnen sind besonders anzuführen: „*Stupidité des aliénés*" — „*Statistique de la folie héréditaire*" — *Fréquence de la folie chez les prisonniers*" — „*Hallucinations*" — „*Pellagre ou paralysie pellagreuse*" — „*Crétinisme*" — „*Folie à double forme*" u. s. w.; von denselben sind einige auch separat veröffentlicht worden, ebenso wie andere Arbeiten, unter denen eine der wichtigsten die für das Comité consultatif d'hygiène publique (1873) redigierte Denkschrift: „*L'enquête sur le goître et le crétinisme*" ist. Ausserdem hat B. auch physiol. Abhandlungen veröffentlicht, z. B.: „*Recherches sur la structure de la couche corticale des circonvolutions du cerveau*" (Mém. de l'Acad. de méd., T. VIII). B. starb 31. Dez. 1890.

Baker, William Morrant, Chirurg in London, geb. 1839 in Andover, trat 1858 in das St. Barthol.-Hosp., wurde 1861 Dr. med., 1867 Warden des College am St. Barthol.-Hosp., 1869 Dozent der allgem. Anat. und Physiol., 1871 Assist.-Surgeon, 1882 Surgeon des Hosp., legte diese Stellung 1892 nieder und wurde dann zum Governor des Hospitals ernannt. B. war auch Surgeon und später Consulting Surgeon des Evelina-Hosp. für Kinder, Examinator in der allgem. Anat. und Physiol. im R. C. S. und starb 3. Oktober 1896 in Pulborough, Sussex. Er gab KIRKE's Handbuch der Physiologie und die „*Statistics of cancer*" (Transact. Med.-chir. Soc. XIV) heraus. Er erfand ferner eine biegsame Trachealkanüle und lieferte kasuistische Beiträge zur Pathologie der Geschwülste (Ranula, Cysten, Aneurysmen), sowie zu anderen Kapiteln der Pathologie. Seine Publikationen finden sich im genannten Journal, in den Transact. Pathol. Soc. und Clinical Soc., sowie in den Berichten des St. Barthol.-Hospitals.

Balfour, Thomas Graham, Med. Dr., in Wimbledon, Surrey, von 1838 bis 1853 Arzt in der britischen Armee und Herausgeber der „*Statistical Reports on the health of the army*" im gleichen Zeitraume. Später publizierte er im Edinb. med. surg. Journ. (1847) die „*Statistical Reports on the health of the troops in the Madras Presidency*" und von 1859—1871 wiederum die obengedachten Armeeberichte als Generalarzt. Ausserdem entstammen seiner Feder Arbeiten über Vaccination, über Spirometrie und letzthin die „*Vital statistics on cavalry horses*" (Statist. soc. Journ. 1880). B. starb 17. Januar 1899.

Ball, Benjamin, Professor der Klinik für Psychiatrie und Gehirnkrankheiten an der Pariser Fakultät seit 1877, 1834 in Neapel geboren, machte seine Studien unter CL. BERNARD, GRATIOLET, CHARCOT in Paris und wurde 1862 promoviert. Neben seinem grösseren Werke: „*Leçons sur les maladies mentales*" (1883) hat er rein klinische Themata (wie die Lungenembolien, die

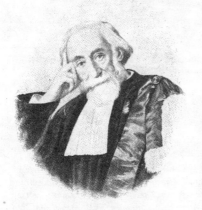

spinalen Arthropathien, die Broncekrankheit), besonders aber auch psychiatrische Gegenstände (die cerebrale Ischämie, den Gehirntorpor, die Schlaflosigkeit bei Paralysis agitans etc.), letztere besonders in der Zeitschrift „*l'Encéphale*" behandelt. B. starb 23. Februar 1893.

Ballard, Edward B., 1818 geb. und in London 1844 promoviert, früher erster Arzt an der St. Pancras Royal gen. Dispensary, dann an der Farringdon gen. Dispensary thätig, ist der Verfasser von „*The physical diagnosis of diseases of the abdomen*", der „*Elements of materia medica and therapeutics*", verschiedener kasuistischer und epidemiologischer Publikationen und des zweibändigen „*Study of the influence of weather and season upon public health made upon 217 000 cases of sickness etc. during the nine years 1857 — 1865*". Auch beschrieb er eine der ersten Milchtyphusepidemien in Islington 1858 bis 1859 und erwarb einen Preis mit der Abhandlung „*On vaccination, its value and alleged dangers*" (London 1868). B. starb 19. Januar 1897.

Ballowitz, Emil, in Greifswald, geb. 20. November 1859 in Greifswald, studierte Medizin und Naturwissenschaften an den Universitäten Greifswald und Freiburg i. B. Als Student führte er 1883 an der med. Klinik Untersuchungen aus über die nicht lange vorher entdeckten Tuberkelbazillen, durch die der hohe diagnostische Wert dieser Bazillen bestätigt wurde. 1884 wurde B. in Greifswald Dr. med. und in demselben Jahre Prosektor am anatomischen Institut der Universität Rostock unter A. von BRUNN, wo er bis zum Herbst 1885 verblieb. Dann folgte B. einem Rufe nach Greifswald und wurde dort unter J. BUDGE am anatomischen Institut als Prosektor angestellt. Im Herbst 1888 habilitierte er sich für das Fach der gesamten Anatomie und wurde zu Anfang des Jahres 1894 zum Professor e. o. befördert. B. führte sich in seine Wissenschaft durch eine Anzahl grösserer Monographien über die Spermatozoen der Tiere ein, welche in den Jahren 1886 bis 95 im Arch. f. mikrosk. Anat., Arch. f. Anat., Zeitschr. f. wissenschaftl. Zool. und in der internat. Monatsschr. für Anat. erschienen sind. Darin ist der feinere Bau der Samenkörper fast aller Hauptgruppen der Tiere, insbesondere der Säugetiere, Vögel, Reptilien, Amphibien und Fische und unter den Wirbellosen vor allem der Insekten beschrieben. 1889 wies B. in einem Vortrage auf dem III. Kongress der anat. Gesellsch. in Berlin auf den Zusammenhang zwischen fibrillärer Struktur und Kontraktilität hin (Arch. f. d. ges. Physiol.

Bd. 46). Ferner erschienen in den genannten Jahren *Untersuchungen über den feineren Bau der Muskelsubstanzen*. (Arch. f. mikrosk. Anat. Bd. 39) und *über das Schmelzorgan der Edentaten* (ebend. Bd. 40), sowie kleinere Abhandlungen, z. B. über das Vorkommen des Miniopterus Schreibersii in Deutschland (Zoolog. Anz. 1890) — *Mastzellen* (1891). 1893 trug B. auf dem 7. Kongress der anat. Gesellsch. in Göttingen *über die Entdeckung der Nerven und Nervenendigungen der Pigmentzellen und über die Bewegungserscheinungen dieser Zellen* vor (Zeitschr. für wissensch. Zoolog. Bd. 56, Biol. Centralbl. Bd. 13). Aus dem Gebiete der menschlichen Anatomie wurden *Abhandlungen über angeborenen einseitigen, vollkommenen Nierenmangel* (Virchow's Archiv, Bd. 141) — *über die topographische Anatomie des Duodenums* (Anat. Anz. Bd. X) — *Zahnanomalien* (Archiv für Anat. und Physiol. 1895) — *Sesamknochen* Virchow's Archiv Bd. 148) veröffentlicht. In den letzten Jahren erschienen von B. mehrere Arbeiten über den feineren Bau der Zelle, Zellsphären, Centralkörper u. s. w., besonders in den Epithelien und Hornhautzellen. Vor allem aber müssen die vier seit 1893 veröffentlichten Monographien über den feineren Bau der elektrischen Organe der Fische genannt werden, von welchen die eine Torpedo behandelt (Arch. für mikrosk. Anat. 1893), die zweite Rajà (Anat. Hefte 1897), die dritte Gymnotus (Arch. für mikrosk. Anat. Bd. 50) und die vierte Malopterurus. Die letztere, für welche B. das Material von Fr. Gotsch und G. Mann in Oxford erhielt, erschien 1899 als besonderes Werk und ist dem Andenken A. von Brunn's gewidmet.

Balogh, Kálmán, wirkte 25 Jahre lang an der Universität zu Budapest als o. ö. Professor, zuerst der Pathologie, später der Arzneimittellehre. Er veröffentlichte 1875 eine Arbeit „Über die Wirkung des *Corrosivs und des Quecksilberäthyls*" (im Orvosi hetilap Nr. 51 und 52); ferner: „*Sphärobakterien der entzündeten Hornhaut*" (Ctrlbl. f. d. m. Wiss. 1876) — „*In welchem Verhältnis steht das Heraustreten der farblosen Blutzellen zu der Entzündung und Eiterung?*" (Virchow's Archiv. XVL, 1868) und starb am 15. Juli 1888.

Bamberger, Heinrich von, in Wien, geb. 27. Dezember 1822 in Prag, widmete sich in seiner Vaterstadt dem Studium der Medizin und erlangte daselbst den Doktorgrad 1847. Einen Teil der Studienzeit verbrachte B. an der Wiener Universität, wo gerade Skoda und Rokitansky durch ihre bahnbrechenden Lehren die ärztliche Welt in Staunen versetzten. B. fungierte hierauf als Sekundararzt im allgemeinen Krankenhause zu Prag, war 1849 und 1850 als Assistent an der Prager medizinischen Klinik, sodann 1851 bis 54 als klinischer Assistent des mittlerweile von Leipzig nach Wien berufenen Professors Oppolzer thätig und wurde im Frühjahr 1854 als Professor der speziellen Pathologie und Therapie an die damals am Zenith ihres Ruhmes stehende Universität Würzburg

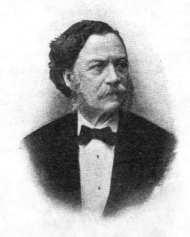

berufen. Hier entfaltete B. eine fruchtbare litterarische und Lehrthätigkeit und wurde 1872 nach dem Tode seines Lehrers Oppolzer zu dessen Nachfolger als Professor der speziellen Pathologie und Therapie und Vorstand einer medizinischen Klinik an der Wiener Universität ernannt. Sein geistvoller Vortrag, die klare und logische Darstellungsweise am Krankenbette im Vereine mit reichem medizinischem Wissen machten ihn zur Zierde seiner Fakultät, der er auch durch die von ihm empfohlene Berufung Nothnagel's einen wesentlichen Dienst leistete. Seine Hauptwerke sind: „*Lehrbuch der Krankheiten des*

Herzens" (Wien 1857) — *"Die Krankheiten des chylopoetischen Systems"* (2. Aufl., Würzburg 1864, auch ins Holländische und Italienische übersetzt) — *"Über Bacon von Verulam"* (Würzburg 1865). B. starb 9. November 1888. Am 29. Oktober 1899 wurde in den Arkaden der Wiener Universität sein Denkmal enthüllt, wobei E. NEUSSER die Gedächtnisrede hielt.

Bandl, Ludwig B., zu Himberg in Niederösterreich 1. November 1842 geb., studierte in Wien unter HYRTL, v. DUMREICHER, C. v. BRAUN und wurde daselbst 1867 promoviert. Seit 1875 Privatdozent für Geburtshilfe und Gynäkologie, seit 1880 a. o. Professor für Geburtshilfe und Gynäkologie, wirkte B. seit 1878 als Vorstand der Frauenabteilung der allgemeinen Poliklinik in Wien. 1886 als ordentl. Professor nach Prag berufen, verfiel B. noch in demselben Jahre in Geisteskrankheit, der er in der Anstalt zu Döbling bei Wien 26. August 1892 erlag. Seine Arbeiten handeln: *"Über Ruptur der Gebärmutter und ihre Mechanik"* (Wien 1875) — *"Über das Verhalten des Collum uteri in der Schwangerschaft und während der Geburt"* (Stuttgart 1878) — *"Beiträge zur Operation der Blasenscheidenfisteln und Harnleiterscheidenfisteln"* (Wien 1880) — *"Die Krankheiten der Tuben, des Beckenperitoneums und Beckenzellgewebes"* (in PITHA-BILLROTH's Handbuch der Chirurgie).

Banks, Sir John, zu Dublin, geb. 14. Okt. 1816 in London, studierte im Trinity Coll. zu Dublin, wurde 1843 Dr. med., 1841 Lic., 1844 Fellow des Coll. of Physic., und war Präsident desselben 1869,70. 1843 wurde er Physic. an den Government oder House of Industry Hospitälern, wurde nach Sir DOMINIC CORRIGAN's Rücktritt einziger Dozent der Med. in der Richmond med. Schule, 1849 zum King's Prof. der prakt. Med. in der School of Physic, Trinity Coll., und zum Physic. von Sir Patrick Dun's Hosp. ernannt. Er war Präsident der Pathol. Soc., Mitglied des Senats von Queen's University und Repräsentant im General Med. Council. Den Grad als Dr. of Science honor. causa erhielt er von der Queen's University. Er ist zur Zeit Senator der Royal University of Ireland und vertritt den Senat im Gen. Med. Council, seit 1891 Reg. Prof. of Physic bei der Universität von Dublin (bis 1899), Consult. Physic. von Sir Patrick Dun's, City of Dublin, Coombe Hosp., des Richmond Asylum und der National Eye and Ear Infirmary. B. war der 1. Präsident der Acad. of Med. in Ireland. Seit 1880 ist er Physician in Ordinary der Königin in Irland und wurde von Ihrer Majestät in Windsor 1889 durch den Orden of the Bath als „Knight Commander of the Bath" ausgezeichnet. Von seinen zahlreichen Aufsätzen sind folgende anzuführen: *„Plastic bronchitis"* — *„Aneurism of aorta, with atrophy of laryngeal muscles"* (Dublin Journ.) — *„Tetanus and chorea treated by chloroform inhalations"* (Ib.) — *„Loss of language in cerebral disease"* (Ib.) — *„Peculiar discoloration of the skin in females"* — *„Wasting palsy. Cruveilhier's disease"* — *„Gangrene of the lung"* — *„Cerebro-spinal arachnitis"* und viele andere Mitteilungen im Dublin Quart. Journ., Dublin Hosp. Gaz., Proceed. of the Pathol. Soc., sowie endlich der Artikel *„Typhus"* für Quain's Dictionary of Med.

v. Bardeleben, zwei deutsche Mediziner, Vater und Sohn. **Heinrich Adolf v. B.,** der Vater, zu Frankfurt a. O.

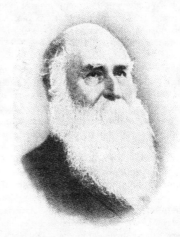

1. März 1819 geb., studierte in Berlin, Heidelberg, nochmals Berlin und Paris und promovierte 15. Dezember 1841. Schon 1840 war B. als Assistent bei NAEGELE in

Heidelberg eingetreten und gedachte sich der geburtshilflichen Carrière ganz zu widmen, als das damals sich so rege in Giessen entwickelnde, echt naturwissenschaftliche Streben der dort vereinigten jüngeren Kräfte ihn anzog, und er sich speziell im Verkehr mit TH. BISCHOFF zu neuen, rein wissenschaftlichen Studien angeregt fühlte. Er wurde bei letzterem Prosektor und habilitierte sich in Giessen (1843/44). Nachdem er hier noch, vier Jahre später, zum Extraordinarius ernannt worden war, bewog ihn eine Berufung zu einer ordentlichen Greifswalder Professur, dorthin zu gehen. Jedoch auch hier lehrte B. anfangs die Chirurgie keineswegs ausschliesslich, sondern war schon durch die Universitätseinrichtungen vielfach zur Beschäftigung mit anderen Unterrichtsfächern genötigt. Erst im Laufe der Fünfziger-Jahre errang er jenen weit über die Mauern Greifswalds hinausreichenden Ruf als Operateur, der ihm in den Kriegen der Sechziger-Jahre die Stellung eines konsultierenden Generalarztes der Armee und in der Folge (1868) die Berufung nach Berlin (an JÜNGKEN's Stelle) eintrug. Hier wirkte B. bis zu seinem 24. Sept. 1895 erfolgten Ableben in segensreichster Weise und erwarb sich namentlich durch Einführung und Modifikation resp. Vereinfachung der antisept. Wundbehandlung ein grosses Verdienst. 1888 wurde er aus Anlass der Behandlung des Kaisers Friedrich III. in den erblichen Adelstand erhoben. B. gehört zu den hervorragenden deutschen Wundärzten und klin. Lehrern der Chirurgie im 19. Jahrh. Er war Mitbegründer und zeitweilig Präsident der Deutschen Gesellschaft für Chir., an deren Verhandlungen und Arbeiten er den regsten Anteil nahm. Auch um die Hebung des Militärmedizinalwesens hat er sich grosse Verdienste erworben. 1866 und 70/71 diente er als konsultierender Generalarzt, ausserdem leitete er ständig Operationskurse für Militärärzte. Eine ausführliche Darstellung von B.'s Leben und Arbeiten verdanken wir einem seiner Schüler und langjährigen Assistenten, dem Oberstabsarzt I. Kl. Prof. Dr. ALBERT KÖHLER (Berlin) in v. LANGENBECK's Arch. f. klin. Chir. B. hat nicht nur im persönlichen Unterricht in hohem Grade anregend gewirkt, sondern ist als Lehrer noch besonders hervorragend durch sein grosses „*Lehrbuch der Chirurgie und Operationslehre*" (8. Aufl., Berlin 1879flg.). — Eine grosse Reihe kleinerer, aber oft die massgebendsten Gesichtspunkte klarlegender Vorträge und Abhandlungen erschien im Archiv für physiol. Heilkunde, im Archiv für Anatomie und Physiologie, in den Compt. rend. de l'Acad. d. sc., der Deutschen Zeitschrift für Chirurgie und den Verhandlungen der Deutschen Gesellschaft für Chirurgie. Die Vorträge, welche B. als langjähriger (II.) Vorsitzender der Berliner med. Gesellschaft gehalten hat, sind fast ausnahmslos in die Berliner klin. Wochenschr. und die Deutsche med. Wochenschr. übergegangen.

Karl Heinrich, Sohn des Vorigen, 7. März 1849 in Giessen geb., studierte in Greifswald, Heidelberg, Berlin, Leipzig, promovierte 1871 zu Berlin, nachdem er 1870/71 als Feld-Assistenzarzt den Krieg gegen Frankreich mitgemacht hatte und Assistent bei BARDELEBEN sen. und ESMARCH im Barackenlazarett Berlin gewesen war.

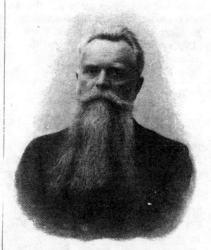

Nach dem Staatsexamen 1872 wurde er Assistent bei W. HIS in Leipzig, ging 1873 als Prosektor mit SCHWALBE nach Jena, 1878 a. o. Professor, 1888 Prof. ord. hon., 1898 Hofrat. Als Oberstabsarzt I. Kl. d. Res. 1898 à la suite des Kgl. Sächs. Sanitätskorps gestellt, 1899 Generaloberarzt à l. s. verfasste v. B. u. a. folgende Schriften:

„Beiträge zur Anat. der Wirbelsäule" (Jena 1874) — „Der Musc. sternalis" (1876) — „Über Venen-Elastizität" (1878) — „Bau der Arterienwand" (1878) — „Die Gesetzmässigkeit des Knochenbaus und ihre allgemeine Bedeutung" (1878) — „Entwickelung der Extremitäten-Venen" (1879) — „Episternum des Menschen" (1879) — „Das Klappen-Distanz-Gesetz" (1880) — „Die Hauptvene des Armes" (1880) — „Muskel und Fascie" (1881) — „Anleitung zum Präparieren" (1882. 4. Aufl. 1896) — „Das Os intermedium tarsi der Säugetiere und des Menschen" (1883) — „Aponeurose" (1885) — „Entwickelung der Fusswurzel" (1885) — „Bauchhöhle. Bindegewebe" (1885) — „Zur Morphologie des Hand- und Fussskelets" (1885) — „Brusthöhle" (1885) — „Anatomische Verhältnisse der vorderen Brustwand und die Lage des Herzens" (1885) — „Über neue Bestandteile der Hand- und Fusswurzel der Säugetiere, sowie die normale Anlage von Rudimenten überzähliger Finger und Zehen beim Menschen" (1885) — „Hand und Fuss" (1886) — „Allgem. Anatomie und Histologie des Knochens" (1887) — „Die morphologische Bedeutung des Musc. sternalis" (1888) — „Über die Lage der weiblichen Beckenorgane" (1888) — „Praepollex und Praehallux" (Deutsch und englisch. 1889) — „Über die Hand- und Fussmuskeln der Säugetiere, bes. die des Praepollex (Praehallux) und Postminimus" (1890) — „Karyokinese" (1891) — „Über bisher unbekannte anatomische Arbeiten Goethes" (1891) — „Über den feineren Bau der menschlichen Spermatozoën" (1891) — „Über Innervierung, Entstehung und Homologie der distalen Gliedmassenmuskeln bei den Säugetieren" (1891) — „Die Häufigkeit überzähliger Brustwarzen (Hyperthelie), bes. beim Mann" (1891) — „Drei weitere Beiträge zur „Hyperthelie" (1892. 1893.) — „Goethe als Anatom" (1892) — „Über Spermatogenese beim Menschen und bei Säugetieren, bei Monotoemen, Marsupialiern" — „Beiträge zur Histologie des Hodens etc." Im Ganzen 8 Arbeiten über Spermatologie (1891—1898) — „Goethes anatomische Schriften" (in der Weimarer Ausgabe: Abt. II, Bd. 8, Morphol. Bd. 3. 1893) — „Atlas der topographischen Anatomie des Menschen" (mit H. HAECKEL 1894) — „Bones and Muscles of the mammalian Hand and Foot" (1894) — „Hand und Fuss" (Zusammenfassendes Referat 1894) — „Praefrontale u. Postfrontale des Menschen" (1896) — „Innervierung der Muskeln, bes. an den menschlichen Extremitäten" (1897).
B. ist Mitarbeiter von: Jahresber. d. Anat. etc. von HOFMANN u. SCHWALBE, jetzt nur SCHWALBE, von 1876 an bis 99. Jahrb. d. pr. Med. BÖRNER (1878—1893). Jenaer Litteraturzeitung (Jahrg. 1874 — 1878). D. m. W. (Jahrg. 1878—1899). Biol. Cbl. (1882. 1883). Biograph. Lexikon hervorrag. Ärzte (1884). Real-Encyklopaedie EULENBURG. 2. u. 3. Aufl. u. die topographischanat. und histol. Artikel. (Ausser den oben angeführten: Drüsen-Epithel, Fascie, Knorpel, Nerv, Sehne u. a.). A. BARDELEBEN, Lehrbuch der Chirurgie: topogr.-anat. Übersichten. Ergebnisse der Anatomie etc. von MERKEL u. BONNET, von 1892 an. Skelett, Gelenk, Muskel (Weimarer GOETHE-Ausgabe (s. o.) 1893). Begründer und Herausgeber des „A. A.'s". (1886 bis 99. Bd. 1—16. Jena) — der „Verh. der Anat. Ges.". (1887 bis 99. Jg. 1—13. Jena) und von „Handbuch der Anatomie des Menschen" in 8 (9) Bänden. Erscheint von 1896 an. Jena.

Bardenheuer, Bernhard, zu Köln, geb. zu Lamersdorf, Kreis Düren, (Rheinpr.) 12. Juli 1839, wurde 1864 in

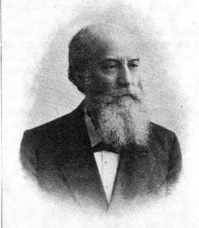

Berlin Dr., war von 1865 an Assistenzarzt in den Kliniken von BUSCH in Bonn und BECKER in Heidelberg, war Volontärarzt in der Klinik von SIMON daselbst, ging dann ein Jahr lang nach Paris,

London und Wien, war während des Krieges von 1870/71 dirig. Arzt der chirurg. Station des Garnison-Lazaretts in Köln, wurde 1871 wieder Assistenzarzt von BECKER in Heidelberg, liess sich 1872 dauernd in Köln nieder, wurde 1874 Oberarzt der chir. Station des dortigen Bürger-Hospitals, erhielt 1884 das Prädikat Professor und 1895 den Charakter als Geh. Sanitätsrat. B. schrieb: *„Jahresbericht über die chirurgische Thätigkeit im Kölner städtischen Bürger-Hospital während des Jahres 1875"* (Köln 1876) — *„Indicationen zur Anwendung des scharfen Löffels"* (Ib. 1877) — *„Zur Frage der Drainierung der Peritonealhöhle"* (Stuttgart 1880) — *„Die Drainierung der Peritonealhöhle. Chirurg. Studien nebst einem Bericht über 7 Nierenexstirpationen"* (Ib. 1881) — *„Mitteilungen aus dem Kölner Bürger-Hospital"* (Köln u. Leipzig 1886, Heft 1—4) — *„Osteoplastische Resektion des Manubrium sterni"* — *„Die Querexcision der Fusswurzelknochen von Dr. Schmidt"* — *„Die operative Behandlung der Hodentuberkulose durch Resektion der Nebenhoden"* — *„Interessante Kapitel aus dem Gebiet der Peritonealchirurgie"* — *„Der extraperitoneale Explorativschnitt"* (Stuttg. 1881) — *„Die Resektion des Mastdarms"* (v. VOLKMANN's Samml. klin. Vortr. No. 298) — *„Die permanente Extensionsbehandlung"* (Stuttgart 1889) — *„Leitfaden der Behandlung der Frakturen und Luxationen mittels Feder- resp. Gewichtsextension"* (Ib. 1890), sowie folgende in den „Verh. d. D. Ges. f. Chir." erschienene Beiträge: *„Die Behandlung der Vorderarmfrakturen mittels Federextension"* (1889) — *„Resektion der Gelenkpfanne der Hüfte bei septischer Epiphysenlinienentzündung"* (1890) — *„Vorschläge zur Kehlkopfexstirpation"* (1890) — *„Plastischer Verschluss von grossen Blasenfisteln aus der Blasenwand"* (1891) — *„Plastische Operation zur Verhütung der Kieferklemme"* — *„Quere Nierenresektion"* — *„Resektion der Hüftgelenkpfanne und partielle Resektion des Oberschenkelkopfes"* — *„Unter- und Oberkieferresektion"* (1892) — *„Die totale Resektion des Hüftgelenkes"* (1894) — *„Über Transplantation der Spina scapulae zum Ersatz der obern Humerushälfte"* (1896) — *„Exarticulatio femoris im Iliacal-Gelenk"* (1897). — In dem „Bericht über die Naturforscher- und Ärztevers. Düsseldorf 1898" veröffentlichte B. *„Die Totalresektion des Hüftgelenkes."* Dazu kommen noch etwa 50 auf B.'s Anregung von seinen früheren und jetzigen Assistenten DEUTZ, RINCHEVAL, PLÜCKER, OSKAR WOLFF, K. CRAMER, BLIESENER, LÖW, BAYER, ARNOLDS, THIEL, BREUER und WILDT veröffentlichte, teils selbständige, teils Journalabhandlungen. Auch bearbeitete B. für die „Deutsche Chir." von BILLROTH-LÜCKE den Abschnitt: *„Verletzungen der Extremitäten"* (1886 bis 88).

Barfurth, Dietrich, zu Bonn, geb. 25. Jan. 1849 zu Dinslaken, studierte in Göttingen und Bonn, war namentlich Schüler von PFLUEGER und von LA VALETTE ST. GEORGE, wurde 1874 zum Dr. phil. promoviert auf Grund einer von der philos. Fakultät in Bonn gekrönten Preisschrift: *„Über Nahrung und Lebensweise der Salme etc."*, ist Dr. med. seit 1882, war Privatdozent der Anatomie in Bonn, Prosektor in Göttingen, seit 1889 Prof. ord. in Dorpat, seit 1896 in Rostock. Litterar. Arbeiten: *„Zur Entwicklung der Milchdrüse"* (Bonn 1882) — *„Über den Bau und die Thätigkeit der Gastropodenleber"* — *„Vergleich.-histochem. Untersuchungen über das Glycogen"* — *„Biolog. Untersuchh. über die Bachforelle"* — *„Versuche über die Verwandlung der Froschlarven"* — *„Der Hunger als förderndes Prinzip in der Natur"* — *„Die Rückbildung des Froschlarvenschwanzes und die sogen. Sarcoplasten"*. In den letzten Jahren bearbeitete B. besonders die „Zellbrücken", die „Regeneration" und „entwicklungsmechanische Arbeiten" im Sinne von W. Roux.

Barker, Benjamin Fordyce, zu New York, hoch angesehener Geburtshelfer, geb. 1818 und als Prof. der Geburtsh. und Gynäkol. am New York Med. College und dem Bellevue Hosp. College 30. Mai 1891 gestorben, war von 1879 bis 85 Präsident der New York Academy of Medicine und hat wiederholt über Puerperalkrankh. geschrieben. Seine grösste Publikation darüber ist: *„The puerperal diseases. Clinical lectures delivered at the Bellevue Hosp."* (N. Y. 1874; deutsche Übers. nach der 4. Aufl. von C. G. ROTHE, Leipz. 1880), sowie: *„The relation of puerperal fever to the infective diseases and pyaemia. An address delivered at the*

Obstetrical Soc. of London, 7. July 1875" (Louisville 1875).

Barkow, Hans Karl Leopold, Geheimer Medizinalrat und ord. Professor der Anatomie an der Universität zu Breslau, 4. August 1798 zu Trent auf der Insel Rügen geb., studierte seit 1815 in Greifswald, seit 1816 in Berlin, hier besonders von seinen Landsleuten RUDOLPHI und ROSENTHAL zur Anatomie angeregt. Nachdem er mit der Dissertation: *„De monstris duplicibus verticibus inter se junctis"* (Berolini 1821), auch als *„Commentatio anat.-phys. de monstris duplicibus etc."* (Lipsiae 1821) erschienen, zum Doktor promoviert worden war, wurde er in demselben Jahre bei ROSENTHAL, welcher zum Professor der Anatomie in Greifswald ernannt worden war, Prosektor und 1822 Privatdozent daselbst. 1826 wurde er als ausserordentlicher Professor und Prosektor an die Universität Breslau berufen und wirkte daselbst unausgesetzt, anfangs neben A. W. OTTO, nach dessen Tode (1845) als sein Nachfolger auch in der Direktion des anatomischen Institutes, nachdem er bereits 1835 Professor ordinarius geworden war, als Lehrer und überaus fruchtbarer Schriftsteller bis zu seinem 22. Juli 1873 erfolgten Tode. Seine äusserst zahlreichen Arbeiten sind grösstenteils mit vielen und vortrefflichen Abbildungen versehen und wurden demzufolge, bei der denselben gegebenen kostbaren Ausstattung, in selbstloser Hingabe an die Wissenschaft, ohne Aussicht auf materiellen Gewinn veröffentlicht. Dieselben, darunter etwa ein halbes Dutzend Gratulations- und Jubelschriften, gehören teils der menschlichen, teils der vergleichenden, teils der pathologischen Anatomie, aber auch der vergleichenden Physiologie an. Ein ausführliches Verzeichnis findet sich im älteren Biogr. Lex. I, p. 294 und den daselbst angegebenen Quellen.

Barlow, Thomas, in London, B. Sc. Lond., B. S. u. F. R. C. P. Lond., erhielt seine Ausbildung am University College in London und wurde daselbst 1874 zum Dr. promoviert. Er ist gegenwärtig Physician am University Coll. Hosp. und Prof. der klin. Med., ausserordentlicher Leibarzt der Königin und Arzt am Königl. Hofe. Vorher war B. Physician am Hospital for sick children (kranke Kinder) in der Great Ormond Street und Arzt am Londoner Fever Hosp. B. beschäftigt sich hauptsächlich mit Kinderkrankheiten und veröffentlichte ausser seiner bekannten Arbeit über die nach ihm benannte Krankheit u. d. T.: *„Infantile Scurvy"* (Transact. Med. Chir. Soc.) noch folgende Abhandlungen: *„Meningitis, choroiditis and arteritis in congenital syphilis"* (Transact. Pathol. Soc.) — *„Notes on pleuritic effusion in childhood"* — *„Subcutaneous nodules in rheumatism of childhood"* (Internat. Med. Congr. 1881) — *„Bradshawe Lecture at Coll. of Physicians"* (1895) — *„Fatal myelitis occurring in the exanthem stage of measles"* (Transact. Med. Chir. Soc.) — *„Double hemiplegia with symmetrical cerebral lesions"* (Br. Med. Journ. 1877); ferner zu ALLBUTT's „System of Medicine" die Artikel: *Raynauds disease, erythromelalgia, tuberculous meningitis u. simple meningitis.*

Baroffio, Felice, General - Major-Inspekteur und Chef des italienischen Sanitätskorps, geb. 1825 zu Mailand, focht bereits als Student 1848 gegen Oesterreich, trat 1849 in den Sardinischen Sanitätsdienst, wurde 1859 Regimentsarzt, war 1864 und 1868 Vertreter der italienischen Regierung bei der Errichtung der Genfer Konvention und ihrer Additional-Artikel und nahm von da an lebhaften Anteil an dem Italienischen Roten Kreuz, wurde 1876 Sanitäts-Oberst, 1883 Chef des Comitato di sanità militare, 1887 General - Major, 1892 Ispettore capo della sanità militare und starb 13. Juni 1893 in Rom. Ausser durch Veröffentlichung einer Anzahl von Monographien zur Militärmedizin hat sich B. um das italien. Militärmedizinalwesen sehr verdient gemacht.

Báron, Jonas, in Budapest, geb. 1845 zu Gyöngyös (Ungarn), promovierte 1869/70 als Med. und Chir. Doktor in Budapest, war 1871 bis 73 Sekundararzt am Pester Israeliten-Spitale, 1873 bis 74 Operationszögling an der Universitätsklinik des Prof. Jos. KOVÁCS, ist seit 1874 Primarchirurg des Pester Israel. Spitals und habilitierte sich 1879 an der Budapester Univers. als Dozent für Herniologie. Litterar. Arbeiten (ausser dem in dem älteren Lexikon gegebenen, bis zum Jahre 1886 reichenden Verzeichnis noch folgende, seitdem hinzugekommene): *„Zur Lehre der inguino- und cruro-intraabdominalen Hernien."* (Wien. M. Pr. 1888) — *„Über die neuern Radikaloperationen der Hernien"* (1889) — *„Neuere Fälle von inguino- und cruro-abdominalen Hernien"* (Gyógyàszat 1890) — *„Über radikale Bruchoperationen"* (Klinikai Füzetek 1891) — *„Ein Fall von innerer Incarceration"* (Gyógyàszat 1892) — *„Die Anwendung des Thermocauters bei Mastdarmleiden"* (Ib.1893) — *„Über eine besondere Art des Leistenbruches."* (Festschr. z. 25jähr. Jubil. von Kovács 1894) — *„Über eine Art von Brucheinklemmung"* (Wien. Med. Wochensch. 1898).

Bartels, Karl Heinrich Christian, 25. September 1822 in Meilsdorf (Holstein) geb., studierte seit 1844 in Kiel, 1 Jahr später in Heidelberg, hier besonders als Schüler von Pfeuffer u. Henle. Nach Kiel zurückgekehrt, machte er den ersten schleswig-holsteinischen Krieg zuerst als Freischärler mit, dann diente er als Militärarzt und konnte 1849—1850 das Staatsexamen machen. — Nach der Schlacht bei Idstedt gefangen genommen und als Rebell behandelt, wurde er ein Jahr später bei Frerichs Assistenzarzt. Er habilitierte sich 1851 und hielt Kurse über physikalische Diagnostik. Nach Frerichs' Weggange fiel ihm die Poliklinik zu, der er seine ganze Thätigkeit widmete, ohne eine Gelegenheit zur Erweiterung seines Wissens, wie sie der Verkehr mit Litzmann und Stromeyer bot, zu versäumen. Ende 1854 widmete B. sich unter Verzicht auf seine Stellung ganz der Praxis. Als jedoch 1858 (durch Götz' Tod) der Lehrstuhl für klinische Medizin frei wurde, übertrug die Fakultät ihm die Vertretung und berief ihn in die Stellung als Leiter der Klinik im folgenden Jahre. Einen Ruf nach Greifswald (1864) lehnte er ab, bildete vielmehr bald den Mittelpunkt seiner heimischen Fakultät und blieb ihr bis an sein Lebensende treu. Seine lange Kränklichkeit dürfte auf eine heftige Pleuritis zurückzuführen sein, die er sich bereits 1870 bei dem Auftrage, in Düppeln-Sonderburg Lazaretträume vorzubereiten, zuzog. Trotz anscheinend vollständiger Heilung, während welcher er seine Amtsthätigkeiten bereits wieder aufgenommen hatte, zeigte sich 1874 infolge einer Lungenschrumpfung eine erhebliche Hämoptoe, die sich 1877 in lebensbedrohlicher Weise wiederholte. Noch einmal versuchte B. Lehramt und Praxis wieder aufzunehmen, reiste im Winter nach dem Genfer See, kehrte jedoch fast sterbend zurück und endete sein thätiges Leben 20. Juni 1878. — B.'s Hauptwerk ist das *„Handbuch der Krankheiten des Harnapparates"* (der IX. Band von Ziemssen's Handb. der speziellen Pathologie. Leipzig 1875). Daneben existiert von ihm eine grössere Anzahl von Arbeiten im Deutschen Archiv für klinische Medizin, dessen langjähriger Mitherausgeber er war.

Bartels, Christian August, geb. 1805 in Helmstädt und 1872 in Berlin als Geh. San.-Rat gestorben, war anfangs (von 1835 bis 38) Sekundärarzt der Univ.-Frauenklinik in Berlin unter Wilh. Busch und von 1847 bis zu seinem Lebensende dirig. Arzt in Bethanien.

Bartels, Maximilian Carl August, als Sohn des Vorigen, 26. September 1843 in Berlin geb., studierte in Berlin, hauptsächlich unter K. B. Reichert, N. Lieberkühn und Guido Wagener, wurde 1867 auf Grund seiner Dissertation: *„Über die Bauchblasengenitalspalte, einen bestimmten Grad der sogenannten Inversion der Harnblase"* (Reichert und Du Bois-Reymond's Arch. f. Anat. und Phys. 1868) zum Dr. med. promoviert und erhielt 1868 die Approbation. Danach studierte er in Wien und wurde 1869 bis 72 Assistent bei R. Wilms und A. Bartels in Bethanien. Seit 1872 als Arzt in Berlin thätig, seit 1899 mit dem Titel Geh. Sanitätsrat, publizierte er, ausser einer Anzahl kleinerer chirurgischer und anthropologischer Aufsätze: *„Über abnorme Behaarung beim Menschen"* (3 Aufsätze, Zeitschr. für Ethnol., VIII, 1876; XI, 1879; XIII, 1881) — *„Die Traumen der Harnblase"* (Langenbeck's Archiv XXII. 1878) — *„Über Menschenschwänze"* (Archiv für Anthrop., XIII, 1880) — *„Die geschwänzten Menschen"* (Ib. XV, 1883) — *„Die Medizin der Naturvölker. Ethnologische Beiträge zur Urgeschichte der Medizin"* (Leipzig 1893). — Das Werk von H. Ploss: *„Das Weib in* *der Natur- und Völkerkunde"* wurde nach dem Tode von PL. zum erstenmale 1887 neu bearbeitet und vermehrt. Seitdem gab er davon mehrere stets vermehrte Auflagen heraus, deren sechste soeben erschienen ist.

Barth, Jean Baptiste, 24. September 1806 in Saargemünd (Elsass) geboren, bezog 1826 die Universität zu Paris, um sich dem Studium der Medizin zu widmen. Nach Beendigung seiner Studien fungierte er mehrere Jahre als Interne, besonders in der LOUIS'schen Klinik im Hôpital de la Pitié und erwarb sich hier durch Kurse über pathologische Anatomie unter den Studierenden einen grossen Ruf. — Im Jahre 1840 wurde er zum Hospitalarzte ernannt und als solcher hat er an verschiedenen Krankenhäusern in Paris als Arzt und Lehrer mehr als 30 Jahre lang eine ebenso umfangreiche als fruchtbringende Thätigkeit entfaltet. — Aus der LOUIS'schen Schule hervorgegangen, hat B. die Richtung seines grossen Meisters weiter verfolgt und, wie dieser, ist er stets bemüht gewesen, die klinischen Beobachtungen an dem Leichenbefunde zu erläutern und so die pathologische Anatomie für das klinische Verständnis zu verwerten. — Als Schriftsteller ist er namentlich durch den von ihm in Gemeinschaft mit ROGER bearbeiteten *„Traité pratique de l'auscultation",* der zuerst 1841 erschien, bis 1874 acht Auflagen erfahren hat und auch ins Deutsche, Englische und Italienische übersetzt worden ist, allgemein bekannt geworden; ausserdem hat er eine grössere Zahl sehr wertvoller pathologischer Arbeiten (über Obliteration der Aorta, Herzruptur, Bronchienerweiterung, über Krebs, käsige Pneumonie u. m. a.) in verschiedenen Zeitschriften, zuletzt namentlich in dem Bulletin der anatomischen Gesellschaft in Paris veröffentlicht; das DUPUYTREN'sche Museum hat er durch Hunderte von pathologischen Präparaten bereichert. — Unter den Pariser Aerzten nahm B. eine sehr geachtete Stellung ein; als vieljähriges, durch seine Leistungen hochgeschätztes Mitglied der Akademie der Medizin wurde ihm die Ehre zu teil, 1871 zum Vice-Präsidenten und im Jahre darauf zum Präsidenten der Akademie ernannt zu werden. Nicht weniger angesehen war er in der Pariser Gesellschaft als Arzt und Menschenfreund; die innigste Freundschaft verband ihn mit THIERS. — An den Folgen einer während einer Erholungsreise in Neapel acquirierten Malaria-Infektion starb B., der letzte bedeutende Repräsentant der LOUIS'schen Schule, am 20. Nov. 1877.

Barth, Adolf, zu Leipzig, geb. 1852 zu Alsleben (Pr. Sachsen), studierte von 1874—79 in Strassburg, Marburg und Bonn, hier besonders unter VEIT und BINZ, war eine Zeit lang Assistent an der chirurg. Universitätspoliklinik in Rostock, widmete sich dann der Ohrenheilkunde zunächst als Assistent von LUCAE in Berlin, später als Ohrenarzt in Berlin. 1890 wurde er Extraordinarius der Hals-, Nasen- und Ohrenheilkunde in Marburg, ging 1895 in gleicher Eigenschaft nach Breslau und von dort nach Leipzig, wo er gegenwärtig ordentl. Prof. und Direktor der Klinik für Ohren- und Nasenkrankheiten und Oberarzt am Jakobshospital ist. B. publizierte u. a.: *„Über den im Mittelohr erzeugten Druck bei Lufteintreibungen durch die Tube"* (1886) — *„Zur Lehre von den Tönen und Geräuschen"* (1887) — *„Das Dekrement abschwingender Stimmgabeln", „Bestimmung der Hörschärfe"* (1888) — *„Anästhesie bei kleinen chirurgischen Eingriffen"* (1890) — *„Akute Mittelohr-Entzündung mit ungewöhnlichen Hirnerscheinungen".*

Barth, Arthur, in Danzig, geb. 20. Februar 1858 zu Untergreislau b. Weissenfels a. S., Dr. med. 1882 in Jena, war von 1884—85 Assistent am Stadtlazarett in Danzig, bis 1890 am Augusta-Hospital in Berlin (unter E. KUESTER) und bis 1895 Sekundärarzt der chirurgischen Klinik in Marburg, woselbst er sich 1892 als Privatdozent für Chirurgie habilitierte und 1896 zum ausserordentlichen Professor ernannt wurde. In demselben Jahre wurde er Oberarzt am chirur. Stadtlazarett in Danzig. Schriften: *„Über die histologischen Vorgänge bei der Heilung der Nierenwunden und über die Frage des Wiederersatzes von Nierengewebe* (Habilitationsschrift 1892) — *„Histologische Untersuchungen über Knochenimplantationen"* (ZIEGLER's Beitr. z. pathol. Anat. XVII.

1894) — „*Die Entstehung und das Wachstum der freien Gelenkkörper*" (von Langenbeck's Archiv LVI. 1898).

Barthez, Antoine - Charles-Ernest de, zu Paris, geb. 1811 zu Narbonne (Aude) als Grossneffe des berühmten Barthez von Montpellier, wurde 1839 in Paris Dr. mit der These: „*Les avantages de la marche et des exercices du corps dans les cas de tumeurs blanches, caries, nécroses des membres inférieurs chez les scrofuleux*", erhielt zusammen mit Guéneau de Mussy und Landouzy den Auftrag, die 1845 im Arrondissement von Coulommiers (Seine-et-Marne) herrschende Schweissfriesel-Epidemie zu beobachten und zu bekämpfen und war später Arzt der Hospitäler Sainte-Eugénie und du Prince impérial. Zusammen mit F. Rilliet gab er den bekannten, von den Akademien der Med. und der Wissensch. gekrönten „*Traité clinique et pratique des maladies des enfants*" (3 voll., 1843; 2. édit. 1853, 54, 61; 3. édit. von Barthez und A. Sanné, 1884; deutsche Übersetzung von E. R. Hagen, 3 Teile, Leipzig 1854—56) heraus und veröffentlichte eine Reihe von Aufsätzen teils in der Gaz. méd. de Paris, teils in den Archives générales, namentlich über Kinderkrankheiten. Er starb als Médec. honor. der Hospitäler, Mitglied der Acad. de méd. 6. Dez. 1891.

Basch, Samuel Siegfried Karl Ritter v., geb. in Prag 9. September 1837, studierte in Prag und Wien, arbeitete seit 1857 im Laboratorium v. Bruecke, wurde 1862 Dr. med. in Wien, war von 1861—65 Assistent bez. Sekundärarzt auf den Abteilungen von Dittel, Jaeger, Tuerk, Kolisko und Haller und ging 1865 nach Mexiko, wo er das Militärspital in Puebla dirigierte und zuletzt Hofarzt des 1867 erschossenen Kaisers Maximilian war. 1870 habilitierte er sich als Dozent für Experimental-Pathologie in Wien und wurde daselbst 1877 Extraordinarius. Er veröffentlichte „*Erinnerungen aus Mexico, Geschichte der letzten zehn Monate des Kaiserreichs*" (Leipzig 1868); „*Untersuchungen über Dysenterie*" (Virchow's Arch. 1868), ausserdem zahlreiche experimentelle Arbeiten zur feineren Histologie des Darms und der chylopoëtischen Apparate, ferner über die Summation von Reizen durch das Herz, über die Anatomie des Blatternprozesses, über die physiologischen Wirkungen der Nikotin, über die Innervation des Uterus, über Blutdruck beim Menschen u. v. a. Die betr. Publikationen sind hauptsächlich in den Wiener med. Jahrbüchern, Sitzungsberichten der Wiener Akademie, im Archiv für Physiologie von du Bois-Reymond, sowie in Ztschr. für klin. Med. erfolgt. B. beschrieb auch einen neuen Sphygmo- und Cardiographen.

Basedow, Karl A. v., Sohn eines Präsidenten in Dessau, wurde daselbst 28. März 1799 geboren. Er studierte hauptsächlich in Halle und liess sich 1822 in Merseburg nieder, erhielt in späteren Jahren das Physikat in Merseburg und war in dieser Stellung bis an sein Lebensende — 11. April 1854 — thätig. Dasselbe erfolgte insofern in eigentümlich tragischer Weise, als sich B. bei der Sektion eines Flecktyphuskranken infizierte und dieser Krankheit erlag. Seiner Dissertation: „*Commentationes in novam amputationes cruris panniculatae encheiresin*" folgten verschiedene chirurgisch-kasuistische Mitteilungen in Graefe's und Walther's Journ. der Chir. (Bd. VI—VIII), in Hufeland's Journ. (Bd. LXVII) und Siebold's Journ. für Geburtshilfe (Bd. VII und IX u. a.) — Die Arbeit, welche B. eigentlich in die Geschichte der Wissenschaft einreihte, ist die in Casper's Wochenschrift, Jahrg. 1840, erschienene: „*Exophthalmus durch Hypertrophie des Zellgewebes in der Augenhöhle.*"

Battey, Robert, geb. 26. November 1828 in Richmond co., Ga., studierte an Booth's Laboratorium, am Coll. of Pharmacy, an der Universität und am Jefferson Med. Coll. in Philadelphia, promovierte an letztgenannter Anstalt 1857 und hatte seit 1847 seinen beständigen Wohnsitz in Rome, Ga., mit Ausnahme der Zeit von 1872—75, wo er als Prof. der Geburtsh. am Atlanta Med. Coll. fungierte und das „Atlanta Med. and Surg. Journal" herausgab. 1872 veröffentlichte er zuerst das nach ihm benannte Verfahren der Eierstocksexstirpation. B. starb 8. Jan. 1895. Seine zahlreichen Publikatt. beziehen sich auf diesen Gegenstand, sowie auf die

Operation von Blasen-Scheidenfisteln, Wasserinjektionen in den Mastdarm, Perinealschnitt bei chron. Blasenkatarrh, einen Fall von Entfernung eines $4^1/_2$pfünd. fibro-cystoiden Tumors aus der Carotidengegend u. s. w. Im Kriege diente er als Surgeon.

Bauer, Karl Josef, in München, geb. zu Erlhammer in der nördlichen Oberpfalz (Bayern) 1. Oktober 1845, studierte seit 1864 in München und trat hier 1869 nach Absolvierung der Fakultätsprüfung als Assistent des allgemeinen Krankenhauses bei v. LINDWURM ein. 1873 habilitierte er sich als Dozent für innere Medizin und wurde 1876 Extraordinarius. B. ist gegenwärtig Oberarzt der II. med. Abteil. des städt. Krankenhauses l. J. und doziert hauptsächlich klinische Propädeutik. Er veröffentlichte: „*Geschichte der Aderlässe*" (preisgekrönt, München 1870) und zahlreiche Abhandlungen physiol. und klinisch-therapeut. Inhalts, über Kaltwasserbehandlung des Typhus, Stoffumsatz bei Phosphorvergiftung, Stoffumsatz nach Blutentziehungen, Einfluss einiger Arzneimittel auf den Gasaustausch, über die Diagnose parenchymatöser Pneumonien, über Krankenernährung, diätetische Heilmethode, Stoffwechsel bei Fiebernden, Eiweissumsatz bei Leukämie und mehrere Artikel in v. ZIEMSSEN's Handbuch der allg. Therapie.

Baum, Vater und Sohn, zwei deutsche Chirurgen. Der Vater, Wilhelm, Geheimer Ober-Medizinalrat und ord. Professor der Chirurgie in Göttingen, war 10. November 1799 zu Elbing geboren, besuchte von 1818 bis 1822 die Universitäten zu Königsberg und Berlin, an welchem letztgenannten Orte er mit der Dissertation: „*De urethrae virilis fissuris congenitis speciatim vero de epispadia*" zum Doktor med. promoviert wurde. Er machte von 1823 bis 1826 wissenschaftliche Reisen nach Wien, Italien, Frankreich, England und liess sich 1826 als Arzt in Berlin nieder. 1830 wurde er dirigierender Oberarzt des städtischen Hospitals in Danzig, 1842 im Herbst als Prof. ord. der Chirurgie nach Greifswald und 1894 für dasselbe Fach in Göttingen berufen. 1865 erhielt er den Charakter als Ober-Medizinalrat, 1875 im Herbst, als er seine klinische Thätigkeit in Göttingen einstellte, nachdem er 1867 die Augenheilkunde schon anderen Händen anvertraut hatte, den als Geheimer Ober-Medizinalrat. Sein Tod erfolgte 3. September 1883. — Obgleich B. ausser seiner Dissertation und einem im Auftrage der Regierung verfassten Bericht „*Beitrag zur Pathologie des Weichselzopfs*" (RUST's Magazin, LXI, 1843), sowie einem Aufsatz über die Krätze, nichts geschrieben hat, gehörte er zu den gelehrtesten Chirurgen Deutschlands, indem er in der Litteratur des In- und Auslandes eine ausgezeichnete Belesenheit besass und dadurch im Stande war, andere mit Rat und That aus dem Schatze seines Wissens und seiner vortrefflichen Bibliothek zu unterstützen. Von seinen klinischen Leistungen geben die verschiedenen Publikationen seiner Schüler (z. B. GEORG FISCHER u. a.) Kenntnis.

Der Sohn Wilhelm Georg, Arzt in Danzig, daselbst 11. Mai 1836 geb., studierte von 1854—1859 in Göttingen und Berlin. An letzterem Orte wurde er mit der Dissertation: *De laesionibus aneurysmatibusque arteriarum glutacae et ischiadicae etc.*" 1859 zum Doktor med. promoviert. Nach mehrjährigen wissenschaftlichen Reisen war er vom Juli 1861 bis zum Januar 1864 Assistent an der Klinik seines Vaters in Göttingen, machte dann als freiwilliger Arzt den Feldzug von 1864 gegen Dänemark mit, wurde darauf preussischer Militärarzt, blieb es bis 1876, seit 1868 Stabsarzt in Danzig, und nahm an den Feldzügen von 1866 und 1870/71 teil. Seit 1876 war er (wie es sein Vater war) Oberarzt des städtischen Krankenhauses zu Danzig. Er starb 13. April 1896. Seine litterarischen Leistungen sind: „*Beitrag zu der Lehre von den indirekten Schädelfrakturen*" (v. LANGENBECK's Archiv XIX, 1876) — „*Ovariotomie bei konstatierter Schwangerschaft*" — „*Zur Lehre von der operativen Behandlung eitriger Pleuraexsudate*" — „*Mimischer Gesichtskrampf, Dehnung des Facialis. Heilung*" — „*Über Radikalheilung des Gebärmutterkrebses durch Totalexstirpation des Uterus von der Scheide aus*" — „*Anus praeternaturalis, Darmresektion. Heilung*" (sämtlich in der Berl. klin. Wochenschr. 1876, 1877, 1878,

4*

1880, 1881) — *„Gehirnvorfall mit Ausfluss von Ventricularflüssigkeit"* — *„Zur Lehre von Dupuytrens permanenter Fingerverkrümmung"* — *„Resektion eines carcinomatösen Dickdarmstückes"* (diese drei Aufsätze im Ctrlbl.. f. Chir., 1877, 1878, 1879) — *„Beitrag zur Kritik der intra- und extraperitonealen Stielbehandlung bei Ovariotomien"* (Ctrlbl. f. Gynäk. 1878).

Baumann, Eugen, Professor der Physiologie zu Freiburg in Baden, zu Cannstatt 12. Dezember 1846 geb., studierte in Stuttgart, Tübingen, Strassburg und arbeitete schon während des Studiums besonders unter den Auspizien von HOPPE-SEYLER. Zum Phil. Dr. im März 1872 zu Tübingen, zum Med. Dr. im August 1877 zu Strassburg i. E. promoviert, begab sich B. nach Berlin und fungierte hier vom 1. Oktober 1877 als Abteilungsvorsteher am physiologischen Institute, zunächst als Privatdozent in der philosophischen Fakultät, seit Januar

SEYLER'S Zeitschrift für physiologische Chemie publiziert sind. Von grundlegender Bedeutung wurde der von ihm geführte Nachweis des normalen Vorkommens von Jod im Tierkörper, speziell in der Schilddrüse, als sogen. Thyrojodin, ein Fund, der einerseits ein klärendes Licht auf die Erscheinungen beim Kropf und Kretinismus brachte, anderseits die Lehre von der Therapie dieser Krankheiten förderte und zugleich den Anstoss zur Wiederbelebung der sog. Organtherapie gab.

Baumgarten, Paul Clemens, geb. zu Dresden 28. August 1848, in Leipzig und Königsberg i. Pr. als Schüler von WILHELM BRAUNE und E. WAGNER in Leipzig, E. NEUMANN in Königsberg vorgebildet, promovierte 22. August 1873 in Leipzig; 1873 wurde er Assistent am anatomischen Institut zu Leipzig, seit 1874 bis 1889 war er als Prosektor am pathologisch-anatomischen Institut in Königsberg i. Pr. thätig. 1881 wurde er

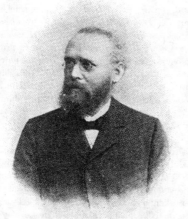 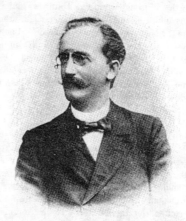

1882 als Extraordinarius der med. Fakultät. Am 1. Oktober 1883 wurde er zum Ordinarius in der med. Fakultät zu Freiburg i. B. ernannt, als welcher er 3. Novbr. 1896 starb. — Das litterarische Hervortreten B.'s beruht auf einer Reihe bedeutender Arbeiten physiologisch-chemischen Inhaltes, die sich zu einem grossen Teile mit den synthetischen Prozessen im Tierkörper beschäftigen und meistens in HOPPE-

zum Prof. extraord. der pathologischen Anatomie an der Universität Königsberg ernannt, 1888 ebendaselbst zum Examinator für das Fach der Hygiene. 1889 wurde er als ordentlicher Professor der pathologischen Anatomie und allgemeinen Pathologie an die Universität Tübingen berufen, woselbst er jetzt noch zugleich als Vertreter des Fachs der Bakteriologie wirkt. Unter seinen Arbeiten sind hervorzuheben: „*Die sogenannte Organisation des Thrombus*" (Leipzig 1877) (in welcher Arbeit die genannte, vieldiskutierte Frage zu einem allgemeingültigen Abschluss gebracht und zugleich für die Lehre von der Thrombose neue Gesichtspunkte gewonnen wurden) — „*Entdeckung des spezifischen Tuberkelbazillus*" (1882); gleichzeitig und unabhängig von ROBERT KOCH. — „*Über Tuberkel und Tuberkulose*" (Berlin 1885) in welchem Werke das bisher ungelöste Problem der Histogenese des tuberkulösen Prozesses vollständig klar gelegt wurde) — „*Über latente Tuberkulose*" (v. VOLKMANN's Samml. klin. Vortr., Nr. 218) — „*Über die Wege der tuberkulösen Infektion*" (Zeitschr. f. klin. Med., VI, 1883) Begründung der Lehre von der „kongenitalen" Tuberkulose; die Erblichkeit der Tuberkulose wird erklärt durch erbliche Übertragung des spezifischen Tuberkelbazillus — „*Zur Kritik der Metschnikoff'schen Phagocytentheorie*" (Ib. XV, 1888), eingehende kritische Widerlegung dieser Theorie auf Grund zahlreicher eigener experimenteller Untersuchungen — „*Über die Einwirkung des Koch'schen Mittels auf die Impftuberkulose der Kaninchen*" — (VIRCHOW-Festschrift, Bd. III, Berlin) — „*Über den Heilwert des neuen Koch'schen Tuberkulin (TR) nach Experimenten an tuberkulös infizierten Kaninchen und Meerschweinchen*", (Ctrlbl. f. Bakteriol. und Paras., 1898), Nachweis, dass weder das alte noch das neue Tuberkulin R. KOCH's einen heilenden Einfluss auf die Impftuberkel der Kaninchen und Meerschweinchen auszuüben befähigt ist — „*Lehrbuch der pathologischen Mykologie*" (Braunschweig 1890), erster Versuch, die Pathogenese und pathologische Histologie der Infektionskrankheiten vom Standpunkt der modernen Lehre von den pathogenen Mikroorganismen zu entwickeln — „*Über die Nabelvene des Menschen und ihre Bedeutung für die Cirkulationsstörung bei Lebercirrhose*" (ib. 1891). Seit 1885 giebt B. (anfangs als alleiniger Verfasser, später in Verbindung mit Fachgenossen) die „*Jahresberichte über die Fortschritte in der Lehre von den pathogenen Mikroorganismen*" (ib.) heraus, welche mit zahlreichen kritischen Anmerkungen B.'s versehen sind, seit 1891 die „*Arbeiten auf dem Gebiete der pathologischen Anatomie und Bakteriologie aus dem pathologisch-anatomischen Institute zu Tübingen*", von welchen bis jetzt 2 Bände erschienen sind. Die aus dem Königsberger Laboratorium B.'s hervorgegangenen Arbeiten seiner Schüler sind in ZIEGLER's „Beiträgen zur pathologischen Anatomie und Physiologie" mitgeteilt (1887 und 1889).

Baumgärtner, Julius, Med.-Rat in Baden-Baden, als Sohn von Karl Heinrich B. (1798—1886) zu Freiburg i. Br. 23. März 1837 geb., studierte von 1855—60 daselbst, promovierte 1860, war zunächst Assistent an der chirurg. Universitätsklinik in Freiburg, hielt sich alsdann weitere 3 Jahre in Paris (NELATON, JOBERT, NONAT), in London (SPENCER WELLS, BAKER, BROWN), Edinburg (SIMPSON), in Dublin (DENHAM), Berlin (MARTIN, v. LANGENBECK), Wien (BRAUN, SKODA) auf, wirkte seit 1864 in Baden-Baden als Leiter einer Privatklinik für Frauenkrankheiten, im Kriegsjahre 1870/71 als Chef des chir. Lazaretts für Franzosen in der Festung Rastatt, im September 1879 als I. Geschäftsführer der 52. Versammlung deutscher Naturforscher und Ärzte zu Baden-Baden, seit 1879 als dirig. Arzt des städtischen Krankenhauses in Baden-Baden und seit 1891 zugleich als dirig. Arzt der Abteilung für Frauenleiden und chir. Erkrankungen an dem für bessere Stände erbauten Sanatorium Quisisana. Litterarische Arbeiten: „*Der Atmungsprozess im Ei*" (Freiburg 1861) — „*Die Krankheiten des Kehlkopfes*" (Ib. 1864) — „*Über Prolapsusoperation*" (Berl. klin. Wochenschr. 1876) — „*Drei Laparotomien innerhalb 3 Jahren an derselben Patientin*" (Ib. 1879) — „*Über Kropfexstirpation*" (Tagebl. der Naturf.-Versamml. Salzburg 1889) — „*Über extraperitoneales Haematom*" (D. med. Wochenschr., 1882) — „*Über Ablösbarkeit des Peritoneums im Becken*" (Tagebl. der Naturf.-Versamml. Eisenach, 1882) — „*Über Peritonealtoilette*" (Arch. für Gynäkol., XXV) — „*Über Cachexia strumipriva*" (v. LANGENBECK's Arch. XXXI) — „*Baden-Baden und seine Kurmittel*" (Baden 1886) — „*Die Operation der parametritischen Abscesse*" (Berl. klin. Wochenschr. 1889) — „*Ein Beitrag zur Perityphlitis und deren Behandlung*" (Ib. 1894) — „*Blasenfistel-Operation*" (Ib. 1896)

— "*Enucleation der Hämorrhoidalknoten*" (Verhandl. der d. Ges. f. Chirurg. 1896).

Bayer, Heinrich, in Strassburg, geb. daselbst 11. Oktober 1853, in Strassburg, Berlin und Prag als Schüler von Kussmaul, Breisky und W. A. Freund ausgebildet, Dr. med. 1879, war 1879—80 Assistent bei Kussmaul, bis 1885 bei W. A. Freund, habilitierte sich 1885 für Geburtshilfe und Gynäkologie und ist seit 1893 Extraordinarius. Schriften: „*Über die Säuren der menschlichen Galle*" (Dissert.) „*Über parenchymat. Entzündungen des Centralnervensystems*" (mit P. Meyer). — „*Über die Bedeutung der Elektricität in der Geburtshülfe und Gynäk.*" (Zeitschr. f. G. u. G. XI) — „*Zur physiol. und patholog. Morphologie der Gebärmutter*" (Gynäk. Klinik herausgeg. von W. A. Freund) — „*Über den Begriff und die Behandlung der Deflexionslagen*" (Samml. klin. Vortr. Nr. 270) — „*Über geburtshilfl. Elektrotherapie*" (ib. Nr. 358) — „*Uterus und unteres Uterinsegment*" (Archiv f. Gynäk. Bd. 54) — „*Beiträge zur Lehre vom unteren Uterinsegment*" (Beitr. f. Geb. u. Gyn. I) — „*Neue Methode der Beckenmessung*" (ebendas. II), ausserdem kleinere Publikationen und Vorträge über Veränderungen des Augenhintergrundes bei Wöchnerinnen, Placenta praevia, geburtshilfliche Lehrmittel etc.

Beale, Lionel Smith, Professor der Principles and Practice der Medicin am King's College und Physician am King's College Hospital zu London, ist daselbst 1828 geboren. Seine litterarische Thätigkeit ist eine ausserordentlich ausgedehnte gewesen, namentlich auf den Gebieten der Anatomie, Physiologie, Zoochemie, Histologie, Pathologie und pathologischen Anatomie. Allein in der Zeit von 1852—72 veröffentlichte er gegen 50 Aufsätze, in etwa 17 Zeit- oder Gesellschaftsschriften, zum Teil gleichzeitig oder nacheinander an mehreren Orten; wir heben unter denselben hervor: „*The medical student a student in science. Introductory lecture .... Medical Department of King's College* (1858) — „*On some points in the anatomy of the liver of man and vertebrate animals etc.*" (1856 w. pl.) — „*Tables for the chemical and microscopical examination of urine in health and disease*" (1856) — „*How to work with the microscope*" (1861 w. pl.; 4. ed. 1868) — „*On the structure of simple tissues of the human body. A course of lectures delivered at the Royal College of Physicians*" (1861, w. 10 pl.; deutsch mit Zusätzen des Verfassers herausgegeben von J. Vict. Carus, Leipzig 1862) — „*On deficiency of vital powers in disease, and on support, with observations upon the action of alcohol in serious cases of acute disease*" (1863) — „*On the structure and growth of the tissues, and on life. Ten lectures delivered at King's College, London*" (1865) — „*The microscope in its application to practical medicine*" (3. ed., w. illust. Lond., Philadelph. 1867; deutsch von Herm. Reinhard in Med. Handbibliothek für prakt. Aerzte und Studierende. Bd. VII. 1857.)

Beard, George Miller, war 8. Mai 1839 zu Montville (Connecticut) geb. und hatte seine Studien 1862 am Yale College beendet. In das College of Physicians and surgeons zu New York trat er 1866 ein und publizierte zuerst in demselben Jahre: „*Electricity as a tonic*", dann verschiedene mehr populäre Schriften: „*Our home physician*" (1869) — „*Eating and drinking*", sowie „*Stimulants and narcotics*" (1871). Die meiste Beachtung unter seinen Schriften fanden „*Medical and surgical electricity*" (1875 mit A. D. Rockwell zusammen herausgegeben) — „*Hay-fever or summercatarrh*" (1876) — „*Sea sickness: its symptoms, nature and treatment*" (1881, Empfehlung des Bromkalium) — „*The scientific basis of delusions*" (1877), vor allem aber „*American nervousness, with its causes and consequences*" (*nervous exhaustion, neurasthenic*, 1880) zuerst erschienen, von B. selbst noch in zweiter Auflage ediert, ins Deutsche übersetzt von Neisser. Leipzig 1881, 1883). — Noch 1882 trat B. mit „*The case of Guiteau: a psychological study*" in die Öffentlichkeit und starb am 23. Januar 1883 in New-York. Durch seine Arbeiten über Psychologie und Pathologie des tierischen Magnetismus, Hellsehens, Spiritismus hat er sich einen Namen gemacht.

Beaumont, William, amerikanischer Arzt, geboren 1785 zu Lebanon, Connecticut, war von 1812—1838 oder

1840 Arzt in der Armee der Vereinigten Staaten und befand sich als solcher unter anderem im Fort Niagara, 1822 zu Michillimackinac, Michigan, später zu Plattsburgh. Er ist berühmt geworden durch seine an dem bekannten kanadischen Jäger, der mit einer Magenfistel behaftet war, angestellten Verdauungsversuche. Seine erste Publikation darüber im Amer. Medic. Recorder (VIII. 1825) war: *"The case of Alexis San Martin, who was wounded in the stomach by a load of duckshot, with experiences"* und eine spätere: *"Experiments and observations on the gastric juice and the physiology of digestion"* (Plattsburgh 1833; deutsche Übersetzung von BERNH. LUDEN, Leipzig 1834). B. nahm später seinen Wohnsitz in St. Louis und starb daselbst 25. April 1853.

Becher, Julius, Geh. San.-Rat in Berlin, hier 6. Jan. 1842 geb. und ausgebildet, studierte auch in Würzburg, Dr. med. BEROLIN. 1865, nahm an den Feldzügen von 1866 und 70/71 Teil, fungierte 1868 mehrere Monate lang als Johanniterarzt während einer Epidemie von exanthemat. Typhus in Stallupönen, wirkt seit 1867 als Arzt in Berlin und

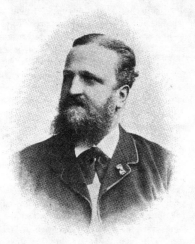

hat sich hier an der Förderung der Standesinteressen und des kollegialen Vereinslebens durch Wort und Schrift hervorragend beteiligt. Auch ist B. Verf. mehrerer kleinerer Publikationen (über die von ihm beobachtete Typhusepidemie in Stallupönen, über Kreuzung der Zwillinge, Entfernung von Myomen in der Nachgeburtsperiode, Lähmung nach Diphtherie, Blindheit nach Scharlach etc.)

Becher, Wolf, in Berlin, geb. in Filehne, 6. Mai 1862, studierte in Berlin von 1882 an, ist Arzt seit 1889, war von 1889 bis 1892 Assistent an der LITTEN'schen Poliklinik f. inn. Krankheiten und veröffentlichte: *"Robert Koch, eine biogr. Studie"* (Berlin 1890), *"Rudolf Virchow, eine biogr. Studie"*. (1891), Arbeiten über Choleraverschleppung (D. med. Wochenschr. 1892), Cholera und Binnenschiffahrt (ib. 1893), das LITTEN'sche Zwerchfellphänomen (ib. 1893), Experimentelles über Anwendung des Röntgenverfahrens in der Medizin (ib. 1896 und Verh. des Kongr. für inn. Med. 1897) betr. Nachweis von Hohlorganen der Niere und Kombination der ESMARCH'scher Blutleere mit Röntgendurchleuchtung; über Herzempfindungen (D. med. Wochenschr. 1896), über Körperform u. Lage der Nieren (mit R. LENNHOFF ib. 1898 und Verh. des Kongr. f. inn. Med. 1899), über Erholungsstätten für Lungenkranke (mit R. LENNHOFF Tagebl. des Tuberkulose-Kongr. 1899) u. a. m.

Bechterew, Wladimir v., in St. Petersburg, geb. in Wjatka (Gouv. gl. N.), Russland, 22. Januar 1857, besuchte die med. Akad. zu St. Petersburg, besonders als Schüler von MERZEJEWSKY, studierte später noch in Leipzig (unter P. FLECHSIG) und in Paris (unter CHARCOT), Arzt seit 1878, Dr. med. 1881, habilitierte sich in demselben Jahre als Privatdozent der med. Akad. in St. Petersburg, wurde 1885 Prof. der Psychiatrie in Kasan und wirkt gegenwärtig seit 1893 als ordentl. Prof. der Psychiatrie und Nervenkrankheiten an der med. Akad. in St. Petersburg, seit 1899 Mitglied derselben Akad. (Akademiker). B. publizierte bisher: *"Die Leitungsbahnen im Gehirn und Rückenmark"* (russisch und deutsch); *"Die Nervenkrankheiten in abgesonderten Beobachtungen"* (russisch); *"Die Bedeutung bei Gleichgewichtsorganen in der Bildung der Raumvorstellungen"* (russisch und deutsch); *"Die Bewusstsein- und Gehirnlokalisation"* (russ. und deutsch); *"Suggestion und ihre soziale Bedeutung"* (russisch und deutsch), viele

Artikel über die Anatomie und Physiologie des Centr.-Nervensystems und über die Nerven- und psychischen Krankh. in russischen und deutschen Journalen (russische: Wratsch, Neurol. Wiestnik, Oboszenie Psychiatrii Neurol. etc.; deutsche: Neur. Ctrlbl., Archiv für Psych., Deutsche Zeitschrift f. Nerv., Centralbl. für Nervenk., Monatsh. für Psych.). Von B. sind einige bisher nicht bekannte Kerne und Bündel in Gehirn und Rückenmark neu beschrieben (z. B. die Kerne und Fasern d. reticul. Substanz des Gehirnstammes, die Bündel d. retic. Substanz und des Rückenmarks, die Kerne und Wurzeln d. Acusticus, Oculomotorius, Trigeminus und anderer Nerven, die Fasern des Kleinhirns, die äusseren Associationsfasern der Gehirnrinde etc., ist die Funktion und Lokalisation der vielen Gehirncentren untersucht und aufgeklärt (z. B. das Centrum d. verlängerten Markes d. Vierhügel, d. Thalamus opticus, d. Gehirnrinde und d. Kleinhirns), sind einige bisher gar nicht oder wenig untersuchte Krankheiten d. Nervensystems und einige Symptome der psychischen Erkrankungen beschrieben (z. B. Errötungsangst, Zwangslachen und Zwangsweinen, beid. Cerebralparalysen, Steifigkeit mit d. Verkrümmung d. Rückenmarks etc.)

Beck, zwei deutsche Mediziner, Vater und Sohn. Bernhard von, der Vater, Generalarzt I. Kl. und Korpsarzt

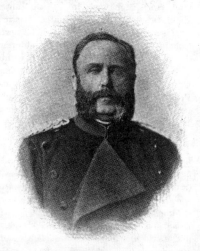

des 14. Deutschen Armee-Korps zu Karlsruhe in Baden, 27. Oktober 1821 zu Freiburg im Breisgau geboren, studierte auf den Universitäten zu Freiburg und Heidelberg, war vorzugsweise Schüler des Nachfolgers seines Vaters, STROMEYER, dessen Assistent er auch war. 1844 promoviert und nach einer wissenschaftlichen Reise durch Deutschland und Österreich habilitierte er sich 1845 als Privatdozent in Freiburg, übernahm die Prosektur der dortigen anatomischen Anstalt und war dabei Assistent der chirurgischen und geburtshilflichen Klinik. — Nach Ausbruch der badischen Revolution im Frühjahr 1848 trat er, infolge einer Aufforderung des Kriegsministeriums, in die militärärztliche Laufbahn ein, machte 1848 die Feldzüge in Baden gegen die Insurgenten, in Ober-Italien bei der österreichischen Armee, mit den bad. Truppen in Schleswig-Holstein, 1849 in Baden an der Schweizergrenze, in Ober-Italien bei Malghera und Venedig, in Baden mit den preussischen Truppen mit und publizierte die Schrift: *„Die Schusswunden. Nach auf dem Schlachtfelde wie in dem Lazarette während der Jahre* 1848 *und* 1849 *gesammelten Erfahrungen"* (Heidelberg 1850). In seiner Garnison Rastatt beschäftigte er sich mit der Organisation der badischen Sanitätstruppe, sowie mit wissenschaftlichen Studien durch Experimente an Tieren, speziell mit mikroskopischen Untersuchungen. Die Frucht derselben waren folgende Schriften: *„Untersuchungen und Studien im Gebiete der Anatomie, Physiologie und Chirurgie"* (Karlsruhe 1852) — *„Klinische Beiträge zur Histologie und Therapie der Pseudoplasmen, nebst einem Bericht über die vom März 1851 bis Juli 1857 in Rastatt ausgeführten Operationen"* (Freiburg 1857). 1858 wurde er in die Garnison Freiburg versetzt und traf dort dieselben Einrichtungen wie in Rastatt. Er verfasste einen *„Leitfaden beim Unterricht der Sanitätsmannschaft"* (Freiburg 1860). Weitere Schriften aus dieser Zeit sind: *„Über isolierten Bruch der Glastafel"* (Freibug 1861) — *„Zur Operation der wahren Ankylose im Kniegelenk durch Aussägung eines Knochenkeiles"* (ebendas.) — *„Die Schädelverletzungen"* (Freiburg 1865). Nach dem Feldzuge von 1866 gegen Preussen, in welchem er als erster Chirurg bei der von ihm geleiteten Sanitätstruppe

und in den Lazaretten thätig war, schrieb er: *„Kriegschirurgische Erfahrungen während des Feldzuges 1866 in Süddeutschland"* (Freiburg 1867) und nach dem deutsch-französischen Kriege 1870/71, den er in ähnlichen Stellungen mitmachte: *„Chirurgie der Schussverletzungen. Militärärztliche Erfahrungen auf dem Kriegsschauplatze des Werder'schen Korps gesammelt"* (Freiburg 1872). Nach dem Kriege trat er in seine Stellung als Generalarzt ein. 1884 bei Gelegenheit seines 40jährigen Doktorjubiläums erhielt er vom Grossherzog von Baden den erblichen Adel, 1887 nahm er seinen Abschied und siedelte nach Freiburg i. Br. über, wo er 1894 noch sein 50jähr. Doktorjubiläum feiern konnte und am 10. September desselben Jahres starb. — Sein gleichnamiger Sohn, in Karlsruhe, geb. zu Freiburg i. Br. 23. Septbr. 1863, studierte an den Universitäten Freiburg, Göttingen, Heidelberg, wurde 1889 Dr. med. in Freiburg in Br., war von 1890—97 Assistent von Czerny in Heidelberg, habilitierte sich daselbst 1894 für Chirurgie, wurde 1896 ausserordentlicher Professor und ist seit 1897 Direktor des städtischen Krankenhauses an der chir. Abteil. zu Karlsruhe in Baden. B. veröffentlichte: *„Zur osteoplastischen Resektion des Kreuzsteissbeines behufs Totalexstirpation des Uterus"* (1889) — *„Schussverletzung des Gesichtes, Blutung der Art. max. int., Ligatur in loco"* (1891) — *„Über intracranielle Resektion des Nervus trigeminus"* (1894) — *„Stichverletzung von Leber und Magen, Laparot., Heilung"* (1894) — *„Gastrotomie wegen verschluckten Taschenmessers"* (1894) — *„Beiträge zur Pathologie und Chirurgie des Gehirnes"* (1894) — *„Punktion der Gehirnseitenventrikel"* (1896) — *„Milzruptur, Milzexstirpation, Heilung"* (1897) — *„Zur operativen Behandlung der diffusen eitrigen Perforationsperitonitis"* (1898).

Beck, Marcus, zu London, geb. 1843, studierte in Glasgow und auf dem Univers. Coll. in London, wurde 1865 Member, 1869 Fellow des R. C. S., war Surgeon am Univers. Coll. Hosp. und Lehrer der operat. und prakt. Chir. am Univers. Coll. und starb 21. Mai 1893. Er schrieb für Reynold's Syst. of Med. (Vol. V): *„The diseases of the kidney secondary to affections of lower urinary tract"*;

ferner: *„Case of galvanopuncture of aortic aneurism"* (Lancet 1873) — *„Three cases of trephining for haemorrhage from middle meningeal artery"* (Med. Times 1877) — *„Case of nephro-lithotomy"* (Transact. of the Clin. Soc. 1882).

Beck, Max, in Berlin, 9. Dez. 1862 in Tübingen geb., studierte in Tübingen und München, Dr. med. 1886 in Tübingen, arbeitete 1886—88 im hyg. Institut zu Berlin, war von 1888—91 II. Prosektor an der Anatomie in Tübingen, 1891 Assistent am Lazaruskrankenhaus (Langenbuch) und ist gegenwärtig am Institut für Infektionskrankheiten, seit 1899 Titularprofessor. B. veröffentlichte Arbeiten zur Ätiologie der Diphtherie, über Influenza, Tetanus, Tuberkulose in der D. m. W., Zeitschrift für Hygiene, im Cbl. f. Bakt. und in den Charité-Annalen.

Becker, Franz Joseph v., geb. in Abo (Finnland) 19. Juni 1823, studierte in Helsingfors, dann in Jena u. Göttingen und wurde Licentiat der Medizin 17. Juni 1850. Als Professor der Pharmacie und Pharmakologie wirkte v. B. seit 1854, als Vorsteher der ophthalmolog. Kranken-Abteilung in Helsingfors seit 1872. Er starb 9. November 1890. Schriften: *„Anatomisk beskrifning öfver de sex första Cerebralnervparen hos Sus Scrofa"* (Helsingfors 1852) — *„Om kolhydraternas förändring inom den lefvande djurkroppen"* (Über die Veränderung der Kohlehydrate im Tierkörper; 1853). Ausserdem einige ophthalmologische Aufsätze im Arch. f. Ophth. 1863, 1866, 1867, 1873 u. s. w.

Becker, Otto, 3. Mai 1828 in Domhof bei Ratzeburg geboren, vollendete seine Studien in Wien als Schüler von Arlt und wurde 1859 promoviert. Seit 1. Oktober 1868 als Professor ordinarius für Augenheilkunde in Heidelberg wirkend, publizierte B. neben seinen beiden Monographien: *„Zur Anatomie der gesunden und kranken Linse"* (Wiesbaden 1883) und *„Pathologie und Therapie der Linse"* (in Graefe - Sämisch's Handbuch 1876) noch zahlreiche Journalartikel. B., der 7. Februar 1890 starb, gehört zu den hervorragenden Ophthalmologen der v. Graefe'schen Aera. Er begründete in

Heidelberg 1887 das „GRAEFE-Museum", veranstaltete eine deutsche Ausgabe von DONDERS' berühmtem Werk *„Die Anomalien der Accomodation und Refraktion des Auges"* (1866) und hat im einzelnen die Physiologie und Pathologie seines Spezialfachs durch die Ergebnisse zahlreicher Untersuchungen nicht unwesentlich bereichert. Hierfür kommen ausser den genannten Schriften noch in Betracht seine Veröffentlichungen *„Über die sichtbaren Erscheinungen der Blutbewegungen in der menschlichen Netzhaut, über Thränenkanalstrikturen, über angeborene völlige Farbenblindheit, über die Gefässe der menschlichen macula lutea u. s. w."* Auch gab B. zwei ophthalmo-pathologische Atlanten im Verein mit HEITZMANN, SATTLER u. a. heraus. Er erwarb sich durch die erweiterte Ausgabe von ARLT's autobiograph. Mitteilungen, sowie die Ordnung des wissenschaftlichen Nachlasses von HEINRICH MÜLLER († 1864) ein nicht zu unterschätzendes Verdienst. Die bedeutendsten Werke B.'s bleiben jedenfalls die oben erwähnten Monographien über die Anatomie und Pathologie der Linse.

Becker, Ludwig, Sanitätsrat in Berlin, geb. zu Memel 27. Juli 1844, studierte seit 1863 in Berlin (Dr. med. 1868), war von 1872—75 an die Friedrich-Wilhelms-Akad. zurückkommandiert und wirkt seit 1884 als Physikus in Berlin. Er ist Gründer und Redakteur der „Ärztlichen Sachverständigen-Zeitung" und veröffentlichte ein *„Lehrbuch der ärztlichen Sachverständigen-Thätigkeit für Unfall- und Invaliditäts-Versicherung".*

Beckmann, Otto Karl Hermann, a. o. Professor der pathologischen Anatomie in Göttingen, 9. September 1832 zu Holzendorf in Mecklenburg-Schwerin geboren, besuchte von 1845 an das Gymnasium in Rostock, später die Universitäten daselbst, zu Würzburg und Göttingen und beschäftigte sich vorzugsweise mit vergleichender Anatomie, Zoologie, Histologie (unter STANNIUS, KÖLLIKER, LEYDIG) und Chemie (unter WÖHLER), fing aber, infolge des Einflusses von VIRCHOW, auch an, sich der pathologischen Anatomie zuzuwenden, trotzdem er 1855 Prosektor der zootomischen Anstalt in Würzburg geworden war, und arbeitete in den folgenden Jahren, nachdem er 1856 zum Dr. med. promoviert worden, mehr auf dem Gebiete derselben als der Zootomie, obgleich er in seiner Stellung Gelegenheit und Material fand, aus der letzteren den Studierenden Stoff und Anregung zu eigenen Arbeiten zu geben, deren einige vortreffliche unter seiner Leitung als Dissertationen erschienen. — 1858 trat er seine Professur in Göttingen an und gewann auch hier die allgemeine Anerkennung der Lehrenden und der Lernenden; allein seine Gesundheit war schon seit Jahren untergraben und die Lungentuberkulose machte am 2. April 1860 seinem kurzen Leben ein Ende. — Die Zahl seiner Arbeiten ist beträchtlich. Ausser seiner noch während der Studienzeit gemachten Publikation *„Über ein neues Harnstoffsalz"* (Annalen der Chemie und Physik, Bd. XCI) finden sich die übrigen sämtlich teils in den Verh. der physikal.-med. Ges. zu Würzburg (Bd. VI, VIII, IX), teils in VIRCHOW's Archiv (Bd. IX, XI, XII, XIII, XV, XVI, 1856—58) und betreffen in besonders eingehender Weise die pathologische Anatomie der Nieren; ausserdem Aufsätze über Embolie, petrificiertes Sperma, Melanämie u. s. w.

Béclard, Jules, Professor der Physiologie und Dekan der medizinischen Fakultät zu Paris, daselbst 17. Dezember 1818 als Sohn von Pierre-Augustin B.

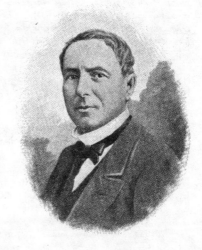

geb., wurde Dr. med. 1842 mit der These: *„I. Les différentes formes d'ictère; II. etc."* und Agrégé für das Fach der Anatomie 1845. Er gab 1851 eine neue vermehrte Ausgabe der *Éléments d'anatomie générale"* seines Vaters heraus und von der 4. Auflage (1865) an einen *„Précis d'histologie"*. Von anderen Publikationen führen wir an: Die Konkurs-These für einen Lehrstuhl der Anatomie: *„Le système cartilagineux"* (Paris 1846); aus den Archives générales de médec. (1848, 1861) — *„Recherches expérimentales sur les fonctions de la rate et sur celles de la veine porte"* und *„De la contraction musculaire dans ses rapports avec la température animale"*; ferner: *„Hygiène de la première enfance, ou de l'éducation du premier âge"* (1852); in den Comptes rendus de l'Acad. des sc, (1851, 1858, 1860) — *„Mém. pour servir à l'histoire de l'absorption et de la nutrition"* — *„Influence de la lumière sur les animaux"* — *„De la chaleur produite pendant le travail de la contraction musculaire."* Er übersetzte zusammen mit MARC SÉE: A. KÖLLIKER *„Éléments d'histologie humaine"* (Paris 1858) und verfasste den *„Traité élémentaire de physiologie humaine, comprenant les principales notions de la physiologie comparée"* (Paris 1855; 6. édit. 1870; deutsche Übersetzung nach der 2. Auflage von CARL KOLB, Stuttgart 1860). Zusammen mit AXENFELD gab er heraus: *„Rapport sur les progrès de la médecine en France"* (Paris 1868). 1872 wurde er auf den Lehrstuhl der Physiologie bei der medizinischen Fakultät als Nachfolger LONGET's berufen und hielt als Mitglied (seit 1862) und Sekretär (seit 1874) der Akademie der Medizin eine Reihe von Éloges, die zusammengefasst unter dem Titel: *„Notices et portraits, éloges lus à l'Académie de médecine"* (Paris 1878) erschienen. Er war auch Mitarbeiter an dem Dictionnaire encyclopédique des sciences médicales, seit 1881 Dekan der Fakultät als Nachfolger VULPIAN's (1886 von neuem dazu erwählt) und starb 9. Februar 1887.

Becquerel, Alfred Hospitalarzt zu Paris, war 3. Juni 1814 daselbst als Sohn des berühmten Physikers Antoine-César B. geboren, wurde so zu sagen spielend mit den physikalischen und chemischen Wissenschaften vertraut und 1840 Doktor mit der These: *„Recherches cliniques sur les affections tuberculeuses du cerveau"*, nachdem er schon früher einiges, wie: *„Recherches cliniques sur la méningite des enfants"* (Paris 1838) — *„Pneumonie des enfants, de l'influence des émissions sanguines"* (Archives génér. 1839) und *„Recherehes anatomo-pathologiques sur la cirrhose du foie"* (Ibid. 1840) geschrieben hatte. Es folgte eine weitere Reihe von Schriften, in denen er hauptsächlich seine chemischen und physikalischen Kenntnisse in ihrer Anwendung auf die Pathologie zu bringen wusste, also Arbeiten über Urin, Blut, Milch, Anwendung der Elektricität etc. — Sein *„Traité sur le bégaiement et des moyens de le guérir"* (1843) war durch Erfahrungen, die er an sich selbst mit jenem Übel gemacht hatte, hervorgerufen. Zusammen mit A. RODIER gab er heraus: *„Recherches sur la composition du sang dans l'état de santé et dans l'état de maladie"* (Gaz. médic. de Paris 1844; deutsche Übersetzung von EISENMANN, Erlangen 1845, 46). Ferner erschienen die Aggregations-Thesen: *„De l'empirisme en médecine"* (1844) und *„Des hydropisies sous le rapport pathogénique"* (1847), mit welcher letzteren er zum Professeur agrégé ernannt wurde. Seine unermüdliche Thätigkeit, mit der er Hospital- und Privatpraxis, klinischen Unterricht und schriftstellerische Arbeiten umfasste, lieferte in letzteren noch eine sehr ansehnliche Zahl, ausserdem zahlreiche Mitteilungen an die Académie des sciences über Gegenstände aus der pathologischen Chemie, Mitteilungen und klinische Vorträge in verschiedenen Zeitschriften, namentlich in der Gazette des hôpitaux. — B. endete an Gehirnerweichung in einer Maison de santé 12. März 1866.

Bedford, Gunning S., Neffe von GUNNING BEDFORD, einem intimen Freunde WASHINGTON's und Mitunterzeichner der Konstitution der U. S. von Nord-Amerika, ist 1806 in Baltimore geboren. Nach Beendigung seiner medizinischen Studien und erfolgter Promotion machte er behufs seiner weiteren wissenschaftlichen Ausbildung eine zweijährige Reise durch Europa und nach seiner Rückkehr wurde er im Jahre 1833 zum Professor am Charleston medical College ernannt. Später wirkte er in gleicher Eigenschaft am Albany medical College, siedelte aber alsbald nach New-York über und begründete hier in Gemeinschaft mit .VALENTIN MOTT das Medical College, an welchem er bis zum Jahre 1862 als Professor der Gynäkologie und Geburtshilfe thätig war; gleichzeitig hatte er eine in Verbindung mit dem College stehende geburtshilfliche Poliklinik, das erste derartige Institut in Nord-Amerika, errichtet, welche sich ebenso für die Studierenden, wie für die ärmeren Volksklassen als segensreiche Einrichtung bewährte. Im Jahre 1862 gab er infolge geschwächter Gesundheit seine akademische Stellung auf; 1864 erlitt er einen apoplektischen Anfall, der sich in den folgenden Jahren noch dreimal wiederholte und am 5. September 1870 trat der Tod ein. — Mit seiner praktischen akademischen und litterarischen Thätigkeit hat B. sich vorzugsweise auf dem Gebiete der Gynäkologie, Geburtshilfe und Pädiatrie bewegt und sich nach allen Richtungen hin einen ehrenvollen Namen verschafft. Unter seinen litterarischen Arbeiten nehmen, neben einer grösseren Zahl kleiner akademischer Gelegenheitsschriften und einigen Journal-Artikeln, seine „*Clinical lectures on the diseases of women and children*" und „*The principles and practice of obstetrics*" (welche in zahlreichen Auflagen, die erste Schrift in 8, die zweite in 4, zuletzt 1868 erschienen sind) eine hervorragende Stelle ein.

Bednar, Alois, zu Wien, Kinderarzt, Dozent an der dortigen Universität, verfasste die geschätzten Schriften: „*Die Krankh. der Neugeborenen und Säuglinge, vom klin. und pathol.-anat. Standpunkte bearb.*" (4 The., Wien 1850 bis 53) — „*Lehrb. der Kinderkrankh.*" (Ib. 1856) — „*Kinder-Diätetik oder naturgemässe Pflege des Kindes in den ersten Lebensjahren, mit besond. Berücksicht. der noch dabei herrschenden Irrtümer und Vorurteile*" (Ib. 1857).

Beely, Florian, geb. in Cöln a. R. 24. Januar 1846, studierte in Berlin und Königsberg, wo er Schüler, resp. Assistent B. v. LANGEBECK's und C. SCHOENBORN's war. Am 29. April 1879 promoviert, war er 1872 bis 1880 in Königsberg i. P. als Sekundararzt und Dozent der Chirurgie thätig; seit Oktober 1880 wirkt er als praktischer Arzt in Berlin (und zwar im Spezialfache der mechanischen Orthopädie) und publizierte: „*Zur Behandlung einfacher Fracturen der Extremitäten mit Gips- und Hanfschienen*" (1878) — „*Krankheiten des Kopfes und Krankheiten der Hand im Kindesalter*" (GERHARDT's Handbuch der Kinderkrankheiten) — „*Zur Behandlung der Pott'schen Kyphose*" (Samml. klin. Vorträge, Nr. 199) — „*Zur Mechanik des Stehens*" (LANGENBECK's Archiv XXVII). — „*Zur Abscessbehandlung*" (Therap. Mtsh. 1887) — „*Zur Lehre von der Brucheinklemmung*" (Ctrbl. f. Chir. 1887) — „*Contribution to the Pathological Anatomy of Scoliosis*" (Transact. Americ. Orthoped. Assoc. 1891) — „*Über die Grenzen der Orthopädie*" (Klin. Jahrb. IV.) — „*Ein Ruderapparat für Skoliotische*" (Ztschr. f. orthop. Chir. II) — „*Skoliosis capitis - Caput obliquum*" (ib.) — „*Zur Behandlung leichter Fälle von Genuvalgum*" (Therap. Monatsh. 1894) — mit Dr. KIRCHHOFF: *Der menschliche Fuss, seine Bekleidung und Pflege* (Tübingen), sowie verschiedene kleine Aufsätze im Ctrbl. f. orthop. Chir., welches er von 1884—1880 redigierte.

Beetz, Felix, zu München, geb. zu Berlin 2. Febr. 1849, studierte in Erlangen (v. ZIEMSSEN), wurde 1873 promoviert, 1875 Badearzt in Kreuth, 1879 Bahnarzt in München. Schriften: „*Die Gesundheitsverhältnisse der k. b. Haupt- und Residenzstadt München. Ein hygienischer Führer*" (München 1882) — „*Über die Luft in Kanälen*" (Ib.) — „*Bad Kreuth und seine Kurmittel*" (Ib. 1879) — „*Behandlung von Drüsenentzündungen und subkutanen Eiterungen*" (Ib.) — „*Die grossen Volkskrankheiten sonst und jetzt*" (Prag 1885) — „*Die Ernährung des Eisenbahnpersonals während der Fahrt*" (München 1891) — „*Zum Kapitel der Farbenblindheit*" (Ib. 1895) — „*Über die Grenzen der Humanität im Kriege*" (Ib. 1898), ausserdem zahlreiche Aufsätze in der Münchener med. und D. m. W., dem Deutsch. Arch. f. klin. Med. und im Verlage des Prager Volksbildungsvereines.

Bégin, Auguste-Emile, geb. zu Metz 23. April 1803, besuchte die polytechn. Schule und studierte dann Med., war während des span. Krieges dem Hosp. in Barcelona attachiert, wurde 1828 in Strassburg Doktor mit der These: „*L'influence des travaux intellectuels sur le système physique et moral de l'homme*", liess sich in seinem Geburtsorte nieder, gründete daselbst 1830 den „L'Indicateur de l'Est", kam 1850 nach Paris, wo er sich mit litterar. Publicatt. beschäftigte, namentlich auch bei den Arbeiten der Kommission zur Herausgabe des Briefwechsels Napoleons I., und 8. Juni 1888 starb. B.'s hauptsächlichste von seinen zahlreichen Schriften gehören der allgemeinen Litteratur an oder sind geschichtlich, wie „Histoire de Napoléon, de sa famille et de son époque etc." (6 voll., 1853 ff.) Med. Publikationen sind: *„Connaissance physique et morale de l'homme"* (1837). — *„Lettres sur l'histoire médicale du nord-est de la France, mélanges d' archéologie et d'histoire"* (1840); dazu zahlreiche Essais und Eloges.

Béhier, Louis-Jules, Professor der med. Klinik zu Paris, daselbst 26. August 1813 geb., war ein Zögling des Collége Bourbon, wurde 1834 Interne, promovierte 1837 mit der These *„Recherches cliniques sur quelques points de pathologie"*, trat bereits 1836, noch als Interne, in die Société anatomique ein, der er im Laufe der Jahre eine lange Reihe von Mitteilungen machte, wurde 1844 Professor agrégé und Arzt des Central-Bureaus der Hospitäler, 1846 durch die Gunst des ihm befreundeten Ministers Guizot Arzt mehrerer grossen Verwaltungen, Stellungen, die er jedoch später wieder aufgab, um sich ganz der Pflege der Wissenschaften zu widmen. Sein zusammen mit A. Hardy verfasster *„Traité élémentaire de pathologie interne"* (3 voll. Paris 1855; 2. édit. 1858—64) gehört durch die Genauigkeit der Beschreibung zu den besten Lehrbüchern der französischen Litteratur, und ruht, wie alle seine sonstigen Schriften, auf der soliden Basis der pathologischen Anatomie; er wurde von dem Conseil d'instruction publique als Lehrbuch eingeführt. Dasselbe gilt von seinen, eine Sammlung von Monographieen bildenden *„Conférences de clinique médicale faites à la Pitié* (1861—62), *recueillies par MM. Menjoud et Proust etc."*

(Paris 1864) und seinen späteren *„Leçons de l' Hôtel-Dieu"*. 1865 wurde er zum Professor der med. Fakultät ernannt. B. hat das Verdienst, zusammen mit Richet, die Errichtung von Laboratorien in Verbindung mit den Kliniken, zunächst im Hôtel-Dieu, durchgesetzt zu haben. Er führte die Behandlungsweise der Pneumonie durch die Engländer mit Alkohol ein und machte seine Landsleute mit den Arbeiten von Todd und Wood, sowie anderseits mit denen von Traube, Rosenstein, Niemeyer, für dessen ins Französische übersetzten „Traité de pathologie" er die Vorrede schrieb, bekannt; er wendete, trotz heftigen Widerstandes zuerst in Frankreich die Kaltwasser-Behandlung des Typhus an. B. starb 7. Mai 1876.

Behla, Robert, Sanitätsrat in Luckau, N.-L., daselbst 2. Juni 1850 geb., studierte in Leipzig, Berlin, Prag, Wien, nahm am Feldzuge von 1870/71 teil, Dr. med. Berol. 1874, approbiert 1875, liess sich in demselben Jahre in seiner Vaterstadt nieder, wo er 1883 Kreiswundarzt und 1893 zum Sanitätsrat ernannt wurde. B. ist Oberarzt der Landwehr und beschäftigt sich hauptsächlich mit Protozoen und der Erforschung der akuten Exantheme im Anschluss an die Phyto- und Zoopathologie, sowie gegenwärtig noch mit statistischen Arbeiten über den Krebs. Er veröffentlichte hierüber, sowie über andere Gegenstände der Med. und besonders der Anthropologie zahlreiche Abhandlungen, von denen wir als die wichtigsten folgende anführen: *„Die Gesundheitsverhältnisse des Kreises Luckau"* (Luckau 1884) — *„Die Amoeben, insbesondere vom parasitären und kulturellen Standpunkt"* (Berlin 1898) — *„Der Erreger der Klauen- und Maulseuche nebst Bemerkungen über die akuten Exantheme beim Menschen"* (Cbl. f. Bakteriol. XIII. 1893) — *„Über das Vorkommen von Masern bei Tieren"* (Cbl. f. Bakter. XX. 1896) — *„Über das Vorkommen von Scharlach bei Tieren"* (Ib. XXI. 1897) — *„Über die systematische Stellung des Erregers der Actinomycose"* (Ib. XXII. 1898) — *„Zur Aetiologie der Tussis convulsiva"* (D. m. W. 1898). Ausserdem ist Verf. Mitgl. zahlreicher wissenschaftlicher Vereine und hat als solcher mehrfach Vorträge in den betreffenden

Vereinen gehalten und zahlreiche Mitteilungen naturwissenschaftlichen, archäologischen und anthropologischen Inhalts in den betreffenden Vereinsorganen niedergelegt.

Behrend, Friedrich Jacob, zu Berlin, geb. 12. Juni 1803 zu Neu-Stettin in Pommern, trat 1819 zu Königsberg in eine Handlung, in der er 2 Jahre verblieb, bereitete sich dann zu akad. Studien vor und studierte 1823—26 in Königsberg, verfasste bereits während seiner Studienzeit eine doppelt gekrönte Preisschrift und wurde 1826 in Königsberg Dr. 1827 ging er 2 Jahre auf Reisen und liess sich 1829 in Berlin als Arzt nieder. Er redigierte folgende Sammelwerke: *„Allgem. Repertor. der med.-chirurg. Journalistik des Auslandes"*, zuerst mit MOLDENHAUER, dann allein (Berlin 1829—35, 22 Bde.) — *„Bibliothek von Vorlesungen der vorzüglichsten und berühmtesten Lehrer des Auslandes, über Med. u. s w."* (Leipzig 1835—45, 38 Bde.) — *„Syphilidologie, oder die neuesten Erfahrungen . . . . über die Erkenntnis und Behandlung der vener. Krankhh."* (Leipzig 1838—45, 7 Bde.), fortgesetzt als *„Archiv für Syphilis und Hautkrankheiten"* (Berlin 1846, 2 Bde.) — *„Syphilidologie u. s. w."* (Neue Reihe, Erlangen 1857—62, 3 Bde.). Er verfasste: *„Ikonograph. Darstellung der nicht-syphilit. Hautkrankh."* *„*(Leipzig 1839, gr. Fol. mit 30 col. Taff.) — *Ikonograph. Darstellung der Beinbrüche und Verrenkungen"* (ib. 1845, gr. Fol., 40 Taff.). Zusammen mit A. HILDEBRANDT gab er heraus: *„Journal für Kinderkrankheiten"* (Berlin, Erlangen 1843—72, 59 Bde.) und HENKE's *„Zeitschrift für Staatsarzneikunde"* vom 30.—44. Jahrgang (1850—64). In seiner Stellung als Oberarzt der Berliner Sittenpolizei (seit 1876 mit dem Titel als Geh. Sanitätsrat) schrieb er noch folgende Schriften: *„Die Prostitution in Berlin und die gegen die Syphilis zu nehmenden Massregeln"* (Erlangen 1850) — *„Die öffentlichen Bade- und Waschanstalten, ihr Nutzen und ihr Ertrag"* (ib. 1854) — *„Die Kanalisierung der Stadt Berlin in gesundheitlicher Beziehung"* (Berlin 1866); ausserdem eine Reihe von Aufsätzen in RUST's Magazin, HUFELAND's Journal, HENKE's Zeitschr. u. s. w. sowie Übersetzungen einer beträchtlichen Zahl von med. Schriften des Auslandes. B. starb 30. Mai 1889.

Behrend, Gustav, Dermato- und Syphilidolog in Berlin, geb. zu Neustettin in Pommern 10. Januar 1847, studierte seit 1867 in Berlin, Dr. med. daselbst 1870 und als Arzt seit 1872 thätig, habilitierte sich 1881, hält Vorlesungen über sein Spezialfach, sowie über Prostitution. Seit 1891 leitet er die Station für Geschlechtskranke der Stadt Berlin, seit 1897 führt er den Professortitel. Schriften: *„Lehrbuch der Hautkrankheiten"* (1. Aufl. Berlin 1883); dazu über 50 grössere und kleinere Publikationen aus seinen Spezialgebieten in den verschiedensten Zeitschriften und der EULENBURG'schen Realencyklopädie, so über *„Erythema exsudativum*

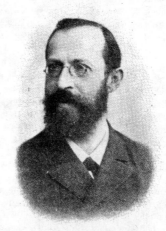

multiforme universale" (1877) — *„Pemphigus"*, *„Syphilis haemorrhagica"* — *„Über ein diffus entzündliches Opiumexanthem nebst Bemerkungen über die Pathogenese der Arzneiausschläge"* (1879) — *„Über Pityriasis"* — *„Zur Lehre von der Vererbung der Syphilis"* — *„Über vaccinale Hauteruptionen"* — *„Über Acne disseminata und Sycosis"* (1881) — *„Mitteilungen aus der Poliklinik"* (über Prurigo nach Scharlach und über einen Fall von Lichen ruber planus) — *„Über Komplikation von Impetigo contagiosa und Herpes tonsurans"* (1884) — *„Über einen Fall von angeborener idiopathischer Hautatrophie"* (1885) — *„Über Knotenbildung am Haarschaft, dauernde Beseitigung krankhaften Haarwuchses"* — *„Wirkung des Lanolins bei*

Hautkrankheiten" (1886) — "*Über Alopecia areata*" — "*Über Phlyctaenosis aggregata*" (1887) — "*Über Anthrarobin*" (1888) — "*Nervenläsion und Haarausfall*" (1889) — "*Trychomycosis nodosa, Piedra*" (1890) — "*Über Variolation, histor. Rückblick zur Jenner-Gedenkfeier*" (1896) — "*Über die Gonorrhoebehandlung Prostituierter* (1898) u. s. w., dazu gegen 25 Artikel für die Realencyklopädie (von Akrochordon bis Prostitution).

Behring, Emil, in Marburg, geb. 15. März 1854 in Hansdorf b. Deutsch-Eylau, studierte seit 1874 in Berlin als Zögling der militärärztlichen Bildungsanstalten, wurde hier 1878 Dr. med., 1880 approbiert, war anfangs Militärarzt in Posen, dann seit 1887 Stabsarzt in Bonn, wurde im folgenden Jahre in gleicher Eigenschaft an die militärärztliche Bildungsanstalt in Berlin versetzt. 1889 Assistent am hygie-

therie" (ebenda 1893) — "*Die Bekämpfung der Infektionskrankheiten*" (ebenda 1894) — "*Allgemeine Therapie der Infektionskrankheiten*" (Berlin und Wien 1898) — "*Beiträge zur experimentellen Therapie*" (ib. 1898), sowie zahlreiche kleinere Aufsätze über Desinfektionsmittel, Jodoform u. a. m. Seine "Entdeckung der ätiologischen oder Blutserumtherapie" begründete er bereits 1890. Er erhielt für dieselbe zusammen mit Roux von der Pariser Acad. de méd. einen Preis von 25000 Francs und vom Pariser Institut einen solchen von 50000 Francs.

Beigel, Hermann, 1830 geb., studierte in Greifswald, Breslau und Berlin, war anfangs Badearzt in Reinerz und erhielt als erster Deutscher einen Ruf an das Charing Cross Hospital in London, wo er der Abteilung für Hautkrankheiten vorstand, als Lecturer of skin diseases

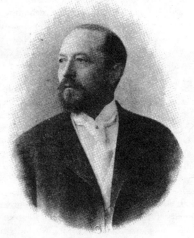
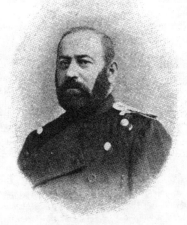

nischen Institut, 1891 am Institut für Infektionskrankheiten, erhielt 1893 den Professortitel, folgte 1894 einem Ruf als Professor der Hygiene nach Halle und siedelte 1895 in gleicher Eigenschaft nach Marburg über, wo er gegenwärtig als Direktor des hygienischen Instituts, seit Ende 1895 mit dem Charakter als Geh. Med.-Rat thätig ist. Schriften: "*Die Blutserumtherapie*" (Leipzig 1892, 2 Tle.) — "*Gesammelte Abhandlungen zur ätiologischen Therapie von ansteckenden Krankheiten*" (ebenda 1893) — "*Die Geschichte der Diph-

funktionierte und nebenher noch Physician am Metropolitan Free Hospital war. Am Feldzuge von 1870—71 nahm er als Regimentsarzt beim 65. Infanterie-Regiment zu Köln teil und wurde bei Verdun mit dem eisernen Kreuz dekoriert. Nach Beendigung des Feldzuges folgte er einem Ruf als dirig. Arzt am neugegründeten Maria-Theresia-Frauenhospital in Wien, wo er bis zu seinem Lebensende wirkte. B. publizierte während der Sechziger-Jahre eine reiche Kasuistik aus dem Gebiete der Haar- und Hautkrankheiten, so in VIRCHOW's Archiv, XLIV: „*Über abnorme Haarentwicklung beim Menschen*" — Bd. XLVII: „*Über Papilloma area-elevatum etc.*", übersetzte 1868 MARION SIMS' „*Clinical notes on uterine surgery*" ins Deutsche (Erlangen), trat hiermit dem gynäkologischen Spezialgebiet näher und publizierte eine Reihe von bezüglichen Spezialarbeiten, z. B. „*Zur Entwicklungsgeschichte des Wolff'schen Körpers beim Menschen*" (Cbl. f. d. med. Wiss., 1878. — „*Zur Naturgeschichte des Corpus luteum*" (Arch. f. Gynäk XIII). — Mit der Herausgabe eines „*Handbuches für Gynäkologie*" beschäftigt, starb B. 1879 ziemlich plötzlich an Karbunkel.

Beissel, Ignaz, Sanitätsrat in Aachen, geb. in Burtscheid 14. August 1849, studierte in Bonn, Würzburg u. Berlin, Dr. med. 1874, ist seit 1892 als Nachfolger von LERSCH nach dessen Rücktritt Königl. Badeinspektor für Aachen und Burtscheid. Schriften: „*Balneologische Studien*"; — „*Aachen als Kurort*"; — „*Bade-Diätetik*" und viele kleinere Journalbeiträge über Wirkung der Duschen, Ätiologie der Psoriasis etc.

Belky, Johann, in Klausenburg, geb. 1851 in Miskolcz, studierte Med. in Budapest, wo er nach erlangtem Doktorgrade 1874 Praktikant an der inneren Klinik, 1875 Assistent an der Lehrkanzel für gerichtl. Med., 1878 Privatdozent, 1881 supplir. Prof. des letzteren Faches wurde. 1883 erfolgte seine Ernennung zum ord. Prof. der gerichtl. Med. in Klausenburg. B. starb am 16. Nov. 1892. Er veröffentlichte: „*Die Blutunterlaufungen der Strangulationsrinne*" (Orv. Het., 1887) — „*Von der Klassifikation der körperlichen Verletzungen mit Bezug auf den neuen ungar. Strafgesetz-Entwurf*" (Ib. 1877) — „*Die Lungenhyperämie bei dem Erstickungstode*" (Ib. 1878) — „*Vom Lehren der gerichtl. Med.*" (Ib. 1879) — „*Zwei Fälle von Vergiftung*" (Ib. 1879) — „*Cantharidin im Harne*" (Ib. 1880) — „*Ein Fall von Verblutung aus der Nabelschnur*" (Ib. 1881) — „*Die sogen. Leichenalkaloide*" (Ib. 1881) — „*Kasuist. Mitt. aus der gerichtsärztl. Praxis*" (Ib. 1882) — „*Die Tisza-Eszlárer Kriminalanklage vom gerichtsärztl. Standpunkte*" (Kolozsvári orvostor mészettudományi értesitö, 1884) — „*Beiträge zur Kenntnis der Wirkung der toxischen Gase*" (Ib. 1885; dieselbe Arbeit deutsch in VIRCHOW's Archiv, 1886). — „*Ein Spektroskop ohne Linse*" (ib. 1888) — „*Der Gesetzentwurf der ungarischen Strafprozessordnung vom medizinischen Gesichtspunkte*" (Ib. 1889) — „*Ein Fremdkörper im rechten Atrium des Herzens*" (Orvosi Hetilap 1891) — „*Gerichtliche Medizin*" (Budapest 1895).

Bellamy, Edward, 1842 zu Blandford St. Mary's (Dorsetshire) geb., beendigte seine Studien 1863 und liess sich als Lecturer on anatomy und Lehrer der Operationslehre in London nieder; später wirkte er speziell als Professor of artistical anatomy am Kensington-Institut und übersetzte BRAUNE's „*Topographische Anatomie nach Aufnahmen an gefrorenen Leichen*". Ausserdem ist er der Verfasser von „*The students' guide to surgical anatomy*" — des „*Report in surgery*" (Med.-chir. Review 1875, 1876, 1877) — der „*Clinical lectures on the fasciae*" (Med. times and gaz. 1879) und verschiedener einschlägiger Arbeiten in den genannten Journalen, wie auch in Lancet, Brit. med. Journ., Med. Record etc. B. starb 4. Jan. 1891.

Below, Ernst, in Berlin, 31. Mai 1845 in Posen geb., studierte in Leipzig, Breslau, Greifswald und Berlin, Dr. med. 1870, nahm am Feldzug von 1870/71 teil, machte dann längere überseeische Reisen nach New-York, Mexiko, legte 1882 das mexikan. Staatsexamen ab und erhielt den mexikan. Professortitel, praktizierte längere Zeit daselbst, kehrte 1888 nach Deutschland zurück, erhielt 1889 nach abgelegtem Staatsexamen die Approbation für Deutschland und wirkt seit 1893 dauernd in Berlin. Seit dem 1. Oktober 1898 ist er Chefarzt der Lichtheilanstalt „Rotes Kreuz" in Berlin. B. machte wiederholte Reisen für die deutsche Kolonialgesellschaft und beschäftigte sich seit Jahrzehnten mit tropenhygienischen Studien, über deren Ergebnisse er auf mehreren Naturforscher-Versammlungen Vorträge hielt. Zur Förderung der tropenhygienischen Untersuchungen veranstaltete er eine grosse, auf mehrere Jahre seit 1888 sich erstreckende Umfrage nach einem besonderen, von ihm entworfenen Fragebogen-Schema, beantragte auf dem Internat. Kongress zu Berlin 1890 die Gründung eines Welthygieneverbandes und 1894 und 1895 die tropenhygienische Centralstelle im Reichstage und publizierte ausser mehreren in Mexiko in spanischer Sprache erschienenen Abhandlungen: *„Die Ergebnisse der tropischen Fragebogen"* (bes. vom Gesichtspunkte des internationalen Seuchenschutzes aus betrachtet; Leipzig 1892) — *„Artenbildung durch Zonenwechsel"* (Frankf. a. M. 1894); *„Deutschland voran"* (Berl. 1895) — *„Gelbfieber und Malaria im Lichte des Acclimatisationsgesetzes"* (D. med. Wochenschr. 1896) — *„Impaludismus, Bakteriologie und Rassenresistenz"* (MENSE's Arch. f. Schiffs- und Tropenhyg.), mehrere Streitschriften in der Schwarzwasserfieberfrage (im „Janus", Amsterdam und Allg. Med. Centr.-Ztg.); ferner bearbeitete B. für das MEYER'sche Conversat.-Lex. die Artikel „Schwarzwasserfieber" und „Tropenhygiene." Ausserdem schrieb B. eine Reihe von Journalbeiträgen zu anderen Gebieten der prakt. Med., zahlreiche Artikel, Reisebeschreibungen, selbständige Monographien belletristischen Inhalts, auch in zahlreichen belletristischen Organen. In jüngster Zeit hat er sich der Pflege der Lichttherapie zugewandt, worüber er in der Berl. Med. Ges. 1898 und vor etwa 100 geladenen Medizinern in der von ihm dirigierten Anstalt am 11. Juli 1899 Vorträge hielt, auch zwei Schriften *„Epikrise über Lichttherapie"* und *„Der heutige Stand der Lichttherapie"* (Berlin 1899) veröffentlichte. Ganz vor Kurzem begründete er eine „Zeitschr. f. Lichttherapie".

Benda, Carl, in Berlin, daselbst 1857 geb., studierte hier, sowie in Heidelberg, Wien und Paris, vorwiegend als Schüler von J. ORTH und FRITSCH, Dr. med. 1881, war Assistent an den patholog. Instituten zu Halle und Göttingen und am physiol. Institut in Berlin, habilitierte sich 1888 für Anatomie in Berlin, wirkt seit 1894 als Prosektor am Stadt-Krankenhaus am Urban, seit 1899 als Tit.-Professor. B.'s Arbeiten bewegen sich auf dem Gebiete der normalen und pathol. Histologie und betreffen Untersuchungen über Spermatogenese und Bau der Milchdrüsen, Histologie des männlichen Geschlechtsapparats, Miliartuberkulose, akute Leukämie, Pleuracarcinom. B. machte verschiedene Neuerungen zur technischen Mikroskopie bekannt und gab heraus: *„Histologischer Handatlas"* (Wien und Leipzig 1895 zus. mit PAULA GÜNTHER).

Beneden, van, Edouard, zu Löwen 5. März 1846 geb., publizierte bereits während seiner Studienzeit, besonders aber als Professor in Lüttich eine bedeutende Reihe von Arbeiten aus dem Gebiete der mikroskopischen Zootomie und Histologie denen (für die Periode 1872—76) der grosse fünfjährige Akademiepreis zuerkannt wurde. Es fanden unter diesen Arbeiten die Beachtung der weiteren medizinischen, beziehungsweise physiologischen Kreise folgende Schriften: *„Recherches sur la composition et la signification de l'oeuf, basées sur l'étude de son mode de formation et des premiers phénomènes embryonnaires"* (Brüssel 1870) — *„Recherches sur l'évolution des Grégarines"* (Bull. de l'acad. royale de la Belgique 1871) — *„La maturation de l'oeuf, la fécondation et les premières phases du développement embryonale des mammifères, d'après des recherches faites chez le lapin"* (Brüssel 1875) — *„Contributions à l'histoire de la vésicule germinative et du premier noyau embryonnaire"* (Bull. de l'acad. Belgique 1876) — *„Contribution à l'histoire du développement embryonnaire des Téléostéens"* (Ebenda 1877; dasselbe englisch im Quart. Journ. of micr. sc. 1877). — Seit 1880 gab van B. mit CH. VAN BAMBEKE die *„Archives de biologie"* heraus und starb 8. Januar 1894.

Benedikt, Moritz, geb. 6. Juli 1835 zu Eisenstadt in Ungarn, ist seit 1844 in Wien ansässig, wo er das Gymnasium (1853) absolvierte, dann zuerst auf der philosophischen Fakultät mathematische und physikalische Studien machte, 1854 die medizinischen Studien begann und 1859 promoviert wurde. Als Student publizierte er zwei dramaturgische und zwei physikalische Abhandlungen. Er machte freiwillig den Feldzug 1859, sowie später jenen von 1866 als Arzt mit. 1861 habilitierte er sich als Dozent für Elektrotherapie und wurde 1868 zum Extraordinarius und 1899 zum Titular-Ordinarius ernannt, nachdem bald nach 1868 seine Professur auf Nervenpathologie erweitert wurde. Von 1861 bis 1875 beschäftigten sich seine Publikationen fast ausschliesslich mit jenen beiden Disciplinen und es erschienen zwei grössere Werke: „*Elektrotherapie*" (1868) und „*Nervenpathologie und Elektrotherapie*" (1874—75.) Von 1873 bis 1899 erschienen eine grosse Reihe anatomischer Abhandlungen, die teilweise Fragen der normalen und pathologischen Anatomie, besonders des Nervensystems betrafen, während die späteren sich meist mit der vergleichenden Tier- und Rassen-Anatomie des Schädels und des Gehirnes beschäftigten und sich teilweise auf die anatomische Erforschung des Schädels und des Gehirnes der Verbrecher bezogen. In diesen Studien wurde einerseits der Nachweis geliefert, dass kein qualitativer Unterschied zwischen Menschen- und Tier-Gehirnen besteht und anderseits wurde die Messmethode des Schädels zu einer optisch-kathetometrischen ausgebildet und zuletzt (1899) auch auf andere Knochen ausgedehnt. Parallel

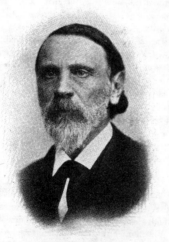

mit diesen gingen psychologische Publikationen, welche 1874 mit der „*Psychophysik der Moral*" einsetzten, 1875 die „*Anthropologie der Verbrechen*" ins Leben riefen und im Vereine mit den anatomischen Studien zu zwei Werken führten, nämlich den „*Anatomischen Studien an Verbrechergehirnen*" (1878) und der „*Kraniometrie und Kranioskopie*" (1888). Einen Abschluss fanden diese Studien mit dem Buche: „*Seelenkunde des Menschen*" (1895). Nebenbei gingen zahlreiche Publikationen über neurologische Themata, darunter das Buch: „*Hypnotismus und Suggestion*" (1894). Eine wichtige neurophysiologische Arbeit beschäftigt sich mit der doppelsinnigen Leitung in den Nerven (1897) und eine neuropathologische mit der Fortpflanzung der Leitung im Nervensysteme (1898, französisch). Eine andere Reihe von Publikationen betrifft die Biomechanik und die Physiologie und Pathologie der Cirkulation. Letztere wurden vorzugsweise noch in den Abhandlungen über das Röntgenen in der innern Medizin berücksichtigt. Eine andere Reihe von Veröffentlichungen betraf Fragen aus der Ophthalmologie (1864—1897), darunter jene über Daltonismus bei Sehnervenatrophie (1864), welche zuerst die pathologische Farbenblindheit beschrieb. Die Publikationen sind ausser in deutscher auch in französischer, italienischer und englischer Sprache geschrieben.

Beneke, Friedrich Wilhelm, zu Marburg, 27. März 1824 zu Celle in Hannover geb., studierte von 1824—1846 in Göttingen und erlangte daselbst unter Benutzung einer Preisschrift als Dissertation: „*De ortu et causis monstrorum disquisitio*" 1846 die med. Doktorwürde. Er ging noch auf ein Semester nach Prag, liess sich in demselben Jahre als praktischer Arzt in Celle nieder, beteiligte sich 1848 als hannoverischer Militärarzt an dem Schleswig-Holsteinischen Feldzuge, war vom Januar 1849 bis Herbst 1851 Hausarzt des deutschen Hospitals in London, darauf als praktischer Arzt in Hannover, im Sommer als Regierungs-Badearzt in Rehburg thätig, bis er 1853 einem Rufe nach Oldenburg als Leibarzt des Grossherzogs folgte. 1857 wurde er als erster Brunnenarzt nach Nauheim, mit der Berechtigung, an der Universität Marburg Vorlesungen zu halten, berufen. 1858 hatte er den Titel eines Geheimen Medizinalrates erhalten und war mit der Direktion des in Marburg, zunächst versuchsweise, errichteten pathologisch-anatomischen Institutes beauftragt worden. 1863 erfolgte seine Ernennung zum Prof. e. o. und 1867 zum Ordinarius für das mit einer besonderen ordentlichen Professur bedachte

Fach der patholog. Anat. und allgem. Pathologie und zum Direktor des nunmehr definitiv begründeten pathologisch-anatomischen Institutes, nachdem er sich bei dem Übergange von Nauheim an das Grossherzogtum Hessen-Darmstadt für sein Verbleiben bei der Universität Marburg und für die preussische Staatsangehörigkeit erklärt hatte; doch wurde ihm zugleich die fernere Ausübung der badeärztlichen Praxis in Nauheim von beiden Regierungen gestattet. Er widmete sich derselben bis zu seinem Lebensende während der Badesaison, neben einer vielfachen Thätigkeit im Lehramte und in akademischen Geschäften. In seine letzte Lebenszeit fallen B.'s Bemühungen um die Errichtung von Kinderheilstätten, namentlich an den Küsten der Nordsee, Bemühungen, welche seine letzten Jahre vorzugsweise erfüllten und in welchen die warme, menschenfreundliche Gesinnung, die einen Grundzug seines Wesens bildete, ganz besonders hervortrat; sie gaben ebenfalls Anlass zu einigen Publikationen. B. starb ziemlich plötzlich 16. Dezember 1882. Die Zahl von B.'s litterarischen Arbeiten ist ungemein gross; diese bewegen sich auf den verschiedensten Gebieten der Medizin. Abgesehen von zahlreichen Badeschriften sind erwähnenswert zunächst diejenigen Schriften, die aus Anlass von B.'s Bemühungen zur Gründung eines „Vereins für gemeinschaftliche Arbeiten zur Förderung der wissenschaftlichen Heilkunde" entstanden. Er rief ein Correspondenzblatt 1853 ins Leben, das bis 1863 in 65 Nummern erschien, ein „Archiv des Vereins etc." (Bd. I—VI, 1854—63, Neue Folge 1864—67 Bd. I—III) und kam 1870 noch einmal auf diese Angelegenheit zurück in seiner Publikation: „Zur Geschichte der Associationsbestrebungen etc." (Marburg 1870). Bedeutungsvoll sind ferner B.'s Schriften zur Hygiene und Statistik, ferner Arbeiten über den phosphorsauren und oxalsauren Kalk, sowie über Pathologie des Stoffwechsels. Ein ausführliches Verzeichnis findet sich in dem älteren Biogr. Lexikon.

Bengelsdorff, Axel Leopold Ernst, geb. 11. März 1814 zu Greifswald, studierte in Halle und Berlin, wo er wesentlich Schüler Krukenberg's war. Promoviert in Berlin 1837, wirkte B. seit dieser Zeit als praktischer Arzt, Sanitätsrat, später Geh. San.-Rat und Dozent in Greifswald und hat sich durch eine Reihe gynäkologischer Spezialarbeiten bekannt gemacht. Er starb 14. Januar 1891.

Béni-Barde, Alfred, Hydrotherapeut in Paris, geb. 21. November 1834 in Toulouse, Dr. med. 1859, erhielt 1876 für seinen „Traité théorique et pratique d'hydrothérapie" den Preis des Instituts, ist seit 1878 Ritter der Ehrenlegion und veröffentlichte noch: „De la migraine" — „L'hydrothérapie pendant les règles" — „De la nevro-myopathie periarticulaire" — „De goitre exophtalmique" — „Manuel médical d'hydrothérapie" — „Les douches locales."

Bennecke, Erich, in Berlin, 1864 zu Karlsberg bei Mansfeld geb., studierte seit 1883 in Halle, Marburg und Berlin. 1889 approbiert, wurde er 1890 Assistent von Marchand in Marburg, später bei König in Göttingen, mit dem er 1895 nach Berlin übersiedelte, um hier 1899 als Nachfolger des nach Basel berufenen Hildebrand die chir. Poliklinik an der Charité zu dirigieren. B. plublizierte: „Zur Entstehungsweise der Kiefer-Cysten" (Diss. Halle 1891), Arbeiten über gonorrhoische Gelenksentzündung, über den feineren Bau der Kiefergeschwülste, Unterleibshernien u. a.

Bennet, James Henry, 1816 zu Manchester geb., wurde als Knabe in Paris erzogen, war Lehrling eines in Derbyshire praktizierenden Onkels, studierte von 1836—43 in Paris und wurde daselbst 1843 promoviert. Nach London übergesiedelt, wurde er 1844 M. R. C. P. und übernahm eine hervorragende Thätigkeit an gynäkologischen, resp. geburtshilflichen Anstalten. Im Winter wirkte B. seit 1869 lange Jahre in Mentone, wo er zu den bekanntesten Ärzten gehörte und gab 1878 auch seine Sommerpraxis in England ganz auf, wo er auf seinem Landsitz „The Ferns" wohnte. Seine Schriften beziehen sich auf beide Wirkungskreise, so der „Practical treatise on inflammation of the uterus and its appen-

dages and on the connexion with other uterine diseases" (4. Aufl., 1861) — „*A review of the present state of uterine pathology*" (1856) — „*Nutrition in health and disease*" (3. Aufl. 1877) und andererseits „*Winter and spring on the shores of Mediterranean, or the rivieras Italy, Spain, Sardinia, Malta, Corfu, Corsica, Sicily, Algery, Tunis as winter climates*" (5. Aufl. 1875) — „*Recherches sur le traitement de la phthisie pulmonaire*" (Paris 1875; englisch bedeutend erweitert in 3. Aufl., die letzte 1878) — „*La Corse et la Sardaigne*" (Paris 1876) und viele in diese Fächer schlagende Einzelaufsätze in der Lancet und anderen Wochenjournalen. B. starb im August 1891.

Bennett, John Hughes, Professor der Medizin in Edinburg, zu London 31. August 1812 geb., begann seine medizinische Laufbahn als ein Lehrling des Chirurgen SEDGWICK zu Maidstone, studierte von 1833 an Medizin in Edinburg, publizierte noch als Student zwei Aufsätze: „*On the anatomy and physiology of the otic ganglion*" (Lond. Med. Gaz. 1836) und eine von ihm gehaltene Festrede, wurde 1837 Dr. med. mit der Dissertation „*On the physiology and pathology of the brain etc.*" und erhielt bei dieser Gelegenheit eine goldene Medaille. Er studierte dann weiter je zwei Jahre lang in Paris und auf verschiedenen deutschen Universitäten und schrieb während dieser Zeit für TWEEDIE's Library of Medicine 17 verschiedene Artikel, hauptsächlich über Affektionen des Gehirns, Rückenmarks und der Nerven, auch für die Bulletins de la Soc. anatom. de Paris (1841, 42) eine „*Note sur le développement de nerfs particuliers à la surface du cervelet*". 1841 kehrte er nach Edinburg zurück und begann Vorlesungen über Histologie, mit praktischen Übungen, die ersten derartigen in Grossbritannien gehaltenen. In demselben Jahre veröffentlichte er noch seinen „*Treatise on the oleum jecoris aselli, or cod-liver oil, as a therapeutic agent in certain forms of gout, rheumatism, and scrofula, with cases*" über ein Mittel, dessen ausgedehnten Gebrauch er auf dem Kontinent kennen gelernt hatte. Um 1842 wurde er Fellow der Royal Society und des College of Physicians in Edinburg, auch Physician des Royal Dispensary und pathologischer Anatom der Royal Infirmary. In dem Dispensary erteilte er, nach dem Muster der deutschen Polikliniken, klinischen Unterricht, unter selbstthätiger Mitwirkung der Studenten; in der Infirmary gab er Kurse über pathologische Anatomie und Histologie und gründete ein Museum der ersteren. In der Zeit von 1842—1848, wo er den Lehrstuhl der „Institutes of Medicine" erhielt, publizierte er nicht weniger als **34** Abhandlungen, die grosse Mehrzahl derselben im Edinburgh Monthly Journal of Medical Science, dessen Redakteur und Eigentümer er einige Jahre lang war, über sehr verschiedene Themata. — Von 1848 an war B.'s Lehrthätigkeit nach zwei Richtungen hin geteilt, nämlich als medizinischer Kliniker und als Physiologe, von welchen beiden Thätigkeiten die erstere bald ein bedeutendes Übergewicht erlangte. Die Zahl der Journal-Aufsätze, die er von 1849—1874, und zwar bis 1856 im Monthly Journal, von da an aber in dem daraus hervorgegangenen Edinburgh Medical Journal, in späterer Zeit vielfach auch im British Medical Journal, veröffentlichte, beträgt 71. Ein Verzeichnis der meisten findet sich in dem älteren Biogr. Lex. Nach mehrjähr. Leiden starb B. 25. September 1875 zu Norwich, 10 Tage nachdem er sich einem Steinschnitt unterzogen hatte.

Bennet, Sir James Risdon, geb. 1809 zu Romsey, Hampshire, studierte in Paris und Edinburg, reiste darauf zwei Jahre auf dem Continent, liess sich in London nieder, wurde Dozent beim Charing Cross Hosp. und bei GRAINGER's Schule im Borough, 1843 Assist.-Phys. später Physic. am St. Thomas Hosp., bei dem er viele Jahre über prakt. Med. las. Er war einer der Gründer und Sekretär der ersten Sydenham Soc. Im Coll. of Physic. war er Censor, Lumleian und Croonian Lecturer, Vertreter desselben im General Med. Council und von 1876—80, jährlich stets wieder gewählt, Präsident. erhielt 1878 von der Universität Edinburg die Ehrendoktorwürde der Rechte, 1881 die Ritterwürde und war Mitglied des Council und Vize-Präsident der Royal Soc. Er starb Ende Dezember 1891. B. übersetzte: W. KRAMER, „*The nature and treatment of* *diseases of the ear"* (London 1837) und schrieb u. A. einen Aufsatz: *„A case of hemiplegia ..... terminating by rupture of the aorta, producing dissecting aneurism"* (Med.-Chir. Transact. XXXII, 1849) und folgende Schriften: *„The causes, nature, diagnosis, and treatment of acute hydrocephalus, or, water in the head"* (London 1843), von der Medical Society in London mit der goldenen FOTHERGILL-Medaille gekrönte Preisschrift — *„Report on the progress of pathology, practical medicine and therapeutics; for the years 1842—45"* (Brit. and Foreign Med.-Chir. Review 1845) — *„Cancerous and other intra-thoracic growths .... being the substance of the Lumleian lectures"* (London 1872, w. 5 pl.).

Bennett, Edward Hallaran, begann seine Studien in Dublin 1856, wurde daselbst Dr. med. 1864 und liess sich alsdann zur Ausübung vornehmlich chirurgischer Thätigkeit dort nieder. So fungierte er als chirurgischer Professor, sowie als Surgeon am DUN's und am MARK's Ophthalmological Hospital. Seine Veröffentlichungen — im Dubl. quart. Journ. 1871, 1874, 1876 — sind kasuistischer Natur und beziehen sich auf Fremdkörperextraktion aus dem Larynx durch Laryngo-Tracheotomie, auf wahre Hüftgelenk-Ankylosen, auf Rippenknorpelbrüche u. dergl.

Berger, Oskar, in Breslau, geb. 29. November 1844 zu Münsterberg in Schlesien, studierte in Breslau, Berlin und Wien. 1867 in Berlin promoviert, wirkte er seit 1869 in Breslau als Spezialarzt für Nervenkrankheiten. 1873 wurde er Privatdozent daselbst, 1878 Professor e. o., 1877 dirigierender Arzt des Breslauer städtischen Armenhauses. Er starb 19. Juli 1885 an Apoplexie infolge von Nierenleiden zu Ober-Salzbrunn in Schlesien, wohin er sich zur Kur begeben hatte. B. war ein hervorragender Neuropatholog und der erste Privatdozent für Nervenheilkunde an der Breslauer Universität. Seine Spezialität war die Elektrotherapie. Seine zahlreichen Arbeiten auf diesen Gebieten sind in der Deutsch. med. Wochenschr., Berl. klin. Wochenschr., im Archiv für Psychiatr. und Nervenheilk., in der EULENBURG'schen Real-Encyklopädie, Bresl. ärztl. Zeitschr. etc. veröffentlicht. Auch war B. längere Zeit an der Herausgabe des ERLENMEYER'schen Centralblattes für Nervenheilkunde beteiligt und fungierte zuletzt als Mitarbeiter am MENDEL'schen „Neurolog. Centralblatt". Die Physiol. und Pathol. des N. thorac. longus, die Lehre von den Gelenkneuralgien, die Beziehungen der Neuralgien zu Diabetes und Nephritis, die Lehre von den Neuralgien des Genitalapparates, den Beschäftigungsneurosen, die Behandlung des mimischen Gesichtskrampfes etc. verdanken B. erhebliche Bereicherungen, resp. Erweiterungen und Verbesserungen. Auch lieferte er wichtige Beiträge zur pathol. Anat., Diagnostik, Therapie und Ätiologie der Tabes dorsalis; so hielt er u. a. auch in der med. Sektion der Schles. Gesellsch. für vaterl. Kultur nicht lange vor seinem Tode einen Vortrag über den Zusammenhang der Syphilis mit Tabes, worin er die wichtige Rolle der ersteren als prädisponierendes Moment für dieses Leiden auf Grund neuer Kasuistik und sorgfältiger statistischer Erhebungen betonte. Auch die topische Diagnostik der Hirnkrankheiten war Gegenstand seiner Studien. Er publizierte u. a.: *„Zur Lokalisation der corticalen Sehsphäre beim Menschen"* (Bresl. ärztl. Zeitschr. 1885). In seinen letzten Lebensjahren beschäftigte er sich zusammen mit HEIDENHAIN mit Studien über Hypnotismus.

Berger, Paul, in Paris, geb. 6. Januar 1845 zu Beaucourt (Haut-Rhin), studierte in Paris, besonders als Schüler GOSSELIN's und promovierte daselbst 1873. Seit diesem Jahre vorzugsweise im chirurgischen Fache thätig, wurde er zum Aggrégé der Pariser Fakultät 1875, zum Chirurgien des hôpitaux 1877, zum Mitglied der Acad. de méd. 1893 und im folgenden Jahre zum Prof. der chir. Klinik an der med. Fakultät als Nachfolger v. LE FORT ernannt. Seit 1898 ist B. Präsident der Société de chir. in Paris, ferner Wundarzt am Hôpital de la Pitié, des Hertford British Hospital und der Ecole normale supérieure. B. publizierte: *„De l'arthrite du genou comminutive aux fractures du fémur"* (Paris 1873) — *„De l'influence des maladies constitutionelles sur la marche des* *lésions traumatiques"* (Daselbst 1875) — *„Rotule, Anatomie et Pathologie"* (Dict. encycl. des Sc. méd.). Hier auch die Artikel: *„Cerveau, corps opto-striés"* — *„Sur la structure et le conformation intérieure de la veine et des artéries ombilicales"* (Arch. de physiol. 1872), als Mitglied der Société de chir. de Paris ausserdem in den Verhandlungen derselben eine Reihe kasuistischer Arbeiten, den Mechanismus der Hernien, die Osteomyelitis, Darmresektion und Darmnaht, Extraktion von Fremdkörpern aus dem Bulbus, Schulterblattresektion etc. betreffend. Andere gleich-

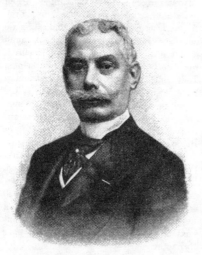

sinnige Mitteilungen finden sich in der Revue des sc. méd. (von HAYEM). In neuerer Zeit kamen hinzu verschiedene Veröffentlichungen über Autoplastie, hauptsächlich nach der von v. GRAEFE modifizierten italienischen Methode (in den Verhandlungen d. Acad. de méd., auf dem französ. Chirurgenkongress, in der Festschrift für Prf. Durante); über Amputation intercapsulo-thoracique (Paris 1887, sowie in den Verhandlungen der Soc. de chir. 1891 und Rev. de chir. 1898), über Unterleibsbrüche, Ergebnisse der Untersuchung von 10000 beobachteten Fällen (Berlin 1897), sowie der Abschnitt „Hernies" im Traité de chir. von Duplay und Reclus. 2. Edit. Paris 1898.

Berger, Albrecht Maria, in München, geb. 27. August 1846 zu Fürstenfeldbruck, studierte in München bes. als Schüler von ROTHMUND sen. et jun., Dr. med. 1872, nahm am Kriege 1870/71 teil und ist seit 1875 als Augenarzt in München und Vorsteher einer Privat-Augenheilanstalt daselbst thätig. B. wurde 1893 zum Kgl. Hofrat ernannt und veröffentlichte neben einer Anzahl okulistischer Abhandlungen Arbeiten auf medizinisch-historischem Gebiete: *Benvenutus Grapheus Practica Oculorum* (gemeinschaftlich mit T. M. AURACHER) in 2 Heften, ferner *„Der von Michel Angelo Buonarroti eigenhändig geschriebene Augentractat"* — *„Die Ophthalmologie des Petrus Hispanus".*

Bergh, Ludwig Rudolph Sophus, in Kopenhagen, geb. 15. Oktober 1824 daselbst, studierte auch daselbst, wurde jedoch erst 1860 Dr. med., nachdem er als prakt. Arzt und Spezialist für venerische und Hautkrankheiten seit 1853 dort thätig gewesen war. Seit 1864 wirkte B. als Primararzt am allgem. Krankenhause, Abteil. für vener. und Hautkrankheiten, und ist zur Zeit als Prof. noch in dem aus derselben 1886 entwickelten, nur für venerische Frauenzimmer eingerichteten (220 Betten) Vestre-Hospital thätig. B. ist korrespond. Mitglied des Instituts und publizierte ausser den in dem älteren Biogr. Lex. bereits aufgezählten 3 Dutzend Schriften neuerdings noch die seit 1886 alljährlich erscheinenden Hospitalberichte, ferner in deutscher und dänischer Sprache zahlreiche Journalabhandlungen, u. a.: über die Flohlarve als Pseudoparasit des Menschen (Monatsh. f. prakt. Dermat. IV. 1885), über Ansteckung und Ansteckungswege bei Syphilis (Hosp. Tid. 3. R. VI. 1888, VII. 1888), über Herpes menstrualis (Ib. 3. R. VII. 1889), über die Tätowierungen der Prostituierten (Ib 3. R. IX. 1891), kongenitale Syphilis bei paterner Infektion (Ib. 4. R. I. 1893), über die Incubationszeit bei Syphilis (Ib.), *„Symbolae ad cognit. genit. extern. foemin".* I (Ib. 4. R. II. 1894), *„Beiträge zur Kenntnis der Entzündung der Glandula vestib. major.* (Bartholini) (Ib. III. 1895); *„Symbol. ad cognit. etc. II* (Ib. 4. R. VI. 1896 und 4. R. V 1897 u. XXV. 1897), *„Bemerkungen über venerische Katarrhe bei Frauenzimmern"* (Ib. 4. R. VI. 1898). — Seit 1853 bis jetzt hat B. noch eine lange Reihe von anatomischen und systematischen malacologischen Arbeiten in deutscher, englischer und französischer Sprache, von einer Menge von Fällen begleitet, veröffentlicht, die zum grossen Teil mit den wissenschaftlichen Expeditionen v. Semper (1872—79) und v. Dall (Alaska) (1879—1880), mit der Blake-Expedition (1890), mit der Albatross-Expedition (1894), mit der des Prinzen von Monaco (1892—99), mit der v. Kuekenthal (1897), v. Plate (1898) und v. Schauinsland (1899) in Verbindung stehen.

Bergmann, Ernst v., in Berlin, ist in Riga (Livland) 16. Dezember 1836 geb. und in der Privat-Erziehungsanstalt Birkenruh bei Wenden zur Universität vorgebildet worden. Von 1854 bis 1860 studierte er in Dorpat, wo er am 13. November 1860 auf Grund seiner Dissertation: *„De balsamo copaivae cubebarumque in urinam transitu"* promoviert wurde. Unmittelbar darauf erhielt er in der chirurgischen Universitätsklinik daselbst, welche abwechselnd von den Professoren v. Adelmann und v. Oettingen geleitet wurde, die Assistentenstelle. In dieser habilitierte

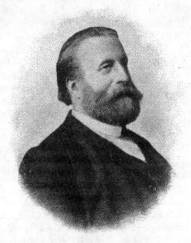

er sich nach Verteidigung seiner Schrift über die Fettembolie 1864 als Privatdozent für Chirurgie und trat bald darauf eine Studienreise nach Wien und Berlin an. Einer Aufforderung des Professors und Generalarztes Wagner in Königsberg folgend, ging B, als dessen ausserordentlicher Assistent 1866 mit ihm in den böhmischen Krieg, in welchem er teils in Königinhof, teils als Begleiter seines Chefs Verwendung fand. 1870 in Amsterdam, im Laboratorium von Professor Kühne thätig, eilte er beim Ausbruch des deutsch-französischen Krieges nach Berlin und fand dort in der ärztlichen Armee-Reserve seine Anstellung. Mit zahlreichen anderen Ärzten nach den Schlachten von Weissenburg und Wörth in die Pfalz geschickt, blieb er zuerst unter Volkmann und dann unter Billroth in Mannheim, wo er das Kriegs-Reserve-Lazarett „Seilebohn" leitete. Mit dessen Aufhebung im Oktober wurde er nach Karlsruhe gerufen, um die Stelle eines dirigierenden Arztes der im Bau begriffenen Friedrichsbaracken zu übernehmen. Bis zu deren Vollendung machte er mit dem badischen Sanitätszuge die Touren nach Raon l'Etappe, nach Belfort und nach den Belagerungslinien von Paris mit. Vom Januar bis April 1871 stand er den Friedrichsbaracken in Karlsruhe vor, bis sie die heimkehrenden Militärärzte übernahmen und kehrte dann nach Dorpat zurück, nachdem eine Berufung als Professor der Chirurgie nach Königsberg sich zerschlagen hatte und eine nach Freiburg i. B. von ihm nicht angenommen worden war. In Dorpat wurde er im Juli 71 Nachfolger v. Adelmann's im Ordinariat für Chirurgie und blieb dort bis zum russisch-türk. Kriege von 1877 und 78, in welchem er als Konsultant-Chirurg der Donauarmee ins Hauptquartier des Grossfürsten Nikolai Nikolajewitsch ging. Hier machte er den Übergang über die Donau mit und die Schlachten bei Plewna, sowie Felisch und Gornji-Dubniik und kehrte mit dem Fall Plewnas in seine Dorpater Stellung zurück. Vorher für St. Petersburg als Professor der operativen Chirurgie in Aussicht genommen und gleichzeitig nach Kiew und Würzburg berufen, wählte er Würzburg, wohin er am 15. April 1878 als Nachfolger Linhardt's zog. 1882 im August erhielt er vom Minister v. Gossler die Berufung nach Berlin an Stelle von Langenbeck's, wo er an der Kgl. chirurg. Universitätsklinik, nachdem er noch einmal 1884 einen Ruf nach St. Petersburg als Professor der klinischen Chirurgie ausgeschlagen hatte, noch jetzt thätig ist. v. Bergmann ist k. russ. wirklicher Staatsrat während des Krieges 77/78 geworden. Bei der Berufung nach Berlin wurde er Kgl. Preuss. Geh. Medizinalrat. In Würzburg zum Kgl. Bayerischen Generalarzt ernannt, wurde er in der Stellung eines solchen mit dem Range eines General-Majors in das Kgl. preuss. Sanitäts-Corps 1888 übergeführt. Er ist Ehrenmitglied der Kaiserl. russ. medico-chir. Akademie, und zahlreicher in- und ausländischer med. Gesellschaften, so der chirurgischen Nord-Amerikas, der Londoner klinischen, der schwedischen Akademie in Gothenburg, der Moskauer, Bukarester, Wiener, Münchener, Magdeburger u. s. w. Schriften: *„Die Lepra in Livland"* (Petersburg 1867) — *„Das putride Gift"* (Dorpat 1868) — *„Die Fieber und Entzündung erregenden Wirkungen der Produkte des fauligen und entzündlichen Gewebszerfalls"* (Petersb. med. Wochenschr.) — *„Das Sepsin"* (gemeinsam mit SCHMIEDEBERG; Ctrbl. f. d. med. Wiss. 1868) — *„Zur Lehre von der putriden Intoxication"* (Ztschr. f. Chir. 1872) — *„Die gegenwärtigen Forschungen in der Krebslehre"* (Rede zum Stiftungsfeste der Dorpater Universität 1876) — *„Die Lehre von den Kopfverletzungen"* (in PITHA-BILLROTH's Handbuch d. Chirurgie 1877, 2. Aufl. in „Dtsch. Chir." 1881) — *„Über die Endresultate der Gelenkresektionen im Kriege"* (Petersburg und Giessen 1872) — *„Die Behandlung der Schusswunden des Kniegelenks im Kriege"* (Stuttgart 1878) — *„Die Fermentintoxication"* (gemeinsam mit ANGERER, Festschr. z. 300jährigen Jubiläum der Universität Würzburg 1882) — *„Die Unterbindung der Vena femoralis"* (ebendaselbst 1882) — *„Die Krankheiten der Lymphdrüsen"* (GERHARDT's Handbuch der Kinderkrankheiten 1881) —, *„Die Schicksale der Transfusion im letzten Decennium"* (Berlin 1883). In Würzburg und Dorpat erschienen kasuistische Mitteilungen in den Dorpater und Petersburger med. Zeitschriften, in den Verhandlungen der Würzburger physikal. med. Gesellschaft, im Münchener ärztlichen Intelligenzblatt, der Berl. klin. u. deutsch. med. Wochenschr., in den Verhandl. d. dtsch. Ges. f. Chir., so über blaue Schweisse, akute Osteomyelitis, cartilaginöse Exostosen, infektiöse Pneumonie, Anheilung völlig gelöster Knochensplitter, Kehlkopfexstirpationen, erste Anwendung der Sublimatlösungen und Sublimat-Verbände in der Chirurgie, Durchstichfracturen, plastische Operationen bei Hirnverletzungen, Trepanationen, Hirndruck u. a. m. Seine und seiner Schüler kasuistische und kleinere Studien sammelte v. B. in 14 Bänden: *„Arbeiten aus den chirurgischen Kliniken Berlins"* (Berlin 1886 bis 99) — Ebendaselbst erschienen: *„Die chirurgische Behandlung bei Hirnkrankheiten"* (3. Aufl., 1899) — *„Anleitende Vorlesungen zum Operationskurs"* gemeinsam mit ROCHS (4. Aufl.) — *„Handbuch der speziellen Chirurgie"* (hrsg. gemeinsam mit v. BRUNS und v. MIKULICZ-RADIECKI, Stuttgart 1899). In demselben hat v. B. die Kopfverletzungen und Hirnkrankheiten bearbeitet — *„Die Entwickelung des chirurgischen Unterrichts in Preussen"*. (Rede in der Berliner Aula 1893.) Gedächtnisreden auf v. LANGENBECK, zur Totenfeier desselben 1888, auf v. SIEMENS und v. HOFMANN (Naturforscher - Vers. Nürnberg 1893), auf v. VOLKMANN (Verhandlungen des Kongresses deutscher Chirurgen), auf SCHIMMELBUSCH, NASSE u. s. w. v. B. giebt mit ERB und WINCKEL die von v. VOLKMANN begründete Sammlung klinischer Vorträge heraus. In ihr erschienen von ihm: Die Diagnose der Meningitis, Hirnverletzungen mit lokalen und allgemeinen Symptomen, die tuberkulöse Entzündung der oberen Halswirbel, die Behandlung des Lupus mit Tuberkulin, die chirurgische Behandlung von Hirngeschwülsten. Mit KOENIG und RICHTER ist v. B. Herausgeber des Ctrlbl.'s f. Chir., mit GUSSENBAUER und KOERTE des Archivs für klin. Chir.

Bergman, FransAntonGustaf, zu Upsala, geb. 27. Dezember 1837 zu Stockholm, studierte von 1856 in Upsala, wo er 1865 bis 66 Amanuensis am akad. Krankenhause war, 1869 Dr. med. und Dozent der Epidemiologie und allgem. Pathologie wurde. Er machte 1858 bis 59 eine wissenschaftliche Reise ins Ausland und war 1868 bis 71 Sekretär der ärztl. Gesellschaft in Upsala. Er schrieb: *„Om Sveriges folksjukdomar, första häftet (Om rödsoten i Sverige)"* (Upsala Universitets årsskrift för 1869), ferner in den Upsala Läkare-fören. förhandl. (III, V, VI): *„Om Miasmernas och Contagiernas natur och verkningssätt"* — *„Sjuklighetsstatistik för*

Upsala stad året 1869" — zusammen mit R. RUBENSON: *"Sjukligheten och väderleken i Upsala året 1870".*

Bergmeister, Otto, in Wien, geb. zu Silz (Tirol) 15. Febr. 1845, studierte in Wien (1870 Dr. med. et chir.), bildete sich dann als Schüler v. AFLT'S, von 1872—74 als dessen Assistent, zum Augenarzt, habilitierte sich 1874 in Wien, wurde hier 1892 Extraordinarius, 1893 k. k. Primararzt und Vorstand der okulistischen Abt. im k. k. Krankenhause „Rudolfstiftung." Von 1883—93 war B. 2. Sekretär, seit 1893 ist er 1. Sekretär der k. k. Ges. der Ärzte. Zu den in dem älteren Lexikon genannten Publikationen kommen hinzu: *"Über Buphthalmus congenitus"* (Mitt. d. W. med. Dokt. Kolleg. 1881) — *"Über die Anwendung des schwefelsauren Atropin zu ophthalmotherapeutischen Zwecken"* (Ztschr. f. Diagn. und Therap. 1882) — *"Über Dermoid der Cornea"* (Anz. d. k. k. Ges. d. Ärzte 1884) — *"Über Herpes Iris der Conjunctiva"* (ib. 1885) — *"Über die anästhesierende Wirkung des Apomorphins"* (Ctrlbl. f. Therap. 1885) — *"Die Intoxicationsamblyopien"* (Wiener Klinik 1886) — *"Über die Beziehungen der Influenza zum Sehorgan"* (Wien. kl. Wochenschr. 1890) — *"Über die Therapie des Trachoms"* (Med.-chir. Ctrlbl. 1890—91) — *"Über das Vorkommen von Störungen des Sehorgans bei gewissen Stoffwechselanomalien, speziell bei harnsaurer Diathese"* (Wien. m. Wochenschr. 1894) — *"Zwei Fälle von Iritis geheilt durch subconjunktivale Sublimat-Injektionen"* (Wien. kl. W. 1894) — *"Ein Fall von durch Iridectomie geheiltem Hydrophthalmus"* (ib. 1896) u. a. m. Übrigens ist B. noch Mitarbeiter der „Bibl. d. ges. m. W.", hrsg. v. DRASCHE (1898), des 1. u. 2. Berichts über die niederösterr Landesblindenschule (1877 u. 84) und des Jahrb. d. W. k. k. Krankenanstalten (Jahrg. II—VI.)

Berkhan, Oswald, zu Braunschweig, geb. zu Blankenburg am Harz, 19. März 1834, studierte in Göttingen, Würzburg, Prag, Wien, wurde 1856 in Würzburg promoviert, war 1858 und 59 Hilfsarzt an der Privat-Irrenanstalt von ERLENMEYER in Bendorf, ist seit 1861 prakt. Arzt in Braunschweig und war 5 Jahre lang Hausarzt an der damals noch bestehenden städt. Irrenanstalt zu Braunschweig. 1881 führte er nach psychiatrischen Grundsätzen die erste Hilfsschule für Schwachsinnige geringeren Grades (Schwachbefähigte) ein, ein Vorgehen, welches Jahre lang angefeindet, gleichwohl alsbald in vielen grösseren Städten des In- und Auslandes Nachahmung fand. 1883 wurden von ihm die ersten Sprachheilkurse für stotternde und stammelnde Kinder in den Volksschulen der Stadt Braunschweig eingerichtet, welche eine weite Verbreitung fanden. — Zu den in dem älteren Lexikon aufgeführten Publikationen von B. sind zu ergänzen: Monographisch: *"Über den angeborenen und früh erworbenen Schwachsinn"* (Braunschweig 1889) — *"Irresein bei Kindern"* (Corresp. Bl. d. deutsch. Ges. f. Psych. 1863 u. 64) — *"Über Störungen der Sprache und Schriftsprache"* (Berlin (1889). — *"Hochgrad. Divertikel der Speiseröhre mit dem Ausgange in Genesung"* (Berl. kl. Wochenschrift 1889) — *"Ein Fall von subcorticaler Alexie"* (Arch. f. Psych. XXIII) — *"Eigentümliche mit Einschlafen verbundene Anfälle"* (Ztschr. f. Nervenheilk. II) — *"Die Schreibstörungen bei Schwachbefähigten in gerichtl. Beziehung"* (Vrtljhrschr. f. ger. Med. 1894) u. a. m.

Berlin, Rudolf, geb. 2. Mai 1833 zu Friedland in Mecklenburg-Strelitz, studierte in Göttingen, Würzburg, Erlangen und Berlin, war Assistenzarzt an der Privat-Augenheilanstalt von PAGENSTECHER in Wiesbaden und an der chir. Universitätsklinik zu Tübingen unter v. BRUNS. 1858 zu Erlangen promoviert, wirkte B. seit 1861 als Inhaber einer Augenheilanstalt in Stuttgart und dozierte seit 1875 vergleichende Augenheilkunde an der königl. Tierarzneischule zu Stuttgart. Von hier aus folgte er 1890 als Nachfolger des in den Ruhestand getretenen v. ZEHENDER einem Rufe nach Rostock, wo er jedoch bereits 12. Sept. 1897 starb. B. hat sich um die Hebung des augenärztlichen Unterrichts an seinem letzten Wirkungsorte sehr verdient gemacht. An dem Bau und der Einrichtung der dortigen neuen Universitätsaugenklinik nahm er lebhaften Anteil, Von seinen Schriften führen wir an: *"Zur Strukturlehre der Grosshirnwindungen"*

(Dissert. Erlangen 1858) — *"Über den Gang der in den Glaskörperraum eingedrungenen fremden Körper"* (Arch. f. Ophthalm. XIII) — *"Über Sehnervendurchschneidung"* (Mntsbl. f. Augenheilk. IX) — *"Zur sogenannten Commotio retinae"* — *"Über Exstirpation des Thränensackes"* — *"Orbitalkrankheiten"* (in GRAEFE-SÄMISCH's Handb. der Augenheilk.). Verschiedene Arbeiten bewegen sich auf dem Gebiete der vergleichenden Augenheilkunde. Ausserdem begründete B. die

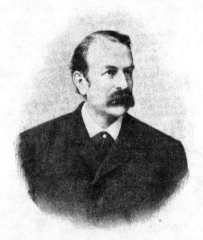

"Zeitschrift für vergleichende Augenheilkunde" (zus. mit EVERSBUSCH) und schrieb noch *"Untersuchungen über den Einfluss des Schreibens auf Auge und Körperhaltung des Schulkindes"*, sowie *"Über Dyslexie"* — *"Über die Entwickelung der Augenheilkunde"* (Gelegenheitsrede). u. v. a. B. gab auch eine neue Methode zur Behandlung des Entropiums an.

Berlin, Nils Johann, geb. in Hernösand 1812, studierte in Upsala und Stockholm unter BERZELIUS, wurde Professor der Chemie und Pharmakologie in Lund 1847, Generaldirektor der schwedischen Medizinaldirektion 1864 und starb 27. Dez. 1891, nachdem er sich in den letzten Jahren von seinen Ämtern zurückgezogen hatte. Er schrieb u. a.: *"Anvisning till de allmännaste gifters upptäckande på kemisk väg"* (Stockholm 1845) — *"Den svenska pharmakopéen öfversatt och kommenterad"* (2 voll. Lund 1849—51) — *"Grunderna för den qualitativa kemiska analysen"* (4. Aufl. Lund 1867) — *"Commentarius medico-practicus in Pharm. Suec."* (Lund 1881) u. a. Besonders populär wurde B. in seinem Vaterlande durch sein sehr verbreitetes *"Lehrbuch in der Naturlehre für Volksschulen"* und sein ins Dänische, Deutsche, Finnländische und Grönländische übersetztes *"Lehrbuch in der Naturlehre für das schwed. Volk."*

Bernard, Claude, geb. 1813 in Villefranche bei Lyon, arbeitete in letzterer Stadt eine Zeitlang als Lehrling in einer Apotheke und ging dann nach Paris, um sich dort litterarisch zu beschäftigen. Mit einer fünfaktigen Tragödie in der Hand, meldete er sich in Paris bei dem bekannten Akademiker ST. MARC-GIRARDIN,

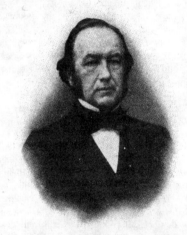

dem er warm empfohlen war. Schon bei der ersten Unterhaltung gelang es letzterem, B. zu überzeugen, dass ihm das Talent fehle, [eine litterarische Carrière einzuschlagen; es wurde ihm geraten, Medizin zu studieren. Seine Studien zogen sich lange hin, da fast alle seine Bewerbungen um irgend eine Anstellung an einem Spital erfolglos waren. Erst 1843 (in seinem 30. Jahre) gelang es ihm, das Doktordiplom zu erzwingen. Feind jedes Charlatanismus, gewissenhaft in seinen Untersuchungen und besonders Feind der inhaltlosen und schwülstigen

Beredsamkeit, welche an der med. Fakultät in Paris immer die Hauptrolle spielte, unterlag B. auch bei den Konkursen um die Funktion eines Professeur agrégé. Verzweifelt und mittellos, war B. schon im Begriff, die Stelle eines Arztes auf dem Lande anzunehmen, als eine Heirat mit einer reichen Erbin ihn endlich in Stand setzte, seine wissenschaftliche Laufbahn weiter zu verfolgen. MAGENDIE, damals Professor der Physiologie am Collège de France, nahm ihn als Assistenten an, und hier entwickelte sich das grosse vivisektorische Talent des bald berühmt gewordenen Forschers Seine ersten Untersuchungen haben ihm schnell einen Namen in ganz Europa verschafft; in Frankreich blieb er dank kleinlicher Intriguen lange noch ganz unbekannt. Erst in seinem 40. Lebensjahre gelang es ihm, aus der untergeordneten Stellung herauszukommen; nachdem er das Diplom des Docteur des Sciences erworben hatte, wurde er zum Professor der allgemeinen Physiologie an der Sorbonne ernannt. Seitdem folgten schnell nach einander Ehren und Stellungen in reichlicher Fülle. Nach dem Tode MAGENDIE's wurde er dessen Nachfolger im Collège de France. Seine Ernennung als ordentliches Mitglied der Académie des sciences folgte bald darauf. 1868 wurde B. zum Mitglied der Académie française als Nachfolger von FLOURENS erwählt und bald darauf zum lebenslänglichen Senator des Kaiserreichs ernannt. Infolge eines schweren Leidens (das er sich in dem feuchten Keller zugezogen hatte, der ihm als Laboratorium im Collège de France diente), musste er seine Lehrthätigkeit 1866 unterbrechen und 1868 seinen Lehrstuhl in der Sorbonne gegen den im Muséum d'histoire naturelle vertauschen. B. kränkelte fortwährend und starb 10. Februar 1878 infolge von Urämie. Seine Beerdigung erfolgte auf Staatskosten. B. gehört zu den hervorragendsten Physiologen der Neuzeit. Trotzdem er nur mit beschränkten Hilfsmitteln in feuchten Kellerräumen, die ihm als Laboratorium dienten, arbeitete, ist er doch einer der glücklichsten und glänzendsten Experimentatoren geworden. Seine Genialität wird am besten durch den wenig bekannten Umstand gekennzeichnet, dass er seine epochemachendsten Entdeckungen im Laufe seiner Vorlesungen bei den Demonstrationen gemacht hat. B. debutierte mit der Aufklärung der lange streitigen Frage über die Sensibilité recurrente; bald darauf folgten Untersuchungen über die Funktionen der verschiedenen Hirnnerven, welche später von ihm in den berühmten *„Leçons sur la physiologie et la pathologie du systeme nerveux"* (Paris 1858) zusammengefasst wurden. Zu den weittragendsten und wichtigsten seiner Entdeckungen muss man die der vasomotorischen Funktionen des Halssympathicus, der sekretorischen der Chorda tympani und die Bildung des Zuckers nach Ausführung eines Stiches in den Boden des vierten Ventrikels zählen. Seine klassischen Untersuchungen über die Funktionen des Pankreas, der Magendrüsen, der Leber etc. sind in den *„Leçons sur les liquides de l'organisme de"* (ib. 1859) und *„Leçons sur la physiologie expérimentale appliquée à la médecine"* (ib. 1856) niedergelegt. Von seinen anderen Werken seien die folgenden hervorgehoben: *„Sur les substances toxiques"* (ib. 1857) — *„Sur les anésthetiques"* (1875) — *„Sur les propriétés de tissus vivants"* (ib. 1866) — *„Sur la chaleur animale"* (1876) — *„Introduction à l'étude de la médecine expérimentale"* (1865) — *„Leçons sur le diabète"* (1877) — *„Leçons sur les phénomènes de la vie"* (1878). Eine eigentliche Schule hat B. nicht hinterlassen; seine wissenschaftliche Thätigkeit beruhte, wie E. v. CYON (im alten B. L.) bemerkt, mehr auf persönlicher Genialität als auf strengen wissenschaftlichen Prinzipien.

Bernatzik, Wenzel, in Teschen (Oesterr.-Schlesien) 24. Januar 1821 geb., erhielt seine erste höhere Ausbildung — von 1839 ab — auf der med.-chir. Josephs-Akademie zu Wien. 1845 promovierte er und begann nun zunächst eine Carrière als Militärarzt an genannter Akademie. Kurz vor der ersten Aufhebung derselben (1848) nach Codogno (Lombardei), 1 Jahr später nach Ungarn versetzt, erlangte B. 1851 die Stelle als ordinierender Arzt am Garnisonshospital zu Prag, 1853 die als Professor der theoretischen Medizin und 1856 die als ordentlicher Professor für Pathologie und Materia medica an der 1854 wieder hergestellten militärärztlichen Josephs-Akademie in Wien. 1859 wurde B. als Militärarzt in die Reihe der Civilprofessoren dieses Institutes versetzt, in dem er bis zu der 1874 erfolgten Aufhebung desselben als Lehrer, späterhin noch bis 1878, dem Jahre seiner Versetzung in den Ruhestand, als Mitglied des Militär-Sanitäts-Comités und als Inspektor der Militär-Medicamenten-Regie thätig war. Seit dieser Zeit lebt er schriftstellerisch unausgesetzt thätig in seinem Geburtsorte Teschen, wo er 21. Juli 1895 sein 50 jähriges Dr.-Jubiläum feierte. B. veröffentlichte: *"Pharmakologisch-therapeutische Abhandlung über die gebräuchlichsten Jodpräparate"* (Gekr. Preissch., Wien 1853) — *"Kommentar zur österr. Militär-Pharmakopoë vom Jahre 1859"* (II. Bd. mit zahlreichen Holzschnitten, Ib. 1860, 61) — *"Die Rezeptur in dem von der Pharmakopoë neu eingeführten metrischen Gewichtssystem"* (Ib. 1869) — *"Kommentar zur österr. Militär-Pharmakopoë vom Jahre 1873"* (Ib. 1874) — *"Handbuch der allgemeinen und speziellen Arzneiverordnungslehre"* (Ib., I. Bd. Rezeptierkunde mit 202 Holzschnitten 1876; II. Bd. Dosologie 1878). — Dazu kommt ein *"Lehrbuch der Arzneimittellehre"* (gemeinschaftlich mit seinem ehemaligen Schüler Prof. A. VOGL in Wien), sowie eine grosse Reihe von Journalartikeln, welche das ältere Lex. verzeichnet, aus dem Gebiet der Pharmakologie. Von besonderem Interesse ist darunter eine kleine Abhandlung, betreffend die Frage der *"Einführung einer internationalen Pharmakopoë"* (3. internat. med. Kongr. Wien, Zeitschr. des allg. österr. Apotheker-Vereines 1873).

Bernays, Georg J., in St. Louis, geb. 4. April 1824 zu Oggersheim bei Ludwigshafen in der Rheinpfalz, studierte in Würzburg und Heidelberg, folgte 1852 dem Beispiel seiner älteren Brüder und wanderte nach Amerika aus. Er liess sich in St. Louis nieder und erwarb sich dort sehr bald eine ausgedehnte Praxis. Von 1858 bis 1862 als Countyarzt thätig, übernahm er später die Professur der Geburtshülfe am ehemal. Humboldt-Institut, einer von HAMMER gegründeten deutschen med. Schule. B., der 15. Dezember 1888 starb, war einer der ältesten und angesehensten Ärzte in St. Louis, Mitgl. d. med.-phys. Gesellsch. zu Würzburg, sowie des naturhistor.-med. Vereins in Heidelberg. Seine rege Beteiligung am wissenschaftl. Leben fand ihren Ausdruck in mehreren, von .B. publizierten Journalabhandlungen.

Bernhardt, Martin, zu Potsdam 10. April 1844 geb., studierte an der Berliner Universität, vorzugsweise als Schüler VIRCHOW's und TRAUBE's und wurde 1. Mai 1866 promoviert. Praktischer Arzt seit 27. März 1867 wirkte B. zuerst als Assistenzarzt der mediz. Klinik zu Königsberg i. Pr. unter LEYDEN bis 1869, dann in gleicher Stellung an der Nervenklinik der Charité unter WESTPHAL bis 1873. Habilitiert seit 1872 in Berlin und als Spezialist für Neuropathologie hier thätig, wurde B. 1882 zum ausserordentlichen Professor an der med. Fakultät zu Berlin ernannt. Während der Jahre 1895—1897 erschien das zweibändige Werk: *"Die Erkrankungen der*

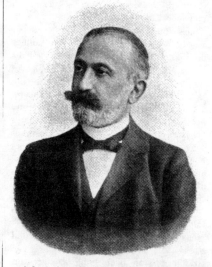

peripherischen Nerven" (Wien, XI. Band der *"Speziellen Pathologie und Therapie"* von H. NOTHNAGEL. B. schrieb ferner: *"Die Sensibilitätsverhältnisse der Haut"* (Berlin 1874) — *"Beiträge zur Symptomatologie und Diagnostik der Hirngeschwülste"* (Ib. 1881) und vielfache Aufsätze, dem Gebiete der internen Pathologie, besonders der Neuropathologie und Elektrodiagnostik angehörig. An dem 1883 erschienenen Werke: „*Elektrizitätslehre für Mediziner und Elektrotherapie*"von ROSENTHAL (Erlangen) und B. bildet B.'s Anteil die Elektrodiagnostik und Elektrotherapie. B. ist seit vielen Jahren Mitarbeiter am VIRCHOW-HIRSCH'schen Jahresbericht (Nervenkrankheiten, Elektrotherapie), Mitarbeiter an EULENBURG's Realencyklopädie, seit 1885 Chefredakteur des Centralbl. f. d. med. Wiss., seit 1881 Schriftführer der Berlin. Ges. f. Psychiatrie und Nervenkrankheiten.

Bernheim, Hippolyte, Prof. der med. Klinik in Nancy, veröffentlichte: „*Des fièvres typhiques en général*" (Strassburg 1868) — „*Leçons de clinique médicale*" (Paris 1877) — „*De la suggestion dans l'état hypnotique et dans l'état de veille*" (Ib. 1884). Seit den letzten 1½ Decennien beschäftigt sich B. eingehend mit dem Hypnotismus, worüber er eine Reihe von Abhandlungen publizierte.

Bernstein, Julius, in Halle, geb. in Berlin 8. Dezember 1839, studierte daselbst als hervorragender Schüler von DU BOIS-REYMOND und promovierte 1. August 1862. Seit 1872 wirkt er als o. ö. Prof. der Physiologie in Halle, gegenwärtig als Geh. Med.-Rat und veröffentlichte

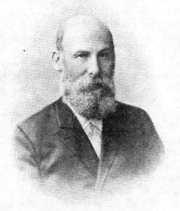

monographisch (neben einer Reihe weniger umfangreicher physiologischer Arbeiten): „*Untersuchungen über den Erregungsvorgang im Nerven- und Muskelsystem*" (Heidelberg 1871) — „*Die fünf Sinne des Menschen*" (Leipzig 1875) — „*Lehrbuch der Physiologie*" (Stuttgart 1894).

Bert, Paul, geb. zu Auxerre (Yonne) 1830, hatte sich zuerst zur juridischen Carrière ausgebildet. Während einer Reise in Algerien, die er aus Familienrücksichten unternahm, hatte er mehrmals Gelegenheit gehabt, Ratten zu beobachten, denen Zuaven zum Scherz den Schwanz abschnitten und mit dem peripheren Ende in eine Rückenwunde einheilten. Die Erhaltung der Sensibilität in dem so zugerichteten Rattenschwanze veranlasste ihn, die Leitungsverhältnisse im Nerven zu studieren und, als er nach seiner Rückkehr in Paris zum Studium der Naturwissenschaften überging, diente ihm die Beobachtung als Dissertation zur Erhaltung des Doktordiploms: „*De la greffe animale*" (Paris 1863). 1868 wurde er zum Assistenten von CL. BERNARD ernannt, und als letzterer seinen Lehrstuhl in der Sorbonne verliess und zum Museum d'histoire naturelle überging, hielt B. einige Vorlesungen zuerst in der Sorbonne und dann auch im Museum d'histoire naturelle. Diese Vorlesungen „*Leçons sur la physiologie comparée de la respiration*" (Ib. 1868) enthielten übrigens nichts Neues. Ein naher Freund GAMBETTA's und zur radikalen Partei gehörend, wurde B. während des Krieges zum Präfekten des Departements du Nord ernannt, wo er sich durch seine unerbittlichen Verfolgungen der Anhänger des gefallenen Kaiserreichs auszeichnete. Nach dem Kriege wurde er zum Professor der Physiologie an der Sorbonne ernannt, hatte aber nie Gelegenheit, sich als Lehrer zu zeigen, da er, gleichzeitig zum Deputierten seiner Geburtsstadt gewählt, sich den französischen Gesetzen gemäss an der Lehrkanzel durch einen Suppléant hat ersetzen lassen müssen. Später wurde er unter der Regierung GAMBETTA's mit dem Unterrichtsministerium betraut, das er nur kurze Zeit verwaltete. Zu Anfang 1886 als General-Resident nach Tonkin geschickt, verstarb er hier an den Folgen der topischen Dysenterie 11. November 1886. B. war ein extrem freisinniger Mann, der in seinen politischen Stellungen mit wahr-

haft fanatischen Eifer den Einfluss der
Geistlichkeit in Frankreich zu unterdrücken
suchte. In wissenschaftlicher Beziehung
bilden seine bedeutendste Leistung die
Untersuchungen über den Einfluss hoher
atmosphärischer Drucke auf tierische und
pflanzliche Organismen, welche, in
mehreren Werken zerstreut, endlich in
einem starken Bande zusammengestellt
wurden u. d. T.: *„La pression barométrique
etc."* (Ib. 1878). Das Hauptresultat dieser
Untersuchungen soll der Beweis sein,
dass Sauerstoff ein gefährliches Gift für
den tierischen Organismus sei. — B.
veranstaltete auf Grund dieser Untersuchungen vor einigen Jahren die Ballon-
fahrt, welche mit dem Tode von CROCE-
SPINELLI und SIVEL endete. Dazu kommen
noch *„Notes d'anatomie et de physiologie"*
(1867—70) — *„Recherches sur le mouvement
de la sensitive"* (1867—70).

Bertenson, Josef,
Kliniker in
St. Petersburg, geb. in Nikolajew,
studierte von 1854—57 in Dorpat, wo er
mit einer Abhandlung über die Neubildung von Knorpel und Knochen zum
Dr. med. promovierte. Hierauf machte er
eine Studienreise nach Deutschland mit
längerem Aufenthalt in Berlin und übernahm 1859 eine Stellung als Arzt am
Kollegium der allgemeinen Fürsorge in
Witebsk. 1863 liess er sich in Petersburg
nieder, anfangs als prakt. Arzt, wurde
1865 Inspektor des Petersburger Physikats,
1868 Inspektor der Petersburger Gouvernements - Medizinalverwaltung, 1871
Dirigent des auf seine Anregung
gegründeten Roshdestwenski - Barackenlazaretts, 1876 Direktor einer Heilanstalt
für arme Kranke. B. starb 17. April 1895
als Wirkl. Staatsrat und kaiserlicher Ehren-
Leibmedikus und ist Verf. einiger Publikationen zur öffentlichen Gesundheitspflege.

Berthold, Arnold Adolph,
Hof-
rat und Professor der Physiologie zu
Göttingen, 26. Februar 1803 zu Soest
in Westfalen geb. studierte in Göttingen,
wurde daselbst 1823 Dr. med., besuchte
seit 1824 eine Anzahl von Universitäten,
um sich mit deren Sammlungen und
wissenschaftlichen Anstalten bekannt zu
machen und beschäftigte sich in Berlin
im Winter 1824 bis 25 mit praktischer
Medizin und im Sommer 1825 in Paris
mit Zoologie und vergleichender Anatomie.
Im Herbst 1825 habilitierte er sich zu
Göttingen als Privatdozent und praktischer
Arzt und widmete sich fortab neben zoolog.
und vergleichend anat. Studien der
Physiologie. Er veröffentlichte: *„Lehrbuch der Physiologie des Menschen und der
Tiere"* (2 Tle., Göttingen 1829; 2. Aufl.
1837; 3. Aufl. 1848) — *„Das Aufrecht-
erscheinen der Gesichtsobjekte trotz des umgekehrt stehenden Bildes derselben auf
der Netzhaut des Auges"* (Ib. 1830;
2. Aufl. 1834) — *„Beiträge zur Anatomie,
Zootomie und Physiologie"* (Ib. 1831,
m. 9 Kpf.) — *„De gravitate halitus"*
(Gratulationsepistel zu HUEFLAND's Doktor-
Jubiläum 1833). Seinen gemeinschaftlich
mit BUNSEN angestellten Experimenten und
der von beiden gemeinschaftlich herausgegebenen nachfolgenden Schrift verdankt
die praktische Medizin die Entdeckung,
dass *„Das Eisenoxydhydrat ein Gegengift
der arsenigen Säure"* (Göttingen 1834) ist.
1835 wurde B. zum Prof. e. o. 1836
zum Ord. ernannt, ihm auch die Mitaufsicht
über die zoologische und zootomische Abteilung des Museums übertragen. Von
seinen überaus zahlreichen Publikationen
in Zeit- und Gesellschaftsschriften betreffen die meisten, wie im Hannoverischen
Magaz., 1827, 28, 30; Nova Acta phys.-
med. Acad. Leop. Carol. Vol. 14; OKEN's
Isis, 1824 bis 1846; FRORIEPS' Notizen,
1825; SPRENGEL's Land- und forstwirtschaftl.
Zeitschr. 1834; v. AMMON's Zeitschr. für
Ophth. Bd. IV.; HOLSCHER's Annalen,
Bd. II; MÜLLER's Archiv, 1835 bis 50;
Göttinger Abhandlungen und Nachrichten,
1838 bis 56 etc. Gegenstände aus der
Zoologie, vergl. Anat., Physiologie und
Naturgeschichte; andere beziehen sich
auf Dinge, die der praktischen Medizin
angehören, so in HENKE's Zeitschr.
(1830): Vergiftung durch Kohlendampf;
in HOHNBAUM und JAHN's Med. Konver-
sationsbl. (1830, 31): das Wesen der
Lienterie, Farbenveränderung der Haut
nach Blasenpflastern, geheilte Blepharo-
ptosis paralytica, Kaffee gegen Antimonial-
vergiftung, Behandlung der Cholera;
in CASPER'S Wochenschr. (1834): Ansteckung
von Menschen durch die Krätze der Katzen,

über Cynanche thyreoidea etc. B. starb 3. Februar 1861.

Berthold, Emil, geb. 1. Dezember 1836 in Wehlau, vollendete seine Studien in Königsberg, Heidelberg und Berlin als Schüler von JACOBSON, KNAPP, Moos, HELMHOLTZ und LUCAE. Im Dezember 1862 promovierte er und ist seit 1863 als praktischer Arzt, seit Ostern 1866 als Dozent, seit 1875 als Prof. extraord. für Augen- und Ohrenheilkunde in Königsberg i. P. thätig. Seine Arbeiten sind publiziert in GRAEFE's Archiv für Augenheilk., im Arch. f. Ohrenheilk. von POLITZER, SCHWARTZE und TRÖLTSCH, in der Ztschr. f. Ohrenheilk. von KNAPP und Moos, in dem grossen Handbuch der Ohrenheilkunde von SCHWARTZE in Halle (I. u. II. Teil), in dem Archiv für Laryngologie hrsg. v. B. FRÄNKEL in Berlin. Ferner lieferte B. eine Reihe von Artikeln zu der im Druck befindlichen Encyklopädie der Ohrenheilkunde, hrsg. von BLAU in Berlin. Die im April 1891 neubegründete Universitäts-Poliklinik für Ohren-, Nasen- und Halskrankheiten in Königsberg wurde seiner Leitung unterstellt. Ausserdem verfasste B. noch folgende selbständig erschienene Monographien: *„Das künstliche Trommelfell und die Verwendbarkeit der Schalenhaut des Hühnereies zur Myringoplastik"* (Wiesbaden 1886) — *„Die ersten zehn Jahre der Myringoplastik"* (Berlin 1889).

Bertillon, Louis Adolphe, zu Paris 1. April 1821 geb., wurde 1852 Dr. med. und war von 1854 bis 1860 Arzt des Hospitals zu Montmorency. Er schrieb mehrere Arbeiten gegen die Feinde der Vaccination, so die *„Conclusions statistiques contre les détracteurs de la vaccine etc."* (Paris 1857); ferner *„Philosophie médicale à propos des idéalités de Pidoux etc."* (1857). Sein Hauptwerk ist die *„Démographie figurée de la France"* (1874, mit 58 farbig gedruckten Karten). Seine sonstigen in verschiedenen Zeitschriften. sowie im Dict. encyclop. des sc. méd. und dem Dict. de méd. von LITTRÉ und ROBIN veröffentlichten Artikel betrafen Fragen aus der Anthropologie, Demographie, Geburts- und Todes-Statistik. — Zur Zeit seines am 28. Februar 1883 erfolgten Todes war er Chef der Pariser städtischen Statistik und Professor der Demographie an den anthropologischen Schulen.

Beschorner, Oscar Hermann, zu Dresden, geb. daselbst 20. März 1843, studierte 1862—67 zu Freiburg i. Br. und Leipzig, hier vornehmlich unter WUNDERLICH, war 1866 (als Assistent STREUBEL's) in Österreich, 1870 bis 71 selbständig in Dresden in Kriegslazaretten, hauptsächlich chirurgisch thätig, besuchte 1867 die hervorragendsten Hospitäler Deutschlands, Frankreichs und Londons und fungierte dann als Assistenzarzt der inneren Abteilung im Stadtkrankenhause zu Dresden unter WALTHER. Nach 1869 erfolgtem eingehenden Studium der Laryngoskopie in Wien (STOERK, v. SCHROETTER), Tübingen (v. BRUNS sen.), Leipzig (MERKEL), beschäftigte er sich seitdem als prakt. Arzt, speziell Laryngo-Rhinologe, mit Erforschung und Behandlung der Krankheiten insbesondere des Atmungsapparates. Seine bekannteren wissenschaftlichen Arbeiten sind: *„Über Husten"* (Jahresber. der Ges. f. Natur- und Heilk. Dresden, 1880/81) — *„Die Laryngoskopie ein Vierteljahrhundert Eigentum der prakt. Medizin"* (Ib. 1883/84) — *„Über Heufieber und dessen Behandlung"* (Ib. 1885/86) — *„Zur Pathologie der Stimme: Heiserkeit"* (D. Ztschr. f. prakt. Med., 1878) — *„Über Thyreotomie"* (D. Ztschr. f. Chir., 1873) — *„Beitr. zur endolaryngealen Operation von Kehlkopfpolypen"* (Berl. kl. Wochenschr., 1877) — *„Über Epiglottiscysten"* (Ib. 1877) — *„Subcutane Injektionen von Cocain. salicyl. bei Asthma und nervösem Husten"* (Monatsschr. f. Ohrenheilk. etc., 1885) — *„Die lokale Behandlung der Laryngo-Phthisis tuberculosa"* (Jahresber. der Ges. f. Natur- und Heilk. Dresden 1888/89) — *„Über chronische essentielle fibrinöse Bronchitis (Bronchialcroup)"* (VOLKMANN's Samml. 1893); überdies schrieb er zahlreiche kleinere Abhandlungen, Kritiken, Referate etc. in verschiedenen med. Zeitschriften. Seit 1885 ist B. ständiger Mitarbeiter der „Mntsschr. f. Ohrenheilk. etc." Er ist königl. sächs. Hofrat.

Besnier, Ernest, zu Honfleur 1831 geb., studierte in Paris als hervorragender Schüler von BARTH und BAZIN. Seine Promotion fand 1857 statt. Seit diesem Jahre wirkt B. in Paris und entfaltete eine umfangreichere Thätigkeit an den dortigen Hospitälern seit 1863. Dirigierender Arzt des St. Louis-Hospitals wurde er 1872, Mitglied der Akademie der Medizin 1881. — Abgesehen von der ausgezeichneten Übersetzung von KAPOSI's Vorlesungen über die Hautkrankheiten, die er mit A. DOYON besorgte und mit Anmerkungen versah (Wien und Paris 2 Bde. 1881) und zahlreichen kleineren Publikationen speziell in den Annales de dermatologie et syphilographie ist B. der Verfasser von: „Traité des étranglements internes de l'intestin" (Paris 1860) — „Rapport sur le prurigo" (Congrès de Londres) — „Rapport sur la lèpre" (Berlin) — „Le traitement de l'eczéma et le traitement du psoriasis" (in „Traité de thérapeutique appliquée" publié sous la direction d'ALBERT ROBIN). — „Rapports sur les maladies régnantes à Paris" (1861 bis 1880, 2 voll.), zahlreicher Artikel im „Dictionnaire encyclopédique des sciences médicales" — speziell der grösseren Arbeit „Rheumatisme".

Bessel-Hagen, Fritz Karl, zu Charlottenburg, geb. 2. Jan. 1856 in Berlin, studierte 1876 bis 1881 zu Königsberg i. Pr. und Berlin, wurde 1881 Dr. med. in Königsberg, 1882 stellvertr. Assistent an der Univers.-Frauenklinik in Berlin, darauf Assistent im städt. Krankenhause am Friedrichshain daselbst, 1884 Assistent der chir. Univers.-Klinik zu Berlin und habilitierte sich 1886 in Heidelberg als Privatdozent der Chir. Er wurde 1889 zum Professor e. o. ernannt, 1891 Direktor des städtischen Krankenhauses zu Worms unter Beibehaltung seiner Lehrthätigkeit in Heidelberg, 1897 dirigierender Chirurg und Direktor des städtischen Krankenhauses zu Charlottenburg bei Berlin, Litterar. Arbeiten: „Über den medianen Gaumenwulst" (Berlin. Gesellsch. f. Anthropol., 1879) — „Mitteil. über die Entwickl. und die Abnormitäten des menschl. Occiput" (Akad. der Wissensch. zu Berlin, 1879) — „Schädel und Skelette der anthropol. Samml. zu Königsberg i. Pr." (Arch. f. Anthropol., 1880, zus. mit KUPFFER.) — „Die Grabstätte Immanuel Kant's" (Ost-preuss. Monatsschr., 1880 — „Zur Kritik und Verbesserung der Winkelmessungen am Kopfe. nebst einer Mitteil. über den Verlauf und die Ursachen der normalen Synostose am Schädel" (Arch. f. Anthrop., 1881) — „Der Schädel Immanuel Kant's" (Ib. 1881), zusammen mit KUPFFER — „Ein ulceröses Sarcom des Jejunum bei einem Kinde" (VIRCHOW's Archiv, XCIX, 1885) — „Über die Pathol. des Klumpfusses" (XIV. Chirurgen-Kongress, 1885) — „Über congenitale Patella-Luxationen" (Berlin. med. Gesellsch., 1886). — „Über seitliche Luxationen des Daumens" (Arch. f. Chir., 1888) — „Über Haematome in der Unterbauchgegend des Weibes" (Ib.) — „Über Defektbildungen an den unteren und oberen Extremitäten." (Verhandl. d. Naturhist. med. Ver. Heidelberg, 1889) — „Die Ätiologie und Pathogenese des Klumpfusses. (Heidelberg 1889) „Über einen Fall von Laryngofissur mit Exstirpation eines Rundzellensarkoms unterhalb der Stimmbänder" (Naturforscher-Versamml., 1889) — „Über Resektion des Manubrium und Corpus sterni wegen Caries" (Ib.) — „Zur Kenntnis der Stirnhöhlen-Osteome" (ib.) — „Über Knochen- und Gelenkanomalien, insbesondere bei partiellem Riesenwuchs und bei multiplen cartilaginären Exostosen" (Archiv f. Chir., 1890) — „Untersuchung über die Eigenschaften der Stein- und Sandfilteranlagen zu Worms" (1891).

Besser, Leopold Aug., geb. 11. Mai 1820 zu Altenberg in Sachsen, studierte in Leipzig, wurde hier wegen burschenschaftlicher Verbindung relegiert und promovierte später in Jena 10. Juli 1845, um sich dann ein Jahr als Schüler SKODA's weiter auszubilden. Nach einer Thätigkeit als praktischer Arzt von 1847 bis 55 privatisierte B. in Berlin bis 1859 und wurde dann Anstaltsarzt des gr. Friedr. Wilh. Waisenhauses bis 1863. Nach dreijähriger Thätigkeit in Siegburg gründete er 1866 das Asyl Pützchen bei Bonn, das er 1890 an Cl. GUDDEN abtrat. In seinen Schriften: „Benutzung der ersten Lebenstage des Säuglings" (Göttingen 1853. 4 Auflagen) „Die Aerzte in der Konkurrenz" (Ib. 1855) — „Werden und Wachsen unserer Kinder" (Frankfurt, 2 Auflagen) — „Zur Histogenese der nervösen

Elementarteile in den Centralorganen des neugeborenen Menschen" (VIRCHOW's Archiv XXXVI) — *"Haben wir die seelischen Phänomene beim Neugeborenen für Reflexvorgänge zu erklären?"* (Arch. f. Psychiatrie und Nervenkr. VIII.) und *"Was ist Empfinlung?"* (Bonn 1881) — vertritt B. mit Konsequenz die Auffassung, dass alles, was beim Menschen als psychische Erscheinung aprioristisch angenommen, resp. so benannt wird, erst nach der Geburt sich im menschlichen Organismus allmählich entwickelt. Die Beobachtung des neugeborenen Menschen führe genügend darauf hin, alle Voraussetzungen angeborener seelischer Fähigkeiten aufzugeben. 1899 erschien *"Die menschliche Sittlichkeit als soziales Ergebnis der monistischen Weltanschauung"* (Bonn) mit dem Nachweis, dass, was man das Vermögen nennt, „sich etwas vorzustellen", auf der Sprachfähigkeit des Menschen beruht, dass die Laut- und Wortbildung aber lediglich eine Thätigkeit der mechanisch fungierenden körperlichen Organe ist, die ihre Auslösungen von den zwei Gebieten der sogen. physiologischen und physikalischen Reize erhalten. Die Gesetzmässigkeit der einwirkenden Reize endlich fordert nach B. den Schluss auch auf eine Gesetzmässigkeit im Ablauf der Auslösungen. Mit dieser Kongruenz des Geschehens begründet B. den naturwissenschaftlichen Monismus. Eine grosse Anzahl ethischsozialer Aufsätze in der „Deutschen Allg. Univ.-Ztg.", herausgegeben von K. KÜSTER, sowie etwa 8 selbständig erschienene Monographien ähnlichen Inhalts (von 1853 bis 95) rühren ebenfalls noch von B. her.

Bettelheim, Karl, 28. Septbr. 1840 geb., studierte in Wien unter HYRTL, BRÜCKE, ROKITANSKY, SKODA, speziell OPPOLZER. 1866 promoviert, wirkte B. seit 1868 bis 70 als Assistent des letzteren, seit 1872 als Dozent für interne Medizin; von 1870 bis 78 war er Redakteur der „Mediz.-chirurg. Rundschau". Später erhielt er auf BILLROTH's Vermittlung eine Berufung zum Primararzt am Rudolfiner-Hospital. B. starb 27. Juli 1895. Er bearbeitete mit Vorliebe die Pathologie des Herzens und der Gefässe. Von grosser Wichtigkeit sind seine experimentellen Untersuchungen über Mitral-Insufficienz und Herzmechanik nach Kompression der art. coronaria. Unter seinen Publikationen sind weiter hervorzuheben: *"Über bewegliche Körperchen im Blute"* (Wien. med. Pr. 1868) — *"Über einen Fall von Phosphorvergiftung"* (Daselbst 1868) — *"Ein Fall von Echinococcus cerebri"* (Vtljhrschr. f. Psychiatr.) — *"Stenose eines Astes der Pulmonalarterie"* (Wien. m. Pr. 1869) — *"Die Salzsäure-Medication bei Magenkrankheiten"* (Das. 1874) — *"Bemerkungen zur Diagnose des Magencarcinoms"* (Das. 1877) — *"Die sichtbare Pulsation der Arteria brachialis, ein Beitrag zur Symptomatologie einiger Erkrankungen der Cirkulationsorgane"* (D. Arch. f. klin. Med. 1878) — *"Eine neue Bandwurmkur"* (Das.) — *"Die Anwendung des Mercurius vivus bei Darmstenosen"* (Das. 1882) — *"Beitrag zur Lehre von der Pneumonia biliosa"* (Daselbst 1883). Ausserdem übersetzte B.: R. LÉPINE's *"Pneumonia lobaris"* (aus dem Französischen, Wien 1883), ferner GOWERS' Handbuch der Erkrankungen des Rückenmarks (aus dem Englischen) und beschrieb *"Die Entstehung des zweiten Tones in der Carotis"* (Ztschr. f. klin. Med. VI.).

Betz, Philipp Friedrich, in Heilbronn, geb. zu Weinsberg 15. Febr. 1819, erhielt seit 1833 seine Ausbildung in der Chirurgie bei einem Arzt in Gun-

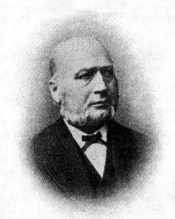

delsheim a. N., wurde 1838 Militär-Unterarzt in Ludwigsburg, studierte dann seit

1842 Med. in Tübingen, wurde hier 1847 Prosektor bei ARNOLD, fungierte vorübergehend als Assistenzarzt auf der Klinik von WUNDERLICH und liess sich, nachdem er eine wissenschaftliche Reise nach Prag und Wien gemacht hatte, 1850 in Heilbronn nieder, wo er noch jetzt als Sanitäts-Rat wirkt. 1851 gründete er den dortigen ärztlichen Verein, 1852 erhielt er die med. Doktorwürde von der Erlanger Fakultät, gründete 1856 seine bekannten *„Memorabilien für die Praxis"* und übernahm 1864 auch die Herausgabe des *„Irrenfreund. Eine psychiatr. Monatsschrift"*. 1870 bildete er' Sanitätsmannschaften für den Kriegsschauplatz aus und wirkte als Lazarettarzt, wofür er mit mehreren Orden dekoriert wurde. Bei der staatlichen Organisation des ärztlichen Standes in Württemberg wurde er 1876 in den ärztl. Landesausschuss und von diesem zum 2. Vorsitzenden gewählt. In demselben Jahre wurde er auch Vorstand des histor. Vereins in Heilbronn. 1884 wurde er vom Reichsgesundheitsamt als Mitglied der Kommission zur Erörterung der Impffrage nach Berlin einberufen, 1896 wurden ihm aus Anlass seiner 50jähr. Approbationsfeier und 1899 aus Anlass seines 80. Geburtstages mehrere Ovationen bereitet. Die Zahl von B.'s Publikationen ist sehr beträchtlich; die meisten sind in den „Memorabilien" erschienen; die früher abgefassten finden sich in zahlreichen Zeitschriften zerstreut und sind z. T. im älteren biogr. Lex. verzeichnet.

Beumer, Friedrich Wilhelm Otto, zu Münster 26. August 1849 geb., bildete sich auf der Greifswalder Universität aus und promovierte 1874. Zuerst wirkte er als Assistent am pathologischen Institut zu Greifswald (1874 bis 77), dann als Assistenzarzt der geburtshilflichen Poliklinik zu Greifswald (seit Oktober 1877 bis 1885) und als praktischer Arzt, Dozent für Staatsarzneikunde (seit Ostern 1878), seit 1888 Prof. und Direktor des gerichtl. med. Instituts daselbst. Monographisch veröffentlichte er den *„Versuch einer medizinischen Topographie von Greifswald"* (auch in' EULENBERG'S V. J. S. N. F. XXXI). Ferner in VIRCHOW's Archiv LXXII: *„Über Nierendefekte"*; in der Ztschr.

f. Geburtsh. und Gynäk. IV: *„Über eine angeborene Steissgeschwulst"*; endlich im Archiv für Gynäk. XX: *„Sectio caesarea. Vorderer mittlerer Medianschnitt. Uterusnaht nach Unterminierung der Serosa und Resektion der Muscularis"*; sowie zahlreiche weitere Arbeiten auf gerichtl.-med. und hygienischem Gebiete.

Bezold, Albert von, geb. zu Ansbach 7. Januar 1836 als Sohn des Medizinalrats DANIEL CHRISTOPH VON B., studierte in Würzburg und publizierte einige Arbeiten (physiologisch-chemischen Inhalts) bereits während seiner Studienzeit (1856); 1857 begab sich B. nach Berlin, um unter DU BOIS-REYMOND's Leitung sich ganz der Physiologie zu widmen und erregte hier derart die Aufmerksamkeit, dass man ihn noch vor der Promotion und im Alter von 23 Jahren zum Extraordinarius in Jena berief. Hier entstanden die *„Untersuchungen über die elektrische Erregung der Nerven und Muskeln"* (1861, Bestätigungen PFLÜGER'scher Sätze), sowie die *„Untersuchungen über die Innervation des Herzens"* (1863), über deren Resultate B. in eine mehrjährige heftige Polemik mit F. GOLTZ geriet. Er stellte die Behauptung auf, es befinde sich im Gehirn und Rückenmark ein auf die Herzbewegung direkt excitierend wirkendes Centrum, ohne dass dasselbe durch den Sympathicus mit dem Herzen zusammenhänge, während GOLTZ die bezüglichen Erscheinungen durch Vermittlung des Gefässtonus (Venentonus) erklärte. — Nach Würzburg 1865 berufen liess B. innerhalb weniger Jahre 3 Hefte wissenschaftlicher Werke drucken, die von seinen dortigen Schülern und ihm selbst bearbeitete Themata aus dem Gebiete des Blutkreislaufes und der Darminnervation behandelten, speziell auch den Einfluss des N. splanchnicus auf die letztere darlegen sollten. B. war lange herzleidend; bevor er die Hoffnungen derer, welche ihn als bahnbrechendes Talent begrüsst hatten, erfüllen konnte, starb er 2. März 1868 zu Würzburg.

Bezold, Friedrich, geb. zu Rothenburg a. T. (Mittelfranken) 9. Februar 1842, besuchte die drei bayerischen Universitäten, Wien und Berlin und wurde 1866 promoviert. Seit 1877 wirkt er als Privatdozent an der Universität München und publizierte: „Antiseptische Behandlung der Mittelohreiterungen" — „Experimentelle Untersuchungen über den Schallleitungsapparat des Ohres" — „Erkrankungen des Warzenteiles" (sämtlich im Arch. f. Ohrenheilk. von TRÖLTSCH) — „Otomykosis" (in den Vorträgen zur Ätiologie der Infektionskrankheiten, München 1881) — „Fibrinöses Exsudat auf dem Trommelfell" (VIRCHOW's Archiv) — „Die Perforation des Warzenfortsatzes vom anatomischen Standpunkte" (Monatsschr. für Ohrenheilk.) — „Die Corrosionsanatomie des Ohres" (München 1882) — „Schuluntersuchungen über das kindliche Gehörorgan" (Wiesbaden, 1885) — „Labyrinthnekrose und Paralyse des Nervus facialis" (ebenda 1886) — „Die Krankh. des Warzenteils" (Handb. d. Ohrenheilk. hsg. von SCHWARTZE 1893) — „Überschau über den gegenwärtigen Stand der Ohrenheilkunde" (Wiesb. 1895) — „Das Hörvermögen der Taubstummen" (ebendaselbst 1896) — „Über die funktionelle Prüfung des menschlichen Gehörorgans" (gesammelte Abhandlungen und Vorträge, ebendaselbst 1897) — „Die Feststellung einseitiger Taubheit" (Ztschr. f. Ohrenhlk. XXX., 1897) — „Statistischer Bericht über die in den Jahren 1893—1896 behandelten Ohrenkranken" (Ergänzung zur „Überschau" Wiesbaden, 1898). — „Ein Apparat zum Aufschreiben der Stimmgabelschwingungen und Bestimmung der Hörschärfe nach richtigen Proportionen mit Hilfe desselben." (Ztschr. f. Ohrenhlk. XXXIII, 1898).

Bidder, Heinrich Friedrich, 28. Oktober (9. November) 1810 auf dem Gute Laudohn in Livland geb., studierte von 1828 bis 34 in Dorpat, wurde hier 1834 Dr. med., ging dann nach Deutschland, wo er mit längerem Aufenthalt in Berlin bis 1836 verweilte, und erhielt nach seiner Rückkehr die Stellung als ausserordentlicher Professor der Anatomie und Prosektor. 1842 zum ord. Prof. ernannt, vertauschte er bereits 1843 den Lehrstuhl der Anatomie mit dem der Physiologie und verwaltete diesen bis 1869, wo er seinen Abschied nahm, um als Emeritus bis zu seinem 27. August 1894 erfolgten Ableben in Dorpat zu verweilen. Bis 1858 hatte B. auch über pathol. Anat. gelesen und von 1857 bis 64 das Rektorat der Universität verwaltet. 1877 wurde er Präsident der Dorpater Naturforscher - Versammlung, 1879 erhielt er als Erster die Baer-Medaille der Petersburger Akad. der Wissenschaften, zu deren Ehren-Mitglied er 1884 ernannt wurde. B.'s Arbeiten auf dem Gebiet der Biologie. z. T. im Verein mit ALFRED WILHELM VOLKMANN, später vielfach mit CARL SCHMIDT und KARL KUPFFER, betreffen Untersuchungen über den Sympathicus u. d. T.: „Die Selbständigkeit des sympathischen Nervensystems, durch anatomische Untersuchung nachgewiesen" (Leipzig 1842), ferner die Physiologie der Nerven. die Innervation des Herzens, und vor allem die Verdauungssäfte und den Stoffwechsel. Die letztgenannten mit KARL SCHMIDT angestellten Forschungen erschienen u. d. T.: „Die Verdauungssäfte und der Stoffwechsel, eine physiologisch-chemische Untersuchung" (Leipzig 1852) und sind von grundlegender Bedeutung. Auch zahlreiche, nicht unwichtige Entdeckungen auf dem Gebiet der Histologie und pathol. Anat. rühren von B. her, u. a., über den Bau der Retina, der Malpighischen Körperchen, der Haare, Knochen, über den Epithelialkrebs und die Genese der Gelenkmäuse.

— Von den Söhnen B.'s ist neben dem seit 1876 als Petersburger Professor der Gynäkologie fungierenden Ernst Friedrich B., geb. 19. April 1839, welcher sich 1899 nach Thüringen in den Ruhestand zurückzog, noch dessen jüngerer Bruder Alfred B., zu erwähnen. Derselbe 9. Jan, 1844 in Dorpat geb. und daselbst 1868 promoviert, wirkte bis Ende 1872 an der chirurgischen Klinik in Halle, dann als Arzt in Mannheim und seit 1883 in Berlin. Hier erhielt er 1894 die Stellung als Dirigent des Kreiskrankenhauses bei Britz, gab jedoch diese bereits 1898 auf. Seine wissenschaftlichen Forschungen haben sich besonders auf die Wachstumsverhältnisse der Röhrenknochen, die Regeneration des Knochengewebes, namentlich in Bezug auf die Resultate der Resektionen bezogen. Sie sind, ebenso wie die „Experimente über den Mechanismus der Brucheinklemmung" in v. LANGENBECK's Archiv (XVIII, XXII, XXVIII) publiziert.

Eine jüngere Arbeit: *„Die Beziehungen der Alkalien der Nahrungsmittel (Nährsalze) zur Ätiologie der Tuberkulose"* findet sich in B. kl. W. 1883). Andere Arbeiten betreffen die Lähmung des Radialis, die Behandlung des Furunkels und der Verbrennungen, der einfachen Oberschenkelbrüche mit Gewichtsextension, die kombinierte Extensionsbehandlung bei beginnender Hüftgelenksentzündung, die Streckbehandlung von Gelenkkontrakturen, seltene Geschwulstbildungen u. a. m.

Biedert, Philipp, in Hagenau im Elsass, geb. zu Niederflörsheim bei Worms 25. November 1847, studierte in Giessen, Würzburg und Wien, fungierte eine Zeitlang als Volontär in der Augenheilanstalt von A. PAGENSTECHER in Wiesbaden und erlangte 1869 die Doktorwürde mit der unter KEHRER gearbeiteten Dissertation: *„Untersuchungen in dem chemischen Unterschiede der Menschen- und Kuhmilch."* Nachdem er am Feldzuge 1870/71 als freiwilliger Arzt teilgenommen hatte, liess er sich als Arzt resp. Militärarzt in Worms nieder und gab hier, gleichzeitig mit v. ZIEMSSEN, den Trichterhebeapparat für Magenausspülungen, sowie den jetzt noch in über 1000 Exemplaren gebrauchten pneumatischen Rotationsapparat an. Auch schrieb B. hier über „pneumatische Therapie" (für v. VOLKMANN's Samml. klin. Vortr.) und setzte die Untersuchungen über Milch als Kindernahrung fort; die Ergebnisse veröffentlichte er in VIRCHOW's Arch. und den Jahrb. f. Kinderheilk., deren Mitherausgeber er wurde. 1877 siedelte B. als Oberarzt an das Bürgerspital in Hagenau über, war hier von 1878 ab als Kreisarzt thätig, seit 1889 mit dem Titel als Sanitätsrat, seit 1895 als Professor. 1879 wurde B. Schriftführer des ärztlich-hygienischen Vereins für Elsass-Lothringen, 1883 Vorstandsmitglied der damals begründeten deutschen Gesellschaft für Kinderheilkunde. Schriften: *„Die Kindernahrung im Säuglingsalter"* (Stuttgart 1880, 4. Aufl. 1900) — *„Lehrbuch der Kinderkrankheiten"* (neue Bearbeitung des VOGEL'schen Lehrbuchs in 8. Aufl. 1887; 11. Aufl. 1894) — *„Diätetik und Kochbuch für Verdauungskranke"* (zus. mit B.'s Assistent LANGERMANN, Stuttgart 1895) — *„Die Reinkulturen im Reichsgesundheitsamt"*

(Berlin 1884), daran anschliessend bakteriologische Arbeiten, in denen B. zuerst die Variabilität der Spaltpilze mit den KOCH'schen Methoden nachwies (VIRCHOW's Arch. C 1885). B. ist ferner Mitarbeiter an DRASCHE's Bibl. d. ges. med. W., an PENZOLDT und STINTZING's Handbuch der Therapie (Art.: Skrofulose), an v. LEYDEN's „Handbuch der Ernährungstherapie"; dazu kommen zahlreiche Arbeiten über Tuberkulose und den Tuberkelbazillus, sowie die Tuberkulinbehandlung; am bemerkenswertesten davon sind die Abhandlungen: *„Chronische Pneumonie, Phthise und miliare Tuberkulose"* (zus. mit SIGEL, VIRCHOW's Arch. XCVIII 1884), worin zuerst die Variationen des Tuberkelbazillus, Körnchenreihenbazillen u. a.

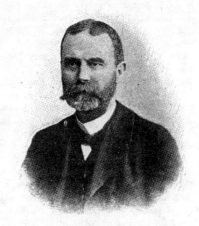

gezeichnet sind und dargelegt ist, dass für Erzeugung der herdförmigen Phthise ein präparatorisches Infiltrat und für Entstehung Disposition, nicht Infektion massgebend ist. Auf Grund dessen hat B. in seinem Lehrbuch für Kinderkrankheiten (9. Aufl. 1887 p. 156) zuerst die Phthise als eine „Symbiose des Tuberkelbazillus mit anderen Bakterien" bezeichnet. B. hat unter den ersten tuberkelähnliche Affektionen ohne Tuberkelbazillen mit anderen Organismen nachgewiesen und gezeichnet, sowie ein entscheidendes (Sendimentierungs-) Verfahren zum Nachweis von Tub.-Bazillen in zweifelhaften Fällen angegeben. Andere Arbeiten B.'s betreffen die Cholera, worin B., der eine

Zeitlang mit v. PETTENKOFER zusammen arbeitete, eine vermittelnde Stellung zwischen diesem und KOCH einnimmt, die Behandlung der Pleuritis, die Typhuskrankheiten, die Knochen- und Gelenkleiden, Tracheotomie (Einheitskanüle), Diphtherie, verschiedene hygienische Themata, besonders die Kinderernährung, Produktion und Behandlung der Milch, die Prinzipien der Säuglingsernährung (B.'s Rahmgemenge!). Das wichtigste Ergebnis davon ist der Nachweis, dass die qualitativen Verschiedenheiten der Nährstoffe, besonders der Menschen- und Kuhmilch, dann die Menge der Nahrungszufuhr (vergl. B.'s Unters. über notwendige Minimalnahrung im Jahrb. für Kinderheilk. XVII und XIX 1881 und 1883) das Massgebende entweder für das Vertragen derselben oder der bakteriellen Infektion des unverdauten Restes im Kinderdarm und danach des Entstehens der Darmkrankheiten der Kinder sind. B. betont die Individualisierung in der Pädiatrie und berücksichtigt in besonders eingehender Weise in seinem Lehrbuch die sozialen und ökonomischen Verhältnisse für Erkrankung und Sterblichkeit der Kinder im besonderen und macht den Versuch der Begründung einer „Experimentalökonomie" und einer „experimentellen Geschichtswissenschaft". (*„Die Kindersterblichkeit und die sozialökonomischen Verhältnisse"* Stuttgart 1897 und *„Die Versuchsanstalt f. Ernährung, eine wissenschaftl., staatliche und humanitäre Notwendigkeit"*, München 1899).

Bier, August Karl Gustav, in Greifswald, geb. 24. November 1861 zu Helsen im Fürstentum Waldeck, studierte in Berlin, Leipzig und Kiel, hier hauptsächlich als Schüler von ESMARCH's, Dr. med. 1888, habilitierte sich 1889 für Chir. und wurde 1895 Extraordinarius in Kiel. 1899 folgte er einem Ruf als ord. Prof. d. Chir. und Direktor der chir. Universitätsklinik nach Greifswald. B.'s Hauptarbeiten betreffen die Anwendung künstlicher Hyperämie (passiver und aktiver) zu Heilzwecken, ferner die Verbesserung der Amputationstechnik (tragfähige Amputationsstümpfe); dazu kommen kleinere Arbeiten über die sogen. osteoplastische Nekrotomie, zirkuläre Darmnaht, Behandlung der Prostatavergrösserung durch Arterienunterbindung, **zur Chirurgie der Bauchorgane u. a. m.**

Biermer, Anton, geb. 18. Oktober 1827 in Bamberg, absolvierte seine Studien in Würzburg als Schüler von VIRCHOW, MARCUS und doktorierte 12. Februar 1851. Er widmete sich ganz der inneren Klinik und war als Privatdozent in Würzburg für dieses Fach seit 1855 thätig. Seine Berufung als Prof. ordin. nach Bern fand 1. Mai 1861, diejenige nach Zürich Ostern 1867, die nach Breslau im Herbst 1874 statt. Am letztgenannten Orte wirkte B. bis zu seiner 1891 durch Krankheit notwendigen Emeritierung. Er starb 24. Juni 1892 in der Maison de santé zu Schöneberg bei Berlin. B. gehört zu den namhaftesten Klinikern der Neuzeit. In der Geschichte der Pathologie ist sein Name verknüpft mit einer Reihe von Entdeckungen auf dem Gebiet der klin. Mikroskopie; namentlich

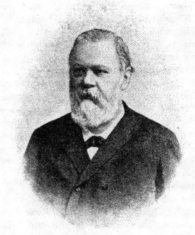

sind seine Untersuchungen über den Auswurf, den er zuerst in einer zusammenfassenden Darstellung behandelte, bemerkenswert; ferner sind bedeutend die Arbeiten über Asthma und die Beschreibung des nach B. benannten Schallwechsels beim Metallklang. Von B. stammt die noch jetzt gebräuchliche Demonstrationsmethode der Flimmerbewegung (Bestreuen der Schleimhaut tracheotomierter Tiere mit Kohlepulver, beschrieben 1851 in der Schrift „*Über die Richtung und Wirkung der Flimmerbewegung auf der Respirationsschleimhaut des Menschen, Kaninchens und Hundes*"). Die Titel von B.'s übrigen namhaftesten Publikationen sind: „*Die Lehre vom Auswurf*" (1855) — „*Bronchienkrankheiten*". — „*Über die Ursachen der Volkskrankheiten, insbesondere der Cholera*" (Zürich 1867) — „*Über Asthma bronchiale und über Entstehung des Typhus abdominalis*" (VOLKMANN's Samml. kl. Vortr.). Dazu kommen Journalabhandlungen über Bronchien-Erweiterung, über Pneumothorax, über progressive perniciöse Anämie sowie die Rectoratsrede „*über die Krankheiten und ihre Ursachen*" (15. Oktober 1881, Deutsche Revue, Novemberheft, 1881).

Biesiadecki, Alfred Ritter von

geb. 12. März 1839 in Dukla (Galizien), studierte in Wien, wo er 1862 Dr. med. et chir., Mag. der Geburtsh. wurde, fungierte 1862 bis 1865 als Sekundararzt im Wiener allgem. Krankenhause, 1865 bis 1868 als 2. Assistent an der Lehrkanzel für pathol. Anatomie, von 1868 bis 1876 als o. ö. Prof. der pathol. Anatomie in Krakau und war seit 1876 Statthaltereirat, Protomedikus und Sanitätsreferent für Galizien in Lemberg, wo er 31. März 1889 starb. Er veröffentlichte: „*Über das Chiasma nervorum opticorum des Menschen und der Tiere*" (Wien 1860) — „*Untersuchungen über die Gallen- und Lymphgefässe der Menschenleber in pathologischen Zuständen*" (Ib. 1867) — „*Beiträge zur physiologischen Anatomie der Haut*" (Ib. 1867) — und (neben weiteren mehr gelegentlichen und kasuistischen Arbeiten) die „*Untersuchungen aus dem pathologisch-anatomischen Institut in Krakau*" (Ib. 1872), sowie zahlreiche in polnischer Sprache erschienene Schriften im 1. und 2. Bande der Verhandlungen der Krakauer Akad. der Wiss., in den Jahrbb. der Warschauer Ges. der Ärzte und anderswo. Auch entstanden unter seiner Leitung mehrere polnisch und deutsch geschriebene Abhandlungen seiner Schüler in den Berichten der Krakauer Naturforschergesellschaft und in den Sitzungsberichten der K. K. Wiener Akademie.

Biffi, Serafino,

Psychiater, geb. zu Mailand 29. März 1822, gest. daselbst 27. Mai 1899, studierte und promovierte 1846 in Pavia, wurde 1848 Assistent an der Privatirrenanstalt S. Celso in Mailand, 1849 dirig. Arzt derselben. Er verfasste zahlreiche anat.-physiol. und exper. Arbeiten, die allgemeine Anerkennung fanden, ferner verschiedene Studien über Irrenhäuser und Geisteskranke, teils allein, teils in Gemeinschaft mit GIUSEPPE MORGANTI, später auch mit ANDREAS VERGA experimentelle Arbeiten über Inokulation der Tuberkulose. Auch hatte er als Präsident und Ref. einer vom r. Instituto Lombardo eingesetzten Kommission die Arbeiten LOMBROSO's über Pellagra und Maiskrankheiten zu prüfen. Von besonderem histor. Wert ist B.'s Publikation: „*Sulle antiche carceri di Milano e sui sodalizii che assistevano i carcerati e i condannati a morte*" (Mem. r. Ist. Lomb. 1883 bis 84). B. war auch Mitbegründer und Leiter des „*Archivio Italiano per le malattie nervose e mentali*", einer Zeitschrift, die gegenwärtig u. d. T. „*Rivista di freniatria*" erscheint und hat sich um die Pflege der Psychiatrie in Italien grosse Verdienste erworben.

Bigelow, Henry Jacob,

als Sohn des tüchtigen Botanikers und Arztes Jacob B. (1787 bis 1879) in Boston geb., ist als Chirurg daselbst 30. Oktober 1890 gestorben. Er verfasste u. a. folgende Schriften: „*Manual of orthopedic surgery*" (Boston 1845), hatte 1844 den BOYLSTON-Preis erhalten — „*Ether and chloroform: a compendium of their history and discovery*" (Ib. 1848) — „*Ununited fracture successfully treated with remarks on the operation*" (Ib. 1867) — „*The mechanism of dislocation and fracture of the hip, with the reduction of the dislocations by the flexion method*" (Philadelphia 1869; deutsche Übersetzung von EUG. POCHHAMMER, Berlin 1873) — „*A century of American medicine, 1776—1876*" (Philadelphia 1876). Sehr verbreitet ist die von seiner neuesten Erfindung Kenntnis gebende Schrift: „*Litholapaxy or rapid lithotrity with evacuation*" (Boston 1878). Ausserdem eine Anzahl von Aufsätzen, namentlich im Boston Med. and Surg. Journ. und verschiedene Addresses etc.

Bilharz, Theodor, geb. 23. März 1825 zu Sigmaringen, studierte seit 1843 in Freiburg, besonders unter ARNOLD, seit 1845 in Tübingen, löste hier 1847 eine Preisaufgabe der Fakultät: „*Darstellung des gegenwärtigen Zustandes unserer Kenntnisse von dem Blut wirbelloser Tiere mit eigenen mikroskopischen Untersuchungen*", bestand 1849 die Staatsprüfung in Sigmaringen, widmete sich dann noch unter v. SIEBOLD in Freiburg eingehenden Studien über die vergleich. Anat. niederer Tiere, wurde Prosektor am anat. Institut daselbst, promovierte in demselben Jahre zum Dr. med. in Tübingen und folgte seinem aus Kiel als Direktor des gesamten Medizinalwesens nach Ägypten berufenen früheren Lehrer GRIESINGER als Assistent der med. Klinik dahin, in welcher Stellung er 2 Jahre lang wirkte, um nach dessen Rücktritt als Chef de clinique an der unter REYHER's Leitung stehenden chir. Abteilung des Hospitals, seit 1853 als Chefarzt der Abteilung für innere Kranke zu funktionieren und 1855 die Professur der med. Klinik an der med. Schule von Kasr-el-Aïn zu Kairo zu übernehmen, die er 1856 mit dem Lehrstuhl der deskriptiven Anat. vertauschte. Später übernahm er noch die Funktionen eines Gerichtsanatomen und 1861 statt der inneren Klinik diejenige für Haut- und syphilit. Krankheiten. 1855 wurde er zum „Bimbaschi" (Major) ernannt. B., der 9. Mai 1862 starb, ist bekannt durch die mit GRIESINGER zusammen angestellten pathologischen Forschungen und durch die Entdeckung des seinen Namen führenden ägyptischen Entozoons (Haematobium B.).

Billings, John Shaw, geb. 12. April 1838 in Switzerland co., Ind., studierte an der Miami Universität in Oxford, sowie am Ohio Med. Coll. in Cincinnati, wo er 1860 promovierte. Nachdem er kurze Zeit in Cincinnati praktiziert hatte, trat er 1861 als Arzt bei der Armee ein, in welcher Stellung er noch jetzt thätig ist, und zwar seit Ende 1864 in Washington. Zugleich hält er Vorlesungen über Geschichte der Med. an JOHN's Hopkins-Univ. und ist Medical Adviser des JOHN's Hopkins-Hosp. Während des Bürgerkrieges fungierte er als Assist.-Surg., resp. Surg. in verschiedenen Feldlazaretten. 1864 war er anfangs als Med. Inspector der Potomac-Armee', später im Bureau des Surg.-General zu Washington angestellt und bekleidet seit 1876 den Rang eines Majors. B. ist weltbekannt durch den unter seiner Leitung herausgegebenen Katalog der Kriegsministerialbibliothek in Washington

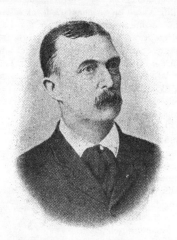

erschienen in 16 Kolossalbänden als „*Index Catalogue*" etc. (1880 bis 1896), sowie als Herausgeber des „*Index Medicus*" etc. (seit 1879). Auch veröffentlichte B. zahlreiche Monographien und Journalartikel aus anderen Gebieten der Medizin.

Billroth, Christian Albert Theodor, der geniale Chirurg, als Neffe des Physikus zu Stettin, Wilhelm Frierich B. (der sich wesentliche Verdienste während der Cholerazeit erwarb), auf Rügen 26. April 1829 geboren, besuchte 1848 bis 1852 die Universitäten zu Greifswald, Göttingen (hier besonders von dem alten BAUM für die Chirurgie angeregt) und Berlin und wurde auf letzterer 1852 Dr. med. mit der Dissertation „*De natura et causa pulmonum affectionis quae nervo utroque vago dissecto exoritur*" Nach einer wissenschaftlichen Reise, die sich nach Wien und Paris erstreckte, war er 1853 bis 1860 Assistent in B. v. LANGENBECK's Klinik zu Berlin, habilitierte sich bei der dortigen Universität 1856 als Privatdozent, wurde 1860 als Professor ord. und Direktor der chirurgischen Klinik nach Zürich berufen und blieb in dieser Stellung bis 1867, seit welcher Zeit er in gleicher Eigenschaft an der Wiener Universität wirkte. Mehrfache, 1862 und 1864 an ihn ergangene Berufungen nach Rostock und Heidelberg, sowie diejenige als Nachfolger v. LANGENBECK's nach Berlin (1882) lehnte er ab. 1870 nahm er freiwillig Anteil an dem deutsch-französischen Kriege und war namentlich in den Lazaretten von Weissenburg und Mannheim thätig. Auf B.'s energisches Betreiben wurden das „Rudolfinerhaus", eine Lehranstalt für weltliche Krankenpflegerinnen in Wien, sowie das Haus der K. K. Gesellschaft der Ärzte ins Leben gerufen; dagegen gelang es ihm trotz vielfacher dahingehender Bemühungen nicht, den Bau einer neuen chirurgischen Klinik durchzusetzen. Bis zum Frühjahr 1887 völlig gesund und leistungsfähig, von ausserordentlicher körperlicher und geistiger Rührigkeit und bewundernswerter Vielseitigkeit erkrankte er jetzt zum ersten Male an einer schweren Lungen-Entzündung mit so bedeutender Herzschwäche, dass damals schon sein Ableben befürchtet wurde. Doch genas er und konnte noch 1889 seinen 60. Geburtstag, sowie 1892 sein 25jähriges Wiener Professorenjubiläum unter zahlreichen, von allen Seiten dargebrachten Ovationen begehen. Indessen nahm die seit der Erkrankung zurückgebliebene Herzschwäche stetig zu, sodass B. vielfach seine Berufsthätigkeit unterbrechen musste. Am 6. Februar 1894 trat der Tod dieses weltberühmten Chirurgen in Abbazia ein, der von der ganzen Welt als ein schwerer Verlust tief betrauert wurde. Am 9. Februar wurde B. in Wien „unter fürstlichen Ehren" bestattet. Am 16. Februar veranstaltete die K. K. Gesellschaft der Ärzte in Wien eine Trauerfeier zu seinen Ehren, wobei Albert die Gedenkrede hielt; am 7. November 1897 wurde im Arkadenhofe der Wiener Universität sein Denkmal enthüllt. B. wird mit Recht als ein Stern erster Grösse, als ein Chirurg von universeller Bedeutung gefeiert. Was ihm seine wissenschaftliche resp. geschichtliche Bedeutung giebt, ist in erster Linie die Betonung von der Notwendigkeit der streng anatomisch-mikroskopischen Richtung und die Pflege der pathologisch-anatomischen Forschung, die er auch als die einzig rationelle Basis für den Fortschritt und das Gedeihen der praktischen Chirurgie ansah. Unter seinen Schriften finden wir namentlich aus seiner Erstlingszeit eine grosse Reihe darauf bezüglicher Veröffentlichungen, unter denen als die bedeutendsten die Untersuchungen über Wundkrankheiten gelten müssen, die ihren dauernden Wert wegen der darin betonten und bethätigten Prinzipien behalten werden, trotzdem sie in ihren Ergebnissen z. T. als überholt gelten müssen. Seinen Hauptruhm verdankt B. dem Ausbau der Eingeweidechirurgie, die er dank den Fortschritten der Anti- und Asepsis um die erste vollständige Kehlkopfexstirpation (1874) und die erstmalige glückliche Pylorusresektion (1881) (bei einer 43 jährigen an Pyloruscarcinom leidenden Kranken) bereichert hat. Über die erstgenannte Operation hat sein damaliger Assistent GUSSENBAUER in v. LANGENBECK'S A. XVII. 1874, über die letztgenannte B. selbst in der Wiener klin. Wochenschr. 1891 und WÖLFLER an verschiedenen Stellen berichtet. Grosse Popularität erlangte er durch seine oft aufgelegten und von unzähligen Schülergenerationen benutzten, ausserordentlich anregenden und geradezu klassisch geschriebenen, weltbekannten, in fast alle neueren Sprachen übersetzten Vorlesungen über allgem. chir. Pathol. und Therapie, die auch heute noch in der erweiterten Gestalt, die ihnen B.'s Schüler v. WINIWARTER gegeben hat, ein über alle

Massen wertvolles Buch sind und bleiben werden. Was B. als Mensch bedeutete, davon legen Zeugnis ab seine von GEORG FISCHER, Hannover, jetzt schon in 4. Aufl. herausgegebenen, geradezu bezaubernden Briefe; sie verraten die universelle Bildung, die edlen Herzens- und Charaktereigenschaften, die grenzenlose Begeisterung für die Kunst, die dichterischen und musikalischen Anlagen, mit einem Wort die Universalität und Genialität B.'s, der mit seiner Persönlichkeit alle gefangen nahm, welche das Glück hatten, mit ihm in nähere persönliche Beziehungen zu treten. Seine Verdienste um die Wiener Hochschule, um die Hebung des medizinisch-chirurgischen Unterrichts, um die Erweiterung der ärztlichen Institutionen daselbst, um die Ausbildung zahlreicher Schüler zu klinischen Lehrern und Chirurgen von Weltruf, um die Kriegschirurgie, um die Krankenpflege und viele andere Zweige der neuzeitlichen Medizin können an dieser Stelle leider nicht weiter gewürdigt werden. Anstatt dessen genüge der Hinweis auf den Nekrolog von J. v. MIKULICZ in B. k. W. 1894 No. 8 und die übrigen in der gesamten Weltlitteratur erschienenen Gedenkschriften auf B., deren Verzeichnis der hauptsächlichsten sich bei GURLT in VIRCHOW's A., CXXXIX p. 555 findet. B.'s Schriften sind ausführlich im älteren Lexikon (I p. 460 bis 461) verzeichnet, auf das wir hiermit verweisen müssen.

Bing, Albert, geb. zu Nikolsburg in Mähren 20. September 1844, beendete seine Studien an der Universität zu Wien 1870, promovierte 1871, wirkte von 1873 bis 1876 als Assistent an der Klinik für Ohrenkranke unter POLITZER und GRUBER, seit 1881 habilitiert als Dozent für Ohrenheilkunde. In der allg. W. m. Z. (1875 bis 1881), den W. m. Bl. (1879 bis 1882) etc. finden sich von ihm eine Reihe otiatrischer Mitteilungen sowohl technischen als diagnostischen und physiologischen Inhalts. Breiter angelegt ist *„Über Fremdkörper im Ohre"* (in Zeitschr. f. Diagnostik und Therapie 1882). Weitere, die Pathologie des Hörorgans, die Diagnostik und Therapie der Ohrenkrankheiten betreffende Arbeiten sind in Ctrbl. d. ges. Therapie (1884, 1885, 1892, 1893, 1894), W. m. Bl. (1885, 1886, 1890,

1891, 1892), W. m. P. 1891, W. m. W. 1898, D. P. (München 1898) und Mtsschr. f. Ohrenheilk. 1899 enthalten. — 1890 erschien B.'s Lehrbuch: *„Vorlesungen über Ohrenheilkunde"* (Wien), das nun vergriffen ist und dessen 2. Aufl. demnächst unter die Presse kommt.

Bini, Francesco, zu Florenz, geb. 5. Mai 1815 zu Pontedera, promovierte 1835 in Pisa, wurde 1837 Assistenzarzt im Arcispedale di Santa Maria Nuova, 1840 Assistent BUFALINI's bei dessen med. Klinik. 1849 wurde er zum Direktor des Irrenhauses in Florenz und zum Prof. der Psychiatrie ernannt. B. starb im Februar 1898. Von seinen Arbeiten führen wir an: *„Della febbre puerperale"* (These, 1840) — *„Saggi di clinica medica"* (1843 bis 1844), zusammen mit GHINOZZI — *„Statistica del manicomio di Firenze degli anni 1850 bis 1853"* — *„Sulla etiologia e contagio del cholera"* (1854) — *„Come prevenire negli alienati la mutilazione della lingua"* (Archivio delle malatt. nervose e mentali, 1874) — *„Importanza dell' insegnamento clinico della psichiatria, tra i mentecatti, gl'imbecilli e gl'idioti"* (Revista di beneficenza, 1876) — *„Sulla imputabilità nella pazzia e nell' ubriachezza, secondo gli articoli 61 bis 64 del Nuovo Codice penale"*.

Binswanger, Otto Ludwig, ist zu Münsterlingen (Schweiz) 14. Oktober 1852 geb. Nach Vollendung der Studien in Heidelberg, Strassburg, Zürich und Wien, wo HUGUENIN, LEYDEN, V. RECKLINGHAUSEN und MEYNERT seine Lehrer waren, war er Assistent bei L. MEYER in Göttingen, PONFICK in Breslau und endlich bei WESTPHAL in Berlin. Er habilitierte sich 1882 in Berlin und wirkt seit dem 1. Aug. 1882 (nachdem ihm die deutsche Approbation auf Grund wissenschaftlicher Leistungen verliehen worden war) als Professor der Psychiatrie und Direktor der Grossherzogl. Sächs. Landes-Irren-Heilanstalt in Jena. Seit 1889 ist er ord. Professor. Unter seinen Arbeiten sind folgende hervorzuheben: *„Anatomische Untersuchungen über die Carotis interna"* — *„Über Neuritis nerv. optici"* — *„Über Porencephalie"* — *„Experimentelle Untersuchungen über die motorischen Rindenpartien"* — *„Experimentelle Untersuchungen über den*

Mechanismus und Entstehungsort der epilept. Krämpfe" — *„Die pathol. Histologie der Grosshirnrinden - Erkrankung bei der allgemeinen progressiven Paralyse"* (Jena 1893) — *„Zur Pathogenese der Dementia paralytica und verwandter Krankheiten"* — *„Die Pathologie und Therapie der Neurasthenie"* (Ib. 1896) — *„Die Epi-

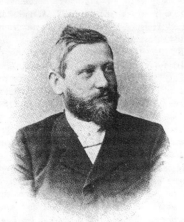

lepsie"* (Handbuch der spez. Pathologie und Therapie von NOTHNAGEL, Wien 1899). Eine grössere Anzahl einschlägiger Arbeiten aus dem Gebiete der pathologischen Anatomie und Klinik der Geistes- und Nerven-Krankheiten findet sich in der Journallitteratur.

Binz, Karl, geb. zu Bernkastel 1. Juli 1832, studierte in Würzburg und Bonn, erlangte am 7. August 1855 in Bonn die Doktorwürde und am 19. März 1856 die Bestallung als Arzt. Nachdem er zwei Jahre Assistent der med. Klinik in Bonn gewesen und sein militärisches Dienstjahr abgelegt hatte, praktizierte er bis 1861 und ging dann auf ein Jahr nach Berlin, um sich von neuem den med. Studien zu widmen. Hauptsächlich arbeitete er hier bei VIRCHOW im Pathologischen Institut und hörte die Klinik von FRERICHS. Ende 1862 habilitierte er sich in Bonn für innere Medizin und Arzneimittellehre und wurde im April 1868 zum Extraordinarius mit dem Lehrauftrage für Pharmakologie befördert. Er gründete das Pharmakologische

Institut der Universität und wurde im April 1873 zum Ordinarius der Pharmakologie ernannt. Damals und später wieder hatte er Gelegenheit, den Vorschlägen zweier deutscher Fakultäten zu folgen; er blieb jedoch in Bonn. Die Feldzüge 1866 und 1870/71 machte er als Stabsarzt der Reserve mit. In Böhmen leitete er einen Teil des Feldlazarettes in Nechanitz bei Königgrätz, und in Frankreich führte er bei den Kämpfen um Metz ein halbes Feldlazarett, zugeteilt der Avantgarde der 16. Division, übernahm insbe-

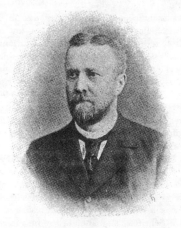

sondere vom Schlachtfelde von Vionville am Abend des 16. August in Gorze gegen 180 meist Schwerverwundete. Später war er Vorsteher des in einer Dependence des Schlosses von Compiègne errichteten grossen Lazarettes für innere Erkrankungen, hauptsächlich Abdominaltyphus und Ruhr. B. war 1885/86 Rektor der Universität Bonn. Seit 1879 ist er Mitglied der ständigen Kommission zur Bearbeitung des Arzneibuches für das Deutsche Reich. Er veröffentlichte: *„Beobachtungen zur inneren Klinik"* (Bonn 1864) — *„Experimentelle Beobachtungen über das Wesen der Chininwirkung"* (Berlin 1868) — *„Das Chinin nach den neueren pharmakologischen Arbeiten"* (Ib. 1875) — *„Über den Traum"* (Bonn 1878) — *„Grundzüge der Arzneimittellehre"* (Berlin, 1866, 12. Aufl. 1894) — *„Vorlesungen über Pharmakologie"* (Ib. 1884, 2. Aufl. 1891). Ausserdem gingen aus seinem Laboratorium hervor bis

Juli 1899 gegen 200 experimentelle Arbeiten hauptsächlich pharmakologischen Inhaltes, die in Virchow's und Pflüger's A., im Centralbl. f. d. m. W., im A. f. experim. Path. und Pharmakologie, in der B. k. W., in der D. m. W. und in anderen Fachzeitschriften erschienen. Ein grosser Teil dieser auf Anregung des Institutsdirektors entstandener Abhandlungen trägt die Namen seiner Assistenten und Schüler. Die hauptsächlichsten betreffen die Pharmakologie des Chinins, des Weingeistes, des Arseniks, der ätherischen Oele, der Halogene und ihrer Verbindungen und der schlafmachenden Stoffe im allgemeinen. Die wissenschaftlichen und zum Teil auch die praktischen Anschauungen insbesondere über Chinin, Weingeist und Arsenik wurden durch jene Arbeiten in neue Bahnen gelenkt. In späterer Zeit beschäftigte sich B. ausserdem mit geschichtlich-medizinischen Studien und veröffentlichte nebst einigen kleineren Abhandlungen über die Einschleppung der Syphilis in Europa, über den ersten Vorschlag zur Messung des Pulses, über die Entstehung der Genfer Konvention etc. folgende selbständige Schriften: „*Doktor Johann Weyer, ein rheinischer Arzt, der erste Bekämpfer des Hexenwahns. Ein Beitrag zur Geschichte der Aufklärung und der Heilkunde*" (Bonn 1885, 2. Aufl. Berlin 1896), „*Augustin Lercheimer (Professor H. Witekind in Heidelberg) und seine Schrift wider den Hexenwahn. Lebensgeschichtliches und Abdruck der letzten vom Verfasser besorgten Ausgabe von 1597*" (Strassburg 1888), gelegentlich des 50. Jahrestages der Entdeckung der chirurgischen Narkose: „*Der Äther gegen den Schmerz*" (Stuttgart 1896), eine quellenmässig geschichtliche Darstellung dieser Entdeckung und der ihr folgenden Einführung des Chloroforms.

Birch-Hirschfeld, Felix Victor, zu Cluvensieck (bei Rendsburg) 5. Mai 1842 geb., studierte in Leipzig, wesentlich als Schüler von Wunderlich und E. Wagner und wurde dort 1867 promoviert. Bis 1869 war er Assistent am dortigen pathologisch-anatomischen Institute, wurde 1870 Prosektor am Stadtkrankenhause zu Dresden, 1871 Lehrer der pathologischen Anatomie des militärärztlichen Fortbildungskurses, 1875 Medizinalrat im sächsischen Medizinal-Kollegium und 1881 am Stadtkrankenhause ordinierender Arzt, 1885 als Nachfolger Cohnheim's als Professor der allgemeinen Pathologie und pathologischen Anatomie an die Universität Leipzig berufen, wo er seit 1891 Vertreter der genannten Hochschule in der I. Ständekammer für das Königreich Sachsen war und 20. November 1899 starb. B. gehört zu den hervorragenderen path. Anatomen des 19. Jahrh.'s. Er hat diese Wissenschaft mit zahlreichen Einzelheiten bereichert. Im A. f. H., Bd. IX bis XVI, schrieb er über Hodenkrebs, Geschwulstembolie, zur Cylindromfrage, über akuten Milztumor, über Pyämie, Syphilis Neugeborener. Ferner veröffentlichte er:

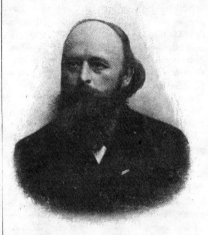

„*Die Entstehung der Gelbsucht neugeborener Kinder*" (Virchow's A., LXXXVII) —, „*Die Skrophulose*" (in v. Ziemssen's Handb. der spez. Path., XIII, 2. Aufl.) — „*Über die Krankheiten der Leber und Milz*" (in Gerhardt's Handb. der Kinderkrankh., IV, 2) und neben einer Reihe von encyklopädischen Artikeln ein „*Lehrbuch der pathologischen Anatomie*" (Leipzig 1876; 2. Aufl. 1882 und 1883; 5. Aufl. 1896 und 1897). Von späteren Publikationen sind zu erwähnen: „*Über die Pforten der placentaren Infektion des Fötus*" — „*Übergang von Tuberkelbazillen aus dem mütterl. Blut auf den Fötus*" (Beitr. z. path. Anat. und allg. Path. hrsg. v. Ziegler 1890) „*Über sarkomatöse Drüsengeschwulst der Niere im Kindesalter*"

(ib. 1898) — *Über den Sitz und die Entwicklung der primären Lungentuberkulose"* (A. f. klin. Med. LXIV. 1899) — *"Grundriss der allgemeinen Pathologie"* (Leipzig 1892). Seine letzte Veröffentlichung war der in der 2. allgem. Sitzung der Münchener Naturforscher-Versammlung am 29. Sept. 1899 gehaltene Vortrag über "Wissenschaft und Heilkunst."

Bircher, Heinrich, geb. 6. April 1850 in Küttigen (Ct. Aargau), war, nach einem Studienabschnitt in Heidelberg, später in Bern, besonders ein Schüler Lücke's, promovierte im November 1878, nachdem er das Staatsexamen bereits im April 1872 abgelegt hatte. Zuerst Arzt in Aarau, und zwar von 1874 ab Arzt der städtischen Krankenanstalt daselbst, habilitierte sich B. 1881 für Chirurgie in Bern. 1887 wurde er Direktor der kantonalen Krankenanstalt in Aarau und Oberarzt der chir. Abteilung daselbst. Seine wesentlichen Leistungen auf medizin. Gebiet sind (neben kleinen Arbeiten im Corresp.-Bl. f. Schw. Ä.): *"Die malignen Tumoren der Schilddrüse"* (Volkmann's klin. Vortr. 1882) — *"Beiträge zur operativen Behandlung der Ohreiterungen"* (1878) — *"Der endemische Kropf und seine Beziehungen zur Taubstummheit und zum Kretinismus"* (1883) — *"Eine neue Methode unmittelbarer Retention bei Frakturen der Röhrenknochen"* (v. Langenbeck's A., 1886) — *"Das Myxoedem und die cretinische Degeneration"* (Volkmann's Samml. klin. Vortr. 1889) — *"Eine operative Behandlung der Magenerweiterung"* (Corresppbl. f. Schw. Ä. 1890 und 1894) — *"Fortfall und Änderung der Schilddrüsenfunktion als Krankheitsursache"* (Ergebnisse der allg. Pathologie und path. Anatomie von Lubarsch und Ostertag 1895). Eine weitere Thätigkeit entfaltete B. als Sanitätsoffizier. Er bekleidete in der schweiz. Armee den Grad eines Obersten und ist Corpsarzt des II. Armeecorps. Auf dem Gebiete der Militärwissenschaft sind folgende Arbeiten zu notieren: *"Die Rekrutierung und Ausmusterung der schweiz. Armee"* (1885) — *"Die Armeeorganisation und Militär-Kreiseinteilung der schweiz. Eidgenossenschaft auf Grundlage der Tauglichkeitsziffern"* (1886) — *"Handbuch der Kriegsheilkunde für die schweiz. Sanitätsoffiziere"* (Basel 1887) — *"Die Revision der Genfer Konvention"* (1892) — *"Neue Untersuchungen über die Wirkung der Handfeuerwaffen"* (1896) — *"Die Wirkung der Artilleriegeschosse"* (1898).

Bird, Peter Hinckes, Arzt zu London, 1852 F. R. C. S. Eng., 1855 L. M., Mitglied einer Reihe gelehrter Körperschaften, auch des Auslandes, früher am Qu. Hospital zu Birmingham, wie am Thomas Hospital thätig, starb 28. Januar 1891 und ist der Verfasser folgender Werke: *"A practical treatise on the diseases of children and infants at the breast"* — *"On the nature, causes, statistics and treatment of erysipelas"* (2. Aufl. 1858) — *"Hints on drains, traps, closets, sewer air and sewage disposal"* — *"On the ventilation of rooms etc."* und einer Reihe von Einzelaufsätzen, vornehmlich hygienischen Inhaltes.

Birnbaum, Friedrich Heinrich Georg, geb. in Regensburg 17. Febr. 1815, studierte in Bonn von 1832 bis 1837, in den klinischen Fächern bei Wutzer, Nasse und für die Geburtshilfe bei Kilian, dessen mehrjähriger erster Assistent er war, bevor er sich als Privatdozent habilitierte. 1844 bis 56 als dirigierender Arzt und Lehrer an der Hebammenanstalt in Petersburg thätig, war er nach seiner Rückkehr von 1847 bis 60 Direktor der Hebammenanstalt in Trier und von da ab in gleicher Eigenschaft an der Provinz. Hebeammenanstalt in Köln wirksam, wo er Ende April 1899 starb. Er verfasste (ausser einer Anthropologie und der Habilitationsschrift: *"Über die Veränderungen des unteren Abschnittes und Scheidenteiles in der zweiten Hälfte der Schwangerschaft"* Bonn 1841; neubearbeitet im Arch. f. Gynäk.) — *"Zeichenlehre der Geburtshilfe"* (Bonn 1844) — *"Geburtshilfliche Skizzen nach den Ergebnissen der Entbindungsanstalt in Trier"* (1844) und *"Geburt des Menschen und ihre Behandlung"* (2. Aufl. Berlin 1871). — Ferner Arbeiten über Centralruptur des Mittelfleisches, Selbstwendung, Bauchhöhlenschwangerschaft und mannigfache kasuistische Mitteilungen.

Birnbaum, Friedrich, geb. zu Freiburg i. Br. 17. Oktober 1833, studierte in Giessen bis zur Promotion, 1858, dann in Würzburg, Wien, Prag und Berlin, war seit 1859 prakt. Arzt in Giessen, von 1862 bis 68 Assistent und Hebeammenlehrer an der Entbindungsanstalt, wurde 1863 Privatdozent, 1868 a. o. Prof. und Direktor der Entbindungsanstalt, letzteres bis 1872 und starb 22. März 1894. Litterar. Arbeiten: „*Über Luxatio congenita femor.*" (Giessen) — „*Histologischer Bau der Eihäute*" (Berlin) — „*Die Geburt des Menschen und ihre Behandlung. Ein Leitfaden u. s. w.*" (Ib. 1877) und einzelne geburtshilfl. Journal-Aufsätze.

Birnbaum, Max, in Berlin, geb. zu Königsberg i. O.-Pr. 1862, studierte in Berlin (Dr. med. 1886), Arzt daselbst seit 1887, schrieb „*Die Lebensdauer der Ärzte*" (1889) und redigiert die „Deutsche Med. Presse".

Bischoff, Theodor Ludwig Wilhelm, geb. 28. Oktober 1807 zu Hannover, studierte seit 1826 in Bonn, Heidelberg und Berlin, wurde 1829 am erstgenannten Ort zum Dr. phil., 1832 in Heidelberg zum Dr. med. promoviert. Darauf bekleidete er eine Assistentenstelle an der Universitäts-Entbindungsanstalt zu Berlin. Schon 1834 habilitierte er sich als Privatdozent an der Universität zu Bonn mit der Abhandlung: „*Beiträge zur Lehre von den Eihüllen des menschlichen Fötus*" (Bonn 1834). 1835 siedelte er nach Heidelberg über, wo er 1836 als Professor e. o. angestellt und 1843 zum Professor ord. für Anatomie und Physiologie befördert wurde. Noch im nämlichen Jahre folgte er einem Rufe an die Universität Giessen, an welcher er zum ordentlichen Professor der Anatomie ernannt ward und 1844 dazu noch das Lehrfach der Physiologie erhielt. Hier gründete er ein neues anatomisches und physiologisches Institut und trug mit Justus Liebig, mit dem ihn eine innige Freundschaft verband, viel zum Aufblühen der Hochschule bei. Nach zehnjähriger Lehrthätigkeit daselbst ward er 1854 als ordentlicher Professor der menschlichen Anatomie und Physiologie und Konservator der anatomischen Anstalt nach München berufen. In dieser Stellung entfaltete er eine grosse fruchtbringende Thätigkeit als Lehrer wie als Forscher bis zum Jahre 1878, in welchem er wegen zunehmender Kränklichkeit mit allen äusseren Ehren in den Ruhestand trat. Die Feier seines Doktorjubiläums am 16. Januar 1882, die seinen Kollegen an der Universität, wie seinen zahlreichen Schülern Gelegenheit bot, ihm Beweise

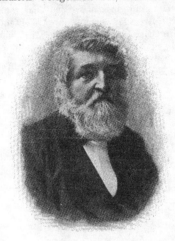

ihrer Verehrung und Dankbarkeit zu zollen, hat er nur kurze Zeit überlebt. Eine Darmperforation mit nachfolgender Peritonitis führte nach kurzer Krankheit seinen Tod herbei. B.'s wissenschaftliche Bedeutung liegt im Gebiet der Embryologie, die er mit zahlreichen neuen Thatsachen bereicherte. Dieselben sind in „*Entwickelungsgeschichte der Säugetiere und des Menschen* (Leipzig 1842), *des Kanincheneies* (Braunschweig 1843), *und des Hundeeies* (ib. 1846), *des Meerschweinchens* (Giessen 1852) *und des Reheies*" (ib. 1854) niedergelegt, sowie in vielen anderen die Menstruation, Ovulation, die Befruchtungsvorgänge etc. behandelnden Monographien, zuletzt in den „*Historisch-kritischen Bemerkungen zu den neuesten Mitteilungen über die erste Entwickelung der Säugetiereier*" (München 1877). Gleichzeitig beschäftigte sich B. mit Untersuchungen über das Blut und den Stoffwechsel und wies zuerst (1837) die freie Kohlensäure und den Sauerstoff im Blute nach. Weitere Arbeiten B.'s betreffen vergleichend anatomische Untersuchungen über das Gehirn bei Affen und Menschen und ähnliche Fragen. Auch den Angelegenheiten des med. Unterrichts widmete

B. seine Aufmerksamkeit. Er schrieb einen *„Führer für Studierende der Medizin, zugleich auch bei Anstellung von Sektionen, für praktische und Gerichtsärzte"*, bewirkte eine neue med. Prüfungsordnung für Bayern, die längere Zeit in Geltung blieb und war ein eifriges Mitglied resp. Vorstandsmitglied des Medizinalcomités der Universität bis an sein Lebensende. Übrigens war B. ein lebhafter Gegner der Zulassung der Frauen zum Studium der Medizin und hat auch darüber eine kleine Abhandlung veröffentlicht (München 1872).

Bischoff, Johann Jakob, zu Basel, geb. 1. Aug. 1841 zu Heidelberg, wurde 1864 Dr. med. in Basel mit der Diss.: *„Zur Amputation im Tibio-Tarsalgelenk"*, habilitierte sich daselbst 1865 als Privatdozent, wurde 1868 zum a. o., 1872 zum ord. Prof. der Geburtsh. daselbst ernannt und starb 26. Oktober 1892. Er schrieb: *„Zur Prophylaxis des Puerperalfiebers. Vortrag"* (Basel 1876).

Bitter, Heinrich, in Kairo, geb. 1863 zu Unna, studierte und promovierte 1886 in München, war eine Zeitlang an der dermatologischen Klinik in Würzburg beschäftigt, hierauf Assistent an der hygien. Anstalt in Breslau, wo er sich 1891 für Hygiene habilitierte. 1896 folgte er einem Rufe als Inspektor des Sanitätswesens nach Kairo, wo er gegenwärtig als Direktor einer hygienischen Anstalt thätig ist, seit 1899 als Titularprofessor. B. ist Verfasser zahlreicher Abhandlungen zur Bakteriologie, über Cholera-, Tuberkel-, Smegmabazillus, zur Phagocyten-Theorie METSCHNIKOW'S, über Impfschutz, zur Immunitätslehre. Auch fand er 1894 die Plasmodien des biliösen Typhoids. Seine jüngsten Publikationen betreffen Berichte über das ägyptische Gesundheitswesen und die HAFFKINE'sche Schutzimpfung gegen die Pest.

Bizzozero, Giulio, wurde zu Varese (Lombardei) 20. März 1846 geb. und studierte wesentlich in Pavia unter Leitung von OEHL und MANTEGAZZA, genoss aber fernerhin den Unterricht H. FREY'S in Zürich, sowie VIRCHOW'S in Berlin. Dr. med. zu Pavia im Mai 1866 geworden, hielt er die Stellung eines supplierenden Professors in Pavia 1868 bis 1872 inne. Zum Professor der allgemeinen Pathologie in Turin wurde er im Dezember 1872 erwählt. Ausser in den italienischen Fachzeitschriften sind viele Arbeiten B.'s in deutscher Sprache publiziert, und zwar in den Wiener med. Jahrbüchern, dem Centralblatt für die med. Wissenschaften, in MOLESCHOTT'S Untersuchungen, in VIRCHOW'S Archiv, im Archiv für mikr. Anatomie u. s. w. Dieselben handeln hauptsächlich über das Bindegewebe, das Knochenmark, die Struktur der Lymphdrüsen, über Geschwulstbildungen an der Dura mater, über die Entwicklung der roten Blutkörperchen, über ein drittes morphologisches Element im Blute *(„Blutplättchen")* und die Veränderungen des Blutes nach Hämorrhagien, über die schlauchförmigen Drüsen des Darmes etc. Das von B. geleitete Pathologische Institut in Turin ist eins von den besuchtesten Italiens. Mehrere von den jetzigen Professoren der allgemeinen Pathologie und path. Anatomie in den italienischen Hochschulen (so z. B. GOLGI in Pavia, TIZZONI in Bologna, GRIFFINI und CANALIS in Genua, FOÀ in Turin, SALVIOLI in Padua, MORPURGO in Siena u. a.) waren B.'s Schüler.

Blachez, Paul-François, zu Paris, geb. daselbst 1827, wurde dort auch Doktor mit der These: *„Étude sur la dothioentérite. Considérations sur les troubles fonctionnels du foie dans cette affection,"* wurde später Agrégé der Fakultät und Hospitalarzt (Hôp. Necker) und gab heraus die 4. éd. von V. A. RACLE, *„Traité de diagnostic médical"* (1868) sowie eine Reihe von Aufsätzen in der Gaz. hebdomad. (seit 1867) und von Artikeln im Dict. encyclop. des sc. méd. B. starb 27. Januar 1890.

Black, Donald Campbell, 1841 geb., studierte bis 1862 auf der Glasgower Universität und war dort seit diesem Jahre ärztlich und publizistisch thätig, indem er das Journal Med. Press and Circular herausgab. Er verfasste neben den grösseren Arbeiten: *„Lectures on Bright's disease"* und *„The functional diseases of the urinary and reproductive organs"*, Aufsätze über BRIGHT'sche Krankheit, Syphilis, Prostatorrhoe etc. im obigen Organ und

Blanchard, Raphael Anatole Émile, in Paris, geb. zu Saint-Christophe (Inde et Loire), 28. Februar 1857, studierte Medizin und Naturwissenschaften in Paris, Wien, Leipzig und Bonn als Schüler von CH. ROBIN, G. POUCHET, PAUL BERT, S. L. SCHENK, W. HIS, F. LEYDIG, promovierte 1880, war von 1878 bis 1883 Assistent für Physiologie an der Sorbonne, von 1883 bis 1892 Agrégé für med. Naturwissenschaft an der Pariser Fakultät, ist seit 1894 Mitglied der Acad. de méd. und seit 1897 ord. Prof. der med. Naturwissenschaft. Seine Schriften, bis 1893 (nach „Notice sur les titres et travaux scientifiques" etc.) weit über 200 Nummern umfassend, betreffen Arbeiten aus den Gebieten der vergleichenden Physiologie, Anthropologie, vergleichenden Anatomie und Zoologie, besonders der Parasitologie. Selbständig erschien: „*Traité de zoologie médicale*" (Paris 1885 bis 1889, 2 voll.). Seit Ende 1897 giebt B. die quartaliter erscheinenden „*Archives de parasitologie*" heraus. Ferner ist B. seit 1880 Generalsekretär der Société zoologique, um deren Gedeihen er sehr bemüht ist. Auf dem von B. 1889 begründeten internationalen Kongress für Zoologie setzte er eine neue Richtschnur (Code) für die zoologische Nomenklatur durch, die zugleich die Handhabe zur Entscheidung zahlreicher bis dahin strittiger Fragen lieferte.

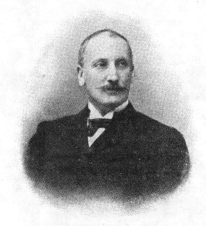

Blanche, Esprit-Sylvestre, Psychiater zu Paris, 15. Mai 1796 zu Rouen als Sohn des dortigen Arztes Antoine-Louis geb., machte seine Studien in Paris und wurde daselbst 1818 Doktor. Er widmete sich der Erforschung der Geisteskrankheiten und gründete zu Montmartre, zur Behandlung derselben eine Maison de santé, die bald zu grossem Rufe gelangte, da er, den Prinzipien PINEL's folgend, seine Patienten nicht abschloss, sondern ihnen ein Familienleben zu schaffen und, statt sie einzuschüchtern, ihr Vertrauen zu gewinnen suchte. Ausser einigen Journal-Aufsätzen, darunter: „*Projet d'un nouvel établissement destiné au traitement de l'aliénation mentale*" (Archives génér. méd., XV, 1827), hat er folgende zwei Schriften verfasst: „*Du danger des rigueurs corporels dans le traitement de la folie*" (Paris 1839) — „*De l'état actuel du traitement de la folie en France*" (ib. 1840). Er wurde 1835 zum Arzte des Hospice des Incurables, Abteilung für geisteskranke Kinder, ernannt, war Mitglied des Conseil médical des Vereines dramatischer Künstler, dem er gute Dienste leistete und starb 8. November 1852 zu Passy, wohin er seine Maison de santé verlegt hatte.

— Sein Sohn Antoine-Émile, geb. zu Paris 1820, wurde 1848 in Paris mit der These: „*Du cathétérisme oesophagien chez les aliénés*" Doktor, übernahm nach dem Tode seines Vaters die Leitung der von diesem in Passy gegründeten Irrenanstalt und starb 16. August 1893. Ausser der obigen These hat er noch einen von ihm erfundenen artikulierten Mandrin, für den obigen Zweck bestimmt, beschrieben, und u. a. publiziert: „*Des homicides commis par les aliénés*" (1878) — „*Quelques considérations sur le traitement moral de la folie*" — „*La folie doit-elle être considérée comme une cause de divorce?*" (1882), sowie einige Berichte an die Acad. de méd. über Irrengesetzgebung, Melancholie u. a.

Blaschko, Alfred, in Berlin, 3. März 1858 in Freienwalde a. O. geb. studierte in Berlin, besonders als Schüler von H. MUNK, (Dr. med. 1880 mit der Diss. „*Sehcentrum bei Fröschen*"), bildete sich von 1881 bis 83 in Stettin i. P. bei

GEORG WEGNER weiter und liess sich 1883 als Arzt in Berlin nieder, wo er sich seit 1888 ausschliesslich der Dermatologie widmete und Leiter einer Heilanstalt ist. Schriften: „*Beiträge zur Architektonik der Oberhaut*" (1887) — „*Gewerbehautkrankheiten*" (1889 bis 92) — „*Behandlung der Geschlechtskrankheiten in Krankenkassen und Krankenhäusern*" (Berlin 1890) — „*Verbreitung der Syphilis in Berlin*" (ib. 1892) — „*Syphilis und Prostitution vom Standpunkt der öffentlichen Gesundheitspflege*" (ib. 1893) — „*Die Lepra im Kreise Memel*" (ib. 1896) — „*Hygiene der vener. Krankheiten*" (für WEYL's Handbuch der ö. Gesundheitspfl., Jena 1899) und zahlreiche kleinere Publikationen.

Blasius, Ernst, Professor der Chirurgie in Halle, 20. November 1802 zu Berlin geb., besuchte 1818 bis 1822 die Universität daselbst, als Zögling des med.-chir. Friedrich-Wilhelm-Instituts, erwarb 1823 den Doktorgrad, diente darauf vier Jahre als Militärarzt, habilitierte sich 1828 in Halle als Privatdozent der Chirurgie und schrieb dazu: „*De fungi durae matris accuratiori distinctione*" (Halae 1829 c. tab.). 1830 wurde er zum Professor e. o. ernannt und Ostern 1831 ihm die Direktion der chirurgisch-augenärztlichen Klinik interimistisch, 1834 mit der Ernennung zum Professor ordinarius der Chirurgie definitiv übertragen. In derselben Zeit begann er sein Hauptwerk, das „*Handbuch der Akiurgie*" (3 Bde., Halle 1830 bis 32; 2. Aufl., 1839 bis 42), zu welchem ein Atlas „*Akiurgische Abbildungen*" (Berlin 1831 bis 33; 2. Aufl. 1841 bis 44) mit erklärendem Texte hinzutrat. Ein Auszug daraus ist das „*Lehrbuch der Akiurgie*" (Halle 1835; 2. Aufl. 1846; dänische Übersetzung, Christiania 1837). Es erschienen weiter von ihm zahlreiche kleinere chirurgische Beiträge, ausserdem ein „*Handwörterbuch der gesamten Chirurgie und Augenheilkunde etc. In Verbindung mit mehreren Ärzten bearbeitet*" (4 Bde., Berlin 1836 bis 38). Auch war er zusammen mit A. MOSER Redakteur der „*Analekten der Chirurgie*" (Bd. I, II, Berlin 1837 bis 39) und Herausgeber der „*Klinischen Zeitschrift für Chirurgie und Augenheilkunde*" (Bd. I, Halle 1836 bis 37). B. wurde 1853 zum Geh. Medizinal-Rat ernannt und trat im Mai 1867 von der Leitung der chirurgischen Klinik, nach 36jähriger Verwaltung derselben, zurück, hielt aber noch Vorlesungen über einzelne Gegenstände aus der Chirurgie. Noch veröffentlichte B. aus der von seinem früh verstorbenen Sohne Albert Richard B. (geb. 9. April 1847, gest. 23. Juli 1869) verfassten Inaug.-Diss.: „*Über Luxatio femoris supracotyloidea traumatica und spontanea*" (Halle 1869, 4., m. 2 Taff.) seine eigenen, darin niedergelegten Beobachtungen im A. f. klin. Chirur. (Bd. XII, XVI) u. d. T.: „*Beiträge zur Lehre von der Coxalgie*" und „*Über die traumatische Luxatio femoris supracotyloidea*" und starb 11. Juli 1875. Die Chirurgie verdankt ihm, ausser durch die seiner Zeit sehr verbreiteten Lehrbücher, eine Förderung namentlich durch mehrere ihm eigentümliche Operationsmethoden beim Wiederersatz der Nase, der Lippen, der Augenlider, ferner machte er sich um die Lehre von den Nekrosen, den Verrenkungen, den sogenannten Stabilitäts-Neurosen verdient etc.; die von ihm vorgeschlagene Amputationsmethode mittels des Schrägschnittes hat jedoch keine Verbreitung gefunden.

Blasius, Rudolf, in Braunschweig, geb. 25. November 1842, studierte in Braunschweig, Göttingen, Zürich, Wien, Berlin und München (Dr. med. 30. Januar 1866), war 1865 Assistent bei BILLROTH, 1867 bei SCHWARTZ, 1868 herzogl. Braunschweigischer Assistenzarzt, 1870 Stabsarzt, 1879 Professor der Hygiene an der Technischen Hochschule in Braunschweig. Vorher praktizierte B. noch seit 1866 als Zivilarzt in Blankenburg a. H., seit 1871 in Zabern im Elsass und seit 1874 in Braunschweig. Ausser dem Abschnitt „*Städtereinigung*" (Einleitung und Abfuhrsysteme) für das von TH. WEYL herausg. Handbuch der Hygiene, Band II schrieb B. eine Reihe von Arbeiten über Schulhygiene, Flussverunreinigung, Wasserversorgung, sterilisierte Milch etc., veröffentlicht in Dtsch. Vrtljhrsschr. f. öfftl. Gesundheitspfl. und im Monatsbl. f. öfftl. Gesundheitspfl. B. beschäftigt sich noch mit Ornithologie.

Blau, Louis, in Berlin, daselbst 11. September 1848 geb. und an der Universität ausgebildet (Dr. med. 1870), betrieb seit 1871 zu Anfang allgemeine Praxis, widmete sich otiatrischen Studien in Wien und Halle (unter SCHWARTZE) und wirkt seit 1876 als Ohrenarzt in Berlin. Schriften: „*Diagnose und Therapie bei gefahrdrohenden Krankheitssymptomen*" (1874, 2. Aufl. 1884; in verschiedene fremde Sprachen übersetzt), Abhandlungen im Archiv f. Ohrenheilk. und den allgem. med. Zeitschriften über das Verhältnis der Ohrenkrankheiten zu den Allgemeinerkrankungen, insbesondere Scharlach, Masern, Leukämie, ferner über verschiedene Kapitel aus der speziellen Ohrenheilkunde: Krampf der äusseren Ohrmuskeln, Othämatom, Otitis externa ex infectione, Otitis externa und media diphtheritica, Funktion der Chorda tympani, Otitis media catarrhalis und suppurativa, Cholesteatom des Schläfenbeins, Krampf des Tensor tympani, Labyrintherkrankungen. Zu den von HAUG herausg. klin. Vortr. a. d. Geb. d. Otologie etc. lieferte B. „*Die Erkrankung des Ohrs bei Masern und Influenza*" (1898), für SCHMIDT's Jahrbb. regelmässige Gesamtberichte über die Leistungen in der Otologie, und gegenwärtig ist er mit der Herausgabe einer „*Encyklopädie der Ohrenheilk.*" beschäftigt.

Bleuler, Paul Eugen, in Burghölzli, Zürich, geb. 30. April 1857 in Zollikon bei Zürich, studierte in Zürich, Bern und München, approbiert 1881, Dr. med. 1883, war von 1881 bis 1883 Assistenzarzt in Waldau bei Bern, machte 1884 eine Reise nach Frankreich und England, arbeitete im Wintersemester 1884/85 im Laboratorium bei GUDDEN, war 1885 Assistenzarzt in Burghölzli bei Zürich, danach von 1886 bis 1898 Direktor der Pflegeanstalt Rheinau bei Zürich und erhielt im April 1898 den Ruf als ordentl. Prof. der Psychiatrie in Zürich und die Leitung der Anstalt in Burghölzli. Schriften: „*Versuch einer naturwissenschaftlichen Betrachtung der psychologischen Grundbegriffe*" (Ztschr. f. Psychiatrie) — „*Der geborene Verbrecher*" (München 1896) — „*Über zwangsmässige Lichtempfindungen durch Schall und verwandte Erscheinungen auf dem Gebiet der anderen Sinneswahrnehmungen*" (zus. mit K. LEHMANN, Leipzig 1881), dazu Studien über Hypnotismus, subkortikale Aphasie, Osteomalacie, moralische Idiotie, Physiol. des Bauchredens in Schweizer. ärztl. Korrespbl., A. f. Ps., Neur. Ctrlbl. und Münch. m. W.

Bloch, Emil, in Freiburg im Br., geb. 11. Dezember 1847 zu Emmendingen in Baden, studierte in Heidelberg, Würzburg, Wien, später in London, Berlin und in Freiburg im Br., Dr. med. 1871, widmete sich seit 1886 der Laryngologie und Rhinologie bei HACK in Freiburg, sowie der Otologie unter THIRY-Freiburg, war Assistent des letzteren bis zu dessen Tode 1892, dann dessen Nachfolger als Leiter der Universitäts-Poliklinik für Ohrenkranke, habilitierte sich noch in demselben Jahre, erhielt 1894 den Lehrauftrag für Ohrenheilkunde, wurde 1898 Extraordinarius und richtete 1899 die stationäre Univers.-Ohrenklinik in Freiburg ein. Schriften: „*Die Pathologie und Therapie der Mundatmung*" (Wiesbaden 1889); ferner zahlreiche Aufsätze, meist in Ztschr. f. Ohrenheilk. veröffentlicht, so *über das binaurale Hören* (1893) — *die Methode der centripetalen Pressionen und die Diagnose der Stapesfixation* (1894) — *Untersuchungen zur Physiologie der Nasenatmung* (1888) — *über Sprachgebrechen* (1891), mehrere Abschnitte für HEYMANN's Handb. der Laryngologie und Rhinologie 1897 bis 1899 (darunter die Krankheiten der Gaumenmandeln), *zur Ätiologie des Rheumatismus* (1898) — *einheitliche Bezeichnungen der otologischen Punktionsprüfungsmethoden und ihrer Ergebnisse* (1898) u. v. a.

Bloch, Oscar Thorvald, geb. in Kopenhagen 15. November 1847, wurde ausgebildet in Kopenhagen als Schüler von SAXTORPH und PLUM und promovierte 5. Juni 1879. Arzt seit 1872 wirkte er als Prosektor chirurgiae von 1875 bis 1879, als Prosektor anatomiae pathologicae von 1879 bis 1881, als Privat-Dozent für Chirurgie in Kopenhagen. Nach Konkurrenz wurde er 1886 Direktor der chirurgischen Klinik am Kgl. Frederiks-Hospital und extr. o. Professor der klin. Chir., 1899 Prof. ordinarius, war Vorsteher der Zahnarztschule seit 1888, 10 Jahre (bis 1889) Mitglied der Redaktion der „Hospitals-Tidende", in welcher er, wie in „Bibliothek for Läger", „Nordiskt medicinskt Arkiv", „Revue de Chirurgie", Revue d'Orthopédie, Brit. Med. J. viele grössere und kleinere Abhandlungen chirurgischen und pathologisch-anatomischen, teilweise auch bakteriologischen Inhalts geschrieben hat. Von Büchern hat er publiziert: ..*Om nogle former af acut suppurativ betändelse i de lange Rörknogler hos unge Individer (Akute infektiöse Osteolymphangitis 1872)"* — „*Om forskellige Metoder for Behandling af Saar fra de äldste til de nyeste Tider*" (über Wundbehandlung von den ältesten bis zu den neuesten Zeiten 1880) — „*Om forskellige Metoder af Bandager*" (Bandagenlehre 1883). B. ist Mitglied des Kgl. Sundhedskollegiums etc. und seit 1892 Leibarzt bei dem Kronprinzen von Dänemark.

Bloch, Jwan, in Berlin, geb. 1872 in Delmenhorst(Oldenburg), studierte in Bonn, Heidelberg und Berlin. Dr. med. 1896, widmet sich seit 1896 der Dermatologie, sowie histor. Studien, liess sich 1897 in Berlin als Spezialarzt für Dermatologie nieder. Schriften: Mehrere polemische Artikel gegen die „*baktericide* Trippertherapie (B. kl. W. 1898 und Monatsh. f. prakt. Dermatol. XXVI. 1898) — Artikel zur Geschichte der *Hautkrankheiten*, Geschichte der *wissenschaftlichen Krankenpflege* (1899) — mehrere neue Dokumente zur Geschichte der *antiken Medizin* (über einen griech. Papyrus med.-forens. Inhalts*, A. M. Ctrl.-Z. 1899, ein neues Dokument zur Geschichte der *Verbreitung des Guineawurms im Altertum* ib.). Monographie: „*Über den Ursprung der Syphilis*" (Jena 1900).

Blot, Hippolyte. Professeur agrégé der med. Fakultät zu Paris für das Fach der Geburtshilfe, ist daselbst 1822 geb., wurde 1849 Dr. med. mit der These: „*De l'albuminurie chez les femmes enceintes etc.*", schrieb eine Concurs-These: „*De l' anesthésie appliquée à l' art des accouchements*" (1857) und „*De la version pelvienne dans certains cas de rétrécissement du bassin*" (Archives génér. 1868) und starb 15. März 1888.

Blum, Albert, zu Paris, geb. 23. April 1844 in Rosheim (Elsass), studierte in Paris als Schüler namentlich von Richet, Lefort, Lasègue, wurde 1870 Dr. und ist zur Zeit Prof. agrégé, Chir. des hôpitaux (Hopital S. Antoine). B. publizierte: „*Sutures des nerfs*" (Arch. de méd. 1868) — „*Fièrre traumatique primitive*" (1869) — „*Etudes sur la pyohémie*" (1870) — „*Septicémie chir. aigue*" (Thèse, Strasburg 1870) — „*Arthropathies d' origine nerveuse*" (Th. agrég. Paris 1875) — „*Tumeurs de l' ombilic*" (1876) — „*Shock traumatique*" (1876) — „*Affections de l' urèthre chez la femme*" (1877) — „*Elongation des nerfs*" (1878) — „*Doigt à ressert*" (1881) — „*Chirurgie de la main*" (1882) — „*Extirpation du larynx*" (1882) — „*Extirpation du rate*" (1883) — „*Cancroide de la peau*" (1883) — „*Gastrostomie*" (1883) — „*Anevrysme poplite*" (1886) — „*Anevrysme tibiale postérieure*" (1886) — „*Splénotomie*" (1886) — „*Tarsalgie*" (1886) — „*Rupture de la vessie*" (1888) — „*Chirurgie du pied*" (1888) — „*Hystero-neurasthénie traumatique*" (Paris 1893).

Blumenstock, Leo, zu Krakau 11. März 1838 geb., studierte daselbst und in Wien und hatte besonders Dietl, Bryk und Arlt zu Lehrern. Im April 1862 promoviert, fungierte er seit 1869 als Prof. extraord. der gerichtlichen Medizin an der juridischen. seit 1881 als Prof. ord. desselben Faches an der medizinischen Fakultät und als Landesgerichtsarzt zu Krakau. Er wurde später unter dem Namen von Halban geadelt und starb 28. Februar 1897. Schriften: „*Die Wreden-Wendt' sche Ohrenprobe und deren Bedeutung in foro*" (W. m. W. 1875) — „*Zur Lehre von der Vergiftung durch Cloakengas*" (Vtljschr. für gerichtl. Med. XVIII, 2) — „*Über Aphasie*" (Friedr. Bl. f. gerichtl. Med., 1878) — „*Tod im Feuer*" (Ib. und W. m. W. 1876) — „*Zur Verwertung der Ohrenprobe für die Diagnose des Erstickungstodes*" — *Tod durch Dynamit*" (Friedr. Bl., 1876, 1877). Neben encyklopädischen Abhandlungen verfasste B. in polnischer Sprache zahlreiche gerichtsärztliche Arbeiten, gedruckt in Krakauer, Lemberger und Warschauer Zeitschriften. Seit 1877 war er Redakteur der in Krakau erscheinenden polnischen med. Wochenschrift: „*Przeglad Lekarski*".

Boas, Ismar, Berlin, geb. in Exin (Prov. Posen) 28. März 1858, studierte in Berlin, Halle und Leipzig als Schüler von C. A. EWALD in Berlin, Dr. med. 1880, wirkte 1882 bis 1886 als prakt. Arzt in Berlin, beschäftigte sich dann zuerst unter Leitung von C. A. EWALD mit den Krankheiten der Verdauungswerkzeuge, gründete 1886 die erste Poliklinik für Magen- und Darmkrankheiten in Deutschland, in welcher er seit der genannten Zeit zahlreiche Schüler aus allen Ländern ausbildete. B. ist seit 1886 als Spezialarzt für Verdauungskrankheiten in Berlin thätig. Hauptwerke: „Diagnostik und Therapie der Magenkrankheiten" (Leipzig, 2 Teile, 4 Aufl., 1. Aufl. 1890 resp. 1893) — „Diagnostik und Therapie der Darmkrankheiten" (Leipzig 1899). Seit 1895 ist B. Herausgeber des Arch. f. Verdauungskr. (Berlin). Ausserdem schrieb er zahlreiche grössere und kleinere Abhand-

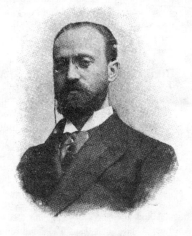

lungen, die in VIRCHOW's A.. Z. f. kl. M., A. f. V., D. m. W.. B. kl. W., M. m. W., Cbl. f. kl. M. etc. veröffentlicht sind. B. hat die Diagnostik der Magen- und Darmkrankheiten durch mehrfache Methoden: Probefrühstück (zusammen mit EWALD), Expressionsmethode, neue Methode für den Milchsäurenachweis und deren Bedeutung für die Diagnose des Magencarcinoms, Methode zur Gewinnung von Dünndarmsaft, Probespülung des Darmes zu diagnostischen Zwecken etc. wesentlich bereichert. B.'s Bestrebungen sind darauf gerichtet, die Diagnostik der Magen- und Darmkrankheiten auf der Basis von Funktionsprüfungen auszugestalten und zu verbessern.

Bock, Karl Ernst, als Sohn des Anatomen August Karl B. (1782 bis 1833) geb. zu Leipzig 21. Februar 1809, besuchte die dortige Universität und ging 1831 als Arzt zur Armee der polnischen Insurgenten, in welcher Stellung er nach der Erstürmung von Warschau in den Hospitälern vielfach thätig war. Nach Leipzig 1832 zurückgekehrt, beschäftigte er sich, seit 1833 als Dozent an der Universität habilitiert, hauptsächlich mit anatomischen Studien, indem er mehrere Schriften seines inzwischen verstorbenen Vaters neu herausgab oder vollendete, selbst ein Handbuch der Anatomie, ein anatomisches Taschenbuch und einen Atlas der Anatomie schrieb, vorzüglich aber, indem er Repetitorien über Anatomie und zwar besonders in ihrer Beziehung zur Chirurgie abhielt. Dabei blieb er indessen der inneren Medizin und der Chirurgie nicht ganz fremd, er hielt vielmehr gleichfalls sehr geschätze Repetitorien über solche, ja er war in beschränktem Masse in letzterer selbst praktisch thätig. Als Lehrer auf dem Gebiete der klinischen Medizin trat jedoch B. erst in der Mitte der Vierziger-Jahre auf, nachdem er längere Zeit in Prag und Wien phathologische Anatomie und physikalische Diagnostik mit grossem Eifer studiert hatte. Von da ab widmete B. (1845 zum Professor der pathologischen Anatomie ernannt) seine Lehrthätigkeit sogar fast ausschliesslich den beiden letztgenannten Disziplinen, zu deren allgemeineren Verbreitung er durch seine Lehrbücher der pathologischen Anatomie und physikalischen Diagnostik wesentlich beigetragen hat. Ausserdem beschäftigte B. sich mit populär-med. Schriftstellerei und verschaffte sich in dieser Beziehung einen weitgehenden Ruf durch sein „Buch vom gesunden und kranken Menschen" (Leipzig 1855, seitdem über 15 mal neu aufgelegt) und durch zahlreiche Artikel in der „Gartenlaube". Nach längerem schweren Leiden der Augen und der Brustorgane starb B. 19. Febr. 1874 zu Wiesbaden. Von eigentlich wissenschaftlichen Schriften B.'s zur Med. sind die anatomischen die wichtigsten, so sein „Handbuch der Anatomie" (2 Bde., Leipz. 1838 ff.) — „Anat. Taschenbuch" (Ib. 1839) — „Handatlas der Anatomie des Menschen" (Ib. 1840, 2. Aufl. 1887) — „Atlas der pathol. Anat. mit bes. Rücksicht auf die Diagnostik" (Leipzig 1865).

Bockendahl, Johannes Adolf Ludwig, geb. 7. November 1826 und 1850 approbiert, wurde 1865 Medizinalinspektor für Holstein, 1866 Professor e. o. für Hygiene und Sanitätspolizei an der Universität Kiel, 1872 Regierungs- und Medizinalrat für die Provinz Schleswig-Holstein. Seit 1865 veröffentlicht B. fortlaufend die „Medizinal- und Sanitätsberichte" über die genannte Provinz, deren mustergiltige Einteilung vielfach zu neuen Anregungen auf diesem Gebiet Anlass gab. Als Redakteur der „Mitteilungen für den Verein schleswig-holstein. Ärzte" (von denen bis jetzt seit April 1866 XII B., seit Juli 1892 VII B. neue Folge erschienen sind), bearbeitete er die von dem Verein der schleswig-holsteinischen Ärzte 1875 bis 1879 erhobene Schwindsuchtsstatistik und kam zu dem Schluss, dass die klinische Diagnose erst dann auf Vererbung der Krankheit schliessen dürfe, wenn der Weg der Infektion als ausgeschlossen bezeichnet werden müsse. Zunehmende Kränklichkeit zwang ihn, 1897 sein Amt niederzulegen.

Bockenheimer, Jakob Hermann, zu Frankfurt a. Main, geb. 25. Dezember 1837, studierte in Göttingen, Würzburg, Berlin, Prag, Wien, Paris, wurde 1861 promoviert, praktiziert seit 1863 und ist dirig. Arzt einer chir. Privat-Klinik. Litterar. Arbeiten: „Zwei Ovariotomien" — „Kasuistische Mitteilungen" — „Zur Diagnose der Mediastinaltumoren" — „Zur Resektion der Röhrenknochen" — „Jahresberichte seiner chir. Klinik" (statistische Mitteilungen), fortgesetzt bis 1898 und bis zum 32. Jahrgang, in den letzten Jahren im Verein mit den Assistenten B.'s SECKBACH, HEIMANN und FORTMÜLLER; ferner „Beitrag zur Therapie der tuberkulösen Erkrankungen der Gelenke und Knochen" (zusammen mit SECKBACH, Frankf. a. M. 1896, Festschrift zur Naturforschervers.).

Boddaert, Richard, zu Gent. geb. daselbst 7. Okt. 1834, studierte dort. in Paris und London, war namentlich Schüler von JOSEPH GUISLAIN, CLAUDE BERNARD, TROUSSEAU, wurde 1855 Doktor der Naturwiss., 1858 Dr. med. et chir., praktiziert seit 1859 und starb 3. Juni 1888 als Prof. der med. Klinik und pathol. Anat. an der Universität Gent, seit 1876 auch Mitglied der Acad. de méd. de Belg. Hauptsächlichste Publikationen: „Recherches expériment. sur les lésions pulmonaires consécutives à la section des nerfs pneumogastriques" (Gent 1862) — „Obs. d'une forme de contracture hystérique produisant le pied-bot varus" (Ib. 1869) — „Étude sur l'hermaphrodítisme latéral" (ib. 1874) — „Quelques considérations physiol. sur la combinaison de l'hyperémie artérielle et la congestion veineuse; essai d'application à la pathologie du goître exophtalmique" (Compte rendu du Congrès internat. des sc. méd., 4. session, Bruxelles 1876) — „Recherches expériment. sur la part qui revient au degré de perméabilité des voies lymphatiques dans la production de l'oedème" (Brüssel 1876) — „Contribution à l'étude du ramollissement cérébral" (Gent 1886).

Boeck, Caesar Peter Moeller, zu Christiania, geb. 28. Sept. 1845 zu Lier, wurde 1871 an der Universität Christiania als Arzt approbiert, war 1872 Epidemie-Arzt bei exanthemat. Typhus in Sarpsborg, darauf 2 Jahre lang in Brevik und hielt sich 1874 bis 75 im Auslande auf, davon 7 Monate in Wien, wo er die Hautkrankheiten und mikroskop. Anatomie studierte. Nach seiner Rückkehr war er zuerst Pockenarzt und von 1875 bis 78 als Reservearzt auf der Hautkranken-Abteilung des Reichshospitals thätig; seit 1878 ist er prakt. Arzt zu Christiania. Vom Jahre 1889 übernahm B. als Vorstand der dermatolog. Universitätsklinik den Unterricht an der Universität über Hautkrankheiten und Syphilis. wurde 1895 extraord., 1896 ordentl. Prof. d. Med. a. d. Univ. Christiania. B. hat mehrere wissenschaftl. Reisen gemacht und schrieb im Norsk Mag. f. Laegevid. (3. R. 1874, 1877): „Beretning om Typhus exanthematicus paa Sarpsborg 1871—72" — „Om den folliculaere eller tonsillaere Angina" u. s. w., in der von ihm mit SKJELDERUP und STABELL begründeten Tidsskrift for praktisk Medicin (1881 bis 86): „Om Diagnosen og Behandlingen af Lupus *vulgaris"* — *„Rheumatismus acutus og Erythema nodosum.... efter Svaelgbetaendelser"* — *„Syfilitisk Infektion gjennem Tonsillen"* — *„Polyneuritis acuta"* u. s. w.; in der Vierteljahrschr. f. Dermatol. und Syphilis (1875, 1883): *„Über Molluscum contagiosum"* — *„Essentielle Erythantheme .... durch Schlundentzündungen hervorgerufen"* u. s. w.; in Monatsheft f. prakt. Dermatologie (V): *„Resorcin bei der Behandlung der spitzen Warzen"* — *„Lichen ruber in Norwegen".* Dazu kommen von 1888 bis 97 Publikationen im Norsk Mag. f. Laegevid. über Lichen ruber, Acne frontalis s. necrotica, Pityriasis rosea, Pityriasis pilaris, Urticaria, Dermatitis herpetiformis Dühring, Herpes gestationis, Hydroa vacciniforme, im Archiv f. Dermatologie (1889 bis 98): Über Acne frontalis, vier Fälle von Dorier'scher Krankheit, 4 Fälle von Hydroa vacciniforme, die Exantheme der Tuberkulose, ferner in den Monatsh. f. prakt. Dermatologie (1889 u. 1892), in den Annales de dermatol. 1889: *„Syphilis héréditaire en second génération",* im Brit. Med. Journ. 1898: Einleitungsvortrag über Lupus erythematosus und auf dem 2. internat. dermatolog. Kongr. Wien 1892 Vortr. über Psorospermosen; *„Om Doriers' Dermatose"* (Festschr. f. Danielssen 1891) und *„Om Tuberculosins Exanthemer"* (Univers.-Festschr. f. König Oskar II. 1897).

Boeckel, zwei Strassburger Ärzte. — Eugen, geb. daselbst 21. Sept. 1831, studierte von 1848 an bei der dortigen Fakultät, wurde 1856 durch Konkurs Prosektor und 1862 Chef des travaux anat., 1857 ebenfalls durch Konkurs Prof. agrégé der Chirurgie und machte eine längere Studienreise nach Deutschland. Bis 1870 hielt er Vorlesungen über Chir. und vertrat Sédillot in verschiedenen Jahren. Von 1870 bis 72 war er Lehrer der Chir. an der École libre de méd. bis zur Stiftung der Strassburger Universität. Seit 1872 ist er Direktor der chirurg. Abteilung des Strassburger Bürgerspitals. An eigenen Schriften hat er erscheinen lassen: Eine Übersetzung von O. Heyfelder's Resektionen ins Französische (Strassburg 1863) und *„De la galvanocaustie thermique"* (Paris 1873, av. 3 pl.). Seine sonstigen zahlreichen Arbeiten sind zu einem sehr grossen Teile seit 1858 in der Gaz. méd. de Strasbourg publiziert. Er war auch Mitarbeiter am Nouveau Dict. de méd. et de chir. prat. — Jules, Vetter des Vorigen, geb. zu Strassburg 26. Okt. 1848, ist Dr. der Fakultät von Strassburg und Nancy (1872), Chirurg am Bürgerspital zu Strassburg seit 1872, Chefredakteur der „Gaz. méd. de Strasbourg" seit 1874, Mitglied d. Pariser Acad. de méd. seit 1895. Zu den in dem älteren Lexikon aufgezählten Arbeiten (cfr. B. L. VI. p. 508) sind später hinzugekommen: *„Considérations sur la résection du genou"* (Paris 1889 und in den Verhandl. d. Congr. franç. chir. 1891) — *„Etude sur les kystes du pancréas"* (Ib. 1889) — *„Evidement méthodique du sein dans la mastite parenchymat. etc."* (Acad. de méd. 1889) — *„Cure radicale de la hernie ombilicale"* (Paris 1895) — *„Amputation interscapulo-thoracique"* (Congr. fr. chir. 1895) — *„Statistique hospitalière 1893 à 1897"* (Gaz. méd. Strasb.) — *„Exstirpation d'une matrice et d'une tronque herniée chez une femme"* (Acad. de méd. 1892) — *„Hysterectomie abdominale"* (Gaz. méd. Strasb. 1892) — *„Chirurgie sans drainage"* (Soc. chir. Paris 1892) — *„Nouveau procédé (procédé sous-iliaque) pour l'extirpation totale du rectum et de l' S iliaque dans les tumeurs carcinom."* (Ib. 1896) — *„Appendicite herniaire. Gangrène appendiculaire etc. Résection de l'append. etc."* (Bull. de l' Acad. de méd. 1897) — *„Résections intestinales dans les tumeurs du gros intestin* (Ib. 1898) — *„Extirpations du goitre"* (Congr. fr. chir. 1898) etc.

Böhm, Edler von Böhmersheim, Karl, geb. in Horowic (Böhmen) 26. Oktober 1827, wurde in Wien unter Schneider, Skoda, Rokitansky, Schuh und Pitha ausgebildet und doktorierte am 23. Oktober 1851. Früher dem Lehrkörper der ehemaligen Josefs-Akademie als ausserordentlicher Professor der Chirurgie angehörig und später Primar-Chirurg in der Rudolfstiftung, wirkte B. von 1870 bis 87 als Direktor des k. k. allgem. Krankenhauses Rudolfstiftung und von 1887 bis 96 als Direktor des k. k. allgemeinen Krankenhauses in Wien. Von ihm erschienen: *„Allgemeine Therapie der Knochenbrüche"* (1868) — *„Abhandlung über Krankenhäuser"* (encyklopädischer

Aufsatz) — „*Über Erkrankung der Gartnerschen Gänge*" (Archiv für Gynäkologie) und eine Reihe kleinerer Abhandlungen auf dem Gebiet der Hygiene. B., der sich auch auf dem Gebiete der praktischen Hygiene viel bewegt hat, ist der Schöpfer der in den zahlreichen Monumentalbauten in Wien von der Regierung durchgeführten Ventilations- und hygienischen Anlagen und bei dem Aufschwunge, welchen dieser Teil der Gesundheitstechnik seit zwei Decennien genommen hat, wesentlich mitbeteiligt.

Boehm, Rudolf, geb. zu Nördlingen 19. Mai 1844, studierte in München, Würzburg, Leipzig, vornehmlich unter v. Bezold, v. Recklinghausen, C. Ludwig, A. Fick und wurde 7. August 1867 promoviert. Zuerst als Assistent der psychiatrischen Klinik zu Würzburg 1868 bis 70, dann als Privatdozent und Assistent des physiologischen Institutes daselbst 1871 bis 1872 thätig, wurde B. ordentlicher Professor zu Dorpat 1872 und siedelte in die gleiche Stellung nach Marburg im März 1881, von da nach Leipzig im Oktober 1884 über. Publikationen: „*Beiträge zur normalen und pathologischen Anatomie der Gelenke*" (Würzburg 1868) — „*Experimentelle Studien über die Dura mater des Menschen und der Säugetiere*" (Virchow's Arch. XLVII. 1869) — „*Studien über Herzgifte*" (Würzburg 1871) — „*Über die Wirkung des Veratrins auf die Muskelfaser*" (mit A. Fick. Verhandl. d. phys.-med. Gesellsch. Würzburg 1871) — „*Untersuchungen über die physiolog. Wirkungen des deutschen Aconitins*" (mit L. Wartmann, ib.) — „*Über den Einfluss des Arsen auf die Wirkung der ungeformten Fermente*" (Ib. 1872) — „*Untersuchungen über die physiolog. Wirkung der Digitalis und des Digitalins*" (Pflüger's Arch. 1872) — „*Über das Verhalten des Glycogens und der Milchsäure im Muskelfleisch*" (Ib. 1880) — „*Arbeiten aus den pharmakologischen Instituten zu Dorpat, Marburg und Leipzig*" (Arch. f. exper. Pathol. und Pharmacol. 1892 bis 99. Arch. d. Pharmacie 1885 bis 98 und Liebig's Annalen der Chemie 1898 bis 99) — „*Beiträge zur Physiologie des Kohlehydratstoffwechsels*" (mit F. A. Hoffmann, Archiv f. exper. Pathol. u. Pharmakol.).

In Ziemssen's spezieller Pathologie und Therapie (XV) die Intoxicationen in I. und II. Aufl.; „*Lehrbuch der Arzneiverordnungslehre*" (I. u. II. Aufl. Jena 1885 u. 1891) — „*Chemische Studien über das Curare*" (Beiträge zur Physiologie, Festschrift zu C. Ludwig's 70. Geburtstage) — „*Das südamerikanische Pfeilgift Curare in chemischer und pharmakologischer Beziehung.*" (I. u. II. Teil. Abhandlungen der K. Sächs. Ges. d. Wiss. XXII. 1895 u. XXIV. 1897).

Boeke, Julius, Prof. der Ohrenheilkunde an der Universität zu Budapest und Begründer dieser Disziplin in Ungarn, geb. 1832 zu Totis in Ungarn, wurde 1868 am Budapester Rochusspital zum ordinier. Ohrenarzt ernannt und habilitierte sich in demselben Jahre als Privatdozent an der Universität. 1879 wurde er zum Prof. e. o. ernannt.

Boennecken, Heinrich, in Prag, geb. 24. Nov. 1862 zu Crefeld, Dr. med. 1886 in Freiburg i. Br., war 1887 u. 1888 Assistent der chir. Klinik in Rostock unter Madelung, promovierte 1889 zum D. D. S. in Philadelphia, habilitierte sich 1891 für Zahnheilkunde in Bonn und ging 1897 als Extraord. an die deutsche Univ. nach Prag. Schriften: „*Bakterien des Bruchwassers und deren Beziehung zur peritonealen Sepsis*" (Virch. Arch. 1888) — „*Über Unterkiefer-Prothese*" (Berlin 1891) — „*Über neuere Methoden der Behandlung erkrankter Pulpen*" (Wien 1897 bis 98) — „*Über die Resultate der Ausschälung von Varicen an den unteren Extremitäten*" (1888) — „*Zur Ätiologie der Trigeminusneuralgie*" (1892) — „*Die Stomatitis und deren Behandlung*" (1893) — „*Die Narkose bei Zahnoperationen*" (1895) u. a. m.

Boerner, Paul Albrecht, geb. 25. Mai 1829 zu Jacobshagen in Pommern, studierte von 1847 bis 50 Jurisprudenz in Berlin und Halle, 1851 bis 54 Medizin in Königsberg, Würzburg, Greifswald, während welcher Zeit Helmholtz, Virchow und Bardeleben am massgebendsten auf ihn wirkten. Er promovierte im Dezember 1854 in Greifswald. — Approbiert 13. März 1856, praktizierte er in Königswalde und Landsberg a. W. und seit

1863 in Berlin, wo er 30. August 1885 an akuter Peritonitis starb. B. entfaltete eine vielfache publizistische Thätigkeit, die hauptsächlich in der Herausgabe der Deutschen Med. Wochenschrift seit 1875 gipfelte. Daneben haben das Jahrbuch der praktischen Medizin (Stuttgart seit 1879) und der Reichsmedizinalkalender (seit 1880) weitere Verbreitung gewonnen. Neben grösseren Arbeiten in der Deutschen Vierteljahrsschrift für öffentliche Gesundheitspflege, deren eifriger Mitarbeiter er

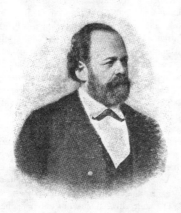

war, publizierte B. den *„Hygienischen Führer durch Berlin"* (im Auftrage der städt. Behörden 1883) und veranstaltete eine deutsche Ausgabe von GEORGE WILSON's Handb. d. öffentl. u. privat. Gesundheitspflege (Berlin 1877). Seine letzte Arbeit war der *„Bericht über die allg. deutsche Ausstellung auf dem Gebiet der Hygiene und des Rettungswesens. Berlin 1882 bis 83"* (3 Bde., Breslau 1884 bis 86, vollendet von H. ALBRECHT).

Boerner, Ernst, zu Graz, geb. zu Triest 2. Nov. 1843, studierte in Graz und Wien, wurde 1868 promoviert, ist seit 1874 Dozent und seit 1880 Prof. e.o. der Geburtsh. u. Gynäkol. in Graz. Litterar. Arbeiten: *„Über den puerperalen Uterus"* (Graz 1875) — *„Eine gynäkol. Reise durch Deutschland, England und Frankreich"* (Ib. 1876) — *„Über die orthopäd. Behandlung der Versionen und Flexionen des Uterus"* (Stuttgart 1880) — *„Über das subseröse Uterusfibroid"* (VOLKMANN's Samml.

klin. Vorträge, Hft. 202, 1881) — *„Die Wechseljahre der Frau"* (Stuttgart 1886) — *„Über nervöse Hautschwellungen als Begleiterscheinung der Menstruation und des Klimax"* (VOLKMANN's Samml. klin. Vortr. Hft. 312, 1888) — *„Zur Ätiologie und Therapie der Wehenschwäche älterer Primiparen"* (ib. N. F. Hft. 18, 1891). Ausserdem zahlreiche Aufsätze in med. Fachblättern.

Böttcher, Arthur, geb. 13. Juli 1831 zu Bauske, besuchte von 1851 ab die Universität zu Dorpat, promovierte 1856, machte Studienreisen nach Deutschland, Frankreich und Österreich, wurde 1861 Extraord., 1862 ord. Prof. der allg. Pathol. u. pathol. Anatomie in Dorpat und starb 10. August 1889. Seine, meist auf Anat. bezüglichen Arbeiten behandeln Bau und Entwickelung des Ohrlabyrinths (Dresden 1868, Dorpat 1872).

Bogdanovski, Ewstafi, geb. 1833 im Gouv. Mohilew, studierte in der Petersb. med.-chir. Akad. und wurde 1861 Dr. med. (Diss.: *„Über Resektion des Ellenbogengelenkes"*). Seit 1863 Prof. der Chir. an der med. Akad., starb B. 22. Oktober 1888. Er hat 1863 nur den 1. Bd. der *„Lehre von den Gelenkresektionen"* herausgegeben und scheint nachher nicht mehr litterarisch thätig gewesen zu sein.

Bohland, Karl, in Bonn, geb. 1861, studierte in Bonn, besonders als Schüler PFLÜGER's, Arzt seit 1884, war anfangs Assistent von PFLÜGER, später an der med. Klinik thätig. 1887 habilitiert, 1896 Titularprofessor, veröffentlichte B. Arbeiten zur physiologischen und pathol. Chemie, sowie eine Abhandlung über die Behandlung des Eiterergusses im Brustfellraum mit der Heberdrainage.

Bohn, Heinrich, 8. Januar 1832 zu Memel geb., studierte in Königsberg, Prag und Wien bis zum 11. Nov. 1854, wo seine Promotion an ersterem Orte erfolgte. Seit 1856 als Assistent und praktischer Arzt, seit 1860 als Privatdozent, seit 1868 als Prof. extraord. in Königsberg im Fache der Kinder- und Hautkrankheiten thätig, schrieb er: *„Mundkrankheiten der Kinder"* (Leipzig 1866) — *„Handbuch der Vaccina-*

tion" (1875). B. war Mitbegründer und Herausgeber des Jahrbuches für Kinderheilkunde seit 1867 und bearbeitete im Handbuch der Kinderkrankheiten von Gerhardt die Exantheme, Mund- und Hautkrankheiten. Er starb 3. Februar 1888 B. schrieb noch zahlreiche kleinere Aufsätze über Rachitis, Dermatosen der Kinder, embolische Hautaffekte, Pemphigus, Zoster, Ekzem, sowie über die Nervenkrankheiten der Kinder.

Bohr, Christian, geb. 14. Februar 1855 in Kopenhagen, bildete sich daselbst als Schüler von Panum aus. Nach seiner 11. Sept. 1880 erfolgten Promotion arbeitete B. vier Semester bei Ludwig in Leipzig und fungiert seit 1878 als Assistent am physiologischen Laboratorium in Kopenhagen. Die von B. und seinen Schülern publizierten physiologischen Arbeiten betreffen hauptsächlich die Lehre von den Blutgasen und von der Funktion der Lunge, während B.'s physikalische Arbeiten Untersuchungen über die Abweichung der Gase vom Boyle'schen Gesetze (Wiedemann's Ann. 1886) und über die Absorption der Gase in Flüssigkeiten (ib. 1898 und 1899) zum Gegenstande haben. Seit Februar 1886 ist B. Professor der Physiologie an der Universität in Kopenhagen.

Du Bois-Reymond, Emil, berühmter Physiolog, ist geb. in Berlin 7. November 1818. Sein Vater stammte aus Neuchâtel, woselbst er in seiner Jugend Uhrmacher war, übersiedelte dann nach Berlin und wurde dort Geheimer Regierungsrat und Vorstand des Bureaus für die Neuenburger Angelegenheiten. Seine Mutter stammte von einer der unter Ludwig XIV. aus Frankreich vertriebenen Hugenotten-Familien, und der berühmte Zeichner und Kupferstecher Daniel Chodowjecki war mit ihr verwandt. du B.-R. besuchte erst die Volksschule und dann das Collège Français in Berlin; als er 11 Jahre alt geworden war, und seine Eltern wieder in die Schweiz übersiedelten, wurde er in Neuchâtel Schüler des dortigen Collège. Später wieder in Berlin, kam er mit 18 Jahren auf die dortige Universität und war in die philosophische Fakultät eingeschrieben. Die Behauptung, er habe Theologie studiert, ist insofern nicht richtig, als er nie in diese Fakultät eingeschrieben war. Wohl aber hörte er bei dem Theologen Neander und schrieb dessen Vorlesungen mit. In dieser Zeit betrat er einmal fast zufällig Mitscherlich's Vorlesung. Er fühlte sich durch dieselbe so angeregt und zur Naturwissenschaft hingezogen, dass er fortan fleissig Chemie, Physik, Mathematik, und im Sommer 1838 in Bonn auch Geologie studierte. Der Einfluss Eduard Hallmann's entschied ihn dann für die Physiologie, und er kam erst als Schüler, dann als Assistent zu Johannes Müller. Dieser wies ihn auf elektro-physiologische Untersuchungen hin, deren erste Resultate er bereits 1842 publizierte. Damals erschienen von ihm: *„Über den sogenannten Froschstrom und die elektromotorischen Fische"* (Pogg. Ann. Bd. 58.) und die Doktor-Dissertation: *„Quae apud veteres de piscibus electricis exstant argumenta".* Nun folgt eine Reihe von Jahren, während welcher du B.-R. mit dem Aufgebote seiner ganzen Kraft und Begabung an der Lösung der grossen Aufgabe arbeitete, die er sich gestellt hatte. Das Resultat dieser langjährigen unentwegten Arbeit war die Begründung einer ganz neuen Wissenschaft, der Nerven- und Muskelphysik. 1848 erschien der erste Band, 1849 die erste, 1860 die zweite Abteilung des zweiten Bandes der *„Untersuchungen über tierische Elektrizität".* In diesem meisterhaft geschriebenen Werke ist eine völlig neue Methodik gegeben und eine geradezu unerschöpfliche Fülle neuer Thatsachen, endlich eine Theorie der in das Gebiet fallenden Erscheinungen — kurz eine ganze, neue Wissenschaft. Die geschichtliche Einleitung wird auch der Laie mit dem grössten Genusse lesen. 1850 reiste du B.-R. nach Paris, 1852, 1855 und 1866 nach London und verschaffte hierdurch der neuen Wissenschaft Anerkennung in Frankreich und England. 1851 wurde er Mitglied der Berliner Akademie der Wissenschaften, deren beständiger Sekretär er seit 1867 war. 1858 wurde er an Stelle seines verstorbenen Lehrers Johannes Müller zum ord. Professor der Physiologie an der Berliner Universität ernannt, welche

Stelle er bis zu seinem 26. Dezember 1896 erfolgten Tode bekleidete. Am 11. Februar 1893 konnte er noch in voller geistiger und körperlicher Frische sein 50jähr. Doktorjubiläum begehen, bei welcher Gelegenheit ihm von seinen zahlreichen Verehrern grössere Ovationen bereitet wurden. DU B.-R. gehört zu den anerkannten Führern und Meistern der Physiologie der Neuzeit. Aus seiner Schule ist ein grosser Teil von Forschern hervorgegangen, die gegenwärtig z. T. selbst Lehrstühle an deutschen Universitäten einnehmen. Um den Unterricht in der Physiologie hat sich DU B.-R. ein grosses Verdienst erworben, wie er denn überhaupt eine Zierde der Berliner Fakultät war. Dem unter seiner Leitung stehenden physiologischen Institute hat er in Berlin einen Palast erbaut, welcher die schönste und vollkommenste unter allen zur Zeit existierenden physiologischen Arbeitsstätten ist. Nach seinem Hauptwerke erschien noch eine sehr grosse Zahl von Abhandlungen. welche sich fast durchgängig auf Gegenstände der Elektrophysiologie beziehen, und in neuester Zeit als „Gesammelte Abhandlungen" in Form eines zweibändigen Werkes reproduziert wurden. Die wissenschaftlichen Ergebnisse einer Reise, welche sein Assistent SACHS zur Erforschung gewisser Eigenschaften der elektrischen Fische nach dem Inneren von Südamerika unternommen hatte, bearbeitete DU B.-R., als SACHS kurze Zeit nach seiner Rückkehr aus Amerika sein junges, hoffnungsvolles Leben bei einer Gletscherbesteigung eingebüsst hatte, und veröffentlichte sie in einem starken Bande als: „*Untersuchungen am Zitteraal (Gymnotus electricus)*" (Leipzig 1881). — Teils in seiner Stellung als ständiger Sekretär der Berliner Akademie der Wissenschaften, teils bei verschiedenen akademischen Anlässen hat DU B.-R. seine vielseitige und tiefe Gelehrsamkeit und philosophische Denkreise in einer Reihe von Reden an den Tag gelegt, welche zugleich als Muster deutschen Stiles gelten können. Die Titel einiger dieser Reden seien hier angeführt: „*Voltaire in seiner Beziehung zur Naturwissenschaft*" (1863) — „*Über Universitätseinrichtungen*" (1870) — „*Über den deutschen Krieg*" (1870) — „*Leibnizsche Gedanken in der neueren Naturwissenschaft*" (1871) — „*Über eine Akademie der deutschen Sprache*" (1874) — „*Darwin versus Galiani*" (1876) — „*Der physiologische Unterricht sonst und jetzt*" (1878) — „*Naturgeschichte und Naturwissenschaft*" (1878) — „*Über die Grenzen des Naturerkennens*" (1882) — „*Göthe und kein Ende*" (1883). — Sie erschienen gesammelt in 2 Bänden, Leipzig 1886 bis 87. In den Jahren 1859 bis 77 gab er, gemeinschaftlich mit REICHERT, das bis dahin von JOHANNES MÜLLER redigierte Archiv für Anatomie und Physiologie heraus. Seit 1877 redigierte er allein das Archiv für Physiologie, welches mit dem ebenfalls selbständigen Archiv für Anatomie die unmittelbare Fortsetzung des früheren Archives darstellt. Die nach seinem Tode erschienenen Nekrologe sind bei GURLT in VIRCHOW's Archiv Bd. 148 p. 204 zu finden. — Zwei Söhne von DU B.-R. sind gleichfalls Mediziner in Berlin. Der älteste, Claude, geb. 1856, studierte von 1876 bis 81 in Berlin, Strassburg und Leipzig, Dr. med. 1881, widmete sich der Ophtalmologie und habilitierte sich 1891. Schriften: „*Über die Zahl der Empfindungskreise in der Netzhautgrube*" — „*Über Schielmessung*" — „*Über Seheinheit und kleinsten Sehwinkel*" — „*Über das Photographieren des Auges bei Magnesiumlicht*" Der jüngere, René, geb. 1863, studierte seit 1885 in Berlin, Dr. med. 1889 („*Gestreifte Darmmuskulatur der Schleie*"), war hierauf Assistent von RAOUL PICTET und wurde 1895 Assistent bei der experimentellen Abteilung des Berliner physiologischen Instituts und ist zugleich Privatdozent.

Bokai, Johann (ursprünglich Bock geheissen), geb 27. Mai 1822 in Igló (Ungarn), studierte in Budapest und Wien vornehmlich als Schüler SCHÖPF-MEREI's und wurde 1847 dort promoviert. Seit 1849 wirkte B. als dirigierender Primararzt am Pester Armen-Kinderspital (jetzt das musterhaft eingerichtete Stefania-Kinderspital), seit 1873 als Professor der Kinderheilkunde an der Universität in Budapest und starb nach langwierigem morb. Brightii 20. Oktober 1884. Er schrieb: „*Über Retropharyngeal-Abscesse bei Kindern*" (Jahrb. f. Kinderheilk., N. F., X.) — „*Über Mastdarmpolypen bei Kindern*" (Ib. n. F., IV.). Daselbst auch über zellige Verklebungen an den Geschlechtsteilen von Kindern männlichen und zellige Atresie der Schamspalte weiblichen Geschlechts (V.). Ferner „*Über Harnsteine bei Kindern*" (mit NEUBAUER im gleichen Bande) und bearbeitete die Krankheiten der männlichen Sexualorgane, der Blase und des Mastdarms im Handbuch der Kinderkrankheiten von GERHARDT (IV. resp. VI.). Endlich war B. seit 1858 Mitarbeiter des Jahrbuches für Kinderheilkunde und Verfasser zahlreicher kleiner Aufsätze in deutschen und ungarischen Journalen. B.'s Bemühungen ist der 1884 vollendete, modernen Anforderungen entsprechende Bau eines Kinderspitals in Budapest zu danken.

Boll, Franz Christian, geb. zu Neubrandenburg 26. Februar 1849, studierte seit 1866 Medizin in Bonn, Heidelberg und Berlin. Als Schüler MAX SCHULTZE's veröffentlichte er bereits folgende histologische Arbeiten: „*Untersuchungen über die Zahnpulpa*" (Archiv für mikr. Anat. Bd. IV) — „*Die Lorenzinischen Ampullen der Selachier*" (Ib.) — „*Über den Bau der Thränendrüse*" (Ib.) — „*Die Bindesubstanz der Drüsen*" (Ib. Bd. V) — „*Beiträge zur vergleichenden Histiologie des Molluskentypus*" (Ib. Suppl. 1869). Nach seiner 1869 in Berlin erfolgten Promotion und 1870 ebenda abgelegtem Staatsexamen wurde er Assistent im physiologischen Institut DU BOIS REYMOND's. Seine wankende Gesundheit und seine Vorliebe für Italien bewogen ihn, um eine Professur in Genua zu konkurrieren. Er erhielt diese nicht, wurde aber statt dessen 1873 nach Rom berufen, wo er als Professor der Physiologie bis zu seinem 19. Dezember 1879 erfolgten Ableben rastlos thätig war und in dieser kurzen Zeit eine Reihe tüchtiger junger Gelehrter heranbildete. Unter seinen teils deutsch, teils später italienisch publizierten Arbeiten ist besonders bemerkenswert die 1876 erfolgte „*Entdeckung des Sehpurpurs*", die in kurzer Zeit der Ausgangspunkt für eine grosse Anzahl weiterer Arbeiten wurde.

Bollinger, Otto, zu Altenkirchen (Rheinpfalz) 2. April 1843 geb., studierte in München, Wien und Berlin, Dr. med. 1867, ist nach einer vorübergehenden Lehrthätigkeit in Zürich seit 1880 ord. Prof. der allg. Pathol. u. pathol.

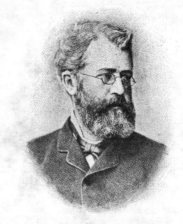

Anat., sowie Direktor des pathol. Instituts in München. B. ist Mitbegründer und Redakteur der „*Deutsch. Ztschr. f. Tiermed. u. vergl. Pathol.*" u. Verf. von „*Atlas und Grundr. d. path. Anatomie*" 2 Bde. (München 1896), sowie zahlreicher kleinerer und grösserer Schriften aus seinem Spezialgebiete.

Bonhoff, Heinrich, in Marburg, geb. 1864, 1887 als Arzt approbiert, wurde 1889 Assistenzarzt I. Klasse, 1892 Stabsarzt, habilitierte sich 1895 für Hygiene in Berlin und ist seit 1899 als Nachfolger WERNICKE's Extraord. d. Hygiene in Marburg. Er veröffentlichte eine Reihe von

Abhandlungen zur Bakteriologie und zur Lehre von den Infektionskrankheiten.

Bonnafont, Jean-Pierre, geb. 1805 zu Plaisance (Gers), trat als gemeiner Soldat 1827 in die königl. Garde ein und wurde einige Zeit danach dem Sanitätsdienste zugeteilt. 1830 machte er die Fxpedition nach Algier mit, blieb 12 Jahre daselbst und wohnte 22 Gefechten bei. 1834 wurde er in Montpellier Doktor mit einer These: *„Sur les plaies d'armes à feu observées en Afrique"*. Er wurde später Médecin principal der École d'état-major und hat eine beträchtliche Menge von Abhandlungen, namentlich auf dem Gebiete der Chir. und Ohrenheilk., verfasst, die zum Teil in den Bulletins de l'Acad. de méd. erschienen sind. B. starb 19. April 1891. Seine Schriften betreffen meist Gegenstände aus dem Gebiet der geogr. Pathologie, Tropenkrankheiten (Afrika, Algier) und Gehörsaffektionen. Ein Verzeichnis giebt die ältere Quelle (B. L. I p. 518 u. VI. 521).

Bonnet, Robert, geb. in Augsburg 17. Februar 1851, studierte in München und Göttingen, wurde 9. Dezember 1876 promoviert und habilitierte sich 5. Aug. 1870 als Privatdozent an der Münchener Universität. 1. Februar 1881 wurde er ordentlicher Professor an der Kgl. Centraltierarzneischule zu München. 1889 als a. o. Prof. an die Universität Würzburg berufen, übersiedelte er 1891 als Ordinarius für Anatomie und Direktor des anatomischen Instituts nach Giessen. 1895 wurde er als ord. Prof. und Direktor des anat. Instituts nach Greifswald berufen. Hauptsächliche Schriften: *„Bau und Kreislaufsverhältnisse der Acephalenkieme"* — *„Studien über die Nerven der Haarbälge"* — *„Die Uterinmilch und ihre Bedeutung für die Frucht"* — *„Über Melanose der Uterinschleimhaut"* — *„Beiträge zur Embryologie der Wiederkäuer, gewonnen am Schafe"* — *„Haarspindeln und Haarspiralen"* — *„Haut und Anhänge der Haussäugetiere"* — *„Die stummelschwänzigen Hunde im Hinblick auf die Vererbung von Verstümmelungen"* — *„Blätter zur plastischen Anatomie des Pferdes"* — *„Das Vogelei"* — *Über Hypotrichosis congenita universalis"* — *„Die Eihäute des Pferdes"* — *„Über Eingeweidemelanose"* — *„Grundriss der Embryologie der Haussäugetiere"* — *„Die Mammarorgane im Lichte der Ontogenie und Phylogenie"* — *„Beiträge zur Embryologie des Hundes"*. — Ausserdem eine Reihe kleinerer Aufsätze aus dem Gebiete der patholog. Anatomie der Haustiere und Jchthyopathologie. Kritiken und Referate. Seit 1892 ist B. Mitredakteur der Ergebnisse der Anatomie und Entwicklungsgeschichte sowie der Anatomischen Hefte von MERKEL und BONNET.

Bonsdorff, Evert Julius, geb. 24. September 1810 zu °Abo, studierte in Helsingfors, wurde Magister der Philosophie 1832, Licentiat der Medizin 1836 und Doktor der Medizin 1840. Nach einer kürzeren militärärztlichen Thätigkeit wurde er Prosektor und Adjunkt-Professor der Anatomie 1837, Professor ordinarius der Anatomie und Physiologie an der Universität Helsingfors 1846 und liess sich 1871 emeritieren. B., der anfangs August 1898 starb, hat das normal- und komparativ-anatomische Museum der Universität errichtet und zahlreiche Schriften publiziert. Dieselben betreffen anat. und vergleichend-anat. Untersuchungen über Gehirnnerven, ferner einige Gegenstände aus dem Gebiet der gerichtlichen Medizin und der Wasserheilkunde. Die letztgenannte Wissenschaft suchte er physiologisch zu begründen. Einige andere Publikationen B.'s handeln noch von der Spirometrie.

Borelli, Giambattista, zu Turin, geb. zu Boves, Prov. Cuneo, promovierte in Turin, wurde 1845 Primar-Chirurg des Osp. di San Maurizio e Lazzaro daselbst, war Agrégé der dortigen med. Fakultät und starb 10. Jan. 1891. Er schrieb: *„Osservazioni intorno ad una proposizione di Gio. Rasori nella sua teoria della flogosi"* (1837) und weitere 70 Dissertt. und Monographien, von denen die wichtigsten in der älteren Quelle (B. L. VI. p. 525) verzeichnet sind.

Borysiekiewicz, Michael, Augenarzt und Prof. der Ophthalmologie in Graz, geb. 1. März 1848 zu Bialoboznica in Galizien, studierte und promovierte

1872 in Wien, war Assistent bei STELLWAG VON CARION, habilitierte sich 1880, wurde 1887 Prof. ord. in Innsbruck, 1892 in Graz und starb hier 18. Sept. 1899. Er publizierte: „Über Pemphigus conjunct." (ZEHENDER's Mtsschr. 1879) — „Feitrag zur Extraction des grauen Staars" (1880) — „Ophthalmoscop. Beobb. an 171 Geisteskranken in der Klinik von Meynert" (W. M. Bl. 1882) „Über die Anwendung des Cocains in der ocluist. Praxis" (W. M. W. 1887) — „Untersuchungen über den feineren Bau der Netzhaut" (1887) „Weitere Untersuchungen über etc." (1894) — „Beiträge zum feineren Bau der Netzhaut des Chamaeleon vulg." (1899).

Born, Gustav Jacob, in Breslau, geb. 1851 zu Kempen, studierte in Breslau, Bonn, Strassburg und Berlin, Dr. med. 1873, arbeitete dann unter GEGENBAUR (Heidelberg), wurde Assistent am Breslauer anat. Institut unter HASSE, 1876 Prosektor, habilitierte sich ebenfalls 1876, wurde 1886 Extraordinarius und ist seit 1898 ord. Honorarprofessor. B.'s zahlreiche Publikationen bewegen sich auf den Gebieten der Histologie und Embryologie und betreffen Studien zur Entwicklungsgeschichte der quergestreiften, willkürlichen Muskulatur der Säugetiere, Entstehung des Thränenkanals u. JACOBSON'sches Organ der Amnioten, den Einfluss der Schwere beim Froschei, Struktur des Keimbläschens, Bildung der Klappen, Ostien und Scheidewände am Säugetierherzen. u. a. m.

Borntraeger, Jean Bernhard, in Danzig, zu Gräfentonna (Coburg-Gotha) 22. Nov. 1851 geb. und zu Königsberg seit 1871 und Berlin ausgebildet, Dr. med. 1877, approbiert 1876, war von 1877 bis 90 Sanitätsoffizier in der Kaiserl. Marine und als Marinestabsarzt 1887 bis 88 zur jetzigen Kaiser-Wilhelm-Akademie, 1888 bis 89 zur Charité kommandiert. Seit 1. Jan. 1895 wirkt er als Regierungs- und Medizinalrat in Danzig. Schriften: „Über die strafrechtliche Verantwortlichkeit des Arztes bei Anwendung des Chloroforms und anderer Inhalations-Anästhetika" (1892 preisgekr. v. d. HUFELAND'schen Ges.) — „Desinfektion oder Verhütung und Vertreibung ansteckender Krankheiten" (1893) — „Compendium der gerichtsärztlichen Praxis" (1894), sowie eine Reihe von Journalartikeln in der Vierteljahrsschr. f. ger. Med., Ztschr. f. Hygiene und „Diätvorschriften für Gesunde und Kranke jeder Art" (3. Aufl. 1900).

Bose, Heinrich, geb. 1840 in Darmstadt, studierte in Berlin, hauptsächlich als Schüler v. LANGENBECK's, Dr. med. 1865, war mehrere Jahre Assistent an der chir. Klinik unter v. LANGENBECK in Berlin und von 1878 bis 99, wo er in den Ruhestand trat, Prof. u. Direktor der chirurg. Klinik in Giessen. U. a. publizierte B. als Gratulationsschrift zu WERNHER's 50-jähr. Doktorjubiläum (1882) eine „Geschichte der Schienenverbände vom Altertum bis zu unserem Jahrhundert", sowie Aufsätze über die Technik der Tracheotomie (v. LANGENBECK's Archiv XIV), zur antisept. Wundbehandlung (B. k. W. 1875), ferner „Das Behring'sche Diphtherieheilserum" (1895).

Botkin, Sergei Petrowitsch, Professor der mediz. Klinik an der militärmed. Akademie in St. Petersburg, 24. Dez. 1889, bald nachdem er seine Professur niedergelegt hatte, gestorben, wurde 1832 als Sohn eines reichen Moskauer Theehändlers geb. und studierte wider seinen Willen Medizin, trotzdem ihn die Neigung mehr zur Mathematik hinzog. Nachdem er 1855 seine ärztlichen Studien in Moskau beendigt, begab er sich 1855 nach Sevastopol zur Abteilung PIROGOFF's. Nach Beendigung des Krieges reiste B. ins Ausland, um weiter zu arbeiten, er beschäftigte sich namentlich in Paris unter CLAUDE BERNARD, in Berlin unter VIRCHOW, TRAUBE, HOPPE-SEYLER. 1860 wurde er nach Verteidigung seiner Dissertation promoviert und zugleich als Professor der med. Klinik an der Petersburger militär-med. Akademie angestellt. B. war ein sehr beliebter, anregender Lehrer und tüchtiger Diagnostiker; seine zahlreichen Schüler verehren in ihm als den Begründer einer russischen ärztlichen Schule. B.'s Arbeiten sind zum Teil in VIRCHOW's Archiv veröffentlicht: „Über die Wirkung der Salze auf die cirkulierenden roten Blutkörperchen" (XV., 1858) — „Zur Frage von dem Stoffwechsel der Fette im tierischen Organismus" u. a. m., zum Teil in russischen Zeitschriften. B. gab selbst ein „*Klinisches Archiv der inneren Krankheiten*" in russischer Sprache heraus, in welchem sich sowohl seine eigenen Arbeiten, als auch die seiner Schüler befinden. Seit 1870 Kaiserl. Russ. Leibmedikus, wurde B. im letzten Jahrzehnt seines Lebens nicht mehr vom Hofe konsultiert, weil seine Gattin, eine geb. Fürstin OBOLENSKA, fälschlich des Verkehrs mit politisch kompromittierten Studenten verdächtigt wurde. Übrigens war B. ein Begünstiger des med. Frauenstudiums.

Bottini, Enrico, in Pavia, geb. 7. Sept. 1837 zu Stradella, 1860 Dr. med. in Turin, wurde dann Assistent der chir. Klinik in Pavia, 1865 durch Konkurs Professor der Geburtshilfe u. Chir. beim Spedale Maggiore zu Novara, wo er ein reichhaltiges Museum gründete und 1877 ord. Prof. d. chir. Klinik in Pavia, wo er gegenwärtig wirkt. B. ist Verf. zahlreicher Veröffentlichungen, von denen die Arbeiten zur galvanokaustischen Behandlung der Prostatahypertrophie besonders bekannt geworden sind. Wir citieren: „*La galvano-caustica nella pratica chirurgia*" (Novara 1873; 2. ed. Mailand 1875) — „*Radikal-Behandlung der auf Hypertrophie der Prostata beruhenden Ischurie*" (v. LANGENBECK's Archiv XXI).

Bouchard, Henri Désire Abel, zu Ribeauvillé im Elsass 18. Dezember 1833 geb., studierte in Strassburg, Dr. med. 1856, 1866 in Strassburg habilitiert, siedelte 1872 nach Nancy (als Prosektor) über und erhielt 1878 die Professur der Anatomie an der Fakultät zu Bordeaux, wo er im März 1899 starb. Unter seinen zahlreichen Schriften seien hervorgehoben: „*Essai sur les gaînes synoviales tendineuses du pied*" (1856) — „*Du tissu connectif*" (1866) — „*Nouveaux éléments d'anatomie descriptive et d'embryologie*" (mit BEAUNIS, 1. Aufl. 1868; 2. Aufl. 1873, 3. Aufl. 1879; auch spanisch, portugiesisch und italienisch) — „*Précis d'anatomie descriptive et d'embryologie*" (mit BEAUNIS, 1877; auch italienisch und spanisch). — B. übersetzte ausserdem WUNDT's Physiologie und redigierte das „Journal de méd. de Bordeaux".

Bouchard, Charles Joseph, in Paris, geb. 6. Sept. 1837 zu Montiérender (Haute-Marne), studierte in Lyon und Paris, wurde Interne des hôp. 1862, Dr. med. 1866, médecin du Bureau central 1870, médecin des hôpitaux 1874, Agrégé 1869, Professor 1879, Mitgl. d. Akad. d. Med. 1886 u. des Instituts 1887. Schriften: „*Recherches nouvelles sur la pellagre*" (1862) —

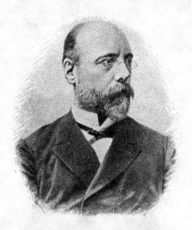

„*Étude sur quelques points de la pathogénie des hémorrhagies cérébrales*" (1866, Dr.-These) — „*Maladies par ralentissement de la nutrition*" (1882) — „*Les auto-intoxications*" (1866) — „*Thérapeutique des maladies infectieuses*" u. a. m. Er übersetzte auch NOTHNAGEL u. ROSSBACH, Handb. d. Arzneimittellehre ins Französische (1880).

Bouchardat, Apollinaire, Professor der Hygiene bei der med. Fakultät zu Paris, 1806 zu Lisle-sur-le-Serein (Yonne) geb., widmete sich, ausser dem Studium der Medizin, vorzugsweise der Chemie und Pharmacie, wurde 1832 zu Paris Dr. med., war Ober-Apotheker des Hôtel-Dieu und hat ausser einer sehr grossen Zahl von Arbeiten auf dem Gebiete der Chemie, Pharmacie und Hygiene und ausser mehreren Lehrbüchern der Chemie folgende, die Medizin näher angehende Schriften verfasst: „*Eléments de matière médicale et de pharmacie*" (Paris 1839) — „*Manuel de matière médicale, de thérapeutique et de pharmacie*" (1838; 5. édit. 1873) — „*Nouveau formulaire magistral, etc.*" (1840; 19. éd. 1874) — „*De la* *glycosurie ou diabète sucré; etc.*" (1875; 2. éd. 1883). Er war ausserdem Herausgeber des „*Annuaire de thérapeutique, de matière médicale, de pharmacie et de toxicologie*" (seit 1840), der „*Archives de physiologie, de thérapeutique et d'hygiène*" — des „*Répertoire de pharmacie*" und von „*L'Union pharmaceutique*". Mehrere seiner Arbeiten hat er in Gemeinschaft mit A. DELONDRE, TH. A. QUEVENNE und SANDRAS herausgegeben. Er starb Mitte April 1886. Fast 80 Jahre alt, war er noch bis in seine letzte Lebenszeit rastlos thätig, namentlich beschäftigten ihn in den letzten Jahren seine beiden Hauptschriften: „*Traité sur la glycosurie*" und „*Traité d'hygiène publi-*

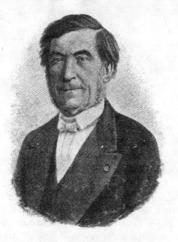

que et privée basée sur l'étiologie" (1881), denen er die grösste Vollendung zu geben trachtete. Infolge seiner sehr umfassenden Kenntnisse war er einer der gesuchtesten Ratgeber in wissenschaftl. Versammlungen und Kommissionen. Ausser seinen der Med. zu Gute kommenden Leistungen hat er als Agronom und Weinbauer auch der Agrikultur grosse Dienste geleistet. Seit er den Lehrstuhl der Hygiene innehatte, hat er sich das Verdienst erworben, diese auf eine sichere Basis, die der Ätiologie, gestellt zu haben.

Bouchut, Eugène, geb. zu Paris 18. Mai 1818, Dr. med. 1842, Agrégé der Pariser Fakultät 1848, 1852 Arzt des Hôp. Bon-Secours, 1856 des Hôp. Sainte-Eugénie u. des enfants malades, entfaltete in früheren Jahren eine sehr ausgedehnte Lehrthätigkeit in der allgem. Pathologie an der École pratique, sowie in der inneren Klinik; die grösseren und kleineren Schriften B.'s belaufen sich auf über 100. Bei weitem überwiegen die casuistischen Mitteilungen aus dem Gebiete der Pädiatrie, welche in den fünfziger u. sechziger Jahren, meistens in der Union méd. und in der Gaz. des hôp. publiziert, die Vorarbeiten bilden zu seinen drei Hauptwerken: „*Traité des maladies des nouveau-nés, des enfants à la mamelle et de la seconde enfance*" (7. Aufl., Paris 1879) — „*Hygiène de la première enfance*" (Ib. 1879 in 7. Aufl.) und „*Clinique de l'hôpital des enfants malades*" (Paris 1883). Die Folgerungen, welche B. aus seinen „*Nouvelles recherches sur les lois de la mortalité des enfants*" (in der Gaz. des hôp., 1858) zog, erfreuten sich vielfacher Bestätigung und stehen noch heute in Ansehen. Durch die vorher angedeuteten Einzelarbeiten haben fast sämtliche Spezialfächer der Pädiatrie Förderung erfahren. Speziell führten die ophthalmoskopischen Untersuchungen bei Meningitis und Encephalitis zur Abfassung eines umfangreichen „*Traité de diagnostic des maladies du système nerveux des enfants par l'ophthalmoscope*" (Paris 1865), sowie des „*Mémoire sur plusieurs nouveaux signes de la mort fournis par l'ophthalmoscope*" (Ib. 1867) und des „*Atlas d'ophthalmoscopie médicale et de cérébroscopie*" (mit 120 Chromolithographien, Ib. 1877). Mit DESPRES gab B. das „*Dictionnaire de thérapeutique médicale et chirurgicale*" heraus (1883 in 4. Aufl. erschienen) und verfolgte durch eine schon 1839 begonnene Reihe von Mémoires alle wichtigeren Zeiterscheinungen auf klinischem und therapeutischem Gebiet an eigenem Material. Monographisch ist hier noch ausgearbeitet: „*Du nervosisme aigu ou chronique et des maladies nerveuses*" (2. Aufl., Ib. 1879). Endlich seien — neben den weniger hervorragenden Aufsätzen hygienischen Inhaltes (auch eine Monographie über das Lebendigbegrabenwerden befindet sich hierunter) — noch die „*Nouveaux éléments de pathologie générale*" (4. Aufl., 1882) — der „*Traité de diagnostic et de semeiologie*" (Untersuchungsmethoden. Paris 1883) hier genannt und der Vorlesungen über Geschichte der Medizin und der medizinischen Doktrinen Erwähnung gethan, welche B. 1862 und 63 an der École pratique gehalten und 1873 gesammelt unter entsprechendem Titel herausgegeben hat. B. starb Ende November 1891.

Bourneville, Désiré-Magloire, in Paris, geb. 20. Okt. 1840 zu Garencières (Eure), studierte in Paris, wurde 1865 Interne des hôp., 1870 Dr., war im Kriege von 1870 bis 71 Arzt der Pariser Nationalgarde und ist gegenwärtig (seit 1879) Méd. des services d'aliénés. Er ist Begründer u. Hauptredakteur der Zeitschrift „Le progrès médical", sowie der „Revue photographique des hôpitaux de Paris" und veröffentlichte: *„Études du thermométrie clinique dans l'hémorrhagie cérébrale"* (Dr.-These) — *„Études cliniques et thermométriques sur les maladies du système nerveux"* (1873) — *„Recherches cliniques et thérapeutiques sur l'épilepsie et l'hysterie"* (1872 bis 75) — *„Manuel des injections sous-cutanées"* (1883) — *„Manuel technique des autopsies"* (1885). Auch veranstaltete B. eine Ausgabe der Werke von CHARCOT.

Bowditch, Henry Ingersoll, als Arzt in Boston am 14. Jan. 1892 im Alter von 84 Jahren verstorben. war viele Jahre daselbst Lehrer und Praktiker. Er ist am besten bekannt durch seine Bemühungen um die Verbreitung und Vervollkommnung der Thoraxparacentese, sowie durch seine Arbeiten über Lungenschwindsucht. Er ist Verf. zahlreicher Schriften, von denen ein nahezu vollständiges Verzeichnis bereits im älteren Lexikon gegeben ist.

Bowman, Sir William, 20. Juli 1816 zu Nantwich (Cheshire) geb., machte seine Studien als Resident pupil des Birmingham general hospital von 1832 bis 37. nachdem er vorher und inzwischen sich in Dublin und auf Studienreisen nach Leiden, Amsterdam, Bonn, Heidelberg, München, Wien, Berlin etc. ausgebildet hatte. 1838 wurde er als Demonstrator of anatomy und Kurator des anatomischen Museums zu London angestellt, machte 1841 noch eine Studienreise nach Paris, erhielt 1844 die Ehrenmitgliedschaft der R. C. S. Engl. und 1846 die Anstellung als Assistant surgeon, 1854 als Surgeon und 1877 als Consulting surgeon und Vizepräsident am London ophthalmic hospital Moorfields. Inzwischen entfaltete er noch eine umfangreiche Lehrthätigkeit als Professor der Physiologie und der allgemeinen und pathologischen Anatomie in den Jahren 1848 bis 56 und ungefähr um dieselbe Zeit eine sehr rege Mitwirkung an verschiedenen wohlthätigen Instituten Londons. Unter den zahlreichen Ehrenstellen und Auszeichnungen genüge es, die Ehrenpromotionen seitens der Universitäten Dublin und Canterbury (1867 resp. 1880), die Wahl zum ersten Präsidenten der „Ophthalmologischen Gesellschaft des Vereinigten Königreiches etc." (1880), die Gründung der BOWMAN Lecture (1883) hier anzuführen. Beim internationalen Kongress zu London 1881 fungierte er als Schatzmeister und war Mitglied einer grossen Zahl von Akademien und gelehrten Gesellschaften Europas und Amerikas. — B. hat auf dem Gebiet der Ophthalmologie nicht allein, sondern besonders auch auf dem der mikroskopischen Anatomie die glücklichsten Erfolge gehabt und weitreichende Anregungen gegeben. Allen seinen Arbeiten wohnt eine mehr als vorübergehende Bedeutung inne, manche seiner Entdeckungen sind vollkommen in der Wissenschaft populär geworden und unzertrennlich an seinen Namen geknüpft. Wir geben deshalb die Liste dieser Arbeiten unverkürzt (nach ihres Verfassers eigener Zusammenstellung für den vorliegenden Zweck) hier wieder. *„On the minute structure and movements of voluntary muscle"* (Phil. Trans. 1840, FRORIEP's Notizen, XVI, 1841) — *„Additional note on the contraction of voluntary muscle in the living body"* (Ib. 1841) — *„Observations on the minute anatomy of fatty degeneration of the liver"* (Microscop. Journ. I, 1842) — *„On the structure and use of the Malpighian bodies of the kidney, with observations on the circulation through that gland"* (Phil. Trans. 1842, Ann. sc. nat. XIX [zool.] 1843, FRORIEP's Notizen. XXII., 1842) *„On some points in the anatomy of the eye, chiefly with reference to its powers of adjustment"* (Brit. assoc. report. 1847) — *„Observations on the structure of the vitreous humour . . ."* (Dublin Quarterly, Journ. med. science, VI., 1848, FRORIEP's Notizen, XI, 1849) *„Über Mole-*

cularbewegung" (in TODD - FRORIEP's Notizen XXVII.. 1843) — *"The physiological anatomy and physiology of man"* (mit TODD, 2 Bände) *"Lectures on the parts concerned in the operations on the eye* (London 1849). — Viele Aufsätze in der Lancet, in Medical Times and Gazette, Medico-chir. Transactions, Royal London ophth. Hosp. Reports. — *"Address in surgery"* (before the British med. ass. at Chester 1869). B. starb 29. März 1892.

Bozeman, Nathan, geb. in Butler co., Ala., 26. März 1825, studierte an der Universität zu Louisville, Ky., besonders unter Leitung von S. D. GROSS und. promovierte daselbst 1847. Nachdem er seit 1849 einige Jahre in Montgomery, Ala., allgemeine Praxis betrieben hatte, widmete er sich speziell der Gynäkologie, und zwar 1853 kurze Zeit zusammen mit J. MARION SIMS, der damals gleichfalls in Montgomery praktisierte. 1854 vollzog er (zum 2. Male in den Vereinigten Staaten) eine erfolgreiche Operation in einem Falle von Elephantiasis des Hodens (der 46 Pfd. wog) und in demselben Jahre die erste Operation der Blasenscheidenfistel mit Cervixriss nach dem von ihm angegebenen originellen Verfahren; es folgten 1856 ein erfolgreich operierter Fall von Vesico-Uterinfistel und 1857 ein gleicher von Vesico-Utero-Vaginalfistel. 1858 machte er eine wissenschaftl. Reise nach Europa und demonstrierte seine Operationsmethoden in den Hospitälern zu London, Edinburg, Glasgow und Paris. 1859 eröffnete er eine gynäkolog. Privatklinik in New-Orleans, siedelte 1866 nach New York über, wo er seit 1868 gleichfalls eine Privatanstalt für Frauenkrankheiten dirigierte. Im letztgenannten Jahre bediente er sich zum 1. Male seines „Self-retaining speculum" und eines tragbaren Operationsstuhles zur leichteren Benutzung der Knieellenbogenlage bei komplizierteren Fällen von Vesico-Vaginalfisteln. 1870 und 71 vollführte er nach origineller Methode die Operationen der Urethro-Vaginal-und Recto-Utero-Vaginal-Fisteln. Zur Schlichtung eines Prioritätsstreites, in den er mit GUSTAV SIMON bezüglich der „Kolpokleisis" geraten war, besuchte er 1874 Deutschland und demonstrierte seine Operationsmethoden in Heidelberg, 1875 bei KARL VON BRAUN in Wien, 1876 bei DOLBEAU und LE FORT im Hôp. Beaujon. 1877 kehrte er nach New York zurück, wo er als Consulting burg. an St. Elizabeth's Hosp. fungierte. Erwähnenswert ist noch, dass B. 1848 Assistent das anat. Prosektors an der Universität zu Louisville, 1861 Attending Surg. am Charity Hosp. in New Orleans und seit 1867 Consulting Surg. an St. Mary's Hosp. in Hoboken war.

Bozzolo, Camillo, in Mailand 30. Mai 1845 geb., studierte an der Universität Pavia, wo er S. TOMMASI, PORTA, QUAGLINO, MANTEGAZZA, OEHL und CANTANI zu Lehrern hatte, und 1868 zum Doktor promoviert wurde. Nachdem er OPPOLZER, TRAUBE gehört, wurde er Assistent der pathologischen Anatomie am Ospedale Maggiore von Mailand, dann der allgemeinen Pathologie unter BIZZOZERO in Turin, zuletzt der med. Klinik unter ROVIDA. Daselbst 1878 habilitiert. wurde B. 1879 ausserord. Professor der neu errichteten propädeutischen und 1883 ord. Professor und Direktor der med. Klinik. Seine ersten Schriften handelten über die Diffusion des Krebses mittels der Blutgefässe und besonders in den Lymphdrüsen; eine Arbeit über die Tumoren der harten Hirnhaut gab er in Gesellschaft mit seinem Lehrer BIZZOZERO heraus. Unter seinen klinischen Studien sind die über Pulsverhältnisse, Wesen und Behandlung der Pneumonie und Cerebrospinalmeningitis, besonders aber die Arbeit *„Sulla anchilostomoanemia e sulla sua cura"* zu nennen.

Braatz, Egbert, zu Königsberg i. Pr., geb. 6. Mai 1849 in Schirwindt, Ostpr., studierte in Königsberg i. Pr., hauptsächlich unter CARL SCHÖNBORN, Dr. med. 1880 (Leipzig), Arzt seit 1878, war 1878 bis 79 Assistent an der chirurg. Abt. des Stadtkrankenhauses zu Riga, machte 1880 das russische Staatsexamen in Dorpat. 1880 bis 89 praktizierte er in Libau (Kurland) und ging nach bakter. Arbeiten im Berliner hygien. Institut auf c. drei Jahre an die chir. Klinik CZERNY's in Heidelberg, zuerst als wissenschaftlicher, dann als klinischer Assistent. Seit 1893 als Spezialarzt für Chirurgie, seit 1896 für Chirurgie als Privatdozent habilitiert in

Königsberg i. Pr., veröffentlichte B.: *„Die Grundlagen der Aseptik"* (Stuttgart 1893) — *„Über Chloroformnarkose"* (B. Kl. Nr. 62) — *„Rudolf Virchow und die Bakteriologie"* (Cbl. f. B. etc. 1895) — *„Allgemeinanästhesie und Lokalanästhesie"* (B. Kl. Nr. 103) — *„Die Therapie infizierter Wunden"* (Referat geh. XII. intern. Kongress zu Moskau 1897) — *„Über die falsche gewöhnliche Schuhform und die rationelle Form der Fussbekleidung"* (Königsb. 1897) — *„Über die Bedeutung der Anaerobiose für die Wundbehandlung etc."* (D. m. W. 1890), ausserdem eine grosse Anzahl von Arbeiten aus dem Gebiete der Chirurgie betreffend Erfindung und Konstruktion chirurg. Instrumente und Apparate, u. a. Sterilisierungsapparate, Operationstische, Trepanbohrer, Kniestreckapparat, aseptischer Waschtisch, Zangensonde etc. etc.

Braehmer, Otto, Geheimer San.-Rat in Berlin, geb. in Greifswald 1. Febr. 1838, in Berlin, Greifswald und Rostock vorgebildet, Dr. med. 1863, Arzt seit 1864 in Berlin, nahm an den Feldzügen 1866 und 70 bis 71 Teil und wurde durch seine langjährige Thätigkeit als Bahnarzt zur Beschäftigung mit der Organisation des ärztlichen Bahndienstes u. seit 15 Jahren mit der arg vernachlässigten Eisenbahnhygiene geführt. Schriften: *„Einfluss der Ärzte auf den Eisenbahnbetrieb"* (1890) — *„Bestimmung der Dienstzeit der Eisenbahnangestellten"* (1894) — *„Eisenbahnhygiene"* (1896) — *„Diabetes nach Eisenbahnunfällen"* (1895) — *„Die Aufgaben des Eisenbahnarztes"* (1895) — *„Über die Grenzen der Eisenbahnhygiene"* (1898). B. redigierte von 1883 bis 93 das Berliner ärztliche Correspondenzblatt und nahm lebhaften Anteil an den ärztlichen Standesangelegenheiten. Er ist Vorsitzender des Vereins der Eisenbahnärzte.

Braid, James, zu Manchester, 1795 in Fifeshire, Schottland, geb., war anfänglich Arzt bei den Bergwerken von Leads-Hill in Lanarkshire, beschäftigte sich viel mit Chirurgie und schrieb auch über chirurgische Orthopädie, Behandlung der Klumpfüsse, des Schielens, u. s. w. (Edinb. Med. and Surg. Journ. Vol. 56). Später liess er sich in Manchester nieder und wurde daselbst 1841 durch Zufall auf die Entdeckung des unter dem Namen „Hypnotismus" bekannten nervösen Schlafes geführt, hervorgerufen durch die Betrachtung eines glänzenden Gegenstandes. Von Durand de Gros, der sich mit seiner Entdeckung besonders beschäftigt hat, wurde der Zustand auch als „Braidisme" bezeichnet. B. selbst veröffentlichte darüber: *„Neurypnology; or, the rationale of nervous sleep, considered in relation with animal magnetism, etc."* (London 1843) — *„Magic, witchcraft, animal magnetism, hypnotism and electro-biology"* (London, 3. edit. 1852) — *„Observations on trance: or human hybernation"* (London 1850) — *„Electro-biological phenomena physiologically and psychologically considered"* (Monthly Journ. 1851) — *„Hypnotic therapeutics, illustrated by cases"* (Ib. 1853) — *„The physiology of fascination and the critics criticised"* (1855) — *„Observations on the nature and treatment of certain forms of paralysis"* (Association Med. Journ. 1855). Er starb 25. März 1860.

Bramann, Fritz Gustav v., in Halle, geb. 25. September 1854 zu Wilhelmsberg i. Ostpr., studierte seit 1875 in Königsberg, wurde 1884 Assistent von Bergmann's in Berlin, 1888 daselbst Privat-

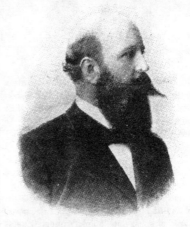

dozent, 1889 Extraordinarius und ist seit 1890 ord. Prof. der Chir. u. Direktor der chir. Klinik in Halle. B. behandelte 1888 den damal. deutschen Kronprinzen, späteren Kaiser Friedrich III. in San Remo und wurde 1890 geadelt. Schriften: „*Der Processus vaginalis und sein Verhalten bei Störungen des Descensus*" (Berlin 1889) — „*Über die Dermoide der Nase*" (1889), sowie mehrere Journalaufsätze über die Wundbehandlung mit Jodoformbäuschen, über das arteriell-venöse Aneurysma, über Chyluscysten, Fälle von offenem Urachus etc.

Brand, Ernst, zu Stettin, geb. 2. Jan. 1827 zu Feuchtwangen (Franken), studierte von 1845 bis 51 in Erlangen, wo er 1849 klinischer Assistent bei CANNSTATT wurde und es auch unter dessen Nachfolger DITTRICH blieb. Noch ehe er 1851 mit der Dissert.: „*Die Stenose des Pylorus vom pathologisch-anatomischen*

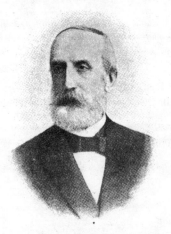

Standpunkte aus geschildert" Doktor wurde, hatte er einen Aufsatz „*Über Diabetes*" (Deutsche Klinik, 1849) verfasst. Er machte darauf eine wissenschaftl. Reise nach Wien, Paris, London, legte das preuss. Staatsexamen zurück und liess sich in Stettin als Arzt nieder. In seinen späteren Aufsehen erregenden Arbeiten lenkte B. die Aufmerksamkeit des ärztlichen Publikums auf die Kaltwasserbehandlung bei fieberhaften Infektionskrankheiten, speziell beim Typhus. Zuerst erschien: „*Die Hydrotherapie des Typhus*" (Stettin 1861) — es folgte: „*Zur Hydrotherapie des Typhus, Bericht über in St. Petersburg, Stettin und Luxemburg hydriatisch behandelte Fälle*" (Ib. 1863). Dazwischen kamen einige andere epidemiolog.

Arbeiten: „*Verhaltungsmassregeln während der Anwesenheit der Cholera-Epidemie u. s. w.*" (2. Aufl., Ib. 1866) — „*Die Meningitis cerebro-spinalis complicirt mit Febris recurrens*" (B. k. W., 1866). Weiter folgten: „*Die Heilung des Typhus*" (Berlin 1868) nebst dem Anhange: „*Anweisung für die Krankenwärter bei der Behandlung des Typhus mit Bädern*" — „*Was versteht man unter Wasserbehandlung des Typhus?*" (W. m. W., 1872) — „*Salicyl- oder Wasserbehandlung?*" (D. milit. ärztl. Z., 1876) — „*Die Wasserbehandlung der typhösen Fieber*" (Tübingen 1877). Dazu noch ein Cholerabericht an die Armendirektion in Stettin, als Manuskript gedruckt (1873). B. starb als Geh. San.-Rat 7. März 1897.

Brandes, Ludwig Israel, geb. 26. Oktober 1821 in Kopenhagen, studierte an der dortigen Universität und wurde 1850 daselbst promoviert. Seit 1845 wirkte B. als praktizierender Arzt, seit 1863 als Oberarzt am allgemeinen Krankenhause in Kopenhagen. Er starb 21. Sept. 1894. Seine schriftstellerischen Leistungen sind: „*De rheumatismo gonorrhoico*" (1848 bis 50, Auszug in Archives générales, 1854) — „*Handbuch der Lehre von den inneren Krankheiten*" (4 Bde., 1859 bis 66). B. widmete eine besondere Thätigkeit der Gründung gewerblicher Hilfsvereine, auch wurde auf seine Initiative das Krankenhaus in Kopenhagen 1859 für unheilbare Kranke gegründet.

Brandis, Karl Julius Bernhard, zu Aachen, geb. 8. Juli 1826 zu Bonn, studierte daselbst und in Halle 1844 bis 49, wurde in Bonn 1849 promoviert, machte wissenschaftl. Reisen nach Paris, London, Edinburg 1851, nach London, Edinburg, Dublin 1854, Berlin (v. GRAEFE's Klinik) 1854 und 57, war Distriktsarzt in Kirn a. Nahe 1851 bis 53, ist prakt. Arzt in Aachen seit 1854, hielt eine Privatklinik für unbemittelte Augen- und äussere Kranke 1855 bis 68, war Oberwundarzt des provisor. Krankenhauses der evangel. Krankenhausgemeinde für Aachen und Burtscheid 1868 bis 74, Oberwundarzt des Luisen-Hosp. seit 1874, Oberarzt des Reservelazarets zu Aachen und des Baracklenlazarets daselbst 1870 bis 71, wurde 1874 Sanitätsrat und 1878 Geh.

Sanitätsrat. Litterar. Arbeiten: *"Grundsätze bei Behandlung der Syphilis"* — *"Syphilis"* (im Verein mit SCHUMACHER) und *"Chronischer Gelenkrheumatismus"* (im Sammelwerk Aachen als Kurort 1892, Deutsch, Engl., Französisch, Berlin 1870; 3. Aufl. 1886) — *"Über Behandlung des chron. Gelenkrheumatismus"* (Ib. 1882) u. s. w. Seit 1890 war B. konsultierender Oberarzt des Luisenhospitals, seit 1894 lebt er zurückgezogen in Rüngsdorf (Godesberg-Rüngsdorf) am Rhein. Er ist Ehrenmitglied des Vorstandes des Luisenhospitals, des ärztlichen Lesevereins und des ärztl. Vereins des Reg.-Bez. Aachen, Vorsitzender der nationalen Vereinigung der Bürgermeisterei Godesberg.

Brandt, Thure, der bekannte Begründer der Massagebehandlung von Frauenleiden, verdient, obwohl Nichtarzt, dennoch an dieser Stelle kurze Erwähnung. Geb. 6. Febr. 1819 zu Södertelge in Schweden, wurde er als schwedischer Offizier am Institut für Heilgymnastik in Stockholm ausgebildet. Die ersten Gedanken zu seiner Methode fasste er 1847, als er in der Garnison Norrköping diente. Zunächst vertrauten ihm seine eigenen Kameraden ihre chronisch und von Ärzten aufgegebenen unterleibskranken Frauen an. Die Erfolge waren so günstig, dass nach anfänglichem Widerstreben auch die Ärzte der B.'schen Empfehlung näher traten. B., der 8. August 1895 starb, veröffentlichte: *"Uterinlidanden och prolapser"* (1864) — *"Nouvelle méthode gymnastique et magnétique pour le traitement des organes du bassin"* (1888; deutsch von SCHAUTA u. d. T.: Massage bei Frauenleiden; 3. Aufl., Berlin 1897).

Braun, Carl Ritter von FERNWALD. in Wien, 22. März 1822 in Zistersdorf bei Wien als Sohn des Arztes Carl August B. geb., studierte seit 1841 in Wien; 1847 promoviert, fungierte B. zuerst als Sekundararzt im allgemeinen Krankenhause, speziell unter SCHUH's Leitung (1848) und später als Assistent an der geburtshilflichen Klinik für Ärzte unter Professor KLEIN (1849 bis 53), habilitierte sich 1853 als Privatdozent und wurde noch in demselben Jahre zum ord. Professor der Geburtshilfe in Trient und zum Vize-Direktor der Tiroler Landes-Gebär- und Findelanstalt ernannt. Von hier aus folgte er im November 1856 einem Ruf nach Wien als ord. Professor der geburtshilflichen Klinik für Ärzte. 1867 und 71 fungierte B. als Dekan der med. Fakultät und im Studienjahre 1868 bis 69 als Rektor der Universität in Wien. Im Jahre 1872 wurde B. in den österreichischen Ritterstand erhoben und erhielt 1877 den Hofratstitel. Von ihm wurde die Errichtung der ersten gynäkologischen Klinik in Verbindung mit der ersten geburtshilflichen Klinik befürwortet (1858), ferner mit Rücksicht auf die vorangegangenen Puerperalerkrankungen ein ausgiebiger Ventilationsbau und mehrfache hygienische

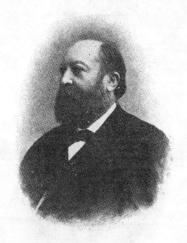

Einrichtungen im Gebärhause durchgeführt mit dem Erfolge, dass trotz zahlreicher Frequentation von Praktikanten aus aller Herren Ländern die Gesundheitsverhältnisse der Wöchnerinnen sich günstig gestalteten, indem die Mortalität derselben im 20jährigen Durchschnitte auf 1 % herabsank. B. starb 28. März 1891. Ausser zahlreichen Arbeiten in periodischen Zeitschriften publizierte B.: *"Klinik der Geburtshilfe und Gynäkologie"* (im Verein mit CHIARI und SPAETH, Erlangen 1855) — *"Lehrbuch der Geburtshilfe mit Berücksichtigung der Puerperalprocesse und der Operationstechnik"* (Wien 1857) — *"Lehrbuch der Gynäkologie"* (2. Aufl., Ib. 1881) — *"Über 12 Fälle von Kaiserschnitt und Hysterectomie bei engem Pecken"* (mit

Braun, Gustav, ord. ö. Professor der Geburtshilfe an der Wiener Universität (ein Bruder des Vorhergehenden), wurde 28. Mai 1829 gleichfalls in Zistersdorf geb., besuchte die Universitäten zu Prag und Wien und ward in Wien 1853 promoviert. B. fungierte als Assistent an der geburtshilflichen Klinik für Ärzte in Wien 1853 bis 56 und als supplierender Professor bis 1857. 1856 habilitierte er sich als Privatdozent der Geburtshilfe und wurde 1862 zum Professor desselben Faches an die Josefs-Akademie berufen, nach deren Aufhebung er an der Wiener Universität die Professur der Geburtshilfe für Hebammen übernahm. Im Studienjahre 1883 bis 84 fungierte B. als

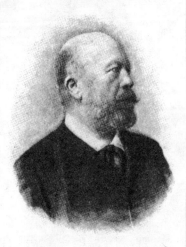

Dekan der med. Fakultät. Seit einer Reihe von Jahren ist B. Mitglied des k. k. obersten Sanitätsrates. B. entfaltete eine sehr reiche litterarische Thätigkeit. Von ihm erschienen: *„Operative Gynäkologie und Geburtshilfe"* (Wien 1860) — *„Compendium der Geburtshilfe"* (Ib. 1864, 2. Aufl. 1875) — *„Compendium der Frauenkrankheiten"* (Ib. 1863, 2. Aufl. 1872) — *„Compendium der Kinderkrankheiten"* (Ib. 1870) — *„Lehrbuch der Geburtshilfe für Hebammen"* (1887) — *„Lehrbuch der Geburtshilfe für Hebammen"* (1894), ferner eine grössere Anzahl von Arbeiten aus dem Gebiete der Geburtshilfe und Gynäkologie in der Zeitschrift der Gesellschaft der Ärzte und W. m. W., W. k. W.

Braun, Gustav, geb. 1824 in Ostpreussen, studierte in Moskau, Dr. med. daselbst 1852, war bis 1856 Militärarzt, nahm dann seinen Abschied und bildete sich zum Ophthalmologen aus. 1863 ernannte man ihn zum Direktor des Moskauer Augenhospitals und 1868 zum Prof. e. o. Er starb 5. (17.) April 1897 Litterar. Arbeiten: *„De corneae fabrica ac functione quaedam"* (Diss., Moskau 1858) — *„Bau und Function der Retina"* (Mosk. med. Gaz., 1861) — *„Über Accommodation und deren Anomalieen"* (Ib.) — *„Lehrbuch der Augenheilkunde"* (in russ. Sprache).

Braun, Julius, zu Oeynhausen (Rehme), geb. 1821, ist besonders bekannt durch sein in 5. Aufl. erschienenes, auch in fremde Sprachen übersetztes *„Systemat. Lehrbuch der Balneotherapie* (3. Aufl. 1871. *mit Einschluss der Balneotherapie und Klimatotherapie der Lungenschwindsucht"* v. L. Rohden; 5. Aufl. herausg. v. B. Fromm, Braunschw. 1887; engl. Übers. v. Herm. Weber, Lond. 1875), sowie durch zahlreiche andere balneolog. Schriften. Auch schrieb er: *„Klinische und anat. Beiträge zur Kenntniss der Spondylitis u. s. w."* (Hannover 1875). — B. war ein vielbeschäftigter, glücklicher Arzt, der sich auch als Dichter und Kunstkritiker einen Namen gemacht hat. Aufsehen erregte namentlich seine vorzügliche Übersetzung der Hölle von Dante und das derselben beigefügte Vorwort: *„Der Dichter und seine Zeit"*. Er starb nach langjähr. Gebrechlichkeit als Sanitätsrat und Badearzt zu Oeynhausen 29. Aug. 1878.

Braun, Heinrich, geb. zu Beerfelden (Grossherzogtum Hessen) 18. Febr. 1847, studierte in Giessen, Berlin, Heidelberg. Dort waren Eckhard, Simon und Czerny seine Lehrer. Am 6. Februar 1872 promoviert, wurde B. vom Herbst 1871 bis Ostern 1874 Prosektor am anatomischen und Assistent am physiologischen Institut zu Giessen, war vom Herbst 1874 bis Herbst 1879 Assistenzarzt der stationären chirurgischen Klinik und von da ab bis Ostern 1884 Assistenzarzt an der chirurgische Poliklinik in Heidelberg, habilitiert 1873 in Giessen und 1875 in Heidelberg, Prof. extraord. 1878, vom 1. Mai bis 1. Oktober 1884 dirigierender Arzt an der chirurgischen Abteilung des allgemeinen Krankenhauses in Mannheim, vom 1. Oktober 1884 bis 1. April 1888 ord. Professor der Chirurgie und Direktor der chirurgischen Klinik in Jena, in derselben Stellung in Marburg vom 1. April 1888 bis 1. Oktober 1890. in Königsberg i. Pr. vom 1. Oktober 1890 bis 1. Dezember 1894 und von da ab in Göttingen. — Schriften: *„Über den Modus der Magensaftsecretion"* (Giessen 1873) — *„Über totale doppelte Oberkieferresectionen"* (Arch. f. klin. Chir. XIX, 1876) — *„Die Bedeutung der fehlenden Hirnbewegung bei blossliegender Dura"* (Ib. XXI, 1877) — *„Die Echinococcuscysten der Nieren und des perirenalen Bindegewebes"* (von G. SIMON hrsg. 1877) — *„Beiträge zur Chirurgie des Schlundrohrs"* (CZERNY's Beiträge zur operativen Chirurgie) — *„Beiträge zur Kenntniss der Struma maligna"* (Arch. f. klin. Chir. XXVIII, 1882) — *„Die Unterbindung der Schenkelvene am Poupart'schen Bande"* (Ib.) — *„Über den seitlichen Verschluss von Venenwunden"* (Ib.) — *„Über die operative Behandlung der Darminvaginationen"* (Ib. 1886, XXXIII) — *„Über die intrauterinen Fracturen der Tibia"* (Ib. 1886, XXXIV) — *„Pyo- und Hydronephrosen"* (Ib. 1890. XL) — *„Zur Technik der Naht bei verschiedenen Operationen am Magen und Darm"* (D. m. W. 1891) — *„Fissura vesicae superior"* (Arch. f. klin. Chir. 1892, XLIII) — *„Exstirpation eines den Schädel perforirenden Hautcarcinoms bei einem 14jährigen Mädchen"* (Ib. 1892, XLV) — *„Über die Entero-Anastomose als Ersatz der circulären Darmnaht"* (Ib. 1893, XLV) — *„Über Gastro-Enterostomie und gleichzeitig ausgeführte Entero-Anastomose"* (Ib. 1893, XLV) — *„Über die Behandlung der Kothfistel und des widernatürlichen Afters"* (Ib. 1896, LIII) — *„Die Lumbalpunction und ihre Bedeutung für die Chirurgie"* (Ib. 1897, LIV) — *„Über myogene Kieferklemme"* (D. Z. f. Ch. 1898, Bd. 47) — *„Über die Erfolge der operativen Behandlung der traumatischen Jackson'schen Epilepsie"* (Ib. 1898, Bd. 48). Ausserdem verschiedene kleinere Mitteilungen in dem Arch. f. klin. Chir., in der D. Z. f. Ch, der D. m. W. und die Bearbeitung chirurgischer Erkrankungen verschiedener Organe in dem Handbuch der praktischen Medizin von W. EBSTEIN und J. SCHWALBE 1899.

Braune, Christian Ludwig, 17. Juli 1831 geb., vollendete seine Studien in Leipzig, Göttingen, Würzburg unter E. H. WEBER, C. LUDWIG, VIRCHOW. 1858 Dr. med. Lips., trat er beim Jacobs-Hospital als Assistent für Chirurgie ein, habilitierte sich für Chirurgie resp. Kriegschirurgie und topogr. Anatomie und wurde 1866 Extraord., 1871 ord. Prof. der Chirurgie. Neben den Vorlesungen über topogr. Anat. erteilte B. chirurg. Operationskurse und leitete zus. mit HIS die Präparierübungen. B., der 29. April 1892 starb, hat sich einen europäischen Ruf durch seine Arbeiten zur topogr. Anat. erworben. Von ihm rührt der berühmte, grosse, in seiner Art geradezu klassische: *„Topographisch-anatomische Atlas nach Durchschnitten an gefrorenen Cadavern"* (1872, neue Aufl. 1875 und 1888) her. — *„Die Oberschenkelvene des Menschen"* (1871) — *„Die Venen der menschlichen Hand"* (1875) — *„Die Doppelbildungen und angeborenen Geschwülste der Kreuzbeingegend"*. Ferner publizierte er: *„Die Venen des menschlichen Fusses und Unterschenkels"* (mit PAUL MÜLLER, 1889) — *„Die Venen der vorderen Rumpfwand"* (mit FENWICK 1884).

Brauser, August Georg, zu Regensburg, geb. daselbst 4. Sept. 1833, studierte in Erlangen, Würzburg, Leipzig, Berlin, wurde 1857 promoviert, war 1857 bis 58 Assistent der chir. Klinik zu Erlangen (unter THIERSCH) und ist seit 1858 prakt. Arzt zu Regensburg. Er publizierte verschiedene Kundgebungen aus der Praxis, darunter: *„Ein Fall von Croup, durch den Luftröhrenschnitt geheilt"* (Regensb. 1866); später häufige Publikationen in Vereins- und Standesfragen. B. war Mitglied des geschäftsführenden Ausschusses des deutschen Ärztevereinsbundes bis 1894, ist Vorsitzender der oberpfälzischen Ärztekammer, seit 1889 Königl. Bayr. Hofrat.

Brehmer, Hermann, zu Görbersdorf in Schlesien, der bekannte Phthiseotherapeut und Begründer der weltberühmten Anstalt, die als Muster für zahlreiche spätere geschlossene Anstalten zum Zwecke der Heilung der Lungenschwindsucht diente, war in Kurtsch, Kreis Strehlen in Schlesien, 14. Aug. 1826 geb. Er studierte von 1847 bis 50 in Breslau Mathematik, Astronomie u. Naturwissenschaft, ging 1850 nach Berlin, um im Herbarium zu arbeiten, und studierte dort Med. bis 1853, wo er promoviert wurde. 1854 rief er die genannte Anstalt ins Leben, an der er bis zu seinem Tode, 23. Dez. 1889, wirkte. B.'s erste Veröffentlichung war die ins Deutsche umgearbeitete Diss.: *„Die Gesetze der Heilbarkeit der Lungenschwindsucht"* (1854) — dann folgten: *„Die chron. Lungenschwind-*

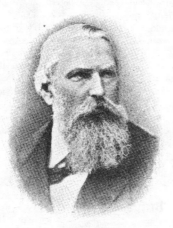

sucht und Tuberculose der Lunge, ihre Ursache und ihre Heilung" (1857; 2. Aufl. 1869) — *„Zur Aetiologie und Ther. der chron. Lungenschwindsucht. Antwort auf die zwei Antithesen des Dr. v. Mayer"* (Berlin 1871) — *„Beiträge zur Lehre von der chron. Lungenschwindsucht"* (Breslau 1876) — *„Die Aetiologie der chron. Luftröhrenschwindsucht vom Standpunkte der klin. Erfahrung"* (Berlin 1885) — *„Die Therapie der chron. Lungenschwindsucht"* (1877, später oft aufgelegt, auch in mehrere fremde Sprachen übersetzt). Erst seit Errichtung der Anstalt in Görbersdorf bestehen die sog. Höhenkurorte, deren Bedeutung in der Gegenwart mehr und mehr anerkannt wird. Eine ausführliche Geschichte des Lebens und zur Gründung der Anstalt B.'s, sowie die Würdigung von B.'s Bedeutung gab Schuchardt (Gotha) in seiner Abhandlung *„Zur Geschichte der Anwendung des Höhenklimas (Gebirgsklimas) behufs Heilung der Lungenschwindsucht (Lungentuberculose)"* (Jahrb. d. Kgl. Akad. gemeinnütziger Wissensch. zu Erfurt. N. F. Heft XXIV, 1898).

Breisky, August, zu Klattau (Böhmen) 1832 geb., studierte in Prag hauptsächlich unter Treitz uud Seyfert. 1855 promoviert, wirkte B. als Professor der Geburtshilfe und Gynäkologie 1866 bis 67 zu Salzburg, 1867 bis 74 zu Bern, seit 1874 in Prag, wo er 25. Mai 1889 starb. Er schrieb *„Über den Einfluss der Kyphose auf die Beckengestalt"* (Med. Jahrb. Wien 1865), diverse Arbeiten geburtshilflichen und gynäkologischen Inhaltes in Med. Jahrb., Prager Vierteljahrsschr., Volkmann's klin. Vorträgen, Arch. f. Gyn., Correspbl. f. Schw. Ae., Prag. u. Wien. M. Wochenschr., Ztschr. f. Heilk. u. Cbl. f. G. *„Die Krankheiten der Vagina"* (in Pitha und Billroth's Chirurgie, Stuttgart 1879).

Breitung, Max, in Coburg, geb. zu Langensalza 11. April 1852, in der Kaiser Wilhelms-Akademie ausgebildet, Dr. med. 1877, seitdem in der Charité und von 1878 bis 93 als Sanitätsoffizier thätig, machte während seiner Stellung à la suite von 1886 bis 87 grössere Reisen, widmet sich seit 1893 ausschliesslich konsultativ der Oto- u. Laryngologie. Er verfasste (bis zum Juli 99) etwa 50 Schriften bezw. Journalartikel und kleinere Abhandlungen aus den verschiedensten Gebieten der Medizin, hauptsächlich Hygienisches betreffend (Scheintod, Leichenbestattung), ferner Geographisch-Klimatologisches als Ergebnis der Reisen B.'s, Casuistisches, Behandlung der Epilepsie durch „Bahnungshygiene" und vor allem die Behandlung der chron. progress. Schwerhörigkeit, für die er die Erschütterungsmassage des Trommelfells vermittelst einer von ihm konstruierten, elektromotorischen Luftpumpe angab, ein Verfahren, das als ein Fortschritt der Therapie allgemeine wissenschaftliche Anerkennung gefunden hat. Von den übrigen grösseren Arbeiten B.'s haben noch die auf Schulhygiene,

Volksgesundheitspflege und Militärhygiene bezüglichen Beachtung gefunden. Die Titel einiger derselben sind: „*Die hygienische Einrichtung der Infanterie-Kaserne.*" (D. mi. Z. 1881.) — „*Über neuere Leichenanstalten. Hygienische Studien.*" (Ib. 1886.) — „*Der nicht erkannte Scheintod mit seinen Consequenzen im Lichte der Kritik. Leichenschau — Leichenverbrennung.*" (D. M.-Z. 1886.) — „*Taschenlexikon für Sanitätsoffiziere.*" (Berlin 1887.) — „*Hygienische Skizzen aus dem Orient.*" (D. M.-Z. 1887.) — „*Lissabon. Klimatologische Skizze.*" (Reichs-Mediz.-Anz. 1895) — „*Beitrag zur vorbeugenden Behandlung der Diphtherie.*" (D. M.-Z. 1896.) — „*Über pneumat. Erschütterungs-Massage des Trommelfelles vermittelst elektromotorischer Luftpumpe zur Behandlung der chronischen progressiven Schwerhörigkeit.*" (Ib. 1897.) — „*Weiteres zur Behandlung der Schwerhörigkeit vermittelst der elektromotorischen Luftpumpe.*" (Ib. 1898.) — „*Das pneumatisch-elektrische Tympanoskop.*" (Ib.) — „*Gedanken über die Möglichkeit einer vorbeugenden Behandlung der Epilepsie durch „Bahnungs-Hygiene.*" (W. k. W. 1898.) — „*Das Phonendoskop als Hörrohr.*" (D. M.-Z. 1898.) — „*Über Besserhören im Lärm und die Bedeutung dieses Phänomens für die Pathologie und Therapie der Schwerhörigkeit im Lichte der Neuron-Lehre.*" (Vortrag, gehalten bei der 70. Versammlung deutscher Naturforscher und Ärzte in Düsseldorf 1898. Klinische Vorträge. Sammlung von Haug. 1899. Jena.) — „*Schul-Hygiene, Volksgesundheitslehre und Tagespresse.*" (D. M.-Z. 1899.).

Brennecke, Johannes Benjamin. zu Sudenburg-Magdeburg, geb. in Kröchern bei Wolmirstedt 2. Nov. 1849, studierte in Halle a. S. als Schüler Olshausen's und Weber's, Dr. med. 1875 ib. (Diss.: „*Über incomplete Uterusrupturen*"), seit 1876 Frauenarzt. Zu den in der älteren Quelle (B. L. VI. 546) aufgezählten litterarischen Arbeiten sind seit 1888 eine Reihe von Schriften hinzugekommen; die Titel der hauptsächlichsten sind: „*Die sociale und geburtshilflich reformatorische Bedeutung der Wöchnerinnen-Asyle*". (Vortrag, geh. 6. April 1888 im Rathaussaale zu Magdeburg).—„*Zur Reorganisation des Hebammenwesens*". (Entgegnung an Herrn Prof. Dr. Ahlfeld. Magdeburg. 1889.) — „*Ein Wort für die Schroeder'sche Methode der Myomotomie.*" (1890. Z. f. G. u. G., XXI, 1.) — „*Die reformatorischen Aufgaben der Hebammenvereine*". (Allgemeine Deutsche Hebammenzeitung. 1891.) — „*Ein Beitrag zur Frage der Myomektomie und der Myomohysterektomie*". (Vortrag, gehalten in der mediz. Gesellsch. zu Magdeburg, 14. Dez. 1893, (Z. f. G. u. G. XXVIII. H. 2.) — „*Zur Frage der Stumpfbehandlung bei der Myomohysterektomie.*" (Cbl. f. Gyn. 1894) — „*Die sociale Bewegung auf geburtshilflichem Gebiete während der letzten Jahrzehnte*". (Halle a. S. 1896.) — „*Errichtung von Heimstätten für Wöchnerinnen*" (Referat, etc. Deutsche Vrtljhrsschr. f. öff. Gesundheitspfl., XXIX, H. 1.) — „*Die Geburts- und Wochenbetts-Hygiene der Stadt Magdeburg.*" (Vortrag, gehalten 5. Febr. 1897 im Vereine für öfftl. Gesundheitspflege zu Magdeburg. Ib. 1897.) — „*Hebammenschule und Wöchnerinnen-Asyl in Magdeburg,*" (Ib. 1897.) — „*Sonderkrankenanstalten und Fürsorge für Frauen.*" (1898. Handbuch der Krankenversorgung und Krankenpflege, hrsg. von Dr. Dr. Liebe, Jacobsohn und Meyer, Berlin 1898.) — „*Die Stellung der geburtshilflichen Lehranstalten und der Wöchnerinnen-Asyle im Organismus der Geburts- und Wochenbetts-Hygiene*". (W. k. Rundsch. 1898.) — „*Welche Mittel stehen uns zu Gebote im Kampfe gegen die öffentliche Sittenlosigkeit?*" (Vortrag, Magdeburg 1893.) — „*Die sociale Frage und die evangelische Kirche im Lichte der idealistischen Weltauffassung.*" (Vortrag, Ib. 1894.)

Bresgen, Maximilian, in Wiesbaden, geb. 1. März 1850 zu Ahrweiler (Rheinpreussen), studierte in Jena und Heidelberg, woselbst er 1872 promoviert wurde, sowie in Berlin, wo er 1872 bis 73 das Staatsexamen bestand. Nachdem er noch bis Herbst 1875 im pathologischen Institute in Berlin gearbeitet hatte und dann bei Störk in Wien als Assistenzarzt thätig gewesen war, liess er sich 1877 in Frankfurt a. M. als Nasen-, Ohren-, Lungen- und Halsarzt nieder und siedelte 1899 als solcher aus Gesundheitsrücksichten nach Wiesbaden über. Schriften: „*Über den chron. Nasen- und Rachen-Katarrh*" (1881; 2. Aufl. 1883) — „*Grundzüge einer Pathol. u. Ther. der Nasen-, Mund-, Rachen- und Kehlkopf-Krankheiten*" (1884), in zweiter (1891) und dritter (1896) Auflage als

„*Krankheits- und Behandlungslehre der Nasen-, Mund- und Rachenhöhle, sowie des Kehlkopfes und der Luftröhre*" und zahlreiche Journalaufsätze, Kritiken und Referate, sowie in der Samml. klin. Vortr. von R. v. Volkmann: „*Das Asthma bronchiale und seine Beziehungen zum chron. Nasenkatarrhe, sowie deren locale Behandlung*" (1882). Ferner: „*Die Heiserkeit, ihre Ursachen, Bedeutung und Heilung*" (1889.) — „*Über die Bedeutung behinderter Nasenatmung, vorzüglich bei Schulkindern, nebst besonderer Berücksichtigung der daraus entstehenden Gedächtniss- und Geistesschwäche*" (1890). — „*Über die Verwendung von Anilinfarbstoffen bei Nasen-, Hals- und Ohrenleiden*" (1891). — „*Wann ist die Anwendung des elektrischen Brenners in der Nase von Nutzen?*" (1891). — „*Der Kopfschmerz bei Nasen- und Rachenleiden und seine Heilung*". (1. u. 2. Aufl. 1894). B. ist Herausgeber der Monatsschrift „*Sammlung zwangloser Abhandlungen aus dem Gebiete der Nasen-, Ohren-, Mund- und Halskrankheiten*" (seit 1896.)

Bretonneau, Pierre, der bekannte patholog. Anatom zu Tours, 3. April 1778 zu Saint-Georges-sur-Cher geb., kam um 1798 zu Studienzwecken nach Paris, unterbrach aber, da er bei einem Examen scheiterte, seine Studien, wurde Officier de santé und liess sich als solcher in Tours nieder, woselbst er bald zu einem solchen Rufe gelangte, dass er gedrängt wurde, den Doktorgrad zu erwerben, um die Leitung des allgemeinen Krankenhauses zu übernehmen. Eine Epidemie des Abdominaltyphus, welche von 1816 bis 19 die Touraine heimsuchte, gab ihm Gelegenheit, sich mit der pathologischen Anatomie desselben näher zu beschäftigen, und wegen der Eruptionen, die er dabei auf der Darmschleimhaut fand, nannte er die Krankheit „*Dothiénenterite*" (von ὁ δοθιήν, der Blutschwär und Enteritis). Dieselbe wurde von seinem Schüler Armand Trousseau näher beschrieben (Archives générales, T. 10, 1826). Von einer anderen schweren epidemischen Krankheit, die 1818 bis 21 in der Touraine herrschte und der er nach ihrer äusseren Erscheinung den Namen „*Diphthérite*" (von ʽr διφθέρα, das abgezogene Fell) gab, welcher seitdem das Bürgerrecht in der Medizin erlangt hat, berichtete er in der eine Sammlung von verschiedenen Aufsätzen darstellenden Schrift: „*Des inflammations spéciales du tissu muqueux, et en particulier de la diphthérite, ou inflammation pelliculaire, connue sous le nom de croup, d'angine maligne, d'angine gangréneuse etc.*" (Paris 1826), empfahl bei derselben die Anwendung des Alauns (Arch. génér. 1827) und machte in schweren Fällen auch von der Tracheotomie Gebrauch; er ist auch der Erfinder der Doppel-Kanüle für die letztere. Die Arbeiten über die Dothiénenterite und die Diphtherie machen die eigentliche historische Bedeutung B.'s aus; die übrigen Arbeiten desselben über die Méthode ectrotique der Variolabehandlung (mit Ätzmitteln) u. a. m. sind ohne Belang. B. war eines der grössten Originale, nicht nur in seinen Ideen, sondern auch im gewöhnlichen Leben; er machte alles anders, als andere Leute. Er starb 18. Februar 1862 zu Passy bei Paris, wohin er sich zurückgezogen hatte.

Briau, René-Marie, zu Paris, geb. 23. November 1810 zu Louroux-Béconnais (Maine-et-Loire), machte seine medizinischen Studien zu Angers und später in Paris, wo er 1836 Doktor wurde mit der These: „*De la nature et du traitement de la diathèse scrofuleuse*". 1855 wurde er zum Bibliothekar der Akademie der Medizin ernannt. Von Arbeiten B.'s, der 23. August 1886 starb, namentlich auf dem Gebiete der Geschichte der Medizin, seien angeführt: „*Considérations pratiques sur la goutte, etc.*" (Paris 1843) — „*La chirurgie de Paul d'Égine, texte grec . . . . . avec traduction française etc.*" (1855) — „*Du service de santé militaire chez les Romains*" (1866) — „*Hippocrate et la lithotomie, etc.*" (2. édit. 1879) — „*L'assistance médicale chez les Romains*" (1870) u. s. w.

Brieger, Ludwig, zu Berlin, geb. zu Glatz in Schlesien, 26. Juli 1849, studierte in Breslau und Strassburg, hielt sich, nach ebenda 1874 bis 75 absolviertem Staatsexamen, in Wien und Berlin auf, war 1876 in Breslau Assistent der Privat-Augenklinik von Cohn und arbeitete zugleich im pathol.-anat. Institut bei Cohnheim. Von 1876 bis 78 war er Assistent an der med. Klinik zu Bern, unter Quincke.

und arbeitete daselbst im Laborator. von
NENCKI. Auf FRERICHS' Veranlassung kam
er nach Berlin, trat im Aug. 1879, nachdem er in der Zwischenzeit in dem physiol.-
chem. Laborat. von BAUMANN gearbeitet,
als Assistent der 1. med. Klinik ein. 1881
habilitierte er sich als Privatdozent, erhielt den Charakter als Professor und
bekleidete die klinische Oberarztstelle auch
nach dem Tode von v. FRERICHS noch bis
1887 unter LEYDEN. Alsdann errichtete
er eine Privatpoliklinik für innere Krankheiten und ein Privatlaboratorium. 1890
wurde er zum Extraord. und 1891 zum
Vorsteher der Kranken-Abteilung des Kgl.
Instituts für Infektionskrankheiten er-

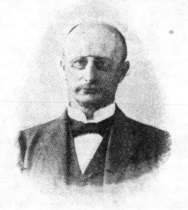

nannt. 1897 übernahm er in Stellvertretung von EHRLICH dessen Lehrauftrag
über spezielle Pathologie und Therapie.
1898 erhielt er den Charakter als Geh.
Medizinalrat. Ende 1899 erhielt er den
Lehrauftrag für allgem. Therapie, Hydriatrie etc. an der Berl. Univ. Litterar.
Arbeiten: *A.* Physiologisches und Pathologisch-Chemisches: „*Zur physiologischen
Wirkung der Abführmittel*" (Arch. f. exp.
Pathol. u. Ther., 1877) — „*Über die flüchtigen
Bestandteile der Excremente*" (Skatol entdeckt etc. Journ. f. prakt. Chemie; Bericht
der d. chem. Gesellsch., 1877) — „*Über
Phenolausscheidung bei Krankheiten und
nach Tyrosingebrauch*" (Cbl. f. m. W. u. Z.
f. phys. Chemie, 1878) — „*Über die
aromatischen Produkte der Fäulniss im
Eiweiss*" (Ztschr. f. phys. Chemie, 1879)
— „*Zur Kenntniss der Kynuren-Säure*" (Ib.

1879) — „*Über die flüchtigen Phenole im
menschl. Urin*" (Ib. 1880) — „*Über einige
Bestandtheile des jauchigen Eiters des Menschen*" (Ib. 1881) — „*Über das Taurobetain*"
(Ib. 1882) — „*Über Spaltungsprodukte der
Bacterien*" (Ib. 1884) — „*Über Ptomaine*"
(3 Teile, Berlin 1885, 86) — „*Zur Kenntniss der Ätiologie des Wundstarrkrampfes*"
(D. m. W., 1884) — „*Über Kresole und
Jndoxylschwefelsäure*"; versch. Artikel im
Verein mit BAUMANN. — „*Über das Vorkommen von Tetanie bei einem am Wundstarrkrampf erkrankten Individuum*" (B. k.
W. 1888) — „*Über Spaltungsproducte der
Bacterien*" (Z. f. physiol. Chemie VIII
u. IX) — „*Beobachtungen über das Auftreten von Toxalbuminen*" (Charité-Ann.
XVII). *B.* Pharmakologisches und Experimentelles: „*Zur Kenntniss des physiol.
Verhaltens des Brenzcatechin, Hydrochinon
und Resorcin*" (DU BOIS-REYMOND's Archiv
1879) — „*Zur therapeut. Würdigung der
Dihydroxylbenzole*" (Z. f. k. M., III) —
„*Über postmortale Temperaturen*" (mit
QUINCKE (D. Arch. f. k. M. 1878) —
„*Über die Ausschaltung des Lendenmarkgrau*" (Z. f. k. M., Jubelheft) — „*Über
das Princip der gruppenweisen Betrachtung
der Arzneimittel*" (Charité-Annalen, VII). —
C. Klinisches: „*Beiträge zur Lehre von der
fibrösen Hepatitis*" (VIRCHOW's Archiv, 1879)
— „*Über Pseudohypertrophie der Muskeln*";
Deutsches A. f. k. M., 1879) — „*Fall von totaler doppelseitiger Stimmbandlähmung*" (B. k.
W., 1877) — „*Einige Beziehungen der Fäulnisprodukte zu Krankheiten*" (Z. f. k. M., III) —
„*Schrecklähmung*" (Ib. II.) — „*Zur Casuistik
der Perichondritis laryngea*" (Ib. III) — „*Über
Febris recurrens*" (Charité-Annalen VI) —
„*Über carcinomatöse Peritonitis*" (Ib. VIII)
— „*Über Erytheme, insbesondere bei Infektionskrankhh.*" (Ib. IX) — „*Zur Kenntniss der Chylurie*" (Ib. VII) — „*Über Wanderpneumonie*" (Ib. X); zudem noch klinische Beobachtungen in den verschiedenen Jahrgängen der Charité-Annalen, B.
k. W. und Z. f. k. M. — „*Über das Auftreten des malignen Oedems bei Typhus abdom.*"(mit EHRLICH.) — „*Über Cystinurie nebst
Bemerkungen über einen Fall von Morb.
maculos. Werlhof*" (B. k. W. 1889.) —
„*Beiträge zur Lehre von der Mischinfektion*"
(Z. f. k. M., Bd. XI) — „*Über die klinische
Bedeutung des Elsner'schen Typhusnachweises*" (D. M. W. 1895) — „*Über Lepra*"

(B. k. W. 1896) — „*Autointoxicationen intestin. Ursprungs*" (Kongress f. inn. Med. 1898. — *D.* Bakteriologisches: „*Bacterien und Krankheitsgifte*" (B. k. W. 1889) — „*Untersuchungen über Bacteriengifte mit C.* FRAENKEL" (B. k. W. 1890) — „*Zur Kenntniss der Stoffwechselprodukte des Cholerabacillus*" (Ib.) — „*Über Immunität und Giftfestigung*" (mit WASSERMANN und KITASATO; Ztschr. f. Hygiene u. Infektionskrankheiten 1892) — „*Über künstliche Schutzimpfung von Thieren gegen Cholera asiatica*" (mit WASSERMANN; D. m. W. 1892) — „*Über die Übertragung der Immunität durch Milch*" (mit EHRLICH; Ib. 1892) — „*Beiträge zur Kenntniss der Milch immunisirter Thiere*" (mit EHRLICH; Zeitschr. f. Hygiene u. Infektionskrankh., Bd. XIII) — „*Beiträge zur Concentrirung der gegen Wundstarrkrampf schützenden Substanz aus der Milch*" (Ib. Bd. XV) — „*Untersuchungen über das Tetanusgift*" (Ib. Bd. XV) — „*Über Antitoxine und Toxine*" (mit BOER; Ib. Bd. XXI) — „*Weitere Erfahrungen über Bacteriengifte*" (Ib. Bd. XIX) — „*Über die Toxine der Diphtherie und des Tetanus*" (mit BOER; D. m. W., 1896) — „*Beitrag zur Lehre von der Fleischvergiftung*" (mit KEMPNER; Ib. 1897) — „*Über Versuche der Übertragung der Syphilis auf Thiere und über Serumtherapie bei Syphilis*" (mit UHLENHUTH; Kl. Jahrb. 1899).

Brierre de Boismont, Alexandre,

geb. zu Rouen, 1797, und 25. Dez. 1881 zu Saint-Mandé bei Paris gestorben, ist einer der bedeutendsten französischen Irrenärzte. In zahlreichen grösseren und kleineren litterarischen Arbeiten hat er die reichen Erfahrungen seines langen Lebens niedergelegt und so in ganz hervorragender Weise zur Entwicklung und Ausbildung der Psychiatrie beigetragen, der er sich seit **1834** ganz widmete. Er gründete eine eigene Anstalt und war ein halbes Jahrhundert lang einer der gesuchtesten Irrenärzte. Von litterarischen Arbeiten auf seinem Spezialgebiet kommen hauptsächlich in Betracht: „*Des hallucinations ou histoire raisonnée des apparitions, des visions, des songes, de l'extase, des rêves, du magnétisme et du somnambulisme*" (Paris 1845, 1852, 1861) — „*Du suicide et de la folie suicide, considerées dans leurs rapports avec la statistique,*

la médecine et la philosophie" (Paris 1855, 1865); die übrigen, meist Memoiren, welche erst in der Académie des sciences gelesen wurden, erschienen zum grössten Teile in den Annales d'hygiène publique, zu deren Mitredakteuren B. DE B. ebenso wie zu denen der Annales médico-psychologiques gehörte. Aus diesen Aufsätzen ergiebt sich eine gewisse Vorliebe des Verfassers für eine Verallgemeinerung der Psychiatrie in das allgemeine Anthropologische und daher auch für ihr Verhältnis zum Recht, d. i. für die forensische Psychiatrie im besonderen. Seit der Mitte der Sechziger-Jahre hat B. DE B. seine schriftstellerische Thätigkeit sehr eingeschränkt und mit Beginn der Siebziger-Jahre vollständig aufgegeben. „*Les fous de l'Angleterre. Étude médico-psychologue et légale*" (Paris 1870) ist seine letzte bekannt gewordene Arbeit einschlägiger Natur. B. war ein universell gebildeter Arzt, der auch wertvolle Arbeiten zur Botanik, Anthropologie und Epidemiologie (Cholera und Grippe) veröffentlicht hat.

Briggs, William Thompson,

als Sohn von Dr. John B. zu Bowling Green, Ky., 4. Dez. 1828 geb., studierte und promovierte 1849 an der Transsylvania-Univers., praktizierte anfangs in seiner Vaterstadt und liess sich 1851 in Nashville, Tenn., nieder, woselbst er seit 1877 als Prof. der Chir. an der Univers. thätig war; auch fungierte er in gleicher Stellung an der Vanderbilt Univers. of Tenn. und war vorher successive anat. Prosektor an der Univers. von Nashville, Adjunkt-Prof. der Anat., Prof. der Physiol. und Geburtsh. bis 1877. Er war 1872 Präsident der Amer. Med. Assoc. Von seinen wichtigsten Publikationen zitieren wir: „*History of surgery in Middle Tennessee*" — „*Enchondromatous tumors of the hand, forearm and arm*" (Nashville Journ. of Med. and Surg., 1871) — „*Traumatic aneurism of the internal carotis, the result of a puncture, ligation of the common carotid and then of the internal, at the seat of injury*" (Ib.) — „*Escape of catheter into the bladder during its use for the relief of retention*" (Ib.) — „*Dislocation of the radius and ulna backwards in a patient two and a half years old*" (Ib.) — „*Multilocular ovarian tumor . . . . weight of tumor eighty-five pounds, recovery*" (Ib.

1872) — *„The trephine, its uses in injuries of the head"* (Ib. 1876) etc. B. starb 13. Juni 1894.

Bright, Richard, in London, der bekannte Autor der nach ihm benannten Affektion, September 1789 zu Bristol geb., ging 1808 nach Edinburg, wo er von 1809 an Medizin studierte, machte 1810 mit Sir George Mackenzie und dem späteren Sir Henry Holland eine Reise nach Island und bearbeitete später den naturgeschichtlichen Teil in den von dem ersteren herausgegebenen *„Travels in Iceland"*. Er besuchte darauf zwei Jahre lang das Guy's Hospital in London und wurde 1813 in Edinburg Doktor mit der Dissertation: *„De erysipelate contagioso"*. 1814 machte er eine längere wissenschaftliche Reise nach Deutschland und Oesterreich und kehrte über Brüssel, wo er 14 Tage nach der Schlacht bei Waterloo eintraf, zurück. Später erschien ein von ihm publiziertes Reisewerk: *„Travels from Vienna through Lower Hungary etc."* (Edinburgh 1818). Zu Anfang 1817 wurde er Assistant-Physician am Fever Hospital in London, 1820 Assistant-Physician und 1824 Physician am Guy's Hospital und von da an begann seine ausgedehnte Lehrthätigkeit, bei welcher er der pathologischen Anatomie ganz besondere Aufmerksamkeit widmete. Bereits in dem ersten, 1827 erschienenen, eine Epoche in der Geschichte der Medizin bezeichnenden Bande seiner *„Reports of medical cases selected with a view to illustrate the symptoms and cure of diseases by a reference to morbid anatomy"* (2 voll., London 1827, 1831, w. 15 pl.) war das Hauptsächlichste seiner Entdeckungen in der Pathologie der Nieren enthalten. Zwar war durch Blackall und Wells die Anwesenheit von Eiweiss im Urin vieler Wassersüchtigen bereits bekannt, aber erst B. wies dessen Abhängigkeit von einer Erkrankung der Nieren nach, an welche sein Name für immer geknüpft ist. Er war einer der Ersten, welche die gelbe Leberatrophie, die Pigmentierung des Gehirns bei miasmatischer Melanämie u. a. beschrieb. Der zweite, 1831 erschienene Band seiner *„Reports etc."* war den Krankheiten des Gehirns und Nervensystems gewidmet. In seinen zahlreichen Aufsätzen, die in den Medico-Chirurg. Transact.

(1828, 33, 35, 39) und den Guy's Hospital Reports (1836 bis 40) enthalten sind, handelte er grösstenteils von den Erkrankungen der Unterleibsorgane und diese Aufsätze wurden nach seinem am 16. Dez. 1858 erfolgten Tode von G. H. Barlow für die New Sydenham Society in einem Bande gesammelt, u. d. T.: *„Clinical memoirs on abdominal tumours and intumescence"* (London 1861) herausgegeben. Im College of Physicians hielt er 1833 die Gulstonian und 1837 die Lumleian lectures; 1837, bei der Thronbesteigung der Königin Victoria, war er zu deren Physician Extraordinary ernannt worden.

Brissaud, P. E., Prof. der Gesch. d. Med. in Paris als Nachfolger von Laboulbène seit 1899, ist 1852 in Besançon geb., wurde 1872 Externe d. h., 1875 Interne, 1878 Präparator bei Charcot am Laboratorium der pathol. Anat., Dr. med. 1880 (*„Recherches anatomiques, physiologiques et cliniques sur la contracture permanente des hémiplégiques"*), 1884 Arzt am Bureau central, 1886 Agrégé (mit der These *„Paralysies toxiques"*), 1887 mit dem ergänzenden Unterricht in der path. Anat. betraut, 1889 Arzt am Hôp. Saint Antoine, vertrat von 1889 bis 92 Charcot an der Salpêtrière und hielt von 1893 bis 94 an der genannten Anstalt Vorlesungen über die Krankheiten des Nervensystems. Ein Verzeichnis von B.'s zahlreichen litterarischen Arbeiten nebst seinem Bilde ist in *„Progrès med."* No. 27 vom 8. Juli 1899 gegeben. Von seinen eigentlich historischen Publikationen führen wir an: *„Histoire des expressions populaires relatives à l'anatomie, à la physiologie et à la médecine"* — *„Le mal du roi"* — *„Note sur la mort de Charles de Guyenne, frère de Louis XI"* — *„Note sur l'infirmité du conventionnel Couthon"* (Chronique méd. 1896).

Bristowe, John Syer, sehr geschätzter Arzt in London, geb. 1827 in Camberwell, studierte von 1846 an im St. Thomas Hosp. mit Auszeichnung, wurde 1849 M. R. C. S., 1852 M. D., 1854 Assistant Physician bei genanntem Hospital, 1860 Physician, nachdem er seit 1859 über verschiedene Fächer zu lesen begonnen hatte. Von 1872 bis 92, dem Jahre seines Rücktritts, las er über Medizin. B. war auch mehr als 30 Jahre lang Physician an der Westminster Schule. 1881 wurde er Fellow der Roy. Soc. und erhielt 1881 den Ehren-Dr.-Grad der Rechte von der Univ. Edinburg. B. war eines der ältesten Mitglieder der Pathol. Soc. und 1885 deren Präsident. Er starb 20. Aug. 1895. Er veröffentlichte als Hauptwerk: „*A treatise on the theory and practice of medicine*"; demnächst „*The physiologicae and pathologicae relations of the voice and speech*". Ferner (mit HOLMES): „*Report on the hospitals of the united kingdom*" (Rep. of med. of priv. counc. Nr. 6). Endlich in den verbreitetsten Wochenjournalen und in den Berichten des Thomas-Hospital eine Reihe klinisch-kasuistischer Mitteilungen und Vorlesungen. B. war ein hervorragender Lehrer und hat sich durch seine Publikationen sowohl um die öffentliche Gesundheitspflege, wie um die Lehre von den Krankheiten des Centralnervensystems sehr verdient gemacht. Das oben genannte Hauptwerk, ein Handbuch der allg. und spez. Pathol. und Therapie, erlebte bis zu B.'s Tode 7 Auflagen.

Broca, Paul, der berühmte Anthropolog, 28. Juni 1824 in Sainte-Foy-la-Grande (in der Gironde) geb., wo sein Vater als pensionierter Militärarzt lebte. Seine wissenschaftliche Vorbildung eignete sich B. in dem Collège seines Heimatsortes an und bezog im Oktober 1841 die Universität in Paris, um sich hier auf Wunsch seiner Eltern dem Studium der Medizin zu widmen. Nach 2 Jahren wurde er als Externe der Abteilung von RICORD im Hôpital du Midi zugewiesen, Ende 1843 trat er, zuerst im Hôpital Bicêtre bei LEURET, später im Hôpital Beaujon bei LANGIER ein, sah dann seinen lebhaften Wunsch erfüllt, in die Stellung eines Interne bei GERDY zu kommen, zu dessen Assistenten er im Jahre 1846 ernannt wurde und durfte sodann noch ein viertes Jahr im Hôtel Dieu in der Abteilung von BLANDIN als Interne fungieren. Die Erfolge, welche B. bis zum Schlusse seiner medizinischen Studien erzielt hatte, veranlassten seine Mutter, ihrem lange gehegten Wunsche, den Sohn als praktischen Arzt in seiner Heimat zu sehen, zu entsagen und ihm die Einwilligung zum Eintritte in die akademische Laufbahn zu erteilen. — Im Jahre 1849 erlangte B. auf Grund seiner Inauguralschrift: „*De la propagation de l'inflammation*. — *Quelques propositions sur les tumeurs dites cancéreuses*" die Doktorwürde und 1853 wurde er nach glänzend bestandenem Concurs und auf Grund seiner vortrefflich gearbeiteten These: „*Sur l'étranglement dans les hernies abdominales et les affections, qui peuvent le simuler*" (in zweiter bedeutend erweiterter Bearbeitung. Par. 1856) zum Professor agrégé und wenige Tage später zum Chirurgien des hôpitaux ernannt, ein Ereignis, welches die „junge medizinische Schule" von Paris, der er angehörte, mit dem grössten Jubel erfüllte, da sie in dem Erfolge eines der ihrigen eine offizielle Anerkennung ihrer Bestrebungen erblickte. Dieser Triumph gründete sich wesentlich darauf, dass B., einer der befähigtesten Schüler LEBERT'S, als Evangelist der von diesem aus Deutschland nach Paris verpflanzten pathologisch-histologischen Forschung aufgetreten war und in seinen Arbeiten, so schon in seiner Inauguralschrift, sowie in zahlreichen Mitteilungen über die Erkrankungen der Gelenkknorpel, die pathologische Anatomie der Rhachitis, über pathologische Verhältnisse beim Knochenwachstum u. v. a., welche in den Bulletins der Société anatomique der Jahre 1842 bis 51 veröffentlicht worden sind, vor allem aber in dem mit dem PORTAL'schen Preise gekrönten (in den Mém. de l'Acad. de Méd. Tom. XVI, pag. 453, abgedruckten, besonders Paris 1852 erschienenen) „*Mémoire sur l'anatomie pathologique du cancer*" die Pariser medizinische Gelehrtenwelt mit dieser in Frankreich bis dahin kaum beachteten Forschung in der wissenschaftlichen Heilkunde bekannt gemacht und ihr die verdiente Geltung verschafft hatte. — Im Jahre 1856 erschien sein „*Traité des anévrismes et leur traitement*", 1863 der erste Band seiner „*Traité des tumeurs*", 1866 seine meisterhaft gearbeitete „*Étude sur Celse et la chirurgie romaine*" (in Conférences historiques de la Faculté de Méd. de Paris, Paris 1866, pag. 445), in welcher der Verfasser Beweise seiner klassischen Bildung gegeben hat und 1867 die „*Recherches sur un nouveau groupe des tumeurs désignées sous le nom d'odontômes*", welche den Anfang des zweiten (nicht vollendeten) Teiles seiner Geschwulstlehre bilden. —

In Anerkennung seiner hervorragenden wissenschaftlichen Leistungen war B. 1868 zum Mitgliede der Académie de Médecine erwählt und auf den Lehrstuhl der Chirurgie (Pathologie externe) an der Fakultät berufen worden, den er jedoch alsbald mit der Professur der chirurgischen Klinik vertauschte, in welcher Eigenschaft er der Reihe nach im Hôpital St. Antoine, in der Pitié, im Hôpital des Cliniques und zuletzt (zur Zeit seines Todes) im Hôpital Necker thätig gewesen ist. Diesen grossen Verdiensten B.'s um die Förderung der pathologischen Histologie und Physiologie und der Chirurgie schliessen sich seine Leistungen im Gebiete der Anthropologie und Ethnographie an. — Durch die Arbeiten von GEOFFROY-SAINT-HILAIRE, SERRES und QUATREFAGES angeregt, hatte er sich diesem wissenschaftlichen Gebiete, das in der bereits früher gebildeten Société ethnologique eine Vertretung gefunden hatte, seit dem Jahre 1859 mit wahrem Enthusiasmus hingegeben; mit Hilfe von Gesinnungsgenossen bildete er 1860 die Société d'anthropologie, in welcher er seit 1862 die Stelle des Secrétair général bekleidet hat und in Verbindung mit welcher, und zwar ebenfalls auf seine Anregung, im Jahre 1876 das anthropologische Institut begründet wurde, in welchem öffentliche Vorträge über vergleichende Anatomie, Ethnologie, Ethnographie, Demographie u. s. w. gehalten werden und Unterricht in kraniometrischen und anthropometrischen Messungen erteilt wird. In diesem Institute hat B. während der letzten Jahre seines Lebens fast täglich nachmittags einige Stunden zugebracht und sich mit kraniometrischen Studien, die ihn vorzugsweise interessierten, und für welche er zahlreiche, ingeniös erdachte Instrumente erfunden hat, beschäftigt. Seine sehr zahlreichen Arbeiten auf diesem Gebiete sind in dem Journal de physiologie und in den Bulletins und Mémoires der anthropologischen Gesellschaft veröffentlicht worden. In dieser Gesellschaft war B. mit seinem Landsmanne und alten Freunde GRATIOLET zusammengetroffen; er schloss sich demselben an und wurde gemeinsam mit ihm von dem Boden der Kraniometrie auf ein anderes Gebiet, das der Lehre von den Funktionen des Gehirns, geführt, auf welchem B. durch seine Lehre von der Hirnlokalisation und der Lehre von der Aphasie (oder Aphémie, wie B. selbst den Zustand genannt hat) epochemachend aufgetreten ist. Seine ersten Arbeiten über die Anatomie der Hirnwindungen und über Hirnlokalisation, mit spezieller Berücksichtigung des Sprachcentrums, erschienen in den Bulletins der anthropologischen und anatomischen Gesellschaft in den Jahren 1861 bis 63, sein erster Bericht über Aphémie (bezw. Aphasie) im Julihefte 1863 des Bulletin der anatomischen Gesellschaft (auch als Broschüre besonders ausgegeben), dem dann eine grössere Reihe den Gegenstand behandelnder Mitteilungen in den genannten Zeitschriften folgten. — Schliesslich ist aus dem wissenschaftlichen Leben B.'s auch noch des Interesses zu gedenken, das er der öffentlichen Gesundheitspflege und der Volkserziehung entgegengetragen hat; er hat mehrere diesen Gebieten angehörende Arbeiten, so über Kindersterblichkeit, über die Bevölkerungsbewegung in Frankreich, über die Organisation des Sanitätsdienstes in der französischen Armee u. a. veröffentlicht und in dem einen Falle, in welchem er als Mitglied des Senates das Wort ergriffen hat, sich für Unabhängigkeit des Unterrichtes des weiblichen Geschlechtes in Frankreich von der Kirche dem Bischof DUPANLOUP gegenüber ausgesprochen, der gefordert hatte, dass die Bildung der Frauen „sur les genoux de l'église" erfolge. — In Anerkennung seiner Verdienste wurde B. Anfang 1880 zum lebenslänglichen Senatsmitglied gewählt. Doch begann er bereits in demselben Jahre zu kränkeln und starb am 8. Juli.

Brochin, Robert Hippolyte, zu Paris, geb. 1808 zu Carcassonne, studierte in Montpellier, war Interne in Marseille, wo er sich während der Cholera-Epidemie von 1835 so auszeichnete, dass ihm mehrere Ehrenbeweise zu Teil wurden. 1837 wurde er in Paris Doktor mit der These: *„Quelques propositions de pathologie et de thérapeutique"* und trat mit der Gaz. méd. in Verbindung, für die er (1837 bis 40) eine grosse Zahl von Artikeln, namentlich bibliograph. Inhaltes verfasste. Dasselbe that er für L'Examinateur médical, schrieb auch einige Aufsätze für die Revue synthét., die Revue méd., die Gaz. des hôpit., sowie einige Artikel für das Dict. von Fabre und das Dict. des études méd. prat. Auch war er Chefredakteur der Gaz. des hôpit.; er starb Ende März 1888.

Brodie, Sir Benjamin Collins, berühmter englischer Chirurg, 8. Juni 1783 zu Winterslow, Grafschaft Wilts, geb., kam 1801 nach London, war ein Schüler von Abernethy und Wilson und trat 1803 als Zögling unter Everard Home in das St. Georgs-Hospital ein. Nachdem er Hauschirurg in demselben und Anatomie-Demonstrator bei der medizinischen Schule in Great Windmill Street gewesen war, wurde er 1808 zum Assistant-Surgeon des gedachten Hospitals ernannt, mit welchem er 32 Jahre lang in ununterbrochener Verbindung blieb. Er hielt bis 1830 anatomische und chirurgische Vorlesungen, von da an nur einmal wöchentlich im Hospital einen klinischen Vortrag. Zunächst veröffentlichte er mehrere in der Royal Society vorgetragene physiologische Abhandlungen, es folgten später Arbeiten zur praktischen Chirurgie; so besonders über Gelenkkrankheiten, um deren genauere Kenntnis er sich grosse Verdienste erworben hat. 1819 wurde er von dem College of Surgeons zum Professor der vergleichenden Anatomie, über die er bis 1823 las, und 1822 zum Surgeon des St. Georgs-Hospitals ernannt. Er begann nun umsomehr die erste Stelle unter den Chirurgen Londons einzunehmen, je mehr Sir Astley Cooper vom Schauplatze zurücktrat. 1828 wurde er zum Surgeon des Königs, 1832, nach Sir Everard Home's Tode, zum Serjeant-Surgeon und 1834 zum Baronet ernannt; 1858 wählte ihn die Royal Society zu ihrem Präsidenten. Zu seinen späteren Publikationen gehören die *„Lectures on diseases of the urinary organs"* (London 1832; 4. edit. 1849; Philadelphia 1843; deutsch in der Chir. Handbibl., XV, Weimar 1833; französische Übersetzung von Patron, Montpellier) — *„Lectures illustrative of certain nervous affections"* (London 1837; deutsch von Kirschner, Marburg 1838). — Ausserdem noch eine Anzahl chirurgischer Aufsätze. Dazu kommt eine beträchtliche Zahl von Vorlesungen, die veröffentlicht und gesammelt wurden, als: *„Clinical lectures on surgery"* (Philadelphia 1846) — *„Lectures illustrative of various subjects in pathology and surgery"* (London 1846); ferner eine Reihe von „Introductory Discourses" oder „Addresses", die bei feierlichen Gelegenheiten gehalten wurden und teilweise, wie eine Anzahl von handschriftlich hinterlassenen Bemerkungen, in der nach seinem Tode erschienenen Sammlung seiner Schriften zum erstenmale veröffentlicht wurden; endlich mehrere nicht streng medizinische Schriften und Aufsätze über Homöopathie, Kurpfuscherei, psychologische Themata u. a. B. starb 21. Oct. 1862.

Broeckx, Corneille, zu Antwerpen 1. Juni 1807 geb., doktorierte 1831 und zeichnete sich zuerst in der Cholera-Epidemie von 1831 bis 32 aus und demnächst als Sieger in der Preisbewerbung, welche die med. Gesellschaft zu Gent 1835 durch die Preisfrage nach der Entwicklung der belgischen Med. von Vesal bis zur Unterdrückung der Universität Löwen inszeniert hatte. Die Arbeit wurde später als *„Essai sur l'histoire de la médecine belge avant le XIX siècle"* herausgegeben. Durch mehr als 120 weitere Publikationen bereicherte B. die Geschichte der Medizin bis 1869, seinem Todesjahr. Der Hervorhebung bedürfen noch: *„Institutions médicales belges depuis les derniers années du XVIII. siècle etc."* — *„Histoire du collegium medicum Antwerpiense"* (gleiche Darstellung später über Brüssel) — *„La chirurgie du maître Yperman"*. B. war lange Jahre leitender Arzt des St. Elisabeth-Hospitals in Antwerpen gewesen.

Broesike, Gustav, 7. Mai 1853 in Puppen, Kreis Ortelsburg, geb., studierte Oktober 1869 bis Oktober 71 in Königsberg i. Pr., seitdem in Berlin bis 1874. Während der Studienzeit vom August 1875 bis August 76 fungierte er als Assistenzarzt am städtischen Barackenlazarett zu Berlin, im Winter 1876 bis 77 während des türkisch-serbischen Feldzuges als Militärarzt in türkischen Diensten. Seit Juli 1877 ist B. Assistent, seit 1878 Custos und Assistent am anatomischen Institut und Museum, seit 1893 II. Prosektor am königl. anatomischen Institut, sowie seit 1887 vortragender Arzt an der königl. Turnlehrer-Bildungsanstalt zu Berlin. Er publizierte (neben der Dissertation „*Zur Casuistik der Kystome*"): „*Das anthropologische Material des anatomischen Museums zu Berlin*" (Braunschweig 1880) — „*Über die feinere Structur des normalen Knochengewebes*" (WALDEYER's Archiv 1882) — „*Das türkische Heeres-Sanitätswesen während der letzten türkischen Feldzüge*" (Internationale Revue der Armeen etc. 1883) — „*Über intraabdominale (retroperitoneale) Hernien und Bauchfelltaschen nebst einer Darstellung der Entwicklung peritonealer Formationen*" (Berlin 1891) — „*Lehrbuch der normalen Anatomie des menschlichen Körpers*" (Ib. 1889, 6. Aufl. 1899) — „*Der menschliche Körper*" (Ib., 2. Aufl. 1899) — „*Atlas der normalen Anatomie des menschlichen Körpers*" (Ib. 1899) sowie diverse kleinere Mitteilungen.

Brouardel, Paul-Camille-Hippolyte in Paris, geb. 13. Febr. 1837 zu Saint-Quentin (Aisne), studierte in Paris, wurde daselbst Interne des hôp. 1859, Dr. med. 1865 mit der These: „*De la tuberculisation des organes génitaux de la femme*", 1869 Médecin du Bureau central und Agrégé, 1874 Méd. des hôpitaux, 1879 Prof. der gerichtl. Med. an der Fakultät, 1881 Membre de l'acad. und Doyen der Fakultät. Schriften: „*Étude critique des diverses médications employées contre le diabète sucré*" (1869) — „*Le viol et l'hypnotisme*" (1879) — „*Installation d'appareils frigorifiques à la morgue*" (1880) — „*Attentats à la pudeur*" (1883) — „*Égouts et vidanges*" (1882) — „*Le secret médical*," (2 Éd. 1893) — „*Cours de médecine légale de la faculté de méd. de Paris*" (7 voll.) — „*La mort et la mort subite*" (1895) — *Les asphyxies par les gaz, les vapeurs et les anesthésiques*" (1896) — „*La pendaison, la strangulation, la suffocation et la submersion*" (1896) — „*Les explosifs et les explosions*" (1897) — „*L'infanticide*" (1897) — „*La responsabilité médicale*" (1898) — „*L'exercice de la médecine*" (1899) — „*Traité de médecine et de thérapeutique*" (10 voll. zus. mit A. GILBERT).

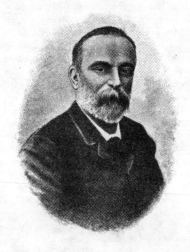

ferner verschiedene Abhandlungen zur Epidemiologie. Ausserdem veranstaltete B. eine französische Ausgabe von v. HOFMAN's Lehrb. d. gerichtl. Med. u. d. T.: „*Nouveaux éléments de médecine légale*" (1881) und ist seit 1878 Mitredakteur der „*Annales d'hygiène publique et de médecine légale*" (vom 50. Jahrgange an).

Brown, Isaac Baker, in London, berühmter Gynäkolog, geb. zu Colne Engame in Essex, 8. Juni 1812, war ein Zögling des Guy's Hosp., unter HILTON, liess sich 1834 als prakt. Arzt im Westend von London nieder und erwarb sich bald den Ruf eines geschickten Geburtshelfers. Er wendete seine besondere Aufmerksamkeit den Eierstockscysten zu und schrieb über die Behandlung derselben mit Punktion, Kompression, Excision eines Stückes und Anlegung einer Fistel, Injektion von Jodtinktur eine Anzahl von Aufsätzen in der Lancet (1844 bis 49), kam aber durch die geringen Erfolge dieser Behandlungsweisen auf die Exstirpation und führte dieselbe zunächst 3 mal ohne günstigen Ausgang, dann zum 4. Male (1852) mit Erfolg an seiner eigenen Schwester aus. Er nahm einen thätigen Anteil an der Gründung des St. Mary's Hosp. und wurde bei demselben als Surgeon-Accoucheur und als Dozent für die chir. Krankheiten der Frauen und Kinder angestellt. 1858 legte er diese Stelle nieder und gründete bald darauf das London Surgical Home, den Hauptschauplatz seiner späteren ausgedehnten operativen Thätigkeit. 1854 hatte er ein Werk: „*On surgical diseases of women*" (3. ed. 1866) publiziert, das seinen Namen als ingeniösen und kühnen Operateur in den weitesten Kreisen bekannt machte. Er zeichnete sich durch unübertreffliche manuelle Geschicklichkeit bei der Ausführung schwieriger Operationen an den weiblichen Genitalien, der Operation veralteter Darmrisse, der Blasen- und Mastdarm-Scheidenfisteln, der Tumoren des Uterus u. s. w. aus, während er bei der Ovariotomie die Durchtrennung des Stieles mit dem Glüheisen ausführte. Über die Erkrankung der Ovarien und die Ovariotomie schrieb er: „*On ovarian dropsy: its nature diagnosis and treatment*" (Lond. 1862; 2. ed. 1868). 1861 hatte er die Genugthuung, dass Nélaton mehrere Tage lang sein Gast war, allen seinen Operationen beiwohnte und, nach Paris zurückgekehrt, der Ovariotomie daselbst Eingang verschaffte. 1865 wurde er Präsident der Medical Society. Im folgenden Jahre publizierte er das Werk: „*On the curability of certain forms of insanity, epilepsy, catalepsy and hysteria in females*" (Lond.), in welchem er als ein in einzelnen Fällen zur Heilung geeignetes Mittel die Clitoridectomie empfahl. Nachdem er diese Operation in einer grossen Zahl von Fällen ausgeführt, wurde 1867, in der Obstetrical Society, eine Anklage gegen ihn wegen unwürdigen Verhaltens erhoben, die nach langer und stürmischer Diskussion (Lancet, 1867, I, S. 366; Med. Times and Gaz., 1867, I, S. 427; Brit. Med. Journ., 1867, I, S. 395) seine Ausschliessung aus der Gesellschaft zur Folge hatte. Trotz der von seiner Seite gemachten Anstrengungen war er dadurch in den Augen des Publikums diskreditiert, erkrankte bald darauf auch körperlich und starb 3. Februar 1873. — Er war einige Jahre lang unzweifelhaft in London der geschickteste Operateur bei Eierstocksgeschwülsten und Blasen-Scheidenfisteln; diese Operationen wurden von ihm sowohl im „Surgical Home" als in der Privatpraxis in grosser Zahl ausgeführt; er publizierte alle seine Operationsfälle, auch die unglücklich verlaufenen, mit grosser Offenheit; auch wird von Unparteiischen angenommen, dass die Clitoridectomie, die ihn schliesslich zu Grunde gerichtet hat, von ihm durchaus in gutem Glauben an deren Nützlichkeit empfohlen und ausgeführt worden sei.

Browne, Lennox (von manchen Autoren umgekehrt Lennox als Hauptname angesehen), M. R. C. S. Eng. 1863, F. R. C. S. Edinb. 1873, Spezialarzt für Brust-, Singstimmen-, Nasen- und Gehörskrankheiten in London, veröffentlichte 1878: „*The throat and nose and their diseases*" mit 500 Abbildungen (5. Aufl. 1899, um 100 Abbildungen vermehrt.) Vorher hatte er geschrieben: „*Australia for invalids, the voyage climates and prospects for residence*" (1865). Von 1875 bis 81 erschienen in einzelnen Essays die „*Practical remarks on throat and ear diseases*", ferner 1880: „*On production and management of the singing voice*", sowie die seit 1883 in 19 Auflagen erschienene Schrift: „*Voice, song and speech*" etc.

Browne, Samuel, M. R. C. S. Eng. 1851, L. und L. M. 1859 und 1881 auch M. K. Q. C. P. Ireland, wirkte zu Belfast sowohl am Kinderhospital, als an daselbst befindlichen öffentlichen ophthalmiatrischen Instituten. Abgesehen von zwei bereits 1852 publizierten, mehr populären Vorlesungen über das Auge, veröffentlichte er eine Reihe ophthalmologischer Arbeiten im Dubl. quart. Journ., so unter anderem (bereits 1849): „*Complete paralysis of the motores oculorum from tumour of the crura cerebri?*" und starb 26. August 1890.

Brown-Séquard, Charles-Edouard, zu Paris, 1818 auf der Insel Mauritius geb. Sein Vater, Edward Brown, war aus Philadelphia, seine Mutter eine Französin Namens Séquard. Er kam 1838 zur Vervollständigung seiner medizinischen Studien nach Paris und wurde 1840 daselbst Doktor. Er widmete sich von da an experimentell-physiologischen Untersuchungen über die Zusammensetzung des Blutes, die animalische Wärme, das Rückenmark und seine Erkrankungen, das Muskel-, Nerven-, Ganglien-System. Diese Untersuchungen berechtigten ihn auch, vielfach mit Erfolg Erkrankungen des Nervensystems zu behandeln. Sowohl zu diesem Zweck, als um Vorlesungen,

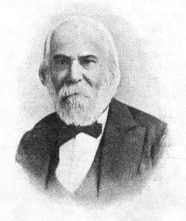

zum Teil vor einem grösseren Publikum, zu halten, nahm er zeitweise einen längeren Aufenthalt in Nord-Amerika und in London. An letzterem Orte war er Arzt des Hospitals für Paralytische. Im Januar 1869 wurde er zum Professeur agrégé an der Pariser medizinischen Fakultät ernannt, 1878 endlich CLAUDE BERNARD's Nachfolger auf dem Lehrstuhl der Experimental-Medizin am Collège de France. In seinen letzten Lebensjahren machte er noch viel von sich reden durch die von ihm gegen Impotentia virilis empfohlenen subkutanen Spermin-Injektionen und wurde damit der Begründer der neueren Organtherapie. B.-S., der 2. April 1894 in Paris starb, hat sich vor allem grosse Verdienste um die Nervenphysiologie und -Pathologie erworben, auf die sich die überwiegende Zahl seiner Publikationen bezieht. Er hat ausserdem 1858 das Journal de la physiologie de l'homme et des animaux begründet und bis 1863 (6 voll.) herausgegeben. 1868 gründete er

mit CHARCOT und VULPIAN die Archives de physiologie normale et pathologique, und war Mitarbeiter am Dict. encycloped. des sc. médic. 1873 gab er in Philadelphia und New York die Archives of Scientific and Practical Medicine and Surgery heraus.

Bruck, Julius, in Breslau, als Sohn des Zahnarztes Dr. med. Jonas B. daselbst 6. Oktober 1840 geb., studierte an den Universitäten Breslau, Berlin, Bonn, Paris Medizin und Zahnheilkunde, bestand 1858 die Staatsprüfung als Zahnarzt, wurde 1866 Dr. med. und erwarb 1870 die Approbation als Arzt. 1859 trat er in die Praxis seines Vaters ein, habilitierte sich 1871 als Dozent in der med. Fakultät zu Breslau mit der Habilitationsschrift: „Beiträge zur Pathologie und Histologie der Zahnpulpa" und erhielt 1891 den Professortitel. B. veröffentlichte noch: „Das Urethroscop und Stomatoscop durch galvanisches Glühlicht" — „Die Krankheiten des Zahnfleisches" — „Über angeborene und erworbene Defekte des Gesichtes und des Kiefers".

Brücke, Ernst Wilhelm Ritter von, geb. zu Berlin 6. Juni 1819 als Sohn des Porträt- und Historienmalers JOHANN GOTTFRIED B. Er studierte seit 1838 an den Universitäten zu Berlin und Heidelberg Medizin. Im November 1842 wurde er zum Dr. med. promoviert. Zu jener Zeit mussten nach den Gesetzen, welche an der Berliner Universität Geltung hatten, mindestens zwei Jahre verstreichen zwischen der Erlangung der Doktorwürde und der Habilitierung als Privatdozent, so dass B. erst am Ende des Jahres 1844 Privatdozent an der Berliner Universität wurde, und zwar für Physiologie. Inzwischen war B. schon im Herbst 1843 Assistent an dem unter JOHANNES MÜLLER's Leitung stehenden Museum für vergleichende Anatomie geworden und versah gleichzeitig de facto, wenn auch nicht amtlich hierzu bestellt, die Dienste eines Prosektors, da der damalige Prosektor PETERS sich zwecks einer wissenschaftlichen Reise auf Urlaub befand. Im Herbst 1846 erhielt B. zu seiner Assistentenstelle noch die eines Lehrers für Anatomie an der Berliner Akademie der bildenden Künste. Im Frühling 1848 wurde er als Professor extraordinarius für Physiologie an Stelle Burdach's nach Königsberg berufen, und im folgenden Jahre als ordentlicher Professor der Physiologie und höheren (mikroskopischen) Anatomie an die Wiener Universität, woselbst er seit Beginn des Sommer-Semesters 1849 ununterbrochen als Professor der Physiologie und als Leiter des physiologischen Institutes bis zu seiner nach dem österr. Universitätsgesetz erforderlichen Altersemeritierung 1890 thätig war. Noch im Jahre 1849 wurde er zum wirklichen Mitgliede der neu gegründeten Wiener Akademie der Wissenschaften ernannt und später noch vielfach ausgezeichnet; so unter anderem durch Verleihung der österreichischen Hofratswürde, durch Ernennung zum lebenslänglichen Mitgliede des österreichischen Herrenhauses (1879), durch die Rektorswürde, ferner, nebst vielen fremden Orden, durch Verleihung des österreichischen Franz Joseph- und später des Leopolds-Ordens, welch' letzterer seiner und seiner Familie Erhebung in den Ritterstand mit sich brachte, durch Verleihung des preussischen Ordens pour le mérite u. s. w., durch die Mitgliedschaft der Berliner, der Münchener und mehrerer anderer Akademien, durch Ehrendoktorate u. s. w. B. hat nicht, wie die meisten neueren Physiologen, ein spezielles Kapitel der Physiologie ausschliesslich oder mit besonderer Vorliebe bearbeitet, sondern auf allen Gebieten geforscht, in der Morphologie, in der physiologischen Chemie, in der physikalischen und physiologischen Optik, in der Nerven- und in der Muskel-Physiologie, in der Physiologie der Sprachorgane, in der des Blutes und der Verdauung u. s. w. und die Resultate dieser Forschungen in einigen Büchern und in zahlreichen grösseren und kleineren Abhandlungen niedergelegt. Von diesen letzteren erschienen die meisten bis 1849 in „Müller's Archiv für Anatomie, Physiologie und wissenschaftliche Medizin" und von diesem Jahre an in den Denkschriften und Sitzungsberichten der kaiserl. Akademie der Wissenschaften in Wien. Seine mikroskopischen Arbeiten sind u. a. bahnbrechend gewesen und massgebend geblieben für unsere Anschauungen über das Wesen der Zellen („Elementar-Organismen"); seine optischen Arbeiten haben die Grundlage für die Erfindung des Augenspiegels abgegeben, welchen dann Helmholtz konstruierte und haben unsere Kenntnisse von den Verrichtungen des menschlichen Auges sehr wesentlich bereichert; und seine chemischen Arbeiten haben nebst vielen anderem auch in das noch so dunkle Gebiet der Eiweiss-Substanzen wenigstens einige Streiflichter fallen lassen. In seinem Werke „*Grundzüge der Physiologie und Systematik der Sprachlaute für Linguisten und Taubstummenlehrer*" (Wien 1856, 2. Auflage 1876) hat er eine erschöpfende Analyse der in europäischen und orientalischen Sprachen vorkommenden Laute in Beziehung auf die Art, wie sie hervorgebracht werden, gegeben und hat dann in einem anderen Werke „*Neue Methode der phonetischen Transscription*" (Wien 1863) die Idee praktisch durchgeführt, die Laute der Sprache in der Schrift und im Druck nicht durch willkürliche, rein konventionelle Symbole darzustellen, die untereinander, und mit dem, was sie bedeuten sollen, in gar keinem Zusammenhange stehen, sondern sie vielmehr durch Zeichen auszudrücken, welche aus Elementen bestehen, deren jedes eine Beziehung auf eines der Sprechorgane hat, so dass im ganzen Zeichen die Stelle der Artikulation, die Art derselben, der Zustand der Stimmritze u. s. w. repräsentiert ist, und jeder, der nur die Bedeutung der Elementarzeichen kennt, eine nach dieser phonetischen Transskription niedergeschriebene Wortfolge in einer Sprache, die er nie gehört hat, vollkommen richtig auszusprechen imstande ist — eine Errungenschaft von grosser

Wichtigkeit für Linguisten und Orthoepisten. Von grösseren Werken hat B. ferner veröffentlicht eine „*Physiologie der Farben für die Zwecke der Kunstgewerbe bearbeitet*" (Leipzig 1866) — „*Die physiologischen Grundlagen der neuhochdeutschen Verskunst*"(Wien 1871) und „*Bruchstücke aus der Theorie der bildenden Künste*" (Leipzig 1877, Bd. XXVIII der Internationalen wissenschaftlichen Bibliothek). Im Jahre 1873 entschloss sich B., durch äussere Umstände dazu gedrängt, sein regelmässiges Hauptkollegium nachstenographieren zu lassen und es, mit geringfügigen Veränderungen, in Form eines zweibändigen Lehrbuches herauszugeben. Dasselbe führt den Titel: „*Vorlesungen über Physiologie*" (2 Bde., Wien 1873 bis 74; seitdem sind neuere Auflagen davon erschienen, die dritte 1881). Von seinen vielen kleineren Abhandlungen seien die folgenden genannt, nur um eine Vorstellung von der Vielseitigkeit B.'s zu geben: „*Anatomische Beschreibung des menschlichen Augapfels*" — „*Untersuchungen über subjektive Farben*" — „*Vergleichende Bemerkungen über Farben und Farbenwechsel bei den Cephalopoden und bei den Chamäleonen*" — „*Über die Chylusgefässe und die Resorption des Chylus*" — „*Über den Dichroismus des Blutfarbstoffes*" — „*Über die Ursache der Gerinnung des Blutes*" — „*Über das Vorkommen von Zucker im Harn gesunder Menschen*" — „*Über den Verlauf der feinsten Gallengänge*" — „*Über das Verhalten lebender Muskeln gegen Borsäurelösungen*" — „*Über den Bau der roten Blutkörperchen*" — „*Über den Einfluss der Stromesdauer auf die elektrische Erregung der Muskeln*" — „*Über das Verhalten entnervter Muskeln gegen discontinuirliche elektrische Ströme*" — „*Über asymmetrische Strahlenbrechung im menschlichen Auge*" — „*Über die Peptontheorien und die Aufsaugung eiweissartiger Substanzen*" — „*Über die physiologische Bedeutung der theilweisen Zerlegung der Fette im Dünndarm*" — „*Über eine neue Methode, Dextrin und Glycogen aus thierischen Flüssigkeiten und Geweben abzuscheiden*" — „*Über einige Consequenzen aus der Young-Helmholtz'schen Theorie*". Nebst diesen, nur beispielsweise angeführten Arbeiten, sind noch äusserst zahlreiche Abhandlungen aus allen Gebieten der Physiologie, der reinen Physik und Chemie, der Morphologie, ja selbst der Botanik von B. veröffentlicht worden und ausserdem noch mehrere Schriften nicht naturwissenschaftlichen, sondern ästhetischen Inhalts. Kurz vor B.'s am 7. Jan. 1892 an der Influenza erfolgtem Ableben erschien noch die Monographie: „*Schönheit und Fehler der menschlichen Gestalt*".

Bruehl, Karl Bernhard, geb. 5. Mai 1820 zu Prag, studierte 1841 bis 47 in Wien Medizin, setzte seine Studien in Italien und Paris fort, kehrte 1855 nach Wien zurück, wurde 1857, als Nachfolger von Oscar Schmidt, Prof. der Zool. und vergleich. Anat. in Krakau und 1860 in die gleiche Stellung nach Pest berufen, ging aber noch in demselben Jahre, aus sprachlichen Gründen, nach Wien, wo er 1861 den neu errichteten Lehrstuhl der Zootomie und 1863 die Mittel zur Errichtung eines zootom. Instituts erhielt, dem er bis zu seiner Emeritierung 1890 vorstand. B., der 14. August 1899 in Graz verstorben ist, verfasste hauptsächlich zootom. u. vergl. anat. Schriften, deren Titel hier übergangen werden können.

Brühl, Gustav, in Berlin, geb. 1871, erhielt seine Ausbildung in Wien und Freiburg i. B. unter A. Politzer und Bloch, sowie am anatomischen Institut von Zuckerkandl in Wien, Dr. med. 1894, wirkt seit 1898 als Ohrenarzt in Berlin. Schriften: „*Das menschliche Gehörorgan*" (Atlas. München 1898) — „*Neue Methoden und Darstellungsweisen der Hohlräume in Ohr und Nase*" (Anat. Anz. XIV, Präparate auf Krankenpflegeausstellung prämiiert) — „*Stimmgabeluntersuchungen bei Schwerhörigen: Der Rinne'sche und Gellé'sche Versuch*" (Z. f. O. 32, 1897) — „*Casuistik und Untersuchungen bei Taubstummen*" (Handbuch von Gutzmann 1896 bis 99). In Vorbereitung befindet sich: „*Handatlas der Ohrenheilkunde mit erläuterndem Grundriss*" (unter Mitwirkung von Politzer, München, als Teil von Lehmann's „Med. Handatlanten").

Brunn, Albert von, zu Zschorno (Kreis Forst) 7. Februar 1849 geb., studierte in Leipzig, Bonn, Breslau und Strassburg, hier als Schüler Waldeyer's.

Am 8. Mai 1872 promoviert, übernahm er im Herbst 1872 die Stellung des Prosektors zu Göttingen und habilitierte sich daselbst. Er beschrieb monographisch: „Das Verhältniss der Gelenkkapseln zu den Epiphysen der Extremitätenknochen" (Leipzig 1881) und publizierte ausserdem Arbeiten über Ossifikation, Blut, Samenkörper, Riechepithel in verschiedenen Zeitschriften. 1883 folgte er einem Ruf als ordentl. Prof. nach Rostock als Nachfolger des damals nach Königsberg berufenen Prof. MERKEL (jetzt in Göttingen). Doch starb B. bereits 11. Dezember 1895 zu Malchin.

Bruns, Victor von, berühmter Laryngochirurg zu Tübingen, war 9. August 1812 zu Helmstädt geb., studierte 1831 bis 33 auf dem Colleg. anat.-chirurg. und Carolinum in Braunschweig und 1833 bis 36 in Tübingen, wo er mit einer Dissertation vergleichend-anatomischen Inhaltes Doktor wurde. Nach einer ein-

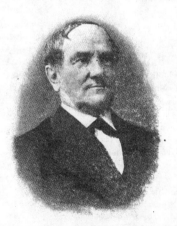

jährigen Reise wurde er Arzt in Braunschweig, begann 1838 Vorlesungen über Anatomie bei dem erstgenannten Collegium, wurde 1839 Professor derselben und schrieb ein „Lehrbuch der allgemeinen Anatomie des Menschen" (Braunschweig 1841). 1842 wurde er Chirurg des herzogl. Krankenhauses und 1843 nach Tübingen als Prof. ord. der Chirurgie berufen. Die von ihm während seiner dortigen 40jährigen praktischen Thätigkeit verfassten grösseren Arbeiten sind folgende: „Übersicht über die . . . . 1843 bis . . . . 1846 vorgekommenen Krankheitsfälle und Operationen u. s. w." (Tübingen 1847, 4) — „Die chirurgischen Krankheiten und Verletzungen des Gehirns und seiner Umhüllungen" (1854) und „Die chirurgische Pathologie und Therapie des Kau- und Geschmacksorganes" (1859), beides von einem „Chirurgischen Atlas" (1854 bis 60) begleitet — „Lie Durchschneidung der Gesichtsnerven beim Gesichtsschmerz" (1859). — Mit der Schrift „Die erste Ausrottung eines Polypen in der Kehlkopfhöhle durch Zerschneiden ohne blutige Eröffnung der Luftwege" (1862, m. 3 Taff.) und einem „Nachtrage" (1863) gab er Kunde von einem durch ihn zum ersten Male betretenen Wege, nämlich der intralaryngealen operativen Behandlung der Kehlkopfspolypen, welcher auch seine folgenden beiden Arbeiten: „Die Laryngoskopie und die laryngoskopische Chirurgie" (1865, m. 8 Taff.; 2. Aufl. 1873) — „Dreiundzwanzig neue Beobachtungen von Polypen des Kehlkopfes" (1868, m. 4 Taff.) gewidmet waren. Er verfasste später noch „Die chirurgische Heilmittellehre u. s. w." (2 Bde., 1868 bis 73), aus welcher „Die Arznei-Operationen" (1869) — „Die Galvano-Chirurgie" (1870) und die Aufsätze „Zur Kriegschirurgie" (1871) — „Zur Galvanokaustik" (1874) in besonderem Abdruck erschienen. — Zu erwähnen ist noch, dass er 1855 durch den Württembergischen Kronenorden den persönlichen Adel erhalten und in den Kriegen von 1866 und 1870 bis 71 als konsultierender Generalarzt bei den Württembergischen Truppen Rühmliches geleistet hatte. — In den letzten Jahren seines Lebens schrieb er noch: „Die galvanokaustischen Apparate und Instrumente u. s. w." (1878, m. Holzschn. und 2 Taff.) — „Die Amputation der Gliedmassen durch Zirkelschnitt mit vorderem Hautlappen" (1879) und einige Aufsätze, darunter einen: „Fort mit dem Spray!" (B. k. W. 1880). Er legte im Frühjahr 1882 sein Lehramt nieder und starb 18. März 1883.

Bruns, Paul von, zu Tübingen, daselbst 2. Juli 1846 als Sohn des Vorigen geb., studierte 1864 bis 70 in Tübingen und Berlin, war im Kriege 1870/71 Oberarzt eines Württembergischen Feldspitals, 1871 bis 77 Assistenzarzt an der Tübinger chirurgischen Klinik, 1875 Privatdozent, 1877 Prof. extraord., 1882 Prof. ord. der Chirurgie und Direktor der chirurgischen Klinik, als Nachfolger seines Vaters. Er wurde 1893 Generalarzt à la suite des Württ. Sanitätskorps und für das Jahr 1897 Präsident der Deutschen Gesellschaft für Chirurgie. Seine Schriften sind: „*Die Laryngotomie zur Entfernung intralaryngealer Neubildungen*" (Berlin 1877) — „*Die allgemeine Lehre von den Knochenbrüchen*" (Deutsche Chirurgie, Lieferung 27, 1881/86) — „*Die Geschosswirkung der neuen Kleinkalibergewehre*" (Tübingen 1889) — „*Die Wirkung und kriegschirurgische Bedeutung der Selbstladepistole System Mauser*" (Ib. 1897) — „*Die Wirkung der Bleispitzengeschosse*" (Dum-Dum-Geschosse; ib. 1898)

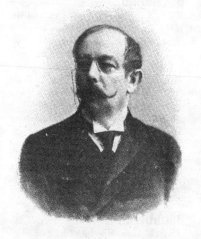

— „*Die Wirkung der neuesten englischen Armeegeschosse M. IV*" (Hohlspitzengeschosse; ib. 1899). — Er ist Begründer und Herausgeber der „*Beiträge zur klin. Chirurgie*" (seit 1883), Mitherausgeber (mit E. v. BERGMANN) der „*Deutschen Chirurgie*" und des „*Handbuches der praktischen Chirurgie*" (mit E. v. BERGMANN und J. v. MIKULICZ). Grössere Journal-Aufsätze sind: „*Das Ranken-Neurom*" (VIRCHOW's Arch. 1870) — „*Die galvanokaust. Amputation der Glieder*" (Arch. f. klin. Chir. 1874) — „*Klinische Erfahrungen über künstliche Blutleere bei Operationen*" (Ib. 1876) — „*Die temporäre Ligatur der Arterien*" (D. Z. f. C. 1875) — „*Antiseptik im Kriege*" (1879) — „*Die Resektion des Kehlkopfes bei Stenose*" (1880) — „*Transplantation von Knochenmark*" (1881) — „*Das Prinzip des Trockenverbandes*" (1884) — „*Über den gegenwärtigen Stand der Kropfbehandlung*" (Samml. klin. Vorträge 1884) — „*Antituberkulöse Wirkung des Jodoform*" (1888) — „*Heilwirkung des Erysipels*" (1888) — „*Jodoforminjektionen bei tuberkulösen Abscessen und Gelenkerkrankungen*" (1890) — „*Resectio tibio-calcanea*" (1891) — „*Luxation der Semilunarknorpel des Kniegelenks*" (1892) — „*Subperiostale Unterschenkelamputation*" (1893) — „*Gehverband bei Frakturen und Operationen an den unteren Extremitäten*" (1893) — „*Omphalektomie bei der Radikaloperation der Nabelbrüche*" (1894) — „*Ausgänge der tuberkulösen Coxitis*" (1894) — „*Kropfbehandlung mit Schilddrüsenfütterung*" (1894/96) — „*Akute Osteomyelitis im Gebiete des Hüftgelenks*" (1899).

Bruns, Ludwig, in Hannover, daselbst 25. Juni 1858 geb., von 1877 bis 92 in Göttingen und München ausgebildet, widmete sich vorübergehend der Ophthalmologie, seit 1894 der Neurologie, zunächst als Assistent an der Provinzialirrenanstalt in Nietleben (unter HITZIG), 1895 an der neugegründeten psychiatr. und Nervenklinik in Halle, später in Berlin und Paris. Gegenwärtig ist B. Nervenarzt in Hannover. Schriften: „*Die Geschwülste des Nervensystems*" (Berlin) — „*Hysterie im Kindesalter*" (Halle a. S.), sowie Abhandlungen und Aufsätze über die Geschwülste des Gehirns, über Lokalisation im Rückenmark, über das Verhalten der Reflexe bei hoher Quertrennung des Rückenmarks, über Alexie, Neuritis bei Diabetes u. s. w. Seit 1887 ist B. Mitarbeiter am Neurol. Centralbl., seit 1890 an SCHMIDT's Jahrb., ferner an EULENBURG's Realencyclopädie, an der „Twentieth Century Praxis of Med. (New-York), D. Med. W., D. Z. f. N. etc.

Brunton, John, 1860 zu Glasgow zum Med. Dr. promoviert, war früher daselbst thätig, fungierte als Surgeon der Roy. matern. charity, war Mitglied vieler gelehrter Gesellschaften, Erfinder eines Otoskops (1861) und eines Instruments zum Lufteinblasen in die Paukenhöhle. Seine sonstigen Publikationen sind teils gynäkologischen Inhaltes (wie die im Glasg.

med. Journ. 1873 und 1877), teils behandeln sie medikamentöse Vorschläge: *„Phosphorus as a stimulant"* (Lancet 1874) — — *„Successful treatment of naevus by external application of ethylate of sodium"* und ähnl. — Er starb 25. März 1899.

Bryant, Thomas, als F. R. C. S. 1853 geprüft, Chirurg und Prof. d. Chir. am Guy's Hospital, im Besitz vieler Ehrenstellen und Mitgliedschaften, ist der Verfasser von *„On practice of surgery"* (in 3. Aufl. London 1878 erschienen); ferner von *„The diseases and injuries of the joints, clinical and pathological observations; clinical surgery"* (Teil I—VIII) — *„The diseases of the breast, Villous and other diseases of the rectum".* Ausserdem bearbeitete er zahlreiche spezial-chirurgische Themata, unter anderen die chirurgischen Krankheiten des Kindesalters, meistens in den Transact. of the med. chir. soc. und in den Guy's Hosp. Rep., neuerdings über Behandlung der Hernien im Brit. med. Journ. 1884.

Buchanan, Sir George, berühmter Hygieniker in London, geb. 1830, studierte am University College daselbst, wurde 1855 M. D., Physician am Fever- und am Kinder-Hospital in Great Ormond-Str., arbeitete 8 Jahre lang im Medical Department des Privy Council, trat 1869 in den Public Health Service des Staates, wurde 1879 Principal Medical Officer und widmete sich damit ganz dem öffentlichen Dienst. Seine Leistungen fanden vielfach äussere Anerkennung, indem ihn die Univ. Edinburg zum Dr. juris ernannte und seine Freunde die goldene George Buchanan-Medaille bei der Royal Society stifteten. Bei seinem Ausscheiden aus dem Staatsdienst 1892 erhielt er die Ritterwürde. B., der 5. Mai 1895 starb, ist Verf. verschiedener äusserst wertvoller Publikationen auf dem Gebiet der Hygiene, spez. auch über die Ätiologie der Infektionskrankheiten (Ruhr, Typhus) und zur Epidemiologie. Eine seiner letzten öffentlichen Mitteilungen war ein längerer Vortrag über Scharlachfieber und dessen Verbreitungsweise, geh. 1890 auf dem Berl. intern. Kongr. Der Wert von B.'s wissenschaftlichen Arbeiten liegt darin, dass sie aus Einzelbeobachtungen hervorgegangen sind, welche B. in seiner Eigenschaft als oberster Hygiene-Staatsbeamter und in seiner hygien. Praxis zu machen reiche Gelegenheit fand. B. gelangte auf diesem Wege oft zu überraschenden Aufschlüssen, z. B., dass eine Scharlachepidemie von einer Milchwirtschaft ihren Ausgang genommen hatte, ferner über die Beziehungen ungeeigneter Rieselanlagen zu Typhus, über das Verhältnis von Bodenfeuchtigkeit und Häufigkeit der Tuberkulose, über die Übertragung von Seuchen vom Lande auf Schiffe, über die hygien. Schädigungen bei der Baumwollenfabrikation u. s. w. Einige von B.'s Arbeiten beziehen sich auf Stand und Entwickelung des englischen Krankenhauswesens.

Buchanan, George, in Glasgow, wurde M. A. 1846, M. D. St. Andr. 1849, ist L. L. D. seit 1889 und ausschliesslich chirurgisch thätig, gegenwärtig als Prof. d. klin. Chirurgie an der Univ. u. Surg. a. d. R. Infirmary. B. ist einer der Mitherausgeber des Glasgow Med. Journal und publizierte ausser einer Beschreibung seiner Erlebnisse im Krim-Kriege zahlreiche Abhandlungen auf dem Gebiet der Chirurgie, über Lithotripsie, Radikalkur der Inguinalhernie bei Kindern, Ovariotomie in den verschiedensten engl. Journalen, B. M. J., Lancet, E. M. J. Auch gab B. die 10. Auflage von *„Anatomist's Vademecum"* heraus.

Buchheim, Rudolf, Pharmakolog, als Sohn eines Kreisphysikus zu Bautzen 1. März 1820 geb., studierte seit 1841 in Leipzig, wurde hier 1845 Dr. med., erhielt bereits 1846 eine ausserordentliche, 1849 eine ordentl. Professur für Arzneimittellehre und Geschichte der Med. in Dorpat, von wo er 1867 einem Ruf nach Giessen folgte, um hier bis kurz vor seinem 25. Dezember 1879 durch Apoplexie und Herzruptur erfolgten Ableben als Lehrer thätig zu sein. B.'s Bedeutung liegt in seinen Bestrebungen zur Anbahnung einer Selbständigkeit seiner Wissenschaft, die er möglichst von der Therapie zu emanzipieren und zu einer Experimentalwissenschaft auszugestalten suchte. Es ist speziell sein Verdienst, dass er bereits in Dorpat zu diesem Zwecke das erste pharmakologische Institut schuf, das später zu einer Universitätsanstalt erhoben, von B. zu besonderer Blüte gebracht und das Vorbild aller ähnlichen Einrichtungen geworden ist. Aus diesem Institute sind, wie TH. HUSEMANN im älteren Lexikon hervorhebt, unter B.'s Leitung gegen 80 Arbeiten von B.'s Schülern als Beiträge zur Lösung derjenigen Aufgaben hervorgegangen, die B. als die zur Förderung der Pharmakologie geeignetsten und notwendigsten betrachtete. Die Ergebnisse dieser Forschungen sind in zahlreichen Abhandlungen der Jahre 1853 bis 73, sowie in dem von seinem Schüler SCHMIEDEBERG mitbegründeten Archiv für experimentelle Pathologie, wie: „Über die Wirkung des Jodkaliums" und „Über die Wirkung der Kaliumsalze" niedergelegt. Von B. rührt auch eine deutsche Ausgabe von „Pereira's Elements of mat. med." (Leipz. 1846 bis 48, 2 Bde.) her u. d. T. „J. P.'s Handbuch der Heilmittellehre, nach dem Standpunkt der deutschen Medicin bearbeitet." — Im einzelnen behandeln B.'s Arbeiten die Abführmittel, den Einfluss der Galle auf gewisse drastische Harze, die Purgierwirkung der salinischen Abführmittel, die Pharmakodynamik der Nervina, Leberthran, Mutterkorn, die mydriatischen Alkaloide der Solaneen u. s. w. Sein Hauptwerk ist sein „Lehrbuch der Arzneimittellehre" (1856, 3. Aufl. 1878).

Buchner, Ludwig Andreas, in München, 23. Juli 1813 geb., studierte daselbst sowie in Paris und Giessen unter Anleitung seines Vaters Johann Andreas B., sowie v. FUCHS', v. MARTIUS', DÖLLINGER'S, v. WALTHER'S etc. in München, BUSSY'S in Paris, v. LIEBIG'S in Giessen. Promoviert zum Doktor der Philosophie am 14. Dezember 1839, zum Doktor der Medizin am 12. März 1842 (Diss.: „Neue chemische Untersuchung der Angelicawurzel"), wirkte B. 1842 bis 47 als Privatdozent in München, 1847 bis 52 als ausserordentlicher Professor im Fache der physiologischen und pathologischen Chemie und seit 1852 als ordentlicher Professor der Pharmazie und Toxikologie. In dieser Stellung war er bis zu seiner mehrere Jahre vor seinem Ableben (23. Oktober 1897) erfolgten Emeritierung in rühriger Weise thätig.

1846 wurde er ausserordentliches, 1869 ordentliches Mitgl. d. k. Bayerischen Akad. d. Wissensch. in München. B. war ferner Mitglied des Obermedizinalausschusses, insbesondere hatte er das Decernat für Apothekenwesen. Seine Hauptwerke bestanden in der Fortführung von B.'s neuem „Repertorium für Pharmacie" (München 1852 bis 76, 25 Jahrgänge) und in dem „Commentar zur Pharmacopoea Germanica" (mit verdeutschtem Texte, 2 Bände. München). Dazu kommt eine Reihe kleinerer Abhandlungen „Über den Antheil der Pharmacie an der Entwickelung der Chemie" (1849) — „Betrachtungen über die isomeren Körper" (1836) — „Versuche über das Verhalten der Auflösungen chemischer Stoffe zu Reagentien bei verschiedenen Graden der Verdünnung" (preisgekr. 1834) — „Über die Beziehungen der Chemie zur Rechtspflege" (Rede, 1875) u. a. m.

Buchner, Hans Ernst August, in München, daselbst 16. Dez. 1850 geb., studierte in München und Leipzig, besonders unter CARL LUDWIG u. NAEGELI, approbiert 1873, trat dann in das Bayrische Sanitätskorps ein, war activer Militärarzt 1879—94, habilitierte sich 1880 als Privatdozent in München, wurde 1883 Lehrer bei den militärärztlichen Operationskursen, 1892 Extraordinarius und 1894 als

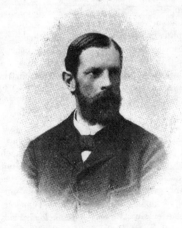

Nachfolger v. PETTENKOFER's Ordinarius der Hygiene, sowie Direktor des hygien.

Instituts. B.'s erste bakteriolog. Experimentalarbeit ist betitelt: „*Über die Physiologie der niederen Pilze mit besonderer Rücksicht auf den Pilz des Milzbrandes*" (Abnahme der Virulenz) (Bayr. ä. Intell. Bl. 1878). Weitere Arbeiten dieser Art erschienen ebda. 1880, ferner andere Abhandlungen in: „*Untersuchungen über niedere Pilze aus dem pflanzenphysiol. Institut.* (München 1882.) Seit 1889 publizierte B. Forschungen über die natürliche Widerstandsfähigkeit gegen Infektionserreger (Arch. f. Hyg. 1890, 93) u. s. w. —

Buchwald, Alfred, zu Klein-Gaffron bei Randten 17. März 1845 geb., hat in Breslau studiert (nachdem er 1860 bis 69 Apotheker gewesen war), wo 1872 seine Promotion stattfand. Seit 1873 als Arzt, seit 1877 als dirigierender Arzt am Wenzel Handke'schen Krankenhause in Breslau wirkend, habilitierte sich B. gleichzeitig 1878 als Dozent für Arzneimittellehre und Therapie und erhielt 1894 die Stellung eines Primärarztes am Allerheiligen-Hospital und 1895 den Professor-Titel. Schriften: „*Über multiple Sclerose*" (1872) — „*Über Salicin*" (Habilitationsschrift 1878) — „*Uroscopie*" (1883), ferner „*Lehrbuch der Arzneiverordnungslehre*", über Cannabinon — Pilzvergiftungen — Spiegelschrift bei Hirnkranken — Aneurysmen der Arteria pulmonalis — Herzsyphilis — Oedembehandlung — Diffuse idiopathische Hautatrophie — Enterokystome — Chemische Untersuchung des Magensaftes — Flecktyphus — Geschichte des Allerheiligen-Hospitals — Serumtherapie bei Diphtheritis. B. ist langjähriger Mitarbeiter an Börner's Jahrbuch über die Fortschritte der Arzneimittellehre etc.

Bucknill, John Charles, geb. 1817, wurde M. P. 1840, zum Dr. med. in London 1852 promoviert und nach mehreren psychiatrischen Stellungen mit der Oberaufsicht des Devenlo-Asyls betraut, gab auch mehrere Jahre das Journal of med. sc. heraus. Mit D. Tuke verfasste er ein „*Manual of psychological medicine*" — als Preisarbeit: „*On the sound of mind in relation to criminal acts*", dazu einige Schriften über psychopathische Gestalten Shakespeare's (1878) — zuletzt „*The treatment of the insane and their legal control*" und „*Relation of madness to crime*" (letzteres in B. M. J. 1884). B. starb 20. Juli 1897.

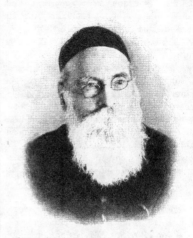

Budde, Vilhelm Christian, geb. 19. September 1844 in Rimso bei Grenaa, studierte in Kopenhagen und wurde daselbst 1872 Dr. med. Seit 1869 als praktischer Arzt und Spezialist für Nierenkrankheiten und Zuckerharnruhr daselbst wirkend, veröffentlichte er: „*Diabetes mellitus u. s. w.*" (Kopenhagen 1872), verschiedene Abhandlungen in „*Ugeskrift for Läger*" und „*Hospitalstidende*". Seit 1874 war B. Redakteur der „*Ugeskrift for Läger*". Er starb 10. Januar 1893.

Budge, Zwei deutsche Mediziner, Vater und Sohn. Julius Ludwig B., Dr. med. et philos., ist 6. September 1811 geb., studierte zu Marburg, Berlin, Würzburg, besonders unter Buenger und Schlemm und wurde am 31. Juli 1833 promoviert. 1834 trat B. zuerst in den Wirkungskreis eines praktischen Arztes zu Altenkirchen, dann wurde er Privatdozent, Extraordinarius, Ordinarius in Bonn und zum Ordinarius in Greifswald 1856 für Anatomie und Physiologie berufen. Seine Hauptarbeiten sind folgende: „*Bewegung der Iris*" (Braunschweig 1855; die in diesem Buche beschriebenen Entdeckungen wurden von der Akademie der Wissenschaften in Paris durch den Prix Monthyon gekrönt und erhielten von der Akademie der Medizin in Brüssel den Preis). Ausserdem sind von Einfluss auf die physiologische und praktische Medizin geworden: „*Untersuchungen über den Einfluss des Centralnervensystems auf Bewegung der Blase*" — „*Über den Verlauf der Gallengänge (Gallencapillaren) in der Leber*". — B. starb 14. Juli 1888. Der Sohn, Albrecht B., zu Bonn 23. August 1846 geb. und in Greifswald 17. Juli 1885 gest., besuchte ausser der dortigen Universität noch Greifswald und Leipzig (LUDWIG, HIS) und wurde Med. Dr. 1870. Seit Herbst 1877 war er Privatdozent für Anatomie in Greifswald und publizierte eine Anzahl Artikel, betreffend die Entwicklung der Wirbelsäule, des Lig. ilio-femorale, die Lymphgefässe von Leber, Niere, Knorpeln, Knochen, den Lymphkreislauf bei Hühnerembryonen und Säugetieren, die Nervenendigung in verschiedenen Teilen, sowie die Anordnung der Blutgefässe in dem sich entwickelnden Knochen. Anfangs 1884 wurde er zum Prof. extraord. ernannt.

Budin, Pierre Constant, in Paris, geb. 9. Nov. 1846 in Paris und daselbst ausgebildet, promovierte im Jan. 1876, wurde Agrégé 1880, Chef der Maternité 1895 und als Nachfolger von Tarnier 1898 Prof. der geburtshilfl. Klinik an der med. Fakultät. Schriften: „*Obstétrique et gynécologie*" (1886) — „*Leçons de clinique obstétricale*" (1889) — „*La pratique des accouchements à l'usage des sages-femmes*" (1891) — „*Femmes en coucher et nouveau-nés*" (1897) — „*Traité de l'art des accouchements*" (zus. mit TARNIER 1888 bis 98).

Büchner, Ludwig, der bekannte populäre Schriftsteller über den Materialismus, geb. 29. März 1824 zu Darmstadt, studierte in Giessen, Strassburg, Würzburg und Wien. Im Herbst 1848 promoviert und seit 1849 als praktischer Arzt und Schriftsteller in Darmstadt ansässig, wirkte B. 1852 bis 55 als Assistenzarzt an der medizinischen Klinik und Privatdozent an der Universität Tübingen, musste aber seine akad. Laufbahn infolge des Anstosses aufgeben, den seine berühmte Schrift „*Kraft und Stoff*" (Frankf. a. M. 1855, 17. Aufl. 1892) vielfach erregt hatte.

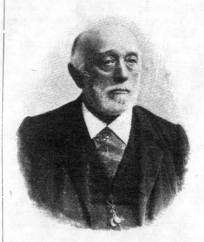

B. kehrte nach Darmstadt zurück und wirkte hier als Arzt und Schriftsteller, durch den Professortitel später ausgezeichnet, bis zu seinem 30. April 1899 erfolgten Tode. Aus dem der gen. Schrift von der 15. Aufl. ab vorausgeschickten Schriftenverzeichnis seien als von rein med. Interesse hervorgehoben: „*Beiträge zur Hall'schen Lehre von einem excito-motorischen Nervensystem*" (Giessen 1848) und „*Physiologische Bilder*" (Leipzig 1861).

Buelau, Gotthard, als Sohn von Gustav B. (1799 bis 1857) zu Hamburg 27. Febr. 1835 geb., studierte von 1854 an in Heidelberg, Würzburg und Göttingen, wo er 1858 promovierte. Im Herbste 1858 wurde er Assistenzarzt am Allgem. Krankenhause und verblieb in dieser Stellung 3 Jahre. Anfangs 1867 vertrat er einige Zeit den erkrankten Hospitalarzt TÜNGEL, blieb später noch als Volontär am Hospitale thätig und wurde 1869 nach TÜNGEL's Abgang Oberarzt einer der neugebildeten 4 Abteilungen der inneren Station. In dieser Stellung verblieb er bis 1886, mit dessen Schlusse er seine Stelle niederlegte, weil sie mit der Privatthätigkeit nicht mehr zu vereinen war. Er wurde nach seinem Abgang zum Mitgliede der Medizinal-Deputation gewählt. Während der Zeit seiner Hospitalthätigkeit als Oberarzt hat er eine Reihe von Assistenten — ca. 15 — geschult, die ihm sehr viel verdanken und durch die er zahlreiche Arbeiten auf klin.-med. Gebiete hat publizieren lassen. Ausserdem hat er dem ärztl. Verein zahlreiche Demonstrationen und Mitteilungen aus dem Gebiete der pathol. Anat. und inneren Med. gemacht (vergl. die Verhandlungen des Vereines in der D. M. W.). B. veröffentlichte 1890 im Arch. f. klin. Medizin einen Aufsatz für die Heberdrainage bei Behandlung des Empyems.

Büngner, Otto von, in Hanau a. M., geb. zu Riga (Livland) 22. März 1858, studierte 1877 bis 83 in Dorpat und Halle als Schüler ED. v. WAHL's und R. v. VOLKMANN's, war von 1883 bis 85 Assistent an der chir. Klinik in Dorpat (unter v. WAHL), promovierte 1885 in Dorpat, absolvierte das russ. Staatsexamen, siedelte dann nach Deutschland über, bildete sich im Wintersemester 1885/86 in Berlin fort, machte 1886 in Marburg das deutsche Staatsexamen, war von 1887 bis 89 Assistent an der chir. Univ.-Klinik in Halle unter v. VOLKMANN, erhielt 1890 den Titel Dr. med. der Univ. Marburg, habilitierte sich daselbst als Dozent, trat aus dem russ. in den preuss. Unterthanenverband, wurde 1892 Mitgl. der ärztl. Prüfungskommission für das med. Staatsexamen in Marburg, 1894 Extraordin. daselbst, 1895 Direktor und Oberarzt des kommunalständischen Krankenhauses für den Regierungsbezirk Cassel zu Hanau, in welcher Stellung B. gegenwärtig noch wirkt. Schriften: *„Die Schussverletzungen der Arteria subclavia intraclavicularis und der Arteria axillaris"* (Dissert. Dorpat 1885) — *„Über die Behandlung des angeborenen Klumpfusses in der v. Volkmann'schen Klinik zu Halle a. S."* (Cbl. f. Ch. 1889) — *„Über die Degenerations- und Regenerationsvorgänge am Nerven nach Verletzungen"* (Habilitationsschrift, Jena 1890) — *„Über intra partum entstandene Unterschenkelfracturen"* (v. LANGENBECK's Arch. 1891, XLI) — *„Über die Behandlung der Schlüsselbeinbrüche und einen neuen Verband für dieselben"* (D. m. W. 1892) — *„Zur Nachbehandlung der Tracheotomie nebst Empfehlung einer neuen Trachealcanüle"* (v. LANGENBECK's Arch. 1892, XLIV) — *„Castration mit Evulsion des Vas deferens (hohe Castration)"* (Verhandl. der Gesellsch. d. Naturf. u. Ärzte, Nürnberg 1893) — *„Zur Radicaloperation der Hernien"* (D. Z. f. Ch. 1894, XXXVIII)

— *„Über die Einheilung von Fremdkörpern unter Einwirkung chemischer und mikroparasitärer Schädlichkeiten. Ein Beitrag zur Entzündungslehre"* (v. LANGENBECK's Archiv 1895, L) — *„Über allgemeine multiple Neurofibrome des peripherischen Nervensystems und Sympathicus"* (Ib. 1897) — *„Das Landkrankenhaus zu Hanau"* (Festrede zur Einweihung der Neubauten desselben, Leipzig 1897) — *„Über die Tuberkulose der Symphysis ossium pubis"* (v. LANGENBECK's Archiv 1899, LIX) — *„Über eine ausgedehnte Hornwarzengeschwulst der oberen Nasenhöhle"* (Ib. 1889, XXXIV) — *„Über eine sog. Spontanruptur der Art. femoralis mit Aneurysmabildung bei einem 17-jähr. Knaben"* (Ib. 1890, XL) — *„Über einen merkwürdigen Fall von peracuter Gangrän des Hodensackes"* (Ib. 1891, XLII) — *„Posthioplastik nach gangränösen Zerstörungen der Vorhaut und eines Teiles der Penishaut"* (Ib. 1891, XLII).

Bürkner, Kurd, zu Dresden 28. Jan. 1853 geb., hat seine Studien in Leipzig, Würzburg, Halle, als Schüler v. TRÖLTSCH's und SCHWARTZE's mit der Promotion zu Würzburg 20. November 1875 beendet. Seit Dezember 1877 als Privatdozent für Ohrenheilkunde und Leiter einer Poliklinik für Ohrenkranke in Göttingen, seit 1885 als Extraordinarius thätig, veröffentlichte er *„Kleine Beiträge zur normalen und pathologischen Anatomie des Gehörorgans"* (A. f. O. XIII) — *„Über Ohrenkrankheiten bei Eisenbahnbediensteten"* (Ib. XVII) — *„Die Fortschritte in der Therapie der Ohrenkrankheiten im letzten Decennium"* (1870 bis 79, Ib. XIX) und im A. f. O. jährlich Berichte über die Poliklinik für Ohrenkranke. Ferner: *„Atlas von Beleuchtungsbildern des Trommelfelles"* (Jena 1886, 3. Aufl. 1900) — *„Lehrbuch der Ohrenheilkunde"* (1882). Seit 1892 bearbeitet B. die Ohrenheilkunde für VIRCHOW-HIRSCH's Jahresbericht und ist an SCHWARTZE's Handbuch der Ohrenheilkunde, sowie an STINTZING u. PENZOLD's Handbuch der Therapie innerer Krankheiten und anderen Sammelwerken beteiligt. Auch ist B. Mitherausgeber des Archivs für Ohrenheilkunde.

Bugnion, Édouard, zu Lausanne, geb. daselbst 1845, studierte in Zürich, München und Paris, wurde 1874 promoviert und ist zur Zeit Prof. der Anat. und Embryologie an der Universität. Litterar. Arbeiten: „*Recherches sur les organes sensitifs (épidermiques) du protée et de l'axolotl*" (1871) — „*L'ankylostome et l'anémie du St. Gothard*" (1881) — „*Histoire d'un monstre xiphopage*" (Rev. méd., Genève 1882) — „*Métam. de la Meigenia bisignata*" (Lausanne 1884) — „*Les moeurs de l'Hylesinus oleiperda*" (Schaffouse 1886) — „*Rech. sur la ponte du Phloeosinus Thuyae*" (Caen 1886) — „*Description d'un monstre pygomélien*" (Genève 1889) — „*Introd. à la faune entomol. du Valais*" (Zürich 1890) — „*Rech. sur le développement postembryonnaire de l'Encyrtus fuscicollis*" (Genève 1891) — „*Le mécanisme du genou*" (Lausanne 1892) — „*Les mouvements de la face ou le mécanisme de l'expression*" ib. 1895).

Buhl, Ludwig von, 4. Januar 1816 zu München geb., wo er sich den Universitätsstudien gewidmet und im Jahre 1839 den Doktorgrad erlangt hat. Ebenda habilitierte er sich 1847 als Dozent für physikalische Diagnostik, pathologische

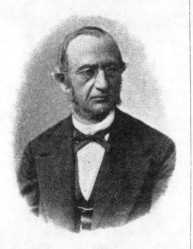

Anatomie und Mikroskopie, Fächer, für die er sich bei längerem Aufenthalte in Wien und Paris ausgebildet hatte. 1850 wurde er zum Professor e. o., 1854 zum Prosektor der Universität im allgemeinen Krankenhause und 1859 zum ordentlichen Professor der allgemeinen Pathologie und pathologischen Anatomie ernannt. Als der erste Professor dieses Faches wirkte er bis zu seinem am 30. Juli 1880 erfolgten Tode durch Vorlesungen, Kurse und wöchentliche, auch von älteren Ärzten sehr besuchte Demonstrationen. Von der Natur mit einem wunderbar feinen Gehörorgan ausgestattet, war er wie wenige für den Unterricht in der Perkussion und Auskultation befähigt, den er in jährlich wiederkehrenden Kursen im Krankenhause erteilte. Als geübter Diagnostiker war er ein gesuchter Konsiliarius, bei dem auch Kranke aus weiter Ferne sich Rat holten. Seine litterarischen Veröffentlichungen zeugen von der ihm eigenen Gabe scharfer Beobachtung und einem feinen Sinn für Erkennung der Ursachen der Erscheinungen. Von grösster Bedeutung unter denselben ist die im Jahre 1872 in Briefform erschienene Monographie: „*Lungenentzündung, Tuberkulose und Schwindsucht*", in welcher er die Ansicht, dass die Miliartuberkulose eine spezifische Resorptions- und Infektionskrankheit sei, ausführlich begründet hat. Mit HECKER gemeinschaftlich gab er die „*Klinik der Geburtskunde*" (Leipzig 1861) heraus, in welcher er den II. pathologisch-anatomischen Teil bearbeitet hat. In den von ihm veröffentlichten „*Mitteilungen aus dem pathologischen Institut zu München*" (Stuttgart 1877) finden sich von ihm wertvolle Arbeiten über BRIGHT's Granularschwund der Nieren und die damit zusammenhängende Herzhypertrophie, über krupöse und käsige Pneumonie und über die Schwankungen des Fettgehaltes des Gehirnes im Typhus abdominalis. In der im Verein mit PETTENKOFER und VOIT von ihm gegründeten „*Zeitschrift für Biologie*" hat er in der ersten Abhandlung „*Über die Ätiologie des Typhus*" auf die Beziehung des zeitlichen Vorkommens dieser Krankheit zum Stande des Grundwassers in München aufmerksam gemacht. In den späteren Bänden derselben hat er seine Beobachtungen über andere pathologische Fragen, so die Diphtherie und Mycosis intestinalis niedergelegt.

Bum, Anton, in Wien, 2. Juli 1856 in Brünn geb., studierte in Wien, Dr. med. 1879, bis 1883 Sekundärarzt und Assistent bei v. MOSETIG im k. k. Krankenhause Wieden, machte dann Studienreisen nach Schweden und Holland zum Zweck der Ausbildung in der Mechanotherapie und liess sich als Spezialarzt für diesen Zweig in Wien nieder. B. ist Besitzer und Leiter eines mechanotherapeutischen und orthopädischen Instituts, seit 1887 Chefredakteur der „W. med. Presse" und der „Wiener Klinik". Schriften: „*Handbuch der Massage und Heilgymnastik*" (2. Aufl., Wien 1898) — „*Die Massage in der Neuropathologie*" (W. K. 1886) — „*Über mobilisirende Behandlung von Knochenbrüchen*" (Ib. 1895) — „*Das neue System der maschinellen Heilgymnastik*" (gemeinsam mit M. HERZ. Ib. 1898) — „*Über den Einfluss der Massage auf die Harnsecretion*" (Z. f. k .M. XV) — „*Der gegenwärtige Standpunkt der Mechanotherapie*" (W. m. Pr. 1889) — „*Mechanodiagnostik*" (Ib. 1891) — „*Die Bedeutung der Initialbehandlung für das Schicksal der Unfallverletzten*" (Ib. 1896) — „*Über periphere und centrale Ermüdung*" (Ib. 1896) — „*Die mechanisch-gymnastische Behandlung von Kreislaufsstörungen*" (Ib. 1896), Artikel „Mechanotherapie" für EULENBURG's Realencycl. u. v. a. B. ist ferner Herausgeber des „*Therap. Lexicon f. pr. Ärzte*" (3. Aufl. 1899), sowie des „*Diagnost. Lexikon*" (zusammen mit SCHNIRER, Wien und Leipzig 1895).

Bumm, Ernst, zu Würzburg, geb. 15. April 1858, studierte daselbst, besonders als Schüler von SCANZONI, wurde 1880 promoviert und habilitierte sich 1885 als Privatdozent für Gynäk. in Würzburg. Seit 1894 ist B. Professor ord. in Basel. Litterar. Arbeiten: „*Der Mikroorganismus der gonorrhoischen Schleimhauterkrankungen* „*Gonococcus Neisser*". *Nach Untersuchungen beim Weibe und an der Conjunctiva der Neugeborenen dargestellt*" (Wiesbaden 1885, m. 4 Taff.). Verschiedene Arbeiten über puerperale Wundinfektion (im A. f. G.), über Blutkreislauf in der menschlichen Placenta, über die Entwicklung der Frauenspitäler und die moderne Frauenklinik (Wiesbaden 1897), Technik der Myomotomie, über Antiseptik und Technik u. s. w.

Bunge, Gustav von, zu Dorpat 19. Januar 1844 geb., Sohn des Botanikers ALEXANDER VON B. (1802 bis 18. 7. 97 vgl. B. L. I, S. 618), studierte an dortiger Universität, sowie in Leipzig und Strassburg unter C. SCHMIDT und O. SCHMIEDEBERG.

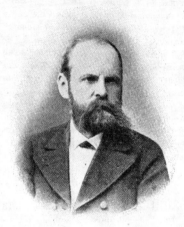

1873 zum Magister der Chemie, 1874 zum Doktor der Chemie in Dorpat, 1882 zum Doktor der Medizin in Leipzig promoviert, ist B. seit 1874 als Dozent der Physiologie in Dorpat thätig, seit 1885 Prof. der Physiologie an der Universität Basel. Von seinen Arbeiten seien angeführt: „*Über die Bedeutung des Kochsalzes und das Verhalten der Kalisalze im menschlichen Organismus*" (Dorpat 1873) — „*Der Kali-, Natron- und Chlorgehalt der Milch, verglichen mit anderen Nahrungsmitteln und des Gesamtorganismus der Säugetiere*" (Ib. 1874) — „*Zur quantitativen Analyse des Blutes*" (Z. f. Biol. 1876) — „*Lehrbuch der physiologischen und pathologischen Chemie*" (Leipzig 1887, 4. Aufl. 1898). Die späteren Arbeiten B.'s und seiner Schüler — vom Jahre 1879 ab — finden sich in HOPPE-SEYLER's Zeitschr. f. physiol. Chem.

Bunge, Paul, in Halle, geb. 1853. Arzt seit 1877, Dozent seit 1884, Extraordinarius seit 1890, langjähriger Assistent an der Kgl. Universitäts-Augenklinik unter ALFRED VON GRAEFE, veröffentlichte u. a.: „*Klinische Beobachtungen über die sympathische Ophthalmie*" — „*Über Gesichtsfeld und Faserverlauf im optischen Leitungsapparat*" — „*Über Exenteration des Auges*".

Burchardt, Max, zu Naugard in Pommern 15. Januar 1831 geb. und nach 4 jähr. Studium in Berlin 1855 promoviert, wirkte von 1864 bis 66 als Privatdozent in Berlin, 1867 in Königsberg und von 1874 ab wieder in Berlin, wo er zugleich Oberstabsarzt bei der Militärturnanstalt, sowie Chefarzt des I. Berliner Garnisonlazaretts war und die Augenkrankenabteilung der Charité dirigierte, seit 1891 mit dem Professortitel. B., der 25. Sept. 1897 starb, veröffentlichte folgende Arbeiten: *„Ueber eine bei Chloasma vorkommende Pilzform"* (Med. Zeitg. d. Vereins f. Heilk. 20. 7. 1859) — *„Ueber Soor und den dieser Krankheit eigenthümlichen Pilz"* (Charité-Annalen 1863), mehrere Aufsätze über Krätze und deren Behandlung mit Perubalsam (Charité-Annalen 1864; B. k. W. 1865, Nr. 19; Arch. f. Dermat. u. Syph. 1869) — *„Ueber Sehproben"* (B. k. W. 1869, Nr. 48) — *„Internationale Sehproben"* (1. Aufl. 1869; 2. Aufl. 1871; 3. Aufl. 1882), mehreres über Schutzpockenimpfung, Sehschärfe bezüglich des Militärdienstes, Keuchhusten, venerische Krankheiten beim Manne. Auch erfand er ein Doppelplessimeter, einen neuen Refraktions-Augenspiegel, einen Sprayapparat zur Behandlung der Atmungs- etc. Organe und gab ein *„Neues Verfahren zur Bestimmung der Refraction im aufrechten Bilde"* an (Cbl. f. pr. A. 1883), endlich schrieb er noch die Monographie: *„Praktische Diagnostik der Simulationen"* (Mit lithographischen Vorlagen und Stereoskop, 1875; 2. Aufl. 1878).

Burckhardt, Hermann von, Obermedizinalrat, Generalarzt à l. s. zu Stuttgart, geb. zu Cannstatt (Württemberg) 3. Juli 1847 als Sohn des verst. Hofrats Dr. K. v. B. in Wildbad († 13. 9. 1888); studierte in Tübingen, Heidelberg, Leipzig. 1872 promoviert. Von 1872 bis 77 Assistenzarzt an der Thiersch'schen Klinik; seit 1877 Vorstand d. chirurg. Abteilung des Ludwigsspitals, seit 1883 auch des Katharinenspitals in Stuttgart. Litterar. Arbeiten: *„Jahresberichte über die chirurg. Abteilung des Ludwigsspitals zu Stuttgart"* (1878; 1879 bis 83; 1884; 1885 bis 87; 1888 bis 90) — *„Blutige Reposition einer „irreponiblen" alten Oberarmluxation"* (Württ. med. Correspbl. 1878) — *„Radikaloperation einer grossen irreponiblen Nabelhernie"* (Ib. 1883) — *„Exstirpation der Kropfcysten"* (Chir. Centralbl. 1884) — *„Beitrag zur Behandlung der Leberverletzungen"* (Ib. 1887) — *„Über die Eröffnung der retropharyngealen Abscesse"* (Ib. 1888) — *„Über Blasendrainage nach Sectio alta"* (Ib. 1889) — *„Über Tracheocele und Kropf"* (Württemb. med. Correspbl. 1888) — *„Mitteilungen über das Koch'sche Heilverfahren"* (Ib. 1890) — *„Über die Behandlung der Knöchelbrüche"* (Ib. 1891) — *„Beiträge zur Nierenchirurgie"* (Ib. 1893) — *„Über die chirurg. Behandlung der Perityphlitis"* (Württ. med. Correspbl. 1893) — *„Über die chirurg. Behandlung der Gallensteinkrankheit"* (Ib. 1895) — *„Bemerkungen über die Behandlung der Schussverletzungen des Kopfes"* (Ib. 1898).

Burckhardt, Albrecht, in Basel (Schweiz), geb. daselbst 13. Juli 1853, studierte in Basel, Tübingen, Göttingen, Strassburg, Dr. med. 1878, wurde 1882 Privatdozent für Hygiene in Basel, 1892 Extraordinarius und ist seit 1894 ordentl. öffentl. Professor der Hygiene und Direktor des hygien. Instituts in Basel. Er veröffentlichte: *„Untersuchungen über die Gesundheitsverhältnisse der Fabrikbevölkerung in der Schweiz"* (Mit F. Schuler zusammen, 1889).

Burckhardt, Emil, zu Basel, daselbst 6. Dez. 1853 geb. und ausgebildet, hauptsächlich unter Socin, Dr. med. 1877, besuchte zwecks weiterer chirurg. Ausbildung bis 1879 die Kliniken in Halle (v. Volkmann), Wien (Billroth, Dittel), London (Mac Cormac, Spencer Wells, Granville Bantock, Sir Henri Thompson), war dann bis 1882 erster Assistent der chir. Klinik zu Basel unter Socin und wirkt daselbst seit 1883, gegenwärtig als Extraordinarius und Direktor einer chir. Privatklinik. Schriften: *„Jahresberichte der chir. Klinik zu Basel 1879, 80, 81"* — *„Über die Gelenkkörper im Kniegelenk"* — *„Beitr. zur Casuistik der Schusswunden des Gehirns mit Einheilen des Projectils"* — *„Zur Casuistik und Therapie gangränöser Darmwandbrüche"* — *„Endoscopische Befunde und endoscopische Therapie der Krankheiten der Harnröhre und Blase"* — *„Über Tuberculinbehandlung von Urogenitaltuberculosen"* — *„Atlas der Cystoscopie"* — *„Atlas of electric cystoscopy"* (zusammen mit Fenwick) — *„Chirurg. Klinik der Blasenkrankheiten"* — *„Die moderne Cystoscopie"* —

„Über *Prostatasarkom*" u. a. m. B. referiert ausserdem für VIRCHOW's Jahresber. über sein Spezialgebiet.

Burckhardt-Merian, Albert, geb. 25. Januar 1843 zu Basel, studierte zuerst daselbst, dann in Heidelberg, Berlin, Wien, Prag, Paris und London. Seine Promotion fand 1866 statt. Seit dem Sommersemester 1869 als Dozent, seit 1879 als Prof. extraord. der Ohrenheilkunde in Basel thätig, seit 1872 auch Redakteur des Corresphl. f. Schw. Ae., publizierte er: *„Vier Monate in einem preussischen Feldlazarethe während des Krieges 1870"* (Basel 1872) — *„Ueber den Scharlach in seinen Beziehungen zum Gehörorgan"* (VOLKMANN's Samml. klin. Vorträge, 1880) — *„Wegweiser für hilfesuchende Kranke und Gebrechliche in der Schweiz"* (Basel 1883), ausserdem diverse Aufsätze in ohrenärztlichen Zeitschriften und besonders im Corresphl. f. Schw. Ae. B., der 22. Nov. 1886 starb, war ein geschickter Operateur, anregender Lehrer und gesuchter Ohrenarzt. Von seinen Arbeiten zur Ohrenheilkunde sind die pathol.-anat. Beiträge, die Untersuchungen über Scharlach und dessen Beziehungen zum Gehörgang, sowie die Publikationen über Hörprüfung von grossem Wert. Den internat. otol. Kongr. zu Basel 1884 leitete B. als erster Präsident.

Burdach, Ernst, zu Königsberg i. Pr., 25. Februar 1801 zu Leipzig als Sohn von KARL FRIEDRICH B. geb., studierte von 1821 an Medizin in Königsberg und wurde daselbst 1825 Doktor mit der Dissertation: *„Observationes nonnullae microscopicae inflammationem spectantes"*. Er habilitierte sich 1829 als Privatdozent, wurde Prosektor, 1839 Prof. extraord. und 1844 Ordinarius der Anatomie. Einige Zeit vor seinem 10. Oktober 1876 erfolgten Tode hatte er bereits seine Lehrthätigkeit aufgegeben. Ausser kleineren Arbeiten, wie seiner Habilitationsschrift: *„Observationes de morbosa cordis structura"* 1829), und den im achten Berichte von der königl. anatomischen Anstalt zu Königsberg enthaltenen *„Bemerkungen über die ernährenden Gefässe der Puls- und Blutadern"* (1835), schrieb er: *„Beitrag zur mikroskopischen Anatomie der Nerven"* (Königsberg 1837, m. 2 Kpf.) und gab eine umgearbeitete zweite Auflage von seines Vaters *„Anthropologie für das gebildete Publicum"* (Stuttgart 1849) heraus. Auch hatte er beim 6. Bande der „Physiologie" desselben mitgearbeitet.

Burg, Cornelis Leendert van der, 1840 in Gorkum geb., an der milit.-ärztl. Schule in Utrecht gebildet, promovierte 1860 in Heidelberg und im folgenden Jahre auch an der Universität Utrecht mit einem Colloquium doctum zum Dr. med. Als Militärarzt nach Indien geschickt, wurde er 1862 in Batavia zum Lehrer an der Schule für die Doktor-Djawa ernannt, blieb dort thätig bis zu seiner Entlassung aus dem Militärdienste 1868, etablierte sich als Civilarzt in Batavia und arbeitete da bis 1886, wo er nach Holland zurückkehrte und sich in Leyden niederliess. 1887 wurde er zum dirigierenden Arzt der Wasserheilanstalt Laag-Soeren in der Provinz Gelderland ernannt, wo er jetzt noch etabliert ist. 1862 bis 67 veröffentlichte er verschiedene interessante ophthalmolog. Beiträge (er hatte sich in Utrecht unter DONDERS und SNELLEN darauf speziell verlegt) in der „Geneesk. Tijdschr. v. Ned. Indië" und der Natuurk. Tijdschrift voor Ned. Indie" und später viele andere über sehr verschiedene Gegenstände, von welchen wir hier nur erwähnen: *„Iets over den tijd van het ontstaan der menstruatie by in Indië geboren europeesche n.eisjes"* (1879, deutsch von A. B. MEYER) — *„Indische spruw (Aphthae tropicae)"* (Batavia 1880, gekrönte Arbeit; deutsch von W. BERGER in SCHMIDT's Jahrbb., teilweise auch in der Real-Encyklopädie der med. Wissenschaften, englisch in China), eine vollständige Monographie; seine Hauptarbeit ist jedoch *„De geneesheer in Ned. Indië. 1. T. Land, klimaat en bewoners, hygiene, de uitoefening der geneeskundige praktyk"* (Batavia 1882; 1883; deutsch von L. DIEMER, Hamburg 1887) — *„Id. 3. T. Materies medica"* (Batavia 1885) — *„Id 2. T. Pathologie en therapie der ziekten in Ned. Indie"* (1887), ein vortreffliches, alles, was sich auf tropische Krankheiten und ihre Behandlung bezieht, umfassendes Buch, von VAN LEENT als „eine der merkwürdigsten Erscheinungen von unermüdeter Geisteskraft und frischer wissenschaftlicher Arbeit, in dem tropischen Klima zustande gekommen" zum Lesen empfohlen, den in Indien praktizierenden Ärzten als unentbehrlich bezeichnet. Spätere grössere Arbeiten sind: *"Opleiding van geneeskundigen voor Ned. Indië"* (1889) — *"Behandeling in Europa van zieken; komende uit het heete klimaat"* (1890; 1891) — *"To what extend are Tropical Altitudes adapted for Settlement by Europeans?"* (1893) — *"Het verleenen van geneeskundige hulp aan inlanders met inlandsche hulpmiddelen"* (1894) — *"Persoonlijke gezondheidsleer voor Europeanen, die naar Ned. Indië gaan of daar wonen"* (1895). B.'s gesamte Schriften betragen bis Mitte Juli 1899 bereits 215.

Burghard, Albert, zu Hannover, geb. zu Lüneburg 19. Oktober 1821, studierte in Göttingen, Berlin, Prag, Wien, Paris, wurde 1844 promoviert, wirkte seit 1846 als prakt. Arzt, Gerichtsarzt, Mitglied des Med.-Kolleg., Vorstand der anat. Anst. in Hannover, und starb als Geh. Med.-Rat 6. Mai 1892. Er war Verf. verschied. Aufsätze in gerichtl.-med. Zeitschriften und in seiner amtlichen Stellung, wie in ärztlichen Vereinen seit 1869 für Förderung der öffentlichen Gesundheitspflege und Standesinteressen rege thätig gewesen.

Burkart, Rudolph, zu Bonn, geb. daselbst 13. Oktober 1846, studierte in Bonn, Prag, Wien, Berlin, war namentlich Schüler von PFLUEGER, wurde 1869 promoviert, war 1872 bis 83 als dirigierender Arzt der Wasserheilanstalt Marienberg in Boppard a. Rh. und ist seit 1883, an Stelle des verstorbenen Prof. OBERNIER, Oberarzt am Johannes-Hosp. in Bonn. Litterar. Arbeiten: *a)* Physiologische: *"Ueber den Einfluss des N. vagus auf die Athembewegungen"* (PFLUEGER'S A., I) — *"Studien über die automat. Thätigkeit des Athemcentrums und über die Beziehungen desselben zum N. vagus und anderen Athemnerven"* (Ib. XVI) — *"Untersuchh. über Behinderung der Magenverdauung durch Galle"* (Ib. I, II); — *b)* aus dem Gebiete der inneren Medizin: *"Die chron. Morphiumvergiftung und deren Behandlung"* (Bonn 1877); weitere Mitteilungen über denselben Gegenstand in D. m. W. (1879, 83), W. m. Pr. (1880), in besonderen Schriften (Bonn 1878; 1880; 1882) und in VOLKMANN's Samml. klin. Vortr., (1884), ferner: *"Über clonischen Inspirationskrampf"* (D. m. W. 1877) — *"Ueber Wärmeregulation und Fieber"* (Ib. 1879) — *"Zur Pathol. der Neurasthenia gastrica (Dyspepsia nervosa)"* (Bonn 1882) — *"Zur Behandlung schwerer Formen von Hysterie und Neurasthenie"* (Besprechung des WEIR MITCHELL'schen Kurverfahrens; VOLKMANN's Samml. klin. Vortr., Nr. 245) — *"Zur Behandlung der Hysterie und Neurasthenie"* (B. k. W. 1886; 1887) — *"Über Behandlung der Lungenschwindsucht mit dem Koch'schen Mittel im Joh.-Hosp."* (Ib. 1890) — *"Über centripetale Leitung im Nervus vagus und nervus laryngeus inf."* (Ib. 1892) — *c)* anat. Arbeit: *"Endigungen der Nerven in den Tasthaaren der Säugethiere"* (Med. Centralbl. 1870).

Burow, zwei Chirurgen in Königsberg, Vater und Sohn. Der Vater, August, 10. Nov. 1809 zu Elbing geb. 1830 bezog die Universität Königsberg, studierte ein Semester Theologie, um dann zur Medizin überzugehen. Hier hatte er das Glück, Männern wie BAER, SACHS, dem älteren BURDACH nahe zu treten und schöpfte aus ihrem Umgang entscheidende Einflüsse für seine wissenschaftliche Entwicklung. 1835 legte er in Berlin sein Staatsexamen ab, nachdem er in Königsberg mit einer Doktorarbeit promoviert hatte: *"De vasibus sanguiferis ranarum"*, deren Kupfertafel BAER auf Staatskosten herzustellen für wert befunden hatte. In Berlin machte DIEFFENBACH einen unverlöschlichen Eindruck auf ihn, so dass dessen Wirken das Vorbild seines Strebens wurde. Ein Jahr später wurde er in Königsberg, wo er sich niederliess, SACHS' Assistent und gründete 1846 eine gut frequentierte, chirurg. Privatklinik, an deren Material B. seine Erfahrungen machte, die er namentlich auf dem Gebiete der Chirurgie und Augenheilkunde in vielen Schriften niederlegte". Nachdem er 1839 sich als Dozent an der Universität habilitiert hatte, wurde er 1844 zum Extraordinarius befördert, und nach wenigen Jahren wurde seine Poliklinik zur chir. Universitäts-Poliklinik erhoben. Als B. dann 1859 seine Professur niederlegte, wurde die Poliklinik mit der Universitätsklinik vereinigt und seine Anstalt wieder

Privat-Institut. Den Krieg von 1866 machte B. als konsultierender Generalarzt der Armee v. MANTEUFFEL's mit und wirkte vorzugsweise in den Lazaretten zu Aschaffenburg und Kissingen. 1870 leistete er demselben Rufe bei den Armeen des Prinzen FRIEDRICH KARL Folge, obgleich er schon damals kränklich war. Westlich von Metz in St. Marie stationiert, musste B. hier anfangs allen Mangel und alle Not des Krieges ertragen, da in diesen Gegenden die Proviantierung grosse Schwierigkeiten machte. Krank nach Königsberg zurückgebracht, erholte er sich nie wieder ganz und starb 1874. Aus einer Reihe von 39 Publikationen auf dem Gebiete der Chirurgie und Ophthalmologie sind besonders hervorzuheben: „*Physiologie und Physik des menschlichen Auges*" (1842) — „*Resultate der Beobachtung an 137 Schieloperationen*" (1844), vielfache Mitteilungen über die offene Wundbehandlung, über Plastik mit Hilfe der seitlichen Dreiecke, über die essigsaure Thonerde (letztere ist bekanntlich jetzt der deutschen Pharmakopoe einverleibt). Ferner sind zu erwähnen Arbeiten über Brillenskala, über ein neues Optometer, über Gipsverbände, eine neue Klumpfussmaschine, über Herniotomie etc.

— Der Sohn, Ernst, zu Königsberg geb. und ausgebildet, studierte noch in Berlin und wurde 21. Dezember 1860 promoviert. Seit Juni 1861 als praktischer Arzt in Königsberg, seit 1878 als ausserordentlicher Professor daselbst fungierend, leitete er die chirurgische Privatklinik seines Vaters und starb 20. November 1885. Seine umfangreicheren Leistungen sind: „*Laryngoskopischer Atlas*" (Stuttgart 1877) — „*Mittheilungen aus der chirurgischen Privat-Klinik*" (Leipzig 1875, 1877, 1880). Daneben viele Journal-Artikel.

Burq, V., geb. 1823, gest. 12. Aug. 1884 zu Paris an Apoplexie, ist bemerkenswert als der Entdecker der „Metallotherapie", die er etwa um 1850 empfahl und die später durch die Untersuchungen von CHARCOT und SCHIFF eine wenigstens teilweise wissenschaftl. Erklärung, resp. Bestätigung erfuhr. Auch beschäftigte sich B. seit 1851 mit der Sammlung von statist. Daten über die Morbiditäts- und Mortalitätsverhältnisse der Arbeiter in Kupferminen und in Fabriken und suchte später den bekanntlich missglückten Nachweis von der spezifischen Heilkraft des Kupfers gegen die Cholera zu liefern. Seine Hauptschriften sind: „*Métallothérapie, nouveau traitement par les applications métalliques*" (Paris 1853) — „*Métallothérapie. Du cuivre contre le choléra au point de vue prophylactique et curatif*" (Ib. 1867).

Busch, Carl David Wilhelm, in Bonn, 5. Januar 1826 zu Marburg als Sohn von DIETRICH WILHELM HEINRICH B. geboren, siedelte 1829 mit diesem nach Berlin über, studierte von 1844 bis 48 auf der dortigen Universität, wobei er sich besonders der Anleitung und des Wohlwollens von JOHANNES MÜLLER zu erfreuen hatte, indem er zu denjenigen Schülern gehörte, die von ihm zur Mitarbeit auf dem Gebiete der ihn damals ausschliesslich beschäftigenden vergleichenden Anatomie herangezogen wurden. Dieser letzteren gehörten denn auch einige von B. noch als Student in MÜLLER's Archiv (1847) veröffentlichte Arbeiten, seine Inaug.-Dissertation (1848), einige spätere Arbeiten (MÜLLER's Archiv 1849, 50, 55), sowie eine eigene Schrift über einige wirbellose Seetiere (1851) an. Zu Untersuchungen über die letzteren hatte er, nachdem er im Sommer 1848 einige Monate in den Lazaretten zu Schleswig thätig gewesen, auf einer im folgenden Frühjahre unternommenen grösseren Reise nach Grossbritannien, Spanien, Algerien und darauf auch nach Paris, Wien und Triest Gelegenheit gehabt. 1851 trat er als Assistent in LANGENBECK's Klinik, habilitierte sich 1852 als Privat-Dozent und veröffentlichte ausser einigen histologischen Arbeiten, seine „*Chirurgischen Beobachtungen, gesammelt in der königl. chirurg. Universitäts-Klinik zu Berlin*" (Berlin 1854). 1855 wurde er zur Leitung der chirurgischen Klinik nach Bonn, zunächst als Prof. e. o., berufen und hat von da an, im Laufe der Jahre, bis zu seinem Tode nicht wenig dazu beigetragen, der medizinischen Fakultät dieser Universität neuen Glanz zu verleihen. Ein von ihm 1857 bereits begonnenes „*Lehrbuch der Chirurgie*" (Berlin, Bd. I, 1857; Bd. II, Abt. 1—3, 1860, 64, 69) wurde erst nach einer Reihe von Jahren vollendet; er war aber inzwischen vielfach anderweitig litterarisch thätig. 1860 übernahm er auch die chirurgische Hospitalarzt-Stelle im Johannis-Hospital zu Bonn, war 1866 und 1870 bis 71 während der Kriege in Böhmen und Frankreich als konsultierender General-Arzt thätig, und wurde 1866 Geheimer Medizinal-Rat. Nachdem er weiter noch ein Decennium rastlos als Chirurg, Kliniker und Schriftsteller gewirkt hatte, raffte ihn am 24. November 1881 eine Perforations-Peritonitis dahin. — Neben seiner in hohem Grade anregenden Lehrthätigkeit hat B. eine ganz ausserordentliche schriftstellerische Fruchtbarkeit entwickelt, indem ein Verzeichnis seiner sämmtlichen Arbeiten auf dem Gebiete der vergleichenden Anatomie, der menschlichen Physiologie, der pathologischen Anatomie, Ophthalmologie und Chirurgie nicht weniger als 145 Nummern umfasst, von denen allerdings fast $^2/_3$ auf Vorträge kommen, die von ihm in den Jahren 1856 bis 1881 in der Niederrheinischen Gesellschaft für Natur- und Heilkunde in Bonn gehalten worden sind. Es ist sehr schwer, in kurzen Zügen auch nur annähernd ein Bild von diesen höchst mannigfaltigen Arbeiten zu geben. Mit Übergehung derselben aus der Physiologie (Verdauung, Funktionen der Augenmuskeln, des M. serrat. antic. major), pathologischen Anatomie (Lupus, Epitheliome, Melanome, Lymphosarkome u. s. w.) und Ophthalmologie (Cysticercus, Cataract, Entropium) sei erwähnt, dass er mehrfach über Wundbehandlung, auch nach Verbrennung u. s. w. schrieb, ferner über Pyämie, Trismus, Erysipelas, Wunddiphtherie, Carbunkel, über die Anwendung der Narkose. Er beschäftigte sich vielfach mit den Kriegsverletzungen, den sogenannten Luftstreifschüssen und experimentell mit dem Mechanismus der Schussfrakturen, namentlich bei der Einwirkung aus grosser Nähe; er widmete den Geschwülsten viel Aufmerksamkeit, darunter besonders den retro-pharyngealen, dann auch den Harnorganen (Strikturen, andere mechanische Hindernisse der Urinentleerung). Die Lehre von den Luxationen und Frakturen bereicherte er durch experimentelle Untersuchungen und reiche eigene Erfahrungen; ebenso widmete er den Gelenkkrankheiten und deren Folgen,

Biographisches Lexikon.

auch der Brucheinklemmung und den Varietäten der Hernien seine besondere Aufmerksamkeit. Unter seinen operativen Errungenschaften sind namentlich die Beseitigung von Narben und anderen Kontrakturen, die Ausmeisselung eines Nerven aus einem Callus, verschiedene Verbesserungen plastischer Operationen u. s. w. anzuführen; überall aber zeigte er sich als Anhänger der konservativen Chirurgie. — Die hauptsächlichsten Publikationsorte von B.'s Arbeiten sind, ausser den angegebenen: Charité-Annalen (1857, 58), VIRCHOW's Archiv (1858, 59), v. GRAEFE's Archiv (1858), v. LANGENBECK's Archiv (IV, VII, XIV—XXII, XXVII, 1863—81), Verhandlungen der Deutschen Gesellschaft für Chirurgie (1873, 74, 76, 77, 81), Cbl. f. Ch. (1874, 1881) und die Zeitschriften, in welchen die Verhandlungen der Niederrheinischen Gesellschaft in der angegebenen Zeit publiziert wurden.

Busch, Friedrich, Sohn des Arztes FR. L. FERD. B. zu Elbing 9. September 1844 geboren, war während seiner Studien zu Jena, Königsberg und Berlin Schüler v. RECKLINGHAUSEN's, VIRCHOW's,

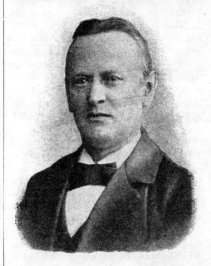

LANGENBECK's. Am 18. Mai 1866 promoviert und 1867 approbiert, fungierte er als Assistent an der königl. chir. Klinik, als Privatdozent und seit 1875 als Professor extraord. für Chirurgie in Berlin. Seine

10

wesentlichsten Arbeiten sind: „*Fettembolie*" (Virchow's Archiv, XXXV) — „*Tuberkulose der Chorioidea*" (Ib. XXXVI) — „*Experimentelle Ostitis und Nekrose*" (v. Langenbeck's Archiv, XX, XXI, XXII. D. Z. f. Ch., VIII und X). Endlich bearbeitete er die „*Allgemeine Orthopädie, Gymnastik, Massage*" (als II. Bd., 2. Abteilung von v. Ziemssen's Handbuch der Allgemeinen Therapie. Leipzig 1883). Seit Oktober 1884 ist B. Direktor des an der Berliner Universität errichteten zahnärztlichen Instituts. Seine Schriften odontologischen Inhalts finden sich in: D. Mtsschr. f. Z., Verhandlungen der D. odontologischen Gesellschaft, I—VII und Odontologische Blätter IV. Jahrgang 1899/1900. Selbständig erschien noch ein „*Lehrbuch der Zahnextraction*".

Busch, Johann Konrad, Sanitätsrat in Krefeld, geb. 1848, seit 1873 Arzt, hat sich in der Geschichte des preussischen Ärztestandes durch seine rege aktive Teilnahme an allen Standesangelegenheiten, speziell durch seine Verdienste um den Ausbau und die Verbesserung der sozialärztlichen Gesetzgebung ein Andenken gesichert. Er war lange Jahre Redakteur des sozialen Teils im ärztlichen Vereinsblatt, Mitglied der rheinischen Ärztekammer, des preussischen Ärztekammerausschusses, der Kommission zur Vereinfachung der Arbeiterversicherungsgesetze im Reichsamt des Innern, langjähriger Delegierter auf dem deutschen Ärztetage und Vorsitzender des Niederrheinischen Vereines für öffentliche Gesundheitspflege. B. starb 18. Febr. 1898.

Buschan, Georg Hermann Theodor, in Stettin, geb. zu Frankfurt a. O. 14. April 1863, in Breslau, München, Halle, Berlin und Kiel ausgebildet, Dr. med. Wratislav. 1885, Dr. phil. (summa cum laude 1896 München), war von 1886 bis 87 an der Provinzialirrenanstalt Leubus i. Schl., bis 1891 an der Kaiserl. Marine, bis 1892 bei Kahlbaum in Görlitz, sowie in Halle und Berlin thätig und wirkt seit 1892 als Nervenarzt in Stettin, sowie als Schriftsteller und Privatgelehrter auf dem Gebiete der Anthropologie und Ethnologie und Vorsitzender der Gesellschaft für Völker- und Erdkunde in Stettin.

Schriften auf dem Gebiete der Medizin: „*Die Basedowsche Krankheit*" (preisgekrönt von der Hufeland'schen Gesellschaft in Berlin, Wien 1894) — „*Über Myxödem und verwandte Zustände*" (Ib. 1896) — „*Die Brown-Séquard'sche Methode (Organsafttherapie)*" (Neuwied 1895) — „*Die Behandlung der chronischen Rückenmarkskrankheiten*" (Ib. 1893) — „*Schilddrüsentherapie*" (Wien 1896) — „*Bibliographischer Semesterbericht der Erscheinungen auf dem Gebiet der Neurologie und Psychiatrie*" (erscheint halbjährlich seit 1896). Dazu kommen zahlreiche Arbeiten aus dem Gebiete der Anthropologie, im ganzen nach einem bis 1898 incl. reichenden Verzeichnis weit über 60 Nummern umfassend. B. ist Mitglied und Ehrenmitglied zahlreicher in- und ausländischer gelehrter Gesellschaften.

Businelli, Francesco, geb. in Maniago (Venedig), studierte in Padua 1847 bis 53, in welchem Jahre er einstimmig promoviert wurde. Im September desselben Jahres konkurrierte er für eine Stelle bei dem Istituto di perfezionamento chirurgico an der Wiener Hochschule und wurde als Operations-Zögling bei der chir. Klinik von Prof. Schuh angestellt. Nach dem 2 jährigen Kurs erhielt er sein Operateurs-Diplom. Während dieser Zeit besuchte er als Privat-Assistent die Augen-Abteilung von Prof. Ed. Jäger und nahm Privat-Kurse bei Prof. Hebra, Braun, Sigmund etc. 1855 während der Cholera-Epidemie ging er nach Ragusa (Dalmatien) und blieb dann 5 Monate als Cholera-Arzt im Dienste der österr. Regierung. 1856 fungierte er im Allgemeinen Krankenhause zu Wien als Internist, dann als Sekundar-Arzt an der chirurg. Abteilung vom Primar-Arzt Szimondy. 1857 bis 59 Assistent der Wiener Augenklinik von Prof. Arlt und Mitglied der K. K. Gesellschaft der Ärzte. 1861 Professor der Augenheilkunde in Sassari (Insel Sardinien). 1862 Professor der Augenheilkunde an der Universität zu Modena bis 1872. Von 1873 bis 99 ordentl. Professor der Augenheilkunde und Direktor der Augenklinik der Universität in Rom. B. ist Membro fondatore della R. Accademia di Medicina, Sanitario-Capo dell'Ospizio Margherita di Savoia per i ciechi poveri und Verfasser zahlreicher, nach einem bis 1898 reichenden Verzeichnis etwa 50 Nummern umfassender Arbeiten, von denen wir nur folgende anführen können: „Osservazione clinica sopra un caso di Dacrio-adenite acuta" (Giornale d'Oftalmologia ital. 1860) — „Storia d'una cheratite con ipopio e considerazioni relative." (Giornale studd. 1860) — „Intorno all' Astenopia — Memoria letta nella R. Accademia med. di Torino" (Giornale d'oftalmologia 1860) — „Osservazioni critiche sull' opera del Dott Gritti. Sull' Oftalmoscopio etc. (1862) „Sulla Storia, importanza e progressi della Scienza oculistica — Prolusione letta in Modena nel 1863" (1864) — „Sopra un caso di fistola corneale, chiusura della pupilla e cataratta. (1864). — Caso d'asimmetria dell'apparato diottrico dell'occhio umano." (Giorn. d'oftalmologia 1864) — „Resoconto dei casi oculistici presentatisi al dispensario oftalmico in Modena nel 1863 al 64" (Zus. mit dem Assistenten Saltini, 1865) — „Sull'occhio umano. Lezione popolare tenuta in Modena" (1866) — „Osservazione clinica sopra un caso di vegetazioni peduncolate sulla cornea. Operazione etc." (Giorn. d'oftalmologia 1867) — „Vista ed occhiali. Lezione popolare con figure" (pubbl. nel Museo popolare di Milano 1868) — „Amaurosi temporaria dell'occhio destro, susseguita da poliopia monoculare sinestra in giovane isterica" (ib. 1868) — „Sulla lussazione sotto-congiuntivale del cristallino per rottura della sclerotica" (Gazz. med. ital. delle Prov. venete 1869) — „Sull'estrazione di corpi estranei penetrati nell'occhio. Memoria letta nell' Accad. di Scienze i lettere ed arti de Modena" (Atti dell'Accad. 1869) — „Sopra tre casi di ferita penetrante nell'occhio per esplosione di capsule da fucile." (1870) — „Sull condizioni dell'Oculistica nelle campagne. Lettera ad un medico condotto." (Annuario della Società dei Naturalisti in Modena 1871) — „Sull'ottalmia dei neonati" (1872) „Sulla cheratite e sull'irite" (1872) — „Intorno al progetto dell'erezione d'un busto al Prof. Graefe nell'università di Roma. Lettera al Prof. A. Carruccio" (Rivista sudd. 1872) — „Sulla iride-coroidite simpatica e sua cura radicale"(Atti dell'Accad. di Modena 1873) — „Sulle operazioni di cataratta" (Atti dell' Accad. med. di Roma, anno 4, fasc. 1, 1878) — „Sulle ferite penetranti nell' occhio umano" (giornale Clinica moderna, Firenze 1895) — „Dei distacchi periferici dell'iride" (Ib. 1896) — „Sopra un caso di bleforocalasi. Lezione." (Ib. 1896) — „Sulla maturazione artificiale delle cataratte dil ento decorso" (Clin. moderna. Ib. 1897) — „Flemmone dell'orbita consecutivo a flemmone del sacco lagrim. (Lezione)" (Clin. moderna di Firenze 1898) — „Tenonite reumatica acuta bilaterale" (Supplem. del Policlinico anno IV Roma 1898).

Bussemaker, Ulco Cats, 1810 zu Deventer geb., studierte in Groningen, wo er um 1835 die Doktorwürde erhielt auf eine „Dissertatio philolog. med. inaugur., exhibens librum XLIV Collectaneorum medicinalium Oribasii, c. adj. versione latina adnotationibusque", eine ausgezeichnete Arbeit, worin B. nicht allein über Oribasius handelt, sondern auch viele bisher unbekannte Thatsachen mitteilte über Antyllus, Apollonius, Heliodoros, Rufus (Ephesius) und Soranus. 1838 erschienen von ihm nähere Mitteilungen über das 50. Buch der Collectanea (hrsg. v. Angelo Mai), über die chir. Beh. d. Harnröhrenstriktur nach Heliodoros in der von Heyne redigierten Ztschr.„Wenken en Meeningen". Besonders bekannt ist er durch die im Verein mit Daremberg veranstaltete grosse Ausgabe des Oribasius (1851 bis 70). B. hatte Daremberg in Berlin kennen gelernt, wo er den Nachlass von Dietz studierte. B. fand zusammen mit Daremberg eine Anstellung in Paris und starb hier 1865. Für die bibl. grecque von Didot bearbeitete er die Poëmata medicinalia des Aristoteles.

Butcher, Richard George Herbert, ausgezeichneter Chirurg, geb. 19. April 1819 zu Danesfort, Killarney, studierte in der med. Schule zu Cork unter John Woodroffe, in Dublin und im Guy's Hosp. unter Sir Astley Cooper, wurde 1838 Lic. des Londoner R. C. S. und des Dubliner 1841, Fellow 1844, war Prosektor und Dozent der Anat. in der Dubliner med. Schule und viele Jahre Surgeon am Mercer's Hosp., wohin er eine grosse Menge von Studenten zog. Auch wurde er Dozent der operat. Chir. am Trinity Coll. und trat in das ärztl. Personal von Sir Patrick Dun's Hosp. über. 1863 wurde er von der Universität zum Ehren-Dr. med. ernannt, war 1866 bis 67 Präsid. des R. C. S. und errichtete 1879 eine Rettungsstation an der Küste der Tralee Bay, zum Andenken an seinen Vater, Admiral SAMUEL B. und seinen Bruder, den Bischof von Meath. Die Kosten des Rettungsbootes allein beliefen sich auf 1000 £. 1885 überwies er sein wertvolles Museum dem Coll. of Surg. und übernahm es, ein eigenes Gebäude dafür zu errichten. B. ist 21. März 1891 verstorben. Seine grösstenteils im Dublin. Quart. Journ. of Med. Sc. und dessen Fortsetzung erschienenen, sehr zahlreichen Aufsätze, meist Operationsfälle betreffend, erschienen bis 1865 gesammelt in seinen: *„Essays and reports on operative and conservative surgery"* (Dublin 1865).

Byrne, John Augustus, geb. zu Dublin 9. April 1827, studierte im Trinity Coll., der Park-street Schule, Sir P. Dun's und Stevens Hosp., wurde 1847 Member des R. C. S., 1858 Assist. Master in Rotunda Lying-in Hosp. unter M'CLINTOCK, war dann Prof. der Geburtshilfe an der med. Schule der kath. Universität und Gynaecological Surgeon am St. Vincent's Hosp., Präsident der Dubliner geburtshilfl. Gesellschaft und starb 13. Januar 1891. Von seinen Schriften erwähnen wir: *„Fatty and Hydatiginous Degeneration of the Placenta"* (read before Dub. Obst. Soc., Dub. Med. Journ. 1865) — *„Case of Rupture of the Vagina during Labour, in which recovery took place"* (read before Dub. Obst. Soc. 1866) — *„Two Cases of Congenital Malformation of the Rectum"* (Dub. Med. Journ. 1862) — *„Large Vesical Calculus expelled by natural efforts of a Woman in 7th Month of Pregnancy"* (Ib. 1863) — *„Remarkable Case of Fetid Pulmonary Puerperal Abscess"* (Dub. Quart. Journ. 1866) — *„Observations on Puerperal Fever and Puerperal Mortality"* (Ib. XLVIII) — *„Bipolar Version and Induction of Premature Labour by Hydrostatic Dilatation"* (Dub. Med. Journ. 1875).

C.

Cahn, Arnold, in Strassburg, daselbst vorgebildet, Dr. med. 1881, war anfangs Assistent an der Strassburger med. Klinik, seit 1895 Extaordinarius, veröffentlichte: „Zur physiologischen und pathologischen Chemie des Auges" (Diss.) — „Ueber antiperistaltische Magenbewegungen" — „Ueber Magenverdauung bei Chlorhunger" — „Ueber Magensäuren bei acuter Phosphorvergiftung" — „Ueber die Verdauung des Fleisches im normalen Magen" — „Ueber die Peptone als Nahrungsmittel", ferner zahlreiche Abhandlungen: über gastritis diphtherica mit akuter gelber Leberatrophie, über die Heilung des Ileus durch Magenausspülungen, Magensäuren, allgemeine Atrophie nach Diphtherie, zur Lehre vom Typhus, über akute Schwefelwasserstoffvergiftung, über Antipyrin und Antifebrin u. s. w.

Calderini, Giovanni, in Bologna, geb. 24. Dez. 1841 zu Varallo (Novara), studierte und promovierte in Turin 1862; Priv. Doc. der Ophthalmol. 1868; Anat.-Prosektor 1872; als Prof. der Geburtsh. und Direktor der Entbindungsanstalt an die Universität Parma berufen 1873; ausserord. Prof. 1876 und ord. Prof. der Geburtsh. und Gyn. 1879; an die Universität Bologna berufen 1895. Von seinen zahlreichen Arbeiten sind mehrere in den folgenden Zeitschr. veröffentlicht: Gazzetta delle Cliniche di Torino (1866) „Enucleazione del bulbo dell' occhio in rapporte alla estirpaxione, all' influenza sull' occhio che rimane alla anatomia patologica ed alla protesi oculare" (1868, 1869, 1871, 1873 — L' Istituto Ostetrico di Parma 1874, 1875, 1878. 1879, 1881) — „Le precauzioni antisettiche nella pratica ostetrica" (1882, 1883, 1885, 1892, 1893, teils auf dem Gebiete der Ophthal., teils der Geb. u. Gyn.) — Gazzetta della Associazione Medica di Torino (1862. 1865) — Giornale della Reale Acc. di Med. di Torino (1865, 1874, 1888) „Cellule simili a quelle della decidua ottenute sperimentalmente mediante semplice stimolo meccanico". — G. di oftalm. ital. Torino (1866) — Annali di Ost. Gin. e Pediat. Milano (1881) „Sulla questione dell' insegnamento pratico della ginecologia e della pediatria" (1882) — „Una cretina ed una microcefala nell' Ist. Ost. di Parma" — „Contributo alla diagnosi delle mostruosita del feto ed alla eziologia dell' idramnios" — „Espostazione dell' utero dalla vagina" (1893) — „Laparotomie" (1895, 1899). — Ateneo Medico Parmense (Parma 1887) „Uterus septus duplex" (1888) — „Distocia materna cervicale" (1889, 1893, 1895). Andere Abhandlungen erschienen in „Bollett. della Soc. Med. di Bologna" (Serie VI vol. IX, Serie VII vol. IV. 1893, Serie VII vol. IX 1898) — in „Bollett. dell' Istruzione pubblica" (Roma 1882) — „Giornale Internaz. di Sc. Med." (Napoli 1882) — „Gazzetta degli Ospedali" (Milano 1883, 1897) — „Giornale delle Levatrici" (Milano 1887) — „Rivista di Ost. e Gin." (Torino 1890) — „Verhandlungen des X. Internaz. Med. Cong. 1890" (Berlin 1891 bis 92) — „Il Policlinico C." (Roma 1894) — „Archivio di Ostetricia e di Ginecologia" (Napoli 1895) — „La Clinica Moderna" (Firenze 1895, 1896, 1897) — „Atti del Congresso Medico Internazionale di Roma" (1894, 1895) — „Atti della Soc. Ital. di Ost. e Gin." (Roma 1896, 1897, 1898) — „Verhandl. des Int. Med. Congr. von Moskau" (1897) — „Compt. rendue des Congrès period. int. de gyn. et d' Obst. de Genève 1894, Bordeaux 1897, Amsterdam 1899" — „Compt. rend. du Congrès d' Obst. Gyn. Paed. de Marseille" (1898) — „Berliner klin. Wochenschrift" (1894) — „Lucina. Periodico mensile di Ost. 1876 ff., Bologna" — „Monatsschrift f. Geb. u. Gyn." (Berlin IX. 1899). — Von den vielen selbständig erschienenen Schriften seien nur angeführt: „*Studi di Ost. e Gin.*" (Milano 1890) — „*Manuale Clinico di Terapia e operazione Ostetriche*" (Torino 1897). — Dazu kommen noch zahlreiche belletristische, Reise- und ähnliche Schriften.

Calmeil, Louis Florentin, geb. 1798 zu Yversay, Poitou, studierte in Paris und widmete sich unter ROYER COLLARD und ESQUIROL der Psychiatrie. Er wurde, als letzterer 1826 Direktor von Charenton ward, Hilfsarzt daselbst, und folgte ihm 1840 nach dessen Tode im Direktorat von Charenton nach, wo er 50 Jahre lang blieb und ESQUIROL's rechte Hand wurde. Erst nach 1848 wurde er Méd.-en-chef und blieb es 22 Jahre lang bis 1872, wo er sich nach Fontenay-sous-Bois zurückzog. C., der als Senior der französischen Phychiater 11. März 1895 in Paris starb, hat eine Reihe von bedeutenden Werken über die Erkr. des Hirns und Rückenmarks hinterlassen. Er war einer der ersten, die sich bei ihren Studien des Mikroskops bedienten, und wenn auch BAYLE das Verdienst gebührt, die allgemeine progressive Paralyse — die übrigens schon ESQUIROL kannte — zuerst beschrieben zu haben, so muss doch C. das Verdienst zuerkannt werden, sie zuerst als die Folge einer Periencephalitis aufgefasst zu haben, während jener sie als den Ausfluss einer chronischen Meningitis betrachtet wissen wollte. Von sonstigen Schriften C.'s, die sich vornehmlich in den Archives générales de médecine, im Journal universel et hebdomadaire de médecine et de chirurgie pratique, sowie endlich im Dictionaire de médecine finden, heben wir hervor: „*De la folie, considérée sous le point de vue pathologique, philosophique, historique et judiciaire depuis la renaissance des sciences en Europe jusqu'au XIXe siècle; Description des grandes épidémies du délire simple ou compliquée, qui ont atteint les populations d'autre fois et régné dans les monastères. Exposé des condamnations auxquelles la folie méconnue a donné lieu*" (2 Bände, Paris 1854) — „*Traité des maladies enflammatoires du cerveau ou histoire anatomo-pathologique des congestions encéphaliques du délire aigu, de la paralysie générale ou périencéphalite chronique diffuse à l'état simple ou compliqué, du ramollisse-ment cérébral, local, aigu et chronique, de l'hémorrhagie générale localisée récente ou non récente*" (2 Bände, ib. 1859).

Calori, Luigi, geb. 8. Februar 1807 in San Pietro in Cajale, studierte Philosophie und Medizin in Bologna, wo er FRANCESCO MONDINI zum Lehrer der Anatomie hatte. 1831 begann er als Arzt in Bologna zu praktizieren und wurde Prosektor, 1835 Professor der Anatomie an der Malerakademie, und war seit 1844 Professor der deskriptiven und topographischen Anatomie an der Universität Bologna. C., der 19. Dezember 1896 starb, verdankt die medizinische Litteratur eine grosse Anzahl von Schriften anatomischen, teratologischen und zootomischen, teilweise auch pathologischen Inhalts, welche in den Memorie dell' Academia delle scienze dell' Istituto di Bologna, in den Nuovi Commentarii, in den Nuovi Annali delle scienze naturali, im Bulletino und in den Memorie della Società medico-chirurgica di Bologna, und in der Rivista Clinica di Bologna erschienen sind. Besonders hervorzuheben ist seine Geschichte der anatomischen Schule von Bologna.

Camerer, Wilhelm, zu Urach, Württemberg, geb. zu Stuttgart 17. Okt. 1842, studierte in Tübingen und Wien, promovierte 1866, war 1866 und 1870/71 württ. Militärarzt, von 1867 bis 76 prakt. Arzt in mehreren württ. Landstädtchen, von 1876 bis 84 Physikus in Riedlingen a. Donau, seit 1854 Physikus in Urach. Er behandelt hauptsächlich Stoffwechselkrankheiten in einer Privatklinik und verfasste Arbeiten über Stoffwechsel, namentlich der Kinder, und über psycho-physische Fragen, im Jahrbuch für Kinderheilkunde, in PFLÜGER's Archiv und in der Zeitschr. für Biologie (seit 1870.) Monographie: „*Ursachen, Folgen und Behandlung der Fettsucht*" (Tübingen 1886). Später erschien noch „*Der Stoffwechsel des Kindes von der Geburt bis zur Beendigung des Wachsthums, meist nach eigenen Versuchen*" (Tübingen 1894). — Diese Monographie erhielt 1898 den Stiebel-Preis (Dr. SENKENBERG'sche Stiftung in Frankfurt a. M.). — Im Oktober 1895 wurde C. zum Dr. scientiae naturalis honoris causa von der naturwissenschaftlichen Fakultät in Tübingen ernannt, erhielt im Febr. 1899 den Titel und Rang eines württb. Medizinalrates. Die Arbeiten seit 1895 über Frauenmilch, Kinderstoffwechsel, Urinchemie verfertigte C. meist gemeinsam mit Dr. SÖLDNER, Chemiker in Stuttgart.

Campana, Roberto,

geb. in Teramo 5. August 1844, studierte in Neapel, wo er namentlich TOMMASI, CANTANI, CARDARELLI und TANTURRI zu Lehrern hatte und 1869 promoviert wurde. Hierauf ging er 1872 nach Wien und Berlin, wo er sich vorzüglich unter HEBRA, SIGMUND, BILLROTH, KAPOSI und KOCH in seinen Studien vervollkommnete. 1870 war er Internarzt, von 1871 bis 74 Assistent der Klinik für Syphilis und Hautkrankheiten unter TANTURRI, 1875 Privatdozent in Neapel und seit 1878 ist er, infolge eines Konkurses, Professor der gleichnamigen Klinik an der Universität Genua und später in Rom. — Sehr thätig und voll Liebe für sein Fach, hat er 140 kleinere und grössere Schriften, zum Teil sehr interessanten Inhalts, veröffentlicht, wovon am meisten hervorgehoben zu werden verdienen: *„Di una osteoperiostite gommosa della pariete orbitaria inferiore e sua cura"* (mit Tafel 1871) — *„Della Linfadenopalie sifilitiche"* (1870) — *„Di alcuni néi materni"* (mit 12 Tafeln 1876) — *„Ulcera semplice contagiosa, studii sperimentali"* (1878) — *„Un caso di pemfigo fol. migliorato col bagno continuo"* (1880) — *„Una modificazione al metodo della circoncisione"* (1880) — *„Note cliniche ed anatomiche sulla lepra"* (mit Tafeln 1881) — *„Sifilide e sifilitici in un triennio di clinica"* (1882) — *„Alcune inoculazioni di noduli leprosi"* (Archivio delle scienze mediche, VII, 3, 1883) — *„Il jodoforme nella uretrite acuta"* (Italia medica 5, 1883) — *„Influenza benefica della erisipela sulla lepra"* (Ib. 16, 1883) — *„Trattato sulla sifilide e morbi venerei"* (3 edizioni) — *„Delle odenopatie sifilitiche"* — *„Del sarcoma primitivo idiopatico della cute"* — *„Lepra"* — *„Coltura del bacillo leproso"* — *„Studio anatomico sulla variabilita della cute del camaleonte"* — *„3 a Edizione del sifilide e sifilitico, completato coi morbi venerei"* (Morbi venerei e sifilitici 1893) — *„Altre ricerche sulle alterazioni anatomiche del sarcoma della cute"* — *„Studio sulle tubercolini"*. — Selbständig erschien: *„Frammenti di dermatologia"* (Genova 1899), wo zugleich an verschiedenen Stellen auf etwa 46 kleinere Arbeiten verwiesen wird.

Canestrini, Giovanni,

geb. in Revo bei Trient 26. Dezember 1835, studierte in Wien, namentlich unter KNER, HYRTL und BRÜCKE Naturwissenschaften und Medizin, und wurde 1860 promoviert. Mit Vorliebe gab er sich dem Studium der Naturwissenschaften hin, und besonders gern beschäftigte er sich mit jenen Fragen, die auch für die wissenschaftliche Medizin von Interesse sind. Bald nach 1860 Professor der vergleichenden Anatomie und Physiologie an der Universität Padua, übersetzte er fast sämtliche Werke DARWIN's ins Italienische, stiftete an dieser Hochschule ein Laboratorium für Bakteriologie und erteilte den bezüglichen Unterricht. Seine wichtigsten originalen Arbeiten sind: *„Prospetto critico dei pesci d'acqua dolce d'Italia"* — *„I pesci d'Italia"* — *„Origine dell' uomo"* (hiervon zwei Auflagen) — *„Teoria dell' evoluzione"* — *„La teoria di Darwin criticamente esposta"* — *„Gli aracnidi italiani"* — *„Studii sugli acari italiani"* — *„Prospetto dell' acarofauna italiana"* (in acht Bänden) u. s. w. Von seinen populären Schriften sind die drei Bändchen (Manuali Hoepli) über Anthropologie, Apikultur und Bakteriologie nennenswert. C. starb 14. Febr. 1900.

Canquoin, Alexandre,

französischer Arzt, der 1823 zu Paris Doktor wurde und daselbst auch lange praktizierte, später aber nach einer Stadt in der Bourgogne übersiedelte. Sein Name ist durch die von ihm angegebene Behandlung des Krebses, über die er die folgenden zwei Schriften verfasste, bekannt geworden: *„Mém. sur un nouveau mode de traitement des affections cancéreuses etc."* (Paris 1835) — *„Traitement du cancer, excluant toute opération par l'instrument tranchant, etc."* (2. éd. 1838; deutsche Übersetzung von S. FRANKENBERG, Braunschweig 1839). Es handelt sich dabei, unter Ausschluss eines operativen Verfahrens, um die Anwendung eines Ätzmittels, nämlich einer Paste aus Chlorzink mit Mehl in 4 Intensitätsgraden. Diese Paste hat sich, wenn auch nicht gerade gegen Krebs, wegen ihrer Handlichkeit und Wirksamkeit auch anderweitig als recht zweckmässig erwiesen.

Canstatt, Karl Friedrich, als Sohn eines Arztes 11. Juli 1807 in Regensburg geb., machte sich nach Vollendung seiner Studien in Wien und Würzburg (SCHOENLEIN) durch die an letzterer Universität (1831) vertheidigte Dissertation *„Über Markschwamm des Auges und amaurotisches Katzenauge"* bemerkbar. Nach einem Aufenthalt in Regensburg, dem eine kleine Schrift über die Cholera entstammte, begab er sich 1832 nach Paris, um die letztgenannte Krankheit dort gründlich zu studieren (*„Die Cholera in Paris etc."* 1832). — In Brüssel, wohin sich C. hierauf begab, übernahm er die Leitung eines Cholera-Hospitals und wandte sich hier mit allem Eifer wieder der Ophthalmologie zu. 1838 liess sich C. in Regensburg nieder und veröffentlichte während seiner dortigen praktischen Thätigkeit eine Übersetzung von GUISLAIN's Geisteskrankheiten, sowie *„Die Krankheiten des höheren Alters und ihre Heilung"* (2 Bde., 1839), 1841 auch die erste Lieferung seines *„Handbuches der medicinischen Klinik"*. In dieses Jahr fällt auch die Gründung des *„Jahresberichtes über die Fortschritte der gesammten Medicin in allen Ländern"* (bis 1865 unter seinem Namen erschienen, nachdem EISENMANN ihn in der Herausgabe bereits seit 1843 unterstützt hatte). — Trotz eines chronischen Leidens nahm er 1844 noch den Ruf als Professor der inneren Klinik in Erlangen an und schrieb hier die zwei Bände seiner *„Klinischen Rückblicke und Abhandlungen"* (von denen jedoch nur der erste — 1848 — noch unter seinen Augen, der zweite erst posthum — 1851 — erschien); denn bereits am 10. März 1850 machte ein seit 1846 manifest gewordenes Lungenleiden C.'s thätigem Leben ein Ende. Von seinem oben erwähnten *„Handbuche der medicinischen Klinik"* hatte er 1843 die zweite Auflage noch selbst besorgt; in dritter Auflage gab es 1854 bis 56 HENOCH heraus. — C.'s hervorragende Bedeutung ist wohl mit Recht darin gesehen worden, dass er sich schon vom ersten Moment seines litterarischen Auftretens mit aller Entschiedenheit von der naturphilosophischen Richtung abwandte.

Cantani, Arnaldo, als Sohn des Arztes Vincenzo C., 15. Februar 1837 in Hainsbach (Böhmen) geb. und im Alter von fünf Jahren mit der Familie nach Prag übergesiedelt, erhielt von seinem Vater eine Erziehung, die einerseits ihn früh zur Vorliebe für die Naturwissenschaften führte und andererseits so im italienischen Geiste gehalten war, dass sie ihn über die National-Zwistigkeiten seines Geburtslandes hinweghob und später für seine Rückkehr nach Italien den Ausschlag gab. Auf der Prager Universität hauptsächlich Schüler JAKSCH's

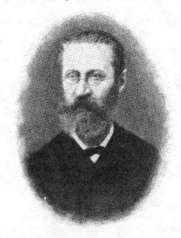

und 1860 promoviert, fungierte C. zuerst als Sekundararzt am Prager allgemeinen Krankenhause, ging 1864 nach Pavia als ausserordentlicher Professor der Pharmakologie und Toxikologie (später noch der allgemeinen Therapie) und folgte 1867 einer Berufung an das Mailänder Ospedale maggiore, um dort die medizinische Klinik für (bereits promovierte) Ärzte zu leiten. 1868 trat er in die Stellung als Prof. ord. und Direktor der zweiten medizinischen Klinik in Neapel, wo er 1888 seine Naturalisierung erhielt und bis zu seinem am 30. April 1893 erfolgten Ableben wirkte. C. war Mitglied des obersten Unterrichtsrates in Rom, sowie des dortigen obersten Sanitätsrates und

Mitglied italienischer, österreichischer, deutscher und belgischer gelehrter Körperschaften, auch Direktionsmitglied der "Enciclopedia med. italiana". — Von seinen zahlreichen Schriften interessieren hier weniger die botanischen (1858 bis 61), vielmehr in erster Reihe die *"Traduzione ella patologia e terapia del prof. Felice Niemeyer"* (Mailand 1862 bis 63, 1864 bis 66 und später in dritter Auflage) mit vielen Originalzusätzen, durch welche C. die Einführung der deutschen Medizin in Italien mit am meisten begründet und gefördert hat. 1866 publizierte er den ersten Fall von Wanderleber, 1867 Beobachtungen über Luftansammlungen in geschlossenen Körperhöhlen, 1865 bis 77 ein Handbuch der Pharmakologie (2 Bände). Weitere Arbeiten sind noch in italienischer Sprache (1873 bis 83): *"Stoffwechselkrankheiten"* (2 Bde., deutsch von Hahn, in 4 Abteilungen) — *"Progressive Hautatrophie"* (1881) — *"Lathyrismus"* (1873) — *"Enteroklysma"* (1878, 1879) — *"Fieber, Entzündung, Infektion"* (1870, 1871) — *"Die verschiedenen Krankheitsbilder der einzelnen Infektionskrankheiten"* (1880) u. s. w. C. gehörte zu den hervorragenden Klinikern der Gegenwart. Ein Hauptverdienst von ihm bilden seine Forschungen über Diabetes und andere Stoffwechselkrankheiten. Auch vermittelte er die Resultate deutscher med. Forschung seinen Landsleuten. Für das ältere biogr. Lexikon hat er als Mitarbeiter eine grosse Reihe von Artikeln geliefert.

Capellmann, Karl, Sanitätsrat in Aachen, geb. 1842 und seit 1864 Arzt, ist Verf. der in mehr als 10 Auflagen erschienenen *"Pastoral-Medicin"*, eines für kathol. Geistliche, sowie für strenggläubige katholische Ärzte bestimmten Werkes, zu dem Zweck, die med. Praxis in Einklang mit den Geboten der kathol. Kirche zu bringen. C. war lange Jahre dirig. Arzt der Alexianer-Krankenanstalten, musste aber infolge Aufsehen erregender Vorgänge bei der Behandlung der Irren, Missbrauch der Zwangsmittel etc. seinen Abschied nehmen und starb am 8. März 1898.

Carden, Henry Douglas, zu Worcester, war daselbst geb. als Sohn von John C., Chirurgen der Worcester Infirmary und Bruder von Thomas C., der dieselbe Stellung nach seinem Vater einnahm und in die auch C., nach dem 1838 erfolgten Tode seines Bruders, gelangte, sie aber 1861 niederlegte. Er ist besonders durch die nach ihm auch benannte Amputation des Oberschenkels in seinem unteren Teile, mit Bedeckung durch einen einzigen, bloss aus Haut bestehenden Lappen, bekannt geworden und schrieb darüber: *"On amputation by a single flap"* (London 1864). Er machte auch noch von einem *"Case of contracted cicatrix after burn relieved by plastic operation"* Mitteilung. Sein Tod erfolgte 22. Dezember 1872.

Carl Theodor, (Karl Theodor), Herzog in Bayern, geb. 9. August 1839 zu Possenhofen, wurde nach mehrjährigem eifrigem Studium der Naturwissenschaften und der Medizin bei dem 400jährigen Stiftungsfest der Universität München 1872 zum Ehren-Doktor ernannt und bestand im Jahre 1873 die Approbationsprüfung mit der I. Note. Im Distrikts-

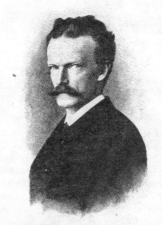

krankenhause zu Tegernsee, sowie in der herzoglichen Privat-Augenheilanstalt zu München, behandelt er seitdem arme Augenkranke und beschäftigt sich nach verschiedenen Richtungen mit medizinischen Problemen. Von seinen Arbeiten seien genannt: *"Untersuchungen über die Anhäufung weisser Blutkörper in der Hirnrinde"* (Virchow's Archiv LXIX) — *"Ueber den Einfluss der Temperatur der umgebenden Luft auf die Kohlensäureausscheidung und die Sauerstoffaufnahme bei einer Katze"* (Z. f. Bicl. XIV) — *„Beiträge zur Anatomie und Pathologie des Glaskörpers"* (Arch. für Ophthalmologie, XV) — *„Zur Kenntniss der im Auge des Menschen vorkommenden Bacillen"* — *„Ueber einige anatomische Befunde bei Myopic"* — *„Ein Beitrag zur pathologischen Anatomie des Auges bei Nierenleiden"* (mit 12 Abbildungen auf 6 Tafeln, Wiesbaden 1887) — *„Casuistische Beiträge zur Kenntniss der feineren Veränderungen bei Rückenmarksaffectionen"* (München 1881) — *„Beitrag zur Casuistik der Orbitaltumoren"* (München 1886).

Carpenter, William Benjamin, zu Bristol 1813 geb., studierte in der dortigen med. Schule, dann im University Coll., wurde 1835 Member R. C. S., promovierte 1839 zu Edinburg, praktizierte darauf kurze Zeit in seiner Vaterstadt, gab aber die prakt. Thätigkeit bald auf und vertauschte sie mit der akad., übernahm den Lehrstuhl für gerichtliche Med. an der Medical School, siedelte nach London über, erlangte hier die Professur der Physiol. am London Hosp. und publizierte als sein erstes bedeutendes Werk 1839: *„Principles of general and comparative physiology"*, ferner: *„On the laws regulating vital and physical phenomena"* — *„On some departments of vegetable physiology"*, welcher Arbeit sein vielfach aufgelegter *„Treatise on human physiology"* folgte, eins der am klarsten geschriebenen und brauchbarsten engl. Lehrbücher der Physiol. In den *„Principles of mental physiology"* wies er das Lächerliche an dem Mesmerismus, Tischrücken und ähnlichem Unfug nach und suchte überall das Wahre und Rationelle daran von dem abergläub. und betrüg. Inhalt der Lehre zu trennen. 1856 wurde er Registrar der Londoner Universität, ein Amt, das er 22 Jahre lang bekleidete. Später wurde er auch einer der Vizepräsidenten der Royal Soc., deren Fellow er schon lange war, und erhielt von derselben für seine verdienstvollen physiol. Arbeiten die königl. Medaille. 1872 präsidierte er der Versammlung der British Med. Assoc. zu Brighton. Er starb 10. Nov. 1885 infolge eines Unfalles, indem, während er eben ein heisses Luftbad nahm, der Vorhang der Badevorrichtung Feuer fing und C. verbrannte. C.'s. Schriften zeichnen sich alle durch die grosse Klarheit der Schreibweise aus, die wiederum eine Folge der meisterhaften Beherrschung des Stoffes durch den Autor war. Auch viele populäre Schriften rühren von ihm her.

Carpenter, Alfred, in London, geb. 1825 zu Rothwell, Northamptonshire, begann seine Praxis 1852 in Croydon (Surrey), wo er sich um die Hygiene des Ortes sehr verdient machte. Dann siedelte er nach London über, promovierte daselbst 1859, war M. R. C. P. seit 1883, längere Zeit House-Surgeon am St. Thomas' Hospital, Dozent der Hygiene daselbst, Vorsitzender des Council der Br. Med. Assoc., später Vizepräsident derselben und starb zu Ventnor, auf der Insel Wight, 27. Jan. 1892. Seine litterarischen Leistungen bewegen sich auf dem Gebiet der Hygiene. Er ist der Verfasser von *„Hints on house drainage"* (1866) — *„Physiological and medical aspect of sewage irrigation"* (1870) — *„Lectures on preventive medicine"* (1877) — *„Alcoholic drinks as diet, as medicines and as poisons"* (1878) — *„Health of school"* (1882). Aus der Zahl seiner Einzelaufsätze sei der über Scharlachursachen (Lancet 1871) und ein späterer über die Modifikationen im Charakter dieser Krankheit (Sanit. Rec. 1882) hervorgehoben.

Carroll, Alfred Ludlow, geb. 1828, gest. 30. Okt. 1893 in New-York, wurde 1855 bei der Universität der City von New-York Dr. med., war dann viele Jahre in Staten Island, darauf in New-York und redigierte längere Zeit bis zu ihrem Eingehen die „Medical Gazette", war eine Zeit lang auch Herausgeber der „Transactions of the New-York State Medical Association."

Carruccio, Antonio, geb. 17. Jan. 1839 zu Cagliari (Insel Sardinien), studierte auf dortiger Universität, wurde daselbst 1862 mit der Diss.: *„Considerazioni anat.-patol. sulla apoplessia ed emorragia cerebrale"* Doktor und Prosektor, kam dann in das Istituto Superiore in Florenz, und war darauf nacheinander Assistent der Proff. Targioni-Tozzetti und Mor. Schiff, dessen im Regio Museo di Storia Naturale gehaltene *„Lezioni sulla fisiologia della digestione"* er übersetzte und mit Anmerkungen herausgab. 1871 wurde er durch Konkurs zum Prof. der Zoologie und vergleich. Anat. an der Universität zu Modena ernannt und erhielt im folg. Jahre den naturwiss. Unterricht an der dortigen Militärschule. Die meisten seiner zahlreichen Arbeiten finden sich in der von ihm zu Cagliari gegründeten Zeitschrift „La Sardegna medica" (1864 bis 68), der „Gazz. popolare di Cagliari" (1864, 65), dem „Imparziale" (Florenz 1869), dem „Bullet. della Soc. entomolog. ital." (1870, 71), dem „Bullet. del comizio agrario" (1872), den „Atti della Reg. Accad. delle sc., lett. ed arti di Modena" (1877). Wir führen von jenen an: *„Sugli usi ed effetti terapeutici delle acque termo-minerali di Sardara"* (1864) — *„Esame storico-critico sulla grande scoperta della circolazione maggiore del sangue"* (Turin 1864) — *„Sui meriti degli anatomici italiani e sulle grandi scoperte da essi fatte dal secolo XVI al XIX"* (Cagliari 1865 bis 66) — *„Sul nuovo microscopio solare e fotografico e compressore, inventati dal cav. prof. Filippo Pacini"* (Florenz 1868) — *„Sul cervello umano e di alcuni mammiferi superiori etc."* (Cagliari 1869); ferner zoolog. und vergleich. anat. Abhandlgg. u. s. w. und: *„Sinossi delle ezion d'anatomia, fisiologia e zoologia"* (1877, c. tav. e fig.). Gründer und Präsident der Società Romana per gli studi zoologici veranstaltete er in der Hauptstadt eine reichhaltige Sammlung der provinzialen Fauna und veröffentlichte noch viele andere Arbeiten zool. Inhalts z. T. auch mit seinen Assistenten im „Bollettino della Società Zoologica" (1892 bis 99, Vol. I—VIII), der von ihm selbst dirigierten Zeitschrift. Seit 1883 ist er Direkor des Kgl. Museums der Universität Rom, das er gänzlich erneuert und vermehrt hat.

Carter, Henry Vandyke, emerit. Deputy Surgeon-General der indischen Armee in Bombay, geb. 1831, studierte zu London im University Coll., und war ein so geschickter Zeichner, dass ihm die Abbildungen zu Gray's Anatomie übertragen wurden. 1858 trat er als Assistant Surgeon in den Bombay-Dienst, in welchem er allmählich bis zur oben erwähnten Stellung avancierte. Von 1858 bis 63 war er Prof. der Anat. und Physiologie beim Grant Med. Coll., auch Assist. Surgeon am Jamsetjee Jheejeebhoy Hosp., später Civilchirurg und Superintendent des Satara-Gefängnisses. Nach Europa beurlaubt, machte er daselbst und im Orient Studien über Lepra und andere endemische Krankheiten; diese Studien setzte er in Indien fort. 1876 erhielter das wichtige Goculdas Tejpal Hosp. in Bombay, wo er Hungertyphus und andere schwere Infektionskrankheiten zu bekämpfen hatte 1877 wurde er Prinzipal des Grant Med. Coll. und 1. Physician des zuletzt genannten Hosp. Nach 2jähr. Urlaub 1884 hatte er noch bis 1888 diese Stellungen und die eines Präsidenten der Bombay Med. and Phys. Society und des Dekans der med. Fakultät der Univ. Bombay inne. C., der 4. Mai 1897 in London starb, hat durch vielfache Veröffentlichungen die Kenntnisse in der Pathologie der indischen Krankheiten erheblich bereichert.

Cartwright, Samuel, geb. 1815 und 23. August 1891 in London gest., war ein berühmter Zahnarzt und gehörte zu den ersten Chirurgen des Dental Hosp. Er war zweimal Präsident der Odontological Society u. Prof. der Zahnheilkunde am Kings College.

Caspary, Julius, zu Preussisch-Holland 1. Dezember 1836 geb., absolvierte

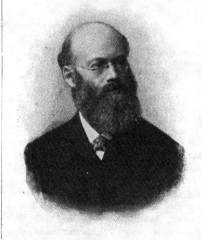

seine Universitätsstudien in Königsberg in Preussen, wo er sich besonders an A. WAGNER anschloss, bei dem er bald nach der 1859 erfolgten Promotion Assistent wurde. Seit 1868 als Dozent thätig, bekleidet C. seit 1878 eine ausserordentliche Professur für Syphilis und Hautkrankheiten, und leitet seit 1892 eine staatlich subventionierte Poliklinik für Hautkranke. Als Mitredakteur des Wiener Archivs für Dermatologie und Syphilis publizierte er zahlreiche Arbeiten, meist aus dem Gebiete der Dermatologie und Syphilidologie, einige über innere und über chirurgische Krankheiten in dem oben genannten Archiv, in der B. k. W., in der D. m. W., in LANGENBECK's Archiv für Chirurgie, in den Kongressverhandlungen der Deutschen Dermatologischen Gesellschaft, in dem „Lehrbuch der allgemeinen Therapie u. der therapeutischen Methodik" von EULENBURG und SAMUEL.

Casper, Johann Ludwig, 11. März 1796 in Berlin geb. und 24. Februar 1864 daselbst gest., war zuerst Apotheker und studierte seit 1817 in seiner Vaterstadt, Göttingen und Halle Medizin, erlangte

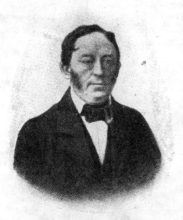

die Doktorwürde an letzterer Universität 1819, machte eine wissenschaftliche Reise durch England und Frankreich und berichtete über dieselbe in einer zu Leipzig 1822 erschienenen „Charakteristik etc.". Im gleichen Jahre kehrte er nach Berlin zurück, habilitierte sich hier 1824 für Pathologie und Staatsarzneikunde und

wurde 1825 Prof. extraord. und Rat im Brandenburgischen Medizinal-Kollegium. 1834 wurde er Mitglied der Wissenschaftlichen Deputation, 1839 Prof. ord. und 1841 gerichtlicher Physikus der Stadt Berlin. Die durch C. herbeigeführte Reform der gerichtlichen Medizin nahm ihren Ausgangspunkt von seinem Grundsatz, dass einer Emanzipation dieser Spezialität von der wissenschaftlichen Medizin im allgemeinen entgegengearbeitet werden müsse. In diesem Sinne leitete er die 1850 unter seinen Auspizien gegründete praktische Unterrichtsanstalt für Medicina forensis und führte sie bis zu seinem Tode fort. Daneben lag der Schwerpunkt seines Wirkens auf akademischem Gebiet, da Aerzte und Studierende seine Vorlesungen in immer steigender Anzahl besuchten. Seine sonst noch verfügbaren Kräfte wandte er einer umfangreichen Praxis und statistischen Arbeiten zu. So gab er die „Beiträge zur medizinischen Statistik und Staatsarzneikunde" (Berlin 1825, 35, 2 Bde.) — „Ueber die wahrscheinliche Lebensdauer des Menschen" (1843) — „Denkwürdigkeiten zur medizinischen Statistik und Staatsarzneikunde" (1846) als Bücher und daneben dieses Feld betreffend zahlreiche Einzelaufsätze in „Casper's Wochenschrift für Heilkunde" heraus. Sonstige Leistungen C.'s sind: „Gerichtliche Leichenöffnungen I. II. Hundert" (1850; das I. Hundert in 2. Auflage 1853) — „Praktisches Handbuch der gerichtlichen Medizin" (1856, 2 Bde., 4. Auflage 1864, mit Atlas) — „Klinische Novellen zur gerichtlichen Medizin" (1863). Ausser der schon erwähnten Wochenschrift standen noch unter seiner redaktionellen Leitung 1823 bis 33 das derselben voraufgegangene „Kritische Repertorium für die gesammte Medicin" und von 1852 ab die (nach seinem Tode von EULENBERG fortgesetzte) „Vierteljahrsschrift für gerichtliche und öffentliche Medicin", für welche alle er unermüdlich auch durch Beiträge thätig war.

Casper, Leopold, in Berlin, daselbst 31. Mai 1859 geb. und noch in Wien und London ausgebildet, Dr. med. 1883, widmete sich seit 1885 der Urologie und habilitierte sich dafür 1892. Schriften: Übersetzungen von Sir HENRY THOMPSON's „Stricturen der *Harnröhre*" und „*Krankheiten der Harnwege*", ferner Arbeiten über Gonorrhoe, Hypertrophie der Prostata, Impotentia et sterilitas virilis. C. konstruierte ein Uretercystoskop. Als Monographien erschienen: „*Die diagnostische Bedeutung des Harnleiter-Katheterismus*" — „*Therapeutische Erfahrungen mit dem Harnleiter-Katheterismus*" — „*Handbuch der Cystoscopie*" (1898). C. ist Herausgeber der Monatsberichte über die Gesammtleistungen auf dem Gebiete der Krankheiten der Harn- und Sexualorgane zus. mit H. LOHNSTEIN.

Cassel, Jacob, in Berlin, geb. in Schwerin a. W. 25. Mai 1859, in Berlin ausgebildet, Dr. med. Lips. 1883, war 8 Jahre lang bis 1890 Assistent bei A. BAGINSKY und gründete dann eine eigene Poliklinik für Kinderkrankheiten. Schriften: „*Zur Therapie der Tussis convulsiva*" (Diss., ersch. im Archiv f. Kinderheilk. 1883), sowie zahlreiche Aufsätze über hered. Syphilis, Urämie nach Diphtherie, akute Peritonitis der Neugeborenen, Gonorrhoe bei kleinen Mädchen, Nephritis nach Varicellen, Varicella gangraenosa, Tetanie und Rachitis, Quinckesche Lumbalpunktion bei Kindern, medulläre Leukämie, diagnost. und klin. Bedeutung der Knochenerkrankungen beim Neugeborenen und Säugling, Euchinin gegen tussis conv. u. a. m. im Archiv für Kinderheilk. etc., B. k. W., D. m. W., Th. M.-H., A. M. C.-Z. etc.

Castiglioni, Cesare, zu Mailand, berühmter Irrenarzt, übernahm 1851 die Direktion der Anstalt Senavra, die er von Grund aus reformierte, ebenso wie er das Succursale der Hauptanstalt in Mailand, zu Mombello, zu einer Musteranstalt zu machen verstand. Seine Arbeiten „*Sulla legislazione dei pazzi e sull'organizzazione ed amministrazione dei manicomj*" fanden den Beifall der meisten italienischen und ausländischen Irrenärzte; sein in einem Konkurse eingereichter Plan für ein Provinzial-Irrenhaus zu Como erhielt den Vorzug. Er war Präsident des Mailänder Central-Komitees für verwundete und kranke Soldaten im Kriege, des Real Istituto dei sordo-muti, des Real Istituto lombardo di scienze e lettere, Direktor der Irren-Anstalten der Provinz Mailand und 7 Jahre lang (1864 bis 71) Mitredakteur und Herausgeber des „*Archivio italiano per le malattie nervose, e più particolarmente per le alienazioni mentali*". Seine anderen zahlreichen Schriften sind in der älteren Quelle verzeichnet. Auch um Erziehung und Unterricht von Taubstummen und Cretinen machte sich C. verdient. Er starb 8. Oktober 1871 im Alter von 65 Jahren.

Ceccarelli, Alessandro, päpstlicher Leibarzt in Rom, daselbst 1830 geb. und 18. Febr. 1893 verstorben, war anfangs seit 1860 Arzt in der päpstlichen Armee und machte sich in dieser Stellung bei vielen Gelegenheiten sehr verdient, sodass er 1874 zu seiner leibärztlichen Würde avancierte. Auch um das Ospedale di Gesù bambino und den Sanitätszug des Malteser-Ordens erwarb sich C. Verdienste, der zwar schriftstellerisch nichts geleistet, aber durch die Bereicherung des Armamentarium chirurgicum und eine „sega osteotoma" sich bekannt gemacht hat.

Ceradini, Giulio, Physiolog, zu Mailand 17. März 1844 geb., studierte in Pavia, promovierte 1868 in Palermo, wurde 1869 Assistent am Allg. Krankenhaus in Mailand, widmete sich dann der Physiologie unter HELMHOLTZ in Heidelberg (1869 bis 70), LUDWIG in Leipzig (1870 bis 72), SCHIFF in Florenz (1873) und wurde im letztgenannten Jahre ordentlicher Professor der Physiologie in Genua. Doch gab er 1882 seine Lehrthätigkeit auf, siedelte nach Mailand über und widmete sich lediglich Privatstudien bis zu seinem 24. Juli 1894 erfolgten Ableben. Seine Arbeiten betreffen Untersuchungen über die Funktion des Herzens, über den Tod durch Ertrinken und Eindringen von Luft in die Venen. Hervorzuheben sind: „*Meiocardie und Auxocardie*" (Heidelberg 1869) — „*Der Mechanismus der halbmondförmigen Herzklappen*" (Leipzig 1872) — „*Qualche appunto storico critico intorno alla scoperta della circolazione del sangue*" (Genua 1875) — „*Difesa della mia memoria intorno alla scoperta etc.*" (Ib. 1876) — „*Ricerche critiche ed esperimentali intorno al mecanismo della circolazione etc.*" (Turin 1876) u. a. m.

Chalubinski, Titus, geb: 1820 zu Chociwek bei Radom, studierte Naturwissenschaften (hauptsächlich Botanik) und Medizin in Wilna, Dorpat und Würzburg, wo er 1844 promoviert wurde. 1847 bis 57 war er Oberarzt des Warschauer evangelischen Krankenhauses und Primararzt im Hospital zum Kindlein Jesus. 1859 wurde er zum Professor der Pathologie und Therapie in Warschau berufen und verblieb in dieser Stellung bis 1871; er verliess den Lehrstuhl zum allgemeinen Bedauern Aller, weil er sich als Nationalpole weigerte, die von der Regierung für den Unterricht geforderte russ. Sprache zu gebrauchen. Er starb zu Warschau Ende November 1889. C. war auch ein tüchtiger Botaniker. Von seinen zahlreichen medizinischen Monographien sind die meisten seit 1851 in den Denkwürdigkeiten der Warschauer ärztlichen Gesellschaft (Pamietnik Towarzystwa lekarskiego warszawskiego) gedruckt worden.

Chambers, Thomas King, in London, Med. Dr. von Oxford seit 1846, Honorary Physician des Prinzen von Wales, Consulting Physician bei St. Mary's und beim Lock Hospital, Examinator in der Medizin bei der Universität Oxford hielt 1850 die Goulstonian, 1863 die Lumleyan Lectures und 1871 die Harveyan, Oration und starb 15. August 1889. Er ist der Verfasser folgender Schriften: *„Corpulence or excess of fat during pregnancy; a letter to Dr. Lee"* [London 1852] — *„Digestion and its derangements"* (New-York 1856) — *„The renewal of life. Lectures chiefly clinical"* (London, 4. edit. 1865; Philadelphia 1865 from the 3. Lond. ed.) — *„Some affects of the climate of Italy"* (1865) — *„The indigestions; or, diseases of the digestive organs functionally treated"* (2. edit. 1867; Philadelphia 1868) — *„A manual of diet in health and disease"* (Philadelphia 1875; 2. ed. 1876). Ausserdem die Artikel: *„Catalepsy"*, *„Ecstasy"* und *„Somnambulism"* in REYNOLD's System of medicine.

Change, Charles Hubert de, geb. 1813, bedeutender belgischer Militärchirurg, lange Jahre General-Inspektor der belgischen Armee und Prof. der Chir. in Lüttich, ist der Autor wichtiger Verbesserungen im chirurgischen Armamentarium, wie in Bezug auf den Armee-Sanitätsdienst. Während des deutsch-französischen Krieges leistete er als Chef der Feldlazarette der 1. Division des belgischen Beobachtungs-Korps vielen deutschen Verwundeten grosse Dienste. C. starb 27. Febr. 1892 in Schaerbeck bei Brüssel.

Charcot, Jean Martin, geb. 29. November 1825 zu Paris, zeigte schon als Knabe die grösste Neigung zur Medizin, doch fast ebenso grosse Vorliebe zur Malerei; schliesslich entschied er sich jedoch für das ärztliche Studium. Er wurde 1848 Interne des hôpitaux, 1853 Chef de clinique, und promovierte 1853 mit einer These über Arthritis nodosa. Seit 1856 fungierte Ch. als Arzt des Centralbureaus der Pariser Hospitäler, seit 1862 an dem grossen Frauen-Krankenhause (Hospiz) der Salpêtrière; hier hielt er von 1866 bis 78 regelmässig alljährliche Vorlesungen über chronische Krankheiten, über Krankheiten der Greise und besonders über Krankheiten des Nervensystems, welch letztere seinen Namen vorzugsweise berühmt machten. Seit 1860 Agrégé, erhielt er 1872 den Lehrstuhl der pathologischen Anatomie an der Pariser medizinischen Fakultät, in welcher Eigenschaft er alljährlich die offiziellen theoretischen und praktischen Kurse der pathologischen Anatomie zu halten hatte. Seine bedeutenden Leistungen auf dem Gebiet der Nervenpathologie veranlassten schliesslich die derzeitige französische Regierung, eine neue Professur für Klinik der Nervenkrankheiten an der Salpêtrière eigens für ihn zu creiren, welche Stelle er am 1. Januar 1882 antrat und bis zu seinem auf einer Reise in Morvan 18. August 1893 erfolgten Ableben in segensreichster Weise als Lehrer wie als Forscher verwaltete. Ch.'s wissenschaftlich-litterarische Thätigkeit war eine sehr ausgebreitete, die Zahl und Bedeutung seiner Publikationen ist ausserordentlich gross. Letztere sind zum Teil in zahllosen kleineren, von ihm selbst oder seinen Schülern herrührenden Journalmitteilungen enthalten; die meisten in den drei unter seiner Ägide begründeten und von ihm mitredigierten

Zeitschriften: Archives de physiologie normale et pathologique seit 1868, Archives de neurologie seit 1880, Revue mensuelle de médecine et de chirurgie seit 1877 (als Revue de médecine seit 1878). Auf dem Gebiete der Nervenkrankheiten sind vor allem zwei höchst bedeutende Schöpfungen hervorzuheben: die epochemachenden „*Leçons sur les maladies du système nerveux faites à la Salpêtrière*" (Paris 1874; 4. Auflage 1880; in viele Sprachen übersetzt, deutsch von B. FETZER in zwei Abteilungen, Stuttgart 1874 und 1878) — ferner die von der Acad. des sciences mit dem Prix Monthyon 1880 gekrönten „*Localisations dans les maladies du cerveau et de la moelle épinière*" (1. Abt., Localisations dans les maladies du cerveau, Paris 1876; 2. Abt. 1880; deutsch ebenfalls von FETZER in zwei Abteilungen, 1878 und 1881). Ferner zahlreiche unter seiner Anleitung erschienene Publikationen seiner Schüler ORDENSTEIN, BOURNEVILLE, GOMBAULT, BALLET, PITRES, FÉRÉ u. a., und besonders zwei Hauptwerke, die „*Iconographie photographique de la Salpêtrière (service de M. Charcot)*" von BOURNEVILLE und REGNARD (3 Bde., Paris 1876 bis 80) und die „*Études cliniques sur l'hystéro-épilepsie ou grande hystérie*" von RICHER (Paris 1881). CHARCOT ist eine der „grandes gloires" der französischen Nation. Als in seiner Eigenartigkeit hochbedeutender Vertreter der Nervenpathologie hat er fast in alle wichtigeren Spezialgebiete derselben schaffend, umgestaltend, vielfach bahnbrechend eingegriffen, dieselben ebenso mit Thatsachen bereichert, wie mit einer Fülle wertvoller Ideen und Anregungen befruchtet. Es sei hier namentlich auf seine genialen, überall neue Ausblicke eröffnenden Arbeiten über Hysterie (hysterische Hemianästhesie und Ovarie, Hystero-Epilepsie, hysterische Katalepsie u. Lethargie u. s. w.) verwiesen; ferner auf die nicht minder fruchtbringenden Forschungen über herdweise und disseminierte Sclerose, Paralysis agitans, Tabes dorsalis und die von Ch. zuerst beschriebene sogenannte Tabes spasmodica (symmetrische und amyotrophische Seitenstrangsklerose). Weltbekannt sind auch die durch ihn veranlassten und durch seine Schüler fortgeführten Untersuchungen über die BURQ'sche Metalloskopie und Metallotherapie. Neben dem Forscher und Schriftsteller steht in mindestens gleicher, wenn nicht überragender Bedeutung der klinische Lehrer. Zu den Vorlesungen, welche Ch. in der Regel zweimal wöchentlich in der Salpêtrière hielt und die zeitweise von 500 bis 600 Zuhörern besucht wurden, stellten die Ärzte aller Kulturvölker ein beträchtliches Kontingent; viele derselben führte ausschliesslich die Begierde, Ch. kennen zu lernen und zu hören, nach Paris. Die CHARCOT'sche Abteilung ist für Forschungs- und Unterrichtszwecke reichhaltig ausgestattet, mit einem Museum, einem Laboratorium, einem eigenen photographischen Atelier, sowie mit grossartigen Einrichtungen für Elektrotherapie. — Nach seinem Tode erschienen fast in allen Zeitungen der Welt Nekrologe; eine Auswahl aus denselben ist bei GURLT in VIRCH. Arch. 135, S. 560 gegeben. Am 4. Dezember 1898 wurde in der Salpêtrière sein Denkmal enthüllt, bei welcher Gelegenheit seine Verdienste aus beredtem Munde mannigfach gepriesen wurden.

Charles, John James, zu Cork 1865 promoviert, zur Zeit dort Professor der Anatomie und Physiologie am Queens College, veröffentlichte im Journ. of anatomy and phys. eine Reihe bezüglicher Arbeiten, so „*Cases of abnormal arrangement of arteries of upper extremity*" (1873) — „*On the mode of propagation of nervous impulses*" (1879) — „*Researches the gases of the bile*" (1882, dasselbe auch in PFLÜGER's Archiv 1881), ferner: „*A* *case of absence of the radial artery"* — *"Notes of a case of persistent left superior Vena Cava"* — *"Recent advances in physiology"* (Br. M. J. 1899) u. a. m. C. ist für 1899 Präsident der Sektion für Anatomy and Physiology in der British Medical Association.

Charpentier, Louis Arthur Alphonse, geb. zu Paris 28. Febr. 1836, studierte daselbst, wurde 1863 Dr. med. und wirkte seit 1864 in Paris, später als Agrégé. Gestorben 3. Juni 1899, hat C. eine grosse Zahl von Schriften veröffentlicht, die teils in der älteren Quelle (B. L. I, S. 706 bis 707), teils in Progr. méd. IX Nr. 23 S. 374 (mit Bildnis) verzeichnet sind.

Chassaignac, Charles - Marie-Édouard, zu Paris, war 1805 zu Nantes geb., studierte zuerst daselbst, dann in Paris, wo er 1835 mit der geschätzten These: *"De la fracture du col du fémur, étudiée spécialement sous le point de vue de l'anatomie pathologique"* (Nouv. édit. 1837) Doktor wurde. In demselben Jahre bereits wurde er mit der These: *"Quels sont les agens de la circulation veineuse etc."* Prof. agrégé der Fakultät, sowie auch Prosektor derselben, ferner Chirurg des Central-Bureaus der Hospitäler, Vice-Präsident der Soc. anatomique, konnte jedoch trotz eines siebenmaligen Konkurses nicht in die Fakultät gelangen, indem BLANDIN, BÉRARD, LAUGIER, MALGAIGNE und NÉLATON ihm den Vorrang abgewannen. Die bei diesen Gelegenheiten verfassten Konkursthesen erschienen später gesammelt als *"Études d'anatomie et de pathologie chirurgicale"* (Thèses de 1836 à 1851, 2 voll., Paris 1851) Auch erst 1868, nachdem in folge seiner epochemachenden Erfindungen sein Name bereits in der ganzen Welt bekannt geworden war, gelang es ihm, Mitglied der Akademie der Medizin zu werden. Von seinen Erfindungen, mit denen sein Name für immer in der Chirurgie erhalten bleiben wird, ist zunächst das Écrasement linéaire zu nennen, jene unblutige Operationsmethode, die er in die Chirurgie mit seiner Schrift *"Traité de l'écrasement linéaire etc."* (Paris 1856) eingeführt hat. Die zweite Stelle nimmt die chirurgische Drainage ein, die, obgleich längst bekannt und geübt, doch von ihm erst verallgemeinert und zur Methode erhoben worden ist und mit dem antiseptischen Verbande später noch eine erhöhte Bedeutung gewonnen hat. Er veröffentlichte darüber einen *"Traité pratique de la suppuration et du drainage chirurgical"* (2 voll., Paris 1859). Auch mit dem von ihm empfohlenen *"Pansement des plaies par occlusion"* hat er Ideen angeregt, die in dem antiseptischen Verbande ihre weitere Verwertung finden sollten. Er machte sich ferner um die Ausführung der Tracheotomie, über welche er in einer Abhandlung seiner *"Clinique chirurgicale de l'hôpital Lariboisière"* (1854 bis 58) seine *"Leçons sur la trachéotomie"* (1855) schrieb, verdient, und veröffentlichte, abgesehen von zahlreichen Aufsätzen in Zeitschriften und in den Verhandlungen der Société de chirurgie, deren Präsident er 1857 war, noch einen *"Traité clinique et pratique des opérations chirurgicales etc."* (2 voll., Paris 1861, 62), sowie andere selbständige Werke und kleinere Monographien. C. starb am 26. August 1879 zu Versailles.

Chelius, Franz von, als Sohn des berühmten Chirurgen Maximilian Joseph (1794 bis 1876) 6. September 1822 geb., machte durch zwei Schriften *"De amputatione in articulo pedis"* (Heidelberg 1846) und *"Über die Amputation am Fussgelenk"* die SYME'sche Amputation auf dem Kontinent bekannt und schrieb noch: *"Über das Staphylom der Hornhaut"* (Ib. 1847). Er verrichtete eine Reihe von Jahren, noch während der klinischen Thätigkeit seines Vaters, alle in der Klinik vorkommenden Operationen, war bis 1873 in Heidelberg als Professor e. o. thätig, siedelte dann aber nach Dresden über, kehrte 1877 nach Heidelberg zurück, wo er eine Poliklinik für chirurgische und Frauenkrankheiten leitete. Später zog er sich nach Ahrweiler zurück und starb hier 6. Juni 1899.

Chéreau, Achille, zu Paris, 23. August 1817 zu Bar-sur-Seine (Aube) geb., ist Sohn und Enkel eines Arztes, wurde 1841 in Paris Doktor, war Arzt verschiedener Wohlthätigkeits-Anstalten und wurde 1877 zum Ober-Bibliothekar der medizinischen Fakultät ernannt. Er ist hauptsächlich durch seine Arbeiten auf dem Gebiet der Geschichte der Medizin bekannt geworden. Es sind in der Union médicale und im Bulletin du bibliophile zu verschiedenen Zeiten veröffentlichte zahlreiche Artikel über die königlichen Leibärzte von CLODWIG bis LUDWIG XVI. und andere historische Gegenstände; ferner u. a.: „*Essai sur les origines du journalisme médical français etc.*" (1867) — „*Le Parnasse médical français, ou Dictionnaire des médecins-poëtes de la France etc.*" (1874). Er gab ferner, mit Kommentaren versehen, eine Anzahl alter Werke und Handschriften heraus und war Mitarbeiter an DECHAMBRE's Dictionnaire encyclopédique des sc. méd. Auch übersetzte er u. a. aus dem Englischen ARCHIBALD BILLING's „*Premiers principes de médecine . . . . sur la 4. édition*" (1847). C. starb in der Nacht vom 17. zum 18. Januar 1885.

Chevandier, Antoine-Daniel, (de la Drôme), geb. 1822 zu Serres (Hautes-Alpes), war anfänglich Arzt in Dié (Drôme), wurde 1870 Sous-préfet von Saint-Dié, 1876 Deputierter dieses Arrondissements, 1892 Senator des Dép. de la Drôme. Er war Vizepräsident der Soc. franç. d'hygiène, gründete in Paris ein Institut zur Behandlung der rheumat. Affektionen mittels einer „médication thermo-résineuse". C., der 9. Januar 1893 in Paris starb, hat seinen Einfluss als Politiker vielfach zur Verbesserung hygienischer Einrichtungen geltend gemacht.

Chiari, Johann Baptist, geb. zu Salzburg 15. Juni 1817, studierte in Wien, wo er 1841 mit der Diss.: „*De legibus mechanicis motus muscularis*" zum Dr. med. und 1842 zum Dr. chir. promovierte, war seit 1831 auf den Abteilungen von SCHUH, KOLISKO. von 1842 bis 44 auf der geburtshilfl. Klinik von KLEIN und 1845 bis 47 in dem Operateur-Institut thätig, wurde 1848 zum Vertreter des Primar-Geburtsarztes Dr. MICKSCHIK ernannt, habilitierte sich 1849 als Privatdozent der Geburtsh., wurde 1853 als Prof. ord. derselben nach Prag, bald darauf aber an die Josephs-Akad. zurückberufen, starb indessen bereits 11. Dez. 1854. Seine Hauptarbeit, die mit BRAUN und SPÄTH bearbeitete „*Klinik der Geburtshilfe und Gynäkologie*" erschien erst nach C.'s Tode (1855).

Chiari, Hanns, in Prag, geb. zu Wien 4. Juli 1851 und daselbst als Schüler ROKITANSKY's und HESCHL's vorgebildet, Dr. med. 1875, war 1874 bis 75 Assistent am pathol. Institut bei ROKITANSKY, 1875 bis 79 Assistent bei HESCHL, habilitierte sich 1878 für pathol. Anat., wurde 1879 Prosektor am k. k. Rudolfsspitale in Wien, war im Wintersemester 1881 bis 82 Supplent der Lehrkanzel für pathol. Anat. in Wien, wurde 1882 bis 83 Prof. extraord. für pathol. Anat. an der deutschen Universität in Prag und ist seit 1883/84 ord. Prof. daselbst. Selbständig erschien von ihm: „*Über die topographischen Verhältnisse des Genitales einer inter partum verstorbenen Primipara*" (Wien 1885) — „*Pathologisch-anatomische Sectionstechnik*" (Berlin 1894, Petersburg 1896). Weiter veröffentlichte er zahlreiche Publikationen patholog.-anatomischen, patholog.-histologischen und bakteriologischen Inhaltes in verschiedenen Journalen, hauptsächlich aber in der Prag. m. W. und in der Z. f. H. (Fortsetzung der Prager Vierteljahrschr. f. pr. Heilk.) Als Redakteur letzterer wirkt er seit 1884. Ausserdem wurden von seinen speziellen Schülern in Wien und in Prag zahlreiche unter seiner Leitung entstandene Arbeiten aus dem Gebiete der pathologischen Anatomie publiziert.

Chiari, Ottokar, in Wien, geb. zu Prag 1. Februar 1853, in Wien ausgebildet, Dr. med. 1877, war schon als Student Demonstrator bei BRÜCKE, 1877 bis 79 Operateur bei DUMREICHER, 1879 bis 81 Assistent bei SCHRÖTTER, habilitierte sich 1882 für Laryngologie und Rhinologie und wurde 1891 zum wirklichen ausserordentlichen Professor ernannt. Er lehrt seit 1893 an der allgemeinen Poliklinik. Schriften: „*Erfahrungen auf dem Gebiete der Hals- und Nasenkrankheiten*" (Wien) — „*Über Pachydermia laryngis*", dazu in verschiedenen Zeitschriften und Sammelwerken nahezu 100 Artikel über die verschiedenen Themata des Faches: chron. Entzündung des Rachens, Diagnose und

Therapie des Larynxkrebses, Histologie der Stimmbandpolypen, Angiome der Stimmbänder, Lymphosarkome des Rachens, Pemphigus der Schleimhäute, Phlegmone des Kehlkopfes, Empyem der Kieferhöhlen etc. C. ist zur Zeit Vizepräsident der Wiener Laryngol. Ges. und Mitglied verschiedener gelehrter Gesellschaften u. ist seit Anfang 1900 zum Nachfolger von STÖRK ausersehen.

Childs, George Borlase, beendigte seine Studien 1838, wurde F. R. C. S. Eng. 1846 und fungierte als Surgeon an verschiedenen öffentlichen Anstalten, u. a. auch am Metropolitan Free Hospital. Seine Arbeiten bezogen sich zuerst auf Krankheiten der Wirbelsäule, später auf andere chirurgische Themata. Auch gab er *„Lectures and reports on the sanitary condition of the city police force"* (Resultate eigener, an dieser Institution gemachten Erfahrungen), sowie JOBERT'S Plastic surgery (1858) heraus. Seine frühesten Arbeiten erschienen in der Med. Gaz. 1840 bis 42. C. starb 8. Nov. 1888.

Christiani, Arthur, zu Fürstenwalde 30. Dezember 1843 geb., wurde 1867 in Berlin nach regelmässigem Studiengange promoviert. Bis 1871 als praktischer Arzt in Berlin, bis 1877 als Privatgelehrter in Berlin mit physikalischen und mathematischen Studien beschäftigt, trat er 1877 als Assistent der physikalischen Abteilung in das physiologische Institut der Berliner Universität ein, wurde 1879 Privatdozent, 1880 Prof. extraord. daselbst und starb 1. Dezember 1887 als Vorsteher der physical. Abteilung des physiol. Institutes zu Berlin. Monographisch veröffentlichte er: *„Beiträge zur Elektricitätslehre"* (Über irreciproke Leitung elektrischer Ströme, Berlin 1878; absol. Graduierung des Schlitteninduktoriums von E. DU BOIS-REYMOND und Konstruktion des modifizierten Kapillarelektrometers) — *„Ueber Resonanz aperiodisirter Resonatoren"* (Theorie der Wirkung des Trommelfelles, 1879) — *„Athemcentren und Coordinationscentrum im 3. Ventrikel und in den Vierhügeln"* (1880) — *„Studien über Poroskopie"* (1881) — *„Ueber Absorption des Schalles durch Resonatoren"* (1882). Ausserdem verschiedene physikalisch-physiologische Untersuchungen, die in den Berichten der Berliner physiologischen Gesellschaft und einige physiologisch-chemische Untersuchungen, die in HOPPE-SEYLER's Zeitschrift veröffentlicht sind. Als kürzere vorläufige Mitteilung sind die *„Grundzüge einer reinen Mechanik reizbarer organischer Systeme"* veröffentlicht. 1881 zur internationalen Ausstellung nach Paris entsandt, wurde Ch. als Mitglied der Kommission für Elektrophysiologie zum Kongresse kooptiert. Die von ZÖLLNER in Leipziger Universitätskreisen angeregten spiritistischen Neigungen wurden von ihm erfolgreich bekämpft.

Christie, James, zu Glasgow, geb. 1829 zu Strathaven, wurde in Glasgow ausgebildet und 1860 zum Doctor med. promoviert. F. F. P. S. Glasg. wurde er 1877, fungierte längere Zeit als Dozent (Lecturer) über Hygiene am Anderson's College, war auf seinen Reisen 1865 Leibarzt des Sultans von Zanzibar und wirkte als House surgeon am Universitäts-Krankenhause und der Glasgow Infirmary, sowie als Assistant physician am dortigen Lunatic asylum. Er starb 2. Januar 1892. Seine Publikationen nahmen ihren Stoff aus seiner Reisezeit, so: *„Cholera in East-Africa etc."* (1876) — *„Remarks on the epidemic of dengue or Kidinga Pepo, at Zanzibar and east coast of Africa in 1870—71"* (Transact. of the Bombay phys. and med. soc. 1871) und *„On epidemics of dengue fever etc."* (Glasg. med. Journ. 1881). Ch. gab das Sanitary Journal for Scotland heraus und hat sich um die Kenntnis epidemischer und tropischer Krankheiten besonders verdient gemacht.

Chrobak, Rudolf, zu Troppau (Schlesien) 8. Juli 1840 geb., bildete sich in Wien aus und wurde 1866 promoviert. Als Privatdozent wirkte er seit 1870, als Prof. extraordinarius seit 1879 an der Wiener Universität. Ch. publizierte: *„Gynäkologische Mittheilungen und Casuistik"* (Wiener m. Rundschau, Wiener m. Presse, Arch. f. Gynäk., Wiener m. Wochenschrift) — *„Ueber bewegliche Niere und Hysterie"* (Rundschau) — *„Ueber Sterilität"* (Wiener med. Presse) — *„Die mikroskopische Anatomie des Uterus"* (STRICKER'S Handbuch der Gewebelehre) — *„Unter-*

suchungsmethoden und gynäkologische Therapie" (PITHA-BILLROTH, Handbuch der Frauenkrankheiten) u. v. a.

Chvostek, Franz, zu Wien, geb. 1835, studierte auf der med.-chir. Josephs-Akad., promovierte 1861, war bis 1863 bei einem Regiment und während dieser Zeit dem Garnisonsspital Nr. 1 zu Wien zur Dienstleistung zugeteilt. Von 1863 bis 67 war er Assistent von DUCHEK und hielt von 1868 bis 71 Vorträge über Elektrother. in der Josephs-Akad., übernahm in diesem Jahre DUCHEK's med. Klinik und stand derselben bis zur Auflösung der Akad. (1874) vor. Von da an wirkte er als Vorstand einer internen Abteilung des Garnisonsspitals Nr. 1 und Korrepetitor am militärärztl. Kurse bis zu seinem als Oberstabsarzt und Prof., 16. Nov. 1884, erfolgten Tode. Er war als ein gewissenhafter, eifriger und humaner Arzt in den weitesten Kreisen bekannt, erfreute sich einer grossen Praxis und war auch litterarisch sehr thätig, indem er von 1863 bis zu seinem Lebensende 136 Arbeiten aus dem Gesamtgebiet der inneren Med. in Fachjournalen veröffentlichte. Wir führen von denselben aus der Wiener Klinik (1879, 80, 81, 82) an: *"Ueber Milztumoren"* — *"Die Krankheiten der Nebennieren"* — *"Suppurative Leberentzündung"* — *"Klin. Vorträge über die Krankh. der Pfortader"*. Er war auch ein thätiges Mitglied des Militär-Sanitäts-Comités, für das er jährlich eine grosse Zahl von Referaten lieferte.

Ciaccio, Giuseppe Vincenzo, geb. 14. Oktober 1824 in Catanzaro, studierte im nun aufgehobenen Collegio-Convitto medico chirurgico von Neapel und dann in London, wo er bes. BAKER BROWN, SPENCER WELLS und vor allem BEALE zu Lehrern hatte, und zuletzt in Berlin unter VIRCHOW und KÜHNE. Im August 1845 Dr. med. Neapolit., ist C. seit 1870 Prof. der komparat. Anat. und Histologie an der Universität Bologna, nachdem er einige Jahre als Arzt und Chirurg in Neapel gewirkt hatte. Zu dem bereits in der älteren Quelle (B. L. II p. 25) gegebenen Schriftenverzeichnis bringen wir die nachfolgende Ergänzung bezw. Verbesserung einzelner Unrichtigkeiten:

"On the nerves of the cornea and of their distribution in the corneal tissue of man and animals" (Transact. R. microsc. Soc. Lond. 1863) — (Z. 16. 1. Torinno statt Forino) — *"Esperienze comparative intorno all'azione di alcuni fluidi veriformi etc."* (Archiv. per zool., l'anat. e la fisiol. Bologna 1870) — *"Nuove ricerche sulla interna tessitura dei tendini etc."* (mit 1 Tafel, Serie 111, Tom. II mem. accad. sc. Bologna 1872) — *"Osservationi intorno alla membrana del Deschemet e al suo endotelio"* (con 2 tavole Serie 111 T. V. ib.) — *"Sopra l'ossificazione dell'intero umor vitreo dell'occhio umano"* (con 2 tavole ib., Serie III. Tomo X. 1879) — *"Nuove investigazioni microscopiche sopra il distribuimento e terminazione delle fibre nervee nella cornea, e sopra l'interna construttura del etc.* (con 2 tavole grandi ib. Serie IV. T. II 1881) — *"Della soluzione d'ipoclorito di sodio con eccedenza di cloro e della virtù ed efficacia sua discolorante"* (Ib. T. VII. 1886).

Clark, Frederickle Gros, in The Thorns, Sevenoaks (Kent), geb. 1811 in London, war ein Zögling des St. THOMAS Hosp., beendete seine medizinische Ausbildung 1833 und wurde F. R. C. S. Engl. (Hon). 1843. Er wirkte zunächst seit 1839 als Assist. Surgeon und Lecturer der Anat. am St. Thomas Hosp. und war von 1853 bis 73 Surgeon an demselben. Seit 1867 wirkte er an der Londoner Universität als Hunterian Prof. of Surg. and Path., zugleich mehrere Jahre als konsultierender Chirurg des Gt. North- und Sourrey Co.-Hospitals. Bereits 1836 hatte er mit einer *"Anatomy and physiology of the nervous system"* die Aufmerksamkeit auf sich gelenkt. Später übersetzte er DUPUYTREN's Knochenkrankheiten, welche durch die Sydenham society 1847 herausgegeben wurden, gab die Verletzungen des Gefässsystems (1855) heraus und trat erst nach geraumer Zeit wieder mit einem grösseren Werke *"Lectures on the diagnosis of shock and visceral lesions"* (1870) hervor. Spätere Arbeiten sind: *"Outlines of surgery and surgical pathology"* (2. Ausg. 1872) — *"Plastic operations on the urethra* (Med.-chir. Transact. XXVIII) — *"Series of clinical lectures on surgery"* (Med. times and gaz. 1860 bis 64), vieles Kasuistische und einige popu-

11*

läre Schriften. C. starb 19. Juli 1892. Er war noch seit 1864 Mitglied des Council des Coll. of Surgeons, 1872 Vizepräsident, 1874 Präsident gewesen. 1875 hatte er die Hunter-Rede gehalten.

Clark, Sir Andrew Bart., berühmter englischer Kliniker zu London, wurde 28. Oktober 1826 als einziges Kind eines Arztes zu Aberdeen geb. Seiner Mutter kostete seine Geburt das Leben und der Vater starb, als der Sohn erst 4 Jahr alt war. Zwei Oheime nahmen sich seiner an, und nach Vollendung seiner Schuljahre begann er seine Lehrzeit bei einem Drogisten in Dundee. Kurz darauf trat er in die med. Schule zu Aberdeen ein, von wo er bald nach Edinburgh übersiedelte. Auf der dortigen medizinischen Lehranstalt gewann er eine Reihe von Preisen, durch die er seine spätere glänzende Laufbahn

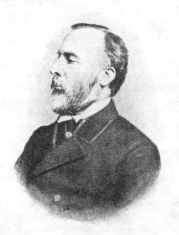

vielversprechend einleitete. Er wurde alsbald Assistent von Hughes Bennett in der pathologischen Abteilung des Kgl. Krankenhauses zu Edinburgh. Ferner war er anatomischer Demonstrator von ROBERT KNOX. Um diese Zeit, als C. gegen 22 Jahre alt war, machten sich bei ihm die ersten Symptome einer Lungenaffektion geltend; er beschloss daher, als Schiffsarzt einige Zeit auf Reisen zu gehen; in der That erwies sich diese seine Thätigkeit für die Kräftigung seiner Gesundheit als höchst vorteilhaft. Zurückgekehrt wurde er pathologischer Anatom am Royal Naval Hospital zu Haslar, wo er HUXLEY zum Kollegen hatte. 1853 vertauschte C. diese Stellung mit der des Kurators des „Museum of the London Hospital." Mit Eifer und Erfolg wirkte er als Forscher und Lehrer auf dem Gebiete der pathologischen Anatomie, der er sich ganz zu widmen gedachte, als ihn der Zufall in die klinische Laufbahn warf. Kurz nachdem er 1854 zu Aberdeen den Grad eines Doctor med. erworben hatte und Mitglied des Royal College of Physicians geworden war, wurde die Stelle eines Assistant Physician am London Hospital frei, und auf Zureden einiger Freunde bewarb sich C. um sie, trotzdem er nicht viel Aussicht hatte, sie zu erhalten und sein Gesundheitszustand dazumal nicht der beste war. Er erhielt die Stellung, wurde 1858 daneben Lecturer of Physiology und 1866 „Full Physician" am Londoner Hospital. Von dieser Zeit an wurde C. in steigendem Masse berühmt und erklomm allmählich die erste Stelle unter den Klinikern Londons. Nebenher ging eine ausgebreitete litterarische Thätigkeit, die sich mit Vorliebe auf dem Gebiet der Lungen- und Nierenkrankheiten bewegte. 1866 wurde C. gelegentlich seiner hingebenden Thätigkeit bei der damaligen Choleraepidemie mit GLADSTONE bekannt, dessen Hausarzt er wurde und der bald sein wärmster Freund wurde. Seitdem war er unbestritten der erste und gesuchteste Consiliarius Londons, vorher hatte sich seine Klientel mehr auf einen gewissen ausgewählten kleinen Kreis von Männern der Kunst, Litteratur und Wissenschaft beschränkt. — 1888 wurde C. als Nachfolger Sir WILLIAM JENNER'S zum Präsidenten des Royal College of Physicians gewählt. Am 19. Oktober dieses Jahres erlitt C., mitten in seiner Berufsthätigkeit, einen Schlaganfall, von dessen Folgen er sich nicht wieder erholte. Am 6. November 1893 starb er, tief betrauert von der ganzen englischen Nation, die sein Ableben als ein allgemeines Unglück empfand. Von seinen zahlreichen, besonders die Klinik der Respirations- und Digestionskrankheiten betreffenden Schriften nennen wir die mit DOWN, HUTCHINSON und MAUNDER zusammen herausgegebenen *„Clinical lectures and Reports by the Med. and Surg.*

Staff of the London Hosp.", ferner: *"On the anatomy of the lungs"* (in H. DAVIES' Werk *"Physical diagnosis"*) — *"On tubercular sputum"* — *"Evidences of the arrestment of phthisis"* — *"Mucous diseases of the colon"*. — Vorlesungen über Lungenkrankheiten geh. 1866 im R. C. P. — *"Fibroid phthisis"* (Transact. of the Clin. Soc. I) u. a. m.

Clarke, William Fairlie, zu Southborough (Tunbridge Wells), geb. zu Calcutta 1833 als Sohn eines hohen Beamten der engl.-ostind Compagnie, kam früh nach England, studierte seit 1858 am King's Coll. in Edinburgh, sowie in Oxford, wurde 1863 F. R. C. S., war House Surgeon am King's Coll. Hosp., darauf Assistant Demonstrator der Anat., sowie klin. Assistent von Sir WILLIAM BOWMAN in Moorfields 3 Jahre lang, alsdann successive Assist.-Surg. am Royal Westminster Ophthalmic Hosp., Surg. am St. George's and St. James' Dispensary, Assist.-Surg. am West Lond. Hosp. und schliesslich 1871 am Charing Cross Hosp. Nachdem er in Oxford Dr. med. geworden, verliess er 1876 London, liess sich in Southborough bei Tunbridge Wells als prakt. Arzt nieder und brachte daselbst der Rest seines Lebens zu. Er starb 8. Mai 1884 zu Bonchurch auf der Insel Wight, wohin er sich einige Wochen vorher zur Wiederherstellung seiner Gesundheit begeben hatte. Sein Werk: *"Manual of the practice of surgery"* erschien zuerst 1865; ferner publizierte er: *"A case of unilateral atrophy of the tongue"* (Transact. Med. Chir. Soc., 1872) — *"Cases of so-called ichthyosis linguae"* (Ib. 1874).

Clay, John, Prof. der Geburtshilfe am Queens Coll. in Birmingham, geb. 1821 in Nottinghamshire, studierte in der med. Schule in Birmingham, wurde, als 1872 beim Queens Hosp. eine geburtshilfliche Abteilung errichtet wurde, zum Honor. Obstetric Surgeon bei derselben und nach 19 jähriger Verwaltung dieser Stelle zum Honor. Surgeon ernannt. C., der 27. Juni 1894 in Birmingham starb, war daselbst viele Jahre als Prof. der Geburtshilfe und als Mitglied des Council vom Queens Coll. thätig. Als die med. Abteilung des Coll. in das Mason Coll. überging, behielt er seinen Lehrstuhl bei der neuen Organisation bei. 1866 erhielt er den JACKSON'schen, 1868 den FOTHERGILL'schen Preis von der Medical Society, ersteren für eine Arbeit über die zur Ovariotomie geeigneten Fälle, letzteren über Diagnose und Behandlung der nicht bösartigen Tumoren des Uterus. Auch übersetzte C. KIWISCH's *"Krankheiten der Ovarien"*.

Clay, Charles, geb. 1801 zu Bradburg bei Stockport, studierte in Manchester und Edinburg, hier von 1820 bis 23, praktizierte in Ashton-under-Lyne 15 Jahre lang, kam 1839 nach Manchester und führte 1842 seine erste Ovariotomie aus (der Tumor war 36 Pfund schwer, die ohne Anästhesie ausgeführte Operation dauerte 10 Minuten, Pat. genas); 15 Jahre lang war C. der einzige Operateur, der diese Operation ausführte; im ganzen hat er 395 Ovariotomien vollzogen. 1845 exstirpirte er auch ein Uterus-Fibroid, 18 Jahre vor KOEBERLÉ. 1842 wurde er Ext. L. R. C. P. Lond., wirkte lange Zeit als Lehrer und Medical Officer am St. Mary's-Frauenspital zu Manchester. Zuletzt zog er sich von der Praxis zurück und starb 19. Sept. 1893 zu Poulton-le-Fylde bei Blackpol. C. hat eine grössere Anzahl umfassender Arbeiten publiziert, von denen nur die auf gynäkologischem Gebiet wichtigen hier angeführt sein mögen: *"Vomiting in pregnancy"* — *"Caesarian section"* — *"Results of 314 ovarian operations"* — *"Handbook of obstetric surgery"* (mit 90 Abbildungen). Übrigens war C. nicht nur in seinem Fach Schriftsteller, sondern interessierte sich auch für Geologie, Numismatik und alte Drucke. Die letzten Jahre seines Lebens hatte er in stiller Zurückgezogenheit zugebracht.

Cleland, John, wurde in Edinburg 1856 promoviert, wirkte zuerst als Professor der Anatomie und Physiologie, sowie als Clinical lecturer am Queens college zu Galway und ist zur Zeit ordentlicher Professor der Anatomie zu Glasgow. Seine Preisthese: *"On the structure and mechanism of the gubernaculum testis"* (1856) verdient ebensowohl der Erwähnung, wie die in den Philos. Transactions erschienenen Arbeiten über den Vomer und die

Intermaxillarknochen und über Schädelvarietäten (1862, resp. 1870). Auch gab er ein *"Directory for the dissection of the human body"* (1876) und eine Monographie: *"Evolution, expression and sensation"* (1881) heraus. 1889 veröffentlichte C. in Gemeinschaft mit seinen Assistenten MACKAY und BRUCE YOUNG *"Memoirs and Memoranda in the anatomy."* In einer dieser Abhandlungen: *"on birds with supernumerary legs"* ist zum ersten Mal der Nachweis geliefert, dass additionelle Organbildungen an der Sacralregion beim Menschen und anderen Wirbeltieren nicht aus einem appendiciären Fötus bestehen, sondern aus den anliegenden Hälften zweier Embryonen; während des Gesamtwachstums, dem sie unterworfen sind, hat das Beckenorgan von jedem der beiden Originalembryos eines gebildet, (*"that additional limbs attached to the sacral region in man and other vertebrates do not consist of an appended foetus but of the adjacent halves of two embryos, while the full grown individual to which they are attached has its pelvic limbs formed one from each of the two original embryos"*). 1896 veröffentlichte C. ebenfalls in Gemeinschaft mit MACKAY: *"Human anatomy, general and descriptive, for the use of students".* — Die Gesamtzahl von C.'s Publikationen übersteigt die Zahl von 100 beträchtlich.

Clemens, Theodor, 1. Juli 1824 in Frankfurt a. M. geb., studierte in Heidelberg bis 1846, dem Jahre seiner Promotion. Seitdem wirkt er als praktischer Arzt, speziell als Elektrotherapeut in seiner Vaterstadt und ist auch litterarisch sehr thätig gewesen. Seine grösseren Arbeiten sind: *"Ein Beitrag zur näheren Erkenntniss des Chloroforms etc."* (Deutsche Klinik 1850) — *"Spasmi sutorum, Schusterkrämpfe"* (Ib. 1851) — *"Die Chlorkupferlampe als bestes und einfachstes Desinfectionsmittel der Luft während Cholera-Epidemien"* (Ib. 1865) — *"Über den Einfluss der magnetischen Polaritäten auf das animale Leben"* (Ib. 1872) — *"Reflexionen über Cholera-Ätiologie"* (Ib. 1873). — Der angewandten Elektrizität als Heilmittel hat er in den Jahrgängen derselben Zeitschrift von 1858 bis 75 eine Reihe von Artikeln gewidmet und über dasselbe Thema ein grösseres Werk (Frankfurt a. M. 1876 bis 79 und 82) erscheinen lassen; ausserdem Publikationen über Harnröhrenkrankheiten, Diabetes, Heilung von Ovarialtumoren etc., sowie eine Mitteilung von vollkommener Heilung und Schwund der syphilit. Sklerosis durch method. Anwendung elektr. Ströme in Therapeut. Monatsh. 1889, Heft 11 und 12. C. hat zuerst die Idee des Telephons 1853 ausgeführt und die Schallfortleitung durch Elektrizität in der *"Dtsch. Klinik"* 1863 als eine vielfach konstatierte Thatsache eingehend besprochen.

Cloetta, Arnold, geb. 28. April 1828, studierte in Zürich, Würzburg, Wien, Berlin, Paris und war besonders Schüler von C. LUDWIG und CLAUDE-BERNARD. 1851 zu Zürich promoviert, wirkte er seit 1854 daselbst als Arzt, seit 1857 als Professor für allgemeine Pathologie, seit 1870 als Professor der Arzneimittellehre und trat 1880 zurück. Er starb 11. Febr. 1890. Von ihm rühren her das *"Lehrbuch der Arzneimittellehre und Arzneiverordnungslehre"* (1881, 2. Aufl. 1883), sowie mehrere Arbeiten im Gebiete der medizinischen Chemie und Pharmakologie.

Coats, Josef, Prof. der Pathologie in Glasgow, 4. Febr. 1846 in Paisley geb., studierte Med. in Glasgow, wurde hier 1867 Dr. med., war dann eine Zeit lang Resident-assistant bei WILLIAM T. GAIRDNER und LORD LISTER an Glasgow Royal Infirmary und begab sich hierauf nach Leipzig, um unter LUDWIG experimentelle Physiologie zu treiben (in Gemeinschaft mit seinem Freunde LAUDER BRUNTON aus London). 1869 zurückgekehrt, übernahm er die Stelle des Prosektors (Pathologist) an der Glasgow R. Infirmary (als Nachfolger von SAMUEL JOHNSTON MOORE), eine Stelle, die er bis 1875 bekleidete. Er beschäftigte sich während dieser Zeit u. a. besonders mit der Herstellung eines Kataloges für die Sammlungen des pathol. Museums, der 1872 zum ersten Male veröffentlicht wurde (2. Aufl. 1878 von FOULIS, 3. Aufl. 1889 von DAUD NEWMAN). 1875 begab sich C. wiederum nach Deutschland und studierte ein Semester in Würzburg pathol. Anatomie unter RINDFLEISCH, hierauf übernahm er die Stelle als Pathologist an der Western Infirmary und eröffnete 1876 Privatlehrkurse der pathol. Anat., die später gut besucht wurden. Eine Zeit lang war C. auch als Dispensary Physician thätig. 1893 wurde an der Universität in Glasgow eigens für ihn ein Lehrstuhl der Pathologie kreiert, den er bis zu seinem 24. Jan. 1899 erfolgten Ableben verwaltete. C. veröffentlichte 1883 ein *„Manual of pathology"* (4. Aufl. 1899 in Vorbereitung), welches seitdem zum standard work dieser Wissenschaft wurde. 1888 erschien von C. *„The pathology of phthisis pulmonalis"* als Abschnitt der von Sir W. T. GAIRDNER herausgegebenen *„Lectures to practitioners"*. C. nahm auch an dem wissenschaftlichen Vereinsleben in Glasgow regen Anteil und war 1891/92 Präsident der Medico-Chirurgical Society. Auch bekleidete er diese Würde noch bei anderen Gesellschaften.

Cobbold, Thomas Spencer, bekannter Helminthologe, geb. 1828 zu Ipswich, wurde 1844 ein Schüler von CROSSE im Norfolk und Norwich Hosp., studierte dann in Edinburg besonders unter Leitung von JOHN GOODSIR und EDWARD FORBES, erhielt 1851, in seinem Promotionsjahre, die goldene Medaille, wurde Kurator des anat. Museums der Universität und 1851 bis 52 Senior Präsident der Royal Med. Soc., widmete sich eine Reihe von Jahren vergleich.-anat. und zoolog. Studien, unter Leitung von JOHN GOODSIR, liess sich 1857 in London nieder, wurde Dozent der Botanik am St. Mary's Hosp., sowie 1861 der Zool. und vergl. Anat. an der Middlesex Hosp. School und 1873 Lehrer der Botanik am Veterinary Coll., das für ihn eine Professur für Helminthologie errichtete. C., der 20. März 1886 zu London starb, war unbedingt eine der ersten Autoritäten auf dem Gebiete der Helminthologie. Die Titel einiger seiner wichtigeren Schriften sind: *„Entozoa; an introduction to the study of helminthology, with reference more particularly to the internal parasites of man"* (London 1864) — *„On the present state of our knowledge respecting entozoa which are either known or are presumed to be introduced into the human body by the consumption of animal food"* (Ib. 1865) — *„Worms, a series of lectures on practical helminthology at the Med. Coll. of the Middlesex Hosp. with ca-ses illustrating the symptoms, diagnosis and treatment of internal parasitic diseases"* (Ib. 1872) — *„The internal parasites of our domesticated animals; a manual of the entozoa of the ox, sheep, dog, horse, pig and cat"* (Ib. 1873).

Coccius, Ernst Adolf, Ophthalmolog in Leipzig, 19. September 1825 in Knauthain bei Leipzig geb., studierte daselbst, sowie in Prag und Paris und war in der Augenheilkunde hauptsächlich RITTERICH's Schüler. Von 1849 bis 57 wirkte er als Assistent und Dozent, bis 1867 als ausserordentlicher Professor, seitdem war er als ordentlicher Professor der Ophthalmologie in Leipzig bis zu seinem 24. November 1890 erfolgten Ableben thätig. Seine Hauptarbeiten handeln über die Ernährung der Hornhaut u. s. w., über Anwendung des Augenspiegels nebst Angabe eines neuen Instrumentes, über Glaukom, Entzündung und die Autopsie mit dem Augenspiegel, über das Gewebe und die Entzündung des Glaskörpers, über den Mechanismus der Akkommodation des menschlichen Auges, über Ophthalmometrie und Spannungsmessung, über die Diagnose des Sehpurpurs im Leben. Auch sind zu nennen die Abhandlungen: *„Über die in den Jahren 1868 und 69 in den Augenanstalten beobachteten Augenverletzungen etc."* — *„De morbis oculi humani qui e variolis exorti in nosocom. ophthalm. observati sunt"*.

Coghill, John George Sinclair, geb. 1836, bildete sich wesentlich in Edinburg aus, wo er 1857 promoviert wurde. Den Grad als F. R. C. P. Edinb. erlangte er 1864. C. fungierte dann längere Zeit als Lecturer über allgemeine Pathologie und pathologische Anatomie an der Edinburger medizinischen Fakultät, war Demonstrator für Anatomie an der Universität Glasgow 1858 bis 61, auch konsultierender Arzt am General-Hospital in Shanghai. Nach England zurückgekehrt, lebte er auf der Insel Wight, wo er in Ventnor Dirigent einer Heilanstalt für Schwindsüchtige war und Mitte Juni 99 starb. Er hat eine Reihe von Arbeiten publiziert, von welchen zu erwähnen sind die *„Pathology and treatment of irritable uterus"* (Glasg. med. Journ. 1859) — *„New *operation for vesico-vaginal fistula"* (Lancet 1859) — *„Antiseptic inhalation in pulmonary affections"* (Lancet 1877) — *„The hypophosphites in phthisis"* (Ib. 1879).

Cohn, Wolff, in Posen, daselbst 1823 geb., studierte von 1845 bis 50 in Berlin, liess sich 1851 in seiner Vaterstadt als Arzt nieder, wurde hier 1868 Medizinal-Assessor, 1869 Med.-Rat, 1890 Geh. Med.-Rat und starb 16. Jan. 1893 in Berlin. C. war auch konsultierender Augenarzt am Krankenhause der Grauen Schwestern und am Diakonissenhause.

Cohn, Bernhard, geb. 1827, studierte und promovierte in Breslau 1850 mit der Diss.: *„De cellularum sanguinearum functione atque structura"*, habilitierte sich 1856 als Dozent bei der med. Fakultät daselbst, war 7 Jahre hindurch Assistent auf der Frerichs'schen Klinik, wurde 1861 zum Primararzt am Allerheiligen-Hosp. in Breslau ernannt und starb nach längerem Leiden, erst 37 Jahre alt, Ende Juni 1864. Seine *„Klinik der embolischen Gefässkrankheiten"* wurde 1862 in Paris von der dortigen Acad. des sc. mit einem Monthyon-Preise gekrönt.

Cohn, Ferdinand Julius, Prof. der Botanik zu Breslau, geb. daselbst 24. Januar 1828, studierte seit 1844 in Breslau und Berlin Naturwissenschaft, wurde 1850 Privatdozent, 1859 a. o., 1872 ord. Prof. der Botanik und begründete 1866 das pflanzenphysiol. Instit. der Breslauer Universität. C., der 25. Juni 1898 starb, hat in seinen seit 1875 erschienenen *„Beiträgen zur Biologie der Pflanzen"* für Bakteriologie Grosses geleistet und das erste brauchbare System der Spaltpilze aufgestellt.

Cohn, Hermann, geb. zu Breslau 4. Juni 1838, studierte 1857 bis 60 Naturwissenschaften, besonders Physik und Chemie in Breslau und Heidelberg bei Bunsen, Kirchhoff und Helmholtz, prom. als Dr. philos. 20. Oktober 1860 in Breslau auf Grund einer bei Bunsen gearbeiteten Dissertation: *„De acido hypochlorico"*, studierte dann bis 1863 Medizin in Breslau und Berlin und wurde Med. Dr. an letzterer Universität. Als mediz. Dissertation wurde ein Teil seiner von der med. Fakultät zu Breslau gekrönten Preisschrift *„De infantis situ ad partum"* gedruckt. Zuerst Förster's Assistent, und zwar bis 1866, wirkte C. von diesem Jahre ab als Augenarzt in Breslau, dann seit 1868 als Dozent (Habilitations-Schrift *„Über Xerosis conjunctivae"*) und seit 1874 als ausserordentlicher Professor, noch jetzt, daselbst. Schon mit seiner ersten Arbeit: *„Untersuchungen der Augen von 10,060 Schulkindern nebst Vorschlägen zur Verbesserung der den Augen nachteiligen Schuleinrichtungen"* (Leipzig 1867) trat C. in die später von ihm mit Konsequenz und Erfolg kultivierte Richtung der ophthalmologischen Schulhygiene ein. Weitere Publikationen sind: *„Schussverletzungen des Auges"* (Erlangen 1872) — *„Die Schulhäuser und Schultische auf der Wiener Weltausstellung"* (Breslau 1873) — *„Vorarbeiten für eine Geographie*

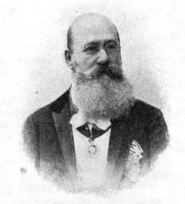

der Augenkrankheiten" (Jena 1874) — *„Die Schulhygiene auf der Pariser Weltausstellung"* (Breslau 1879) — *„Studien über angeborene Farbenblindheit"* (Breslau 1879) — *„Die Hygiene des Auges in den Schulen"* (Wien 1883) — Dasselbe (mit neuen Kapiteln versehen) ins Englische übersetzt von Turnbull (London 1886), ins Russische übersetzt von Medem (Pultawa 1887) — *„Über den Beleuchtungswerth der Lampenglocken"* (Wiesbaden 1885) — *„Über die Nothwendigkeit der Einführung von Schulärzten"* (Leipzig 1886) — *„Mittheilungen aus C.'s Augenklinik"* (Wiesbaden 1887) — *„Die* *ärztliche Überwachung der Schulen zur Verhütung der Verbreitung der Kurzsichtigkeit"* (Referat 6. internat. hyg. Kongress. Wien, 1887) — *„Die Schularztdebatte auf dem Wiener Congress"* (Hamburg 1888) — *„Über den Einfluss hygienischer Massregeln auf die Schulmyopie"* (Ib. 1890) — *„Die Schule der Zukunft"* (Ib. 1890) — *„Tafel zur Prüfung der Sehschärfe der Schulkinder, Soldaten, Seeleute und Bahnbeamten"* (7 Auflagen, Breslau 1891 bis 98) — *„Lehrbuch der Hygiene des Auges"* (Wien 1892, Hauptwerk) — *„Transparente Sehproben"* (deutschfranzösisch, englisch und italienisch, Wien 1894) — *„Was kann die Schule gegen die Masturbation der Kinder thun?"* (Referat 8. internat. hyg. Kongress zu Budapest. Berlin 1894) — *„Über Verbreitung und Verhütung der Augeneiterung der Neugeborenen in Deutschland, Oesterr.-Ungarn, Holland und der Schweiz"* (Sammelforschung im Auftrag der med. Abt. der schles. Gesellsch. veranstaltet und bearbeitet. Berlin 1896) — *„Die Sehleistungen von 50.000 Schulkindern. Nebst Anweisungen zu ähnlichen Untersuchungen für Ärzte und Lehrer"* (Breslau 1899) — *„Dreissig Jahre augenärztlicher und akademischer Lehrthätigkeit"* (Ib. 1897). Ausserdem 195 in Journalen zerstreute Aufsätze meist ophthalmologischen und hygienischen Inhalts. Unter zahlreichen C. verliehenen äusseren Auszeichnungen erwähnen wir noch die ihm 1883 vom Kaiser FRIEDRICH (damaligem Kronprinzen des Deutschen Reiches) persönlich verliehene goldene Staatsmedaille für Hygiene und die vor einiger Zeit erfolgte Ernennung zum Geh. Med.-Rat.

Cohn, Toby, in Berlin, geb. 1866 in Breslau, studierte daselbst, hauptsächlich als Schüler WERNICKE's, sowie in Freiburg i. Br., Dr. med. Breslau 1891, war anfangs Assistent an der kgl. Universitäts-Klinik für Nervenkranke bei WERNICKE, ist seit 1893 in gleicher Eigenschaft an der Privatpoliklinik von MENDEL in Berlin und seit 1895 hier als Nervenarzt thätig. Ausser verschiedenen kleineren Abhandlungen in seinem Spezialgebiet veröffentlichte C. noch: *„Leitfaden der Electrodiagnostik und Electrotherapie. Für Praktiker und Studirende"*. (Mit einem Vorwort von E. MENDEL. Berlin 1899).

Cohnheim, Julius, berühmter Patholog, 20. Juli 1839 zu Demmin in Pommern geboren, studierte in Würzburg, Marburg, Greifswald und Berlin, wurde hier Dr. med. 1861 mit der Diss.: *„De pyogenesi in tunicis serosis"*, die später als eigener Aufsatz u. d. T.: *„Ueber die Entzündung seröser Häute"* (VIRCHOW's Arch. XXII) erschien. Nachdem er sich hierauf kurze Zeit in Prag aufgehalten, machte er den Krieg von 1864 mit, wurde in demselben Jahre als Assistent am Berliner pathol. Institut angestellt, widmete sich zunächst physiol.-chemischen Arbeiten (unter KUEHNE) und schrieb: *„Zur Kenntniss der zuckerbildenden Fermente"* (Ib. XXVIII). Bald aber bearbeitete er

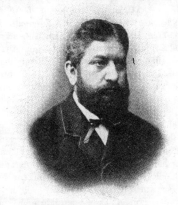

speziell pathol.-anat. Themata, auch ab und zu normal histologische. Er publizierte u. a. von letzeren: *„Ueber die Endigung der Muskelnerven"* (Ib. XXXIV und Ctrlbl. der med. Wissenschaften, 1863) — *„Ueber den feineren Bau der quergestreiften Muskelfaser"* (VIRCHOW's Archiv, XXXIV), worin die „C.'schen Muskelfelder" beschrieben werden, und wobei er zum ersten Male die jetzt so vielfach geübte Gefriermethode zur Untersuchung frischer Objekte anwandte. In seinem Aufsatze: *„Ueber die Endigung der sensiblen Nerven in der Hornhaut"* (Ib. 1867, XXXVIII) findet sich auch die Entdeckung der Goldmethode. Von phatol.-anat. Arbeiten publizierte er in dieser Zeit: *„Ein Fall von Abscessen in amyloid entarteten Organen"* (Ib. XXXIII) — *„Zwei Fälle *von Mycosis der Lungen"* (Ib.) — *„Tödtliche Trichinose mit parenchymatöser Degeneration von Leber, Herz und Niere"* (Ib.) — *„Zur pathologischen Anat. der Trichinenkrankheit"* (Ib. XXXVI) u. v. a. 1867 erschien, ebenfalls in VIRCHOW's Arch. (XLI), die berühmte Arbeit: *„Ueber Entzündung und Eiterung"*, worin er die Auswanderung der weissen Blutkörperchen als das Wesen der Eiterung bezeichnete, eine Thatsache, die eine förmliche Revolution in den pathol.-anat. Anschauungen hervorrief. Von nun ab wandte sich C. ausschliesslich der experiment. Richtung zu. Es folgten die Arbeiten: *„Ueber venöse Stauung"* (Ib. XLI, 1867) — *„Experimentelle Untersuchungen über die Uebertragbarkeit der Tuberculose auf Thiere"* (zus. mit BERNHARD FRAENKEL, Ib. XLV, 1868) — *„Ueber das Verhalten der fixen Bindegewebskörperchen bei der Entzündung"* (Ib.) etc. 1868 folgte er einem Rufe nach Kiel auf den Lehrstuhl der pathol. Anat. und allgem. Pathol., den er 1872 mit dem von Breslau vertauschte. Im Winter 1873/74 musste er aus Gesundheitsrücksichten seine Lehrthätigkeit unterbrechen; 1878 siedelte er als Prof. der pathol. Anat. nach Leipzig über. Hier vollendete er auch die 2. Aufl. seines Hauptwerkes: *„Allgemeine Pathologie"* (Berlin 1882) und war hier, abgesehen von den durch Kränklichkeit gebotenen Unterbrechungen, bis zu seinem Lebensende thätig. C. starb an den Folgen einer langjährigen, mit Herzhypertrophie verbundenen Gicht 15. August 1884. C. war ein sehr anregender Lehrer. Er sammelte eine grosse Schaar von Schülern aus allen Gegenden Deutschlands um sich und veröffentlichte eine Reihe von experimentellen Arbeiten gemeinschaftlich mit einigen von ihnen, so mit LITTEN, LICHTHEIM, SALOMONSEN, WELCH, MAAS, v. SCHULTHESS-RECHBERG, CHARLES-ROY, WEIGERT etc. Aus seinen Instituten zu Breslau und Leipzig gingen zahlreiche, z. T. sehr bedeutende Arbeiten anderer Autoren hervor. In seinen letzten 1 1/2 Lebensjahren kränkelte C. fortwährend. Zu den immer häufigeren und länger anhaltenden Gichtanfällen gesellten sich aphasische, urämische Zustände und asthmatische Beschwerden. — Am verdienstvollsten sind seine Arbeiten auf dem Gebiete der Pathol. der Zirkulation (Lehre von der Entzündung, Stauung, Embolie), sowie die oben zitierten bahnbrechenden histol. Untersuchungen. Seine *„Gesammelte Abhandlungen"*, herausgegeben von E. WAGNER, mit einem Lebensbilde C.'s von W. KÜHNE, erschienen Berlin 1885 nebst 8 lithogr. Tafeln und einem Porträt.

Cohnheim, Paul, in Berlin, geb. zu Labes 1867, studierte in Berlin, Freiburg i. Br., Tübingen, Würzburg, hauptsächlich als Schüler von J. BOAS, Dr. med. 1891, war Assistent im jüdischen Krankenhause, machte eine Reise als Schiffsarzt nach New-York, war 1891 bis 99 Assistent von BOAS in Berlin, gleichzeitig prakt. Arzt und ist seit 1899 Spezialarzt für Magen-, Darm- u. Stoffwechselleiden in Berlin. C. ist Verfasser der im *„Archiv für Verdauungskrankheiten"* erscheinenden litterar. Jahresberichte.

Cohnstein, Isidor, zu Gnesen 1. August 1841 geb., wurde nach Besuch der Universitäten Berlin, Prag (SEYFFERT) und Heidelberg 1864 promoviert. Seit 1866 als Arzt, seit 1871 als Frauenarzt und Geburtshelfer, seit 1868 als Dozent an der Universität Berlin thätig, siedelte er 1877 nach Heidelberg über, trat jedoch von seinem Lehramt zurück und starb in Charlottenburg bei Berlin 25. Juli 1894. C. verfasste ausser der Arbeit: *„Ueber den Muskeltonus"* (von der Akademie in Brüssel preisgekrönt) eine Reihe gynäkologischer Schriften, darunter: *„Zur Therapie der chronischen Metritis"* — *„Ueber chirurgische Operationen bei Schwangeren"* — *„Ueber alte Erstgebärende"* — *„Ueber ein neues Perforationsverfahren"* — *„Ueber Vaginitis exfoliativa"* — *„Untersuchungen über die Innervation des Uterus"* — sowie ein *„Lehrbuch der Geburtshilfe"* und einen *„Grundriss der Gynäkologie"*.

Colberg, August, zu Kiel, pathologischer Anatom, 23. August 1829 zu Oderberg in der Provinz Brandenburg geboren, studierte seit 1850 in Halle und Göttingen Medizin, oft gestört durch ein Knieleiden, das aus frühester Jugend stammte und ihn fast sein ganzes Leben lang gequält hat. Er wurde 1856 Doktor, war 1856 bis 58 in Würzburg und Berlin ein enthusiastischer Schüler von VIRCHOW, entschloss sich, da sein körperliches Leiden die praktische Laufbahn sehr erschwerte, Dozent der pathologischen Anatomie zu werden, habilitierte sich 1863 in Halle mit der Commentatio pro venia docendi: *„Observationes de penitiore pulmonum structura et physiologica et pathologica"* und war vor und nach dieser Zeit für die Halleschen Kliniker und die übrigen Ärzte der Stadt der stets bereite Freund und Berater in pathologisch-anatomischen Dingen. Die Hettstädter Trichinen-Epidemie 1864 gab ihm Gelegenheit, *„Pathologisch-anatomische Untersuchungen über die Veränderungen der Muskelfasern bei der Trichiniasis"* (Deutsche Klinik, 1864) anzustellen; seine weiteren Erfahrungen über diese Krankheit stellte er in einem amtlichen Gutachten: *„Die Trichinenkrankheit in Bezug auf das öffentliche Gesundheitswohl"* (Magdeburg 1864) zusammen. In demselben Jahre noch wurde er als Prof. e. o. der pathologischen Anatomie nach Kiel berufen, wurde 1868 Prof. ord. und vollendete daselbst für das neubegründete Deutsche Archiv für klinische Medizin eine grössere Arbeit: *„Beiträge zur normalen und pathologischen Anatomie der Lungen"* (1866). Im Sommer 1867 stellte sich mit Bestimmtheit ein Brustleiden bei ihm heraus, welches, mit mancherlei Komplikationen, bereits in Jahresfrist 3. Juli 1868 seinen Tod, der zu Halle erfolgte, herbeiführte, ehe es ihm vergönnt war, seine zahlreichen angefangenen Arbeiten, die noch eine erhebliche Förderung der Wissenschaft in Aussicht stellten, zu vollenden. Ausser den angeführten Arbeiten finden sich noch einige weitere in MÜLLER's Archiv (1856, zusammen mit R. HEIDENHAIN) über den Blasenschliessmuskel, im Archiv für Ophthalmologie (Bd. VIII) über Iritis gummosa, in den Charité-Annalen (1862) über gelbe Leberatrophie u. s. w.

Coler, Alwin v., geb. 15. März 1831 zu Gröningen, Kreis Halberstadt, aus einem altpatrizischen Geschlecht des Harzes stammend, studierte auf der Akademie für das Militär zu Berlin 1852 bis 56, trat dann als Unterarzt in das Garde-Dragoner-Regiment und wurde 1857 Assistenzarzt, 1863 Stabsarzt. Infolge seiner Thätigkeit während der Feldzüge 1864 und 66 wurde er 1867 in den preussischen Medizinalstab kommandiert und 1868 bei Gründung der Medizinal-Abteilung im Kriegsministerium Dezernent in derselben. In der Medizinal-Abteilung verblieb er seitdem, nur 1870/71 war er als Divisionsarzt der 1. Division thätig, wurde 1874 Generalarzt, 1885 Abteilungschef in der Medizinal-Abteilung und 12. Februar 1889 Generalstabsarzt der Armee, Chef des Sanitäts-Korps und der Medizinal-Abteilung im Kriegsministerium und Direktor der militärärztlichen Bildungsanstalten (Kaiser Wilhelms-Akademie für

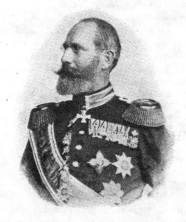

das militärärztliche Bildungswesen), 7. März 1889 Wirklicher Geheimer Ober-Medizinal-Rat. 1891 erhielt er den Rang als Generalleutnant, 1892 wurde er auf Vorschlag der Berliner Universität zum ordentlichen Honorarprofessor ernannt. v. C. hat das Militär-Sanitäts-Wesen im Krieg und Frieden organisatorisch auf neue Grundlagen gestellt und das Sanitätskorps in wissenschaftlicher, administrativer und persönlicher Beziehung zu einer hohen Stufe der Leistungsfähigkeit entwickelt. Auch war sein Ziel, eine enge Verbindung mit dem Zivilmedizinalwesen, zu gegenseitiger Unterstützung, herzustellen und zu befestigen.

Conolly, John, Psychiater und bekannter Autor des *„No-restraint"*, geb. 27. Mai 1794 zu Market Rasen, Lincolnshire, wurde mit 18 Jahren Soldat, verheiratete sich mit 22, brachte dann einige Zeit bei seinem zu Tours in Frankreich praktizier. Bruder Dr. WILLIAM C. zu und begann erst 1817 in Edinburg Med. zu studieren, wurde 1821 Doktor mit der Diss.: „*De statu mentis in insania et melancholia*", praktizierte darauf nacheinander in Lewes, Chichester und Stratford-on-Avon und unterstützte hier, zusammen mit seinem Freunde DARWALL, den Dr. JAMES COPLAND bei der Herausgabe von „The London Medic. Repository", namentlich durch Rezensionen ausländ. Bücher. 1827 ging er nach London, wurde 1828 Prof. der prakt. Med. am University Coll., schrieb bald darauf: „*An inquiry concerning the indications of insanity; with suggestions for the better protection and cure of the insane*" (Lond. 1830) und bemühte sich, den klinischen psychiatr. Unterricht bei der Londoner Universität einzuführen, jedoch fand er weder als Arzt, noch als Professor grossen Anklang, verliess deshalb 1830 London und ging nach Warwick, wo er den ihm schon von Chichester her befreundeten JOHN FORBES bei der Herausgabe der „Brit. and For. Med.-Chir. Review" und der „Cyclopaed. of Pract. Med." unterstützte und zusammen mit jenem und HASTINGS den Grund zu einer med. Gesellsch., der späteren „British Medical Association" legte. 1838 ging er nach Birmingham und 1839 erhielt er die Stellung als Resident Physic. in dem Irrenhause von Middlesex, zu Hanwell, der grössten derartigen Anstalt in England. Hier ging er sogleich daran, nach dem Vorgange von PINEL und WILL. TUKE in dessen „Retreat" zu York, die Zwangsmittel aller Art abzuschaffen u. s. w. 1844 gab er seinen Wohnsitz in der Anstalt von Hanwell auf und war bis 1852 Visiting Physic., später nur noch Consult. Phys. derselben, indem er sich allein seiner im Dorfe Hanwell gelegenen Privatanstalt und einer sehr ausgedehnten konsult. Praxis widmete. Seine besten Werke stammen aus der späteren Zeit seines Lebens, so: „*On the construction and government of lunatic asylums*" (1847) — „*The treatment of the insane without mechanical restraints*" (1856) — „*Essay on Hamlet*" (1863). Seine in Hanwell gehaltenen „*Clinical lectures*" finden sich in der Lancet (1845, 46). Er starb zu Hanwell 5. März 1866.

Cooke, Thomas, geb. 1841, bildete sich in London und Paris aus und erlangte an letzterer Universität das Baccalaureat 1862; Med. Dr. wurde er 1870 und F. R. C. S. Eng. 1871. Er hat in Paris mehrere Assistentenstellen, so am Bicêtre, Lariboisière, Le Midi innegehabt, auch an der École pratique de la faculté daselbst als Demonstrator für Anatomie gewirkt. Als Lecturer of anatomy, phys. and surgery in London stellte er die „*Tablets of anatomy and physiologie*" (1873 bis 79) zusammen, wandte sich später der Chirurgie zu und schrieb: „*On suspension by the head in Sayre's treatment of spinal curvature*" (Lancet 1879) — „*Treatment of strumous abscesses of the neck*" (Brit med. Journ. 1876) und andere Einzelaufsätze. Er starb 9. Februar 1899.

Cooper, Sir William White, geb. zu Holt in Wiltshire, 17. Nov. 1816, studierte seit 1834 am St. Bartholomew's Hosp. als Privatzögling von STANLEY. 1838 wurde er Member, 1845 Fellow des R. C. S. Nachdem er das Hospital verlassen, machte er eine wissenschaftliche Reise nach Madeira und publizierte nach seiner Rückkehr einen „*Guide for future visitors seeking a winter home in Madeira*". Er widmete sich darauf speziell ophthalmolog. Studien und liess sich in London als Augenarzt nieder. Während seiner Studienzeit am St. Barthol. Hosp. hatte er den von RICHARD OWEN ausgesetzten Preis für die vergleich.-anat. Abhandlung: „*Anatomy and physiology of the invertebrate animals etc.*" (1843) erhalten. 1859 wurde er zum Surgeon Oculist in Ordin. der Königin erwählt. Ferner war er Staff and Senior Surgeon an der North London Eye Institution, später Ophthalmic Surgeon am St. Mary's Hosp. C., der wenige Tage nach seiner Nobilitierung. 1. Juni 1886 starb, war ein vorsichtiger, dabei sicherer und gewandter Operateur. Seine „*Practical remarks on near sight etc.*" erschienen 1847 in 1. Aufl. Noch publizierte er: „*Observations on conical cornea*" (1850). Seit 1884 litt C. an der Gicht.

Cordua, Johann Karl Ernst Hermann, zu Hamburg, geb. zu Sülz in Mecklenburg 19. Jan. 1852, studierte in Rostock und Erlangen, war Assistent am pathol. Institut (PONFICK) zu Göttingen, Assistent der chirurg. Abteilung in Hamburg (MARTINI), wurde 1876 promoviert, und ist seit 1880 dirig. Arzt am Kinderhospital und der chirurg. Poliklinik des allgemeinen Krankenhauses in Hamburg. Er ist Verfasser der Preisschrift der Rostocker med. Fakultät 1876: „Über den Mechanismus der Resorption von Blutergüssen" und verschiedener kleinerer Arbeiten chirurg. Inhalts.

Cormack, Sir John Rose Baillie, zu Paris, war 1. März 1815 zu Stow in Midlothian in Schottland geboren, studierte in Edinburg, wurde 1837 daselbst Doktor mit einer auf Tier-Experimente basierten Diss: „On the presence of air in the organs of circulation", nachdem er schon früher eine preisgekrönte Abhandlung: „A treatise on the chemical . . . . properties of creosote etc." (Edinb. 1836) herausgegeben hatte. Er besuchte darauf Paris, Spanien und Italien, liess sich dann in Edinburg nieder, wo er Physician an der Royal Infirmary wurde und die Redaktion des „London and Edinburgh Monthly Journal of Medical Science" von 1841 bis 46 führte. Während der Epidemie von Febris recurrens, die 1843 in Edinburg herrschte, war er Physician am Fever Hospital und veröffentlichte seine in demselben gemachten sorgfältigen Beobachtungen in der Schrift: „Natural history, pathology and treatment of the epidemic fever, at present prevailing in Edinburgh and other towns" (London 1843). Er hielt auch eine Zeit lang Vorlesungen über gerichtliche Medizin bei der extra-akademischen Schule daselbst. 1847 verliess er Edinburg, praktizierte eine Zeit lang in Putney und gab daselbst eine Monatsschrift, das „London Journal of Medicine", heraus. Später lebte er bis 1866 in London, redigierte von 1853 bis 56 das „Association Medical Journal" und schrieb: „Notes on the pathology and treatment of cholera" (London 1854) — „Remarks on the condition, necessities, and claims of the universities of Scotland etc." (London 1858). Er verliess darauf England, siedelte nach Orléans, und nachdem durch den Tod von Sir JOHN OLIFFE 1866 zu Paris eine Lücke unter den dortigen englischen Ärzten entstanden war, dahin über und wurde, um das Recht zur Praxis zu erlangen, 1870 bei der dortigen Fakultät Doktor. Während der Belagerung von Paris 1870/71 und der Kommuneherrschaft leistete er sowohl den Verwundeten als auch seinen in Not geratenen Landsleuten wichtige Dienste und erhielt dafür 1872 von der Königin von England die Ritterwürde. Als das Hertford British Hospital zu Paris durch die Munifizenz von Sir RICHARD WALLACE gegründet wurde, wurde er einer der Physicians desselben. Er erfreute sich einer umfangreichen Praxis und verfasste noch bis zu seinem 13. Mai 1882 erfolgten Tode, ausser einigen Aufsätzen im Edinb. Med. Journ., eine grössere Schrift: „Clinical studies, illustrated by cases observed in hospital and private practice" (London 1876).

Cornet, Georg, in Berlin und Reichenhall, geb. 27. Juli 1858 in Eichstädt (Bayern), bezog 1879 die Münchener Universität (v. VOIT, RUEDINGER, v. ZIEMSSEN, v. PETTENKOFER), wurde 1882 Koassistent auf der dermatologischen Klinik von POSSELT, 1883 auf der med. Klinik von v. ZIEMSSEN. Nach dem Examen verliess er München

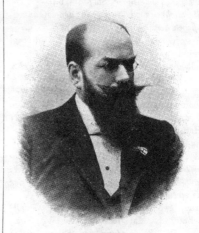

und verbrachte zwei Winter mit dem Studium der italienischen und südfranzösischen Kurorte. Im Frühjahr 1885 wurde er bei BREHMER in dessen Anstalt für Lungenkranke zu Görbersdorf Assistent (ein Jahr), arbeitete darauf im hygienischen Institut zu Berlin bei ROBERT KOCH und siedelte mit demselben 1891 in das neugegründete Institut für Infektionskrankheiten über. Während der Sommermonate praktiziert er derzeit seit 1886 in Reichenhall (Bayern), den übrigen Teil des Jahres lebt er seinen wissenschaftlichen Arbeiten in Berlin. Seine Arbeiten befassen sich in erster Linie mit der Erforschung der Tuberkulose in bakteriologischer, klinischer, statistischer und prophylaktischer Beziehung. Der ihm zuerst gelungene Nachweis von Tuberkelbazillen ausserhalb des Körpers und die aus diesen Untersuchungen hervorgehende beschränkte Verbreitung derselben (Nicht-Ubiquität) gab ihm Veranlassung, genau präzisierte prophylaktische Massregeln zu fordern; seine Vorschläge wurden besonders in Preussen, später auch anderwärts die Grundlage staatlicher prophylaktischer Massnahmen. Von seinen Arbeiten seien als die wichtigsten genannt: *„Experimentelle Untersuchungen über Tuberculose"* (Verhandlungen des 7. Kongresses f. innere Medizin) — *„Die Verbreitung der Tuberkelbazillen ausserhalb des Körpers"* (Ztschr. f. Hyg. 1888. V) — *„Ueber das Verhalten der Tuberkelbazillen im thierischen Organismus unter dem Einfluss entwicklungshemmender Stoffe"* (Ib.) — *„Die Sterblichkeitsverhältnisse in den Krankenpflegeorden"* (Ib. 1889, VI) — *„Die Prophylaxis der Tuberculose"* (Vortrag, gehalten in der Berliner med. Gesellschaft; B. k. W. 1889) — *„Ueber Tuberculose"* (Leipzig 1890) — *„Wie schützt man sich gegen die Schwindsucht?"* (Sammlung gemeinverständlicher Vorträge Virchow-Holtzendorff. N. F. 4. S. H. 77 Hamburg 1890, 2. Aufl.) — *„Die Tuberculose in den Strafanstalten"* (Zschr. f. Hygiene, 1881, Bd. 10) — *„Ueber Mischinfection der Lungentuberculose"* (W. m. W. 1892) — *„Die Prophylaxis der Tuberculose und ihre Resultate"* (Vortrag, geh. in der Berliner med. Gesellschaft, 1. Mai 1895, B. k. W. 1895.) — *„Die Bekämpfung der Schwindsucht"* (Berlin 1895) — *„Die Tuberculose"* (in Handb. d. spec. Pathologie und Therapie von Nothnagel, 14. Bd. 3. T. Wien 1896).

Cornil, André-Victor, in Paris, geb. 17. Juni 1837 zu Cusset (Allier), studierte seit 1855 in Paris, wurde 1864 Dr. med., 1869 Agrégé, 1870 Arzt am Hôp. de Lourcine, 1882 Prof. der Histologie und 1884 Membre de l'Acad. de méd. 1870 war er kurze Zeit Präfect seines heimatlichen Departements, wurde später Deputierter und ist seit 1874 Chefredakteur des „Journal des connaissances médicales pratiques et de pharmacologie". Schriften: *„De la phtisie pulmonaire, étude anatomique, pathologique et clinique"* (Paris 1867, zus. mit Hérard) — *„Contribution à

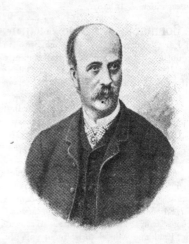

l'histoire du développement histologique des tumeurs épithéliales"* (1866) — *„Du cancer et de ses caractères anatomiques"* (1867) — *„Manuel d'histologie pathologique"* (1869 bis 76 zus. mit Ranvier, 2. Ausg. 1881) — *„Leçons élémentaires d'hygiène"* (1872) — *„Leçons sur la syphilis, faites à l'hôpital de la Lourcine"* (1879) — *„Les bactéries et leur rôle dans l'anatomie et l'histologie pathologique des maladies infectieuses"* (en collab. avec Babes) — *Études sur la pathologie du rein"* (en collab. avec Brault) — *„Leçons sur les cirrhoses"* — *„Mélanges"* (5 voll.).

Corput, Bernard, Eduard H. J. van den, 1821 in Brüssel geboren, war anfangs Chemiker und Pharmazeut und wandte sich später der Medizin zu. Er begleitete — bereits Dr. med. — den Prof. Baron Seutin auf einer Reise durch Europa und führte dessen Kleisterverband an verschiedenen fremden Hospitälern etc. ein. v. d. C. war 1858 ernannt als Arzt und Professor der medizinischen Klinik im Hospitale St. Jean und St. Pierre zu

Brüssel, gab 1874 seine Entlassung mit dem Titel Honorararzt und ist seit 1870 Professor der Arzneimittellehre und Therapie an der Universität zu Brüssel, Präsident des Sanitäts-Komité's von der Provinz Brabant etc. Unter seinen ausgedehnten Reisen ist erwähnenswert die im Jahre 1864 im Auftrage der belgischen Regierung nach Russland (um dort das Recurrensfieber zu studieren) unternommene. Reich mit Auszeichnungen bedacht heimgekehrt, übernahm v. d. C. die Redaktion des „*Journal de médecine, de chirurgie et de pharmacologie de Bruxelles*", erfand die Methode der Punktion mit Aspiration (13 Jahre vor DIEULAFOY) und machte verschiedene Erfindungen im Bereiche der Pharmakologie. Auch brachte unter seiner

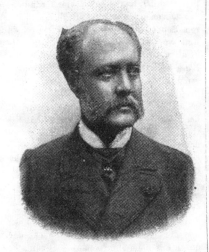

Führung das obenerwähnte Journal die entscheidende Initiative zu den monatlichen internationalen Sanitätsbulletins. Von Schriften v. d. C.'s seien hier nur genannt: „*Des eaux minérales naturelles etc.*" (Brüssel 1846) — „*Notices chimiques et pharmacologiques*" (Ib. 1849) — „*Sur les usages industriels des fécules etc.*" (Ib. 1857) — „*Note sur un noveau trocart aspirateur etc.*" (Bull. de l'acad. R. de méd. de Belg. T. XV) — „*Note sur le thé de caféier*", (Brüssel 1851) — „*Histoire naturelle et médicale de la trichine*" (Ib. 1866). Die oben gedachte Schrift „*Ueber das Petersburger Recurrensfieber*" erschien 1865, die erwähnten „*Sanitätsbulletins*" 1865 bis 75.

Da:. mehrere nicht medizinische Schriften und neuerdings solche über „*Meningitis*" (1874), über „*Pest*" (1879), über „*Organisation einer internationalen Sanitätsliga*" und über „*Krebs in ätiologischer und prophylaktischer Beziehung*" (beide 1883). Ferner „*De l'organisation des Ecoles professionnelles en Allemagne, en Suède et en Russie*" (Paris 1866) — „*Nouveau système de pessaires-leviers*" (Bruxelles 1865) — „*Origine et cause de l'épidémie de fièvre typhoide qui a régné à Bruxelles en 1869*" (Ib. 1869) — „*Traitement de la pleurésie. Indications différentielles de la thoracocentèse et de l'opération d'Estlander et de Schede*" (Ib. 1887) — „*Les désinfectants et les antiseptiques*" (Ib. 1885) — „*La crémation microbienne*" (Paris 1889) — „*Rapport sur l'épidémie d'influenza de 1890*" (Bruxelles 1891) — „*Action pathogénique de certains produits d'excrétion analogues aux ptomaines*" (Ib. 1883) — „*Coup-d'oeil sur les institutions sanitaires et sur l'état actuel de l'hygiene publique dans l'Empire d'Allemagne*" (Rapport public à la suite d'une mission du Gouvernement Belge. Ib. 1890) — „*Les pestes, leur histoire et leur prophylaxie*" (Ib. 1879) — „*Le poison alcool*" (Ib. 1895) — „*La loi d'alcool*" (Ib. 1896) — „*L'alcoolisme, des causes mésologiques; son extinction physiologique*" (Paris 1897). v. d. C. ist Inhaber zahlreicher in- und ausländischer Ordensauszeichnungen, Mitglied vieler gelehrter und gemeinnütziger Gesellschaften Belgiens wie des Auslandes. Erwähnenswert ist noch, dass er bereits als Student zuerst in einer Arbeit „*Du poison qui se développe dans les viandes*" (Bruxelles 1855) die kryptogamische Natur des Giftes nachwies. Die von v. d. C. herausgebenen „*Ephémerides médicales*" erscheinen seit 1868.

Corradi, Alfonso, geb. 6. März 1833 in der Provinz Emilia, studierte Medizin in Bologna und wurde 1855 zum Doktor der Medizin, 1856 zum Doktor der Chirurgie promoviert. Im Jahre 1859 wurde er mittels Konkurses Professor der allgemeinen Pathologie an der Universität Modena und 1863 an der Universität Palermo. Seit 1867 war er Professor der allgemeinen Therapie, experimentellen Pharmakologie und Pharmakognosie an der Universität Pavia und starb 28. Nov. 1892. C. war einer der hervorragendsten histor. Forscher und Epidemiographen der Neuzeit. Er veröffentlichte viele Werke diesbezüglichen Inhaltes: *"Annali delle epidemie in Italia dalle prime memorie sino al 1850"* (Bologna 1865 bis 86, 7 Bände) — *"La chirurgia in Italia degli ultimi anni del secole scorso fino al presente"* (Bologna 1871) — *"L'ostetricia in Italia della metà del secolo scorso fino al presente"* (Bologna 1872, in 3 Bd.) — *"Dell' odierna diminuzione della podagra"* (Memorie dell' Academia di scienze di Bologna 1860) — *"Come oggi le affezioni scrofotubercolosi siansi fatte più communi"* (Ib. 1862) — *"In che modo le diatesi o disposizioni morbose ne' popoli si mutino"* (Ib. 1862) — *"Delle morti repentine avvenute in Bologna nel trentacinquennio 1820 — 54"* (Ib. 1863) — *"Dell' antica autoplastica italiana"* (Memorie dell' Istituto Lombardo) — *"Escursioni d'un medico nel Decamerone. Dell' anestesia chirurgica nel medio evo"* (Ib.) — *"Della infermità di Torquato Tasso, prima parte"* (Ib. 1881) — *"Tossicologia in re venerea. Delle cantaridi"* (Annali universali di medicina, Vol. 231, 1875) — *"Del veleno dei funghi"* (Ib. Vol. 243, 1878) — *"Dell' avvelenamento coi preparati di zinco"* (Ib. Vol. 247, 1879) — *"Intorno alla diffusione della tisichezza polmonare"* (Atti dell' Istituto Veneto 1867).

Corrigan, Sir Dominic John, zu Dublin, berühmter irischer Arzt, war 1. Dezember 1802 daselbst geb., studierte dort unter der Leitung von O'KELLY und darauf in Gemeinschaft mit seinem berühmten Landsmanne W. STOKES in Edinburg, wo beide 1825 Doktoren wurden. Nachdem er sich in Dublin niedergelassen, wurde er nacheinander Dozent der Medizin an den Schulen in Digges Street, Peter Street und des Richmond Hospital, sowie um 1830 Arzt des Jervis Street Hospital, in welchem er, trotzdem ihm nur sechs Betten zu Gebote standen, eine Reihe von berühmt gewordenen Untersuchungen über die Symptomatologie der Herzkrankheiten anstellte, die er in der Lancet (1829), in JOHNSON's Med.-Chir. Review (1830), im Dublin Journal of Med. Sc. (1832, 1836, 1838), im Edinb. Med.

and. Surg. Journ. (1832) veröffentlichte und unter denen sich namentlich Untersuchungen über die von TROUSSEAU als *"CORRIGAN's Krankheit"* bezeichnete Aorten-Insufficienz befinden; auch die Benennung *"CORRIGAN'scher Puls"* datiert aus dieser Zeit her. 1840 wurde er Physician der Whitworth and Hardwicke Hospitals und erhielt damit ein weites Feld für seine klinische Thätigkeit. Er publizierte nach dieser Zeit, zusammen mit HARRISON: *"Observations on a draft bill for the regulation and support of medical charities in Ireland"* (Ib. 1842) — *"On famine and fever a cause and effect in Ireland etc."* (Ib. 1846) und seine berühmten *"Lectures on the nature and treatment of fever"* (Dublin 1853). 1849 hatte ihm die Dubliner Universität den Ehren-Doktor-Titel verliehen, 1850 wurde er bei der Gründung der Queen's University Mitglied von deren Senat, 1871 Vize-Kanzler derselben und war seit 1859 ihr Vertreter im Medical Council. 1856 zum Mitglied des King and Queen's College of Physicians ernannt, wurde er fünfmal hintereinander (1859 bis 64) zum Präsidenten desselben erwählt; auch war er Präsident der 1838 von ihm mitgegründeten Pathological Society und wurde, 1866 durch den Baronets-Titel ausgezeichnet, 1875 erster Präsident der Pharmaceutical Society. C. starb am 1. Februar 1880.

Corti, Marquis Alfonso, ein geb. Italiener, hat in Wien ausgangs der Vierziger Jahre studiert und seinen Namen mit der Histologie der Gehörwerkzeuge durch das nach ihm benannte *"CORTI'sche Organ"* für immer verknüpft. Die betreffende Abhandlung — der Zeitfolge nach die dritte unter den vier von ihm überhaupt verfassten Arbeiten — führt den Titel: *"Recherches sur l'organe de l'ouie des mammifères"* und ist publiziert in der Zeitschrift für wissenschaftliche Zoologie 1851. Ebenda (Jahrg. 1854) erschienen die *"Histologischen Untersuchungen, angestellt an einem Elephanten"*. Die früheste Arbeit C.'s war *"De systemate vasorum psammosauri grisei"* (Wien 1847), dann *"Beitrag zur Anatomie der Retina"* (MÜLLER's Archiv 1850. Es war ihm gelungen, die Nervenfasern und Ganglienkugeln der Retina besonders schön zu isolieren und den Zusammenhang multipolarer Ganglienzellen mit Nervenfasern in der Retina festzustellen, wie es kurz vorher LEUCKART und R. WAGNER vom menschlichen Gehirn beschrieben hatten). — Weiteres ist über Lebensgang und Leistungen absolut nicht zu ermitteln gewesen.

Coulson, Walter John, studierte am St. Mary's Hospital bis 1857 und wurde F. R. C. S. Engl. 1860. Er wirkte längere Zeit als Chirurg am St. Peter's- und am Lock Hospital in höherer Stellung und starb 30. August 1889. Seine Arbeiten beziehen sich auf Stein- und Blasenkrankheiten, worunter „*Stone in the bladder, its prevention etc.*" hervorzuheben. Von seines Vaters „*On diseases of the bladder and prostate*" besorgte er die 6. Auflage. Ausserdem schrieb er einen „*Treatise on syphilis*".

Coze, Léon, als Sohn von Jean Baptiste Rozier C. in Strassburg 1819 geb., studierte daselbst und in Paris, wurde 1842 in Strassburg Dr. und erhielt 1858 die Professur der Arzneimittellehre daselbst, die er 1870 mit der gleichen Stellung in Nancy vertauschte. In den letzten Jahren emeritiert, starb C. 15. Oktober 1896. Von seinen Schriften sind zu nennen die 1853 verfasste Konkurs-These: „*Histoire naturelle et pharmacologique des médicaments narcotiques fournis par le règne végétal*" (4. av. 3 pl.) und „*Recherches cliniques et expérimentales sur les maladies infectieuses étudiées spécialement au point de vue de l'état du sang, et de la présence des ferments*" (Paris 1872, av. 6 pl. color.), ferner die zusammen mit V. FELTZ über denselben Gegenstand herausgegebenen 4 Mémoires (das letzte 1879) in Verbindung mit SIMON: „*Recherches .. sur l'action .. du muguet (con- vallaria majalis) et de la digitale*" (Bull. gén. de thér. 1883).

Cramer, Antonie, 1822 zu Winschoten geb., studierte an der Universität Groningen und promovierte daselbst 1844 mit einer Dissertation: „*De morbo Brightii*". Mitglied der Redaktion der „Tijdschrift der Nederl. Maatschappij tot bevordering der geneeskunde", lieferte C. in deren erstem Jahrgang (1850) eine sehr interessante Abhandlung über „*Asthma convulsivum adultorum*" und begann

1851 seine „*Mittheilungen aus dem Gebiete der Ophthalmologie*" zu liefern, in denen er die Lage der Iris und das Orthoskop von CZERMAK behandelte. Der „Holländsche Maatschappij van Wetenschappen" in Haarlem sandte er auf eine Preisfrage über das Akkommodationsvermögen der Augen eine doppelt gekrönte Arbeit ein, in welcher er mit Recht sagen konnte: „*Wij zijn den experimentelen weg gevolgd en hebben resultaten verkregen waar doar de leer van het accomodatievermogen uit de rij der hypothetische beschouwingen tot eene positieve wetenschap is opgevoerd*". STELLWAG VON CARION schrieb bei C.'s, im 32. Lebensjahre, im Januar 1855 erfolgten Tode demselben einen Platz in der ersten Reihe der Männer, welche sich um die Ophthalmologie verdient gemacht haben, zu und stellte C.'s Ophthalmoskop neben das von HELMHOLTZ.

Cramer, Heinrich, Psychiater, zu Montabaur (Cant. Solothurn) 17. Dezember 1831 geb., studierte in München, Würzburg, Prag, Wien, Zürich bis zu seiner 1860 erfolgten Promotion. Seit 1856 approbiert, fungierte er als Assistent an den Irrenanstalten Pickberg und St. Pirmingsberg; als Direktor der Anstalten zu

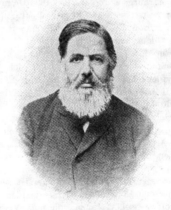

Solothurn, Cöln und Marburg. Seit 1877 lehrte er hier als Professor der Psychiatrie und starb als Direktor der Marburger Irrenanstalt u. Geh. Med.-Rat 16. August 1893. Er ist Verf. einer Reihe organisatorischer und klinischer Arbeiten, die zumeist in der Allg. Zeitschr. f. Psychiatrie erschienen sind.

Cramer, August, in Göttingen, als Sohn des Vorigen, geb. in St. Pirminsberg, Kanton St. Gallen, 10. Nov. 1860, studierte in Marburg (unter seinem Vater) und in Freiburg, Dr. med. 1887 (approbiert 1886), habilitierte sich 1895 für Psychiatrie in Göttingen, nachdem er als Assistenzarzt an den psychiatr. Kliniken von Marburg und Freiburg und seit 1889 als zweiter Arzt in der Landirrenanstalt zu Eberswalde fungiert hatte und wurde 1897 zum Prof. ernannt. Gegenwärtig Oberarzt und vertretender Direktor an der Provinzial-Irrenanstalt und psychiatr. Klinik in Göttingen, schrieb er folgende Monographien: *„Die Hallucinationen im Muskelsinn bei Geisteskranken"* (Freib. 1897) — *„Beiträge zur feinen Anatomie der Medulla oblongata und Brücke"* (Jena 1894) — *„Gerichtliche Psychiatrie für Mediciner und Juristen"* (Jena 1897), dazu etwa 25 Aufsätze über psychiatrisch-klinische Themata, Hirnpathologie, pathologische und normale Anatomie des Zentralnervensystems etc.

Cramer, Moritz Eduard, in Heidelberg, als Bruder des Vorigen 1863 zu Solothurn geb., studierte 1883 bis 88 in Marburg, wurde daselbst 1888 Dr. med., dann Assistent am hygien. Institut (damals unter Rubner), arbeitete hierauf eine Zeit lang am Berliner Hygiene-Institut unter Koch und Pfeiffer, siedelte 1892 nach Heidelberg über, wo er sich für Hygiene habilitierte und 1896 zum Extraordinarius ernannt wurde. C. veröffentlichte zahlreiche Abhandlungen zur Bakteriologie, sowie physikalisch-chemische Forschungen zur Hygiene, hauptsächlich im Archiv f. Hygiene, u. a. Untersuchungen über die Beziehung der Kleidung zur Hautthätigkeit, über die Messung der Sonnenstrahlung in hygienischer Hinsicht, über den Einfluss der Sonnenstrahlen auf Stoffwechsel, Wärmebildung und Wasserabgabe bei Thieren (zus. mit Rubner) über die Verbrennungswärme der gebräuchlichsten Beleuchtungsmaterialien und über Luftverderbnis durch Beleuchtung u. a. m.

Crawford, Sir Thomas, ehemaliger Generalstabsarzt der englischen Armee, geb. 1824 in Nord-Irland, studierte in Edinburg, wo er Dr. wurde und später die Ehren-Dr.-Würde der Rechte erhielt, trat 1843 als Assistant Surgeon in die Armee ein, machte 1852 bis 53 den Birmanischen und 1856 den Krimkrieg mit, war Surgeon-General in Madras, wurde 1882 zum Director-General (Generalstabsarzt), 1886 zu einem der Ehrenchirurgen der Königin ernannt, nahm 1889 seinen Abschied und starb 12. Oktober 1895. C. war ein in seiner hervorragenden Stellung durchaus würdiger und allseitig als tüchtig anerkannter Militärarzt, hat jedoch, wie es scheint, litterarische Leistungen nicht aufzuweisen.

Credé, Vater und Sohn. — Karl Siegmund Franz, Geburtshelfer zu Leipzig, ist 23. Dezember 1819 zu Berlin geb., studierte von 1838 an zu Berlin und Heidelberg Medizin, erwarb 1842 in Berlin den Doktorgrad, unternahm darauf eine grössere wissenschaftliche Reise, war von 1843 bis 48 Assistenzarzt in der unter Busch's Leitung stehenden Berliner geburtshilflichen Klinik, habilitierte sich 1850 als Privatdozent für Geburtshilfe an der Universität und wurde 1852 zum Di-

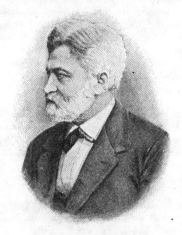

rektor der Berliner Hebammenschule und zum dirigierenden Arzte der Gebärabteilung, sowie einer von ihm begründeten gynäkologischen Abteilung der Charité ernannt. Sein in diese Zeit fallendes Hauptwerk ist: *„Klinische Vorträge über*

Geburtshilfe" (2 Bde., Berlin 1853 bis 54). Im Herbst 1856 folgte er einem Rufe als Prof. ord. der Geburtshilfe und Direktor der Entbindungsanstalt und Hebammenschule nach Leipzig, woselbst er nach seinem Amtsantritte eine geburtshilfliche und gynäkologische Poliklinik gründete und auch eine Abteilung für Frauenkrankheiten in der Gebäranstalt einrichtete. 1860 erhielt er den Titel als Hofrat, 1870 den als Geh. Medizinalrat. C., der am 14. März 1892 starb, gehört zu den anerkannt hervorragenden Männern seines Faches. In seiner Wissenschaft hat er sich hauptsächlich durch zwei Neuerungen einen Namen gesichert, einmal durch das bekannte, 1860 publizierte Verfahren zur Expression der Placenta und dann durch die gegenwärtig allgemein adoptierte prophylaktische Massnahme der Argentum nitricum - Einträufelung gegen Blennorrhoea neonatorum. C. war ein ausgezeichneter Lehrer, ein tüchtiger Organisator, der sich um die Hebung des geburtshilflichen Unterrichts, sowohl in Berlin schon, wie ganz besonders später in Leipzig grosse Verdienste erworben hat. Ausser dem genannten Werke und ausser akademischen Gelegenheitsschriften veröffentlichte er eine grosse Anzahl von Abhandlungen über einzelne Gegenstände seiner Wissenschaft in den Verhandlungen der Gesellschaft für Geburtshilfe in Berlin, der Neuen Zeitschrift für Geburtskunde, der Monatsschrift für Geburtskunde und Frauenkrankheiten, im Archiv für Gynäkologie und anderen Zeitschriften. Von 1853 bis 69 redigierte er die Monatsschrift für Geburtskunde, von 1870 ab das Archiv für Gynäkologie. Das im Königreich Sachsen amtlich eingeführte, von GRENSER verfasste *„Lehrbuch der Hebammenkunst"* wurde von ihm und WINCKEL (3. Aufl., Leipzig 1882) neu bearbeitet. Im Einzelnen seien noch folgende Schriftentitel angeführt: *„De omphali proptosi"* (Diss., Berlin 1842) — *„Die preussischen Hebammen, ihre Stellung zum Staat und zur Geburtshilfe"* (1855) — *„De foetus in utero mutilatione filis membranisque pathologicis effecta"* (1858) — *„De optima in partu naturali placentam amovendi ratione"* (1860) — *„Observationes nonnullae de foetus situ inter graviditatem"* (1862/63) — *„Die Verhütung der Augenentzündung der Neugeborenen"* (1884) u. s. w.

— Sein Sohn, **Benno C.**, zu Dresden, ist 1. September 1847 zu Berlin geb., erhielt seine medizinische Ausbildung auf den Universitäten Leipzig und Zürich, wurde 1870 in Leipzig Doktor, machte den Feldzug von 1870/71 mit, unternahm darauf eine einjährige wissenschaftliche Reise, war 3 Jahre lang Assistent an der Leipziger chirurgischen Klinik, sowie Militärarzt in der sächsischen Armee. 1877 liess er sich in Dresden als Chirurg nieder, 1881 verliess er den Militärdienst, wurde aber 1896 als Oberstabsarzt wieder à la suite gestellt, um 1897 zum Generaloberarzt ernannt zu werden. Nachdem er von 1879 bis 92 eine Privatklinik geleitet hatte, wurde er in diesem Jahre zum Oberarzte der chirurgischen Station des Carolahauses in Dresden und 1897 zum Chefarzt desselben ernannt. Von seinen wissenschaftlichen Arbeiten sind anzuführen: Die Aufsätze über den Tornister der englischen Armee (D. mi. Z. 1873), über die Ventilation u. s. w. des Parlamentsgebäudes (Deutsche Zeitschr. für öffentl. Gesundheitsk. 1874), über Jute und Borsäure als Verbandmittel (B. k. W. 1875, 77) — *„Einiges über Fieber nach antiseptischen Operationen"* (Cbl. f. Ch. 1877) — *„Über chirurgische Behandlung der Lithiasis der Niere"* (D. Ztschr. f. p. Med. 1878), ferner über Total-Exstirpation des Uterus, der Milz, des Kropfes, eine Nephrectomie wegen Ureter-Uterusfistel, Dehnung des 3. Trigeminusastes an der Schädelbasis (im Centralbl. für Chir. 1878, Archiv für Gynäkol. 1879, 80, 83, Archiv für klin. Chir. 1882, Verhandl. der Deutschen Gesellsch. für Chir. 1880, 84) u. s. w. 1895 veröffentlichte er in der B. kl. W. eine Arbeit über *„Heilgymnastik in Krankenhäusern"* und von 1896 an eine ganze Reihe Aufsätze über den Wert des Silbers und seiner Salze als Antiseptika. Die wichtigsten hiervon sind: *„Silber und Silbersalze als Antiseptica"* (Leipzig 1896) — *„Die Wundbehandlung im Kriege"* (D. mi. Z. 1897) — *„Silber als äusseres und inneres Antisepticum"* (Vortr. geh. Moskau 1897, Arch. f. klin. Chir. LV) — *„Lösliches Silber als Heilmittel"* (Klin.-therap. W. Wien 1898).

Critchett, George, zu London, berühmter Ophthalmolog, 1817 zu Highgate geb., war ein Zögling des London Hospital, wurde 1839 anatomischer Prosektor und später Surgeon bei demselben und trat fast vom Anfange seiner Laufbahn an mit dem London Ophthalmic Hospital in Verbindung, nacheinander als Assistant-Surgeon, Surgeon und Consulting Surgeon. 1870 wurde er Mitglied des Couucil des College of Surgeons, war Vize-Präsident der Ophthalmological Society und einige Jahre Ophthalmic Surgeon beim Middlesex Hospital. Er war besonders als sehr geschickter Augenoperateur bekannt und hat einige wertvolle neue Methoden in die Praxis eingeführt, so die Iridodesis und die in England gebräuchliche Methode der Enucleation des Auges. Unter seinen nicht sehr zahlreichen litterarischen Leistungen sind anzuführen seine in der Lancet (1854) veröffentlichten *„Lectures on the diseases of the eye“*, ein Pamphlet: *„Operation for strabismus by the subconjunctival method“*, eine gehaltreiche Abhandlung über Linearextraktion der Kataract (1864) und ein Aufsatz über die Behandlung der oberflächlichen Affektionen des Auges (1873). Sein Tod erfolgte 1. November 1882.

Crocq, Jean, zu Brüssel 23. Januar 1824 geb., auf dem Aachener Gymnasium vorgebildet, studierte Med. in Gent und erlangte in Brüssel mit einer so vorzüglichen Note die Doktorwürde (Diss.: *„Études sur les fractures des jambes“*), dass er auf Staatskosten zur weiteren Ausbildung nach Berlin, Wien und Paris geschickt wurde. Nach der Rückkehr erlangte er 1855 eine ordentl. Professur der Medizin in Brüssel, auch wurde er zum Mitglied der Akademie gewählt. Er blieb dann Universitätsprofessor zu Brüssel, Leiter der inneren Klinik am dortigen Hospital St. Jean bis zu seinem infolge von Apoplexie 20. September 1898 erfolgten Ableben. C. genoss ein grosses Ansehen bei seinen Landsleuten wie im Auslande. Er war Mitglied des belgischen Senates, Vorsitzender mehrerer belgischer und Mitglied sehr vieler ausländischer Gesellschaften. Seine Arbeiten beziehen sich teils — wie die über Frakturen (1849), Tumor albus (1853), Behandlung der Gelenkleiden (1856), Abscessbehandlung (1873), sämtlich in Brüssel erschienen — mehr auf chirurgische Themata, teils auch auf solche der Veterinärmedizin, so z. B.: *„De la percussion et de l'auscultation, appliquées aux maladies de poitrine du cheval“* (Brüssel 1851), über epizootische Pleuropneumonien (1856 bis 57) etc. — und der inneren Klinik (über Typhus 1849, Anwendung des Silbernitrats 1858, Lungenanthrakose 1862, metastatische Parotitiden 1874 etc.) Auch erschienen von ihm: *„Compte rendu général des travaux etc. (1841—66)“* (Brüssel 1867 und Brüssel 1875): *„Louise Lateau devant la physiologie et la pathologie“*. Das Buch C.'s über Frakturen wurde von Burger, das über die Auskultation und Perkussion beim Pferde von Kreutzer deutsch herausgegeben. Ein grosser Teil von C.'s Arbeiten wurde preisgekrönt. C. war ferner der Begründer von *„La presse médicale belge“*, für die er selbst zahlreiche Beiträge lieferte, ferner gründete er die Gesellschaft für anatomische Pathologie, war Vorsitzender der Soc. méd. belgique etc. Als Diagnostiker erfreute er sich eines solchen Rufes, dass seine Diagnosen fast für unfehlbar gehalten wurden.

Cupples, George, in San Antonio, Texas, geb. 1815, war 1836 bis 38 Schiffschirurg in der spanischen Marine, studierte dann in Edinburg und Paris bis 1843, liess sich hierauf in San Antonio nieder und machte sowohl den Mexikanischen wie den Amerikanischen Krieg in der Konföderierten-Armee mit. C. war 1874 und 1878 Präsident der State Med. Association, führte in Texas die Anästhetika ein, machte als erster in den Vereinigten Staaten die Zungen-Exstirpation nach Nunneley, eine Ovariotomie bei einem 8jährigen Kinde, die Exstirpation von Uterus und Ovarien nach Freund und war auch der erste, der in Texas eine Hüft- und Kniegelenks-Exartikulation mit Erfolg ausführte. Hoch angesehen als Arzt wie als Chirurg starb C. 19. April 1895.

Curschmann, Heinrich, geb. zu Giessen, 28. Juni 1846, studierte daselbst von 1863 bis 68 unter Leukart, Eckhard, E. Seitz. Hierauf drei Jahre

Assistent des Rochusspitals zu Mainz gewesen, siedelte er 1871 nach Berlin über, wo er sich besonders an TRAUBE anschloss und sich 1875 habilitierte. Im Juli 1875 wurde er zum dirigierenden Arzt des städt. Krankenhauses Moabit zu Berlin ernannt und im Mai 1879 nach Hamburg berufen, wo er bis zum Herbst 1888 als Direktor der Staatskrankenhäuser wirkte. In jener Zeit ward nach seinen Entwürfen und unter seiner Leitung das Neue Allgemeine Krankenhaus Hamburg-Eppendorf erbaut und eingerichtet. Am 1. Oktober 1888 folgte er einem Ruf als Prof. und Direktor der medizin. Klinik nach Leipzig, in welcher Stellung er zur Zeit noch thätig ist. Schriften (abgesehen von denen kasuistischen Inhalts): „Zur Histologie des Muskelmagens der Vögel" (Ztschr. f. wissenschaftl. Zoologie. 1866,) — „Beiträge zur Physiologie und Pathologie der Kleinhirnschenkel" (Giessen 1868, zweite Mitth. im D. Arch. f. klin. Med. XIII) — „Über das Verhältniss der Halbcirkelcanäle des Ohrlabyrinths znm Körpergleichgewicht"(Deutsche Klinik 1874 No. 3 Arch. f. Psych. und Nervenkrankh. 1874) — „Über Diastase der Musc. recti abdom." (B. k. W. 1878) — „Über das Verhalten des Methylgrün zu amyloid degenerirten Geweben" (VIRCH. Arch., LXXIX) — „Über Kaffeeintoxication" (Deutsche Klinik 1873) — „Über die therapeut. Wirkung des Coffein" (D. m. W. 1885) — „Über Pilocarpin. muriaticum" (B. k. W. 1877) — „Über Localbehandlung der putriden Bronchial- u. Lungenaffectionen" (ib. 1879) — „Über Bronchiolitis ersudativa und ihr Verhältniss zum Asthma bronchiale" (Deutsch. Arch. f. klin. Med. Bd. 32 u. 36) — „Über Bronchialasthma" (Referat; Congr. f. innere Med. 1885) — „Über pneumobulbäres Asthma (Gegen GERMAIN SÉE; D. m. W. 1886) — „Die Heilbarkeit der Tuberculose" (Congr. f. Bek. der Tuberc. Berlin 99) — „Über psychische Hemianopsie (Rinden-Hemianopsie)" (Verhandl. der psychiatr. Gesellsch. 1879 und Verhandl. d. Congr. f. innere Med. 1887) — „Herpes Zoster und multiple Neuritis" (mit EISENLOHR; Deutsch. Arch. f. kl. Med. 1884) — „Die Veränderungen der äusseren Haut bei Meningit. cerebrospinal." (D. m. W. 1883) — „Bem. über das Verhalten des Centralnervensystems bei acut. Infectionskrankheiten" (Verhandl. d. Kongr. f. innere Med. 1886) — „Über Lipomatosis perimuscularis circumscripta" (SCHMIDT's Jahrb. 1889) — „Über eine bes. Form von schwieliger Muskelentartung" (M. m. W. 1897) — „Zur Lehre vom Fettherz" (Deutsch. Arch. f. klin. Med. XII) — „Die Sclerose der Brustaorta etc." — „Herzsyphilis" — „Schwielige Paranephritis bei Erkrank. der Aortenklappen" — „Localisation des systol. Geräusches bei Mitralklappenfehlern" — „Besserungs- und Heilungsvorgänge bei Ancurysmen der Brustaorta" (Sämtl. in Arbeiten aus der Med. Klinik zu Leipzig. 1893) — „Zur mechanischen Behandlung der Hautwassersucht" (Th. M.-H. März 1891) — „Zur Lehre vom traumatischen Leberabscess" (Deutsch. Klinik 1874) — „Über Perihepatitis chron. hyperplastica (Zuckergussleber)" (D. m. W. 1884) — „Über eine eigenartige Form von nekrotisirender Hepatitis" (Deutsch. Arch. f. klin. Med. Bd. 64) — „Behandl. des Ileus." (D. m. W. 1887 und Verhandl. des Kongr. f. innere Med. 1889) — „Zur klin. Topographie des Dickdarms" (D. Arch. f. klin. Med. Bd. 53) — „Bau und Einrichtung von Krankenhäusern" (Kongr. f. öffentl. Gesundheitspfl. 1888) — „Das neue allgemeine Krankenh. zu Hamburg-Eppendorf" (zus. mit DENEKE Braunschweig 1895). — Grössere Werke und Monographien : „ Klinische Abbildungen mit Text" (Berlin 1894) — „Die Pocken" — „Fleckfieber" — „Die functionellen Störungen der männlichen Genitalien" (in v. ZIEMSSEN's Handbuch). — „Der Unterleibstyphus" (NOTHNAGEL's Handbuch 1898).

Cusco, Edouard Gabriel, in Paris, geb. 1819, wurde 1843 Interne, 1845 anatomischer Gehilfe, 1847 Prosektor und 1848 Hospitalchirurg, 1881 Mitgl. d. Akad. der Med., 1882 Chirurgien honoraire des hôpitaux. Gestorben im April 1894, hat sich C. dadurch ein grosses Verdienst erworben, dass auf seine Initiative Lehrstühle für Augenheilkunde und Geschichte der Med. gegründet wurden. Auch war er Erfinder verschiedener Apparate und Verf. zahlreicher Schriften über verschiedene Kapitel der Syphilidologie und Gynäkologie.

Cuzzi, Alessandro, Professor und Direktor der geburtshilflich-gynäkol. Klinik in Pavia, geb. 1850, war Zögling der Schulen von Turin und Mailand, war seit seinem 28. Lebensjahre successive Professor der Kliniken von Modena und Catania und seit 1883 in gleicher Eigenschaft in Pavia thätig, wo er erst 45 Jahr alt 4. Januar 1895 starb. C. stand an der Spitze der modernen ital. Geburtshilfe und hat zahlreiche Arbeiten veröffentlicht, auch ein unvollendet gebliebenes Lehrbuch der Geburtshilfe im Manuscript hinterlassen.

Cyon, Elie von, geb. 25. März 1843 zu Telsch (Gouv. Kowno), studierte auf der medizinischen Akademie von Warschau 1858, auf der Universität Kiew 1859 bis 62, in Berlin 1862 bis 64 und promovierte hier 1864 und in Petersburg 1865. Von der Pariser medizinischen Fakultät erhielt er 1878 das Doktordiplom. Als Dozent für Anatomie und Physiologie an der physikalisch-mathematischen Fakultät in St. Petersburg wirkte C. 1868, als ausserordentlicher Professor an derselben Fakultät 1870. 1872 zum ordentlichen Professor der medizinischen Akademie in St. Petersburg ernannt, erhielt er die Aufgabe, diese Akademie, welche der Herd der nihilistischen Umtriebe war, zu reorganisieren, demissionierte jedoch 1877, als er sich von der Regierung nicht genügend unterstütztsah. 1877 wurde er vom Kaiser ALEXANDER II. zum wirklichen Staatsrat ernannt, erhielten den erblichen Adel und folgte in demselben Jahre einem Rufe CL. BERNARD's nach Paris, wo er sich niedergelassen und naturalisiert hat. Schriften: *„Die Lehre von der Tabes dorsualis"* (Berlin 1867) — *„Principes d'électrothérapie"* (Paris 1873; preisgekrönt mit der goldenen Medaille 1870 von der Pariser Akad. der Wissensch.) — *„Lehrbuch der Physiologie"* (2 Bde., Petersburg 1873; russisch) — *„Arbeiten der physiologischen Laboratorien in St. Petersburg"* (1875; russisch) — *„Methodik der physiologischen Experimente und Vivisectionen"* (mit Atlas, Giessen 1876) — *„Recherches sur les fonctions des canaux semicirculaires et la formation de la notion de l'espace"* (Paris 1878) — *„Wissenschaftliche Unterhaltungen"* (russisch, Petersburg 1870). Zahlreiche Memoiren und Abhandlungen in den Berichten verschiedener Akademien und in den Archiven von VIRCHOW, DU BOIS-REYMOND, PFLÜGER und VULPIAN, von denen die wichtigsten betreffen die Entdeckung des N. depressor, des N. acceleratorius und der vasomotorischen Funktionen der Splanchnici (MONTHYON'scher Preis für 1867), Entdeckung der fettstoffbildenden Funktion der Leber, der Nervenendigungen des Peritoneums, der Fortpflanzungsgeschwindigkeit im Rückenmark etc.

Czaplewski, Eugen, in Köln a. Rh., geb. 17. Nov. 1865 zu Königsberg i. P., studierte in Königsberg i. Pr. (vorübergehend in München), hauptsächlich als Schüler v. v. BAUMGARTEN, Königsberg (jetzt Tübingen), wurde Dr. med. 1889 in Königsberg i. Pr., wirkt seit 1. Oktober 1899 als Vorstand des bakteriolog. Laboratoriums der Stadt Köln und seit August 1897 als Direktor desselben im Augusta-Hospital zu Cöln. Schriften: *„Untersuchungen über die Immunität der Tauben gegen Milzbrand"* (Inaug.-, Diss., Königsberg 1889) — *„Zur Anlage bakteriologischer Museen"* (Cbl. f. Bakteriol. etc. VI, 1889) — *„Zur Sputumuntersuchung"* (Mitt. a. BREHMER's Heilanstalt etc. N. F. 1891) — *„Zum Nachweis der Tuberkelbacillen im Sputum"* (Cbl. f. B. VIII 1890) — *„Die Untersuchung des Auswurfs auf Tuberkelbacillen"* (Jena 1891) — *„Weitere Untersuchungen über die Immunität der Tauben gegen Milzbrand"* (Ztschr. f. Hygiene XII 1892) — *„Versuche mit einem neuen Apparat zur Darstellung künstlicher Mineralwässer"* (Hyg. Rundsch. 1895) — *„Ein neuer mikrophotographischer Apparat"* (Ztschr. f.

wissensch. Med. XIII 1896) — "*Über einen aus einem Leprafall gezüchteten alkohol- und säurefesten Bacillus aus der Tuberkel- bacillengruppe*" (Cbl. f. Bakt. XXIII. 1898) — "*Bacteriol. Untersuchungen bei Keuch- husten*" (D. m. W. 1898) — "*Zur Frage der bei Keuchhusten beschriebenen Polbac- terien*" (Cbl. f. Bakt. Bd. XXIV 1898) — "*Über Wohnungsdesinfection mit Formalde- hyd*" (Vortr.; 70. Naturforscher-Vers. z. Düs- seldorf, Sept. 1898). — Dazu noch verschie- dene Publikationen im Verein mit F. Ro- LOFF, HENSEL und VANSELOW, wie auch allein.

Czempin, Alexander, in Berlin, daselbst 1861 geb. und unter C. SCHROEDER und A. MARTIN ausgebildet, Dr. med. 1884, war bis 1887 Assistent bei A. MARTIN und wirkt seitdem selbständig als Frauenarzt, seit 1890 als Leiter eines eigenen Sana- toriums, das seit 1899 im eigenen Hause C.'s sich befindet und den modernsten hygien. Anforderungen entspricht. Schrif- ten: "*Risse des Cervix uteri, ihre Folgen und operative Behandlung*" (1885) — "*Über die Beziehungen der Uterusschleimhaut zu den Erkrankungen der Adnexe*" — "*Die Technik der Chloroform-Narkose*" — "*La- parotomieen mit und ohne Dränage*" — "*Beobachtungen über Extrauterinschwanger- schaft*" — "*Über Myomoperationen*" — "*Behandlung des Abortes*" — "*Die Ab- wartung der Nachgeburtsperiode*" — "*Über Dammplastik ohne Lappenbildung*" — über pruritus vulvae, über ventrofixatio etc. C. referiert für BOERNER-SCHWALBE'S Jahrb. und schrieb Artikel für VILLARET's Hand- wörterbuch.

Czermak, Der ältere C., Joseph, zu Prag 25. Nov. 1825 geb. und da- selbst 1848 promoviert, wirkte als Sekun- dararzt an der dortigen Irrenanstalt, dann als Primararzt zu Brünn, wo es seine Aufgabe wurde, an Stelle der irrenärzt- lichen Abteilung des St. Anna-Kranken- hauses die neue mährische Irrenanstalt (1863) zu gründen. Er starb 23. Juli 1872 zu Graz, wohin er 1869 als Professor der Psychiatrie und Direktor der Steier- märkischen Landesirrenanstalt berufen worden war. Sein organisatorisches Ta- lent fand die grösste Anerkennung, schrift- stellerisch dokumentierte es sich in der 1866 erschienenen Abhandlung: "*Die mährische Landesirrenanstalt*". Seine kleine- ren — meist statistischen — Spezialar- beiten finden sich in der "Allg. Zeitschr. für Psychiatrie" und in der "Oesterreichi- schen Zeitschr. für Heilkunde". — Johann Nepomuk, der jüngere C., geb. 17. Juni 1828, gest. 17. Sept. 1873, ist der bekannte Autor der Laryngoscopie. Er studierte in seiner Heimatsstadt Prag, dann in Wien, Breslau, Würzburg, habilitierte sich in Prag, nachdem er von grossen Reisen zurückgekehrt war und wurde zuerst Pro- fessor der Physiologie in Graz (1855), da- rauf in Krakau (1856), dann in Pest (1858 bis 60). Er resignierte dort, kehrte nach Prag zurück und arbeitete hier privatim in seinem eigenen Institut. 1865 folgte er einem Rufe nach Jena, begab sich je- doch 1870 nach Leipzig, wo er drei Jahre später als ausserordentlicher Honorarpro- fessor starb, nachdem er schon lange Jahre an Diabetes mellitus gelitten. C., dem ein grosses Erfindungs- und Dar- stellungstalent eigen war, veröffentlichte Untersuchungen "*Zur Physiologie des Ge- sichtssinnes*" (Akkommodations - Erschei- nungen behandelnd) — "*Über den Raum- sinn der Haut*", bearbeitete in z. T. sehr origineller Weise auch den Einfluss des Nervus sympathicus auf die Speichelab- sonderung, die Fortpflanzungsgeschwin- digkeit der Pulswellen und einige mikro- skopisch-histologische Themata. Durch- schlagende Resultate zu erlangen war ihm jedoch nur auf dem Gebiet der La- ryngologie vergönnt, wo er dem Kehl- kopfspiegel GARCIA's als Untersuchungs- instrument Bahn brach. Sein mit allen Vorrichtungen zum Experimentieren und Demonstrieren (auch für populäre Dar- stellungen) mit grossen Mitteln ausge- stattetes Privatlaboratorium in Leipzig konnte als ein Muster für solche Institute angesehen werden.

Czermak, Wihelm, in Prag, geb. 1856, studierte in Graz, hauptsächlich unter BLODIG und EPPNIGER, war anfangs Assistent, später Sekundararzt an der Grazer Universitäts - Augenklinik, dann in gleicher Eigenschaft unter FUCHS in Wien thätig, habilitierte sich daselbst, wurde 1892 Prof. und Direktor der Augen- klinik in Innsbruck, 1894 ord. Prof. und folgte 1895 einem Ruf als Nachfolger J.

SCHNABEL's an die deutsche Univ. in Prag, wo er Prof. der Augenheilk. und Direktor der Univ.-Augenklinik ist. C. veröffentlichte Abhandlungen zur Zonula-Frage, Untersuchungen über die Entstehung des Glaukoms, über den Nachweis blasenartiger Hohlräume in Hornhautnarben, über Vordringen einer Gefässschlinge in den Glaskörper, über Mikrophthalmus, fadenförmige Hornhautentzündung, Hornhautfisteln, Aufsaugung des Altersstaars u. a. m. Selbständig erschienen: *„Allgemeine Diagnostik und Semiotik der äusseren Augenerkrankungen"* — *„Leitfaden der augenärztlichen Operationen"*.

Czerny, Vincenz v., 19. Nov. 1842 zu Trautenau (Böhmen) geb., studierte in Wien, wo er hauptsächlich Assistent BILLROTH's, vorher aber auch Assistent bei ARLT und OPPOLZER war. Am 19. Dezember 1866 erfolgte seine Promotion, Ende 1871 seine Berufung als Professor der Chirurgie und Direktor der Klinik in Freiburg,

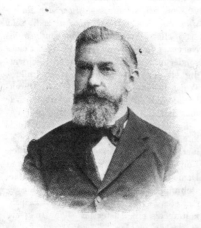

eine Stellung, die er 1877 mit der gleichnamigen in Heidelberg vertauschte. Einen Ruf nach Wien 1894 als Nachfolger BILLROTH's lehnte v. C. ab. — C. schrieb *„Beiträge zur operativen Chirurgie"* (Stuttgart 1875), sowie über Exstirpation des Kehlkopfes, des Oesophagus, der Niere, des Uterus, Magen- und Darmresektion, Operation an Kothfisteln, Radikaloperation der Hernien, Gallensteine, Erkrankungen der Wurmfortsätze etc.

Czerny, Adalbert, in Breslau, geb. in Szczakowa (Galizien) 1863, studierte in Prag, Dr. med. 1888, ist seit Oktober 1894 ausserordentlicher Professor der Kinderheilkunde in Breslau als Nachfolger des nach Leipzig berufenen Prof. SOLTMANN. Er publizierte Arbeiten zur Histologie und Embryologie (GIRALDE'sches Organ, Rückbildungsvorgänge an der Leber), über glykogene und amyloide Degeneration, über das Vorkommen bösartiger Geschwülste (Nierenkrebs, Lymphom) bei Kindern, über Milchabsonderung und Colostrumkörperchen, über Säuglingsernährung und über Schlaf im Kindesalter u. a. m.

Czolbe, Heinrich, in der Nähe von Danzig 1819 geboren und 1873 zu Königsberg in Preussen gestorben, studierte Medizin in Berlin, wo er mit der Dissertation *„De principiis physiologiae"* (1844) promovierte. Er wurde Militärarzt und veröffentlichte eine *„Neue Darstellung des Sensualismus"* (1855), eine Streitschrift gegen LOTZE: *„Die Entstehung des Selbstbewusstseins"* (1856). Von einer Abschwächung seiner naturalistischen Anschauungen legt eine Schrift: *„Die Grenzen und der Ursprung der menschlichen Erkenntniss"* (1865) Zeugnis ab, die C. als Oberstabsarzt a. D. publizierte, und welcher er noch *„Die Mathematik als Ideal für alle andere Erkenntniss"* (Ztschr. für exacte Philosophie 1866) folgen liess. — Posthum erschienen in seinem Auftrage von ED. JOHNSON herausgegeben: *„Grundzüge einer extensionalen Erkenntnisstheorie"* (1875).

D.

Dabney, William Cecil, geb. 4. Juli 1849 in Albemarle co., Va., studierte und promovierte 1868 an der Univ. von Virgina, fungierte eine Zeit lang am Washington Univ. Hosp. in Baltimore, praktizierte darauf in seiner Vaterstadt und siedelte später nach Charlottesville, Va., über, wo er sich besonders mit neuropathol. Arbeiten beschäftigte. Dann folgte er einem Ruf als Prof. der Geburtshilfe und praktischen Medizin an die Univers. von Virginia und starb zu Charlottesville 20. Aug. 1894. Er publizierte: *„Medical chemistry"* (mit dem BOYLSTON-Preise gekrönt) — *„Nitrite of amyl as an antidote to chloroform"* — *„Development of connective tissue"* — *„Extirpation of kidney for renal calculus"* — *„Physiol. and pathol. effects of excessive soil moisture"* — *„Chloreate of soda in biliary lithiasis"* — *„Contribution to the histology of epithelial new formations"* — *„Disturbances of nutrition consecutive to nerve lesions."*

Däubler, Carl, in Berlin, als Sohn und Enkel von Ärzten in Peine, Provinz, Hannover 7. Dez. 1848 geb., studierte in Göttingen, Berlin und Wien, Dr. med. 1872, kam 1875 durch Empfehlung BILLROTH's als Krankenhausarzt nach Konstantinopel, machte im Dienste der türkischen Regierung Reisen nach Kleinasien und dem Roten Meer, trat nach mehrmonatlicher Vorbereitung in Berlin 1877 in Niederländische Militärdienste und hielt sich viele Jahre lang als Militär- und Krankenhausarzt in Indien auf, wo er die ersten wissenschaftlich-tropenhygienischen Forschungen anstellte, zu welchem Zwecke er 1888 bis 90 einen Aufenthalt in Süd- und Südostafrika nahm. 1890 bis 95 weilte er in Norwegen und lebt seitdem als Arzt und Privatgelehrter in Berlin. Schriften: *„Bestimmungen der Lungencapacität Schwarzer und Weisser in Tropenländern, über deren Wärmeregulirung und Acclimatisation"* (B. k. W. 1887) — *„Über die Contagiosität der Lepra"* (UNNA's dermatol. M.-H., VIII,) — *„Chir. Studien in Afrika"* (VIRCHOW's Arch. 1889) — *„Racenvergleichende Medicin"* (Ärztl. Praktiker 1889) — *„Zur Kenntniss der ostindischen Malariaparasiten mit Vergleichen zu denen anderer Länder"* (B. k. W. 1898; hier lieferte D. den Nachweis, dass die Grundform der jungen Malariaparasiten die Scheibenform ist, welche erst durch Vacuolosierung in die Ringform übergeht, ein jetzt von NOCHT-Hamburg, ZIEMANN und ISRAEL bestätigter Fund; zugleich brachte D. den Nachweis der Unitarität der vorher für different angesehenen Malariaparasiten der Tropen), dazu bis Juli 1899 22 Publikationen in verschiedenen med. Zeitschriften über Tropenhygiene und Hämatologie, wie über Beriberikrankheit (VIRCHOW's Archiv, Bd. 152, 1898, Nachweis der Fettdegeneration der peripheren Nerven und des N. vagus bei akuter Beriberi), über die baktericide Kraft der Leukocyten verschiedener Tierspezies und ihre Beziehungen zu den Alexinen (Cbl. f. B. 1899) u. a. m. Als Monographien erschienen: *„Grundzüge der Tropenhygiene"* (München 1895; 2. Aufl. 1900) — *„Die niederländische und französische Tropenhygiene"* (Berlin 1896) — *„Tropenkrankheiten und Tropenhygiene"* (DRASCHE's Bibl. der ges. Heilkunde).

Dähnhardt, Christian, in Kiel, geb. 28. Nov. 1844 zu Eckernförde, studierte in Kiel, Tübingen, Wien und wurde 1869 promoviert. Seit 1869, mit Unterbrechung des Krieges 1870/71 als Privatdozent und später als praktischer Arzt in Kiel thätig, wirkte D. auch zwei Jahre als Assistent bei HENSEN und starb 14. Juli

1892. Er publizierte Abhandlungen in den von VIRCHOW und PFLÜGER herausgegebenen Archiven, speziell aus dem Gebiete der Neurologie.

Daffner, Franz, in München, geb. zu Hannesreuth in Bayern 17. März 1844, studierte in München, Wien und Würzburg, Dr. med. 1868, Staatskonkurs (Physikatsexamen) 1869, machte den ganzen Feldzug und die ganze Okkupation in Frankreich, Juli 1870 bis Juli 1873, mit. Nach 21 jähriger aktiver Dienstzeit (1870 bis 91), während welcher er bei der Infanterie, Kavallerie, Artillerie, im Feld- und Garnisonlazarett und die letzten vier Jahre bei dem Invalidenhaus Benediktbeuern war, wurde wegen durch den Feldzug eingetretenen Gichtleidens seine militärärztliche Laufbahn beendet wie sie begonnen: als Bataillonsarzt. Seit 1891 ist D. in München wissenschaftlich thätig, anfangs mit rein med., gegenwärtig fast ausschliesslich mit anthropologischen Studien beschäftigt. Schriften: *„Die Blennorrhoe der Sexualorgane"* (1874) — *„Über die Pathologie und Therapie des Schankers"* (Bayer. ärztl. Intelligenzblatt 1874) — *„Die indifferente Therme von Pfäfers-Ragaz"* (1876) — *„Die Hilfsursachen der Infectionskrankheiten Cholera, Typhus, Wechselfieber"* (Wiener med.-chir. Ctrbl., 1877) — *„Über das Verhältniss der Grösse, des Gewichtes des Kopf- und Brustumfanges bei Soldaten"* (Bayer. ärztl. Intelligenzblatt, 1882) — *„Vergleichende Untersuchungen über die Entwicklung der Körpergrösse und des Kopfumfanges"* (1884) — *„Über Grösse, Gewicht, Kopf- und Brustumfang beim männlichen Individuum vom 13. mit 22. Lebensjahre"* (1885, beide im Archiv für Anthropologie) — *„Über Zähne, Zahncaries und Zahnextraction"* (D. Mtsschr. f. Zahnh. 1886), sowie verschiedene anthropologische, historische und andere Publikationen.

Dally, Eugène, zu Neuilly-sur-Seine bei Paris, geb. 1833 zu Brüssel, war ein tüchtiger Orthopäde und schrieb, abgesehen von zahlreichen anthropolog. Arbeiten: *„Des ressources nouvelles de l'orthopédie physiologique"* (1872) — *„Observations sur l'étiologie et le traitement des luxations atrophiques du fęmur"* (1873) — *„Contribution à la pathologie musculaire: les contractures et les contractions pathologiques"* (1874) — *„Du traitement méthodique des hypertrophies et atrophies"* (1874) — *„Du torticolis occipito-atloïdien"* (Bullet. de thér., 1876). Auch übersetzte er HUXLEY's „Leçons de physiol. élémentaire" und „De la place de l'homme dans la nature" und starb 30. Dez. 1887.

Dalton, John Call, amerik. Embryolog und Physiolog, geb. zu Chelmsford, Mass., 2. Febr. 1825, gest. 1889, studierte seit 1844 am Harvard Coll. und promovierte daselbst 1847, war 1851 bis 54 Prof. der Physiol. der Med. School zu Buffalo, 1854 bis 57 am Coll. von Vermont, 1859 bis 61 am Long Island Coll. Hosp. und seit 1855 Prof. der Physiol. am New-York Coll. of Phys. and Surg. Sein Hauptwerk ist, neben vielen kleineren Einzelaufsätzen, der *„Treatise on human physiology"*. (New-York 1859; 4. ed. 1867). Weitere Publikationen D.'s sind: *„A treatise on physiology and hygiene for schools, families and colleges"* (New-York 1868; auch im Französ. übers.) — *„Anatomy of the placenta"* — *„Physiology of the cerebellum"* — *„Intestinal digestion"*, sowie die Artikel: *„Embryology"* in JOHNSON's „New Universal Cyclopedia". Während des Krieges diente er lange Zeit als Militärarzt.

Damaschino, Francois, geb. 1840, wirkte seit 1867 als Hospitalarzt in Paris, war Aggrégé der Fakultät und starb Ende Dezember 1890. Er ist Verfasser von *„Des différentes formes de la pneumonie aiguë ches les enfants"* (Paris 1867) — *„La pleurésie purulente"* (Ib. 1869) — *„Étiologie de la tuberculose"* (Ib. 1872) und gab mit H. ROGER zusammen *„Recherches anatomo-pathologiques"* (1871) heraus.

D'Ambrosio, Aniello, zu Neapel, geb. 1833 zu Secondigliano (Prov. Neapel), studierte in Neapel, wo er 1854 Doktor wurde, war dann Dozent der chir. Klinik und operat. Chir. an der Universität, Chefchirurg in den Osped. degl' Incurabili, im Albergo de' Poveri e delle Prigioni, ausserordentl. Prof. der Orthopädie und starb im März 1898. Seine wichtigsten Publikationen sind: *„Un caso di placche mucose* *confluentissime al volto"* (1864) — *„Grave elefantiasi degli Arabi guarita col fuoco"* (1867) — *„Su di un caso gravissimo di aneurisma diffuso della poplitea"* (1868) — *„Rendiconto sommario della clinica chirurg. D'A."* (1869) — *„Nuovo processo di blefaroplastica totale inferiore"* (1871) — *„Monografia sulla flessione forzata delle articolazioni nella cura degli aneurismi"* (1875) — *„Monogr. sul. prolasso del retto"* (1876) — *„Mem. sulla rinoplastia totale"* (1877) — *„Monogr. sul fungo benigno del testicolo"* (1877) — *„Mem. sul cheloide"* (1877) — *„Ricordi di clinica chirurgica"* (1878) — *„Igroma popliteo"* (1878) — *„Sarcoma poliposo diffuso dell' antibraccio"* (1878) — *„Contribuzione alla cura delle fistole vesicouterine"* (1879) — *„Sull' ernia del forame ovale"* (1879).

Daniëls, Carel Eduard, zu Hillegom bei Leiden 4. Juni 1839 geb., studierte in Leiden (G. C. B. SURINGAR, PRUIS VAN DER HOEVEN, SIMON THOMAS, F. W. KRIEGER) und wurde 4. Juni 1862 in der Medizin, im Oktober 1862 in der Chirurgie und Geburtshilfe promoviert. Seit August 1863 wirkt er praktisch in Amsterdam, wo er im Januar 1883, nach dem Tode Prof. JSRAELS, an dessen Stelle zum Direktor-Bibliothekar der Nederlandsche Maatschappij tot bevordering der Geneeskunst ernannt ist. Er schrieb hauptsächlich folgende Schriften: *„De Kinderpokinenting in Nederland, meerendeels naar onuitgegeven bescheiden bewerkt"* (Uitgegeven door de Nederl. Maatschappij tot bevordering der Geneeskunde, Amsterdam 1875) — *„Het leven en de verdiensten van Petrus Camper"* (Met goud bekroond en uitgegeven door het Provinciaal Utrechtsch Genootschap voor Kunsten en Wetenschappen, Utrecht 1880,) — *„De verdiensten der Hollandsche Geleerden ten opzichte van Harvey's leer van den bloedsomloop"* (Zus. mit A. H. ISRAELS en ib. 1883) — *„Un cas de Leontiasis ossea (Cranioslerosis)"* (Uitgegeven door de Holl. Maatsch. der Wetenschappen, Haarlem 1883) — *„Levensschets van Dr. A. H. Israels"* (Nederl. Tydschr. v. Geneesk. 1884) — *„Histoire d'un livre"* (M. Malpighi opera posthuma. Amstelodami 1698; in Bulletin des Eglises Wallonnes des Pays-Bas 1887) — *„Jets over Knischheidsg. vordels en nog wat"* (Nederl. Tydschr. v. Verlosk. en Gynaec. 1899) — *„Edward Jenner. Festrede am 14. Mai 1896 zur Säcularfeier der ersten Vaccination, von Arm auf Arm"* (Nederl. Tydschr. v. Geneesk. 1896) — *„Festrede zum 50jährigen Jubiläum der Geneeskundige Kring"* (Verein der Amsterdamer Ärzte, 21. Sept. 1898; Amsterdam 1898) — *„Eucharius Röslins Rosengarten"* (Ctrbl. f. Bibliothekswesen 1899). — 1896 hat er mit PEYPERS, STOKVIS und TILANUS die bekannte Zeitschrift „Janus Archives internationales pour l'histoire de la médecine et pour la géographie médičale" begründet.

Danielssen, Daniel Cornelius, zu Bergen in Norwegen, daselbst 4. Juli 1815 geb., war anfänglich Apotheker, studierte dann Medizin in Christiania, liess sich 1839 in Bergen nieder, begann daselbst im St. Georg's Hospital alsbald seine Untersuchungen über den Aussatz und erhielt zu den dafür zu unternehmenden Reisen eine Unterstützung seitens der Regierung. 1841 wurde er zum Stiftsarzt ernannt, machte 1843 und 47 wissenschaftliche Reisen ins Ausland, nachdem er zum Oberarzt der neu errichteten Heilanstalt für Aussätzige ernannt worden war. Gleichzeitig erschien, mit Staatsunterstützung herausgegeben, das von ihm in Gemeinschaft mit C. W. BOECK verfasste grosse Werk: *„Om Spedalskhed"* (Christiana 1817, mit Atlas von 24 Taff. fol.; französisch als: *„Traité de la spédalskhed ou éléphantiasis des Grecs, traduit sous les yeux de M. D. Danielssen par L. A. Cosson"* Paris 1846, av. atlas). Seit 1849, wo das Lungegaardshospital zu Bergen seine Wirksamkeit begann, fungierte er bei demselben als Oberarzt. Er gab später noch die Volksschrift: *„Den spedalske Sygdom, dens Aarsager og dens Forebygelsesmidler"* (Bergen 1853) heraus, ferner zusammen mit C. W. BOECK: *„Samling af Iagttagelser om Hudens Sygdomme"* (3 Hefte, Christiania 1855 bis 62, mit illum. Taff., fol., auch mit französischem Text) — *„Syphilisationen anvendt mod Syphilis og Spedalskhed"* (Bergen 1858). Ausserdem Aufsätze im Norsk Magazin for Laegevid. (namentlich Berichte über die genannten Hospitäler), in der Ugeskrift for Medicin og Pharmacie (I. IV) und den Annales des maladies de la peau et de la syphilis (1845); dazu eine Reihe von zoologischen Arbeiten, die Fauna von Norwegen betreffend. D., der 13. Juli 1894 starb, hat sich als hervorragender Kenner und Bearbeiter der Lepra ein geschichtliches Andenken gesichert. In seinem Testament hat er dem Museum zu Bergen 60000 Kronen und der Bildergalerie seiner Vaterstadt seine eigene Gemäldesammlung vermacht. Ihm zu Ehren wurde an der Stätte seiner langjährigen Wirksamkeit im Lungegaards-Hospital zu Bergen eine Broncetafel enthüllt, wobei LASSAR die Gedenkrede hielt.

Danilewsky, Basile, zu Charkow, daselbst 1852 geb. und ausgebildet, hauptsächlich als Schüler von SCZELKOW, machte auch in Würzburg unter FICK physiologische Studien, Dr. med. 1877, erlangte bereits 1872 als Student einen Preis für seine Arbeit über die Quelle der Muskelkraft, wurde 1880 Prof. der Physiologie an der Veterinärschule zu Charkow, 1883 Prof. der vergleichenden Physiologie an der Univ. und wirkt gegenwärtig seit 1886 als ordentl. Prof. der Physiologie an der Charkower Universität. 1888 wurde er Mitgl. der kaiserlich Leopoldino-Carolin. Deutsch. Akad. d. Naturforscher, 1889 erhielt er einen Teil des Prix Monthyon (für Med.) von der Acad. d. sc. in Paris, 1891 die goldene Medaille u. Mitgliedschaft der k. Ges. der Freunde der Naturwiss. in Moskau, 1896 den 2. K. E. v. BAER-Preis der kaiserl. Akad. d. W. in S. Petersb., 1898 wurde er korresp. Mitgl. der kaiserl. militärmed. Akad. in S. Petersb. Schriften: „*Über den Ursprung der Muskelkraft*" (1876, russisch) — „*Untersuchungen zur Physiologie des Gehirns*" (affektivo motorische Zentra, 1876, russisch) — „*Untersuchungen über den thierischen Hypnotismus*" (1878, russisch) — „*La parasitologie comparée du sang*" (Kharkoff 1889 I-II) — „*Versuche, die Gültigkeit des Principes der Erhaltung der Energie bei der Muskelarbeit experimentell zu beweisen*" (Wiesb. 1889) — „*Recherches sur l'excitation des nerfs par les rayons electriques*" (Arch. de phys. norm. et. path. 1897), ausserdem (bis Juli 99) etwa 70 Mitteilungen, Aufsätze und Abhandlungen in physiolog. und med. Zeitschriften und in Kongressen über die verschiedensten Themata der Physiologie (Thermomyologie, Nerven, Gehirn, Hypnotismus, Kraftvorräte der Nahrungsmittel, Blut, Lecithin), der vergleichenden Toxikologie und Pathologie (Malariamikroben der Tiere und des Menschen).

Danzel, August Friedrich, in Hamburg, geb. daselbst 21. Juli 1822, Sohn eines Arztes, studierte in Bonn und Göttingen, wo er 1844 promovierte, besuchte dann Prag, Wien, Berlin, liess sich 1845 als Arzt in Hamburg nieder und schrieb zunächst verschiedene Aufsätze chirurg. Inhalts in den Hannöv. Annalen, HAESER's Archiv: „*Über Exstirpat der Parotis*" — „*Amputation der fünf Metatarsalknochen*" — „*Künstl. Afterbildung*" u. s. w., ferner: „*Herniolog. Studien, mit besonderer Rücksicht auf die eingeklemmten Brüche*" (2 Hefte, Göttingen 1854, 55; 2. Aufl. 1863) — „*Chirurg. Erfahrungen*" (2 Hefte, Ib. 1857, 63). 1864 wurde er Arzt des neugegründeten kathol. Marien-Krankenhauses; 1883 trat er von dieser Stellung und von aller prakt. Thätigkeit zurück und starb 24. März 1889. Er hatte noch an Aufsätzen geschrieben: „*Prakt. Beiträge zur Lehre von der Brucheinklemmung*" (Zeitschr. der k. k. Gesellsch. der Ärzte zu Wien, 1859), ferner in v. LANGENBECK's Archiv: „*Prakt. Beiträge zur Operation der Hasenscharte*" (I.) — „*Bemerkk. zu Osteotomie der Röhrenknochen*" (I) — „*Zur Resektion des Handgelenkes*" (II) — „*Zur Ovariotomie*" (IX) — „*Chirurg. Erfahrungen aus dem Marien-Krankenhaus in Hamburg*" (XV) — „*Geschwulst mit Haaren im Rectum*" (XVII) u. s. w. —

Daremberg, Charles Victor, 1816 in Dijon geb., studierte in seinem Geburtsorte und promovierte 1841 in Paris mit einer Dissert.: „*Exposition des connaissances de Galien sur l'anatomie, la physiologie et la pathologie du système nerveux*". Nachdem er einige Jahre als Armenarzt fungiert hatte und auch Assistent am Museum Historiae naturalis gewesen war, wurde er 1846 Bibliothekar der Académie de médecine und 1849 Bibliothekar der Bibliothèque Mazarine. In dieser letzteren Qualität machte er verschiedene wissenschaftliche Reisen in

Italien, Deutschland, der Schweiz, Belgien und England, um bibliographische Untersuchungen anzustellen und seltene medizinische Handschriften zu studieren. Als 1871 an der medizinischen Fakultät aufs Neue eine Professur in der Geschichte der Medizin und Chirurgie errichtet wurde, ernannte man D. für dieses Amt, obgleich er schon seit 1864 am Collége de France Vorlesungen hielt über die Geschichte und Litteratur der medizinischen Wissenschaften. D. starb 24. Oktober 1872 auf seinem Landhaus zu Mesnil-le-Roy.

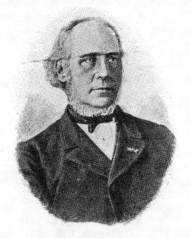

Seine Hauptwerke waren: AURELIUS, „De acutis passionibus etc." (Paris 1847) — „Traité sur le pouls, attribué à Rufus d'Ephèse etc." (Ib. 1848) — „Fragments du commentaire de Galien sur le Timée de Platon" (1848) — „Essai sur la détermination et les caractères des périodes de l'histoire de la méd." (1850) — „Oeuvres d'Oribase etc." (6 voll., 1851 bis 76), zusammen mit BUSSEMAKER — „Notices et extraits des manuscrits médicaux grecs, latins et français des principales bibliothèques d'Europe", 1. partie: „Manuscrits grecs d'Angleterre" (1853) — „Glossulae quatuor magistrorum super chirurgiam Rogerii et Rolandi etc." (Neapel 1854) — „Oeuvres anat., physiol. et médic. de Galien" (2 voll., 1854 bis 56, av. fig.) — „Oeuvres choisies d'Hippocrate etc." (2 éd. 1855) — „A. C. Celsi de medicina libri octo etc." (Leipz. 1859) — „La médecine. Histoire et doctrine" (2 éd., 1865) — „La médecine dans Homère" (1865) — „Collége de France."

Cours sur l'histoire des sc. méd. 1865—71" — „Recherches sur l'état de la médec. durant la période primitive de l'histoire de Indous" (1867) — „De l'état de la médec. entre Homère et Hippocrate etc." (1869) — „Histoire des sc. médic., comprenant l'anat., la physiol. etc." (2 voll., 1870) — Art. „Galien" (Dict. des sc. philos., 2. éd. 1875). Seine ausgezeichnete Bibliothek wurde nach seinem Tode von der Acad. de méd. angekauft.

Davaine, Casimir-Joseph, zu Paris, 19. März 1812 zu Amand-les-Eaux (Nord) geboren, studierte seit 1830 in Paris, wurde 1837 zu Paris Doktor mit der These: „De l'hématocèle de la tunique vaginale", widmete sich fast ausschliesslich wissenschaftlichen Untersuchungen, die ihm von der Acad. d. sc. zahlreiche Preise (1852, 54, 56, 60, 79) einbrachten und war ein eifriges Mitglied der Société de biologie, für deren Comptes rendus er zahlreiche Mitteilungen lieferte. Er bekleidete niemals eine öffentliche Stellung, wurde aber 1868 Mitglied der Akademie der Medizin, verfasste ein vom Institut mit einem Preise (1852) gekröntes Mémoire: „De la paralysie générale ou partielle des deux nerfs de la septième paire" und widmete seine Aufmerksamkeit besonders den Entozoen, über die er verschiedene Abhandlungen schrieb. Sein Hauptwerk über dieselben ist der „Traité des entozoaires et des maladies vermineuses de l'homme et des animaux domestiques" (Paris 1860). Er ist ferner bekannt durch seine Untersuchungen über die Milzbrand-Bakterien. Er starb 14. Oktober 1882 auf seiner Besitzung zu Garches (Seine-et-Oise).

Davidsohn, Hermann, in Berlin, geb. in Konitz (Westpreussen) 8. Mai 1842, studierte in Berlin, Dr. med. 1868, übte seit 1869 zunächst allgem. Praxis, begann dann aber von 1886 bis 90 sich unter ZAUFAL (Prag), SCHWABACH, KRAUSE, B. FRAENKEL (Berlin) noch mit Oto-, Rhino- u. Laryngologie eingehend zu beschäftigen und ist seit 1891 ausschliesslich als Arzt für die genannten Spezialfächer, gleichfalls in Berlin, thätig. Neben den gewählten Spezialfächern interessierten ihn auch biologische Fragen. D. veröffentlichte: „Die electrische Durchleuchtung der Gesichtsknochen, ein sicheres Hilfsmittel für *die Diagnose des Empyema antri Highmori, unter Berücksichtigung der Form des harten Gaumens"* (Berl. kl. W. 1892). Die Untersuchungen der Gaumenformen führten ihn zur Erforschung der Asymmetrie des menschlichen Körpers und deren Ursachen und schliesslich zu dem kühnen Wagnis, folgende Arbeit zu unternehmen: *„Formbildung des menschlichen Körpers und Vererbung. Eine mechanische Erklärung."* Verf. führt die Formbildung des menschl. Körpers auf das Prinzip der Mechanik, das „Prinzip der Bewegung des Schwerpunktes" zurück, nachdem er zuvor die reale, nicht ideale (Haeckel) Grundform des Körpers mittels eines Massstabes festgestellt hat. Dieser Massstab entspricht einem bestimmten Körperteile, dessen Einfluss während des foetalen Lebens und der Dauer des Wachstums unbezweifelbar und ausserdem noch so beschaffen ist, dass man bei dessen Anwendung sowohl die Konturen der Körperoberfläche wie auch der inneren Organe genau umschreiben und die Wechselwirkung aller Teile des Körpers untereinander (DIDEROT-GOETHE) zeigen kann. Unter Anwendung des gleichen Prinzipes der Mechanik und der Beihilfe der HERTWIG'schen Entdeckung (Verschmelzung des Ovulum und des Spermakernes bei der Befruchtung) giebt Verf. sodann eine mechanische Erklärung der Vererbung.

Davidson, Andrew, in Edinburgh, M. D., J. R. C. P. Ed., M. R. C. S. Engl., geb. 22. August 1836 in Kinneff, studierte an der Universität und School of Med. in Edinburgh, Dr. med. seit 1862, Fellow des R. C. P. seit 1866, war 1862 Arzt bei RADAMA II., König von Madagascar, von 1863 bis 77 Arzt am Hofe von Madagascar, 1877 bis 90 im Regierungsdienste zu Mauritius, als Prof. der Chemie am R. Coll., Chemical Analyst und Medical Jurist der Regierung, sowie als Visiting und Superintending Surgeon am Civilhospital in Mauritius, bereiste in verschiedenen Zwischenzeiten Afrika, Indien, Arabien zum Zweck des Studiums der Tropenkrankheiten und ist seit 1898 Lehrer der Tropenkrankheiten (Lecturer on tropical diseases) an der Universität in Edinburgh mit dem Professortitel. D. gründete 1863 das erste Hospital in Madagascar, begann 1865 die med. Ausbildung der Eingeborenen, veröffentlichte in deren Sprache das erste med. Werk (1876 bis 77), machte im Auftrage der Regierung von Mauritius spezielle Untersuchungen über Rinderpest, Lepra, Malariafieber, war seit 1878 Chefredakteur von „Clinical work, a quarterly periodical devoted to the study of tropical diseases in Mauritius" und publizierte: *„Geographical pathology"* (2 volls 1891) — *„Hygiene and diseases of warm climates"* (1893) — *„Choreomania. Account of an epidemy in Madagascar"* (Edinb. Med. J. 1867) — *„Lithotomy"* (Ib. 1873) — *„Leprosy in Madagascar"* (Ib. 1863) — *„Acute anaemic dropsy"* (Ib. 1881), mehrere Schriften in malagassischer Sprache: *„Aretina sy Janasitranana, being a work on practical medicine for native students"* (Antananarivo 1876) — *„Chemistry, being the principles of anorganic chemistry"* (1877). Auch ist D. Mitarbeiter an CLIFFORD ALLBUTT's System of Med. und an Encyclopaed. med. für tropische Krankheiten.

Deahna, August, in Stuttgart, geb. 9. August 1849, in Heidelberg und Freiburg ausgebildet, Dr. med. 1873, war Assistent bei FRIEDREICH und CZERNY, sowie im Deutschen Hospital in London, wirkt seit 1876 als Arzt in Stuttgart, ist Herausgeber des „Württ. med. Corr.-Bl." seit 1889, Vors. d. ärztl. Landesausschusses in Württ. seit 1891 und seit 1892 Arzt des medicomechanischen Instituts. Schriften: *„Über die Wirkung des Ammoniak auf den thier. Organismus"* (mit FUNKE in PFLÜGER's Archiv) — *„Beiträge zur Lehre von der reflectorischen Erregung der Gefässmuskeln"* (mit LATSCHENBERGER Ib.) — *„Hygienischer Führer durch Stuttgart"* (1895); *„Württemberg. Ärztebuch"* (1896) u. a. m. Ausserdem ist D. Vors. d. Vereins für Feuerbestattung in Stuttgart (seit 1892), Mitarbeiter an der Zeitschr. „Phönix" in Wien.

De Bisogno, Odoardo, zu Neapel, geb. daselbst 27. September 1838, ist Arzt am Osped. degl' Incurabili und Dozent der spez. Pathol. an der Universität Neapel, sowie Konsulent am Ospedale della S. S. Trinità dei Pellegrini e convalescenti. Er beschäftigte sich viel mit Studien über Plessimetrie, deren Ergebnisse SOGLIANO in Neapel in seinem *„Trattato di semiotica medica"* verwertete und publizierte noch

"La partizione dei toni del cuore" — *"Su di una nevrosi del nervo diaframmatico"* u. a. m.

Dechambre, Amédée, geb. zu Sens (Yonne), 12. Januar 1812, studierte von 1829 an in Paris, wurde erst 1844 Doktor, nachdem er 1838 in die Redaktion der Gaz. méd. getreten war, bei der er bis 1853, bis zur Begründung eines eigenen Journals, der Gaz. hebdomad., verblieb. Dasselbe, welches durch seine aus der jüngeren Generation hervorgegangenen Mitarbeiter einen bedeut. Aufschwung erlangte, nahm ihn vollständig in Anspruch, bis er zur Gründung des riesigen Unternehmens, des „Dict. encyclopéd. des sc. méd." (1864 bis 90 in 4 Serien und etwa 100 Bänden) schritt, das nicht minder grosse Anerkennung gefunden hat. 1875 wurde er auch Mitglied der Acad. de méd. Ein ehrenwerter Charakter, von grosser Unabhängigkeit, dabei voll Takt, hat er sich um den ärztl. Stand in den zahlreichen, für die periodische med. Presse von ihm verfassten Artikeln, deren er einen Teil in dem Artikel *„Déontologie"* des Dict. encycl. zusammenfasste, verdient gemacht, in letzterem auch eine Anzahl Artikel aus der mit Vorliebe von ihm gepflegten philos. Med. veröffentlicht, wie: *„Anatomie des Beaux-Arts, Déterminisme, Divination, Doctrine, Élément, Mesmerisme, Science, Sciences occultes, Sociétés savantes, Songe, Spécificité* u. s. w. Zusammen mit MATHIAS DUVAL und LEREBOULLET gab er auch ein „Dict. usuel de médecine" heraus. Als Mensch und Schriftsteller hochgeachtet, starb er 3. Januar 1886 an den Folgen eines Schlaganfalles.

De Crecchio, Luigi, geb. 11. September 1832 in Lanciano (Abruzzen), wurde 1855 in Neapel zum Doktor promoviert, 1861 zum Supplenten, 1862 zum ausserordentlichen Professor und 1868 zum ordentlichen Professor der gerichtlichen Medizin an der Universität Neapel ernannt, welche Stellung er auch bis zu seinem im Dezember 1894 erfolgten Tode inne hatte. Zweimal war er auch zum Deputierten der italienischen Abgeordnetenkammer gewählt und vertrat im Parlament lebhaft die Interessen des medizinischen Lehrwesens überhaupt und die des klinischen Unterrichtes in Neapel im besonderen. Die gesetzlich beschlossene Übertragung der Kliniken in die Nähe des grossen Krankenhauses der Incurabili hat in ihm den eifrigsten Vorbereiter und Verfechter gefunden. Sein Hauptverdienst aber ist wohl, als der erste in Italien dem Studium der gerichtlichen Medizin eine experimentelle Basis gegeben und ein eigenes Institut für gerichtliche Medizin in Neapel, trotz grosser Schwierigkeiten, gegründet zu haben, mit welchem auch die Morgue für Neapel verbunden wurde. Seine wichtigsten Schriften sind: *„Sulla fondazione di istituti medico-legali"* (im MORGAGNI, Neapel 1862) — *„Sopra un caso di apparenze virili in una donna"* (Ib. 1865) — *„Della morte per freddo, studii sperimentali"* (Ib. 1866) — *„Le leggi italiane e la medicina"* (Ib. 1869) — *„Casistica medico-legale, raccolta di casi pratici"* (Ib. 1872) — *„Lezioni di medicina legale secondo i codici del regno d'Italia"* (Ib. 1873 bis 75, in 2 Bänden.)

Degner, J. G., Arzt in New York, geb. 1847 in Stettin, studierte in Bonn und Greifswald, war während des deutsch-französischen Krieges Militärarzt in Spandau, trat nach Beendigung des Feldzuges als Schiffsarzt des Norddeutschen Lloyd ein und liess sich 1879 dauernd in New York nieder, wo er an der deutschen Poliklinik (Dispensary) bis kurz vor seinem Tode in uneigennützigster und aufopferndster Weise thätig war. D., der 24. Februar 1894 starb, gehörte zu den bekanntesten und angesehensten deutschen Ärzten in New York. Er gründete daselbst den S. C.-Verein alter Korpsstudenten und war mehrere Jahre lang Chirurg am St. Marks-Hospital gewesen.

Dehio, Karl, in Dorpat, geboren in Reval (Estland) 27. Mai 1851, studierte an der Universität Dorpat, promovierte 1877, hielt sich weiterer Studien halber 1878 in Wien auf, war 1879 bis 83 Arzt am Kinderhospital des Prinzen von Oldenburg in Petersburg, 1884 Dozent an der Dorpater Universität, 1886 Professor e. o. und ist seit 1888 Prof. ord. für spezielle Pathologie und Klinik an derselben Universität. D. veröffentlichte als Monographien: *„Pocken, Rückfallsfieber, Fleckyphus und Malaria"* (Handbuch der praktischen Medizin von EBSTEIN u. SCHWALBE. 1899.) — „*Die Lepra einst und jetzt*" (1895). Er ist Vizepräsident der Gesellschaft zur Bekämpfung der Lepra in Livland.

Deiters, Otto Friedrich Karl, 15. November 1834 zu Bonn geboren und daselbst 1856 promoviert, diente seine Militärzeit 1857 in Berlin ab und arbeitete im dortigen pathologischen Institut unter VIRCHOW. 1858 habilitierte er sich in Bonn und erregte bald durch seine mikroskopischen und klinischen Untersuchungen die Aufmerksamkeit. „*Untersuchungen über die Schnecke der Vögel*" (REICHERT's und DUBOIS' Archiv 1860) — „*Über die Lamina spiralis der Schnecke*" (Zeitschr. f. wiss. Zoologie, X) — „*Untersuchungen über die Lamina spiralis membranacea etc.*" (Bonn 1860) verdienen neben den „*Beiträgen zur Histologie der quergestreiften Muskeln*" (REICHERT's und DUBOIS' Archiv 1861) und „*Über das innere Gehörorgan der Amphibien*" (Ib. 1862) besonders genannt zu werden. In der „Deutschen Klinik" 1849 schrieb D. über die Zellenlehre, ebenda 1859 über „*Merkwürdige Scharlachfälle*". D. starb 5. Dezember 1863 am Typhus.

Delasiauve, Louis-Jean-François, geb. 1804 zu Garennes (Eure), wurde 1830 in París Doktor, praktizierte 8 Jahre lang in der Provinz, liess sich dann in Paris nieder, wurde Mitarbeiter an der „Revue médicale", der „Expérience", den „Annales méd. psychol.", hielt Vorlesungen in der École prat., wurde durch Konkurs zum Arzt der Geisteskranken im Bicêtre ernannt und blieb in dieser Stellung bis 1879. D., der 5. Juni 1893 starb, war der Gründer und Leiter des „*Journ. de méd. mentale*", das er von 1861 bis 70 redigierte, ferner Gründer der „*Société médico-psychologique*" und verfasste: „*Traité de l'épilepsie; histoire, traitement; médecine légale*" (Paris 1854) — „*Traité de la monomanie*" (1855) — „*Des pseudomanies*" (1859) — „*Des principes qui doivent présider à l'éducation des idiots*" (1859) — „*Traité des maladies de la peau*" (1860) — „*Confusion politique, dangers, causes, remèdes*" (Ghio, 1873) — „*La solution du problème gouvernemental*" (Ib. 1874).

Delbrück, Anton, in Bremen, geb. 23. Januar 1862 in Halle a. S., Dr. med. 1889, war von 1886 bis 87 Arzt an der Irrenanstalt Alt-Scherbitz, von 1888 bis 89 in Friedrichsberg bei Hamburg, und von 1890—98 in Zürich thätig, wo er sich auch 1891 für Psychiatrie habilitierte. Seit 1. Juli 1898 wirkt D. als Direktor der Irrenanstalt in Bremen. Schriften: „*Die pathologische Lüge und die psychologisch abnormen Schwindler*" (Stuttgart 1891) — „*Gerichtliche Psychopathologie*"(Leipzig 1897), dazu kleinere Arbeiten über anamnestische Aphasie, über die Kreuzung der Nervenfasern im Chiasma der Sehnerven, über verminderte Zurechnungsfähigkeit bei moralischem Irresein, über Hamlets Wahnsinn u. a. m.

Delens, Émile, zu Paris, wurde 1870 in Paris Doktor mit der These: „*De la communication de la carotide interne et du sinus caverneux (anévrysme artérioveineux)*", ist Prof. agrégé der Fakultät und Hospital-Chirurg (Lourcine, Saint-Antoine et Lariboisière) und schrieb die Aggregations-These: „*De la sacrocoxalgie*" (1872, av. 2 pl.); ferner: „*Des fractures de l'extrémité interne de la clavicule*" (Arch. gén., 1873) — „*Des fractures du corps de la clavicule par contraction musculaire*" (Ib. 1875) — „*De quelques vices de conformation de l'hymen dans leurs rapports avec la méd. légale*" (Ann. d'hyg., 1877) — „*De la ligature élastique intra-buccale pour l'ablation des tumeurs de la langue*" (Arch. génér. de Méd. 1877) — „*Etude sur l'empoisonnement arsenical par des doses médiocres et réitérées de poison*" (en collab. avec G. BERGERON et L'HÔTE, Annales d'hygiène et de méd. lég. 1878) — „*De la grenouillette sous-hyoïdienne*" (Rev. de chir. 1881) — „*Des décollements traumatiques de l'épiphyse inférieure du fémur*" (Arch. gén. de méd. 1884) — „*Observation de tumeurs lymphadéniques des deux orbites*" (Arch. d'ophthalmologie VI. 1886) — „*Maladies de l'oeil et de ses annexes*" (in Traité de chirurgie de DUPLAY et RECLUS. T. IV, 1891).

Delstanches, Charles, Ohrenarzt in Brüssel, daselbst 11. Juli 1840 als Sohn des Arztes Felix Joseph D. geb., studierte in Bologna unter CONCATO u. RIZZOLI, promovierte 1863, wurde 1864 in Belgien diplomiert, widmete sich dann der Otologie als Spezialfach, auch mehrere Monate 1864 bei TOYNBEE am St. Mary's Hosp. in London, wurde 1872 Prof. agrégé in Brüssel, war Méd. adjoint der Gefängnisse, Prof. d. otolog. Klinik am Hôp. St. Jean und starb 27. Januar 1900. D. verfasste eine beträchtliche Anzahl von Schriften in seinem Spezialfach. Das Verzeichnis derselben enthält das ältere Lexikon (VI. p. 689).

Demme, zwei Brüder, zu Bern, Söhne von Hermann D. (1802 bis 67), Prof. d. Chir. in Bern. — Der ältere Bruder, Karl Hermann, 1831 geboren, studierte in Bern, wurde daselbst Doktor, verfasste die gekrönte Preisschrift: *„Über die Veränderungen der Gewebe durch Brand. Ein Beitrag zur pathologischen Histologie"* (Frankfurt a. M. 1857, m. 2 Taff.), wurde Privatdozent der pathologischen Chemie und Anatomie in Bern, war 1859 während des Krieges in Italien in den dortigen Kriegs-Lazaretten thätig, wobei er namentlich mit dem berühmten Chirurgen LUIGI PORTA aus Pavia in Berührung kam und gab darauf heraus: *„Militär-chirurgische Studien in den italienischen Lazarethen von 1859"* (2 Abtlgn., Würzburg 1861; neue Aufl. 1864); ferner eine mit eigenen Anmerkungen und solchen des Verfassers versehene Übersetzung der Schrift von L. PORTA: *„Die Blasensteinzertrümmerung"* (Leipzig 1864, mit 9 Taff.). Ausserdem Aufsätze in VIRCHOW's Archiv (1861) und zahlreichen anderen Zeitschriften. 1864 wurde er in einen Kriminalprozess in betreff der Vergiftung des Schwiegervaters seiner Verlobten, TRÜMPY, verwickelt, jedoch freigesprochen. Er ging darauf mit seiner Verlobten nach Italien und starb mit derselben in der Nacht vom 28./29. November 1864 zu Nervi bei Genua durch eingenommenes Gift. — Der jüngere Bruder, RUDOLF, geboren in Bern 12. Juni 1836, besuchte zunächst die Berner Universität, dann Wien, Paris und London. Er war anatomischer Assistent bei VALENTIN, klinischer Assistent bei BIERMER; 1859 wurde er promoviert. Seit Sommer 1862 wirkte er als Arzt des JENNER'schen Kinderspitales und Professor der Klinik und Poliklinik der Kinderkrankheiten (bis 1877 als Privatdozent dieser Fächer) in Bern und starb 16. Juni 1892. Grössere Arbeiten: *„Über Myocarditis und perniciösen Icterus"* (Schweiz. Ztschr. f. Heilk.) — *„Jahresberichte des Jenner'schen Kinderspitales von 1862 an"* — *„Erkrankungen der Schilddrüse"* und *„Anaesthetica"* (in GERHARDT's Handbuch der Kinderkrankheiten) etc.

Demon, François, geb. 1840, gest. im Februar 1895, war Agrégé libre für Anat. u. Physiologie bei der med. Fakultät in Lille, Hospitalarzt, ehemaliger Präsident der Soc. de méd. du Nord, und verfasste eine Reihe von Arbeiten über die Nervencentren und andere anat. Gegenstände.

Demuth, Johann Baptist, zu Frankenthal, Rheinpfalz, geb. zu Bliescastel 4. Januar 1844, studierte in München, Erlangen, Würzburg, wurde 1868 promoviert, war seit 1868 Assistensarzt in der Kreis-Kranken- und Pflegeanstalt, seit 1873 prakt. Arzt und ist seit 1885 k. Landesgerichtsarzt in Frankenthal, k. Medizinalrat seit 1898, k. Direktor der Kreis-Kranken- und Pflegeanstalt der Pfalz seit 1899. Litterar. Arbeiten: *„Wie lebt man gut und billig?"*, eine mit dem zweiten Preise ausgezeichnete Schrift über die Ernährung (1882) — *„Zur Kur der Fettleibigkeit"* (1883) — *„Fett und Kohlehydrate! Eine Erwiderung auf Prof. Ebstein's Schrift: Fett oder Kohlehydrate?"* (1885) — *„Über die Contagiosität der Lungentuberculose, mit Beiträgen aus der Praxis Pfälzischer Ärzte"* (1883) — *„Über den Werth der Butter und Sauermilch bei der Ernährung der Gesunden und Kranken"* (1887) — *„Über Nährwerth der Nahrungsmittel"* (1889) — *„Über Contusionspneumonie"* (1888) — *„Zur Frage des Eiweissbedarfes"* (1893) — *„Über die bei der Ernährung des Menschen nothwendige Eiweissmenge"* (1892), ferner eine grössere Reihe von Artikeln in der Münchener med. Wochenschr., im Vereinsbl. der Pfälz. Ärzte, in FRIEDREICH's Blättern für gerichtl. Med. und Sanitätspolizei; auch ist D. Redakteur des Vereinsblattes der Pfälzischen Ärzte.

Dennig, Adolf, in Tübingen, geb. zu Pforzheim 23. November 1858, studierte in Tübingen, Berlin und Kiel, Dr. med. 1886, seit 1891 für innere Med. habilitiert, seit 1896 Extraordinarius. Schriften: *„Über septische Erkrankungen mit besonderer Be-*

rücksichtigung der kryptogenetischen Septicopyämie" (Leipzig 1891) — *"Über die Tuberculose im Kindesalter"* (Ib. 1896) — *"Die Bedeutung der Wasserzufuhr für den Stoffwechsel und die Ernährung des Menschen"* (Ztschr. f. diätet. u. physikal. Therapie I u. II), sowie kleinere Arbeiten.

De Renzi, Salvatore, 1800 zu Paterno im Principato Ulteriore des neapolitanischen Ex-Königreichs geboren, studierte in Neapel, wo er zum Doktor promovierte und bald darauf Spitalsarzt wurde. 1836 war er Sanitätsinspektor zur Zeit der Choleraepidemie, lehrte allgemeine Pathologie und Hygiene im Collegio medico und wurde 1860 zum ord. Professor der Geschichte der Medizin ernannt, welche Stellung er bis 1872 inne hatte, in welchem Jahre er 25. Februar nach langem Krankenlager starb. — Seine Hauptwerke, welche für die Geschichte der Medizin immer von hohem Werte bleiben werden, sind die *"Collectio Salernitana"* (in 5 Bänden 1852 bis 59 herausgegeben) und die *"Storia documentata della scuola Salernitana"* (1857), worin er den lateinischen Ursprung dieser medizinischen Schule, ohne hebräische oder arabische Importation, nachwies, obgleich der Anfang derselben zeitlich nicht festzustellen sei. Das dem HIPPOKRATES zugeschriebene Buch „De vetere medicina" wurde von ihm dem ALCMAEON VON CROTON revindiziert. Ein umfangreiches Werk ist ferner die *"Storia della medicina italiana"* (in 5 Bänden 1845 bis 48); auch wären noch viele kleinere Schriften, grösstenteils historischen Inhalts, zu erwähnen, wie die *"Storia delle epidemie contemporanee"* — *"Il Secolo XIII e Giovanni da Procida"* u. a. m.

Deroubaix, Louis-François-Joseph (DE ROUBAIX), zu Estaimpuis (Hennegau) 11. März 1813 geboren, studierte in Brüssel, wurde 1833 Interne bei SEUTIN, 1835 Dr. bei der Universität in Löwen und bei seiner Doktorpromotion durch ein Reisestipendium der belgischen Regierung ausgezeichnet. Er machte weitere Studien in Paris und unmittelbar nach seiner Rückkehr in Brüssel wurde er zuerst als Prosektor und bald darauf (1841) als Professor der Anatomie angestellt, die er 50 Jahre gelehrt hat. 1850 zum Chirurgen des Hospitals St. Jean ernannt, erwarb er sich seitdem den Ruf eines der besten Operateure und die Mitgliedschaft der belgischen, sowie mehrerer berühmter ausländischer wissenschaftlicher Korporationen. — Unter seinen zahlreichen Schriften verdienen besondere Betonung: *„Nouveau procédé pour la cure radicale des hernies"* (Brüssel 1854) — *„Des accidents qui peuvent être la suite des grandes opérations etc."* (Ib. 1857) — *„Des sutures au point de vue technique"* (Ib. 1859) — *„Clinique chirurgicale de l'hôpital St. Jean de 1877 à 1879"* — *„Traité des fistules urogénitales de la femme"* (Ib. 1870, preisgekrönt von der Pariser Acad. de méd.). Auf chirurgischem Gebiet sind noch die bereits 1836 erschienene Behandlung der Knochenbrüche, neue Verfahren zur Beseitigung der Trichiasis (1862), Operationsmethode der Dammnaht (1864), der Nasenpolypen, auch ein von D. erfundener Nadelhalter und Fadenschnürer erwähnenswert. Gestorben ist D. 22. Mai 1897.

Desgranges, Antoine-Joseph, zu Lyon, wurde 1847 in Paris Doktor mit der These: *„Essai sur quelques propositions de mécanique animale"*, war Prof. der chir. Klinik an der med. Schule in Lyon und Chef-Chirurg (Chirurgien-major) des Hôtel Dieu, seit 1885 Mitgl. der Acad. de méd., zuletzt Prof. honor., als welcher er 1. August 1896 starb. Seine Schriften sind: *„Quels progrès la chirurgie doit-elle au périoste?"* (Lyon 1865) — *„De l'expectation en chirurgie"* (Bordeaux 1866) — *„Leçons de clinique chirurg. professées à l'Hôtel-Dieu de Lyon. Recueill. par L. Sérullaz et F. Christot"* (Paris 1867, 68). Ausserdem gab er heraus, zusammen mit FÉL. CHRISTOT: *„Ovariotomies pratiquées etc."* (Lyon 1867); mit FRANCIS DEVAY: *„De la transfusion du sang etc."*

Desnos, Louis Joseph, geb. 1828 zu Alençon, promovierte zu Paris 1855 mit der These: *„Sur quelques points de l'histoire des tumeurs cancéreuses pulsatiles"*, wirkte als Hospitalarzt daselbst und verfasste u. a. *„De la curabilité de la phthisie pulmonaire"* (Paris 1863) — *„De l'état fébrile"* (Ib. 1866), eine kleinere Schrift über Pocken (Union méd. 1870), sowie zahlreiche Artikel für das Dict. de méd. pratique. Er war noch Mitglied der Acad. de méd., General-Sekretär der Société médicale des hôpitaux und starb 12. Januar 1893.

Desormeaux, Antonin-Jean, zu Paris, daselbst geboren, war ein Schüler von RAYER und wurde 1844 in Paris Doktor mit der These: „*Recherches sur la théorie élémentaire de la production des tissus accidentels*". Er war seit 1862 Hospital-Chirurg (Necker), später Chir. honoraire und Chirurg des Lycée Louis-le-Grand. Über das von ihm erfundene Endoskop publizierte er: „*De l'endoscope et de ses applications au diagnostic et au traitement des affections de l'urèthre et de la vessie*" (Paris 1865; engl. Übers. von R. P. HUNT, Chicago 1867). Ausserdem gab er, zusammen mit PAUL GERVAIS, eine „*Description d'un foetus humain monstrueux devant former un genre à part sous le nom de pseudacéphale*" (Acad. des sc. de Montpell. Mém. de la sect. des sc., 1860). D. starb Ende Oktober 1894.

Després, Eugène-Armand, als Sohn von Charles-Denis D. (1806 bis 60) zu Paris 13. April 1834 geboren, studierte seit 1855 daselbst, wurde 1861 Doktor, schrieb ein „*Traité de l'érysipèle*" (1862), wurde 1863 Professeur agrégé stagiaire mit der These: „*De la hernie crurale*", 1864 Chirurg des Central-Bureaus der Hospitäler und versah nacheinander den chirurgischen Dienst in den Hospitälern Sainte-Périne (1865), Lourcine (1865), Cochin (1872). Seine These, um Professeur agrégé der Chirurgie zu werden, war: „*Des tumeurs des muscles*" (1866). Ausserdem verfasste er: „*Traité du diagnostic des maladies chirurgicales. Diagnostic des tumeurs*" (1868) — „*Du début de l'infection syphilitique*" (1869) — „*Est-il moyen d'arrêter la propagation des maladies vénériennes?*" — „*Du délit impuni*" (1870) — „*De la peine de mort au point de vue physiologique*" (1870) — „*Traité iconographique de l'ulcération et des ulcères du col de l'utérus*" (1870, mit Taf.) — „*Traité théorique et pratique de la syphilis etc.*" (1873) — „*La chirurgie journalière*" (1877) nach Vorträgen, die im Hôp. Cochin gehalten wurden, und: „*Conférence sur les causes de la dépopulation*" (1878), ein Vortrag im Trocadero-Palast während der Weltausstellung. Er hat ferner noch zusammen mit BOUCHUT ein „*Dict. de thérapeutique médicale et chirurgicale*" (1867; 2. Ausg. 1872) herausgegeben. 1870 war er Chef einer Ambulanz des französischen Vereines zur Pflege verwundeter Krieger und leistete mit derselben Dienste bei Sedan, Thionville, Metz und bei der Loire-Armee. D. starb Anfang August 1896.

Detmold, William, geb. 27. Dez. 1808 als Sohn des Arztes HEINRICH D. in Hannover, studierte und promovierte 1830 in Göttingen, diente als Militärarzt in Hannover, wanderte 1837 nach Nord-Amerika aus und liess sich in New-York nieder, wo er als Prof. der klin. und Kriegschirurgie am Coll. of Phys. and Surg. fungierte und 26. Dez. 1894 als Nestor der deutsch-amerikan. Ärzte starb. Während des Bürgerkrieges diente er als freiwilliger Wundarzt. Seine Publikationen beziehen sich hauptsächlich auf Orthopädie, die er in Amerika einführte (künstl. Gliedmassen, Messer und Gabel für einarmige Menschen) und sind meist im Amer. Journ. (seit 1837) erschienen. Erwähnenswert ist noch der Aufsatz: „*Opening an abscess in the brain*" (Ib. 1850).

Dettweiler, Peter, zu Falkenstein im Taunus, geb. zu Wintersheim in Rheinhessen 4. Aug. 1837, studierte in Giessen, Würzburg, Berlin, wurde 1863 promoviert, wirkt seit 1876 als Dirigent und Spezial-

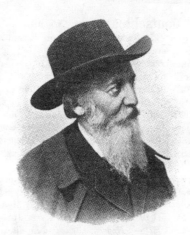

arzt für Lungenkranke an der Heilanstalt zu Falkenstein i. T., seit 1895 als konsultierender Arzt ders. mit dem Wohnsitze im benachbarten Cronberg a. T. Litter. Arbeiten: „*Die rationelle Therapie der Lungenschwindsucht in Görbersdorf*" (B. k.

W. 1873) — *"Zur Phthiseotherapie der Gegenwart"* (Ib. 1877) — *"Die Behandlung der Lungenschwindsucht in geschlossenen Heilanstalten"* (Berlin 1880 bis 84) — *"Ein antikritischer Gang"* (D. m. W. 1880) — *"Der Tubercelbacillus und die chron. Lungenschwindsucht"* (zus. mit MEISSEN B. k. W. 83) — *"Bericht über 72 seit 3 bis 9 Jahren geheilte Fälle von Lungenschwindsucht"* (Frankfurt a. M. 1886) — *"Die Therapie der Phthise"* (Kongr. f. inn. Medicin Wiesbaden 1887) — *"Ein Taschenfläschchen für Hustende"* (Wiesbaden 1889) — *"Das Kochsche Verfahren im Verhältniss zur klin. und Anstaltsbehandlung"* (Kong. f. inn. M. 1891) — *"Vorträge über Heilanstalten, Volks-Sanatorien und den Einfluss der Witterung auf den Verlauf der Phthise"* (Internat. Kongr. Berlin 1890) — *"Mittheilungen über die erste deutsche Volksheilstätte für unbemittelte Lungenkranke in Falkenstein i. T."* (D. m. W. 1892) — *"Über die Hygiene der Schwindsüchtigen in geschlossenen Heilanstalten"* (Internat. Kongr. f. Hygiene und Demographie, Budapest 1894) — *"Ernährungstherapie der Lungenschwindsucht"* (v. LEYDEN's Ernährungstherapie 1898) — *"Die hygienisch-diätet. Anstaltsbehandlung der Lungentuberkulose"* (Tuberkulose-Kongress. Berlin 1899).

Deutschmann, Richard Heinrich, 17. November 1852 in Liegnitz geb., studierte in Göttingen speziell als TH. LEBER's Schüler und wurde 11. Oktober 1873 promoviert. 1877 als Dozent für Augenheilkunde in Göttingen habilitiert, 1883 daselbst zum Prof. e. o. ernannt, 1887 nach Hamburg übergesiedelt, publizierte er: *"Experimentelle, klinische und anatomische Untersuchungen zur Pathogenese der Katarakt"* (in 4 Aufsätzen, v. GRAEFE's Archiv für Ophthalm. 1877 bis 80) — *"Experimentelle und klinische Untersuchungen zur Tuberkulose des Auges, resp. Hirns und Auges"* (in 4 Abt., Ib. 1879 und 81; Med. Cntrlbl. 1881; Festschr. z. HENLE-Jubiläum 1882) — *"Experimentelle und chemische Untersuchungen über Feuchtigkeit der vord. Augenkammer"* (in v. GRAEFE's Archiv, 1878 bis 81 in 4 Abt.) — *"Klinisch-ophthalm. Miscellen"* (zusammen mit TH. LEBER, Ib. 1881 bis 83) — *"Pathologische Anatomie des Auges"* (Ib. 1879; ZEHENDER's Mntsbl. f. Augenheilk., 1878) — *"Experi-* mentelle Untersuchung über sympathische Augenentzündung" (v. GRAEFE's Archiv, 1882 bis 85 in mehreren Aufsätzen; mit dem v. WELTZ'schen GRÄFE-Preis gekrönt 1889) — *"Über die Stauungspapille"* (Jena 1887) — *"Über die Ophthalmia migratoria"* (Hamburg u. Leipzig 1889.) D. gründete 1893 mit FUCHS-Wien, HAAB-Zürich, VOSSIUS-Giessen, die Zeitschrift *"Beiträge zur Augenheilkunde"*, in der er eine Reihe von Arbeiten veröffentlichte; hiervon besonders hervorzuheben Heft 1 (verschiedene kleinere Aufsätze); neben kleineren in Heft 2, 3, 4, 6, eine grosse Arbeit in Heft 10 über Ophthalmia migratoria; in Band 2, Heft 20 *"Über ein neues Heilverfahren bei Netzhautablösung"*; Band 4 Heft 40 — *"Weitere Mittheilungen über dieses Heilverfahren mit einem Berichte über 101 nach seiner Methode operirte Kranke."*

Dickson, Walter, geb. 1820, wurde zu Edinburg 1841 promoviert, nachdem er dort, sowie in London und in Paris, seine Studien vollendet hatte. Er trat als Arzt bei der Marine ein und wurde zum Staff Surgeon 1848 ernannt. Später zum Medical Inspector of Her Majesty's Customs erwählt, hatte er diese Stellung fast 30 Jahre inne bis zu seiner Pensionierung. D. starb 9. November 1894. Auf langen Expeditionen in Westindien, Ostindien, China, zum Teil auch während der dort geführten Kriege, sowie im Krimkriege thätig, zeichnete sich D. vielfach aus und beschrieb die Reisen des Schiffes *"Chesapeake"*, die antarktische Expedition der *"Pagoda"*, veröffentlichte *"Contributions to antarctic meteorology"* (1846), statistische Gesundheitsberichte (1862 bis 81), über Syphilis in der Flotte (Transact. of the epid. soc. 1864), über Skorbut in der Handelsmarine (1866), sowie *"On health of merchant seamen"* (Lancet 1866, 1867, 1868).

Diday, Charles-Joseph-Paul, Ex-chirurgien en chef de l'Antiquaille (Hôpital des vénériens de Lyon), einer der bekanntesten und schreibseligsten Syphilidologen Frankreichs in der Neuzeit, wurde 1812 in Bourg geboren. Er machte seine Studien in Paris, wurde in Lyon Chirurg des gedachten Hospitals und wusste dieses durch seine Bemühungen aus einem blossen Hospital in eine Schule für Syphilographie umzuwandeln. D., der 8. Januar 1894 starb, war 34 Jahre lang General-Sekretär der Société de méd. in Lyon und schrieb: *„Traité de la syphilis des nouveau-nés et des enfants à la mamelle"* (Paris 1854, auch englisch und italienisch) — *„Exposition critique et pratique des nouvelles doctrines sur la syphilis, suivie d'une étude sur de nouveaux moyens préservatifs des maladies vénériennes"* (Paris, Londres et New York 1858) — *„Histoire naturelle de la syphilis, leçons professées à l'école pratique de la faculté de médecine de Paris en mars 1863"* (Paris 1863) — *„Thérapeutique des maladies vénériennes et des maladies cutanées"* (Paris 1876, in Gemeinschaft mit A. DOYON), dazu eine unübersehbare Zahl kleinerer Aufsätze über dermatologische, chirurgische und med.-histor. Themata, die in den bekannten Quellenwerken registriert sind. Ausserdem gründete D. die „Gazette médicale de Lyon" und gab mit J. ROLLET das *„Annuaire de la syphilis et des maladies de la peau"* (Paris et Lyon 1859) heraus, von welch' letzterem jedoch nur ein Jahrgang erschien.

Dietrich, Eduard, in Merseburg, 10. Oktober 1860 in Sittendorf, Kr. Sangerhausen geb., studierte zuerst Jura und Cameralia, dann Medizin in Leipzig, Göttingen und Halle a. S., Dr. med. Hallens. 1884, von 1883 bis 85 Volontärarzt an der WEBER'schen Klinik in Halle, sowie an der Universitäts-Frauenklinik unter OLSHAUSEN, von 1885 bis 86 Assistent von GENZMER im Diakonissenhause, 1889 Kreisphysikus in Liebenwerda, seit 1896 in Merseburg (vorher von 1888 bis 89 Kreiswundarzt in Möckern). Schriften: *„Über die Einwirkung des Cäsium- und Rubidiumchlorid auf den quergestreiften Muskel des Frosches"* (Diss.) — *„Beobachtungen über eine Infectionskrankheit des Überschwemmungsgebietes der schwarzen Elster"* (Berlin 1892) — *„Staat und Krankenpflege"* (Ib. 1896) — *„Geschichtliche Entwickelung der Krankenpflege"* (Ib. 1898 als 1. Lief. des grossen Handbuchs der Krankenpflege und Krankenversorgung von JACOBSOHN, LIEBE und G. MEYER) — *„Ärztliche Rechts- und Gesetzeskunde"* (Leipzig 1899 zus. mit RAPMUND), verschiedene kleinere Arbeiten auf den Gebieten der Sanitäts- und Medizinalpolizei, Krankenpflege und Standesangelegenheiten (Hebammenwesen und Reform, Kurpfuscherei und Schäden derselben u. s. w.) in der Ztschr. f. Medizinalbeamte, D. m. W. und der von D. selbst zus. mit PAUL JACOBSOHN 1898 begründeten und herausgegebenen „Deutschen Krankenpfleger-Zeitung."

Dieulafoy, Georges, Prof. agrégé membre de l'Acad. de méd. und Med. des hôp. in Paris, geb. 1840 in Toulouse, studierte in Paris, wurde daselbst 1869 Dr. mit der These: *„De la mort subite dans la fièvre typhoïde"* und konstruierte bereits in demselben Jahre den bekannten Aspirationsapparat zur Entleerung von Exsudaten, worüber er ver-

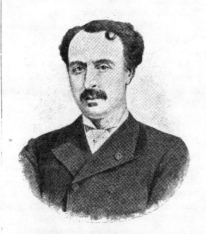

öffentlichte: *„De l'aspiration pneumatique sous-coutanée. Méthode de diagnostic et de traitement*" (Paris 1870: engl.: London 1870), ferner: *„Du diagnostic et du traitement des kystes hydatiques et des abscès du foie par aspiration"* (Paris 1872) — *„Du diagnostic et du traitement des épanchements aigus et chroniques de la plèvre par aspiration"* (Ib.), endlich den zusammenfassenden *„Traité de l'aspiration des liquides morbides"* (Paris und London 1873). Ausserdem sind zu nennen: *„Manuel de pathologie interne"* (11e ed. Paris 1898) — *„Clinique médicale de l'hôtel-Dieu de Paris"* (3 voll., Paris 1896 bis 99).

Dimmer, Friedrich, in Innsbruck, geb. zu Prag 7. November 1855, studierte in Prag und Wien als Schüler von ARLT, ED. JAEGER und FUCHS, Dr. med. Wien 1878, von 1880 bis 87 Assistent bei den genannten Ophthalmologen, 1885 habilitiert, ist seit 1895 ordentlicher Professor der Augenheilkunde in Innsbruck. Schriften: *„Der Augenspiegel und die ophthalmologische Diagnostik"* (Wien 1887; 2. Aufl. 1894) — *„Die ophthalmoscopischen Lichtreflexe der Netzhaut"* (Ib. 1891) — *„Beiträge zur Anatomie und Physiologie der macula lutea"* (Ib. 1894), dazu zahlreiche kleinere Journalabhandlungen.

Dinkler, Max, Aachen, geb. in Koenigsee in Th. 27. April 1863, studierte in Erlangen, Jena, Heidelberg, Halle, Berlin, promovierte 1887, war von 1888 ab bis 96 Assistent an der med. Klinik von Prof. ERB in Heidelberg, wurde 1890 Privatdozent, 1894 Professor e. o. in Heidelberg und ist seit Sept. 1896 Oberarzt der inneren Abteilung des Luisenhospitales zu Aachen. D. veröffentlichte die Habilitationsschrift über Sclerodermie, ausserdem eine Reihe von Abhandlungen auf neurolog. und innermediz. Gebiet.

Dippe, Hugo, in Leipzig, geb. 21. Dezember 1855 zu Tilsit in Ostpreussen, studierte in Leipzig hauptsächlich als Schüler von E. WAGNER, approbiert 1878, Dr. med. 1880, von 1880 bis 83 Assistent a. d. med. Klinik (unter E. WAGNER), bis 1886 an der med. Poliklinik (unter v. STRUEMPELL), ist seit 1886 Herausgeber von SCHMIDT's Jahrbüchern der ges. Med. und verfasste: *„Wie studiert man Medicin?"* (Leipz. 1884 u. in weiteren Auflagen) — *„Innere Med."* (Ib. 1893) — *„Die Infectionskrankheiten"* (Ib. 1896).

Diruf, Oscar, zu Kissingen, wurde 19. Mai 1849 in Erlangen Doktor mit der Diss.: *„Über Fistula ventriculocolica"*, schrieb: *„Histor. Untersuchungen über das Chinoidin in chem., pharmac. und therap. Beziehung u. s. w."* (Erlangen 1850) und gab das 2. Heft von C. CANSTATT's *„Klin. Rückblicke und Abhandlungen"* (Erlangen u. Frankf. 1851) aus C. CANSTATT's Nachlasse heraus. Er war von 1851 bis 58 prakt. Arzt in Neapel und ist seitdem noch zur Zeit Geh. Hofrat und Kgl. Brunnenarzt in Kissingen, verfasste einige Badeschriften über diesen Kurort, wovon die umfassendste (20 Bogen) in 6 Auflagen 1869 bis 92 erschien, ausserdem eine englische Ausgabe derselben 1887. Die Kinderheilanstalt Bad Kissingen steht seit 1891 unter seiner ärztlichen Leitung.

Disse, Joseph, in Marburg, geb. 1852, studierte in Erlangen, hauptsächlich als Schüler v. GERLACH's, promovierte daselbst 1875, war zunächst Assistent an dem dortigen anat. Institut, dann in gleicher Eigenschaft unter WALDEYER in Strassburg thätig, folgte 1880 einem Ruf als Professor an die Universität von Tokio und arbeitete nach der Rückkehr aus Japan eine Zeitlang unter WALDEYER in Berlin. 1889 habilitierte sich D. in Göttingen, wurde dort 1894 Professor e. o., ging in demselben Jahre nach Halle und von hier aus bereits 1895 nach Marburg, wo er gegenwärtig Prosektor am anat. Institut ist. Ausser seiner Diss.: *„Beiträge zur Anatomie des Kehlkopfes"* hat D. noch verschiedene Abhandlungen zur Embryologie, Beiträge zur Kenntnis der Spalträume des Menschen, über die Ausbildung der Nasenhöhle nach der Geburt, Lage der menschlichen Harnblase, über die Lymphbahnen der Säugetierleber, sowie einen Grundriss der Gewebelehre veröffentlicht.

Disselhorst, Rudolf, in Halle a. S., geb. zu Rinteln a. W. 4. Januar 1854, auf der tierärztlichen Hochschule, sowie an den Universitäten Halle, Berlin und Göttingen ausgebildet, Dr. med. Halens. 1884, Dr. sc. nat. Tubing. 1896, 1881 als Tierarzt approbiert, war bis 1886 Assistent in Halle, 1886 bis 87 Prosektor an der tierärztlichen Hochschule in Berlin, wurde 1891 als Arzt approbiert und war von 1892 bis 97 Prosektor am anat. Institut in Tübingen. Seit 1897 ist D. Professor für Tieranatomie und -Physiologie und Dirigent der Veterinär-Abteilung am landwirtschaftl. Institut der Universität Halle a. S. Schriften: *„Studien über die Auswanderung farbloser Zellen aus dem Blute"* (VIRCH. Arch. 1887) — *„Der Harnleiter der Wirbeltiere"* (Anat. Hefte 1892)

— *„Die accessorischen Geschlechtsdrüsen der Wirbeltiere"* (Wiesbaden 1896) — *„Der gegenwärtige Stand der Trichinenfrage"* (Ztschr. f. Tiermed. 1898) — *„Über Asymmetrie und Gewichtsunterschiede der Geschlechtsorgane"* (Physiol. Arch. f. wissensch. Tierheilk. XXIV 1898) — *„Anatomie und Entwicklungsgeschichte des Auges"* (zus. mit v. LÉNHOSSEK, Jahresber. über Ophthalmol., hrsg. v. MICHEL XXVIII. 97) — *„Hermann Pütz, ein Lebensbild"* (Arch. f. prakt. und wiss. Tierheilk. 1899), sowie zahlreiche Referate und kleinere Aufsätze.

Dittel, Leopold Ritter v., 15. Mai 1815 zu Fulneck in Schlesien geb., studierte in Wien, wo er 9. Juni 1840 promoviert wurde und sich den Grad eines Doktor der Chirurgie und Magister der Geburtshilfe erwarb. Er liess sich zunächst als prakt. Arzt in Wien nieder und betrieb mit grosser Emsigkeit orthopädische Studien, während er im Sommer alljährlich als Badearzt in Trentschen-Teplitz praktizierte. Erst verhältnismässig spät entschied er sich für die wissenschaftliche Laufbahn. Zunächst wurde er Hilfsarzt am allgemeinen Krankenhause in Wien, eine Zeitlang war er auch Assistent an der Anstalt für Staatsarzneikunde unter KOLLETSCHKA. Dann trat er als Assistent bei DUMREICHER ein und unter dessen Leitung bildete er sich zum Spezialchirurgen, namentlich in der Urologie aus. Nach Absolvierung der Assistentenzeit an der DUMREICHER'schen Klinik habilitierte er sich 1856 als Privatdozent der Chirurgie an der Wiener Universität. 1861 erfolgte seine Ernennung zum Primararzte der chir. Abteilung im k. k. allgemeinen Krankenhause in Wien und 1865 wurde er zum Professor e. o. der Chirurgie ernannt. Die ihm 1880 angebotene ordentliche Professur als Nachfolger DUMREICHER's lehnte er ab, verblieb vielmehr in seiner vorherigen Stellung, feierte 9. Juni 1890 sein 50 jähriges Doktorjubiläum, wobei ihm ebenso wie bei seiner 80. Geburtstagsfeier zahlreiche Ehrungen bereitet wurden und starb nach längerer Krankheit 28. Juli 1898. D's wissenschaftlicher Ruf ist durch seine Leistungen in der Urologie begründet, die ihn den Hauptrepräsentanten dieser Wissenschaft in der Neuzeit: SIR HENRY THOMPSON und FELIX GUYON ebenbürtig zur Seite stellen. Seine zahlreichen Arbeiten auf diesem Gebiete betreffen fast alle Kapitel, die Krankheiten der Blase, der Prostata, der Harnröhre; eine Reihe von operativen Modifikationen und instrumentellen Neuerungen sind ihm zu verdanken. In der Gedenkrede von ALBERT in der Wiener Gesellschaft der Ärzte, deren Ehrenpräsident D. war (W. k. W. 1898 Nr. 42), werden als eigentlich originelle Leistungen D.'s aufgezählt: Die Konstruktion eines Arzneimittelträgers zur lokalisierten Medikation der Harnröhre, die Mitbegründung resp. der weitere Ausbau der endoskopischen Diagnose, besonders der Blasentumoren, die Anbringung des Glühlämpchens am Kystoskop an Stelle des früheren Platindrahtes, wodurch die Wasserspülung entbehrlich wurde, die Empfehlung der Rektalpunktion bei der Harnverhaltung der Prostatiker, die systematische Verwertung des hohen Blasenstichs, die erstmalige Einführung eines Kautschukkatheters durch die Fistelöffnung u. v. a. 1884 hatte er bereits 52 mal den hohen Blasenstich ausgeführt und 1894 konnte er über das acht hundert seiner Steinoperationen einen Bericht veröffentlichen. Die erste Publikation D's zur Urologie erfolgte 1854 in einem Fall von Fremdkörper in der Harnblase, geheilt durch den Mastdarm-Blasenschnitt. 1859 erfolgten die *„Beiträge zur Pathologie und Therapie der männlichen Geschlechtstheile"* — 1861 ein Artikel über die *„Eintheilung der Harnröhrenstricturen"* —

1862 die *„Beiträge zur Pathologie und Therapie der Harnröhrenstricturen"* — *„Callöse Strictur"* — 1863 ein Fall von *„Narbenstrictur im bulbären Theil der Harnröhre, erweitert mit Hold's Dilatator"* — *„Die Nosologie der Harnröhrenfisteln"* — 1864 *„Der Katheterismus"* — *„Apparat zur Fixirung des Katheters"*. Daran schliessen sich: *„Beitrag zur Lehre der Hypertrophie der Prostata"* (Österr. med. Jahrb. 1867) — *„Dilatator für Verengerungen der Harnröhre"* (Ib. 1869) — *„Über einen neuen Apparat zum hohen Blasenstiche"* (1869) und *„Ein neuer Apparat zur Hintanhaltung der gefährlichen Folgen beim hohen Blasenstiche"* (Österr. med. Jahrb. 1870) — *„Der Steinsauger"* (Allgem. Wiener med. Zeitung 1870) — *„Die Stricturen der Harnröhre"* (im Handbuche der Chirurgie von PITHA-BILLROTH, Bd. III, Abt. 2, 1872; dasselbe in der Deutschen Chirurgie von BILLROTH-LÜCKE) — *„Über Enuresis"* (Wiener med. Jahrb. 1871) — *„Ablösung der Mastdarmwand"* (W. m. W. 1874) — *„Zur Behandlung der Hypertrophie der Vorsteherdrüse"* (Ib. 1876) — *„Beiträge zur Verbandlehre, Katheterstativ"* (Ib. 1878) — *„Operationen der Blasensteine"* (Ib. 1880) — *„Ein neuer Heilversuch gegen unheilbare Darm-Blasenscheidenfisteln"* (Österr. med. Jahrb. 1881) — *„Über Communication zwischen dem Darmrohre und unteren Harnorganen"* (W. m. W. 1881) — *„Über das Verhältniss der Lithotripsie und Litholapaxie"* (Ib. 1881) — *„Über Seitensteinschnitt zur Entfernung fremder Körper aus der Blase"* (Ib.1881) — *„Nierencalculose"* (Ib.1881). Auch andere Gebiete der Chirurgie hat D. bereichert. In Betracht kommen hierfür besonders seine Aufsehen erregenden Erstlingsarbeiten über die Halsfascien, über Coxalgie (*„Coxalgische Studie zur Bestimmung der Grösse der Verkürzung der coxalgischen Extremitäten"* 1866), über elastische Ligatur, A jour-Verband bei osteoplastischen Operationen nach GRITTI und PIROGOFF, über orthopädische Gegenstände (über Klumpfuss 1851, pes equinus und valgus 1852, Skoliose 1853, genu valgum 1855, über die Stellung bei Coxitis 1856, sekundäre Luxation des Hüftgelenkes 1861) u. s. w. — 1864 setzte D. die Gründung einer besonderen chirurgisch-anatomischen Anstalt durch, an der er selbst lange Zeit die Übungen leitete.

Dittmar, Karl, Dr. med., geb. 17. Juni 1844 zu Grünstadt (Rheinbayern), war Schüler GRIESINGER's in Zürich und des Physiologen LUDWIG in Leipzig, ist z. Z. Direktor der Lothringischen Bezirks-Irrenanstalt in Saargemünd. Litterar. Arbeiten: *„Über Reizbarkeit des Rückenmarks"* (Ber. d. kön. sächs. Ges. d. Wiss. 1870) — *„Über die Lage des sog. Gefässcentrums"* (Ib. 1873) — *„Über regulatorische und über cyklische Geistesstörungen"* (Bonn 1877) — *„Vorlesungen über Psychiatrie"* (1 Abt. Ib. 1878) — *„Über die Frage nach der Localisation der Funktionen des Grosshirns"* (Allg. Zeitschr. f. Psychiatrie, Bd. 39) — *„Über Besuche Geisteskranker in Irrenanstalten"* (Ib., Bd. 51) u. a.

Dittrich, Franz, in Nixdorf (Böhmen) 16. Oktober 1815 geboren, studierte in Prag (HYRTL) bis zur Promotion (1841), darauf noch in Wien und übernahm, nach Prag zurückgekehrt, Assistentenstellen (bei seinem Freunde JAKSCH und bei KIWISCH). Dann wurde er Prosektor der pathologischen Anatomie, widmete sich diesem Fache mit Erfolg ganz und erhielt 1848 das Professorat desselben zu Wien (als Nachfolger DLAUHY's), 1850 einen Ruf als Professor der medizinischen Klinik nach Erlangen. Spätere Rufe verschiedener Universitäten lehnte er ab, erlangte in Erlangen dafür die entsprechenden Auszeichnungen, erkrankte aber bereits 1856 an einem Hirnleiden, welches 1859 seinen Tod herbeiführte. — Neben den 1845 begonnenen, in der Prager Vierteljahrsschrift publizierten Berichten über seine Thätigkeit am Prager pathologischen Institut. sind von seinen wenig zahlreichen Schriften zu erwähnen seine Habilitationsschrift: *„Über den Laennec'schen Lungeninfarct"* (Erlangen 1850) und die Untersuchungen über Magenkrebs, Lebersyphilis, Herzstenose, Herzmuskelentzündung (Prager Vierteljahrschr. Jahrg. 1848, 1849, 1852).

Dittrich, Paul, in Prag, daselbst 28. September 1859 geb., studierte in Prag und Wien als Schüler H. CHIARI's, v. MASCHKA's u. v. HOFMANN's, Dr. med. 1883, war 1884 bis 92 als Assistent für pathol. Anat. bei H. CHIARI, als Assistent für gerichtl. Medizin bei v. MASCHKA und v. HOFMANN, habilitierte sich 1888 f. path. Anat. — In Wien wurde ihm die Venia legendi für gerichtl. Med. erteilt. Wurde 1892 zum ausserord. Prof. d. ger. Med. in Innsbruck, 1893 zum ausserord., 1895 zum ordentl. Prof. d. ger. Med. an d. deutschen Univ. in Prag ernannt, in welcher Eigenschaft er bis jetzt thätig ist. Er veröffentlichte:

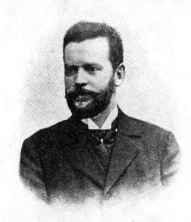

„Über das Verhalten der Musculatur des puerperalen Uterus unter pathol. Verhältnissen" (Habilitationsschrift) — „Lehrbuch der gerichtl. Medicin" (Wien 1897). D. ist Vorstand des k. k. deutschen gerichtl. med. Instit. in Prag und k. k. Landesgerichtsarzt. 1898 war er Dekan der deutschen mediz. Fakultät in Prag. Ist Prüfer für gerichtl. Med. u. forens. Psychiatrie bei den Physikatsprüfungen.

Dixon, James, zu London, geb. 1814, studierte am St. Thomas' Hospital in London, wurde 1836 Member und 1843 Fellow des Royal College of Surgeons, war Assistant Surgeon am St. Thomas' Hospital und Surgeon des Royal London Ophthalmic Hospital. Er verfasste: *„A guide of the practical study of diseases of the eye"* (2. Aufl. 1859; 3. Aufl. 1866) und den Artikel *„Diseases of the eye"* in HOLMES „System of Surgery". Er lebte zuletzt in Harrow Lands, Dorking, Surrey uud starb daselbst als angesehener und gesuchter Augenarzt 3. Januar 1896.

Dlauhy, Antonius, geb. 1807 zu Pilsen als Landsmann SKODA'S, 1834 in Wien promoviert, wirkte als Professor der pathologischen Anatomie in Prag von 1844 bis 48, in welchem Jahre ihn FR. DITTRICH (s. diesen) an dieser Lehrkanzel ersetzte. Er zog sich nach Wien zurück, übernahm hier den Lehrstuhl für gerichtliche Medizin und Staatsarzneikunde und trat 1878 in den Ruhestand. D. war wiederholt Dekan der med. Fakultät gewesen und feierte noch als Emeritus im Juni 1884 sein 50jähriges Doktor-Jubiläum. Er veröffentlichte u. a.: *„De pneumonia adultorum secundum observationes in nosocomio Pragensi collectas"* (Prag 1844) und starb 29. Juli 1888.

Doederlein, Albert Siegmund Gustav, in Tübingen, geb. in Augsburg 5. Juli 1860, in Erlangen und Leipzig (hier besonders unter ZWEIFEL) ausgebildet, Dr. med. 1884, bis 1893 Assistent von ZWEIFEL, seit 1887 als Privatdozent, seit 1893 als Extraordinarius, folgte 1897 einem Ruf als ord. Prof. der Geburtshilfe und Gynäkologie nach Groningen in Holland und siedelte in gleicher Eigenschaft noch im Herbst desselben Jahres nach Tübingen über. D. ist Verf. verschiedener Publikationen über Kindbettfieber, gynäkochirurgische Themata, Stickoxydul-Sauerstoff-Anästhesie u. a.

Doenitz, Friedrich Karl Wilhelm, in Berlin, daselbst 1838 geb. und von 1859 bis 64 med. ausgebildet, besonders als Schüler von REICHERT und FRERICHS, war von 1872 bis 75 Professor der med. Akad. in Tokio (Japan), später an verschiedenen japan. Krankenhäusern im Innern, arbeitete nach seiner Rückkehr wissenschaftlich in Berlin, teils im Hygienelaborat. der Univers., teils im Institut für Infektionskrankheiten unter KOCH, leitete 1893 das Bonner bakteriolog. Laboratorium für Cholera-Untersuchungen, war von 1896 bis 99 Mitglied des Instituts für Serumforschung und Serumtherapie, siedelte bei Umwandlung desselben in ein Institut für experimentelle Therapie mit diesem von Steglitz b. Berlin nach Frankfurt a. M. über, wurde jedoch bald (Ende 1899) zum Vorsteher der Kranken-Abteilung des Instituts für Infektionskrankheiten in Berlin (mit dem

Charakter als Geh. Med.-Rat) ernannt.
Schriften: „*De tunicae intestinorum villosae epithelio*" (Berlin 1864, Diss.) —
„*Beschreibung und Erläuterung von Doppelmissgeburten*" (1865) — „*Über das Antitoxin des Tetanus*" (D. m. W. 1897) —
„*Über die Grenzen der Wirksamkeit des Diphtherie-Heilserums*" (Arch. intern. de pharmacodynamie 1899) — „*Bericht über die Thätigkeit des Kgl. Instituts für Serumforschung und Serumprüfung zu Steglitz*" (Klin. Jahrb. 1899), dazu noch viele Mitt. anthropologischen Inhalts spez. aus Japan in d. „Mitt. d. D. Ges. f. Natur- u. Völkerkunde Ostasiens".

Dogiel, Jan von, geb. 7. März 1830 zu Zalesie (Litthauen). Nach Beendigung der Gymnasialbildung in Kowno bezog D. die medico-chirurgische Akademie in St. Petersburg und wurde 1854 als ordinierender Arzt an dem St. Petersburger Militärhospital angestellt. Darauf wurde er nach Finland kommandiert zu chirurgischen Hilfsleistungen bei dem Bombardement der Festung Sweaborg durch die anglo-französische Flotte. An der Universität zu Moskau wurde er 1863 zum Doktor der Medizin promoviert. 1865 wurde D. von dem Kultusministerium ins Ausland kommandiert, wo er sich für den Lehrstuhl der Physiologie vorbereitete. Er arbeitete zuerst in Heidelberg unter HELMHOLTZ's, KIRCHHOFF's und BUNSEN's Leitung, und begab sich hierauf nach Leipzig, wo er zwei Jahre hindurch in C. LUDWIG's Laboratorium sich mit Histologie und Physiologie des Kreislaufes befasste; ausserdem studierte er unter HUPPERT's Leitung physiologische Chemie. Zurückgekehrt wurde er 1868 Privatdozent für Physiologie in St. Petersburg und im folgenden Jahre ord. Prof. der Pharmakologie an der Universität Kazan, wo er bis jetzt thätig ist. Seine meist experimentellen Arbeiten auf dem Gebiete der Physiologie, Histologie, Chemie und Pharmakologie sind in polnischen, russischen, französischen und deutschen Archiven und medizinischen Zeitschriften publiziert worden. Die rein zootomischen, chemischen und physikalischen übergehend, heben wir hervor: „*Gegenwärtiger Standpunkt der Frage über die Structur und Function der Lymphdrüsen*" (Moskau 1863, russ.) — „*Zur Lehre der Irisbewegung*" (mit J. BERNSTEIN. Verhandl. d. naturhist.-med. Vereins Heidelberg 1866) — „*Über den Muskulus dilatator pupillae bei Säugethieren, Menschen und Vögeln*" (M. SCHULTZE's Archiv f. mikr. Anat. 1870 u. 1886) — „*Die Betheiligung der Nerven an den Schwankungen in der Pupillenweite*" (PFLÜGER's Arch. Bd. 56, 1894) — „*Die Ausmessung der strömenden Blutvolumina*" (Berichte d. k. s. Gesell. d. Wiss., math.-phys. Klasse, 1867) — „*Ein neuer Versuch über den ersten Herzton*" (mit C. LUDWIG. Berichte d. k. s. Gesell. d. Wiss., math.-phys. Klasse. 1868) — „*Über den*

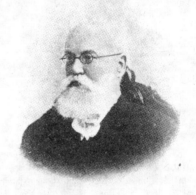

Einfluss d. Nerv. ischiadicus u. N. cruralis auf die Circulation des Blutes in den unteren Extremitäten" (PFLÜGER's Arch. 1872) — „*Über den Einfluss der Musik auf den Blutkreislauf*" (DU BOIS-REYMOND's Arch. f. Anat. u. Physiol. 1880) — „*Ein neuer Versuch über d. Einfluss der Musik auf d. Blutkreislauf*" (Kazan 1897, russ.) — „*Über den Blutstrom unterbrochener Respiration*" (mit N. KOWALEWSKI. PFLÜGER's Arch. Bd. 3. 1870) — „*Über den Einfluss der Blutentleerung auf die Circulation und die Temperatur d. Körpers*" (mit GATZUK. Ctrlbl. f. d. med. Wiss. 1874) — „*Die Ganglienzellen d. Herzens bei verschiedenen Thieren u. bei Menschen*" (Arch. f. mikr. Anat. Bd. 14, 1877) — „*Anatomie und Physiologie d. Herzens der Larve von Corethra plumicornis*" (Mémoires de l'Acad. Imp. des Sc. de St.-Pétersburg. T. 24, No. 10, 1877) — „*Sur le coeur des Crustacés*" (Compt. Rend. de l'Acad. des

Scienc. Paris 1876) — *„Die Nervenzellen des Herzventrikels beim Frosche"* (Arch. f. mikr. Anat. Bd. 21, 1882) — *„Zur Lehre über das Nervensystem des Herzens"* (mit Tjumanzew. Arch. f. mikr. Anat. Bd. 36) — *„Beitrag zur vergleichenden Anatomie u. Physiologie des Herzens"* (Arch. f. mikr. Anat., Bd. 43) — *„L'Innervation du coeur des poissons osseux"* (Trav. de la Soc. des Naturalistes de l'univ. de Kasan, 1881. — Zeitschr. f. wiss. Zoologie. Bd. 37, 1882) — *„Die Muskeln und Nerven des Herzens bei einigen Mollusken"* (Arch. f. mikr. Anat. Bd. 14, 1877) — *„Die vergleich. Anatomie, Physiologie und Pharmakologie des Herzens"* (Kazan 1896, russ.) — *„Über die Ursache der Geldrollenbildung des Blutes"* (Du Bois-Reymond's Arch. f. Anat. und Physiol. 1879) — *„Zur Kenntniss der Eiweissreactionen und von dem Verhalten des Albumins der lichtbrech. Medien des Auges"* (Pflüger's Arch. Bd. 19, 1879) — *„Über Ozon und seine Wirkung auf das Blut"* (Cbl. f. d. m. Wiss. 1875) — *„Über Biuret"* (mit H. Huppert. Zeitschr. f. Chemie N. F. III) — *„Über einige einatomige gesättigte Alkohole"* (Pflüger's Arch. Bd. 8, 1874) — *„Beiträge zur Lehre von der Arsenikwirkung auf den thierischen Organismus"* (Ib. 1881) — *„Über die Wirkung des Chloroforms auf den Organismus der Thiere im Allgemeinen und besonders auf die Bewegung der Iris"* (Du Bois-Reymond's Arch. 1866) — *„Ein Mittel, die Gestalten der Schneeflocken künstlich zu erzeugen"* (Mélanges Physiques et Chim. Bulletin de l'Acad. Imp. d. Sc. de St.-Petersbourg, T. 9) — *„Handbuch der Pharmakologie"* (Receptur, St.-Petersburg 1883, russ.) — *„Lehrbuch d. physiolog. Pharmakologie"* (Ib. 1899). — Unter der Leitung D.'s haben seine Schüler Themata aus der Blut- und Nervenphysiologie bearbeitet, so Zeglinski, Jegorow, Kazem-Beck, Nikolski, Protopopow u. a.

Dohrn, Rudolf, geboren in Heide (Norderdithmarschen) 24. August 1836, studierte in Kiel und Leipzig (Litzmann, Schwartz und Credé). Am 18. Juli 1859 promoviert, wurde er Ostern 1863 Prof. ordinarius und Direktor der geburtsh. Klinik zu Marburg, Ostern 1883 Direktor der gynäkologischen Klinik zu Königsberg in Preussen und trat 1897 in den Ruhestand, den er gegenwärtig in Dresden zubringt. Schriften: Zu den in der älteren Quelle genannten (1861 bis 83) kommen hinzu: *„Ein verheiratheter Zwitter"* (Arch. f. Gyn. 1883) — *„Zustände des Hebammenwesens in Ostpreussen"* (Ztschr. f. Geb. 1884) — *„Die Bildungsfehler des Hymens"* (Ib.) — *„Todesfälle an Embolie b. Unterleibstumoren"* (Ib.) — *„Über die Ausbreitung geburtsh. Pfuscherei in Ostpreussen"* (Ib. 1885) — *„Mortalität in den Entbindungsanstalten Deutschlands 1874—1883"* (Ib.) — *„Ein Fall von Epispadie"* (Ib.) — *„Zwei Ausfälle der Klinik"* (Clb. f. Gyn. 1886) — *„Über die zeitliche Trennung von Wendung und Extraction"* (Ztschr. f. Geb. 1887) — *„Hat das enge Becken Einfluss auf die Entstehung des Geschlechts?"* (Ib.) — *„Über das*

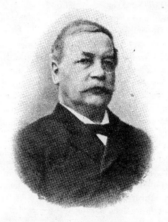

glatte Becken" (Hebammenzeitung 1888) — *„Excoriation der Stirnhaut bei einem Neugeb."* (Zeitschr. f. Geb.) — *„Die operativen Befugnisse der preussischen Hebammen"* (D. m. W. 1890) — *„Über die Nachprüfungen der Hebammen"* (Ib. 1890) — *„Zur Kenntniss des Mechanismus der Respiration des Neugeb."* (Verh. des Kongr. zu Freiburg 1890) — *„100 Ovariotomien"* (Cbl. f. Gyn. 1891) — *„Ein Fall von Nierenexstirpation bei einem 3jährigen Kinde"* (Ib. 1891) — *„Über hereditäre Infect."* (D. m. W. 1892) — *„Zur Kenntniss der Wirksamkeit geburtsh. Pfuscherinnen"* (Cbl. f. Gyn.) — *„Preussiches Hebammenlehrbuch"* (Berlin 1892) — *„Über Zulassung weiblicher Ärzte"* (D. m. W. 1893) — *„Ein Fall geheilter Uterusruptur"* (Clb. f. Gyn. 1894) — *„Über Leistung von Kunsthilfe in der geburtsh. Praxis"* (Volkm. Vortr. 1894) — *„Über den*

Kaiserschnitt bei verstorbenen Schwangern" (Ib. 1897) — *"Über die Behandlung der Nachgeburtszeit"* (Berlin 1898) — *"Berichte über die Leistungen in der Geburtshilfe* (in den VIRCHOW'schen Berichten 1876 bis 99).

Doijer, Derk, emerit. Prof. der Augen- u. Ohrenheilkunde in Leiden, daselbst 21. Dezember 1896 verstorben, war 1827 in Zwolle geboren. Er studierte auf der Reichsschule für Militärmedizin in Utrecht, wurde 1849 Gesundheits-Offizier 3. Kl. in Amersfoort, ging 1851 als solcher 2. Kl., nach der Promotion als Dr. in Leiden, nach Indien, wurde in Batavia Dozent an der Medizinschule für Javanische Doktoren und trug daselbst Anatomie und Physiologie vor. 1859 wurde er Gesundheitsoffizier 1. Kl. (Chirurgien major) und nach Samarang versetzt, erhielt 1860 Urlaub in die Heimat und hatte Gelegenheit sich in Utrecht unter DONDERS in der Augenheilkunde auszubilden. 1862 kehrte er nach Indien zurück, trat aus dem Militärdienst aus, erwarb sich in Batavia eine glänzende Stellung als Augenarzt, wurde nach seiner Rückkehr 1869 zum a. o. Prof. der Ophthalmologie an der Reichs-Universität Leiden, 1877 zum ord. Prof. ernannt; gleichzeitig wurde ihm die Ohrenheilkunde übertragen. 1895 legte er seine Professur nieder. Litterarisch ist D. nicht besonders hervorgetreten.

Dolega, Max, in Leipzig, geb. 1864 zu Leipzig, daselbst ausgebildet und als Assistent an der Universitätsklinik unter CURSCHMANN eine Zeit lang thätig, übernahm später die Direktion der SCHREBER-SCHILLBACH'schen Anstalt für gymnastische Therapie und Orthopädie. Seit 1897 für diese Disziplinen habilitiert, starb D. durch Selbstmord 8. Juli 1899. Seine Arbeiten betrafen die Massage und Orthopädie. Er veranstaltete eine deutsche Bearbeitung von *Jentzer u. Bourcart's Heilgymnastik in der Gynäkologie,* bearbeitete für NAUMANN's Bibl. f. deutsche Ärzte den Abschnitt: *"Massage, ihre Technik und Anwendung"* und publizierte noch monographisch eine ausführliche kritische und klinische Untersuchung *"Über die Rückgrat-Verkrümmung bei Kindern"*.

Dollinger, Julius, geb. in Budapest 8. April 1849, machte daselbst den grössten Teil seiner med. Studien, studierte einige Semester auch in Wien und Berlin, wurde 1875 in Budapest promoviert. Er hatte sich besonders zu anat. Studien hingezogen gefühlt und wurde 1874, noch als Student, zum Assistenten von SCHEUTHAUER ernannt. 1876 wendete er sich der Chir. zu und wurde in der Klinik von KOVÁCS Operationszögling und 1877 ebendaselbst Assistent. Die Okkupation Bosniens machte er als Oberarzt eines Infant.-Reg. mit und leitete auch nach der Einnahme Serajewos eine Zeit lang eine chir. Abteilung des Milit.-Spitales daselbst. Aus dem Feldzuge zurückgekehrt, wendete er sich der Orthopädie zu. 1882 trat er eine wissenschaftl. Reise an, besuchte die orthopäd. Anstalten und chir. Kliniken Deutschlands, Frankreichs und Englands und veröffentlichte seine Erfahrungen in Briefen (Orvosi Hetil.,1882). In demselben Jahre noch habilitierte er sich als Dozent für Orthopädie an der Budapester Universität. 1883 gründete er eine orthopäd. Privatheilanstalt in Budapest und in demselben Jahre ein Ambulatorium für an Verkrümmungen leidende Arme. Die Anstalt blühte rasch empor und bietet ein reiches Material zu seinen Vorträgen über Orthopädie, zu orthop. Operationen und zum prakt. Unterricht in der Massage. 1889 wurde er zum Chefarzt der chirurg. Abteilung im Spital der barmherzigen Brüder in Budapest, 1891 zum Prof. e. o. ernannt, 1893 wurden ihm auf der internen Klinik KÉTLY'S die visceral. chirurg. Fälle übertragen. 1895 wurde seine Lehrberechtigung auf die ganze Chirurgie erweitert. 1897 wurde er zum Nachfolger KOVÁCS vom Professorenkollegium einstimmig zunächst vertretungsweise berufen und 1898 definitiv zum ord. ö. Professor und Direktor der chir. Klinik bestätigt. Die Klinik verfügt über 86 Betten nebst freier Auswahl der Krankenaufnahme aus einem grossen Ambulatorium. Zu den im Biogr. Lex. (VI, 708) verzeichneten Publikationen D.'s sind seitdem noch folgende wichtige hinzugekommen: *"Wie verhält sich die Vererbung des angeborenen Klumpfusses zur Weissmann-Ziegler'schen Theorie der Vererbung"* (W. m. W. 1887) — *"Beiträge zur Jodoformätherbehandlung der tuberku-*

lösen Knochenentzündung" (Ib. 1889) — *„Ist die Knochentuberkulose angeerbt?"* (Ib.) — *„Wann soll der tuberkulöse Wirbelabscess geöffnet werden?"* (Cbl. f. Ch. 1889) — *„Die Massage für praktische Ärzte u. Mediziner"* (Stuttgart 1890) — *„Osteotomien an den unteren Extremitäten"* (Orv. Het. 1890) — *„Zur Frage der Wundbehandlung ohne Dränage"* (Ib.) — *„Arthrodesen bei der Kinderlähmung"* (Cbl. f. Ch. 1891) — *„Schenkelhalsbruch geheilt mit Silberdrahtnaht"* (Ib.) — *„Ein Fall von Spondylolisthesis"* (Ib.) — *„Resection des Sternums wegen retrosternalem Abscess in zwei Fällen"* (Orv. Het. 1892) — *„Resection der Symphyse wegen Necrose"* (Ib.) — *„Macewen's radicale Operation bei Leistenbruch"* (Ib.) — *„Gastrostomie bei Oesophagusstrictur"* (Ib.) — *„Knochennaht ohne Durchbohrung des Knochens"* (Cbl. f. Ch. 1892) — *„Die Behandlung der tuberkulösen Knochen und Gelenke"* (Orv. Het. 1893) — *„Exstirpation der Niere wegen putrider Pyelitis"* (Ib.) — *„Gipsverband zur Behandlung der Oberschenkelfracturen"* (Cbl. f. Ch. 1894) — *„Ein Schienenstiefel zur ambulanten Behandlung der Unterschenkelfracturen"* (Cbl. f. Ch. 1894 u. Orv. Het.) — *„Die subcutane Exstirpation der tuberkulösen Lymphdrüsen des Halses, des Nackens und der Submaxillargegend"* (D. Z. f. Ch. 1894 und Orv. Het.) — *„Die Behandlung der tuberkulösen Wirbelentzündung nebst pathol. Erfahrungen auf Grund von 700 Fällen"* (Orv. Het. 1896 und deutsch: Stuttgart). Seither erschienen: *„Die ambulante Behandlung der Fracturen der unteren Extremitäten"* (Orv. Het. u. deutsch: W. Klinik, Heft No. 11, 1898) — *„Das Prinzip der Construction von Verbänden und Prothesen bei tuberkulöser Entzündung der Knochen und Gelenke"* (D. Z. f. orthop. Ch. 1899).

Domrich, Ottomar, zu Meiningen, geb. zu Oldisleben (Sachs.-Weimar) 22. April 1819, studierte 1837 bis 42 zu Jena und Würzburg, wurde 1842 in Jena Doktor mit der Diss.: *„De oesophagi strictura"*, war dann Hilfsarzt an den verein. Heilanstalten daselbst bis 1845 und habilitierte sich in diesem Jahre als Privatdozent für psych. Krankheiten, psych. Anthropologie, allgem. Pathol. und Physiol. 1846 wurde er zum Direktor des physiol. Institus, in welchem er die physiol. und histol. Arbeiten zu leiten hatte, ernannt, 1848 zum a. o. Prof., 1854 zum ord. Honorar.-Prof. Ausser Beiträgen zur Neuen Jenaischen Litteratur-Zeitung, zu HAESER's Archiv und den von ihm, zusammen mit seinen Kollegen, herausgegebenen Jenaischen Annalen für Physiol. und Med. (1849 bis 51) schrieb er: *„Die psych. Zustände, ihre organ. Vermittelung und ihre Wirkung in Erzeugung körperl. Krankh."* (Jena 1849). 1856 wurde er nach Meiningen als Hof- und Med.-Rat, herzogl. Leibarzt, Mitglied der Med.-Deputation und Leiter des Georgen-Krankenhauses berufen. Er ist zur Zeit Geh. Rat, Med. Referent a. D. im Ministerium und Leibarzt.

Donders, Frans Cornelis, geb. 27. Mai 1818 zu Tilburg in Noord-Braband, trat im Alter von 17 Jahren zu Utrecht als Zögling in das grosse Reichs-Hospital für Militärmedizin und widmete sich an dortiger Universität von 1835 bis 40 dem Studium der Medizin. Während zweier Jahre, nach beendigtem Studium erst in Vliessingen, darauf im Haag, als Militärarzt angestellt, promovierte D. an der

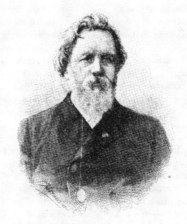

Universität Leiden auf Grund einer *„Dissertatio sistens observationes anatomico-pathologicas de centro nervoso"* und wirkte dann als „Lector anatomiae et physiologiae" an der Utrechter militärärztlichen Reichsschule bis 1848, dem Zeitpunkte seiner Berufung zum Professor e. o. an die med. Fakultät der Utrechter Universität. Angeregt durch die Forschungen von SCHLEIDEN u. SCHWANN und unterstützt von einem Chemiker, wie MULDER, hatte sich D. zunächst mikroskopischen und mikrochemischen Untersuchungen der tierischen Gewebe zugewendet und die Ergebnisse derselben (1846) in den „Holländischen Beiträgen zu den anatomischen und physiologischen Wissenschaften", welche er im Vereine mit VAN DEEN und MOLESCHOTT herausgab, veröffentlicht. Aber schon vorher noch hatte D. durch seine 1844 gehaltene und 1845 im Druck erschienene Rede: „*Blik of de stofwisseling als bron der eigen warmte van planten en dieren*", die Aufmerksamkeit auf sich gelenkt. In dieser Rede wird die Haut als Wärmeregulator des tierischen Körpers erklärt und es werden, wie man heutzutage sagen kann, dem Prinzipe von der Erhaltung der Arbeit entsprechende Anschauungen über die Vorgänge des Stoff- und Kraftwechsels in den organischen Leibern entwickelt. — Auch der grosse Ophthalmologe regte sich in D. schon in diesen ersten Jahren seiner schriftstellerischen Thätigkeit. Es erschienen die Abhandlungen: „*De bewegingen van het menschelyk oog*" (Holländ. Beiträge 1846) — „*Über die Bestimmung des Sitzes der mouches volantes*" (Z. f. phys. H. 1847) und die von D. seit 1845 redigierte medizinische Zeitschrift „Het Nederlandsch Lancet", von welcher zwölf Bände erschienen sind, brachte 1848 die Abhandlung: „*De anwending van prismatische brillenglazen tot genezing van scheelzien*". In demselben Jahre erschienen die Arbeit „*Über den Zusammenhang zwischen dem Convergiren der Sehaxen und dem Accommodationszustande der Augen*" und die Untersuchungen über die Regeneration der Hornhaut. Mit seiner 1852 erfolgten Ernennung zum ordentlichen Professor wandte sich D. vornehmlich der Ophthalmologie zu und übte bis 1862 augenärztliche Praxis aus. Seit 1855 Mitredakteur des v. GRAEFE'schen „Archivs für Ophthalmologie", eröffnete D. 1858 das aus freiwilligen Beiträgen hervorgegangene„Nederlandsch Gasthuis voor ooglijders" zu Utrecht, in welchem er augenklinischen, auch von Ausländern, namentlich von Deutschen stark besuchten Unterricht erteilte, dabei war er trotz zeitraubender praktischer Thätigkeit, rastlos schriftstellerisch thätig und veröffentlichte eine grosse Zahl von Journalaufsätzen zur vergleichenden Anat.

und Physiologie des Sehorgans, welche das ältere Biogr. Lexikon verzeichnet. (B.-L. II p. 203). Die wichtigsten darunter sind diejenigen Arbeiten, die sich auf Refraktion, Accommodation, Brillenbestimmung etc. beziehen. 1863 erhielt D. als Nachfolger des 1862 verst. SCHRÖDER VAN DER KOLK die ordentliche Professur der Physiologie, und es wurde 1866 das ganz nach D. Angaben eingerichtete neue physiologische Laboratorium in Utrecht eröffnet, wo er bis 1 Jahr vor seinem 24. März 1889 erfolgten Ableben in segensreichster Weise als Lehrer und Forscher wirkte. Von den vielen seit 1862 erschienenen Arbeiten D.'s verdienen Erwähnung: 1863: „*Refractionsanomalien, oorzaken van strabismus*" (Versl. en med. k. Acad.; deutsch: „*Zur Pathogenie des Schielens*" [Arch. für Ophthalmologie]) und „*Über einen Spannungsmesser des Auges*" (Ophthalmotonometer; Ib.), sodann aber vor allem 1864: „*The anomalies of refraction and accommodation*" (edit. by the New-Sydenham Society; 1866 erschien hiervon die deutsche Übersetzung von O. BECKER, eine italienische von A. QUAGLINO und eine französische von WECKER in „Manuel d'ophthalmologie"). Ferner: „*De l'action des mydriatiques et des myotiques*" (Ann. d'oculist. LIII) — „*Klangfarbe der Vocale*" (Arch. für die Holländ. Beiträge). 1865: „*Over stem en spraak*" (Arch. voor Natuur-en Geneeskunde). Im selben Jahre (1865) erschien auch J. J. DE JAAGER'S Dissertation: „*De physiologische tijd bij psychische processen*", eine Arbeit, welche unter D.'s Leitung und wesentlicher Mitarbeiterschaft entstand. Um die Zeit zwischen Reiz und psychischem Effekt zu bestimmen, erdachte D. den „Noëmotachographen" und das „Noëmotachometer" (Ned. Arch. v. G. en N. III) und veröffentlichte 1868 in REICHERT und DU BOIS-REYMOND'S Archiv die Arbeit: „*Die Schnelligkeit psychischer Processe*".

Doran, Alban Henry Griffiths, in London, daselbst 1849 geb. und am St. Bartholomew's Hosp. ausgebildet, M. R. C. S. 1871, F. R. C. S. 1875, 1873 bis 81 anat. u. pathol. Assistent am Museum des R. C. S., seit 1877 Surgeon am Samarian Free Hosp. und Frauenarzt in London. Schriften: „*Papilloma of the Fallopian Tube*" (Trans. Pathol. Soc. Lond. 1880) — „*Primary*

Cancer of the Fallopian Tube" (Ib. 1888, 1889) — "Diseases of the Fallopian Tube" (in ALLBUTT's u. PLAYFAIR's System of Gynäkologie 1896), sowie mehrere Aufsätze über Neubildungen der Tuba Fallopii: "*Clinical and pathological observations on tumours of the ovary, Fallopian Tube and bread liga-*

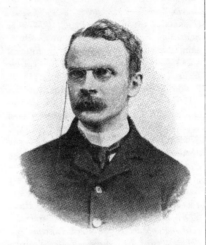

ment" (1884) — "*Handbook of gynecological operations*" (1887). Ausserdem verschiedene Journalartikel über Gynäkochirurgie in Lancet und Brit. Med. Journal. Seit 1899 ist D. Präsident der Obstetrical Soc. of Lond.. auch ist er korresp. Mitgl. der Ges. f. Geburtsh. u. Gynäkol. in Leipzig.

Dornblüth, Friedrich Karl Johann, wurde zu Plau in Mecklenburg 31. Juli 1825 geboren und studierte in Rostock, Leipzig, Heidelberg; 1849 erfolgte seine Promotion, worauf er zuerst als Militärarzt im badischen Feldzuge, seit Oktober 1849 als praktischer Arzt in Rostock in Thätigkeit trat. Neben mehr populär gehaltenen, hier übergangenen Abhandlungen angesehener Volkszeitschriften veröffentlichte er: "*Bau der Cornea oculi*" (Ztschr. f. rat. Med. N. F., VII und VIII) — "*Mechanismus der Harnsecretion*" (Ib. VIII) — "*Die Sinne des Menschen*" (1858) — "*Ursachen etc. der Cholera*" (Rostock 1860) — "*Anleitung zum Gebrauche des Seebades*" (Ib. 1864) — "*Die Schule der Gesundheit*" (2. Aufl. 1882) — "*Johnston's Chemie des täglichen Lebens*" (Neu bearbeitet, Stuttgart 1882) — "*Hueter's Theorie der*

Scoliose" (VIRCHOW's Arch. 1879) — "*Die Scoliosen*" (Samml. klin. Vortr. No. 172, 1879) — "*Die chronische Tabakvergiftung*" (Ib. 1877) — "*Kuhmilch als Kindernahrung*" (Jahrb. für Kinderheilk. 1879) — "*Milchversorgung der Städte*" (D. Vrtljhrschr. f. öff. Gesundheitspfl.) — "*Gesundheitspflege des Kindes*" (1888) — "*Gesundheitslehre*" (1887) — "*Gesundheitspflege der Schuljugend*" (1892) — "*Hygiene des Turnens*" (1898) — "*Krankheitsübertragung durch Milch*" und viele andere Beiträge im Jahrb. f. Kinderheilk., Vierteljahrsschr. f. öffentl. Gesundheitspfl., Ärztl. Monatsschrift etc. Wegen seiner erfolgreichen Thätigkeit auf dem Gebiete der Gesundheitspflege wurde D. 1899 zum Medizinalrat ernannt.

— Otto Wilhelm Albert Julius, als Sohn des Vorigen 19. März 1860 in Rostock geb., daselbst, sowie in Tübingen und München ausgebildet, Dr. med. 1884, successive Assistenzarzt der med. Klinik zu Rostock, der psychiatrischen Klinik zu München (GUDDEN), 1886 Irrenarzt im Provinzialdienst von Schlesien, 1892 bis 95 Direktor und Chefarzt der Provinzial-Heil- u. Pflege-Anstalt Freiburg (Schlesien), seit Oktober 1895 als Nervenarzt und Besitzer einer Privatklinik für Nervenkranke in Rostock thätig. Schriften: "*Zur Praxis und Theorie der Arzneibehandlung des Diabetes mellitus*" (Diss.) — "*Hygiene der geistigen Arbeit*" (1890, auch ins Polnische u. Französ. übersetzt) — "*Kompendium der inneren Med.*" (1892, 4. Aufl. 1899 ins Ital. u. Russ. übers.) — "*Wörterbuch der klin. Kunstausdrücke*" (1893, 2. Aufl. 1900) — "*Kompendium der Psychiatrie*" (1894) — "*Behandlung der Geisteskranken in Krankenhäusern*" (1895) — "*Gesunde Nerven*" (1896, 3. Aufl. 99) — "*Klinik der Neurosen*" (1896, — "*Kochbuch für Kranke*" (1897) — "*Die geistigen Fähigkeiten der Frau*" (1898) — "*Die Arzneimittel der heutigen Medizin*" (1898) — "*Behandlung der Angstzustände und Zwangsvorstellungen*" (Ärztl. Monatsschrift 98); Übersetzungen von CHATELAIN, LIÉBEAULT, CULLERRE, BOUVERET.

Dorveaux, Paul Marie Jean, Bibliothekar an der École supérieure de Pharmacie de l'Université de Paris, geb. in Courcelles - Chaussy (Kurzel in Lothringen) 21. Juli 1851, studierte und doktorierte 1880 in Nancy, und veröffentlichte:

„*Du traitement des anevrysmes de la fesse*" (Thèse, Nancy 1880) — „*Catalogue des thèses de pharmacie soutenues en France*" (Paris 1891 bis 94, 2 vol.) — „*Inventaires d'anciennes pharmacies dijonnaises*" (XV siècle, Dijon 1892) — „*Inventaire des archives de la Compagnie des marchands apothicaires de Paris*" (Paris 1893) — „*Inventaire de la pharmacie de l'hôpital St. Nicolas de Metz*" (27 juin 1509 Paris et Nancy, 1894) — „*L'Antidotaire Nicolas*" (Paris 1896) — „*Statuts du corps des marchands apothicaires et épiciers de Lille*" (Ib.) — „*Notice sur la vie et les oeuvres de Thibault Lespleigney apothicaire à Tours*" (Ib. 1898). Ferner veranstaltete er Neuausgaben von: „*Le Myrouel des appothiquaires et pharmacopoles de Symphorien Champier*" (Ib. 1894) — „*Promptuaire des médecines simples en rithme joieuse, par Thibault Lespleigney*" (Ib. 1899).

Doutrelepont, Joseph, zu Malmedy 3. Juni 1834 geboren, absolvierte seine Studien in Bonn, Berlin und Wien und wurde 1858 promoviert. Er begann seine Thätigkeit als Privatdozent für Chirurgie 1863, wurde 1869 Prof. e. o. und 1882 Direktor der Klinik für Hautkrankheiten und Syphilis in Bonn, 1887 Geh.

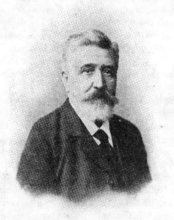

Med.-Rat, 1894 ordentl. Honorar.-Professor. Von seinen Schriften erschien ein Teil in der Berl. med. Wochenschr., so: „*Herniotomie bei Massenreduction*" — „*Casuistik der Kopfverletzungen*" — „*Casuistik der complicirten Luxation*" — „*Resection des Hüftgelenkes*"; andere in LANGENBECK's Archiv: „*Resection des Ellbogengelenkes*" — „*Urethrotomia externa*" — „*Herniotomia externa*" und ähnliche, die in der Deutschen Zeitschr. für Chirurgie publiziert wurden. Hervorzuheben sind noch: „*Versuche über die Übertragung der Carcinome von Thier auf Thier*" (VIRCHOW's Archiv) — „*Über Sycosis parasitaria*" und „*Tuberkelbacillen im Lupus*" (Monatsh. für Dermatologie). Weitere Schriften veröffentlichte D. im Arch. f. klin. Chir.: „*Zur Regeneration der Knochen nach subperiostaler Resection*" (IX) — „*Über Gallertkrebs der Brustdrüse*" (XII); in D. Ztschr. f. Chir.: „*Über Hüftgelenksluxation*" (III) — „*Über Aspiration bei Brucheinklemmung*" (VI) — „*Schussverletzung des Gehirns*" (XVIII); in Deutsche med. Wochenschrift 1885 bis 92: „*Fall von Meningitis tuberculosa nach Lupus*" — „*Über Bacillen bei Syphilis*" (mit Dr. SCHULTZ) — „*Über Bacillen bei Syphilis*" (Vortr. in der Naturforscher-Versamlg.) — „*Zur Therapie des Rhinosclerom*" — „*Lupus und Hauttuberculose*" — „*Syphilis und Carcinom*" „*Behandlung der Syphilis mit Injection von Calomelöl und Ut. cinereum*" — „*Vorträge über Tuberculin*" — „*Referat über Lepra*" — „*Über Haut- und Schleimhauttuberculose*" (1897, Mitteilung über T.R.), ferner im Cbl. f. i. M. (1882), Monatsh. f. Dermatol. III, Cbl. f. B. 1887, Arch. f. Dermat. u. Syph. (1884 bis 96), Klin. Jahrb. 1890 bis u. 91 in den Verhdlg. d. Ges. f. Dermatol. u. Syph.

Drachmann, Anders Georg, zu Kopenhagen 22. November 1810 geb., absolvierte 1836 das chir. 1839 das med. Examen, wurde Arzt an dem von LANGGAARD errichteten orthopädischen Institute zu Kopenhagen und hat seit den Vierziger Jahren als vielbeschäftigter Spezialist in Orthopädie und Gelenkkrankheiten gewirkt. 1848 wurde er Oberarzt in der dänischen Marine. 1859 errichtete er ein Institut für med. Gymnastik. Auf dem Gebiet seiner Spezialität hat er neben vielen kleineren Artikeln in den dänischen Zeitschriften grössere Arbeiten publiziert: „*Om Ryggradens Sidekrumning (Scoliosis)*" — „*Om Spondylarthrocace*" — „*Om Arthritis deformans*" — „*Om Resection efter Skudsaar*" — „*Om Stethometrie*". Auch in den sich an die Orthopädie anschliessenden

Fragen, besonders denen der Schulhygiene, ist er sehr thätig gewesen und schrieb u. a.: *„Om Pigebörns physiske Opdragelse"* (über die physische Erziehung der Mädchen). 1877 erhielt er die Ehrendoktorwürde gelegentlich der Jubiläumsfeier der Universität zu Upsala. 1884 hat er sich in den Ruhestand zurückgezogen. Er starb zu Anfang Juli 1892.

Dragendorff, Georg, 8. April 1836 in Rostock geb., betrieb daselbst seine Studien besonders unter FRANZ SCHULZE und wurde zum Dr. phil. 1861, zum Dr. med. (hon. causa) in München 1872 promoviert. Seit 1864 als Prof. ord. der Pharmacie an der Universität Dorpat thätig, trat er aus politischen Gründen 1893 von seinem Lehramt zurück, siedelte nach Rostock über und starb hier 7. April 1898. Er verfasste eine grosse Reihe von Arbeiten pharmakologischen Inhaltes (viele im Archiv für experim. Pathologie). Als Monographien erschienen: *„Die gerichtlichchemische Ermittelung von Giften"* (St. Petersburg 1876, 2. Aufl.) — *„Beiträge zur gerichtlichen Chemie"* (Ib. 1871) — *„Die qualitative und quantitative Analyse von Pflanzen und Pflanzentheilen"* (Göttingen 1882). Sein Hauptwerk. die Vollendung seiner eigentlichen Lebensaufgabe, sollte er nicht mehr erleben, da es erst nach seinem Tode erschien u. d. T.: *„Die Heilpflanzen der verschiedenen Völker und Zeiten. Ihre Anwendung, wesentlichen Bestandtheile und Geschichte"* (Stuttgart 1898). Dieser 884 Seiten starke Grossoktavband mit einer Fülle gelehrten Materials wird für lange Zeit als ein Universalrepertorium der Pharmakologie wertvoll bleiben.

Drasche, Anton, in Wien, geb. 11. Juli 1826 zu Lobenda (Böhmen), studierte in Prag, Leipzig und Wien, erlangte 1851 die Doktorwürde, wirkte seitdem als Sekundararzt, Privatdozent, Primararzt und ausserordentlicher Professor der Epidemiologie mit dem Charakter als Hofrath in Wien. Er veröffentlichte: *„Über die Cholera"* — *„Über den Einfluss der Hochquellenleitung auf die Salubrität der Bevölkerung Wiens"* und zahlreiche klinische Abhandlungen. Seit einigen Jahren giebt er mit zahlreichen Mitarbeitern die *„Bibl. d. gesamt. med. Wiss."* heraus.

Drechsel, Edmund, geb. zu Leipzig 1843, studierte Chemie zu Leipzig von Ostern 1863 ab namentlich unter KOLBE, als dessen Assistent er seit seiner Promotion (als Dr. phil.) von Michaeli 1865 bis Ostern 1868 thätig war. Seit 1872 als chemischer Assistent am physiologischen Institute der Universität Leipzig angestellt, wurde er 1878 zum a. o. Professor in der medizinischen Fakultät, 1883 auch zum Doktor der Medizin ernannt. 1882 folgte er einem Ruf als ordentl. Prof. für med. Chemie nach Bern (als Nachfolger des nach Petersburg berufenen MARCEL NENCKI) und starb 22. September 1897 zu Neapel, woselbst er sich zu Studienzwecken in der zoolog. Station aufhielt. Er publizierte: *„Über Ernährung, Athmung und Ausscheidungen"* (in HOFMANN und SCHWALBE's Jahresberichten) — *„Chemie der Absonderungen der Gewebe"* (in L. HERMANN's Handbuch der Physiologie), ferner Untersuchungen über Spaltungsprodukte und Eigenschaften der Eiweisskörper, Entstehungsart des Harnstoffs und zahlreiche andere Aufsätze zur physiol. und physikalischen Chemie.

Drozda, Josef, in Wien, geboren 6. Mai 1850 zu Klattau (Böhmen), in Wien als Schüler ROKITANSKY's, SKODA's und DUCHEK's ausgebildet, 1873 Dr. med., war Assistent der med. Klinik LOEBEL's, ist seit 1880 Dozent für interne Medizin, seit 1890 k. k. Primararzt und Vorstand der I. med. Abteilung im k. k. Kaiser Franz Joseph-Spitale zu Wien. Schriften: *„Neuropathologische Beiträge"* (Wien 1880) — *„Studien über das Wesen der Narkose"* (Leipzig 1880) — *„Zur Diagnostik der Gehirnerkrankungen"* (Wien 1881) — *„Über die Bedingungen des Zustandekommens von musikalischen Herzgeräuschen"* (Ib. 1883) — *„Über temporäre aphatische Zustände"* (Ib. 1885) — *„Influenza"* (Ib. 1890) — *„Erkrankungen des Gehirnes und seiner Häute"* (in EISELT's spezieller Pathologie und Therapie, VI, Prag 1884 bis 86) — *„Grundzüge einer rationellen Phthiseotherapie (Heilung der Tuberkulose)"*, (Vortr. XII. intern. med. Kongr. Moskau 1897). Nebstdem eine reichliche Fülle von diversen klinischen Beiträgen in der Wr. med. W., Wr. med. Pr., Wř. kl. W., BUM's und

Duboué, Paul Henri, doktorierte 1859 zu Paris, schrieb über Extrauterinschwangerschaft (1874), später über die Prinzipien einer rationellen Therapie (Paris 1876) und machte sich bemerkbar durch eine Schrift: „*De la physiologie pathologique le la fièvre typhoïde et des indications thérapeutiques, qui en dérivent*" (Ib. 1878). Als bestes Mittel gegen Typhus empfahl er später in den Pariser Wochenjournalen Ergotinpräparate. D. starb Ende September 1889.

Duchek, Adalbert, zu Wien, 1. Dezember 1824 zu Prag als Sohn eines Arztes geb., wurde 1848 daselbst Doktor mit der Diss.: „*Über die Wirbeltuberculose*", darauf Sekundärarzt in der dortigen Irrenanstalt, später Assistent bei HAMERNIK, beschäftigte sich viel mit pathologischer Anatomie und Chemie und kam 1855 als Professor an die damalige mediz.-chirurgische Schule zu Lemberg. Er erhielt ein Jahr später einen Ruf nach Heidelberg und wurde 1858, bei der Wiederaufrichtung der Josephs-Akademie, an diese nach Wien als Professor der medizinischen Klinik berufen. Als 1871 SKODA in den Ruhestand trat, wurde D. an seiner Stelle Mitglied der med. Fakultät, der er bis zu seinem 2. März 1882 erfolgten Tode angehört hat. Als Kliniker war er sehr exakt und für seine Schüler klar und verständlich, als Diagnostiker vortrefflich und als Therapeut wählte er die goldene Mittelstrasse zwischen Nihilismus und Pharmazie. Als Arzt erfreute er sich einer grossen Beliebtheit. Von seinen grösseren litterarischen Leistungen führen wir an: „*Die Krankheiten der Kreislaufs-, Athmungs-, Verdauungs-, der Geschlechts- und Harnorgane*" (im Handb. der spez. Pathologie und Therapie, Bd. I, Erlangen 1862) und „*Scorbut (Scharbock), scorbutus*" (in v. PITHA und BILLROTH, Handb. der allgem. und spez. Chirurgie, I, 2. Abt. A, Erlangen 1876). Auch war er von 1861 bis 70 Mitherausgeber der Wiener medizinischen Jahrbücher und des Wochenblattes der Zeitschrift der k. k. Gesellschaft der Ärzte zu Wien.

Duchenne, G.-B. (D. DE BOULOGNE). geb. 17. September 1806 zu Boulogne sur mer, machte seine med. Studien in Paris, von wo er 1831 nach seiner Vaterstadt zurückkehrte, um daselbst zu praktizieren. Angeregt durch die Arbeiten von SARLANDIÈRES und MAGENDIE über Elektropunktur begann er 1855 sich mit Untersuchungen über die Heilwirkungen der Elektrizität zu beschäftigen. Er siedelte 1842 nach Paris über und lebte hier bis zu seinem Tode ohne jede offizielle Stellung als Lehrer oder Hospitalarzt, auch ohne eine solche zu suchen, hauptsächlich damit beschäftigt, das Krankenmaterial der Pariser Hospitäler für seine Spezialuntersuchungen nach Kräften zu benutzen, soweit ihm dies von den Leitern der Kliniken und Hospitäler gestattet wurde. Trotz vieler Schwierigkeiten, die sich D. hierbei entgegenstellten, und obwohl er nicht selten angefeindet und zurückgewiesen wurde, gelang es ihm dennoch, allmählich ein reichhaltiges und brauchbares Beobachtungsmaterial zu gewinnen. Dies wurde die Grundlage, auf die er die moderne Elektrodiagnostik und Elektrotherapie aufbaute, als deren Schöpfer er unbedingt zu bezeichnen ist. Hauptsächlich kommt ihm das Verdienst zu, die „*Electrisation localisée*" eingeführt zu haben, wobei er unter Vermeidung der früheren Elektropunktur einfachere, nicht mit Hautverletzungen einhergehende Methoden verwertete, namentlich führte er die Applikation gut angefeuchteter und auf die feuchte Haut anzudrückender Stromgeber, sowie den Gebrauch des faradischen Pinsels bei der „*Faradisation cutanée*" ein. D. fand so die in diagnostisch-prognostischer Beziehung so ungemein wichtige „electromusculäre Contractilität (faradische Muskel-' und Nervenreizbarkeit)", und die elektrokutane Sensibilität, Methoden, welche A. EULENBURG mit Recht den physikalischen Untersuchungsmethoden der Perkussion und Auskultation an die Seite stellt. Auf diesen Arbeiten fussten die späteren Forschungen der REMAK, ZIEMSSEN, die 1857 die Elektrotherapie durch Einführung des konstanten Stromes erweiterten. — D. erwarb sich ferner ein unsterbliches Verdienst um die Muskelphysiologie, resp. die myologische Funktionslehre, indem er die von ihm ausgebildete Methode isolierter elektrischer Erregung der einzelnen Skelettmuskeln zur funktionellen Prüfung derselben und zu genauer Bestimmung ihrer vereinzelten oder kombinierten Wirkung unter bestimmten Verhältnissen, Stellungen u. s. w. benutzte. — Späterhin wandte D. seine Forschungen wesentlich der Pathologie und der pathologischen Anatomie des Nervensystems zu und gelangte auch hier zu wichtigen Resultaten. Ganz unbestreitbar gehören dahin die eigentliche, klassische progressive Muskelatrophie (sog. „Typus DUCHENNE-ARAN"), die „Paralysie glossolabiolaryngée" (Glossopharyngolabialparalyse, progressive Bulbärparalyse, DUCHENNE'sche Lähmung) und die von ihm sogenannte „Paralysie pseudohypertrophique" oder „myosclérosique" (in Deutschland häufiger als Pseudohypertrophie der Muskeln bezeichnet). Die in Frankreich ihm gewöhnlich zugeschriebene Entdeckung der „Paralysie atrophique graisseuse de l'enfance" und der „Ataxie locomotrice progressive" bedarf dagegen insofern einer Einschränkung, als die in Rede stehenden Krankheiten beide schon früher in Deutschland, jene als essentielle Kinderlähmung (HEINE), diese als Tabes dorsualis (ROMBERG u. a.), beschrieben wurden; doch hat D. namentlich bei der letztgenannten Krankheit um Feststellung des entscheidenden Symptoms „Ataxie" immerhin wesentliche Verdienste. Die von ihm ferner noch aufgestellte Krankheitsgruppe der „Paralysie générale spinale" oder „Paralysie générale spinale antérieure subaigue" erwies sich weiterhin als ein fruchtbares Feld für Aufdeckung und Differenzierung neuer klinischer Krankheitsbilder, wohin namentlich die „subcutane und chronische atrophische Spinallähmung der Erwachsenen" und die „amyotrophische Lateralsklerose" CHARCOT's gehören. — D.'s zahllose in Journalen zerstreute Aufsätze sind fast insgesamt aufgenommen und vereinigt in seinem grossen Hauptwerke „De l'électrisation localisée et de son application à la pathologie et à la thérapeutique" (Paris 1855; 3. Aufl. 1872; deutsch von ERDMANN 1856). Für die spezielle Muskelphysiologie ist nächstdem von besonderer Wichtigkeit seine „Physiologie des mouvements" etc. (Paris 1867) und das den mimischen Antlitzbewegungen gewidmete Einzelwerk: „Mécanisme de la physionomie humaine ou analyse électrophysiologique de l'expression des passions, applicable à la pratique des arts plastiques." (Paris 1862).

Düben, Gustav Wilhelm Johann von, in Stockholm, geb. in Lijsta, Hvargarn in Södermanland 25. Mai 1822, studierte seit 1837 in Lund, erwarb 1844 daselbst den Doktorgrad der Philosophie und widmete sich dann am Carolin. Institut in Stockholm dem Stud. der Med., das er jedoch schon nach wenigen Monaten unterbrach, um im Auftr. der Akad. der Wissensch. als Naturforscher einer Expedition eine Reise nach Afrika, Arabien, Ostindien und China zu machen. Nach seiner Rückkehr setzte er die med. Studien in Stockholm fort und wurde Doktor der Medizin in Upsala 1855. Seit 1858 Professor der pathologischen, seit 1861 Professor der normalen Anatomie und Physiologie am Carolinischen Institute in Stockholm, übernahm er 1874, als diese Professur geteilt wurde, die Anatomie. Von 1860 bis 71 war v. D. auch Inspektor des Instituts, von 1861 bis 68 Lehrer der Maleranatomie an der Akademie der freien Künste. Seine letzten Lebensjahre verbrachte v. D. im Ruhestande und starb auf seinem Landsitz Södermanland 15. Juli 1892. Von ihm rühren her folgende monographische Arbeiten: *„Mikroskopisk Diagnostik"* (Stockholm 1855) — *„Föreläsningar i patologisk anatomi"* (Stockholm 1859) — *„Kurs i anatomi, fysiologi, helsolära och fysisk uppfostran vid lärarinneseminariet"* (Stockholm 1864) — *„Medevi helsobrunn och bad"* (Ib. 1867) — *„Lappland och Lapparne"* (Ib. 1872), sein eigentliches Hauptwerk, das er nach mehrjährigen gründlichen Studien teils in Archiven und Museen, teils auf Grund zweier Reisen in Lappmarken herausgab. Mehrere Jahre lang war v. D. auch Redakteur der Hygiea gewesen.

Dührssen, Alfred, in Berlin, geb. zu Heide (Holstein) 23. März 1862, in Marburg und Berlin ausgebildet, Dr. med. 1884, war bis 1885 Unterarzt der Ber-

14*

liner Charité, bis 1886 Assistent an der Universitäts-Frauenklinik in Königsberg, von 1886 bis 93 Assistent und Hebammenlehrer an der geburtsh. Klinik der Charité, habilitiert 1888, erhielt 1895 den Professortitel und ist seit 1892 Inhaber einer Privatklinik für Frauenkrankheiten. Schriften: „*Die Anwendung der Jodoformgaze*

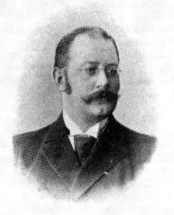

in der Geburtshülfe" (1888) — „*Geburtshülfliches Vademecum*" (1890; 7. Aufl. 1899) — „*Gynäkologisches Vademecum*" (1891; 6. Aufl. 1899) — „*Der vaginale Kaiserschnitt*" (1896) — „*Über Aussackungen, Rückwärtsneigungen und Knickungen der schwangeren Gebärmutter*" (1898) — „*Die Einschränkung des Bauchschnitts durch die vaginale Laparotomie*" (1899).

Düring, Ernst (Carl Eduard Camille) von, in Konstantinopel, 6. Mai 1858 zu Hamburg geboren, in Tübingen, Leipzig und Erlangen, sowie in Hamburg (unter UNNA) ausgebildet, Dr. med. 1871, war 1881/82 Assistent am pathol. Institut in Erlangen, 1882/84 an der chir. Klinik daselbst, 1887 bis 89 bei UNNA in Hamburg und ist gegenwärtig seit 1889 Prof. der Dermato- und Syphilidologie an der Medizinschule in Konstantinopel, seit 1898 mit dem Titel eines Pascha. Schriften: „*Das Denguefieber*" (Mtsh. f. pr. Dermat. 1890 X) — „*Lichen, Lichen neuroticus und Pityriasis rubra pilaris*" (Ib. XVI. 1893) — „*Lepra und die Frage ihrer Contagiosität nach Beobachtungen in Konstantinopel*" (Ib.) — „*Über einige Fragen aus der Lehre von der Vererbung der Syphilis*" (Ib. XX. 1895) — „*Lepra und Syringomyelie*" (D. m. W. 1894) — „*Die Schwierigkeit in der Diagnose nervöser Lepraformen insbesondere in Beziehung auf die Syringomyelie*" (Arch. f. Dermat. und Syph. XLIII. 1898) — „*Beitrag zur Lehre von den polymorphen Erythemen*" (Ib. 1896) — „*Klinische Vorlesungen über Syphilis*" (Hamburg und Leipzig 1895).

Duffey, Sir George Frederick, in Dublin, daselbst 20. Juni 1843 geb. und bis 1863 ausgebildet, diente von 1864 bis 71 in der Armee, Dr. med. Dubl. 1871, F. R. C. P. Irel. 1873, F. R. C. S. 1896, war successive Physic. am Mercer's Hosp., Dozent der Mat. med. an der Carmichael School, seit 1882 Physician des City of Dubsin-Hosp., gründete 1873 die 1875 wieder eingegangene „Irish Hosp. Gazette", ist gegenwärtig Prof. der Mat. med. und Pharmacie an der R. C. S. Irel. und wurde 1897 zum Ritter geschlagen. Von seinen Veröffentlichungen seien citiert sein Anteil an GRIFFITH's „*Materia medica and pharmacy*" (1879), sowie die Abhandlungen: „*Jodic purpura*" (Dubl. J. of med. sc. 1880) — „*Rheumatic orchitis as a sequel to fever*" (Ib. 1872) — „*Cystic degeneration of the kidneys causing dystocia*" (Med. times and gaz. 1866). Von D. rühren ausserdem noch viele andere Journalbeiträge her.

Dujardin-Beaumetz, George-Saintfort-Octave, berühmter Kliniker in Paris, geb. 1833 in Barcelona, studierte seit 1853 in Paris, wurde 1862 Dr. med. (These: „*De l'ataxie locomotrice*"), 1865 Chef de clinique bei Béhier, 1870 Arzt am Bureau central, leistete als solcher während des deutsch-französ. Krieges hervorragende Dienste und fungierte seit 1876 als Arzt am Hôp. St. Antoine. Hier hielt er sehr besuchte klinische Vorlesungen. 1882 vertauschte er diese Stellung mit der gleichen am Hôp. Cochin, wo er bis zu seinem 16. Februar 1895 erfolgten Ableben thätig war. Seit 1886 war D. Mitglied der Acad. de méd., sowie des Conseil d'hyg. publ. für das Seine-Départ. Von 1873 ab leitete er die Redaktion des Bullet. général de thérapeutique und war seit 1893 dessen Réd. en chef. D.'s Verdienste gehören drei Gebieten der Medizin an: der Nervenheilkunde, der Hygiene, sowie dem Lazarettwesen der Stadt Paris, um das er sich gerade im Kriegsjahre sehr verdient machte. Von seinen Veröffentlichungen seien citiert: *"Dictionnaire de thérapeutique, de matière médicale etc."* (Paris 1882) — *"Leçons de clinique thérapeutique, professés à l'hôpital Saint-Antoine, recueillies etc."* (Ib. 1878 bis 81) — *"Les troubles de l'appareil oculaire dans les maladies de la moëlle"* — *"L'emploi du phosphore en médecine"* — *"Recherches expérimentales sur la puissance toxique des alcools"* (Paris 1879); dazu kommen zahlreiche kleinere, kasuistische Journalmitteilungen u. v. a.

Duménil, Louis-Stanislas, in Rouen, geb. 30. November 1823 zu Fontaine-le-Bourg (Seine Inférieure), Prof. der chir. Klinik an der med. Schule in Rouen, starb 5. Oktober 1891. Er verfasste eine Übers. von FRERICH's Leberkrankheiten und d. T. *"Traité des maladies du foie"* (zus. mit mehreren Autoren, Paris 1860; 3. Aufl. Ib. 1877), ferner die Monographie: *"Atrophie musculaire progressive. Histoire critique"* (Rouen 1867) und etwa 80 grössere und kleinere Schriften, meist Journalaufsätze, Abhandlungen kasuistischen Inhalts, Vorträge, Éloges etc. in den verschiedensten Zeitschriften.

Dumontpallier, V.-A.-Amédée, zu Paris, der Schöpfer der Hypnologie in Frankreich und hervorragender Neurologe, geb. in Honfleur 1827, wurde 1853 Interne des hôpitaux in Paris, 1856 Interne lauréat, 1857 daselbst Doktor mit der These: *"De l'infection purulente et de l'infection putride à la suite de l'accouchement"*, erhielt noch in demselben Jahre einen Fakultätspreis, sowie den Monthyon-Preis und eine goldene Medaille. Von 1861 bis 63 war er Chef de clinique bei TROUSSEAU im Hôtel-Dieu und Mitarbeiter an der 1. Aufl. (2 voll., 1861) und 2. Aufl. (3 voll., 1865) von dessen "Clinique méd. de l'Hôtel-Dieu". 1866 wurde er Médecin des hôp. und Arzt am Hôp. de la Pitié, sowie später Arzt des Lycée Louis-le-Grand. Im Kriege von 1870/71 leistete er aufopfernde Dienste, besonders während der Herrschaft der Kommune. 1875 erhielt er für seine Abhandlung *"Contribution à l'étude des anomalies de l'éruption vaccinale"* einen Preis von der Acad. de méd., wurde Ritter der Ehrenlegion 1884, sowie Mitglied der gen. Acad. 1892. D. starb 13. Januar 1899. Er war ein eifriger klin. Lehrer, hatte 1863 einen Kurs der internen Pathol. an der École pratique, sowie von 1876 bis 78 Vorlesungen am Hôp. de la Pitié, sowie im Hôtel-Dieu über innere Krankheiten und Gynäkol. gehalten. Mitglied der Société anatomique, war D. seit 1879 auch Generalsekretär und später beständiger Sekretär der Société de Biologie, ebenso der Société d'Hypnologie et de Psychiatrie. Von seinen Arbeiten betrifft die überwiegende Mehrzahl Gegenstände aus dem Gebiet der Neurologie und des Hypnotismus, Metallotherapie, Transfert, Hysterie, Suggestion etc.

Du Moulin, Nicolas, zu Gent, geb. zu Maestricht 25. März 1827, ist 5. November 1890 als Prof. an der Universität zu Gent gestorben. Er schrieb: *"Mém. sur l'application de la chimie au diagnostic médical"* (Brüssel 1856) — *"Observations pour servir à l'histoire des intermittences et des rémittences dans les inflammations"* (Ann. de la Soc. de méd. de Gand 1861) — *"Obs. destiné à l'histoire du grand sympathique et du pneumogastrique"* (Bull. de l'Acad. roy. de méd. de Belg., 1877) — *"Sur l'action locale des acides dilués"* (Ib.) — *"De la non-toxicité des sels de cuivre"* (Ann. de la Soc. de méd. de Gand 1878) — *"Enquête sur les conditions hygién. de la ville de Gand, à l'occasion de l'épidémie de choléra en 1866"* (Ib. 1880) u. s. w.

Dumreicher, Johann v. (in den Freiherrnstand 1866 erhoben als D. v. OESTERREICHER), wurde 15. Januar 1815 in Triest geboren. In Wien ausgebildet und 1838 promoviert, wurde er bei WATTMANN Assistent und 1846 Primarchirurg. Als SCHUH für WATTMANN eintrat, übernahm D. die zweite chirurgische Klinik. Ganz hingegeben der Lehraufgabe, hat D. nur wenige grössere Arbeiten veröffentlicht, so die über Hüftgelenkluxation, über einen Eisenbahnapparat zur Verwendung bei Knochenbrüchen, über Wundbehandlung (letztere in der Wiener med. Wochenschr.). Nach dem Kriege von 1866, in welchem er sich die volle Zufriedenheit der österreichischen Behörden erwarb, trat er gegen v. LANGENBECK polemisch auf und schrieb 1877 gegen das moderne Unterrichtswesen. Lange herzleidend, starb er 16. November 1880 auf seinem Landgute bei Agram. Seine Richtung in der Chirurgie war eine im wesentlichen konservative; mit seinem Spezialkollegen SCHUH, resp. später BILLROTH harmoninrte er wenig und opponierte auch hartnäckig der LISTER'schen Antisepsis.

Dunbar, William Philipps, in Hamburg, geb. 18. Oktober 1863 in St. Paul, Min. U. S. A., in Giessen hauptsächlich unter GAFFKY ausgebildet, Dr. med. 1892, seitdem auch Direktor des hygien. Instituts in Hamburg, beschäftigte sich besonders mit Cholerastudien. Er führt den Professortitel.

Duncan, James Mathews, geb. 29. April 1826 zu Aberdeen und hier am Mar. College 1846 promoviert, F. R. C. P. Edin. 1851, siedelte um 1880 nach London über und wurde hier 1882 als F. R. C. P. rezipiert. D., der die üblichen Vorbereitungs- und Assistentenstellen am Bartholomäus-Hospital durchgemacht hatte, war über 20 Jahre als Arzt und klinischer Lehrer der Gynäkologie und Pädiatrie an den Hauptinstituten Edinburgs in Wirksamkeit und wurde wegen seiner sehr geschätzten und allgemein bekannt gewordenen Arbeiten auf diesen Gebieten zum korrespondierenden, resp. Ehrenmitgliede der meisten gynäkologischen Gesellschaften Grossbritanniens, sowie des Kontinents und Amerikas ernannt. Er starb während eines Kuraufenthaltes in Baden-Baden 1. September 1890. Seine Hauptwerke sind folgende: „*Fecundity, fertility and sterility*" (1866) — „*Researches in obstetrics*" (1868) — „*Perimetritis and parametritis*" (1869) — „*On sterility in women*" (Gulstonian lect. 1883). Älteren Datums sind: „*Uterine displacements*" (1853) — „*Statics on pregnancy*" (1855).

Dunin, Theodor, geb. 1. April 1854 in Wyganowo bei Kielce, studierte in Warschau bis 1876, wurde nach glänzend bestandenem Examen Assistent der therapeutischen Klinik, 1878 Hausarzt und 1880 Primararzt am Hospital zum Kindlein Jesus in Warschau; durch seine vortreffliche Beobachtungsgabe, scharfes, kritisches Denken, neben gründlichem Wissen. nimmt D. eine dominierende Stellung unter den jüngeren polnischen Klinikern ein. Seine Arbeiten sind seit 1878 in polnischer und deutscher Sprache gedruckt worden. Wir nennen einige von ihnen: „*Anatomische Untersuchungen über Nephritis*" (VIRCHOW's Archiv 1884) — „*Über die Lungenveränderungen in Folge deren Compression*" (Ib.) — „*Über die Ursachen der Eiterung im Verlauf d. Abdominaltyphus*" (Deutsch. Arch. f. kl. Med. 1887) — „*Über habituelle Stuhlverstopfung*" (Berliner Klinik 1894) — „*Über anämische Zustände*" (VOLKMANN's Vorträge 1887) — „*Über die Behandlung der Chlorose*" (B. kl. W. 1899).

Dunlap, Alexander, hervorragender amerikanischer Ovariotomist, 6. Februar 1894 zu Springfield, Ohio, 79 Jahr alt, verstorben, entfernte 1843, ohne dass er von CLAY's und ATLEE's Vorgang Kenntnis hatte, einen Ovarialtumor, indem er bloss die Tradition von Mc. DOWELL's Fällen kannte, und wurde so einer der Erneuerer der Operation, die er über 400 mal gemacht hat. Auch sonst war D. ein tüchtiger Chirurg.

Duplay, Simon Emmanuel, in Paris, daselbst 10. September 1836 als Sohn des 1872 verstorbenen Hospitalarztes Auguste D. geb., studierte in Paris, wurde dort 1862 Aide d'anat. u. 1866 Dr. mit der These: „*Des collections séreuses et hydatiques de l'aine*", für die er den Prix Barbier erhielt. In demselben Jahre wurde er auch Prosektor, 1866 Agrégé für Chirurgie mit der These: „*De la hernie ombilicale*", 1867 Chirurg des Bureau central. 1871 am Hôp. de Lourcine, 1872 am Hôp. Saint-Antoine, 1879 Mitgl. d. Acad. de méd., 1880 Prof. d. chir. Pathologie, 1890 Prof. d. chir. Klinik. Er vertrat 1872 LAUGIER in der chir. Klinik der Pitié, ist seit 1867 Directeur des Archives générales de méd. und veröffentlichte ausser zahlreichen Journalabhandlungen einen: „*Traité élémentaire de pathologie externe*" — „*Con-*

férences de clinique chirurgicale faites à l'hôpital Saint-Louis et Saint-Antoine" und gab zusammen mit J. P. MORAT heraus: *„Recherches sur la nature et la pathogénie de l'ulcère perforant du pied (mal plantaire perforant)"* (Paris 1873), sowie selbständig: *„De l'hypospadias périnéoscrotal et de son traitement chirurgical"* (Ib. 1874).

Dupuis, Edmund, zu Kreuznach, geb. 3. Juni 1839 in Waldböckelheim bei Kreuznach, studierte von 1858 bis 62 in Würzburg und Berlin, promovierte 1862, wurde 1863 approbiert und wirkte seit 1867 in Kreuznach als prakt. und Badearzt. Er veröffentlichte 1873 einen kasuist. Beitrag zur Ovariotomie (B. kl. W.) und 1874/75 in der D. Z f. Ch., Bd. V (1876 auch in der D. m. W.) einen Artikel über Trachealstenose und deren Behandlung mit besonderen Bougies und seiner sogen. T-förmigen Kanüle, die unter dem Namen „DUPUIS'sche Schornsteinkanüle" sich überall eingebürgert hat. 1876 erschien von ihm die deutsche Ausgabe der „Vorlesungen über die Krankh. der Harnorgane von Sir HENRY THOMPSON" und später, ausser einer Anzahl einzelner Aufsätze, die in der D. m. W. veröffentlicht wurden, Sir H. THOMPSON's Monographie: „Zur Chirurgie der Harnorgane". 1. August 1887 übernahm er die ärztliche Leitung des städtischen Hospitals zu Kreuznach, als dessen Leiter er 1891 einen „ärztlichen Bericht aus dem städtischen Hospital zu Kreuznach, umfassend die Jahre 1888, 1889 und 1890"' herausgab. Er starb 1. Februar 1892 in Kreuznach.

Durand-Fardel, Ch. L. Maxime, Inspecteur der Quellen von Haute-Rive in Vichy, zu Paris, wo er 1815 geboren wurde, 13. August 1840 nach dort vollendetem Studium seine Wirksamkeit begann und 19. März 1899 starb. Die früheste Serie seiner Schriften (1839 bis 48) war der Physiologie und Pathologie des Gehirns gewidmet; seine späteren Arbeiten beschäftigen sich hauptsächlich mit der Wirkung der Thermalwässer von Vichy und erschienen unter entsprechenden Titeln 1849 bis 72. Hervorzuheben sind unter diesen *„Des eaux de Vichy etc."* (Paris 1851) und *„Traité thérapeutique des eaux minérales de France et de l'étranger*

etc." (Ib. 1857, mit kolorierter Karte). Daneben war D.-F. im klinischen Fache hervorragend schriftstellerisch thätig: *„Traité pratique des maladies chroniques"* (Paris 1868) — *„Traité pratique des maladies des vieillards"* (Ib. 1873), hatte Gelegenheit, *„Une mission médicale en Chine"* (Bericht an den Handels- und Ackerbauminister mit einer Darstellung der ostasiatischen Quarantänen, Paris 1877) zu schreiben und gab mit LE BRET, LEFORT und FRANÇOIS 1860 das *„Dictionnaire général des eaux minérales et d'hydrologie medicale"* heraus. Er war ein tüchtiger Balneolog und 40 Jahre lang Badearzt in Vichy gewesen.

Durham, Arthur Edward, tüchtiger Chirurg in London, geb. 1833 zu Northampton, studierte von 1853 bis 57 und bildete sich speziell am Guy's Hospital praktisch aus. Hier wurde er Prosektor, F. R. C. S. Eng. 1860, war successive Assistant Surgeon 1861, Surgeon 1872, Consulting Surgeon 1894, 1892 bis 93 Vize-Präsident der R. C. S. und seit 1884 Mitglied von dessen Council. D. lehrte am Guy's Hospital zunächst Anatomie und Mikroskopie, später auch Chirurgie, gab eine Zeit lang die Guy's Hospital Reports heraus und wirkte gleichzeitig als Consulting surgeon am St. Alban's Hospital. Seine zahlreichen Publikationen erschienen zum Teil in den Guy's Hosp. Reports und betrafen zuerst physiologische Themata. Später folgten ebenda: *„Cases of operations on the larynx"* (1866) — *„Mollities ossium and osteoporosis"* (1864); dann verschiedene Hauptartikel in HOLMES' „System of surgery"; endlich kasuistische Mitteilungen chirurgischen Inhaltes in den Transact. of the R. med.-chir. soc. (1872) und im Brit. med. Journ. (1878), Beiträge zu QUAIN's Diction. u. HOLMES' „Surgery". D. starb 7. Mai 1895.

Duroziez, starb 71 Jahre alt Mitte Januar 1897 in Paris, Entdecker des bekannten, nach ihm benannten Phänomens.

Dusch, Theodor Freih. v., geboren in Karlsruhe 17. September 1824, studierte in Heidelberg, später in Paris; seine Lehrer waren vorzugsweise HENLE, PFEUFFER, CHELIUS. 1847 promoviert begann v. D. seine Thätigkeit im Frühjahr 1854 in Heidelberg; daselbst habilitiert im Sommersemester 1854, wurde er Extraordinarius für Pathologie Oktober 1856 und Direktor der medizinischen Poliklinik und ordentlicher Professor seit Oktober 1870. In dieser Stellung verblieb er bis zu seinem Ableben 1. September 1890. Seine wesentlichsten Arbeiten sind: *„Über die Filtration der Luft durch Baumwolle"* (mit SCHRÖDER; LIEBIG's Ann. 1852) — *„Beiträge zur Pathogenese des Icterus"*

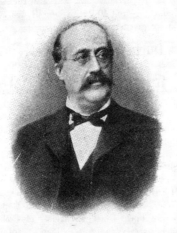

(Habilitationsschrift 1854) — *„Über Hirnsinusthrombose"* (Zeitschr. f. rat. Medizin) — *„Lehrbuch der Herzkrankheiten"* (Leipzig 1868) — *„Die Krankheiten des Endo- und Myocardium"* (in GERHARDT's Handb. der Kinderkrankheiten 1870). Ausserdem eine Anzahl von kleinen Journalaufsätzen über Diabetes mellitus, Ovariotomie, Störungen des Kreislaufs bei Herzkrankheiten, plötzlichen Tod bei Ausspülungen des Thorax nach der Operation von Empyema etc.

Dutrieux, Pierre-Joseph, tüchtiger Augenarzt, stammte aus Tournai in Belgien, studierte in Gent, ging dann nach Ägypten, wo er in Kairo Professor an der med. Schule und Leibarzt des Vizekönigs wurde und sich gelegentlich einer Choleraepidemie durch aufopfernde ärztliche Thätigkeit sehr verdient machte. Nach Belgien zurückgekehrt, wurde er vom König von Belgien zum Leiter einer Expedition nach dem Kongo ernannt, musste jedoch infolge gestörter Gesundheit Afrika verlassen, kehrte nach Brüssel zurück, siedelte dann nach Paris über, praktizierte hier als sehr angesehener Augenarzt und starb, erst 41 Jahre alt, 5. Februar 1889. D. ist Verfasser von *„Considérations générales sur l'ophthalmie communement appellée ophthalmie d'Égypte suivie d'une note sur les opérations pratiquées à l'école khédiviale des aveugles en Caire avec une préface en forme de lettre à Riaz-Pascha"* (Kairo 1878) und *„Contribution à l'étude des maladies et de l'acclimatement des Européens dans l'Afrique intertropicale"* (Gent 1880).

Duval, Jean-Charles-Marcellin, Direktor des Gesundheitsdienstes der französischen Marine, zu Brest 1807 geb., wurde 1836 zu Montpellier Doktor. Seine Arbeiten sind älteren Datums und bereits im grösseren Biogr. Lex. zusammengestellt. Als langjähriger Professor der Medizin an der Schule für Schiffsmedizin in Brest, erfand und beschrieb er eine Anzahl von Apparaten und Vorrichtungen, z. B. für den Bruch des Vorderarms, ein Planum inclinatum für Frakturen des Oberschenkels, Arterien-Kompressorien, Zangen zur Wundvereinigung, lieferte Abhandlungen über die Durchsichtigkeit der Hydrocele (1862), die Behandlung der Epiplocele (1863) und erfand ein elliptisches Amputationsverfahren, das für die einzelnen Gliedmassen mehrfach (1869 bis 72) von Anderen beschrieben worden ist. D. starb Ende Mai 1899 in Brest.

Duval, Mathias-Marie in Paris, geb. zu Grasse 7. Febr. 1844, studierte in Paris und promovierte 1869. Hierauf wurde er Prosector in Strassburg, Agrégé 1873 mit der Schrift: *„Sur la structure et usages de la rétine"*, Direktor des Laboratoriums für Anthropologie an der École des Hautes Etudes, Prof. d. Anat. a. d. École supérieure des Beaux-Arts und 1885 als Nachfolger des verst. ROBIN Prof. d. Histologie a. d. med. Fac. Seit 1882 Mitgl. d. Acad. de méd. veröffentlichte D. *„Manuel du microscope"* (1873; 2. Aufl. 1877) — *„Précis de technique microscopique et histologique"* (1878)

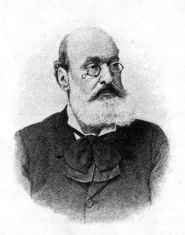

„*Précis de l'anatomie à l'usage des artistes*" (1881) „*Leçons sur la physiologie du système nerveux*" (1883), gab die physiol. Vorlesungen von Küss (1883), Vorlesungen über Darwinismus heraus u. v. a.

Dyes, August, in Hannover, daselbst 10. Februar 1813 geb., und seit 1833 in Göttingen und Berlin ausgebildet, als Schüler von HIMLY. dem älteren LANGENBECK, DIEFFENBACH, Dr. med. 1836, seit 1837 successive Assistent am Krankenhause in Hannover (unter HOLSCHER), Assistenz-Arzt des Dragoner-Regiments in Aurich (1839), Oberarzt beim Garde-Husaren-Regiment in Verden (1855), Oberstabsarzt 1. Kl. beim preuss. Infanterie-Regiment No. 79 in Hildesheim (1867), seit 1876 im Ruhestand und prakt. Arzt in Hannover, starb 7 Dezember 1899. Schriften: „*Ärztliche Beobachtungen und Heilmethoden*" (Hannover 1876) — „*Die Heilung des Rheuma durch kleine Aderlässe*" (Stuttgart) — „*Die Krankheiten der Athmungsorgane, die Heilung der Bleichsucht und sog. Blutarmut durch kleine Aderlässe*" — „*Der prophylactische Aderlass gegen die Vorboten der Apoplexie*" — „*Die Heilung der Trichinose durch frühzeitige Anwendung des Chlorwassers*" (Stuttgart) — „*Zwei Hauptmittel zur Verlängerung des menschlichen Lebens, die Blutentziehung und das Chlorwasser*" (Leipzig). — D.'s Bestrebungen waren auf Wiedereinführung der vor 50 Jahren zu Unrecht völlig aus dem Heilschatz beseitigten Blutentziehungen in Gestalt von Aderlässen gerichtet und fanden in jüngster Zeit immer mehr Anhänger und Vertreter, so durch WILHELMI (Schwerin), SCHOLZ (Bremen), SCHUBERT (Wiesbaden), BACHMANN (Ilfeld), IRION (Nagold in Württemberg) u. a.

E.

Earle, Pliny, amerikanischer Irrenarzt, 1809 zu Leicester geb., wurde 1837 in Philadelphia graduiert, besuchte mehrere Jahre lang europäische Irrenanstalten, war von 1844 bis 49 ärztlicher Direktor des Bloomingdale Asylum, wurde 1853 konsult. Arzt des New York City Asylum auf Blackwell Island, später Professor der Psychiatrie am Berkshire Med. Institute zu Pittsfield, 1864 Direktor des Northampton Hosp., in welchem er auch nach seiner 1885 erfolgten Emeritierung verblieb. D., der als Nestor der nordamerikanischen Irrenärzte 17. Mai 1892 starb, war ein um den Unterricht in der Psychiatrie und durch litterarische Arbeit wohl verdienter Irrenarzt. Er hat eine beträchtliche Anzahl von Schriften über Gegenstände aus der Psychiatrie verfasst, darunter namentlich mehrere Berichte über europäische Irren-Anstalten, die er besuchte; ferner: *„Institutions for the insane, in Prussia, Austria and Germany“* (Utica 1853). Ausserdem: *„History, description and statistics of the Bloomington Asylum for the insane“* (New York 1848) — *„An examination of the practice of blood-letting in mental disorders“* (New York 1854), mehrere Gelegenheitsschriften und Aufsätze im American Journal of Insanity u. s. w.

Ebermann, Alexander Wilhelm Ferdinand, geb. im Dorfe Bakaldy (Russland, Gouvernement Nishny-Nowgorod) 15/27 August 1830, studierte von 1849 bis 54, die ersten drei Jahre in Kasan, die beiden letzten an der medico-chirurgischen, der jetzigen militärmedizinischen Akademie zu St. Petersburg, als Schüler von N. J. Pirogoff und Zdeckauer, beendigte die med. Kurse 1854; promovierte 1857 (Diss. *„De cancro pulmonum“*). Früher Direktor des Philanthropischen Ambulatoriums; jetzt Präsident des Medicophilantropischen Komités; Ehrenmitglied, Initiator und Gründer der Russischen Chirurgischen Gesellschaft Pirogoff; Ehrenmitglied und Gründer der St. Petersburger med. Ges.; Gründer der Kongresse der russ. Ges. im Namen N. J. Pirogoff's und der Gesell. St. Petersburger Ärzte; Mitgl. zahlreicher gel. und gemeinnütziger Ges. 1885 hat E. die Gründung der med. Fakultät in Odessa angeregt und reichte dem Minister der Volksaufklärung sein Projekt darüber ein. — 1887 auf dem II. Kongr. in Moskau, 1896 auf dem VI. Kongr. in Kiew und 1899 auf dem VII. Kongr. in Kasan regte E. die Frage über die Unentbehrlichkeit eines med. Ministeriums in Russland an. Spezialist in St. Petersburg für Krankheiten der Harnorgane und für Chirurgie, ist E. Verfasser einer grossen Anzahl kleinerer Abhandlungen, welche die Krankheiten der Harnröhre und Blase betreffen, und zwar: *„Handbuch der mechanischen und physikalischen Diagnostik der Harnröhrenkrankheiten“* (St. Petersburg 1864, russisch) — *„Beobachtungen über den Gebrauch der prolongirten warmen Bäder in der Chirurgie“* (Militär-med. Journ. LXXXVI 1862, russisch) — *„Über Echynococcuscysten“* (Ib. LXXXVI 1863, russisch) — *„Statistik der Steinoperationen in Russland für 1856 bis 59“* (St. Petersburger med. Zeitschrift 1863, III) — *„Extraction von Fremdkörpern aus der Blase eines Mannes“* (Verh. der D. Ges. f. Chir. II. Kongr. 1873) — *„Die Untersuchungen der weiblichen Harnröhre“* — *„Krankheiten der weiblichen Urethra“* — *„Die Krankheiten der Blase bei Frauen“* (in Zuelzer's Klin. Handb. der Harn- und Sexualorgane 1894.) Mehr als 200 Vorträge wurden von E. in verschiedenen ärztlichen und chirurgischen Gesellschaften gehalten, welche sich in den Verhandlungen derselben abgedruckt vorfinden. —

Ebert, Hermann Friedrich Ludwig, Pädiater in Berlin, 1. Juni 1814 daselbst geb., studierte seit 1833 in Breslau und Berlin, wurde 1837 in Breslau Dr. mit der Diss. „*De docimasia pulmonum symbolae*", war von 1839 bis 42 Assistenz- und Sekundärarzt an der geburtshülfl. Klinik unter BUSCH (Berlin), habilitierte sich 1845 für Frauen- und Kinderkrankheiten daselbst, trat 1849 in das Med.-Kollegium der Provinz Brandenburg ein und wurde mit der Leitung der Kinderklinik in der Charité betraut, wurde 1850 Medizinal-Assessor, 1854 Medizinal-Rat, 1864 Geh. Med.-Rat, 1867 ausserordentlicher Professor und starb auf einer Erholungsreise in Ragaz 23. August 1872. Seine Publikationen zur Pädiatrie befinden sich in den Charité-Annalen.

Eberth, Karl Joseph, in Halle, geb. 21. September 1835 in Würzburg, studierte dort unter KÖLLIKER, VIRCHOW,

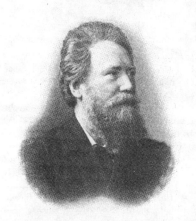

LEYDIG, HEINR. MUELLER und wurde 5. August 1859 promoviert. Bereits 1865 wurde er Professor der pathol. Anat. in Zürich und war von 1874 bis 81 ausserdem Professor für Pathologie, Histologie und Entwickelungsgeschichte an der Tierarzneischule in Zürich. Seit 1881 wirkte er als Prof. der Histologie und vergl. Anatomie in Halle, und seit 1895 als Prof. der Pathol. und pathol. Anat. und Direktor des pathol. Instituts an genannter Hochschule, gegenwärtig mit dem Charakter als Geh. Med.-Rat. Schriften: „*Über den Peitschenwurm*" — „*Über das Lungenepithel*" — „*Über Nematoden*" — „*Über den feineren Bau der Blutgefässe*" — „*Über den Bau der Nebennieren*" — „*Über die Froschhaut*" — „*Zur Kenntniss der bacteritischen Mycosen*" — „*Untersuchungen aus dem pathol. Institut in Zürich*" (2 Bde.) — „*Untersuchungen über verschiedene Mycosen*" — „*Über amyloide Entartung*" — „*Über den Typhuspilz*" — „*Kretinismus beim Kalbe*". — E. schrieb ausserdem: „*Die Untersuchung des Auswurfs auf Tuberkelbacillen*" (Berl. 1891) — „*Die Thrombose*" (mit SCHIMMELBUSCH, Stuttg. 1888), „*Die Frettchenseuche*" — „*Über Pseudotuberkulose*" — „*Die Nerven der Chromatophoren*" — „*Über Sarkolyse*" — „*Über Fettembolie*" — „*Ein Teratom der Dura*" — „*Über familiäre Tumoren*" — „*Zur Kenntniss der hypertrophischen Lebercirrhose*" — gab die 4. Auflage von FRIEDLAENDER'S „*Mikroscopischer Technik*" (Berl. 1889), ferner „*Bacteriologische Wandtafeln*" (Ib. 1891) und seit 1890 mit CURSCHMANN mehrere Jahrgänge der „*Fortschritte der Medicin*" heraus.

Ebner, Victor G. (Ritter von ROFENSTEIN), geb. zu Bregenz 4. Februar 1842, studierte in Innsbruck, Göttingen, Wien, Graz, hauptsächlich unter BRÜCKE und A. ROLLETT und wurde zu Wien 1866 promoviert. 1860 bis 70 Assistent am physiologischen Laboratorium zu Graz, 1870 bis 73 Privatdozent der Histologie und Entwicklungsgeschichte in Innsbruck, wirkte E. seit 1873 als Professor derselben Fächer an der Universität Graz und seit 1888 als o. Professor der Histologie in Wien. Seine wesentlichen Publikationen sind: „*Untersuchungen über den Bau der Samencanälchen und die Entwicklung der Spermatozoiden*" (Leipzig 1871) — „*Die acinösen Drüsen der Zunge*" (Graz 1873) — „*Über den feineren Bau der Knochensubstanz*" (Sitzungsber. der k. Akademie 1875) — „*Mikroskopische Studien über*

Wachsthum und Wechsel der Haare" (Ib. 1876) — *"Untersuchungen über die Ursachen der Anisotropie organisirter Substanzen"* (Leipz. 1882) — *"Über den feineren Bau der Skelettheile der Kalkschwämme etc."* (Sitzungsber. d. Akad. 1887) — *"Histologie der Zähne"* (in SCHEFF's Handbuch der Zahnheilkunde, Wien 1890) — *"Über den Bau der Chorda dorsalis der Fische"* (Sitzungsber. d. k. Akad. 1895 und 96). — Ausserdem bearbeitet er den III. Bd. der 6. Auflage von A. KOELLIKER's *"Handbuch der Gewebelehre des Menschen"* (Leipzig 1899) und veröffentlichte teils in den Sitzungsberichten der k. Akademie in Wien, teils in verschiedenen Zeitschriften eine Reihe kleinerer Abhandlungen, welche über Doppelbrechung, sowie über botanische, zoologische, entwicklungsgeschichtliche und anatomisch - histologische Fragen handeln.

Ebstein, Wilhelm, 27. November 1836 in Jauer (Schlesien) geboren, studierte in Breslau und Berlin (FRERICHS, VIRCHOW) bis zum 11. Juli 1859, dem Datum seiner Promotion und übernahm in Breslau zunächst eine Stelle am Allerheiligen-Hospital (9 Jahre), dann die des dirigierenden Arztes des städtischen Armenhauses. Seit 1874 wirkte E. als o. ö. Professor der Medizin und Direktor der medizinischen Poliklinik, seit 1877 als Direktor der medizinischen Klinik und Poliklinik an der Universität Göttingen und verfasste folgende grössere Schriften: *"De mutationibus cocti crudique amyli fluido oris tractati"* (Dissertat. Berlin 1859) — *"Die Récidive des Typhus"* (Breslau 1869 Habilitationsschrift) — *"Über den Husten"* (Vortr. Leipz. 1876) — *"Nierenkrankheiten nebst den Affectionen der Nierenbecken und der Urnieren"* (in v. ZIEMSSEN's Handbuch d. spez. Path. und Ther. Bd. IX 2. Aufl.) — *"Die Natur und Behandlung der Gicht"* (Wiesbaden 1882) — *"Die Natur und Behandlung der Harnsteine"* (Ib. 1884) — *"Die Fettleibigkeit und ihre Behandlung"* (7. Auflage Ib. 1887) — *"Fett oder Kohlenhydrate?"* (Ib. 1885) — *"Behandlung des Unterleibstyphus"* (Ib. 1885) — *"Über Wasserentziehung und anstrengende Muskelbewegungen etc."* (Ib. 1885) — *"Das Regimen bei der Gicht"* (Ib. 1885) — *"Über den Magenkrebs"* (Leipzig, VOLKMANN's Sammlung kl. Vortr.) — *"Über die Nichtschlussfähigkeit des Pylorus"* (Ib.) — *"Die Zuckerharnruhr, ihre Theorie und Praxis"* (Wiesbaden 1887) — *"Beiträge zur Lehre von der harnsauren Diathese"* (Ib. 1891) — *"Über experimentelle Erzeugung von Harnsteinen"* (zus. mit NICOLAIER. Ib. 1891) — *"Die Kunst, das menschliche Leben zu verlängern"* (Ib. 1891) — *"Über die Lebensweise der Zuckerkranken"* (2.Aufl. Ib. 1898) — *"Über eiweissreiches Mehl und Brot als Mittel zur Aufbesserung der Volksernährung"* (Ib. 1892) — *"Die Pest des Thukydides, Attische Pest"* (Stuttgart 1899) — *"Handbuch der*

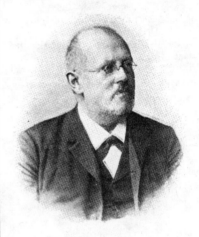

praktischen Medizin, in Verbindung mit zahlreichen Gelehrten" (hrsg. mit SCHWALBE. Ib. 1899 ff.). Ausserdem zahlr. Aufsätze (in REICHERT's und DU BOIS' Archiv, VIRCHOW's Archiv, D. Arch. f. klin. Med., Ztschr. f. klin. Med., Arch. f. exper. Path., B. k. W., D. m. W., W. m. Pr. etc.), unter denen noch hervorzuheben: *"Über die Trichterbrust"* (D. Arch. f. kl. Med. XXX) — *"Sclerosis med. spinal. et oblong. bei Typh. abd."* (Ib. X) — *"Über Diabetes"* (Ib. XXVIII, XXX ff.) — *"Über die acute Leukämie und Pseudoleukämie"* (Ib. 1889) — *"Beitrag zum respiratorischen Gaswechsel bei der Zuckerkrankheit"* (D. m. W. 1898) — *"Über die Bestimmung der Herzresistenz beim Menschen"* (B. k. W. 1894) — *"Über die Diagnose beginnender Flüssigkeitsansammlungen im Herzbeutel"* (VIRCHOW's Archiv. Bd. 130, 1892) — *"Zur Lehre von den nervösen Störungen beim Herpes zoster mit* bes. Berücksichtigung der dabei auftretenden Facialislähmungen" (Ib. 139, 1895) — "Einige Bemerkungen zur Lehre vom Ohrenschwindel" (Deutsch. Arch. f. kl. Med. Bd. 58, 1897) — "Trauma und Magenerkrankungen u. s. w." (Ib. 54, 1895) — "Traumatische Leukämie" (D. m. W. 1894) — "Über das Verhalten der Pentaglykosen (Pentosen) im menschlichen Organismus" (VIRCH. Arch. 129, 1892) — "Über Pylorusdrüsen" (zum Teil in Gemeinschaft mit BRUNN und PAUL GRÜTZNER in dem Arch. von M. SCHULTZE und PFLÜGER) — "Die Entdeckung des Brenzkatechins im menschlichen Organismus" (VIRCH. Arch. Bd. 62, gemeinsam mit J. MÜLLER).

Ecker, Alexander, geb. zu Freiburg 10. Juli 1816, studierte daselbst und in Heidelberg, promovierte in Freiburg 1837, habilitierte sich daselbst (1839), wurde Prosektor und Privatdozent in Heidelberg 1841, dann 1844 Professor ord. der Anatomie und Physiologie in Basel und 1850 in Freiburg, wo er 20. Mai 1887 starb. Seine zahlreichen kleineren Abhandlungen im Arch. f. phys. Heilkunde (II. und folgende Jahrg.), in der Ztschr. für rat. Med. (Bd. III, VI und spätere), in MÜLLER's Archiv (1845 ff.), in den Berichten der naturforschenden Gesellschaften in Basel, resp. in Freiburg, übergehend, heben wir als monographische Arbeiten von nachhaltiger Bedeutung hervor: "Beschreibung einiger Fälle von anomaler Communication der Herzvorhöfe etc." (Freiburg 1839) — "Physiologische Untersuchungen über die Bewegungen des Gehirns und Rückenmarks" (Stuttgart 1843) — "Der feinere Bau der Nebennieren" (Braunschweig 1846) — "Zur Lehre vom Bau und Leben der contractilen Substanz der niedersten Thiere" (Basel 1848) — "Icones physiologicae" (Erläuterungstafeln zur Physiologie u. Entwicklungsgeschichte, Leipzig 1851 bis 59) — "Die Anatomie des Frosches, ein Handbuch für Physiologen, Ärzte und Studirende" (Braunschweig 1864 bis 83) — "Die Hirnwindungen des Menschen" (Braunschweig 1869; 2. Aufl. 1883) — "Lorenz Oken, eine biogr. Skizze" (Stuttgart 1880; englisch 1883). Von 1865 ab war E. Redakteur des "Archivs für Anthropologie", für dessen 15 Bände er zahlreiche Aufsätze selbst geliefert hat.

Eckhard, Konrad, geb. 1. März 1822 im ehemaligen Kurfürstentum Hessen, studierte in Marburg und Berlin, war LUDWIG's 1. Assistent, dann Prosektor in Marburg unter LUDWIG FICK und in Giessen unter BISCHOFF. Daselbst habilitierte er sich im Wintersemester 1849 bis 50. Nach BISCHOFF's Weggang nach München wurde er zum a. o. Professor und später infolge einer Berufungsangelegenheit zum o. P. ernannt. Als solcher lehrte er bis zum Sommersemester 1891 Anatomie und Physiologie. Mit Beginn dieses Semesters legte er die Prof. der Anatomie nieder, um sich ausschliesslich der Physiologie zu widmen. Von seinen Arbeiten sind zu nennen: "Über das Zungenbein der Säugethiere" (gearbeitet unter JOH. MÜLLER. Dessen Archiv 1848) — "Über die Hautdrüsen der Kröten etc." (Ib. 1849) — "Zur Theorie der Vagus-Wirkung" (Ib. 1851) — "Über die Einwirkung der Temperaturen des Wassers auf die motorischen Nerven des Frosches" (Habilitationsschrift. Heidelberg 1850). Verschiedene Abhandlungen in HENLE's und PFEUFER's Zeitschrift; unter diesen: "Die chemische Reizung der motorischen Nerven des Frosches" (X) — "Über Reflexbewegungen der vier letzten Nervenpaare des Frosches" (VII) — "Zur Entwickelungsgeschichte der Herzmusculatur" (XXIX) — "Beiträge zur Anatomie und Physiologie" (XII Bde., in denen er besonders fruchtbringend die Themata der Abhängigkeit der Milch-, der Harn- und Speichelsekretion, sowie der Erektion vom Nervensystem etc. behandelt). Ausserdem finden sich in diesen Beiträgen Untersuchungen über Filtration und Hydrodiffusion, wobei bemerkenswert ist, dass er unabhängig von GRAHAM den einseitigen Wasserstrom für Gummilösungen gegenüber tierischen Membranen auffand (Bd. III, S. 51, 170). Von weiteren Arbeiten sind zu nennen: "Lehrbuch der Anatomie des Menschen" (1862) — "Experimentalphysiologie des Nervensystems" (1867) — "Die Bildung und Prüfung des Arztes" (1869) — "Ein Beitrag zur Lehre von dem Vorkommen gehörnter weiblicher Rehe". (LUDEWIG's Programm der Universität Giessen 1886). Verschiedene kleinere Abhandlungen über physiologische Gegenstände im Cbl. f. Phys. Bd. I, II, III, VI, VII, IX.

Edinger, Ludwig, zu Frankfurt am Main, geb. zu Worms 13. April 1855, studierte in Heidelberg und Strassburg, wurde 1876 Doktor, 1877 Arzt, war Assistent von KUSSMAUL, später habilitiert in Giessen, das er 1883 verliess und lebt seit dieser Zeit in Frankfurt a. Main als Arzt. Seine wissenschaftlichen Arbeiten betreffen im wesentlichen die Anatomie des Nervensystemes und sind in einer grossen Anzahl von Einzelaufsätzen im Anat. Anz, Neurol. Ctrlbl. und in VIRCHOW's A. niedergelegt. Erwähnt seien noch: *„Beiträge zur vergleichenden Anatomie des Gehirns"* (Frankf. a. M. 1887 bis 98), von denen bisher

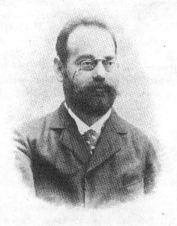

4 Quarthefte mit Tafeln erschienen sind. Ausserdem ein Lehrbuch: *„Vorlesungen über den Bau der nervösen Centralorgane"* (6. Aufl. Leipzig 1899.) In beiden hat E. wesentlich eigene Arbeit gegeben. Sie suchen namentlich die Grundzüge zu ermitteln, welche in dem Bau des Nervensystemes bei allen Tieren wiederkehren und machen zum erstenmal den Versuch einer vergleichenden Hirnanatomie. Ausserdem seien von anat. Arbeiten erwähnt: *„Aufsätze über Nervenendigungen und solche über die Magen- und Darmschleimhaut"* (Arch. f. mikroskop. Anat. 1887 bis 89). Klinisches: *„Behandlung der Krankheiten im Bereiche der peripheren Nerven"* (im Handbuch der spez. Therapie Jena 1898), Vagusneurosen, FRIEDREICHsche Krankheit u. a. in EULENBURG's Realencyklopädie, kasuistische Aufsätze, besonders im Gebiete der Neuropathologie, in der B. kl. W. und der D. M.-Z. und *„Eine neue Theorie über die Entstehung einiger Nervenkrankheiten, besonders der Neuritis und der Tabes"* (Volkmanns Sammlung klin. Vorträge. N. F. Nr. 106, 1894). Die Theorie hat E. dann mehrfach klinisch bearbeitet und zuletzt durch eine experimentelle Arbeit gemeinsam mit C. HELBING gestützt: *„Über experimentelle Erzeugung tabesartiger Rückenmarkskrankheiten"* und *„Einiges über Wesen und Behandlung der Tabes"* (Verhandl. des 16. Kongr. f. innere Medizin, Wiesbaden 1898). Von anderen Arbeiten zur experimentellen Pathologie seien erwähnt mehrere Aufsätze über Salzsäureabscheidung im menschl. Magen (Berl. kl. W., D.Arch. f. klin. Med., 1879 bis 82) — *„Über die Latenzperiode und die Zuckungscurve menschl. Muskeln"* (Z. f. k. M., 1883) — *„Experimental-Untersuchungen über Asthma"* (gemeinsam mit RIEGEL. Ib. 1883) — *„Über die Reaction der lebenden Magenschleimhaut"* (PFLÜGER's Archiv, 1882).

Edlefsen, Gustav, aus Friedrichstadt (Schleswig), geb. 24. Februar 1842, studierte in Kiel und Berlin (K. BARTELS, TH. JÜRGENSEN), promovierte 1868. Seit 1873 als Professor e. o. und Direktor der med. Poliklinik in Kiel wirkend. bearbeitete er eine Reihe klin. Themata vorwiegend im D. Arch. f. klin. Med. und in den Verhandlungen des Kongresses für innere Med. Er machte zuerst auf die Schichtung des Harns in der Harnblase aufmerksam (PFLÜGER's Archiv 1870 und 72), empfahl das Kali chloricum zur Behandlung des Blasenkatarrhs (1876) und gab durch seine Statistik des akuten Gelenkrheumatismus (1885) die Anregung zu verschiedenen ähnlichen Arbeiten. Sein Hauptwerk ist das *„Lehrbuch der Diagnostik der inneren Krankheiten"*, welches 1899 vollendet wurde.

Ehrendorfer, Emil, zu Innsbruck, geb. zu Wittingau in Böhmen 24. Mai 1853, studierte und promovierte in Wien 1878, war je 3 Jahre Demonstrator bei BRÜCKE, Operateur bei BILLROTH, Assistent bei SPAETH, $1^1/_2$ Jahre selbständiger Leiter an des Letzteren gynaek. Klinik, hierauf 1 Jahr Assistent bei BREISKY, ist seit 1. Juli 1887 ord. Prof.

der Geburtsh. und Gynaek. in Innsbruck, sowie Vorstand der Hebammenschule, seit 1897 Vorsitzender im tiroler Landessanitätsrate, korresp. Mitglied der geburtsh. Gesellschaft in Leipzig. Litterar. Arbeiten: „*Beiträge zur Kenntniss der Hodentumoren*" (LANGENBECK's Archiv) — „*Über locale Behandlung im Wochenbette, zur Kenntniss der fehlerhaften Haltung der Frucht*" — „*Über das gleichzeitige Vorkommen von Myofibrom und Carcinom*" (sämtlich im Archiv für Geb. und Gynaek.) — „*Über Leitung der Geburt nach antiseptischem Prinzipe*" (klin. Zeit- und Streitfragen) — „*Über die Nabelinfektion bei Neugeborenen und ihre Behandlung*" (W. m. Pr.) — „*Über Cysten und cystoide Bildung der menschlichen Nachgeburt*" (Wien) — „*Über Krebs der weiblichen Harnröhre*" (Arch. f. Geb. und Gyn.), u. A. m.

Ehrenhaus, S., aus Friedrichswille (Oberschlesien), geb. 8. Januar 1835, studierte in Berlin bis 1860. Als praktischer Arzt und später als Assistent an der pädiatrischen Poliklinik in der Charité (bis 1. Juli 1879) thätig, gegenwärtig als Sanitätsrat, publizierte er (mit A. EULENBURG): „*Einwirkung der Metallsalzlösungen auf den N. ischiadicus des Frosches*" — eine deutsche Ausgabe von D'ESPINE und PICOT's Handbuch der Kinderkrankheiten und verschiedene Artikel aus der Pädiatrik in EULENBURG's Real-Encyklopädie. Seit 1. Juli 1878 leitet er die Poliklinik für Kinderkrankheiten des Vereins für häusliche Gesundheitspflege (Comité der Rosenthaler Vorstadt). Als Mitglied des Dozenten-Vereins für Ferienkurse hält er in den Oster- und Herbstferien Kurse über Kinderkrankheiten für praktische Ärzte.

Ehrle, Karl, zu Isny, Württemberg, geb. daselost 19. Juni 1843, studierte in Tübingen 1862 bis 67 und in Paris 1867/68, wurde 1867 Doktor in Tübingen mit der Diss.: „*Über die epidem. Diphtheritis*", war 1865/66 Assistent bei F. v. NIEMEYER in Tübingen, 1868 bis 70 prakt. Arzt in Isny, 1870/71 dirig. Oberarzt des Reservelazarettes Solitude bei Stuttgart und ist seit 1871 wieder in Isny prakt. Arzt. Litterar. grössere Arbeiten: „*Ein Beitrag zur Pathol. der epidem. Diphtheritis*" (Tübingen 1867) — „*Note sur un thermomètre à maxima*" (L'Union méd. Paris 1868) — „*Der med. Maximalthermometer*" (Tübingen 1876) — „*Erste Herstellung einer hydrophilen entfetteten, desinficirten Verbandbaumwolle durch Kochen in Sodalösung. Tränkung derselben mit Eisenchloridlösung, zum Zwecke der Blutstillung*" (Berl. kl. W. 1872) — „*Schwebeapparat für Unterschenkelbrüche*" (1874) — „*Die moderne Wasserversorgung mit Rücksicht auf in Württemberg neuerdings ausgeführte Wasserwerke*" (Ravensburg 1893.) — „*Biographie Heinrich Stainhöwel's von Weil*" (Archiv f. Gesch. der Med., III, 1880) — „*H. St.'s Regimen pestilentiae und Regimen sanitatis*" (Ib. IV, 1881) — „*Über die Geschichte der Gesundheitspflege im Alterthume*" (D. Vrtljhrsschr. f. öfftl. Gesundheitspfl. 1878) — „*Das Patrizierhaus der Renaissance in gesundheitl. Beziehung*" (Ib. 1880) — „*Über Volksbäder*" (1869) und zahlreiche populäre Vorträge. Er ist korresp. Mitglied des k. Konservatoriums der vaterländischen Kunst- und Altertumsdenkmale.

Ehrlich, Paul, in Frankfurt a. M., geb. zu Strehlen in Schlesien 14. März 1854, studierte in Breslau. Strassburg, wurde 1878 Doktor. war von 1878 bis 85

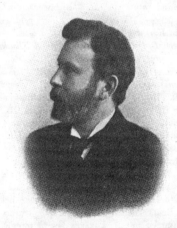

Assistent der v. FRERICHS'schen Klinik, seit 1885 externer Assistent der 2. med. Universitätsklinik (GERHARDT), sowie seit 1889 Privatdozent an der med. Fakultät in Berlin, nachdem er bereits 1884 den Professortitel erhalten hatte, trat 1890 nach Gründung des Instituts für Infektionskrankheiten unter Koch als Assistent bei diesem ein, wurde 1891 Prof. e. o., übernahm 1896 die Direktion des Instituts für Serumforschung und Serumprüfung in Steglitz bei Berlin und siedelte nach Verlegung der Anstalt nach Frankfurt a. M. 1899 hierher über, wo er gegenwärtig an der Spitze derselben steht, mit dem Charakter als Geh. Med.-Rat. Litterar. Arbeiten: „Das Sauerstoffbedürfniss des Organismus. Eine farbenanalytische Studie" (Berlin 1885) — „Über provocirte Fluorescenzerscheinungen am Auge" (D. Med. Wochenschr. 1882) — „Färbung der Tuberkelbacillen" (Ib. 1882) — „Über Sulfodiazobenzol-Reaction" (Ib. 1886) — „Über Methylenblau-Reaction der lebenden Nervensubstanz" (Ib. 1886) — „Experimentelles und Klinisches über Thallin" (Ib. 1886) — „Über Methylenblau und seine klinisch-bacterioskopische Verwerthung" (Ztschr. f. klin. Med. II) — „Über das Vorkommen von Glycogen" (Ib. VI) — „Über Ausscheidung des Lendenmarkgrau" (Ib. Jubelheft zus. mit Brieger). — „Zur Lehre von den weissen Blutzellen" (Verhandl. d. physiol. Ges. Berl. 1879 und Ztschr. f. klin. Med. I) — „Beiträge zur Ätiologie und Histologie pleuritischer Exsudate" (Charité-Annalen VII) — „Zur Physiologie und Pathologie der rothen Blutscheiben" (Ib. X) — „Über Bedeutung der neutrophilen Körnung" (Ib. XII) — „Farbenanalytische Beiträge zur Histologie und Klinik des Blutes" (Berlin 1891) — „Wertbestimmung des Diphtherieheilserums und dessen theoretische Grundlagen" (Jena 1897), dazu zahlreiche Abhandlungen über Immunität, über Ricin und Abrin, Immunität durch Vererbung und Säugung, Darstellung und Prüfung des Diphtherieheilserums, feinere Zusammensetzung der Diphtheriekulturen, Untersuchungen, durch die E., z. T. zusammen mit Brieger, Kossel, Wassermann u. a. der hauptsächlichste Mitarbeiter und Mitbegründer bei der Behring'schen Serumtherapie wurde. Zusammen mit A. Lazarus bearbeitete E. für das Nothnagel'sche Handbuch den Abschnitt „Anaemie".

Eichhorst, Hermann, geb. 3. März 1849 zu Königsberg in Preussen,

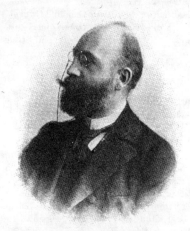

studierte dort und in Berlin (als Assistent von v. Leyden, Naunyn, v. Frerichs). Promovierte 1873, wurde er 1876 als Prof. e. o. an die Universität Jena berufen, 1877 in gleicher Eigenschaft nach Göttingen; 1884 wurde E. ord. Professor in Zürich und Direktor der dortigen med. Klinik. — Er bearbeitete monographisch: „Perniciöse Anämie" (Leipzig 1878) — „Trophische Beziehungen der Nn. vagi zum Herzmuskel" (Berlin 1879) — „Lehrbuch der physikalischen Untersuchungsmethoden innerer Krankheiten" (4. Aufl. Braunschweig 1896) — „Handbuch der speciellen Pathologie" (4 Bde., 5. Aufl., Wien 1895 bis 97) — „Lehrbuch der practischen Medizin innerer Krankheiten" (Wien 1899) neben klinische Gegenstände behandelnden Einzelartikeln.

Eichstedt, Karl Ferdinand, in Greifswald 17. September 1816 geb., studierte daselbst und in Berlin. 1839 promoviert begann er seine Thätigkeit als praktischer Arzt (seit 1841) und Prof. extraord. (seit 1851) in Greifswald, wo er 1889 sein 50jähr. Doktorjubiläum beging und aus diesem Anlass mannigfache Ehrungen empfing. Er starb 31. Dezbr. 1892. Er schrieb: „Über Krätzmilben etc." (Froriep's Notizen 1846) — „Pityriasis versicolor" (Ib. 1846) — „Über Durchfall der Kinder" (1852) — „Zeugung und Geburtsmechanismus etc." (1859).

Eichwald, Eduard Georg von, Sohn des Naturforschers Karl Eduard

von E., geb. 31. März (12. April) 1838 zu
Wilna, studierte in der med.-chir. Akad.
zu St. Petersburg, wo er 1863 promoviert wurde. 1865 bis 73 war er
Leibarzt der Grossfürstin Helena Pawlowna, bis zu ihrem Ableben, wurde
1866 Prof. der med. Diagnostik und allg.
Therapie an der med.-chir. Akad., 1883
ord. Prof. der med. Klinik daselbst und
dirig. Arzt der I. med. Abteilung des
Klinischen Militärhospitals, indem er
gleichzeitig (1874 bis 81) klin. Vorträge
an den med. Frauenkursen hielt. Seit
1875 war E. Mitglied des Conseil der Anstalten der Grossfürstin Helene, seit
1879 Mitglied des Medizinalrates und
seit 1885 des Ministeriums der Volksaufklärung. E., der 14. November 1889
starb, gehörte zu den hervorragendsten
Ärzten Petersburgs, und war gleich beliebt als akad. Lehrer, wie als Konsultant
der prakt. Ärzte. Ein bleibendes Denkmal schuf er sich durch die Gründung
des „Klinischen Instituts der Grossfürstin
Helene" zur Fortbildung der prakt. Ärzte,
dem E. seit der Eröffnung, 22. Mai 1885,
als dessen Direktor und Vorstand der med.
Klinik den grössten Teil seiner eminenten
Arbeitskraft widmete. Erwähnenswert ist
noch, dass E. als ein eifriger und sachkundiger Bibliophile sich eine der vollständigsten med. Bibliotheken Russlands
geschaffen hat bezüglich der Medizin der
früheren Jahrhunderte. Unter seinen
litterar. Arbeiten, teils klin., teils physiol.-
chem. Inhalts, fanden besondere Beachtung: *„Über das Wesen der Stenocardie"*
(Würzburger med. Ztschr., 1863) — *„Die
Colloidentartung der Eierstöcke"* (Ib. 1864)
— *„Über das Mucin, besonders der Weinbergschnecke"* (Liebig's Annalen, 1864) —
*„Beiträge zur Chemie der gewebebildenden
Substanzen"* (Berlin 1872, I. Heft) — *„Allgemeine Therapie"* (St. Petersburg 1877,
4. Aufl.).

Eickholt, August, Direktor der
rheinischen Provinzial-Irrenanstalt in
Grafenberg, geb. 1852 in Düsseldorf, studierte und promovierte 1873 in Bonn, war
successive Assistent in Illenau und Siegburg, 2. Arzt in Merzig und seit 1881 in
Grafenberg, wo er als Nachfolger von
Pelmann 1883 Direktor wurde und 15.
Januar 1893 starb. E. ist Verf. versch.
Publikationen in seinem Spezialfach in
der Allg. Ztschr. f. Psychiatrie, sowie im
Archiv f. Psychiatrie, über Dementia
paralytica, über Verwendung des Paraldehyds als Schlafmittel bei Geisteskrankheit, über Nahrungsverweigerung Geisteskranker, über Lateralsklerose. Zur Festschrift zum Jubiläum der Anstalt in
Illenau steuerte er bei: *„Beiträge zur
Kenntniss der acuten Formen der Verrücktheit"*.

Eigenbrodt, Karl, in Darmstadt,
7. Februar 1826 geb., studierte in Giessen,
Heidelberg und Würzburg bis 1849, dem
Jahre seiner Promotion. Seit Januar
1849 ist er als prakt. Arzt, seit 1877 als
grossherzogl. Leibarzt, seit 1892 mit dem
Titel Geheimrat in Darmstadt thätig
und publizierte: *„Über die Leitungsgesetze
im Rückenmark"* (Giessen 1849) — *„Über
die Diagnose der partiellen Empfindungslähmung, insbesondere der Tastsinnlähmung
(Apselaphesie)"* (Virchow's Archiv, XXIII)
— *„Die apoplectische Destruction der Uterinschleimhaut"* (mit A. Hegar, Monatsschr. f.
Geburtsk., 1863) — *„Die Städtereinigung,
die wichtigste Aufgabe der Sanitätspolizei"*
(Darmstadt u. Leipzig 1868) — *„Beiträge zur
näheren Kenntniss der Typhusepidemie in
Friedberg im Sommer 1867, insbesondere
in ätiologischer Beziehung"* (Ztschr. f. Epidemiologie u. öffentl. Gesundheitspflege v.
Pfeiffer und Schuchardt, 1869) — *„Report
of the medical history of the attack of diphtheria in the Grand Ducal family of Hesse"*
(Brit. Med. Journ. 1879) — *„Die Verbreitung des Keuchhustens durch abortive
Fälle"* (Ztschr. f. klin. Medizin. XVII,)
— *„Über den Einfluss der Familiendisposition auf die Verbreitung der Diphtherie"*
(Ib. XXV, zur Feier des 50jährigen Doktor-
Jubiläums v. M. von Pettenkofer, 1893).

Eigenbrodt, Karl, in Leipzig,
geb. 1861, Arzt seit 1885, war Assistent
an der chir. Klinik in Bonn unter Trendelenburg, habilitierte sich daselbst 1890
für Chirurgie, und folgte 1895, als Trendelenburg in Leipzig die Professur übernahm, diesem hierher, zugleich als dessen
1. Assistent. 1896 wurde er zum Extraordinarius befördert. E. veröffentlichte:
„Beiträge zur Statistik der Hasenschartenoperation" (1887) — *„Über den hohen*

Blasenschnitt" (1888) — *„Fall von Blasenhalsklappe"* (1891) — *„Radicalbehandlung der Prostatavergrösserung"* (1893).

Eijkman, Christian, in Utrecht, geb. zu Nykerk (Prov. Gelderland) 11. August 1858 und in Amsterdam unter PLACE und STOKVIS hauptsächlich ausgebildet, Dr. med. 1883, wurde 1886 als Militärarzt und 1. Assistent bei der Mission PEKELHARING und WINKLER zur Erforschung der Beri-Beri in Niederl. Ost-Indien kommandiert und 1888 Direktor des neu errichteten Laboratoriums für Pathologie in Batavia. Seit 1898 ist E. Prof. der Hygiene in Utrecht. Seine Arbeitsergebnisse sind meistens (holländ.) erschienen in den Jahresberichten des Laboratoriums zu Batavia 1888 bis 95, herausg. im Verein mit dessen Unterdirektor VON EECKE bis zu dessen 1895 erfolgtem Tode. In VIRCHOW's Archiv publizierte E.: *„Blutuntersuchungen in den Tropen"* (Bd. 126 und 143) — *„Beiträge zur Kenntniss des Stoffwechsels der Tropenbewohner"* (Bd. 131 und 133) — *„Vergleichende Untersuchung über die physikalische Wärmeregulierung bei dem europäischen und dem malaiischen Tropenbewohner"* (Bd. 140) — *„Eine Beri-Beri-ähnliche Krankheit der Hühner"* (Bd. 148) — *„Ein Versuch zur Bekämpfung der Beri-Beri"* (Bd. 149). In PFLÜGER's Archiv: *„Die Bleibtreu'sche Methode zur Bestimmung des Volums der körperlichen Elemente im Blut"* (Bd. 60) — *„Gaswechsel der Tropenbewohner"* (Bd. 64) — *„Permeabilität der roten Blutkörperchen"* (Bd. 68). In Nederl. Geneesk. Tijdsch.: *„Invloed van het jaargetijde op de menschelijke stofwisseling"* (1898) — *„Beri-Beri en voeding"* (1898, eine histor.-krit. statistische Studie). Im Ctrlbl. f. Bakteriol. und Parasitenkunde: *„Photobacterium javanense"* (XII). Ferner die Antrittsrede: *„Over gezondheit en Ziekte in heete gewesten"* — *„Mikrobiologisches über die Arrakfabrikation in Batavia"* (XVI). Seit 1894 ist E. korresp. Mitgl. der Akad. d. W. in Amsterdam.

Eimer, Gustav Heinrich Theodor, geb. 22. Februar 1843 zu Stäfa bei Zürich. Als Flüchtlingskind (väterl. Heimat: Deutschland) studierte er in Tübingen, Freiburg, Heidelberg, Berlin, promovierte zum Dr. med. 1867 in Berlin, zum Dr. phil. 1870 in Würzburg, war seit 1875 als Prof. der Zoologie und vergleichenden Anatomie an der Universität Tübingen bis zu seinem am 30. Mai 1898 erfolgten Ableben thätig und verfasste verschiedene in der älteren Quelle genannte Arbeiten. E. war ein überaus verdienter, gründlicher und scharfsinniger Forscher, dessen Arbeiten ganz besonders zum weiteren Ausbau der Darwinistischen Lehren beigetragen haben.

Eiselsberg, Anton Freiherr von, in Königsberg, geb. 1860 zu Steinhaus in Österreich, studierte in Zürich und Wien, hier hauptsächlich als Schüler von BILLROTH, wurde zuerst Operationszögling, später Assistent an der 2. chir. Klinik, habilitierte sich 1889 als Privatdozent für chirurgische Propädeutik und hielt auch Operationskurse. wurde 1893 als Nachfolger von SALZER zum Professor

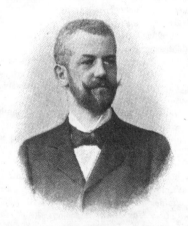

der Chirurgie nach Utrecht berufen und folgte von hier aus 1895 einem Ruf in gleicher Eigenschaft, sowie als Direktor der chirurg. Klinik nach Königsberg als Nachfolger des nach Göttingen berufenen HEINRICH BRAUN. Litterar. Arbeiten: *„Zur Lehre von der Todtenstarre"* — *„Über Tetanie im Anschluss an Kropfoperationen"* (1890) — *„Bericht über die 1885 bis 89 in der Billroth'schen Klinik ausgeführten Magenresektionen und Gastroenterostomien"* (1889) — *„Über erfolgreiche Einheilung von Katzenschilddrüse in die Bauchdecken und Auftreten der Tetanie nach deren*

Exstirpation" (1892) — „Über Knochenmetastasen des Schilddrüsenkrebses" — „Über die physiologische Funktion einer unter dem Sternum zur Entwickelung gekommenen krebsigen*Schilddrüsenmetastase*" — „*Wachstumsstörungen bei Thieren nach frühzeitiger Schilddrüsen-Exstirpation*". Dazu kommen Abhandlungen über den (zus. mit BRUNNER 1891) erbrachten Nachweis der Ausscheidung von Eiterkokken durch den Schweiss, Impftuberkulose beim Menschen, osteoplastische Fussamputation, Hautüberpflanzung nach THIERSCH, künstliche Verpflanzung von Geschwülsten, Untersuchungen über Hadernkrankheit (zusammen mit PALTAUF), Rhinosklerom u. v. a.

Eisenlohr, Karl, Arzt und Oberarzt am neuen Eppendorfer Krankenhause bei Hamburg, 1842 in Pforzheim geb. und in Heidelberg, hauptsächlich unter NICOLAUS FRIEDREICH ausgebildet, wurde 1875 Hilfsarzt am alten allgem. Krankenhause in Hamburg, seit 1887 Oberarzt in Eppendorf. Infolge öfterer Kränklichkeit zur Unterbrechung seiner Thätigkeit genötigt, starb E. 18. Novbr. 1896 auf Funchal in Madeira. E. war ein tüchtiger Neuropatholog. Mit CURSCHMANN publizierte er über die Pathologie und patholog. Anat. der Nervenentzündung und Gürtelrose, ferner rühren von E. Arbeiten her über Tabes, traumat. Neurose, Landry'sche Paralyse, Morvan'sche Krankheit, Abscesse in der Medulla oblongata, über Bulbärerscheinungen bei Typhus, über Diagnose des Leberechinokokkus, über akute und chron. Nierenentzündung nach Infektionskrankheiten, über die Hamburger Choleraepidemie u. v. a.

Elam, Charles, zu London, geb. 1824, gewann bereits 1846 eine erste goldene Medaille, wurde 1850 zu London Med. Dr. und F. R. C. P. 1870. Nachdem er längere Zeit am Nat. Hospital für Epileptische thätig gewesen war, fungierte er später als Hon. Physician an der Sheffield General Infirmary und der gleichnamigen Medizinschule und starb 13. Juli 1889. Neben mehr allgemeineren Gegenständen *(„Civilization"* — *„Moral and criminal epidemics"* — *„Degenerations in man"* — *„Man and science"*) behandelte er besonders psychologische und psychiatrische Themen in den Schriften: *„Essai on natural heritage"* (London 1860) — *„On illusions and hallucinations"* (1861) — *„On cerebria and other diseases of the brain"* (1872) und die Epilepsie, die Monomanie, das Puerperalfieber im Journ. of. psych. med. 1855 bis 59.

Elsaesser, Karl Ludwig von, als Sohn eines 1813 am Kriegstyphus zu Neuenstadt an der Linde verstorbenen Arztes, geb. 13. April 1808, studierte von 1825 an in Tübingen, wurde 1830 Doktor, machte eine wissenschaftl. Reise nach Wien und Berlin, war 1832 bis 34 Privatdozent in Tübingen, wurde 1834 Arzt in seiner Geburtsstadt, machte sich einen Namen durch die Schriften: *„Der weiche Hinterkopf, ein Beitrag zur Physiol. und Pathol. der ersten Kindheit"*(Stuttgart 1843) und *„Die Magenerweichung der Säuglinge durch Beobb. an Kranken und Leichen und durch künstl. Verdauungsversuche erläutert"* (Ib. 1848). 1853 wurde er in Stuttgart zum Hofarzt ernannt, wurde Mitglied des Med.-Koll., 1857 Arzt am Katharinenstift, erhielt 1865 den Titel eines k. Leibarztes, legte in diesem Jahre seine Stelle im Med.-Koll. nieder, wurde 1853 als Hofarzt pensioniert und zog sich nach Untertürkheim zurück, wo er 7. März 1874 starb.

Elsberg, Louis, geb. zu Iserlohn (Westfalen) 1837, kam mit seinen Eltern 1850 nach Amerika, studierte von 1852 an am akad. Institut in Winchester (Virginien), sowie am Jefferson Med. Coll. in Philadelphia, promovierte 1857, fungierte ein halbes Jahr als Resident Physician am Mount Sinaï Hosp. in New York, machte eine 1jähr. wissenschaftl. Reise und liess sich 1859 in New York als Spezialarzt für Laryngologie nieder. 1862 errichtete die med. Fakultät der New Yorker Universität für ihn die erste Spezialklinik für Rachen-, Nasen-, Mund- und Kehlkopfskrankheiten; er war der Begründer der „American Laryngological Association", gab die *„Archives of laryngology"* (1880 bis 82), zusammen mit COHEN, KNIGHT und LEFFERTS heraus und starb 19. Febr. 1885 in New York. Seine Arbeiten sind in der älteren Quelle zusammengestellt.

15*

Emmerich, Rudolf, in München, als Sohn des Ophthalmologen Jacob E. in Mutterstadt (Rheinpfalz) 29. September 1852 geb., studierte seit 1871 in München, nachdem er den deutsch-französ. Krieg im 3. freiwill. Sanitätskorps bis nach der Schlacht bei Sedan mitgemacht und dann erst das Absolutorium bestanden hatte. Eine mit dem Fakultätspreise gekrönte Arbeit „*Über die chemischen Veränderungen des Isarwassers während seines Laufes durch München*" brachte ihn in Beziehung zu v. PETTENKOFER. E. widmete sich fortab der Hygiene, arbeitete als Assistent an der internen Poliklinik im chem. Institut v. BAEYER's und im hygien. Laboratorium bei v. PETTENKOFER, hier speziell „*Über den*

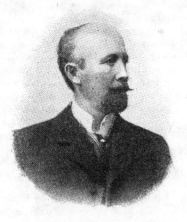

Einfluss verunreinigten Wassers auf die Gesundheit". 1878 führte E. auf der Insel Madeira „*Untersuchungen über die Verbreitung der Cholera in Funchal*" (1854), 1879 wurde er 1. Assistent am hygien. Institut in Leipzig bei FRANZ HOFMANN und habilitierte sich daselbst für Hygiene. In dieser Zeit entstand die exper. Arbeit: „*Die Verunreinigung der Zwischendecken in ihrer Beziehung zu den ectogenen Infectionskrankheiten*" mit dem auf umfassendes Analysenmaterial gestützten Nachweis des bisher unbekannten und unbeachteten ungünstigen Einflusses des stark verunreinigten Bauschuttes in den Zwischendecken, besonders hinsichtlich Entstehung von Infektionskrankheiten und Ungeziefer; diese Arbeit gab zu gründlichen Reformmassregeln im Hochbau Anlass. 1880 wurde E. nach Lissabon berufen, um im Auftrage der Stadt eine Untersuchungsanstalt für Nahrungsmittel und Hygiene einzurichten. 1881 trat er als Assistent am hygien. Institut in München (v. PETTENKOFER), sowie an der Untersuchungsanstalt für Nahrungsmittel ein und habilitierte sich an der Universität. Während der Choleraepidemie von Neapel (1884) und Palermo (1886) besuchte E. im Auftrage des bayr. Ministeriums diese Städte zu ätiolog. Studien, ebenso 1893 im Auftrage des Sultans Konstantinopel zu hygien. Reformen. E. gelangte im Laufe dieser Untersuchungen zur Ansicht, dass die Krankheitserscheinungen der Cholera asiat. im Wesentlichen auf Vergiftung durch salpetrige Säuren beruhen und begründete diese Theorie experimentell zunächst an Tieren, dann im Verein mit seinem Lehrer v. PETTENKOFER durch den bekannten Versuch an sich selbst, indem sie je $^1/_{10}$ ccm Bazillenkultur von Cholerabazillen genossen. An dieser Nitrittheorie hält E. noch heute fest. E. hat auch zuerst gezeigt, dass man pathogene Bakterien im tier. Organismus vernichten und eine tötliche Infektionskrankheit (Milzbrand) durch Einimpfung weniger schädlicher Bakterien (Erysipelstreptokokken) heilen kann. In Untersuchungen über künstliche Immunität und Serumtherapie hat E. gleichzeitig mit, aber unabhängig von BEHRING für die Diphtherie und ein Heilserum zur Schutzimpfung gegen den Rotlauf der Schweine hergestellt. In der zusammen mit OSCAR LOEW ausgeführten Arbeit „*Bakteriologische Enzyme als Ursache der erworbenen Immunität und die Heilung von Infectionskrankheiten durch dieselben*" (Ztschr. f. Hyg. u. Infektionskr. XXXI 1899) wurde die Ursache der künstlichen Immunität gegen bakterielle Infektionskrankheit auf die Wirkung bakteriol. Enzyme (sog. „Nucleasen") zurückgeführt, die an einen Eiweisskörper gebunden nicht nur ihre bakteriol. Wirkung behalten, sondern auch als hochmolekulare Verbindungen weniger leicht im Organismus zersetzt und ausgeschieden werden. Zusammen mit TRILLICH publizierte E. noch eine „*Anleitung zu hygien. Untersuchungen*" (3. Aufl. München 1900, auch mehrfach übersetzt). Für das grosse Handbuch der Hygiene und Gewerbekrankheiten von v. PETTENKOFER und v. ZIEMSSEN bearbeitete E. zusammen mit RECKNAGEL ein umfangreiches Handbuch der Wohnungshygiene und erstattete mehrere Jahre lang die Referate über Gesundheitspflege in VIRCHOW-HIRSCH's Jahresberichten. E. ist seit 1888 Prof. e. o. d. Hygiene, Mitgl. des Gesundheitsrates der Stadt München und Oberstabsarzt d. R. Mehrere seiner Schüler sind als Proff. d. Hygiene in Russland, Österreich und Italien thätig.

Emmert, Karl, o. ö. Prof. der Staatsmedizin an der Universität Bern, daselbst 13. April 1812 geb. und hier, sowie in Berlin und Paris ausgebildet, Dr. med. Berlin 1835, seit 1863 in der gegenwärtigen Stellung. Seine bekannteste Leistung ist das „*Lehrbuch der Chirurgie*" (Bd. I Stuttg. 1850, 2. Aufl. 4 Bde., das. 1859; 3. Aufl. „*Lehrbuch der speziellen Chirurgie*" [2 Bde., Leipzig 1870]). Ausserdem publizierte E. „*Beiträge zur Pathol. und Therapie mit besonderer Berücksichtigung der Chirurgie*" (Heft 1 Bern 1842, 2. Heft 1846) — „*Die Unterleibsbrüche. Mit einem Anhange über die Lageveränderungen der Eingeweide in der Bauchhöhle*" (Stuttg. 1857), Aufsätze auf dem Gebiet der Chir., gerichtl. Med., Hygiene in verschiedenen Zeitschr. Separat erschien: „*Der Criminal-Prozess Demme-Trümpy, vom gerichtsärztlichen Standpunkt aus dargestellt*" (Wien 1866).

Emmert, Emil, als Sohn d. Vor. geb. zu Bern 1. Dezember 1844 und daselbst medizinisch ausgebildet, machte das Doktor- und Staatsexamen 1868, trat darauf Reisen nach Berlin, Wien, London, Utrecht, Paris an, um sich bei A. v. GRAEFE, ARLT, BADER, CRITCHETT und BOWMAN, sowie beziehungsweise bei DONDERS und SNELLEN auszubilden und wirkt seit 1870 als Augenarzt und Dozent der Ophthalmologie in seiner Vaterstadt. Schriften: „*Refractions- und Accommodationsverhältnisse des menschlichen Auges*" — „*Schuluntersuchungen und Schulhygiene*" — „*Auge und Schädel*". Ausserdem ca. 60 Aufsätze, Vorträge, Jahresberichte seiner Privatpoliklinik. Er ist auch Mitarbeiter mehrerer Zeitschriften.

Emmet, Thomas Addis, in New York, geb. 29. Mai 1828 zu Virginia als Sohn des dortigen Universitätsprofessors der Chemie und Arzneimittellehre JOHN PATTEN E., studierte seit 1845 am Jefferson Med. Coll. in Philadelphia, promovierte 1850, fungierte darauf als Res. Phys. am Emigrant Refugee Hosp. auf Wards Island bei New York, seit 1852 als Visiting Physic. an derselben Anstalt und zugleich als prakt. Arzt in New York, seinem jetzigen Wohnorte. 1855 wurde er Assistent an der gynäkol. Anstalt unter SIMS, 1862 Surg.-in-Chief ebendaselbst, gab 1872 diese Stellung auf und war seit 1876 einer der Consulting Physic. am Roosevelt Hosp. of the City of N. Y. Seit 1859 widmete sich E. ausschliesslich der Gynäkologie und verfasste zahlreiche Arbeiten, unter denen in Deutschland besonders bekannt geworden sind das nach ihm benannte Operationsverfahren beim Uterusprolaps (New York Med. Rec. 1871), seine in einigen Fällen mit Glück angewandte Methode zur Uterusreposition (Am. J. of med. sc. 1866 und 1868 und Am. J. of Obst. II), ferner die Mitteilungen über Operation von Uterusfibroiden, Harngenitalfisteln etc. Selbständig erschienen: „*Vesico-vaginal fistulae from parturition and other causes with cases of recto-vaginal fistulae*" (New York 1868) und „*Diseases of women*".

Emminghaus, Hermann, zu Weimar 20. Mai 1845 geboren, studierte in Göttingen, Jena, Wien, Leipzig und promovierte 1870. Von April 1880 wirkte er als ordentl. Professor der Psychiatrie u. Direktor der Psychiatrischen Klinik zu Dorpat, von Juli 1886 in der gleichen Stellung an der Universität Freiburg i. B., zugleich als Medizinalreferent am Grossh. Landgericht Freiburg und gab neben zahlreichen auf das Fach bezüglichen kasuistischen Mitteilungen eine „*Allgemeine Psychopathologie zur Einführung in das Studium der Geistesstörungen*" (Leipzig 1878), sowie Abhandlungen „*Über Kinder und Unmündige, Schwachsinn und Blödsinn in forensischer Hinsicht*" (Tübingen 1882), über „*Behandlung des Irrsinns im Allgemeinen*" (Jena 1895, 2. Aufl. 1898) heraus.

Enderlen, Eugen, in Marburg, geb. zu Salzburg 21. Januar 1863, in München, Greifswald und Marburg ausgebildet, 1887 approbiert, Dr. med. 1888, habilitierte sich für Chirurgie 1895 in Greifswald, 1896 in Marburg und ist seit 1899 Extraordinarius daselbst. Schriften: „*Über den Durchtritt pathogener Mikroorganismen durch die intakte Lungenoberfläche*" — *Über Stichverletzungen des Rückenmarks* — „*Frakturen der Lendenwirbelsäule*", Pfropfungen nach THIERSCH und KRAUSE, Transplantation der Schilddrüse, histologische Untersuchungen bei experimentell erzeugter Osteomyelitis etc.

Engel, Josef, pathologischer und topographischer Anatom, 1816 zu Wien geb., vollendete daselbst seine Studien, ward 1840 Assistent an der Wiener pathologisch-anatomischen Lehrkanzel, 1844 Professor der Anatomie in Zürich, 1849 Professor der pathologischen Anatomie in Prag, 1854 Professor an der med. chir. Josefs-Akademie in Wien und trat bei deren Auflösung 1874 in den Ruhestand. Er starb 3. April 1899. Ausser zahlreichen Aufsätzen in Fachblättern, Arbeiten über die Entwicklung von Knochen, Haaren, Federn, schrieb er folgende Werke: „*Entwurf einer pathologisch-anatomischen Propädeutik*" (Wien 1845) — „*Anleitung zur Beurtheilung des Leichenbefundes*" (Ib. 1846) — „*Das Knochengerüste des menschlichen Antlitzes*" (Ib. 1850) — „*Die Leichenerscheinungen*" (Ib. 1854) — „*Specielle pathologische Anatomie*" (Ib. 1856) — „*Compendium der topographischen Anatomie*" (Ib. 1860) — „*Sectionsbeschreibungen*" (Ib. 1861) — „*Lehrbuch der pathologischen Anatomie*" (Wien 1865, I. Bd.). — Sein Kompendium der topographischen Anatomie zeigt den tüchtigen Anatomen; es war für jene Zeit eines der besten Lehrbücher dieses Faches. Durch seinen eleganten und anregenden Vortrag hat E. ausserdem viel zur Verbreitung der pathologischen Anatomie beigetragen und ihre Ergebnisse mit Glück auf die gerichtliche Medizin übertragen, auch manche Behauptungen ROKITANSKY's richtig gestellt. Nachdem er anfangs die Crasenlehre noch weit über ROKITANSKY hinaus im naturphilosophischen Sinne ausgesponnen, wurde er nach VIRCHOW's Vorgange deren eifrigster Bekämpfer und hat schliesslich, wenn auch manchmal das Ziel überschiessend, eine grössere Genauigkeit der pathologisch-anatomischen Beschreibung mit Erfolg angestrebt.

Engel, Conrad Samuel, in Berlin, 1862 in Samter geb., studierte in Berlin besonders als Schüler EHRLICH's, approbiert 1888, Dr. med. 1889, schrieb: „*Leitfaden zur klin. Untersuchung des Blutes*", sowie Arbeiten über Blutentwicklung bei Mensch, Säugetieren, Vogel, Frosch, Blutuntersuchungen bei Diphtherie, Knochenmarksuntersuchung bei perniciöser Anämie, verschiedene Formen von Leukocytose.

Engelmann, Theodor Wilhelm, zu Leipzig 14. November 1843 geb., studierte von 1861 bis 63 in Jena, dann in Leipzig, Heidelberg, Göttingen je ein Jahr, um 1866 nach Leipzig zurückzukehren und dort 3. Januar 1867 promoviert zu werden („*Über die Hornhaut des Auges*"). — Unmittelbar danach siedelte E. nach Utrecht über als Assistent am

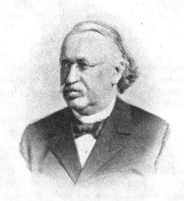

dortigen physiologischen Laboratorium; seit dem 20. März 1871 gehörte er dem Professorenkollegium und Senat der Utrechter Universität an. 1897 folgte er einem Rufe nach Berlin als Nachfolger EMIL DU BOIS-REYMOND's im Professorat der Physiologie und der Direktion des physiologischen Instituts der Universität. Von seinen Lehrern hebt E. selbst v. BEZOLD und GEGENBAUR als für ihn am massgebendsten hervor. — Unter selbständigen Titeln hat er publiziert: „*Zur Naturgeschichte der Infusionsthiere*" (4 Taff., Leipzig 1862; weiteres über dasselbe Thema Utrecht 1875) — „*Über den Zu-*

sammenhang von Nerv und Muskelfaser" (4 Taff., Leipzig 1863) — "Über die Flimmerbewegung" (Ib. 1868) — "Een blik op de ontwikkeling der leer van den bouw en het leven der organismen" (Ib. 1871) — "Onderzoekingen gedaan in het physiologisch laboratorium der Utrechtsche Hoogeschool" (Derde Reeks. Deel I—IX, 1872 bis 84, zusammen mit F. C. Donders) — "Über den Ursprung der Muskelkraft" (1. u. 2. Aufl., Leipzig 1893) — "Gedächtnissrede auf K. von Helmholtz" (28. September 1894 in Utrecht gehalten, Leipzig 1894) — "Tafeln und Tabellen zur Darstellung der Ergebnisse spectroskopischer und spectrophotometrischer Beobachtungen" (Ib. 1897) — "Gedächtnissrede auf E. du Bois-Reymond" (gehalten in der Leibnizsitzung der k. Akademie der Wissensch., Berlin 1898). — Seit 1898 ist E. Herausgeber des Archivs für Physiologie. Aufsätze und Einzelarbeiten besonders zahlreich in: Pflüger's Archiv, der Jenaischen Zeitschrift für Medic. u. Naturw., in der Zeitschrift für wiss. Zoologie von Bd. 9 ab, im Morphol. Jahrbuch von Gegenbaur und in der Botanischen Zeitung von A. de Bary (Jahrg. 1879 bis 84). In Stricker's Handbuch der Lehre von den Geweben bearbeitete E. das Kapitel "Die Geschmacksorgane"; in Hermann's Handb. der Physiologie, Bd. I, die "Physiologie der Protoplasma- und der Flimmerbewegung".

Engesser, Hermann, geb. in Karlsruhe 19. April 1846, bildete sich in Freiburg i. B. besonders als Kussmaul's Schüler aus und gelangte zur Promotion 1870. Seit diesem Jahre, resp. nach Teilnahme am Feldzug gegen Frankreich, wirkte er als Assistent der med. Klinik, sowie als Arzt und Privatdozent in Freiburg i. B. und publizierte: "Das Pankreas als diätetisches Heilmittel" (Stuttgart 1877) — "Beiträge zur therapeutischen Verwendung des Pankreas" (D. Arch. f. klin. Med. XXIV, 1879) — "Beitrag zur Casuistik der multiplen Sklerose des Gehirns und Rückenmarks" (Ib. XVII). E. lehrte speziell Elektrotherapie und physikalische Diagnostik und starb 1893 oder 94.

Englisch, Josef, 11. Januar 1835 zu Freudenthal in Schlesien geb., studierte dort als Schüler Dumreicher's und Dittel's bis zum 22. März 1863, dem Datum seiner Promotion. Er wirkt als Primararzt der chirurgischen Abteilung am Rudolfspital seit 1876, als Privatdozent der Chirurgie an der Universität seit Febr. 1871, seit 1893 als a. ö. Professor der Chirurgie und publizierte ausser den in der älteren Quelle angeführten Schriften noch: "Ein Extensions-Apparat für Behandlung der Knochenbrüche der unteren Extremität" (1883) — "Über Erkrankungen der Vorhaut bei Diabetes mellitus" (1883) — "Über Periurethritis tuberculosa" (1883) — "Über abnorme Lagerung des Hodens ausserhalb der Bauchhöhle" (1885) — "Über Fisteln der Cowperschen Drüsen" (1886) — "Der Katheterismus" (1887) — "Über die idiopathische Entzündung des Zellgewebes des Cavum Retzii" (1889) — "Der Magnesia-Wasserglasverband" (1889) — "Über angeborene Verengerungen der Harnröhre bei Hypospadie" (1889) — "Über Hernia obturatoria" (1891) — "Über Cysten des Vas deferens" (1891) — "Über angeborene Penisfisteln" (1892) — "Über isolirte Entzündung der Vena spermatica interna am Samenstrange" (1893) — "Über die Bedeutung der Erkrankungen des Plexus venosus prostaticus (Santorianus)" (1893) — "Über Taschen und Zellen der Harnblase" (1894) — "Ein Katheter-Itinerarium für den hohen Blasenschnitt" (1894) — "Über den haemorrhagischen Infarkt des Hodens und Nebenhodens" (1893) — "Über doppelte Harnröhre" (1895) — "Über Behandlung der Harnverhaltung bei Prostatahypertrophie" (1897) — "Zur Behandlung der Varicocele" (1897) — "Über die neueren Behandlungsmethoden der Prostatahypertrophie" (1898) — "Über cystenartige Erweiterung des Blasenendes der Harnleiter" (1898) — "Über die Bedeutung der angeborenen Verengerungen der Harnröhre" (1898) — "Über Periurethritis" (1899) — "Über Periurethritis infectiosa" (Ib.). Ausserdem die Artikel: Brüche, Blasensteine, Catheterismus, Hoden, Mastdarm, Prostata, Varicocele u. s. w. in Eulenburg's Encyklopädie.

Eppinger, Hans, geb. zu Karolinenthal bei Prag 17. Februar 1846, studierte in Prag (Treitz, Klebs) und wurde 1868 promoviert. Zuerst thätig als Assistent der path. Anat. in Prag 1867 bis 72, vom Oktober 1872 als Privatdozent, vom Mai 1875 als Professor e. o. der path. Anat. in Prag, vom Oktober 1882 als o. ö.

Professor derselben in Graz, schrieb er eine Reihe pathologisch-anatomischer Arbeiten, und zwar in der Prager Vierteljahrschrift, CVIII ff. bis CXXXII; Ztschr. f. prakt. Heilk., 1880, 81, 82, Pathologische Anatomie des Larynx und der Trachea (für KLEBS' Handbuch, VII. Abteilung, 1881); sowie endlich in der Prager med. Wochenschr. 1876 bis 82. Ausser diesen in seiner Prager Zeit erschienenen Publikationen verfasste E. in seiner Stellung als Vorstand d. k. k. pathol.-anat. Institutes in Graz grössere Arbeiten, nämlich: *„Pathogenesie und Aetiologie der Aneurysmen, einschliesslich des Aneurysma equi verminosum"* (Berlin 1887) — *„Ein neuer pathologischer quergestreifter Muskel, m. diaphragmatico - retromediastinalis, und seine Beziehungen zu angeborenen Erkrankungen des Herzens und der grossen Gefässe"* (W. k. W. 1888) — *„Eine neue für Menschen pathogene Cladothrix (Cladothrix asteroïdes) und die durch sie hervorgerufene Pseudotuberculosis Cladothrichica"* (ZIEGLER's Beitr. z. pathol. Anat. IX) — *„Beiträge zur pathologischen Anatomie der Leistenhernien"* (Festschr. zu VIRCHOW's 70. Geburtsft. II, 1891) — *„Die Hadernkrankheit, ein durch Inhalation erworbener Lungenmilzbrand"* (Jena 1894). Kapitel: *Cladothricheen und Krankheiten der Lunge und Bronchien* in „Ergebnissen der Pathologie und pathologischen Anatomie", hrsg. von LUBARSCH u. OSTERTAG, 1894 bis 96 — Kapitel: *Milzbrandbacillus* in BAUMGARTEN's Jahresber. seit 1894. Viele kleinere Arbeiten und kasuistische Mitteilungen in allen Heften: Mitteilungen des Vereins der Ärzte in Steiermark von 1883 bis 98.

Epstein, Alois, geb. in Kamenitz an der Linde (Böhmen) 1. Januar 1849, bezog die Universität Prag und gelangte 17. Mai 1873 zur Promotion. Als Schüler v. RITTER's und STEINER's habilitierte er sich 1880 als Privatdozent für Kinderheilkunde, wurde 1881 Primarius der königlichen Landesfindelanstalt in Prag und ist seit 1884 Professor e, o. und Vorstand der Kinderklinik in der Landesfindelanstalt an der deutschen Universität Prag. Neben Abhandlungen aus dem Gebiete der Kinderheilkunde in verschiedenen Zeitschriften verfasste er folgende Monographien: *„Beitrag zur Kenntniss des systolischen Schädelgeräusches der Kinder"* (Prag 1879) — *„Über die Gelbsucht bei neugeborenen Kindern"* (Leipzig 1880) — *„Studien zur Frage der Findelanstalten"* (Prag 1880) — *„Über antiseptische Maassnahmen in der Hygiene des neugeborenen Kindes"* (Berlin 1888) — *„Vulvite, Vulvovaginite et autres inflammations des organs génitaux externes de petites filles"* (Traité de maladies de l'enfance, III, Paris 1897) — *„Die Verdauungsstörungen im Säuglingsalter"* (EBSTEIN-SCHWALBE's Handb. der pr. Med., II. Stuttg. 1899). Von den grösseren Aufsätzen seien genannt: *„Über Blutungen im frühesten Kindesalter"* (Österr. Jahrb. f. Päd. 1875) — *„Über septische Erkrankungen der Schleimhäute bei Kindern"* (Arch. f. Kinderheilk., Bd. I) — *„Über Epithelperlen in der Mundhöhle neugeborener Kinder"* (Z. f. H. Bd. I) — *„Über Tuberculose im Säuglingsalter"* (Vrtjhrschr. f. pr. Heilk. 1879) — *„Über Magenausspülungen bei Säuglingen"* (A. f. K. 1887) — *„Über das Wesen und die Behandlung der Cholera infantum"* (Paediatr. Arbeiten, Berlin 1890) — *„Über Vulvovaginitis gonorrhoica bei kleinen Mädchen"* (Arch. f. Dermat. u. Syph. 1891) — *„Über die Uebertragung des menschlichen Spulwurms"* (J. f. K. 1892) — *„Über Mittel und Schutzeinrichtungen zur Herabminderung der Kindersterblichkeit im ersten Lebensjahre"* (Ztschr. f. Hyg. und Infektionskr. 1895) — *„Über kataleptische Erscheinungen bei rachitischen Kindern"* (Prag. m. W. 1896).

Erb, Wilhelm Heinrich, geb. 30. November 1840 in Winnweiler (Bayer. Pfalz), studierte in Heidelberg, Erlangen und München, war kurze Zeit Assistent von BUHL (München) und längere Jahre an der FRIEDREICH'schen Klinik in Heidelberg, promovierte im Oktober 1864 in München (Dissertation: *„Die Pikrinsäure, ihre physiologischen und therapeutischen Wirkungen"*), habilitierte sich im Herbst 1865 in Heidelberg mit einer Schrift: *„Zur Entwicklungsgeschichte der rothen Blutkörperchen"* (VIRCH. Arch. Bd. 34.), wirkte 1865 bis 80 als Dozent für innere Medizin und Prof. e. o. zu Heidelberg, 1880 bis 83 als Prof. ord. und Direktor der med. Poliklinik in Leipzig, seit Ostern 1883 als Prof. ord. und Direktor der med. Klinik in Heidelberg. Berufungen nach Bonn, Leipzig und Wien lehnte E. ab. Seine Hauptarbeiten sind: „*Handbuch der Krankheiten der erebrospinal. Nerven*" (1874, 2. Aufl. 1876) — „*Handbuch der Krankheiten des Rückenmarks und verlängerten Marks*" (1876, 2. Aufl. 1878) — „*Handbuch der Elektrotherapie*" (1882, 2. Aufl. 1886) — „*Die Thomsen'sche Krankheit (Myotonia congenita)*" (1886) — „*Über Dystrophia muscul. progressiva*" (1891). Ausserdem zahlreiche Aufsätze klinischen, und hauptsächlich elektrotherapeutischen und neuropathologischen Inhalts (Entartungsreaktion, Tetaniereaktion, myotonische Reaktion, Facialislähmung, Entdeckung der Sehnen-

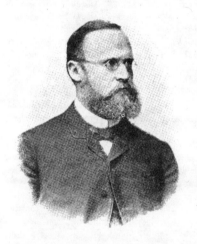

reflexe [gleichzeitig mit WESTPHAL], Plexuslähmungen, spastische Spinalparalyse, Myasthenia gravis pseudoparalytica, Pathologie und Aetiologie der Tabes, progress. Muskelatrophie, syphilitische Spinalparalyse, über Antipyrin, Myxoedema, Acromegalie, intermittierendes Hinken u. s. w. u. s. w.) im Deutsch. Arch. f. kl. Mediz., VIRCHOW's Arch., Arch. f. Psych. u. Nervenkr., Arch. f. Augen- u. Ohrenheilkunde, B. k. W., Neur. Ctrlbl., BRAIN, VOLKMANN's Sammlg. klin. Vorträge, D. Z. f. N., M. m. W. etc. E. ist Mitbegründer und Mitherausgeber der D. Ztschr. f. Nervenheilkunde und Mitherausgeber der VOLKMANN'schen Sammlung klin. Vorträge (mit v. BERGMANN und v. WINCKEL).

Erhard, Julius, Berliner Ohrenarzt, geb. 1827, gest. 4. März 1873, war Dozent für Ohrenheilkunde an der Berliner Universität seit 1861 und entdeckte, selbst ohrenleidend, unabhängig von YEARSLEY in London, an seinem eigenen Ohre die eigentümliche Heilkraft des bis zum Trommelfell vorgeschobenen angefeuchteten Wattekügelchens, einer Abart des sogenannten künstlichen Trommelfells. Er berichtete hierüber, wie A. LUCAE in der älteren Quelle mitteilt, in seiner Dissertation: „*De auditu quodam difficili, nondum observato*" (Berlin 1849) und später in einer besonderen Schrift: „*Über Schwerhörigkeit, heilbar durch Druck*" (Leipzig 1856). Von seinen grösseren Werken sind zu erwähnen: „*Klinische Otiatrie*" (Berlin 1863) und die nach seinem Tode erschienenen „*Vorträge über die Krankheiten des Ohres*" etc. (Leipzig 1875).

Erichsen, Sir John Eric, geb. 1818 in Kopenhagen, studierte am University Coll. als Schüler von CARSWELL u. LISTON, wurde 1839 Member, 1845 F. R. C. S. in London, 1869 Mitgl. des Council, 1875 Examinator, 1880 Präsident. Nach dem Tode von LISTON 1847, als die Ankunft und Rückkehr von SYME u. ARNOTT schnell aufeinander folgten, vertrat er die Professur der Chirurgie, die er selbst 1850 erhielt und bis 1875 bekleidete. D., der 23. September 1896 starb, war ein berühmter Chirurg. Seinen Hauptruf verdankte E. u. a. seinem 10 mal aufgelegten Werk über Chir.: „*Science and art of surgery*". Die goldene Fothergill-Medaille erhielt er für die (in 2. Aufl. erschienene) „*Pathology and treatment of asphyxia*". Neben anderen Arbeiten über chirurgische Krankheiten des Schädels und der Wirbelsäule (letztere in 2. Aufl. 1882), verdienen dann noch besondere Erwähnung: „*Railway injuries of the nervous system*" (London 1866) und „*Hospitalism, and the causes of death after operations and surgical injuries*" (Ib. 1874). Seine kleineren und kasuistischen Arbeiten brachten die Med.-chir. Transact., das Edinb. Med. and Surg. Journ., die Med. Gaz. und Lancet. E. war noch Dr. juris der Univ. Edinburgh, Fellow der Royal Society, von 1879 bis 81 Präsident der Medico-Chir. Society, 1881 Präsident der chir. Sektion des internat. med. Kongresses, seit 1887 Senior Extraordinary Surgeon der Königin und Präsident des

Univers.-Coll. gewesen. 1895 wurde ihm die Baronetwürde verliehen.

Erismann, Friedrich, geb. 1842 im Ct. Aargau (Schweiz), doktorierte mit einer These „*Über Intoxikationsamblyopien*" zu Zürich 1867. Er liess sich dann in St. Petersburg als Ophthalmologe nieder (1869) und veröffentlichte 1871 in GRAEFE's Arch. XVII eine grössere Arbeit: „*Ein Beitrag zur Entwicklungsgeschichte der Myopie, gestützt auf die Untersuchung der Augen von 4358 Schülern und Schülerinnen*". In München, wo E. anfangs der siebziger Jahre unter Leitung von PETTENKOFER und VOIT sich speziell mit Hygiene und Physiologie beschäftigte, schrieb er verschiedene Arbeiten experimentellen Inhalts für die Ztschr. f. Biologie: 1876 veröffentlichte E. in der D. Vrtljhrschr. f. öff. Gesundheitspfl. VIII sein „*Projekt eines Musterschulzimmers*", nach welchem vom Organisationskomitee der russischen Abteilung d. intern. hyg. Ausstellung in Brüssel ein Schulzimmer eingerichtet war und wofür E. die Palmen eines Officier de l'Académie erhielt. 1878 erschien seine „*Gesundheitslehre für Gebildete aller Stände*" (München), welche später mehrere Auflagen erlebte. 1877 bis 78 wirkte E. auf spezielle Einladung von seiten des kriegsmed. Departements als Leiter der Kommission zur Assanierung der damals von der Donauarmee besetzten Teile der europäischen Türkei und hat über diese Thätigkeit in der Schrift „*Die Desinfektionsarbeiten auf dem Kriegsschauplatze etc.*" (München 1879) Bericht erstattet. Nach Beendigung des Krieges wurde E. von den Landschaftsbehörden des Moskauer Gouvernements eingeladen, die Leitung einer eingehenden Enquête über die sanitären Verhältnisse in den Fabriken dieses Gouvernements zu übernehmen. Diese Arbeit, welche E. mit zwei anderen Ärzten durchführte, nahm 5 Jahre in Anspruch; die Resultate derselben sind in 20 Bänden (russisch) niedergelegt. — An dem von PETTENKOFER und ZIEMSSEN herausgegebenen Handbuch der Hygiene und der Gewerbekrankheiten nahm E. mit 2 Arbeiten Teil: „*Entfernung der Abfallstoffe*" und „*Schulhygiene*" (1882). Unterdessen war E. von der Moskauer Universität zum Ehrendoktor ernannt und auf den vakant gewordenen Lehrstuhl für Hygiene in Moskau berufen worden. Er veröffentlichte in russischer Sprache einen „*Kurs der Hygiene*" (in 3 Bänden 1886 bis 89) und „*Arbeiten aus dem hygienischen Laboratorium der Moskauer Universität*" (russ. in 5 Bänden). Als dann 1891 beim hygienischen Institute der Universität ein städtisches Laboratorium zur Untersuchung von Lebensmitteln und Gebrauchsgegenständen errichtet und die Leitung desselben E. übertragen wurde, erschienen unter seiner Redaktion vier „*Jahresberichte des munizipalen Laboratoriums der Stadt Moskau*" (russ.). — Der Jubelband des A. f. Hyg. (XVII) zu Ehren PETTENKOFER's brachte eine Arbeit E.'s: „*Über die Bedeutung des Raumwinkels zur Beurteilung der Helligkeit in Schulzimmern*". Andere Arbeiten über Schulhygiene wurden von E. in der Zeitschr. f. Schulgesundheitspfl. publiziert. Wir erwähnen: „*Die Schulhygiene auf der Jubiläumsausstellung der Gesellschaft für Beförderung der Arbeitsamkeit in Moskau*" (Bd. I) und „*Die künstliche Beleuchtung der Schulzimmer*" (Bd. X). — 1896 war E. infolge fortgesetzter Intriguen gezwungen, den russischen Staatsdienst zu verlassen und seine Stellung an der Universität in Moskau aufzugeben. Er siedelte nach Zürich über und übernahm vom 1. Januar 1898 an die Redaktion der von KOTELMANN gegründeten Zeitschr. für Schulgesundheitspflege. Aus dieser letzten Periode stammen u. a. folgende Publikationen E.'s: „*Die Entwicklung der landschaftlichen Medizin und Gesundheitspflege in Russland*" (D. Vrtjhrschr. f. öff. Gesundheitspfl. XXIX) — „*Die Organisation der unentgeltlichen (poliklinischen) Krankenpflege in den grossen Städten Russlands*" (Ib. XXX) — „*Die hygienische Beurteilung der verschiedenen Arten künstlicher Beleuchtung, mit besonderer Berücksichtigung der Lichtverteilung*" (D. Vrtjhrschr. f. öff. Gesundhpfl. XXXI). — Ausserdem publizierte E. zahlreiche populär gehaltene Aufsätze über hygienische Fragen in der russ. illustrierten Zeitschrift „Niwa" und ist beständiger Mitarbeiter an der in Petersburg erscheinenden russ. Ausgabe des BROCKHAUS'schen Konversationslexikons.

Erlenmeyer, Adolf Albrecht, geb. zu Wiesbaden 11. Iuli 1822, gest.

zu Bendorf bei Coblenz 9. August 1877, studierte in Marburg, Bonn und Berlin. In Bonn wandte er sich von der zuerst besonders kultivierten Chirurgie (WUTZER) ab und trat als Assistent in die Siegburger Irrenanstalt (JACOBI) ein. Hier schrieb er die Diss.: „*De urina maniacorum*", ging dann behufs weiterer Ausbildung nach Prag (RIEDEL) und gründete bald nach der Rückkehr seine zuerst kleine Privat-Irrenanstalt in Bendorf (1848), die er 1866 durch eine Abteilung für Nervenkranke, 1867 durch die landwirtschaftliche Kolonie Albrechtshöhe etc. erweiterte. Neben dieser Thätigkeit war er schriftstellerisch sehr fruchtbar: *„Die Gehirnatrophie der Erwachsenen"* erschien in 3 — *„Wie sind Seelenstörungen in ihrem Beginne zu behandeln?"* (Preisgekrönt und in 7 Sprachen übersetzt) in 5 — *„Die Embolie der Hirnarterien"* in 2 — *„Die subcutanen Injectionen"* in 3 — *„Die luetischen Psychosen"* in 2 Auflagen. Mehrfach aufgelegt wurden auch seine Uebersichten der deutschen, österreichischen resp. schweizerischen Irrenanstalten. — Die Leitung des 1853 mit BERGMANN, EULENBERG, MANNSFELD gegründeten „Correspondenzblatt und Archiv der D. Ges. für Psych. und ger. Psychologie" fiel in den letzten Jahren dieser Zeitschrift ihm fast allein zu.

Erlenmeyer, Friedrich Albrecht, als Sohn des Vorigen 9. März 1849 zu Bendorf bei Coblenz geb., studierte in Bonn, Halle a. S., Würzburg (RIENECKER), Greifswald, Wien und Berlin und gelangte 1872 zur Promotion. Seit 1873 wirkt er als dirigierender Arzt der ERLENMEYER'schen Anstalten für Gemüts- und Nervenkranke zu Bendorf a. Rh. Seine Dissertation ist *„über das cicatricielle Neurom"* geschrieben. Er veröffentlichte eine sehr grosse Zahl neurologischer und psychiatrischer Arbeiten sowohl in in- wie ausländischen Zeitschriften, ist Mitarbeiter an HACK TUKE's Dictionary of psychological medicine, von PENZOLDT und STINTZING's Handbuch der Ther. innerer Krankh. Von seinen grösseren, in Buchform erschienenen Veröffentlichungen seien erwähnt: *„Die Schrift; Grundzüge ihrer Physiologie und Pathologie"* (Stuttgart, 1879) — *„Über statische Reflexkrämpfe"*

(2. Aufl. Leipzig 1885) — *„Die Principien der Epilepsiebehandlung"* (Wiesbaden 1886) — *„Die Morphiumsucht"* (3. Aufl. Neuwied 1887) — *„Unser Irrenwesen, Studien und Vorschläge zu seiner Reorganisation"* (Wiesbaden 1896) — *„Die Entmündigung wegen Trunksucht nach dem B. G. B."* (Coblenz 1899). 1878 gründete er das „Centralblatt für Nervenheilkunde, Psychiatrie und gerichtl. Psychopathologie", dessen Redaktion er 12 Jahre führte; dann erweiterte er das Blatt zu einer internat. Monatsschrift und vereinigte sich mit CHARCOT, OBERSTEINER, LADAME, LOMBROSO u. a. zu deren Herausgabe, während KURELLA die Redaktion übernahm. 1895 gab er mit W. PREYER und LANGENBRUCH die „Handschrift", Ztschr. für wissenschaftl. Schriftkunde und Graphologie heraus.

Ermengem, Emile van, zu Gent, geb. zu Loewen in Belgien, 15. Aug. 1851, studierte daselbst und wurde 1875 Doktor. Nachdem er 9 Jahre in Brüssel praktiziert hatte, wurde er zum Prof. an der Universität Gent ernannt, wo er Hygiene, Bakteriologie und gerichtliche Medizin lehrt und sich mit wissenschaftlichen Untersuchh. beschäftigt. Litterar. Arbeiten: *„Étude sur le nitrite d'amyle"* (Loewen 1876) — *„Recherches sur la structure de 993 diatomées du Jütland"* (zus. mit PRINZ, Brüssel 1880) — *„Recherches sur la microbe du choléra asiatique"* (Ib. 1885) — *„Manuel de microbiologie"* (Paris 1887), französ. Ausgabe von HUEPPE's „Methoden der Bacterienforschung", — *„Contribution à l'étude des intoxications alimentaires"* (Arch. de Pharmacodyn., III. 1897) — *„Über einen neuen anaeroben Bacillus und seine Beziehungen zum Botulismus"* (Z. f. Hygiene XXVII. 1897) — *„Eine neue Methode der Cilienfärbung der Bakterien"* (Zeit. für wiss. Mikroskopie XI 1895) — *„Recherches sur les empoisonnements produits par de la viande de veau à Moorseele"* (Bull. Acad. de méd. de Belgique 1892) — *„Des intoxications alimentaires"* (Ib. 1895) — *„Recherches sur des cas d'accidents alimentaires produits par des saucissons"* (Rev. d' Hygiene 1896).

Ermerins, Franz Zacharias, geb. 1808 in Middelburg, studierte und promovierte 1832 in Leiden (Diss.: „De

Hippocratis doctrina"), liess sich in seiner Vaterstadt nieder und beschäftigte sich mit dem Studium der Geschichte der älteren Medizin, publizierte 1840 *„Anecdota medica graeca"* und nach einer Reise nach Paris, die Abhandlung über *„Hippocratis liber de victus ratione in morbis acutis, una cum observationibus criticis in Soranum Ephesium de morbis mulierum et arte obstetricia"*. 1844 als Prof. med. nach Groningen gerufen, trat er dieses Amt an mit einer *„Oratio de veterum medicorum interpretis munere a medicis non recusando"*. E. lehrte ausser Klinik, Pathologie und allgemeiner Therapie noch pathol Anat. und Histologie. 1847 publizierte er *„Aretaei Cappadocis quae supersunt (graeca et latina) recens. et illustrata"* und später die bekannte hyperkritische Hippokratesausgabe in 3 Teilen (1859 bis 65). E. starb im Mai 1871 am Typhus.

Ernst, Paul, in Heidelberg, geb. in Zürich, 26. April 1859, studierte in Zürich, Berlin, Heidelberg unter KLEBS, KOCH, ARNOLD, Dr. med. 1884, arbeitete von 1885 bis 86 unter KOCH's Leitung in Berlin, wurde 1886 Assistent von JULIUS ARNOLD in Heidelberg, 1888 Dozent für patholog. Anatomie und Bakteriologie und 1893 zum ausserord. Professor ernannt. E. veröffentlichte Arbeiten über Themata der allg. patholog. Anatomie wie hyaline Degeneration, Verhornung, Pigmentbildung, Missbildungen des Centralnervensystems, Beiträge zur Morphologie der Bakterien und zur Infektionslehre und mykotische Erkrankungen verschiedener Organe (Schaumleber, Nierenmykose) in VIRCHOWS Archiv, ZIEGLER's Beiträgen, Archiv für mikr. Anatomie, Zeitschr. für Hygiene.

Escherich, Theodor, zu München, geb. 29. Nov. 1857 zu Ansbach (Mittelfranken), studierte in Strassburg, Würzburg, Berlin und Wien, wurde 1881 promoviert, habilitierte sich 1886 als Dozent für Kinderheilkunde in München, war 1. Assistent an der Universitäts-Kinderklinik (Dr. v. HAUNER'sches Kinderspital), wurde 1890 als Professor e. o. der Kinderheilkunde nach Graz berufen und 1894 zum ord. Professor dieses Faches ernannt. Die im Anna-Kinderspitale eingemietete Klinik wurde in dieser Zeit mehrfach durch Zubauten vergrössert, seit Januar 1899 ist auch die Krankenabteilung der steierischen Landesfindelanstalt damit verbunden. Litterarische Arbeiten: *„Die Darmbacterien des Säuglings"* (Stuttgart 1886) — *„Aetiologie und Pathogenese der Diphtherie"* (Wien 1894) — *„Diphtherie, Croup, Serumtherapie"* (Ib. 1895) — *„Tétanie"* in „Traité des mal. de l'enf" von GRANCHER (IV Paris 1895); eine Reihe von Arbeiten über die durch Darmbakterien, insbesondere das Bakterium Coli hervorgerufenen Erkrankungen: Colicystitis, Colicolitis, Streptococcenenteritis etc. 1895 wurde er von der Moskauer pädiatrischen Gesellschaft zum Ehrenmitgliede gewählt.

Esmarch, Johann Friedrich August von, in Kiel, geb. 9. Januar 1823 in Tönning (Schleswig-Holstein), genoss seine med. Ausbildung in Kiel und Göttingen, wo er sich besonders an v. LANGENBECK resp. STROMEYER anschloss

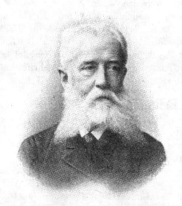

und wurde am 7. Oktober 1848 promoviert, nachdem er bereits seit 1846 Assistent bei v. LANGENBECK gewesen war. Von 1848 bis 50 machte er zuerst als Offizier, dann als Arzt die Feldzüge in Schleswig-Holstein mit, habilitierte sich 1849 als Privatdozent in Kiel, wurde daselbst 1854 Direktor der chir. Klinik, 1857 ordentlicher Professor und Direktor des Hospitals, als welcher er bis zu seinem freiwilligen Rücktritte 1899 mit dem Charakter als Geheimer bezw. Geheimer

Ober-Medizinalrat wirkte. 1887 geadelt, erhielt er bei seinem Übergang in den Ruhestand den Titel Excellenz. E. erwarb sich im Kriege von 1864 grosse Verdienste um die Lazarette auf dem Kriegsschauplatz, wurde 1866 nach Berlin in die Immediat-Lazarettkommission berufen und übernahm die Oberleitung der chirurgischen Thätigkeit in den Berliner Lazaretten. 1870 zum Generalarzt und konsultierenden Chirurgen der Armee ernannt, wirkte er zunächst in Kiel und Hamburg bei der Organisation der freiwilligen Hülfe und später in Berlin als konsultierender Chirurg in dem grossen Barackenlazarett auf dem Tempelhofer Feld. Seine wissenschaftlichen Verdienste liegen hauptsächlich auf dem Gebiete der Kriegschirurgie, ferner in seinem weltbekannten Verfahren zur Erzeugung künstlicher Blutleere bei Operationen (zuerst 1873 auf dem Kongress der Deutsch. Ges. f. Chir. mitgeteilt und in VOLKMANN's Sammlung klin. Vortr. Nr. 58, 1873 veröffentlicht), endlich in der Einführung des sogen. Samariterwesens in Deutschland, um das er sich seit Beginn der achtziger Jahre in Wort und Schrift eifrig bemühte. Von seinen zahlreichen litterarischen Arbeiten seien angeführt: „*Über Resectionen nach Schusswunden*" (Kiel 1851) — „*Beiträge zur praktischen Chirurgie*" (Ib. 1859 bis 60) — „*Die Anwendung der Kälte in der Chirurgie*" — „*Über chronische Gelenkentzündungen*" (1867) — „*Verbandplatz und Feldlazareth*" (1868) — „*Über den Kampf der Humanität gegen die Schrecken des Krieges*" (1869) — „*Der erste Verband auf dem Schlachtfelde*" (1870; mehrfach übersetzt) — „*Über Vorbereitung von Reservelazarethen*" (1870) — „*Über Gelenkneurosen*" (1872) — „*Die Krankheiten des Mastdarmes und des Afters*" (1873, 2. Aufl. 1887) — „*Über künstliche Blutleere bei Operationen*" (1873) — „*Die erste Hülfe bei Verletzungen*" (1875) — „*Die antiseptische Wundbehandlung in der Kriegschirurgie*" — „*Aphorismen über Krebs*" — „*Handbuch der kriegschirurgischen Technik*" (1871, 4. Aufl. 1894) — „*Die erste Hülfe bei plötzlichen Unglücksfällen*" (1882, 10. Aufl. 1892) — „*Die Elephantiasis*" (zus. mit KULENKAMPFF 1885) — „*Samariterbriefe*" (1886) — „*Chirurgische Technik*" (zus. mit KOWALZIG 1892). — In erster Ehe mit einer Tochter seines früheren Lehrers und Chefs STROMEYER verheiratet, ist E. seit 1872 durch die Ehe mit der Prinzessin Henriette von Schleswig-Holstein-Sonderburg-Augustenburg Onkel des gegenwärtigen deutschen Kaisers.

Esmarch, Erwin v., Sohn des Vorigen, zu Göttingen, geb. zu Kiel 12. März 1855, von 1876 bis 1880 in Heidelberg, Kiel und Strassburg vorgebildet, Dr. med. 1881, von 1882 bis 84 Assistent bei SCHWEIGGER, von 1885 bis 91 bei ROB. KOCH in Berlin. 1890 für Hygiene

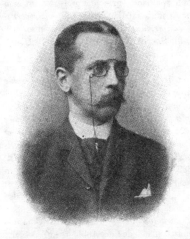

in Berlin habilitiert. 1891 Extraordinarius der Hygiene in Königsberg, 1897 Ordinarius daselbst, folgte 1899 einem Ruf in gleicher Eigenschaft nach Göttingen als Nachfolger WOLFFHÜGEL's. Schriften: „*Hygienisches Taschenbuch*" (Berlin 1896, 2. Aufl. 1898), sowie verschiedene kleinere Publikationen zur Bakteriologie (Modifikation des Plattenverfahrens, Schraubenbakterium, über Desinfektion etc).

Espagne, Jacques Marie Guillaume Adolphe, zu Montpellier, geb. zu Clermont l'Hérault 18. Sept. 1830, studierte und promovierte in Montpellier 1857 mit der These: „*De l'hypertrophie du coeur*", war Agrégé a. d. med. Fac. in Montpellier und starb 7. April 1899. Seine Arbeiten sind bereits im älteren Lexikon erwähnt.

D'Espine, Jean-Henri-Adolphe, zu Genf, daselbst 20. Februar 1846 geb., studierte und promovierte 1873 in Paris mit der Diss.: „*Contributions à l'étude de la septicémie puerpérale*" (auch im Arch. génér. de méd. Paris 1872 publiziert) und ist seit 1876 ord. Prof. d. intern. Pathologie an der Univ. zu Genf, ausserdem corresp. Mitglied der Pariser Acad. de méd., ferner der Akademien in Turin und St. Petersburg. Von seinen etwa 60 Nummern zählenden Publikationen seien aufgeführt: (Mit C. Picot.) „*Manuel pratique des maladies de l'enfance*" (Paris 1877, 6. éd. Paris 1899; deutsch: Leipzig 1878, auch spanisch, griech., preisgekrönt von der Acad. de méd. in Paris 1885) — „*Observation de cirrhose biliaire chez un nouveau-né*" (Bull. Soc. Anat. 1879, t. 13) — „*Observation d'hypertrophie du cerveau avec sclérose bulbaire chez un enfant*" (Rev. de méd. 1881, t. 1) — „*Essai de cardiographie clinique pour servir à l'étude des modifications du premier bruit et des chocs multiples*" (Ib. 1882, t. 2) — „*De l'importance de la recherche du bacille de Löffler pour le diagnostic entre les angines diphtéritiques et les angines simples*" (Rev. de méd. 1888, t. 8) — „*Contribution à l'étude de la pneumonie infantile*" (Ib. Paris 1888, t. 8) — „*Observation de cirrhose infantile*" (Assoc. franç. Besançon 1893, 2) — „*Sur le streptocoque scarlatineux*" (Comptes rendus Acad. des sc. 1895, t. 120) — Mit D. Scandin „*Vaccine généralisée à forme éruptive*" (Arch. f. Kinderheilk. 1899, t. XXVI).

Etoc-Demazy, Gustave-François, zu Le Mans, war daselbst 30. Juli 1806 geboren, studierte in Paris hauptsächlich als Schüler Esquirol's und wurde 1833 mit der These „*De la stupidité considérée chez les aliénés, recherches faites à Bicêtre et à la Salpêtrière*" Doktor. Seit 1834 Arzt des Irrenhauses des Dép. de la Sarthe, über welches er mehrere statistische Mitteilungen (1839, 40) machte, war er in dieser Stellung bis 1873 thätig. 1837 wurde er Mitgl. d. Acad. de méd. Es finden sich von ihm Aufsätze in der Gaz. des hôpitaux 1831 „*Observations sur l'idiotie*", der Gaz. médic. de Paris 1833 „*Observations pour servir à l'histoire des maladies du sinus veineux de la dure-mère*", den Annales d'hyg. publ. 1841, 43 über Brandstiftungs- und Mord-Monomanie, auch in anderen Zeitschriften; ferner eine grössere Schrift: „*Recherches statistiques sur le suicide, appliquées à l'hygiène publique et à la médecine légale*" (Le Mans 1844). E. starb als Senior der französ. Psychiater 13. November 1893.

Eulenberg, Hermann, geb. 20. Juli 1814 zu Mülheim am Rhein, studierte in Bonn u. Berlin, später in Wien, London u. Paris. In Berlin hat E. unter Johannes Müller und Theod. Schwann gearbeitet und die Monographie „*Über Tela elastica*" geliefert, welche als Dissertat. 1836 in Berlin erschien. Seine Promotion erfolgte 20. August 1836. Später wirkte er 10 Jahre in Lennep als praktischer Arzt und wurde 1848 nach Bonn als Kreisphysikus versetzt. Gleichzeitig war er als Privatdozent der gerichtlichen Medizin und Arzneimittellehre an der Universität Bonn thätig. 1850 übernahm er in Koblenz die Stelle des Kreisphysikus und eines Medizinal-Rates am rheinischen Provinzial-Medizinal-Kollegium, 1860 wurde er in Köln Regierungs-Medizinal-Rat und 1870 vortragender Rat im Kultus-Ministerium, trat 1890 in den Ruhestand und lebt seitdem in Bonn. 1853 begründete E. im Vereine mit A. Erlenmeyer sen., Mannsfeld und Bergmann das „Korrespondenzbl. f. Psychiatrie u. gerichtl. Psychologie", welches später mit dem „Archiv f. Psychiatrie und gerichtliche Psychologie" verbunden wurde. — Von seinen Schriften nennen wir: „*Anatomisch-pathologische Untersuchungen über die Schilddrüse*" (Göttingen 1856) — „*Lehre von den schädlichen und giftigen Gasen*" (mit Vohl, Braunschweig 1865) — „*Das Medicinalwesen in Preussen*" (Berlin 1874) — „*Handbuch der Gewerbe-Hygiene auf experimenteller Grundlage*" (Ib. 1876) — „*Handbuch des öffentlichen Gesundheitswesens im Vereine mit Fachmännern bearbeitet*" (Ib. 1881). Von 1871 bis 90 war er Redakteur der von Casper begründeten und von v. Horn fortgesetzten „Vrtljhrsschr. f. gerichtl. Med. und öffentl. Sanitätswesen". Für dieses Organ, wie für die Zeitschrift vom ärztlichen Verein in Preussen und für die Berl. kl. Wochenschrift hat er zahlreiche Abhandlungen geliefert. Mit Theodor Bach, weil. Direktor des Falk-

Realgymnasiums in Berlin, giebt E. eine jetzt in 2. umgearbeiteter Aufl. erscheinende „*Schulgesundheitslehre*" heraus.

Eulenburg, Albert, als Sohn des Orthopäden MORITZ MICHAEL E. (1811 bis 87) zu Berlin 10. August 1840 geb., vollendete seine medizinische Ausbildung in Berlin, Bern, Zürich und wurde 31. Mai 1861 promoviert. Bis 1874 war er als Privatdozent in Berlin, bis 1882 als ord. Professor in Greifswald thätig; gab diese Stellung jedoch auf und lebt seitdem wieder in Berlin, wo er eine Poliklinik für Nervenkrankheiten errichtete. Er erhielt 1896 den Charakter als Geh. Medizinalrat. Wir verdanken ihm folgende (grössere) Arbeiten: „*Die hypodermatische Injection der Arzneimittel*" (gekrönte Preisschrift, Berlin, 1864; 3 Aufl. 1875) — „*Lehrbuch der Nervenkrankheiten*" (Berlin 1871; 2. Aufl. 1878) — „*Pathologie des Sympathicus*" (Preisschrift, zus mit P. GUTTMANN, Berlin 1873) — „*Die hydroelektrischen Bäder*" (Wien 1883) — „*Sexuale Neuropathie*" (Leipzig 1895). E. hat seine

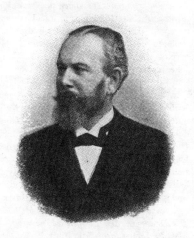

schriftstellerische Thätigkeit besonders der physiologischen Richtung auf dem Gebiete der Nervenkrankheiten dienstbar gemacht und dieselbe auch durch eigene Versuche, z. B. über die thermischen (vasomotorischen) Centren der Grosshirnrinde, gefördert. Er hat ferner die Diagnostik und Therapie der Nervenkrankheiten durch zahlreiche eigene Untersuchungen bereichert. — Ein hervorragendes Verdienst erwarb er sich ausserdem durch die Herausgabe der „*Real-Encyclopädie der gesammten Heilkunde*", die er mit den Wiener Verlegern URBAN und SCHWARZENBERG plante, 1880 begann und 1883 in erster Auflage zum Abschluss brachte. Eine zweite Auflage der Encyklopädie (in 22 Bänden) erschien von 1885 bis 90; die dritte, beinahe vollendete, erscheint seit 1893. Mit einer Reihe von Mitarbeitern gab E. das „*Handbuch der allgemeinen Therapie und der therapeutischen Methodik*" in 3 Bänden (Berlin und Wien, 1898 bis 99) heraus, in dem er, wie schon in einer Reihe früherer Veröffentlichungen, als besonders entschiedener Vertreter der physikalisch-diätetischen Richtung in der Therapie auftrat. Seit 1895 ist E. (gemeinschaftlich mit J. SCHWALBE) auch als Herausgeber der D. m. W. thätig, die ihm ihren bedeutenden Aufschwung in dem letzten Jahrzehnt zu verdanken hat.

Evans, Thomas W., amerikanischer Zahnarzt in Paris, hat sich besonders dadurch verdient gemacht, dass er die während des amerikanischen Bürgerkrieges geübte Sanitätspflege teils durch Schriften, noch mehr aber durch eine während der Weltausstellung von 1876 zu Paris von ihm veranstaltete Spezialausstellung von Sanitätsmaterial in Europa bekannt werden liess. Zu den erstgenannten gehören: „*La commission sanitaire des États-Unis, son origine, son organisation, etc.*" (Paris 1865; 5. édit. 1877) — „*Essais d'hygiène et de thérapeutique militaires présentés à la commission sanitaire des États-Unis etc.*" (Paris 1865). Nach eigenen Anschauungen gab er über den deutsch-österreichischen Krieg 1866 einen mit der Beschreibung eines Ambulanzwagens und dem Katalog seiner Ausstellung im J. 1867 verbundenen Bericht in französischer und englischer Sprache heraus: „*Les institutions sanitaires pendant le conflit austro-prussien-italien, suivi etc.*" (Paris 1867) — „*Sanitary institutions during the Austro-Prussian-Italian conflicts etc.*" (3. edit. 1868) — ferner: „*History and description of an ambulance-wagon constructed in accordance with plans furnished by the writer*" (Paris 1868) u. v. a. Er starb zu Paris 15. November 1897.

Eversbusch, Oscar, zu Erlangen, geb. in Haspe (Westfalen) 26. Mai 1853, studierte in Berlin, Bonn, Strassburg und Tübingen, promov. 1877, von 1882 bis 86 als Dozent an der Universitäts- und tierärztl. Hochschule in München, seit 1886 als o. Prof. der Ophth. in Erlangen. Publikationen: in „Mitteilungen der Münch. Univ.-Augenklinik", Bd. I 1882; in der „Ztschr. für vergleichende Augenheilkunde," begründet von BERLIN und E. 1882 ff.; in der „Münch. med. Wochenschr." 1884 ff.; „Klinische Monatsblätter und Centralbl. für prakt. Augenhlkde." 1882 ff.; „Die neue Univ.-Heilanstalt für Augenkranke in Erlangen" (1893) — „Ophthalmolog. Beiträge" im Handbuch der Therapie von PENZOLDT und STINTZING, I. und II. Aufl. 1896 bis 1898; Mitarbeiter am Handbuch

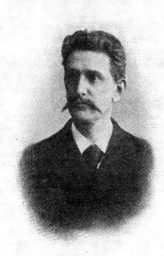

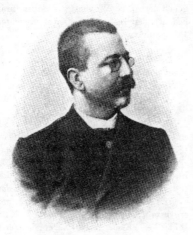

der gesamten Augenheilkunde von GRAEFE-SAEMISCH, II. Aufl. 1899 ff.

Ewald, Karl Anton, zu Berlin, daselbst 30. Oktober 1845 geb., hier, sowie in Heidelberg und Bonn ausgebildet, Dr. med. Berol. 1870 („Zur Histologie der Speicheldrüsen") seit 1871 Assistent bei FRERICHS, seit 1874 in Berlin habilitiert, wurde 1882 Extraordinarius, Redakteur d. „Berl. kl. Wochenschrift" (als Nachf. von WALDENBURG, zus. mit C. POSNER), war von 1876 ab dirig. Arzt der städt. Frauensiechenanstalt und ist seit 1886 als Nachfolger SENATOR's dirig. Arzt der inn. Abt. d. K. Augusta-Hospitals, seit 1898 mit dem Charakter als Geh. Med.-Rat. Schriften: Ausser zahlreichen Abhandlungen physiologischen und klinischen Inhalts publizierte E.: „Über die operative Behandlung pleuritischer Exsudate" — „Die Lehre von der Verdauung" (12 Vorlesgn., Berlin 1880) — „Lehrbuch der Magenkrankh." — „Ernährung des gesunden und kranken Menschen" (in III. Aufl. zus. mit J. MUNK) u. a. m. E. pflegt insbesondere die Pathologie der Verdauungsorgane und hat bereits eine eigene Schule jüngerer Forscher herangebildet.

— Sein jüngerer Bruder, Julius Richard, geb. zu Berlin 14. Februar 1855, studierte in Heidelberg, Berlin, Leipzig und Strassburg, war seit 1880 Assistent des physiologischen Laboratoriums, seit 1883 Dozent und ist seit 1886 Professor an der Universität zu Strassburg. Er beschäftigte sich ursprünglich besonders mit der physikalisch-mechanischen Seite der Physiologie und schrieb: „Der normale Athmungsdruck und seine Curven" — „Eine neue Methode, den Druck in den Lungen zu messen" — „Ist die Lunge luftdicht?" (mit R. KOBERT) — „Über das Verhalten des Säugethierherzens, wenn Luft in dasselbe geblasen wird" etc. Später widmete er sich dem Studium des Centralnervensystems und publizierte: „Die Folgen von Grosshirnoperationen an labyrinthlosen Thieren" — „Der Hund mit verkürztem Rückenmark" etc. E.'s wichtigste Arbeiten behandeln die Physiologie des Kehlkopfes und des Ohrs. „Die

Physiologie des Kehlkopfs" (1896) — *"Physiologische Untersuchungen über das Endorgan des Nervus octavus"* (1892) — *"Zur Physiologie des Labyrinths"* (6 Abhandlungen) — *"Eine neue Hörtheorie"* (1899). Im Ganzen publizierte E. (bis Juli 1899) etwa 60 Abhandlungen.

Ewald, August, zu Heidelberg, geb. 7. Juni 1849 zu Darmstadt, studierte von 1867 bis 73 in Heidelberg, Berlin und Bonn, promovierte 1873, war seit 1874 Assistent am physiol. Institut zu Heidelberg, habilitierte sich 1880 als Privatdozent und wurde 1883 zum Prof. e. o. ernannt. Er hat verschiedene Arbeiten physiol. und histol. Inhalts in Fachztschr. veröffentlicht.

Ewich, Karl Otto Jakob, zu Köln a. Rh., geb 13. Febr. 1814 zu Barmen, studierte zu Bonn und Halle, wurde 1842 in Halle Doktor, war seit 1842 prakt. Arzt in Barmen, 1848 bis 49 in Waldbreitbach, Kreis Neuwied, als Distriktsarzt, darauf bis 1851 auf Schloss Burgbrohl als Kurhaus-Inhaber, seit 1851 in Köln, wo er im Laufe der nächsten Jahre Armen-, Eisenbahn- und Kassenarzt war, sich neben der Praxis mit balneolog., geolog. und hygien. Studien beschäftigte und um 1895 starb. Seine litterar. Arbeiten sind in der älteren Quelle zusammengestellt.

Exner, Siegmund, in Wien, geb. daselbst 5. April 1846, studierte hier und in Heidelberg (BRÜCKE, HELMHOLTZ). Promoviert 23. Dezember 1870, trat er 1871 als Assistent und seit 1875 als Prof. e. o. am physiologischen Institute der Universität in Wien in Thätigkeit. 1891 wurde er als Nachfolger E. v. BRÜCKE's Vorstand dieses Institutes und Professor ordin.; 1894 in ausserordentlicher Verwendung für die Angelegenheiten des medizinischen Unterrichtes in das k. k. Ministerium f. Kultus und Unterr. berufen, verblieb er in seiner Stellung als Professor und erhielt 1898 den Titel eines k. k. Hofrates. Ausser den grösseren Arbeiten: *"Die Localisation der Functionen in der Grosshirnrinde des Menschen"* (Wien 1881) — *"Die Physiologie der facettirten Augen von Krebsen und Insecten"* (Ib. 1891)

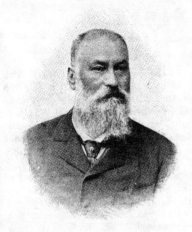

und *"Entwurf zu einer physiologischen Erklärung der psychischen Erscheinungen"* (Wien 1894) sind zahlreiche Abhandlungen, insbesondere auf nervenphysiologischem und physiologisch-optischem Gebiete, von ihm veröffentlicht.

Eyselein, Oscar, geb. zu Castell in Unterfranken 13. November 1847, studierte in Würzburg, Erlangen, Tübingen, Leipzig und Wien, wurde 1871 promoviert, 1872 zu München approbiert, wirkte seit 1876 in Blankenburg am Harz als Direktor einer Heilanstalt für Nervenleidende und starb 26. August 1892. Neben kleineren Schriften publizierte er: *"Zur Organisation der öffentlichen Gesundheitspflege im Herzogthum Braunschweig"* (Berlin 1880) — *"Tisch für Nervenkranke"* (Karlsbad 1883), hygienische und statistische Aufsätze im Monatsblatt für öffentliche Gesundheitspflege für Braunschweig, desgleichen mediz. Aufsätze in Wochenschriften etc. — *"Über Nervosität"* (Vortrag, 1884) — *"Über Erinnerungstäuschungen"* (Archiv für Psychiatrie).

F.

Falk, Ferdinand August, in Kiel, als Sohn von Karl Philipp F. (1816 bis 80) in Marburg, 28. Mai 1848 geb., studierte in seiner Vaterstadt, sowie in Berlin, wurde 1872 Dr. med. in Marburg, dann Assistent am pharmakol. Institut daselbst, 1874 Privatdozent, arbeitete 1875 im physiol. Laboratorium in Leipzig, (unter LUDWIG), siedelte hierauf nach Kiel über, wo er sich für Pharmakologie habilitierte, anfangs Assistent am physiol. Institut war und seit 1878 Prof. e. o. der Pharmakol. ist. Schriften: *„Pharmacologisch-toxicologische Arbeiten über Metallgifte"* (VIRCH. Arch. LI) — *„Hydrocotarnin, Strychnin, Bruzin"* (Vrtljhrsschr. f. ger. Med. 18, 20, 21, 23) — *„Phosphor"* (Arch. f. exper. Path. VII) — *„Laudanosin"* (Arch. d. physiol. Inst. Leipzig XI) *„Physiologisch-Chemisches über Inanition"* (FALCK's Beitr. zur Physiol. etc. I. 1875) — *„Chlor- und Harnstoffbestimmung"*. Monographisch erschienen: *„Übersicht der speziellen Drogenkunde"* (Kiel 1877; 2. Aufl. Berlin 1883) — *„Lehrbuch der pract. Toxicologie"* (Stuttgart 1880).

Falk, Friedrich, geb. zu Berlin 8. Juli 1840, teils daselbst, teils in Leipzig und Würzburg ausgebildet, wurde 1862 promoviert und wirkte als Arzt, seit 1869 als Dozent, seit 1876 als Kreis-Physikus, seit 1886 als Prof. e o. in Berlin bis zu seinem 17. Oktober 1893 erfolgten Ableben. Von seinen schriftstellerischen Arbeiten auf dem Gebiet der gerichtlichen Medizin, öffentlichen Gesundheitspflege und Geschichte der Heilkunde seien folgende genannt: *„Über die äusserliche Anwendung des Jods"* (Diss.) *„Über Galens Lehre vom gesunden und kranken Nervensystem"* — *„Studien zur Irrenheilkunde der Alten"* — *„Die med Systematiker des 18. Jahrhunderts"* —

„Die pathologische Anatomie und Physiologie des Morgagni" — *„Die Entwickelung der experimentellen Medicin"*. Dazu kleinere Aufsätze über die Hautnerven, über die Blutgase, über die Veränderungen der Blutfarbe durch abnorm hohe Temperaturen nach dem Tode und bei Kohlenoxydvergiftung, über den Tod im Wasser, über das Verhalten von Fermenten und Infektionsstoffen im Körper, über entgiftende Vorgänge im Erdboden, über Lungenödem, Strangulationstod, Impftuberkulose, Verbrennung und Chromverbindung, allgemeine Erscheinungen bei gestörter Harnabscheidung, Lungenentzündung nach Kopfverletzung, Eisenbahnverletzungen und über sanitätspolizeiliche Überwachung der Schulen.

Falk, Edmund, geb. 1864 in Berlin, daselbst, hauptsächlich unter LIEBREICH u. LANDAU, ausgebildet, Dr. med. 1887, seit 1891 Frauenarzt in Berlin, veröffentlichte mehrere Untersuchungen aus dem pharmakol. Institut (über Hydrastin, Cocain), sowie aus L. LANDAU's Klinik über intrauterine medikamentöse Therapie, überzählige Eileiter und Eierstöcke, Fortschritte und gegenwärtigen Stand der Operationstechnik, Geschwulstentwickelung und Doppelbildung der Gebärmutter u. a.

Falkenheim, Hugo, in Königsberg, 4. September 1856 in Pr. Eylau geb., in Königsberg in Pr., Strassburg i. Els. und nach dem Examen in Wien ausgebildet, Dr. med. 1881, successive Assistent der med. Poliklinik (bis 1882), 1. Assistent der med. Klinik (bis 1886), habilitiert 1885, seit 1888 speziell mit Kinderheilkunde beschäftigt, seit 1896 Extraordinarius, verfasste eine Anzahl von Aufsätzen und Vorträgen aus dem Gebiete der inneren Med. und Kinderheilkunde, über Antipyrin, intermittierende Albuminurie, Ersatzmittel der Digitalis, Anomalie der Haarfärbung, Lähmung nach subkut. Ätherinjektionen, zur Lehre vom Hirndruck, über Ätiologie des Scharlachs, Therapie eitriger Pleuritis etc.

Falkenstein, Julius, in Gross-Lichterfelde bei Berlin, 1. Juli 1842 in Berlin geb., studierte hier 1863 bis 67 an der med.-chir. Akademie für das Militär, wurde Dr. med. 1867, machte als Unterarzt den Krieg 1866 und als Assistenz-Arzt den Krieg 70/71 mit. Von 72 bis 73 war er im Bureau des Generalarztes v. LAUER, von 1873 bis 76 als Mitglied der Loango Expedition an der Westküste Afrikas und brachte 76 den ersten lebenden Gorilla nach Europa. Seit 1879 bis 87 in Berlin, 87 bis 90 als Oberstabsarzt an der Hauptkadettenanstalt in Gr.-Lichterfelde nahm er den Abschied und blieb in Gr.-Lichterfelde. 1895 wurde er Oberstabsarzt I. Kl. und 1897 Sanitäts-Rat. Schriften: *„Afrikanisches Album" — „Die Loangoküste in 72 Original-Photographien"* (nebst erläuterndem Text) — *„Febr. remitt. hämorrhagica"* (D. mil.-ärztl. Zeitschr. VI) — *„Ueber das Verhalten der Haut in den Tropen, ihre Pflege und Krankheiten"* (V. A. LXXI, 77) — *„Ueber die Anthropologie der Loango-Bewohner"* (mit Tafeln, Ztschr. f. Ethnol. IX, 1877) — *„Ueber Hygiene in den Tropen"* (Verhandl. d. Ges. f. Erdkunde IV) — *„Die Loango-Expedition"* (II. Abt. Leipzig 1879, Reisewerk in 3 Abt.) — *„Traumatische Verletz. der Wirbelsäule und des Rückenmarks"* (D. mil.-ärztl. Ztschr. 1880 IX) — *„Afrikas Westküste, vom Ogowe bis zum Damaraland"* (Leipzig 1885) — *„Ärztl. Ratgeber für Seeleute, Colonisten und Reisende in südlichen Gegenden"* (Berlin 1882) — *„Ärztl. Reisebegleiter und Hausfreund"* (Ib. 1891) — *„Die Zukunft der Kongo- und Guineagebiete"* (Geogr. Univ.-Bibl. Weimar) — Ein Gesichtswinkelmesser, von P. DÖRFFEL, Hof-Opt., Berlin, nach F.'s Angaben ausgeführt, wurde von einer Reihe von Universitäten angenommen.

Fano, Salvador, geb. 1824 zu Amsterdam, studierte und promovierte 1851 in Paris mit der These: *„Recherches sur la contusion du cerveau"*, war Prosektor der med. Fakultät, Agrégé für Chir. bei derselben und starb Anfang Mai 1895. Er schrieb u. a.: *„Des tumeurs de la voûte palatine et du voile du palais"* (1857, av. 2 pl.) — *„Mém. sur le catarrhe du sac lacrymal etc."* (1863) — *„Des lunettes et de leur emploi en oculistique"* (1867); auch hat er VIDAL (de Cassis), „Traité de pathol. externe" (5. éd.) vervollständigt, mit Anmerkk. neu herausgegeben, ferner von 1873 bis 82 das „Journal d'oculistique et de chirurgie" verfasste noch: *„Traité pratique des maladies des yeux"* (Paris 1866) und den sehr umfangreichen *„Traité élémentaire de chir."* (2 Bde. 1869 bis 72).

Fasbender, Heinrich, geb. 29. März 1843 zu Capellen (Kr. Grevenbroich, Reg.-Bez. Düsseldorf), studierte von 1861 ab Medizin in Bonn, Würzburg und Berlin und promovierte 1865. 1866 als Arzt approbiert, fungierte er als Assistenzarzt an der geburtshilflichen Universitäts-Klinik zu Berlin von 1867 bis 69, habilitierte sich für Geburtshilfe und Gynäkologie an der

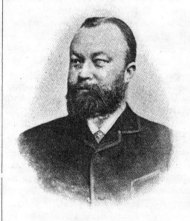

Universität zu Berlin und wurde 1871 Prof. e. o. Publikationen: *„Beobachtungen über Situs- und Positionswechsel der Kinder"* (Beiträge zur Geb. u. Gyn., Berl. I, 1) — *„Ueber Gesichtslagen"* (Ib.) — *„Ueber eine bimanuelle Compressionsmethode zur Stillung von Metrorrhagien aus Atonie des Uterus bei Neuentbundenen"* (Ib.) — *„Wendung nach der Braxton Hicks'schen Methode"* (Ib.) — *„Zur Aetiologie der Gesichtslagen"* (Ib., Bd.

16*

II) — *"Das Becken des lebenden Neugeborenen"* (Z. f. G. u. G. III, 2) — *"Die einseitige erworbene Oberschenkel-Luxation nach hinten und oben in ihrer Einwirkung auf das Becken"* (Charité-Annalen 1876) — *"Über Verletzung und Schutz des Dammes"* (Z. f. G. u. G. II) — *"Entwicklungslehre, Geburtshilfe und Gynaekologie in den Hippokratischen Schriften. Eine kritische Studie"* (Stuttgart, 1897).

Fasce, Luigi, in Genua 29. Sept. 1829 geb., betrieb seine Studien zunächst an der Genuesischen Universität, danach in Würzburg und Florenz (SCHIFF). 1853 promoviert, widmete er sich dem praktisch-ärztlichen Berufe, bis er 1869 zum Professor der allgemeinen Pathologie an der Universität zu Palermo ernannt wurde, und starb im März 1891. Seine wesentlichsten Arbeiten beziehen sich auf die Atrophie der Gewebe, auf die Einwirkungen der Galle aufs Blut, auf die physiol. Effekte verschieden temperierter Bäder etc.

Fauvel, Pierre Charles Henri, Laryngolog in Paris, geb. 7. Juni 1830 in Amiens, und 17. Dezember 1895 in Paris gestorben, promovierte 1861 mit der These: *"Sur l'utilité du laryngoscope"*. Er war einer der ersten französischen Larynkoskopiker und publizierte bereits 1861: *"Du laryngoscope au point de vue pratique"*. Ausserdem gab er 1876 ein *"Manuel de laryngoscopie"* heraus und schrieb noch: *"Traité des maladies du larynx"*.

Faye, Frans Christian, geb. zu Toensberg 20. Dezember 1806, wurde unmittelbar nach seinem med. Examen (1831) nach Ausbruch der Cholera nach Finmarken geschickt, war Mitglied der in Hammerfest errichteten provis. Cholera-Quarantaine-Kommission, war Militärarzt, machte 1838 eine wissenschaftl. Reise nach dem Kontinent, wurde 1842 in Christiania Dr. med. mit der Diss.: *"De vesiculis seminalibus"*, praktizierte in Skien, wurde 1846 an der Universität zum Lektor für Geburtsh., Frauen- und Kinderkrankheiten und zum Oberarzte des Gebärhauses und der Hebammenschule ernannt und 1850 zum Prof. befördert. Auf seinen Antrag wurde das 1855 eröffnete Kinderhospital errichtet, bei dem er als Oberarzt fungierte. F., der 5. Mai 1890 starb, widmete sich — und zwar speziell auch auf Reisen — dem Studium der Hospitaleinrichtungen, der Geburts- und Kinderheilkunde, zog aber auch andere Themata in sein Gebiet und hat u. a. eine Reihe epidemiologischer und praktisch-hygienischer Fragen behandelt und seine Resultate in seinen mehrfachen Stellungen als Hospitaldirigent in Christiania erprobt. Ausser den Abhandlungen im Norsk. Mag. f. Laegevidensk. (1855 bis 59), in Vidensk. Selsk. Forh. (1869 bis 71), im Nord. med. Ark (1871) seien erwähnt: *"Betragtninger angående Sygdomme, der kunne udbrede sig epidemisk etc."* (besonders Puerperalfieber; Stockholm 1872) und *"Om Forholdene ved flere af Utlanders Hospitals-Indretninger etc."* (Christiania 1850).

— Anton Ludvig, zu Christiania, Sohn des Vorigen, geb. 23. Oktober 1845 zu Skien, studierte in Christiania, machte 1870 bis 71 eine wissenschaftl. Reise nach Wien und London, wurde 1875 Dr. med. mit der Diss.: *"Nogle Undersoegelser ang. nyfoedte Boerns Ernaerings-Forhold"*, besuchte 1855 Helsingfors und St. Petersburg, um die Geburtsh. und die Kinderkrankheiten zu studieren, war 1875 bis 78 Reservearzt am Gebärhause zu Christiania und wurde 1875 zum Kompagnie-Chirurgen, 1882 zum Korpsarzt der Brigade von Bergen, 1883 der Brigade von Drontheim ernannt. Er schrieb im Norsk Mag. f. Laegev. (1875, 80, 82, 85): *"Hysterioforme Faenommener . . . . i Barnealdern"* — *"Essentielle Lamheder i Barnealdern"* — *"Den sorte Doed i det 14. Aarhundrrede"* — *"Hospitaler og milde Stiftelser i Norge i Middelalderen"* — *"Oplysninger om Forhold og Skikke vedr. Svangerskab og Foedsel hos de gamle Nordboer"* u. s. w.; in der Tidsskr. f. prakt. Med. (1884): *"Om Rekruters Tjenestedygtighed"* u. s. w.; im Nord. med. Arkiv (1876): *"Melkeafsondringen hos nyfoedte Boern"*; in den Forhandl. v. d. internat. Laegekongres i Kjoebenhavn (1885): *"Die Kjoelstad'sche Selbstrichtungsmethode gegen Rückgratsdeformitäten"*, ferner: *"Om den medicinske skole i Salerno"* (Norskmagazin 1892) — *"Om tab i oldre og nyere slog"* (über Verluste in älteren und neueren Schlachten, Verh. d. intern. Kongr. Rom 1894).

Fayrer, Sir Joseph, Surgeon-General, in London, geb. 6. Dezember 1824 zu Plymouth, trat in den Dienst der Marine, war bei den Belagerungen von Palermo und Rom (1847, 48) zugegen, ging 1849 in den Dienst der Armee über und kam 1850 in den Sanitätsdienst von Bengalen, den er 1874 verliess, nachdem er 1852 den Krieg in Burmah und 1857 den indischen Aufstand mitgemacht. Seit 1847 Member, seit 1878 F. R. C. S.. wurde er 1859 in Edinburg Dr. und war 1859 bis 74 Prof. der Chir. im Medical Coll. von Bengalen, Fellow, Mitglied des Senats und 2 Jahre lang Präsid. d. med. Fakultät der Univers. von Calcutta, begleitete den Prinzen von Wales auf seiner Reise durch Indien, ebenso wie früher (1870) den Herzog von Edinburg. Er wurde 1874 zum Surgeon-

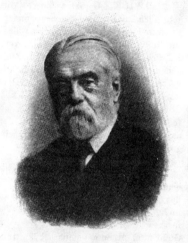

General und Präsidenten des Medical Board der India Office ernannt. 1878 kreierte ihn die Univers. Edinburg zum Ehren-Dr. der Rechte. Ausserdem ist F. Fellow der Royal Societies von London und Edinburg, Hon. Physician der Königin und des Prinzen von Wales. Ausser zahlreichen Aufsätzen in Zeitschriften, wie Med. Times and Gaz., Lancet, Edinb. Med. Journ., Indian Annals, Indian Med. Gaz. etc. hat er folgende Schriften verfasst: „Clinical surgery in India" (London 1866) — „The thanatophidia of India, being a description of the venomous snakes of the Indian Peninsula, with an account of the influence of their poison on lifes and a series of experiments" (Ib. 1872, mit 31 Taf., Fol.; 2. Ausg. 1873) — „Clinical and pathological observations in India" (Ib. 1873) — „European childlife in Bengal" (Ib. 1873) — „Malarial splenic cachexia" (1873) — „The royal tiger of Bengal, his life and death" (Ib. 1875) — „Destruction of life by wild animals and venomous snakes in India" (1878) — „On the relation of filaria sanguinis hominis to the endemic diseases of India" (1879) — „On preservation of health in India" (1880) — „Tropical dysentery and chronic diarrhoea; liver abscess; malarial cachexia; insolation etc." (1881) — „On insolation or sunstroke" (1881). Zusammen mit L. BRUNTON gab er heraus: „On the physiological action of the poison of Naja tripudians, and other venomous snakes" und mit D'ARCY POWER: „Elephantiasis Arabum" (1879).

Federici, Cesare, geb. 1838 zu Serravalle del Chierenti, Prov. Macerata, trat 1870 in die akademische Laufbahn bei der freien Universität von Camerino ein, war dann Prof. an der Universität zu Palermo, wo er 1873 Ordinarius für innere Medizin wurde. 1883 wurde er zum Prof. der klin. Med. am Istituto di Studii superiori e di perfezionamento in Florenz ernannt, wurde bald der gesuchteste konsultierende Arzt der Stadt und starb 29. Mai 1892.

Fehleisen, Friedrich, geb. 20. April 1854 zu Reutlingen in Württemberg, promovierte 1877 in Tübingen, war in Würzburg und Berlin 1877 Assistent bei v. BERGMANN und seit 1883 Privatdozent in Berlin. 1888 schied er aus der Universitätsklinik, war einige Jahre Leiter des Unfallkrankenhauses der Berufsgenossenschaft für Holzindustrie zu Neu-Rahnsdorf bei Berlin, Leiter einer Unfallstation und legte 1889 die Dozentur nieder, um nach San Francisco überzusiedeln. Litterar. Arbeiten: „Die Aetiologie des Erysipels" (Berlin 1883) — „Ueber die Verschiebung der Harnblase bei der Tamponade des Rectum" (v. LANGENBECK's Arch., XXXII, 1885) — „Zur Casuistik der Exostosis bursata" (Ib. XXXIII, 1886) — „Zur Aetiologie der Eiterung" (Ib. XXXVI, 1887) u. s. w.

Fehling, Hermann . Johannes Karl, zu Halle a. S., geb. zu Stuttgart 14. Juli 1847, studierte in Tübingen, Leipzig, Wien, London, Edinburg, war in der Gynäkol. Schüler von CREDÉ, wurde 1872 promoviert, war 1872 bis 77 Assistenzarzt und Privatdozent in Leipzig, 1877 bis 87 Direktor der Landes-Hebammenschule zu Stuttgart, 1887 Prof. der Gynäkol. in Basel,

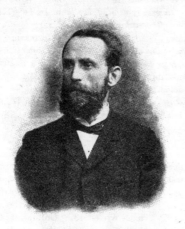

1894 Prof. der Gynäkol. und Direktor der Univ.-Frauenklinik zu Halle a. S., 1897 Geh. Medizinalrat. Ausser zahlreichen Aufsätzen im A. f. G., Cbl. f. Gyn. und a. Zeitschriften stammt von ihm ein „*Lehrbuch der Geburtshilfe für Hebammen*" (Tübingen 1883, mit weiteren Auflagen) — „*Physiologie und Pathologie des Wochenbetts*" (Stuttg. 1890, 2. Aufl. 1897) — „*Lehrbuch der Frauenkrankheiten*" (Stuttg. 1893).

Felsenreich, Anton, in Wien, daselbst 25. Mai 1848 geb. und als Schüler der Professoren GUSTAV und KARL BRAUN ausgebildet, Dr. med. 1873, wurde 1883 Privatdozent, 1898 Extraordinarius daselbst. Er publizierte (mit v. MIKULICZ): „*Über puerper. Pyohaemie*" — „*Casuistische Beiträge zur Complication der Schwangerschaft durch Fibromyome*" — „*Beitrag zur Behandlung der Uterusruptur durch Drainage*" — „*Ausschabung des Uterus zur Entfernung von Eiresten*" — „*Behandlung der Placentarperiode etc.*"

Feltz, Victor-Thimothée, geb. zu Hattstatt (Haut-Rhin) 1836, studierte und promovierte 1860 mit der These „*Des grossesses prolongées*" zu Strassburg, war in den Folgejahren bis 1870 Mitglied der dortigen Fakultät, siedelte nach dem deutsch-französischen Kriege nach Nancy über, wo er als Professor der Anatomie und pathologischen Physiologie 31. März 1893 starb. Ausser kleineren Schriften über primäre und sekundäre Amputation, über Lungenphthise, über Diathesen und Cachexien (Strassburg 1863 bis 65), über ein geformtes Typhusferment, publizierte er: „*Étude clinique et expérimentale des embolies capillaires*" (Paris 1868), ferner (mit RITTER): „*De l'urémie expérimentale*" (Ib. 1881) und mit COZE: „*Die Untersuchungen über Infusorien im Blute*" (Strassburg 1869) und „*Ueber Infectionskrankheiten*" (Paris 1872).

Fenwick, George Edgeworth, geb. 1825 zu Quebec, studierte und promovierte hier 1847, war successive Chirurg am Montreal General Hospital, Governor des Coll. of Phys. and Surg. of Quebec, Provincial President der Canada Med. Assoc., Presid. d. Med. Chir. Soc. und starb als emeritierter Prof. an der Mc. Gill-Univ. in Montreal, Canada, 26. Juni 1894. Er gründete das Canada Med. Journal und genoss in seiner Heimat einen grossen Ruf.

Féréol, Félix, geb. 1825 in Orléans, war Hospitalarzt in Paris und hat in den Jahren 1868 bis 78 mehrere nicht sehr umfangreiche Arbeiten verfasst, so über Jodoform (Paris 1868), über Gicht und Rheumatismus (1869), tuberculöse Neubildung der Zunge (1872), Wasserscheu (1878). Er starb Ende Dezember 1891.

Fergus, Andrew, zu Glasgow, geb. 1822 zu Newcastle, studierte im King's Coll., London, wurde 1851 in Glasgow Fellow der Faculty of Physic. Nachdem er selbst 2mal von der Cholera befallen worden, hielt er dieselbe für heilbar in ihren ersten Stadien und machte darüber verschiedene Publikatt. 1866; ferner schrieb er zahlreiche Aufsätze in den med. Journalen von Edinburg und Glasgow und denen der philos. und anderen Gesellschaften über Fragen der

Kanalisation und zymot. Krankhh. Er
war 3mal Präsident der Faculty of Physic.
and Surg. Präsid. der philos. Gesellsch.,
der med. Schule von Anderson's College.
10 Jahre vor seinem, 29. Juli 1887, erfolgten
Tode war er von der Königin
zum Vertreter für Schottland im General
Med. Council ernannt worden. Er hatte
sich während seines Lebens der höchsten
Achtung erfreut.

Fergusson, Sir William, Baronet,
zu London, sehr berühmter Chirurg,
20. März 1808 zu Preston Pans, East
Lothian in Schottland geboren, studierte
in Edinburg, besonders Anatomie unter
ROBERT KNOX, wurde 1826 Assistent von
JOHN TURNER, Professor der Chirurgie am
Royal College of Surgeons, dessen Fellow
er bereits 1829 wurde. 1831 wurde er

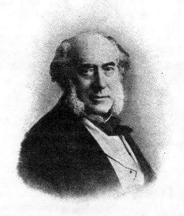

Surgeon an der Royal Dispensary zu Edinburg
und begann damit seine Lehrthätigkeit
in der Anatomie und Chirurgie. Auch
that er sich bereits als Operateur hervor,
unterband z. B. die Art. subclavia, die
erst zweimal vor ihm in Schottland unterbunden
worden war. 1839 wurde er zum
Surgeon der Royal Infirmary ernannt und
bereits 1840 ihm eine ehrenvolle Berufung
nach London, als Professor der Chirurgie
am King's College und an dessen neu
errichtetem Hospital zu Teil. Er verstand
es, sich auch in London bald Geltung
zu verschaffen, wurde zum Fellow
des Royal College of Surgeons und der
Royal Society erwählt, nach dem Tode
ASTON KEY's Surgeon-in - Ordinary des
Prinzen Albert und 1855 Surgeon-Extraordinary
der Königin. 1866 erhielt er die
Baronetwürde und 1867, nach dem Tode
von Sir W. LAWRENCE, wurde er dessen
Nachfolger als Sergeant - Surgeon der
Königin. Bald nach seiner Uebersiedlung
von Edinburg nach London publizierte er
„*A system of pratical surgery*" (London
1842; 5. Aufl. 1870; 2. amerik. Ausg. mit
Anmerkungen etc. von G. W. NORRIS,
Philad. 1845; deutsche Bearbeitung von
SIGM. FRANKENBERG, 2 Bde., Leipzig 1845,
46). Die Teile der Chirurgie und die
Operationen, um welche er sich besondere
Verdienste erwarb, sind die Hasenscharte,
die Staphylorrhaphie (1845), bei
welcher er, ausser der Vereinigung der
Spalte, auch noch eine Durchschneidung
gewisser Muskeln, die jene erleichtern
sollten, vornahm; ferner die Resektionen,
von denen er die fast in Vergessenheit
geratenen Resektionen des Hüftgelenkes
(1845, 46) und Kniegelenkes (1850) wieder
in Aufnahme brachte, während er 1847
die ganze Scapula exstirpierte; ausserdem
die Steinoperationen, bei denen er verschiedene
Verbesserungen (z. B. 1834 die
Anwendung von Instrumenten, die mit
Zahn und Trieb versehen sind, bei der
Lithotripsie) einführte; endlich eine besondere
Behandlungsweise einzelner Aneurysmen,
bei denen eine zentrale Unterbindung
nicht möglich ist, indem er durch
Manipulationen an denselben eine künstliche
Embolie und Thrombose des peripherisch
gelegenen Arterienstammes herbeizuführen
suchte (1857). Über alle diese
Arbeiten, von denen die früheren sich im
Edinburgh Med. and Surg. Journal, die
späteren in den Medico-Chirurg. Transact.
veröffentlicht finden, konnte er in seinen
1864 und 65 als Professor der Anatomie
und Chirurgie am Royal College of Surgeons
gehaltenen Vorlesungen „*Lectures
on the progress of anatomy and surgery
during the present century*" (London 1867)
näheres berichten. 1871 hielt er die
Hunterian Oration. Als ein Operateur von
ausnehmender Geschicklichkeit bediente
er sich der einfachsten Instrumente und
hat daher nur wenig zur Vergrösserung
des chirurgischen Arsenals beigetragen.
In seinen Qualitäten als praktischer Chirurg

und Operateur lag übrigens seine Hauptbedeutung, so dass von ihm gesagt wurde, er habe „the eagle's eye, the lion's heart and the lady's hand" gehabt. F. starb 10. Februar 1877.

Ferrand, A., in Paris, geb. 1835 zu Montfort-l'Amaury (Seine-et-Oise), studierte in Paris und promovierte 1866 mit der These: „*Sur les exanthèmes du rhumatisme*", war seit 1866 Agrégé mit der Schrift: „*Étude sur la mort, son mécanisme etc.*", successive Arzt am Hospice des Incurables, Hôp. Laënnec, Hôtel Dieu, seit 1896 Mitglied d. Acad. de méd. und starb Ende Dezember 1899. Er war eine Zeit lang Präs. d. Société thérap., d. Soc. méd. d. hôp., ein thätiges Mitgl. d. Soc. bibliographique und veröffentlichte verschiedene Schriften, deren Titel z. T. bereits in der älteren Quelle (VI p. 770) zusammengestellt sind.

Ferrier, David, der seine Studien in Aberdeen (M. A. 1863), Edinburg (Med. Dr. 1870), London und Heidelberg absolvierte, Professor der Neuropathologie, Physician am Kings College Hospital und National-Hospital für Paralysed und Epileptic wurde und mit der seine Spezialrichtung bereits klar aussprechenden These: „*The comparative anatomy of the corpora quadrigemina*" (1870) die goldene Medaille gewann, verbreitete seinen Ruf hauptsächlich durch die „*Experimental researches in cerebral physiology and pathology*" (W. R. Asyl. med. reports 1873; auch französisch und russisch), sowie sonstige experimentelle Gehirnarbeiten (Croon. Lect. of the R. soc. 1874, 1875), welche besonders die Lokalisation zum Thema hatten. Seine „*The functions of the brain*" (1876), sowie die Gulstonian Lecture „*On localisation of cerebral diseases*" (1878) wurden in's Deutsche und Französische übersetzt. Zu Bd. I bis IV des „*Brain*" hat F. als Mitherausgeber zahlreiche Beiträge geliefert. Dazu kommt noch die Croonian Lecture über „*Cerebral Localisation*" (1890). F. ist auch L. L. D. Aberdeen, Fellow of the Royal lollege of Physicians of London and Fellow of the Royal Society.

Ferrière, Fréderic-Auguste, zu Genf, geb. 9. Dezember 1848, Dr. med. Heidelberg, 1870 bis 71 freiwilliger Assistent im 4. Bad. Feldlazarett, wurde 1876 durch das Internat. Komitee vom Roten Kreuz, dessen Mitglied er seit 1884 ist, nach Montenegro gesandt, um dort einen Hilfsverein vom Roten Kreuz zu bilden und Lazarette zu errichten. 1877 bis 78 war er 1. Arzt der Poliklinik zu Genf und begründete 1883 die Soc. d'hyg. daselbst. Gegenwärtig ist er Grossrat in Genf. Zu den in der älteren Quelle (B. L. VI, 1053) genannten Publikationen sind seitdem hinzugekommen: „*Les maisons insalubres*" (Genève 1897) — „*Revue trimestrielle de méd., chir. et hygiène militaires*" (Bull. intern. de la Croix rouge; von 1894 bis 99) — „*Rapport général sur des devoirs qui resultent par la Croix rouge de l'adoption des nouvelles armes de guerre*" (auf der intern. Konf. der Ges. d. Roten Kreuzes, Wien 1897) — „*Instruction secondaire et hygiène intellectuelle*" (in „La Suisse Universitaire", 1899).

Fetscherin, Rudolf Friedrich, Schweizer Psychiater, geb. 1829 zu Bern, studierte daselbst, sowie in Prag, Paris und Wien, war zuerst Arzt in Neuveville, dann successive seit 1859 an der Irrenanstalt Waldau, 1875 an St. Urban, Kanton Luzern und seit 1890 Direktor der Privatanstalt La Métairi bei Nyon, wo er 17. Oktober 1892 starb. F. war einer der tüchtigsten Irrenärzte der Schweiz.

Feuer, Nathaniel, geb. 18. August 1844 in Szobotist (Ungarn), studierte an der Wiener Universität als Schüler ARLT's und gelangte 1872 zur Promotion. Von 1873 bis 75 war er als Dozent und suppl. Professor an der Universitäts-Augenklinik in Klausenburg, dann als Dozent in Wien thätig, wurde aber 1882 wegen starker Ausbreitung des Trachoms in den ungarischen Niederungen zur Übernahme eines Augenspitales als Regimentsarzt nach Maria Theresiopol entsendet. 1886 zur Leitung des behördlichen Vorgehens gegen das Trachom in der Eigenschaft eines Landessanitäts-Inspektors ins Ministerium des Innern nach Budapest berufen, etablierte er sich auch an der dortigen Universität als Dozent und wurde daselbst 1895 zum Professor p. e. o. der Augenheilkunde ernannt. Unter seinen grösstenteils ophthalmologischen Schriften sind besonders zu erwähnen : *„Über seröse Iriscysten"* (Klin. Monatsbl. für Augenheilkunde 1873 und W. m. Pr. 1875) — *„Untersuchungen über die Keratitis nach Trigeminusdurchschneidung"* (Sitzungsber. der Akad. der Wissensch. in Wien 1876) — *„Über die klinische Bedeutung der Keratitis xerotica"* (W. m. Pr. 1877) — *„Die Operation des weichen Staares"* (W. m. Pr. 1881) — *„Die Trachom-Endemie im Forontaler Comitat"* (Szemészet 1884) — *„Die Augenuntersuchung der Wehrpflichtigen"* (W. m. W. 1888) — *„Das Trachom in der oest.-ung. Armee"* (Klin. Zeit- und Streitfr. 1890, 9. und 10. Heft, auch ins Rumänische übersetzt) — *„Distichiasis-Operationen"* (SCHULEK's Ungar. Beiträge zur Augenheilk. 1895) — *„Die Verbreitung des Trachom in Ungarn"* (Stuttgart 1897) — *„Meine gegenwärtige Trachombehandlung"* (Clb. f. Augenh. 1899) u. a. m.

Feulard, Henri, Dermatolog in Paris, daselbst 1858 geb. und ausgebildet, 1886 Dr. med. (Diss. : *„Teignes et teigneux"*), widmete sich der Dermatologie redigierte die von A. DOYON begründeten Annales de dermatol. et de syphilidographie seit 1890, sollte an der Lepra-Konferenz 1897 in Berlin teilnehmen, verbrannte jedoch Anfang Mai 1897 bei dem Brand in der Rue Jean Goujon. Er war Chef de clinique bei FOURNIER und publizierte über Dermatosen vom historisch, pathol. und demographischen Standpunkt, über Pest im 16. u. 17. Jahrb. (1884), Geschichte der Gründung des Hôp. St. Louis (1885), den Artikel „Herpes" für das Dict. encycl. von DECHAMBRE (1888), verschiedene kasuistische Mitteilungen und als letzte grössere Arbeit *„Sur la durée de la période contagieuse de la syphilis."*

Fichte, Eduard von, zu Stuttgart, geb. zu Saarbrücken 24. März 1826, studierte in Tübingen, Wien, Prag und Paris, wurde 1850 mit der Diss. : *„Ueber das Enchondrom"* promoviert, war 1852 bis 55 Assistenzarzt bei VICTOR VON BRUNS, wurde 1855 Regiments-, 1871 Generalarzt in Stuttgart, dann Generalarzt 1. Cl.,

Korpsarzt des XIII. Armee-Korps und Chef der Milit.-Med.-Abteil. des königl. württ. Kriegs-Ministeriums. 1896 mit dem Prädikat Excellenz zur Dispos. gestellt. Er verfasste noch Journalaufsätze med. und belletrist. Inhalts, Kritiken. Referate etc.

Fick, Adolf, geb. 3. September 1829 zu Cassel, studierte in Marburg und Berlin, wurde 1851 in Marburg promoviert und erhielt 1856 die Professur der Physiologie in Zürich und 1868 in Würzburg, wo er bis zu seiner Emeritierung 1899 thätig war. Seine Hauptschriften sind : *„Die med. Physik. Suppl.-Bd. zu Mueller-Pouillet's Lehrbuch der Physik"* (Braunschw. 1856; 3. Aufl. 1885) — *„Compend. der Physiol. des Menschen mit Einschluss der Entwicklungsgesch."* (Wien 1860; 3. Aufl. 1882) — *„Beiträge zur Physiol. der irritablen Substanzen"* (Braunschweig 1863) — *„Lehrbuch der Anat. und Physiol.*

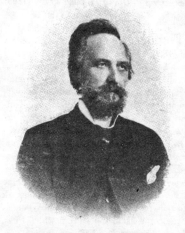

der Sinnesorgane" (Lahr 1864) — *„Untersuchungen über elektr. Nervenreizung"* (Braunschweig 1864) — *„Untersuchh. über Muskelarbeit"* (Basel 1867) — *„Untersuchh. aus dem physiol. Laborat. der Züricher Hochschule"* (1. Heft, Wien 1869) — *„Der Kreislauf des Blutes"* (Berlin 1872) — *„Arbeiten aus dem physiol. Laboratorium der Würzburger Hochschule"* (1. bis 4. Lief., Würzburg 1872 bis 78). In L. HERMANN's Handb. der Physiol. bearbeitete er : *„Specielle Bewegungslehre"* (I, 2, 1880) — *„Dioptrik, Nebenapparate des Auges. Lehre von der Lichtempfindung"* (III, 1, 1880); ferner schrieb er : *„Mechan.*

Arbeit und Wärmeentwicklung bei der Muskelthätigkeit" (Leipzig 1882) u. s. w. . Dazu zahlreiche Aufsätze (von 1850 bis 73 allein mehr als 45 Nummern).

Fick, Rudolf Armin, in Leipzig, als Sohn des Vorigen zu Zürich 24. Februar 1866 geb., in Würzburg, Marburg, Zürich, Erlangen ausgebildet, Dr. med. 1888, trat 1889 als Assistent bei A. v. KÖLLIKER ein, wurde 1891 Prosektor der Anat. in Würzburg, daselbst 1892 habilitiert, 1892 Extraordinarius in Leipzig und seit 1893 daselbst zugleich Prosector. Schriften: *„Ein neuer Ophthalmometer"* (1888) — *„Über die Form der Gelenkflächen"* (1890) — *„Über die Arbeitsleistung der auf die Fussgelenke wirkenden Muskeln"* (1892) — *„Die Reifung und Befruchtung des Axolotleies"* (1893) — *„Vergleichend anat. Studien an einem erwachsenen Orang-Utang I. und II."* (1895) — *„Über die Athemmuskeln``* (1897).

Fieber, Karl, geb. zu Prag 10. Mai 1837. In Prag und Wien, speziell durch SCHUH und DITTEL, medizinisch ausgebildet, wurde er 1861 zu Wien promoviert. Seit Januar 1872 ist er als Privatdozent der Chirurgie an der Wiener Universität thätig und verfasste: *„Beiträge zur Pathologie und Therapie der incarcerirten Hernien``* (Wiener med. W. 1868) — *„Chirurgische Studien und Erfahrungen``* (Allgem. med. Z. 1875) — *„Über den sogen. schnellenden Finger"* (Wiener med. Bl. 1880). Seine kleineren Schriften über chirurg. Kasuistik sind teils in Wiener und Berliner Wochenjournalen, teils in der D. Z. f. Ch. z. Publ. gelangt. Später beschäftigte er sich vornehmlich mit dem Studium der Massage und hat vor 10 Jahren als erster den akademischen Unterricht in derselben an der Wiener med. Fakultät eingeführt, während die andern österr. und die meisten deutschen Universitäten noch eines solchen ermangeln.

Fiedler, Karl Ludwig Alfred, zu Dresden, geb. 5. Aug. 1835 zu Moritzburg in Sachsen, studierte in Leipzig, war besonders Schüler WUNDERLICH's, wurde 1859 promoviert, war 1861 bis 68 Prosektor und ist seit 1868 Oberarzt am Stadtkrankenhause zu Dresden, ausserdem Geh. Rat und königl. Leibarzt. Litterar. Arbeiten: *„Zur Entwickelungsgeschichte der Trichinen"* (Arch. d. Heilk. 1862) — *„Über Wirkung des Benzin und der Abführmittel auf Trichinen"* (Ib.) — *„Verhalten der Muskeltrichinen bei höherer und niederer Temperatur beim Vertrocknen des Fleisches etc."* (Ib.) — *„Zur Therapie der Trichinenkrankheit"* (Arch. f. klin. Med. XXXVII) — *„Versuche über Einwirkung von Natr. und Kali picronitrcium auf Trichinen"* (VIRCH. Arch. XXVI 1863) — *„Giebt es eine Peritonitis chron. exsudat. idiopath."* (Sitzungsber. der Ges. f. Natur- und Heilk. Dresden 1879) — *„Zur Lammbluttransfusion``* (zus. mit BIRCH-HIRSCHFELD, Arch. f. klin. Mediz. 1874) — *„Die Weilsche Krankheit``* (Ib. XLII und L) — *„Zur Technik der Thoracocentese"* (D. med. Wochenschr. 1880) — *„Über Punction der Pleurahöhle und des Herzbeutels``* (VOLKMANN's Samml. kl. Vortr. No. 215) — *„Über Pleuritis rheumatic.``* (Festschr. THEODOR THIERFELDER gewidmet zur Vollendung seines 70. Lebensjahres, Leipzig) — *„Einfluss fieberhafter Krankheiten auf Psychosen"* (Sitzungsber. d. Ges. f. Natur- und Heilk. Dresden 1879) — *„Anatom. Wandatlas zum Schulunterricht"* (8. Aufl. Dresden 1895) — (dazu gehörig) *„Der Bau des menschlichen Körpers. Leitfaden für den Schulunterricht"* (Ib. 7. Aufl. 1899) — *„Herzkrankheiten in Folge von Überanstrengung des Herzens"* (Jahresber. d. Ges. f. Natur- und Heilk. Dresden 1894/95).

Field, Matthew D., Irrenarzt in New York, geb. 1853 in Nashville, Tenn., studierte in New York, wurde 1879 graduiert, 1882 einer der Examiners in lunacy (Begutachter) bei dem Depart. of Charities and Correction und Physician im Bellevue Hosp. und verblieb in diesen Stellungen bis zu seinem Tode 8. März 1895. Er ist Verfasser zahlreicher Artikel über Nerven- und Geisteskrankheiten.

Fieuzal, Jean-Marie-Théodore, Augenarzt in Paris, geb. 1836, studierte und promovierte 1863 in Paris mit einer These *„de l'accouchement prématuré à l'aide d'un nouveau procédé"* wurde von seinem Freund GAMBETTA mit der Leitung des Hospice national des Quinze-Vingts betraut und machte sich um dieses Institut sehr verdient, indem er es zum Mittelpunkt einer nationalen ophthalmologischen Klinik für alle Armen Frankreichs zu machen verstand. Er gründete daselbst ein Laboratorium, sowie 1883 das „Bulletin de la Clinique nationale ophthalmologique", zu welchem er selbst eine grosse Zahl von Beiträgen lieferte. Wenige Wochen vor seinem 28. Juli 1888 erfolgtem Tode begann er noch die Edition der *„Annales du laboratoire de l'Hospice"*. Seine beträchtlichen Publikationen beziehen sich ausser der genannten These sämtlich auf sein Spezialfach.

Filehne, Wilhelm, geb. 12. Febr. 1844 zu Posen, in Berlin aufgewachsen, studierte hier und in Heidelberg, wo er vorzugsweise DU BOIS-REYMOND, H. MUNK, FRERICHS, TRAUBE, SCHULTZEN, VIRCHOW und FRIEDREICH hörte. 1866 promoviert, praktizierte er in Berlin, arbeitete aber besonders unter Leitung von SCHULTZEN,

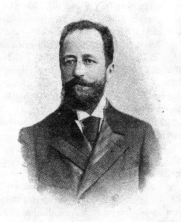

TRAUBE, H. MUNK und siedelte 1874 als poliklinischer Assistent LEUBE's nach Erlangen über, wo er gleichzeitig Privatdozent und Sommer 1876 Prof. e. o. der Arzneimittellehre wurde. Seit Ostern 1886 ist er ordentl. Prof. desselben Faches in Breslau. Von ihm rührt eine Reihe von pharmakologischen, toxikologischen, experimentellpathologischen, physiologischen und optisch-psychologischen Untersuchungen, ein Lehrbuch der Arzneimittellehre, sowie die Einführung des Antipyrins u. a. her.

Fillenbaum, Anton von, geb. 1842 zu Hermannstadt in Siebenbürgen, österreichischer Oberstabsarzt, Chefarzt der chirurg. Abteilung des Wiener Garnisonspitals Nr. 1, Mitglied des Militärsanitätskomitees, Schüler PITHA's, gest. zu Wien 16. Oktober 1893, war ein gewandter Operateur, fruchtbarer Schriftsteller hauptsächlich auf dem Gebiet des Militärsanitätswesens und hat sich auch durch aufopfernde Thätigkeit während des Krieges von 1870/71 Verdienste erworben.

Finckenstein, Raphael, zu Breslau, geb. daselbst 10. November 1828, besuchte von 1846 bis 50 die dortige Universität, liess sich dann als Arzt das. nieder und habilitierte sich 1854 als Privatdozent für Geschichte und Geographie der Med. und Epidemiologie. Er publizierte aus diesen Gebieten: *„Die Volkskrankheiten, nebst einer Anleitung, wie man sich bei ihnen zu verhalten hat u. s. w."* (1857) — *„De furoribus epidemicis"* (Bresl. 1858) und eine überaus grosse Zahl von Aufsätzen in Zeitschriften, namentlich der Deutschen Klinik, als letztes wissenschaftliches Werk: *„Zur Geschichte der Syphilis, die ältesten spanischen Nachrichten über diese Krankheit und das Gedicht des Francesco Lopez de Villalobos vom Jahre 1498"* (Breslau 1870). Selbst dichterisch begabt, hatte er ein Buch: *„Dichter und Ärzte. Ein Beitrag zur Geschichte der Litteratur und zur Geschichte der Med."* (Breslau 1863) herausgegeben und 1870 durch seinen über die meisten deutschen Bühnen gegangenen Einakter „Bei Saarbrücken" seinen patriotischen Sinn dargethan. Seine reichen Sprachkenntnisse gestatteten ihm, die med. Litteratur der verschiedensten Völker zu durchforschen und in grosser Anzahl Kritiken und Berichte über dieselbe zu veröffentlichen. Er starb nach längerer Krankheit 31. Juli 1874.

Finger, Ernst, in Wien, 8. Juli 1856 geb. und in Wien ausgebildet, Dr. med. 1878, von 1880 bis 84 Assistent der Wiener Klinik für Hautkrankheiten und Syphilis unter SIGMUND, ZEISSL und NEUMANN, Dozent 1883, seit 1894 Universitätsprofessor für die genannten Fächer. Schriften: *„Die Syphilis und die vener. Krankheiten"* (3. Aufl. 1886 bis 96) — „*Die Blennorrhoe der Sexualorgane*" (4. Aufl. 1888 bis 1896). Diese beiden Werke sind französ., englisch, russ., ital., span. und griech. übersetzt. „*Die Vererbung der Syphilis*" (Bearbeitung des FOURNIER'schen Buches 1893) — „*Die Pathologie und Therapie der Sterilität beim Manne*" (1898), ausserdem zahlreiche Aufsätze über bakteriol., pathol., anat. und klinische Themata.

Fink, Emanuel, in Hamburg, geb. 19. März 1855 in Santomyschl, studierte in Würzburg und Wien, seit 1880 Assistent der Staatsirrenanstalt Werneck (Bayern), 1882 Arzt in Hamburg, seit 1891 als Spezialist für Laryngo-, Rhino- und Otologie (nach besonderer Ausbildung als Assistent von SCHNITZLER in Wien 1890). Schriften: „*Die Bedeutung des Schnupfens der Kinder*" (1895) — „*Der chron. Rachenkatarrh*" (1895) — „*Die Wirkung der Syphilis in den oberen Luftwegen*" (1896) und deutsche Ausgaben einiger ital. Fachschriften, sowie zahlreiche kleinere Aufsätze.

Finkelnburg, Karl Maria, Prof. der Hygiene in Bonn, geb. zu Marialinden (Reg.-Bez. Köln) 16. Juni 1832, bildete sich zu Bonn, Würzburg (KÖLLIKER, VIRCHOW) und Berlin (SCHÖNLEIN, BUSCH,

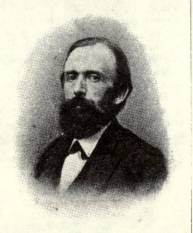

LANGENBECK) medizinisch aus, wurde 1853 zu Berlin promoviert, war kurze Zeit Militärarzt in der englischen Armee, nach dem Krimkriege längere Zeit Assistenzarzt am St. Thomas-Hosp. in London und wirkte als Irrenarzt (Schüler und Assistent JACOBI'S) zu Siegburg 1857 bis 61. Nach kürzerer Thätigkeit als Physikus des Kreises Cochem a. d. Mosel, sowie als Leiter der Kaltwasseranstalt in Godesberg, habilitierte er sich 1862 gleichzeitig als Dozent für Psychiatrie und gerichtliche Medizin, las seit 1863 über öffentliche Gesundheitspflege und wurde 1872 Professor e. o. an der Universität zu Bonn, 1874 bis 76 war er Mitgl. des Rhein. Medizinalkollegiums, von 1876 bis 80 Mitglied des kaiserl. Gesundheitsamtes zu Berlin, kehrte jedoch wieder in seine frühere Stellung in Bonn (Godesberg) zurück, von der er 1893 zurücktrat. F., der 11. Mai 1896 in Godesberg starb, war ein um die Förderung der öffentl. Gesundheitspflege in Wort und Schrift hervorragend verdienter Arzt. Er hat eine fruchtbare litterar. Thätigkeit entfaltet. Er publizierte u. a.: „*Über Willensstörungen ohne Intelligenzstörung*" (gekrönte Preisschrift, 1862) — „*Über den Einfluss des Nachahmungstriebes auf die Entstehung des Irreseins*" (1863) — „*Erfahrungen über Kaltbadekuren bei Seelengestörten*" (1864) — „*Über den Einfluss der Volkserziehung auf die Volksgesundheit*" (1873) — „*Die öffentliche Gesundheitspflege Englands*" (1874) — „*Über den Einfluss der heutigen Unterrichtsgrundsätze auf die Gesundheit des heranwachsenden Geschlechts*" (1878) — „*Zur Naturgeschichte der städtischen Brunnenwässer im Rheinthale*" (1873) — „*Über den Schutz der geistigen Gesundheit*" (1879) — „*Über den hygienischen Gegensatz von Stadt und Land*" (1882). — F. bearbeitete ausserdem 1879 den Gesetzentwurf, betr. den Verkehr mit Nahrungsmitteln, wozu (von ihm und MEYER, Berlin 1880) ein Kommentar herausgegeben wurde und gründete mit LENT 1882 das Clbl. f. allg. Gesundheitspfl. (Bonn).

Finkelstein, Heinrich, geb. zu Leipzig 31. Juli 1865, in Berlin ausgebildet, Dr. phil. 1888, Dr. med. 1897, approbiert 1892, bis 1894 Volontär am städt. Krankenhause Urban, 1894 Assistent an der Kinderklinik der Charité, 1899 habilitiert, publizierte eine Reihe die Erkrankungen des Säuglingsalters betr. Aufsätze.

Finkler, Dittmar, geb. zu Wiesbaden 25. Juli 1852, wurde ausgebildet zu Bonn, speziell als Schüler von PFLÜGER, (dessen Assistent er 1875 bis 79) und von RÜHLE (dessen klin. Assistent er von 1879 bis 82 war). 1875 promoviert, liess er sich in Bonn nieder, wirkte als Privatdozent 1877 bis 81 und als Prof. e. o. der Medizin von 1881 ab. Von 1881 bis 88 vertrat er als Prof. e. o. die klin. Propädeutik, übernahm 1888 die Leitung der med. Poliklinik bis 1893. Seit 1886 ist er dirigier. Arzt der inneren Abteilung des Bonner Friedrich Wilhelmshospitals. 1893 trat F. auf ein Jahr aus seiner Stellung als Professor aus und vertrat im Auftrage des Kultusministers als Generalkommissar die deutschen Universitäten auf der Weltausstellung in Chicago. Im Anschluss daran

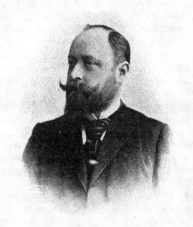

machte er Reisen in Amerika, besuchte die hervorragendsten Universitäten in Nordamerika und kehrte Herbst 1893 nach Bonn zurück, um dort nunmehr die Hygiene als Lehrfach zu übernehmen. Er richtete dort ein hygienisches Institut ein und würde 1895 zum Professor ord. bei der Bonner med. Fakultät mit dem Auftrag zur Vertretung der gesamten Hygiene ernannt. F. bearbeitete folgende Themata: *„Einfluss der Energie des Kreislaufes auf die Grösse der Verbrennungsprocesse"* — *„Einfluss der Lungenventilation auf die Verbrennung"* (mit OERTMANN) — *„Über Wärmeregulation"* — *„Oxydationsprocesse während des Heizens"* — *„Pepsin-*

wirkungen" — *„Casuistische Mittheilungen über Melanin und Tuberculose"* — *„Diabetes"* — *„Färbbarkeit der Tuberkelbacillen"* — *„Über das Fieber"* und wurde Mitredakteur des Cbl. f klin. Med. — 1884 machte er Aufsehen durch die Entdeckung eines Kommabazillus in Fällen von Cholera nostras, welchen er für diese endemischen Fälle als Krankheitserreger ansprach. 1887 beschrieb F. die *„Streptococcenpneumonieen"*. 1890 erschien sein umfassendes Werk: *„Die acuten Lungenentzündungen als Infectionskrankheiten"*, 1893 ein Vortrag im Abgeordnetenhause über *„Die volkswirthschaftliche Bedeutung der Hygiene"*. 1898 machte F. Mitteilung über seine einfachen und billigen Methoden zur Gewinnung von Eiweiss zum Zweck der Ernährung aus Fleisch, Leguminosen und anderen Pflanzen, welches, Tropon genannt, zur Verbesserung der Ernährung verwendet werden soll. Seine Methoden haben zur Entstehung einer Troponindustrie in grossem Umfang geführt. 1899 erschien F.'s Werk *„Influenza"* in Twentieth century, vol. XV in New York.

Finlay, David W., vorwiegend in Glasgow medizinisch ausgebildet, M. D. 1864, M. R. C. P. Lond. 1876, war Assistent und Lecturer am Middlesex-Hospital, redigierte dessen Berichte in den Jahren 1877, 1878, 1879. Seine Publikationen, die er in den Transactions of the clinical, resp. of the med.-chir. und path. soc., sowie in der Lancet erscheinen liess, betreffen grösstenteils Fälle. Doch ist die *„Salicylbehandlung des Rheumatismus"* (Lancet 1879) und *„Pneumonia treated by cold bath"* (Brit. med. Journ. 1882) hervorzuheben. Gegenwärtig lebt F. in Aberdeen als Prof. d. prakt. Med. an der dortigen Universität, Phys. und Lecturer der klin. Medizin an der dortigen Royal Infirmary.

Finlayson, James, in Glasgow, daselbst geb. und hauptsächlich unter LISTER und GAIRDNER ausgebildet, L. R. C. S. Edinb. 1867, M. B. 1867 u. M. D. Glasgow 1869, L. L. D. Glasgow 1899, war 1½ Jahre lang Resident am Clinical Hospital for Children in Manchester, nach beendigter Ausbildung Jahre lang Physician und Lehrer der klin. Med. am Glasgow Western Infirmary, Consulting

Physician am Kgl. Hospital für kranke Kinder in Glasgow. Schriften: „*On the normal temperature in children*" (Glasgow med. Journ. 1869) — „*On the hours of maximum mortality in acute and chronic diseases*" (Ib. 1874) — „*Daily periodicity in the vital functions of man*" (Proc. of the phil. soc. Glasgow 1873 bis 74); dazu zahlreiche klinische Beiträge in Glasgow Med. Journal, Brit. Med. Journ., Archives of Pediatrics, das Kapitel „Diagnosis" für KEATING's „Cyclopedia of the diseases of children" (1889), ferner: „*Clinical manual for the study of medical cases*" (1878, 1886, 1891). Ausserdem publizierte F. viele Vorträge über geschichtliche Med., die er in seiner Eigenschaft als Bibliothekar

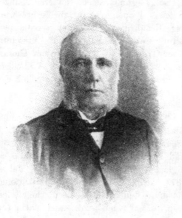

der med. Fakultät seit 25 Jahren zu halten Veranlassung hatte, u. a.: „*Ancient Egyptian Medicine*" (Br. M. J. 1893) — „*Herophilus and Erasistratus*" (Glasg. Med. J. 1893) — „*Celsus*" (Ib. 1892) — „*Galen, two bibliographical demonstrations*" (Glasgow 1895) — „*Eponymic structures in human anatomy*" (Glasgow M. J. 1895) — „*A series of papers on the dangers of dentition*" (Obst. J. Lond. 1873, worin eine histor. Skizze zur Doktrin der Dentition gegeben ist) — „*A paper on the care of infants etc. according to the Bible and Talmud*" (Med. Mag. 1893). Erwähnenswert sind ferner zwei kleine Monographien: „*Account of the life and books of maistre Peter Lowe, the founder of the faculty of Ph. a. S.*" (Glasgow 1889) — „*Account etc. of Dr. Robert Watt, author of the Biblioth. Britannica*" (Lond. 1897), Aufsätze über ROB. HOUSTON in Glasgow, den ersten Ovariotomisten daselbst (Janus 1896) und über JOHN HUNTER (Br. M. J. 1890, 1893). Auch gab F. JOHN MEYES' Abhandlung „*Medicine and kindred arts in the Plays of Shakespeare*" (Glasgow 1896) heraus.

Finsen, Niels Ryberg, in Kopenhagen, 15. Dezember 1860 zu Thorshavn auf den Färöerinseln geb., studierte seit 1882 in Reykjavik auf Island, 1890 Dr. med. in Kopenhagen, bis 1893 Prosektor der normalen Anatomie in Kopenhagen, beschäftigte sich seitdem ausschliesslich mit Untersuchungen der physiologischen Wirkungen des Lichts; seit 1896 ist F. Direktor eines öffentlichen Instituts zur Lichttherapie in Kopenhagen. Schriften: „*Koppebehandling med Udelukkelse af de kemiske Straaler*" (Pockenbehandlung mit Ausschliessung der chemischen Strahlen; Hospitalstidende 1894) — „*Lyset som Incitament*" (Das Licht als Incitament; Ib. 1895) — „*Om Anvendelse i Medicinen af koncentrerede, kemiske Lysstraaler*" (Über die Anwendung von konzentrierten, chemischen Lichtstrahlen in der Medizin, Lupusbehandlung; Kopenhagen 1896) — „*Über jährliche periodische Schwankungen in dem Hämoglobingehalt des Blutes*" (Hospitalstidende 1894) — „*Über die Behandlung und das Vorbauen von Ascites*" (Selbstbeobachtung; Ugeskrift for Laeger. 1894) — „*La Photothérapie*" (Paris 1899) — „*Meddelelser fra Finsen's medicinske Lysinstitut I*"(Kopenhagen 1899).

Fischel, Jakob, zu Lochowitz in Böhmen 19. April 1813 geb., wurde in Prag bis zu seiner 1841 erfolgten Promotion ausgebildet und wirkte als Privatdozent seit 1848, als Professor e. o. seit 1874 bis zu seiner Emeritierung 1885 und als Direktor der Prager Irrenanstalt seit 1869 und starb 5. Juni 1892. Er gab heraus: „*Die Prager Irrenanstalt*" (Erlangen 1853) und machte sich um das böhm. Irrenwesen sehr verdient. Auch vermachte er sein 90000 Gulden betragendes Vermögen wohlthätigen Stiftungen.

Fischel, Wilhelm, geb. zu Prag 24. September 1852, dort auch (speziell unter KLEBS und BREISKY) ausgebildet, 1876 promoviert und bis 1883 in verschiedenen Assistentenstellen thätig, ist seit 1883 als Dozent für Geburtshilfe in Prag habilitiert und schrieb: „*Ueber die Beziehungen zwischen Croup und Pneumonie*" (Prag. m. W. 1877) — „*Ueber das Vorkommen von Micrococcen in einigen Organen bei Typhus abdominalis*" (Ib. 1878) — „*Ein Beitrag zur Histologie der Erosionen der Portio vaginalis uteri*" (A. f. G. XV) — „*Ueber den Bau und die pathologische Bedeutung der Erosionen der Portio vaginalis uteri*" (Z. f. H. 1881) — „*Beiträge zur Morphologie der Portio vaginalis uteri*".(A. f. G., XVI und XVIII) — „*Ueber das Vorkommen von Hyphomyceten bei einem Falle von Enteromycosis haemorrhagica*" (Arch. f. exp. Pathologie und Pharmakologie, XVI) — „*Zur Therapie der puerperalen Sepsis*" (A. f. G. XX) — „*Über puerperale Peptonurie*" (ib. 1884) — „*Die practischen Erfolge der modernen Geburtshilfe*" (Cbl. f. Gyn. 1888), sowie mehrere kasuistische Mitteilungen pathologisch-anatomischen, geburtshilflichen und gynäkologischen Inhaltes in der Prag. m. W., in der W. m. W., im Cbl. f. Gyn., in der Pr. Ztschr. f. Heilk. und in der Mtssch. f. G. u. G.

Fischer, Bernhard, in Kiel, geb. zu Koburg 19. Februar 1852, in Berlin ausgebildet, Dr. med. 1875, war als Marine-

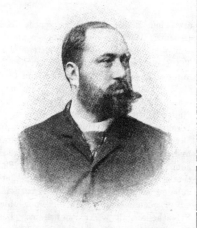

stabsarzt 1882/83 zum Reichsgesundheitsamt kommandiert, 1883/84 Mitglied der deutschen Cholerakommission in der Expedition nach Ägypten und Indien, 1889 Mitglied der deutschen Planktonexpedition. Seit 1887 Dozent, seit 1889 Extraordinarius, ist F. seit 1899 ord. Prof. d. Hygiene in Kiel. Schriften: „*Desinfection mit Chlor und Brom*" — „*Bacteriologische Untersuchungen des Meeres*" — „*Bacteriolog. Untersuchungen der Seeluft*" — „*Über Leuchtbacterien*" — „*Über Rachenpilze, Soor etc.*" — „*Untersuchung choleraverdächtigen Materials*" — „*Verunreinigung von Seehäfen*" u. a. m. Die meisten Abhandlungen erschienen in der Z. f. Hyg., dann auch in den Mitteil. d. kaiserl. Gesundheitsamtes, Ergebnissen der Plankton-Expedition, D. m. W. etc.

Fischer, Friedrich, in Strassburg, geb. 27. Juli 1855 in Köln als Sohn des Chirurgen Otto F., (1810 bis 85), studierte in Strassburg und Bonn, wurde an erstgenannter Universität 1879 Dr. med. mit der Diss.: „*Untersuchungen über die Lymphbahnen des Centralnervensystems*", ging zur weiteren Ausbildung nach Berlin, war dann bis 1881 Assistent am anat. Institut in Strassburg (unter WALDEYER), habilitierte sich 1881 als Dozent für Chirurgie daselbst und wurde 1895 zum Professor e. o. ernannt. F. veröffentlichte in der Z. f. Ch. mehrere Abhandlungen über Gastro-Enterotomie, chron. Ostitis der Metatarsalknochen und lumbale Trichose, Narkose mit Dimethylacetat und Chloroform, ferner bakteriologische Untersuchungen über eingeklemmte Brüche mit Komplikation von Bronchopneumonie (zus. mit E. LEVY), über Lymphangitis an den Extremitäten u. a. m.

Fischer, Friedrich Ernst, geb. 31. Oktober 1848 zu Euskirchen (Reg.Bez. Köln a. R.), genoss seine med. Ausbildung auf den Universitäten Bonn und Würzburg. In der Chirurgie bildete er sich speziell aus in Strassburg als Schüler von LÜCKE. Wirkte seit 1873 bis 75 als Assistenzarzt am Bürgerhospital zu Köln a. Rh., seit 1875 als Assistent an der chir. Klinik in Strassburg, als Privatdozent der Chirurgie daselbst seit 1877; seit 1883 als Professor e. o. thätig, schrieb er verschiedene Aufsätze in dem A. f. mikr. Anat., in der D. Z. f. Ch., in der B. k. W., in der D. m. W., in dem Cbl. f. Ch., in dem A. f. kl. Ch. von LANGENBECK, in dem Assekuranz-Jahrbuch von A. EHRENZWEIG, Wien u. a. Ferner die „*Verbandslehre*" in dem PITHA-BILLROTH'schen Werke der allgem. und speziellen Chirurgie 1878, 2. Aufl. 1884; über „*Das Naphthalin in der Heilkunde und in der Landwirthschaft*" (Strassburg 1883) — „*Geschichte und Behandlung der seitlichen Rückgratverbiegung, ein neues Verfahren zu ihrer Heilung*" (Ib. 1865) — „*Das Drehungsgesetz beim Wachstum der Organismen*" (Ib. 1886), nebst Beitrag dazu (Berlin 1887).

Fischer, Georg, zu Hannover, geb. daselbst 6. Februar 1836, studierte 1855 bis 59 in Göttingen, war dann 2 Jahre lang unter BAUM Assistent der chirurg. Klinik daselbst, liess sich nach einer Studienreise 1862 als Arzt in Hannover nieder, übernahm in den nächsten Jahren das chirurg. Referat für SCHMIDT's Jahrbb. und andere Zeitschriften, machte 1870 freiwillig den deutsch-französ. Krieg mit, war als Assistent von STROMEYER in Floing und Versailles thätig und erhielt 1880 als Oberarzt die Leitung der chir. Abteilung des Stadtkrankenhauses in Hannover-Linden. Er veranlasste in demselben verschiedene Reformen, u. a. die Einführung von Schwestern zur Krankenpflege, die Trennung der Geisteskranken und der syphilit. Mädchen von der chir. Abteilung u. s. w. Litterar. Arbeiten: Zu den in der älteren Quelle(VI,777)genannten sind hinzugekommen: „*Die Oesophagotomie bei Fremdkörpern Nachtrag*" (D. Ztschr. f. Ch. XXVII, 1888) — „*Oesophagotomie und Pleuraschnitt wegen eines Fremdkörpers. 120 Oesophagotomien*" (Ib. XXIX, 1889) — „*Angio-Fibrom der Zunge. Zur Nephrectomie bei Geschwülsten der Kinder. Cystadenom der Vorhaut. Zur Fussresection nach Wladimirow-Mikulicz*" (Ib. XXIX, 1889) — „*Complicirte Luxation des Akromialendes des Schlüsselbeins nach oben. Complicirte Diastase der Schambeinsymphyse beim Kinde. Umwandlung einer Luxatio pubica in eine Luxatio ischiadica. Angeborene Verengerung des Darms mit Incarceration durch Achsendrehung. Göttinger Studenten und Marchetti*" (Ib. XXXI, 1891) — „*Über Echinococcus in Gelenken*" (Ib. XXXII, 1891) — „*Über Stichverletzungen des Hüftgelenks. Depression am Thorax nach Fracturen des 1. bis 5. Rippenknorpels*"

(Ib.) — „*Exstirpation einer Halsrippe wegen Drucks auf den Plexus brachialis*" (Ib. XXXIII, 1892) — „*Theodor Billroth, Nachruf*" (Hannoverscher Courier, 13. Februar 1894 Abendbl.) — „*Definitive Heilung eines Kehlkopfkrebses nach partieller Exstirpation des Kehlkopfes*" (D. Zeitschr. f. Chir. XXXVIII, 1894) — „*Zur Tracheotomie bei Diphtherie*" (Ib. XXXIX, 1894) — „*Briefe von Theodor Billroth*" (Hannover 1895, 5. Aufl. 1899). Dazu Schriften über Musik.

Fischer, Hermann Eberhard, in Berlin, geb. 14. Oktober 1830 zu Ziesar, studierte in Berlin als Zögling der militär-

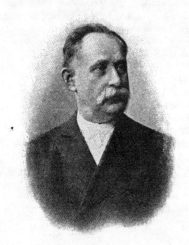

ärztlichen Bildungsanstalten, wurde 1855 Dr. med., 1856 Arzt, war dann als Stabsarzt der Charité anfangs Assistent von TRAUBE und kam später an die chir. Klinik unter v. LANGENBECK, habilitierte sich 1866 als Privatdozent der Chir. in Berlin und erhielt 1868 als Nachfolger MIDDELDORPFF's die ordentliche Professur der Chir. und Direktion der chir. Universitätsklinik in Breslau, wo er 1875 zum Medizinalrat und Mitgl. des Medizinalkollegiums, 1885 zum Geh. Med.-Rat ernannt, bis 1890 thätig war, um dann seine Stellung niederzulegen und nach Berlin überzusiedeln, wo er gegenwärtig als Leiter einer chir. Privatheilanstalt wirkt. Schriften: „*Der Hospitalbrand*" (Charité-Annal. 1865) — „*Zur Theorie des Wundfiebers*" (B. k. W. 1866) — „*Das chron. Fussgeschwür als Cau-*

salmoment der amyloiden Nephritis" (Ib.)
— *„Die chemische Natur des Eiters"* (Cbl.
d. m. W. 1865 bis 67) — *„Allgemeine Kriegschirurgie"* (I. Erlangen 1867, II. ib. 1882) —
„Die septische Nephritis" (Breslau 1868,
Habilitationsschrift) — *„Über den heutigen
Stand der Pyämielehre"* (Habilitationsrede,
Erlangen 1868) — *„Über den Einfluss der
Rückenmarksläsionen auf die Körperwärme"*
(1869) — *„Kriegschirurgische Erfahrungen"*
(Erl. 1872), sowie mehrere Vorträge in
VOLKMANN's Sammlung, darunter besonders
„Über den Shock" (No. 10) — *„Über die
Commotio cerebri"* (No. 27) — *„Über das
traumat. Emphysem"* (No. 65) — *„Gefahren
der Luftembolie in den Venen"* (No. 113)
— *„Perinephritis"* (N. F. No. 52) u. a.;
„Allg. Chirurgie" (Erl. 1888) — *„Spezielle
Chirurgie"* (Braunschweig 1892), u. a. m.

Fischer, Otto, in Leipzig, geb. 26.
April 1861 in Altenburg (S.-A.), hat ursprünglich Mathematik und Naturwissenschaft studiert und nach bestandenem
Staatsexamen mit WILHELM BRAUNE von
1884 bis zu dessen Ableben 1892 gemeinsam
über Gelenke des menschlichen Körpers
gearbeitet; Dr. phil. 1885, Dozent für
physiolog. Physik an der philos. Fakultät
der Univ. Leipzig 1893, wurde F. 1893
ausserordentl. Mitglied der kgl. Sächs.
Ges. d. Wiss. zu Leipzig, 1896 Professor
e. o. der med. Physik an der med. Fakultät
in Leipzig und wirkt gleichzeitig als Oberlehrer für Mathematik und Physik am
Realgymnasium in Leipzig. F. verfasste
gemeinsam mit W. BRAUNE 9 grössere Abhandlungen über die Gelenke des menschlichen Körpers (veröffentlicht in den Abhandlungen d. k. Sächs. Ges. d. Wiss.),
und allein 5 grössere Abhandlungen über
Muskelmechanik, sowie aus dem Gebiet
der Bewegungsphysiologie (Abhandl. d.
k. Sächs. Ges. d. Wiss.), dazu mehrere
kleinere Schriften über Bewegungsphysiologie (im Arch. f. Anat. von HIS u. BRAUNE).

Fisher, George Jackson, geb.
1825 in Westchester County, N. Y., begann 1851 seine Praxis, wurde 1874 Präsident der Medical Society des Staates New
York, war eine Zeit lang Arzt des Staats-Gefängnisses in Sing Sing (N. Y.) und
starb daselbst 3. Februar 1893. F. hat
sich als Schriftsteller auf dem Gebiet der

Teratologie, sowie der Geschichte der
Med. einen Namen gemacht.

Flatau, Theodor Simon, in Berlin,
geb. 4. Juni 1860 in Lyck O.-Pr., studierte
in Berlin und Heidelberg, Dr. med. 1882,
approbiert in Berlin 1883, widmete sich
unter Moos und an verschiedenen Spezialkliniken des In- und Auslandes der Rhinolaryngologie und Otiatrie, ist seit 1885
in Berlin als Spezialarzt hierfür niedergelassen. 1894 bis 97 studierte F. an der
Berliner Univ. abermals neben den med.
Grundfächern noch Philosophie u. Psychologie. F. ist Lehrer der Stimmphysiologie
und Gesangtheorie an der kgl. akad. Hochschule für Musik, Mitglied des Vereins
für ärztliche Fortbildungskurse und Vorsitzender des psycholog. Vereins in Berlin.
Schriften: *„Die Bauchrednerkunst mit Einschluss der allg. Diagnostik"* (Berlin 1899)
— *„Die Bauchrednerkunst, geschichtl. und
exper. Unters."* (mit H. GUTZMANN, Leipzig
1894) — *„Die Nasen-, Rachen- und Kehlkopfkrankheiten, Lehrb. f. Ärzte und Studierende"* (Ib. 1895) — *„Die Sprachgebrechen
des jugendlichen Alters"* (Halle 1896) — *„Die
Hysterie in ihren Beziehungen zu den oberen
Luftwegen und zum Ohre"* (Ib. 1899) —
*„Hygiene des Kehlkopfes und der Stimme;
die Stimmstörungen der Sänger"* (Wien 1898)
— *„Die Anwendung des Röntgen'schen Verfahrens in der Rhinolaryngologie"* (Ib. 1899);
dazu noch etwa 30 kleinere Publikationen
(bis Juli 99), u. a.: *„Über den Zusammenhang der nasalen Lymphbahnen mit dem
Subarachnoidealraum"* (experimentell; D.
m. W. 1890) — *„Laryngoscop. Beobachtung
zur Koch'schen Methode"* (Ib. 1891) — *„Die
persistierende Fistelstimme mit Bemerkungen
über die stimmärztliche Anwendung des
Phonographen"* (B. k. W. 1899) — *„Intonationsstörung und Stimmverlust"* (W. k.
Rundsch. 1899).

Flechsig, Robert Ferdinand,
geb. 8. Januar 1817 zu Oelsnitz im Schönburgischen, studierte in Würzburg, promovierte daselbst 1839 und war, nachdem er
längere Zeit an verschiedenen Orten die
Praxis ausgeübt hatte, seit 1841 als k.
Brunnenarzt und Badearzt zu Elster im k.
sächs. Voigtlande thätig. 1860 wurde er
zum Hofrat, 1875 zum Geh. Hofrat ernannt.
Er starb 30. Nov. 1892. F.'s litterarische

Thätigkeit ist bereits in der älteren Quelle gewürdigt.

Flechsig, Paul Emil, geb. 29. Juni 1847 in Zwickau als Sohn eines Geistlichen, studierte von Ostern 1865 ab zu Leipzig Medizin. Er promovierte daselbst im Mai 1870, wurde nach der Rückkehr aus dem Kriege 1872 zu Ostern Assistent an der med. Poliklinik und am pathologischen, 1873 zu Michaelis Assistent für Histologie am physiologischen Institute. 1877 wurde er zum Professor e. o. für Psychiatrie ernannt, leitete, nachdem er die Einrichtungen der wichtigsten Irrenanstalten in und ausserhalb Deutschlands studiert hatte, die Einrichtung der neubegründeten Universitäts-Irrenklinik (jetzt „psychiatrischen und Nervenklinik") zu Leipzig und ist seit 1882 als Vorstand

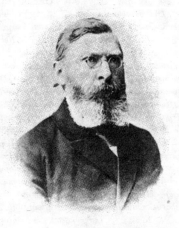

derselben thätig. Im Sommer 1884 wurde er zum ord. Professor der Psychiatrie ernannt. Von F.'s litterarischen Arbeiten sind ausser seiner Inaugural-Dissertation „*De meningitide luëtica*" zu erwähnen: das u. d. T.: „*Die Leitungsbahnen im Gehirn und Rückenmark des Menschen auf Grund entwicklungsgeschichtlicher Untersuchungen dargestellt*" (Leipzig 1876) veröffentlichte Werk, ferner die bei Antritt des Amtes als Direktor der Irrenklinik gehaltene Rede über „*Die körperlichen Grundlagen der Geistesstörungen*" (Ib. 1882) — „*Ein Plan des menschlichen Gehirns*" (Ib. 1883) — „*Die Irrenklinik der Universität Leipzig etc. in den Jahren 1882/86*"

(Ib. 1888) — „*Gehirn und Seele*" (Ib. 1896) — „*Die Localisation der geistigen Vorgänge, insbesondere der Sinnesempfindungen*" (Vortr. Ib. 1896) — „*Die Grenzen geistiger Gesundheit und Krankheit* (Ib. 1896). Ausserdem Journal-Aufsätze in WAGNER's Archiv der Heilk. XIV:„*Über einige Beziehungen zwischen secundären Degenerationen und Entwickelungsvorgängen im menschlichen Rückenmark*" — Cbl. f. m. W. 1874: „*Über Varietäten im Bau des menschlichen Rückenmarks*" — A.d.H.XVIII.XIX : „*Über Systemerkrankungen im Rückenmark*" (Separatabdr. mit Beisätzen, Leipzig 1878) — Arch. f. Anat. u. Physiolog. Anatom. Abt. 1887: „*Zur Anatomie und Entwickelungsgeschichte der Leitungsbahnen im Grosshirn des Menschen*" — Berichte der k. sächs. Ges. der Wiss., Math.-phys. Kl. 1889: „*Über eine neue Färbungsmethode des centralen Nervensystems und die Ergebnisse bezüglich des Zusammenhangs von Ganglienzellen und Nervenfasern*" — Ebenda 1894: „*Zur Entwickelungsgeschichte der Associationssysteme im menschlichen Gehirn*"; ausserdem eine Serie von Artikeln im Neurolog. Ctrbl. (MENDEL) d. Jahre 1884 bis 98.

Fleiner, Wilhelm, in Heidelberg, geb. zu Schopfheim i. W. 6. Dezember 1857, war anfangs Pharmazeut und legte nach privater Vorbereitung die Maturitätsprüfung als Student im 2. Semester ab, studierte in Heidelberg, Kiel und Berlin (JUL. ARNOLD, ERB und KUSSMAUL), Dr. med. 1884, Dozent für innere Med. 1888, Extraordinarius 1892, Grossherzoglich Badischer Hofrat 1896 und seit 1895 Arzt S. K. H. des Grossherzogs Friedrich von Baden. F. ist ferner Oberarzt des ev. Diakonissenhauses und des St. Josephhauses zu Heidelberg. Schriften: „*Über Verengerungen der Luftröhre nach Tracheotomie bei Croup und Diphtheritis*" (Diss.) — „*Über Resorption corpusc. Elemente durch Lunge und Pleura*" (VIRCH. Arch., Habilitat.-Schr.) — „*Über Addisonsche Krankheit*" (Samml. klin. Vorträge v. VOLKMANN) — „*Erfahrungen über die Therapie der Magenkrankheiten*" (Ib.) — „*Lehrbuch der Krankheiten der Verdauungsorgane*" (Stuttg. 1896).

Fleischer, Richard, in Erlangen, geb. zu Cleve 29. September 1848, studierte in Berlin, Jena und Würzburg, hauptsächlich als Schüler von GERHARDT, später als klin. Assistent und Schüler von LEUBE. Dr. med. 1872. Von 1874

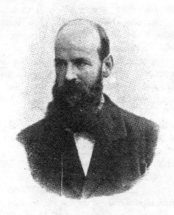

bis 76 Assistenzarzt am städt. Krankenhause Friedrichshain in Berlin, siedelte F. als Assistent von FRIEDREICH nach Heidelberg über und habilitierte sich 1877 als Dozent für innere Medizin in Erlangen, wo er 1886 Prof. e. o. und 1898 Prof. ord. für die medizinisch-propädeutischen Fächer und für Geschichte der Med. wurde. Er veröffentlichte: „Über das Resorptionsvermögen der normalen menschlichen Haut" (Erlangen), ferner Abhandlungen über den Stoffwechsel der Leukämischen, über eine neue Form der periodischen Hämoglobin-Ausscheidung durch den Urin, Einfluss der Respirationsstörungen auf den Stoffwechsel u. a. m. Ausserdem gab F. ein bisher nicht vollendetes „Lehrbuch für innere Med." (Wiesbaden 1888 Bd. I, Ib. 1890 Bd. II. 1, Hälfte, Ib. 1896 2. Hälfte 1. Abt.) heraus.

Fleischl von Marxow, Ernst, zu Wien 5. August 1846 geboren, betrieb seine Studien in Wien und Leipzig als Schüler von BRÜCKE, ROKITANSKY und C. LUDWIG. 1870 promoviert, trat er 1871 als Prosektor bei ROKITANSKY, 1873 als Assistent der physiologischen Lehrkanzel in Wien ein, wurde 1880 ausserordentl. Prof. der Physiol. an der Wiener Univ., 1887 korrespond. Mitglied der Wiener Akad.; er starb 22. Oktober 1891. F. gehörte zu den hervorragenden Physiologen der Neuzeit. Er konstruierte u. a. den Ortho- und Sinusrheonom, Vorrichtungen, welche es ermöglichen, einen zur Reizung verwendeten Strom einerseits geradlinig, andererseits nach dem Sinusgesetz in seiner Intensität zu variieren, ferner den Kapillarelektrometer, den Hämometer u. a. m. Er beschäftigte sich mit Untersuchungen über den Blutkreislauf und stellte die geistvolle Hypothese über die Wirkung des Herzstosses auf den Gasaustausch in den Lungen auf. Von seinen Publikationen sind bemerkenswert: „*Die doppelte Brechung des Lichtes in Flüssigkeiten*" — „*Die Deformation der Lichtwellenfläche im magnetischen Felde*". Ferner verfasste er Abhandlungen über normale und pathologische Histologie, allgemeine Nervenphysiologie und physiologische

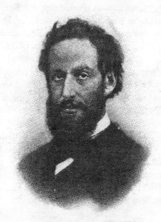

Optik, grösstenteils in den Wiener akademischen Berichten; eine Übersetzung von C. MAXWELL's: „Matter and Motion", „Ausstellungsbericht aus Philadelphia", u. v. a. Bei der feierlichen Enthüllung des Reliefbildes von F. in den Arkaden der Wiener Univers. am 16. Oktober 1898 hielt EXNER die Gedenkrede, der auch F.'s gesammelte Abhandlungen mit Bildnis, Wien 1893, herausgab.

Flemming, Walter, in Kiel, geb. 21. April 1843 in Schwerin, studierte in Tübingen, Rostock und Berlin als Schüler von F. E. SCHULTZE, W. HENKE, W. KÜHNE, C. SEMPER, bei denen er successive nach

1868 erfolgter Promotion bis 1872 Assistent war. Nach kurzer Thätigkeit als Privatdozent in Rostock habilitierte er sich 1872 in Prag, wurde hier 1873 Professor e. o. und ging 1876 als ord. Professor der Anatomie nach Kiel, wo er gegenwärtig noch wirkt. F. veröffentlichte: „*Bindesubstanz der Mollusken*" (Habilitationsschr., Rostock 1871) — „*Studien in der Entwicklungsgeschichte der Najaden*" (Wien 1875) — „*Zellsubstanz, Kern- und Zelltheilung*" (Leipzig 1882) — „*Studien über Regeneration der Gewebe*" (1884) und lieferte ausserdem mehrfache Beiträge zum SCHWALBE-HOFFMANN'schen Jahresber. 1873 bis 76, zum Arch. für mikroskop. Anat. und Entwickelungsgeschichte.

Flesch, Jacob Gustav Adam, geb. zu Frankfurt a. M. 2. Juni 1819, studierte seit 1836 in Heidelberg und Berlin, promovierte in Berlin 1839 mit der Diss. „*De glaucomate*", bestand das Frankfurter Staatsexamen 1841 und wurde Arzt in Frankfurt, wo er 28. November 1892 starb. Schriften (mit FRIEDLEBEN): „*Beitrag zu der pathologischen Anatomie der Darmschleimhaut im Säuglingsalter*" (Ztschr. f. rat. Medizin, V, 1844). — Im Arch. f. physiol. Heilk. 1850 (anknüpfend an REID's Arbeit über Laryngismus) eine Abhandlung „*Über Stimmritzenkrampf*". Dasselbe Thema in den Verh. der Vers. d. Naturf. und Ärzte (Innsbruck 1868). In GERHARDT's Handbuch der Kinderkrankheiten bearbeitete er den Spasmus glottidis.

de Fleury, Armand, geb. 1830 zu Ruffec, studierte und promovierte 1861 in Montpellier, wurde 1861 supplierender Titularprofessor der Therapie an der med. Fakultät in Bordeaux und Ehren-Arzt der Hospitäler daselbst. Er gründete 1872 die Gaz. méd. de Bordeaux, verfasste zahlreiche Arbeiten u. starb 28. März 1892.

Flint, Austin, Vater und Sohn zu New York. — Der Vater ist zu Petersham, Massachusetts, 20. Oktober 1812 geb., studierte auf der Harward Universität, wurde 1833 Doktor und liess sich in Buffalo, New York, als Arzt nieder, woselbst er sich einen sehr grossen Ruf erwarb und einer der Gründer des Buffalo Medical College wurde. 1861 wurde er Professor der theoretischen und praktischen Medizin bei der medizinischen Schule des Bellevue Hospital zu New York, später bei derselben Anstalt des Long Island Hospitals zu Brooklyn, wo er 13. März 1886 als einer der geachtetsten Ärzte Nordamerikas starb. Ausser einer Reihe kleinerer Arbeiten, die in der älteren Quelle zusammengestellt sind, gab er auf Veranlassung der Sanitäts-Kommission der Vereinigten Staaten heraus: „*Contributions relating to the causation and prevention of disease, and to camp-diseases; etc.*" (New York 1867). Seine Hauptwerke sind: „*A practical treatise on the diagnosis, pathology and treatment of diseases of the heart*" (Philadelphia 1859; 2. Ausg. 1879) — „*A treatise on principles and practice of medicine*" (Ib. 1866; 5. Ausg. 1881; ein in Amerika klassisch gewordenes Werk) — „*Clinical medicine; a systematic treatise on the diagnosis and treatment of diseases*" (Ib. 1879) — „*Medical ethics and etiquette. The code of ethics adopted by the Am. Med. Assoc.*"

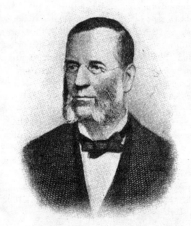

(New York 1883). F. war auch Mitarbeiter an der American Cyclopaedia und 1872 Präsident der Akad. d. Med. in New York. — Austin F. jun., geb. 28. März 1836 zu Northampton, Massachusetts, war Prof. der Physiol. am Med. Coll. zu New York, machte eine Studienreise nach Europa und wurde 1869 Prof. der Physiol. a. d. med. Schule des Bellevue Hospital, 1869 erhielt er von der französ. Akad. den Monthyon-

Preis. A. ist Verf. eines 5 bändigen Werks: *"The physiology of man"* (New Nork 1866 bis 74), eines kleineren *"Handbuchs der Physiologie"* (Ib. 1876) und Mitarbeiter an der American Cyclopaedia.

Flinzer, Maximilian Karl August, zu Chemnitz in Sachsen, geb. zu Erfurt 25. Januar 1832, studierte in Leipzig, Prag und Wien, wurde in Leipzig 1854 promoviert, praktizierte seit 1855, zuerst als Gerichtswundarzt in Schirgiswalde (sächs. Lausitz), dann als Gerichtsarzt in Oberwiesenthal, von 1863 an als Bezirksarzt zu Plauen im Voigtl., seit 1865 in Chemnitz als Bezirks- und Gerichtsarzt. Gegenwärtig ist F. Obermedizinalrat, erster Polizeiarzt, ausserordentliches Mitglied des Landesmedizinalkollegiums, Vertrauensarzt der Kaiserl. Oberpostdirektion Chemnitz. Litterar. Arbeiten: *"De argenti nitrici usu et effectu praesertim in oculorum morbos sanandos"* — *"Die Typhusepidemie in Chemnitz im Jahre 1888 und der Typhus daselbst seit 1837* (Berlin), verschiedene Artikel, meist in EULENBERG's Vierteljahrschr., in der Deutschen Vierteljahrschr. f. öffentl. Gesundheitspfl. u. a. Z., langjähriger Mitarbeiter an SCHMIDT's Jahrbb., ZARNKE's Litt. Centralblatt, Mitteilungen des statist. Amtes der Stadt Chemnitz, dessen Vorstand er seit 1873 ist.

Florschütz, Johann Georg Karl Jacob, in Gotha, 1. Februar 1859 zu Königsberg in Franken geboren und in Würzburg und Berlin ausgebildet, Dr. med. 1884, von 1885 bis 88 Assistent an Bethanien in Berlin unter ROSE, von 1888 bis 93 Physikus des Bezirks Tomsa, seitdem Chefarzt der Lebensversicherungsbank für Deutschland, ist Mitarbeiter an der EULENBERG'schen Realencyklopädie und publizierte eine Reihe von Arbeiten über chirurgische, anthropologische, bes. versicherungsmedizinische und versicherungstechnische Themata.

Flourens, Marie Jean Pierre, aus Mauveilhon bei Béziers (Dep. Hérault), geb. 24. April 1794, gest. 5. Dezember 1867, Professor der vergleichenden Anatomie an der Universität Paris, später beständiger Sekretär der Akademie der Wissenschaften und Pair von Frankreich, lebte seit 1848 als Privatmann. F. nimmt unter den französischen Naturforschern der neueren Zeit durch seine Arbeiten über die Entwicklungsgeschichte, die Ernährung der Knochen, das Gehirn und das von ihm 1837 entdeckte respiratorische Centrum, den „Point vital", eine sehr ehrenvolle Stelle ein. Zugleich galt derselbe für einen hervorragenden Redner und Stylisten. Seine wichtigsten Schriften sind: *"Cours sur la génération, l'ovologie et l'embryologie fait en 1836, publié par Deschamps"* (Paris 1836; deutsch: Leipzig 1838) — *"Recherches expérimentales sur les propriétés et les fonctions du système nerveux dans les animaux vertébrés"* (2. Ausg., Paris 1842) — *"Théorie expérimentale de la formation des os"* (Ib. 1847). — Am bekanntesten wurde F. durch seine Schriften: *"Histoire de la découverte de la circulation du sang."* (2. Ausg., Ib. 1857) und *"De la longévité humaine"* (Ib. 1855, 4. Ausg. 1860).

Flower, Sir William Henry, in London, geb. 30. Nov. 1831 in Stratford, studierte in Dublin, später in London, wurde hier 1854 M. R. C. S., 1857 F. R. C. S. und bildete sich dann im University-Coll. und am Middlesex-Hospital weiter aus, diente im Krimkriege, war Kurator des Hunterian Museum des R. C. S. und seit 1884 als Nachfolger von Sir OWEN Conservator des naturwissenschaftl. Museums. F., der 1. Juli 1899 starb, gehört zu den hervorragenden Anatomen der Neuzeit. Er publizierte *"Diagrams of the nerves of the human body"* (London 1861) — *"Introduction ot the osteology of mammalia"* (1870) — *"Fashion in deformity"* (1881). Ausserdem zootomische Untersuchungen, die sich besonders auf die Beuteltiere beziehen und viele Artikel in Encyklopädien und Journalen.

Flügge, Carl F. W. G., geb. 9. Dez. 1847 in Hannover, studierte in Göttingen, absolvierte 1870 die Staatsprüfung, war 1870 bis 71 Feldassistenzarzt, darauf praktischer Arzt in Bad Nenndorf bis 1874 und dann Assistent bei F. HOFMANN in Leipzig, wo er sich ausschliesslich mit experimenteller Hygiene beschäftigte. 1878 habilitierte er sich in Berlin für Hygiene, lehrte in einem Privatlaboratorium sein Fach und verfasste — neben anderen Publikationen experimentellen Inhalts — sein „*Handbuch der hygienischen Untersuchungsmethoden*" (Leipzig 1881). In demselben Jahre ging er nach Göttingen, wo ihm von MEISSNER

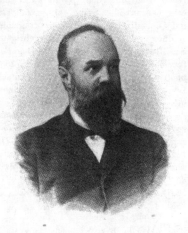

eine Abteilung des physiologischen Laboratoriums für chemische und hygienische Zwecke eingerichtet wurde. 1883 wurde er zum Professor e. o. ernannt und ihm das erste selbständige Institut für Hygiene in Preussen übertragen. 1885 erfolgte seine Ernennung zum Ordinarius und die Gründung der „Zeitschr. für Hygiene" mit R. KOCH (bis 1899 32 Bände); 1886 die Herausgabe der „*Mikroorganismen*" (Leipzig 1896, 3. Aufl.). 1887 folgte F. einem Rufe nach Breslau. 1889 veröffentlichte er „*Grundriss für Hygiene*" (4. Aufl. Ib. 1897). Die experimentellen Arbeiten F.'s und seiner Schüler sind hauptsächlich in der „Ztschr. f. Hygiene und Infektionskrankheiten" veröffentlicht. Sie betreffen die verschiedensten Gebiete der Hygiene, teils die Infektionskrankheiten (Studien über Immunität, Choleraverbreitung, Desinfektion, Auffindung des Tetanuserregers, Entdeckung der Luftinfektion durch bakterienhaltige Tröpfchen u. s. w.); teils die Ernährung (Milchsterilisierung, Kost in öffentlichen Anstalten); teils die Klimatologie, Wohnungshygiene (Verhalten der Luftfeuchtigkeit, Giftigkeit der Exspirationsluft, Wohnungsklima); teils die Wasserversorgung (Filtration, Grundwasserbeurteilung etc.).

Fodor, Josef von, geb. 1843 zu Lakocsa (Ungarn), ausgebildet an den Universitäten Budapest, Wien, 1865 in Budapest promoviert, machte weitere Studien in München (1870), Würzburg (1871), bereiste wiederholt Westeuropa zum Zwecke hygienischer Studien. 1872 an der Universität Klausenburg zum Prof. der Staatsarzneikunde ernannt, wurde v. F. 1874 als Prof. der Hygiene an die Universität nach Budapest berufen und gründete daselbst das hygienische Institut. v. F. unterhielt regen Verkehr mit westeuropäischen, insbesondere mit deutschen Fachkreisen und hielt auf den Versammlungen d. deutschen Vereins f. öff. Gesundheitspflege Vorträge. 1883 erhielt derselbe für seine auf der Berliner Hygiene-Ausstellung ausgestellten wissenschaftlichen Apparate und Untersuchungen die grosse goldene Medaille der Kaiserin-Königin Augusta. 1885 wurde, seinen Anträgen entsprechend, durch Minister TREFORT das Institut der Schulärzte und Hygiene-Professoren für Mittel-

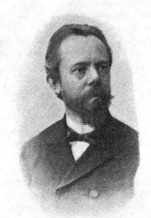

schulen in Ungarn ins Leben gerufen. Als Mitglied und zweiter Präsident des ungarischen obersten Sanitätsrates, ist v. F. auf dem Gebiete der öffentlichen Gesundheitspflege wirksam. Er ist ord. Mitgl. d. ungar. Akad. d. Wiss., auswärtiges Mitgl. d. k. belg. (Brüssel) und königl. ital. (Turin) Akad. der Med., ferner Mitgl. zahlreicher wissenschaftlicher (hygienischer) Vereine in Ungarn und im

Auslande. 1891 wurde derselbe zum Ehren-Doktor (L. L. D.) der Universität Cambridge erwählt und promoviert. 1894 war F. zweiter Präsident des intern. Kongresses für Hyg. und Demographie in Budapest, 1895 Rektor der Universität Budapest. v. F. besitzt den Titel eines k. Ministerialrates. Bekanntere wissenschaftliche Arbeiten: *„Die öffentliche Gesundheitspflege in England"* (Monographie, ungarisch. 1873. Von der Ung. Akad. preisgekrönt) — *„Experimentelle Untersuchungen über Boden und Bodengase"* (D. Vrtljsschr. f. öff. Gespfl. 1875) — *„Das gesunde Haus und die gesunde Wohnung"*. (Braunschweig 1878) — *„Über Kohlenoxyd"* (D. Vtljhrschr. f. öff. Gespfl. 1880) — *„Hyg. Untersuchungen über Luft, Boden und Wasser"* (Braunschweig 1881 bis 82, 2 Bände) — *„Über Luftheizungen"* (D.Viertelj. f. öff. Gespfl. 1882). Zahlreiche Untersuchungen u. Abhandlungen über Wasserversorgung, Kanalisation etc. von Budapest, 1882 u. f. (teilweise auch deutsch in Archiv f. Hyg. 1882 u. fl.) — *„Einfluss der Wohnungsverhältnisse auf Typhus und Cholera"* (Ib. 1884) — *„Über die Bedingungen der langen Lebensdauer"* (Ungar. Revue, 1885). Eine grössere Anzahl von Untersuchungen über Bakterien im Blute, 1885 u. f. (Arch. f. Hyg., D. m. W., Cbl. f. Bakteriol. 1885 und ff.) — *„Gesundheitslehre, Handbuch für Mittelschulen"* (1887 und 1892 ung.) — *„Typhus und Trinkwasser"* (D. m. W. 1892) — *„Hygiene des Bodens"* (in WEYL's Handb. d. Hyg., I. Band, II. Abt., Jena 1893) — *„Die Alkalicität des Blutes nach Infektion"*, mehrere Abhandlungen, 1894 und ff. (Cbl. f. Bakt.). — v. F. ist Mitarbeiter mehrerer ung. und ausl. Zeitschriften (Arch. f. Hyg., Österr. Chem. Ztg., Revue intern. de falsif. u. s. w.).

Förster, August, pathol. Anatom, geb. 8. Juli 1822 in Weimar, studierte in Jena, erlangte hier 1845 die Doktorwürde, war dann ein Semester lang in Halle, wurde Assistent an der med. Klinik in Jena und habilitierte sich hier 1849 als Privatdozent, ging 1852 als Prof. e. o. d. pathol. Anat. nach Göttingen und 1852 als ord. Prof. nach Würzburg, wo er bis zu seinem 10. März 1865 erfolgten Ableben blieb. F. ist besonders bekannt als Verf. eines beliebten *„Lehrbuchs der pathol. Anat."* (Jena 1850, 10. Aufl. von SIEBERT 1875). Ausserdem veröffentlichte er: *„Atlas der mikroskopischen pathologischen Anatomie"* (Leipz. 1854 bis 59) — *„Grundriss der Encyklopädie und Methodologie der Med."* (Ib. 1857) — *„Die Missbildungen des Menschen"* (Ib. 1861).

Förster, Richard, in Breslau, geb. 15. November 1825 in Lissa, studierte in Breslau, Heidelberg, Berlin, promovierte 1849, habilitierte sich in Breslau für Augenheilkunde 1857. Seine wesentlichsten Arbeiten, die er teils als Dozent, teils als Prof. ordin. — seit 1873 — publizierte, sind: *„Ophthalmologische Beiträge"* (Berlin 1862) — *„Beziehungen der Allgemeinleiden zu den Erkrankungen des Sehorgans"* (in GRÄFE-SAEMISCH' Handb. d. Ophthalm. V, 1877) — *„Künstliche Reifung des Cataracts"* (KNAPP's Arch. f. Augenheilk. 1883). — Die Einführung des Photometers in die Ophthalmologie bewirkte F. durch die Arbeiten: *„Über Hermeralopie"* (Breslau 1857 und Klin. Monatsbl. von ZEHENDER 1871), die Einführung des Perimeters durch Arbeiten in Annales d'oculistique (1868, LIX) und ZEHENDER's klin. Monatsbl. (1869). — Neben einigen Publikationen auf anderem Gebiete, nämlich: *„Verbreitung der Cholera durch die Brunnen"* (Ib. 1873) und *„Das Wasser als Träger des Choleragiftes"* (KÜCHENMEISTER's Ztschr. für Epidemiologie 1874), ist endlich noch der wichtige Aufsatz: *„Einfluss der Concavgläser auf die Weiterentwicklung der Myopie"* (KNAPP's Arch. f. Augenheilk. XIV) hervorzuheben. 1894 wurde F. zum lebenslänglichen Mitglied des preussischen Herrenhauses berufen, 31. Juli 1899 feierte er sein 50jähr. Doktorjubiläum und trat dann in den Ruhestand.

Foerster, Richard Clemens, zu Dresden, geb. 29. Juli 1835 zu Schellenberg im Erzgebirge, studierte in Leipzig, wurde 1859 daselbst promoviert, war darauf Assistent im Stadtkrankenhause zu Dresden, unter WALTER, machte 1861 eine Studienreise nach Berlin, Wien, Paris, Würzburg u. s. w., war mehr als zwei Jahrzehnte für die Begründung eines Kinderhospitales bemüht, welches 1878 (der dazu gehörende Diphtherie- und Scharlachpavillon erst 1883) eröffnet wurde. Die Bauten wurden von ihm beschrieben in: „*Das neue Kinderhosp. der Kinderheilanstalt zu Dresden. Festschrift*" (1878) u. „*Festschrift zur 50jähr. Jubelfeier der Kinderheilanstalt zu Dresden*" (1884). Er war dirig. Arzt des Kinderhosp. (bis 1882), ist jetzt Vorsitz. des Verwaltungsrates der Kinderheilanstalt, k. sächs. Hofrat. Es rührt von ihm her eine monogr. Bearbeitung der Diphtherie (Prag. Vrtljahrsschr. 1865), auch war er Mitarbeiter an GERHARDT's Handb. der Kinderkrankh. (*„Anämie"* und *„Hämorrhag. Diathesen"*) und lieferte Journalaufsätze hauptsächlich im Jahrb. für Kinderheilk.

Fonssagrives, Jean-Baptiste, zu Montpellier, ist 12. März 1823 zu Limoges geb., trat 1839 in die Schule für Schiffsmedizin zu Rochefort, wurde 1841 Chirurg. 3., 1844 2. Kl., machte weite Seereisen und erlangte 1852 zu Paris die Doktorwürde mit der These: „*Histoire médicale de la frégate à vapeur l'Eldorado (Station des côtes occidentales d' Afrique 1850—51)*". Er wurde darauf Professor der Materia medica und Therapie an der med. Schule zu Brest, leitete von 1856 an als zweiter Chefarzt der Marine die med. Abteilung und Klinik im Marine-Hospital zu Cherbourg, kehrte 1860 nach Brest zurück, um den Lehrstuhl der inneren und exotischen Medizin zu übernehmen und wurde 1864 zum Professor der Hygiene bei der med. Fakultät in Montpellier und zugleich zum ersten Chefarzt der Marine (hors cadre) ernannt. 1876 wurde ihm auf seinen Wunsch der Lehrstuhl der Therapie und Materia medica übertragen. Er starb 21. Nov. 1884 an der Cholera auf dem Schlosse Kergunionnez bei Auray, nachdem er einige Jahre vor seinem Tode von seinem Lehramt zurückgetreten war. Bezüglich seiner überaus zahlreichen Arbeiten verweisen wir auf die ältere Quelle.

Ford, Corydon L., geb. 1812, gest. 14. April 1894, war 40 Jahre lang Prof. der Anatomie an der Universität von Michigan, erster Prosektor beim med. Departement der Universität von Buffalo und einer der geschätztesten Lehrer der Anatomie in den Vereinigten Staaten.

Forel, Auguste, geb. in der Villa „Gracieuse" bei Morges (Ct. de Vaud) Schweiz, 1. September 1848, studierte in Zürich, Wien und Lausanne, war Schüler von GUDDEN, wurde 1873 Assistenzarzt an der Kreisirrenanstalt in München, habilitierte sich 1877 als Privatdozent daselbst, ging 1879 nach Zürich und wurde noch in demselben Jahre Professor der Psychiatrie daselbst und Direktor der kantonalen Irrenanstalt ‚Burghölzli‘ in Zürich. F. hat sich besonders verdient gemacht um die Anatomie des Gehirns und entdeckte 1885 den Ursprung der Hörnerven im Gehirn. Er gilt als Autorität auf dem Gebiet des Hypnotismus, widmete den Zuständen bedingter Zurechnungsfähigkeit eingehende Studien und bemühte sich um eine Reform des Strafrechtes. Seit vielen Jahren überzeugter Totalabstinent, ist er unermüdlicher Förderer der Enthaltsamkeitsbewegung in der Schweiz; ihm sind wohl in erster Linie die dortigen namhaften Erfolge in der Bekämpfung des Alkoholismus zu danken. F. lieferte eingehende Untersuchgg. über die Biolog. und Anat. der Ameisen u. a. in dem preisgekr. Werke „*Les fourmis de la Suisse*" (Genf 1874) und bearbeitete dieselben für GRANDIDIER's ‚Fauna Madagaskars‘. Seit April 1898, in welchem Jahre F. sich von der Leitung der Irrenanstalt ‚Burghölzli‘ zurückzog, lebt er, fortwährend wissenschaftlich thätig, in Chigny près Morges (Vaud). Zu Studienzwecken unternahm er viele Reisen, u. a. nach Nord- und Südamerika, Afrika, Bulgarien, welche ihm zum grössten Teil das Material zu seinen Insektenforschungen lieferten. Seine Ameisensammlung gehört zu den grössten der jetzt existierenden. Er schrieb u. v. a.: „*Expérience et remarques critiques sur les sensations des insectes*" (3 Tle. in Bd. 4 des Recueil zoologique suisse Genf 1886 bis 87) — „*Der Hypnotismus*" (Stuttgart 1891) — „*Die Errichtung von Trinkerasylen*" (Bremerhaven 1891) — „*Der Giftapparat und die Analdrüsen der Ameisen*" (1878) — „*Gehirn und Seele*" (5. Aufl. Bonn 1899) etc. Ausserdem ist er Mitherausgeber der Intern. Monatsschr. zur Bekämpfung der Trinksitten und der Ztschr. f. Hypnotismus.

Fornasini, Luigi, geb. 1813, gest. 6. Mai 1893 in Brescia, war seit mehr als 50 Jahren Arzt am Ospedale civile das., Autorität und Schriftsteller auf dem Gebiet der gerichtl. Medizin, auch als Dichter bekannt.

Forster, Joseph, wurde April 1844 zu Nonnenhorn am Bodensee geb., studierte in München und Leipzig, besonders unter v. PETTENKOFER und VOIT, und promovierte 27. Juli 1868 in München, wo er sich, nachdem er den Feldzug 1870/71 als Bataillonsarzt im 12. bayrischen Infanterieregiment unter Erwerbung des Ritterkreuzes des bayrischen Militär-Verdienstordens mitgemacht hatte, 1874 als Privatdozent für Hygiene habilitierte. Ende 1878 wurde er zum Prof. der Hygiene und Direktor des neuerrichteten hygienischen Institutes in Amsterdam ernannt. 1884 erwählte ihn die Akademie der Naturforscher zu Dresden und 1886 die naturwissenschaftl. Abteilung der kgl. Akademie der Wissenschaften zu Amsterdam zum ord. Mitgliede. 1893 ernannte ihn die Niederländische Regierung wegen besonderer Verdienste um den Staat zum Ritter des Ordens vom Niederländischen Löwen. 1896 wurde er als Professor der Hygiene und Bakteriologie in die mediz. Fakultät der Universität Strassburg berufen, um daselbst die Direktion des neueingerichteten hygienisch-bakteriologischen Institutes zu übernehmen. 1898 promovierte ihn die Universität Edinburgh zum Doctor of Laws. Er hat eine grössere Anzahl von experimentellen Abhandlungen, besonders aus dem Gebiete der Ernährung des Menschen, der Wohnungshygiene u. s. w. geschrieben, die hauptsächlich in der von v. PETTENKOFER und VOIT herausgegebenen Ztschr. f. Biologie publiziert wurden. Als grössere litterar. Arbeiten nennen wir seine Habilitationsschrift: *„Versuche über die Bedeutung der Aschenbestandtheile in der Nahrung"* (München 1873) und besonders *„Ernährung und Nahrungsmittel"* (I. Bd. des von v. PETTENKOFER und ZIEMSSEN herausgegebenen Handbuchs der Hygiene, Leipzig 1882). Seit 1883 giebt er im Vereine mit v. PETTENKOFER und F. HOFMANN, später mit BUCHNER, HOFMANN und RUBNER das *„Archiv für Hygiene"* heraus. In dieser Zeitschrift namentlich sind von ihm und seinen Schülern eine Reihe von experimentell-hygienischen und bakteriologischen Arbeiten veröffentlicht worden, die sich auf den verschiedenen Gebieten des Faches bewegen; ganz vorzugsweise fand die Hygiene der Nahrungsmittel, so der Milch und des Fleisches, in verschiedenen Richtungen durch ihn eine Bearbeitung, die einerseits zur Vermehrung der theoretischen Kenntnisse beitrug, anderseits zu manchen gesundheitlichen Verbesserungen Veranlassung gab. Es gelang ihm ferner, die Phosphoreszenzerscheinungen an Fischen u. s. w. als auf der Lebensthätigkeit bestimmter Bakterienarten beruhend darzuthun, und als erster lieferte er den u. a. für die Konservierung von Nahrungsmitteln wichtigen Nachweis, dass eine Reihe von niederen Organismen bei $0''$ C. nicht bloss ihr Leben erhalten, wie man bis dahin wusste, sondern bei so niedriger Temperatur sich ziemlich lebhaft weiter entwickeln und Zersetzungen auszuüben im Stande sind.

Le Fort, Leon Clément, berühmter französischer Chirurg, 5. Dezbr. 1829 zu Lille geb. und hauptsächlich in Paris unter MALGAIGNE, LAUGIER etc. aus-

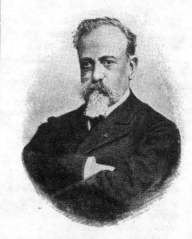

gebildet, promovierte 1858. Er machte darauf als Freiwilliger den italienischen Krieg von 1859 mit, wurde 1861 Prosektor der Fakultät, machte grosse Studienreisen im Auslande, war von 1865 bis 72 Chirurg in den Hospitälern Enfants-Assistés, Midi, Cochin, Laribóisière, Beaujon, 1870 Chef eines freiwilligen Feldlazaretts in und bei Metz und wurde 1873 zum Prof. der operativen Chirurgie an der med. Fakultät, sowie zum Chirurgien am Hôtel-Dieu, 1883 zum Mitglied der Acad. de méd. ernannt, deren Präsident er 1893 war. F., der 19. Oktober 1893 starb, gehört zu den bedeutendsten französ. Chirurgen des 19. Jahrhunderts. Er war ein Hauptvermittler zwischen französischer und ausländischer Chirurgie und hat sich ein besonderes Verdienst um die Verbesserung des Hospital- und Militärsanitätswesens erworben. Von seinen Schriften citieren wir: „De la résection de genou" (1859) — „De la résection de la hanche" (1861) — „Des vices de conformation de l'utérus et de vagin et des moyens de remédier" (1863) — „Des anevrysmes en géneral" (1866) — „Des indications du trépan dans les fractures du crâne" (1867) — „Recherches sur l'anatomie des poumons chez l'homme" (1858) — „Note sur l'hygiène hospitalière en France et en Angleterre" (1862) — „Des maternités" (1866) — „La chirurgie militaire et les sociétés de leçons en France et l'étranger" (1872) — „Manuel de médecine opératoire" (8. édition du manuel de MALGAIGNE 1876) etc.

Fossel, Viktor, in Graz, geb. 13. Januar 1846 in Ried in Oberösterreich, bezog 1864 die Universität Graz, wo er 1870 promoviert wurde. Nach längerer Dienstleistung als k. k. Bezirksarzt und Sanitätsrat wurde er 1892 zum Direktor des allgem. Krankenhauses und 1898 zum a. o. Prof. der Geschichte der Medizin an der Universität in Graz ernannt. Seine bisherigen Arbeiten betreffen vorwiegend die Geschichte der Medizin in Steiermark und seien hiervon genannt: „Volksmedicin und medicinischer Aberglaube in Steiermark" (2. Aufl. 1886) — „Die Pest im Polsthale und Murboden" (1886) — „Geschichte des allgemeinen Krankenhauses in Graz" (1889) — „Geschichte des ärztlichen Standes der Steiermark im 16. und 17. Jahrhundert" (1890) — „Über Spitäler" (1893) — „Adam von Lebenwaldt, ein steirischer Arzt des 17. Jahrhunderts" (1894) — „Edward Jenner und die Kuhpockenimpfung" (1896) —

„Die Consilien des J. B. Montanus an die steirischen Familien Teuffenbach und Stubenberg" (1897).

Fothergill, John Milner, zu Edinburg 1865 promoviert und 1872 M. R. C. P. Lond., hatte seine Ausbildung ausser in Edinburg, besonders auch in Berlin und Wien genossen. Zuerst assistierender Arzt am Western London Hospital, trat er später in das Spital für Brustkranke ein und erwarb während dieser Zeit mit einer Arbeit über Digitalis den Hastings-Preis (1870). Von seinen späteren Schtifren sind zu nennen: „The heart and its diseases" (2. Aufl. 1879) — „The practitioner's handbook of treatment" (2. Aufl. 1880) — „The antagonism of therapeutic agents" (preisgekr. 1878) und neben mehr allgemein gehaltenen Abhandlungen über Themata der Therapie, eine Monographie über chronische Bronchitis 1882 und eine „Animal physiology" (1881) — F. starb 28. Juni 1888.

Fournier, Jean-Alfred, in Paris, daselbst 12. Mai 1832 geb., studierte das. von 1852 an, wurde 1855 Interne im Hôp. du Midi bei RICORD, 1860 Doktor, 1863 Agrégé und Hospitalarzt, 1867

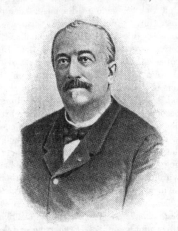

Stellvertreter von GRISOLLE im Hôtel-Dieu, dann Arzt im Hôp. de Lourcine, Hôp. Saint-Louis, 1879 Prof. der Syphilidologie und 1880 Mitglied der Acad. de Méd. in Paris. Die Titel der Veröffentlichungen von F. sind: „De l'urémie"

— „Leçons sur la syphilis" — „La syphilis du cerveau" — „La Syphilis et mariage" — „De l'ataxie locomotrice d'origine syphilitique" 1882) — „Syphilis héréditaire tardive" (1886) — „Leçons sur la periode préataxique du tabes d'origine syph." (Recueillis par W. DUBREUILH 1885) — „Leçons sur la syphilis vaccinale" (1889). Ausserdem veranstaltete er Neuausgaben von RICORD'S Vorlesungen, u. d. T. „Leçons sur e chancre" (1858), und von älteren Schriftstellern über Syphilis u. d. T. „Collection choisie des anciens syphilographes FRACASTOR . . . . JACQUES DE BÉTHENCOURT . . . . JEAN DE VIGO). F. selbst veröffentlichte noch: „Leçons clin. sur la syphilis étudiée plus particulièrement chez la femme" (1873; 2. éd. 1881) — „De l'épilepsie syphilitique tertiaire" (1876) — „De la pseudoparalyse générale d'origine syphilitique" (Leçons recueill. par E. BRESSAUD 1878) u. a. m.

Fox, Tilbury, als Sohn des Dr. L.-O. F. in Brougthon 1836 geb., studierte 1853 bis 58 auf dem University College in London und gewann bereits während dieser Zeit die goldene Medaille. Zuerst zum House-Surgeon beim Lying-in Hospital, später zum Physician-Accoucheur an der Farringdon General Dispensary ernannt, widmete er sich später dem Spezialstudium der Hautkrankheiten und associierte sich alsdann in der Praxis mit seinem Bruder Thomas. Von einer Reise nach Indien recht leidend zurückgekehrt, übernahm er 1867 die Stelle am University College Hospital und beteiligte sich an der Herausgabe der Lancet. Sein früher Tod 1879 unterbrach eine Reihe beachtenswerter Arbeiten, von welchen spezielle Nennung verdienen: „On phlegmasia dolens" (in den Obst. Transact.) — „Skin diseases of parasitic origin" (London 1863) — „Treatise on skin-diseases" (Ib. 1864: auch italienisch und französisch) — „On eczema" (Lettsomian lecture 1869). Endlich gab er bei seiner Rückkehr aus Indien eine Schrift über Cholera heraus und veranstaltete 1875 eine Ausgabe von WILLAN'S Atlas der Hautkrankheiten.

Fox, Wilson, zu London, geb. zu Wellington, Somersetshire, 2. Nov. 1831, studierte seit 1847 im Univers. College zu London, in Edinburg, Paris, Wien, Berlin, arbeitete später bei VIRCHOW 2 Jahre lang und publizierte als Ergebnis einiger daselbst gemachten Untersuchh.: „Contributions to the pathology of the glandular structures of the stomach" (Med.-Chir. Transact., 1858). 1859 wurde er Physic. der Royal Staffordshire Infirm., 1861 Prof. der pathol. Anat. am Univers. Coll. und bald danach Assist.-Physic. bei dessen Hosp., 1867 Physic. und Prof. der Med., sowie Fellow des Univers. College, nachdem er 1866 bereits Fellow des R. C. P. Lond. geworden. Er schrieb: „Development of unstriated muscular fibre" (Philos. Transact., 1866), wurde 1870 zum Fellow der Roy. Soc. und zum Physic. Extraord. der Königin, später auch zum Physic. Ordin. des Herzogs von Edinburg ernannt. 1871 führte er kalte Bäder bei Hyperpyrexie in England ein. Sein Hauptwerk war: „On the diagnosis and treatment of dyspepsia, etc." (2. ed. 1867; 3. ed. u. d. T.: „The diseases of the stomach", 1872; Philad. 1875). Für REYNOLD'S System of Med. hatte er die Artikel: „Diseases of the stomach" — „Pneumonia" — „Chronic pneumonia" und „Syphilis of lungs" bearbeitet. Seine übrigen Arbeiten sind im älteren Lexikon erwähnt. Ein Werk über Lungenkrankh., an dem er 15 Jahre gearbeitet, war zur Zeit seines zu Preston in Lancashire, 3. Mai 1887, erfolgten Todes fast vollendet. F. war ein Mann gleich ausgezeichnet als Arzt, klinischer Lehrer und wissensch. Arbeiter.

Fraenkel, Albert, geb. 10. März 1848 in Frankfurt a. O., studierte in Berlin, promovierte daselbst 1870, war Assistent KUSSMAUL'S, TRAUBE'S und v. LEYDEN'S. Nach dem Tode seines Lehrers und Oheims TRAUBE gab er den III. Bd. von dessen: „Ges. Beiträge zur Pathologie und Physiologie" (Berlin 1878) heraus. 1877 als Dozent an der Berliner Universität habilitiert, erhielt F. 1884 den Titel Professor und ist seit 1890 Direktor der inneren Abteilung des Krankenhauses am Urban zu Berlin. Seine ersten Arbeiten bezogen sich vorwiegend auf Gebiete der experimentellen Pathologie, u. a.: „Über den Einfluss der verminderten Sauerstoffzufuhr zu den Geweben auf den Eiweisszerfall" (VIRCHOW'S Arch. CXVII); in Gemeinschaft mit v. LEYDEN: „Über die Grösse der Kohlensäureausscheidung im Fieber" (Ib. Bd. 76); in Verbindung mit J. GEPPERT: „Über die

Wirkungen der verdünnten Luft auf den Organismus" (Berlin 1863). Später wandte sich F. hauptsächlich dem Studium der Herz- und Lungenkrankheiten zu, und gab 1890 den ersten Band einer „*Pathologie*

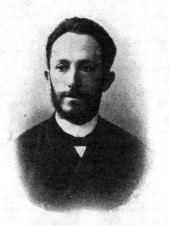

und Therapie der Krankheiten des Respirationsapparates" heraus, mit deren Fortsetzung er gegenwärtig noch beschäftigt ist. Von seinen Arbeiten, die teils in den beiden Berliner Wochenschriften, teils in den Charité-Annalen und der Z. f. k. M. erschienen, seien u. a. genannt: „*Über die klinischen Erscheinungen der Arteriosklerose*" (1882) — „*Bakteriologische Mittheilungen über die Aetiologie der Pneumonie*" (Z. f. k. M. X u. XI), in denen unsre gegenwärtigen Kenntnisse über die Biologie der Pneumoniemicrococcen begründet wurden; ferner über die „*Bakteriologie der eitrigen pleuritischen Ergüsse*' (1888) — „*Über die pneumonische Form der akuten Lungentuberkulose*" (in Verbindung mit G. TROJE, 1894) — „*Über septikopyämische Erkrankungen, speciell akute Dermatomyositis*" (1894) — „*Über indurative Lungenentzündung*" (1895) — „*Über akute Leukämie*" (1895) — „*Zur Path. und Therapie der Aortenaneurysmen*" (1897/98) — „*Zur pathologischen Anatomie des Bronchialasthma*" (1898) — „*Die Bedeutung der Mischinfektion bei Tuberkulose*" (1898) u. s. w.

Fraenkel, Alexander, in Wien, 9. November 1857 geb., studierte in Wien, hauptsächlich als Schüler THEODOR BILLROTH'S, Dr. med. 1880, widmete sich ursprünglich der militärärztlichen Laufbahn, war Chefarzt einer Sanitätskolonne des deutschen Ritterordens im serbisch-bulgarischen Kriege 1885/86, habilitierte sich als Privatdozent für Chirurgie 1890, ist seit 1893 Primarchirurg des Karolinen-Kinderspitales in Wien und seit 1895 ausserdem Abteilungsvorstand an der allgemeinen Poliklinik daselbst, seit 1896 auch Chefredakteur des Organs der Gesellschaft der Ärzte in Wien, der „Wiener kl. Wchschr." F. veröffentlichte zahlreiche Artikel in der W. m. W., Z. f. H., W. k. W., Cbl. f. Ch., A. f. k. Ch. und ausserdem „*Über die kriegschirurgischen Hilfeleistungen in der 1. u. 2. Linie*" (Wiener Klinik, 1887) — „*Zur Frage der Schädeloperationen bei Epilepsie*" („Beiträge zur Chirurgie." Festschrift gewidmet TH. BILLROTH).

Fränkel, Bernhard, zu Elberfeld 17. November 1836 als Sohn des Arztes Wolfgang Bernhard F. (1795 bis 1851) geb., studierte in Würzburg und Berlin bis 1859, dem Jahre seiner Promotion. Als praktischer Arzt und Privatdozent (seit 1871) in Berlin thätig, veröffentlichte

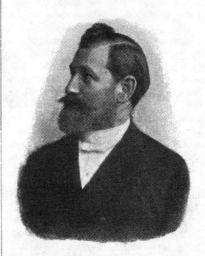

er eine grosse Reihe von Arbeiten laryngo-rhinologischen Inhaltes, sowie Mitteilungen über Tuberkulose, darunter „*Tuberculose der Chorioidea*" (Jahrbuch für Kinderheilk. N. F., II, und B. k. W. 1872) auch Arbeiten über Milzbrand beim Menschen, erbliche Difformität, multiple Hirnnervenlähmung. Sein Interesse für ärztliche Standesangelegenheiten bekundete sich in einer Reihe von Aufsätzen und in der Mitbegründung des Deutschen Aerzte-Vereinsverbandes. F. war 25 Jahre lang geschäftsführender Schriftführer der Berl. medizinischen Gesellschaft. 1887 übernahm er als Professor e. o. die Direktion der von ihm begründeten Universitäts-Poliklinik für Hals- und Nasenkranke und 1893 wurde er zum Direktor der neubegründeten Klinik für Hals- und Nasenkranke in der Königl. Charité ernannt. Er ist Geheimer Medizinalrat und ordentlicher Honorar-Professor. Von 1871 bis 75 war er dirigierender Arzt des Augusta-Hospitals und von 79 bis 88 Lehrer der Krankenwärterschule der Charité. Von 77 bis 79 gab er die Zeitschr. f. prakt. Med. und von 1894 ab das Archiv für Laryngologie heraus.

Fraenkel, Carl, in Halle a. S., 2. Mai 1861 zu Charlottenburg bei Berlin geb., studierte an den Universitäten Heidelberg, Freiburg, Leipzig, in Leipzig hauptsächlich unter COHNHEIM, in Berlin dann später unter KOCH, Dr. med. 1884, war 1885 Assistent am hyg. Institut in Berlin (KOCH); 1888 Dozent in Berlin, 1889 Prof. e. o. in Königsberg, 1891 ord. Prof. in Marburg, siedelte 1895 in gleicher Eigen-

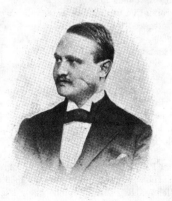

schaft nach Halle a. S. über. Schriften: *„Grundriss der Bakterienkunde"* (1886; 6. Aufl. 1891) — *„Atlas der Bakterienkunde"*

(mit R. PFEIFFER, 1889, 2. Aufl. 1895) — *„Untersuchungen über das Vorkommen von Mikroorg. in versch. Bodentiefen"* (1887) — *„Keimgehalt des Grundwassers"* (1889) — *„Desinficirende Eigenschaften der Kresole"* (1889) — *„Leistungen der Sandfiltration"* (1890) — *„Untersuchungen über Bakteriengifte"* (1890) — *„Immunisirung gegen Diphtherie"* (1890) — *„Cholerabakterien im Flusswasser"* (1892) — *„Vorkommen der Diphtheriebacillen"* (1893) — *„Künstliche Immunität"* (1894) — *„Bakterienwachsthum auf eiweissfreien Nährlösungen"* (1894) — *„Unterscheidung des echten und des falschen Diphtheriebacillus"* (1896) — *„Werth der Widal'schen Probe"* (1897) — *„Gonokokkus als Erreger diphth. Entzündungen der Augenbindehaut"* (1899) — *„Meningokokkus auf der Conjunctiva"* (1899).

Fraenkel, Ernst, zu Breslau 5. Mai 1844 geb. und daselbst, sowie in

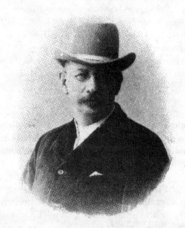

Berlin und Wien ausgebildet, hatte in der Geburtshilfe und Gynäkologie besonders SPIEGELBERG als Lehrer. 1866 promoviert, liess er sich in Breslau nieder und wirkt dort seit 1868 als praktischer Arzt, speziell Frauenarzt und Geburtshelfer, seit 1873 als Privatdozent. 1893 erhielt er das Prädikat „Professor". Schriften: *„Ueber Placentarsyphilis"* (Habilitationsschrift, Breslau 1873) — *„Diagnose und operative Behandlung der Extrauterinschwangerschaft"* (VOLKMANN's Sammlung klin. Vorträge, 1882). Ferner *„Tagesfragen der operativen Gynaekologie"* (Wien und Leipzig 1896)

— *„Die allgemeine Therapie der Krankheiten der weiblichen Geschlechtsorgane"* (als Teilwerk des „Lehrbuchs der allg. Therapie und der therapeutischen Methodik", hrsg. von EULENBURG und SAMUEL. Ib. 1899) — *„Die Appendicitis in ihren Wechselbeziehungen zur Geburtshilfe und Gynaekologie"* (VOLKMANN's Sammlg. klin. Vorträge, N. F. 1898). Ferner zahlreiche kleinere Aufsätze geburtshilflichen und gynäkologischen Inhalts in diversen medizinischen Zeitschriften.

Fränkel, Sigmund, in Wien, in Krakau 22. Mai 1868 geb., studierte in Wien, Prag, Freiburg i. Br., Dr. med. 1892, arbeitete im Laboratorium von ERNST LUDWIG und v. BRÜCKE in Wien, dann bei HUPPERT in Prag, später bei EUGEN BAUMANN in Freiburg i. Br. medizinische Chemie, trieb Zoochemie in der zoologischen Station in Triest und arbeitet gegenwärtig im Laboratorium von ADOLF LIEBEN in Wien. Seit 1896 als Privatdozent für medizinische Chemie an der Wiener Universität habilitiert, veröffentlichte F. eine Reihe von wissenschaftlichen Untersuchungen in PFLÜGER's Arch. f, Phys., HOPPE-SEYLER's Ztschr. f. physiolog. Chemie, Monatsh. f. Chemie (Sitzungsber. d. k. Akademie d. Wiss. in Wien), W. med. Blätter, W. k. W., New York Medical Record (englisch), ausserdem die Monographie: *„Über Spaltungsproducte des Eiweisses bei der peptischen und tryptischen Verdauung"* (Wiesbaden 1896).

Fraentzel, Oscar, zu Meseritz 4. März 1838 geb., wurde auf der Berliner Universität als Zögling des Friedrich-Wilhelms-Instituts ausgebildet, war wesentlich Schüler von TRAUBE u. dessen Assistent von 1867 bis 69. Promoviert 1860, fungierte F. 1861 bis 65 als Militärarzt am Rhein, an der russisch-polnischen Grenze und im Feldzuge gegen Dänemark 1864. Seit 1865 war er in Berlin als Stabsarzt und praktischer Arzt thätig. 1869 bis 73 war er dirigierender Arzt am Augusta-Hospital; von 1870 ab dirigierender Arzt einer inneren Abteilung an der Charité. Seit 1870 Privatdozent, wurde er 1875 Professor e. o. (für Auskultation, Perkussion etc., Laryngoskopie, Lungenkrankheiten). Gleichzeitig war er Oberstabsarzt und Regimentsarzt und in den letzten Lebensjahren mit dem Titel als Geh. Med.-Rat. Von ihm erschienen: *„Die Krankheiten der Pleura"* (in 2 Auflagen) — *„Structur der spinalen und sympathischen Ganglienzellen"* (Entdeckung der die Ganglien umkleidenden Endothelien), verschiedene Aufsätze über idiopathische Herzvergrösserungen, umfangreiche klinische Feststellungen über das Vorkommen der Tuberkelbazillen im Auswurf und ihre diagnostische Bedeutung (1883). F. starb nach längerer Krankheit 19. September 1894.

Francke, Karl, in München, zu Meiningen 26. April 1859 geb., studierte in Zürich, Berlin und München, Dr. med. 1882, approb. München 1883, war Arzt in Koburg bis 1886 und ist seit 1887 Spezialarzt. Schriften: *„Die menschliche Zelle"* (1891) — *„Die Schwankungen der Reizzustandsgrösse im menschlichen Körper"* (1893) — *„Naturwissenschaftliche Vorträge"* (No. 1 bis 10) — *„Der Reizzustand; Übersichtliche Darstellung meiner Lehre"* (1899).

Frank, Hermann, in Berlin, 26. Febr. 1858 in Pleschen (Prov. Posen) geb., studierte in Würzburg, Strassburg, Leipzig, Berlin, war 1882/83 Assistent der inn. Abt. des Städt. Krankenhauses Moabit-Berlin unter GUTTMANN, 1884 bis 88 Assistent der chir. Abt. des Städt. Krankenhauses Friedrichshain in Berlin unter E. HAHN, wirkt seit 1889 als Chirurg in Berlin und veröffentlichte *„Grundriss der Chirurgie"* (Stuttgart 1894) — *„Über Nierenanheftung"* (1886) — *„Über Albuminurie bei Darmeinklemmung"* (1888) — *„Über Strumaoperationen"* (1887) — *„Über die heutigen Methoden der Erysipelbehandlung"* (1890). — F. ist Herausgeber der „Berliner Klinik", Berlin 1893 bis 95, Leiter des Pressbureaus für die deutschen Chir. seit 1898, sowie ständiger Referent für mehrere Zeitschriften.

Franke, Friedrich Adolf Ernst, zu Hamburg, geb. 6. Januar 1856 zu Filehne (Reg.-Bez. Bromberg), studierte seit 1874 in Greifswald, promovierte daselbst 1878, war 1879 und 80 Assistenzarzt der dortigen Universitätsaugenklinik von SCHIRMER, 1881 bis 84 in Hamburg, seit 1884 Augenarzt in Hamburg. Er veröffentlichte ausser den in der älteren Quelle genannten seitdem noch zahlreiche Arbeiten, wovon folgende genannt seien: *"Untersuchungen über Infection und Desinfection von Augenwässern"* (GRAEFE's Arch. XXXVII) — *"Behandlung des traumat. Irisvorfalles"* (Klin. Monatsbl. f. A. 1892) — *"Untersuchungen über die Desinfection des Bindehautsackes etc."* (GRAEFE's Arch. XXXIX) — *"Zur Kenntniss der Tuberculose der Augapfelbindehaut"* (Festschrift d. ärztl. Ver., Hamburg 1896) — *"Weitere Untersuchungen über Asepsis und Antisepsis in der Augenheilk."* (GRAEFE's Arch. XLIII) — *"Pemphigus und essentielle Schrumpfung der Bindehaut"* (Wiesb.) — *"Zur patholog. Anatomie der Lepra der Augen"* (GRAEFE's Arch.) — *"Transplantat. von Haut und Schleimhaut auf Conjunct."* (Anatom. Demonstrat., Ber. der ophth. Gesellsch. 96).

Frankenhäuser, Ferdinand, Gynäkolog, war Schüler und Assist. von ED. MARTIN in Jena, wurde um 1860 Privatdozent in Jena, 1869 Extraordinarius daselbst, 1872 ord. Prof. in Zürich, wo er bis 1888 blieb, um sich dann nach Jena zurückzuziehen. Hier starb er 3. Februar 1894. Er verfasste u. a. eine Abhandlung über Uterusnerven und deren Endigungen (1867), sowie verschiedene Beiträge für das Corresp.-Bl. d. Schweizer Ärzte, z. T. durch Schüler von ihm publiziert.

Fraser, Thomas Richard, Pharmakolog in Edinburg, wurde daselbst mit einer goldgekrönten Dissertation 1862 Doktor, F. R. C. P. Edin. 1869, J. R. S. 1877, dann Professor der Materia medica und der klin. Medizin, sowie Dekan der med. Fakultät an der Universität zu Edinburg und Mitglied amerikanischer und kontinentaler Gesellschaften. Von 1898 bis 99 war er Präsident der Government Commission zu Erforschung der Bubonenpest in Indien. Sowohl seine Arbeit *"On the physiological action of the Calabar - bean, Physostigma venenosum"* (Transact. of the R. Soc. Edin., XXIV), als die *"On the connexion between chemical constitution and physiological action"* (Ib. XXV), ferner *"On Stropanthus hispidus"* (Ib. XXXV), erhielten Preise Barbier von der Académie des Sciences in Paris, den Macdougall-Brisbane und den Keith-Preis von der Royal Society in Edinburg, endlich den Cameron-Preis in Therapeutics von der Univers. Edinburg. Besonders hervorzuheben ist aus den zahlreichen Fachaufsätzen, welche er

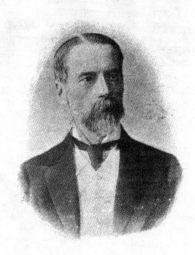

in Zeitschriften erscheinen liess, noch *"An investigation into some previously undescribed tetanic symptoms produced by atropia in cold-blooded animals"* und verschiedene Publikationen über Immunität, Schlangengift, Schlangengalle etc.

Fredericq, Léon, zu Lüttich, geb. 24. August 1851 zu Gent, ist Doktor der Wissensch. und der Med., seit 1879 Prof. der Physiol. an der Univers. Lüttich, Mitglied der belg. Akad. der Wissensch. und zahlreicher anderer gelehrter Gesellschaften. Zu den in der älteren Quelle bereits angeführten Arbeiten seien hier noch hinzugefügt: *Éléments de physiologie humaine à l'usage des étudiants etc."* (en collab. avec. I. P. NUEL; Gand et Paris 1883; 4. éd. 1899) — *"Institut de physiologie. Travaux de laboratoire"* (T. I—V, Paris 1884 bis 96) — *"Manipulations de physiologie"* (Ib. 1892) — *"Sur la tension des gaz du sang artériel et la théorie des échanges gazeux de la respiration pulmonaire"* (Arch. de biol. 1895). Ein bis zum Juli 1899 reichendes Verzeichnis der Arbeiten F.'s enthält etwa 160 Nummern (ausser Artikeln für die grosse Encyklopädie von DECHAMBRE und LEREBOULLET), darunter die Revues de physiologie von 1889 bis 99 als ein Werk gezählt.

Frerichs, Friedrich Theodor von, geb. 24. März 1819 zu Aurich, studierte seit 1838 in Göttingen, wo er sich mit besonderer Vorliebe mit chem. Untersuchungen beschäftigte, 1841 Dr. med. wurde, verliess 1842 Göttingen und erlangte in seiner Vaterstadt in kurzer Zeit den Ruf eines bedeutenden Augenarztes, kehrte jedoch 1846 nach Göttingen zurück, um sich hier endgiltig der wissenschaftlichen Laufbahn zu widmen, habilitierte sich daselbst als Privatdozent und beschäftigte sich namentlich mit physiol.-chem. Untersuchungen. Er wurde Mitarbeiter an RUDOLF WAGNER's grossem Handwörterbuche der Physiol., für das er die Artikel „*Synovia*" und „*Thränensecretion*", sowie die klassische Abhandlung „*Verdauung*" lieferte, die sofort seinen Namen in d. Gelehrtenwelt vorteilhaft bekannt machte. Zugleich entfaltete er eine äusserst erfolgreiche Thätigkeit als Dozent, übernahm auch die med. Poliklinik, die ihn mit den Studenten bis in die benachbarten Ortschaften führte. 1848 zum Prof. e. o. ernannt, lehnte er mehrere Berufungen ab, folgte aber 1850 einem Rufe als Direktor der Klinik nach Kiel, wo er während seiner nur 2jähr. Thätigkeit den Grundstein zu seinem Weltrufe legte, speziell auch durch seine ausgezeichnete Monographie über die Brightsche Nierenkrankheit, die auf grösstenteils schon in Göttingen angestellten Untersuchungen beruhte. Hier publizierte er auch die berühmte Theorie von der urämischen Intoxikation und führte das Experiment als vollgiltiges Beweismittel in die klin. Medizin ein. 1852 nach Breslau als ord. Professor der Pathol. und Ther., sowie als Direktor der med. Klinik berufen, verlebte er hier die angenehmsten und lehrreichsten 7 J. seines Lebens. Hier begann er 1858 seine berühmte „*Klinik der Leberkrankheiten*" (Bd. I) zu publizieren und erlangte als Kliniker einen immer mehr wachsenden, über die Grenzen Deutschlands weit hinausgehenden Ruf, besonders durch seine meisterhaften Diagnosen, sowie als Lehrer durch die exakten und lehrreichen Epikrisen, die er, im Anschluss an die klin. Fälle, sowie nach vollzogener Sektion, abstattete. Hier entdeckte er auch das Vorkommen von Leucin und Tyrosin im Harn bei akuter gelber Leberatrophie, der anat. Veränderungen bei der Lebercirrhose und der Malaria perniciosa, der Pigmentablagerungen im Blute bei Melanämie etc. 1859 siedelte F. als Nachfolger SCHOENLEIN's nach Berlin über, vollendete 1861 den II. Band des oben genannten Werkes, feierte 1884 sein 25jähriges Jubiläum als Berliner Professor und dirig. Arzt der Charité, wurde bei dieser Gelegenheit geadelt und mit anderweitigen grossen Auszeichnungen und Ovationen bedacht. Seine letzte grosse Arbeit ist die Monographie „*Über den Diabetes*" (Berlin 1884), die auf 400 in der Privatpraxis und in der Klinik beobachteten Fällen beruht und eine besonders gute, auf 55 Obduktionen gestützte pathol.-anat. Beschreibung dieser Krankheit enthält. v. F. starb 14. März 1885 an Apoplexie. Er war lange Jahre Mitgl. der preuss. wiss. Deputation für das Medizinalwesen und vortragender Rat im Kultusministerium. Von seinen übrigen Schriften citieren wir noch: „*De polyporum structura penitiori*" (Göttingen 1843) — „*Untersuchungen über Galle in physiologischer und pathologischer Beziehung*" (Ib. 1845) — „*Commentatio de natura miasmatis palustris*" (Habilitationsschrift, Ib. 1846) — „*Über Gallert- und Colloidgeschwülste*" (1847) — „*Über das Mass des Stoffwechsels, sowie über die Verwendung der stickstoffhaltigen und stickstofffreien Nahrungsstoffe*" (MÜLLER's Arch. 1849) — „*Die Bright'sche Nierenkrank-*

heit und deren Behandlung" (Braunschweig 1851).

Frerichs, Ernst Friedrich Theodor, Neffe des Vorigen, geb. 1853, studierte und promovierte 1876 in Würzburg, war Assistent zuerst bei seinem Oheim, dann in der med. Klinik und Poliklinik zu Marburg, habilitierte sich daselbst 1882, erhielt 1888 den Professortitel und siedelte darauf nach Wiesbaden über, wo er 27. Oktober 1893 starb. Von ihm rühren her: *"Studien über die Glycogenbildung der Leber"* (Diss.) — *"Beiträge zur Lehre von der Tuberculose"* (1882), über Salzsäure im Magensaft. Die Arbeiten sind in PFLÜGER's Archiv und im Med. Cbl. veröffentlicht.

Freud, Sigm., Wien, geb 6. Mai 1856 Freiberg, Mähren, studierte in Wien, Schüler des Physiologen BRÜCKE, Promotion 1881, 1885/6 Schüler von CHARCOT in Paris, habilitiert f. Neuropathologie 1885 in Wien, wirkt als Arzt und Dozent an der Wiener Universität seit 1886, zum Prof. extraord. vorgeschlagen 1897. F. verfasste früher histologische und hirnanatom. Arbeiten, dann neuropathol. Kasuistik, übersetzte nach CHARCOT und BERNHEIM 1884 *„Über Coca"*, welche Abhandlung das Cocain in die Medizin einführte, 1891 *„Zur Auffassung der Aphasien"*, 1891 und 1893 Monographien über die cerebrale Kinderlähmung, die 1897 in dem Buch über Infantile Cerebrallähmung in NOTHNAGEL's Handbuch gipfeln, 1895 *„Studien über Hysterie"* (mit Dr. J. BREUER). Seither wandte sich F. dem Studium der Psychoneurosen insbes. Hysterie zu und betonte in einer Reihe von kleineren Arbeiten die aetiologische Bedeutung des Sexuallebens für die Neurosen, auch arbeitete er eine neue Psychotherapie der Hysterie aus, von der erst das Wenigste publiziert ist. Ein Buch *„Die Traumdeutung"* ist unter der Presse.

Freud, Wilhelm Alexander, geb. in Krappitz (Ober-Schlesien) 26. Aug. 1833, studierte in Breslau, wo ihn MIDDELDORPF, FRERICHS, BETSCHLER besonders interessierten. 1855 promoviert, wirkte er lange als Privatdozent und Frauenarzt in Breslau, seit Ostern 1879 als ord. Professor und

Direktor der geburtshilflich - gynäkologischen Klinik zu Strassburg i. E. Von ihm rühren her: *"Beiträge zur Histologie der Rippenknorpel etc."* (Breslau 1858) — *"Der Zusammenhang gewisser Lungenkrank-*

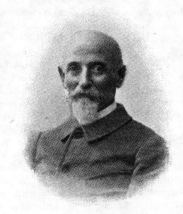

heiten mit primären Rippenknorpelanomalien" (Erlangen 1859) — Die *"Klinischen Beiträge zur Gynäkologie"* (1862 bis 65 mit B. BETSCHLER und M. B. FREUND herausgegeben), enthalten mehrere Arbeiten von F. 1878 publizierte F. *„Eine neue Methode der Exstirpation des Uterus"* (VOLKMANN's Sammlung No. 133), 1885 *„Die gynäkologische Klinik"* mit Atlas. (Strassburg.)

Freund, Hermann Wolfgang, in Strassburg i. Els., geb. zu Breslau 6. Juni 1859, studierte in Breslau, München und Strassburg, Dr. med. 1882, war erst Assistent bei v. RECKLINGHAUSEN, dann bei LICHTHEIM, SCHRÖDER und W. A. FREUND. Seit 1890 Privatdozent in Strassburg, seit 1894 Direktor der Hebammenschule, seit 1899 Professor e. o. ebendaselbst. F. veröffentlichte eine zusammenfassende Darstellung der Beziehungen der weiblichen Geschlechtsorgane zu anderen Organen, studierte speziell die Beziehungen der Schilddrüse und Brustdrüse zu denselben, ferner mehrfache Arbeiten über die Zerreissung des Uterus und des Scheidengewölbes in der Geburt. Er gab den elektrischen Schröpfkopf zur Erregung von Wehen an und veröffentlichte noch Studien über den

Wanderungs-Mechanismus wachsender Eierstockstumoren. Die Erweiterung der Indikation zur Entfernung maligner Eierstocksgeschwülste und die Unterscheidung peritonealer Geschwulstimplantationen von Metastasen rührt ebenfalls von ihm her, ebenso die Einführung des Ichthyols in die Gynäkologie. Mehrfache Arbeiten zur Geschichte der Geburtshilfe, speziell im Elsass, haben F. zum Verfasser.

Frey, Heinrich, geb. zu Frankfurt a. M. 15. Juni 1822, begann sein med. Studium in Bonn, war dann in Berlin SCHOENLEIN's, in Göttingen R. WAGNER's Schüler, und wurde 1845 in Göttingen promoviert. Zuerst entfaltete er seine Thätigkeit als Privatdozent vorher und mit ersterer Stellung $1^1/_2$ Jahre als Assistent am Göttinger physiologischen Institute. 1848 wurde er als Professor an die med. Fakultät Zürich berufen und starb daselbst 17. Jan. 1890. Seine vornehmlichsten Arbeiten sind: *„Vergleichende Anatomie der wirbellosen Thiere"* (in WAGNER's Handb. der Zootomie, mit LEUCKART, 1847) — *„Beiträge zur Kenntniss wirbelloser Thiere"* (mit LEUCKART, 1846) — *„Studien aus Helgoland"*. Sein *„Lehrbuch der Histologie und Histochemie"* erschien zuerst 1859 (Leipzig), bis 1876 in 5 Auflagen; auch englisch, französisch und russisch. — *„Das Mikroskop und die mikroskopische Technik"* (Ib., bis 1881 7 Auflagen, mehrere Uebersetzungen) — *„Grundzüge der Histologie"* (Ib. 1875, 3. Auflage 1885, englisch, französisch, italienisch und spanisch). Ausserdem zahlreiche Aufsätze, Dissertationen, mehrere Bücher und viele Monographien über Lepidopteren.

Frey, Max v., in Würzburg, geb. 1852, studierte in Leipzig hauptsächlich als Schüler von CARL LUDWIG, Dr. m. 1876, habilitierte sich daselbst 1882 für Physiologie, wurde Assistent von CARL LUDWIG u. 1891 zum Professor ernannt, ging bald danach als ord. Professor nach Zürich und folgte von hier aus 1899 nach dem Rücktritt FICK's als dessen Nachfolger einem Ruf als ord. Professor und Direktor des Physiol. Instituts in Würzburg. Schriften: *„Ueber die Wirkungsweise der erschlaffenden Gefässnerven"* (1876) — *„Ueber die Einschaltung der Schwellkörper in das Gefässsystem"* (1880) — *„Untersuchungen über den Puls"* (mit KREHL) — *„Untersuchungen über den Stoffwechsel isolirter Organe"*. F. konstruierte zusammen mit M. GRUBER einen „Respirationsapparat für isolierte Organe" und veröffentlichte ausserdem noch zahlreiche Arbeiten zur allgemeinen Muskel- und Nervenphysiologie, über die tetanische Erregung von Froschnerven durch den konstanten Strom, über die Anwendung der HOLTZE'schen Maschine zu physiologischen Reizversuchen (mit WIEDEMANN), über die Auflösung der tetanischen Muskelkurve, über Reizungsversuche am unbelasteten Muskel, über die zusammengesetzte Muskelzuckung, sowie über die Emulsion des Fettes im Chylus und über die Mischung der Spectralfarben.

Freymuth, Isidor Johannes, in Labiau 1. April 1844 geb., med. ausgebildet in Königsberg und Tübingen (LEYDEN und NIEMEYER, ohne Assistent gewesen zu sein), promovierte 1867, war praktischer Arzt in Mehlauken und wirkt seit 1877 als Kreis-Physikus, seit 1879 als Oberarzt der inneren Station und der Irren-Abteilung des städtischen Krankenhauses in Danzig. 1894 schied F. aus der Stellung als Physikus aus. Zu den im grösseren Lexikon erwähnten Schriften sind seitdem noch einige Artikel über Cholera, Kochs Heilserumbehandlung, sämtlich in der D. m. W., hinzugekommen.

Friedberg, Hermann, geb. zu Rosenberg (Schlesien) 5. Juli 1817, studierte in Breslau, Berlin, Prag, Wien und Paris. 1840 in Breslau promoviert, war er von 1849 bis 52 Assistent der chir. Universitätsklinik in Berlin unter B. v. LANGENBECK, habilitierte sich 1852 an der Berliner Universität für Chirurgie und Staatsarzneikunde und leitete eine chirurgische und augenärztliche Privatklinik in Berlin. Seit 1866 war er in Breslau als Professor der Staatsarzneikunde und Kreisphysikus thätig. — F. hat auf dem Gebiete der chir. Klinik eine grosse Fruchtbarkeit entfaltet, ohne durchzudringen, obwohl einige seiner Bücher, wie die *„Pathologie und Therapie der Muskellähmung"* (Wien 1858, 2. Aufl. Leipzig 1862), sehr fleissig gearbeitet waren. Noch zahlreicher wurden seine Publikationen, nachdem er sich der gerichtlichen Medizin zugewandt hatte. Monographisch erschienen: *„Die Vergiftung durch Kohlendunst"* (Berlin 1866) — *„Gerichtsärztliches Gutachten; erste Reihe"* (Braunschweig 1875) — *„Gerichtsärztliche Praxis; vierzig Gutachten"* (Wien und Leipzig 1881). Bezüglich seiner Publikationen in Zeitschriften sei auf VIRCHOW's Archiv (XXX, LXIX, LXXIV, LXXIX, LXXXIII, XC) und auf die Vrtljahrsschr. f. ger. Med. und öffentl. Sanitätswesen verwiesen. Auch an EULENBERG's Handbuch des öffentl. Sanitätswesens arbeitete F. mit. F. starb 2. März 1884.

Friedenreich, Alexander, geb. 1. Juni 1849 zu Kopenhagen, absolvierte das Staatsexamen 1874, promovierte 1870, war 1878 bis 81 erster Assistenzarzt an der Abteilung für psychische u. nervenkrankheiten am Kopenhagener Kommunehospital, seitdem thätig als Spezialarzt für Nervenkrankheiten, Privatdozent und Mitglied der Redaktion der „Hospitalstidende" 1878 bis 90. Seit 1898 dirigierender Arzt der obengenannten Abteilung am Communehospital und ordentlicher Dozent in Psychiatrie an der Universität. Ausser verschiedenen neurologischen Journalartikeln publizierte er: *„Bidrag til den nosologiske Opfattelse af Athetosen"* (1879 Dissertation) — *„Kliniske Foredrag over Nervesygdomme"* (1882) — *„Tvangstankesygdommen"* (1888).

Friedinger, Karl, geb. 1821 zu Strengberg in Nieder-Österreich, studierte in Wien und widmete sich neben dem Studium der Pädiatrie ganz besonders dem des Impfwesens. Als Frucht seiner Studien publizierte er 1857 ein s. Z. Aufsehen erregendes Werk *„Die Kuhpocken-Impfung"*, das noch heute litterarisches Interesse besitzt. Er habilitierte sich als Dozent in Wien und wurde 1866 zum Direktor der Landes-Gebär- und Findelanstalt daselbst ernannt. 1887 veröffentlichte er aus Anlass des internat. hygien. Kongresses die *„Denkschrift der Wiener Gebär- und Findelanstalt"* (Wien), wurde 1888 emeritiert und starb 18. Nov. 1892.

Friedlaender, Carl, in Brieg 19. November 1847 geb., wurde 1869 Arzt und fungierte 1874 bis 79 als Assistent von v. RECKLINGHAUSEN in Strassburg. Dann liess er sich als pathologischer Anatom am städtischen Krankenhause (Friedrichshain) und Privatdozent in Berlin nieder, starb jedoch bereits 13. Mai 1887 zu Meran, wohin er sich zur Wiederherstellung seiner Gesundheit begeben hatte. F. ist der Begründer der „Fortschritte der Medizin", die er seit 1883 herausgab. Trotz seiner kurzen Lebenszeit hat er eine ausserordentlich rührige Thätigkeit als pathol. anat. Forscher und Schriftsteller entfaltet. Die Titel einiger seiner Publikationen sind: *„Anatomische Untersuchungen über den Uterus"* (1870) — *„Ueber locale Tuberculose"* (1873) — *„Anatomische Untersuchungen über Lupus"* (1874) — *„Epithelwucherung und Krebs"* (1877) — *„Ueber Herzhypertrophie"* (1881) — *„Die mikroskopische Technik zum Gebrauche bei pathologisch-anatomischen Untersuchungen"* (2. Aufl. 1884) — *„Die Mikrococcen der Pneumonie"* (1883). Wenige Monate vor seinem Tode erhielt er den Professortitel.

Friedreich, Nikolaus, zu Heidelberg, berühmter Kliniker, 31. Juli 1825 zu Würzburg als Sohn von Joh. Baptist F. (1796 bis 1862) geb., studierte von 1844 an daselbst und 1847 auch in Heidelberg, absolvierte 1849 und 1850 seine Examina und die Promotion, wurde Assistent des erblindeten Klinikers MARCUS und habilitierte sich 1853 als Privatdozent für spezielle Pathologie und Therapie mit der Schrift: *„Beiträge zur Lehre von den Geschwülsten innerhalb der Schädelhöhle"*. Ehe VIRCHOW 1849 nach Würzburg kam, war er ein sehr eifriger Schüler von KÖLLIKER gewesen und hatte unter anderem in Gemeinschaft mit seinem Freunde KARL GEGENBAUR eine Abhandlung über den Schädel des Axolotl verfasst. Von jener Zeit ab wurde er ein ebenso eifriger Zuhörer und Arbeiter in VIRCHOW's Vorlesungen und Kursen, und obwohl er gleichzeitig klinischer Assistent war, dachte er eine Zeit lang daran, sich ganz der pathol. Anatomie zu widmen. So erklärt es sich, dass auch seine späteren klin. Arbeiten sich grossenteils auf dem Gebiete der pathol.-anat. Diagnostik bewegt haben. Als VIRCHOW 1857 einem Rufe nach Berlin folgte, wurde F. zum Prof. e. o. der pathol. Anat. ernannt, indessen schon 1858 erfolgte seine Berufung als Prof. ord. der

18*

Pathologie und Therapie und Direktor der med. Klinik in Heidelberg, welcher er 24 Jahre lang, bis zu seinem Tode vorgestanden hat. — Von seinen zahlreichen (8 grössere Werke und 51 grössere und kleinere Abhandlungen umfassenden) litterarischen Leistungen fallen einige kleinere Abhandlungen klinischen und pathol.-anat. Inhalts noch in seine Würzburger Dozentenzeit, z. B. über 33 Fälle von Abdominaltyphus, über die diagnostische Bedeutung der Höhlensymptome, über Corpora amylacea, Leukämie u. s. w., sämtlich teils in den Würzburger Verhandlungen, teils in VIRCHOW's Archiv publiziert. Von Heidelberg aus veröffentlichte er in VIRCHOW's Handbuch

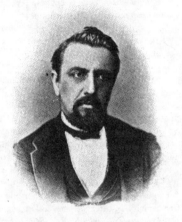

der spez. Pathol. und Therapie die Monographie über *„Die Krankheiten der Nase, des Kehlkopfes, der Trachea, der Schild- und Thymusdrüse"* (1858) und die seinen Ruf als Diagnostiker begründende Arbeit *„Die Krankheiten des Herzens"* (1861; 2. Aufl. 1867). Mit besonderer Vorliebe bearbeitete er Fragen aus dem Gebiete der Diagnostik; so finden sich von ihm, ausser der schon angeführten, Abhandlungen über den Venenpuls, die Diagnose der Herzbeutelverwachsungen, den Doppelton an der Crural-Arterie, die Perkussion des Kehlkopfes und der Trachea, die physikalische Untersuchung der Blutgefässe (1881) u. s. w., veröffentlicht in verschiedenen Zeitschriften (VIRCHOW's Arch., D. Arch. f. k. Med., D. Z. f. prakt. Med., Morphol. Jahrbücher). Zu seinen bedeutendsten Arbeiten gehören auch die auf dem Gebiete der Nervenkrankheiten, nämlich: *„Ueber degenerative Atrophie der spinalen Hinterstränge"* (VIRCH. Arch , 1863) — *„Ueber Ataxie mit besonderer Berücksichtigung der hereditären Formen"* (Ib.) und seine umfangreiche Monographie *„Ueber progressive Muskelatrophie, über wahre und falsche Muskelatrophie"* (Berlin 1873). Daran schliesst sich eine beträchtliche Anzahl von Aufsätzen pathol.-anat.-diagnostischen Inhalts (in VIRCH. Arch. und im D. Arch. f. klin. Med.), sowie einige kleinere Schriften: *„Die Heidelberger Baracken für Kriegsepidemien während des Feldzuges 1870/71"* (Heidelberg 1871) — *„Der acute Milztumor und seine Beziehungen zu den acuten Infectionskrankheiten"* (VOLKMANN's Samml. klin. Vortr., 1874). — F.'s klin. Arbeiten ruhen auf der festen Grundlage der pathol.-anat. Betrachtung, sind ausserordentlich klar, gründlich, aus dem Vollen geschöpft. Er gehört zu den bedeutendsten Klinikern der Neuzeit und genoss auch als Praktiker bezw. Konsiliarius einen weiten Ruf. Nach dreijährigem Leiden an Aneurysma d. aort. thorac. starb F. 6. Juli 1882.

Friedrich, Edmund, zu Dresden, geb. zu Bischofswerda 15. April 1826, studierte in Leipzig (hauptsächlich unter OPPOLZER), Heidelberg (PFEUFER), Prag (JAKSCH), Wien (OPPOLZER), wurde 1850 promoviert, ist seit 1850 prakt. Arzt in Dresden, war 1852 bis 55 Hilfsarzt an der Kinderheilanstalt daselbst, 1866 und 1870/71 ordin., resp. Oberarzt in Kriegslazaretten zu Dresden, 1871 Führer des Sanitätszugs der 12. Armeekorps. 1855 bis 87 war F. ständiger Mitarbeiter an SCHMIDT's Jahrbb. der ges. Med., für die Jahresber. der Wiener Krankenhäuser u. s. w. (*„Uebersicht der wichtigeren Beiträge in der engl. u. amerikan. Literatur der J. 1855 bis 63 zur Pathol. u. Ther. der Lungentuberk."* 1867), 1855 bis 71 Mitherausgeber der *„Neuen Jahrbb. f. d. Turnkunst"* etc., worin zahlreiche Aufsätze und Abhandlungen von ihm enthalten sind, wie er überhaupt vielfach in der Tagespresse für die gesundheitliche, ethische und nationale Bedeutung des Turnens eintrat. Die Ergebnisse durch vielfache Reisen geförderter balneol. und klimatolog. Studien F.'s finden sich in zahlreichen Aufsätzen und Monographien:"*Herbstaufenthalt u. Überwinterung Kranker auf den Deutschen Nordseeinseln*" — "*Über Seeluftkuren bei Asthma und in den Anfängen der Phthise*" — "*Die deutschen Insel- und Küstenbäder der Nordsee*" (Berlin 1888) — "*Die holländ. u. belg. Seebäder u. Seehospize*" (Ib. 1889) — "*Über den Salzgehalt der Seeluft und die therapeut. Verwertung der wirksamen Faktoren der Nordseeluft*" (Ib. 1890) — "*Die deutschen Kurorte der Nordsee*" (Norden u. Norderney 1891); ausserdem Aufsätze balneolog. Inhalts in "Monatsschr. f. prakt. Balneologie", "B· k. W.", "Z. f. diät. u. physik. Ther.". F. ist Mitarbeiter für Balneologie an EULENBURG's "Real-Encyklopädie der ges. Heilkunde". Noch sei wegen F.'s zahlreicher weiterer Arbeiten auch auf die ältere Quelle (B. L. VI, p. 803) verwiesen.

Friedrich, Ernst Paul, in Kiel, geb. in Dresden 1. September 1867, studierte in Leipzig, München und Wien, Dr. med. 1892, war 1892/93 Volontärarzt, dann Assistenzarzt an der mediz. Universitätspoliklinik in Leipzig und 1897 bis 99 I. Assistent an der Univ.-Ohrenklinik in Leipzig. Dozent 1896, ist F. seit 1. April 1899 Professor e. o. und Direktor der Univ.-Poliklinik für Ohren-, Nasen- und Kehlkopfkrankheiten an der Universität Kiel. Schriften: "*Die elastischen Fasern im Kehlkopfe*" (Arch. f. Laryng. IV) — "*Muskelatrophie bei Lähmungen der Kehlkopfmuskeln*" (Ib. VII) — "*Rhinologie, Laryngologie und Otologie in ihrer Bedeutung für die allgemeine Medicin*" (Leipzig 1899), sowie verschiedene kleinere Arbeiten in Zeitschriften.

Friedrich, Paul Leopold, Leipzig, geb. zu Roda 26. Januar 1864, Dr. med. 1888, wurde in die pathol.-anatom. Untersuchungstechnik durch NEELSEN eingeführt. Als Assistenzarzt an der pathol.-bakteriol. Abt. des k. Gesundheitsamts in Berlin 1889 bis 91, unter spezieller Ägide ROBERT KOCH's bei den Tuberkulinversuchen am Rind, danach als Assistenzarzt an der chir. Klinik zu Leipzig unter THIERSCH, nach dessen Tode noch 1 Jahr als Assistent TRENDELENBURG's thätig, wurde F. 1896 als Nachfolger BENNO SCHMIDT's zum Direktor des chirurgisch-poliklinischen Instituts der Univ. Leipzig und Professor e. o. berufen.

Schriften: "*Untersuchungen über Influenza*" (1890) — "*Vergleichende Untersuchungen über den Vibrio Cholerae asiaticae (Kommabacillus Koch) mit besonderer Berücksichtigung der diagnostischen Merkmale desselben*" (1892) — "*Eine Heizvorrichtung des Mikroskops zu bakteriologischen Untersuchungen*" (1892) — "*Die Influenza-Epidemie des Winters 1889/90 im deutschen Reiche*" (Arbeiten aus dem Kaiserl. Gesundheitsamt 1893) — "*Heilversuche mit Bakteriengiften bei bösartigen inoperablen Neubildungen*" (Verh. d. Chir.-Kongr. 1894 u. Arch. f. klin. Chirurgie L) — "*Zur Diagnostik des Eiters*" (Festschr. für BENNO SCHMIDT 1896) — "*Tuberkulin u. Aktinomykose*" (D. Z. f. Ch. 1896) — "*Das Verhältniss der experimentellen Bakteriologie zur Chirurgie*" (Antrittsrede, Leipz. 1897) — "*Die aseptische Versorgung frischer Wunden, unter Mittheilung von Thierversuchen über die Auskeimungszeit von Infektionserregern in frischen Wunden*"(XXVII. Chir.-Kongr., v. LANGENBECK's Arch. LVII, 1898) — "*Zur chirurgischen Behandlung der Gesichtsneuralgie, einschliesslich der Resektion u. Exstirpation des Ganglion Gasseri*" (Mitt. aus den Grenzgebieten der Med. und Chir. III, 1898) — "*Experimentelle Beiträge zur Frage nach der Bedeutung, 1. der Luftinfektion für die Wundbehandlung; 2. des innergeweblichen Druckes für das Zustandekommen der Wundinfektion*" (v. LANGENBECK's Arch., LIX, 1899) — "*Studien über die Lokalisierung des Tuberkelbacillus bei direkter Einbringung desselben in den arteriellen Kreislauf (linken Ventrikel) und über aktinomycoseähnliche Wuchsformen der Bacillenheerde im Thierkörper*" (zus. mit NÖSSKE, ZIEGLER's Beiträge. 1899) — "*Mittheilungen zur Gehirnchirurgie*" (1899), sowie kleinere Mitteilungen in verschiedenen Zeitschriften über Operationshandschuhe, Brustwandresektion bei starrwandigen Empyemen, zur chirurgischen Pathologie des Ureters, über Hämophilie.

Friedrich, Wilhelm, Chefarzt der Budapester Bezirkskrankenkasse, geb. 1864 in Budapest, studierte in Budapest hauptsächlich als Schüler von FRIEDRICH VON KORANYI, Dr. med. 1888, machte grössere wissenschaftliche Reisen in Österreich u. Deutschland, speziell zum Studium der Gewerbekrankheiten, ist Mitredakteur des "Archiv für Unfallheilkunde, Gewerbehygiene, Gewerbekrankheiten" (Stuttgart), und seit 1893 Chefarzt und Leiter der internen Abteilung und Chef der Poliklinik der Budapester Bezirkskrankenkasse. F. beschäftigt sich besonders mit Gewerbekrankheiten und veröffentlichte: *„Die Wirkung des innerlich aufgenommenen Wassers auf das gesunde und kranke Herz"* (W. m. Pr.) — *„Der Einfluss der akuten Arbeit auf das Herz"* (Ib. 1892) — *„Über die diuretische Wirkung des Harnstoffes"* (B. k. W. 1895) — *„Die Erkrankungen der Caissonarbeiter"* (W. k. R. 1896) — *„Sanitäre Einrichtungen in Fabriken"* (Pest. m.-ch. Pr. 1896) — *„Die Statistik der venerischen Erkrankungen in geschlossenen Kreisen"* (Arch. f. Gewerbekr. 1896) — *„Über die Erkrankung der Mühlsteinschärfer und Mühlsteinhauer"* (Ib. 1897) — *„Über die durch Arbeit verursachte akute Herzdilatation"* (Klin.-th. W. 1898) — *„Zur Frage der Lungenerkrankungen unter den industriellen Arbeitern"* (Arch. f. Gewerbekr. 1899) — *„Über Gewerbekrankheiten und deren Ursachen"* (Ib.)

Frisch, Anton Ritter von, in Wien, geb. zu Wien 16. Februar 1849, studierte an der Universität zu Wien, war zunächst Demonstrator der Anatomie bei HYRTL, dann engerer Schüler BRÜCKE'S, aus dessen Laboratorium er seine vielen Arbeiten publizierte, promovierte 1871, wurde dann Operationszögling und Assistent BILLROTH's 1871 bis 74, 1874 als Professor der Anatomie an die Akademie der bild. Künste in Wien berufen, habilitierte sich 1883 als Privatdozent f. Chir. an der Univ. in Wien und wurde 1889 zum Prof. e. o. der Chirurgie an derselben Universität ernannt. 1882 wurde er als Abteilungsvorstand in die Poliklinik gewählt, stand dort zunächst einer chirurgischen Abteilung vor und übernahm nach ULTZMANN'S Tode 1889 die Spezialabteilung für Krankheiten der Harnorgane, welcher er auch jetzt noch vorsteht. Als Assistent BILLROTH's und als Privatdozent beschäftigte er sich hauptsächlich mit bakteriologischen Arbeiten; er publizierte u. a.: *„Über den Einfluss niederer Temperaturen auf die Lebensfähigkeit der Bacterien"* (Ib. 1877) — *„Über die sog. Hadernkrankheit"* (erster Nachweis der Identität dieser Erkrankung mit Milzbrand; Anzeiger d. k. Akad. d. Wissensch. 1878) — *„Experimentelle Untersuchungen über die sog. Hadernkrankheit"* (W. m. W. 1878) — *„Verhalten der Milzbrandbacillen gegen extrem niedere Temperaturen"* (Abkühlung bis auf — 113 ohne Beeinträchtigung der Vitalität und Virulenz; Sitzungsber. d. k. Akad. d. Wiss. 1879) — *„Über Desinfektion von Seide und Schwämmen zu chirurg. Zwecken"* (A. f. k. Ch. 1879) — *„Über locale Tuberculose und deren operative Behandlung"* (Jahrb. d. Kronpr. Rudolf Kinderspitals 1879) — *„Zur Aetiologie des Rhinoscleroms"* (Entdeckung des Rhinosklerombazillus; W. m. W. 1882). Im Frühjahr 1886 wurde er von der Poliklinik nach Paris zum Studium der Hundswut und der PASTEUR'schen Praeventivimpfungen geschickt, bearbeitete diese Frage nach seiner Rückkehr experimentell und kam infolge seiner Untersuchungen zu einem vorläufig ablehnenden Urteil der Methode: *„Über P.'s Praeventivimpfung gegen Hundswuth"* (Anz. d. k. Akad. d. Wiss. 1886) — *„P.'s Untersuchungen über das Wuthgift und seine Prophylaxe der Wuthkrankheit"* (Anz. d. k. Akad. d. Wiss. 1886) — *„Die Behandlung der Wuthkrankheit"* (Wien 1887). Dazu kommen noch mehrere Publikationen urologischen Inhaltes: Zur operativen Behandlung d. Strikturen der Harnröhre, Diagnose der tuberkulösen Erkrankungen des Urogenitalsystems, Pathologie und Therapie der Erkrankungen d. Urogenitalapparates (1891); Erysipel der Harnblase (1892); Beitrag zur Behandlung der Prostatahypertrophie durch Resektion der vasa deferentia (1896); BOTTINI's Incision zur Radikalbehandlung der Prostatahypertrophie (1898); BOTTINI's galvanokaustische Incision der hypertr. Prostata (1898); Soor der Harnblase (1898); *„Die Krankheiten der Prostata"* (Wien 1899; für NOTHNAGEL'S spez. Path. u. Therapie, XIX).

Fristedt, Robert Fredrick, geb. in Stockholm 19. Juni 1832, wurde in den philosophischen und medizinischen Fakultäten Upsalas ausgebildet und zum Dr. phil. 1857, zum Dr. med. 1862 promoviert. Seit 1862 wirkte er als Adjunkt an der med. Fakultät Upsalas, seit November 1877 als Prof. e. o. für Pharmakologie und med. Naturgeschichte. F., der in der Nacht vom 15. zum 16. Februar 1893 in Upsala starb, war ein hervorragender Pharmakolog. Von seinen Schriften führen wir an: *„Lärobok i organisk pharmakologi"* (mit Karte, Upsala 1872 bis 73) — *„Joannis Franckenii Botanologia"* (Jubelschrift 1877) — *„Sveriges pharmaceutiska växter"* (I—VIII, Upsala 1863 bis 72). Ausserdem publizierte er verschiedene kleinere, theoretisch-pharmakologische und botanische Abhandlungen in schwedischen Zeitschriften. — Seit 1865 redigierte F. die Zeitschrift: „Upsala Läkareforenings Förhandlingar" (I—VIII, IX—XVIII).

Fritsch, Gustav Theodor, zu Cottbus 5. März 1838 geb. und in Berlin,

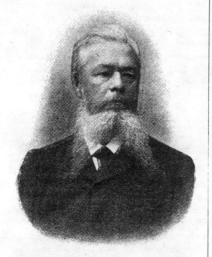

Breslau, Heidelberg ausgebildet, gelangte 1862 zur Promotion. Er machte grosse Reisen und war als einer der ersten Vertreter der Photographie zu wissenschaftlichen Zwecken an drei offiziellen, aussereuropäischen Expeditionen beteiligt und zwar: Als Leiter an der Exp. nach Arabien zur Beobachtung der Sonnenfinsternis 1868, in gleicher Eigenschaft an der Exp. zur Beobachtung des Venusdurchgangs nach Ispahan 1874. Er habilitierte sich 1869 als Dozent in Berlin, wurde 1874 Extraordinarius und 1893 Geh. Medizinalrat. Als selbständige Werke F.'s erschienen: *„Drei Jahre in Süd-Afrika"* — *„Die Eingeborenen Süd-Afrikas"* — *„Der feinere Bau des Fischgehirns"* — *„Die elektrischen Fische, Th. I u. II"* — *„Dr. Sachs' Untersuchungen am Zitteraal"* (anatomischer Teil) — *„Die Gestalt des Menschen für Künstler und Anthropologen beschrieben"*. Unter den zahlreichen anatomischen, physiologischen und anthropologisch-ethnographischen Abhandlungen, von denen ein grösserer Teil in den Berichten der Akademie der Wissenschaften zu Berlin veröffentlicht wurde, sind hervorzuheben: *„Die elektrische Erregbarkeit des Grosshirns"* (mit HITZIG) — *„Zur vergleichenden Anatomie der Amphibienherzen"* — *„Über Bau und Bedeutung der Kanalsysteme unter der Haut der Selachier"* — *„Weitere Beiträge zur Kenntniss der schwachelektrischen Fische"* — *„Einige bemerkenswerte Elemente des Nervensystems von Lophius piscatorius"* — *„Zur Anatomie von Bilharzia haematobia"* — *„Über die Ausbildung der Rassenmerkmale des menschlichen Haupthaares."* Auch arbeitete er über Mikrophotographie und gab einen Apparat an (stereoskopische Wippe) zur Herstellung von Stereoskopen nach dem mikroskopischen Bilde.

Fritsch, Heinrich, zu Halle a. S. 5. Dezember 1844 geb., in Tübingen, Würzburg, Halle, hier speziell als Schüler OLSHAUSEN'S, ausgebildet, wurde 1868 promoviert und liess sich in Halle nieder, um sich demnächst an der dortigen Fakultät auch zu habilitieren. 1882 wurde

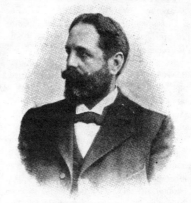

er als Prof. ord. und Direktor der geburtshilflichen Klinik nach Breslau, 1893 nach Bonn berufen und hat herausgegeben folgende grössere Werke: *"Klinik der geburtshülflichen Operationen"* (5. Aufl.) — *"Die Krankheiten der Frauen"* (9. Aufl.) — *"Die Lageveränderungen und Entzündungen der Gebärmutter"* (2. Aufl., BILLROTH'S Sammelwerk) — *"Grundzüge der Pathologie und Therapie des Puerperalfiebers"* — *"Gerichtliche Geburtshülfe"* — *"Bericht über das gynaekologische Jahr 1891/2 in Breslau"*. Im Medizinal-Kollegium der Rheinprovinz fungiert er als Medizinalrat.

Fritsch, Johann, zu Wien, geb. zu Tepl (Böhmen) 2. Oktober 1849, studierte in Wien besonders als Schüler von MEYNERT, Dr. med. 1874, von 1876 bis 80 Assistent der psychiatr. Klinik, dann Privatdozent und Landgerichtsarzt, seit 1893 Professor e. o. der Psychiatrie an der Wiener Univers. F. veröffentlichte eine Reihe von Abhandlungen auf seinem Spezialgebiet, über primäre Verrücktheit, Aphasie mit Beziehung zu den Geistesstörungen, Verwirrtheit, allgemeine Diagnostik des Irreseins, über den Einfluss fieberhafter Krankheiten auf die Heilung von Psychosen, über Querulantenwahnsinn, über Simulation von Geisteskrankheit, zumeist in den Jahrb. f. Psychiatrie (Wien), auch in der W. m. Pr.

Fritsche, Gustav von, geb. 1838 in Warschau, war in Heidelberg Schüler von CHELIUS und FRIEDREICH; 1869 promoviert und praktisch ärztlich thätig, übernahm er später die Redaktion der polnischen med. Wochenschrift „Medycyna" und wirkte als dirig. Arzt des Reserve-Hospitals in Warschau, sowie als Leiter einer pneumatisch-hydropathischen Heilanstalt und starb 20. Dezember 1892. Seine Publikationen sind vorwiegend kasuistischen Inhalts, so: *"Situs viscerum inversus"* (Berl. klin. W. 1876) — *"Pachydermatocele"* (Medycyna 1873) — *"Angioma lipomatodes faciei"* (Medycyna 1875) — *"On a case of fibroma weighing 35 lb. successfully removed"* (Transactions of the Clinical Society of London, VI, VIII etc.). Ausserdem sehr viele Monographien und Schriften hygienischen und kritischen Inhalts sowie Aufsätze in polnischen med. Zeitschriften.

Fritschi, Johannes, geb. 1811, seit 1835 Arzt, war Privatdozent der gerichtlichen Medizin in Freiburg im Br., woselbst er 26. März 1894 starb. Er publizierte u. a.: *"Über die Radicalkur der Phlebectasia spermatica interna"* (1839) — *"Die bösartigen Schwammgeschwülste des Augapfels"* (1843).

Fröhlich, Konrad, in Berlin, geb. 1849 in Schwerin a. W., studierte von 1870 bis 74 in Berlin, Zürich und Halle, Dr. med. Hal. 1874, Arzt seit 1875, widmete sich unter HORNER in Zürich dem Spezialstudium der Augenheilkunde, sowie unter v. GRAEFE in Halle, und wirkt gegenwärtig als Augenarzt und Leiter einer Privatheilanstalt in Berlin, seit 1896 mit dem Professortitel. Er veröffentlichte mehrere Journalabhandlungen über Antisepsis bei Augenoperationen, Electromagnet, über die Galvanokaustik in der Augenheilkunde, über Atrophie der Sehnerven, partielle Keratoplastik u. a. m.

Frölich, F. Hermann, zu Nossen (Königr. Sachsen) 21. April 1839 geb., besuchte 1858 bis 62 die chirurg.-med. Akademie in Dresden und von 1862 an die Universität Leipzig. 1864 beteiligte er sich als sächsischer Militär-Assistenzarzt an der Exekution Holsteins. In die Heimat zurückgekehrt, promovierte er 1895 an der Universität Leipzig mit einer Abhandlung über *"Die Eigenwärme im septentrionalen Abdominaltyphus"* — einer Frucht seiner holsteinischen Beobachtungen. 1866 nahm er auf sächsischer Seite an dem preussisch-österreichischen Feldzuge teil und wurde darauf (1867) zum Stabsarzt ernannt. Als solcher und Chefarzt einer Kriegs-Lazarett-Abteilung zog er 1870 mit dem sächsischen Armeekorps nach Frankreich. Nach diesem Feldzuge (1871) in das Sanitätsamt beim sächsischen Kriegsministerium berufen, wurde er 1876 zum Oberstabsarzt II. Kl. ernannt und befasste sich nun vornehmlich mit der Herstellung der sächsischen Abteilung des deutschen Kriegssanitätsberichtes, zu dessen Mitvollendung er 1883 in das preussische Kriegsministerium befehligt wurde. Noch 1883 wurde er zum Oberstabsarzt I. Kl. und 1895 mit seiner Verabschiedung zum Generalarzt ernannt. Hierauf nahm er seinen dauernden Wohnsitz in Leipzig, um nunmehr sich hauptsächlich der Schriftleitung des „Reichs-Medizinal-Anzeigers" zu widmen. In Zeitungen erschienene Arbeiten: Zu den in der Wiener medizinischen Presse 1884 N. 31 ff. zusammengestellten 112 Arbeiten, die bis 1865 zurückreichen, sind bis 1899 noch 128 hinzugekommen, sodass im ganzen 240 unselbständige (d. h. nicht als Bücher u. s. w. erschienene) Arbeiten verfasst worden sind. Diese Arbeiten befassen sich hauptsächlich mit Militärmedizin. F. ist Mitarbeiter von: D. Arch. f. Geschichte d. Med. u. s. w., Biogr. Lex., Janus (Amsterdam), Bibl. d. ges. mediz.

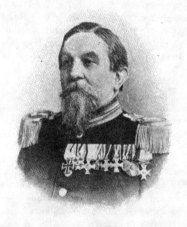

Wiss., Allg. D. Biogr. F. veröffentlichte u. a: „*Die Militärmedizin Homers*" (Stuttgart 1879) — „*Bestimmungen über die Militärdienstpflicht der Ärzte und Med.-Studierenden*" (Kassel 1880, Leipzig 1889) — „*Militärmedizin*" (Braunschweig 1887) — „*Des Soldaten Gesundheitsbüchlein*" (Leipzig 1893) — F.'s Arbeiten beziehen sich vorwiegend auf Militärmedizin und zwar im besondern auf Bücherkunde, Geschichte und Verfassung. In seinem Werke „*Militärmedizin*" befindet sich das erste Mal eine gesamte Bücherkunde der Militärmedizin, eine vollständigere ist weder vor noch nach 1887 erschienen. Die Verfassung (Organisationsfragen) der Militär-medizin hat er auf Grund der Erfahrungen dreier Feldzüge und mehrjähriger Arbeit an der Sanitätsleitungsstelle — im besondern für den sächsischen Dienst vereint mit Generalarzt W. ROTH — in vielen Richtungen mit dem Erfolge bearbeitet, dass die späteren Fortschritte in der Verfassung des deutschen Militärsanitätswesens mit den Zielen, die seine Arbeiten kennzeichneten, übereinstimmten. Für die Rekrutierungskunde suchte er in jahrelangen Messungen (und entsprechenden Veröffentlichungen) nach dem zweckmässigsten Brustmessungsverfahren, und das von ihm in VIRCHOW's Archiv 1872, 3. Heft, empfohlene wurde bald darauf in den bezüglichen Dienstanweisungen für den deutschen Militär-Sanitätsdienst vorgeschrieben.

Frommann, Carl, geb. zu Jena 22. Mai 1831, studierte in Jena, Göttingen, Prag und Wien und wurde 1854 promoviert. Von 1856 bis 58 war er Assistent an der med. Klinik zu Jena, 1858 bis 60 Hausarzt am deutschen Hospital zu London, 1861 bis 70 Arzt in Weimar, von 1870 bis 72 Privatdozent in Heidelberg, von 1872 bis 75 in Jena und wurde 1875 daselbst Professor. Er veröffentlichte: „*Untersuchungen über die normale und pathologische Anatomie des Rückenmarks*" (Jena 1864 bis 67, 2 Thle.) — „*Untersuchungen über die normale und pathologische Histologie des centralen Nervensystems*" (Ib. 1876) — „*Untersuchungen über die Gewebsveränderungen bei der multiplen Sclerose*" (Ib. 1878) — „*Färbung der Binde- und Nervensubstanz durch Hydrarg. nitric. und Structur der Nervenzellen*" (VIRCHOW's Archiv, XXXI u. XXXII) — „*Fall von Hydrargyria*" (Ib., XVII) — „*Über Zellstructuren*"(Sitzungsber.der JenaischenGes. f. Med. und Naturw. 1876 bis 83). F. starb zu Jena 22. April 1892.

Frommel, Richard, in Erlangen, geb. 15. Juli 1854 in Augsburg, studierte in München, Göttingen, Würzburg und Wien; approbiert 1878, promoviert 1877 in Würzburg, war F. von 1879 bis 82 Assistent von C. SCHROEDER in Berlin, habilitierte sich 1882 in München und ist seit 1887 Prof. p. o. d. Gynäkol. in Erlangen.

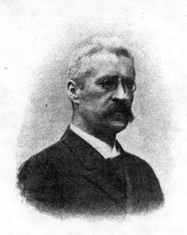

Ausser anderen Facharbeiten rührt von F. der unter seinem Namen bekannte Jahresbericht f. G. u. G. her.

Froriep, August, geb. in Weimar 10. September 1849, genoss in Göttingen, Tübingen und speziell in Leipzig den Unterricht HENLE's, C. LUDWIG's, BRAUNE's, HIS'. 30. Juli 1874 promoviert, war er 1875 bis 78 Assistent an der anatom. Anstalt in Leipzig. Oktober 1878 übernahm er als E. DURSY's Nachfolger die Prosektur in Tübingen, wo er 1884 zum Extraordinarius und 1895 als W. HENKE's Nachfolger zum ord. Professor der Anatomie und Direktor der anatom. Anstalt ernannt wurde. Schriften: *„Ueber den Hautmuskel des Halses und seine Beziehungen zu den unteren Gesichtsmuskeln"* (Arch. f. Anat. und Phys. 1877) — *„Über das Sarcolemm und die Muskelkerne"* (Ib. 1878) — *„Anatomie für Künstler"* (Leipzig 1880, 3. Aufl. 1899) — *„Zwei Typen des normalen Beckens"* (Festschrift für CREDÉ, 1881) — *„Kopftheil der chorda dorsalis"* (Festschrift für HENLE, 1882) — *„Über ein Ganglion des Hypoglossus etc."* (Arch. f. Anat. und Phys. 1882) — *„Zur Entwicklungsgeschichte der Wirbelsäule etc."* (Ib. 1883 u. 1886) — *„Über Anlagen von Sinnesorganen etc "* (Ib. 1885) — *„Über das Homologon der Chorda tympani"* (Anat. Anz. 1887) — *„Bemerkungen zur Wirbeltheorie des Kopfskelettes"* (Ib. 1887) — *„Über die Entwickelung des Sehnerven"* (Ib.1891) — *„Zur Entwicklungsgesch. der Kopfnerven"* (Verhdl. d. Anatom. Ges. 1891, Anat. Anz. 1892) — *„Entwickelungsgeschichte des Kopfes"* (Ergebnisse der Anat. u. Entwickelungsgesch., hrg. von MERKEL u. BONNET, 1892 u. 1894) — *„Über eine Varietät der unteren Hohlvene"* (mit LEOPOLD FRORIEP Anat. Anz. 1895) — *„Über das Vorkommen dorsaler Hypoglossuswurzeln mit Ganglion, in der Reihe der Säugetiere"* (mit W. BECK Ib. 1895) — *„Die Lagebeziehungen zwischen Grosshirn und Schädeldach bei Menschen verschiedener Kopfform"* (Leipzig 1897).

Frosch, Paul, in Berlin, geb. daselbst 1860, studierte seit 1882 an den Universitäten Leipzig, Würzburg und Berlin, Dr. med. Berol. 1887, trat 1888 bei dem hygien. Institut unter KOCH ein, wurde hier Assistent und später an dem neugegründeten Institut für Infektionskrankheiten, von wo aus er eine Reihe bakteriol. Untersuchungen veröffentlichte. Mehrfach wurde er mit amtlichen Hygiene-Untersuchungen in der Provinz betraut. 1897 erhielt er den Professortitel.

Frühwald, Ferdinand, in Wien, daselbst 1. Oktober 1854 geb. und ausgebildet, Dr. med. 1878, war Demonstrator für Physiologie bei v. BRÜCKE, Operateur an der chir. Klinik von DUMREICHER, Assistent an der Kinderklinik von WIDERHOFER und ist seit 1888 Dozent für Kinderheilkunde, seit 1889 Abteil.-Vorstand an der Wiener Poliklinik, seit 1898 Professor für Kinderheilkunde. Er veröffentlichte zahlreiche teils chirurg., teils paediatrische Aufsätze; Monographien über *„Dentitio difficils"* — *„Stomacace"* — *„Fissura ani"* und *„Therapie der Infectionskrankheiten".*

Fubini, Simone, 1841 im Piemontesischen geb., studierte in Turin und Paris. Nach der Promotion, 1862, assistierte er zunächst auf der elektrotherapeutischen Klinik HIFFELSHEIM's in Paris, dann im Laboratorium MOLESCHOTT's in Turin und wurde als Professor der Physiologie nach Palermo berufen. Mit MOLESCHOTT gab er die Monographie *„Sulla condrina"* (Turin 1872) heraus. Seine darauf folgenden Arbeiten, teils histochemischen und histogenetischen, teils physiologischen und pharmakologischen Inhalts publizierte F. grösstenteils in MOLESCHOTT's Untersuchungen (Bd. XI bis XIII). Noch sind besonders zu erwähnen: „*Gemelli xiphoide juncti*" (mit Mosso, Turin 1878) — „*Passaggio del chloroformio per le urine*" (Ib. 1881) — „*Influenza della luce sulla respirazione del tessuto nervoso*" (Ib. 1879) — „*Esperienze comparative fra il grado di velenosità dell' acido fenico, del timol, del resorcina*" (Ib. 1882) etc. F. starb Oktober 1898.

Fuchs, Friedrich, geb. 10. Februar 1840 in Frechen bei Köln, studierte in Heidelberg, Berlin, Greifswald, Göttingen, Bonn, Paris, Florenz, wurde 1864 in der philosophischen Fakultät in Heidelberg, 1867 in der med. Fakultät in Bonn promoviert, seit 1877 Dozent für Jatrophysik in Bonn, seit 1883 Professor e. o., seit 1891 Leiter der Nervenabteilung im Krankenhause der barmh. Brüder in Bonn, seit 1892 Mitgl. der K. Leopoldinokarolin. d. Akad. d. Naturf. Er hat eine Reihe physikalischer, physiologischer und klinischer Arbeiten veröffentlicht, darunter: „*Über die mechanischen Bedingungen der Hypertrophie und Dilatation des Herzens*" (Dissertation. Bonn 1867) — „*Über die Regel der Muskelzuckungen in der offenen galvanischen Kette*" (Ztschr. f. Biol. 1872) — „*Über die Gleichgewichtsbedingungen für den erregten und den unerregten Muskel*" (PFLÜGER's Arch. III, Bonn 1878) — „*Über die Anwendung der mechanischen Wärmetheorie auf den Muskel*" (PFLÜGER's Arch. Bd. 15) — „*Über die Gleichgewichtsbedingung für den Muskel*" (Ib.) — „*Über die Gleichungen der Muskelstatik mit Zugrundelegung der Forderung des kleinsten Stoffumsatzes*" (Ib. Bd. 19) — „*Über die günstigsten Bedingungen zur Beobachtung der Netzhaut im umgekehrten Bilde*" (Verh. d. naturhist. Vereins d. Preuss. Rheinlande und Westfalens, 40. Jahrg. 1883) — „*Die Komödie der Hypnose*" (Berl. klin. W. 1890) — „*Über ein Verfahren zur Unterscheidung des vorgetäuschten u. krankhaften Zitterns*" (Monatsschr. f. Unfallheilk., I. 1894) — „*Über die Bedeutung der Hypnose in forensischer Hinsicht*" (Bonn 1895) — „*Diagnostik der wichtigsten Nervenkrankheiten in mnemotechnischer Behandlung*" (Bonn 1897), sowie mehrere kleinere Abhandlungen rein phy-sikal. und techn. Inhalts in WIEDEMANN's Annalen, Zeitschr. f. Instrumentenk. etc.

Fuchs, Ernst, zu Wien, geb. daselbst 14. Juni 1851, studierte auch dort als spezieller Schüler von BRUECKE, BILLROTH und ARLT, wurde 1874 promoviert, war 1876 bis 80 Assistent bei ARLT, 1880 bis 85 Prof. der Augenheilk. in Lüttich und ist seit 1885 Prof. der Augenheilk. in Wien (als v. JAEGER's Nachfolger). Litterar.

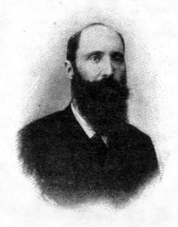

Arbeiten: „*Das Sarcom des Uvealtractus*" (Wien 1882) — „*Die Ursachen und die Verhütung der Blindheit*" (Wiesbaden 1885) — „*Lehrbuch der Augenheilkunde*" (bis jetzt in 7. Auflage erschienen und in 6 Sprachen übersetzt); ausserdem Arbeiten im Archiv f. Ophthalmol., im Archiv f. Augenheilk., in ZEHENDER's Klin. Monatsblättern u. s. w.

Fürbringer, Max, Geheimer Hofrat, Professor der Anatomie und Direktor des Anat. Institutes in Jena, wurde 30. Januar 1846 zu Wittenberg geboren, studierte in Jena und Berlin unter GEGENBAUR, HÄCKEL und PETERS, promovierte 1869 als Dr. phil. und 1874 als Dr. med., in welchem Jahre er auch die ärztliche Staatsprüfung ablegte. 1876 habilitierte er sich als GEGENBAUR's Prosektor in Heidelberg für Anatomie und ward 1879 daselbst Professor e. o. Im gleichen Jahre wurde er als Prof. ord. der menschlichen Anatomie, Entwicklungsgeschichte und vergleichenden Morphologie der Vertebraten und als Direktor des Anatomischen Institutes nach Amsterdam berufen und siedelte 1888 in gleicher Stelle nach Jena über. F.'s umfangreichere Veröffentlichungen sind: *„Extremitäten der schlangenähnlichen Saurier"* (1869) — *„Vergleichende Anatomie der Schultermuskeln"* (1871 bis 75) — *„Kehlkopfmuskulatur"* (1871) — *„Entwicklungsgeschichte der Amphibienniere"* (1877) und *„Vergleichende Anatomie und Entwicklungsgeschichte der Excretionsorgane der Vertebraten"* (1878) — *„Umbildungen des Nervenplexus"* (1879) — *„Untersuchungen zur Morphologie und Systematik der Vögel"* (1887, 1888) — *„Die spino-occipitalen Nerven der Salachier und Holocephalen und ihre vergleichende Morphologie"* (1897). — F. ist ein ausgesprochener Vertreter der GEGENBAUR'schen Richtung in der wissenschaftlichen Anatomie.

Fürbringer, Paul, zu Delitzsch 7. August 1849 geboren, absolvierte seine med. Studien, während des Feldzuges 1870/71 durch hilfsärztliche Thätigkeit auf dem Kriegsschauplatze unterbrochen,

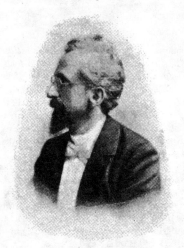

in Berlin und Jena. 1894 promoviert und Assistent unter W. MÜLLER in Jena und FRIEDREICH in Heidelberg gewesen, übernahm er in Jena 1879 die Professur für Haut- und Kinderkrankheiten und die med. Distriktspoliklinik, 1881 ausserdem das Amtsphysikat ebendaselbst und hielt auch noch Vorlesungen über gerichtliche Medizin und Hygiene. 1886 wurde er als Direktor der inneren Abteilung des Krankenhauses Friedrichshain zu Berlin und 1890 zugleich zum Med.-Rat und Mitglied des Kgl. Medizinalkollegiums der Provinz Brandenburg ernannt. Seine vorwiegend klinischen und experimentellen Arbeiten beziehen sich besonders auf Krankheiten des Urogenitalsystems (2 Lehrbücher), Quecksilberwirkung, akute Infektionskrankheiten, Händedesinfektion, Leberkrankheiten, Lumbalpunktion und Klimatotherapie (Reiseberichte aus den Mittelmeerländern).

Fuerst, Camillo, zu Graz, geb. zu Wels in Ob.-Österr. 27. Juli 1852, studierte in Graz und Wien, wurde 1876 promoviert, war 2 Jahre als Operateur an BILLROTH's Klinik, $2^1/_2$ Jahre Operateur an C. v. BRAUN's Klinik, 2 Jahre Assistent an G. BRAUN's Klinik, ist in Graz als Arzt seit 1883 und seit 1885 als Universitätsdozent für Geburtsh. und Gynäkologie thätig. Litterar. Arbeiten: *„Klin. Mitteilungen über Geburt und Wochenbett"* (Wien 1883) — *„Die Antisepsis bei Schwangeren, Gebärenden und Wöchnerinnen, mit einem Anhange über den Gebrauch von Quecksilberchlorid"* (Ib. 1885) — *„Die Vorkehrungen zur Erreichung der Asepsis bei Geburten in allgemeinverständlicher Darstellung"* (Stuttgart 1890); ausserdem zahlreiche Arbeiten im Archiv f. Gyn., Cbl. f. Gyn., v. LANGENBECK's Archiv, VIRCHOW's Arch., den Wien. med. Blättern, der Wien. med. Wochenschr., W. med. Presse, Intern. Klin. Rundschau, VOLKMANN's Sammlung klin. Vortr. n. F., Mitarbeiter der Encyklopädie der Geburtshülfe und Gynäkologie, Mitt. des Vereins der Ärzte in Steiermark.

Fürst, Livius, geb. zu Leipzig 27. Mai 1840 als Sohn des Orientalisten Prof. JULIUS FÜRST daselbst, studierte zu Jena und Leipzig, speziell als Schüler und Assistent von CREDÉ und HENNIG in Gynäkologie und Pädiatrie, welchen Fächern er sich später dauernd gewidmet hat. Nach seiner Promotion (1864) vollendete er seine Studien in Prag und Wien, zumal unter STEINER und WIDERHOFER. Nach Leipzig zurückgekehrt, wo ihm HENNIG die Leitung der

Kinder-Poliklinik abtrat, führte er die letztere bis 1886 fort. 1866 leitete er im Leipziger Militärlazarett eine grössere Station und ebenso leistete er 1870/71 als Etappen-Arzt Dienste. Als Privatdozent für Frauen- und Kinderheilkunde habilitierte er sich 1871 und entfaltete in dieser Stellung sowie als Leiter der Kinderpoliklinik 42 Semester lang eine umfassende Lehrthätigkeit. Im 35. Jahr dieser Poliklinik gab er deren Leitung und bald darauf auch seine akademische Stellung auf, um 1893 nach Berlin überzusiedeln, wo er seitdem praktisch und wissenschaftlich thätig ist. 1877 begründete er, nachdem er in Belgien, Holland und Italien Anstalten zur Gewinnung animaler Lymphe studirt hatte, eine solche in Leipzig, die er noch jetzt in Berlin fortführt und die teils durch die Hygiene-Ausstellung in Berlin (1883), wo die Methode von ihm vorgeführt wurde, teils durch Kultur und Verbeitung animaler Vaccine sehr zur Einführung der Methode in Deutschland, zumal in Sachsen, beigetragen hat. F.'s Arbeiten sind sehr zahlreich, teils rein wissenschaftlicher Natur, teils in gemeinfasslicher Form gehalten, letzteres, um hygienisch-diätetische Lehren bezügl. des Kindes, sowie die Technik der Krankenpflege grösseren Bevölkerungskreisen zugänglich zu machen. Als seine Arbeiten sind hauptsächlich zu nennen: „*Das Emphysem im Kindesalter*" — „*Die Missbildungen des Respirations-Apparates und des Rückenmarks*" (Sämtl. in GERHARDT's Handb. d. Kinderkrankh.) — „*Casuistische Mittheilungen*" (VIRCH. Arch., Bd. 96) — „*Über acute Rhachitis*" (Jahrb. f. Kinderheilk. N. F. Bd. 18) — „*Die Barlow'sche Krankheit*" (Arch. f. Kinderheilk. Bd. 18) — „*Der gegenwärtige Stand der anim. Vaccination*" (VOLKMANN's Klin. Vortr. N. F. Nr. 30) — „*Vier paediatr.-chir. Beobachtungen*" (Arch. f. Kinderheilk. Bd. 14) — „*Grundzüge einer systemat. Diphtherie-Prophylaxis. Ein klin. Vortrag*" (Wien 1894) — „*Die klinische und bakterielle Frühdiagnose bei diphtherieverdächt. Anginen*" (Berliner Klinik, Heft 81) — „*Die Pathologie der Schutzpocken-Impfung*" (Berlin 1896) — „*Die Maass- und Neigungsverhältnisse des männl. und weibl. Beckens*" (Leipzig 1875) — „*Ein einfach glattes Becken mit doppeltem Promontorium*" (Arch. f. Gyn. Bd. 7) — „*Einige Fälle von Geschwülsten etc.*" (Arch. f. Gyn. Bd. 27) — „*Zur Casuistik der Bauchdecken-Tumoren*" (Ztschr. f. Geburtsh., Bd. 14) — „*Über suspectes und malignes Cervix-Adenom*" (Ib.) — „*Die Hygiene der Menstruation*" (Leipzig 1893) — „*Das Kind und seine Pflege*" (5. Aufl. 1897) — „*Taschenbuch der Harnanalyse*" (Basel 1897) — „*Die häusliche Krankenpflege*" (Leipzig 1892) — „*Vademecum der weiblichen Gesundheitspflege*" (Würzburg 1898). Zahlreiche in Fachzeitschr. publizierte Arbeiten und Studien zur Pädiatrie, Gynäkologie, Hygiene und Diätetik können hier nicht einzeln aufgeführt werden.

Fürstenheim, Ernst, aus Cöthen in Anhalt, 18. Aug. 1836 geb. und medizinisch ausgebildet in Berlin, Würzburg, Paris, London (B. VON LANGENBECK, CIVIALE, CAUDMONT), wurde 1861 promoviert, liess sich 1863 in Berlin nieder und ist hier als Arzt für Krankheiten der Harnwege thätig. Seine litterarische Thätigkeit umfasst verschiedene Aufsätze über Krankheiten der männlichen Geschlechtsorgane und der Harnwege, besonders über Endoskopie der Harnwege (zumeist nach Vorträgen in ärztlichen Gesellschaften).

Fürstner, Karl, geb. 7. Juni 1848 zu Strasburg (Uckermark), studierte 1866 bis 70. in Würzburg und Berlin und promovierte 1872, war darauf Assistent am patholog. Institut zu Greifswald, Oberarzt an der Irrenabteilung der Königl. Charité in Berlin, Arzt an der Irrenanstalt in Stephansfeld, erhielt 1878 einen Ruf als Prof. ordin. der Psychiatrie uud Direktor der Univ.-Irrenklinik zu Heidelberg, deren Bau er vollendete, 1891 einen Ruf als Prof. ordin. der Psychiatrie nach Strassburg i. Elsass, welche Stellung er zur Zeit inne hat. Schriften: „*Zur Streitfrage über das Othämatom*" — „*Ueber Puerperalpsychosen*" — „*Zur elektrischen Reizung der Hirnrinde*" — „*Ueber Puchymeningitis haemorrhagica*" — „*Ueber eine eigenthümliche Sehstörung bei der Paralyse*" — „*Zur Behandlung der Alkoholisten*" — „*Weitere Mittheilung über Sehstörung der Paralytiker*" — „*Wie kann den Geisteskranken von Aerzten und Laien geholfen werden?*" (Berlin 1898). Sonstige Aufsätze finden sich im

A. f. Ps., VIRCHOW's A., Arch. f. kl. Med. und B. k. W., Zeitschr. f. Psych., MENDEL's Centralblatt.

Fuhrmann, Wilhelm, geb. 1835 zu Kreuzburg in Oberschlesien, studierte von 1855 bis 59 in Greifswald und Breslau, promovierte 1859 an letztgenannter Universität mit einer unter FRERICHS gearbeiteten Diss.: *„Über Bauchfellentzündung nach Darmperforation"*, war eine Zeit lang Hilfsarzt an der Frauenklinik in Breslau und erhielt 1880 das Direktorat der schlesischen Provinzial-Hebammen-Lehranstalt. F. der 23. Juni 1894 starb, ist Verf. mehrerer Arbeiten über Wendung, den Gebrauch von Sublimat in der Geburtshülfe, Desinfektion der Hebammen etc.

Funke, Otto, geb. zu Chemnitz 27. Oktober 1828, studierte in Leipzig von 1846 ab, erwarb 1851 durch seine Inaug.-Diss. *„De sanguine lienis"* die Doktorwürde, wurde 1853 zum Prof. e. o. der Med. in Leipzig ernannt, 1860 als ordentl. Professor der Physiologie nach Freiburg berufen, in welcher Stellung er bis zu seinem 16. August 1879 infolge eines Krebsleidens erfolgten Tode verblieben ist. F. hat seine Studien namentlich unter der Leitung von E. H. WEBER und C. G. LEHMANN gemacht und, unterstützt durch eine seltene Begabung, auf dem Gebiete der Physiologie und physiologischen Chemie einen hochgeachteten Namen erworben, sowie er auch als Lehrer durch seinen klaren, anregenden Vortrag höchst vorteilhaft gewirkt hat. Unter den mehrfachen von ihm herausgegebenen Schriften sind namentlich zu erwähnen der *„Atlas der physiologischen Chemie"* (Leipzig 1853; 2. Aufl. 1858) und das *„Lehrbuch der Physiologie"* (anfangs als Umarbeitung von RUD. WAGNER's Buch, dann unter eigenem Namen erschienen, Leipzig 1858, 4. Aufl. 1863).

G.

Gad, Johannes, in Prag, 30. Juni 1842 zu Posen geb., trat in den preussischen Militärdienst ein und war Premierleutnant der Artillerie, als er (1869) das Studium der Medizin begann. Nach Beendigung desselben wurde er Assistent bei E. du Bois-Reymond und habilitierte sich 1879 in Berlin und bald darauf in Würzburg. Hier war er Assistent bei A. Fick, bis er zu Anfang 1885 nach Berlin zur Leitung der experimentell-physiologischen Abteilung des Physiologischen

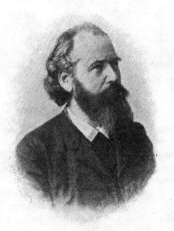

Institutes berufen wurde. Während des Studienjahres 1893/94 war er beurlaubt, um einer Aufforderung der Western-Reserve-University, Cleveland (Ohio, U.S.A.), entsprechend, dort experimentell-physiologischen Unterricht nach deutschem Muster einzurichten, und im Herbst 1895 folgte er einem Rufe an die Deutsche Carl-Ferdinands-Universität in Prag als ordentl. Professor der Physiologie. — Die Resultate seiner eigenen Forschungen, welche hauptsächlich die Atmung, die Lehre von der Fettverdauung, die Elektrophysiologie, die Funktionen des Rückenmarkes, aber auch die Physiologie der Zirkulation, des Auges, der Pflanzen betreffen, finden sich meistens in du Bois-Reymond's Archiv und im Centralblatt für Physiologie; aus der Würzburger Zeit aber auch in den Sitzungsberichten und Verhandlungen der physikalisch-medizinischen Gesellschaft zu Würzburg und im Jubelbande zur Feier des 300jährigen Bestehens der Würzburger Universität. — In seinem Berliner Laboratorium sammelte sich um ihn eine so grosse Zahl hervorragender Mitarbeiter (u. a. A. Goldscheider, M. Joseph, J. F. Heymans, C. Wurster, W. Cowl, G. Marinesco, E. Flatau) und befähigter Schüler (wie M. Levy-Dorn, W. T. Porter, Sawyer, Piotrowsky, O. Kohnstamm), dass sich daselbst eine sehr reiche Produktion auf experimentell-physiologischem und pathologischem Gebiete entfaltete. An der Ausführung aller dieser Arbeiten nahm G., soweit er sie nicht selbst angeregt hatte und leitete, wenigstens als Berater einen regen Anteil; die Abfassung der Publikationen, welche sich in du Bois' Archiv, Cbl. f. Phys., Virchow's A., Journal of Physiology, Z. f. kl. M. und anderen Zeitschriften, sowie in Doktor-Dissertationen zerstreut, aber in den Jahresberichten der Berliner Universität verzeichnet finden, beeinflusste er in möglichst geringem Mass, dagegen benutzte er Vorträge von der Physiologischen Gesellschaft in Berlin (abgedruckt in du Bois' Archiv), um in geeigneten Fällen seine eigene Stellungnahme zu den Arbeiten zu kennzeichnen. — Mit J. F. Heymans verfasste er (1892) ein kurzes Lehrbuch der Physiologie; 1887 gründete er mit Sigmund Exner das Centralblatt für Physiologie, in dessen Redaktion er bis 1895 verblieb, und von 1893 bis 98 gab er, unterstützt durch eine grosse Zahl hervorragender Mitarbeiter, das Real-Lexikon der Medizinischen Propädeutik heraus.

Gaertner, August, zu Jena, geb. zu Ochtrup (Westfalen) 14. April 1848, studierte in Berlin als Eleve des Friedrich-Wilhelm-Instituts, wurde 1872 Doktor, war bis 1886 Assistenz-, bezw. Stabsarzt d. kaiserl. deutschen Marine und als solcher $2^1/_2$ Jahre zum kaiserl. Gesundheitsamt (unter ROB. KOCH) als Hilfsarbeiter kommandiert und ist seit 1886 Prof. der Hygiene in Jena. Litterar. Arbeiten: „*Ventilationsverhältnisse an Bord S. M. S. Moltke*"

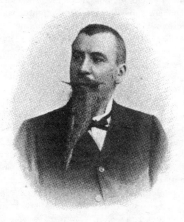

(Viertj. f. öff. Gesundheitspfl. 1881) — „*Wie viel Karbolsäure oder wie viel schweflige Säure in Gasform ist nöthig zur Tödtung kleinsten Lebens?*" (zusam. m. SCHOLTE Ib. 1880) — „*Ueber die Beurtheilung der hygienischen Beschaffenheit des Trink- u. Nutzwassers nach dem heutigen Stande der Wissenschaft*" (Referat f. d. VI. Intern. Kongr. f. Hygiene u. Demogr. Wien 1887) — „*Ueber die Ursachen des in Soest vorkommenden Typhus*" (Soest 1892) — „*Hygiene des Trinkwassers*" (Ref. f. d. VIII. intern. Kongr. f. Hyg., Budapest) — „*Die Dresdener Wasserfrage*" (Hyg. Rundschau 1897) — „*Ueber Methoden, die Möglichkeit der Infection eines Wassers zu beurtheilen*" (Festschr. f. d. 100jähr. Stiftungsfest d. med.-chir. Friedrich Wilh. Instituts 1895) — „*Tiemann-Gärtners Handbuch der Untersuchung u. Beurtheilung d. Wässer*" (4.

Aufl. Braunschweig 1895) — „*Ueber die desinficirende Wirkung wässeriger Carbolsäurelösungen*" (zus. mit PLAGGE; v. LANGENBECKS Archiv B. 32, 1885) — „*Torfmull als Desinfectionsmittel v. Fäkalien nebst Bemerkungen über Kothdesinfection im Allgem., über Tonnen- u. Grubensystem, sowie über Closetventilation*" (Ztschr. f. Hyg. u. Infektionskr. XVIII 1894) — „*Ueber das Absterben v. Krankheitserregern im Mist u. Compost*" (Ib. XXVIII 1898) — „*Der Entwurf eines Reichsgesetzes betref. die Schlachtvieh- u. Fleischbeschau*" (D. M. W. 1899) — „*Die Verhütung d. Uebertragung und Verbreitung ansteckender Krankheiten*" (in Handb. d. Therapie innerer Krht. von PENZOLDT-STINTZING, Jena 1897) — „*Heilkunde*" (in Anleitung zu wissenschaftlichen Beobachtungen auf Reisen v. NEUMAYER, Berlin 1886) — „*Leitfaden der Hygiene*" (3. Aufl. Berlin 1899).

Gaertner, Gustav, in Wien, geb. in Pardubitz (Böhmen) 28. September 1855, studierte in Wien, hauptsächlich als Schüler von S. STRICKER, Dr. med. 1879, war Sekundararzt im Allgemeinen Krankenhaus, 1882 bis 91 Assistent d. Lehrkanzel für experimentelle Pathologie in Wien, wurde 1886 Privatdozent und ist seit 1890 Professor e. o. für allgemeine und experimentelle Pathologie in Wien. Er veröffentlichte: „*Untersuchungen über das elektr. Leitungsvermögen der menschlichen Haut*" — „*Über die Beziehungen zwischen Nierenerkrankungen und Oedemen*" — „*Über eine neue Methode der elektrodiagnostischen Untersuchung*" — „*Über die therapeutische Verwendung der Muskelarbeit und einen neuen Apparat zu ihrer Dosirung*" — „*Über den elektrischen Widerstand des menschlichen Körpers gegenüber Inductionsströmen*" — „*Das elektr. Zweizellenbad*" — „*Der Kaolin-Rheostat*" — „*Über eine Verbesserung d. Hämatokrit*" — „*Die Herstellung der Fettmilch*" — „*Über einen neuen Blutdruckmesser (Tonometer)*" — „*Über die elektr. Erregbarkeit d. Hörnerven*" (mit J. POLLAK) — „*Über den Hirnkreislauf*" (mit J. WAGNER) — „*Über die Einwirkung d. Tuberculin u. anderer Bacterienextracte a. d. Lymphstrom*" (mit F. RÖMER) — „*Über ein neues Instrument zur Intensitätsmessung der Auscultationsphänomene*" (mit K. BETTELHEIM) — „*Über* *den Einfluss der intravenösen Kochsalzeinspritzung auf die Resorption von Flüssigkeiten"* (mit A. BECK) — *"Über einen neuen Apparat zur Rettung verunglückter Bergleute"* (mit WALCHER v. NYSDAL). Zu allgemeiner Verwendung gelangte Erfindungen G.'s sind: Der Ergostat, der Kaolin-Rheostat, das elektrische Zweizellenbad, die Fettmilch, Kühlapparate aus Aluminium, die Kreisel-Centrifuge, ein verbesserter Hämatokrit, das Tonometer (Blutdruckmesser), der Pneumatophor (mit v. WALCHER).

Gaethgens, Karl, in Giessen, 22. April 1839 in Kodjack in Livland geb., studierte in Dorpat, Berlin, Tübingen und München, Dr. med. 1866, Privatdozent in Dorpat 1868, etatsmässiger Dozent daselbst 1870, ging 1874 als Prof. e. o. der Pharmakol. u. physiol. Chemie nach Rostock, wurde 1875 daselbst Prof. ord. und war von 1880 bis zu seinem 1898 erfolgten Rücktritt ord. Professor der Pharmakol. und Pharmakognosie, sowie Direktor des pharmokol. Instituts in Giessen. Schriften: *"Über den Stoffwechsel eines Diabetikers, verglichen mit dem eines Gesunden"* (Diss. 1866) — *"Zur Lehre der Blausäure-Vergiftung"* (1868) — *"Über die physiologischen Wirkungen des salzsauren Neurins"* (1870) — *"Zur Kenntniss der Arsenwirkungen"* (1875) — *"Zur Kenntniss der Antimonwirkungen"* (1876) — *"Zur Kenntniss der Zersetzungsprodukte des Leims"* (1878).

Gaffky, Georg Theodor August, geb. 17. Febr. 1850 zu Hannover, wurde 1873 in Berlin mit der Diss.: *"Über den ursächl. Zusammenhang zwischen chronischer Bleiintoxication und Nierenaffectionen"* promoviert, machte 1875 das Staatsexamen, war preuss. Militär-, zuletzt Stabsarzt, wurde 1880 zum kaiserl. Gesundheitsamt kommandiert, war 1883/84 Teilnehmer an der unter ROB. KOCH's Leitung stehenden Expedition zur Erforschung der Cholera in Ägypten und Ost-Indien und wurde 1885 zum kaiserl. Regierungsrat und Mitgliede des kaiserl. Gesundheitsamtes ernannt. Folgte 1888 einer Berufung an die Universität Giessen als ord. Professor für Hygiene; war 1892 während der Cholera-Epidemie als hygienischer Berater der Behörden in Hamburg thätig; war

1894/95 Rektor der Universität Giessen; erhielt 1896 den Charakter als Geheimer Medizinalrat und führte 1897 die zur Erforschung der Pest nach Indien entsandte Reichskommission. Litterar. Arbeiten: *"Experiment. erzeugte Septicämie mit Rücksicht auf progressive Virulenz und accommodative Züchtung"* (Mitteil. aus dem kaiserl. Gesundheitsamte, I) — *"Zur Aetiologie des Abdominaltyphus"* (Ib. II) — *"Bericht über die Thätigkeit der zur Erforschung der Cholera im Jahre 1883 nach Egypten und Indien entsandten Commission (unter Mitwirkung von Dr. R. Koch)"* (Berlin 1887) — *"Die Cholera in Gonsenheim und Finthen im Herbst 1886"* (Arbeiten aus dem kaiserl. Gesundheitsamte,

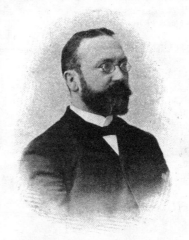

II); zusammen mit KOCH und LÖFFLER erschienen von ihm die beiden folgenden Arbeiten: *"Versuche über die Verwerthbarkeit heisser Wasserdämpfe zu Desinfectionszwecken"* (Mitteil. aus dem kaiserl. Gesundheitsamte, I) — *"Experiment. Studien über die künstl. Abschwächung der Milzbrandbacillen und Milzbrandinfection durch Fütterung"* (Ib. II) — (zusammen mit PAAK): *"Ein Beitrag zur Frage der sogenannten Wurst- und Fleischvergiftungen"* (Arb. a. d. Kaiserl. Gesundh.-Amte, VI) — *"Desinfection von Wohnungen"* (D. Viertelj. f. öff. Gesundheitspflege, XXIII) — *"Erkrankungen an infektiöser Enteritis in Folge des Genusses ungekochter Milch"* (D. m. W. 1892) — (zus. mit SCHMALFUSS, G. KOCH, MAËS, DENEKE, F. A. MEYER und

DUNBAR): „*Die Cholera in Hamburg im Herbst 1892 und Winter 1892/93*" (Arb. a. d. Kaiserl. Gesundh.-Amte, X) — „*Die Cholera*" (Verh. des XII. Kongresses f. innere Medizin) — „*Die Massregeln zur Bekämpfung der Cholera*" (D. Viertelj. f. öff. Gespfl., XXVII) — „*Ein Fall von chronischer Arsenikvergiftung in Folge des Gebrauchs farbiger Zeichenkreide*" (Festschr. z. 100j. Stiftungsfest des med.-chirurg. Friedr. Wilh.-Instituts; Berlin 1895) — „*Die experimentelle Hygiene im Dienste der öffentlichen Gesundheitspflege*" (Rektoratsrede, Giessen 1895) — (zus. mit PFEIFFER, STICKER und DIEUDONNÉ): „*Bericht über die Thätigkeit der zur Erforschung der Pest im Jahre 1897 nach Indien entsandten Kommission*" (Arb. a. d. Kaiserl. Gesundh.-Amte, XVI); ausserdem noch einige kleinere Mitteilungen.

Gairdner, William Tennant, zu Glasgow, als Sohn von JOHN G. (1790 bis 1876) in Edinburg 8. November 1824 geb., studierte daselbst von 1840 bis 45, wurde 1845 Doktor, 1846 Resident Physician in der Infirmary, 1848 pathol. Prosektor und 1853 Physician derselben. Er praktizierte von 1848 in Edinburg, las über Medizin bei der extraakademischen Schule von 1853 bis 62, wo er als Professor der Medizin an die Universität Glasgow berufen wurde. Von 1863 bis 72 war er in Glasgow Officer of Health und veröffentlichte in dieser Eigenschaft eine Reihe von Berichten (1864, 67, 69, 71, 72) über den Gesundheitszustand, die Sterblichkeit u. s. w. in Glasgow, zum Teil auch im Vergleich mit denselben Zuständen in anderen Städten, sowie Aufsätze in verschiedenen Journalen, wie dem Glasgow Med. Journ., Brit. and Foreign Med.-Chir. Review, Lancet u. s. w. und einen in der philosophischen Gesellschaft zu Glasgow gehaltenen Vortrag: „*On the function of articulate speech, and on its connection with the mind and the bodily organs; etc.*" (Glasgow 1866); ausserdem Vorlesungen („*The Glasgow health lectures*", 1877, 78 81), Festreden u. s. w., endlich: „*Medical education, character and conduct*" (Glasgow 1883). — Von 1848 bis 49 war er in Edinburg Mit-Redakteur des „Monthly Retrospect of Medical Sciences" und von 1848 bis 55 des „Monthly Journ. of Med. Sc." — Nach dem Tode von LAYCOCK wurde er zum Physician in Ordinary der Königin, 1882 von der Universität Edinburg zum Ehren-Doktor der Rechte ernannt. In Glasgow ist er Physician der Western Infirmary und besitzt daselbst eine medizinische Klinik. Gegenwärtig ist G. noch F. R. S. by election und seit 1898 K. C. B. (Knight Commander of the Bath) mit der Befugnis, seinem Namen „Sir" voranzusetzen. Er veröffentlichte noch „*The physician as naturalist*" (1889) — „*Lectures to Practitioners*" (zus. mit JOSEPH COATS), sowie den Abschnitt „*Aneurysma of the aorta*" in ALLBUTT's „System of Med." Vol. VI.

Gaizo, Modestino Del, Neapel, geb. in Avellino 21. April 1854, studierte in Neapel, wurde 1881 Privatdozent der Experimentalphysik, 1889 ordentl. Mitgl. der Accademia Pontaniana, 1895 dasselbe in der R. Accademia medico-chirurgica di Napoli, ist gegenwärtig Prof. d. Gesch. d. Med. an der Kgl. Universität Neapel, und

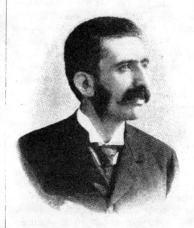

zwar seit 1890, wo er seine Lehrthätigkeit mit einem Vortrag „*Fasti della Medicina Italica*" einleitete. G. ist Mitredakteur des „Janus" seit 1896, korresp. Mitgl. zahlreicher gel. Ges. und veröffentlichte u. a.: „*Ricerche storiche intorno a Santorio Santorio ed alla Medicina statica*" (1889) — „*Alcune conoscenze di Santorio Santorio intorno ai fenomeni della visione*" (1891) — „*Studii di Giovanni Alfonso Borrelli sulla pressione atmosferica"* (1886) — *"Alcune lettere di Giovanni Alfonso Borrelli, dirette una al Malpighi, le altre al Magliabechi"* (1886) — *"Contributo allo studio della vita e delle opere di Giovanni Alfonso Borrelli"* (1890) — *"Alcuni studii compiuti da Leibnitz, Giovanni Bernouilli, Federico Hoffmann, Ramazzini e Baglivi sulla pressione atmosferica"* (1892) — *Notizie e documenti inediti intorno all' Almo Collegio dei Medici Napoletani"* (1888) — *"Documenti inediti della Scuola Medica Salernitana"* (1888) — *"La Scuola Medica di Salerno, studiata nella storia e nelle leggende"* (1896) — *"Importanza scientifica della Storia della Medicina; difficoltà e i tentativi per stabilire alcuni periodi di questa"* (1886) — *"Contributo allo studio delle fonti della Storia della Medicina"* (1891) — *"Della pratica dell' Anatomia in Italia sino al 1600"* (1892) — *"Mariano Santo di Barletta e la Chirurgia italiana nella prima metà del cinquecento"* (1893) — *"Il magistero chirurgico di Teodorico dei Borgognoni, ed alcuni codici delle opere di lui"* (1894) — *"Il genio d'Ippocrate"* (1897) — *"Della vita e delle opere di Michele Troja"* (1898 bis 1900), sowie einen Vortrag über VERGIL als Naturforscher, geh. zur XIX Centennarfeier von VERGIL im Circolo Filologico in Neapel.

Galvagni, Ercole, aus Bologna, geb. 5. September 1836, besuchte die Universität daselbst, bis zum Jahre seiner Promotion 1860. Hernach studierte er unter CONCATO, bis er 1875 zuerst Professor der klinischen Medizin in Cagliari, 1879 in Siena, endlich 1880 in Modena wurde. Unter seinen seit 1863 zahlreich erschienenen und in der Rivista Clinica vorwiegend veröffentlichten Publikationen sind mehrere, welche seltenere Themata der Symptomatologie (Scapularkrachen, Auskultation der Mundhöhle, lokalisierte Spasmen etc.) betreffen, hervorzuheben, und auch eine Arbeit über Peritonitis serosa und sero-fibrinosa.

Gamgee, Arthur Graham, zu Manchester, geb. zu Florenz in Italien, 10. Oct. 1841, studierte in Edinburg, wo er 1862 Dr. med. wurde, war daselbst ein Jahr lang Resid. Physic. in der Royal Infirm., dann, bis 1869, Assistent des dortigen Prof. der gerichtl. Med., wurde darauf Dozent der Physiol. am Coll. of Surg. und gleichzeitig Physic. am Roy. Edinb. Hosp. for Sick Children. 1873 wurde er zum Brackenbury Prof. der Physiol. und Histol. am Owens College zu Manchester und bald danach zum Dekan des med. Depart. des genannten College erwählt. G. starb 17. Dezbr. 1893 in Cheltenham durch Selbstmord im Wahnsinnsanfall. Er war Fellow der Royal Soc. in London und des R. C. P. Edin., 1882 Präsid. der biolog. Sektion der Brit. Associat. for the Advancement of Science und publizierte: *"A text book of the physiological chemistry of the animal body"* (1880), gab eine Übersetzung von L. HERMANN's „Elementary human physiology" heraus und verfasste zahlreiche physiol. und physiol.-chem. Abhandll. in verschied. Zeit- und Gesellschaftsschriften.

Ganghofner, Friedrich, in Prag, daselbst 20. März 1844 geb. und med. ausgebildet, war Assistent von HALLA, Vorstand der mediz. Klinik in Prag, und promovierte 1868, dann successive 1876 Privatdozent für interne Medizin, 1881 Vorstand der med. Poliklinik in Prag, 1882 Prof. e. o. der spez. Pathologie und Therapie daselbst, 1887 Prof. e. o. der Kinderheilkunde daselbst und wirkt gegenwärtig noch als Direktor des Kaiser Franz-Josef-Kinderspitals in Prag und Vorstand der Kinderklinik daselbst. G. war 1876 bis 87 vorwiegend als Laryngologe thätig und veröffentlichte Arbeiten über die Tonsilla und Bursa pharyngea, Beiträge zur Entwicklungsgeschichte des Kehlkopfes, über chronische stenosierende Entzündung der oberen Luftwege (Rhinosklerom) etc., seit 1887 paediatrische Arbeiten wie: Tetanie im Kindesalter, Cerebrale spastische Lähmungen im Kindesalter, Monographische Bearbeitung der Serumbehandlung der Diphtherie etc. Seit 4 Jahren ist G. auch Mitglied des k. k. Landessanitätsrates für Böhmen.

Ganser, Sigbert Joseph Maria, zu Dresden, geb. zu Rhaunen, Reg.-Bez. Trier, 24. Jan. 1853, studierte in Würzburg, Strassburg, München, war namentlich v. GUDDEN's Schüler, wurde 1876 promoviert, war vom September 1886 bis

Juli 1889 Oberarzt am Stadtkrankenhause zu Dresden, ist seither Oberarzt am Stadt-Irren- und Siechenhause daselbst. Litterar. Arbeiten: *"Ueber die vordere Hirnkommissur der Säugethiere"* (A. f. Psych. IX) — *"Ueber die Anatomie des vorderen Hügels vom Corpus quadrigeminum"* (Vortragsreferat, Ib. XI) — *"Vergleich. anat. Studien über das Gehirn des Maulwurfes"* (Morph. Jahrb. VII) — *"Ueber die periphere und centrale Anordnung der Sehnervenfasern und über das Corpus bigeminum anterius"* (A. f. Ps. XIII) — *"Wie lässt sich am besten der sogenannte eiserne Bestand für Truppen im Felde herstellen?"* (A. f. H. 1885) — *"Ueber einige Symptome der Hysterie und über die Beziehungen der Hysterie zum Alkoholismus"* (Jahresber. der Ges. f. Natur- u. Heilk., Dresden 1893 bis 94) — *"Über einen eigenartigen hysterischen Dämmerzustand"* (A. f. Ps. XXX) — *"Die neurasthenische Geistesstörung"* (Festschr. z. 50 jähr. Jubiläum des Stadtkrankenh. z. Dresden 1899).

Gariel, Charles Marie, in Paris, daselbst 9. August 1841 geb. und an der Ecole Polytechnique et Ecole de Médecine ausgebildet, 1861 Dr. med., war Ingénieur en chef des Ponts et Chaussées seit 1882, Professeur à la Faculté de Médecine de Paris seit 1885 und Membre de l'Académie de Médecine seit 1882. Er veröffentlichte: *"Traité de Physique"* — *"Traité de Physique médicale"* — *"Traité pratique d'Electricité"* — *"Etudes d'optique géométrique"*, sowie zahlreiche Journalartikel über Gegenstände aus der med. Physik.

Garrè, Karl, in Rostock, geb. 12. Dezember 1857 zu St. Gallen (Schweiz), studierte in Zürich und Leipzig, wurde 1882 in Bern promoviert, war chir. Assistenzarzt in St. Gallen, 1884 bis 88 Privat-Assistent von SOCIN und Leiter der chir. Poliklinik, 1886 bis 88 Privatdozent für Chir. und Bakteriologie in Basel (und seit 1887/88 Redakteur des „Korrespondenzblattes für Schweizer Ärzte"), 1888 bis 94 erster Assistenzarzt der chir. Klinik in Tübingen (BRUNS), 1889 Prof. e. o., seit 1894 Ord. für Chir. in Rostock und Dir. der chir. Univers.-Klinik, Mitglied der Grossh. Mecklenbg. Medizinal-Kommission, 1899 Obermedizinalrat. Die wichtigsten litterar. Arbeiten: *"Electrotonus"* — *"Osteo-*

myelitis und Furunkel" (Experimentelle Verimpfung von virulenten Staphylokokken auf den Arm des Autors) — *"Tuberkulöse Abscesse"* — *"Tuberkulöse Lymphome"* — *"Blasenruptur"* — *"Bacteriolog. Untersuch. über Vaccine und Variola"* — *"Antagonisten unten den Bacterien"* — *"Intraglanduläre Strumectomie"* — *"Bacteriolog. Untersuchung des Bruchwassers"* — *"Beiträge zur Leberchirurgie"* — *"Histologische Vorgänge bei Anheilung der Thiersch'schen Transplantationen"* — *"Lupus der Epiglottis, Pharyngotomie"* — *"Myxoedem beim Kinde"* — *"Primäre tub. Sehnenscheidenentzündung"* — *"Besondere Formen der acuten Osteomyelitis"* — *"Hernia ischiadica"* — *"Secundär maligne Neurome"* — *"Narbenstenose des Darms nach Brucheinklemmung"* — *"Aethernarkose"* — *"Traumatische Epithelcysten"* — *"Recidivirender Gelenkhydrops. Kropfbehandlung m. Jodoformeinspritzungen"* — *"Larynx- und Oesophagusexstirpation"* — *"Oesophagoplastik"* — *"Zur Magenchirurgie"* — *"Neue Operationsmethoden des Echinococcus"* — *"Nervenregeneration nach Exstirpation des Gangl. Gasseri"* — *"Behandlung von Milzbrand, Rotz, Aphthenseuche und Aktinomykose"* (Handbuch der Therapie von PENZOLDT-STINTZING). — In VIRCHOW'S Jahresbericht der ges. Medizin (seit 1895) ist G. Referent über Allgem. Chir. und Chir. der Gefässe und Nerven.

Gasser, Emil, zu Idstein (Nassau) 8. Dezember 1847 geb. und in Marburg unter WAGENER und LIEBERKÜHN ausgebildet, wurde 1872 Assistent des Marburger anatomischen Instituts und promovierte 1873. 1874 habilitierte er sich für Anatomie und wurde 1884 Extraordinarius, 1884 bis 87 Ordinarius in Bern. Aus einer Reihe entwicklungsgeschichtlicher Arbeiten in den Marburger Sitzungsberichten und verschiedenen Archiven seien *"Der Primitivstreifen der Vogelembryonen"*, die *"Entwicklung der Allantoïs, der Müller'schen Gänge"* hervorgehoben.

Gaucher, Philippe-Charles-Ernest, in Paris, geb. zu Champlemy (Dép. de la Nièvre) 26. Juli 1854, in Paris ausgebildet, besonders als Schüler von CHARLES ROBIN, HILLAIRET, ARCHAMBAULT, CHARLES BOUCHARD und POTAIN, war Interne lauréat des Hôpitaux de Paris 1877, Préparateur d' Histologie à la Faculté de Médecine 1880, Docteur en médecine 1882, Chef de Clinique médicale à la Faculté 1882. Chef du Laboratoire de la Charité 1885, Médecin des hôpitaux 1886, Professeur agrégé 1892, beauftragt mit dem 2. Lehrstuhl für Dermatologie, Lauréat de l'Institut de France 1897, wirkt seit 1882 zugleich als Spezialist für Dermatologie und Syphiligraphie in Paris. Er publizierte: „*Des troubles de la nutrition dans l'Intoxication saturnine*" (1881) — „*De l'Epithélioma primitif de la Rate, Hypersplénie primitive sans leucémie*" (1882) — „*Recherches expérimentales sur la Pathogénie des Néphrites par autointoxication*" (1888) — „*Traité théorique et pratique des maladies de la peau*" (1889) — „*Mémoire sur l'anatomie pathologique de l'Eczema*" (1881) — „*Traité des Maladies de la Peau*" (d'après les leçons faites à l'Hopital St. Louis; 2 voll. 1895 bis 98) — „*Traitement de la Syphilis*" (1899) — „*Pathogénie des Néphrites*" (1886) — „*Thérapeutique des maladies du rein*" (2 volumes 1895) — Artikel: „*Maladies de la Peau*" (in Traité de médecine et de thérapeutique 1896) etc. etc.

Gaupp, Ernst Wilhelm Theodor, in Freiburg i. Br., geb. zu Beuthen i. Oberschlesien 13. Juli 1865, studierte hauptsächlich in Breslau, vorübergehend in Jena, Königsberg i. Pr. unter C. HASSE, G. BORN, wurde Dr. med. 1889, approbiert 1889 und Assistent an der k. Anatomie Breslau und Lehrer an der Kunstschule daselbst, habilitierte sich 1893 für Anatomie und ging 1895 nach Freiburg i. B. als Prosektor, wo er 1897 Prof. e. o. wurde. G. lieferte eine Neubearbeitung der A. ECKER'schen Anatomie des Frosches, bisher erschienen 2 Teile (Skelet, Myologie, Nervensystem, Gefässsystem), daneben mehrere Spezialarbeiten über das gleiche Kapitel; G. veröffentlichte ausserdem Arbeiten über die „*Entwicklung des Wirbelthier-Schädels*" — „*Beiträge zur Morphologie des Schädels*" (I, II, III, erschienen in G. SCHWALBE, Morpholog. Arbeiten) — „*Die Skelet- und Muskel-Mechanik*" (behandelt: 1. die Bewegungen des menschlichen Schultergürtels und die Aetiologie der sog. Narkosenlähmungen; 2. einen Korrektionsapparat für die Trapeziuslähmung, beide im Cbl. f. Ch.). G. ist Mit-

arbeiter an MERKEL-BONNET's „Ergebnissen", in denen bisher zwei grössere umfassende kritische Referate erschienen.

Gauster, Moritz, Direktor der niederösterr. Landes-Irrenanstalt in Wien, geb. daselbst 1828, wurde 1851 Dr., war lange Zeit Bezirksarzt in Stein, veröffentlichte bedeutsame Studien über Infektionskrankheiten, wurde darauf Mitglied des obersten Staatsrats in Wien, ordin. Arzt und 1885 Direktor der erwähnten Anstalt. Ausser um die Psychiatrie hat sich G. auch um die Reform des Sanitätswesens, die Verallgemeinerung hygien. Kenntnisse u. die Schulhygiene sehr verdient gemacht. Er war Mitarbeiter an MUSCHKA's Handb. d. ger. Med., gab die „Jahrbb. f. Psychiatrie" seit 1879 heraus und schrieb noch: „*Die Medicinal-Organisation in Österreich und ihre Reform*" (Wien 1867). G. starb 24. März 1895.

Gavarret, Jules, zu Paris, Inspecteur général de la médecine, Professor der med. Physik bei der dortigen Fakultät, wurde 1843 Doktor, nachdem er bereits früher eine grössere Arbeit „*Principes généraux de statistique médicale*" etc. (Paris

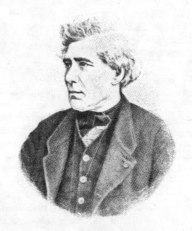

1840) und zusammen mit G. ANDRAL und DELAFOND die berühmten Untersuchungen über die Zusammensetzungen des Blutes (1842, 43) herausgegeben hatte. Die weiteren Arbeiten sind in der älteren Quelle angeführt. G. starb 31. August 1890.

Geber, Eduard, in Körmend (Ungarn) 19. Novemb. 1841 geb., war in Wien Schüler HEBRA's, SIGMUND's, ZEISSL's und wurde 1866 promoviert. Er wirkte dann an den entsprechenden Kliniken im Wiener allgemeinen Krankenhause, habilitierte sich für Dermatologie und Syphilis 1873, erhielt ein Stipendium zu einer Reise nach dem Orient und wurde 1874 Prof. e. o., 1879 Professor ord. dieser Fächer zu Klausenburg. Im Archiv für Dermatologie und Syphilis publizierte er, ausser seinen Reiseerfahrungen, kasuistische Mitteilungen (später auch im Arch. f. klin. Med., in der Wien. Med. Pr., in der Vierteljahrsschr. f. Dermat. und Syph. etc.) aus dem Gebiete der Hautkrankheiten. G. starb 2. Oktober 1891.

Gebhard, Carl, in Berlin, geb. Karlsruhe (Baden) 26. Okt. 1861, studierte in Berlin, hauptsächlich unter OLSHAUSEN, Dr. med. 1887, war seit 1889 Assistent an der Kgl. Universitäts-Frauen-Klinik seit 1894 Privatdozent für Geburtshilfe und Gynäkologie an der Universität zu Berlin und wurde 1899 zum Professor ernannt. G. wirkt seit 1889 als Frauenarzt in Berlin. Er veröffentlichte: *„Pathologische Anatomie der weibl. Sexualorgane"* (Leipzig 1899) — *„Die Menstruation"* (in VEIT's Handbuch der Gynäkologie 1898). Während des S.-S. 1898 und des W.-S. 1899 erledigte G. in Greifswald einen ministeriellen Lehrauftrag.

Gegenbaur, Karl, zu Heidelberg, geb. 21. Aug. 1826 in Würzburg, studierte dort seit 1845, besonders unter KÖLLIKER und VIRCHOW, war von 1850 bis 52 Assistent am Julius-Spital, hielt sich aber, da er sich gänzlich der Anatomie und vergleichenden Anatomie zu widmen beabsichtigte, 1852 bis 53 an der sizilianischen Küste auf, um sich mit der Organisation der niederen Seetiere des Mittelmeers bekannt zu machen. 1854 habilitierte er sich in Würzburg als Dozent für Anatomie und Physiologie, wurde 1855 in Jena Prof. e. o., 1858 Prof. ord. d. Anat. und Direktor der anat. Anstalt, 1873 in gleicher Eigenschaft nach Heidelberg berufen, wo er gegenwärtig noch wirkt. Schriften: *„Untersuchungen über Pteropoden und Heteropoden"* (Leipzig 1855)

— *„Untersuchungen der vergleichenden Anatomie der Wirbelthiere"* (1864 bis 72, Heft 1 bis 3) — *„Grundzüge der vergl. Anatomie"* (Leipzig 1870. 2. Aufl. 1878,

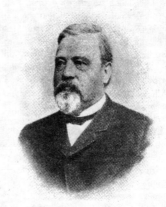

auch englisch: London 1878) — *„Lehrbuch der Anatomie des Menschen"* (Leipzig 1883, 7. Aufl. 1899, 2 Bde) u. v. a. Seit 1875 giebt G. das *„Morpholog. Jahrbuch, Ztschr. f. Anat. u. Entwickelungsgesch."* heraus.

Geigel, Alois, zu Würzburg, geb. daselbst 1829, studierte dort, in München und Wien, wurde 1855 Privatdozent in Würzburg für klin. Fächer mit der Habilitationsschrift: *„Beitrag zur physikal. Diagnostik mit besond. Bezugnahme auf die Formen und Bewegungen der Brust"* (Würzb. 1855). Ziemlich schnell folgten weitere Arbeiten: *„Über den Venenpuls"* — *„Zur Lehre des amphorischen Wiederhalls"* — *„Grundzüge der Acustik"* (Ib. 1856). Seine späteren Arbeiten bewegten sich besonders auf dem Gebiete der Lues, zu deren Lehre er die wichtige Schrift: *„Geschichte, Pathol. und Therap. der Syphilis"* (Ib. 1867) lieferte. Auch auf anderen Gebieten (BASEDOW'sche Krankheit, Schreibekrampf) hat er sich als Forscher bethätigt. 1863 wurde er zum Prof. e. o. und Vorstande der Poliklinik ernannt und erhielt damit eine Thätigkeit, die seiner hohen Beanlagung als Arzt und Lehrer am besten entsprach. In gleicher Weise waren seine Vorless. über Hygiene anregend; seine *„Öffentliche Gesundheitspflege"*

(v. Ziemssen's Handb. der spez. Pathol. u. Therapie) fand grossen Anklang; auch war er ein Mitherausgeber der „Med.-chir. Monatshefte" (1863). 1866 entfaltete er bei der Behandl. der Verwundeten eine aufopfernde Thätigkeit; 1870 wurde er zum Prof. ord. ernannt. Nach dem Abgange Bamberger's von der Fakultät zu dessen Nachfolger vorgeschlagen, lehnte er aus Bescheidenheit ab. Zu seinen späteren Arbeiten gehört zunächst eine techn.-med., das Schöpfradgebläse, zusammen mit Mayr und Hess konstruiert; darüber erschien von ihm, zusammen mit A. Mayr: *„Das Schöpfradgebläse, angewendet auf Pneumatotherapie"* (Leipzig 1877); dann Arbeiten zur Lehre und Geschichte der Cholera. G. starb 10. Februar 1887.

Geigel, Richard, in Würzburg, geb. 1859, Dr. med. 1882, Privatdozent 1888, ist seit 1898 Prof. e. o. für Balneologie, Hydrotherapie und Massage in Würzburg. Er veröffentlichte: *„Mechanik der Blutversorgung des Gehirns"* — *„Lehrbuch der klin. Untersuchungsmethoden"* (zus. mit Fr. Voit), sowie Arbeiten über Beziehungen zwischen Wärmeregulierung und Kleidung, über Hauttemperatur im Fieber, über das Verhalten der kleinsten Blutgefässe während des Fiebers, über Rückstosserhebung bei Aorteninsuffizienz, alternierende Mitralinsuffizienz, Eiterungsvorgänge in der Leber, Hautreflexe, künstliche Abänderung der elektrischen Reaktion der menschlichen Nerven, Salzsäurereaktion des Magensaftes bei nervöser Verdauungsstörung.

Geissler, Arthur, zu Dresden, geb. zu Gränitz im sächs. Erzgebirge 16. August 1832, studierte in Leipzig, wurde 1855 mit der Diss.: *„De coecitate crepuscular?"* (enthält den ophthalmol. Befund bei der später als Retinitis pigmentosa bezeichneten Affektion) Doktor. war von 1855 bis 75 prakt. Arzt in der sächs. Fabrikstadt Meerane, ist seit 1876 ärztl. Hilfsarbeiter am königl. sächs. statist. Bureau, seit 1887 mit dem Dienstprädikat Med.-Rat. Litterar. Arbeiten: *„Die Verletzungen des Auges"* (Leipz. 1864, zusammen mit Adolf Zander, der aber bald nach Beginn verstarb) — *„Die Ausbreitung der Diphtherie im Königreich Sachsen"* (Ib. 1880) — *„Die Farbenblindheit, ihre Prüfungsmethode und ihre prakt. Bedeutung"* (Ib. 1882) — *„Die Sterblichkeit und Lebensdauer der sächs. Aerzte"* (Ib. 1887); ausserdem zahlreiche Referate in Schmidt's Jahrbb., sowie einzelne Beiträge in der Vierteljahrsschr. f. öffentl. Gesundheitspflege, der Kuechenmeister'schen Zeitschr., den Zehender'schen Monatsbl. und regelmässige Arbeiten in der Zeitschr. des königl. sächs. stat. Bureaus, med.-stat. Inhalts. Im Jahresberichte des K. sächs. Landes-Mediz.-Kollegiums aufs Jahr 1894 erschien seine Abhandlung: *„Die Morbiditäts- und Mortalitätsverhältnisse der Strafanstalt zu Waldheim"*. Damit waren seine Beiträge zur Medizinalstatistik abgeschlossen. Da der Direktor des Statistischen Bureaus, Prof. Dr. Böhmert, freiwillig aus dieser Stellung ausschied, wurde G. zu dessen Nachfolger ernannt und erhielt im Jahre 1898 den Titel Geheimer Regierungsrat. Als solcher giebt er die Zeitschrift des K. sächs. Bureaus und das Statistische Jahrbuch heraus.

Gendrin, Augustin-Nicolas, zu Paris, 6. Dezember 1796 zu Châteaudun (Eure-et-Loir) geboren, wurde 1821 zu Paris mit der These: *„Sur le traitement de la blennorrhagie"* Doktor. Er war 1828 Berichterstatter der Kommission zur Reorganisation der Ausübung der medizinischen Praxis, nacheinander Arzt des Hôtel-Dieu (1831), des Hôp. Cochin (1832), der Pitié (1836 bis 60) und Agrégé libre der medizinischen Fakultät. Von seinen sehr zahlreichen Arbeiten führen wir nur die hauptsächlichsten an: *„Recherches physiologiques sur la motilité"* (Paris 1822) — *„Recherches historiques sur les épidémies de fièvre jaune qui ont régné à Malaga depuis le commencement de ce siècle"* (1824) — *„Histoire anatomique des inflammations"* (2 voll., 1826, 27; nouv. éd. 1829; deutsche Uebersetzung von Just. Radius in der Biblioth. der ausländ. Litt. für prakt. Mediz., Bd. VIII, IX, Leipzig 1828), mit der er vom Institut einen Monthyon-Preis erhielt — *„Consultation médico-légale sur les circonstances et les causes de la mort violente du prince de Condé etc."* (Transact. médicales 1831).

Mit der Konkurs-These: „*Considérations générales sur l'enseignement et l'étude de la médecine au lit des malades*" (1831) wurde er Medécin des hôpitaux und verfasste weiter eine: „*Monographie du choléra-morbus épidémique de Paris, rédigée spécialement sur les observations cliniques de l'auteur à l'Hôtel-Dieu de Paris*" (1832), mit einem Preise von der Akademie der Medizin gekrönt — „*Traité philosophique de médecine pratique*" (3 voll., 1838 bis 41; deutsche Übers. von KARL NEUBERT, 2 Bde., 1839, 40) — „*Leçons sur les maladies du coeur et des gros artères, faites à l'hôp. de la Pitié . . . 1840 à 41. Rec. et publ. par E. Colson et Dubreuil-Hélion*" (1841, 42; deutsche Übers. von G. KRUPP, Leipzig 1848). Er war Mitredakteur der Revue méd. seit 1824 und redigierte von 1827 bis 30 das „Journal général de médec., chir. et pharm." und von 1830 bis 32 dasselbe u. d. T. „Transactions médicales." Auch übersetzte er aus dem Englischen ABERCROMBIE'S „*Des maladies de l'encéphale et de la moëlle épinière*" (1835). Seit längerer Zeit lebte er als Médecin honoraire der Hospitäler in Zurückgezogenheit als Nestor der Pariser Ärzte und starb Anfang Jan. 1890.

Genth, Adolph,

geb. zu Biebrich 13. April 1813, studierte in Marburg, Heidelberg, Würzburg, promovierte an letzterem Orte 1837, wurde 1838 als Medizinalaccessist in Langenschwalbach angestellt, Seine Hauptthätigkeit widmete er der Fremdenpraxis und der Weiterentwicklung des Kurortes Langenschwalbach u. wohnte bis 1867 ununterbrochen daselbst. Im Interesse desselben erschienen von ihm: „*Die Anämie in ihrer Beziehung zu den Mineralquellen Schwalbachs*" (Wiesbaden 1848), der Artikel „*Schwalbach*" in dem Sammelwerke: „Die Heilquellen Nassaus" (1851) — „*Die Eisenquellen zu Schwalbach*" (1856; 1860; 1866; 1875; ins Engl. u. Französ. übers.) — ausserdem als selbständige Arbeit: „*The mineral waters of Schwalbach*" (1849) und zahlreiche Journalartikel meist geburtsh. Inhalts (Z. f. G.) und Monographien in den Nass. Med. Jahrbb. Er wurde 1866 zum herzogl. Nass. Hofrat, 1869 zum k. Preuss. Geh. Sanitätsrat ernannt, beging zu Anfang 1888 sein 50jähr. Jubil. und starb 29. August 1888 in Wiesbaden.

Genzmer, Alfred,

in Halle a. S., geb. zu Marienwerder in Westpreussen 19. April 1851, studierte in Halle, Königsberg und Leipzig, wurde 1873 in Halle Doktor und war daselbst 6 Jahre Assistent in R. VOLKMANN's Klinik. Er ist seit 1878 Dozent der Chirurgie, seit 1884 Prof. e. o. in Halle und treibt daselbst chirurgische Praxis. Seit 1894 Chefarzt des Diakonissenhauses und Oberarzt der chirurg. Station, korrespondierendes Mitglied der k. k. Ges. der Ärzte zu Wien, Mitgl. der k. Leop. Carol. D. Akad. d. Naturf. Schriften: „*Die Sinneswahrnehmungen des Neugeborenen*" (Halle 1873) — „*Die Hydrocele und ihre Behandlung durch den Schnitt bei antiseptischer Wundbehandlung*" (in VOLKMANN's Samml. klin. Vorträge, 1878) — „*Ueber septisches und aseptisches Wundfieber*" (mit R. VOLKMANN) — „*Lehrbuch der speciellen Chirurgie*" (Teil I, 1884).

Geppert, August Julius,

in Giessen, geb. 7. November 1856 zu Berlin, studierte 1875 bis 77 in Heidelberg, 1877 bis 79 zu Berlin, promovierte 1880, war von 1880 bis 85 Assistent an der 2. med. Klinik zu Berlin, 1886 bis 99 Dozent an

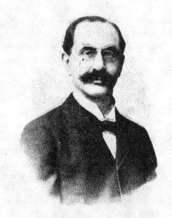

der Universität Bonn, 1893 Prof. e. o. der Pharmakologie und ist seit 1899 ord. Prof. für Pharmakologie an der Universität Giessen. Schriften: „*Ueber die Wirkungen der verdünnten Luft auf den Organismus*" (mit A. FRAENKEL, Berlin 1883) — „*Die Gasanalyse und ihre physiolog. Anwendung*"

(Ib. 1885) — *"Über die Regulation der Athmung"* (mit N. ZUNTZ, 1888) — *"Über das Wesen der Blausäurevergiftung"* (1889) — *"Zur Lehre von den Antisepticis"* (1889) — *"Ueber desinficirende Mittel und Methoden"* (1890) — *"Zur Methodik der Gasanalyse"* (1898) — *"Eine neue Narcosenmethode"* (1899).

Gerber, Paul Henry, in Königsberg i. Pr., daselbst 14. Mai 1863 geb., studierte in Königsberg, Berlin und Wien, hauptsächlich als Schüler von MICHELSON, MIKULICZ u. a., Dr. med. 1888, habilitierte sich 1895 an der Universität zu Königsberg für Rhino-Laryngologie, wirkt selbständig seit 1892 als Spezialarzt zu Königsberg i. Pr. Schriften: *"Spätformen hereditärer Syphilis in den oberen Luftwegen"* (Wien 1894) — *"Die Syphilis der Nase und des Halses"* (Berlin 1895; auch ins Russ. übersetzt) — *"Beziehungen der Nase und ihrer Nebenräume zum übrigen Organismus"* (Ib. 1896). Ferner im Handbuch der Laryngologie und Rhinologie: *"Acute Rhinitis"* — *"Lupus und Tuberkulose der Nase"* — *"Acute infectiöse Phlegmone, Erysipelas, Larynx"*. G. ist Membre titulaire de la société française d'Otologie etc. à Paris und auswärtiges Mitglied der Berliner laryng. Ges.

Gerhardt, Carl Adolf Jakob Christian, geb. zu Speyer 5. Mai 1833,

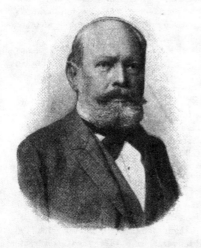

studierte in Würzburg, promovierte 1856, war Assistent bei BAMBERGER und RINECKER in Würzburg und bei GRIESINGER in Tübingen, habilitierte sich 1860 in Würzburg als Privatdozent. 1861 wurde er als innerer Kliniker nach Jena berufen, 1872 in gleicher Eigenschaft nach Würzburg, 1885 als Nachfolger von FRERICHS nach Berlin. An allen drei Universitäten bekleidete G. das Prorektor- oder Rektoramt, in Berlin 1888/89. Schriften: *"Der Kehlkopfscroup"* (Tübingen 1859) — *"Der Stand des Diaphragmas"* (Habilitationsschrift, Ib. 1860) — *"Lehrbuch der Auscultation und Percussion"* (Ib. 1890, 5. Aufl.) — *"Lehrbuch der Kinderkrankheiten"* (Ib. 1898, 5. Aufl.) — *"Kehlkopfsgeschwülste und Bewegungsstörungen der Stimmbänder"* (Wien 1896) — *"Die syphilitischen Erkrankungen des Kehlkopfes und der Luftröhre"* (Ib. 1898). — Mehrere Artikel in seinem Handbuche der Kinderkrankheiten und zahlreiche in medizinischen Zeitschriften.

Gerlach, Vater und Sohn. — Der erstere, Joseph von, zu Mainz 3. April 1820 geb., studierte 1837 bis 41 in Würzburg, München, Berlin, promovierte 1841 in Würzburg mit der Diss.: *"Über das Eiterauge"* (Aschaffenburg), machte hierauf wissenschaftliche Reisen nach Wien, Paris, London, kehrte 1843 in seine Vaterstadt zurück, wo er bis 1850 als Arzt wirkte und neben der prakt. Thätigkeit sich eingehend anat. und mikroskop. Studien zuwandte. Als Produkt derselben veröffentlichte er bereits 1848 sein bekanntes *"Handbuch der allgemeinen und speciellen Gewebelehre"*, sowie mehrere Einzelstudien, Arbeiten, die ihm 1850 einen Ruf als ord. Prof. d. Anat. nach Erlangen verschafften. Hier vertrat er nebenher noch die Physiologie und pathol. Anatomie, erstere bis 1872, wo sie an J. ROSENTHAL, letztere bis 1865, wo sie an ZENKER überging. 1891 trat v. G. in den Ruhestand, feierte sein 50jähriges Doktorjubiläum und starb 17. Dezember 1896. v. G. gehört zu den hervorragendsten Anatomen der 2. Hälfte des 19. Jahrhunderts. Er hat sich um die anat. Untersuchungstechnik ein grosses Verdienst erworben, indem er schon 1847 die Füllung der Kapillaren mit der durchsichtigen Karminammonium-Gelatinmasse ausführte und 1855 den färbenden Methoden auch in der Histologie Eingang verschaffte, wobei er besonders das Anilin verwertete. Ausser dem gen. Handbuch veröffentlichte v. G. noch: „*Der Zottenkrebs und das Osteoïd*" (Mainz 1852) — „*Mikroskopische Studien*" (Erlangen 1852) — „*Die Photographie als Hilfsmittel mikro-*

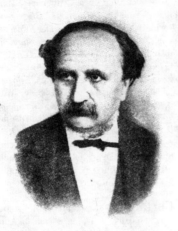

skopischer Forschung" (Leipzig 1863) — „*Das Verhältniss der Nerven zu den willkürlichen Muskeln der Wirbelthiere*" (Ib. 1874) — „*Beiträge zur normalen Anatomie des menschlichen Auges*" (Ib. 1880).

— Der Sohn Leo G., in Erlangen, geb. in Mainz 23. Januar 1851, studirte in Erlangen, Leipzig und Heidelberg, wurde 1873 in Erlangen Doktor, 1874 Assistent seines Vaters, 1876 Privatdozent, 1879 Prosektor, 1882 Prof. e. o. und als Nachfolger seines Vaters 1891 ord. Prof. und Direktor des anat. Instituts. Schriften: „*Über die Nerven des Froschherzens*" (Diss.) — „*Über das Verhalten des indigschwefelsauren Natrons im Knorpelgewebe lebender Thiere*" (Erlangen 1876) — „*Die Entstehungsweise der Doppelmissbildungen bei den höheren Wirbeltieren*" (Stuttg. 1882).

Gerold (eigentlich GERSON), Jacob Hugo, zu Aken an der Elbe, war 3. Aug. 1814 zu Inowrazlaw geb., wurde 1835 in Berlin mit der Diss.: „*De chymificatione artificiosa*" Doktor, liess sich in Aken nieder, wurde 1849 Kreisphysikus in Delitzsch, gab dieses Amt 1852 aber auf und zog wieder nach Aken, woselbst er 29. Juni 1898 starb. Er schrieb: „*Die Lehre vom schwarzen Staar und dessen Heilung*" (Magdeburg 1846) — „*Be- oder empfohlener Studienplan für Mediciner u. s. w.*" (Ib. 1846) — „*Grundlinien zu einem Lichtmesser behufs der Nachbehandlung des grauen Staares u.s.w.*" (Ib. 1848) — „*Die nervöse Augenschwäche und ihre Behandlung u s. w.*" (Halle 1860) — „*Ophthalmologische Studien. Der Lichtmesser für Augenkrankenzimmer u. s. w.*" (Quedlinburg 1862) — „*Ophthalmologisch-klinische Studien. Neue Folge. Zur therapeutischen Würdigung farbiger Diopter*" (Giessen 1867) — „*Dieselben. Dritte Folge. Zur Behandlung der . . . . Netzhaut . . . . durch farbiges Licht*" (Bernburg 1879) — „*Die ophthalmologische Physik und ihre Anwendung auf die Praxis*" (Wien 1869, 70) und mehrere Abhandlungen zur Epizootie.

Gerster, Carl, Sanitätsrat in Braunfels, Kr. Wetzlar, geb. in Regensburg 25. August 1853, bezog 1871 die polytechnische Hochschule in München, absolvirte diese 1876 als Ingenieur für Eisenbahnbau, wurde dann als Assistent bei der geologischen Landesaufnahme Bayerns am Oberbergamt München angestellt und studierte zugleich 1876 bis 80 Naturwissenschaften. 1880 wandte er sich dem Studium der Medizin zu, studierte 1880 bis 82 in München, 1883 in Paris u. London, promovirte 1884 in München nach dem med. Staatsexamen (1878 zum Dr. phil.) und wirkt seit 1893 als Kurarzt (Besitzer und Leiter einer Kurpension) und Fürstlich SOLMS'scher Leibarzt in Braunfels. G. veröffentlichte eine Reihe kleinerer Arbeiten, speziell psychologischer (Psychotherapie, Suggestionismus, Hypnotismus) und hygienischer Art. (Persönliche Gesundheitspflege. 1890 übernahm er die Herausgeberschaft der Monatsschrift „Hygiea", Stuttgart. Litterarisch kämpfte er für Verwissenschaftlichung der Psychotherapie und physikalisch-diaetetischen Therapie und deren Einverleibung in den Heilmittelschatz.

Gersuny, Robert, in Wien, geb. in Teplitz, Böhmen, 1844, studirte in Prag, Dr. med. 1866, war von 1869 bis 72 Operationszögling an der Klinik TH. BILLROTH's und wirkte seit 1882 als Primararzt, seit 1894 auch als Direktor am Rudolfinerhaus in Wien. Er veröffentlichte zahlreiche kleinere Aufsätze über chirurgische Themen, in Zeitschriften zerstreut, bearbeitete die neueren Auflagen von Th. Billroth's „*Die Krankenpflege im Hause und im Hospital*" und schrieb noch „*Arzt und Patient. Winke für Beide*" (3. Aufl. Stuttgart 1899).

Giacomini, Carlo, zu Turin, daselbst 57 J. alt im Juli 1898 verstorben, verfasste die folgenden Schriften: „*Accidenti blennorragici, infiammazione ed ascessi dei follicoli mucipari dell' uretra, della ghiandola del Cowper e della prostata*" (Turin 1869) — „*Sifilide cerebrale, afasia ed amnesia*" (1870) — „*Sopra di un' ampia communicazione tra la vena porta e le vene iliache destre*" (1873) — „*Una microcefala*" (1876) — „*Annotazioni sopra l'anatomia del negro*" (1878) — „*Guida allo studio delle circonvoluzioni cerebrali dell' uomo*" — „*Varietà delle circonvoluzioni cerebrali dell' uomo*" (1881). Er war seit 1873 Mitherausgeber des Jounals „*L'Osservatore*".

Giacosa, Piero, in Turin, geb. 4. Juli 1853 in Ivrea, studierte in Turin hauptsächlich als Schüler von Moleschott und Rovida, wurde 1876 Dr. med., arbeitete in Rom im Laborat. von Cannizaro, 1878 in Strassburg unter Hoppe-Seyler,

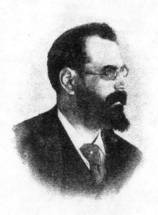

dann in Bern und Erlangen unter Nencki und als Assistent von Leube, war seit 1881 in Turin mit dem Unterricht in der physiol. Chemie u. Arzneimittellehre betraut und ist seit 1895 Prof. ord. der Pharmakol. a.

d. Univ. Turin. G. veröffentlichte mehrere Abhandlungen in Hoppe-Seyler's Zeitschr. f. physiol. Chemie, im J. f. pr. Chemie, in Arch. ital. d. sc. med., Atti dell' acc. d. Sc. d. Torino, Atti e giorn. d. R. acc. d. med. d. Torino, ferner: „*Trattato di mat. med.*" (2. ed. Torino) — „*Le piante medicinali*" (zus. mit Gibelli, Mailand). In Vorbereitung: „*Magistri Salernitani n ndum editi*" (Turin, mit Atlas). G. ist zugleich Prof. d. Künstleranatomie an der Turiner Accad. Albertina di Belle arti.

Gierke, Hans Paul Bernhard, geb. zu Stettin 19. Aug. 1847, promovierte 1872 in Würzburg und ging darauf nach Breslau, wo er im dortigen physiol. Institut eine Arbeit über das Atmungszentrum verfasste. Er begab sich dann nach Würzburg, wurde bei Koelliker Prosektor für vergleichende Anat. und Histologie und bald darauf, auf des letzteren Empfehlung, als Prof. der Anat. an die japan. Universität zu Tokio berufen, wohin er 1876 übersiedelte. Er konnte indessen seine dortige Stellung nicht sehr lange behalten, weil das Klima seine Gesundheit schädigte und kehrte 1881 nach Deutschland zurück, nahm eine Assistentenstelle am physiol. Institut der Breslauer Universität an und wurde 1882 zum Prof. e. o. ernannt. Dauernde Kränklichkeit zwang ihn aber, schon 1883 seine Assistentenstellung aufzugeben; er ging auf $^1/_2$ Jahr nach Neapel, kehrte anscheinend gekräftigt von da zurück, starb jedoch 8. Mai 1886 in einer Nervenheilanstalt zu Schöneberg bei Berlin. Das Hauptgebiet seiner Arbeiten umfasste das Studium des Zentral-Nervensystems. Seine aus Japan mitgebrachten, sehr reichen ethnolog. Sammlungen wurden vom Staate angekauft.

Gies, Friedrich Ludwig Theodor, zu Rostock, geb. zu Hanau 3. Nov. 1845, studierte in Würzburg, Marburg, Tübingen, Berlin, war namentlich Schüler von Koenig, wurde 1870 promoviert, war seit 1880 Privatdozent an der Universität und ist gegenwärtig Prof. e. o. Litterar. Arbeiten: „*Der Flexor digitorum pedis comm. longus und seine Varietäten*" — „*Beitrag zur Makroglossie*" — „*Über die Wirkung parenchymatöser Injectionen von*

Acid. acet. bei Carcinom und dessen Recidiven" — *"Über Myositis chronica"* — *"Experim. Untersuchh. über den Einfluss des Arsens auf den Organismus"* — *"Beiträge zu den Operationen an der Scapula"* — *"Zur Kenntniss der Wirkung der Carbolsäure auf den thier. Organismus"* — *"Gelenksyphilis"* — *"Enchondroma myxomatodes des Schultergelenks"* — *"Zur Genese der freien chondromatösen Gelenkkörper"* — *"Über Heilung von Knorpelwunden"* — *"Zwei operativ behandelte Fälle von Hernia muscularis"*; ferner Jahresberichte über seine chirurg. Poliklinik.

Gietl, Franz Xaver Ritter von, zu Höchstädt an der Donau 27. August 1803 geb., studierte in Landshut, Würzburg und München, promovierte 1827, wurde 1834 zum Leibarzt des damaligen Kronprinzen Maximilian ausersehen und wirkte, abgesehen von dieser Stellung, noch seit 1838 als Professor der medizinischen Klinik in München. Von 1842 bis 51 dirigierte er das städtische Krankenhaus l./I. Seine der Dissertation zunächst folgenden Schriften waren sechs Berichte über die Cholera, zu deren Beobachtung in Böhmen, Mähren und Schlesien v. G. 1831 seitens seiner Regierung ausgesandt war. In den 50er Jahren und 1875 ist er auf diese Erfahrungen publizistisch zurückgekommen. 1865 und 75 veröffentlichte v. G. selbst mehreres über den Typhus, 1849, 1857, 1870 speziell über Behandlung desselben und liess sowohl über diese Krankheit, als besonders auch über Erysipel Abhandlungen von seinen Schülern und Assistenten veröffentlichen (1852, 1862, 1872, 1879, 1880). In einer, München 1870, erschienenen Abhandlung sind die Grundzüge seiner Fieberlehre, 1860 Beobachtungen und statistische Mitteilungen aus der medizinischen Klinik des allgemeinen Krankenhauses publiziert. v. G. starb 19. März 1888 nach langem Siechtum im 85. Lebensjahre. Bis in das höchste Alter als Arzt und Lehrer in voller Thätigkeit, stellte er erst zu Ende des Winter-Semesters 1885/86 wegen eines fortschreitenden Herzleidens seine klin. Vorträge ein. Wenigen Ärzten wurden so zahlreiche und grosse Auszeichnungen wie ihm, dem langjährigen Leibarzte des bayer. Königshauses, zu Teil. So erhielt er an seinem 80. Geburtstage, 1883, u. a. vom Magistrat München das Ehrenbürgerrecht.

Gillespie, James Donaldson, zu Edinburgh, daselbst 1823 geb., studierte u. wurde daselbst 1845 Doktor, war 1869 bis 71 Präsident des Royal College of Surgeons, auch der Royal Med.-Chir. Society daselbst, Consult. Surgeon der Royal Infirmary, bis 1871 Senior Surgeon, Medical Officer des Town Dispensary, Surgeon von Gillespie's und Donaldson's Hospitals, 30 Jahre lang Sekretär der Harveian Society und starb am 7. Dezember 1891. G. war nicht nur ein bedeutender Arzt und Chirurg, sondern auch bekannter Dichter. Er schrieb u. a.: *"Our aged poor, a plea for Gillespie's Hospital"* — *"Epidemic of scarlet fever at Donaldson's Hosp. during autumn and winter 1861"* (Edinb. Med. Journ. 1862) — *"On resection of the wrist-joint"* (Ib. 1870) — *"Medical notes about Shakespeare and his times"* (Ib. 1875) u. s. w.

Gillet de Grandmont, Pierre-Anatole, Augenarzt in Paris, geb. 28. März 1834, Dr. med. 1864, Generalsekretär der Société de méd. prat. seit 1875, Augenarzt der Erziehungshäuser der Ehrenlegion seit 1883, Offizier der Ehrenlegion seit 1890, starb im Juli 1894. Er veröffentlichte: *"Cure radicale des tumeurs et fistules lacrymales"* (1860) — *"De l'examen ophthalmoscopique pour le diagnostic des tumeurs de l'encéphale"* (1861) — *"Pilocarpine dans les affections oculaires"* (1878) — *"Détermination de la sensibilité de la rétine aux impressions lamineuses coloriées"* (1881) — *"Des courants électriques continus appliqués au voisinage de l'oeil"* (1883) — *"Deux formes nouvelles de kératite"* — *Perioptométrie et chromotopsie"* (1888).

Gillis, John F., geb. 1847 auf der Insel Skye, studierte in Edinburg und Aberdeen, Dr. med. Aberd. 1869, war Assistent d. Anat. u. Physiol. in Edinburg, seit 1874 Arzt in Dunedin, Gesundheitsbeamter und Hospitalarzt daselbst, seit 1876 Prof. d. klin. Med. an der Otago-Univ. und starb 5. Juli 1889.

Girou de Buzareingues, François-Louis-Édouard-Adrien, in Paris, als Sohn von Louis-François-Charles G. (1773 bis 1856) geb. 12. Febr. 1805 zu Buzareingues (Aveyron), studierte in Montpellier und Paris und wurde 1832 an letztgenanntem Orte Doktor, lehrte von 1835 bis 38 in der École pratique zu Paris allgemeine Anatomie und wurde als Mitglied des Conseil général für den Kanton Requista, 1852 zum Deputirten in den gesetzgebenden Körper, und 1863 und 69 von neuem gewählt. Ausser zahlreichen kleineren Abhandlungen schrieb er zusammen mit seinem Vater: *„Essai sur le mécanisme des sensations, des idées et des sentiments"* (Paris 1848); ferner *„Note sur l'usage des canules en ivoire ramolli dans le traitement des abcès sinueux ou profonds"* (Gaz. des hôpit. 1859), sowie Aufsätze in der Revue médicale, den Annales des sciences naturelles, der Revue d'agriculture u. s. w. G. starb im Juli 1891.

Gjorgjevitj, Wladom. in Belgrad, geb. daselbst 6. Déz. 1844, studierte in Prag und Wien, wo er 2 Jahre an BILLROTH's Klinik Assistent war, wurde 1869 Dr. med., wirkte 1870/71 im deutschfranzös. Kriege beim Verwundeten-Transport in Mainz, dann als ordinierender Lazarettarzt in Frankfurt a. M., seit 1871 in Belgrad als Operateur und Militärarzt, fungierte im ersten serbisch-türkischen Kriege (1876) als Chefarzt der Timok-Morava-Armee, im 2. Kriege (1877 bis 78) als Chefarzt der ganzen Armee, dann als Sektionschef im Ministerium des Innern für das Sanitätswesen (1879 bis 84), war 8 Jahre lang Leibarzt des Königs Milan und schuf ein systemat. Sanitätswesen in Serbien mit unabhängigem Budget. Auch machte er sich um die Pflege des Turnwesens verdient. Ausser mehreren hundert belletristischen Veröffentlichungen (Romanen, Novellen, Dramen) verfasste G. eine *„Geschichte des serbischen Militärsanitätswesens"* (serbisch 1879, 2 Bde) — *„Die Entwickelung der öffentlichen Gesundheitspflege in Serbien seit dem 12. Jahrh."* (Vortr. Berl. 1883), sowie zahlreiche auf Militärhygiene, Armeemedizinalwesen in Serbien bezügliche Schriften, veranlasste auch die Gründung des „roten Kreuzes" in Serbien, sowie eines serbischen „Archivs für die gesamte Heilkunde" von d. Kgl. serb. Ges. der Ärzte, dessen Redakteur er mehrere Jahre lang war. Eine serbische Übersetzung von BILLROTH's Chir. rührt ebenfalls von G. her.

Glaevecke, Ludwig, in Kiel, geb. 15. Mai 1855 in Rostock i. M., studierte in Rostock, München, Leipzig, Kiel, Dr. med. 1883, war von 1881 bis 83 Assistent auf d. mediz. Univ.-Klinik unter QUINCKE, von 1883 bis 85 Assistent auf der Univ.-Frauenklinik Kiel unter LITZMANN, von 1885 bis 89 1. Assistent an d. Univ.-Frauenklinik unter WERTH. Seit 1889 als Privatdozent habilitiert, seit 1889 zuerst als prakt. Arzt in Kiel, später seit 1891 als Spezialarzt für Gynäkologie in Kiel, jetzt seit 1893 leitender Arzt der gynäkolog. Abteilung am Anschar-Krankenhause zu Kiel und ist seit 1897 Titularprofessor. Er veröffentlichte die Habilitationsschrift: *„Körperliche und psychische Veränderungen im weibl. Körper nach künstl. Verluste der Ovarien einerseits und des Uterus andererseits"* ferner *„Über subkutane Eiseninjectionen"* — *„Über Bildung eines widerstandsfähigen Dammes nach mehrmaliger Dammzerreissung"* — *„Über Impetigo herpetiformis."*

Glénard, Alexandre, in Lyon, geb. 1819. gest. 27. April 1894, war Ehrendirektor der med. und pharmak. Schule in Lyon, Ehrenpräsident des Conseil d'hygiène et de salubrité du Rhône und Verf. zahlreicher Publikationen.

Gluck, Themistokles, zu Berlin, geb. 30. Nov. 1853 zu Jassy in der Moldau, studierte in Berlin (R. VIRCHOW), wurde 1878 promoviert, war 1878 Assist. des städt. Krankenhauses am Friedrichshain, Okt. 1878 bis April 1884 Assistent der Kgl. chir. Universitätsklinik unter v. LANGENBECK und v. BERGMANN, habilitierte sich 18. Juli 1882 als Privatdozent für Chirurgie bei der Berliner Universität und erhielt im Dezember 1883 den Professortitel. G. war 1877 im russ.-türk. Kriege Leiter zweier von der Königin von Rumänien errichteter Baracken, und 1885/86 Chef einer vom Centralkomitee des roten Kreuzes nach Bulgarien (Sofia und Pirot) entsendeten Expedition; seit dem

1. Juli 1890 ist G. dirig. Arzt der chir. Station am Kaiser und Kaiserin Friedrich-Kinderkrankenhause. Wie aus dem Verzeichnis der litterarischen Arbeiten G.'s hervorgeht, haben neben anderen Aufgaben zwei Probleme sein medizinisches Denken beherrscht, die Exstirpation der Organe und die plastische Chirurgie. Experimentell und klinisch ist er unablässig bemüht gewesen, die Gebiete chirurgischen Könnens durch seine Originalarbeiten zu erweitern. Aus einem 125 Nummern umfassenden Schriftenverzeichnis seien die folgenden nur genannt: „*Über Nervennaht und Nervenregeneration*"

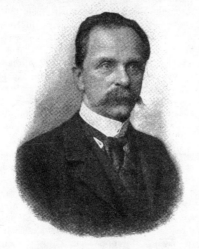

(Von der Berliner med. Fak. preisgekrönt, 1878, VIRCHOW's Archiv) — „*Über Transplantation, Regeneration und entzündliche Neubildung*" — „*Über Muskel- und Sehnenplastik*" (v. LANGENBECK's Archiv, 1881) — „*Über Ersatz von Knochendefecten durch vernickelte Nägel oder Stahlschienen, einheilbare Prothesen*" (Berl. med. Ges. 4. März 1885) — „*Über congenitale Blutcysten der seitlichen Halsgegend*" (D. m. W. 1885) — „*Kriegschirurgische Mittheilung aus Bulgarien*" (Berl. med. Ges. 1885 bis 86) — „*v. Langenbeck's akiurgische Vorlesungen*" (1888) — „*Über Exstirpation von Organen*" (Habilitationsschrift, 1882, v. LANGENBECK's Archiv) — „*Autoplastik, Transplantation, Fremdkörperimplantation*" (Berl. med. Ges., 23. April 1890) — „*Die Technik der Kehlkopfexstirpation bei Carcinom*" (1896) — „*Über Resection und Exstirpation des Larynx*" — „*Die chirurg. Behandlung der malignen Kehlkopfgeschwülste*" (Naturforschervers. Braunschweig 1897) — „*Über Oesophago-Pharyngo- und Laryngoplastik*" (Laryngologische Gesellschaft 1898) — „*Ziele und Probleme der plastischen Chirurgie*" (Kongr. f. inn. Med. 1898) — „*Aus der chirurgischen Abtheilung des Kinder-Krankenhauses*" (Bd. I bis III 1892 bis 97) — „*Über Angiosarcome der Zunge und des Kehlkopfes (geheilt durch Operationen)*" — „*Über Resection und Exstirpation von Organen*" — „*Zur Aetiologie der Geschwülste*". G. gab 1883 zuerst sterilisierbare Metallkästen für Instrumente an, in demselben Jahre emaillierte Kochapparate mit Metalleinsatz zum Sterilisieren der chirurgischen Instrumente. Wie aus H. DAVIDSOHN, 1888 bis 89: „Wie sterilisirt der Arzt seine Instrumente", hervorgeht, hat G. die Kochmethode mit Zusatz von NaOH zuerst klinisch erprobt und empfohlen. „*Ersatz von Knochendefecten durch Knochenverschiebung und Vernagelung (mit der Epiphyse)*" — „*Fall von geheilter Schussverletzung des Herzens (Röntgenbild mit eingeheilter Kugel)*" — „*Über Operationen congenitaler Cysten und Kiemengangsfisteln der seitlichen und medialen Halsgegend*" — „*Die moderne Chirurgie des Circulationsapparates*" — „*Kehlkopfchirurgie und Laryngoplastik*" — „*Neuer Phonationsapparat nach Laryngectomie*" — „*Über Osteomyelitis im kindlichen Alter*" — „*Über otitische Hirnabscesse*" — „*Über Lungenchirurgie*".

Gluge, Gottlieb, zu Brüssel. ist 18. Juni 1812 zu Brakel in Westfalen von jüd. Eltern geboren, studirte von 1831 an in Berlin und wurde 1835 daselbst mit der Diss. „*Observationes nonnullae microscopicae fila (quae primitiva dicunt) in inflammatione spectantes*" (c. tab.) Doktor, nachdem er bereits 1833 eine von der Berliner medizinischen Fakultät gekrönte Preisschrift: „*Die Influenza oder Grippe, nach den Quellen historisch-pathologisch dargestellt*" (Minden 1837) bearbeitet hatte. Er liess sich in Minden als Arzt nieder, begab sich dann aber auf Reisen, war 1836 in Paris und wurde 1838 Professor an der Universität Brüssel. Er gab heraus: „*Anatomisch-mikroskopische Untersuchungen zur allgemeinen und speziellen*

Pathologie" (1. Heft, Minden und Leipzig 1839, 2. Heft, Jena 1841) — *"Abhandlungen zur Physiologie und Pathologie"* (Jena 1841) — *"Atlas der pathologischen Anatomie u. s. w."*, 2 Bände, Jena 1843 bis 50, daraus besonders: *"Pathologische Histologie"* (Jena 1850. engl. Übers. von JOSEPH LEIDY, Philadelphia 1853) — *"La nutrition, ou la vie considérée dans ses rapports avec les aliments etc."* (Bruxelles 1856); zusammen mit J. D'UDEKEM: *"De quelques parasites végétaux développés sur des animaux vivants"* (Bull. de l'Acad. roy. des

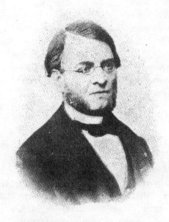

sc. de Belg. 1856); ferner im Bull. de l'Acad. roy. de médec. de Belgique: *"Sur la coagulation du sang après la section du nerf grand sympathique"* (1856) — *"De l'influence des académies sur les progrès de la science"* (1857) — *"Abcès de la rate; guérison"* (1870) und zahlreiche andere kleinere Aufsätze. G. lebte seit 1876 im Ruhestande und starb 22. Dezemb. 1898 in Nizza. Durch den Nachweis der Körnchenkugeln und seine übrigen Arbeiten zur pathol. Histologie hat sich G. ein dauerndes Andenken in der Wissenschaft gesichert.

Godlee, Rickman John, in London, studierte im University College daselbst, wurde Assistant Surgeon am Charing Cross Hosp. und Prosektor von dessen anatomischer Schule, Surgeon des North Eastern Hosp. für Kinder und des Hosp. für Paralyse und Epilepsie am Regent's Park. Er ist zur Zeit Surgeon am University College Hospital und Professor der klin. Chirurgie am University College London, Surgeon des Hospital for Consumption and deseases of the Chest Brompton und Surgeon in ordinary to Her Majesty's Household. Er gab heraus: *"An atlas of human anatomy, illustrating most of the ordinary dissections etc."* (London 1877 bis 78, 20 pl.) und schrieb: *"The nature of the contagium of vaccinia"* (Patholog. Transact. Vol. XXVIII) — *"Cases of intussusception treated by abdominal section"* (Clin. Transact. Vol. XVI) — *"Cases of stretching the facial nerve"* (Ib.) u. s. w. — *"Removal of Cerebral tumor"* (Med. Chir. Trans. 1886) — *"On subdiaphragmatic abscess"* (Internat. Clinics 1894) — *"Lectures on Surgical treatment of Empyeme"* (Lancet 1885) — *"Lectures on Surgical treatment of Pulmonary Cavities"* (Ib. 1887) — *"Abscess of the Liver"* (Brit. Med. Journal 1890) — *"Diseases of the Lungs"* (zus. mit FOWLER 1898).

Godson, Clement, in London, studierte im Bartholom. Hospital in London und in Aberdeen, war nacheinander in geburtshilflichen Stellungen im City of London Lying-in Hosp., im St. Bartholom. Hosp. (1868 bis 73), dann Physician Accoucheur im St. George's Hannover Sq. Dispensary, Physician des Samaritan Free Hosp. für Frauen und Kinder. Er ist zur Zeit Consult. Physician des City of London Lying-in Hosp., Assist. Physic. Accouch. am St. Bartholom. Hosp., Consult. Physic. der St. Paul's Infant Nursery. 1874 wurde er in Aberdeen Doktor. Er schrieb in den St. Bartholom. Hosp. Reports (1869, 1875): *"The hospital midwifery statistics"* — *"The induction of premature labour"*; in den Obstetrical Transactions (Vol. XXIII): *"The treatment of Spasmodic Dysmenorrhoea and Sterility"* — *"Porro's operation"* (Brit. Med. Journal 1884 u. 91) — *"Presidential Addresses on "The Evolution of Obstetrics and Gynaecology"* (Journal of Brit. Gynäcol. Soc. 1895) — *"Antiseptic Midwifery"* (Ib. 1897) — *"On Porro's operation"* und zahlreiche Mitteilungen über geburtshilfliche Gegenstände in verschiedenen medizinischen Journalen. G. war Präsident der British Gynaecological Society von 1895 bis 97, und ist Examinator der Geburtshilfe an der Universität von Durham.

Godwin, C. H. Y., geb. 1838, trat 1860 in den Sanitätsdienst der engl. Armee, war seit 1892 Surgeon-Colonel, diente lange in Indien, wurde 1891 zum Assistant-Professor an der Army Medical School in Netley als Nachfolger von Sir THOMAS LONGMORE ernannt, lehnte aber aus materiellen Gründen diese Stellung ab und ging wieder nach Indien, wo er am 23. Dezember 1894 in Rawul Pindi starb. Er war Verf. verschiedener Veröffentlichungen auf dem Gebiete der Militär-Medizin.

Goeschen, Alexander, zu Berlin, daselbst 12. März 1813 geb., studierte von 1831 an in Göttingen, wurde 1836 daselbst Doktor, machte das Staats-Examen zuerst in Hannover, dann auch in Berlin, praktizierte kurze Zeit in Dardesheim bei Halberstadt, unternahm 1838 eine wissenschaftliche Reise durch Deutschland und Österreich, liess sich in demselben Jahre in Magdeburg nieder und wurde 1843 Medizinal-Assessor honorarius bei dem Provinzial-Medizinal-Kollegium daselbst. Von 1842 an lieferte er eine Anzahl Artikel für das Encyklopädische Wörterbuch der medizin. Wissenschaften, herausgeg. von der Berliner mediz. Fakultät, ferner für C. C. SCHMIDT's Encyklopädie der gesamten Medizin, siedelte 1843 nach Leipzig über und führte bis 1849 die Redaktion von *„Schmidt's Jahrbüchern der in- u. ausländischen gesammten Medicin"* (Bd. XLI bis LXIV), gab 1844 bis auch einen *„Jahresbericht über die Fortschritte der gesammten in- und ausländischen Medicin"* (auch u. d. T.: C. C. SCHMIDT's Encyclopädie der ges. Medicin, 2. Supplement-Band) heraus und schrieb: *„Die Pflege des menschlichen Körpers, eine allgemeine Diätetik für Laien"* (Leipzig 1847). 1848 spielte er in Leipzig eine politische Rolle und auch später gehörte er in politischen Versammlungen durch seine Beredsamkeit und sein festes Auftreten zu den anerkannten Führern. — 1849 siedelte er nach Berlin über und begründete daselbst die „Deutsche Klinik", die er bis zu seinem, 25. März 1875 erfolgten Tode redigierte. Die von ihm 1866 ins Leben gerufenen „Krit. Blätter f. wissenschaftl. u. prakt. Medicin" erschienen nur in zwei Jahrgängen (1866, 67). Unter seinen sehr zahlreich in der Deutschen Klinik enthaltenen Artikeln sind namentlich die (auch separat erschienenen) Biographien von HUFELAND (1863), HOHL, SCHÖNLEIN u. s. w., sowie die Badeskizzen über Achselmannstein (1865) und Vichy (1865) hervorzuheben. Er war einer der gewandtesten medizinischen Publizisten.

Goettisheim, Friedrich Ch., zu Basel, geb. 30. März 1837 zu Wildberg (Württemberg), wurde 1867 Dr. phil., 1870 Dozent für öffentl. Gesundheitspflege an der Universität Basel und schrieb: *„Über Kost- und Logirhäuser, mit bes. Berücksichtigung der sanitär. Verhältnisse menschlicher Wohnungen überhaupt"* (Basel 1867|; 2. Ausg. 1870) — *„Das unterirdische Basel"* (Ib. 1868) — *„Denkschrift über die Einführung einer schweizerischen Krankenversicherung"* (Ib. 1890). Er war auch Mitherausgeber der Vierteljahrsschr. f. öffentl. Gesundheitspflege und starb am 12. Juli 1896 zu Basel.

Götze, Rudolf, in Leipzig, geb. 23. September 1863 in Glauchau i. S., studierte in Würzburg, Berlin u. Leipzig als Schüler von RINGER-Würzburg und P. J. MÖBIUS-Leipzig, promovierte 1892 in Berlin, war von 1890 bis 94 Arzt an der psychiatrischen Universitätsklinik in Würzburg und ist seit 1894 Arzt für Nerven- und psychisch Kranke in Leipzig, Leiter der Poliklinik für Nerven- und psychisch Kranke des Albertzweigvereins Leipzig. Er veröffentlichte: *„Heinrich v. Stein, Schopenhauer u. Richard Wagner"* (1887) — *„Über Bleivergiftung"* (1892) — *„Pathologie und Irrenrecht"* (1896). G. bereitet in Naunhof eine Anstalt für Nervenkranke vor, die nach den Grundsätzen des Dr. P. J. MÖBIUS (s. „Über die Behandlung von Nervenkranken und die Errichtung von Nervenheilstätten" Berlin 1897) eingerichtet und geleitet werden soll.

Goldmann, Edwin Ellen, in Freiburg i. Br. 12. Nov. 1862 in Burghersdorp (Kap-Kolonie, Süd-Afrika) geb., studierte in Breslau, Freiburg, London, im wesentlichen als Schüler von P. KRASKE, Dr. med. 1888; arbeitete nach dem Staatsexamen 6 Monate unter Leitung von Prof. WEIGERT in Frankfurt, trat dann in die chir.

Klinik in Freiburg ein, woselbst er als 1. Assistent bis Juli 1898 arbeitete, habilitierte sich 1891 und wurde 1895 Prof. e. o., 1898 chir. Oberarzt am ev. Diakonissen-Krankenhaus in Freiburg i. Br. Arbeiten: *„Über das Schicksal des Cystin und die Ausscheidung des Cystin"* (Ztschr. f. physiol. Chemie) — *„Über die Ausscheidung des Schwefels"* (Doktor-Arbeit) — *„Über Transplantation nach Thiersch auf offenen Carcinomen"* (Ctrlbl. f. Pathol.) — *„Beitrag zur Lehre von den Extremitätenmissbildungen"* — *„Beitrag zur Lehre vom Catheterismus posterior"* (BRUNS' Beiträge) — *„Regressive Metamorphosen an tuberculösen Riesenzellen"* (Ctrlbl. f. Pathol.) — *„Beitrag zur Lehre von den Neuromen"* (BRUNS' Beiträge) — *„Über das maligne Lymphom"* (Ctrlbl. f. Path.) — *„Über Hypospadie"* — *„Über die Ausbreitungswege maligner Geschwülste"* (BRUNS' Beiträge) — *„Croup u. Diphtherie"* (Monographie mit MIDDELDORP) u. a. m. — G. war eine Zeit lang Referent für Ctbl. f. patholog. Anatomie. Jetzt arbeitet er für die Fortschr. d. Chirurgie und für die Deutsche Chirurgie. Aus der Freiburger chirurg. Klinik sind etwa 65 Doktordissertationen unter G.'s Leitung hervorgegangen.

Goldscheider, Johannes Karl August Eugen Alfred,

in Berlin, geb. in Sommerfeld, Kr. Crossen, 4. August 1858, studierte in Berlin als Zögling des med.-chirurg. Friedrich-Wilhelms-Instituts (jetzt Kaiser Wilhelm-Akademie) u. hauptsächlich als Schüler von DU BOIS-REYMOND, GAD und besonders v. LEYDEN, Dr. med. 1881, war von 1880 bis 81 Unterarzt in der Charité, bis 1889 als Militärarzt bei verschiedenen Truppenteilen. 1889 Stabsarzt an der Kaiser Wilhelm-Akademie, 1890 Assistent an der v. LEYDEN'schen Klinik, seit 1891 habilitiert. 1894 dirig. Arzt am Krankenhause Moabit, erhielt 1895 das Prädikat „Professor" und wurde im September 1898 zum Extraordinarius ernannt. Von 1884 bis 87, wo G. als militär. Assistenzarzt in Berlin stand, arbeitete er bei DU BOIS-REYMOND und GAD. Monographien: *„Specifische Energie der Sinnesnerven"* (1881) — *„Diagnostik der Krankheiten des Nervensystems"* (1893, 2. Aufl. 1897) — *„Über den Schmerz"* (1894) — *„Die Erkrankungen des Rückenmarks und der Med. oblong."*

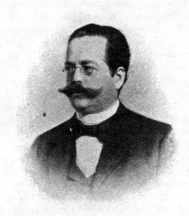

(Mit v. LEYDEN, 1895 bis 97) — *„Gesammelte Abhandlungen (1898 1. Bd. Physiologie der Hautsinnesnerven. 2. Bd. Physiologie des Muskelsinnes)"* — *„Die Bedeutung der Reize für Pathol. und Ther."* (1898) — *„Anleitung zur Übungsbehandlung der Ataxie"* (1899) — *„Normale und pathol. Anatomie der Nervenzellen"* (mit E. FLATAU 1898). Einzelarbeiten: *„Über Poliomyelitis"* — *„Über centrale Sprach-, Lese- und Schreibstörungen"* — *„Untersuchungen über Physiologie und Pathologie des Lesens"* — *„Über die Variationen der Leucocytose"* — *„Klinische und bakteriolog. Mittheilungen über Sepsis puerperalis"* — *„Über Chirurgie der Rückenmarkserkrankungen"* — *„Über die Wirkung des Tetanusgiftes auf das Nervensystem"* — *„Über Haematomyelie"* (mit E. FLATAU) — *„Pathologie der Neurome"* — *„Über Bewegungstherapie"*. G. ist seit 1894 Redakteur der Fortschritte der Medizin (mit EBERTH), seit 1898 Redakteur der Zeitsch. f. physik. u. diät. Ther. (mit v. LEYDEN).

Goldzieher, Wilhelm,

zu Kitsee (Ungarn) 1. Januar 1849 geb., studierte in Wien und Heidelberg. Seine erste Arbeit (*„Zur Kenntniss des Elektrotonus"* PFLÜGER's Archiv, 1870) machte er unter der Anleitung HELMHOLTZ's. In Wien December 1871 promovirt, widmete er sich der Ophthalmologie, war bis Ende 1873 Assistent O. BECKER's in Heidelberg, machte eine grössere Studienreise, liess sich in Budapest als Augenarzt nieder

(1875) und habilitierte sich daselbst 1878. In diese Epoche fällt eine Monographie G.'s „*Die Geschwülste des Sehnerven*" (GRAEFE's Archiv 1873), ferner „*Die Implantationen in die vordere Augenkammer*", wodurch diese Methode in die allgemeine Pathologie eingeführt und die Genesis der Iriscysten endgiltig festgestellt wurde. Weitere zahlreiche klinische Arbeiten finden sich in den augenärztlichen Fachschriften, besonders zu erwähnen eine Theorie des Glaucoms, die Verknöcherungen des Bulbus u. s. w. 1881 erschien sein Buch „*Therapie der Augenkrankheiten*" (Stuttgart). 1883 wurde er zum Primararzte der Augenabteilung des Roten Kreuz-Vereins ernannt, und gründete mit anderen Fachgenossen die Budapester Allgemeine Poliklinik, die seitdem zu den grössten Krankenanstalten der ungarischen Hauptstadt zählt und ein eigenes Krankenhaus besitzt. 1895 wurde G. zum Professor der Augenheilkunde an der Budapester kgl. Universität ernannt und erhielt auch bald darauf die Augenabteilung im Allgemeinen Krankenhause zu St. Johann. Von den Arbeiten der letzten Jahre sind hervorzuheben: ein Lehrbuch der Augenheilkunde in ungarischer Sprache (das einzige bisher existierende), „*die Physiologie der Thränensecretion*" (Archiv f. Augenheilkunde 1894), in welcher bewiesen wird, dass nicht der Trigeminus, sondern der facialis der sekretorische Nerv der Thränendrüse ist; „*die Hutchinsonsche Degeneration des Augenhintergrundes*" (1897); ferner die zweite Auflage seiner „*Therapie der Augenkrankheiten*" (Leipzig 1899).

Goldschmidt, Julius, geb. zu Mainz 12. Februar 1843, besuchte die Universitäten Würzburg und Giessen und legte auf letzterer sein Staatsexamen ab. (Mai 1886). Seine Doktordissertation behandelte einen Fall von Rotz beim Menschen. In demselben Jahre begleitete er einen Kranken nach Madeira, wo er sich niederliess und beinahe 30 Jahre ärztlich thätig war. Als dauerndes Denkmal seiner Thätigkeit begründete er 1883 aus eigenen Mitteln zu Funchal, Hauptstadt der Insel, ein internationales Seemanns-Hospital, das in stetiger Vergrösserung begriffen ist und Seeleuten aller Nationen die grössten Dienste leistet. Seit 4 Jahren ist er als Arzt in Paris ansässig. Er ist Lauréat de l'Académie de Médecine und Ritter der Ehrenlegion etc. Eine auf Madeira aus dem Beginn des 16. Jahrhunderts stammende Leproserie gab ihm Anlass zu eingehenden Leprastudien, deren Resultat er in vielfältigen Veröffentlichungen festgelegt hat. Die wichtigsten sind: „*Die Lepra auf Madeira*" (Leipzig 1891) — „*Erste Behandlung der Lepra durch Tuberculin*" (D. med. W. 1891) — „*Behandlung und Heilung der Lepra tuberosa mit Europhen*" (Therap. Mtsh. 1893) — „*Zur Aetiologie und Prophylaxis der Lepra*" (Berl. kl. W. 1894). Seit 1894 präkonisierte er die Berufung eines internationalen Leprakongresses, dem er sein zu erreichendes Ziel genau vorschreibt und der als erste Leprakonferenz in Berlin 1897 ins Leben trat. „*Le Lèpre, Observations et expériences personelles*" (Société d'éditions scientifiques Paris 1894) — „*Sur le curabilité de le lépre*" (Bull. méd. IX). 1891 veröffentlichte er in der Berl. med. Wochenschr. seine ersten Beobachtungen über Immunität gegen Influenza durch Vaccination und in dem darauffolgenden Jahre in derselben Zeitschrift 2 grössere statistische Arbeiten über denselben Gegenstand, die sich auf die Veröffentlichungen des deutschen u. französischen Generalstabs stützten. Von seinen klimatologischen Arbeiten führen wir an: „*Madeire, étudiée comme station d'hiver et d'été*" (2. éd. Paris 1884) — „*Madeira und seine Bedeutung als Heilungsort*" (unter Mitarbeit von MITTERMAIER, 2. Aufl. Leipzig 1885, mit einer ersten Statistik über Heilung der Lungenphthise).

Goldstein, Ludwig, in Aachen, geb. 23. Dezember 1848 zu Halle in Westfalen, studierte in Göttingen, Berlin, Würzburg von 1868 bis 72, Dr. med. 1871 in Würzburg, war in Würzburg 1870 und 71 Assistent im physiologischen Laboratorium des Prof. Dr. A. FICK. Nach der Rückkehr aus Berlin arbeitete G. in Würzburg noch mehrere Jahre im physiol. Laboratorium. Als Arzt und Nervenarzt in Aachen wirkt er seit 1874. Er veröffentlichte noch als Student die Abhandlung „*Über Wärmedyspnoe*" (Verh. der phys.-med. Ges. zu Würzburg N. F.

II. Bd. 1870) ferner: „*Beiträge zur Lehre von der Glycogenbildung in der Leber*" (Arbeiten aus dem phys. Lab. zu Würzburg 1879), zahlreiche Artikel im Centralbl. f. Nervenheilkunde, Psychiatrie etc. herausgegeben v. ERLENMEYER, u. a. „*Beiträge zur Pathologie u. Chirurgie des Grosshirns*" (1888), ferner für die SCHMIDT'schen Jahrbücher seit 1874 u. d. T.: „*Beiträge zur Physiologie, Pathologie u. Chirurgie des Grosshirns*" fortlaufende Referate mit neuen Originalfällen. Für ZÜLZER's klinisches Handbuch der Harn- und Sexualorgane (1894) schrieb G. die Artikel: „*Krankheiten der Nebennieren*" — „*Functionelle Albuminurien*" — „*Haëmaturie u. Haemoglobinurie*". In dem Sammelwerk „*Aachen als Kurort*" schrieb G. die Nervenkrankheiten (auch als Monographie erschienen u. d. T.: „*Die Krankheiten des Nervensystems und ihre Behandlung an den Aachener Bädern*" Aachen 1899), in der dritten Auflage von EULENBURG's Realencyklopädie: Artikel „*Gehirnsyphilis*", endlich die populäre Broschüre: „*Kaltes Wasser u. Gesundheit*" (Aachen 1892).

Golgi, Camillo, geb. 7. Juli 1844 zu Corteno, vollendete seine Studien 1865 in Pavia, wurde 1875 daselbst Prof. e. o. und noch in demselben Jahre Prof. ord. der Anatomie in Siena. 1876 ging er als Prof. der Histologie nach Pavia, wo er seit 1881 Prof. der allg. Pathol. ist. G. veröffentlichte in der Rivista clin. di Bologna (1870 bis 74) verschiedene Arbeiten über die Veränderungen der Lymphgefässe des Gehirns, feinere Anat. der Centralnervenorgane, Veränderungen des Knochenmarks bei den Pocken; auch in der Riv. spec. di freniatria erschienen verschiedene Abhandlungen von G., der noch folgende Monographien publizierte: „*Sulla fina struttura dei bulbi olfattorii*" (1875) — „*Sulla trasfusione del sangue nel peritoneo*" (1881) — „*Studii sulla fina anatomia degli organi centrali del sistema nervoso*" (preisgekr. 1883).

Goltdammer, Eduard, zu Berlin, daselbst 10. April 1842 geb., studierte von 1860 bis 65 in Berlin und Heidelberg, dann in Wien, Paris und England. Promoviert zu Berlin 1865, war er Assistenzarzt im Krankenhause Bethanien daselbst 1866 bis 69, seit 1873 dirigierender Arzt der inneren Abteilung desselben und starb 18. April 1891. Litterarische Arbeiten: „*Bericht über die Resultate der Kaltwasserbehandlung des Ileotyphus im Krankenhause Bethanien in Berlin*" (Archiv für klin. Med., 1877) — „*Ueber Darmblutungen bei Ileotyphus und ihr Verhältniss zur Kaltwasserbehandlung*" (Berliner klin. Wochenschr., 1877) — „*Ein Beitrag zur Lehre von der Spinalapoplexie*" (VIRCHOW's Archiv, Bd. LXVI) — „*Zur inneren Anwendung der Salicylsäure*" (Berliner klin. Wochenschr., 1876) — „*Ueber einige Fälle von subacuter Spinalparalyse*" (Ib.) — „*Casuistische Mittheilungen zur Pathologie der Grosshirnrinde*" (Ib. 1879) — „*Ueber die Punction von Pleura-Ergüssen*" (Ib. 1880) — „*Zur Aspiration pleuritischer Ergüsse*" (Ib. 1881) — „*Ueber die Kost- und Logishäuser für die ärmeren Volksclassen*" (EULENBERG's Vierteljahrschr. für gerichtliche Medizin, 1878) — „*Zur medicinischen Klimatologie von Aegypten*" (Deutsche med. Wochenschr., 1881) — „*Krankenhäuser*" (Artikel in dem Handb. des öffentl. Gesundheitswesens von EULENBERG, Bd. II, 1882).

Goltz, Friedrich Leopold, in Posen 14. August 1834 geb., machte seine Studien zu Königsberg in Preussen, wo

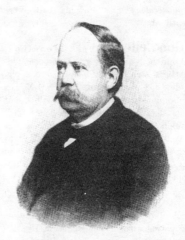

er besonders HELMHOLTZ als Physiologen hörte und wirkte zunächst während der Sechsziger-Jahre an der Anatomie in

Königsberg als Prosektor, nachdem er einige Zeit Assistent an der chirurgischen Klinik gewesen war, 1870 wurde er als Professor der Physiologie nach Halle a. S., 1872 nach Strassburg für das nämliche Fach berufen. Neben seinen Arbeiten aus der Königsberger Zeit, vornehmlich die Herzfunktion, den Venentonus und ähnliche Themata betreffend, hat G. später in PFLÜGER's Archiv ganz besonders fruchtbar die Physiologie der Nervenzentren behandelt. Als Monographien sind hervorzuheben: *„Beiträge zur Lehre von den Functionen der Nervencentren des Frosches"* (Berlin 1869) — *„Gesammelte Abhandlungen über die Verrichtungen des Grosshirns"* (Bonn 1881). Erwähnt sei noch seine Arbeit über die *„Beziehungen des Ohrlabyrinths zur Erhaltung des Gleichgewichts."*

Goodell, William, geb. 17. Oktober 1829 auf Malta, praktizierte nach Beendigung seiner medizinischen Studien (1854 am Jefferson College) bis 1861 in Konstantinopel und siedelte dann nach West Chester, Pa., 1865 nach Philadelphia über, wo er seitdem, vorzugsweise als Gynäkologe und Geburtshelfer beschäftigt, lebte und 17. Oktober 1894 starb. Ausser zahlreichen, die genannten Gebiete betreffenden Journal-Artikeln in verschiedenen amerikanischen Zeitschriften und einigen kleineren Gelegenheitsschriften hat er *„Lessons in gynaecology"* (Philadelphia 1879) veröffentlicht.

Goodfellow, Stephen Jennings, in London, geb. 1809 zu Falmouth, beschäftigte sich frühzeitig mit Mikroskopie, wurde 1832 Member des R. C. S., M. Dr. der London University, Arzt verschiedener Hospitäler, Dozent bei verschiedenen med. Schulen, 1847 Member, 1851 Fellow des R. C. P. und starb 19. Juli 1895. Er war auch ein bedeutender Naturforscher und hat sich um die Verbreitung der Mikroskopie in England verdient gemacht.

Goodhart, James Frederic, zu London, studierte im Guy's Hosp. in London, war pathologischer Assistent am HUNTERschen Museum und als solcher an der Bearbeitung der 2. edit. des Museums-Kataloges (1882) beteiligt, ferner Registrar im Guy's Hosp., wurde 1873 in Aberdeen Dr. med., war Physician und Dozent der Pathologie am Guy's Hosp. und Physician am Evelina Hosp. for Children. Gegenwärtig ist G. L. L. D. Hon. of Aberdeen, Consulting Physician am Guy's und am Evelina Hosp. Er schrieb *„Common Neuroses"* (2. edit. 1894) — *„Diseases of Children"* (6. edit. 1899.) — *„Acute and Chronic Bright's-disease"* (Keatings Cyclopaedia). — Die Abschnitte Asthma und Influenza für Allbutt's System of Medicine und in den Guy's Hosp. Reports: *„Thermometric observations in clinical medicine"* (1896) — *„Erysipelas of the kidney"* (1873) — *„On the presence of bacteria in the blood and inflammatory products of septic fever"* (1875) — *„On cancer"* (1875) — *„Meningeal haemorrhage"* — *„Empyema"* (1876 bis 77) — *„Diastolic bruits at apex of heart"* (1878) — *„Acute dilatation of heart in scarlatinal dropsy"* (1879) — *„Etiology of scarlatina in surgical cases"* (1879) — *„Rheumatism in childhood"* (1881); ferner im Edinb. Med. Journal (1871 bis 72): *„On artificial tuberculosis etc."*; bearbeitete die Artikel „Spleen", „Supra-renal capsules" und „Liver" für den von der New Sydenham Society herausgegebenen „Atlas of Pathol." (1879 bis 81); ausserdem: *„The treatment of acute chorea by massage and the free administration of nourishment"* (1882) — *„Anaemia as a cause of heart disease"* (Lancet 1880) — *„Sporadic cretinism and myxoedema"* (Med. Times and Gaz. 1880).

Gordon, Samuel, zu Dublin, geb. 19. Jan. 1816 zu Spring Gardens, Clonmel, co. Waterford, studierte in Dublin, war namentlich Schüler von CORRIGAN und RICH. CARMICHAEL, wurde 1843 approbiert, 1845 Fellow des R. C. S. Er gab die letzte Auflage von CARMICHAEL's Werk über Syphilis heraus und praktizierte anfänglich als Surgeon, später als Physic., wurde Fellow des R. C. P. 1860, war 1880, 81, 82 Präsident desselben, ferner Dozent an den med. Schulen von Cecilia-Street, Steevens' Hosp., Carmichael, Präsident des Carmich. Med. Coll. Auch vertrat er WILL. STOKES während seiner letzten Krankheit, war Präsident der Pathol. Soc., Physic. am King's Hosp. und Consult. Phys. am Coombe Hosp. Er war viele Jahre Herausgeber der Kublin Hosp. Gaz., bis zu deren Eingehen, für die er zahlreiche Artikel schrieb; auch im Dublin Journ. of. Med. Sc. sind von ihm einige Aufsätze, z. B.: *"On the treatment of certain forms of pneumonia by large and repeated doses of quinine"* — *"On fevers and their complications"* enthalten. G. starb 29. April 1898.

Gori, Marinus Willem Clement, 7. September 1834 in Amsterdam geb., studierte an der militärärztlichen Schule in Utrecht, wurde 1855 Militärarzt und 1869 in Utrecht Dr. med. (Diss: *"Eene bydrage voor nieuwere hospitaal-hygiëne"*). Nach Quittierung des Militärdienstes etablierte er sich in Amsterdam als Augenarzt, war seit 1875 Lektor in der Militärmedizin und Chirurgie an der Universität und starb 26. Dezember 1890. Er schrieb hauptsächlich: *"Onze Kazernen"* — *"De voeding van den soldaat"* — *"Het leven van den soldaat"* — *"Des hôpitaux, tentes et baraques"* — *"La chirurgie militaire et les sociétés de secours à l'exposition universele de Vienne"* (1873) — *"De militaire chirurgie, de legerverpleging, de militaire en vrywillige gezondheidsdienst op de internat. tentoonstellingen te Philadelphia en te Brussel in 1876"* — *"De militaire chirurgie en de geneeskundige dienst te velde"* — *"Het vervoer van zieken en gewonden"* — *"De militaire geneeskundige organisatie en de geneeskundige dienst te velde bij het Engelsche leger. Parallellen en critieken"*.

Gottlieb, Rudolf, in Heidelberg, geb. zu Wien 1. September 1864 und daselbst ausgebildet, insbesondere als Schüler von Nothnagel (Vol. Ass. an dessen Klinik) und des Chemikers E. Ludwig, Dr. med. 1887, war 1889 und 90 in den pharmakologischen Instituten zu Strassburg i. E. (Schmiedeberg) und Marburg (H. Meyer) thätig, seit Ende 1890 Assistent des neubegründeten pharmakologischen Instituts zu Heidelberg (unter v. Schroeder), seit 1892 Privatdozent und ist seit 1898 als Nachfolger v. Schroeder's Prof. e. o. der Pharmakologie und Direktor des pharmakol. Instituts zu Heidelberg. Er veröffentlichte eine Reihe von Abhandlungen in dem Arch. f. experiment. Pathol. und Pharmakol., der Ztschr. f. physiol. Chemie etc. etc.

Gottschalk, Sigmund, in Berlin, geb. zu Königsfeld (Rheinprovinz) 21. Oktober 1860, studierte in Tübingen, Würzburg, Berlin, promovierte 1883, 1884 approbiert, als Gynäkologe ausgebildet an der k. Univ.-Frauenklinik in Berlin unter Carl Schröder und an der Privat-Frauenklinik von L. Landau in Berlin, wirkt seit 1888 als selbständiger Gynäkologe in Berlin, Inhaber einer Privat-Frauenklinik von 20 Betten und ist seit 1899 als Dozent an der Univ. habilitiert. G. veröffentlichte zahlreiche Arbeiten auf dem Gebiete der Gynäkologie u. Geburtshilfe, die grösseren meist im A. f. Gyn. Einzeln: *"Über die Atrophia uteri"* (in Volkmann's Samml. kl. Vort. N. F. Nr. 49) — *"Über intrauterine Diagnostik und Therapie im Allgemeinen"* B. K. 1895) — *"Über den Einfluss des Wochenbetts a. cystische Eierstockgeschwülste"* (Volkm. Samml. N. F. No. 207). Hervorzuheben sind die grundlegenden Arbeiten: *"Über die von den Placentarzotten ausgehenden bösartigen Geschwülste"*, ferner Arbeiten zur *"Entwicklungsgeschichte der menschlichen Placenta"* (im A. f. Gyn.) — *"Zur Lehre von der Eklampsie"* (Verh. des VI. Kongr. d. d. Ges. f. Gyn.) — *"Zur Histogenese und Aetiologie der Uterusmyome"* — *"Über die vaginale Unterbindung der Vas. uterina bei Uterusmyomen"* u. a. m.

Gottstein, Jacob, zu Lissa 7. November 1832 geb. und in Breslau speziell unter Frerichs und Middeldorpf ausgebildet, 1856 promoviert, wirkte seit 1864 in Breslau als Spezialarzt für Hals- und Kehlkopfkrankheiten, seit 1867 auch für Ohrenkrankheiten, habilitierte sich 1872, erhielt 1890 den Professortitel und starb 10. Januar 1895. Schriften: *"Ueber den feineren Bau der Gehörschnecke bei Menschen und Säugethieren"* — *"Nasenkrankheiten"* und *"Die Krankheiten des Kehlkopfes und der Luftröhre"* (oft aufgelegt und in mehrere fremde Sprachen übersetzt).

Gottstein, Adolf, in Berlin, geb. zu Breslau 2. November 1857, studierte in Breslau, Strassburg, Leipzig, Dr. med. 1881, war Assistenzarzt von Buchwald in Breslau am städt. Krankenhaus 1881 bis 83 und ist seit 1884 in Berlin. Er veröffentlichte: *"Epidemiologische Studien über Diphtherie und Scharlach"* (Berlin 1895) —

"Allgemeine Epidemiologie" (Leipzig 1897), sowie zahlreiche kleinere Arbeiten bakteriologischen, statistischen und epidemiologischen Inhalts.

Gould, Alfred Pearce, in London, studierte im University College daselbst, war später in verschiedenen Stellungen am Univ. College Hosp. und Westminster Hosp. thätig, ist seit 1877 Fellow des R. C. S. und zur Zeit Surgeon am Middlesex Hosp. u. s. w. Er schrieb: "On the rapid mode of cure of external aneurism by means of the elastic bandage, with a table of 72 cases" (London 1882), und in verschiedenen Zeitschriften, wie der Lancet (1877, 78, 80): "Why is organic stricture most common in the bulbous portion of the urethra?" — "Cure of external aneurism by Esmarch's elastic bandage" — "On the radical cure of varicocele by the galvanic écraseur"; in den Clinical Soc. Transact. (1877, 78, 81, 82): "Case of spina bifida cured by injection of iodine" — "Amputation of hipjoint: use of Davy's lever"; dazu Mitteilungen in den Pathol. Transact. (Vol. 27, 28, 32, 33) und Med. Soc. Transact. (Vol. 5, 6) ferner: "The Elements of Surgical Diagnosis" (3. edit. 1888)· — "The Evolution of Surgery", sowie Beiträge zu mehreren encyklopäd. Werken der Chirurgie.

Gowers, Sir William Richard, in London, Fellow R. College Physicians of London, Fellow Royal Society, Hon. Fell. R. Coll. Phys. of Ireland, Hon. Member Soc. Méd. Russe, Nederland. Soc. Psychiatrie etc., American Neurolog. Assoc. etc., studierte im University College, wurde 1870 in London Doktor, früher Assist. Professor der klinischen Medizin am University College, Physician an dessen Hospital und ist zur Zeit Physician am Nat. Hosp. für Epilepsie und Paralyse. Er gab heraus: "A manual and atlas of medical ophthalmoscopy" (London 1879; 3. edit. 1894) — "The diagnosis of diseases of spinal cord.; etc." (Ib. 1880; 3. edit. 1883; ins Französische und Russische übersetzt) — "Epilepsy and other convulsive diseases; their causes etc." (Ib. 1881; ins Französische übersetzt). Ausserdem schrieb er: "Manual of diseases of the nervous system" (Vol. I. 3. ed. 1899, Vol. II. 2. ed. 1894; ins Ital., Deutsche u. Spanische übers.) — "Syphilitic diseases of the nervous system" (1890), Art. "Leucocythaemia" und "Diseases of the walls of the heard" (in REYNOLD's System of Medicine) — "Epilepsy" und "Paralysis agitans" (für CLIFFORD ALLBUTT's System of Medicine).

Graefe, Albrecht von, Prof. der Augenheilkunde an der Universität Berlin, geb. 22. Mai 1828 in Berlin als Sohn des berühmten Chirurgen Carl Ferdinand von G. (1787 bis 1840), begann 1843 das Studium in seiner Vaterstadt. 1847 promoviert, erhielt er in der Staatsprüfung das Zeugnis "vorzüglich gut" und begab sich im Herbst 1848 nach Prag, wo er, angeregt von FERDINAND ARLT, der Augenheilkunde vorzugsweise sich zuwendete. Er besuchte in den beiden folgenden Jahren die Kliniken von SICHEL und DESMARRES in Paris, hierauf diejenigen von JAEGER, Vater und Sohn in Wien, trat in London zu W. BOWMAN und G. CRITCHETT in nähere Beziehungen und lernte hier auch DONDERS aus Utrecht kennen, der ihn in verschiedenen Richtungen anregte. 1850 kehrte v. G. nach Berlin zurück, begann seine Thätigkeit als Augenarzt und fand sowohl beim Publikum, wie in ärztlichen Kreisen überraschend schnell Anerkennung. In diese Zeit fällt die epochemachende Entdeckung des Augenspiegels durch HELMHOLTZ, welchen G. mit den dankbaren Worten: "HELMHOLTZ hat uns eine neue Welt erschlossen" als erster in die praktische Augenheilkunde einführte. 1852 erfolgte seine Habilitation als Privatdozent mit der Abhandlung: "Über die Wirkung der Augenmuskeln". Kurz darauf machte ein von ihm in der Berliner Gesellschaft für wissenschaftliche Medizin gehaltener Vortrag über die Schieloperation gerechtes Aufsehen; es gelang ihm, das bestehende Misstrauen gegen diese Operation zu beseitigen. 1854 gründete er das "Archiv für Ophthalmologie", dessen erster Band fast nur seine eigenen Arbeiten: "Beiträge zur Physiologie und Pathologie der schiefen Augenmuskeln" — "Über Doppelsehen nach Schieloperationen und Incongruenz der Netzhäute" und „*Ueber die diphtherische Conjunctivitis und die Anwendung des Causticum bei acuten Entzündungen*" enthält. Sehr bald traten der Redaktion ARLT und DONDERS bei. In das Gebiet der Amblyopien brachte G. durch die genaue methodische Untersuchung des Gesichtsfeldes grössere Klarheit. Auch widmete er nicht einseitig alle seine Kräfte der Augenheilkunde, er verfolgte die Fortschritte auf den übrigen Gebieten der Medizin mit dem regsten Interesse. Er war, wie HORSTMANN in der älteren Quelle mit Recht hervorhebt, der erste, der den Nachweis lieferte, dass die Schwachsichtigkeiten und Erblindungen infolge von Gehirnleiden, welche man früher als Lähmung d. Sehnerven aufgefasst hatte, grösstenteils auf einer Neuritis optica beruhten; auch stellte er die Beziehungen zwischen Hirntumoren und der sogenannten Stauungspapille klar. Ein glänzender Beweis für seinen diagnostischen Scharfblick war das Erkennen der Embolie der Arteria centralis retinae, welche eine plötzlich auftretende einseitige Erblindung veranlasst. Unsterblich sind die Verdienste, welche er sich auf dem Gebiete der glaukomatösen Erkrankungen erworben hat. Die durch ihn geschaffene Möglichkeit, durch die Iridektomie eine grosse Anzahl zum sicheren Untergang verurteilter Augen zu erhalten, ist eine der ganzen Menschheit erwiesene Wohlthat. Die jetzt fast allgemein übliche Methode der Staaroperation, die modifizierte Linear-Extraktion, wodurch die Verluste, welche früher etwa 10% betrugen, auf 2 bis 3% herabgemindert wurden, verdanken wir ihm ebenfalls. Der Ruf v. G.'s, welcher 1857 zum e. o. und 1866 zum ord. Professor ernannt wurde, hatte sich immer weiter verbreitet, Augenleidende aus den fernsten Ländern suchten bei ihm Rat und Hilfe. Ärzte kamen selbst über den Ozean her, um sich durch ihn in das Gebiet der Ophthalmologie einführen zu lassen. Nicht nur der gediegene wissenschaftliche Inhalt seiner Rede, auch die Form und Art und Weise seines Vortrages fesselten seine Hörer, welche nur zum geringsten Teil ans Studenten, zum grössten aus Ärzten bestanden, welche spezialistisch sich auszubilden die Absicht hatten. Leider war der Körper v. G.'s nicht den ihm zugemuteten Anstrengungen gewachsen. Zu einer früher überstandenen Hämoptoe gesellten sich öftere Anfälle von Pleuritis; an einem derselben erkrankte er 1861 in Baden-Baden; an ihn schloss sich ein jahrelanges Leiden an, dem v. G., der sich trotzdem keine Ruhe gönnte, 20. Juli 1870 unterlag. 22. Mai 1882 wurde in Berlin sein Denkmal enthüllt, wobei C. SCHWEIGGER die Rede hielt. Mit v. G. beginnt die neuere Periode der Augenheilkunde; d. grösste Teil der z. T. noch lebenden späteren Ophthalmologen entstammt seiner Schule.

Graefe, Alfred Karl, zu Halle, Vetter von ALBRECHT VON G., 23. November 1830 zu Martinskirchen bei Mühlberg a. d. E. geb., besuchte von 1850 an die Universitäten Halle, Heidelberg, Würzburg, Leipzig, Prag, wurde 1854 in Halle Doktor mit der Diss.: „*De canaliculorum lacrymalium natura*", war 1855 bis 58 Assistent bei ALBRECHT VON GRAEFE, bei welchem er fast ausschliesslich seine ophthalmolog. Studien machte. Indessen war er während dieser Periode auch eine Zeit lang in Paris, um bei SICHEL und DESMARRES zu arbeiten. 1858 habilitierte er sich in Halle als Privatdozent, gründete gleichzeitig eine Klinik für Augenkranke, die anfänglich einen rein privaten Charakter hatte, indessen für Lehrzwecke zu dienen bestimmt war und später vom Staate subventioniert wurde, bis 1864 die neu errichtete Universitäts-Augenklinik ihre Thätigkeit beginnen konnte. Zu derselben Zeit hatte er seine erste Schrift: „*Klinische Analyse der*

Motilitätsstörungen des Auges" (Berlin 1858) herausgegeben. Er wurde 1864 zum Prof. e. o., 1873 zum ord. sowie zum Direktor der ophthalmiatr. Klinik und später zum Geh. Med.-Rat ernannt und gab 1874 bis 80 zusammen mit SAEMISCH das grosse Sammelwerk: *"Handbuch der gesammten Augenheilkunde"* heraus, in welchem er selbst die Bearbeitung der Bewegungsstörungen des Auges übernommen hatte, ausserdem zahlreiche ophthalmolog. Abhandlungen in verschiedenen Zeitschriften, besonders in v. GRAEFE's Archiv für Ophthalmologie

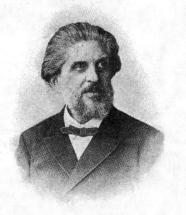

und in ZEHENDER's klin. Monatsblättern; von denselben seien erwähnt: *"Über Ischaemia retinae"* — *"Über das Binocularsehen bei Schielenden"* — *"Über Cysticercus-Extraction aus den tiefsten Theilen des Auges, mit Construction eines Localisations-Ophthalmoskops"* — *"Über Wundbehandlung bei Augenoperationen"* — *"Über Extraction unreifer Staare"* — *"Über Enucleatio bulbi"*; ferner: *"Über caustische und antiseptische Behandlung der Conjunctival-Entzündungen, mit besonderer Berücksichtigung der Blennorrhoea neonatorum"* (VOLKMANN's Sammlung klinischer Vorträge, 1881) u. s. w. 1892 trat er aus Gesundheitsrücksichten in den Ruhestand und siedelte nach Weimar über, wo er 12. April 1899 starb.

Graetzer, Jonas, Geh. Sanitätsrat und dirigierender Hospitalarzt in Breslau, 19. Oktober 1806 zu Tost in Oberschlesien geb., wurde 1832 in Breslau Doktor, war seit 1833 Arzt und starb daselbst 25. November 1889. Er veröffentlichte: *"Die Krankheiten des Foetus"* (Breslau 1837) — *"Geschichte der israelitischen Krankenverpflegungsanstalt ... zu Breslau"* (Ib. 1841) — *"Über die Organisation der Armen-Krankenpflege in grösseren Städten"* (1851) — *"Gedanken über die Zukunft der Armen-Krankenpflege Breslaus"* (1852) und mehrere weitere Schriften zur Bevölkerungs-, Armen-, Krankheits- und Sterblichkeitsstatistik derselben Stadt (1864, 71, 82), mit besonderer Berücksichtigung der Epidemien von Febris recurrens (1869), Typhus exanthematicus (1870), Cholera (1874); ferner: *"Edmund Halley und Caspar Neumann, zur Geschichte der Bevölkerungsstatistik"* (Breslau 1883) — *"Daniel Gohl und Christian Kundmann, zur Geschichte der Medicinalstatistik"* (Ib. 1884) und als letzte Schrift: *"Lebensbilder hervorr. schles. Ärzte aus den letzten vier Jahrhunderten"* (Ib. 1889).

Graevell, Friedrich, zu Berlin, 2. September 1819 in Breslau geb., wurde 1843 in Berlin mit der Diss.: *"Quo tendat medicina nostra hodierna?"* Doktor, schrieb folgende reformator. Schriften: *"Über die Reform der Medicinalverfassung Preussens. Ein kritischer Überblick über sämmtliche mit dem Medicinalwesen in Verbindung stehende Einrichtungen"* (Leipzig 1847) — *"Zwölf Gebote der Medicinalreform"* (Berlin 1848) — *"Die medicinischen Zustände der Gegenwart und das Mittel ihrer Hülfe, ein Wort an die Ärzte und Studirenden der Medicin"* (1849); mit M. B. LESSING: *"Entwurf einer Wahlordnung für den .... beantragten Congress der preuss. Ärzte .... dem Ministerium .... überreicht"* (1848). Mit P. GUMBINNER gab er heraus: *"Verhandlungen des Vereins der Ärzte und Wundärzte in Berlin in den Jahren 1848 und 1849"* (Berlin 1850). Am bekanntesten ist sein Name durch die von ihm 1848 begründeten *"Notizen für praktische Ärzte über die neuesten Beobachtungen in der Medicin"* geworden, welche bis 1856 von ihm, später von H. HELFFT redigiert wurden und von P. GUTTMANN fortgesetzt bis zu dessen Tode erschienen. G. starb 25. August 1878.

Graf, Eduard, in Elberfeld, 11. März 1829 geb., studierte in Halle, Greifswald und Berlin, wurde 1851 Doktor, war 1853 bis 54 Assistenzarzt am städtischen Lazarett zu Danzig, prakt. Arzt in Imgenbroich (Eifel), Ronsdorf, Elberfeld (1860), dirig. Arzt des St. Josephs-Hospitals daselbst (1861 bis 80). Den Feldzug 1866 machte er als Stabsarzt eines Feldlazaretts mit; nach dem Kriege von 1870/71 schrieb er: *„Die königlichen Reserve-Lazarethe in Düsseldorf während des Krieges von 1870/71"* (Elberfeld 1872), die er als dir. Arzt in dieser Zeit geleitet hatte. 1894 wurde er zum Generalarzt II. Klasse befördert und führte ausserdem den Titel eines Sanitätsrats, zuletzt eines Geh. Sanitätsrats. G. hat sich um die Hebung des ärztlichen Vereinswesens

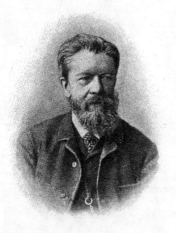

in Deutschland grosse Verdienste erworben. Zusammen mit HERMANN EBERHARD RICHTER in Dresden half er 1872 auf der Leipziger Naturforschervers. den 1. deutschen Ärztetag ins Leben rufen, der seitdem fast regelmässig alljährlich in Eisenach unter seinem Vorsitz tagte. G. war ausserordentlich redegewandt, parlamentarisch geschult und zum Amt eines Führers der deutschen Ärzteschaft die geeignete Persönlichkeit. Nach längerer Krankheit starb G. 19. Aug. 1895 in Konstanz, wohin er sich zur Erholung zurückgezogen hatte. 10. Sept. 1897 wurde ihm und seinem Genossen RICHTER zu Ehren in Eisenach ein Denkmal enthüllt. Für den Berliner internat. Kongr. 1890 bearbeitete G. die Festschrift: *„Das ärztl. Vereinswesen in Deutschland und der deutsche Ärzte-Vereinsbund"* (Leipzig).

Gram, Hans Christian Joachim, 13. September 1853 zu Kopenhagen geb., studierte daselbst, absolvierte das Staatsexamen 1878, promovierte 1883 mit der Dissertation *„Om stoerrelsen af de roede Blodlegemer"*, machte 1884 bis 85 pharmakologische Studien in Strassburg i. E. und Marburg i. H., war Privatdozent an der Universität Kopenhagen 1886 bis 89 (Pharmakologie), Mitglied der Pharmakopoekommission 1889, ist o. ö. Professor der Pharmakologie seit 1891, Direktor der med. Abteilung A. kgl. Frederiks Hospital 1892, Mitglied des kgl. Gesundheitsrates (Sundhedscollegium) 1893. G. hat einige Zeit in Verbindung mit FRIEDLÄNDER im städtischen Krankenhause in Berlin gearbeitet und sich namentlich mit der isolierten Färbung der Mikroben beschäftigt (GRAM'sche Methode); seine Resultate sind in „Forschritte der Medizin" (1884) mitgeteilt; ausserdem veröffentlichte er: *„Klin. Versuch über die diuretische Wirkung des Theobromin"* (Therap. Monatsh. IV. 1890; Diuretin), war Mitarbeiter der „Pharmacopoea danica" 1893 und ist noch Verf. mehrerer kleinerer pharmakologischer und klinischer Abhandlungen in dänischer Sprache.

Grancher, Jacques-Joseph, in Paris, geb. 29. Sept. 1843, Interne des Hôp. 1867, Agrégé 1875, Méd. des hôpitaux 1879, Prof. d. inn. Med. seit 1885, Membre de l'acad. de méd., veröffentlichte: *„Tubercule et pneumonie caséeuse"* (1872 bis 77) — *„Unité de la phtisie"* (1872) — *„Lymphatiques du poumon"* (1877) — *„Pneumonie massive"* (1878) — *„Diagnostic précoce de la tuberculose pulmonaire"* (1882 bis 83) — *„Spléno-pneumonie"* (1884) — *„Étuves à vapeur sous pression"* (1885) — *„Tuberculose et auscultation"* (1889) — *„Antisepsie médicale à l'hôpital des Enfants"* (1889 bis 90) — *„Vaccination antituberculeuse"* (1890).

Graser, Ernst, Erlangen, geb. 4. April 1860 in Feuchtwangen (Bayern), studierte in Erlangen, hauptsächlich als

Schüler von HEINEKE, ZENKER und LEUBE, Dr. med. 1883, approbiert 1883, dann Assistent am path. Institut in der med. Klinik, seit 1886 in der chir. Klinik zu Erlangen, 1887 Privatdozent, 1892 a. o. Professor der Chirurgie und Oberarzt der chir. Poliklinik in Erlangen. Schriften: *„Die Unterleibsbrüche"* (Wiesbaden 1891) — *„Untersuchungen über Verwachsungen und Verklebung des Bauchfells"* — *„Über falsche Darmdivertikel"* — *„Beiträge zur Pathologie und Chirurgie der Nieren"* — *„Ileus, Peritonitis etc."* (in PENZOLDT-STINTZING's Handbuch 1885), sowie Arbeiten über Perityphlitis.

Grashey, Hubert, in München, geb. in Groenenbach 30. Okt. 1839, studierte in Würzburg, Wien, Berlin, Werneck, bes. unter RINECKER, MEYNERT und GUDDEN, Dr. med. 1867, war eine Zeit lang Hilfsarzt an der Kreisirrenanstalt Werneck (unter GUDDEN) und übernahm nach seiner Approbation die Leitung der Landesirrenanstalt zu Deggendorf. 1884 nach RINECKER's Tod wurde ihm die Professur der Psychiatrie und die Leitung der Irrenklinik in Würzburg übertragen, von wo er bereits 1886 an GUDDEN's Stelle einem Ruf nach München folgte, zugleich als Direktor der oberbayerischen Kreisirrenanstalt. 1896 trat er an Stelle v. KERSCHENSTEINER's in das Ministerium ein und ist gegenwärtig Ober-Medizinalrat, Vorsitzender des bayer. Obermedizinalausschusses. G. veröffentlichte: *„Die Wellenbewegung elastischer Röhren und der Arterienpuls des Menschen, sphymographisch untersucht"* (Leipzig 1881) und veranstaltete eine Ausgabe von GUDDEN's litterar. Nachlass. Ausserdem rühren von G. kleinere Abhandlungen auf dem Gebiet der Psychiatrie her, *„Hirndruck und Hirncompressibilität"* (Verh. d. Würzburger phys. med. Ges. 1885), eine Arbeit über Aphasie u. a. m.

Grasset, Joseph, in Montpellier, geb. 1849, Prof. der Therapie und Arzneimittellehre, später der med. Klinik an der Univ. von Montpellier, Dr. med. 1873, Associé national der Acad. de méd., veröffentlichte hauptsächlich: *„Traité pratique des maladies du systeme nerveux"* (4. edit. en collabor. avec RAUZIER 2. vol.) — *„Leçons de clinique médicale"* (3 voll. 1891 bis 98) — *„Consultations médicales sur quelques maladies fréquentes"* (4. ed. 1898) — *„Le médecin de l'amour au temps de Marivaux: Boissier de Sauvages"*.

Grawitz, Paul Alb., geb. zu Zerrin bei Bütow (Pommern) 1. Okt. 1850, studierte in Halle und Berlin, wurde 1873 daselbst Doktor mit der Diss.: *„Zwei seltene Geschwulstfälle nebst Beobachtungen über die Contraktilität von Geschwulstzellen"*. 1875 bis 86 war er Assistent an VIRCHOW's pathologischem Institute. Ostern 1886 ging er als Prof. e. o. nach Greifswald, ist dort seit Januar 1887 ordentlicher Professor der patholog. Anatomie. Er veröffentlichte experimentelle Untersuchungen über Schimmelpilze, machte die ersten Reinkulturen der pathogenen

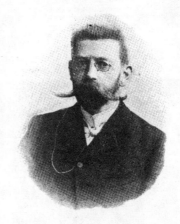

Pilze des Favus, Herpes und der Pityriasis versicolor. Die Herzhypertrophie nach Nephritis wies G. als funktionelle Wirkung nach; er beschrieb die Entstehung bösartiger Nierentumoren aus abgesprengtem Nebennierengewebe. Arbeiten über die Peritonitis, über die Eiterung durch chemische Substanzen etc. beschäftigen sich mit der Ätiologie der Entzündung, viele andre über Keratitis, Phlegmone mit der aktiven Rolle der Gewebe am Entzündungsprozesse, veröffentlicht in VIRCHOW's Archiv, v. LANGENBECK's Archiv, D. m. W., zusammenfassend in *„Atlas der pathologischen Gewebelehre"* (Berlin 1893).

Grawitz, Ernst, Berlin-Charlottenburg, geb. in Mittelhagen (Reg.-Bez. Stettin) 18. März 1860, studierte in Berlin als Zögling des Friedrich-Wilhelm-Instituts, Dr. med. 1882, war zuerst aktiver Militärarzt in Berlin, von 1886 bis 89 Prosektor am Augusta-Hospital, von 1890 bis 96 Assistent der GERHARDT'schen Klinik der Charité und Privatdozent f. inn. Medizin und ist seit April 1897 Professor und dirigierender Arzt des städt. Krankenhauses in Charlottenburg. Schriften: *„Über die Tuberkulose in der Armee"* (1889) — *„Klinisch-experimentelle Blutuntersuchungen"* (1892 bis 96) — *„Klinische Pathologie des Blutes"* (1896) u. a. m.

Gream, George Thompson, studierte im St. George's Hosp. in London, begann seine Praxis in London um 1840, wurde Physician am Queen Charlotte's Lying-in Hosp., war Dozent der Geburtshilfe und Frauenkrankheiten bei der Grosvenor Place School of Medicine, wurde Physician Accoucheur der Prinzessin von Wales. Er publizierte: *„Remarks on the diet of children, and on the distinctions between the digestive powers of the infant and the adult"* (London 1847) — *„The misapplication of anaesthesia in childbirth, exemplified by facts"* (Ib. 1849) — *„Employment of anaesthetic agents of midwifery"* — *„On the retention of mental functions during the employment of chloroform in parturition"* (1853) und verschiedene Journalaufsätze. 1850 wurde er Doktor im King's College zu Aberdeen und 1867 Ehren-Mitglied des King's and Queen's College of Physicians in Irland. Nachdem er die Praxis niedergelegt hatte, lebte er zu Mixbury, Eastburne, Sussex, im Winter in Cannes und starb 20. Juli 1888.

Greeff, Richard, Berlin, geb. Elberfeld 18. Juni 1862, studierte in Marburg, Leipzig, Berlin. Famulus an der Universitäts-Augenklinik zu Marburg unter SCHMIDT-RIMPLER, Dr. med. 1888, dann Assistent zu Berlin bei SCHWEIGGER, arbeitete danach 1 Jahr in Frankfurt a. M. bei WEIGERT path.-anatomisch. Nach Reisen im Ausland habilitierte er sich in Berlin und wurde zugleich Leiter des Laboratoriums der Berliner Universitäts-Augenklinik. Seine Arbeiten behandeln vielfach den feineren Bau der nervösen Gebilde des Auges, speziell der Netzhaut. G. übersetzte die grosse Arbeit von RAMON und CAJAL über die Netzhaut der Wirbeltiere, bearbeitete in dem grossen Handbuch der Augenheilkunde von GRAEFE-SAEMISCH das Kapitel Sehnerv und Netzhaut, bereiste im Auftrag des preuss. Kultusministers in den Jahren 1896 bis 99 Ost- und Westpreussen und Posen zum Studium und zur Bekämpfung des Trachoms. Seit 1897 ist G. dirigierender Arzt der Abteilung für Augenkranke in der Kgl. Charité zu Berlin, Titularprofessor.

Greenhill, William Alexander, geb. 1813, studierte und promovierte 1841 in Oxford, liess sich 1851 in Hastings nieder und war viele Jahre lang Physician des St. Leonards und East Sussex Hosp. 1844 veranstaltete er eine lat. Ausgabe von SYDENHM's Werken für die Sydenham Society, 1842 eine lat. und griech. Ausgabe der Physiologie des THEOPHILUS; 1847 gab er eine Übersetzung einer Schrift des RAZES' heraus. G., der 19. Sept. 1894 in Hastings starb, besass ein sehr bedeutendes philolog. Wissen. Auch auf dem Gebiete der Krankheitsstatistik und um verschiedene Wohlfahrtseinrichtungen hat er sich ein Verdienst erworben, sodass er während der Zeit, wo Lord Beaconsfield Premierminister war, eine Staatspension erhielt. Lange Jahre war G. übrigens Redaktionsmitglied des B. M. J.

Greenhow, Edward Headlam, zu Reigate, Surrey, zu Tynemouth, Northumberland, 10. Dezember 1814 geb., studierte in Edinburg, Montpellier und im Guy's Hospital zu London, begann seine Praxis 1836 in Tynemouth, siedelte 1852 nach London über, wurde in demselben Jahre Doktor des King's College in Aberdeen, 1859 Fellow des College of Physicians, 1860 Physician des Middlesex Hospital. Er schrieb: *„Report on murrain in horned cattle, the public sale of diseased animals etc."* (London 1857, Bericht an den General Board of Health) — *„On the different prevalence of certain diseases in different districts in England and Wales"* (1858) — *„On the prevalence of causes of diarrhoea in certain towns"* (1860) — *„On* diphtheria" (1860) — „*On districts with excessive mortality from lung diseasis*" (1861 bis 62) — „*On the excessive mortality of young children among certain manufactory populations*" (1862) — „*On Addison's disease; clinical lectures etc.*" (1866) — „*On chronic bronchitis, especially as connected with gout, emphysema etc.*" (1869) — „*On Addison's disease, being the Croonian lectures for 1875*" (1875), ausserdem zahlreiche Artikel in Zeitschriften. Auch war er Mitglied mehrerer Regierungs-Kommissionen in Bergwerksangelegenheiten (1861 bis 64), über Gefängniswesen 1870 und 79. 1881 legte er die Praxis nieder und starb 22. November 1888.

Griesbach, Hermann Adolf, geb. 9. April 1854 zu Schwartau im Fürstentum Eutin, verwandt mit der HERSCHEL'schen Familie; studierte Naturwissenschaften, insbesondere Biologie und Chemie und Medizin, insbesondere Physiologie, medizinische Chemie und Hygiene in Marburg, Leipzig, Göttingen, Berlin und Heidelberg, promovierte 1876 zum Dr. phil. in Leipzig, 1885 zum Dr. med. in Heidelberg und unternahm behufs weiterer Ausbildung mehrere Reisen nach Dänemark, Schweden, Russland und Italien, habilitierte sich 1883 an der Baseler Universität ursprünglich für Zoologie und wirkt daselbst seit 1885 als Dozent für Histologie, sowie als Professor für Chemie, Biologie und Hygiene an der mit technischen Fachklassen verbundenen Oberrealschule in Mühlhausen. G. veröffentlichte eine Reihe von zoologischen Abhandlungen, histologischen Arbeiten und physiologisch-chemischen Untersuchungen, insbesondere über Blut und Blutgewinnung, verschiedene Aufsätze über die Vorbildung der Medizin-Studierenden im Hinblick auf die Neugestaltung der medizinischen Prüfungen (D. m. W. 1891, M. m. W. 1894), ist neuerdings besonders bekannt geworden durch seine Arbeiten über Unterrichtshygiene und seine physiologischen Untersuchungen über geistige Ermüdung und Sinnesschärfe, sowie durch sein Lehrbuch: „*Physikalischchemische Propaedeutik mit Berücksichtigung der medizinischen Wissenschaften und mit historischen und biographischen Angaben*" (Leipzig 1895 bis 98). Besonders genannt seien noch: „*Über Beziehungen zwischen geistiger Ermüdung und Empfindungsvermögen der Haut*" (A. f. H. Bd. 24) — „*Energetik und Hygiene des Nervensystems*" (München und Leipzig 1895) — „*Hygienische Schulreform*" (Hamburg und Leipzig 1899) — „*Vergleichende Untersuchungen über die Sinnesschärfe Blinder und Sehender*" (Bonn 1899). G. ist korresp. Mitgl. der Société de Médecine von Gent und der Danziger naturforschenden Gesellschaft.

Griesinger, Wilhelm, berühmter Psychiater und Neurolog, geb. 29. Juli 1817 zu Stuttgart als Sohn eines dortigen Spitalverwalters, besuchte gemeinschaftlich mit seinen Altersgenossen ROSER und WUNDERLICH das Gymnasium seiner Vater-

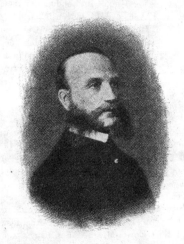

stadt, studierte seit 1834 in Tübingen, später unter SCHOENLEIN's Leitung in Zürich und promovierte am ersteren Orte mit einer Dissertation über Diphtheritis. Nach kurzer prakt. Thätigkeit in Friedrichshafen und zweijährigem Assistentendienst in Winnenthal (unter ZELLER) liess sich G. 1842 wieder als Arzt in seiner Vaterstadt nieder, um schon im folgenden Jahre die ihm von seinem Freunde WUNDERLICH angebotene Stelle als dessen Assistent an der med. Klinik in Tübingen zu übernehmen, wo er sich 1843 habilitierte und 1847 a. o. Prof. wurde. 1849 folgte er einem Ruf als Direktor der Poliklinik nach Kiel, gab diese Stellung schon 1850 auf und übernahm die Leitung der med. Schule, sowie das Amt eines Präsidenten der Sanitätskommission unter dem Khedive ABBAS in Kairo. Doch gab er auch diese Stellungen, mit denen zugleich diejenige eines Leibarztes des Khedive verbunden gewesen war, nach kurzer Zeit auf, kehrte 1852 nach Stuttgart zurück und lebte dort als Privatmann, bis er 1854 als Nachfolger WUNDERLICH's nach Tübingen ging. Von hier aus siedelte er in gleicher Stellung, d. h. als Prof. und Direktor der med. Klinik 1860 nach Zürich und von dort 1865 nach Berlin über, wo er als Direktor der psychiatr. und der auf seine Veranlassung neu begründeten Abt. für Nervenkranke an der Charité bis zu seinem 26. Oktober 1868 an Perforation des Proc. vermiformis erfolgten Ableben in segensreichster Weise wirkte. 1865 bis 67 war er gleichzeitig als Nachfolger ROMBERG's Direktor der med. Universitätspoliklinik gewesen. G.'s historische Bedeutung liegt in seinen Verdiensten um die Entwickelung der Psychiatrie. Sein Hauptwerk „*Pathol. und Therapie der psychischen Krankheiten*" (Stuttg. 1845; 2. Aufl. Ib. 1861; 2. unveränderter Abdruck Ib. 1867) enthält eine neue, bahnbrechende Auffassung von dem Wesen der psychischen Krankheiten, für die hier G. zum ersten Male eine auf rationeller psychologischer Grundlage beruhende Analyse versuchte. Für die meisten psychischen Affektionen schuf G. bestimmte, typische Bilder, welche in scharfsinniger klinischer Beobachtung gewonnen waren, sodass einzelne von diesen selbst heute noch mit geringen Modifikationen anerkannt werden. G. führte ferner die Berücksichtigung der pathol. Anat. auch für die Psychiatrie ein, der er damit die eigentliche wissenschaftlich exakte Basis gab und zugleich die definitive Emancipation von der älteren, unheilvollen spiritualistischen Richtung ermöglichte. Am allermeisten machte sich G. auch um die Therapie in der Psychiatrie verdient, indem er ein energischer Verfasser des sogen. No-restraint-Systems wurde. Ausser der genannten Schrift veröffentlichte G. die Abhandlungen: „*Über Irrenanstalten und deren Weiterentwickelung in Deutschland*" — „*Die freie Behandlung*" — „*Weiteres über psychiatrische Kliniken*", „*Über einige epileptoide Zustände*" — „*Über einen wenig bekannten psychopathischen Zustand*", „*Bemerkungen über die Diagnostik der Hirnkrankheiten*" (diese Abhandlung erschien 1861 in dem von G. zus. mit ROSER und WUNDERLICH redigierten „Archiv f. Heilkunde") und gründete das „*Archiv für Psychiatrie und Nervenkrankheiten*", dessen ersten 1868 erschienenen Band G. allein noch erlebte. — Neben seinen Leistungen auf dem Gebiete der Psychiatrie sind noch die Arbeiten G.'s zur Lehre von den Infektionskrankheiten bemerkenswert, die er für das grosse VIRCHOW'sche Handbuch der speziellen Pathol. und Therapie (B. II, Abt. 2. Erlangen 1857, 64) bearbeitete. Einzelne Partien dieses Buches und die darin niedergelegten Anschauungen haben auch bis heute trotz der gewaltigen Umwälzung, welche die ganze Lehre erfahren hat, ihre Geltung behalten. G. erkannte und beschrieb zuerst in Deutschland die febris recurrens als eine Krankheit sui generis, unter die er auch das biliöse Typhoid einreihte. Ebenso bleiben, wie A. EULENBURG mit Recht in seiner ausgezeichn. Biographie G.'s für das ältere Lexikon betont, die Darstellungen des Darm- und Flecktyphus und der Malariakrankheiten durch die Reichhaltigkeit eigener Beobachtungen G.'s, dessen scharfe Kritik und mannigfaltig anregende Gesichtspunkte stets bemerkenswert. Auch dies Buch gehört wie seine „Pathologie der psych. Krankheiten" zu den klassischen Büchern der med. Litteratur.

Gritti, Rocco, zu Mailand, geb. zu Rotadentro, Prov. Bergamo, studierte in Padua, Pavia, Wien (SCHUH), wurde 1853 in Pavia Doktor und ist seit diesem Jahre in Mailand Chefchirurg des Osped. maggiore. G. ist besonders bekannt durch das in dem folgenden Aufsatze näher beschriebene neue Amputationsverfahren im Kniegelenk: „*Dell' amputazione del femore al terzo inferiore e della disarticolazione del ginocchio. Valore relativo di cadauna, coll' indicazione di un nuovo metodo denominato amputazione del femore ai condili con lembo patellare*" (Annali universali 1857). Er verfasste ferner folgende Schriften: „*Del ottalmoscopo e delle malattie endoculari per esso reconoscibili*" (Mailand 1862, c. 6 pl.) —

„*Delle fratture del femore per arma da fuoco. Studiate sotto il ponto di vista della chirurgia militare*" (Ib. 1866), sowie zahlreiche Aufsätze, gegen 50 in den verschiedensten Zeitschriften und über die verschiedensten Kapitel der Chirurgie.

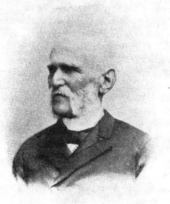

Als eine der jüngsten Veröffentlichungen sei besonders genannt ein auf dem Chirurgenkongress in Florenz 1890 gehaltener Vortrag über die Behandlung des Empyems durch partielle subperiostale Resektion der 10. u. 11. Rippe (Mailand 1892).

Groenouw, Arthur, in Breslau, geb. 27. März 1862 in Bosatz bei Ratibor, studierte seit 1881 in Breslau, Dr. med. und approbiert 1886, war 1887 bis 96 Assistent a. d. Univers.-Augenklinik unter FOERSTER, bis 1897 unter UHTHOFF, ist seit 1892 Dozent d. Augenheilk. in Breslau u. seit 1899 Titularprof. Publikationen: „*Beiträge zur mathematischen Berechnung der Wirkung prismatischer Brillen.*" (Diss. 1886) — „*Zwei Fälle von Aderhautablösung (scheinbarem Chorioidealtumor) nach Cataractoperation mit spontaner Heilung*" (Arch. f. Augenheilk. 1889) — „*Wo liegt die vordere Grenze des ophthalmoskopisch sichtbaren Augenhintergrundes?*" (Arch. f. Ophthalm. 1889) — „*Knötchenförmige Hornhauttrübungen*" (Arch. f. Augenheilk. 1890 u. Arch.f. Ophthalm. 1898) — „*Über die Intoxicationsamblyopie*" (Arch. f. Ophthalm. 1892) — „*Über die Sehschärfe der Netzhautperipherie und eine neue Untersuchungsmethode derselben*" (Arch. f. Augenheilk. 1892) — „*Beiträge zur Kenntnis der concentrischen Gesichtsfeldverengerung*" (Arch. f. Ophthalm. 1894) — „*Anleitung zur Beurtheilung der Erwerbsfähigkeit bei Sehstörungen*" (Wiesbaden 1896) — „*Bakteriologische Untersuchungen über die Ätiologie der Augenentzündung der Neugeborenen*" (Verhdlg. d. ophthalm. Ges. Heidelberg 1898) — „*Beziehungen der Allgemeinleiden und Organerkrankungen zu Veränderungen und Krankheiten des Sehorganes*" (Handb. d. ges. Augenheilk. von SAEMISCH, zus. mit UHTHOFF).

Grohé, Friedrich, Prof. der pathol. Anat. in Greifswald, geb. 12. März 1830 in Speyer, studierte in Würzburg und Giessen und arbeitete speziell an letzterer Universität unter LIEBIG. 1856 in Würzburg promoviert, wurde er von VIRCHOW, dem er bereits mehrere Jahre assistiert hatte, nach Berlin mitzugehen veranlasst und wirkte am dortigen pathologischen Institut zwei weitere Jahre als Assistent. 1858 wurde G. als Professor e. o. nach Greifswald berufen und erhielt hier 1862 das Ordinariat und die Stellung als Direktor des pathol. Instituts. Von ihm rühren zahlreiche Veröffentlichungen in LIEBIG'S und WÖHLER'S Annalen der Chemie und Pharmacie, Verhandl. der phys.-med. Gesellschaft in Würzburg, Verhandl. der geburtsh. Gesellschaft in Berlin, VIRCHOW'S Archiv, W. med. Wochenschrift u. s. w. her. Auch war er langjähriger Mitarbeiter an CANSTATT'S, resp. VIRCHOW-HIRSCH'S Jahresbericht. G. starb als Geh. Med.-Rat 21. Nov. 1886.

Gross, Samuel D., geb. 8. Juli 1805 zu Easton (Pa.), machte seine Studien unter der Leitung der DDr. J. K. SWIFT zu Easton und GEO. MC CLELLAN zu Philadelphia und erwarb 1828 beim Jefferson Med. College zu Philadelphia die Doktorwürde. Nachdem er in Philadelphia und Easton praktisch thätig gewesen war, wurde er 1833 zum anat. Demonstrator am Medical Coll. zu Ohio, 1835 zum Professor der pathologischen Anatomie an dem Collegium zu Cincinnati ernannt, wo er den ersten Kurs über pathologische Anatomie in den Vereinigten Staaten hielt und das erste daselbst erschienene systematische Lehrbuch der genannten Wissenschaft verfasste. 1840 erhielt G. die Professur der Chirurgie an dem medizinischen Institute zu Louisville, welche er, mit Ausnahme des Jahres 1850, während welches er in der gleichen Stellung an der Universität zu New-York thätig war, bis zum September 1856 verwaltete, wo er zum Professor der Chirurgie am Jefferson Medical College zu Philadelphia ernannt wurde. In dieser Stellung verblieb G. bis zu seiner 1882 erfolgten Resignation. Er starb, bis kurz vor seinem Tode geistig frisch, 7. Mai 1884. Gleich ausgezeichnet als Lehrer, wie als wissenschaftlicher Forscher und praktischer Chirurg hat G.

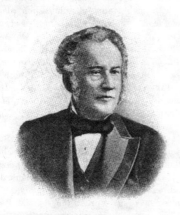

sich durch vielfache Arbeiten auf dem Gebiete der pathologischen Anatomie, sowie durch Angabe von zahlreichen Operationsmethoden, bez. von chirurgischen Instrumenten die allgemeine Anerkennung erworben, welche ihm auch von seiten zahlreicher Akademien und wissenschaftlicher Gesellschaften, sowohl in Amerika als in Europa, zu Teil geworden ist. Hervorzuheben ist G.'s ganz ausserordentliche literarische Thätigkeit. Ausser der Uebersetzung mehrerer deutscher und französischer Werke — aus den ersten Jahren nach der Promotion — und einer überaus grossen Anzahl von Journalaufsätzen sind folgende selbständige Publikationen (sämtlich in Philadelphia erschienen) zu erwähnen: „*Elements of pathological anatomy*" (2 voll., 1839; 2. edit. 1845) — „*A practical treatise on the diseases,* *injuries and malformations of the urinary bladder, the prostate gland, and the urethra*" (1851; 2. edit. 1855) — „*A system of surgery; pathological, diagnostic, therapeutic, and operative*" (1859; 6. edit. 1882) — „*Lives of eminent American physicians and surgeons of the nineteenth century*" (1851) — „*A manual of military surgery, or hints on the emergencies of field, camp, and hospital practice*" (1861; 2. edit. 1862) — „*History of American medical literature from 1776 to the present time*" (1876) — „*A century of American surgery*" (1876).

Grosse, Carl Johannes, in Dresden, geb. zu Leipzig, 29. April 1851, studierte daselbst anfangs Theologie, später Medizin und promovierte daselbst 1885. 1886 an der Königl. Frauenklinik zu Dresden thätig, praktischer Arzt und Geburtshelfer 1887 bis 90 zu Löbau, 1890 bis 94 zu Schandau; seitdem zu Dresden, auch als Mitglied der gynäkologischen Gesellschaft, der Gesellschaft für Natur- und Heilkunde und der naturw. Gesellsch. Isis. Schriften: „*Chorea Erwachsener mit Endokarditis recurrens*" (Berl. klin. Wochenschr. 1889, zugleich die Doktor-Diss. G.'s) — „*Die Reichsgewerbeordnung über die Ausübung der Heilkunde*" (1895) — „*Die ärztlichen Bezirksvereine im Königreich Sachsen*" — „*H. E. Richter, der Gründer des deutschen Ärztevereinsbundes*" — *Ignaz Philipp Semmelweis, der Entdecker der Ursache des Kindbettfiebers*" — „*Die offenen Briefe an Professoren der Geburtshilfe von Semmelweis*" (1899). Ausserdem veröffentlichte G. Vorträge über Carl Gustav Carus und Rudolf Leuckart in den Jahresber. d. Ges. für Natur- und Heilk. 1895 u. 98.

Grosser, Wilhelm Heinrich Carl, Anatom in Breslau, geb. 1820 in Liegnitz, wurde 1844 Dr., war Assistent an der geburtshilflichen Klinik unter Betschler, widmete sich dann der Anatomie, wurde a. o. Prof. und Prosektor am anat. Institut in Breslau, in welcher Stellung er bis zu seiner 1874 erfolgten Pensionierung blieb. G. starb 9. Mai 1894.

Grosser, Julius, zu Prenzlau (Uckermark), geb. 25. Oktober 1835 zu Freistadt in Niederschlesien, studierte in Berlin und wurde daselbst 1859 Doktor. Seit 1861 als praktischer Arzt in Prenzlau thätig, ist er seit 1880 Herausgeber der von ihm begründeten „Deutschen. Mediz.-Zeitung", seit einigen Jahren Sanitätsrat.

Groth, Karl Magnus, zu Stockholm, 6. Februar 1831 zu Carlsfors Bruk, Nordmark-Distrikt, Wermlands-Län, geb., studierte von 1849 an in Upsala, war eine Zeit lang Militärarzt, 1853 und 55 in Stockholm und 1857 in Upsala Choleraarzt und schrieb: *„Bidrag till kolera-epidemiens statistik"* 1858 als Doktor-Dissertation. Seit 1859 war er Adjunkt der Geburtshilfe beim Karolinischen Institut und seit 1861 Lehrer an der Hebammen-Lehranstalt, aus welcher Stellung er, mit dem Titel als Professor, sich 1896 in den Ruhestand zurückzog. Über eine 1866 zu wissenschaftlichen Zwecken unternommene Reise ins Ausland berichtete er in folgendem Aufsatze: *„Om barnmorskeundervisningen i Tyskland och Frankrike. Reseanteckningar år 1866"* (Sv. Läk.-sällsk. N. handl. Ser. 2, II). Ausserdem finden sich von ihm Aufsätze in der Hygiea und den Svenska Läkaresällsk. förhandl; 1893 gab er das gegenwärtig in Schweden offiziell eingeführte *„Lärobok för barnmorskor"* (2. Aufl. 1899) heraus.

Grube, Wilhelm Sigismund, zu Charkow in Russland, geb. auf dem Landgute Neuguth in Kurland 30. Mai 1827, studierte in Dorpat, war Schüler von G. ADELMANN, promovierte 1850, war 1850 bis 59 Marinearzt in Kronstadt, wurde 1859 ord. Prof. der chir. Klinik in Charkow, war seit dem Ende der achtziger Jahre emeritiert und starb 12. Mai 1898. G. war ein tüchtiger Praktiker und beliebter Lehrer, entwickelte auch als Schriftsteller eine fruchtbare Thätigkeit. Zu nennen sind: *„De tumoribus quibusdam benignis in superficie nasi obviis eumque deformantibus"* (Dissert. 1850) — *„De hernia ischiadica"* (Diss. 1851) — *„Ankylosis mandib. vera"* (v. LANGENBECK's Arch., 1850, IV) — *„Über wiederholte Steinschnitte"* — *„Über Harnröhrensteine"* (B. k. W.) — *„Knochenneubildung am Periost"* (Cbl. d. m. W.) und zahlreiche kleinere Abhandlungen in russ. Sprache über die verschiedensten Kapitel der Chirurgie, zum Teil in den akadem. Protokollen veröffentlicht, zum Teil in der period. russ. med. Presse, zum Teil in den Protokollen der Charkower med. Gesellschaft. Ausserdem ist von seinen Schülern unter seiner Leitung eine grosse Anzahl von Dissertt. gearbeitet, sowie eine Anzahl kleinerer Artikel in einzelnen russ. Zeitschriften aus seinen klin. Beobachtungen und Vorlesungen veröffentlicht worden.

Gruber, Ignaz, Ohrenarzt in Wien, daselbst 1803 geb. und 28. September 1872 gest., war 1831 als Choleraarzt zuerst im Litschakof-Spital in Lemberg, dann in gleicher Eigenschaft in Wien thätig, bearbeitete 1833 bis 35 ein sehr beliebt gewordenes Lehrbuch der med. Chemie, widmete sich dann ausschliesslich der Otologie, die er durch Erfindung des noch gegenwärtig benutzten ungespalten Ohrentrichters (1838) bereicherte. Auch erlangte er in seinem Fache einen über die Grenzen seiner Heimat hinausgehenden Ruf. Seit den fünfziger Jahren leidend, musste G. seine allgemeine ärztliche Thätigkeit erheblich einschränken.

Gruber, Wenzel, Anatom in St. Petersburg, 1814 in Krukanitz in Deutsch-Böhmen geb., erhielt seine erste Erziehung im geistlichen Stifte Tepl bei Marienbad, machte seine Gymnasial- und Universitätsstudien in Prag, wurde, um sogleich die Stelle als Prosektor antreten zu können, zuerst (1842) zum Dr. chir. und später (1844) zum Dr. med. promoviert. Er war Prosektor für normale Anatomie an der Prager Universität 1842 bis 47, vorzugsweise unter HYRTL, zuletzt unter BOCHDALEK. Trotz aller Berechtigung konnte er in seinem Vaterlande eine Professur nicht erreichen und so nahm er 1846 eine durch Vermittlung von PIROGOFF an ihn ergangene Berufung an die unter des letzteren Leitung stehende medizinische Akademie in St. Petersburg als erster Prosektor für normale praktische und pathologische Anatomie mit der Bedingung an, nach Verlauf von 3 Jahren zugleich das Lehramt der deskriptiven Anatomie zu erhalten. Er trat seine Stelle in St. Petersburg 1847 an, musste sein Fach unter unerhörten Hindernissen betreiben und hatte, da ihm die erwähnte Bedingung nebst anderen, infolge von Intriguen, nicht gehalten wurde, einen Kampf zu bestehen, in dem er sich allgemeine Achtung erwarb. Als nach dem Austritte von PIROGOFF aus der Akademie eine eigene Lehrkanzel für pathologische Anatomie kreiert

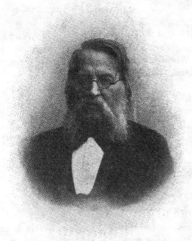

worden war, erhielt er, von 1855 an, die Direktion der praktischen Anatomie, die er bis 1888 geführt hat. Erst 1858 jedoch wurde er zum ord. Professor des Faches ernannt. Nach zurückgelegter 25jähriger Dienstzeit wurde er 1872, 77 und 82 immer auf 5 Jahre wieder gewählt und erhielt bei seinem 35jährigen Jubiläum (1882) Ovationen, wie solche nicht leicht einem Russen, nie einem Ausländer zu Teil geworden sind. An der Errichtung des neuen anatomisch-physiologischen Institutes nahm er einen wesentlichen Anteil; auch gründete er ein besonderes, reichhaltiges Museum. Er war einer der erfahrensten und thätigsten Anatomen und hat im Verlaufe von 41 Jahren gegen 500 anatomische Arbeiten, die sich auf Untersuchung von Massen-Material stützen, veröffentlicht. Die Titel der 1844 bis 84 erschienenen Schriften sind in einer besonderen Broschüre: „*Verzeichniss der von 1844 bis 1884 veröffentlichten Schriften*" (St. Petersburg 1884) enthalten. Seine verschiedenen Abhandlungen und Schriften betreffen zwar vorzugsweise die menschliche und vergleichende Anatomie und aus ersterer vielfach die in derselben vor-

kommenden Varietäten; indessen auch die pathologische Anatomie, wie seine Arbeiten über Monstra und Missbildungen, Hermaphroditismus, Gynäkomastie u. s. w. beweisen, ist von ihm nicht unberücksichtigt gelassen worden. 1888 trat er in den Ruhestand und siedelte nach Wien über, wo er 30. September 1890 einem Schlaganfall erlag.

Gruber, Josef, geb. zu Kosolup (Böhmen) 4. August 1827, studierte in Wien und wurde daselbst 1855 promoviert. Nach 5jähriger praktischer Ausbildung am allgemeinen Krankenhause trat er 1860 als Ohrenarzt, 1863 als Dozent der Otiatrie auf und wurde 1870 zum Extraordinarius, 1873 zum Vorstand der neu errichteten otiatrischen Klinik ernannt, 1893 wurden ihm Titel und Charakter eines Professor ordinarius verliehen. Seit 1864 funktionierte er auch als Ohrenarzt des k. k. allgemeinen Krankenhauses. Auf seine Spezialität beziehen sich neben einer grossen Reihe von Einzelaufsätzen: „*Anatomisch-physiologische Studien über das Trommelfell und die Gehörknöchelchen*"

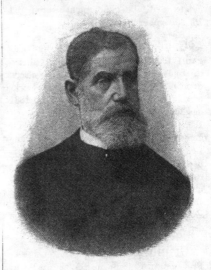

(Wien 1867) — „*Lehrbuch der Ohrenheilkunde*" (Ib. 1870, 2. Aufl. 1888). Seit 1861 wurden aus der G.'schen Abteilung regelmässige Berichte über das grosse Material publiziert. An der Monatsschr. f. Ohrenheilk., sowie für Nasen-, Rachen- und Kehlkopfkrankheiten war G. als Herausgeber und Mitarbeiter beteiligt. 1898 trat G. in den Ruhestand u. starb 31. März 1900.

Gruby, David, zu Paris, um 1814 zu Grosswardein in Ungarn geb., studierte Medizin in Wien, wo er besonders auf die Anatomie unter BERRES das emsigste Studium verwendete. Auch wurde er nach Beendigung seiner Studien, obgleich damals in Österreich ein Jude nicht Operationszögling werden durfte, auf WATTMANN's Verwendung ausnahmsweise als solcher zugelassen. Er widmete sich mit allem Eifer der zu jener Zeit noch wenig kultivierten Mikroskopie und schrieb, dieselbe betreffend: „*Observationes microscopicae, ad morphologiam pathologicam spectantes, acced. tabb. IV*" (Wien 1839) und „*Morphologia fluidorum pathologicorum. T. I., P. 1. Acced. tabellae VII et tabb. V*" (Wien 1840). Da es ihm in Österreich nicht gelingen wollte, eine ihm konvenierende Stellung zu finden, liess er sich anfangs in London, darauf in Paris als Arzt nieder, wo er eine angesehene Praxis gewann, auch freie Vorlesungen über Mikroskopie und Experimental-Physiologie hielt, die gut besucht waren und 16. November 1898 starb.

Gruenfeld, Josef, in Györke (Ungarn) 19. November 1840 geb., studierte in Budapest und Wien, speziell als v. SIGMUND's Schüler. 1867 promoviert, wirkt er seit 1873 in Wien als Arzt, seit 1881 daselbst als Dozent für Syphilis und seit 1885 als Abteilungsvorstand an der allgemeinen Poliklinik. Bekannt sind seine Bestrebungen zur Einführung und Verbreitung der Endoskopie. Ausser zahlreichen Arbeiten auf syphilidologischem und urologischem Gebiete sind seine Hauptarbeiten: „*Der Harnröhrenspiegel (das Endoskop)*" (W. K. 1877) — „*Die Endoskopie der Harnröhre und Blase*" (D. Chir. 1881).

Grünhagen, William Alfred, Prof. em. d. Physiol. in Königsberg i. Pr., daselbst 28. Februar 1842 geb., studierte und promovierte daselbst 1864. Er habilitierte sich dort auch 1868 als Privatdozent, wurde 1872 Prof. e. o. der med. Physik und wirkte als solcher, zugleich als Direktor des med.-physikal. Kabinets, bis zu seinem 1894 erfolgten Rücktritt. In demselben Jahre hatte er den Charakter als Geh. Medizinalrat erhalten. Von seinen Schriften sind anzuführen: „*De novo schemate fluminis nervorum et musculorum galvanici*" (Diss.) — „*Electromotorische Wirkungen lebender Gewebe*" (Berlin 1873) — „*Lehrb. der Physiologie*" (6. u. 7. Aufl., 1876/80, 1884, Forts. des von R. WAGNER begründeten, von O. FUNKE weitergeführten Werkes); dazu kommen zahlreiche kleinere Journalabhandlungen über intermittierende Nervenreizung, sekundäre Muskelzuckung, über Pepsinwirkung auf unlösliche Eiweissverbindungen, über die Chemie des Humor aqueus u. v. a. Von G. rührt auch der „Thermotonometer" her zur graph. Aufzeichnung der Längenveränderungen eines in einem heizbaren, feuchten Luftraum hängenden Gewebsstückchens.

Grützner, Paul, in Festenberg (Kr. Gr. Wartenberg) 30. April 1847 geb., genoss seine medizinische Ausbildung in Breslau (speziell als Schüler HEIDENHAIN's), Würzburg und Berlin. Er wirkte am

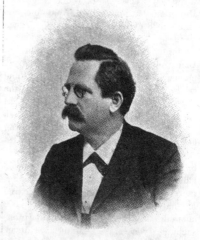

Breslauer physiologischen Institut als Assistent bis 1881, wo ihn ein Ruf als Ordinarius nach Bern zog. 1884 siedelte er von hier nach Tübingen in gleicher Eigenschaft über. G. hat in den Mitteilungen aus dem Breslauer physiologischen Institut, sowie in sonstigen physiologischen Fach-Zeitschriften zahlreiche

Artikel publiziert und verfasste in HERMANN's Handwörterb. das Kapitel „*Stimme und Sprache*". Seine Arbeiten, sowie diejenigen seiner Schüler beziehen sich auf die Lehre von der Blutbewegung, die Thätigkeit der Drüsen (Speichel-, Magen-, Darmdrüsen, Nieren, Schilddrüse), die Bildung und Ausscheidung ihrer Sekretionsprodukte und deren Eigenschaften, ferner auf die Physiologie der Muskeln (ihren anatomischen Bau, ihre Leistungen im einzelnen, wie bei gewissen Bewegungen und turnerischen Übungen, sowie im allgemeinen und einige ihre chemische Zusammensetzung betreffende Fragen), diejenige der Nerven (die verschiedenen Arten ihrer Erregung und Leitung), sowie die Physiologie der Zentralorgane (speziell die Lehre vom Hypnotismus) und der Sinnesorgane (die Lehre von der Zusammensetzung der Vokalklänge und einige die physiologische Optik betreffende Fragen). Schliesslich veröffentlichte er auch einige rein physikalische Arbeiten, wie die elektrolytische Selbstaufzeichnung elektrischer Ströme, die Herstellung einfacher Lissajous'scher Apparate und eines einfachen Barometers.

Grunmach, Emil, zu Berlin, geb. zu Schwetz (West-Preussen) 4. Mai 1849, studierte in Berlin, war namentlich Schüler von E. DU BOIS-REYMOND und L. TRAUBE, wurde 1872 promoviert, wirkte seit 1874 in Berlin als Assistent, später als Dozent an der Universität, als Assistenzarzt an der med. Univ.-Poliklinik, 1887 bis 88 mit der Leitung der Königl. med. Univ.-Poliklinik in Berlin beauftragt, seit 1888 Universitäts-Professor. Seit 1897 Leiter der Staatsanstalt für Untersuchungen mit Röntgen-Strahlen in Berlin. Litter. Arbeiten: *„Über den Polygraphen"* — *„Über die Anwendung des Sphygmophons und des verbesserten Polygraphen"* — *„Über die Fortpflanzungsgeschwindigkeit der Pulswellen"* — *„Das Polygraphion"* — *„Über die Behandlung des Kropfes durch parenchymatöse Arseninjectionen"* — *„Über den Einfluss der verdünnten und verdichteten Luft auf die Respiration und Circulation"* — *„Über die Pulsgeschwindigkeit bei Erkrankungen des Circulationsapparates, sowie bei Einwirkung toxischer Mittel"* — *„Über die Beziehung der Dehnungscurve elastischer Röhren zur Pulsgeschwindigkeit"* — *„Über angeborene Dexiocardie mit Pulmonalstenose und Offenbleiben des Ductus Botalli"* — *„Über Röntgen-Strahlen zur Diagnostik innerer Erkrankungen"* — *„Über die Bedeutung der Röntgen-Strahlen für die innere Medizin"* — *„Über die Diagnostik innerer Erkrankungen mit Hilfe der X-Strahlen"* — *„Über Fortschritte in der Aktinographie mit Demonstration von Diapositiven für medicinische Diagnostik"* — *„Über den jetzigen Stand der Röntgen-Untersuchungen"* — *„Über die diagnostische und therapeutische Bedeutung der X-Strahlen für die innere Medicin und Chirurgie"*.

Gscheidlen, Richard, zu Breslau, 26. Februar 1842 zu Augsburg geb., bezog die Universitäten München und Würzburg, wurde 1865 daselbst am physiol. Institute unter v. BEZOLD Assistent, promovierte 1867 zu Würzburg und machte im Herbst 1868 das bayerische Staatsexamen in München. Unmittelbar darauf wurde er Assistent am chem. Laboratorium der med. Klinik zu Breslau, trat 1869 an das physiol. Institut zu HEIDENHAIN als erster Assistent über, habilitierte sich 1871 in der med. Fakultät für Physiologie, wurde 1875 Prof. e. o. und 1881 Direktor des Gesundheitsamtes in Breslau, wo er 5. März 1889 starb. G. gab 1869 den II. Band der *„Physiologischen Untersuchungen aus dem Laboratorium in Würzburg"*, welche auch einen Nekrolog seines verstorbenen Lehrers v. BEZOLD enthalten, heraus, schrieb 1871 eine Schrift: *„Über den Ursprung des Harnstoffs im Thierkörper"*; 1875 erschien die erste Lieferung der *„Physiologischen Methodik"*. Seit 1879 gab er die *„Breslauer ärztl. Ztschr."* heraus.

Guardia, Joseph-Michel, zu Paris, 23. Januar 1830 zu Alayor auf Minorca (Balearische Inseln) als Sohn eines Arztes geb., kam mit 13 Jahren nach Frankreich, studierte fünf Jahre in Montpellier und wurde daselbst 1853 Doktor mit der These: *„Sur l'histoire et la philosophie de l'art"*. Nachdem er acht Monate lang zusammen mit seinem Vater die Praxis ausgeübt, kehrte er 1854 nach Frankreich zurück und wurde 1855 daselbst Docteur en lettres mit der These:

„*De medicinae ortu apud Graecos progressuque per philosophiam*". 1864 wurde er in Frankreich naturalisiert, war 8 Jahre lang Bibliothécaire-adjoint der Akademie der Medizin und unterrichtete seit 1867 in alten Sprachen, Humaniora, Litteraturgeschichte und Philosophie an verschiedenen Unterrichtsanstalten. G. veröffentlichte u. a.: „*Essai sur l'ouvrage de Houarte: Exámen de ingenios para las ciencias*" — „*Sur la folie de Don Quichotte*" — „*De l'étude de la folie*" (1861) — „*La prostitution en Espagne*" — „*La ladrerie du porc dans l'antiquité*" (1865) — „*La médecine à travers les siècles; histoire, philosophie*" (1865) — „*L'état enseignant, étude de médicine sociale*" (Bruxelles 1868) — „*Histoire de la médecine d'Hippocrate à Broussais et ses successeurs*" (1884), ausserdem mehrere Schriften über Litteratur, Geschichte, Pädagogik, Philosophie, Philologie, z. B. eine Ausgabe der Kommentarien des JULIUS CAESAR: „*De bello gallico*", litterarische Publikationen im Temps, den Revues de l'instruction publique, nationale, germanique, moderne, des Deux-Mondes etc. Er war 10 Jahre lang auch aktiver Mitarbeiter der Gaz. méd. de Paris und veröffentlichte in derselben namentlich die Geschichte der Medizin betreffende Aufsätze. G. starb 1897.

Gubler, Adolphe, hervorragender Pharmakolog und Professor der Therapie in Paris, geb. 5. April 1821 in Metz, beschäftigte sich schon als Jüngling während seines Aufenthaltes bei einem Oheim, einem Militärpharmazeuten in Rocroy, viel mit Botanik, studierte von 1841 ab Medizin in Paris, wurde auf TROUSSEAU's Veranlassung ärztl. Reisebegleiter eines infolge einer Duellaffaire melancholisch gewordenen jungen Mannes, von dem er in einem Anfall von Manie zu Mailand beinahe erschossen worden wäre. Er musste an den erlittenen Verletzungen, deren Folgen er sein übriges Leben hindurch nie ganz verwunden hat, im Hospital zu Mailand fast ein Jahr lang zubringen. 1849 promovierte er in Paris mit der These: „*Des glandes de Méry (vulgairement de Cooper) et de leurs maladies chez l'homme*", wurde dann Arzt am Hospital Beaujon, 1850 Chef de clinique bei der med. Fakultät und Arzt des Bureau central des hôpitaux; 1852 erhielt er den Preis von der Académie des sciences und wurde Vizepräsident der Société de biologie, deren Mitglied er seit ihrer Begründung 1848/49 gewesen war; 1853 verteidigte G. seine klassische Thèse d'agrégation über Cirrhose, wurde 1865 Mitglied der Académie de médecine und 1868 Professor der Therapie an der med. Fakultät zu Paris, in welcher Stellung er bis zu seinem Ableben 20. April 1879 verblieb. Die von G. veröffentlichten Arbeiten bewegen sich auf

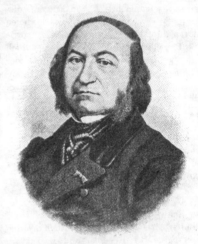

den Gebieten der Biologie, klin. Med. und hauptsächlich Pharmakologie. Die letztere Gruppe bildet die eigentliche wissenschaftliche Bedeutung G.'s. Die meisten kleineren über Aconitin, Bromkali, Calabar, Chloral, Curare, Cinchonin etc. sind in dem von ihm selbst herausgegebenen Journ. de thérapeutique veröffentlicht. Die Titel der grossen Werke sind: „*Commentaires thérapeutiques du codex medicamentarius ou histoire de l'action physiologique et des effets thérapeutiques des médicaments inscrits dans la pharmacopée française*" (Paris 1868; 2. éd. 1873 bis 74, von der Académie des sciences mit dem CHAUSSIER - Preise gekrönt) — „*Leçons de thérapeutique faites à la Faculté de médecine de Paris. Recueillies et publiées par Dr. F. Leblanc*" (Ib. 1879) — endlich „*Cours de thérapeutique professé à la Faculté de médecine*" (Paris 1880, herausgeg. nach G.'s Tode von Dr. BORDIER).

Gudden, Bernhard Aloys von, geb. in Cleve 7. Juni 1824, studierte in Bonn, Berlin und Halle. promovierte an letzterem Orte mit der Diss.: *"Quaestiones de motu oculi humani"*, widmete sich seit 1849 der Psychiatrie als seinem Spezialfache zuerst unter MAX JACOBI in Siegburg, dann 4 Jahre lang unter ROLLER in Illenau. Nachdem er von 1855 ab das Direktorat der unterfränkischen Landes-Irrenanstalt zu Werneck bekleidet hatte, wurde er 1869 als Prof. der Psychiatrie nach Zürich, 1872 in die gleiche Stellung nach München berufen, wo er als Obermedizinalrat und Direktor der Kreis-

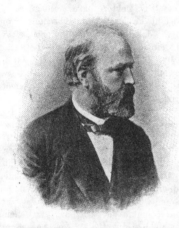

Irrenanstalt wirkte und bekanntlich seinen Tod durch Ertrinken im Starnberger See, 13. Juni 1886, fand bei dem Versuche, seinen geisteskranken Patienten, den König LUDWIG II. von Bayern, zu retten. — G. war einer der begabtesten und hervorragendsten Psychiater der Neuzeit und hat sich namentlich als Forscher auf dem Gebiete der Gehirn-Anat. und -Physiol. ausgezeichnet. Besonders dankenswert sind seine verschiedenen Experimentalarbeiten (über Schädelwachstum, Hirnrindenlokalisation etc.). Eine Sammlung seiner zahlreichen Publikationen und eine Würdigung seiner Leistungen und Bedeutung für das von ihm vertretene Spezialfach lieferte sein Nachfolger GRASHEY.

Guéneau de Mussy, Henri, als Sohn von François G. de M. (1774 bis 1857) geb. 1822, wurde 1844 in Paris Doktor mit der These: *"De l'apoplexie pulmonaire"*, war Hospitalarzt, begleitete als Arzt der Familie des Königs LOUIS PHILIPPE diese ins Exil, aus dem er erst 1871 nach Frankreich zurückkehrte, war Mitglied des College of Physicians in London und der Akademie der Medizin in Paris. Er schrieb: *"The history of the case of poisoning by lead, which lately occurred at Claremont, with observations, in a letter to W. R. Wilde"* (Dublin Quart. Journ. 1849) — *"Aperçu de la théorie du germe contage; de l'application de cette théorie à l'étiologie de la fièvre typhoïde etc."* (Paris 1877) und starb Anf. Okt. 1892 in Saint-Raphaël.

Guéniot, Alexandre, zu Paris, 8. Nov. 1832 in Tignécourt (Vosges) geb., studierte hauptsächlich in Paris, wurde daselbst 1862 Dr., war ein Schüler von DEPAUL, wurde Chef de clinique obstétricale, nahm an mehreren Konkursen Teil, war seit 1865 Chirurgien des hôp. und sammelte in seiner Eigenschaft als Chir.-Professeur en chef der Maternité das Material zu seinen zahlreichen Publikationen. 1868 wurde er Mitgl. d. Soc. de chir., war 1883 deren Präsident, 1880 Titular-Mitgl. d. Acad. de méd., half die Société obstétricale et gynécologique in Paris mitbegründen, deren Präsident er 1888 war, ebenso 1893 u. 94 der Soc. obstétricale de France. Als Mitteilungen und Vortr. in den genannten Gesellschaften publizierte G. hauptsächlich seine zahlreichen Arbeiten. Zu den in der älteren Quelle genannten sind noch hinzuzufügen: *"Du délire des opérateurs"* (1875) — *"Procédé nouv. de version applicable aux cas difficiles ou procédé ano-pelvien"* (1877) — *"Du prolapsus graisseux de la paroi abdom. de la femme"* (1878) — *"Du prolapsus pariéto-viscéral de l'abdomen chez la femme"* (1885) — *"Sur la luxation congénitale du genou"* (1880) — *"Sur l'allaitement artificiel des nouv.-nés"* (1886) — *"Sur les rétrécissements cicatriciels du vagin"* (1886) — *"Microcéphalie et ossification prématurée du crâne"* (1889—1. conception de la craniectomie) — *"Sur le rétablissement des tours"* (1891 — en faveur des enfants abandonnés) — *"Du méphitisme de l'air comme cause de septicémie puerpérale"* (1892) — *"Pathogénie et traitement de l'éclampsie* *puerpérale"* (1893) — *„Du rôle des réflexes dans la genèse de l'éclampsie puerpérale"* (1893) — *„Sur l'incubation des nouv.-nés débiles"* (1893) — *„Ma pratique et ses résultats dans soixante cas d'accouchement avec bassins rétrécis"* (1895) — *„Opérations césariennes multiples"* (1894) — *„Statistique intégrale de mes opérations césariennes et de mes symphysiotomies"* (1898).

Günther, Rudolf Biedermann, zu Dresden, daselbst 18. April 1828 geb., studierte in Leipzig und wurde dort Doktor. Er war darauf von 1852 an Landgerichtsarzt in Eibenstock, von 1857 an Bezirksarzt daselbst, wurde 1859 Medizinalrat und Medizinalbeisitzer bei der K. Kreisdirektion Zwickau, 1872 Geh. Medizinalrat und Medizinalreferent im K. S. Ministerium des Innern zu Dresden, 1873 Mitglied der Cholerakommission für das deutsche Reich, 1878 dir. Oberarzt am Carolahause zu Dresden, 1886 a. o. Mitglied des Kaiserl. Gesundheitsamtes zu Berlin, 1889 Präsident des K.S. Landesmedizinalkollegiums zu Dresden, 1896 Geh. Rat. Schriften: *„Über chronische Bleivergiftung durch Schnupftabak"* (1858) — *„Über die bei Errichtung von Phosphorzündwaaren zu stellenden sanitätspolizeilichen Anforderungen"* (1862) — *„Die indische Cholera in Sachsen im Jahre 1865 mit Atlas"* (Leipzig 1866) — *„Die indische Cholera im Rgsbez. Zwickau im Jahre 1866 mit Karten"* (Ib. 1869) — *„Die Choleraepidemie des Jahres 1873 im Königreich Sachsen mit Atlas"* (Berlin 1879) u. a. m.

Günther, Carl, Berlin, geb. 21. Sept. 1854 in Naumburg, studierte und promovierte 1879 in Berlin, war 1880 bis 83 Assistent am Krankenhause Friedrichshain zu Berlin, 1884 bis 92 prakt. Arzt, habilitierte sich 1891 für Hygiene, seit 1892 Assistent am Kgl. hygien. Institut zu Berlin, seit 1895 Kustos am Hygiene-Museum, seit 1897 Titularprofessor. Schriften: *„Einführung in das Studium der Bakteriologie etc."* (Leipzig, 1890, 5. Aufl. 1898; davon russische und italien. Übersetzung); ferner Studien über Umkehrung von Spektrallinien, über Lokalisation der Grosshirnrinde, über PURKINJE's „elliptischen Lichtstreifen", Studien zur Untersuchungsmethodik der Bakterien, über Pneumoniebakterien, über Berliner Leitungswasser, über Vibrionen im Wasser und Boden („Vibrio aquatilis", „Vibrio terrigenus"), über Fleischvergiftung, über spontane Milchgerinnung etc. G. ist Mitarbeiter an JUST's botanischem, am BAUMGARTEN'schen, am VIRCHOW'schen Jahresbericht u. s. w., Herausgeber der „Hygien. Rundschau" und erteilt bakteriologische und mikrophotographische Unterrichtskurse.

Guentner, Wenzel, zu Salzburg, zu Neu Losimthal (Kr. Eger) 29. Dezember 1820 geb., studierte in Prag, war Schüler von PITHA und OPPOLZER, wurde 1847 Doktor, in demselben Jahre Assistent an der chir. Abteilung von PITHA, dann Sekundararzt, 1850 Assistent an der chir. Klinik, welche Stelle er bis 1858 bekleidete. 1855 wurde ihm, mit Nachsicht des Habilitationsaktes, die Bewilligung erteilt, systemat. Vorträge über theoretische Chirurgie zu halten, 1858 supplierte er, nach der Berufung PITHA's nach Wien, die Lehrkanzel der Chirurgie und gleichzeitig die Primar-Chirurgenstelle im Allg. Krankenhause. In demselben Jahre wurde ihm die Lehrkanzel der Chirurgie an der med.-chir. Lehranstalt und die damit verbundene Primararztstelle am St. Johann-Spitale in Salzburg verliehen; er bekleidete dieselbe bis zur Aufhebung dieser Lehranstalt 1876. 1876 bis 78 wirkte er nur als Primararzt am St. Johann-Spitale und wurde im letzteren Jahre durch Ernennung zum Regierungsrat und Sanitätsreferenten an die Spitze des Sanitätswesens im Herzogtume Salzburg gestellt. 1859 und 1866 leitete er die chir. Abteilung in den grösseren Spitälern, welche bei dem Transporte von Verwundeten zur Aufnahme bestimmt waren. Während seiner Thätigkeit in Prag war er Mitarbeiter an der Prager Vierteljahrschrift, später an der Zeitschrift der k. k. Gesellschaft der Ärzte in Wien und an den „Memorabilien". 1864 erschienen von ihm *„Grundzüge der allgemeinen Chirurgie"*, vorzüglich bestimmt für den Kreis der Schüler in den med.-chir. Lehranstalten. Nachdem er in den Ruhestand getreten war, starb G. 9. Okt. 1896 in Salzburg.

Güntz, Justus Edmund, zu Dresden, zu Tharand 3. April 1838 geb., studierte in Leipzig unter WUNDERLICH, GÜNTHER, WAGNER, wurde 1862 Doktor, ist seit 1868 Arzt in Dresden, begründete und leitete daselbst die Königl. Poliklinik für Hautkrankheiten und Syphilis und ist Inhaber einer gleichen Privatklinik, ausserdem Chef- und Stabsarzt a. D. Schriften: *„Über Alter und Ursprung der Syphilis"* (Leipzig 1868) — *„Aussatz und Syphilis"* (nach den Quellen des BERN. GORDONIUS, Archiv f. Derm. und Syphil. 1870) — *„Das syphilitische Fieber"* (Leipzig 1873) — *„Das Vermögen der Schwefelwässer, bei der latenten Syphilis die Erscheinungen der Krankheit wieder zum Vorschein zu bringen"* (Dresden 1877) — *„Neue Erfahrungen über die Behandlung der Syphilis- und Quecksilberkrankheit"* (Dresden 1878, 2. Aufl. 1894) — *„Über den Einfluss der russischen Dampfbäder auf die Ausscheidung des Quecksilbers bei Quecksilberkrankheit"* (Ib. 1880) — *„Die Syphilisbehandlung ohne Quecksilber. Eine neue abortive Methode"* (Berlin 1882) — *„Die Chromwasserbehandlung der Syphilis. Eine neue Methode"* (Leipzig 1883, 3. Aufl. 1889) — *„Über die Gefahr von Quecksilberkuren bei Syphilis und gleichzeitigem Diabetes"* (Dresden 1889), ausserdem noch kleinere Artikel in Zeitschriften.

Guérin, Alphonse-François-Marie, zu Paris, 9. August 1817 zu Ploërmel (Morbihan) geboren, studierte in Paris, wurde Aide d'anatomie 1843, Doktor 1847, Prosektor der Amphitheater 1848 und Chirurg der Hospitäler 1850. Nacheinander war er Chirurg in den Hospitälern Lourcine (1857), Cochin (1862), bis er 1863 im Hôp. Saint-Louis Chefchirurg wurde; 1872 endlich wurde er zum Chirurgen des Hôtel-Dieu ernannt, aus welcher Stellung er 1879 ausschied, um seitdem die Würde als Ehrenhospital-Chirurg zu bekleiden. Von seinen Schriften sind anzuführen: *Éléments de chirurgie opératoire, ou traité pratique des opérations"* (1855; 6. édit. 1881) — *„Maladies des organes génitaux externes de la femme. Leçons professés à l'hôp. de Lourcine, rédigées . . . par M. Picard"* (Paris 1864) — *„Leçons cliniques sur les maladies des organes génitaux internes de la femme"* (Ib. 1878).

Er hat sich ferner durch Anwendung des Watteverbandes als eines allgem. Wundverbandes bekannt gemacht und darüber u. a. veröffentlicht: *„Discours sur le traitement des plaies; prononcé à l'Acad. de médec."* (1878), ebenso ein Verfahren zu unmittelbarer Blut-Transfusion unter der Bezeichnung „Communauté de la circulation" angegeben. 1859 wurde er von den Hospital-Chirurgen zu ihrem Vertreter im Conseil de surveillance der Assistance publique und 1864 in den Conseil général des Depart. Morbihan für den Canton von Mauron gewählt. G. starb 23. Februar 1895.

Guersant, Paul-Louis-Benoît, als Sohn von L. B. G. (1777 bis 1848), 1800 zu Paris geb., wurde 1828 mit der These: *„Sur les avantages et les inconvéniences de la lithotomie, comparée à ceux de la lithotritie"* Doktor und nach einem glänzenden Konkurse 1832 Chirurg am Kinder-Hospital, zu dessen weiterer Entwicklung er sehr viel beigetragen hat, schon dadurch, dass er daselbst eine sehr populär gewordene chirurgische Poliklinik einführte. Auch seine Klinik wurde bis 1860, wo er sich aus dem Hospital zurückzog, von In- und Ausländern viel besucht. Er war einer der 17 Chirurgen, von denen die Société de chirurgie 1843 begründet wurde und war 1852, 53 Präsident derselben. Von seinen zahlreichen Arbeiten, die sich fast sämtlich auf die Chirurgie der Kinder beziehen, sind die hauptsächlichsten in der Sammlung: *„Notices sur la chirurgie des enfants"* (Paris 1864 bis 67; engl. Übersetzung" von RICHARD J. DUNGLISON, Philadelphia 1873) vereinigt worden. Ein Verzeichnis findet sich in dem älteren Lexikon. G. starb 1. Oktober 1869.

Gueterbock, Vater und Sohn, in Berlin. — Ludwig, der Vater, daselbst 23. Oktober 1814 geb., studierte in Berlin und wurde daselbst 1837 Doktor mit der Diss. und Preisschrift: *„De pure et granulatione"*. Seit 1840 in Berlin prakt. Arzt, zuletzt mit dem Titel als Geh. Sanitätsrat, gab er heraus: *„Schönlein's klinische Vorträge in dem Charité-Krankenhause zu Berlin"* (Berlin, 3. unveränderte Aufl. 1843, 44), zusammen mit

Lehrs und Scharlau: *„Dr. Schönlein als Arzt und klinischer Lehrer"* (Ib. 1842). Ausserdem etliche Abhandlungen über Cholera in patholog. und chem. Hinsicht. Auch war er Mitarbeiter an dem Jahresbericht über die Fortschritte der Medizin (Canstatt-Virchow-Hirsch). G. starb 28. Februar 1895.

— Paul, der Sohn, 2. Juni 1844 in Berlin geb., daselbst und in Würzburg ausgebildet, Dr. med. 1865, liess sich 1866 als Arzt in seiner Vaterstadt nieder, trat als Assistent bei Wilms an Bethanien ein, nachdem er eine längere Studienreise mit Aufenthalt in Wien, Paris, London und Edinburg gemacht hatte. Später errichtete G. eine eigene Privatheilanstalt, habilitierte sich 1873 für Chirurgie in Berlin,

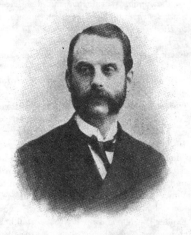

wurde gleichzeitig Hilfsarbeiter und 1884 Assessor beim brandenburgischen Medizinal-Kollegium, 1885 Medizinalrat, 1894 Titular-Professor, 1896 Geh. Med.-Rat und starb 17. Okt. 1897. G. war ein sehr gelehrter Chirurg und auf seinem Spezialgebiete, wie auf dem des Medizinalwesens ein überaus fruchtbarer Schriftsteller. Er widmete sich mit Vorliebe den Krankheiten der Harn- und männlichen Geschlechtswerkzeuge, über die er lange Jahre für Virchow-Hirsch' Jahresb. referierte und ein umfassendes Werk *„Die chir. Krankheiten der Harn- und männl. Geschlechtswerkzeuge"* (Wien 1890 bis 97) hinterliess, dessen 2. Band erst nach G.'s Tod erscheinen konnte. Ausserdem pflegte er die histor. Studien. Von seinen wichtigsten Publikationen seien genannt: *„Die neueren Methoden der Wundbehandlung auf statistischer Grundlage"* (Berlin 1876) — *„Die englischen Krankenhäuser"* (Ib. 1881). — G. konstruierte ein als zweckmässig anerkanntes Cystoskop und arbeitete noch an zahlreichen Journ. und Sammelw. mit.

Gull, Sir William Withey, Bart., zu London, 31. Dezemb. 1816 zu Thorpele-Soken (Essex) geb., studierte im Guy's Hospital und auf der Londoner Univ. und wurde bei letzterer 1846 Doktor. Er war 20 Jahre lang Physician und Dozent am Guy's Hospital, war Fullerian Professor der Physiologie bei der Royal Institution von Gross-Britannien 1847 bis 49, war Mitglied des General Medical Council, wurde Dr. jur. honor. in Oxford 1868, in Cambridge 1880, in Edinburg 1884, erhielt 1872 die Baronetwürde, war Physician Extraordinary der Königin und Physician in Ordinary des Prinzen von Wales, Consulting Physician des Guy's Hospital und starb 30. Jan. 1890. Litterarische Arbeiten: *„Goulstonian lectures on paralysis"* (Lond. Med. Gaz., 1849) — *„Report on cholera for the R. Coll. of Phys."* — *„Treatise on hypochondriasis"* — *„Abscess of brain"* (Reynold's System of med.) — *„Paraplegia"* (Guy's Hosp. Rep., 1856, 1858) — *„On paralysis of the lower extremities consequent upon disease of the bladder and kidneys (urinary paraplegia)"* (Ib. 1861); zusammen mit Sutton: *„Arteriocapillary fibrosis"* (Med.-Chir. Transact., Vol. LV) — *„Anorexia nervosa"* (Transact. of the Clin. Soc., Vol. VII) — *„On a cretinoid state"* (Ib.). In der Geschichte der klin. Med. sind besonders seine Forschungen zur Lehre von den Nervenkrankheiten denkwürdig; auch hat G. sich durch sein Eintreten für die Temperenz-Bewegung in England einen Namen gemacht.

Gumprecht, Ferdinand, zu Jena, geb. in Berlin 18. März 1864, studierte daselbst und in Jena, Dr. med. 1889, war am Krankenhaus Friedrichshain, Berlin, sowie an der med. Klinik Jena unter Fürbringer, und Stintzing thätig, habilitierte sich in Jena 1895, war Assistent 1890 bis 97 und ist gegenwärtig seit 1899 Professor der inn. Medizin, auch als Vertreter der Laryngologie und der gerichtl. Medizin in Jena.

Schriften: *"Pathogenese des Tetanus"* (Pflüger's Arch. 1894) — *"Wassergehalt des Blutes"* (D. Arch. f. klin. Med. Bd. 53) — *"Leucocytenzerfall bei Leukämie"* (Ib. Bd. 57) — *"Magentetanie"* (Cbl. f. inn. Med. 1897) — *"Die Technik der spec. Therapie für Ärzte und Studierende"* (Jena 1898) — *"Allgem. Therapie der Circulations- und Respirat.-Organe"* (Wien 1898).

Gurlt, Ernst Julius, zu Berlin, daselbst als Sohn des bekannten Veterinär-Anatomen Ernst Friedrich G. (1794 bis 1882) 13. September 1825 geb., studierte dort 1844 bis 48 und wurde im letztgenannten Jahre mit der Diss.: *"De ossium mutationibus rhachitide effectis"* Doktor, machte eine 1½jährige wissenschaftl. Reise nach Oesterreich, Frankreich, Grossbritannien, war 1852 bis 56

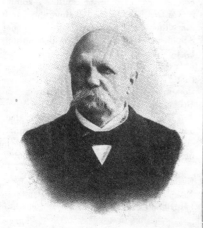

Assistent in B. v. Langenbeck's Klinik, habilitierte sich 1853 für Chirurgie an der Berliner Universität und wurde 1862 Prof. e. o. An den Feldzügen von 1848, 64, 66, 70 bis 71 nahm er in verschiedenen ärztl. Stellungen Anteil. G. der 19. April 1898 noch sein 50jähriges Doktor-Jubiläum beging, starb 18. Jan. 1899 an Influenza-Pneumonie. — G. war langjähr. Schriftführer und zuletzt Ehrenmitglied der D. Ges. f. Chir. Er war einer der gelehrtesten und federgewandtesten Chirurgen der Neuzeit. Die Zahl seiner Schriften, unter denen die litterarhistor. und Sammelarbeiten überwiegen, ist ausserordentlich gross. Wir zitieren möglichst chronol. als die wichtigsten: *"Beiträge zur vergleichenden pathologischen Anatomie der Gelenkkrankheiten"* (Berlin 1853) — *"Über einige durch Erkrankung der Gelenkverbindungen verursachte Missgestaltungen des menschlichen Beckens"* (Ib. 1854) — *"Über die Cystengeschwülste des Halses"* (Ib. 1855) — *"Über den Transport Schwerverwundeter und Kranker im Kriege"* (Ib. 1859) — *"Handbuch der Lehre von den Knochenbrüchen"* (Tl.·1; Tl. 2; 1. u. 2. Lfg. 1860 bis 65) — *"Leitfaden für Operationsübungen am Cadaver u. s. w."* (Berlin 1862; 6. Aufl. 1885; ins Polnische 1874, Italien. 1875, Ungar. 1880 übersetzt) — *"Militär-chirurgische Fragmente"* (Ib. 1864) — *"Abbildungen zur Krankenpflege im Felde u. s. w."* (Berlin 1868, 16 Taff., Text deutsch und französisch) — *"Zur Geschichte der internationalen und freiwilligen Krankenpflege im Kriege"* (Leipzig 1873) — *"Die Kriegs-Chirurgie der letzten 150 Jahre in Preussen"* (Berlin 1875) — *"Die Gelenk-Resectionen nach Schussverletzungen u. s. w."* (Ib. 1879). Ausserdem Aufsätze in der Deutsch. Klinik (1853, 57), M. f. G. (1857, 60, 62), Preuss. Militärärztl. Zeitung (1861), dem A. f. klin. Chir. (1862, 66, 80, 83; darin auch für 1859 bis 65: *"Berichte über die Fortschritte und Leistungen auf dem Gebiete der Chirurgie"*); ferner zahlreiche Artikel in Prosch und Ploss' Mediz.-chirurg. Encyklopädie (2. Aufl.), der Allgem. Deutschen Biographie, Eulenburg's Real-Encyklopädie der ges. Medizin, dem älteren Biograph. Lexikon, dessen Redaktion er (anfangs 1885) vom Buchstaben G. an übernommen hatte. Er war ferner Mitbegründer und Mitredakteur des *"Archivs für klinische Chirurgie"* seit 1860, Redakteur der Zeitschrift *"Kriegerheil. Organ der deutschen Vereine vom Rothen Kreuz"* (darin eine Reihe von Aufsätzen von ihm) seit 1867, Redakteur der *"Verhandlungen der deutschen Gesellschaft für Chirurgie"*; er war Mitredakteur von Virchow-Hirsch's Jahresbericht für 6 Jahrgänge (1866 bis 71) und bis zu seinem Tode Mitarbeiter an demselben. Das bedeutendste Werk G.'s, an dem er 15 Jahre lang gearbeitet hat und dessen Erschein. er nur kurze Zeit überlebt hat, ist seine aus 3 voluminösen Bänden bestehende *"Geschichte der Chirurgie"* (Berlin 1898), ein Werk, das bisher in seiner Art einzig dasteht. Es giebt eine ebenso bibliogr.-litterar. wie pragmatisch erschöpfende Darstellung der Chir. bis zur Renaissance, ist mit zahlreichen Abbildungen, Instrumententafeln ausgestattet und dadurch besonders verdienstlich und wertvoll, dass es zum erstenmale auch eine umfassende Schilderung der Volks-Chirurgie aller Nationen der Welt bringt. Das Werk ist eine Zierde der deutschen Litteratur und für seinen Verfasser thatsächlich ein Monumentum aere perennius.

Gussenbauer, Carl, zu Wien, 30. Okt. 1842 zu Ober-Vellach in Kärnten geb., wurde in Wien 1867 Dr. med., 1868 Dr. chir., war Schüler und Assistent von BILLROTH, wurde 1875 Prof. der Chir. in Lüttich, bekleidete seit 1878 dieselbe Professur in Prag (deutsche Universität) und ist seit Okt. 1894 Nachfolger BILLROTH's in Wien. Von seinen sehr zahlreichen, anatom. und histolog., namentlich aber chir. Arbeiten führen wir im folgenden nur einige an: *„Über die Muskulatur*

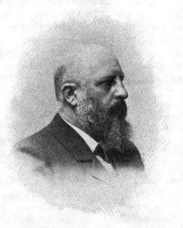

der Atrioventricularklappen des Menschenherzens" — *„Über das Gefässsystem der äusseren weiblichen Genitalien"*; sodann aus dem Archiv für klin. Chirurgie: *„Über die Heilung per primam intentionem"* (1871) — *„Über die Veränderungen des quergestreiften Muskelgewebes bei der traumatischen Entzündung"* (1871) — *„Ein Beitrag zur Lehre von der Verbreitung des Epithelialkrebses auf Lymphdrüsen"* (1872) —

„Über eine lipomatöse Muskel- und Nervendegeneration u. s. w." (1874) — *„Über die erste durch Billroth ausgeführte Kehlkopfexstirpation u. s. w."* (1874) — *„Die Methoden der künstlichen Knochentrennung u. s. w."* (1875) — *„Die Knochenentzündungen der Perlmutterdrechsler"* (1875) — *„Die partielle Magenresection"* (1876) — *„Über . . . Stomatoplastik . . . narbiger Kieferklemme"* (1877) — *„Ein Fall von partieller Resection des Colon descendens u. s. w."* (1879) — *„Über buccale Exstirpation der basilaren Rachengeschwülste"* (1879) — *„Zur operativen Behandlung der Pancreascysten"* (1883). Dazu eine Anzahl von Aufsätzen in der Wiener med. Wochenschrift aus den Siebziger-Jahren und der Prag. med. W. von 1878 an, darunter über Gehirnerschütterung, Massage, Nervendehnung, Kehlkopf-Exstirpation, Fremdkörper des Magens, Hernia epigastrica, Jodoformbehandlung, kombinierte Oesophagotomie, Skalpierung durch Maschinengewalt, Exstirpation myelogener Schädelgeschwülste, operative Behandlung tiefliegender traumatischer Hirnabscesse, über Behandlung der Trigeminus-Neuralgie, über Harnblasenstein - Operationen, ein Beitrag zur Exstirpation von Beckenknochengeschwülsten, Behandlung der Rissfrakturen des Fersenbeines, über den Schmerz, über Pachymeningitis tuberculosa circumscripta, über die Commotio medullae spinalis, über sacrale Dermoide, ein Beitrag zur Kenntnis der bronchiogenen Geschwülste, die temporäre Resection des Nasengerüstes, über die Behandl. d. Gangrän bei Diabetes mellitus. An gröss. Schriften gab er heraus (mit TH. PLUCKER): *„Rapport de la clinique chirurgicale de l'Université de Liége"* (Lüttich 1878) — *„Die traumatischen Verletzungen"* (Deutsche Chirurgie, Lfg. 15, 1880) — *„Sephthaemie, Pyohaemie und Pyo-Sephthaemie"* (Ib., Lfg. 4, 1882). G. ist seit 1880 Mitherausgeber der „Zeitschrift für Heilkunde" in Prag, seit 1895 des „Arch. f. klin. Chirurgie".

Gusserow, Adolf Ludwig Sigismund, ord. Professor der Geburtshilfe, Geh. Medizinalrat zu Berlin, daselbst 8. Juli 1836 als Sohn des ebenda als Geh. Sanitäts-Rat verstorbenen Arztes Dr. Carl August G. geb., studierte dort, in Prag und in Würzburg, wurde 1859 Doktor, habilitierte sich als Privatdozent in Berlin

1865, war nacheinander ord. Professor der Geburtshilfe in Utrecht 1867, in Zürich 1867 bis 72, in Strassburg i. E. 1872 bis 78 und ist seit dieser Zeit in Berlin.

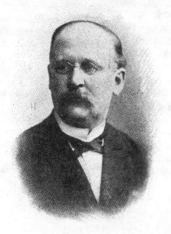

Er verfasste: *„Geburtshilfe und Gynäkologie in Grossbritannien. Ein Reisebericht"* (Monatsschr. f. Geburtsk., 1864) — *„Universitäten oder Fachschulen? Rede bei Antritt des Rectorats"* (Zürich 1870) — *„Über Carcinoma uteri"* (VOLKMANN's Samml. klin. Vorträge 1871) — *„Zur Erinnerung an Sir James Y. Simpson. Rede."* (Berlin 1871) — *„Über Menstruation und Dysmenorrhoe"* (VOLKMANN's Samml. klin. Vorträge 1874) *„Die Neubildungen des Uterus"* (Stuttgart 1878, in v. PITHA-BILLROTH's Handb. der allgem. u. spez. Chirurgie) — *„Zur Geschichte und Methode des klinischen Unterrichts"* (Berlin 1879, Festrede) und verschiedene Aufsätze in VIRCHOW's Archiv, der Monatsschr. f. Geburtsk. und dem A. f. G. Seit 1884 ist er Mitredakteur des A. f. G.

Gutsch, Anton, zu Karlsruhe in Baden, geb. 1. Juli 1825 zu Bruchsal, studierte in Heidelberg 1844 bis 48, wurde 1849 promoviert, war 1850 bis 81 1. Arzt am Zellengefängnisse zu Bruchsal, machte als solcher in mehreren Abhandlungen und Gutachten: *„Über Seelenstörungen in Einzelhaft"* (1862) — *„Wohin mit den geisteskranken Sträflingen?"* (Zeitschr. f. Psych.; Blätter f. Gefängnisk., 1873) seine Erfahrungen über den Einfluss der Isolierhaft auf die geistige Gesundheit der Gefangenen bekannt und brachte die Frage einer besond. Unterkunft und Fürsorge für die geisteskranken Sträflinge in Anregung. Seit 1882 ausser Dienst, lebt er als Geh. Hofrat in Karlsruhe.

Guttmann, Paul, zu Ratibor in Schlesien 9. Sept. 1834 geb., studierte in Berlin, Würzburg, Wien und wurde 1858 promoviert. Seit 1859 wirkte er in Berlin als Arzt, seit 1867 als Universitätsdozent, seit 1879 als Direktor des dortigen städt. Krankenhauses Moabit. Neben ca. 60 klin. Arbeiten in den verschiedenen Berliner Archiven und Zeitschriften publizierte G. auch eine Reihe physiol. und experimenteller Arbeiten. Die *„Physiologie u. Pathologie des Sympathicus"* (Berlin 1873; auch italienisch), welche er mit A. EULENBURG bearbeitet hatte, erhielt unter etwas verändertem Titel (London 1879) den ASTLEY

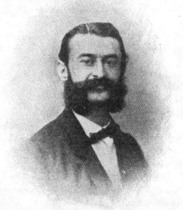

COOPER-Preis. Das *„Lehrbuch der klinischen Untersuchungsmethoden"* erschien 1884 in 5. Aufl. und wurde zehnmal übersetzt. Als Redakteur gab G. das *„J. f. pr. Ae."* heraus. G. starb 24. Mai 1893. Er gehörte zu den hervorragendsten Berliner Klinikern.

Guttmann, Samuel, in Berlin, geb. 1839 zu Ostrowo (Pr. Posen), studierte und promovierte 1864 in Berlin (Diss.: *„Durchschneidung des Trigeminus beim Frosch"*). 1866 approbiert, liess er sich nach kürzerer Thätigkeit in Drebkau

(Niederlausitz) in Berlin nieder, widmete sich neben der allgem. Praxis dem Spezialstudium der Gynäkologie und war für dieses Fach mehrere Jahre als Ref.

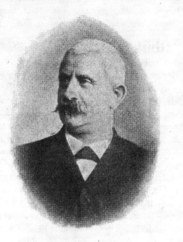

in dem von BOERNER 1879 gegründeten „Jahrbuch f. pr. Aerzte" thätig, ebenso dessen Hilfsarbeiter bei der Redaktion der „D. Med. Wochenschr." Nach BOERNER's Tod übernahm als dessen Nachfolger G. die Herausgabe der genannten litter. Unternehmungen, dazu auch den „Reichsmedizinalkalender"; durch die rührige Thätigkeit, das bedeutende Organisationstalent und vielfaches eigenes schriftstellerisches Eingreifen von G. gewannen jene grosse Verbreitung. 1884 wurde er zum Sanitätsrat, 1891 zum Geh. Sanitätsrat ernannt. Doch starb G. bereits 22. Dezember 1893. G. war noch Mitarbeiter an dem grossen, von v. LEYDEN veranstalt. Sammelwerk über die Influenza-Epidemie der Jahre 1890 u. 91.

Guttstadt, Albert, zu Berlin, 25. Januar 1840 zu Rastenburg in Ostpreussen geb., wurde 1866 in Berlin Doktor, 1874 Dezernent für Medizinal-Statistik beim königl. preuss. statistischen Bureau (ord. Mitglied), 1875 Privatdozent an dortiger Universität, 1886 Prof. und 1898 Geh. Medizinalrat. Von seinen zahlreichen Publikationen führen wir zunächst die besonderen Schriften an: *„Das Reichsimpfgesetz vom 8. April 1874 u. s. w."* (Berlin 1876) — *„Flecktyphus und Rückfallfieber in Preussen u. s. w."* (Ib. 1882) — *„Kranken-*

haus-Lexikon für das Königreich Preussen" (Ib. 1885 u. 86) — *„Die naturwissenschaftlichen und medizinischen Staatsanstalten Berlins"* (Festschr. für die 59. Vers. D. Naturf. und Aerzte. Im Auftr. des Ministers etc. Ib. 1886) — *„Festschrift der Stadt Berlin für die 59. Vers. D. Naturf. etc."* 1886) — *„Deutsches Gesundheitswesen"* (Festschr. f. d. X. intern. med. Kongr. 2. T. 1890) — *„Das Impfwesen in Preussen"* (1890) — *„Deutschlands Gesundheitswesen, Organisation und Gesetzgebung des Deutschen Reiches"* (2 Teile Leipzig 1890) — *„Über die praktische Ausbildung der Ärzte in den Kliniken"* (Berlin 1892) — *„Beiträge für die deutschen Universitäten"* (für die Ausstellung in Chicago 1893) — *„Herausgabe des Klinischen Jahrbuches I—V"* — *„Das Sanitätswesen des Preuss. Staates während der Jahre 1889, 90, 91"* (Berlin 1897) — *„Krankenhaus-Lexikon für das Deutsche Reich"* (Berlin 1900). Aufsätze: (Deutsche

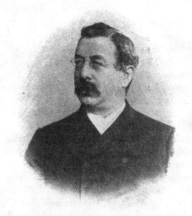

Klinik 1867, 70, 72): *„Der anatomische Charakter der Cholera-Epidemie zu Berlin im Jahre 1866"* — *„Das Chloralhydrat u. s. w."* — *„Das Barackenlazareth auf dem Tempelhofer Felde als städtische Pockenheilanstalt.... 1871 u. 72 zu Berlin";* ferner (Vierteljahrsschrift für gerichtl. Mediz. 1873): *„Zur Statistik der Irrenanstalten";* demnächst: *„Die Pocken-Epidemie in Preussen, insbesondere in Berlin 1871 u. 72"* (Zeitschr. d. K. statist. Bureaus 1873) — *„Die Verbreitung der Blinden und Taubstummen nach der Volkszählung 1880 und ihre Unter-*

richtsanstalten bis 1883" (Ib. 1883) — *"Die Verhandlungen über Choleraquarantäne in Antwerpen, August 1885"* (Ib. 1886) — *"Bericht über den VI. Kongress der Deutschen Armenpfleger in Bremen 1885"* (Ib. 1886). — Ausserdem selbständige statistische Werke über die Geisteskranken in den Irrenanstalten, Selbstmorde, die Verbreitung des Heilpersonals, die Todesursachen in Preussen, sowie endlich in der *"Preuss. Statistik"* über Medizinal-Statistik, Sterbefälle, Irren-Heilanstalten, die Gebrechlichen in Preussen u. s. w., u. s. w.

Gutzmann, Hermann, in Berlin, geb. in Bütow i. P. 29. Januar 1865, studierte in Berlin, Dr. med. 1887, wirkt seit 1889 als Spezialarzt für Sprachstörungen in Berlin. G. ist seit 1891 Redakteur und Herausgeber der „Monatsschrift für die gesammte Sprachheilkunde" und veröffentlichte: *"Verhütung und Bekämpfung des Stotterns in der Schule"* (1889) — *"Vorlesungen über die Störungen der Sprache"* (1893) — *"Die Bauchrednerkunst"* (zus. mit TH. S. FLATAU, 1894) — *"Des Kindes Sprache und Sprachfehler"* (1894) — *"Die praktische Anwendung der Sprachphysiologie beim ersten Leseunterricht"* (1897) — *"Über das Stottern"* (1898) — *"Die Sprachphysiologie als Grundlage der wissenschaftlichen Sprachheilkunde"* (B. K., Heft 121). G. hat versucht, die Sprachheilkunde zur Bedeutung einer selbständigen Disziplin der med. Wissenschaft zu erheben und den Ärzten dieses Feld, das früher von ihnen sorgsam gepflegt wurde, zurückzuerobern. Zahlreiche Ärzte des In- und bes. des Auslandes sind seine Schüler geworden und unterstützen die Arbeit in der obengenannten Monatsschrift.

Guye, Ambroise Arnold Guillaume, 17. August 1839 in Maastricht geb., studierte in Amsterdam, promovierte 1862 (*"Dissert. over de Peyer'sche en Lieberkühn'sche klieren"*) und zog nach Wien, wo er hauptsächlich POLITZER folgte, Berlin und Paris. Seit 1865 ist er in Amsterdam wirksam als Otiater, seit 1874 als Privatdozent, seit 1886 als Prof. e. o. an der Universität. Er war 1879 allgemeiner Sekretär des period. internat. Kongresses der med. Wissenschaften, 6. Sitzung, und fungierte 1873 bis 81 auch als solcher an der „Nederl. Maatschappy tot bevordering der Geneeskunde". Er schrieb hauptsächlich: *"De paracentese van het trommelvlies"* (1874) — *"Over het ademhalen door den mond en over de middelen daartegen"* (1874) — *"Eenige gevallen van ontsteking in het antrum mastoideum"* (1877) — *"Sur la maladie de Menière"* (1879). Mitteilung an den med. Kongress und *"Over oorlijden bij acute exanthemen"* (1885), ferner: *"Ein Ringmesser für die adenoiden Geschwülste"* (Z. f. O. 1885) — *"Über nasale Reflexneurosen"* (Ned. Tijdschr. v. Geneesk. 1887) — *"Über Aprosexia nasalis"* (D. m. W. 1887 u. 88) — *"De l'ombre sonore comme cause d'erreur dans la mesure de l'acuité auditive"* (Congr. internat. d'otol., Bruxelles 1888) — *"Sur l'étiologie des bouchons cérumineux"* (Ib.) — *"Über die Aetiologie der durch Einspritzungen in die Nase verursachten Entzündungen der Trommelhöhle"* (B. k. W. 1891) — *"Zwei Fälle von Bezold'scher Perforation des antrum*

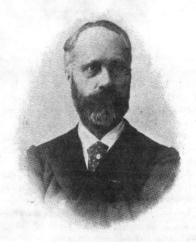

mast." (Z. f. O. 1891) — *"A hitherto undescribed form of rotatory sensation in labyrinthine disease"* (Br. med. Journ. 1895) — *"On the formation of salivary calculus over the inferior incisors, caused by habitual mouth-breathing"* (Journ. of laryngology 1895) — *"Über Behandlung von Erkrankungen der Nebenhöhlen der Nase mit dem Menthol-Insufflator und dem Politzer'schen Verfahren"* (Th. W. 1896) — *"De la surdité consécutive à la cicatrisation du tympan"* (Rev. internat. de rhinol. 1897)

— *„Les signaux acoustiques des chemins de fer et l'acuité auditive des mécaniciens"* (Ib. 1897, II.)

Guyon, Joeph-Casimir-Felix, in Paris, geb. 21. Juni 1831 zu Saint-Denis (île de la Réunion), studierte in Nantes und Paris, Dr. med. daselbst 1858 *(„Sur*

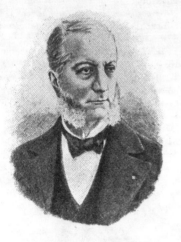

les cavités de l'utérus à l'état de vacuité"), war 1862 Méd. du Bureau, 1864 Méd. des hôp., 1863 Agrégé, 1877 Prof. der chir. Pathol., 1878 Membre de l'acad. de méd. G. vertritt seit 1890 an der Pariser Fakultät die Professur der Klinik der Harnwerkzeuge und veröffentlichte bisher u. a.: *„Des vices de conformation de l'urèthre chez l'homme et les moyens d'y remédier"* — *„Leçons cliniques sur les maladies des voies urinaires"* (1881, 2. éd. 1885) — *„Leçons sur les cystites et sur les prostatiques"* — *„Leçons cliniques sur les affections chirurgicales de la vessie et de la prostate"* (1888) — *„Atlas des maladies des voies urinaires"* (zus. mit Buzy, 1881 bis 85). Seit 1892 ist G. Mitgl. d. Instituts.

Gyoergyai, Arpad, verdienstvoller ungar. Arzt, geb. 1845 in Hermannstadt, studierte seit 1864 in Wien, namentlich Chir., pathol. Chemie und Histol., promovierte 1871, liess sich in Klausenburg nieder, war bis 1874 Assistent des Prof. der Chir. daselbst, ging dann auf wissenschaftl. Reisen, trieb in Budapest pathol.-chem. Studien unter Plosz, besuchte 1875 Leipzig und Paris, 1876 Edinburg, kehrte hierauf nach Klausenburg zurück, wurde hier Spezialarzt für Chir., sowie Bahnarzt und übernahm auch den Unterricht in der Naturgeschichte am Gymnasium; doch erlag er bereits Jan. 1881 einer Pneumonie. G.'s Publikationen sind zumeist ungar. im „Orvosi Hetilap" erschienen; die deutsch veröffentlichten befinden sich im Arch. f. experiment. Pathol., Cbl. f. Ch., A. M. C.-Z. und im D. Arch. f. Gesch. d. Med. Wir zitieren folgende Aufsätze: *„Ueber die Gerinnung des Blutes beim lebenden Thiere"* (1874) — *„Ueber Transfusion"* (1875) — *„Ueber die Vereinigung der Wundränder"* (1876) — *„Ueber erworbene Gaumenperforation"* (1877) — *„Notiz über das Leben und die Schriften von Claude Bernard"* (1878) — *„Ueber angeborene Fingerverwachsungen"* (1878) — *„Betrachtungen über Hydrocele-Operation"*, eine bemerkenswerte Studie *„Ueber Brüche"* (1879). Auch hinterliess G. Bruchstücke zu einer Geschichte der Chirurgie.

Györy, Tiberius, Edler von Nádudvar, in Budapest, daselbst 9. Mai 1869 geb. und ausgebildet, Dr. med. 1893, vervollkommnete sich in 3jähr. Aufenthalt an der internen Universitäts-Klinik von v. Kétly und Budapester Rochus-Spit.; im letzteren noch auf der geburtshilfl. u. gynäkol. Abteilung. Seit 1896 Arzt der k. ung. Staatsmaschinenfabrik, beschäftigt sich v. G. mit histor. Studien, namentlich zur ungar. Medizin und publizierte: *„Morbus hungaricus"* (Ungar. med. Archiv, 1900). Er besorgt mit Jendrassik die Redaktion des „Országos Orvos-Szövetség", off. Blatt des Landesverbandes der Ärzte, referiert über die ungar. Litteratur d. med. Geschichte für Virchow-Posner's Jahresbericht und bereitet eine ungar. med. Bibliogr. (1472 bis 1899) im Auftr. d. Budapester med. Professoren-Koll., sowie im Auftr. d. K. Akad. d. Wissensch. die Darstellung d. histor. Entwickelung der ungar. med. Kunstsprache vor.

H.

Haab, Otto, zu Zürich 1850 geb. und dort auch, speziell unter EBERTH und HORNER als Assistent ausgebildet, promovierte 1875 und habilitierte sich 1878 als Dozent der Ophthalmologie in seiner Vaterstadt. Ausser über einige pathol.-anat. Themata schrieb er über Tuberkulose des Auges, über Anophthalmie, Cortexhemianopsie u. den Mikrokokkus der Blennorrhoea neonatorum, verfasste das Kapitel: *„Pathol. Anat. des Auges"* (in ZIEGLER's Lehrb. der pathol. Anat.), ferner eine Unterrichtstafel über das Gesichtsfeld und seine Störungen (herausg. v. MAGNUS), beschrieb einen von ihm aufgefundenen *„Hirnrinden-Reflex der Pupille"*, das ophthalmoskop. Bild der Makulaerkrankungen, der syphilitischen Gefässerkrankung der Retina, sowie der Blutungen zwischen Retina und Glaskörper; ferner eine neue Methode, Eisensplitter vermittelst eines Riesenmagnets aus dem Auge herauszuziehen u. a. m. In den letzten Jahren verfasste er einen *„Atlas und Grundriss der Ophthalmoskopie"* und einen ebensolchen der äusseren Erkrankungen des Auges, sowie für das grosse amerikan. Handbuch der Augenheilkunde von NORRIS und OLIVER das Kapitel der Beziehungen von Augenleiden zu denen des Blutes und der Gefässe. — H. wurde 1886 Nachfolger von HORNER an der Universität zu Zürich.

Haas, Hermann, in Prag, geb. 1846 in Teplitz. gest. 29. April 1888 am Flecktyphus, studierte und promovierte 1871 in Prag, war 1873 bis 78 Assistent an der Klinik von v. JACKSCH und gelangte als Nachfolger von HOFMEISTER nach dessen Tod zur Stellung als Primararzt des Spitals der Barmherzigen Brüder in Prag, habilitierte sich gleichzeitig als Dozent für innere Med. und pflegte besonders die Semiotik; er hielt Vorlesungen über physikal. Untersuchungsmethoden nebst laryngoskop. Übungen und publizierte zahlreiche Aufsätze, meist in der Prag. m. W. Selbständig erschienen: *„Die acute Endocardits"* (Prag 1883) — *„Das Krankenmaterial der Barmherzigen Brüder zu Prag vom J. 1670 bis auf unsere Zeit mit bes. Berücksichtigung der Variola"* (Ib. 1885).

Haase, Karl Gustav, in Hamburg. geb. 21. Februar 1840 in Tönning, studierte zu Kiel, Tübingen, Berlin, Bonn, Paris und London, promovierte 1864 und fungierte darauf als Assistenzarzt in der A. PAGENSTECHER'schen Augenklinik in Wiesbaden. 1868 liess er sich als Augenarzt in Hamburg nieder und wurde 1876 zum Oberarzt der Augenabteilung des allg. Krankenhauses daselbst ernannt. Folgende Arbeiten rühren von ihm her: *„Ueber das Ligamentum pectinatum iridis"* (v. GRAEFE's Arch. f. Ophthalm., XIV) — *„Refraktionsanomalien"* (HAASE-PAGENSTECHER's klin. Beobachtungen, III. Heft, Wiesbaden 1866) — *„Zur pathol. Anat. des Coloboma iridis et chorioideae"* (Ib., XVI) — *„Ueber neuroparalytische Hornhautentzündung"* (KNAPP's Arch. f. Augenheilk., IX) — *„Beiträge zur Operation des grauen Staares"* (Festschr. zur Eröffnung des neuen allg. Krankenhauses Hamburg-Eppendorf, 1899) und verschiedene kasuist. Mitteilungen.

Haberle, Bernhard, geb. 1834 in Ulm, trat 1852 als Arztzögling beim Militär ein, bezog 1857 die Univers. Tübingen, absolvierte 1862 die Staatsprüfung, liess sich 1863 in Mönsberg (O. A. Leonberg) nieder, machte den Feldzug 1866 als Militärarzt mit, übernahm 1867 die Direktion der Heil- und Pflegeanstalt für Schwachsinnige und Epileptische zu Stetten i. R. und leitete dieselbe bis 1880, mit einer Unterbrechung 1870, in welchem J.

er die Führung von Sanitätszügen übernommen hatte. H., der 12. August 1894 in Wildbad, Württemberg, starb, hat sich um die Behandlung der Epilepsie namentlich durch die Einführung einer rationellen Brombehandlung verdient gemacht.

Habermann, Johann, in Graz, geb. 5. November 1849 in Oberlohma (Bez. Eger), studierte in Prag, hauptsächlich als Schüler von ZAUFAL, promovierte 1875, habilitierte sich nach sechsjähriger Assistententhätigkeit für Ohrenheilkunde in Prag 1886 und ist seit 1890 Prof. e. o. und Vorstand der Klinik für Ohren-, Nasen- und Kehlkopfkranke in Graz. Seit 1899 ord. Professor. H. bearbeitete die pathol. Anatomie des Ohrs in SCHWARTZE's Handbuch der Ohrenheilkunde und publizierte eine grössere Zahl wissenschaftl. Abhandlungen vorwiegend in der Z. f. H. und im A. f. O.

Habershon, Samuel Osborne, in London, studierte im Guy's Hosp. daselbst, war Dozent der allgem. und spez. Pathologie und Therapie bei der mit demselben verbundenen Schule und Physician des Hospitals, wurde 1851 Dr. med. bei der Londoner Universität, 1856 Fellow des Roy. Coll. of Physic., bei welchem er 1874 bis 75 Censor, 1871, 77, 78, 79 Consil. war und bei dem er verschiedene Vorlesungen und Festreden hielt. Er veröffentlichte u. a.: „*Pathological and practical observations on diseases of the alimentary canal etc.*" (London, 2. edit. 1862; 3. edit. 1878; Philadelphia 1859; 1879) — „*On the injurious effects of mercury in the treatment of disease*" (1860) — „*On diseases of the stomach, the varieties of dyspepsia etc.*" (London 1866; 3. edit. 1879; Philadelphia 1879) — „*On the pathology and treatment of some diseases of the liver*" (Lettsomian lectures 1872) — „*On the pathology of the pneumogastric nerve*" (Lumleian lectures 1877) — „*The advancement of science by experimental research. The Harveian oration*" (1883) etc. H. starb 22. August 1889.

Hacker, Victor Ritter von, in Innsbruck, geb. zu Wien Oktober 1852, studierte daselbst bes. als Schüler BILLROTH's, Dr. med. 1878, war als Arzt zwei Jahre an DUCHEK's interner Klinik, ferner 2 Jahre Demonstrator der Lehrk. f. pathol. Anatomie unter HESCHL in Wien, dann 1 Jahr Operationszögling und 6 Jahre Assistent an BILLROTH's Klinik, dann 1888 Primarchirurg d. Erzh. Sophienspitales und Dozent, 1894 Extraordinarius in Wien und ist gegenwärtig seit 1895 ord. Prof. der Chirurgie. Direktor der chir. Klinik in Innsbruck. Grössere Monogr.

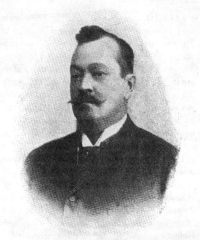

und Bücher: „*Anleit. z. antisept. Wundbehandlung*" (1883, 3. A. 1890) — „*Magenoperationen der Klinik Billroth 80 bis 85*" (1886) — „*Über die nach Verätzungen entstehenden Speiseröhrenverengerungen*" (1889) — „*Chir. Beiträge aus d. Erzh. Sophienspitale: Zur operat. Behandl. der Pylorusstenosen*" (1892) — „*Über Magenoperationen bei Carcinom und bei narbigen Stenosen*" (1895) — „*Verletzungen und Erkrankungen des Oesophagus*" (Hdbch. d. prakt. Chir. v. BERGMANN, v. BRUNS und v. MIKULICZ).

Hadden, Walter Baugh, in London, 21. Mai 1856 zu Birkenhead in Cheshire geb., studierte in der Liverpooler med. Schule, im St. Thomas' Hosp. zu London und in Paris (unter CHARCOT), war House Surgeon und Assistent des anat. Prosektors in der Liverpool Royal Infirmary, Assist. House Physic. im St. Thomas' Hosp., sowie pathol. Prosektor und Medical Registrar daselbst; er wurde 1879 Doktor bei der Londoner Universität, lebte seit 1882 als Consulting Physician in London und starb 26. Mai 1893. H. übersetzte für die New Sydenham Society CHARCOT's Vorlesungen: „*Localization of cerebral and spinal diseases*" (1882), verfasste die Schrift: „*The pathology of canine chorea*", (1883), lieferte: „*Medical Registrar's Report*" (St. Thomas' Hosp. Rep. 1879, 82); ferner: „*Du myxoedème*" (Progrès médical 1880) — „*The nervous symptoms of myxoedema*" (Brain 1882) — „*Symmetrical degeneration in spinal cord and medulla oblongata*" (Transact. of the Pathol. Soc. 1882) und zahlreiche Journalaufsätze.

Haeckel, Ernst Heinrich, 16. Februar 1834 zu Potsdam geb., studierte in Würzburg und Berlin, namentlich unter JOH. MÜLLER, VIRCHOW und KÖLLIKER Medizin und Naturwissenschaften. Nachdem er in Berlin auf Grund der Diss.: „*De telis quibusdam Astaci fluviatilis*" (1847) promoviert hatte, liess er sich dort als prakt. Arzt nieder, widmete sich jedoch bald ganz den Naturwissenschaften. Er ging nach Italien, um dort während der Jahre 1859 und 60. namentlich in Neapel und Messina, zoologische Studien zu machen, als deren Resultat: „*Die Radiolarien*" (Berlin 1862) erschienen. Inzwischen hatte er sich 1861 in Jena für vergleichende Anatomie habilitiert; 1862 wurde er ausserord., 1865 ord. Prof. der Zoologie an derselben Universität. H.'s Untersuchungen beziehen sich meist auf Gattungen niederer Seetiere, welche er auf verschiedenen Reisen beobachtete. So sammelte er das Material zu den „*Beiträgen zur Naturgeschichte der Hydromedusen*" (Leipzig 1865) an der Nordsee und am Mittelmeer, zu der „*Entwicklungsgeschichte der Siphonophoren*" (Utrecht 1869) und zu den: „*Studien über die Moneren*" (Bd. I der „Biolog. Studien", Leipzig 1870) auf einer grossen Reise 1866 nach England, Lissabon, Madeira, den Kanarischen Inseln, Marokko, Spanien und Frankreich, zu den „*Arabischen Korallen*" (Berlin 1876), auf einer Reise nach Ägypten und dem roten Meere 1873, und einer Reise nach Indien, vorzugsweise Ceylon, beschrieben in den „*Indischen Reisebriefen*" (Berlin 1883). In London lernte er 1866 DARWIN kennen, dessen überzeugtester und eifrigster Anhänger in Deutschland H. wurde. Als Hauptwerk auf dem Gebiete des Darwinismus und der Entwicklungstheorie erschien von H. 1866: „*Generelle Morphologie der Organismen*" (Berlin), welchem auf demselben Gebiete: „*Natürliche Schöpfungsgeschichte*" (Berlin 1868; 8. Aufl. 1889) — „*Anthropogenie oder Entwicklungsgeschichte des Menschen*" (Leipzig 1874; 4. Aufl. 1891) und: „*Die Kalkschwämme*" (Berlin 1872) folgten. H.'s Lehre der Deszendenz-Theorie beruht auf dem Satze, „dass sich die durch Anpassung erworbenen Veränderungen vererben" und dass infolge dieser Eigenschaft die Entwicklungsgeschichte des einzelnen Embryos in abgekürzter Weise eine Entwicklungsgeschichte der Arten gäbe, und seine Schrift über die Kalkschwämme soll die „analytische Lösung des Problems von der Entstehung der Arten" liefern. Auf Grund dieser Anschauung hat H. Stammbäume der Tiere u. Pflanzen entworfen und sie bis zu den einfachsten und unvollkommensten Organismen zurückgeführt, welche er unter dem Namen „Protisten" oder „Zellinge" in einem besonderen neutralen organischen Naturreich vereinigt. Diese einheitliche Zusammenfassung der gesamten lebenden Welt hat, neben zahlreicher Zustimmung, auch zahlreiche Entgegnungen hervorgerufen, z. B. von HIS, GOETTE, MICHELIS, VIRCHOW, SEMPER, mit welchen sich H. zum Teil durch die Streitschriften: „*Ziele und Wege der heutigen Entwicklungsgeschichte*" (Jena 1875) und „*Freie Wissenschaft und freie Lehre gegen Virchow*" (Stuttgart 1878) auseinander zu setzen suchte. Wegen der übrigen, noch sehr zahlreichen litter. Veröffentlichungen H.'s verweisen wir auf das ältere Biogr. Lexikon. In allerjüngster

Zeit trat er noch mit einer Schrift: *„Die Welträthsel. Gemeinverständliche Studien über monistische Philosophie"* (Bonn 1899) hervor, in der die ebenso reichen wie fruchtbaren Ergebnisse einer langen Lebensarbeit und der Inhalt seiner Weltanschauung in klarer und fesselnder Form niedergelegt sind.

Haeckermann, Wilhelm,

25. Juni 1817 in Greifswald geb., dort auch ausgebildet und 1840 promoviert, wirkte seit 1843 als Arzt, seit 1853 als Physikus, seit 1870 als Prof. e. o. in seiner Vaterstadt, wo er 19. Oktober 1888 starb. 1863 gab er ein *„Lehrbuch der Medicinalpolizei"* (Berlin) heraus.

Haeser, Heinrich,

berühmter med. Historiker zu Breslau, 15. Okt. 1811 in Rom, wo zu jener Zeit sein Vater, Musikdirektor in Weimar, sich aufhielt, geb., genoss seine Erziehung in Weimar, wo ihn, ausser der in der Familie heimischen Musik und den klassischen Studien, auch die naturwissenschaftl. anzogen, denen er sich, sowie der Medizin, von 1830 an auf der Univ. Jena widmete, allerdings noch ganz in naturphilosophischem Sinne. Er erlangte 1834 mit der Diss.: *„De influentia epidemica"* die Doktorwürde, begann nach einer längeren wissenschaftlichen Reise, auf welcher er die wichtigsten deutschen und österreichischen Univ. besuchte. 1835 in dem ihm als Wirkungskreis angewiesenen Städtchen Auma (S.-Weimar) die ärztliche Praxis auszuüben, habilitierte sich jedoch 1836 in Jena als Privatdozent und bekleidete mehrere Jahre hindurch die Stelle eines Sekundararztes der Poliklinik. Nach und nach begann er sich in die französische und englische Medizin zu vertiefen, vor allem wurde er durch die physiolog. Arbeiten Joh. Müller's angezogen. Er veröffentlichte seine *„Historisch-pathologischen Untersuchungen. Als Beiträge zur Geschichte der Volkskrankheiten"* (2 Bde., Dresden und Leipzig 1839 bis 41), stellte eine *„Bibliotheca epidemiographica, sive catalogus librorum .... conscriptorum"* (Jena 1843; 2. edit. Greifswald 1862) zusammen, nachdem er 1839 zum Prof. e. o. befördert worden war und von 1840 an die Herausgabe des *„Archiv für die gesammte Medicin"* begonnen hatte. Durch dieses von einer Reihe jüngerer Mitarbeiter getragene und unterstützte Journal, welches bis 1849 erschien, und zu welchem H. noch 1840 bis 42 ein *„Repertorium für die gesammte Medicin"* herausgab, sowie durch die Mitwirkung von H.'s Kollegen Schleiden, zu dem sich A. Siebert, F. Ried, E. Martin gesellten und denen noch später Aug. Förster sich anschloss, gelang es nach und nach, der neuen Richtung in Jena den Sieg über die naturphilosophische zu verschaffen. H. selbst gab, nach den umfangreichsten Quellenstudien, das Werk seines Lebens, das *„Lehrbuch der Geschichte der Medicin und der Volkskrankheiten"* (Jena 1845) heraus, das in mehreren neuen Bearbeitungen (2. Aufl., 2 Bde., 1853, 59, 65; 2. Abdruck 1867; 3. Aufl., 3 Bde., 1875, 82) weitergeführt worden ist. 1846 war H. zum ord. Prof. der Medizin ernannt worden, jedoch wurden die Zustände in Jena, zumal seit 1848, so unerfreuliche, dass er sich 1849 entschloss, seine Entlassung zu nehmen und zur Herausgabe einer med. Zeitschrift nach Leipzig übersiedelte. In Jena gab H. noch das von Gruner hinterlassene grosse Quellenwerk, die *„Scriptores de sudore anglico superstites"* (Ib. 1847) heraus. Jedoch schon 1849 wurde er als ord. Prof. an die Univ. Greifswald berufen, wo er einen umfangreicheren Wirkungskreis gewann, die sehr vermehrte zweite Auflage seiner Geschichte der Medizin bearbeitete und daneben einige kleine Schriften erscheinen liess, wie: *„Geschichte christlicher Krankenpflege und Pflegerschaften"* (Berlin 1857) — *„Über das Sittliche in dem Berufe des Arztes"* (Greifswald 1860). 1862 siedelte er in gleicher Eigenschaft, mit dem Charakter als Geh. Medizinalrat, an die Univ. Breslau über, wo er die dritte, noch ungleich mehr erweiterte Bearbeitung seiner Geschichte der Medizin herausgab, für PITHA-BILLROTH's Handb. der allgem. und spez. Chir. eine *"Übersicht der Geschichte der Chirurgie und des chirurgischen Standes"* (1864) und eine ähnliche Abhandlung später (1879) auch für die „Deutsche Chirurgie" (Liefg. 1) schrieb, einen *„Grundriss der Geschichte der Medicin"* (Jena 1884) verfasste, zusammen mit A. MIDDELDORPF das *„Buch der Bündth-Ertzney. Von Heinrich von Pfolspeundt, Bruder des deutschen Ordens 1460"* (Berlin 1868) herausgab und eine kleine Schrift: *„Zur Geschichte der medicinischen Facultät Greifswald"* (Breslau 1879) publizierte. 1884 hatte er das Glück, in gewohnter Rüstigkeit und Geistesfrische sein 50jähriges Doktor-Jubiläum zu begehen. Sein Tod erfolgte 13. Sept. 1884. H. war ein ausserordentlich gelehrter, philos. gebildeter, vielseitiger Arzt, dessen Hauptverdienst auf den Gebieten der Geschichtsforschung wie Geschichtsschreibung liegt. Seine 3bändige *„Geschichte der Med. etc."* ist in der jüngsten Aufl. ein für die histor. Studien bisher immer noch unentbehrliches und namentlich durch die Reichhaltigkeit biogr.-litterar. Angaben ausgezeichnetes Werk, das nicht mit Unrecht die „histor.-med. Bibel" genannt worden ist. Trotz mancher Fehler bildet es bisher als das ausführlichste seiner Art eine unerschöpfliche Fundgrube für histor. Arbeiten.

Hagedorn, Werner. Geh. Sanitätsrat in Magdeburg, geb. 2. Juli 1831 zu Westhausen im Eichsfeld, studierte in Berlin, war Schüler von JOHANNES MÜLLER (dessen Assistent er zwei Jahre lang war) und von B. v. LANGENBECK, promovierte 1854 mit der Diss.: *„De forcipe Schoelleriana obstetrica"*, wirkte am Magdeburger Krankenhause seit 1855 zuerst als Assistenzarzt und seit 1863 als dir. Arzt der chir. Abteilung und starb 20. Juni 1894. Besondere Schriften hat er nicht verfasst, aber eine Reihe von Mitteilungen über von ihm gemachte Beobachtungen und Erfindungen veröffentlicht, z. B. in v. LANGENBECK's Arch. (XVIII, XXVI, XXVIII, XXIX) und in den Verh. d. D. Ges. f. Chir. (1875, 77, 80, 81, 82, 83).

Hagen, Friedrich Wilhelm, zu Dottenheim in Mittelfr. 16. Juni 1814 geb., studierte in Erlangen und München und wurde an ersterer Universität 1836 promoviert. Nach mehrjähriger Thätigkeit als prakt. Arzt trat er 1844 als Assistent an der Erlanger Irrenanstalt ein, dir. von 1849 bis 59 die Kreisirrenanstalt in Irrsee, wurde dann Direktor der Kreis-Irrenanstalt zu Erlangen und Prof. e. o. daselbst und starb 13. Juni 1888. Seine Arbeiten behandeln zahlreiche Gegenstände aus dem Gebiete der Psychiatrie.

Hagen, Ernst Richard, in Leipzig, in Saalfeld (Sachsen-Meiningen) 9. Oktober 1823 geb., studierte in Berlin, Leipzig und Wien, wurde 1850 promoviert, ist seit 1850 prakt. Arzt in Leipzig, seit 1864 Spezialarzt für Ohren-, Nasen-, Rachen- und Kehlkopfkranke und seit 1865, nachdem er bei seinem Rigorosum zugleich das Examen pro venia legendi gemacht hatte, Dozent an der dortigen Universität für die betr. Fächer. Eine Poliklinik für Ohrenkranke leitete er seit 1864, eine solche für die anderen genannten Kranken seit 1877. 1876 wurde er zum Professor e. o. ernannt. Er übersetzte englische und französ. Werke (RILLIET und BARTHEZ' Kinderkrankheiten; BURGESS, Das Klima von Italien u. s. w.) und schrieb: *„Praktische Beiträge zur Ohrenheilkunde"* (Heft 1 bis 6, Leipzig 1866 bis 69) — *„Die Pflege des Ohres im gesunden und kranken Zustande u. s. w."* (Ib. 1867; französ. Übersetzung von CH. DELSTANCHE Paris 1868) — *„Das Ohr und seine Pflege"* (Leipzig 1870 und 83) — *„Anleitung zur klinischen Untersuchung und Diagnose"* (Ib. 1872, 6. Aufl. 1891; engl. Übers. nach der 2. Aufl. von G. E. GRAMM, New-York und Philadelphia 1881; italien. Übers. 1873 Padua; span. Übers. 1876, Madrid) nebst mehreren pharmakolog. und therapeut. Schriften und einer Anzahl von Journalartikeln. — 1893 musste er wegen eines unglücklich behandelten Augenleidens die Leitung seiner viel von Kranken und Studenten, sowie von deutschen und ausländischen, englischen, amerikan., französ. japan.

22*

Ärzten besuchten Polikliniken aufgeben. Seine Bibliothek schenkte H. der Leipziger Univ.

Hagenbach-Burckhardt,

Eduard, 5. Mai 1840 in Basel geb., studierte daselbst, in Göttingen, Berlin, Prag und Paris und wurde 1864 promoviert. 1868 wurde er Oberarzt des Kinderspitals, 1872 Prof. e. o. in Basel. 1888 wurde H. zum Ordinarius an der Basler Hochschule ernannt. Mit LIEBERMEISTER zusammen publizierte er: *„Aus der medicinischen Klinik in Basel"* (Leipzig 1868) und neben grösseren und kleineren Journalartikeln den Abschnitt *„Keuchhusten"* in GERHARDT's Handbuch der Kinderkrankheiten, ferner seit 1873 jährlich grössere med. Berichte über das Kinderspital in Basel und eine zusammenfassende Schrift über das Kinderspital in Basel von 1862 bis 93, dann Referat über Keuchhusten auf dem VI. Kongr. f. inn. Med. in Wiesbaden mit VOGEL. In der Festschrift von HENOCH (herg. v. BAGINSKY) *„Über Antipyrese im Kindesalter"* (1890). H. bearbeitete die Rachitis im Handb. d. Ther. inn. Krankh. v. PENZOLDT u. STINTZING und schrieb *„Die Krippen und ihre hygienische Bedeutung"* (Jena 1899), sowie eine Anzahl kleinerer Artikel im Jahrb. für Kinderheilkunde und im Korrespondenzblatt für Schweizer Ärzte aus verschiedenen Gebieten der Kinderheilkunde.

Hahn,

Eugen, geb. in Ortelsburg 7. April 1841, ausgebildet besonders durch WILMS in Berlin und hier auch promoviert, machte die Feldzüge 1866 und 70 mit und war in Bethanien und später als Assistenzarzt von WILMS und Leiter der chir. Station der Berliner Poliklinik thätig. Seit 1880 Direktor der chir. Station am Krankenhaus Friedrichshain, mit dem Professortitel und dem Charakter als Geh. San.-Rat, 1899 Präsident der deutsch. Gesellschaft f. Chirurgie, Begründer der Berliner Klinik in Verbindung mit FUERBRINGER. Neben einzelnen chir. Aufsätzen und Vorträgen auf Kongressen rühren von ihm noch folgende Arbeiten her: *„Über Drainage der Bauchhöhle"* (1873) — *„Über Behandlung der beweglichen Niere durch Fixation"* (1881) — *„Über vaginale totale Uterus-Exstirpation"*

(1882) — *„Resection des carcinomatösen Pylorus"* (1882) — *„Über Kniegelenksresection mit Nageiung"* (1882) — *„Idiopathischer Abscess d. Occipitallappens durch Trepanation entleert"* (1882) — *„Zur Behandlung des Pes varus"* (1883) — *„Über Lupusbehandlung mit Transplantation"* (1883) — *„Über Knochenechinococcen"* (1884) — *„Über Kehlkopfexstirpation"* (1885) — *„Eine Methode, Pseudarthrose der tibia mit grossem Knochendefect zu heilen"* (1884) — *„Über Fibroma lipomatosum petrificans"* — *„Über Magencarcinom"* (1885) — *„Über*

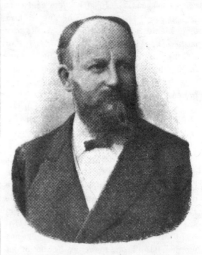

Mesenterialcysten" (1887) — *„Über die Endresultate der wegen Kehlkopfscarcinom ausgeführten Operationen"* (1887) — *„Eine Methode, beliebig grosse Stücke aus Kröpfen blutleer zu entfernen"* (1887) — *„Eine Operationsmethode, die Gefahren der Darmresection zu vermeiden"* — *„Über die Behandlung des genu valgum und genu varum"* (1889) — *„Eine neue Methode der Gastrostomie"* (1890) — *„Über operative Behandlung einer Lungencaverne"* (1891) — *„Über Gastroenterotomie"* — *„Über einen Fall von fortschreitender Erblindung, durch temporäre Schädel-Resection und Punction des Ventrikels mit Erfolg behandelt"* — *„Über Nierenaneurysma"* (1894) — *„Über Magenchirurgie"* (1894) — *„Über Jejunostomie"* (1894) — *„Über Splenectomie bei Milzechinococcus"* (1895) — *„Beitrag zur Chirurgie des Gehirns"* (1896) — *„Über Erfahrungen auf dem Ge-*

biete der Magen- u. Darmchirurgie" (1897) —
„*Über Chylothorax*" (1899) — „*Über Pneumatocis cystoides intestinorum hominis*" (1899).

Halbertsma, Tjalling, 15. Juli
1841 in Sneek (Friesland) geb., studierte seit 1857 in Leiden und promovierte 1863. Danach bildete er sich weiter in Tübingen Wien und Paris aus und etablierte sich 1865 als prakt. Arzt in Sneek. 1866 als Prof. med. nach Groningen berufen (Antrittsrede: „*De voortreffelykheid der hendendaagsche verloskunde*"), war er da nur ein Jahr wirksam, da er schon 1867, als GUSSEROW nach Zürich übergesiedelt war, an dessen Stelle nach Utrecht kam als ord. Prof. der Geburtshilfe und Gynäkologie, wo er Mai 1898 verstarb. Er schrieb hauptsächlich: „*Over Ovariotomie*" — „*Over Craniotomie*" — „*Zur Milchfieberfrage*" (Cbl. f. d. m. W., 1873) — „*Zur Theorie des Vesiculär-Athmens*" (Ib. 1877) — „*Die Aetiologie der Eclampsia puerperalis*" (VOLKMANN's klin. Vortr. Nr. 212) — „*Aeussere Untersuchung als Prophylacticum gegen Puerperalfieber*" — „*Die Diagnose des Sitzes der Placenta durch Probepunctionen*" (Cbl. f. Gynäk., 1881) etc.

Halla, Joseph, geb. zu Prag 2.
Juni 1814, studierte daselbst u. promovierte 1847. In demselben Jahre habilitierte er sich als Dozent an der med. Fakultät zu Prag, errichtete und leitete unter grossen Schwierigkeiten und persönl. materiellen Opfern eine med. Poliklinik, war 1850 bis 54 Extraordinarius und Leiter der Prager med. Poliklinik, seitdem ord. Prof. und Primararzt des Allgem. Krankenhauses, überuahm 1854 die II. med. Klinik, war 1861 und 62 Dekan, 1867 Rektor, feierte 1879 sein 25jähr. Prof.-Jubil. und starb 12. Januar 1887. Die meisten seiner Arbeiten sind in der von ihm seit 1843 redigierten Prager Vierteljahrschr. erschienen. Erwähnenswert sind die Aufsätze: „*Einiges über Classification*" (1846), worin er, entsprechend den Anschauungen jener Zeit, in scharfsinniger Weise das organopatholog. System als Einteilungsprinzip der Krankheiten verteidigte. Ferner: „*Über Aethereinathmungen*" (1847) — „*Entwurf einer Universitätsreform*" (1849) — „*Beobb. über Aneurysmen der Brustaorta*" (1864) etc.

Hallopeau, François-Henri, in
Paris, 17. Jan. 1842 zu Paris geb., bildete sich daselbst, speziell als Schüler VULPIAN's und JACCOUD's, bis 1871 aus. Er wirkte alsdann zuerst als Professor agrégé an der Fakultät, demnächst als Médecin des Hôpital Saint-Antoine. Seit 1884 ist H. Arzt am Hôp. St. Louis, wo er klin. Vorlesungen hält; seit 1893 bekleidet er das Amt eines Generalsekretärs der Société Française de dermatologie et de syphliigraphie, die er 1890 mitbegründen half. H. ist Mitglied zahlreicher gelehrter französ. und anderweitiger Gesellschaften, zu deren Verhandlungen er zahlreiche Beiträge auf seinem Spezialgebiet lieferte. Auch nahm H. an der Berliner Lepra-Konferenz 1899 als Delegierter teil.

Haltenhoff, Georg, in Genf, geb.
daselbst 8. Juni 1843, studierte in Genf, Würzburg, Zürich, Paris, Berlin und Heidelberg, promovierte 1866 zu Zürich und liess sich 1872 als Augenarzt in Genf nieder, woselbst er sich an der dortigen Universität als Privatdozent habilitierte und 1891 Prof. e. o. wurde. Neben mehreren kleineren Mitteilungen sind folgende Arbeiten von ihm zu erwähnen: „*Retinitis haemorrhagica bei Diabetes*" (ZEHENDER's klin. Monatsbl., 1873) — „*Ueber Conjunctivitis gonorrhoica ohne Inoculation*" (A. f. A., 1884).

Hamernik, Joseph, zu Prag, zu
Patzau in Böhmen 18. August 1810 geb., wurde 1836 zu Prag Doktor, liess sich 1838 als Arzt zunächst in Tabor, später in Budweis nieder, wurde 1841 unter OPPOLZER Sekundararzt im allgem. Krankenhause zu Prag, 1845 Primararzt der Abteilung für Brustkranke, 1848 als Abgeordneter in den österreich. Reichstag gewählt, legte später sein Mandat nieder, wurde 1849 zum Prof. ord. ernannt und gab heraus: „*Die Cholera epidemica ... (Cholera-Rapport an das hohe Ministerium des Innern)*" (Prag 1850). 1853 vom Ministerium Thun seiner Professur enthoben, widmete er sich seitdem ausschliesslich der ärztlichen Praxis und starb 22. Mai 1887. Er schrieb: „*Das Herz und seine Bewegung*; „*Beiträge zur Anatomie, Physiologie und Pathologie des Herzens u. s. w.*" (Ib. 1858) — „*Die Grund-*

züge der Physiologie und Pathologie des Herzbeutels u. s. w." (Ib. 1864) — „Contagium, Epidemie und Vaccination".(Ib. 1867).

Hammarsten, Olof, zu Upsala, 21. August 1841 zu Norrköping geb., studierte von 1861 an in Upsala, war Amanuensis im Laboratorium für med. Chemie und bis 1866 im dortigen physiol. Institut, ist seit 1869 Dozent der Physiologie und gegenwärtig Prof. der med. und physiol. Chemie, seit 1886 auch Präsident des ärztlichen Vereines und seit 1893 Prosektor der Univers. zu Upsala. Er schrieb in Upsala universitets årsskrift (1869): „Om gallans förhållande till magsaften och äggvitedigestionen" (deutsch im Arch. f. d. ges. Physiol., 1870: „Über den Einfluss der Galle auf die Magenverdauung") — „Über die Gase der Hundelymphe" (Arb.

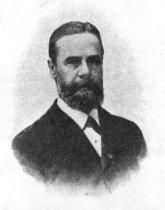

aus der physiol. Anstalt zu Leipzig, 1871); in den Upsala Läkare-fören. förhandl. (I, II, V, VI, VII u. s. w.): „Om produkterna af magsaftens inverkan på äggvitekropparne" — „Om peptonet och gallan" — „Om gnagarnes galla" — „Fysiologiskt-kemiska undersökningar öfver kloralhydratet" — „Om theinets öfvergång i urinen" — „Bidrag till kännedomen om spottens verkan på stärkelse" — „Om respirationens kemi" — „Om mjölkystningen" — „Om det kemiska förloppet vid Caseinets koagulation med löpe". — Mehrere Aufsätze über die Faserstoffgerinnung in Nova Act. Reg. Soc. Scient. Upsal., in PFLÜGER's Arch., wie in HOPPE-SEYLER's Zeitschr. f. physiol. Chemie; ferner über Metalbumin und Paralbumin, über Mucinsubstanzen, über Nukleoproteïde, über Dehydrocholalsäure, über die Lebergalle des Menschen, über eine neue Gruppe gepaarter Gallensäuren, üb. Hämotoporphyrin im Harne u. s. w. Er hat ferner ein Lärobok i farmaceutik Kemi und ein Lehrbuch der physiol. Chemie, von dem die 4. Aufl. 1899 erschien, herausgegeben.

Hammond, William Alexander, als Sohn eines Arztes in Annapolis, Md., 28. August 1828 geb., erhielt seine akad. Vorbildung zu Harrisburg und setzte seine med. Studien auf der Univ. zu New York fort, wo er 1848 graduiert wurde. Darauf praktizierte er ein Jahr lang am Hospital zu Philadelphia und trat später als Assistant Surgeon bei der Armee ein, wo er 11 Jahre lang diente, um diese Stellung 1859 mit der eines Professors der Physiologie und Anatomie an der Univers. zu Baltimore zu vertauschen. 1860 trat H. wiederum zur Armee zurück und diente in General PATTERSON's Hauptquartieren. 1862 wurde er zum Surgeon-General der Armee mit dem Range eines Brigade-Generals ernannt. Seine bei der Armee und im Kriege gemachten Erfahrungen benutzte H. zur Verbesserung des Kriegslazarettwesens. Ferner gründete er ein „Army Medical Museum" und schrieb: „The medical and surgical history of the rebellion." Infolge von Zwistigkeiten mit dem Kriegsminister erhielt er 1864 seine Entlassung aus der Armee und ging nach New York, wo er kurze Zeit darauf Professor der Psychiatrie und Nervenkrankheiten am Coll. of Physic. and Surg. wurde. 1874 nahm er einen Lehrstuhl dieser Disziplinen an der med. Fakultät zu New York an. Vor einigen Jahren trat er in den Ruhestand und starb 5. Januar 1900 in Washington. Veröffentlicht hat H. folgende Schriften: „Physiological memoirs" (Philadelphia 1863) — „A treatise on hygiene, with special reference to the military service" (Ib. 1863) — „Lectures on venereal diseases" (Ib. 1864) — „On wakefulness, with an introductory chapter on the physiology of sleep" (Ib. 1865) — „On sleep and its derangements" (Ib. 1869) — „Insanity and its medico-legal relations" (New York 1866) — „The physics and physiology of spiritualism" (Ib. 1870) —

„*A treatise on the diseases of the nervous system*" (Ib. 1871; das Hauptwerk H.'s, das 1876 in 6. Aufl. erschien) — „*Clinical lectures on diseases of the nervous system*" (Ib. 1874) — „*Insanity in its relations to crime*" (Ib. 1875) — „*Spiritualism and allied causes and conditions of nervous derangement*" (Ib. 1876), sowie zahlreiche Aufsätze über physiol., psychol. und neuropathol. Themata in med. Zeitschriften, besonders in den Transactions derjenigen zahlreichen Gesellschaften, deren Mitglied H. war. H. hat zuerst Fälle von sogen. „Athetosis" beobachtet, womit er einen im New York Med. Record. (1873) näher beschriebenen Symptomenkomplex bezeichnet.

Hannover, Adolf, geb. zu Kopenhagen 24. November 1814, studierte daselbst, absolvierte 1838 das Examen medicochirurg. und disputierte 1839 für den med. Lizentiatengrad. Danach studierte er 2 Jahre in Paris und besonders in Berlin unter Joh. Müller. Zurückgekehrt, wurde er Assistenzarzt am k. Friedrichs-Hospital, später Visitator der Kopenhagener Spitäler, war während des Krieges 1850 Oberarzt an einem Lazarette in Kopenhagen, 1853 Cholera-Arzt, wirkte seit 1840 als Privatdozent besonders in mikroskop. Anatomie und zugleich fortwährend als prakt. Arzt in Kopenhagen. Er erhielt 1856 (und wieder 1878) einen Monthyon-Preis vom Institut de France für seine anat. und physiol. Untersuchungen des Auges, 1852 das Ehren-Doktordiplom von der Univers. in Groningen; auch war er Ehrenmitglied der Royal Med.-Chirurg. Society in London. H. starb 8. Juli 1894. Seine vielen bedeutenden, grösstenteils auch in fremde Sprachen übersetzten litter. Leistungen beziehen sich auf mikroskop. Technik, Anatomie und Physiologie, wie u. a. seine Lizentiaten-Dissertation: „*De cartilaginibus, musculis, nervis auris externae atque de nexu nervi vagi et nervi facialis*" (Kopenhagen 1839; Müller's Arch., 1840), ferner auf die Bio- und Pathologie des Auges, pathol. Anat. und Teratologie, Epi- und Entophyten und Helminthen, endlich auf Medizin und med. Statistik. Wegen der Titel der zahlreichen Publikationen im einzelnen müssen wir auf das ältere Biogr. Lexikon verweisen.

Hanot, in Paris, gest. durch Selbstmord 28. Oktober 1896, war Arzt am Hôp. Saint-Antoine, Prof. agrégé für allgem. Med., wurde 1875 Dr., war auch Chef-Redakteur der Archives gén. de méd. und hat eine grosse Reihe von Arbeiten, besonders über die Erkrankungen der Leber veröffentlicht.

Hansemann, David Paul, in Berlin, geb. zu Eupen b. Aachen 5. Sept. 1858, studierte erst seit 1882 nach seinem Rücktritte von der ursprünglichen kaufmännischen Laufbahn in Berlin, Kiel u. Leipzig, besonders unter His, Ludwig, Wagner, Cohnheim. Dr. med. 1885, war 9 Jahre Assistent von Virchow, habilitierte sich für path. Anatomie 1890, Titular-Prof. seit 1897. Als Prosektor am städt. Krankenhaus Friedrichshain zu Berlin wirkt H. seit 1897. Schriften: „*Studien über die Specificität, die Anaplasie u. den Altruismus der Zellen*" — „*Mikroskopische Diagnose der bösartigen Geschwülste*" — „*Über das normale Vorkommen von Poren in den Wandungen der Lungenalveolen*"; zahlreiche Einzelarbeiten zur Geschwulst- und Zellenlehre. Verschiedene Aufsätze über Diphtherie, Tuberkulose und sonstige Infektionskrankheiten. Entwickelungsgeschichte der morgagnischen Taschen. Veränderungen des Pankreas und der Nieren bei Diabetes etc.

Hansen, Gerhard Henrik Armauer, zu Bergen in Norwegen, daselbst 29. Juli 1841 geb., 1868 Arzt am Pflegestift für Aussätzige in seiner Vaterstadt, Unterarzt am Lungegaardhosp., machte 1870 bis 71 eine wissenschaftliche Reise nach Bonn und Wien, hauptsächlich zu mikroskop.-anat. Studien, war 1872 bis 75 Arzt des genannten Pflegestiftes und beschäftigt sich besonders mit dem Studium der Lepra, auf die sich die Mehrzahl seiner Arbeiten bezieht. Für die Titel einzelner verweisen wir auf das ältere Lexikon.

Harbordt, Adolph, zu Frankfurt a. M., in Gladenbach bei Giessen 22. Okt. 1843 geb., stud. in Giessen, Heidelberg u. Berlin, wurde bei letztgenannter Universität 1867 promoviert mit der Diss.: „*Über Amputation mit Erhaltung des Periosts*", war 1868 bis 69 als Assistenzarzt an der

ERLENMEYER'schen Irrenanstalt in Bendorf bei Coblenz, 1869 bis 72 Assistenzarzt, von da ab Chefarzt an der chir. Abteilung des Heiliggeisthospitals in Frankfurt a. M., gegenwärtig als Sanitätsrat. Ausser versch. kasuistischen Beiträgen hat H. schon 1889 eine *Schiene* angegeben zur Behandl. von Oberschenkelbrüchen ohne dauernde Bettlage, ist also der erste gewesen, der die später so vielseitig in Angriff genommene Behandlung von Brüchen etc. in ambulando in Anregung gebracht hat. Auf der Naturforscherversammlung in Heidelberg 1889 u. 90 stellte H. in der chirurg. Sektion einen Patienten mit der Schiene vor. Später hat H.'s damaliger Assistent LIERMANN (nach Verlassen der Stellung) einige Modifikationen angegeben und in verschiedenen Aufsätzen in Zeitschriften dafür plädiert. Die sogen. LIERMANN'sche Schiene ist die wenig modifizierte HARBORDT'sche Schiene, die H. stets mit gutem Erfolg verwendet.

Hardy, Alfred, zu Paris, daselbst 30. November 1811 geb., machte seine Studien auch dort, war Chef de clinique in der Charité und wurde 1836 Doktor. 1841 bis 45 Arzt des Bureau central, wurde er 1846 Arzt des Hôp. de Lourcine und 1851 des Hôp. Saint-Louis. Nachdem er durch Konkurs Agrégé geworden war, wurde er 1867 zum Prof. bei der med. Fakultät für innere Klinik ernannt, in welcher Stellung er bis 1886 wirkte. Er starb 24. Januar 1893. Seit 1867 war er auch Mitgl. d. Acad. de méd., 1883 Präsident derselben. Von seinen Schriften sind anzuführen: in Gemeinschaft mit BÉHIER: „*Traité élémentaire de pathologie interne*" (3 voll., 1844 bis 53), sodann eine Reihe von Vorlesungen über Haut- und verwandte Krankheiten, die von seinen Schülern gesammelt und herausgegeben wurden: „*Leçons sur les maladies de la peau professées à l'hôp. Saint-Louis. Rédigées et publiées par Léon Moysant et Almire Garnier*" (Pt. 1, 2, Paris 1859, 60) — „*Leçons sur les affections cutanées dartreuses. Réd. et publ. par Pihan-Dufeillay*" (1862) — „*Leçons sur la scrofule et les scrofulides. Réd. et publ. par Jules Lefeuvre*" (1864) — „*Leçons sur les maladies dartreuses. Réd. et publ. par Léon Moysant*" (3. édit. 1868; engl. Übers. von HENRY G. PIFFARD, New-York 1868);

ferner zusammen mit A. DE MONTMÉJA: „*Clinique photographique de l'hôpital Saint-Louis*" (1868, av. 50 pl.). Ausser anderen Arbeiten verfasste er auch die folgende Reformschrift: „*De quelques modifications à introduire dans l'enseignement médical officiel etc.*" (1875).

Harley, George, zu London, 12. Februar 1829 zu Haddington, East Lothian, geb., studierte in Edinburg, wurde 1850 Doktor und hatte kurz vorher als House Surgeon im Royal Maternity Hosp. das Glück, durch Kaiserschnitt nach dem Tode der Mutter ein lebendes Kind herauszubefördern. Er studierte darauf 2 Jahre in Paris, dann ebenfalls 2 Jahre lang in Würzburg, Giessen, Berlin, Wien und Heidelberg, kehrte 1855 nach England zurück, wurde 1856 zum Dozenten der prakt. Physiologie und Histologie beim University College, 1859 zum Prof. der gerichtl. Medizin und 1860 zum Physician des University College Hosp. ernannt. 1861 erhielt er den 3jährigen Preis des Royal College of Surgeons für eine Abhandlung: „*On the anatomy and physiology of the supra-renal bodies*", wurde 1854 Fellow des Roy. Coll. of Physic. und 1865 der Royal Society. Um dieselbe Zeit durch Überanstrengung beim Mikroskopieren an Retinitis erkrankt, musste er 9 Monate lang in vollständiger Dunkelheit zubringen und beschrieb seine dadurch erzielte Heilung in den „*Autoclinical remarks on injury of the retina from overwork with the microscope*" (Lancet, 1868). H. starb 27. Oktober 1896. Er pflegte besonders die Pathologie der Leber und veröffentlichte u. a.: „*Jaundice; its pathology and treatment etc.*" (Lond. 1863) — „*Diabetes; its various forms and different treatments*" (Ib. 1866) — „*The urine and its derangements etc.*" (Philadelphia 1872) — „*A treatise on diseases of the liver with and without jaundice, etc.*" (London 1883; in Amerika und Canada ebenfalls publiziert; ins Deutsche übersetzt von J. KRAUS), ausserdem zahlreiche Journalaufsätze.

Harnack, Erich, zu Halle a. S., geb. zu Dorpat (Livland) 10. Oktober 1852, erzogen in Erlangen u. Dorpat, studierte in Dorpat 1869 bis 73, wurde dort 1873 promoviert, war 1873 bis 80 Assistent am pharmakolog. Institut zu Strassburg i. E., als Schüler von SCHMIEDEBERG, habilitierte sich dort 1877, wurde 1880 Prof. e. o., 1889 ord. Prof. für Pharmakologie und physiolog. Chemie zu Halle a. S. Er begründete dort 1891 das seitdem wesentlich erweiterte Institut für beide Fächer als „pharmakologisches Institut" der Universität. Er bearbeitete das *„Lehrbuch der Arzneimittellehre und Arzneiverordnungslehre von R. Buchheim u. s. w."* (Hamburg 1883), 1886 von der Univers. Dorpat preisgekrönt, schrieb „Die Hauptthatsachen der Chemie" für Mediziner (2. Aufl. Hamburg u. Leipzig 1897); ausserdem seit 1874 zahlreiche wissenschaftl. Arbeiten pharmakolog. toxikolog., physiolog.-chem. und pharmazeut. Inhalts (namentlich im Archiv für experim. Pathol. und Pharmakol. in den klin.

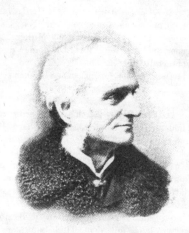

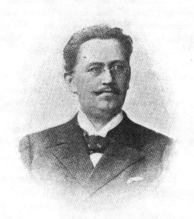

Zeitschr., Berichten d. D. chem. Gesellsch., Zeitschr. f. physiolog. Chemie, Pharmazeut. Ztg. u. a. m., auch als Mitarbeiter med. Sammelwerke).

Hart, Ernest, zu London, geb. Juni 1835 zu London als Sohn eines Zahnarztes, war Zögling des St. George's und St. Mary's Hosp., wurde bei ersterem anat. Prosektor und bei letzterem Dozent der Augen- und Ohrenheilkunde, wurde 1856 M. R. C. S., die einzige Würde, welche er erstrebt hat; erst 1893 erhielt er den Ehrengrad eines D. C. L. von der Univers. Durham. Nachdem H. einige Jahre Mitredakteur des Lancet gewesen war, wurde er 1866 vom Council der Brit. Med. Assoc. zum Chefredakteur des Brit. Med. Journ. gewählt und hat in dieser Stellung bis zu seinem 7. Januar 1898 zu Brighton erfolgten Tode in ebenso rühriger wie segensreicher Weise gewirkt. H. ist Verf. einer grossen Reihe von Publikationen, unter denen sich nicht wenige auf hygien. und ärztliche Standesangelegenheiten beziehen. Seit 1873 gab er auch den „London Med. Record", seit 1874 den „Sanitary Record" heraus, auch schrieb er zus. mit einigen Mitarbeitern: *„A manual of public health"* (Lond. 1874). Wegen der weiteren Schriftentitel im einzelnen sei auf das ältere Lexikon verwiesen.

Hartmann, Robert, in Berlin, 1. Oktober 1831 zu Blankenburg a. H. geb., studierte in Berlin unter JOH. MÜLLER, LICHTENSTEIN, A. BRAUN, SCHÖNLEIN etc., wurde 1856 Doktor, bereiste 1860 u. 61 mit dem Freiherrn A. v. BARNIM Ägypten, Nubien und Ost-Sudan bis zu den Fungi- und Berta-Bergen und gab darüber heraus: „Reisen des Freih. v. Barnim durch Nordostafrika" (Berlin 1863) und *„Medizinisch-naturgeschichtliche Skizze der Nilländer"* (Ib. 1865). Er war 1864 bis 65 Privatdozent der Anatomie und Physiologie in Berlin, 1865 bis 67 Lehrer der landwirthschaftl. Zoologie zu Proskau in Ober-Schlesien, seit 1867 Prof. e. o. und Prosektor in Berlin und starb als Geh. Med.-Rat 20. April 1893. Von seinen zahlreichen anthropol., ethnogr. und anat. Schriften seien nur noch angeführt: *„Handbuch der Anatomie* *des Menschen*" (Strassburg i. E. 1881; ins Spanische übers. von GONGORA u. CARDENAL, Barcelona). H. war seit 1869 Mitherausgeber der „Zeitschr. für Ethnologie" und veranstaltete 1876 eine 2. Aufl. von E. HARLESS, *„Lehrbuch der plastischen Anatomie".*

Hartmann, Arthur, in Berlin, zu Heidenheim in Württemberg 1. Januar 1849 geb., studierte in Tübingen, Freiburg und Leipzig, wurde 1873 Doktor, nachdem er den Krieg 1870/71 als Unterarzt bei einem königl. württemb. Feldlazarett mitgemacht hatte; 1873 bis 75 war er Militärarzt in Stuttgart und ist seit 1876 Arzt für Ohren- und Nasenkrankheiten in Berlin, gegenwärtig mit dem Titel Sanitätsrat. Schriften: *„Experimentelle Studien über die Function der Eustachischen Röhre"* (Leipzig 1879) — *„Taubstummheit und Taub-*

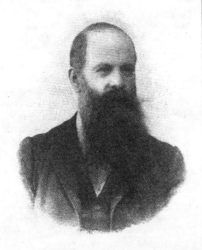

stummenbildung. Nach den vorhandenen Quellen, sowie nach eigenen Beobachtungen und Erfahrungen bearbeitet. Mit 19 Tabellen" (Stuttgart 1880; ins Engl. übers. von J. PATTERSON CASSELLS, London 1881; ins Holländische von J. SCHGONDERMARK, Rotterdam 1881; ins Russische, Moskau 1881) — *„Die Krankheiten des Ohres und deren Behandlung"* (Kassel 1881; 6. Aufl. Berlin 1897; übers. ins Engl. 1887; ins Ital. 1885; ins Franz. 1890; ins Russ. 1893 und 97) — *„Typen der verschiedenen Formen von Schwerhörigkeit, graphisch dargestellt nach den Resultaten der Hörprüfung mit Stimm-* *gabeln verschiedener Tonhöhe. Nebst einer Tafel für die Hörprüfung"* (Berl. 1886) — *„Reform des medic. Unterrichtes. Gesammelte Abhandlungen"* (Ib. 1894) — *„Die Anatomie der Stirnhöhle und der vorderen Siebbeinzellen. Atlas"* (Wiesbaden 1900). — Dazu Aufsätze in verchiedenen Zeitschriften. H. ist Herausgeber der in deutscher und engl. Sprache erscheinenden Zeitschrift für Ohrenheilkunde in Gemeinschaft mit KNAPP, KÖRNER und URBAN PRITCHARD.

Hartwig, Karl H., 29. Mai 1844 zu Doeverden (Prov. Hannover) geb., studierte in Tübingen und Göttingen (SCHWARTZ). 1869 promoviert, habilitierte er sich in letztgenannter Stadt zunächst als Arzt, 1872 als Dozent für Geburtshilfe und übernahm 1883 das Direktorat der provinzialständischen Entbindungsanstalt in Hannover. H. starb 13. Juni 1895. Neben kleineren Schriften publizierte er: *„Über die Lage des Uterus im Wochenbette".*

Harvey, Alex, geb. 1811, studierte in Edinburg, Dublin, London, Paris, Dr. med. Edinb. 1835, Prof. der Arzneimittellehre an der Aberdeen Univ. 1860 bis 75, Arzt an d. Royal Infirmary, war ein sehr fruchtbarer Schriftsteller und starb 25. April 1889.

Hasner, Josef Ritter von Artha, zu Prag 13. August 1819 geb., daselbst auch ausgebildet und 1842 promoviert, wurde 1843 Assistent von J. N. FISCHER, 1848 Privatdozent, 1852 Prof. e. o., 1856 ord. Prof. der Augenheilkunde an der Prager Univ. und starb 22. Febr. 1892. Er war in seinem Fache 1856 bis 83 publizistisch in hervorragender Weise thätig. Von grösseren Arbeiten erschienen: *„Entwurf einer anatomischen Begründung der Augenheilkunde"* (Prag 1847) — *„Physiologie und Pathologie des Thränenableitungs-Apparates"* (Ib. 1850) — *„Klinische Vorträge über Augenheilkunde"* (Ib. 1860 bis 66) — *„Beiträge zur Physiologie und Pathologie des Auges"* (1873) — *„Die Grenzen der Accommodation"* (1875) — *„Phakologische Studien"* (1870) — *„Das mittlere Auge in seinen physiologischen und pathologischen Beziehungen"* (1879) — *„Die Verletzungen des Auges in forensischer Hin-*

sicht" (1880). Ausserdem zahlreiche Journal-Artikel okulistischen und med.-histor. Inhalts; auch gehörte er der Redaktion der Prager med. Vierteljahrsschrift an. Seit 1884 war er pensioniert.

Hassall, Arthur Hill, zu Teddington bei London 13. September 1817 geb., studierte in Dublin, war Schüler von Sir JAMES MURRAY, wurde Physician des Royal Free Hosp. in London und 1851 Doktor der Londoner Universität. Er praktizierte von 1845 an in London, später auf der Insel Wight und lebte zeitweise in San Remo. Seine sehr zahlreichen Arbeiten gehören der Anatomie und Physiologie, der Chemie und pathol. Anatomie, der Botanik und Zoologie, besonders aber der Hygiene und öffentl. Medizin an. Wir führen von denselben nur folgende an: *„The microscopic anatomy of the human body in health and disease"* (2 voll., London 1846, 49, w. 66 pl.; New York 1851; 1855; 1869; deutsche Übers. von O. KOHLSCHÜTTER, Leipzig 1850 bis 52) — *„Reports on the adulterations of food, drink and drugs"* (Lancet) — *„Water supply to the Metropolis"* (verschiedene Berichte und Denkschriften) — *„Food, water, and air in relation to the public health"* (1871 bis 74) — *„Adulterations detected or plain instructions for discovery of frauds in food and medicine"* (2. edit. London 1861) — *„Evidence before the Parliamentary Committee on the adulteration of food"* (1874) — *„Food; its adulterations. and the methods for their detection"* (1876). Diese Publikationen hatten zur Folge, dass eine Parlaments-Akte gegen Verfälschung der Nahrungsmittel u. s. w. erlassen wurde. Seine sehr zahlreichen Publikationen über Untersuchung des Urins unter den verschiedensten Verhältnissen (Lancet 1849 bis 52) sind zusammengefasst in dem Werke: *„The urine in health and disease; etc."* (2. edit. 1863). Er war Gründer und Consult. Physician des Royal National Hosp. for Consumption and Diseases of the Chest zu Ventnor (Insel Wight), in welches 130 Patienten aufgenommen werden können, von denen ein jeder sein besonderes Schlafzimmer hat, also möglichst separirt ist. H. starb 10. April 1894.

Hasse, Karl Ewald, geb. zu Dresden 23. Juni 1810, genoss seine Ausbildung zunächst auf der dortigen med.-chir. Akademie, dann in Leipzig und gelangte 1833 zur Promotion. Nach Studienreisen, die ihn nach Paris und Wien führten, kehrte er nach Leipzig zurück. Hier wurde er auch 1836 Prosektor und Dozent, 1839 Prof. e. o. der pathol. Anatomie. 1844 folgte er einem Rufe als Prof. der med. Klinik und Pathol. nach Zürich und siedelte 1852 in gleicher Eigenschaft nach Heidelberg, 1856 nach Göttingen über. H. arbeitete fleissig an den während

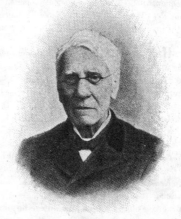

seiner Wirkungsperiode erschienenen Zeitschriften (KNESCHKE's Summarium, 1835, SCHMIDT's Jahrbb., Zeitschr. f. rat. Med., Deutsche Klinik) mit. Selbständige Schriften: *„Anatomische Beschreibung der Krankheiten der Circulations- und Respirationsorgane"* (Leipzig 1841; englische Übers. von W. E. SWAINE für die Sydenham Soc., London 1846; holländische Übers.) — *„Die Menschenblattern und die Kuhpockenimpfung, eine geschichtliche Skizze"* (Leipzig 1852) — *„Die Krankheiten des Nervenapparates"* (in VIRCHOW's Handb. der spez. Path. u. Ther., Erlangen 1855; 2. Aufl. 1868). 1878 zog sich H. nach Hameln als Emeritus zurück, von wo er nach einiger Zeit nach Hannover übersiedelte. Hier feierte er 1893 sein 50jähr. Doktorjubiläum.

Hasse, Paul, zu Königslutter, geb. zu Rotenburg (Hannover) 24. Dez. 1830, studierte in Göttingen und Paris, wurde 1854 promoviert, 1856 Assistenzarzt in der Maison de santé zu Préfargier, Kanton Neufchâtel, 1860 Assistenzarzt in der badischen Irrenanstalt Illenau, 1865 Direktor der braunschweigischen Landes-Irrenanstalt Königslutter und Med.-Rat. H. schrieb: „*Über den Kaiserschnitt*" (Götting., gekr. Preisschr.) — „*Über den Selbstmord*" (gekr. Preisschr.) — „*Irrenstatistik des Herzogthums Braunschweig*" — „*Hämatom des Mastdarms*" — „*Öffentliche Irrenanstalten und ihre Organisation*" — „*Selbstmord in Irrenanstalten*" — „*Die Überbürdung unserer Jugend auf den höheren Lehranstalten . . . . . im Zusammenhang mit der Entstehung von Geistesstörungen*" (Braunschw. 1880). H. starb 8. Febr. 1898.

Hasse, Oscar, zu Nordhausen, geb. 13. März 1837 zu Quedlinburg, studierte in Greifswald und Berlin, wurde 1861 promoviert, war Assistent im Krankenhause Bethanien zu Berlin und seit 1864 Arzt in Nordhausen, wo er 14. Febr. 1898 starb. Er verfasste einen Bericht über die ersten 26 in Bethanien ausgeführten Tracheotomien, eine Monographie: „*Die Lammblut-Transfusion beim Menschen. 1. Reihe. 31 eigene Transfusionen umfassend*" (St. Petersburg 1874) und mehrere kürzere Abhandlungen über dieselbe, die erste davon in der B. k. W. (1869); ausserdem verschied. kleinere Abhandlungen, vorzugsweise chir. Inhalts.

Hasse, Karl, in Breslau, geb. zu Tönning (Schleswig) 17. Oktober 1841, studierte in Göttingen (unter HENLE) und Kiel, hier Dr. med. 1866 („*De cochlea avium*") und bereits 1864 Prosektor. 1867 zum Prosektor in Würzburg ernannt, folgte er 1873 einem Ruf als ord. Prof. d. Anat. und Direktor des anat. Instituts in Breslau, woselbst er gegenwärtig noch (mit dem Titel als Geh. Med.-Rat) wirkt. H. veröffentlichte: „*Anatomische Studien*" (I mit Suppl. Leipz. 1870 bis 72) — „*Morphologie und Heilkunde*" (Ib. 1879; 2. Aufl. 1880) — „*Beiträge zur allgemeinen Stammesgeschichte der Wirbeltiere*" (Jena 1883) — „*Die Formen des menschlichen Körpers und die Formveränderungen bei der Atmung*" (Ib. 1888 bis 90) — „*Kunststudien*" (Ib. 1882 bis 94, 5 Hefte); die letzteren betreffen teils Restaurationen antiker Bildwerke (Venus von Milo, Torso vom Belvedere etc.), teils flandrische Maler (v. EYK, MEMLING, ROGER VAN DER WEYDEN,

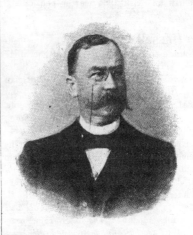

ROGER von BRÜGGE) und die Transfiguration RAPHAEL's. Ausserdem rühren von H. her eine Anzahl Arbeiten im Arch. f. Gynäkol. über Geburtsursache und Geburtsmechanismus, sowie anderweitige Abhandlungen hist., vergl. anat., embryol. und paläontol. Inhalts in zahlreichen Zeitschriften.

Haupt, August, in Bad Soden am Taunus, geb. 14. März 1853 in Markt Bibart, Bayern, studierte in Würzburg, Dr. med. 1875, nahm nach Beendigung seiner Studien längeren Aufenthalt in Wien und machte später noch jährliche Studienreisen nach Berlin und ins Ausland. Seit 1881 in Bad Soden a. Taunus als prakt. Arzt und Badearzt thätig, veröffentlichte H. 1883 bis 94 eine Reihe von Schriften, sowohl über Bad Soden wie über die Erblichkeit, Prophylaxe und Therapie der Tuberkulose.

Hauser, Gustav, zu Erlangen, geb. 13. Juli 1856 zu Nördlingen, studierte in Erlangen und Leipzig, widmete sich in den ersten Jahren seiner Studienzeit der Zoologie und vergl. Anat., war in der pathol. Anat. Schüler v. ZENKER's (kurze Zeit auch COHNHEIM's und WEIGERT's), wurde 1879 Dr. phil., 1881 Dr. med. und habilitierte sich 1883 als

Privatdozent der pathol. Anat. in Erlangen, wurde 1894 Prof. e. o. der pathol. Anatomie und Bakteriologie, 1895 ord. Prof. für Pathologie und Direktor des Patholog. Instituts in Erlangen. Zu den im älteren Lexikon bereits genannten Arbeiten sind zahlreiche Publikationen in Münch. med. W., D. Arch. f. klin. Med., Virchow's Arch., Ziegler's Beitr. und Biol. Cbl. hinzugekommen über Sporenfärbung, Lungensarkome, paradoxe Embolie, Pneumoniekokken bei Meningitis cerebrospinalis, pathol. Fibringerinnung, Drüsenschläuche beim Fibromyom des Uterus, Formalin zur Konservierung der Bakterienkulturen, Entstehung des fibrinösen Infiltrats bei Pneumonie. Histogenese des Krebses, Polyposis intestinalis adenomatosa, Protozoen der Geschwülste, Histogenese des Plattenepithelkrebses, Vererbung der Tuberkulose, dazu die selbständig erschienene Monogr.: *„Das Cylinderepithelcarcinom des Magens und des Darms"* (m. 12 Tafeln, Jena 1890).

Haussmann, David, in Berlin, 22. Juli 1839 zu Ratibor geb., studierte zu Breslau und Berlin, wo er mit der Diss.: *„De versione sportanea"* Doktor wurde. Er war 1868 bis 70 in der Klinik von E. Martin thätig, wirkt seit 1866 als Arzt und spez. für Geburtshilfe und Gynäkologie in Berlin. Schriften: *„Die Parasiten der weiblichen Geschlechtsorgane des Menschen und einiger Thiere u. s. w."* (Berlin 1870; ins Französ. übersetzt von P. E. Walther, Paris 1875) — *„Die Parasiten der Brustdrüse"* (Berlin 1874) — *„Über Entstehung der übertragbaren Krankheiten des Wochenbettes"* (Berlin 1875) — *„Über das Verhalten der Samenfäden in den Geschlechtsorganen des Weibes"* (Berlin 1879) — *„Die Bindehautinfektion der Neugeborenen"* (Stuttgart 1882) — *„Die Lehre von der Decidua menstrualis"* (Beiträge zur Geburtshilfe I. 1872). Ausserdem über 60 grössere und kleinere Aufsätze im Ctrlbl. f. d. med. W., dem Ctrbl. f. Gynäkologie, in Virchow's Archiv, Reichert's Archiv, der Monatsschrift für Geburtsk., dem Arch. f Gynäkol., der Zeitschr. für Geburtshilfe und Gynäkol., der Berl. klin. Wochenschr., der deutsch. Klinik, der deutsch. med. Wochenschr. u. s. w. Insbesondere hat H. zuerst eingehend und systematisch die Entstehung und Verhütung der während der Geburt eintretenden Infektionen der Frucht, sowie die möglichen Ansteckungen bei den gynäkol. Untersuchungen und Operationen u. endlich die Prophylaxis der Gonorrhoe geprüft und behandelt.

Hawkins, Francis Bisset, zu London, daselbst 1796 als Sohn des Chirurgen Adair H. geb., studierte in Oxford, wo er 1825 Doktor wurde. Im College of Physicians 1826 zum Fellow ernannt, hielt er 1828 die Gulstonian Lectures, veröffentlicht u. d. T. *„Elements of medical statistics; etc."* (London 1829) und war 1835 Lumleian Lecturer. Bei Eröffnung des King's College war er zum Prof. der Materia medica ernannt worden, legte diese Stellung jedoch 1835 nieder. Nacheinander versah er die wichtigen Ämter eines Factory Commissioner seit 1833, eines Inspector of Prisons seit 1833 und eines Metropolitan Commissioner in Lunacy 1842; 1847 bis 48 war er Regierungs-Kommissar des Pentonville Muster-Gefängnisses, 1858 wurde er zum Deputy Lieutenant von Dorsetshire ernannt. Seine litter. Arbeiten und sonstigen Verdienste sind im älteren Lexikon gewürdigt. H. starb, 98 Jahre alt, ein Patriarch unter den Ärzten, 7. Nov. 1894 in Bournemouth.

Hayem, Georges, in Paris, 25. Nov. 1841 daselbst geb., Dr. med. 1868, Agrégé und méd. des hôp. 1872. ist seit 1879 Prof. der Therapie an der Fakultät, seit 1886 Membre de l'acad. Ausser seiner Doktor- u. mehreren Konkursthesen, sowie einer mit dem Portal-Preise 1877 gekrönten Monogr. über die Muskelatrophien hat H. hauptsächlich über die Pathologie des Blutes geschrieben, u. a. die von der Akademie preisgekrönten *„Leçons sur les modifications du sang sous l'influence des agents médicamentaux"* (Paris 1882). Seit 1873 ist H. Redakteur der von ihm begründeten *„Revue des sciences médicales en France et à l'étranger"*.

Hebra, Ferdinand Ritter von, der berühmte Wiener Dermatolog, 7. Septemb. 1816 in Brünn geb., machte seine Studien in Graz und Wien, wurde 1841 Doktor, war dann successive Assistent an der

Lehrkanzel f. Staatsarzneikunde, Aspirant bezw. Sekundararzt an der Abt. f. Brustkranke unter SKODA und erhielt von ihm die Hautkranken zur speziellen Obhut überwiesen, da diese seine besondere Aufmerksamkeit fesselten. Seitdem datiert H.'s Beschäftigung mit der Dermatologie. Er vertiefte sich in das Studium derselben u. brachte es durch seine emsige praktische, wie litter. Arbeit dahin, dass die Hautkranken in einer selbständigen Abteilung untergebracht wurden, deren Leitung ihm 1845 übertragen wurde. 1848 wurde er Primararzt des Allgem. Krankenhauses, 1849 Prof. e. o., 1869 Prof. ord. d. Dermatologie. H., der 5. August 1880 starb, ist der Reformator der neueren Dermatologie. Er hat das Verdienst, die ältere humoral-patholog. Auffassung, wonach der grössere Teil der Hautaffektionen aus dem Blutestammen resp. von gewissen Dyscrasien herrühren solle, beseitigt zu haben. Mit Hülfe des patholog. Experiments und gestützt auf ein umfassendes klin. Material führte er zunächst am Eczem, dann auch an der Scalies und anderen Dermatosen den Nachweis, dass gewisse örtliche Reize parasitäre und ähnliche Einflüsse als ätiologische Faktoren hauptsächlich in Betracht kämen und begründete damit die Anschauung von der mehr oder weniger lokalen Natur der Hautkrankheiten. Im wesentlichen an ROKITIANSKY's Systematik anknüpfend räumte er mit einer ebenso komplizierten als veralteten, aus der humoralpathol. Anschauung hervorgegangenen Nomenklatur auf und setzte an Stelle derselben eine den geläuterten experimentellen u. pathol.-anat. Ergebnissen entsprechende Terminologie. Ausser zahlreichen kleineren Arbeiten publizierte H. „*Versuch einer auf pathologische Anatomie gegründeten Einteilung der Hautkrankheiten*" (1845), worin er in ebenso geschickter wie übersichtlicher Weise ein System der Hautkrankheiten schuf, das mit wenigen Abweichungen Jahrzehnte lang bei den meisten Fachgenossen Geltung behielt. 1856 begann, 1876 vollendete er (im Verein mit ELFINGER u. HEITZMANN) einen in Wort und Bild klassischen „*Atlas der Hautkrankheiten*". 1860 erschien ein 3. Bd. von VIRCHOW's Handb. d. spez. Pathol. u. Therapie. Die Schrift „*Acute Exantheme von Hautkrankheiten*", zugleich als Teil I eines später von KAPOSI vollendeten Lehrbuchs der Hautkrankheiten. Auch der Lepra wandte H. seine Aufmerksamkeit zu, indem er 1852 zum Spezialstudium der Krankheit nach Norwegen, später nach Paris und London Reisen unternahm. H. war ein anerkannt vorzüglicher Lehrer. Schon die ersten Privatkurse, die er 1842 zu halten begann, hatten lebhaften Anklang selbst bei hervorragenden älteren Ärzten gefunden; seine akad. Vorlesungen fesselten durch ebenso klare, als originelle z. T. humorist. Darstellung und fanden einen Zuhörerkreis aus allen Teilen der Welt, sodass H. das Haupt der neueren Dermatologie geworden ist, ähnlich wie v. GRAEFE für die Augenheilkunde.

Hebra, Hans Ritter von, Sohn des Vorigen, zu Wien 24. Mai 1847 geb., bildete sich daselbst unter Leitung seines Vaters und der anderen gleichzeitigen Universitätslehrer aus und wurde 1870 promoviert. Als Privatdozent habilitierte er sich 1876 und wandte sich sofort den Spezialfächern der Dermatologie und Syphilidologie zu, die er mit Arbeiten in der Vrtljhrschr. f. Derm. u. Syph., in der Wien. med. Wochenschr., den Wien. med. Jahrbb., Wien. med. Blätt. (1875 bis 81) bereicherte. Auch veröffentlichte er in den Mitteil. aus dem embryol. Institut einige die Haut betreffende Arbeiten und ein „*Lehrbuch der Hautkrankheiten*" (Braunschweig). 1896 wurde H. zum a. ö. Prof. an der Wien. Universität ernannt u. zum k. k. Primararzte am k. k. Krankenhause Wieden in Wien ernannt. Er ist Präsid. des österreich. Vereines gegen die Trunksucht, und, selbst totalabstinent, ein Apostel der Enthaltsamkeit von geistigen Getränken aller Art, als welcher er bei dem 1899 in Paris abgehaltenen Antialkoholisten-Kongresse als Vertreter der österreich. Regierung fungierte.

Hedenius, Per, geb. 6. November 1822 zu Skara in West-Gothland, studierte zunächst in Upsala und Stockholm, um sich alsdann zwecks speziell pathol.-anat. Ausbildung nach Wien, Berlin u. Würzburg zu begeben. 1855 wurde er promoviert, 1859 Prof. der Pathologie, der Hygiene, sowie der Geschichte der Medizin an der Universität Upsala. 1876 wurde er durch Übertragung des Prorektorats, 1877 durch die Verleihung des Ehrendiploms als Dr. philos. ausgezeichnet. Seit 1860 fungierte er ununterbrochen als Vorsitzender des ärztlichen Vereins in Upsala. Neben vielen pathol.-anat. und hygien. Aufsätzen, vorwiegend in „Upsala Läkareförenings Förhandlingar" (Bd. I—XVII), sind von seinen Schriften hervorzuheben: „*John Hunter, medicinskt historiskt försök*" (Upsala 1855) — „*Om Opium i historiskt och pharmacodynamiskt afseende*" (Ib. 1859) — „*Om den medicinska undervisningen i Österrike och Frankrike*" (Ib. 1872). H. starb 1. Februar 1896.

Hegar, Alfred, als Sohn von Johann August H. (1794 bis 1882) geb. zu Darmstadt 13. Januar 1830, besuchte die Universitäten Giessen, Heidelberg, Berlin und Wien und gelangte 1852 zur Promotion, war prakt. Arzt in Darmstadt und wurde 1864 nach Freiburg i. B. zum Nachfolger SPIEGELBERG's als Prof. der Geburtshilfe und Gynäkologie berufen. Als Hauptarbeiten sind zu erwähnen: „*Die Pathologie und Therapie der Placentarretention*" (Berlin 1862) — „*Beiträge zur Pathologie des Eis und zum Abort*" (Mtsschr. f. Geb. XXI Suppl.) — „*Zur Diagnose der Hinterscheitelbeineinstellung*" (Berl. kl. Wochenschr. 1875) — „*Zur puerperalen Infection und zu den Zielen unserer modernen Geburtshilfe*" (VOLKMANN's klin. Vortr. Nr. 351) — „*Zur geburtshilflichen Statistik in Preussen und zur Hebammenfrage*" (N. F. 29) — „*Ignaz Philipp Semmelweis. Sein Leben und seine Lehre*" (Freiburg i. B. 1882) — „*Diagnose der frühesten Schwangerschaftsperiode*"

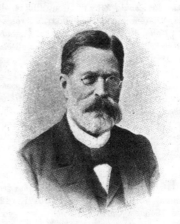

(D. m. W. 1895) — „*Über Einführung von Flüssigkeiten in Harnblase und Darm*" (D. Klin. 1873; B. kl. W. 1874) — „*Zur gynäkologischen Diagnostik*" (VOLKMANN's klin. Vortr. Nr. 105) — „*Operative Gynäkologie*" (zus. mit KALTENBACH 4. Aufl. 1897) — „*Tuberculose der Tuben und des Beckenbauchfelles*" (D. Med. Wochenschr. 1894) — „*Castration der Frau*" (Leipzig 1878.)

Heiberg, Hjalmar, als Sohn von Prof. Christen H. 27. September 1837 zu Christiania geb., war 1859 bis 63 Assistent im Reichshosp. und im Gebärhause, hielt sich im Winter 1863 bis 64 im Auslande auf, hauptsächlich um Mikroskopie und Augenheilk zu studieren, war 1865 u. 66 als Arzt beim Frühlings-Häringsfange beschäftigt, 1866 bis 69 Assistent des Prosektors im Reichshosp., machte dann eine Reise nach Würzburg und Wien, um unter v. RECKLINGHAUSEN u. STRICKER zu arbeiten u. wurde 1870 zum Prof. d. pathol. Anat. und allg. Pathol. ernannt. Von seinen litter. Arbeiten sind anzuführen: Im Norsk Magaz. for Laegev. (XIX, XXIV): „*Om Undersøgelsen af Synsskarpheden og Synsfeltet*" — „*Tre Proeveforelaesninger, afholdte for Professorposten i pathologisk Anatomi og general Pathologi*"; im Nord. med. Arkiv (I, IV): „*Periferien af Tunica Descemeti og dens Indflydelse paa Accomodationen*" — „*Et aabent Saftkanalsystem i Slimhinderne*" — „*Om Gliomets Malignitet*" (zus. mit J. HJORT; auch deutsch in v.

GRAEFE's Archiv, 1869), ferner: *„Zur Anatomie der Zonula Zinnii"* (Centralbl. f. d. med. Wissensch., 1865; v. GRAEFE's Archiv) — *„Über die Neubildung des Hornhautepithels"* (Med. Jahrbb. der k. k. Gesellsch. der Ärzte in Wien, 1871) — *„Die puerperalen und pyämischen Processe"* (Leipzig 1873, m. 3 Taff.) — *„Ein Fall von Panophthalmitis puerperalis bedingt durch Mikrokokken"* (Centralbl. f. d. med. Wissensch., 1874) — *„Die Tuberculose in ihrer anatomischen Ausbreitung"* (Leipzig 1882) u. a. m. H. starb 25. September 1897.

Heiberg, Jacob Munch, Sohn des Generalchirurgen Joh. Fritzner H., 12. Juni 1843 zu Christiania geb., war von 1867 bis 69 Assistent im Reichshosp. und im Gebärhause, fungierte bis 1870 im ersteren als Assistent des Prosektors, war während des deutsch-französ. Krieges in Berliner Lazaretten und auf einem nach Frankreich gehenden Sanitätszuge thätig, studierte dann in Berlin unter REICHERT Anatomie, war 1871 in der Rostocker chirurg. Klinik als Assistent unter KÖNIG und 1871 bis 73 in der Königsberger chirurg. Klinik unter SCHOENBORN thätig, konkurrierte 1872 um die durch den Tod seines Oheims Christen H. erledigte Professur, errichtete, nach Christiania zurückgekehrt, daselbst eine Augenklinik u. wurde zum Redakteur des Norsk Magazin f. Laegev. erwählt. Von seinen litterar. Arbeiten sind ausser kleineren Publikationen im Norsk Magaz. f. Laegev. zu erwähnen die Probevorlesungen: *„Om Sygdomsprocesser i Hornhinden"* (Christiania 1873) — *„En Fremstilling af Tegnene, Gangen, Udgangen og Behandlingen af Fractura cranii"* (Ib. 1873), 3. u. 4. Probevorl. (1873) und die Doktor-Diss.: *„Lären om Sår"* (Ib. 1873, 4.); ferner in VIRCHOW's Archiv (LIII, LIV, LV, LVI): *„Beobachtungen über den Hospitalbrand"* — *„Über innere Incarcerationen"* — *„Zur Lehre von den Granulationen oder vom Akestom"*; im Ctrlbl. f. d. med. Wissensch. (Jahrg. 9, 10). Des weiteren noch Aufsätze in der B. k. W., im Nord. med. Arkiv, Norsk Folkeblad u. die Schriften: *„Die Methodik der ophthalmologischen Untersuchung, ein Leitfaden für Anfänger"* (Christiania 1875) — *„Overplanting af Bindehuden fra en Kanin"* (Ib. 1875). H. starb Anfang Mai 1888 in Christiania.

Heidenhain, preuss. Arztfamilie, Rudolf Peter Heinrich, als ältester Sohn des Kreisphysikus Heinrich Jacob H. (1808 bis 68) zu Marienwerder 29. Jan. 1834 geb., in Königsberg, Halle, Berlin (HEINTZ, H. W. VOLKMANN, DU BOIS-REIMOND) ausgebildet und 1854 zu Berlin promoviert, erhielt 1859 bereits den Ruf als Prof. der Physiologie und Histologie an die Univers. Breslau, wo er mit dem Titel Geh. Medizinalrat und anderweitig vielfach ausgezeichnet, bis zu seinem 13. Oktober 1897 nach längerer Krankheit erfolgten Ableben

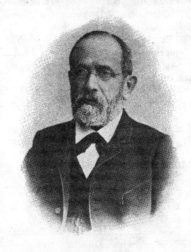

thätig war. Seine Dissert. handelte: *„De nervis organisque centralibus cordis cordiumque ranae lymphaticorum"* (1854); seine Habilitationsschr. lautete: *„Disquisitiones criticae et experimentales de quantitate sanguinis in corpore mammalium exstantis'* (Halle 1857). Unter seinen sonstigen zahlreichen u. wichtigen Arbeiten sind hervorzuheben: *„Physiologische Studien"* (Berlin 1856) — *„Mechanische Leistung, Wärmeentwickelung und Stoffumsatz bei der Muskelthätigkeit"* (Leipzig 1864) — *„Physiologie und Absonderungsvorgänge"* (HERMANN's Handb. d. Phys., V, Leipzig 1880) — *„Die Vivisection im Dienste der Heilkunde"* (Leipzig 1879; dasselbe Thema auf Veranlassung des Kultusministeriums 1884) — *„Der sogenannte thierische Magnetismus"* (Leipz. 1880). Die *„Studien des physiologischen Institutes* *zu Breslau*" erschienen in 4 Bdn., Leipzig 1861 bis 68; von da ab in PFLÜGER's Archiv und im Archiv für mikrosk. Anatomie. H. gehört zu den bedeutendsten Physiologen des 19. Jahrhunderts. Von seinen zahlreichen Neuerungen, mit denen er die Physiologie bereichert hat, sind die wichtigsten die Studien über die Absonderungsvorgänge, die er auf celluläre Vorgänge zurückführte, ohne jedoch den Einfluss der Nerven und Gefässe ganz zurückzuweisen, während er allerdings die mech. Theorie von LUDWIG bekämpfte. Nicht viel minder wichtig sind H.'s Forschungen zur allg. Physiologie der Muskeln u. Nerven, speziell über mech. Leistung, Stoffumsatz und Wärmeentwickelung bei der Muskelthätigkeit. Diese bereits in Berlin unter DU BOIS-REIMOND begonnenen Untersuchungen führten zur Konstruktion d. Tetanomotors. Ein weiteres Verdienst erwarb H. sich durch seine experimentelle Prüfung der hypnot. Phänomene; diese Arbeiten machte er gemeinschaftlich mit BERGER in Breslau.

Heidenhain, Lothar, in Worms a. Rh., als Sohn des Vorigen zu Breslau 8. Sept. 1860 geb., studierte in Freiburg i. B., Breslau und Halle; war in der Chirurgie Schüler von K. v. VOLKMANN, E. KÜSTER, HELFERICH, Dr. med. 1886, approbiert 1884, war von 1886 bis 90 Assistent von KÜSTER in Berlin, von 1890 bis 97 Prof. e. o. der Chir. und Sekundararzt der chir. Klinik in Greifswald und wirkt seit 1897 als Direktor des städt. Krankenhauses Worms. H. veröffentlichte: „*Über die Ursachen d. lokalen Krebsrecidive nach Amputatio mammae* (v. LANGENB. Arch. Bd. 49 1889) worin z. 1. Male der Versuch gemacht wurde, die lokale Ausbreitung eines Krebses mikroskopisch zu verfolgen und danach die Grenzen der Operation zu bestimmen. In dieser Arbeit findet sich auch die erste Beschreibung und Abbildung der embolischen Infektion der Lymphdrüsen durch eingeschwemmte Krebszellen (von den Vasis afferent. aus) und verschiedene kleinere Abhandlungen.

Heim, Ludwig Heinrich Wilhelm, in Erlangen, geb. 13. Februar 1857 zu Eichstätt (Kreis Mittelfranken in Bayern), arbeitete im Reichs-Gesundheitsamte unter KOCH und GAFFKY, Dr. med. 1880, approbiert 1881; bereitete sich 1884 zum Physikats-Examen in v. PETTENKOFER's hygien. Institut in München vor und habilitierte sich 1890 für Hygiene an der Univ. Würzburg. Zugleich war H. von 1881 bis 97 Militärarzt und wurde schliesslich zum Oberstabsarzt à la suite des k. bayr. Sanitäts-Korps befördert. Seit 1897 wirkt H. als Prof. e. o. und Direktor des hygienisch-bakteriologischen Instituts in Erlangen. H. veröffentlichte verschiedene Monographien bakteriol. und hygien. Inhalts und ein „*Lehrbuch der Bakteriologie*" (2. Aufl., Stuttgart 1898).

Heine, Karl Wilhelm Ritter von, in Prag, 26. April 1838 zu Cannstatt als Sohn von Jacob v. H. (1800 bis 79) geb., studierte in Tübingen und Würzburg und wurde 1861 in Tübingen Doktor. Er trat darauf eine wissenschaftliche Reise nach Prag, Wien und Berlin an, kehrte auf kurze Zeit 1862 nach Stuttgart zurück, um sein Staats-Examen abzulegen, und

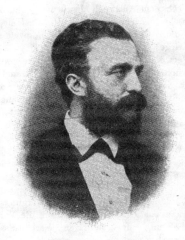

ging dann wieder für 1¹/₂ Jahre auf Reisen ins Ausland, indem er seine Studien bis zum April 1863 zu Paris und dann in London, Edinburgh, Glasgow und Dublin fortsetzte. Besonders zogen ihn die grossen englischen Chirurgen und Hospitäler an, über die er einige Erfahrungen (1864) veröffentlichte. Während des im Ausgange des Winters 1864 ausgebrochenen deutsch-dänischen Krieges leistete er freiwillig in den preussischen Feldspitälern Dienste und veröffentlichte, als Frucht der dabei gemachten Erfahrungen und Studien, eine erste grössere Arbeit: „*Die Schussverletzungen der unteren Extremitäten*" (v. LANGENBECK's Archiv, VII, 1866). 1865 wurde er bei OTTO WEBER Assistent in der chir. Klinik zu Heidelberg, habilitierte sich noch in demselben Jahre als Privatdozent und übernahm nach WEBER's im Juni 1867 erfolgten frühzeitigen und unerwarteten Tode die provisorische Leitung der Klinik und die Vorlesungen über Chirurgie bis Ostern 1868, wurde darauf zum Prof. e. o. ernannt und 1869 als ord. Prof. der chir. Klinik an die neugegründete med. Fakultät der Univ. zu Innsbruck berufen. Er widmete sich daselbst einer rastlosen, auf die Entwicklung und Hebung der Fakultät gerichteten Thätigkeit und lebte blos seinem Berufe als Universitätslehrer und seinen wissenschaftl. Arbeiten. Hier entstand seine ausgezeichnete Arbeit: „*Der Hospitalbrand*" (PITHA-BILLROTH's Handb. der allgem. und spez. Chir. I, Abt. 2 A). Nach dem Ausbruch des deutsch-französischen Krieges benutzte H. die Univ.-Ferien 1870, um auch in diesem zweiten Kriege freiwillig seine Thätigkeit den Verwundeten zu widmen. Er leitete einen württembergischen Sanitätszug, stand längere Zeit einem Spital in Nancy vor und führte selbst die schwersten seiner Verwundeten und Operierten mittels Sanitätszuges in deutsche Hospitäler über. 1873 wurde ihm die Errichtung einer zweiten chir. Klinik in Prag übertragen, für die er ein Musterinstitut schuf. H. wurde von dem Verein deutscher Ärzte zum Präsidenten gewählt; auch erwarb er sich durch Anregung der Wasserversorgungsfrage ein grosses Verdienst um die Verbesserung der sanitären Verhältnisse Prags. An den Folgen der Diphtherie verstarb H. im väterlichen Hause zu Cannstatt 9. September 1877. Durch den für den Krieg von 1864 erhaltenen Orden der eisernen Krone war er, nachdem er österreichischer Staatsbürger geworden, in den Adelstand versetzt worden. Von seinen Arbeiten führen wir noch an aus v. LANGENBECK's Archiv: „*Anus praeternaturalis ileo-vaginalis, durch Enterotomie und Naht geheilt*" (XI) — „*Über parenchymatöse Injection zur Zertheilung von Geschwülsten*" (XV) — „*Über Radicalbehandlung der Prostatahypertrophie*" (XVI) — „*Resection des Kehlkopfes bei Laryngostenose*" (XIX) — „*Über operative Behandlung der Pseudarthrosen*" (XXI) u. s. w. H. war ein tüchtiger Operateur und nicht minder ausgezeichneter und beliebter Lehrer. Sein Andenken wurde durch Aufstellung seiner Marmorbüste in dem nach seinen Angaben erbauten Operationssaale und durch die „Heine-Stiftung", eine von ihm herstammende Sammlung anatomischer Präparate, die der med. Fakultät in Prag geschenkt wurde, verewigt.

Heineke, Walther Hermann, zu Erlangen, 17. Mai 1834 zu Schönebeck als Sohn des Physikus Karl Friedrich H. (1798 bis 1857) geb., bildete sich zu Göttingen, Berlin, Leipzig und Greifswald, hier als Schüler und Assistent A. BARDELEBEN's, besonders für Chirurgie, aus und

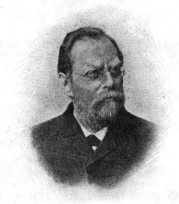

wurde in Greifswald 1859 promoviert. Er habilitierte sich 1863 für Chirurgie daselbst und erhielt den Ruf als ord. Prof. dieses Faches nach Erlangen, wo er noch jetzt wirkt, 1867. Von seinen Arbeiten sind hervorzuheben: „*Beiträge zur Kenntniss und Behandlung der Krankheiten des Knies*" (Danzig 1866) — „*Anatomie und Pathologie der Schleimbeutel und Sehnenscheiden*" (Erlangen 1868) — „*Compendium der Operations- und Verbandlehre*" (Ib. 1871; 2. Aufl. 1874; 3. Aufl. 1885). Ausserdem bearbeitete H. die chir. Krankheiten des Kopfes sowohl in PITHA-BILLROTH's Handbuch, wie in BILLROTH-LÜCKE's Deutscher Chir.; für das erstere auch Anschwellungen und Geschwülste des Unterleibes; für die letztere auch Blutung, Blutstillung, Transfusion. 1897 und 98 erschien von ihm im Handbuch der speziellen Therapie von PENZOLDT-STINTZING die allgemeine Orthopädie und die chir. Behandlung der Ösophagus- und Magenkrankheiten.

Heitler, Moritz, geb. 21. März 1848 zu Korompa (Ungarn), studierte unter SKODA, OPPOLZER, ROKITANSKY, HEBRA, wurde 1871 promoviert, habilitierte sich 1876 als Dozent für interne Medizin und erhielt 1898 den Titel eines Prof. e. o. Grössere Arbeiten: *„Histologische Studien über genuine croupöse Pneumonie"* — *„Über Heilbarkeit der Lungenschwindsucht und über Combination der Tuberkulose mit anderen Krankheiten"* — *„Zur Klinik des Ikterus catarrhalis"* — *„Die Perkussionsverhältnisse am normalen Herzen"* — *„Die Volumsschwankungen der normalen Leber und Milz"* — *„Über die thermischen und mechanischen Einflüsse auf den Tonus des Herzmuskels"* — *„Über die Localisation des zweiten Aorta- und zweiten Pulmonaltons"* — *„Tricuspidalgeräusche; Localisation des systolischen Mitralgeräusches"* — *„Arhythmie durch Reizung des Pericardiums"* — *„Arhythmie durch Reizung des Herzens mit Crotonöl"*; ausserdem eine grössere Anzahl kleinerer Mitteilungen, vorwiegend aus dem Gebiete der Lungen- und Herzkrankheiten. Historische Arbeiten: *„Gedenkrede auf Skoda"* (1881) — *„Gedenkrede auf L. Türck"* (1889).

Heitzmann, Karl, 2. Oct. 1836 in Vinkovcze in Ungarn als Sohn eines Tierarztes geb., studierte in Pest und Wien. Hier promovierte er 1859, wurde dann Assistent bei SCHUH und 1862 bei HEBRA. 1874 siedelte H. nach New York über, wo er speziell mit der Behandlung von Hautkrankheiten sich befasste. Er veröffentlichte ein sehr beliebtes *„Compendium der chirurgischen Pathologie und Therapie"* (2 Bde., 1864 und 68; 5. Aufl. Wien 1881); ferner gab er einen *„Atlas der descriptiven und topographischen Anatomie"* (in 2 Bdn., Ib. 1870; 8. Aufl. Ib.

1896) heraus. Ausserdem rühren von ihm mehrere kleinere Aufsätze her: *„Untersuchungen über das Protoplasma"* (Verhandl. der k. k. Akad. d. Wissensch., Wien 1873) — *„The cell doctrine, in the light of recent investigations"* (New York Med. Journ., 1877). In der Sitzung vom 2. Mai 1883 der Berliner med. Gesellschaft hielt H. als Gast einen Vortrag über das Thema: *„Neue Anschauungen über den Bau des Tierkörpers"*, worin er die Zellenlehre und im Anschluss daran auch die cellularpathologische Doktrin bekämpfte. H. starb während eines vorübergehenden Aufenthaltes in Rom 1. Jan. 1896.

Helbig, Carl Ernst, in Serkowitz bei Dresden, geb. in Dresden 3. Okt. 1842, studierte in Leipzig, Dr. med. 1867, ist seit 1890 Oberstabsarzt I. Kl. und lebt seit 1897 emeritiert in Serkowitz. H. veröffentlichte: *„Zur Lehre vom Wurstgift"* (1867) — *„Heusingers Eisenbahnwagen als fahrendes Lazareth"* (1876) — *„Choleraforschung während der letzten Epidemie"* (1894) — *„Gesundheitliche Ansprüche an militärische Bauten"* (1897) — *„Erneuerung der Genfer Übereinkunft"* (1899), ferner die Abschnitte in Sammelwerken: ROTH & LEX, Militärgesundheitspflege (II, *Lazareth*); TH. WEYL, Handbuch d. Hygiene (VIII, *Phosphor und Zündwaaren*); LIEBE, JACOBSOHN etc., Handbuch d. Krankenversorgung (II, *Landheer im Frieden*) etc. und zahlreiche Berichte, Kritiken u. s. w. in Zeitschriften: Reichs - Med. - Anz., Pharm. Centralhalle u. s. w.

Helferich, Heinrich, in Kiel, geb. zu Tübingen 4. Mai 1851, studierte in München und Leipzig, wurde approbiert 1873, promovirt in München 1874, war Assistent bei W. BRAUNE, darauf bei THIERSCH in Leipzig, folgte 1879 einem Ruf nach München zur Leitung der selbständigen chir. Univ.-Poliklinik im Reisingerianum, deren frühere jährl. Krankenzahl von 600 bis auf eine solche von 13000 binnen 6 Jahren stieg; zugleich war H. Dozent am Operat.-Kursus für Militärärzte (gegenwärtig k. bayr. Generalarzt à la s.) 1885 ging H. als VOGT's Nachfolger und ord. Prof., Direktor der chir. Klinik nach Greifswald, wo die

23*

Krankenfrequenz um mehr als das doppelte zunahm und H. den Neubau einer chir. Klinik durchsetzte, 1899 in gleicher Eigenschaft als v. ESMARCH's Nachfolger nach Kiel. Litter. Arbeiten: Zu den im älteren Lexikon genannten Schriften ist seitdem eine grosse Anzahl Journalartikel und selbständiger Arbeiten hinzugekommen, von denen die folgenden genannt seien: „Zur Methode der partiellen und totalen Rhinoplastik" — „Jahresbericht über die Greifswalder chir. Klinik für 1888/89 und für 1889/90" — „Ein neues Verfahren zur Op. der winkeligen Kniegelenksankylose" — „Über die praktische Bedeutung der modernen Cystoskopie" —

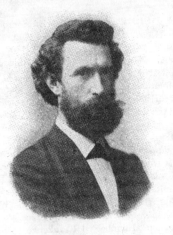

„Klinische und anatomische Beobachtungen an grossen Empyemhöhlen" — „Die Behandlung schwerer Phlegmonen" — „Die antisept. Wundbehandlung in ihren Erfolgen und Wirkungen" (Rede) — „Zur Biologie wachsender Röhrenknochen" — „Neue Operationen zur Heilung der knöchernen Kiefergelenksankylose" — „Die Pathologie und Therapie der Typhlitiden" — „Calots Verfahren zur Correctur der kyphotischen Buckel" — „Die operative Behandlung der Prostatahypertrophie" — „Atlas und Grundriss der traumat. Fracturen u. Luxationen" (4 Aufl.) — „Die Greifswalder chirurg. Klinik in den Jahren 1885—1899, ein kurzer Bericht".

Helfreich, Friedrich Chr., geb. zu Schweinfurt a. M. 17. Sept. 1842, studierte in München, Würzburg, Göttingen, Berlin und Wien, promovierte 1865 und bildete sich unter ALBRECHT v. GRAEFE, v. ARLT, ED. v. JÄGER, MAUTHNER, O. BECKER für Ophthalmologie aus. 1868 liess er sich in Würzburg als Augenarzt nieder, habilitierte sich 1869 und begründete 1872 eine Privataugenklinik daselbst. An den Feldzügen 1866 und 1870/71 nahm er als Bataillonsarzt Teil. 1886 zum Prof. ernannt, erhielt er 1896 noch das Fach der med. Geschichte, med. Geographie und Statistik als Lehraufgabe übertragen. Unter seinen Arbeiten erwähnen wir folgende: „Experimentelle Untersuchung über die Pathogenese des Diabetes mellitus" (Würzburg 1866) —., Über die Nerven der Conjunctiva und Sclera" (Ib. 1870) — „Beitrag zur Lehre vom Glioma retinae" (v. GRAEFE's Arch. f. Ophth. XXI) — „Über Arterienpuls der Netzhaut" (Festschrift z. 3. Säkularfeier der Alma JuliaMaximiliana 1882) — „Über den Venenpuls der Retina und die intraoculare Circulation" (v. GRAEFE's Arch. f. Ophth. XXVIII) — „Über künstliche Reifung des Staares" (Sitzungsb. d. Würzb. med.-physik. Ges. 1884) — „Eine besondere Form der Lidbewegung" (Festschr. z. 70. Geburtstage von ALBERT v. KÖLLIKER, 1887) — „Über Melanosarkom des Augenlides" (Sitzungsber. d. phys.-med. Ges. z. Würzburg 1891) — „Über mittelalterliche deutsche Arzneibücher" (Sitzungsber. d. physik.-med. Ges. zu Würzb. 1899). Ausserdem ist H. langjähriger Mitarbeiter an dem Jahresber. von A. NAGEL und v. MICHEL über die Leistungen und Fortschritte im Gebiete der Ophthalmologie gewesen und Verf. versch. kleinerer Publikationen.

Heller, Arnold Ludwig Gotthilf, in Kiel, in Kleinheubach a. M. (Bayern) 1. Mai 1840 geb., studierte in Erlangen und Berlin, später in Leipzig, unter VIRCHOW, ZENKER, LUDWIG, wurde 1866 Doktor, machte eine Studienreise nach Wien und Prag 1868, nach England 1871, habilitierte sich 1869 in Erlangen und ist seit 1872 ord. Prof. der allgem. Pathol. und patholAnatomie in Kiel. Er schrieb: „Über die feineren Vorgänge bei der Entzündung" (1869), verfasste in v. ZIEMSSEN's Handb. der spez. Pathol. u. Therapie (III; VII, 2; VIII) die Artikel: „Invasionskrankheiten" — „Darmschmarotzer" — „Leberschmarotzer" und die Schrift: „Die Schmarotzer" (München 1880); ferner: *„Über selbstständige rhythmische Contractionen der Lymphgefässe"* (Ctrlbl. d. med. Wissensch. 1869) — *„Die Blutgefässe des Dünndarmes"* (Ber. d. kgl. Ges. d. Wissensch. Leipzig, 1872); in VIRCHOW's Arch.: *„Multiple Neurome"* (1868) — *„Strictur der Pulmonalarterie"* (1870) — *„Mangelhafte Entwicklung des rechten Leberlappens"* (1870) u. s. w.; im D. Arch. f. klin. Med.: *„Gehörsstörungen bei Cerebrospinalmeningitis"* (1867) — *„Pneumonie und Meningitis"* (1869) — *„Hydronephrose"* (1869) — *„Sclerodermie"* (1872) — *„Hydrocephalus externus"* (1872) — *„Die Schicksale atelectatischer Lungenabschnitte"* (1885); ferner: *„Über sogenannten epithelialen Eiter"* (Sitzungsber. der physik.-med. Ges. in Erlangen, 1872) — *„Verhütung d. Tuberkulose* (1891) u. s. w.

Heller, Julius, in Charlottenburg, geb. 1864 zu Berlin, daselbst ausgebildet, Dr. med. 1887, approbiert 1888, war 1891 bis 96 Assistent bei G. LEWIN, 1894 bis 97 wissenschaftl. Assistent und Oberarzt der Syphilisklinik der kgl. Charitè und ist seit 1889 Arzt für Haut- und Harnkrankheiten in Charlottenburg Schriften: *„Die Sclerodermie"* (Berlin 1895 mit G. LEWIN) — *„Die Krankheiten der Nägel"* (Ib. 1900) — *„Über experimentelle Blennorrhoe im Auge neugeborener Kaninchen"* (Charité-Annalen XXI) — *„Über Polyneuritis mercurialis"* (Verhandl. d. V. f. inn. M.)

Helmholtz, Hermann Ludwig Ferdinand v., zu Berlin, der weltberühmte geniale Physiolog und Physiker, muss, obwohl er in den letzten Dezennien seines Lebens sich ausschliesslich der Physik widmete, auch hier erwähnt werden, da er vom Studium der Med. ausging, eine Zeit lang Arzt und lange Jahre Lehrer der Physiologie war. H., zu Potsdam 31. August 1821 geb., studierte in Berlin seit 1838 als Eleve des med.-chir. Friedrich Wilhelms-Instituts, wurde nach seiner Promotion 1842 mit der Diss.: *„De fabrica systematis nervosi evertebratorum"* Unterchirurg in der Charité, 1843 Militärarzt in Potsdam, kehrte 1848 als Lehrer der Anatomie an der Kunstakademie und Assistent am anat. Museum nach Berlin zurück, wurde aber bereits 1849 als Prof. d. Physiol. und allgem. Pathol. nach Königsberg berufen und 1855 als Prof. d. Anat. und Physiol. nach Bonn versetzt, von wo er 1858 als Prof. der Physiol. nach Heidelberg ging, um 1871 in Berlin eine Professur der Physik zu übernehmen, welche er, zugleich mit der Direktion des physik. Instituts mit dem Charakter als Geh. Regierungsrat und 1883 geadelt, bis 1888 innehatte, wo er zum Präsidenten der physik.-technischen Reichsanstalt in Charlottenburg ernannt wurde. In dieser Stellung verblieb er bis zu seinem 8. Sept. 1894 an Apoplexie erfolgten Tode. 1891 bei Gelegenheit

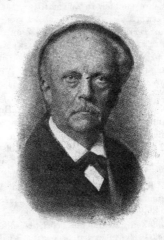

seiner 70jähr. Geburtstagsfeier hatte er den Titel „Exzellenz" erhalten. H. gehört zu der Reihe der aus JOHANNES MÜLLER's Schule hervorgeg. berühmten Physiologen und begründete seinen Ruf mit der Schrift: *„Über die Erhaltung der Kraft"* (Berlin 1847), in welcher er zum ersten Male zu zeigen versuchte, dass alle Vorgänge in der Natur den Grundgesetzen der Mechanik gehorchen. In den folgenden Jahren war H.'s Thätigkeit hauptsächlich der Physiol. der Sinne zugewendet. Den unschätzbarsten Dienst aber leistete er der menschlichen Pathol. und Therapie durch die Erfindung des die ganze Augenheilkunde revolutionierenden Augenspiegels, den er in einer besonderen Schrift: *„Beschreibung eines Augenspiegels zur Untersuchung der Netzhaut im lebenden Auge"* (Berlin 1851) **bekannt** machte. Seine weiteren, die höchste Bedeutung in Anspruch nehmenden und auf ihren Gebieten bahnbrechenden Werke sind: „*Handbuch der physiologischen Optik*" (Leipzig 1856 bis 66), in welchem seine sämtlichen Forschungen über den Gesichtssinn niedergelegt sind, und „*Die Lehre von den Tonempfindungen*" (Braunschweig 1862; 2. Aufl. 1865), welches seine akustischen Untersuchungen im Zusammenhange dargestellt enthält. Ausserdem hat er eine grosse Reihe anderer Arbeiten, z. B. Messungen über die Fortpflanzungsgeschwindigkeit der Nervenreizung, Untersuchungen über Gegenstände aus der Optik, Akustik, Elektrizitätslehre vielfach in Zeitschriften, bes. in MÜLLER's Arch. (1845, 48, 50, 52 u. s. w.), POGGENDORFF's Annalen (von 1852 an) und CRELLE's Journ. f. Math., v. GRAEFE's Arch. (1855), aber auch als kleinere Schriften, wie: „*Über die Wechselwirkung der Naturkräfte u. s. w.*" (Königsberg 1854) — „*Über das Sehen des Menschen*" (Leipzig 1855) — „*Populäre Vorträge*" (2 Hefte, Braunschweig 1865, 71) veröffentlicht. Seine wissenschaftl. Abhandlungen sind in 2 Bdn. gesammelt (Leipzig 1881 bis 83), seine Vorträge und Reden ebenso in 2 Bdn. (Braunschweig 1884) erschienen. Am 6. Juni 1899 wurde in dem Vorgarten der Berliner Univ. sein Marmorstandbild enthüllt. Die Zahl der seinem Andenken gewidmeten Schriften, Nekrologe, Gedächtnisreden ist gross. Ein Verzeichnis dieser Litteratur findet sich in dem von E. GURLT für VIRCHOW's Arch. CXXXIX 1895 verfassten med.-naturwissensch. Nekrolog p. 578, wozu noch zu erwähnen sind die posthum erschienenen Schriften von E. DU BOYS-REYMOND (Leipzig 1897), die Rede von TH. W. ENGELMANN (Ib. 1894) und die von W. v. BEZOLD (Ib. 1895). Über die Beschaffenheit seines Gehirns berichtete D. HANSEMANN im Arch. f. Anat. u. Physiol. 1899 Heft 3 u. 4, physiol. Abt. p. 371.

Henke, Wilhelm, zu Jena 19. Juni 1834 geb., studierte in Marburg, Göttingen, Berlin, Utrecht (vornehmlich bei HENLE, ROSER und DONDERS), wurde 1857 promoviert und wirkte dann als Prof. d. Anat. in Rostock von 1865, in Prag von 1872, in Tübingen von 1875 ab. Sein bekanntestes und grösstes Werk ist das „*Handbuch der Anatomie und Mechanik der Gelenke*" (Leipzig 1863). Ausserdem: „*Topographische Anatomie des Menschen*" (Atlas und Lehrbuch, Berlin 1879 bis 83) — „*Die Menschen des Michel Angelo im Vergleich mit der Antike*" (Rostock 1871). Endlich bearbeitete H. die Anatomie des Kindesalters in GERHARDT's Handbuch. H. starb 17. Mai 1896.

Henle, Friedrich Gustav Jacob, der grosse Göttinger Anatom u. Patholog, geb. zu Fürth in Franken 19. Juli 1809 als Sohn jüdischer, später zum Christentum übergetretener Eltern, studierte seit 1827 in Bonn (bes. unter JOH. MÜLLER) und Heidelberg, promovierte 1832 mit der Inaug.-Diss.: „*De membrana pupillari, aliisqne oculi membranis pellucentibus*", besuchte hierauf zusammen mit JOH. MÜLLER zwecks vergleich. anat. Studien im Jardin des plantes Paris und trat nach Absolvierung der Staatsprüfungen in Berlin hier 1834 bei seinem mittlerweile hierher in das Ordinariat für Anat. u. Physiol. berufenen Lehrer JOH. MÜLLER als Prosektor ein. Infolge seiner Beteiligung an der Burschenschaftsbewegung, die ihm auch eine mehrmonatliche Haftstrafe in der Berliner Hausvogtei eingetragen hatte, verzögerte sich seine Habilitation bis 1837. Die zu diesem Zweck verfasste berühmte Schrift ist betitelt: „*Symbolae ad anatomiam villorum intestinalium inprimis eorum epithelii et vasorum lacteorum*". 1840 folgte H. einem Ruf als Prof. d. Anat. nach Zürich, wo er auch noch die Physiologie vertrat und durch Publikation seiner „*Allgem. Anat.*" (Leipzig 1841) seinen Weltruf begründete. Hier rief er auch zusammen mit seinem Freunde, dem Kliniker PFEUFFER, 1844 die „*Ztschr. f. rat. Med.*" ins Leben, welche bis 1869 — nach PFEUFFER's Tod — fortgeführt wurde und neben JOH. MÜLLER's, später REICHERT's und DU BOIS-REYMOND's Arch. und VIRCHOW's Arch. zu den angesehensten Publikationen ihrer Art gehörte. 1844 siedelte H. als zweiter Prof. d. Anat. nach Heidelberg über, wo er neben TIEDEMANN dozierte und nach dessen 1849 erfolgter Emeritierung in die erste Professur und das Direktorat des anat. Instituts aufrückte. Endlich ging H. 1852 an Stelle des verstorb. älteren LANGENBECK in gleicher Eigenschaft nach Göttingen, wo er bis zu seinem 13. Mai 1885 erfolgten Ableben in der bekannten, überaus segensreichen Weise wirkte. Unstreitig zählt H. nicht bloss zu den bedeutendsten Anatomen, sondern auch überhaupt zu den hervorragendsten Medizinern des 19. Jahrh. Als Anatom hat er, abgesehen von einer anerkannten Lehr- und einer ausserordentlich umfassenden schriftstellerischen Thätigkeit sich unsterbliche Verdienste durch ebenso zahlreiche, wie gewichtige Entdeckungen erworben. Nach WALDEYER's schöner Darstellung in dem älteren Biogr. Lexikon gehören hierher „die Entdeckung des Cylinderepithels des Darmkanals und die Feststellung der Grenzen und der Verbreitung der verschiedenen Epithelien im tierischen Organismus, sowie des Zusammenhanges aller verschiedenen Epithelformen, des Verhaltens der zentralen Chylusgefässe, der inneren Wurzelscheide des Haares, der umspinnenden Fasern, die erste genauere Schilderung des feineren Baues der Hornhaut, die Entdeckung des Epithels (Endothels) der Blutgefässe, der gefensterten Gefässmembranen, der Leberzellen (gleichzeitig mit PURKINJE), der nach ihm (HENLE'sche Schleife) benannten schleifenförmigen Umbiegung der Nierenkanälchen, des ausschliesslichen Vorkommens von Zapfen in der Fovea centralis, bzw. Macula lutea der Netzhaut u. a." Fast kein Kapitel der allgem. und spez. Anat. ist, wie man sieht, von H. ohne Neubearbeitung geblieben. Auch die Verbesserung der anat. Nomenklatur in einer Jahrzehnte lang gültigen und von den Fachgenossen als zweckmässig anerkannten Form ist eines der wesentlichsten Verdienste von H. Nicht minder hat er eine Fülle neuer Thatsachen für die Zootomie u. vergleich. Anat. geliefert. Ein Teil von H.'s Neuerungen ist in seinen, für alle Zeit nach Form und Inhalt klassischen Lehrbüchern „*Systematische Anatomie*"

(einem grossen in 3 Bdn. und einem Grundriss), sowie den dazu gehörigen Atlanten (Titelverzeichn. s. bei WALDEYER im älteren Lexikon) niedergelegt. H.'s Genialität und Universalität zeigte sich auch in seinen pathol. Forschungen, die gerade in den jüngsten Dezennien durch die Ergebnisse der bakteriol. Arbeiten besondere Bedeutung erlangt haben. H. ist es bekanntlich gewesen, der als einer der ersten mit der möglichsten Bestimmtheit die Behauptung aufgestellt und wahrscheinlich gemacht hat, dass den Infektionskrankheiten eine parasitäre Ätiologie zugrunde liegen müsse. Diesen Gedanken vertrat er zuerst in seinen denkwürdigen „*Pathol. Untersuchungen*" (Berlin 1840), einer Publikation, deren buchhändlerischer Erfolg allerdings im direkten Gegensatz zu ihrer Bedeutung stand. Es wird behauptet, dass ROB. KOCH gerade von HENLE'schen Ideen beeinflusst, seine berühmten Forschungen unternommen habe. H. verfasste auch ein grosses „*Handbuch der rationellen Pathologie*" (Braunschweig 1846 bis 53), das einen förderlichen Einfluss auf die Wendung in den Anschauungen um die Mitte des 19. Jahrh., spez. auf den Übergang in die exakte Richtung ausübte. — H.'s Leistungen erfuhren schon bei seinen Lebzeiten die gebührende Würdigung durch eine grosse Reihe äusserer Auszeichnungen, die philolog. Doktorwürde von der Univ. Breslau, die juristische (Dr. of common law) von Edinburg, die Mitgliedschaft zahlreicher gelehrter Gesellschaften. — Von seinen Schülern wurde der „alte Jacob", wie er auch wohl genannt wurde, geradezu auf Händen getragen. Wie genial H. veranlagt war, zeigen die Mitteilungen, welche sein Schwiegersohn und Nachfolger auf dem Göttinger Lehrstuhl der Anatomie F. MERKEL in einer schönen Biographie H.'s (Braunschweig 1891) aus dessen Kindheit und Jugendzeit gemacht hat. — Ausser bei WALDEYER l. c. sind die

H.'s Andenken zu Ehren erschienenen Nekrologe bei PAGEL, histor.-med. Bibliogr. d. J. 1875 bis 96 (Berlin 1898 p. 628) verzeichnet.

Hennig, Karl, in Dresden 9. Dezember 1825 geb., war in Dresden, resp. in Leipzig, wo er studierte, ein Schüler von L. REICHENBACH, resp. JÖRG, gelangte 1848 zur Promotion und wirkt seitdem in Leipzig, und zwar seit 1850 als Dozent, seit 1855 als Leiter der pädiatr. Poliklinik, seit 1863 als Dirigent der von ihm begründeten Kinderheilanstalt, verbunden mit gynäkol. Privatklinik, über welche er 1862 bis 82 eigene Berichte erscheinen liess. Seine sonstigen monograph. Publikationen sind: *„Lehrbuch der Kinderheilkunde"* (3. Aufl.) — *„Der Catarrh der weiblichen Geschlechtstheile"* (2. Aufl., Leipzig 1870) — *„Studien über die Placenta"* (Leipzig 1872) — *„Die Krankheiten der Eileiter und die Extrauterinschwangerschaft"* (Stuttgart 1876.) In GERHARDT's Handbuch der Kinderkrankheiten bearbeitete er (neben Historischem) die weiblichen Genitalien im Kindesalter, sowie die der Neugeborenen, in der Encyklopädie der Geburtshilfe und Gynäkologie von O. VON HERFF u. SAENGER die Entzündungen der Gebärmutter.

Henoch, Eduard Heinrich, in Berlin, Geh. Med.-Rat, Prof. e. o., Direktor der Kinderklinik in der k. Charité, daselbst 16. Juni 1820 geb., studierte auf der dortigen Universität, namentlich als Schüler von SCHÖNLEIN und ROMBERG, wurde 1843 Doktor, war lange Zeit Assistent seines Oheims ROMBERG in dessen Univ.-Poliklinik, wurde 1850 Privatdozent, 1858 Prof. e. o. und 1872 Direktor der Klinik und Poliklinik für Kinderkrankheiten in der k. Charité, die er bis 1893 leitete. Er trat darauf in den Ruhestand, lebte 5½ Jahre in Meran, und siedelte 1899 nach Dresden über. H. hat sich um die Förderung der Kinderheilkunde als Forscher wie namentlich als Lehrer grosse Verdienste erworben. Die Titel seiner wichtigsten Publikationen sind: *„Klinische Ergebnisse. Gesammelt in dem königl. poliklinischen Institut der Universität"* (Berlin 1846, m. 2 Abbild.), die Übersetzung von GEO. BUDD, *„Die Krankheiten der Leber"* (Ib. 1846, m. 2 Taff.) und einigen anderen Schriften (C. HOLLAND, ORFILA, BOURGUIGNON über Krätze, 1848), die Ausgabe von C. CANSTATT, *„Handbuch der medic. Klinik"*, (Erlangen 1854 bis 56); von CH. WEST, *„Pathologie und Therapie der Kinderkrankheiten"* (4. Aufl., Berlin 1865). Besondere

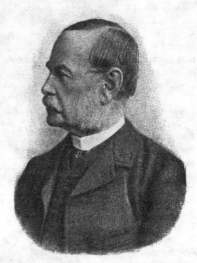

Schriften von ihm sind: *„Klinik der Unterleibskrankheiten"* (3 Bde., Berlin 1852, 54, 58; 3. Aufl. 1863) — *„Beiträge zur Kinderheilkunde"* (2 Hefte, 1861, 68) — *„Vorlesungen über Kinderkrankheiten"* (1881; 10. Aufl. 1899). Ausserdem zahlreiche Aufsätze in Zeitschriften.

Henschen, Salomon Eberhard, in Upsala, daselbst 28. Februar 1847 geb., studierte in Upsala und Stockholm, Lizentiat d. Med. 1877, Dr. med. 1880 in Upsala, war Laborator der exper. Pathol. u. pathol. Anat. in Upsala 1880, wurde o. ö. Prof. d. pr. Med. daselbst 1882 und zugleich Direktor der med. Klinik und Poliklinik des Univ.-Krankenhauses, war Chef der Badeanstalt Ronneby 1879 bis 85, der Univ.-Badeanstalt Sätra 1886 bis 99. Von seinen Veröffentlichungen führen wir an: *„Studier öfver hufvudets neuralgier"* (Ups. 81) — *„Klin. u. anat. Beiträge zur Pathologie des Gehirns"* (3 Tle., Ib. 1890 bis 96) — *„Behandlung der Erkrankung des Gehirns"* (f. Handb. d. Ther., hrsg. v. PENZOLDT u. STINTZING), dazu zahlreiche Journalabhandlungen in Ups. Läkarefören. förh. VI—XXX, Nordiskt Med. Ark., Hygiea,

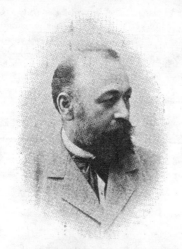

und den Verhandl. vieler gelehrter Ges. und Kongresse. H. ist noch Mitgl. des k. Schwed. Akad. d. Wiss., Société d. Wiss. in Upsala, d. Ges. Finländ. Ärzte (Ehrenmitgl.), sowie der militär.-med. Akad. in Petersburg und besuchte die internat. Kongresse in Kopenhagen (1884), Berlin (1890), Bonn (1894), für exper. Psychologie (Lond. 1892) und unternahm zu Cholerastudien 1893 Reisen nach Deutschland und Frankreich.

Hensen, Victor, geb. in Schleswig 10. Februar 1835, war in Würzburg, Ber-

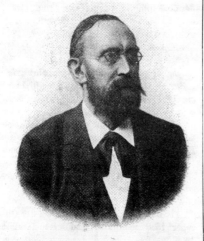

lin und Kiel Schüler von SCHERER, KÖLLIKER, H. MÜLLER, VIRCHOW und ROMBERG. 1859 promoviert, liess er sich in Kiel als Dozent nieder und hat sich durch embryol. Untersuchungen, sowie durch seine Arbeiten über die feinere Anatomie und Histologie der Sinnesorgane einen bedeutenden Namen gemacht. Er war Leiter der Planktonexpedition der Humboldt-Stiftung, und giebt die „Ergebnisse" dieser Expedition heraus. Zur Zeit ist er Prof. ord. und Direktor des physiol. Instituts in Kiel, Geschäftsführer der k. Kommission zur wiss. Erforschung der deutschen Meere. In HERMANN's Handb. der Physiologie rühren die Abschnitte: Physiologie des Gehörs, Physiologie der Zeugung von ihm her, ferner veröffentlichte er viele Arbeiten über die Meeresforschung in den „wissenschaftl. Meeresuntersuchungen". 1867/68 war H. Landtags-Abgeordneter für einen Schleswigschen Wahlkreis, 1877 Rektor der Universität.

Herbst, Ernst Friedrich Gustav, zu Göttingen, daselbst 5. Januar 1803 geb., gewann 1822 eine akad. Preisaufgabe mit einer histor.-krit. und exper. Studie über die Blutungen beim Erwachsenen, wurde Privatdozent, Sekretär und Unter-Bibliothekar an der Univ.-Bibliothek, später Prof. e. o. und starb 6. März 1893. Von seinen Arbeiten ist noch „*Eine Darstellung des Lymphgefässsystems und seiner Verrichtungen*" (Gött. 1844), sowie „*Über die Pacini'schen Körperchen und ihre Bedeutung*" (Ib. 1848) bemerkenswert.

Herff, Otto von, zu Halle a. S., geb. zu Toluca in Mexiko 15. Juni 1856, studierte und promovierte in Bonn 1879, wurde dann Assistent der chir. Klinik unter BOSE in Giessen, war 1882 bis 89 in Darmstadt ordin. Arzt am Elisabethenstift, übersiedelte 1889 nach Halle a. S. an die k. Frauenklinik unter KALTENBACH, später FEHLING, wo er noch als Oberarzt thätig ist, habilitierte sich 1889 daselbst mit der Schrift: „*Beiträge zur Lehre der Galaktorrhoe*" (Neuwied) und wurde 1894 zum Univ.-Professor ernannt. Von seinen zahlreichen, grösstenteils in Fachblättern erschienenen Schriften seien erwähnt: „*Ueber Ursache und Verhütung der Sublimat-Vergiftung bei geburtshülfl. Ausspülungen des Uterus u. der Vagina*" (A. f. G., XXV) — „*Zur Behandlung der Harnröhrenscheidenfisteln*"

(Ib. 1887 ff.) — *"Ein neuer Fall eines spondylolisthetischen sowie eines sakralkyphotischen Beckens"* (Ztschr. f. Geburtsh. u. Gynäk. XVII) — *"Über das anatomische Verhalten der Nerven in dem Uterus und in den Ovarien des Menschen"* (Münch. m. W. 1892) — *"Ueber den feineren Verlauf der Nerven im Eierstocke des Menschen"* (Z. f. G. u. G. XXIV) — *"Zur Behandlung der Blasengebärmutterfisteln"* (Ib. XXII) — *"Bemerkungen zur Anatomie und Entwickelung der Placenta circumvallata (marginata)"* (Abhandl. d. Naturf.-Ges. Haile a. S. XX 1894) — *"Giebt es ein sympathisches Ganglion im menschl. Ovarium"* (A. f. Gyn. LI) — *"Ueber Scheidenmykosen (Colpitis mycotica acuta)"* (VOLKMANN's Samml. klin. Vortr., No. 137, 1895) — *"Zur Technik der Entfernung vorgerückter Extrauterinschwangerschaften"* (Z. f. G. u. G. XXXIV) — *"Ueber Cystomyome und Adenomyome der Scheide"* (Verh. d. d. Ges. f. Gynäk. 1897) — *"Beiträge zur Lehre von der Placenta und von den mütterlichen Eihüllen"* (Z. f. G. u. G. XXXV u. XXXVI) — *"Historische Bemerkung zur Entwickelungslehre von der Placenta praevia totalis"* (Cbl. f. Gyn. 1897) — *"Geburtshilfl. Operationslehren"* (Berlin 1894, italien.: Rom 1895) — *"Zeit und Streitfragen über die ärztliche Ausbildung, insbesondere über den geburtshilflich-gynäkologischen Unterricht"* (Wiesbaden 1898).

Hergt, Karl, zu Illenau i. B, geb. zu Tauberbischofsheim 22. November 1807, studierte in Heidelberg, Wien, Paris, war seit 1835 unter ROLLER's Leitung 2. Arzt, noch bis 1842 in der früheren Irrenanstalt zu Heidelberg, von 1842 an in der damals bezogenen neugebauten Heil- und Pflegeanstalt Illenau, nach ROLLER's Tode, 1870, dessen Nachfolger als Direktor der Heil- und Pflegeanstalt Illenau und starb Ende Dezember 1889. Er schrieb über: *"Frauenkrankheiten und Seelenstörung"* (Allg. Ztschr. f. Psychiatrie, XXVII) — *"Ueber subcutane Morphiuminjectionen"* (Ib. XXXIII) — *"Einiges zur Behandlung der Seelenstörungen"* (Ib. XXXIII). 1885 wurde sein 50jähr. Amts-Jubil. feierlich begangen.

Hering, Ewald, zu Leipzig, 1834 in Alt-Gersdorf i. S. geb., liess sich nach vollendetem med. Studium in Leipzig als Arzt nieder, habilitierte sich 1862 als Dozent der Physiologie bei der dortigen Universität, wurde 1865, nach LUDWIG's Abgange, als Professor der Physiologie und med. Physik an die med.-chir. Josephs-Akademie in Wien, 1870 als PURKINJE's Nachfolger an die Universität Prag und 1895, abermals als Nachfolger LUDWIG's, nach Leipzig berufen. Abgesehen von Unter-

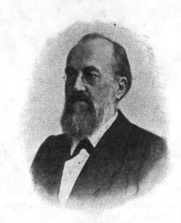

suchungen zool. und histol. Inhaltes, sowie über Physiologie des Blutes und der Athmung etc. hat er sich hauptsächlich mit physiol. Optik, Elektrophysiologie und Psychophysiologie beschäftigt. Die Publikationsorte seiner Abhandlungen sind hauptsächlich: POGGENDORFF's Annal. (1863, 65), A. f. Anat. u. Physiol. (1864, 65), A. f. mikr. A. (1867), W. akad. Sitzungsber. (1866 bis 82), A. f. Ophthalmol. (1869), Jahrb. "Lotos" (1880 bis 88), Arch. f. d. ges. Physiologie (1887 bis 98), auch die: *"Beiträge zur Physiologie"* (Heft 1 bis 5, Leipzig 1861 bis 64) — *"Die Lehre vom binocularen Sehen"* (Leipzig 1868) — *"Ueber das Gedächtniss als eine allgemeine Function der organisirten Materie"* (Wien 1876). Für L. HERMANN's Handbuch der Physiologie schrieb er: *"Raumsinn des Auges, Augenbewegungen"* (III, 1) — *"Temperatursinn"* (III, 2).

Hermann, Ludimar, geb. 21. Oktober 1838 in Berlin, studierte daselbst 1855 bis 59, erlangte daselbst 1859 den Doktortitel, habilitierte sich 1865 an der Berliner Universität für Physiologie, wurde

1868 als ord. Professor nach Zürich und 1884 in gleicher Eigenschaft nach Königsberg berufen. Er verfasste, teils allein, teils in Gemeinschaft mit zahlreichen Schülern eine grosse Anzahl von Arbeiten aus dem Gebiete der Physiologie, Physik und Chemie, welche in den Archiven von DU BOIS-REYMOND und von PFLÜGER, in POGGENDORFF's (WIEDEMANN's) Annalen, der Züricher Vierteljahrsschr. und in monograph. Werken niedergelegt sind u. a.: „*Untersuchungen zur Physiologie der Muskeln und Nerven*" (3 Hefte, Berlin 1867 bis 68) — „*Über schiefen Durchgang von Strahlenbündeln durch Linsen etc.*" (Zürich 1874). Von seinen physiol. Arbeiten sind besonders diejenigen anzuführen, welche auf die Anschauungen über den Lebensprozess in den Muskeln und Nerven, über die tierische Elektrizität und über die Natur der Vokale umgestaltend gewirkt

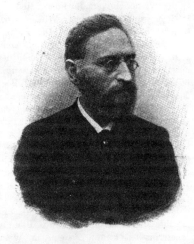

haben. Von grösseren Werken sind zu erwähnen: „*Handbuch der Physiologie*" (in 6 Bänden, in Gemeinschaft mit zahlreichen anderen Physiologen, Leipzig 1879 bis 82, darin von H. selbst die allg. Muskel- und Nervenphysiologie) — „*Lehrbuch der Physiologie*" (12 Aufl., Berlin 1863 bis 99, in alle Kultursprachen übersetzt, z. T. wiederholt) — „*Lehrbuch der experimentellen Toxikologie*" (Ib. 1874) — „*Leitfaden für das physiologische Praktikum*" (Leipzig 1898). Ausserdem begründete er in Gemeinschaft mit KÜHNE, v. RECKLINGHAUSEN u. a. 1862 das „Centralblatt für die med. Wissenschaften", das er bis 1868 redigierte. Seit 1886 giebt er den physiol. Teil des „Jahresberichtes über die Fortschritte der Anatomie und Physiologie" heraus, welcher seit 1892 als besonderer Bericht erscheint. Von mehr populären Schriften ist namentlich „*Die Vivisektionsfrage für das grössere Publikum beleuchtet*" (Leipzig 1876) zu erwähnen.

Herrgott, François-Joseph, 12. September 1814 zu Gebweiler geb., wurde in Strassburg ausgebildet und 1839 promoviert, nachdem er besonders an dem Unterricht von STOLTZ, BÉGIN und FORGET teilgenommen hatte. 1840 begab er sich zwecks weiterer Ausbildung nach Paris und liess sich 1841 in Belfort nieder. 1854 zum Agrégé in Strassburg ernannt, nahm er hier seinen Wohnsitz und wirkte als Arzt en chef des Civilspitals bis zur Verlegung der französ. Fakultät nach Nancy, wo er von 1872 den Lehrstuhl der Geburtshilfe einnahm. Unter der grossen Zahl seiner chir. und geburtsh. Arbeiten sind hervorzuheben die erschöpfenden Studien: „*Sur les fistules vésico-vaginales*" (in einzelnen Abschnitten 1863 bis 75). — Zwei Schriften über spondylolisthetische Becken (1877 und 83) — „*Soranus d'Éphèse accoucheur. Étude historique*" (1882), ferner eine Übersetzung des geburtsh. Werkes von SORANUS, sowie eine wesentlich erweiterte französ. Ausg. des bekannten Geschichtswerkes der Geburtshilfe von SIEBOLD.

Hertwig, Oskar, geb. in Friedberg (Hessen) 21. April 1849, ausgebildet in Jena, Zürich, Bonn (HAECKEL, GEGENBAUR, MAX SCHULTZE), wurde zu Bonn 1872 promoviert und wirkte zunächst als Dozent in Jena, seit 1881 daselbst als o. ö. Prof. der Anatomie, seit 1888 als ord. Prof. für allg. Anatomie u. Entwickelungslehre u. Direktor des anat.-biolog. Instituts in Berlin; gleichzeitig auch als Lehrer an der Kaiser Wilhelms-Akademie. H. ist Mitglied der K. Pr. Akad. der Wiss. in Berlin, mit LA VALETTE, H. GEORGE und WALDEYER Herausgeber des Arch. f. mikrosk. Anat. und Entwickelungsgeschichte. — Schriften: „*Über das Zahnsystem und seine Bedeutung für das Skelet der Mundhöhle*" (1874) — „*Beiträge zur Kenntniss* der Bildung, Befruchtung und Theilung des thierischen Eies" (Morph. Jahrb., I—IV). In Verbindung mit seinem Bruder Richard H. (geb. 23. September 1850, seit 1883 Prof. der Zoologie in Bonn): „Das Nervensystem und die Sinnesorgane der

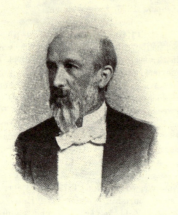

Medusen" (1878), sowie: „Die Actinien" (1879) und die: „Chätognathen" (1880). Später noch allein: „Das mittlere Keimblatt der Wirbelthiere" (1883), ferner im Arch. f. mikroskop. Anat. etc. — „Vergleich der Ei- und Samenbildung der Nematoden. Eine Grundlage für celluläre Streitfragen" (XXXVI) — „Beiträge zur experimentellen Morphologie und Entwickelungsgeschichte" (I—IV). Ausserdem rühren von H. her: „Zeit- und Streitfragen der Biologie. Heft 1. Praeformation oder Epigenese?" — „Grundzüge einer Entwickelungstheorie der Organismen" (Jena 1894, Heft 2) — „Mechanik und Biologie" (1897) — „Lehrbuch der Entwickelungsgeschichte des Menschen und der Wirbelthiere" (6. Aufl. ib. 1898) — „Die Zelle und die Gewebe. „Grundzüge der allgemeinen Anatomie u. Physiologie" (I 1893, II 1898).

Hertz, Heinrich, geb. 20. Januar 1832 in Greifswald, studierte daselbst und in Würzburg, D.. med. 1860 in Greifswald, daselbst 1861 bis 68 Privatdozent, seitdem ord. Prof. in Amsterdam, bis 1870 der pathol. Anat., bis 1877 auch der klin. Med. am Athenaeum illustre. Bei Errichtung der Univers. 1877 wurde er zum Prof. ord. d. spez. Pathol. u. Therapie ernannt und war als solcher bis 1896 thätig, wo er in den Ruhestand trat. Ausser seiner wertvollen Diss. „Über das Vorkommen von Xanthin und Hypoxanthin im Gehirn" verfasste H. histol. und pathol. Arbeiten über den feineren Bau des Lungengewebes, über die Drüsensubstanz der Niere, über den feineren Bau und Entwickelung der Zähne, über Zahnkaries, über Degeneration und Regeneration durchschnittener Nerven, über Aneurysmen bei luet. Pneumonie, Gangrän der Lunge und des Zwerchfells, über Geschwülste u. a. und bearbeitete mehrere Abschnitte in v. ZIEMSSEN's grossem Handb. d. klin. Med.

Herz, Max, zu Wien, geb. zu Neutitschein in Mähren 3. April 1865, studierte in Wien, wo er 1890 promoviert wurde, war 1890 bis 93 Arzt im Wiener allg. Krankenhause, habilitierte sich 1895 an der Wiener Univers. für innere Medizin. 1892 begründete er den „Wiener med. Klub". In seiner Arbeit „Die Bulbuswege und die Augenmuskeln" (PFLÜG. Arch. 1891) bestimmte er zuerst die Bahnen des bewegten Auges. Den „Untersuchungen über Wärme und Fieber" (Wien 1893) liegt das Fieber der einzelnen Zelle zu Grunde. Die „Kritische Psychiatrie" (Troppau 1895) ist ein Versuch, das ganze Lehrgebäude der Psychiatrie auf eine Kantische Basis zu stellen, in „Der Puls der kleinsten Gefässe" (Wien 1896) sind die Resultate der von H. erfundenen Onychographie niedergelegt. 1898 wandte er sich der med. Heilgymnastik zu, indem er neue Prinzipien für dieselbe aufstellte und neue Apparate angab. Er errichtete gemeinsam mit ANTON BUM ein Musterinstitut seines Systems in Wien. Auf standesärztlichem Gebiete war er eifrig thätig. Ausserdem publizierte H. fast 3 Dutzend grössere Journalabhandl., meist in Wien. Zeitschr., und gemeinsam mit ANTON BUM: „Das neue System der maschinellen Heilgymnastik" (1899).

Herzen, Alexander, zu Lausanne, geb. 13. Juni 1839 zu Vladimir in Russland, studierte in Bern unter VALENTIN u. SCHIFF, wurde 1861 promoviert und ist zur Zeit Prof. der Physiol. bei der med. Fakultät der Universität Lausanne. Er verfasste: „La digestion stomacale" (Lausanne 1886 nach Beobb. an einem gastrotomierten Menschen), auch deutsch u. d. T. *„Altes und Neues über Magenverdauung"* (Stuttgart) — *„L'activité cerebrale"* (Paris), deutsch u. d. T. *„Grundlinien einer allg. Psychophysiol."* (Leipzig) — *„Causeries physiologiques"* (Lausanne 1899) — endlich die Vorrede und zahlreiche Zusätze zu Schiff's gesammelten Arbeiten (IV).

Herzfeld, Karl August, in Wien, daselbst 12. Juli 1861 geb. u. ausgebildet, Dr. med. 1885, war 1881 bis 85 Demonstrator an der anatom. Lehrkanzel C. v. Langer's, 1885 bis 87 Prosektor an der anat. Lehrkanzel C. Toldt's, 1887 bis 94 Assistent an der geburtshülfl.-gynäkol. Klinik C. v. Braun's und F. Schauta's und wirkt seit 1891 als Dozent für Geburtsh. und Gynäkol. an der Wiener Universität. Schriften: *„Über die sacrale Totalexstirpation d. Uterus* (1888 u. 93) — *„Der Kaiserschnitt"* (Wien 1889) — *„Der Mauriceau'sche Handgriff"* (Ib. 1890) — *„Die eingekeilten Schulterlagen"* (Ib. 1891) — *„Klinischer Bericht über 1000 Bauchhöhlenoperationen"* (Ib. 1894) — *„Praktische Geburtshülfe"* (Ib. 1897) u. zahlreiche kleinere Arbeiten.

Herzog, Wilhelm, in München, geb. zu Halle a/S. 27. Febr. 1850, studierte in Erlangen und Leipzig, wurde 1874 approbiert und Dr. med. in Erlangen, war Assistent bei v. Kölliker in Würzburg, v. Heineke in Erlangen und v. Volkmann in Halle a/S. und wurde 1881 Privatdozent der Chirurgie in München. 1887 bis 95 war er kgl. bayr. Oberbahnarzt und Referent bei der Generaldirektion der kgl. bayr. Staatseisenbahnen. Seit 1891 ist er Oberarzt der chirurg. Univers.-Kinderklinik und seit 1897 a. o. Univers.-Prof. Hauptsächlichste litterar. Arbeiten: *„Beitrag zur Kenntniss der Struktur der Sehnen"* (Zeitschr. f. Anat. u. s. w. I 1876) — *„Beiträge zum Mechanismus der Blutbewegung an der oberen Thoraxapertur beim Menschen"* (D. Z. f. Ch., XVI, 1881) — *„Über Fibrome der Hautdecken"* (Festschr. München 1883) — *„Richard v. Volkmann als Lehrer und Arzt. Necrolog."* (Allg. Z. München 1890) — *„Das Rettungswesen bei den Eisenbahnen"* (X. internat. med. Kongress Berlin 1890) — *„Die Rückbildung des Nabels und der Nabelgefässe mit besonderer Berücksichtigung der Pathogenese der Nabelhernien etc."* (M. 8 Taf., München 1892).

Heschl, Richard L., 1824 in Wellsdorf (Steiermark) geb., absolvierte die med. Studien 1842 bis 47 in Wien, wurde 1849 promoviert und in demselben Jahre, nachdem er kurze Zeit Operationszögling und Assistent der gerichtl. Medizin gewesen, zweiter, 1850 erster Assistent Rokitansky's, 1854 Prof. der Anatomie in Olmütz, 1855 Prof. der pathol. Anatomie in Krakau, 1862 suppl. Prof. der med. Klinik in Graz, 1863 daselbst o. ö. Prof. der pathol. Anatomie, 1875 Prof. des letzteren Faches in Wien und starb 26. Mai 1881 an der Lungenschwindsucht in Wien, nachdem er seit Herbst 1880 gekränkelt. Er war Mitglied des steierischen Landtages u. Landesausschusses, Mitglied des niederösterreich. Sanitätsrates, Hofrat, wiederholt in Graz und Wien Dekan des med. Prof.-Koll., gründete das Grazer pathol.-anat. Museum, dem er 1000 pathol.-histol., 2000 makrosk. Präparate, darunter eine ausgezeichnete Schädelsammlung einverleibte, war ein eifriger Lehrer und tüchtiger Prosektor. Seine Arbeiten, welche die Zahl von 50 übersteigen, freilich meist nur kasuistischen Wert haben, erschienen in der Prager Vrtljhrsschr. (1861 bis 68), in der Ztschr. der k. k. Gesellschaft der Ärzte in Wien (1852, 72), in der Österr. Ztschr. für prakt. Heilk. (1859 u. 62), in Schmidt's Jahrbb. (CXXVII u. CXXXIII), in den Sitzungsberichten der Akademie der Wissensch. in Wien (1876) und in der Wien. med. Wochenschr. (1877). Sein *„Compendium der allgemeinen und speciellen pathologischen Anatomie"* (Wien 1855) ist eine für Examinanden berechnete Kompilation; die 1859 erschienene *„Sectionstechnik"* ist eine klar geschriebene, dankenswerte Darstellung des von Rokitansky bei pathol.-anat. Sektionen geübten Verfahrens. Die Titel der Journalabhandl. sind in dem älteren Lexikon einzusehen.

Hess, Wilhelm, Medizinalrat, Arzt und Augenarzt zu Mainz, zu Giessen 25. Juni 1831 geb., studierte in Giessen, Würzburg, Heidelberg, Wien und Prag. Von 1854 an beschäftigte er sich in Berlin unter A. v. GRAEFE's Leitung mit der Augenheilk. und liess sich 1857 als Arzt und Augenarzt in Mainz nieder. Seit Bestehen der Deutschen ophthalmolog. Gesellschaft bekleidet er die Stelle eines permanenten Sekretärs derselben.

Hess, Carl, in Marburg (Lahn), geb. zu Mainz 7. März 1863, studierte in Prag, Leipzig, hauptsächlich unter SATTLER, HERING, Dr. med. 1886, für Augenheilk. habilitiert 1891, Prof. e. o. 1895, und seit 1896 Prof. ord. f. Augenheilk. in Marburg. Seine Arbeiten betreffen die physiolog. Optik, Akkommodationslehre, Linsenpathologie und Missbildungen.

Hessler, Franz, in München, geb 15. Okt. 1799 in Krombach (Bayern), studierte seit 1822 in Heidelberg und Erlangen, Dr. phil. 1827 (*„De antiqua inter Alexandrinos quae viguit Philologiae indole"*), trat 1828 als Assistenzarzt des vierten Stadtdistrikts in Würzburg ein, bestand 1830 die Proberelation vor der Prüfungs-Kommission in Bamberg mit der Abhandlung *„De antiquorum Hindorum medicina et scientiis physicis quae in Sanskritis operibus exstant"*, wurde 1833 Gerichtsarzt in Miesbach, 1834 in Wemding, 1862 Bezirksarzt II. Kl. in Geisenfeld, trat 1873 in den Ruhestand, siedelte nach München über und starb hier 17. Juni 1890. H. verdanken wir die erste lat. Kommentarausgabe v. *„Susruta's Ayurvedas. Id est medicinae systema a venerabili d'Hanvanture demonstratum etc."* (Erlangen 1844 bis 55, 5 Bde.), ein Werk, das ihm in Verein mit mehreren kleineren Publikationen zur indischen Med. 1848 die korrespond., 1852 die ord. Mitgliedschaft d. K. Bayer. Akad. d. Wiss. verschaffte.

Hessling, Karl Theodor von, zu München, geb. 28. Dez. 1816 zu Regensburg, studierte in München, Heidelberg, Berlin, wurde 1840 in München Doktor mit der Inaugural-Abhandlung: *„Untersuchungen über die weissen Körperchen der menschlichen Milz"* (Regensburg 1842), 1854 Privatdozent, 1861 Prof e. o. und schrieb weiter: *„Histologische Beiträge zur Lehre von der Harnabsonderung. Eine vergleichend-anatomische Abhandlung"* (Jena 1851, m. 1 Taf.) — *„Die Perlmuscheln und ihre Perlen . . . . mit Berücksichtigung der Perlengewässer Bayerns u. s. w."* (Leipzig 1859, m. 8 Taff., 1 Karte); zus. mit JUL. KOLLMANN: *„Atlas der allgemeinen thierischen Gewebelehre. Nach der Natur photographirt von Jos. Albert"* (1. u. 2. Lief., Ib. 1861, 62, 42 Taff.) — *„Grundzüge der allgemeinen und speziellen Gewebelehre des Menschen"* (Ib. 1866). Ausserdem zahlr. Abhandl. in Zeitschriften. 1878 wurde er in den Ruhestand versetzt und starb 4. Mai 1899.

Heubel, Emil, geb. in Walk (Livland) 7. Okt. (25. Sept.) 1838, war auf der Dorpater Univ. besonders ein Schüler R. BUCHHEIM's. 1865 erfolgte seine Doktorpromotion (*„Über das Verhalten verschiedener Körperorgane zur Jodkalium-Resorption"* Dorpat). Auf Grund verschiedener wichtiger Arbeiten, aus welchen nur die über chronische Bleivergiftung (Berlin 1871), über toxische Wirkungen des Tabakrauches (1872), über das Krampfzentrum des Frosches (PFLÜGER's Arch. 1874) hervorgehoben seien, erfolgte seine Berufung als ord. Prof. der Pharmak. und allg. Therapie nach Kiew. Neuere Arbeiten sind: *„Die Abhängigkeit des wachen Gehirnzustandes von äusseren Erregungen"* (PFLÜGER's Arch. 1876) — *„Über die Wirkung wasseranziehender Stoffe"* (Ib. 1879) — *„Die Wiederbelebung des Herzens nach dem Eintritt vollkommener Herzmuskelstarre"* (Ib. 1889).

Heubner, Johann Otto Leonhardt, zu Mühltroff i. V. 21. Jan. 1843 geb., Schüler und langjähriger Assistent WUNDERLICH's in Leipzig, studierte nach Abschluss der Universitätszeit in Wien, promovierte 1867 und habilitierte sich im Herbst 1868 für innere Medizin. 1873 wurde er zum Prof. e. o. an der Leipziger Univ. ernannt, 1876 wurde ihm die Leitung der Distriktspoliklinik der Universität übertragen, die er bis 1891 führte. Diese Thätigkeit wendete sein Interesse der Pathologie des Kindesalters zu, einem Gebiete, auf dem auch seine schriftstellerische Thätigkeit von da an vorwiegend sich bewegte. Nachdem er 1887 einen Ruf an die deutsche Universität Prag abgelehnt hatte, wurde er zum ord. Honorarprof. ernannt, mit der Aufgabe, in Leipzig ein Kinderkrankenhaus nebst Kinderklinik zustande zu bringen. Als diese 1891 gelöst war, wurde ihm die neuerrichtete Lehrkanzel für Kinderkrankheiten übertragen. Er bekleidete dieses Amt und führte die Direktion des neuen Kinderkrankenhauses in Leipzig bis 1894, wo er einem Rufe als Prof. der Kinderheilkunde an der Friedrich Wilhelms-Universität und Leiter der Universitätskinderklinik und -Poliklinik in der Königl. Charité zu Berlin Folge leistete. Hier wurde er im selben Jahre zum ord. etatsmässigen Prof. der Kinderheilkunde be-

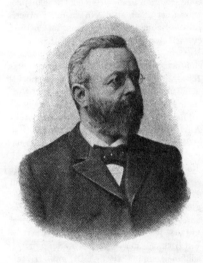

fördert. In die ersten Jahre seiner wissensch. Thätigkeit fallen von grösseren Arbeiten: „*Beiträge zur internen Kriegsmedizin*" (Leipzig 1871) — „*Die luetische Erkrankung der Hirnarterien*" (Ib. 1874), sowie die Bearbeitung der „*Gehirn- und Rückenmarksyphilis*" und der „*Dysenterie*" in v. ZIEMSSEN's Handbuch der spez. Pathol. und Therapie (Leipzig 1873 u. 75). — Von seinen Arbeiten auf dem Gebiet der Kinderheilkunde seien erwähnt: „*Die experimentelle Diphtherie*" (Preisschrift, Leipzig 1883) — „*Scharlachdiphtherie*" (VOLKMANN's Samml. klin. Vortr. No. 322, 1888) — „*Behandlung der Diphtherie mit dem Behringschen Heilserum*" (Leipzig 1895) — „*Säuglingsernährung und Säuglingsspitäler*" (Berlin 1897) — „*Chronische Nephritis und Albuminurie im Kindesalter*" (Ib. 1897), ferner die Bearbeitung der „*Hirnhautent-*

zündungen" (EULENBURG's Realencyklopädie, Wien 1886) — „*Die Behandlung der Verdauungsstörungen im Säuglingsalter*" (im Handb. d. Therapie von PENZOLDT u. STINTZING, Jena 1894) — „*Die Syphilis im Kindesalter*" (in GERHARDT's Handbuch, Tübingen 1896).

Hewett, Sir Prescott Gardner, Bart., geb. 1812, studierte im St. George's Hosp. und in Paris, wurde 1836 Member, 1843 Hon. Fellow des R. C. S., 1867 Mitglied des Council, nachdem er schon vorher bei demselben zum Prof. der menschl. Anat. und Physiol. ernannt worden war. 1876 wurde er Präsident des College und 1883 erhielt er die Baronetwürde von der Königin, deren einer der Serjeant-Surgeons er war, ebenso wie Surg. in Ordin. des Prinzen von Wales. In den Verhandl. der Patholog. und Clinical Soc., deren Präsident er war, finden sich von ihm wertvolle Abhandl., ebenso in den Med.-Chir. Transact. und den St. George's Hosp. Reports; auch schrieb er: „*On injuries of the head*" (HOLMES' Syst. of Surg., II). H. starb 23. Juni 1891.

Hewitt, William Morse Graily, zu London, geb. zu Badbury, Chiseldon, Wilts. 1828, studierte im University College in London, wurde 1855 Doktor bei dortiger Univ., 1856 Surgical Registrar beim St. Mary's Hosp., 1860 Assistant Lecturer der Geburtshilfe bei demselben, 1859 Physician am British Lying-in Hosp., Physician am Samaritan Hosp., war Honorary Secretary der Obstetrical Society von 1858 bis 64, und seit 1866 Prof. der Geburtshilfe und der Frauenkrankheiten beim University College und Obstetric Physician des Hospitals desselben. H., der 27. August 1893 starb, veröffentlichte u. a.: „*The pathology, diagnosis and treatment of diseases of women*" (4. edit. 1882) — „*The mechanical system of uterine pathology*" (1878) — „*Nutrition the basis of the treatment of disease*" (1867) — „*Pathology of hooping cough*" (1855) und zahlreiche Journalabhandlungen.

Heydenreich, Albert, geb. zu Strassburg i. E. 9. November 1849, bildete sich daselbst und in Paris aus und gelangte dort 1877 zur Promotion mit der

These: *„Des fractures de l'extrêmité supérieure du tibia".* Er wurde 1878 Agrégé f. Chir. bei der med. Fakultät zu Nancy mit der These: *„Des accidents provoqués par l'éruption de la dent de sagesse"* und übernahm 1881 die Professur der externen Pathologie. Ausserdem hat er grössere Artikel im Dictionnaire encyclopédique des sc. méd. (1882 bis 83), wie *„Os"* (Pathologie) — *„Ostéite"* — *„Ostéomyélite"* bearbeitet. H. starb im Oktober 1898.

Heyfelder, Oscar, als Sohn des berühmten Chirurgen Johann Ferdinand H. (1798 bis 1869) zu Trier 7. April 1828 geb., bildete sich besonders in Heidelberg und in Erlangen aus, wo 1851 seine Promotion erfolgte, ausserdem auch auf Reisen nach Prag, Wien und Paris. Seit 1859 lebte er in russischen Diensten, beteiligte sich als Ober-Militärarzt an verschiedenen Kriegen und Expeditionen und schrieb zahlreiche chirurg. Arbeiten, unter denen die umfangreichsten sind: *„Operationslehre und Statistik der Resectionen"* (Wien 1861) — *„Die Resection des Oberkiefers"* (Berlin 1857) — *„Lehrbuch der Resectionen"* (2. Aufl. Wien 1862) neben vielen Abhandlungen in der Deutschen Klinik, D. Z. f. Ch. etc. Auch bei der Skobeleff'schen Expedition gegen die Turkmenen (1881) war H. noch in voller Thätigkeit. H. starb 1. Juni 1890.

Heymann, Paul, in Berlin, geb. zu Pankow bei Berlin 1849, studierte in Berlin, Heidelberg, Berlin, Dr. med. 1874, war 1873 bis 75 Famulus bei Traube, machte sodann nach dem Staatsexamen Studienreisen nach Heidelberg, Wien etc. und wurde 1876 Assistent bei Stoerk in Wien. machte dann eine 4 monatliche wissenschaftl. Reise nach Prag (Zaufal) u. Tübingen (Victor v. Bruns). Namentl. bei letzterem arbeitete er 3 Monate. Habil. 1894, Prof. 1899, ist H. seit 1878 als Laryngologe in Berlin thätig und leitet seit 1895 eine Poliklinik für Hals- und Nasenkrankheiten. H. veröffentlichte eine grössere Anzahl kleinerer Arbeiten über Symptomatologie der Tuberkulose, Ozaena, Korrektion der Nasenscheidewand, Reflexneurosen, Überkreuzung der Spitzenknorpel, Sigmatismus, gutartige Geschwülste der Oberkieferhöhle, Kokain und seine Anwendung im Halse und der Nase, Behandlung der Tuberkulose mit cantharidinsauren Salzen, Nasenpolypen etc. etc. Seit 3 Jahren erscheint unter seiner Redaktion das *„Handbuch der Laryngologie und Rhinologie".*

Heymann, Felix, in Berlin, geb. 1865, approbiert 1890, promoviert 1892 in Leipzig, redigiert seit 1897 D. Med.-Ztg. (ed. Grosser) u. schrieb: *„Zukunftsmedicin"* (2. Aufl. Leipz. 1896) u. kleinere Journalartikel.

Heymans, Jean François, in Gent (Belgien), geb. zu Goyck (Brabant) 25. Dezember 1859, studierte an der Univers. Löwen, zuerst Naturwissenschaften und erwarb den Titel Dr. rer. nat. 1884, dann Medizin und promovierte 1887. Bildete sich weiter aus in Berlin und Paris, war 1884 bis 87 Assistent der Physiologie bei E. Masoin in Löwen; 1887 bis 90 Vorlesungsassistent von E. du Bois Reymond in Berlin; verdankt seine experimentelle Ausbildung J. Gad, jetzt in Prag. Seit 1891 Prof. der allg. Therapie und Pharmakodymie an der Univers. Gent, führte H. die experiment. Pharmakologie in Belgien ein, gründete das erste Laboratorium für experiment. Pharmakologie und Therapie, giebt seit 1892 die *„Archives internationales de pharmacodynamie et de thérapie"* heraus, wo u. a. seine Arbeiten über die Entgiftung der Cyanverbindungen erschienen sind. Mit J. Gad gab H. sein *„Handbuch der Physiologie"* heraus, das er auch in franzős. erscheinen liess. H. übersetzte ins französische das Handbuch der Diätetik von Ewald und Munk, das Handbuch der klin. Pharmakologie von Penzoldt, Lectures on the Action of medicines of Lauder Brunton. Weitere Originalarbeiten betreffen die Nervenendigungen beim Blutegel, das Nervensystem des Amphioxus, die markhaltige und marklose Nervenfaser, den Einfluss der Temperatur auf die Muskelkontraktion etc. etc.

Hicks, John Braxton, zu London, geb. 1825, war ein Zögling des Guy's Hosp., wurde bei demselben Physician Accoucheur und Dozent der Geburtsh., der Krankheiten von Frauen und Kindern, war Physician der Royal Maternity Charity, Physic. der Royal Infirm. for Women and Children, Consult.-Physic. an St. Mary's Hosp., wurde 1851 Doktor bei der Lond. Univers., 1866 Fellow des Royal Coll. of Physic., u. starb 28 Aug. 1897. H. hat sich als Forscher u. Lehrer grosse Verdienste um die Geburtshülfe erworben. Bekannt ist der nach ihm benannte Handgriff. Er war auch Mitglied des Council's, und 1871 Präsident der Obstetrical Society, Ehrenmitglied verschiedener auswärtiger geburtshülfl. Gesellschaften. H. verfasste: *„On combined external and internal version"* (Lond. 1864; deutsche Übers. von WILH. L. KUENEKE, Göttingen 1865) und lieferte Beiträge zu den Guy's Hosp. Rep. (1861): *„Cauliflower excrescence"* — *„Uterine polypi"* — *„On transfusion"* u. s. w.; zu den Obstetr. Transact. (1861, 64 bis 69): *„Concealed accidental haemorrhage"* — *„Inquiry into the best mode of delivering the foetal head after perforation"* — *„Inquiry into powerless labours"* — *„Remarks on the cephalotribe"* — *„Contributions to the knowledge of puerperal diseases"*; in den Proceed. of the Royal Soc. (1879): *„On auxiliary forces concerned in the circulation of the pregnant uterus; supplementary forces concerned in the abdominal circulation in man."* Ausserdem finden sich weitere Arbeiten von ihm teils in den genannten Zeitschr., teils in den Transact. der Linnean Soc., der Microsc. Soc., in den Med. Times and Gaz., dem Practitioner u. s. w.

Hildebrand, Otto, in Basel, geb. 15. Nov. 1858 in Bern, studierte in Jena, bes. Anat. u. Chir., war Assistent daselbst zuerst bei RIED, dann bei BRAUN, seit 1886 bei KOENIG in Göttingen, habilitierte sich daselbst für Chir., wurde 1894 Tit.-Prof., ging 1896 mit KOENIG als dessen Assistent nach Berlin, war hier Prof. e. o. u. Leiter der chir. Poliklinik a. d. Charité u. folgte 1899 einem Ruf als Prof. ord. nach Basel als Nachfolger von SOCIN. Seine Arbeiten betreffen z. T. path.-anat. Gegenstände, namentl. aus der Geschwulstlehre, Entwickelungsstörungen, z. T. experimentelle Fragen. Selbständig erschienen: *„Grundriss der chir.-topogr. Anat. mit Berücksichtigung der Anat. am Lebenden"*. Ausserdem giebt H. seit einigen Jahren die umfassenden *„Jahresberichte der Chir."* heraus.

Hildebrandt, Hugo Alfred Otto, 6. Oktober 1833 in Königsberg i. Pr. geb., studierte hier und trat nach Absolvierung der Examina 1857 in die geburtsh. Klinik als Assistent ein. 1862 habilitierte er sich daselbst für Gynäkologie und Geburtshilfe, leitete nach HAYN's Tode (Oktober 1863) die Klinik ein Jahr lang interimistisch und nach Weggang des inzwischen berufenen SPIEGELBERG von 1865 ab dauernd als Ordinarius. Ende 1879 erkrankte H. an einem Nervenleiden und starb an Apoplexie 3. Juli 1882. H. hat sich um den geburtsh. Unterricht in Königsberg recht verdient gemacht. Er pflegte hier auch die Gynäkologie u. entwickelte eine angestrengte schriftstell. Lehr- und praktische Thätigkeit, die z. T. in Verbindung mit verschiedenen anderen, ihm obliegenden amtl. Pflichten seinen frühen Tod verschuldete. H.'s litterarische Arbeit ist bereits im älteren Lexikon genügend gewürdigt.

Hill, Berkeley, geb. 12. Juni 1834 zu Vale of Health, Hampstead, studierte im Univers. Coll. zu London, in Wien, Berlin, Paris, Bristol, wurde 1858 Member, 1859 Fellow des R. C. S. und wurde beim Univers. Coll., resp. dessen Hosp. 1862 zum anat. Prosektor, 1863 zum Assist.-Surg., 1874 zum Surgeon und 1875 zum Prof. der klin. Chir. ernannt. Er war 1884 bis 86 Mitglied des Council des R. C. S., früher Honor. Secret. der Association for Extending Contagious Diseases Act und starb 7. Januar 1892. Seine Arbeiten sind in der älteren Quelle zusammengestellt.

Hiller, Arnold, zu Breslau, geb. 22. Dezember 1847 zu Seehausen in der Altmark als jüngster Sohn des Kreisphysikus und Sanitätsrats H.. war Zögling des med.-chir. Friedrich Wilhelms-Instituts zu Berlin, Schüler von VIRCHOW und TRAUBE, später LEYDEN, wurde 1871 Doktor, war 1880 bis 82 Assistent an LEYDEN's Klinik zu Berlin, habilitierte sich daselbst 1883 für innere Medizin, wurde als Stabs- und Bataillonsarzt nach Breslau versetzt und habilitierte sich 1884 als Privatdozent für innere Medizin an der dortigen Universität. 1890 nahm er seinen Abschied als Militärarzt, wurde jedoch 1898 als Oberstabsarzt z. D. und Vorstand der

Sammlungen an die Kaiser Wilhelms-Akademie in Berlin berufen. Er veröffentlichte bald nach Beendigung seiner Universitätsstudien eine Reihe kritischer u. experimenteller Arbeiten zur Bakterienfrage und über Fäulnis, polemisierte (1874 bis 78) gegen die damals üblichen Methoden der Erforschung pathogener Organismen, veröffentlichte 1879: *„Die Lehre von der Fäulniss"* (Berlin) und seit 1880 mehrere Arbeiten klin -med. Inhalts in den Charité-Annalen und der Zeitschrift für klin. Medizin. Bemerkenswert ist eine grössere Arbeit: *„Über Lungensyphilis und syphilitische Phthisis"* (Charité-Annalen, 1884, m. 2 Taff.). Von seinen in Breslau veröffentlichten Arbeiten haben namentlich seine Untersuchungen über die Aetiologie, Pathogenese u. Therapie des Hitzschlages, über porös-wasserdichte Kleidung, ferner über Darmdesinfektion, über künstliche Ernährung und über Fieber grössere Beachtung gefunden.

Hippel, Arthur von, geb. zu Domäne Fischhausen, Ostpr., 24. Okt. 1841, studierte in Königsberg, Würzburg, Berlin, promovierte 1864 und besuchte nach absolviertem Staatsexamen noch zu Studienzwecken Prag, Paris und Wien, wo er unter ARLT's Anleitung sich der Ophthalmologie zuwandte. Seine weitere Ausbildung in diesem Fache verdankte er J. JACOBSON. 1868 habilitierte er sich in Königsberg, wurde 1874 Extraord. und erhielt 1879 einen Ruf als ord. Prof. der Ophthalmologie nach Giessen. 1890 folgte er einem Ruf als JACOBSON's Nachfolger nach Königsberg, 1892 trat er an ALFRED. GRAEFE's Stelle in Halle. Seine hauptsächlichsten Arbeiten sind: *„Über den Einfluss der Nerven auf die Höhe des intraocularen Druckes"* (mit GRÜNHAGEN, v. GRAEFE's Archiv XIV, XV, XVI) — *„Über die Wirkung des Strychnins auf das gesunde und kranke Auge"* (Berlin 1873) — *„Beobachtungen an einem mit doppelseitiger Cataract geborenen, erfolgreich operirten Kinde"* (v. GRAEFE's Arch. XXI) — *„Über die operative Behandlung totaler stationärer Hornhauttrübungen"* (Ib. XXIII) — *„Über amyloide Degeneration der Lider"* (Ib. XXV) — *„Über einseitige Farbenblindheit"* (Ib. XXVII) — *„Über die Jequirity-Ophthalmie"* (Ib. XXIX) — *„Über Verletzungen der Augen durch Dynamit"* (Ib. XXXII) — *„Eine neue Methode der Hornhauttransplantation"* (Ib. XXXIV) — *„Über den Einfluss hygienischer Maassregeln auf die Schulmyopie"* (Giessen 1889) — *„Über totale angeborene Farbenblindheit"* (Berlin 1894) — *„Über die operative Behandlung der hochgradigen Kurzsichtigkeit"* (D. m. W. 1897).

Hippel, Eugen v., in Heidelberg, geb. 1866, Dr. med. Göttingen 1889 (*„Zur Ätiologie der Keratitis"*), Arzt seit 1890, war Assistent bei LEBER in Göttingen, dann in gleicher Eigenschaft in Heidelberg, wo er sich 1893 habilitierte und 1897 Prof. e. o. wurde. Seine Schriften betreffen experimentelle und klin. Studien über Eisenablagerung in den Geweben des Auges nach Eindringen von Eisensplittern, über Netzhautentartung aus gleicher Ursache, Magnetextraktion, Anat. d. zentralen perinukleären Staars, parenchymatöse Keratitis u. a.

Hirsch, August, der berühmte Historiogeograph der Med. und Hygieniker in Berlin, geb. 4. Okt. 1817 in Danzig, studierte, nachdem er mehrere Jahre Kaufmann gewesen war, in Leipzig und Berlin seit 1839 Medizin und promovierte in Berlin 1843 mit der Diss.: *„De laryngostasi exsudativa vulgo Croup vocata"*. Er ging zunächst 1844 als prakt. Arzt nach Elbing, siedelte aber schon 1846 nach Danzig über, wo er sich mit geogr.-pathol. Studien beschäftigte, da er den Wunsch hegte, in engl.-ind. Dienste zu treten. Als Resultat dieser Studien veröffentlichte er in der Hamburger med. Zeitschrift, 1848: *„Ueber die geographische Verbreitung von Malariafieber und Lungenschwindsucht und den räumlichen Antagonismus dieser Krankheiten"*; in der Prager Vierteljahrsschrift für prakt. Heilkunde: *„Historisch-pathologische Untersuchungen über die typhösen Krankheiten mit besonderer Berücksichtigung der Typhen der Neuzeit"* (1851 bis 53, XXXII) und: *„Die Ruhr; nach ihrem endemischen und epidemischen Vorkommen vom ätiologisch-pathologischen Standpunkte"* (1855 bis 56; XLVI, XLVII. LI) und endlich in VIRCH. Arch. für pathol. Anatomie: *„Die indische Pest und der schwarze Tod. Eine historisch-*

pathologische Skizze" (1853, V) — *"Der Friesel vom historischen und geographisch-pathologischen Standpunkte"* (1853 bis 56; VIII, IX) und: *"Der Madura-Fuss. Ein Beitrag zur Geschichte des pflanzlichen Parasitismus"* (1863; XXVII). Seine Hauptarbeit aber ist das: *"Handbuch der historisch-geographischen Pathologie"* (2 Bde., Erlangen 1859 bis 64; 2. Aufl. I–III, 1881 bis 86; eine englische Übersetzung, von der New Sydenham Society veranstaltet, erschien 1883). — 1863 wurde er als ord. Professor der Medizin nach Berlin berufen; seine Habilitationsschrift lautet: *"De collectionis Hippocraticae auctorum anatomia, qualis fuerit et quantum ad pathologiam eorum valuerit"* (Berlin 1864). 1865 bereiste er im Auftrage der Regierung die von Meningitis cerebro-spinalis heimgesuchte Provinz Westpreussen und veröffentlichte, auf die hierbei gesammelten Beobachtungen gestützt: *"Die Meningitis cerebro-spinalis epidemica"* (Berl 1866). Während des französ. Feldzuges war er als dir. Arzt eines k. Sanitätszuges thätig. — 1873 wurde auf H.'s und PETTENKOFER'S Veranlassung die „Cholera-Kommission für das Deutsche Reich" gebildet, als deren Mitglied er die von der Cholera betroffenen Provinzen Westpreussen und Posen bereiste. Der Bericht über diese Reise erschien als Heft 5 der Veröffentlichungen der genannten Cholera-Kommission: *"Das Auftreten und der Verlauf der Cholera in den preussischen Provinzen Posen und Preussen (Mai-September 1873)"* (Berlin 1874; 2. Aufl. 1875). 1874 nahm er als Delegierter des deutschen Reiches an den Beratungen der in Wien tagenden internat. Cholera-Konferenz teil. — 1879 ging H. im Auftrage der Reichsregierung in Begleitung von SOMMERBRODT und KÜSSNER nach Russland, um Beobachtungen über die im Gouvernement Astrachan herrschende Pest anzustellen und veröffentlichte darüber mit SOMMERBRODT zusammen: *"Mittheilungen über die Pest-Epidemie im Winter 1878/79 im russischen Gouvernement Astrachan"* (Berlin 1880). — Von seinen weiteren Schriften sind noch zu nennen: *„J. F. C. Hecker, Die grossen Volkskrankheiten des Mittelalters; historisch-pathologische Untersuchungen. Gesammelt und in erweiterter Bearbeitung herausgegeben"* (Berlin 1865) — *„Geschichte der Augenheilkunde"* (Leipzig 1877, als Bd. VII von GRAEFE und SAEMISCH, Handbuch der Augenheilk.) — *„Ueber die Verhütung und Bekämpfung der Volkskrankheiten, mit specieller Beziehung auf die Cholera"* (Deutsche Zeit- und Streitfragen, herausg. von v. HOLTZENDORFF und ONCKEN, Jahrg. 4, 1875) — *„Ueber die Verbreitung von Gelbfieber. Ein Beitrag zur Aetiologie der übertragbaren Volkskrankheiten"* (Vierteljahrsschr. f. öffentl. Gesundheitspflege, IV, 1872) — *„Was hat Europa in der nächsten Zeit von der orientalischen Pest zu fürchten?"* (Ib. VIII, 1876) — *„Ueber Schutzmassregeln gegen die vom Ausland drohenden Volksseuchen"* (Publikationen des d. Vereines f. öffentl. Gesundheitspfl. zu Stuttgart, 1879). Ferner gab er seit 1866 in Gemeinschaft mit VIRCHOW den: *„Jahresbericht über die Fortschritte und Leistungen in der Medicin"* heraus; war Herausgeber des: *„Biographischen Lexikon der hervorragenden Aerzte aller Zeiten und Völker"* und Bearbeiter zahlreicher Artikel in der *„Allgemeinen deutschen Biographie"*. H., der 28. Januar 1894 nach längerer Krankheit starb, gehört mit v. PETTENKOFER zu den namhaften Vertretern der Hygiene in der vorbakteriellen Zeit. Ausserdem hat er sich durch sein oben erwähntes weltberühmtes Handbuch, das standard work aller Tropenärzte und Hygieniker, ein unsterbliches Verdienst erworben. Es verfügt über 14000 litter. Nachweise und wird für alle Zeiten trotz veränderter Anschauungen seinen Wert zum mindesten als bibliogr. Repertorium behalten. Auch kommt H. das Verdienst zu, dass er als einer der ersten auf die Bedeutung und

Richtigkeit der SEMMELWEIS'schen Lehre über das Puerperalfieber hingewiesen hat. 1893 erschien noch von H. die sehr wertvolle „*Gesch. d. med. Wissensch. in Deutschland*" (München u. Leipzig, im Auftr. d. histor. Kommission d. Münchener Akad. d. Wiss. geschrieben). Auch ist noch eine von H. zur Stiftungsfeier der Kaiser Wilhelm-Akad. für Militärmed., 2. Aug. 1889 gehaltene Rede „*Ueber die Entwickelung der öffentlichen Gesundheitspflege*" erwähnenswert. H. wurde ferner Mitbegründer und war hervorragendes Mitglied der 1872 zu Berlin ins Leben getretenen „Deutsch. Ges. f. öffentl. Gesundheitspfl.," deren 1. Vors. bis 1885 und seit 1886 Ehrenmitglied.

Hirschberg, Julius, in Berlin, 18. September 1843 zu Potsdam geb., studierte in Berlin 1862 bis 66 und promovierte 1866 mit der Diss. „*Ad ther. partus cum placenta praevia complicati*". 1863 bis 66 war er Famulus bei VIRCHOW, 1866 Assistenzarzt in städt. Cholera-Hospitälern, wo A. v. GRAEFE ihn kennen lernte und als Assistenzarzt an seiner Augenklinik anstellte. 1867 erhielt er die Approbation, seit 1869 wirkt er in Berlin als Augenarzt und Leiter einer Privat-Augenheilanstalt. Die Krankentagebücher der letzteren verzeichnen 200000 Augenleidende. Die Anstalt ist auch eine Stätte des Unterrichts für Studierende und Ärzte. 1870 habilitierte sich H. als Privatdozent für Chir. und Augenheilkunde an der Berliner Univ., 1879 wurde er zum Prof. e. o., 1895 zum Geh. Med.-Rat ernannt. Noch nach seiner Habilitation setzte er an der Universität seine Studien in der höheren Mathematik und Physik fort, unter KUMMER, KIRCHHOFF, HELMHOLTZ, und arbeitete in dem Laboratorium des letzteren. Auch unternahm er wissenschaftl. Reisen nach allen europ. Kulturländern, sowie nach Afrika, Asien, Nordamerika, besuchte die Augenheilanstalten von Prag, Wien, Heidelberg, Düsseldorf, Paris, Marseille, London, Dublin, Glasgow, Edinburg, Barcelona, Madrid, Sevilla, Rom, Neapel, Palermo, Athen, Stockholm, Petersburg, Moskau, Alexandrien, Cairo, Bombay, Calcutta, Tokio, Kioto, San Francisco, New York und hat auch verschiedene ärztl. Reiseberichte veröffentlicht (Die Pariser Augenkliniken, B. kl. W. 1876. Die Londoner Augenkliniken, D. Z. f. pr. M. 1877. Gesch. d. japan. Heilk., D. m. W. 1893. Der Star-Stich der Inder, D. m. W. 1894. Die aeg. Augen-Entz., Cbl. f. A. 1894). Die wissenschaftl. Veröffentlichungen H.'s, die sich auf alle Kapitel der Augenheilkunde und ihren Zusammenhang mit der allgem. Heilkunde beziehen, sind am Schluss seines 25j. Berichtes über die Augenheilanstalt (Berlin 1895) zusammengestellt. Da dieselben mit den Arbeiten der Schüler und mit den seitdem hinzugekommenen Nachträgen nahezu an 200 Nummern umfassen, so können hier nur die selbständigen Schriften genannt werden: „*Der Markschwamm der Netzhaut*" (Berlin 1869) — „*Klin. Beob.*"

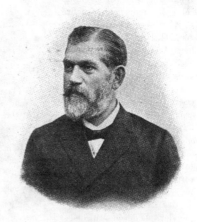

(Wien 1874) — „*Beitr. z. pr. Augenheilk.*" (3 Hefte, Berlin 1876, Leipzig 1877 u. 78) — „*Die mathem. Grundlagen der med. Statistik*" (Leipzig 1874) — „*Der Electromagnet in der Augenheilk.*" (Ib. 1885) — „*Die Magnetoperation in der Augenheilk., nach eigenen Erf.*" (2. Aufl., Ib. 1899) — „*Wörterbuch der Augenheilk.*" (Ib. 1887) — „*Einführung in die Augenheilk. (Lehrbuch)*" (I. Hälfte, Ib. 1892) — „*Gesch. d. Augenheilk. im Alterthum*" (Ib. 1899; XII. Bd. des Handb. d. Augenh. von GRAEFE-SAEMISCH) — „*Augenheilk. d. Aëtius, griech. u. deutsch*" (Ib. 1899) — „*Tunis*" (Ib. 1885) — „*Von New York nach San-Franzisco*" (Ib. 1888) — „*Aegypten*" (Ib. 1890) — „*Um die Erde*" (Ib. 1899) — „*Hilfswörterbuch zum Aristophanes*" (Ib. 1898). H. war 1879 bis 80

Mitherausgeber von KNAPP's Archiv, begründete 1877 das Cbl. f. pr. Augenheilk., das jetzt seinen 24. Jahrg. erreicht hat und ist gegenwärtig noch korresp. Mitgl. der Akad. f. Med. und. Chir. zu Barcelona und der med. Ges. zu Gent, sowie Vorsitzender der Berl. ophth. G.

Hirschberg, Max, zu Frankfurt a. M., geb. zu Exin 12. Juli 1842, studierte in Berlin, promovierte daselbst 1866, war in demselben Jahre Hilfsarzt im Reservelazarett Moabit, 1867 Assistent bei SIMON in Rostock, 1869 prakt. Arzt in Schreiberhau, 1869 bis 70 und 1871 bis 73 Assistent bei SIMON in Heidelberg und machte 1870 bis 71 den deutsch-französ. Krieg mit, mit dem eisernen Kreuz dekoriert; seit 1873 ist er Arzt und Chirurg in Frankfurt a. M. und seit 1876 Chirurg am israel. Gemeinde-Hospital daselbst. Litter. Leistungen: *„Ueber Staphylorrhaphie"* (D. Kl. 1869) — *„Die Operation des veralteten complicirten Dammrisses"* (A. f. k. Ch. XV) — *„Erfolgreiche Operation einer Blasen-Ectopie bei einem $1^1/_4$ jährigen Knaben"* (Verhandl. d. 4. Chir.-Kongr., 1875) — *„Ueber Klumpfuss-Operation"* (Vortr. a. d. 14. Chir.-Kongr. 1885, Verh. d. Kongr. 1885) — *„Das Empyem der Gallenblase und seine chirurgische Behandlung"* (D. Z. f. Ch., XXXVI) — *„Ueber die Wiederanheilung vollständig vom Körper getrennter, die ganze Fettschicht enthaltender Hautstücke"* (Verh. d. 22. Chir.-Kongr. 1893; A. f. kl. Ch., XXXXVI) — *„Ueber die primäre Vereinigung breiter Wundflächen"* (Cbl. f. Ch. 1897) — *„Zur Frage der Wiederanheilung vollständig vom Körper getrennter Theile"* (Ib. 1896).

Hirschfeld, Felix, in Berlin, geb. in Militsch i. Schl. 6. September 1863, studierte in Würzburg, Berlin, Breslau, hauptsächlich als Schüler von SALKOWSKI, Dr. med. 1886, war 1889 bis 94 im Krankenhaus Moabit in Berlin als Arzt thätig und ist seit 1893 Privatdozent an der Univ. Berlin. H. veröffentlichte: *„Grundzüge der Krankenernährung"* (1892) — *„Ueberernährung und Unterernährung"* (1897), ausserdem Arbeiten über Diabetes und Herzkrankheiten.

Hirschler, Ignaz, zu Pressburg 1823 geb., bezog die Wiener Univ. 1840, promovierte daselbst und wurde Assistent von ROSAS. 1847 ging er nach Paris, war auf DESMARRES' Klinik zwei Jahre thätig und kehrte 1849 nach Budapest zurück, wo er — längere Zeit als einziger Ophthalmologe Ungarns — prakt. und publizist. („Remészet", ein Fachblatt, wurde von ihm redigiert) thätig war. 1851 als Dozent wegen seiner mosaischen Konfession refüsiert, wirkte er an verschiedenen öffentl. Spitälern, arbeitete für das Arch. f. Ophthalmol. und die W. m. W., wurde Mitgl. d. ungar. Akademie der Wissensch. und zog sich anfangs der Achtziger Jahre in das Privatleben zurück. H. starb 10. November 1891. Er hat das Verdienst, hauptsächlich die moderne Augenheilkunde in seinem engeren Vaterlande eingebürgert zu haben.

Hirschmann, Leonhard, emerit. ord. Prof. der Augenheilk. und Direktor der ophthalmol. Klinik an der Univers. Charkow, geb. zu Tuckum (Gouvernement Kurland) 13. März 1839, besuchte die Univers. in Charkow, promovierte als Arzt 1860, als Doktor der Med. 1868. Nach Beendigung seiner Universitätsstudien arbeitete er in den Laboratorien von BRÜCKE in Wien, DU BOIS-REYMOND und KÜHNE in Berlin und HELMHOLTZ in Heidelberg, besuchte die Kliniken von JÄGER, v. GRÄFE und KNAPP und funktionierte als Assistenzarzt in der Augenheilanstalt von PAGENSTECHER in Wiesbaden, 1868 habilitierte er sich als Privatdozent der Augenheilk. an der Univers. Charkow, wurde 1872 zum Prof. e. o. und Direktor der Universitätsaugenklinik, 1884 zum ord. Prof. ernannt. Von seinen Arbeiten mögen folgende erwähnt werden: *„Zur Lehre von der durch Arzneimittel hervorgerufenen Myosis und Mydriasis"* (Archiv für Physiologie von DU BOIS-REYMOND, 1863) — *„Material zur Physiologie der Farbenempfindung"* (1868 russisch) — *„Zur Behandlung des Trachoms"* (1873 russisch).

Hirt, Ludwig, zu Breslau, daselbst 2. April 1844 geb., studierte in Berlin, Breslau, Würzburg und Prag, wurde 1868 promoviert und ist seit 1877 Prof. e. o. an der Breslauer Univers. Schriften: *„Die*

Krankheiten der Arbeiter" (4 Bde., Breslau 1871 bis 77) — "*System der Gesundheitspflege. Für die Universität und die ärztliche Praxis*" (Ib. 1876, m. Illustr., 5 Aufl.) — "*Arbeiter-Schutz. Eine Anweisung für die Erkennung und Verhütung der Krankheiten der Arbeiter u s. w.*" (Leipz. 1870). Er war Mitarbeiter an dem "Handbuch der öffentl. Gesundheitspfl. und der Gewerbekrankheiten' (v. ZIEMSSEN's Handb. der spez. Path. und Ther., 1874, I). Später wandte sich H. auf Veranlassung von ERB und CHARCOT der Neurologie zu und schrieb "*Pathologie und Therapie der Nervenkrankheiten*" (Wien, 2 Aufl., ins Engl., Französ. u. Italien. übersetzt 1892 u. 94). Endlich erschien von ihm ein "*Lehrbuch der Electrodiagnostik und Electrotherapie*" (Stuttgart 1893).

His, Wilhelm, 9. Juli 1831 in Basel geb., ausgebildet hauptsächlich in Berlin, Würzburg, aber auch in Bern, Wien und Paris als Schüler JOH. MÜLLER's, REMAK's, VIRCHOW's, wurde 1854 promoviert u. 1857

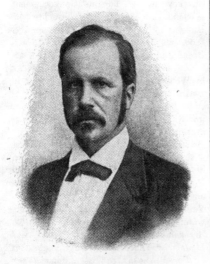

als ord. Prof. der Anatomie u. Physiologie nach Basel, 1872 als Ordinarius für Anatomie nach Leipzig berufen. Wir nennen als die wichtigsten seiner Arbeiten: "*Beiträge zur normalen und pathologischen Anatomie der Cornea*" (1856) — "*Crania Helvetica*" (mit L. RÜTIMEYER, 1865) — "*Über die erste Anlage des Wirbelthierleibes*" (1868) — "*Theorien der geschlechtlichen Zeugung*" (Archiv für Anthropologie 1869, 70) — "*Unsere Körperform und das physiologische Problem ihrer Entstehung*" (1875) — "*Anatomie menschlicher Embryonen*" (1880 bis 85) H. beteiligte sich 1866 an der Begründung des Archivs für Anthropologie, begründete 1876 bis 78 mit BRAUNE die Zeitschrift für Anatomie und Entwickelungsgeschichte und blieb deren Redakteur auch, als diese Zeitschrift 1878 in die anatomische Abteilung des Archives für Anatomie und Physiologie umgewandelt wurde. Zahlreiche Artikel dieses Organs rühren aus seiner Feder her. Auch die Abhandlungen der königl. sächs. Ges. der Wissensch. enthalten eine Anzahl seiner Arbeiten. besonders die Entwickelungsgeschichte des Nervensystems betreffend: "*Die Geschichte des menschl. Rückenmarkes und der Nervenwurzeln*" (1886) — "*Zur Geschichte des Gehirns, sowie der centralen u. peripherischen Nervenbahnen*" (1888) — "*Die Neuroblasten und deren Entstehung im embryonalen Mark*" (1889) — "*Die Formentwickelung des menschlichen Vorderhirns am Ende des 1. bis zum Beginn des 3. Monats*" (1889) — "*Die Entwickelung des menschlichen Rautenhirns am Ende des 1. bis zum Beginn des 3. Monats*" (1891) — "*Anatomische Forschung über Johann Sebastian Bach's Gebeine und Antlitz nebst Bemerkungen über dessen Bilder*" (1895). Letzterer Aufsatz war eine die Wiederauffindung der Gebeine BACH's behandelnde Schrift als Bericht an den Rat der Stadt Leipzig vorausgegangen (1895). Gleichfalls in den Abh. d. k. s. Ges. d. Wiss. sind erschienen: "*Über Zellen- und Syncytienbildung, Studien am Salmonidenkeim*" (1898). Ferner "*Protoplasmastudien am Salmonidenkeim*" (1899). H. hat sich an den von der anat. Gesellsch. unternommenen Arbeiten zur Schaffung einer einheitlichen anat. Nomenklatur mit beteiligt und die 1895 erschienene Schrift: "*Die anatomische Nomenclatur, Nomina anatomica*" eingeleitet und erläutert.

His, Wilhelm (der Jüngere), in Leipzig, geb. zu Basel (Schweiz) 29. Dezember 1863, studierte in Leipzig, Bern u. Strassburg, war Assistent von CURSCHMANN in Leipzig, Dr. med. 1889. habilitierte sich 1891 und wurde 1895 zum Prof. e. o. ernannt. H. publiz.: "*Entwickelung des Herznervensystems bei Wirbelthieren*" (Abh. d.

kgl. sächs. Ges. d. Wissensch., Math.-phys. Classe XVIII) — "*Thätigkeit des embryonalen Herzens*" (Arb. d. Med. Klinik zu Leipzig 1893) — Mehrere Arbeiten über "*Gicht*" (D. Arch. f. klin. Med.) — "*Geschichte der med. Klinik zu Leipzig*" (1899).

Hitzig, Eduard, zu Halle a/S., zu Berlin 6. Februar 1838 geb., studierte in Berlin und Würzburg und wurde 1862 in Berlin mit der Diss.: "*De ureae origine*" promoviert. Nachdem er in Berlin Privatdozent gewesen, wurde er 1875 als Prof. ord. und Direktor der Irrenanstalt nach Zürich, 1879 in gleicher Eigenschaft an die Provinzial-Irrenanstalt zu Nietleben bei Halle und als Prof. in der dort. med. Fakultät berufen, 1885 zum Direktor der von ihm neu gegründeten Univers.- psychiatrischen und Nervenklinik in Halle ernannt. Dieses Institut, die erste derartige selbständige psychiatrische Klinik in

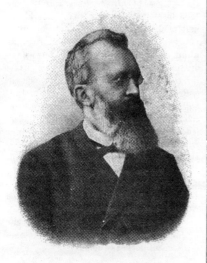

Preussen, fand zunächst auf die Dauer von 6 Jahren ein vorläufiges Heim in zwei angemieteten, in einem belebten Stadtteil belegenen Häusern, um dann 1891 in einen nach den Ideen und Plänen H.'s errichteten Neubau überzusiedeln. Zu den zahlreichen im älteren Lexikon angeführten Arbeiten H.'s seien noch folgende genannt: "*Von dem Materiellen der Seele*" (Leipzig 1886) — "*Über Functionen des Grosshirns*" (Biol. Cbl. VI 1886) — "*Ein Kinesiästhesiometer nebst einig. Bemerkungen über den Muskelsinn*" (Neur. Cbl. 1888) — "*Beiträge zur Lehre von der progressiven Muskelatrophie*" (B. k. W. 1888 u. 89) — "*Neubau der psychiatrischen und Nervenklinik für die Universität Halle a/S.*" (K. J. II) — "*Rede, gehalten zur Einweihung der psychiatrischen und Nervenklinik zu Halle a/S. am 29. April 1891 und Statistik der Klinik in den Jahren 1887/88 bis 1890/91*" (Ib. III) — "*Ein Beitrag zur Hirnchirurgie*" (B. k. W. 1892) — "*Intorno alla Tabe traumatica ed alle Patogenesi della Tabe in generale*" (A. di Nevr. 1894) — "*Über traumatische Tabes und die Pathogenese der Tabes im Allgemeinen*" (Festschr. z. 200jähr. Jubelfeier der Univ. Halle a/S. 1894) — "*Über den Quärulantenwahnsinn. Seine nosologische Stellung und seine forensische Bedeutung*" (Leipzig 1895) — "*Die Kostordnung der psychiatrischen u. Nervenklinik der Universität Halle - Wittenberg*" (Jena 1897) — "*Der Schwindel (Vertigo)*" (NOTHNAGEL, spez. Pathol. u. Ther. XII). Dazu noch zahlreiche Aufsätze in B. k. W. u. a. Ztschr. über Hirnchirurgie, Geschichte d. Epilepsie, Facalislähmung, Stellung der Zunge dabei, periodische Geistesstörungen etc. etc.

Hjelt, Otto Edward August, geb. in Abo (Finnland) 18. April 1823, machte seine Studien, ausser in Helsingfors, noch in Würzburg, Berlin, Prag u. Wien. Dr. phil. wurde er 1847, Lizentiat der Med. 1855. Nachdem er zunächst als Prosektor der Anatomie von 1856 ab drei Jahre gewirkt hatte, wurde er zum Prof. der pathol. Anatomie und der Staatsarzneikunde berufen und wirkte in dieser Stellung zu Helsingfors 1859 bis 85. Als erster Prof. dieser Wissenschaften hat er das Studium der pathol. Anatomie dort eingeführt und das neue pathol.-anat. Institut nebst dazu gehörigen Präparatensamml. gegründet, worüber eine Beschreibung erschienen ist. 1858 zog er sich als Prof. emeritus aus dem Lehramte zurück. Nach seiner Entlassung aus dem Univers.- und Staatsdienste hat H., in der Nähe von Helsingfors wohnhaft, sich mit med.-histor. Arbeiten beschäftigt. Unter seinen zahlreichen litterar. Leistungen seien hervorgehoben: "*Systema nervorum sympathicum Gadi Lotae*" (Helsingfors 1847) — "*De nervis cerebralibus ... Bufonis cinerei*"

(Ib. 1852) — *"Om nervernas regeneration"* (Ib. 1859) — *"Naturhistoriens studium i Finland"* (1868) — *"Der pathologisktanatomisk inrättningen vid det Finska Universitetet 1859 bis 71"* (Ib. 1872) — *"Ettusen Liköppningar"* (1872) — *"Bidrag till Sundhetslagstiftningen i Finland 1, 2"* (Helsingfors 1873 bis 75) — *"Finlands Helsovardsfraga"* (Ib. 1879) — *"Die Verbreitung der venerischen Krankheiten in Finland"* (Berlin 1874) — *"Finlands Medicinalförvaltning"* (Helsingfors 1882) — *"Carl v. Linné als Arzt"* (Leipzig 1882) — *"Det Finska Universitetets pathologisktanatomiska institution 1871 bis 83"* (Helsingfors 1884) — *"Olof af Acrel, den svenska kirurgins fader"* (Ib. 1884) — *"Svenska och Finska Medicinalverkets Historia"* (1663 bis 1812; I—III Helsingfors 1891 bis 93. Preisgekrönt v. d. Finnischen Soc. d. Wiss.) — *"Naturalhistoriens studium vid Abo Universitet"* (Ib. 1896). Zu diesen Schriften sind auch zu rechnen: *"Finska Läkaresällskapet 1835 bis 84"* (Geschichte d. Gesellsch. d. Finn. Ärzte, Helsingfors 1885) und Gedächtnisreden über ALEX. v. NORDMANN (1867), F. v. BECKER (1891) und E. J. BONSDORFF (1899). Das von H. ausgearbeitete Sanitätsgesetz für Finnland ist durch die Verordnung vom 22. Dezember 1879 sanktioniert worden und findet sich in Vrljhrsschr. f. gerichtl. Med. u. öffentl. Sanitätsw. 1881 mitgeteilt. Ausserdem hat H. als Mitglied oder Vorsitzender mehrerer Regierungskommissionen an der Entwickelung d. finnländischen Gesetzgebung betreffend med. und hygien. Verwaltungsfragen, mitgewirkt.

Hjort, Johann Storm Aubert, zu Christiania, daselbst 10. April 1835 geb., studierte auch dort, war von 1860 in den dortigen Hosp. thätig, machte 1864 den Feldzug bei der dänischen Armee mit, 1865 eine Reise ins Ausland, wurde 1867 Kompagnie-Chirurg, 1872 Korpsarzt bei der Bergenschen Brigade und 1873 Prof. der Medizin an der Univers., sowie Oberarzt der chirurg. Abteilung des Reichshospitals. Er schrieb im Norsk Magaz. for Lägev. (2. R., XIX, XXII, XXIV; 3. R., I): *"Et Tilfaelde af circumscript Muskelatrophi"* — *"Beretninger om Rigshosp. chirurgishe Afdeling fra Oct. 1866 til 1869";* im Nord. med. Arkiv (I, II) zusammen mit H. HEIBERG: *"Om Gliomets Malignitet"* — *"En Resection i Albueledet"* etc.; auch zwei Probevorlesungen (1873) über Hornhautentzündung, Fractura cranii. Später finden sich im Norsk Magaz. (1873, 76, 78, 79, 82) von ihm noch Mitteilungen über totalen Irismangel, eine Kothfistel am Nabel, eine Blindenstatistik in Norwegen, über Sehpurpur, Glaucom, Ablösung der Chorioidea, Resektionen im Schulter- und Kniegelenk, ferner *"Offene Wundbehandlung bei Augenoperationen"* (Cbl. f. Augenheilk. 1897) — *"Weitere Efahrungen über offene Wundbehandlung bei Augenleiden"* (Ib.) — *"Hundert Star-Extractionen mit offener Wundbehandlung"* (Ib. 1898).

Hoche, Alfred, in Strassburg i. E., geb. 1. August 1865 in Wildenhain, studierte 1882 bis 87 in Berlin und Heidelberg, hauptsächlich unter ERB, Dr. med. 1888 (*"Zur Lehre von der Tuberkulose des Centralnervensystems"*), war 1888 bis 90 Assistent an der Kinderklinik und med. Poliklinik in Heidelberg unter v. DUSCH, dann bis 1891 an der Nervenklinik unter FÜRSTNER, seit 1891 1. Assistent der psychiatr. Klinik in Strassburg, habilitierte sich daselbst 1891 für Psychiatrie (*"Beiträge zur Kenntniss des anat. Verhaltens der menschlichen Rückenmarkswurzeln im normalen und krankhaft veränderten Zustande (bei der Dem. paralytica)"* und wurde 1899 zum Prof. e. o. ernannt. H. veröffentlichte noch: *"Die Frühdiagnose der progressiven Paralyse"* (1896; 2. Aufl. 1900) — *"Die leichteren Formen des periodischen Irreseins"* (1897) — *"Die Neuronenlehre und ihre Gegner"* (1899), sowie zahlreiche kleinere Arbeiten zur normalen und pathol. Anat. und Histologie des Centralnervensystems.

Hochenegg, Julius, in Wien, daselbst 2. August 1859 geb. und ausgebildet, studierte in Wien, Dr. med. 1884, war 1884 bis 91 Assistent von ALBERT. Demonstrator für Anat. unter LAUGER, für pathol. Anat. bei KUNDRAT, Operateurzögling an der Klinik von BILLROTH, BRAUN, v. FERNWALD und ALBERT. Seit 1889 Dozent für Chirurgie, seit 1894 a. o. ö. Prof. für Chirurgie, ist E. auch seit 1891 Abteilungsvorstand an der Allg. Poliklinik in Wien. Er arbeitete über Cysten am

Hoden und Nebenhoden, freie Körper im Cavum vaginale, symmet. Gangrän und lokale Asphyxie Actinomykose beim Menschen, Ileus durch Stieltorsion, Aneurysma durch Projektil, Leberchirurgie, sacrale Methode der Rektumexstirpation, Chirurgie des Rektums und d. Beckenorgane, sacrale Methode in der Gynäkologie, Uterusexstirpationen auf sacralem Wege, Nierenchirurgie, Coekalerkrankungen, Mesenterialcysten, zur Statistik der Rektumexstirpationen, sacrale Hernien, kombinierter Ileus, Fremdkörper im Oesophagus, Sanduhrenmagen, Gallenblasenperforation u. s. w.

Hochhaus, Heinrich, in Kiel, geb. 14. Feb. 1860, studierte in Bonn und Freiburg, Dr. med. 1884, approbiert 1884, war 1885 bis 87 Assistent am Krankenhause Friedrichshain in Berlin, 1887 bis 93 an der med. Klinik zu Kiel, habilitierte sich 1889 und wurde 1896 zum Prof. ernannt. H. veröffentlichte Abhandlungen und Monographien über meningitische Hemiplegie. Beitrag zur chronischen Meningitis spinalis, zur Würdigung des therapeut. Wertes der Strophantustinktur, *„Diphtheritische Lähmungen"* (1891) — *„Beiträge zur Pathologie des Herzens"* (1892) — *„Cardiographie"* (1893) — *„Combinirte Systemerkrankungen* (1893) — *„Familiäre Spinalparalysen"* — *„Experimentelle Myelitis"* — *„Einwirkung der Kälte auf die inneren Organe"* — *„Frustrane Herzcontractionen"* — *„Eisenresorption und Ausscheidung im Darmcanal"* (die beiden zuletztgenannten zusammen mit QUINCKE) und erstattete das Referat über Herz- und Lungenkrankheiten in SCHWALBE's Jahrb. der prakt. Med. 1899.

Hochstetter, Ferdinand, in Innsbruck, geb. in Hrurchau (Österr.-Schlesien) 5. Febr. 1861, studierte in Wien, hauptsächlich als Schüler CARL v. LANGER's, Dr. med. 1885, wirkt seit 1896 als o. ö. Prof. der Anatomie an der Univ. Innsbruck. Er ist Verf. von Publikationen über vergl. Anatomie und Entwickelungsgeschichte des Blutgefässsystems der Wirbeltiere im Morphol. Jahrbuche und Anatomischen Heften, von Beiträgen zur Entwickelungsgeschichte des Gehirns in Bibliotheca medica etc.

Hock, Jakob, geb. in Prag 31. Okt. 1831, studierte in Wien als Schüler von ED. JAEGER, 1861 Dr. med., liess sich 1866 als prakt. Augenarzt, 1872 als Privatdozent in Wien nieder, gründete 1882 seine Augenheilanstalt daselbst und wirkte ausserdem als Augenoperateur am Rothschild-Hospital und am Blinden-Institut auf der hohen Warte. Unter mehr als 50 Facharbeiten seien genannt: *„Über scheinbare Myopie"* (Wien 1872) — *„Über syphilitische Augenkrankheiten"* (1876) — *„Über die Function der Längsfasern des Ciliarmuskels"* (1878). H. starb 2. Febr. 1890.

Hodge, Hugh Lenox. 30. Juli 1836 als Sohn des bekannten Gynäkologen gleichen Namens zu Philadelphia geb., studierte in seiner Vaterstadt und erlangte verschiedene Grade, den als Med. Dr. 1858. Nachdem er dann zwei Jahre lang am Philadelphia Hospital thätig gewesen, liess er sich 1860 selbständig nieder. 1861 wurde er zum Demonstrator der Chirurgie und Chefarzt der chir. Klinik und des Dispensatoriums der Universität seiner Vaterstadt ernannt. Seit 1870 war er Prosektor der Anatomie. H. starb 1881. Aus der Zeit seiner Thätigkeit als Chirurg und Gynäkolog rühren u. a. folgende Veröffentlichungen von ihm her: *„Report on cases in which metallic sutures were employed"* — *„Tracheotomy in cases of pseudo-membranous croup"* — *„The drainage of abscesses and wounds by solid metallic probes"* — *„Deformities of the hip"* — *„Excisions of the hip, of the knee, of the elbow, and of the wrist"* — *„Ovariotomy and a new form of trocar for the evacuation of ovarian and otherabdominal fluids"* — *„The construction, ventilation and hygienic management of anatomical rooms"* etc.; die meisten von diesen Abhandlungen befinden sich im Amer. Journ. of the Med. Sc.

Höfler, Max, in Tölz, daselbst 6. März 1848 geb. und in München und Würzburg ausgebildet, Dr. med. 1872, wirkt seit 1873 in Bad Tölz als prakt. und Badearzt, gegenwärtig mit dem Hofratstitel. H. publizierte: *„Volks-Medizin und Aberglaube in Oberbayerns Gegenwart und Vergangenheit"* (München 1888) —

„*Wald- und Baumkult in Beziehung zur Volks-Medizin Oberbayerns*" (Ib. 1892) — „*Der Isarwinkel, ärztlich topographisch geschildert*" (Ib. 1891) — „*Deutsches Krankheits-Namenbuch*" (Ib. 1899) — „*Bad Krankenheil-Tölz in den bayer. Voralpen*" (Tölz 1896).

Högyes, Andreas, in Hajdu-Szoboszlo (Ungarn) 30. November 1847 geb., studierte 1865 bis 70 in Budapest, wurde daselbst 1870 Dr. med, 1871 Assistent an der Lehrkanzel für theoret. Med., 1871 Dr. der Chir. und war bis 1875 Assistent am pharmakol. Institut. 1874 wurde er Dozent der experiment. Pathol., 1875 o. ö. Prof. der allgem. Pathol. und Pharmakol. in Klausenburg. 1876 gründete er daselbst die med.-naturwiss. Gesellschaft, deren Sekretär er durch 4 Jahre, Präsident durch 3 Jahre war. 1883 als o. ö. Prof. der allgem. Pathol. und Therapie an die Budapester Univ. berufen, war er daselbst zweimal Dekan der med. Fakultät und einmal Prorektor der Univ., vorher war er mehrere Jahre hindurch Schriftführer des med. Prof.-Koll Mit seiner Lehrkanzel in Verbindung errichtete er 1890 die Abteilung für antirabische Schutzimpfungen, nachdem er die bezügl. Versuche Pasteur's im Auftrage der ungar. Akad. d. Wiss. und des Kultusministeriums studiert und bestätigt hatte. Das Budapester antirabische Institut ist gegenwärtig das am stärksten frequentierte unter sämtl. Pasteur-Institut. Noch 1882 war H. mit der experiment. Untersuchung eines Verfahrens betraut, welches die Heilung des Milzbrandes bezweckte. 1896 wurde er vom Kultusminister mit der Abfassung einer Schrift über das med. Lehrwesen in Ungarn betraut, welche einen Teil des grossen Werkes über das höhere Lehrwesen Ungarns bildet. Im Auftrage des Prof.-Koll. der med. Fakultät in Budapest bearbeitete er auch die Geschichte der med. Fakultät. 1881 wurde H. zum korresp., 1889 zum ord. Mitgliede der ungar. Akad. d. Wiss. gewählt. H. ist Präsident der ungar. Ges. f. Ausgabe med. Werke, Vizepräsident d. k. ungar. naturwiss. Ges. und Mitglied des Landessanitätsrates. 1898 wurde er zum Tit.-Ministerialrat ernannt. H. ist Herausgeber und Redakteur des „*Orvosi Hetilap*". Unter den die Zahl von 100 weit überschreitenden von ihm in ungar. Sprache verfassten Arbeiten, die zum grössten Teil vollständig oder auszugsweise auch in deutscher und französ. Sprache erschienen, erwähnen wir ausser den in dem älteren Lexikon zitierten noch folgende: „*Versuche über die physiologische Wirkung des Cantharidins*" (Orvosi hetilap, 1872) — „*Vom Eindringen der Samenfäden in das Protoplasma junger Zellen*" (Ib.) — „*Beiträge zur Physiologie und Pathologie der Niere*" (Ib.) — „*Pathologische Veränderungen der Epithelbedeckung der Malpighi'schen Körperchen und der bogig gewundenen Harnkanälchen der Niere*" (Ib.) — „*Experimentalpathologische Beiträge zur Kenntniss der Circulationsverhältnisse in den Nieren*" (Arch. f. exp. Pathol. u. Pharm., I) — „*Über cylindrische Gebilde b. künstlichen Nierenkrankheiten*"(Orv. het. 1874) — „*Zwei experimentell-pathologische Vorträge über Störungen der Lungen-Athmung und über den Werth der künstlichen Athmung zur Ausgleichung dieser Störungen*" (Ib.) — „*Beitrag zur Lebenszähigkeit des Säugethier-Foetus*" (Pflüger's Archiv XV) — „*Über die Wirkung der Schweiss-Nerven*" (Orv. term. Ert. 1878) — „*Bemerkungen über die Methode der Mastdarmtemperatur-Bestimmung bei Thieren und über einige mit diesen in Zusammenhang stehende Fragen*" (Arch. f. exp. Path. u. Pharm., XIII) — „*Die Wirkung einiger Alkaloide auf die Körpertemperatur*" (Ib. XIV) — „*Über die Folgen der Durchschneidung des N. acusticus*" (Orv. term. Ert. 1880) — „*Über den Nervenmechanismus d. associirten Augenbewegungen*" (3 Abhandl. in den Veröffentl. der ungar. Akad. d. Wiss.) — „*Über die wahren Ursachen der Schwindelerscheinungen bei der Drucksteigerung in der Paukenhöhle*" (Pflüger's Arch. XXVI) — „*Weitere experimentelle Beiträge zur Lehre vom Schwindel*" (Orvosi hetilap, 1872) — „*Die Erscheinungen des Hypnotismus*" (Ib. 1884) — „*Neuere Beiträge zur Physiologie und Pathologie der Acusticus - Reflexe*" (Ib. 1885) — „*Über Nystagmus und associirte Augenbewegungen bei Hystero-Epileptischen*" (Ib. 1886) — „*Bericht über den gegenwärtigen Stand meiner Untersuchungen die Wuth betreffend*" (Ib. 1886) — „*Bericht über die auf die Pasteurschen antirabischen Schutzimpfungen sich beziehenden Thierexperimente etc.*" (Ib. 1888) — „*Experimentelle Beiträge zur Wirkung einiger Schlafmittel*" (Ib. 1889) — „*Über den Mecha-*

nismus der Wuthimmunität" (Ib. 1889) — *„Die experimentelle Basis der antirabischen Schutzimpfungen Pasteur's"* (Stuttgart 1889) — *„Vergangenheit und Gegenwart der med. Fakultät der kön. ungarischen Universität zu Budapest"* (Budapest 1896). Dazu noch zahlreiche Aufsätze und Arbeiten f. d. med. Wiss. im Archiv f. exper. Pathol., in ungarischen Zeitschriften und gegen 20 wichtige Arbeiten von Schülern H.'s.

Hoelder, Hermann Friedrich von, zu Stuttgart, geb. daselbst 17. Okt. 1819, studierte von 1838 an auf dem dortigen Polytechnikum Naturwiss. und Mathemat., in Verbindung mit dem Besuch einer Apotheke, und 1838 bis 42 in Tübingen Med., wurde daselbst mit der Diss.: *„Über den Einfluss der Nerven auf die Entzündung"* Doktor, machte wissenschaftl. Reisen nach Berlin, Wien und Paris, liess sich 1845 als Arzt in Stuttgart nieder und wurde 1846 Stadtdirektions - Wundarzt (2. Gerichtsarzt). Seit 1862 ist er Mitgl. d. königl. Med.-Kolleg., hauptsächlich für gerichtsärztl. Referate, welche den grössten Teil seiner Zeit in Anspruch nehmen, seit 1865 zugleich Mitgl. der Aufsichts-Kommission für die Staatskrankenanstalten. 1871, 72 war er Führer zweier Sanitätszüge nach Frankreich und Vorstand eines Reservespitales in Stuttgart, 1876 bis 85 Mitglied des Strafanstalts - Kollegiums. Er ist zur Zeit Ober - Medizinalrat, seit 1888 a. D. Litterar. Arbeiten: *„Lehrb. der venerischen Krankheiten, nach dem neuesten Stande der Wissensch."* (Med. Hand-Biblioth. f. prakt. Ärzte u. s. w. III, Stuttg. 1851) — *„Lehrb. der Kinderkrankhh. u. s. w., frei bearbeitet nach James Milman Coley"* (Ib. I, 1849) — *„Übersicht über die Sectionsergebnisse der in Stuttgart vorgekommenen Selbstmorde"* (1852 bis 60) — *„Section verbrannter Leichen"* (Württemb. Corresp.-Blatt) — *„Bericht über die im Reservespital in Kolb's Garten behandelten Verwundeten"* (1871) — *„Über die gerichtsärztl. Begriffe des Siechthums"* (Württemb. Corresp.-Bl., 1876) u. s. w. Seit 1867 lieferte er versch. anthropolog. Abhandll., namentlich *„Über die Rasse von Kannstatt des Herrn de Quatrefages"* (Corresp.-Bl. d. D. anthropol. Ges. 1873) — *„Die Skelette des römischen Begräbnissplatzes in Regensburg"* (mit zahlreichen Abb., Arch. f. Anthropol. XIII. Supplement) — *„Über den Zustand der Irrenversorgung in Württemberg"* (Stuttg. 1887) — *„Über die körperlichen u. geistigen Eigenschaften der Verbrecher"* (Arch. f. Anthrop. 1888) — *„Über die in Deutschland vorkommenden, von Herrn Virchow den Friesen zugeschriebenen niederen Schädelformen"* (Ib.) — *„Untersuchungen über die Skelettfunde in den vorrömischen Hügelgräbern in Württemberg u. Hohenzollern"* (Stuttg. 1895) u. A.

Hoffa, Albert J., zu Würzburg, geb. zu Richmond in Südafrika, Cap der guten Hoffnung, 31. März 1859, studierte in Marburg und Freiburg i. B., war als Assistent von Maas und Schoenborn in der chir. Klinik des kgl. Juliusspitales zu Würzburg von 1883 bis 87 thätig. 1883 promovierte er in Freiburg i. B. mit der Diss.: *„Über Nephritis saturnina"*, 1886 habilitierte er sich in Würzburg für Chir., 1897 wurde er Prof. e. o. in Würzburg,

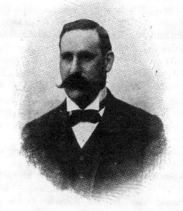

seit 1886 leitet er eine Privatheilanstalt für orthopäd. Chirurgie, Heilgymnastik und Massage. Nachdem sich H. in den ersten Jahren seiner chir. Laufbahn wesentlich mit bakteriol.-chem. Arbeiten beschäftigt hatte, wandte er sich später der orthopäd. Chirurgie zu, die er durch eine grosse Reihe von Arbeiten und durch sein *„Lehrbuch der orthopädischen Chirurgie"* (3. Aufl. Stuttgart 1898), das in die meisten lebenden Sprachen übersetzt wurde und viele Aufl. erlebte, wesentlich förderte. Ganz besondere Verdienste hat er sich an dem Ausbau der Lehre von der Scoliose, der angeborenen Hüftgelenksverrenkung und der Behandlung der Deformitäten mit Schienenhülsenapparaten erworben. Die Apparattherapie der Deformitäten förderte er wesentlich auf Grund der HESSING'schen Erfolge. H. war derjenige unter den deutschen Ärzten, der HESSING's Verdienste zuerst vollauf anerkannte, dann aber auch energisch darauf drang, dass die Ärzte selbst sich in der Technik der Apparatenherstellung vervollkommnen müssten. Er richtete in seiner Anstalt eine eigene Werkstätte ein, in der er selbst die orthopäd. Apparate herstellte u. unterrichtete dann eine grosse Anzahl von Ärzten, die als seine Assistenten thätig waren, in gleicher Weise. Daneben legte H. grosses Gewicht auf die Anwendung der Massage, die er bei MEZGER und v. MOSENGEIL erlernt hatte, und auf die Anwendung der Gymnastik. Ausser dem erwähnten Lehrbuch seien aus einem etwa 70 Nummern umfassenden Schriftenverzeichnis nachfolgende Publikationen H.'s zitiert: *„Fracturen und Luxationen"* (3 Aufl. Würzburg 1896) — *„Technik der Massage"* (2. Aufl., Stuttgart 1897) — *„Verbandlehre, Atlas und Grundriss"* (2. Aufl., München 1900) — *„Anleitung für Krankenpfleger"* (Würzburg 1894) — *„Die moderne Behandlung der angeborenen Hüftgelenksluxation"* (München 1898) — *„Kinesiotherapie"* (in EULENBURG-SAMUEL's Handb. d. Therapie, Leipzig u. Wien 1898) — *„Kniegelenksresectionen bei Kindern"* (v. LANGENB. Arch. XXXII) — *„Die Natur des Milzbrandgiftes"* Habilitat.-Schr. Wiesb. 1885) — *„Über den sogen. chirurg. Scharlach"* (Samml. kl. Vortr. 292) — *„Die neueren Forschungen über Pathol. und Ther. d. Skoliose"* (SCHMIDT's Jahrbb. 217) — *„Schema der antisept. Wundbehandlungsmethode"* (Stuttgart 1889) — *„Mitth. a. d. chir.-orth. Privatklinik"* (Würzburg 1889, 2 Hfte.) — *„Zur operativen Behandl. d. angeb. Hüftgelenksverrenkung"* (Verh. d. D. Ges. f. Chir. 1890) — *„Eine Redressimsvorrichtung zur Correction der Thoraxdeformität bei der Skoliose"* (Z. f. orthop. Chir. I) — *„Zur Pathogenese der Arthritis. Muskelatrophieen"* (Samml. kl. Vortr. 50) — *„Die ambulante Behandlung der tuberculösen Hüftgelenksentzündung mittels portativer Apparate"* (Festschr. z. 70. Geburtst. v. ESMARCH's, Kiel und Leipzig 1893) — *„Ein einfacher Apparat zur Mobilisirung des Schultergelenks"* (Z. f. orthop. Chir. II) — *„Zur orthop. Behandl. d. pes calcan. paralyt."* (Ib.) — *„Zur Ätiol u. Behandl. d. Plattfusses"* (v. LANGENB. A. LI) — *„Die Endresultate der angeb. Hüftgelenksverrenkung"* (Ib.) — *„Zur Statistik der Difformitäten"* (Mitteil. a. d. Privatklinik, München 1894) — *„Zur pathol. Anat. d. Scleroderma"* (Ib.) — *„Die mechan. Behandl. der Kniegelenksverkrümmungen mittels portativer Apparate"* (v. LANGENB. A. LIII) — *„Zur Verwendung des Röntgen-Verfahrens f. d. Chir."* (Verh. d. D. Ges. f. Chir. 1897) — *„Das Problem der Skoliose-Behandlung"* (B. kl. W. 1897) — *„Die Endresultate meiner letzten blutigen Operationen bei den angeborenen Hüftgelenksluxationen"* (D. m. W. 1897). Seit 1892 giebt H. die Zeitschr. f. orthop. Chir. heraus.

Hoffmann, Heinrich, geb. zu Frankfurt a. M. 13. Juni 1809, promovierte in Halle 1833, wurde 1834 unter die Frankfurter Ärzte aufgenommen und Mitstifter der Armenklinik, welche unentgeltliche ärztl. Hilfe für das Landvolk der Umgegend zu gewähren bestimmt war. In dieser Stellung blieb er bis 1845, wo ihm, als Nachfolger von MAPPES, die Stelle eines Lehrers der Anatomie am SENCKENBERG'schen med. Institut übertragen wurde. Diese Stelle vertauschte er 1851, nach dem Rücktritt KONRAD VARRENTRAPP's, mit der eines Arztes an der Anstalt für Irre und Epileptische, welche sich damals noch innerhalb der Stadt befand und aller Bedingungen für eine Heilanstalt entbehrte. Er hat grosse Energie entfaltet, um die neue, von der Stadt zweckmässig und grossartig erbaute Irrenanstalt ins Leben zu rufen, was ihm mit deren Eröffnung 1864 gelang. Diese Stellung nahm er ein, mit dem Titel eines Geh. Sanitätsrates, bis er 1889 in den Ruhestand trat. Er starb 20. September 1894. 1893 feierte er noch sein 60jähr. Doktorjubiläum, aus welchem Anlass die Hallenser Fakultät ihm sein Diplom erneuerte. Seine Publikationen im psychiatr. Fache sind in dem älteren Lexikon zu finden. Ausser der wissenschaftl. ist besonders auch der dicht. Thätigkeit H.'s zu gedenken. Die bezügl.

Arbeiten sind in seinen „humoristischen Studien" (1847) zusammengefasst. Am berühmtesten aber und eine neue Litteratur beginnend, ist sein „Struwwelpeter" geworden, welcher 1845 u. d. T.: „Lustige Geschichten und drollige Bilder" zuerst erschien und jetzt in mehr als 100 Ausgaben und unzähligen Übersetzungen verbreitet ist.

Hoffmann, Karl Ernst Emil, zu Basel, 27. April 1827 in Darmstadt geb., widmete sich der Pharmazie, machte 1850 das Staatsexamen als Apotheker in Hessen, ging dann zur Medizin über, studierte in Giessen und Würzburg, woselbst er zuletzt als Assistent von Virchow am pathol.-anat. Institut thätig war. Er hatte mit der gekrönten Preisschrift: *„Ueber Resorption der Fette und des Quecksilbers"* (Würzburg 1854) daselbst auch den Doktorgrad erlangt. 1856 bestand er das Staatsexamen in Giessen, liess sich als Arzt daselbst nieder, erlangte 1858 an der dortigen Univers. die Venia docendi und wurde zum Prosektor und Assistenten der Physiologie unter Eckhardt ernannt, in dessen „Beiträgen zur Anatomie und Physiologie" er mehrere Aufsätze veröffentlichte. 1863 wurde er als Prosektor und Dozent für pathol. Histologie nach Basel berufen und bald darauf zum Prof. e. o., 1872 aber, nach dem Fortgange von His, zum Prof. ord. der Anatomie und Entwicklungsgeschichte ernannt, eine Stellung, die er bis zu seinem plötzlich und unerwartet 15. Dezember 1877 eingetretenen Tode innegehabt hat. Die grösseren Schriften, die er in dieser Zeit verfasste, waren: *„Grundriss der Anatomie des Menschen"* (Leipzig 1865) — *„Die Lage der Eingeweide des Menschen u. s. w."* (Ib. 1863, m. 15 Taff.; 2. Aufl. Erlangen 1873 u. d. T.: *„Die Körperhöhlen des Menschen und ihr Inhalt")* — *„Untersuchungen über die pathologisch-anatomischen Veränderungen der Organe beim Abdominaltyphus"* (Leipzig 1869) — *„Quain-Hoffmann, Lehrbuch der Anatomie des Menschen"* (Erlangen 1870 bis 72; 2. Aufl. 1877 bis 81). Bezüglich seiner anderweitigen wissenschaftl. Untersuchungen aus den Gebieten der Physiologie, vergl. und pathol. Anatomie sei auf das ältere Lexikon verwiesen. H. war ein sehr eifriger Lehrer und hat durch seine Bemühungen das anatomische Institut in Basel auf einen Stand gebracht, wie ihn frühere Lehrer kaum für möglich gehalten hätten und hat ausserdem eine andere für die Univers. sehr wichtige Reform beim pathol.-anat. Unterricht eingeführt, indem er für denselben allmälich das städt. Spital mit seinem Leichenmaterial zu gewinnen wusste.

Hoffmann, Josef Raimund, in Wien, geb. 20. Juli 1823 zu Zwickau i. B., studierte in Prag u. Wien, 1847 Dr. med., 1849 Magister der Geburtshilfe, trat als Aspirant in das allgem. Krankenhaus, übte in der inneren Stadt die ärztl. Praxis und war in versch. Bezirken Amtsarzt. 1853 leitete er als Primarius das Inquisitenspital im Wiener Landesgericht, 1869 wurde er Direktor des allgem. Krankenhauses und bekleidete diese Stelle fast zwei Jahrzehnte hindurch. H., der 31. Januar 1892 starb, war seit 1853 Mitgl. und 1880 bis 82 Vors. der Wiener Ges. d. Ärzte. Schriftstellerisch scheint er nicht wesentlich hervorgetreten zu sein.

Hoffmann, Friedrich Albin, in Leipzig, zu Ruhrort 13. November 1843 geb., studierte in Tübingen, Würzburg, Berlin, vornehmlich unter v. Reckling-

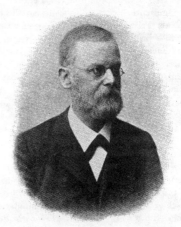

hausen, Virchow, Frerichs, 1868 dort promoviert, wurde nach längerer Assistentenschaft auf des letzteren Klinik 1874 als Prof. ord. der spez. Pathologie und

Therapie nach Dorpat berufen und wirkte daselbst teils an der stationären, teils an der Poliklinik und dem Stadthospital, seit 1886 als ord. Prof. der spez. Pathol. und Therapie, sowie Direktor der med. Poliklinik an der Univ. Leipzig. H. veröffentlichte: „Studien über Diabetes mellitus" (zus. mit Bock, Berlin 1874) — „Vorlesungen über allgem. Therapie mit bes. Rücksicht der inneren Krankheiten" (Leipz. 1885) — „Lehrbuch der Constitutionskrankheiten" (Stuttgart 1893) — „Krankheiten der Bronchien und des Mediastinums" (in Nothnagel's Handbuch, Wien 1896) — „Diätetische Heilanstalten" (in v. Leyden's Handb. der Ernährungs-Therapie. Leipzig 1898).

Hoffmeister, Sir William Carter, geb. 1811 in Portsmouth, studierte in Glasgow und an der London University, war Assistent von Elliotson u. Liston, seit 1841 Arzt in Cowes (Wight), seit 1845 k. Leibarzt, Consulting Physic. an der R. Isle of Wight-Infirmary zu Ryde und starb 29. Juni 1890.

Hofmann, Eduard Ritter von, zu Wien, zu Prag 27. Januar 1837 geb., betrieb daselbst unter Purkinje, Jaksch, Treitz, Halla, Hasner, Bochdalek, Seyfert seine Studien und beendigte sie 1861. Bis 1865 als Assistent an der Lehrkanzel für gerichtl. Medizin, von diesem Jahre ab als Privatdozent daselbst in Thätigkeit, wurde H. mit der Stellvertretung des Faches in czechischer Sprache beauftragt, nahm aber 1869 einen Ruf als ord. Prof. der gerichtl. Medizin und Staatsarzneikunde nach Innsbruck an und erhielt 1875 dieselbe Professur in Wien. 1884 wurde er durch Verleihung des Ordens der eisernen Krone in den Ritterstand erhoben, 1888 Präsident des obersten Sanitätsrats. H., der 27. August 1897 in Abbazia starb, wohin er sich zur Wiederherstellung seiner Gesundheit begeben hatte, gehört zu den bedeutendsten forensischen Medizinern des 19. Jahrhunderts. Sein Hauptwerk ist das „Lehrbuch der gerichtlichen Medizin" (1878, seitdem achtmal aufgelegt und in mehrere Sprachen übersetzt). Ausserdem publizierte H. folgende Schriften: „Arbeiten über Verbrennungen" (Prag. Vrtljhrschr., CV; W. m. W.,

1875, 76) — „Ueber den Strangulationstod" (Mitt. des Vereins der Ärzte Niederösterr., 1876; W. m. W., 1876; W. m. Pr., 1879, 80, 81) — „Ueber vorzeitige Athembewegungen" (Vrtljhrschr. f. ger. Med., XIX, XXII) — „Forensische Untersuchung von Blutspuren u. Haaren" (Prag. Vrtljhrschr. CXII; Innsbrucker Ber, 1872; Vrtljhrschr. f. ger. Med., XIX) — „Ueber die natürlichen Spalten und Ossificationsdefecte am Schädel des Neugeborenen" (Prag. Vrtljhrschr. CXXIII) — „Ueber Leichenerscheinungen" (Vrtljhrschr. f. ger. Med., XXV) — „Ueber

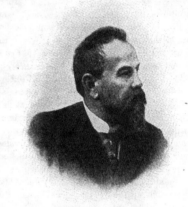

Verblutung aus der Nabelschnur" (Österr. Jahrb. f. Pädiatrik, 1877, II) — „Ueber Fettwachsbildung" (W. m. W. 1879) — „Ueber Stichwunden" (Med Jahrb., 1881) — „Ueber die Sicherstellung der Identität von Leichen" (W. m. W., 1882) — „Ueber den Effect künstlicher Respiration, insbesondere der Schwingungen der Neugeborenen" (Ib. 1885) — „Zur Casuistik der intrauterinen Verletzungen der Frucht und der Befunde, die dafür gehalten werden können" (W. m Pr. 1885) und zahlreiche kleinere Arbeiten und Gutachten, unter letzteren das über den Fall von Tisza-Eszlár.

Hofmann, Ottmar, zu Regensburg, geb. 20. Sept 1835 zu Frankfurt a. M., studierte in Erlangen, später in Berlin, Prag und Wien, wurde 1859 promoviert, war seitdem prakt. Arzt in Regensburg, Neunburg v. d. Walde, Bodenwöhr und Marktsteft, wurde 1873 Bezirksarzt in Obernburg bei Aschaffenburg, 1876 Bezirksarzt der Stadt Würzburg, 1881 Regierungs- und Kreis-Med.-Rat in Regensburg und war seit 1886 auch Vorstand der Kreis-Gebäranstalt daselbst. Ausser versch. kleineren Arbeiten im Bayer. ärztl. Intelligenzblatt verfasste er: *„Med. Statistik der Stadt Würzburg für die Periode 1871—75"* (Würzb. 1877), desgl. für 1876 bis 79 (Ib. 1877 bis 81) und *„Morbiditäts-Statistik der Oberpfalz 1883 und 1884"* (wird fortgesetzt). Er war auch als Entomolog (Schüler HERRICH-SCHAEFFERS's in Regensburg), insbesondere auf dem Gebiete der Lepidopterologie thätig und hat versch. einschlägige Arbeiten in seiner Dissert. und in den betreff. Fach-Zeitschriften geliefert. H. starb 22. Febr. 1900.

Hofmann, Karl Berthold, zu Graz, in Zdaunek (Mähren) 3. September 1842 geb., studierte in Wien, war in der Chemie Schüler von REDTENBACHER, FRANZ SCHNEIDER und HOPPE-SEYLER (damals in Tübingen), wurde 1866 Doktor, wirkte 1866 bis 69 als Sekundararzt der Wiener Irrenanstalt, 1869 bis 73 als Dozent, 1873 bis 79 als Prof. e. o.. der med. Chemie und ist seit jener Zeit Prof. ord. der angewandten med. Chemie in Graz. Litterar. Arbeiten: *„Ueber Papaverin"* — *„Ueber die Zusammensetzung des Harnes bei Leukämie"* — *„Ueber Creatiningehalt normaler und pathologischer Harne"* — *„Ueber die Zusammensetzung der Darmgase"* — *„Ueber das Spectrum der Blondlot'schen Phosphorflamme und das Ammoniakspectrum"* — *„Getränkhygiene der Alten"* — *„Lehrbuch der Zoochemie"* (1876 bis 79). Gemeinsam mit ROB. ULTZMANN gab er heraus: *„Atlas der physiologischen und pathologischen Harnsedimente"* (m. 44 Taff.) und: *„Anleitung zur Untersuchung des Harnes mit besonderer Berücksichtigung der Erkrankungen des Harnapparates"* (1871; 2. Aufl. 1878). Ein besonderes Interesse für die Geschichte der Metalle bei den alten Völkern veranlasste folgende chemisch-archäol. Publikationen: *„Ueber Zink bei den Alten"* — *„Ueber Brüchigkeit antiken Silbers"* — *„Ueber Elektron"*. Ausserdem schrieb er: *„Ueber vermeintlich antike Seife"* — *„Ueber die Zusammensetzung ägyptischer Schmelzfarben"* — *„Ueber Chromhydrose"* — *„Ueber Blei bei den Völkern des Altertums"* — *„Ueber das ägyptische Augenmittel „Mesdem"* und eine Reihe von Abhandlungen über antike Goldlegierungen und Bronzen.

Hofmeier, Max, in Würzburg, 28. Januar 1854 zu Zudar auf Rügen geb., studierte in Greifswald, Würzburg, Freiburg unter HEGAR, PERNICE, SCHROEDER, wurde 1876 Doktor, war Assistent in Greifswald 1877 und in der geburtshilfl. Klinik zu Berlin unter SCHROEDER seit dieser Zeit, seit 1882 als Sekundararzt. Schriften: *„Die Gelbsucht der Neugeborenen"* (Stuttgart 1882) — *„Ueber den Stoffwechsel der Neugeborenen"* (VIRCHOW's Archiv, 1882) — *„Zur Statistik des Gebärmutterkrebses und seiner operativen Behandlung"* (Stuttgart 188) — *„Die Myomotomie"* (Ib. 1884)

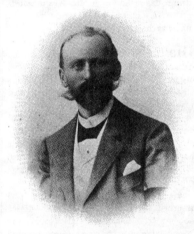

— *„Die Bedeutung der Nephritis in der Schwangerschaft"* — *„Ueber Contractionsverhältnisse des kreissenden Uterus"* (Zeitschr. f. Geburtshilfe, 1881) — *„Zur Behandlung der Placenta praevia"* (Ib.) — *„Ueber d. Werth prophylaktischer Uterusausspülungen nach d. Geburt"* (Ib.) — *„Ueber d. Zeitpunkt d. Abnabelung in seinem Einfluss auf d. ersten Lebenstage"* (Ib.) — *„Das untere Uterinsegment"* (in SCHROEDER: D. schwangere u. kreissende Uterus) 1887 als ord. Professor und Direktor eer Univ.-Frauenklinik nach Giessen berufen, seit 1888 in gleicher Eigenschaft als Nachf. SCANZONI's an der Univ. Würzburg thätig, veröffentlichte H. seitdem: *„Grundriss der gynaekologischen Operationen"* (Wien. 3. Aufl.); zusammen mit BENCKISER: *„Beiträge zur Anatomie d. schwangeren u. kreissenden Uterus"* (Stuttgart 1887) — *„Die menschliche Placenta"* (Wiesb. 1888) — *„Ueber den Einfluss der Fibromyome des Uterus auf Konception, Schwangerschaft u. Geburt"* (Zeitsch. f. G. u. G. 1894) Z. *Verhütung des Kindbettfiebers in den geburtshilfl. Unterrichtsanstalten "* (VOLK. Klin. V. N. F. No. 177) — *„Z. Anatomie u. Entwickelung d. menschl. Placenta."* (Z. f. G. u. G. XXXV) — *„Z. Anat. u. Ther. d. Carcin. Corp. uteri"* (Ib. XXXII) — *„Ueber den Unterricht in den Frauenkliniken"* (Klin. Jahrbuch IV.) Dazu Aufsätze im Berl. kl. W., D. M. W., Münch. M. W. Ausserdem leitete H seit 1887 zusammen mit OLSHAUSEN die Zeitschrift für Geburtshülfe und Gynäkologie und gab in neuer Bearbeitung das Handbuch der Krankheiten der weibl. Geschlechtsorgane von C. SCHROEDER heraus.

Hofmeister, Franz, als Sohn eines verdienten Arztes gl. N. (1808 bis 78) zu Prag 30. August 1850 geb., studierte daselbst, sowie in Leipzig (HUPPERT) und wurde 1874 promovirt. Schon seit 1873 war er als Assistent für physiol. Chemie in seiner Vaterstadt thätig, wo er sich 1879 für dieses Fach, 1881 noch für Pharmakologie habilitierte. Er arbeitete 1881/82 bei SCHMIEDEBERG in Strassburg, supplierte die Lehrkanzel für Pharmakologie in Prag 1881 bis 83, wurde 1883 ausserord., 1884 ord. Professor dieses Faches. 1896 wurde er als Nachfolger HOPPE-SEYLER's nach Strassburg berufen und kehrte damit wieder zur physiol. Chemie zurück. Seine wesentlichsten Arbeiten sind: *„Untersuchungen über die Zwischensubstanz im Hoden der Säugethiere"* (Wien. Sitzber. 1872) — *„Beiträge zur Kenntniss der Amidosäuren"* (Ib. 1877) — *„Ueber Laktosurie"* (Zeitschr. f. phys. Chemie I) — *„Ueber die chem. Structur des Collagens"* (Ib. II) — *„Beiträge zur Lehre vom Pepton"* (Ib. II, IV, VI) — *„Ueber physiol. Wirkung der Platinbasen"* (Archiv f. exp. Path. u. Pharm. XVI) — *„Untersuchungen über Resorption und Assimilation der Nährstoffe"* (Ib. XIX, XX, XXII, XXV, XXVI) — *„Ueber die automatischen Bewegungen des Magens"* (mit E. SCHÜTZ. Ib. XX) — *„Zur Lehre von der Wirkung der Salze"* (Ib. XXIV, XXV, XXVII, XXVIII) — *„Ueber den schweissmindernden Bestandtheil des Lärchenschwammes"* (Ib. XXV) — *„Die wirksamen Bestandtheile des Taumellolchs"* (Ib. XXX) — *„Ueber Aethylirung im Thierkörper"* (Ib. XXXIII) — *„Ueber Bildung des Harnstoffs durch Oxydation"* (Ib. XXXVII) — *„Ueber die Darstellung von krystallisirtem Eieralbumin"* (Ztschr. f. physiol. Chemie XIV, XVI) — *„Ueber jodirtes Eieralbumin"* (Ib. XXIV). Aus seinem Laboratorium in Prag und später in Strassburg sind überdies zahlreiche von seinen Schülern ausgeführte Arbeiten teils pharmakol., teils physiol.-chemischen Inhalts hervorgegangen.

Hofmeister, Franz, in Tübingen, geb. 30. März 1867 zu Rottenburg a. Neckar, studierte in Tübingen, Berlin und Halle, hauptsächlich als Schüler von v. BRUNS, promovierte 1890, war dann successive Assistent bei EBERTH, KALTENBACH, v. BRUNS, habilitierte sich 1894 für Chir. in Tübingen, wurde 1898 Prof. e. o. und erhielt 1899 einen Lehrauftrag für Chir. Schriften: *„Experimentelle Untersuchungen über die*

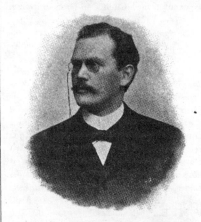

Folgen des Schilddrüsenverlustes" (Habilitationsschr.) — *„Coxa vara (Schenkelhalsverbiegung)"* (3 Arbeiten) — *„Catgutsterilisation durch Auskochen"* (3 Arbeiten), sämtlich in Beitr. z. klin. Chir. — *„Verletzungen und Erkrankungen des Larynx und der Trachea"* (ausschliesslich Tumoren) in v.

BERGMANN'S, v. BRUNS, v. MIKULICZ Handb. d. pr. Chir., Stuttgart).

Hofmokl, Johann, geb. 1840 zu Brzezan (Galizien), studierte in Wien hauptsächlich als Schüler v. DUMREICHER'S, promovierte 1865, war seit 1868 Assistent a. d. dortigen chir. Klinik, seit 1871 Dozent, seit 1873 Chefarzt im Kinderspital, seit 1881 Primararzt, wurde 1885 Prof. e. o., trat 1900 in den Ruhestand und starb 25. März 1900. H. publizierte: „*Über Resection der Kiefer*" (1871) — „*Über Blutdruckverhältnisse im grossen und kleinen Kreislauf*" (1875) — „*Über Spina bifida*" (1878), dazu Arbeiten über chir. Erkrankungen der Harn- und Geschlechtsorgane im Kindesalter, über chir. Behdl. der serösen und eitrigen Entzündungen des Brustfells, zur Chir. d. Gallenwege, zur Radicaloperation der freien Brüche und des Darmverschlusses, über das mechanische Moment der Brüche, Druckverhältnisse von normalen und krankhaften Flüssigkeiten in den Körperhöhlen, über Kopfblutgeschwulst, über Sublimat- und Jodoformverbände, über Verwendung des Wassergases und des Tischlerleims in der prakt. Chir. etc.

Hogg, Jabez, zu London, geb. 1819 zu Chatham (Kent), studierte 1847 bis 49 in der med. Schule des Charing Cross Hosp., wurde 1850 M. R. C. S., 1851 Assist.-Surg., 1855 Surg. am Royal Westminst. Ophthalm. Hosp., war dann Consult. Surg. daselbst, Surg. des Bloomsbury Eye Hosp. und der Roy. Masonic Institution und starb 23. April 1899. Eine Liste seiner versch. Publikationen umfasst weit über 100 Nummern; davon seien erwähnt: „*The microscope, its history, construction and applications*" — „*Elements of experimental and natural philosophy*" (1854) — „*A manual of ophthalmoscopic surgery*" (1863) — „*A parasitic or germ theory of disease: the skin, the eye, and other affections*" (1878) — „*Cure of cataract and other eye affections*" (1878) — „*Patholog. anatomy of the glans penis, and urethra*" (1852); Aufsätze sehr verschiedenart. Inhaltes im Med. Circular (1862), Popular Science Review, Transact. of the Microsc. Soc., Lancet, Sanitary Record, Med. Press and Circular u. s. w.

Biographisches Lexikon.

Hoggan, George, zu Edinburg 24. Mai 1837 geb., studierte in Edinburg und Paris, war namentlich Schüler von RANVIER und CLAUDE BERNARD, war Prosektor in Surgeon's Hall und Dozent der Anatomie im Minto House zu Edinburg, praktizierte seit 1874 in London als Physician für Hautkrankheiten und starb 18. Juli 1891. H schrieb: „*A new section cutter for the microscope*" (Journ. of the Quekett Microscopical Club, 1876) — „*Effects of cancer and leprosy on the sweetglands and lymphatics of the skin*" (Patholog. Transact., XXIX, XXX); zusammen mit seiner Frau FRANCES ELIZABETH (geb. 1843): „*On degeneration and regeneration of the axis cylinder*" (Ib. XXXI) — „*Étude sur le rôle des lymphatiques de la peau dans l'infection cancéreuse*" (Archiv. de physiolog., 1880) u. v. a. im älteren Lexikon aufgezählte Arbeiten.

Holl, Moritz, in Wien, 28. Juni 1852 geb., war daselbst Schüler von HYRTL und LANGER. 1876 promoviert, wurde er bereits 1882 auf den Lehrstuhl der Anatomie nach Innsbruck, 1889 nach Prag berufen und lieferte ausser den monograph. veröffentlichten „*Operationen an der Leiche*" (Stuttgart 1883) eine grössere Reihe fachwissenschaftl. Publikationen für die Sitzungsber. der kaiserl. Akad. der Wissensch., die Zeitschr. für Anat. und Entwicklungsgesch., das Archiv für Anat. und Phys., v. LANGENBECK's Archiv, die Wiener med. Jahrbb., die Berichte der Wiener anthrop. Gesellsch. und die Wiener med. Wochenschr.; diese Publikationen behandeln verschiedene Gebiete der menschlichen und vergleichenden Anatomie. Als Mitarbeiter des Handbuches der Anatomie des Menschen (hrsg. v. K. v. BARDELEBEN, Jena) veröffentlichte er: „*Die Muskeln und Fascien des Beckenausganges*". Unter seiner Leitung erschienen versch. anatomische Arbeiten seiner Schüler BUBENIK, HABERER, M. HOFMANN, KOTSCHY, W. KRAUS, MERLIN und PFAUNDLER.

Holländer, Ludwig Heinrich, zu Halle, in Leobschütz 4. Febr. 1833 geb., machte seine Studien in Würzburg und Breslau, wo er von FRERICHS die Anregung zu seinem späteren Spezialfach empfing. 1856 promoviert, widmete er sich nach einem 9jähr. Aufenthalt in Südafrika der Zahnheilkunde, habilitierte sich für dieses Fach 1873 in Halle und erhielt 1878 das Prädikat Professor. Später wurde er an die Spitze des dort gegründeten zahnärztl. Instituts gestellt und verblieb in dieser Stellung bis zu seinem Tode 14. März 1897. Einen Ruf nach Genf hatte er 1881 abgelehnt. Als Früchte seines Wirkens in Südafrika publizierte er 1866 und 67 Aufsätze im Globus und ähnlichen Zeitschriften; 1877 übersetzte er Tomes' „Manual of dental anatomy"; 1881 gab er „Beiträge zur Zahnheilkunde" (9 Abh., Leipzig); ferner: „Die Anomalien der Zahnstellung" (nach Kingsley, Leipzig 1881) und „Die Extraction der Zähne" (2. Aufl., Ib. 1882) heraus.

Hollstein, Lion, zu Berlin, geb. zu Lissa 1. November 1811, besuchte die Univ. zu Berlin und wurde daselbst 1836 Doktor mit einer von d. Univ. preisgekr. Abhandl. über die antiphlogistische Methode. Seit 1837 Arzt in Berlin, zuletzt mit dem Charakter als Geh. Sanitätsrat, gab H. heraus ausser mehreren im älteren Lexikon genannten Schriften ein namentlich an der Berliner Univ. sehr verbreitetes und gern benutztes „Compendium der Anatomie des Menschen, mit 160 eingedruckten Abbildungen, nach Erasmus Wilson's anatomischem Vademecum" (Berl. 1845; spätere Auflagen, z. B. 5. Aufl. 1873 u. d. T.: „Lehrbuch der Anatomie des Menschen u. s. w."; auch in einige fremde Sprachen übersetzt, so ins Russische von Birschenker, Petersburg 1858). H. starb 31. Dez. 1892.

Holmes, W. Gordon, Laryngolog in London, geb. in Dublin 1845, Dr. med. 1882 in Brüssel, L. R. C. P. Edinb. 1871, wurde 1875 Chief assistant des verstorb. Sir Morell Mackenzie, dessen Mitarbeiter er an seinem grössten Werk „Diseases of the Throat and Nose" (1880) war. H. ist Fellow d. Brit. Laryng. and Rhinol. Assoc., Mitgl. d. Laryngol Soc. in London, Arzt an der Municipal Throat und Ear Infirmary, Hon. Consult. Phys. am Sheffield Ear und Throat Hosp. und veröffentlichte noch: „Annual reports of the hospital for diseases of the throat for 1876 and 1877" — „A treatise on vocal physiology and hygiene, with special reference to the cultivation and preservation of the voice" (2nd edit. 1880) — „A guide to the use of the laryngoscope in general practice" (1881) — „History of the progress of laryngology from the earliest times to the present" (1884) — „The hygiene of the throat and ear" (1885 Contrib.) — „Syphilis of the larynx reviewed in connection with recent clinical and pathological investigations" (Med. Press Circ. 1883) — „Chronic catarrhal laryngitis; its varieties. with their etiology, pathology, and clinical relations" (Lancet, 1884) — „Sporadic goitre; its varieties and the results of modern treatment" (Ib. 1895); und verschiedene andere Journal - Beiträge über Gegenstände aus seinem Spezialgebiet.

Holmes, Timothy, zu London, studierte im St. George's Hosp. daselbst, ist seit 1853 Fellow des Roy. Coll. of Surg. und zur Zeit Mitgl. des Council desselben, war auch Prof. der Chirurgie und pathol. Anatomie bei demselben, Surgeon des Kinder-Hospitals, Chef-Chirurg der hauptstädt. Polizei und Surgeon des St. George's Hosp. und ist jetzt im Ruhestande. Schriften: „A system of surgery, theoretical and practical, in treatises by various authors" (4 voll., London 1860 bis 64; 2. edit. 5 voll., 1869 bis 71 u. s. w.). Er bearbeitete darin selbst die Artikel: „Burns and scalds" — „Dislocations" — „Aneurism" — „Diseases of bone" — Excision of bones and joints" — „Surgical diseases of childhood" — „Surgical diagnosis, and regional surgery". H. schrieb ferner: „The surgical treatment of the diseases of infancy and childhood" (Ib. 1868) — „A treatise on surgery, its principles and practice". Zusammen mit Bristowe verfasste er: „Report on hospitals" (Sixth Annual Report of the Med. Officer to the Privy Council), veranstaltete eine neue Ausgabe von Gray's Anatomie und schrieb eine Anzahl von Aufsätzen für die Med.-Chir., Patholog. Transact., St. George's Hosp. Reports und versch. Zeitschr.

Holmes, Olivier Wendell, geb. zu Cambridge, Mass., 29. Aug. 1809. studierte anfangs die Rechte, später Med., seit 1832 an europ. Univ., besonders in Paris, prom. 1836. wurde 1838 Prof. der Anat. und Physiol. am Dartmouth Coll., fungierte seit 1847 in gleicher Stellung als Nachf. von JOHN C. WARREN am Med. Coll. der Harvard Univ. und starb 7. Okt. 1894. H. hat sich auch als Dichter einen Namen gemacht. Seine med. Publikationen sind in New Americ. Cyclop. IX, pag. 238 verzeichnet.

Holmgren, Alarik Frithiof, berühmter schwedischer Physiolog, zu Upsala, 22. Oktober 1831 zu Asen im Linköpings Stift geb., studierte seit 1850 in Upsala, war Lehrer der Naturwissenschaften an einer Schule in Norrköping, Choleraarzt, Unterarzt in einer Wasserheilanstalt zu Söderköping u. s. w., wurde 1861 in Upsala Doktor und in demselben Jahre zum Adjunkten der theoret. und prakt. Med.

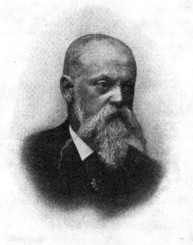

an der dortigen Univ. ernannt. Er erhielt 1862 den Auftrag, sich weiter für experimentelle Physiologie im Auslande auszubilden und ein physiol. Laboratorium, das erste in Schweden, zu errichten. Er arbeitete zu diesem Zweck 1861, 62, 63, 64 bei BRÜCKE, LUDWIG, DU BOIS-REYMOND, 1869 bei HELMHOLTZ und besuchte später auch Italien, Paris, London. 1864 war er zum Prof. der Physiologie an der Univ. ernannt worden, in welcher Stellung er bis zu seinem 14. August 1897 erfolgten Ableben thätig war. H. hat sich um den physiol. Unterricht in Schweden, sowie um die physiol. Forschung bes. in der Lehre von der Optik grosse Verdienste erworben. Am bekanntesten sind seine Arbeiten über *„Die Farbenblindheit in ihren Beziehungen zu den Eisenbahnen und der Marine"* (Leipzig 1878). Ausserdem hat H. auch experimentell über den Gasaustausch bei der Respiration, Muskelphysiologie u. a. m. gearbeitet. Ein Teil seiner zahlreichen Publikationen erschien in deutschen Zeitschr., ein anderer in den Upsala Läkarefören. förhandl. (I—VII u. s. w.), darunter über die Wirkung von Calabar, Atropin, Choroform, Curare. Das Titelverzeichnis ist im älteren Lexikon zusammengestellt.

Holst, Leopold Heinrich von, geb. in Fellin 12./24. Jan. 1834, studierte in Dorpat 1851 bis 55, wurde 1856 promoviert, nach Verteidigung der Diss.: *„Über das Wesen der Trachome".* Darauf war er einige Zeit Kirchspielarzt in Livland, 1858 bis 60 Assistent der geburtshilfl. Klinik zu Dorpat, 1860 bis 67 Marinearzt, machte als solcher eine 3jähr. Reise nach Amerika und ins Mittelmeer auf der Fregatte „Osljaba" mit. Nach seiner Rückkehr nahm er seinen Abschied, wurde Fabrikarzt in der Umgegend von Petersburg und übernahm 1880 die Stellung als Mitredakteur der „St. Petersburger med. Wochenschr."; H. starb 6. Juni 1888. Unter einer Reihe med. Abhandlungen ist hervorzuheben: *„Das anat. Kriegs-Museum in Washington"* und die Arbeit über *„Heisswasserinjectionen zur Verhütung beginnenden Abortus".*

Holst, Valentin v., geb. 14. März 1839, studierte in Dorpat, 1857 bis 63 als Schüler BIDDER'S, BUCHHEIM'S, BOETTCHER'S, ADELMANN'S, WACHSMUTH'S, WEYRICH'S, wurde 1863 promoviert u. setzte dann seine Studien in Wien und Berlin fort. 1864 bis 68 wirkte er zunächst als Landarzt in Livland, siedelte dann nach Riga über, wo er besonders als Spezialist für Nervenkrankh. thätig war, und auch die Leitung der Abteilung für Nervenkrankh. im allgem. Stadt-Krankenhause übernahm. Von 1890 an war er auch Vize-Direktor dieses Krankenhauses. Die letzteren beiden Stellungen gab er 1899 auf. Ausserdem übernahm er 1892 als Vize-Präses Curatorii die Leitung des Riga'schen Asyles der

Schwestern des Roten Kreuzes. 1884 begründete er eine Privatheilanstalt für Nervenkranke in Riga (die erste in Russland), welche er bis 1898 leitete, dann aber in den Besitz eines seiner früheren Assistenten übergehen liess. Neben mehrfachen fachmännischen Artikeln in Journ. veröffentlichte er monographisch: *„Über die Behandlung von Nervenkrankheiten in besonderen Anstalten"* — *„Die Behandlung der Hysterie und Neurasthenie"* — *„Über die besondere Form von Hysterie, wie sie in allgemeinen Krankenhäusern vorkommt"* — *„Der Elementarunterricht, eine neuropathologische Studie".*

Holst, A x e l, in Christiania, geb. daselbst 6. Sept. 1860, Neffe von Prof. WALTHER FLEMMING in Kiel, studierte in seiner Vaterstadt, sowie in Kiel, Wiesbaden (HÜPPE), im Institut Pasteur, sowie in Berlin, München und London, approbiert als Arzt 1884, Dr. med. und Privatdozent 1892, trieb prakt. Hygiene in verschiedenen Städten Deutschlands, Österreichs, Frankreichs und Englands, war Assistent am pathol.-anat. Institute des Reichshospitals zu Christiania (unter HJ. HEIBERG) 1885 bis 89; „Univ.-Stipendiat" der Med. an d. Univ. zu Christiania 1887 bis 93; ist o. ö. Prof. der Hygiene und Bakteriologie an der besagten Univ. seit 1893. Während eines halben Jahres von 1892 bis 93 war H. als Gesundheitsinspektor der Stadt Christiania angestellt. Er veröffentlichte: *„Aphoristische Beobachtungen über die scrophulösen Processe und über das Vorkommen von Tuberkelbac. bei denselben"* (Klin. aarbog 1885) — *„Über das Verhalten von Bakterien bei suppurativen Processen"* (preisgekrönte Abhandlung, Norsk Magaz. f. Lägevidenskaben 1888) — *„Neue Versuche über das Verhalten der Kettenkokken bei Krankheiten des Menschen"* (Abhandl. f. das Doktorat; Ib. 1891) — *„Über den Entwurf des Herrn Reichsadvokaten Getz zu einem Gesetze bezüglich der Bekämpfung der venerischen Krankheiten und der öffentlichen Unsittlichkeit"* (Zeitschr. d. norweg. Ärztevereins 1893, Verhandl. der med. Ges. zu Christiania,. siehe Norsk Magaz. f. Lägevidensk. 1892 bis 93, Verhandl.) — *„Über die Prostitution in Christiania"* (Ib. 1898) — *„Untersuchungen über die Arbeiterwohnungen in Christiania"* (gedr. als Monographie auf Kosten der Stadt Christiania 1896; s. auch Zeitschr. d. norweg. Ärztevereins 1896 u. Arch. f. Hyg. 1897) — *„Beobachtungen über Käsevergiftungen"* (Ctbl. f. Bakt. 1896) — *„Über die Ursachen der acuten Durchfälle"* (Zeitschr. d. norweg. Ärztevereins 1897) — *„Über durchfallerregende Wirkungen des Bacillus coli comm. vom normalen menschlichen Darme"* (Norsk Magaz. f. Lägevidensk. 1898, Verh. d. med. Ges. zu Christiania) — *„Über Infection vom Darmkanale"* (Vortr. d. nordischen Kongr. f. innere Med. Ib. 1898). Auserdem eine Reihe kleinerer Abhandlungen und Vorträge in norwegischen, z. T. auch deutschen med. Zeitschr. und eine Übersicht über die Bakteriologie, 1890 in norwegischer und 1891 in deutscher Sprache erschienen. H. war 1891 bis 99 Mitglied der Redaktion und 1898 bis 99 Präsident d. norweg. Ärztevereins, Delegierter d. norweg. Regierung a. d. internat. Kongr. f. Arbeiterwohnungen in Brüssel 1897 u. f. Hygiene u. Demographie in Madrid 1898; Delegiert. der Stadt Christiania a. dem internat. Kongr. f. Bekämpfung d. Syphilis etc. in Brüssel 1899.

Holt, B a r n a r d. zu London, daselbst 1816 geb., studierte im Westminster Hosp. als Schüler von ANTHONY WHITE, wurde nach dessen Resignierung 1846 Assistent Surgeon, 1847 Fellow des Roy. Coll. of Surg., 1850 Surgeon, verblieb in dieser Stellung bis 1873, war seitdem Consulting Surgeon und Mitglied des Council des R. C. S. H., der 27. Februar 1894 starb, ist besonders durch seine Behandlung der Strikturen und den von ihm erfundenen, 1852 zuerst beschriebenen Dilatator bekannt. H. war ausserdem ein eifriger Sportsmann, ein vorzüglicher Pferdekenner und Reiter. Er war Officier of health für Westminster, Chirurg der Railway Passengers Assurance Company und als solcher ein geschätzter gerichtl. Sachverständiger für Eisenbahnunfälle. Schriften: *„On the immediate treatment of stricture of urethra by the employment of the stricture dilator"* (London 1861; 2. edit. 1863) — *„Opinions and statistics of the immediate treatment of stricture of the urethra"* (1865). In period. Schriften finden sich von ihm u. a. folgende Aufsätze: *„New method of reducing dislocations of the lower jaw"* (Westminster Hosp. Reports) — *"Errors in diagnosis and treatment of retention of urine not connected with stricture"* (Lancet) — *"Observations and cases on a new winged india-rubber catheter for retention in the bladder"* (Ib. 1870).

Holz, Benno, in Berlin, geb. in Posen 11. Dez. 1851, studierte in Berlin, Dr. med. 1877, war 1876 bis 77 Assistent der chir. Abt. d. jüd. Krankenhauses zu Berlin, trieb 1878 bis 85 allgemeine Praxis u. wirkt seitdem als Spezialarzt für Hals-, Nasen- und Ohrleiden. H. veröffentlichte seit 1878 eine Reihe von Journalabhandlungen, hauptsächlich aus seinem Spezialgebiete in d. Berl. klin. Wochenschr. Auch war H. Mitarbeiter an der 1. Aufl. von VILLARET'S Handwörterb. d. Med.

Hopmann, Karl Melchior, zu Köln a. Rh., geb. zu Elberfeld 10. Dez. 1844, studierte in Bonn, Würzburg, Berlin, Wien, wurde 1867 promoviert, war 1868 bis 70 Assistenzarzt der inneren, bez. der äusseren Abteilung des Hedwigs-Krankenhauses zu Berlin, leitete 1870, 71 die Vereinslazarette für Verwundete „an der Höhe" bei Bonn, „Brill" u. „Eisenbahn" in Elberfeld, über welche Wirksamkeit ein Bericht: *"Aus Vereinslazarethen der Jahre 1870 und 1871"* (D. Z. f. Ch., II) veröffentlicht wurde, wirkt seit 1871 als Spezialarzt für Krankh. der Hals- und Brustorgane, der Nase und der Ohren in Köln, hat 1876 im Vinzenzhause zu Köln eine stationäre Abteilung für Hals- etc. Kranke und 1878, im Verein mit Kollegen, die „spezialärztliche Poliklinik" eingerichtet. H. war Oberarzt des Vinzenzhauses 1888 bis 93 und erhielt 1891 den Sanitätsratstitel. Zu den im älteren Lexikon aufgeführten Veröffentlichungen sind seitdem hinzugekommen: *"Über mein Verf., Tumoren im hint. Abschn. der Nase zu beseitigen"* (Wo. f. O. 1888) — *"Über Warzengeschwülste (Papillome) der Respirationsschleimhäute"* (Samml. kl. Vortr. Nr. 315 1888*)* — *"Gaumenhalter mit elast. Zug"* (Mo. f. O. 1890) — *"Über Messungen des Tiefendurchmessers der Nasenscheidewand bez. des Nasenschwammes; ein Beitrag zur aetiolog. Beurtheilg. d. Ozaena"* (Arch. f. Laryng. 1893) — *"Die adenoid. Tumoren als Theilersch. der Symplein des lymph. Rachenringes etc."* (Samml. zwangl. Abhdlg. Halle 1895) — *"Verletzungen des Kehlkopfes und der Luftröhre"* (Handb. d. Laryng. I, Wien 1898) — *"Syphilis des Rachens und des Nasenrachens"* (Ib. II 8/9 Wien 1898), dazu verschiedene Abhandlungen im Berl. kl. W., D. med. Z., Münch. m. W., Wien. m. W. u. a. m.

Hoppe, Johann Ignaz, zu Grossbartloff (Reg.-Bez. Erfurt) 14. Jan. 1811 geb., studierte teils Philosophie, teils Med. in Berlin, wo er dem Friedrich Wilhelms-Institut angehörte, und wurde Dr. med. 1834. Nach längerer Militärdienstzeit absolvierte er 1840 das Staatsexamen, habilitierte sich 1846 in Bonn und ging 1852 nach Basel als Extraordinarius. Seine Arbeiten sind grösstenteils physiol. und psychol. Inhaltes (Gegenreiz, Scheinbewegungen, Vorgänge im Gehirn bei Wahrnehmungen etc.). H starb 1891.

Hoppe-Seyler, Ernst Felix Immanuel, berühmter physiol. Chemiker zu Strassburg i. E, geb. zu Freiburg a. d. U., 26. Dezember 1825, besuchte die Univ. Halle, Leipzig, Berlin, Prag, Wien als Schüler von E H. und ED. WEBER, OPPOLZER, ERDMANN, MARCHAND, JOH. MÜLLER,

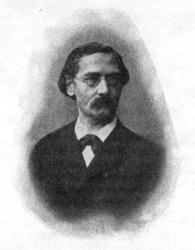

LEHMANN, wurde in Berlin 1850 Doktor mit der Diss.: *"De cartilaginum structura et chondrino"*, liess sich dann hier als Arzt nieder, war Arzt am Arbeitshause 1852 bis 54 und beschäftigte sich gleichzeitig mit physiol.-chem. Arbeiten und physik. Diagnostik. 1854 übernahm er die Stellung

als Prosektor in Greifswald, habilitierte sich daselbst, kehrte aber bereits 1856 nach Berlin zurück, wo er als Assistent VIRCHOW's im pathol. Institut für pathol. Chemie bis 1864 thätig war und 1860 Prof. e. o. wurde. 1861 folgte er einem Ruf als ord. Prof. d. angew. Chemie nach Tübingen und 1872 siedelte er als ord. Prof. d. physiol. Chemie nach Strassburg über. In dieser Stellung verblieb er bis zu seinem Lebensende. H., der 10. August 1895 auf seiner Besitzung Wasserburg am Bodensee während eines Ferienaufenthaltes am Schlaganfall gestorben ist, gehört zu den Begründern der neueren physiol. Chemie, um die er sich nicht bloss durch eine unübersehbare Zahl eigener Forschungen in allen ihren Teilen, sondern auch durch eine umfassende Lehrthätigkeit verdient gemacht hat. Die Mehrzahl der deutsch. Universitätslehrer der physiol. Chemie und viele ausländ. sind aus H.'s Schule hervorgegangen. Von seinen Schriften seien zunächst erwähnt: *„Handbuch der physiologisch- und pathologisch-chemischen Analyse"* (Berlin 1858 bis 83, 5. Aufl.) — *„Physiologische Chemie"* (Ib. 1877 bis 81) — *„Medicinisch-chemische Untersuchungen"* (4 Hefte, 1866 bis 71) — *„Zeitschrift für physiologische Chemie"* (I bis XVIII, 1877 bis 94). Ausserdem veröffentlichte H. Arbeiten über die Eigenschaften der Blutfarbstoffe, der Eiweissstoffe, über Gährungen, Aktivierung des Sauerstoffs, Bestandteile der Protoplasmen etc. in VIRCHOW's Archiv und PFLÜGER's Archiv und in der oben gen. Zeitschrift. Von diesen Einzelarbeiten haben namentlich diejenigen über die Eiweisskörper (Vitellin, Ichthin, Globulin, Albumin) und über die Chemie der Zelle in allerjüngster Zeit den Anstoss zu weiteren sehr wichtigen Forschungen gegeben. In Bezug auf die Blutfarbstoffe kommt H. das Verdienst zu, die Bedeutung des Hämoglobins für die innere Athmung, den Zusammenhang des Blutfarbstoffs mit dem Lecithin, das Nuklein in den Blutkörperchen, das Hämochromogen nachgewiesen zu haben. H. gab Methoden zur Analyse des Hämoglobins an, untersuchte dessen Spaltungsprodukte und förderte namentlich auch die Lehre von den Beziehungen der roten Blutkörperchen zu den Gallenfarbstoffen. In den Zellen wies H. die Globuline, Albumine, Glycogen, die Verbreitung des Lecithins etc. nach. Wichtig sind auch H.'s Studien über die Bedeutung der Cholesterine und des Fetts in den Zellen.

Hoppe-Seyler, Georg Karl Felix,

als Sohn des Vor. 17. Febr. 1860 in Berlin geb., studierte seit 1878 in Strassburg, Bonn und Berlin, promovierte 1883 in Berlin mit der Diss.: *„Beiträge zur Kenntniss der Indigobildenden Substanzen im Harn und des künstlichen Diabetes mellitus"*, wurde 1883 in Bonn approbiert, arbeitete 1884 bei seinem Vater u. auf der Klinik von KUSSMAUL, war 1885 bis 92 Assistent der med. Klinik von QUINCKE in Kiel, habilitierte sich 1887 daselbst als Privatdozent für innere Medizin und med. Chemie. Seit 1892 ist er Prof. e. o. und ärztlicher Direktor des städtischen Krankenhauses in Kiel. H. publizierte in der Zeitschr. für physiol. Chemie, D. Arch. f. kl. Med. etc. Arbeiten, welche die Ausscheidung aromatischer Substanzen und Farbstoffe im Urin, Krankheiten des Magendarmkanals und Pancreas, die Bildung von Gasen im Organismus etc. betrafen, bearbeitete die *„Diphtherie des Rachens und Kehlkopfes"* für das Handb. der Laryngologie von HEYMANN, sowie mit QUINCKE zusammen die *„Krankheiten der Leber"* im Handb. der spez. Pathol. u. Therapie von NOTHNAGEL.

Horner, Johann Friedrich,

geb. 27. März 1831 in Zürich, studierte daselbst seit 1849, wurde 1854 Dr. med., besuchte hierauf Wien und Berlin, war 1 Jahr lang Assistent ALBR. v. GRAEFE's, mit dem ihn eine innige Freundschaft bis zu dessen Tode verband, und liess sich nach kurzem Aufenthalte in Paris bei DESMARRES 1856 in Zürich als Augenarzt nieder, wo er sich gleichzeitig bei der Univ. habilitierte. 1862 wurde er Prof. e. o. und Direktor der ophthalmol. Klinik, 1873 ord. Prof. Ein Herz- und Nierenleiden nötigte ihn, 1885 seine akad. Thätigkeit aufzugeben. Trotz vorübergehender Besserung starb er infolge eines Hirnschlages 20. Dezember 1886. H. war ein ausgez. klin. Lehrer von rhetor. Begabung, tücht. Diagnostiker und gew. Operateur. Er war der erste, welcher die Antiseptik in die Augenheilk. einführte, ihm verdanken wir den Begriff und die Kenntnis der verschiedenen Formen des Herpes corneae, den Zusammenhang des Schichtstaares mit der rhachit. Zahndeformation, sowie den mykot. Ursprung des Ulcus corneae. Seine Veröffentlichungen, die z. T. auch in Dissert. seiner Schüler erfolgten, hat HORSTMANN im älteren Biogr. Lexikon aufgezählt, auf das wir hiermit verweisen müssen.

Horstmann, Carl, in Berlin, geb. zu Dillenburg 14. Juni 1847, studierte in Würzburg, Göttingen und Berlin, promovierte 1871 an letzterer Univ. und absolvierte 1873 daselbst das Staatsexamen. Darauf funktionierte er fünf Jahre lang als Assistent an der Univ.-Augenklinik unter der Leitung von SCHWEIGGER. Nach einer wissenschaftl. Reise nach Holland, England und Frankreich habilitierte er sich 1879 als Privatdozent für Ophthalmologie an der Univ. zu Berlin, 1888 erhielt er den Titel Professor und 1898 wurde er zum Prof. e. o. ernannt. Von seinen Arbeiten seien die folgenden angeführt: *„Ueber die Tiefe der vorderen Augenkammer"* (v. GRAEFE's Arch. f. Ophthalm. XXV) — *„Ueber Sehstörungen nach Blutverlust"* (ZEHENDER's kl. Monatsbl. f. Augenh. XVI u. A. f. k. M. V) — *„Ueber Myopie"* (A. f. A. IX) — *„Beiträge zur Entwicklung der Refractionsverhältnisse des menschlichen Auges während der ersten fünf Lebensjahre"* (Ib. XIV) — *„Die Anaesthesia retinae"* (Z. f. k. M. XII) — *„Ueber Neuritis optica"* (A. f. A. XIX) — *„Ueber den Verlauf der spontanen Netzhautablösung"* (Ib. XXXVI).

Horteloup, Paul, zu Paris, geb. daselbst 1837, wurde 1865 Doktor mit der These: *„De la sclérodermie"*, war Hospital-Chirurg im Hôp. du Midi, dann im Hôp. Necker, Mitgl. des Conseil de surveillance de l'assistance publique und des Conseil général de l'Association des médecins de FRANCE und starb Anfang Januar 1893. H. schrieb für die Agregation folgende Konkursthesen: *„Plaies du larynx, de la trachée et de l'oesophage, etc."* (1869) — *„Des tumeurs du sein chez l'homme"* (1872).

Hosch, Friedrich, geb. 13. Oktober 1847 in Basel, studierte dort, in Tübingen und Utrecht, funktionierte 1870 bis 72 als Assistent der Univ.-Augenklinik in Basel, habilitierte sich 1883 daselbst für Ophthalmologie und wurde 1896 Prof. e. o. Ausser einer Reihe kasuist. Mitteilungen rühren von ihm Arbeiten her *„Über das Epithel der vorderen Linsenkapsel"* (v. GRAEFE's A. XX) — *„Experimentelle Studien über Iriscysten"* (VIRCH. Arch. XXXIX) — *„Über Ehrlich's Methylenblaumethode und ihre Anwendung auf das Auge"* (v. GRAEFE's Arch. XXXVII) — *„Über Sehnerverkrankung"* (Corr. f. Schweiz. Ärzte 1894) — *„Über den Bau der Säugetiernetzhaut mit Silberpräparaten"* (v. GRAEFE's Arch. XXXXI); endlich ein *„Grundriss der Augenheilkunde"* (Wien 1887).

Howse, Henry Greenway, zu London, geb. zu Bath 21. Dezember 1841, studierte im Guy's Hosp. zu London, wurde 1865 Member, 1868 Fellow des R. C. S. und M. S. der Londoner Univers., 1870 Dozent der Anat. und Assist.-Surg., 1875 Surgeon am Guy's Hosp., war auch seit 1871 Surgeon beim Evelina Hosp. für kranke Kinder und bei der National-Bruchband-Gesellschaft, 1894 und 99 Vize-Präsident des R. C. S. und zehn Jahre lang Examinator der Anatomie und Chirurgie bei der Univ. von London. Litter. Arbeiten: *„On a specimen of erectile tumour of the foot"* (Guy's Hosp. Rep. 1869) — — *„On circumcision"* (Ib. 1873) — *„On the operation of tracheotomy in childhood"* (Ib. 1875) — *„On the cure of varicose veins by excision"* (Ib. 1877) — *„Certain points relative to the treatment of necrosis cases"* (Brit. Med. Journ., 1874) — *„On Results of Excision of the Knee-joint"* (Guy's Hosp. Reports 1893) und andere Aufsätze in den Med.-Chir. Transact., Guy's Hosp. Rep., Transact. of the Pathol. Soc. und den med. Journ.

Hoyer, Heinrich, geb. 26. April 1834 zu Inowrazlaw als Sohn eines Apothekers, studierte in Breslau 1853 bis 56 und Berlin 1857, widmete sich schon als Student eifrig der Histologie und Embryologie und veröffentlichte in MÜLLER's Archiv (1856) seine Arbeit: *„Über die Eifollikel der Vögel, namentlich der Tauben* *und Hühner*" und zur Promotion die Schrift: „*De tunicae mucosae narium structura*" (Berlin 1857). 1858 wurde er in Breslau Reichert's Assistent, 1859 nach Warschau berufen, zuerst als Adjunkt für Physiologie und Histologie, seit 1860 als Prof. e. o. und seit 1862 als ord. Prof. der Histologie, Embryologie und vergl. Anatomie, in welcher Stellung er bis zu seiner 1894 erfolgten Emeritierung thätig war. Seinen Bemühungen verdankt die Warschauer Univ. ihr schönes histolog. Laboratorium, aus welchem 1867 bis 83 42 von jüngeren Ärzten und Studenten verfasste und unter H.'s persönl. Leitung durchgeführte histolog. Arbeiten hervorgegangen sind. Von seinen Entdeckungen sind anzuführen die des unmittelbaren Überganges kleinster Arterien in Venen, der Nervenendigungen in der Hornhaut, seine Untersuchungen über den Bau des Knochenmarkes, der Blutgefässe und des Bindegewebes, sowie seine Studien über Mikroorganismen. H. war eines der thätigsten Mitgl. der Warschauer ärztl. Gesellschaft und nahm seit 1881 sehr eifrig Anteil an der Redaktion der in Warschau herausgegebenen „Gazeta lekarska" (Ärztliche Zeitung). Die Zahl seiner Arbeiten ist eine bedeutende; dieselben sind meistens zuerst in polnischer, dann in deutscher Sprache veröffentlicht worden; die betr. Titel sind im älteren Lexikon von Peszke zusammengestellt. Ausserdem war H. Mitarbeiter der Hoffmann und Schwalbe'schen Jahresberichte über die Fortschritte der Anatomie und Physiologie, des Biolog. Centralbl., der Intern. Monatsschr. für Anatomie und Histologie, und 1867 bis 68 Mitredakteur des in Warschau damals erscheinenden Tygodnik lekarski (Ärztliches Wochenbl.).

Huber, Johann Christoph, zu Memmingen, geb. daselbst 7. Dez. 1830, studierte in Erlangen, Prag, Tübingen, war besonders Schüler von Franz Dittrich, wurde 1857 promoviert, wirkt seit 1861 als prakt. Arzt und seit 1880 als Landgerichtsarzt zu Memmingen mit dem Charakter als Medizinal-Rat. Litterar. Arbeiten: „*Über Echinococcus multilocularis*" (Bericht des naturhistor. Vereins zu Augsburg, 1880) — „*Über Cestoden in Schwaben*" (Ib. 1886); viele kleine Artikel im „Deutschen Archiv", „Friedreich's Blättern" etc., „*Über Meconium*" (Friedreich's Blätter, 1884). — „*Zur älteren Geschichte der klin. Helminthologie*" (Deutsch. Arch. XLV. 1889) — „*Die Blutegel im Alterthum*" (Ib. XLVII 1891) — „*Zur Liter.-Geschichte der Leberegelkrankheit*" (D. Zschr. f. Tiermed. 1890 XVII) — „*Bibliographie der klin. Helminthologie*" (1890 bis 95, Supplement 1898) — „*Bibliographie der klin. Entomologie 1899*" (Bisher 4 Hefte). — Artikel: „*Parasites*" (in Stedman's Twentieth Century 1896) — „*Soranus von Ephesus*" (Deutsche Übers. etc. in Verbindung mit Dr. Lüneburg, München 1894).

Huchard, Henri, in Paris, geb. in Auxon (Aube) 4. April 1844, studierte in Paris, besonders als Schüler von Axenfeld, Dr. med. 1871, war Médecin de l'hôpital Bichat 1882 bis 92, ist seitdem Médecin de l'hôpital Necker. H. veröffentlichte Arbeiten, anfangs hauptsächlich zur Neuropathologie, seit 30 Jahren zur Pathologie des Herzens. Die Titel der wichtigsten sind: „*La myocardite*

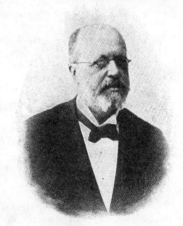

varioleuse" (zus. mit Desnos, 1870 bis 71) — „*Traité de névrose*" (2. Ausg. mit Axenfeld, Paris 1883) — „*Traité des maladies du coeur et de l'aorte*" (1889, 2. éd. 1893; 3. éd. 3 Bde., Paris 1899 bis 1900). — H. ist Mitgl. der Académie de médecine, hält am Hospital Necker klin. Vorlesungen, ist ferner korresp. Mitgl. d. Acad. de méd. Belgique, Präsid. der Soc. de thérapeutique,

Begründer und Leiter (seit 13 Jahren) der „Revue clinique et thérapeutique" und des „Journ. des Praticiens".

Huenefeld, Friedrich Ludwig, zu Greifswald, 30. März 1799 zu Müncheberg geb., wurde 1822 in Breslau Dr. med., war Privatdozent in Breslau, schrieb: „*Physiologische Chemie des menschl. Organismus, zur Beförderung der Physiologie und Medicin u. s. w.*" (2 Tle., Breslau 1826 bis 27), wurde 1826 zum Prof. e. o., 1833 zum Prof. ord. der Chemie und Mineralogie bei der Univ. Greifswald und 1831 zum Oberaufseher des dortigen Mineralien-Kabinets ernannt. 1827 hatte er sich ein Jahr lang zu Stockholm bei BERZELIUS aufgehalten. H. starb 24. April 1882. Dies Datum fehlt im älteren Biogr. Lex., auf das wir im übrigen wegen der Titel der sehr zahlreichen Publikationen H.'s verweisen müssen, die meist den ersten Dezennien des 19. Jahrhunderts entstammen.

Hueppe, Ferdinand, geb. 24. Aug. 1852 zu Heddesdorf, studierte in Berlin als Zögling des militärärztl. Friedrich Wilhelmsinstitutes, wurde 1876 promoviert und legte 1877 das Staatsexamen

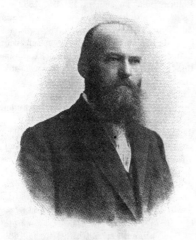

ab. Als Sanitätsoffizier wurde er 1879 zum Kaiserl. Gesundheitsamte kommandiert, wodurch die Richtung seiner Studien endgiltig bestimmt wurde; 1884 richtete er am FRESENIUS'schen Laboratorium in Wiesbaden eine hygien.-bakteriol. Abteilung ein und wurde 1889

Prof. der Hygiene an der deutsch. Univ. in Prag. Früher besonders durch VIRCHOW, DU BOIS REYMOND und LANGENBECK angeregt, wurde er nunmehr durch KOCH in seinen Arbeiten stark beeinflusst. Bei dem Aufschwunge der jungen Bakteriologie war er unter KOCH mit GAFFKY und LÖFLLER am Ausbau der neuen exakten Methodik mit beteiligt, die er in Einzelheiten und der Ausarbeitung einiger allg. Methoden durchführen half. Schriften: „*Die Methoden der Bakterienforschung*" (5. Aufl. 1891: ins engl., franz., russ. übersetzt) — „*Die Formen der Bakterien*" (1886) — „*Naturwissenschaftliche Einführung in die Bakteriologie*" (1896, ins engl. übersetzt) — „*Über das Verhalten ungeformter Fermente gegen hohe Temperaturen*" (M. d. k. Gesundheitsamtes I 1881) — „*Über die Ursachen der Gährungen und Infektionskrankheiten in den Beziehungen zum Causalproblem und zur Energetik*" (1893) — „*Untersuchungen über die Zersetzungen der Milch*" (I. M. d. k. Gesundheitsamtes II 1884; II. D. med. Wochenschr. 1884) — „*Über Beziehungen der Fäulnis zu den Infektionskrankheiten*" (1887) — „*Über den Kampf gegen die Infektionskrankh.*" (1889) — „*Der Zusammenhang der Wasserversorgung mit der Entstehung und Ausbreitung von Infektionskrankheiten*" (Bericht d. intern. med. Kongr. 1887) — „*Wasserversorgung von Prag*" (mit PELC, 1896) — „*Über die Wasserversorgung der Stadt Brünn*" (3 Art. 1898 und 99) — „*Einige Gesichtspunkte für die hygienische Beurtheilung von Kläranlagen*" (A. f. Hyg. 1889) — „*Zur Kenntnis der Abwässer in Zuckerfabriken*" (Ib. 1899) — „*Bakteriologie und Biologie der Wohnung*" (in WEYL's Handb. der Hygiene 1896); viele hygien. Abschnitte in VILLARET's Handwörterb. der Medizin 1. u. 2. Aufl. — „*Das Reichsseuchengesetz*" (B. kl. W. 1893) — „*Naturheilkunde und Schulmedicin*" (Z. f. soziale Med. 1895) — „*Das österreichische Nahrungsmittelgesetz*" (Zeit 1898) — „*Zur Rassen- und Sozialhygiene der Griechen im Alterthum und in der Gegenwart*" (1897) — „*Über Körperübungen in Schule und Volk und ihren Werth für die militärischen Übungen*" (1895) — „*Volksgesundung durch Volksspiele*" (1898) — „*Die hygienische Bedeutung der erziehenden Knabenhandarbeit*" (1899) — „*Handbuch der Hygiene*" (1899, ins italien. übersetzt). Ausserdem noch zahlreiche Artikel bakteriologischen und hygienischen Inhalts in B. kl. W., Fortschr. d. Med., C. f. Bakt , Journ. f. Gasbel. u. Wasserversorg.

Hürthle, Karl, in Breslau, geb. in Ludwigsburg 16. März 1860, studierte 1879 bis 84 in Tübingen, Dr. med. 1884, war Assist. von VIERORDT, HENKE, GRÜTZNER (Tübg.), HEIDENHAIN (Breslau), 1884 bis 86 Prosektor am anat. Inst. in Tübingen, 1886 bis 88 Assist. am physiol. Inst. ebenda, 1888 bis 89 Assist. am physiol. Inst. in Breslau, seit 1889 Privat-

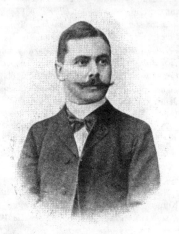

dozent für Physiol., seit 1895 a. o. Prof. der Physiol. in Breslau. Seit 1898 ist H. ord. Prof. und Direktor des physiol. Instituts zu Breslau. H. veröffentlichte 12 Abhandlungen: *„Beiträge zur Hämodynamik"* (Arch. f. die gesam. Physiol., Bonn 1888 bis 98) — *„Untersuchungen über den Secretionsvorgang in der Schilddrüse"* (Ib. 1894) — *„Über die Fettsäure-Cholesterin-Ester des Blutserums"* (Ztschr. f. physiol. Chemie 1896).

Hueter, Karl, als Sohn von Carl Christoph H. (1803 bis 57) 27. Novemb. 1838 in Marburg geb., begann, erst 16 Jahre alt, daselbst das Studium der Med., bestand 1858 das Fakultätsexamen und kurz nachher das Staatsexamen in Kassel. Darauf begab er sich mehrere Jahre auf Reisen, besuchte Berlin und Wien, 1860 England und die folgenden 2 Jahre Paris.

Daselbst widmete er sich, neben dem Besuche der Kliniken, im Amphithéatre Clamart mit besonderem Eifer der chir. Anatomie und veröffentlichte in der Folge seine *„Anatomischen Studien an den Gelenken Neugeborener und Erwachsener"* (VIRCHOW's Archiv, XXV, XXVIII), welche für viele seiner späteren Arbeiten über Gelenkdeformitäten und Gelenkerkrankungen grundlegend wurden. 1863 kehrte er nach Marburg zurück und trat bei seinem früheren Lehrer ROSER als Assistent der chir. Klinik ein, ging jedoch bereits Ende d. J. nach Berlin. Hier war er zunächst Assistent am pathol.-anat. Institute bei VIRCHOW, nahm dann 1864 am Schleswig-Holstein. Kriege als Arzt eines Johanniter-Lazarettes teil, trat 1865 als Assistenzarzt v. LANGENBECK's in die chir. Universitätsklinik zu Berlin ein und habilitierte sich für Chirurgie Schon 1860, als in Rostock die Professur für Chir. durch G. SIMON's Abgang frei wurde, ging H. als Prof. und Direktor der chir. Klinik dorthin. 1869 leistete er einem Rufe nach Greifswald Folge, um dort als Nachfolger BARDELEBEN's die Professur für Chir. zu übernehmen. Dort wirkte er mit der seinem Wesen eigentümlichen Frische und Vollkraft bis zu seinem 12. Mai 1882 erfolgten Tode, nachdem er in der letzten Zeit seines Lebens auch noch Abgeordneter zum deutschen Reichstage gewesen war. Unter der grossen Zahl seiner Publikationen, die mit seiner 1860 verfassten Dissert. beginnen, bis 1881 reichen und nach einem von KÖNIG gegebenen Verzeichnis 74 Nummern umfassen, befinden sich zahlreiche selbständige Schriften, deren Titelverzeichnis im älteren Lexikon gegeben ist. Am bekanntesten sind: *„Klinik d. Gelenkkrankheiten m. Einschluss der Orthopädie"* (2 Bde , Leipzig 1870, 71; 2. Aufl., 3 Bde., 1876, 78) — *„Die allgemeine Chirurgie, eine Einleitung in das Studium der chirurgischen Wissenschaften"* (Ib. 1873) — *„Grundriss der Chirurgie"* (2 Bde., allgem. spez. Chir., Leipzig 1881; 2. umgearb. Aufl. von LOSSEN, 1883, 84; 3. Aufl. 1884, 85); ferner die von ihm zus. mit LÜCKE 1872 begründete *„Deutsche Zeitschrift für Chirurgie"*. Dazu kommen noch einige Abhandlungen in VOLKMANN's Sammlung klin. Vorträge (Nr. 9, 22): *„Über das Panaritium, seine Folgen und seine Be-*

handlung" und *„Über die chirurgische Behandlung des Wundfiebers bei Schussswunden".* H. hat sich durch seine Arbeiten über die Gelenkkrankheiten ein Verdienst um die Kenntnis dieses Zweiges der chir. Pathologie erworben. Dagegen fanden seine theoret. Ausführungen zur allgem. Chir., namentlich die Begründung der accidentellen Wundkrankheiten durch die sogen. „monadische Theorie" als phantast. u. extrem von allen Seiten Widerspruch. H. war ein vielseitig gebildeter, rhetorisch veranlagter, praktisch tüchtiger Chirurg, ein hinreissender klin. Lehrer. Auch andere Kapitel der Chir. hat er durch wesentliche Einzelheiten bereichert. Eine ausführliche Würdigung der Leistungen H.'s lieferte GURLT im älteren Biogr Lex.

Hueter, Victor, in Marburg, geb. 1832, studierte und promovierte 1855 mit einer Abhandl. über die während der Geburt entstandenen Schädelveränderungen, habilitierte sich daselbst für Geburtsh. u. erhielt 1891 den Professortitel. H., der 12. Nov. 1897 in Göttingen verstorben ist, veröffentlichte die Habilitationsschrift über die Ablösung der Epidermis bei Neugeborenen, ferner eine Studie über Flexionen des Uterus (1870) und ein *„Kompendium der geburtshülflichen Operatt. für den Gebrauch in der Praxis"* (1874).

Hugenberger, Ernst August Theodor, auf dem Pastorat Erwahlen (Kurland) 1. (13.) Juni 1821 geb., studierte in Dorpat 1842 bis 47. Im letzteren Jahre promoviert, war er zuerst als Hebammenlehrer am St. Petersburger Institut thätig; 1872 wurde er Direktor des Gebär- und Hebammen-Instituts am kaiserlichen Erziehungshause in Moskau und in weiterer Folge Mitglied und Ehrenmitglied vieler gynäkol. Gesellschaften. Seine Schriften sind teils Anstaltsberichte, teils klin. und kasuistische Mitteilungen. H. starb 19. Juni 1891.

Huguenin, Gustav, geb. 17. Juli 1841 in Krauchthal (Kanton Bern), besuchte die Univ. Zürich, Prag, Wien, Berlin (GRIESINGER, BILLROTH, BIERMER) und hörte nach seiner 1864 erfolgten Promotion noch spez. GUDDEN und MEYNERT. 1871 bis 74 fungierte er als Prof. der Psychiatrie, seit 1874 als Leiter der med. Klinik in Zürich. 1883 abdizierte er aus Gesundheitsrücksichten und praktiziert seither in Zürich und Weissenburg (Kant. Bern). Neben ungefähr 20 Abhandl. im Archiv für Nervenkrankh., der Zeitschr. f. wiss. Zoologie, dem Correspondenzblatt für Schweizer Ärzte, rühren von ihm her: *„Lehrbuch der Anatomie des Hirns"* und die Artikel Encephalitis, Meningitis etc. in v. ZIEMSSEN's Handb. (IX).

Hulke, John Whitaker, in London, geb. 1830 zu Deal, studierte im King's Coll., war House Surgeon unter SIR WILL. FERGUSSON, machte freiwillig den Krimkrieg mit, war 1855 Chirurg in Smyrna und vor Sebastopol, wurde darauf Fellow des R. C. S., Tutor im King's Coll. Hosp., 1858 Assistent Surg. am Moorfield's (Augen-) Hosp. unter seinem Lehrer SIR W. BOWMAN. Darauf kam er zum Middlesex Hosp., dessen Senior Surgeon er bei seinem Tode war. H., der als Präsident des R. C. S. 19. Februar 1895 starb, hat sich besonders um die Ophthalmologie verdient gemacht. Er erhielt den Jackson'schen Preis des R. C. S., hielt bei demselben die Arris and Gale Lectures, wurde Fellow der Roy. Soc., publizierte viele Aufsätze über die mikrosk. Anat d. Auges u. war ein vorzüglicher klin. Lehrer. Auch auf dem Gebiete der Naturwissenschaften, besonders der Geologie und Paläontologie galt er als grosse Autorität. Von seinen Schriften ist ein Verzeichnis im älteren Lexikon schon zusammengestellt.

Humphry, George Murray, zu Cambridge, geb. 1820 zu Sudbury in Suffolk, wurde mit 16 Jahren Lehrling von CROSSY in Norwich und besuchte das Norfolk and Norwich Hosp., trat mit 19 Jahren in das St. Bartholom. Hosp., wurde 1842 Member des R. C. S. u. Surg. des Addenbrooke's Hosp. in Cambridge, 1844 Fellow des R. C. S., trat 1847 zur Univ. Cambridge über, wo er 1859 den Doktortitel erwarb, über Anatomie las und 1866 zum Prof. derselben ernannt wurde. 1859 war er Fellow der Roy. Soc. geworden, 1868 wurde er Mitglied des Council des R. C. S., 1876 abermals, 1877 bis 78 war er Examinator bei demselben, 1872 bis 73 auch Arris and Gale Lecturer und seit

1869 Vertreter von Cambridge im General Med. Council, 1883 übernahm er die Professur der Chir., erhielt 1891 die Ritterwürde und starb 24. Sept. 1896. Seine Schriften bewegen sich hauptsächlich auf dem Gebiet der Anatomie. Die Titel der wichtigsten sind: *„A treatise on the human skeleton (including the joints)"* (Cambridge 1858) — *„Observations on the limbs of vertebrate animals; . . . and the comparison of the fore and hind limbs"* (Ib. 1860) — *„The human foot and the human hand"* (deutsche Uebers. von C. Hennig, Leipzig 1862, m. 84 Abbildg.) — *„Observations in myology, including the myology of Cryptobranch, Lepidosiren, . . . and the disposition of muscles in vertebrate animals"* (Ib. 1872) — *„A course of lectures in surgery"* (Prov. Med. and Surg. Journ., 1850) u. v. Kasuistische. H. war auch Herausgeber des: *„Journal of Anatomy"*, in welchem versch. Artikel von ihm enthalten sind; ebenso wie in and. Zeitschr., z. B.: *„Lectures on human myology"* (Brit. Med. Journ., 1872, 73) — *„On lithotomy"* (Lancet, 1864) u. s. w.

Huppert, C. Hugo, zu Marienberg (Sachsen) 29. Jan. 1832 geb., in Leipzig und Jena ausgebildet, war besonders Schüler C. G. Lehmann's und gelangte 1862 zur Promotion. Im Herbst 1871 wurde er, nachdem er daselbst während der Zwischenzeit das med.-chem. Laboratorium geleitet hatte, in Leipzig zum Extraord. ernannt, 1872 als Prof. ord. der med. Chemie nach Prag berufen. Neben einer längeren Reihe von eigenen und durch seine Schüler ausgeführten Facharbeiten seien spez. genannt: der gemeinschaftl. mit C. G. Lehmann von ihm bearb. 8. Band von Gmelin's Handb. der Chemie und die 8., 9. u. 10. Aufl. von Neubauer's Analyse des Harns.

Husemann, Theodor Gottfried, geb. zu Detmold 13. Jan. 1833, studierte 1850 bis 54 in Göttingen, Würzburg und Berlin Medizin, promovierte 27. Dez. 1854 in Berlin und liess sich in seiner Heimat als prakt. Arzt nieder. 1860 ging er behufs weiterer wissenschaftl. Studien nach Göttingen und veröffentl. dort mit seinem Schwager Dr. phil. August Husemann ein *„Handbuch der Toxikologie"* (Berlin 1862). zu welchem er 1867 ein „Supplement" erscheinen liess. 1865 habilitierte er sich in Göttingen als Privatdozent der Pharmakologie und Toxikologie, 1873 wurde er Prof. e. o., als welcher er noch jetzt nach Ablehnung eines Rufes als Ordinarius nach Marburg wirkt. 1871 gab er mit seinem vorgen. Schwager *„Die Pflanzenstoffe in chemischer pflanzenphysiologi cher und toxikologischer Hinsicht"* heraus (2. Aufl. Berlin, 1883). 1874 erschien sein *„Handbuch der gesammten Arzneimittellehre"* (3. Aufl. Berlin. 1893), 1881 bis 83 war H. als Mitglied der Komm. zur Bearbeitung der Ed. II der

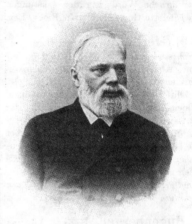

deutschen Pharmakopoe thätig. Verschiedentlich hat er als toxikol. Sachverständiger in einschlägigen Kriminalprozessen, z. B. im Demme'schen und Flocken'schen Prozessen mitgewirkt. Seit 1863 bearbeitet er in dem Eisenmann-Hirsch- Virchow'schen Jahresberichte das Referat für Arzneimittel und Giftlehre. In dem Pentzoldt-Stintzing'schen Handbuche der spec. Therapie (Jena 1895. 2. Aufl. 1897) rühren die Abschnitte über organische Gifte von ihm her. Ausserdem hat er zahlreiche auf Arzneimittel und Gifte bezügl. Artikel in Eulenburg's Real-Encyklopädie der Med., Moeller's Real-Encyklopädie der Pharmazie und Bum u. Schnirer's Diagnostischem Lexikon verfasst. Von selbständigen Werken ist noch eine an die Boudier'sche Preisschrift über giftige Pilze sich anlehnende Bearbeitung der essbaren und giftigen Schwämme (Berlin, 1867) und eine hist. Abhandlung über die Kölnischen Pharmakopöen von 1564 und 1628 (Berlin, 1899) zu nennen. Zahlreiche Aufsätze pharmakol., toxikol., med.-statist., hist., forensisch-med. und dermatolog. Inhalts wurden von ihm in der Ztschr. d. Ges. der Ärzte zu Wien, in der Dtsch. Klinik, in REIL's Journal für Pharmakodynamik, im Arch. f. experim. Pathologie und Pharmakologie, im Arch. f. Pharmazie, in der D. med. Wochensch., in der Pharmazeut. Zeitung, in den Wiener med. Blättern, in der D. Zeitschr. f. Chir. und im Janus veröffentlicht. Ausführlichere Biographien mit Porträts: Pharm. Zeitg. 1887. N. 63, 64, REBER's Gallerie pag. 61.

Huss, Magnus zu Stockholm, 22. Oktober 1807 zu Torp in Medelpad geb., studierte von 1824 an in Upsala, woselbst er 1834 Doktor wurde, nachdem er als Militär- und Marinearzt Dienste geleistet hatte. 1834 wurde er im Serafimer-Lazarett Unterarzt, 1839 zum stellvertr. Oberarzt und Vorstande der daselbst eröffn. med. Klinik, 1840 zum wirkl. Oberarzt und zum Prof. e. o. am Karolinischen Institut, 1846 zum Prof. ord. ernannt. 1854 wurde er erster Arzt der Kinder-Krankenanstalt der Kronprinzessin Louise (bis 1856), 1860 Inspektor des Karolin. Instituts, Vorsitzender des Gesundheits-Kollegiums und General-Direktor der sämtl. Hosp. des Reiches, welche Stellung er bis 1876 bekleidete. H., der 22. April 1890 starb, hatte versch. wissenschaftl. Reisen ins Ausland gemacht, gehörte einer Anzahl von wissenschaftl. Kommissionen an und erhielt die mannigfachsten Ehrenbezeugungen, darunter 1857 den Adel. Seine Schriften sind im älteren Biogr. Lex. zusammengestellt.

Hutchinson, John, der Erfinder des Spirometer, 1811 zu Newcastle-upon-Tyne geb., studierte im University College in London, war einige Jahre Assistant Physician des Hosp. for Consumption zu Brompton und einer der Physicians der Britannia Life Assurance Company. Er machte sich durch seine Studien über die Physiologie der Respiration sehr verdient, namentl. fand seine Erkl. der Thätigkeit der Interkostalmuskeln Beifall; durch seinen „Spirometer", konnte die Kapazität der Lungen in einer Weise näher ermittelt werden, wie nie zuvor. Diese Arbb. finden sich in seinem Art. „*Thorax*" der Encycl. of Physiology zusammengefasst. Er hatte mit seinem Instr. mehr als 3000 Pers. aller Klassen und aller Berufszweige untersucht, war auch sonst ein in der Mechanik sehr erfindungsreicher und mit Talenten für die Kunst und Wissenschaft hochbegabter Mann, der vielfach unentgeltl. Vorlesungen über Naturwiss. hielt und während seines Aufenth. in den Kolonien eine wertvolle geolog. Sammlung zu Stande brachte, die er für das British Museum bestimmte. 1852 verliess er England und lebte bis 1861 in Victoria und von da auf den Fijee-Inseln, von wo er nach England zurückzukehren beabsichtigte, als er im Juli 1861 vom Tode betroffen wurde. Von seinen Schriften sind anzuführen: *„Von der Capacität der Lungen und von den Athmungsfunctionen mit Hinblick auf die Begründung einer genauen und leichten Methode, Krankheiten der Lungen durch das Spirometer zu entdecken. Aus dem Engl. übersetzt u. s. w. von Samosch"* (Braunschweig 1849, m. Holzsch.) — „*The spirometer, the stethoscope and scale-balance; . . . . . their value in life offices; etc.*" (London 1852).

Hutchinson, Jonathan, in London, geb. zu Selby, Yorkshire, 23. Juli 1828, studierte in York, später im St. Barthol. Hosp. in London, praktiziert daselbst als Surgeon seit 1854, war 1859 bis 83 Surgeon des London Hosp., 1862 Fellow des R. C. S., 1879 bis 83 Prof. d. Chir. an demselben, 1879 bis 80 Präsident der Pathol. Soc., 1884 bis 85 der Ophthal. Soc. of Gr.-Britain, dann Consulting Surg. des London Hosp. und des Royal Lond. Ophthalmic Hosp., Senior Surg. des Hosp. for diseases of the skin in Blackfriars. Seine Arbeiten betreffen hauptsächlich konstitutionelle und hereditäre Syphilis, ferner einige seltene Hautaffektionen und chir. Frauenerkrankungen.

Huxley, Thomas Henry, zu London, berühmter Biologe und vergl. Anat., geb. zu Ealing, Middlesex, 4. Mai 1825, studierte im Charing Cross Hosp., trat in den Dienst der Marine, hielt sich 1847 bis 50 an den Küsten Australiens auf, mit vergl. anat. Studien über Seetiere beschäftigt, kehrte 1850 nach England zurück, wurde 1857 Fellow der Roy. Soc., 1855 Prof. der Naturgeschichte an der

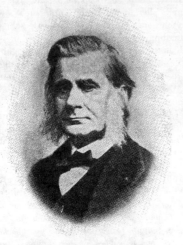

Roy. School of Mines, Fullerian-Prof. der Physiol. an der Royal Institution, 1862 Member des R. C. S., 1863 Hunterian-Prof. bei demselben, war 1869 bis 70 Präsident der geolog. Gesellschaft, 1870 Präsident der Brit. Assoc. for the advancement of Sciences, wobei er die berühmte Rede über Biogenesis und Abiogenesis hielt, wurde 1883 zum Präsidenten d. Roy. Soc. und 1892 zum Privy Councillor der Königin von England ernannt. H., welcher 29. Juni 1895 zu Hodeslea in Eastbourne starb, ist einer der berühmtesten Biologen des 19. Jahrh. Mit DARWIN befreundet, war er ein unentwegter Anhänger von dessen Theorie, um deren Begründung und Erweiterung er sich besondere Verdienste erworben hat. Auch war er für die Popularisierung der Naturwissenschaft lebhaft bemüht. Von seinen zahlreichen Publikationen verdienen an dieser Stelle nur die folgenden aufgeführt zu werden: — „*Evidence as to man's place in nature*" (London 1863; deutsche Übers. von VICTOR CARUS, Braunschweig 1863) — „*On our knowledge of the causes of the phenomena of organic nature, being six lectures to working men,*

etc." (1863; deutsche Übers. von KARL VOGT, Braunschweig 1865) — „*Lectures on the elements of comparative anatomy, etc.*" (1864) — „*An introduction to the classification of animals*" (1869) — „*A manual of the anatomy of vertebrated animals*" (1871) — „*Lay sermons, addresses and reviews*" (1871) — „*More criticisms on Darwin, and administrative nihilism*" (1872) — „*Critiques and addresses*" (1873) — „*Elementary lessons in physiology*" (1866 bis 67) — „*Elementary biology*" (1875) — „*Manual of the anatomy of invertebrated animals*" (1877) — „*Physiographie*" (1878) — „*The crayfish: an introduction to the study of zoology*" (1880) — „*Science and culture*" (1881).

Hyrtl, Joseph, weltberühmter Anatom, geb. 7. Dezember 1811 zu Eisenstadt, studierte in Wien und zeichnete sich durch seine Fähigkeiten und Kenntnisse in der Anatomie so aus, dass er bereits 1833 dort als Prosektor angestellt wurde. 1837 übernahm er die Professur der Anatomie in Prag, 1845 die erste Professur der Anatomie in Wien; 1847 wurde er Mitglied der k. Akademie der Wissenschaften. 1874 sah er sich veranlasst, in-

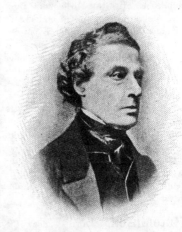

folge zunehmender Schwäche seiner Augen, zu resignieren und lebte seitdem zurückgezogen, aber noch fortdauernd wissenschaftl. thätig, in Perchtoldsdorf bei Wien, wo er 1885 unter grosser Beteiligung seiner zahlreichen Schüler und Verehrer sein 50jähr. Doktor-Jubiläum feierte und 17.

Juli 1894 starb. H. muss als der berühmteste Anatom seiner Zeit bezeichnet werden. Als akadem. Lehrer unerreicht, als Schriftsteller von bewundernswerter Gewandtheit, besass H. die Gabe, die trockensten Kapitel seiner Wissenschaft im hohen Grade fesselnd in Wort und Schrift darzustellen. Beweis hierfür ist sein 1846 bis 90 in 20 Aufl. erschienenes, ungemein populäres *„Lehrbuch der Anatomie"*, das nicht bloss für den Anfänger die beste Einführung in das Fach, sondern selbst gereifteren Forschern eine Quelle der Belehrung bot. Reich gewürzt mit histor., kulturhistor., linguist. Daten, humorist. Mitteilungen wird es auch in späteren Zeiten seinen Wert behalten. Wie H. ein Meister der Sprache war, so auch in der anat. Technik und hat auch darüber nicht bloss mehrere lehrreiche Schriften verfasst, sondern zahlreiche Präparate, darunter auch mikroskop. Injektionsstücke geliefert, die Weltruf besassen. Im einzelnen hat er seine Wissenschaft durch eine Reihe von Thatsachen bereichert, die in seinen Schriften niedergelegt sind. Von diesen können wir an dieser Stelle nur die folgenden grösseren Monographien, Lehrbücher und linguist. anat. Werke erwähnen, deren Verzeichnis dem von WALDEYER im älteren Biogr. Lex. gegebenen Verzeichnis entnommen ist: *„Die Blutgefässe der menschlichen Nachgeburt in normalen und abnormen Verhältnissen"* (Wien 1870) — *„Die Corrosionsanatomie und ihre Ergebnisse"* (Ib. 1873) — *„Handbuch der praktischen Zergliederungskunst"* (Ib. 1860) — *„Lehrbuch der Anatomie des Menschen"* (Ib. 1884, 17. Aufl.) — *„Handbuch der topographischen Anatomie und ihrer praktisch medicinisch-chirurgischen Anwendungen"* (2 Bde., 7. Aufl., Wien 1882) — *„Das Arabische und Hebräische in der Anatomie"* (Ib. 1879) — *„Onomatologia anatomica. Geschichte und Kritik der anatomischen Sprache der Gegenwart"* (Ib. 1880) — *„Die alten deutschen Kunstworte der Anatomie"* (Ib. 1884). H. war auch als Mensch von grosser Herzensgüte. Er gründete ein Waisenhaus in Mödling, dem er sein ganzes Vermögen hinterliess, ferner eine Kinderbewahranstalt in Perchtoldsdorf und stiftete mehrere Stipendien für arme Studierende. Um die Wiener Univ., deren Zierde er war, hat er sich die grössten Verdienste erworben. Ein grosser Teil der österr. Anatomen zählte zu seinen Schülern, u. a. war auch der Jahre lang in Petersburg wirkende Anatom WENZEL GRUBER H.'s Schüler.

I.

Ihle, Gotthelf Otto, zu Dresden, geb. zu Riesa 30. April 1862, studierte in Leipzig, wurde in Berlin approbiert, ist seit 1888 Inhaber einer Frauenklinik in Dresden. Schriften: *„Eine neue Methode der Asepsis"* (Stuttgart 1895) und Journalabhandlungen in Münch. m. W., W. m. Pr. und Memorabilien. 1892 veröffentlichte I. eigens konstruierte „Beinhalter".

Immermann, Karl Ferdinand Hermann, geb. zu Magdeburg 2. September 1838, studierte in Halle, Würzburg, Greifswald, Tübingen, Berlin, war speziell Schüler FELIX v. NIEMEYER's und wurde 1860 zu Berlin promoviert. 1864 trat er bei dem gen. Kliniker als Assistent ein, 1866 übernahm er, indem er sich gleichzeitig habilitierte, die Erlanger Poliklinik als Sekundararzt. 1871 wurde er als Prof. ord. und Direktor der med. Klinik an die Univ. Basel berufen, wo er bis zu seinem 13. Juni 1899 erfolgten Ableben wirkte. Ausser einer grösseren Reihe von Einzelaufsätzen über Themata der allgem. und spez. Pathologie publizierte er namentlich: *„Die Kaltwasserbehandlung bei Typhus abdominalis"* (mit ZIEMSSEN, Leipzig 1870). In ZIEMSSEN's Handbuch bearbeitete I. die allgem. Ernährungsstörungen (XXIII, 2, 2. Aufl. 1879). Weitere Publikationen I.'s sind seine Habilitationsschrift über Entstehung und Bedeutung der sichtbaren Schwellung der Halsvenen bei der Exspiration, die 1881 gehaltene Rektoratsrede *„Die Klinik und ihr Leben"*, ferner die zum NOTHNAGEL-schen Handbuch gelieferten Beiträge: *„Die Pocken, Schutzimpfung, Schweissfriesel"*.

Ipsen, Edward, 17. April 1844 in Kopenhagen geb., war 1874 bis 76 Reserve-Chirurg am Friedrichs-Hospital (SAXTORPH), seit 1875 Hofmedikus des Kronprinzen. Er wurde Doktor 1881 (*„Bidrag til Bedömmelsen af Knäledsresectionen med särligt Hensyn til Enderesultaterne"*). Seit 1884 Direktor des DRACHMANN'schen Institutes für mediz. und orthopäd. Gymnastik starb I. 30. September 1892.

Isambert, Émile, zu Paris, 1827 zu Auteuil geb., begann seine Studien erst später, nachdem er in jüngeren Jahren grosse Reisen gemacht, worüber er ein Reisehandbuch für den Orient (1860; 2. édit. 1873) herausgab, das zu den geschätztesten der Sammlung JOANNE gehört. Er wurde 1856 mit der These: *„Études chimiques, physiologiques et cliniques sur l'emploi thérapeutique du chlorate de potasse, spécialement dans les affections diphthéritiques"*, die eine sehr sorgfältige Arbeit ist, Doktor, wurde zum Médecin des hôpitaux und zum Prof. agrégé mit der These: *„Parallèle des maladies générales et des maladies locales"* ernannt und widmete sich der Spezialität der Kehlkopfkrankheiten. Es findet sich von ihm in verschied. Journalen, namentlich in der Gaz. hebd. de méd. et de chir., eine Reihe von Aufsätzen über Tracheotomie, den Variola-Rash, die Drüsen-Leukämie, die Manifestationen der Skrofeln im Pharynx und Larynx. Er nahm thätigen Anteil als Mitarbeiter an den „Annales d'ophthalmologie et de laryngoscopie" und hinterliess unvollendet ein Werk über Kehlkopfkrankheiten. Sein Tod erfolgte unerwartet 26. Oktober 1876.

Isensee, Ludwig Theodor Emil, zu Berlin, 14. Septemb. 1807 zu Cöthen in Anhalt geb., hielt sich in Göttingen, Halle, Wien, Würzburg, Strassburg, Paris, London, Edinburg längere oder kürzere Zeit auf, war Dr. phil. et med., seit 1838

Braunschweigscher Hofrat, habilitierte sich 1833 bei der Berliner Univ. f. med. Geschichte und schrieb: „*De differentiis quae epilepsiam et eclampsiam intercedunt*" (Preisschrift, Göttingen 1829) — „*Elementa thanatologiae*" (Berlin 1831; 2. edit. 1838) — „*Generalcharte der geographischen Verbreitung und des Ganges der Cholera vom Ende des Jahres 1816 bis zum Anfange des Jahres 1837*" (Berlin 1832; 2. Ausg. 1835; 3. Ausg. 1837) — „*Elementa nova geographiae et statistices medicinalis*" (Berlin 1833) pro venia docendi — „*Weltcharte über die Verbreitung der wichtigsten Krankheiten*" (Ib. 1834) — „*Neues System zur Uebersicht der inneren Krankheiten des Menschen*" (1836, 1 Taf.) — „*Geschichte der Medicin, Chirurgie, Geburtshilfe, Staatsarzneikunde, Pharmacie und anderer Naturwissenschaften und ihre Literatur*" (Buch 1 bis 6, Berlin 1840 bis 45; ins Holländ. übersetzt) — „*Neues praktisches System der in der Haut erscheinenden Krankheiten*" (Ib. 1843, 1 Blatt). Ausserdem zwei Reisewerke (1837, 39) und eine grosse Anzahl krit. und anderer Aufsätze in HECKER's Annalen, SCHMIDT's Jahrbüchern, der Salzburger med.-chir. Zeitung, Med. Central-Zeitung, WILDBERG's Annalen u. s. w. Das Lebensende dieses Mannes, der unleugbare Fähigkeiten besass, ist nicht näher bekannt. Nach einer Version soll er 1845 im Genfer See ertrunken (??), nach einer anderen als Leibarzt des Kaisers Soulouque von Hayti gestorben sein.

Israel, James, zu Berlin, geb. daselbst 2. Febr. 1848, studierte in Berlin als Schüler namentl. von v. LANGENBECK und TRAUBE, wurde 1870 promoviert, 1875 stellvertr. dir. Arzt der chir. Abteilung des israel. Krankenhauses zu Berlin, 1880 dir. Arzt, erhielt 1894 den Professortitel. Ein Verzeichnis von J.'s litter. Arbeiten umfasst über 100 Nummern, von denen hier nur die wichtigsten Platz finden können: „*Neue Beobachtungen auf dem Gebiete der Mykosen des Menschen*" (VIRCH. Arch. 1878) — „*Neue Beiträge zu den mykotischen Erkrankungen des Menschen*" (Ib. 1879) — „*Klinische Beiträge zur Aktinomykose des Menschen*" (Berlin 1885) — „*Ein Beitrag zur Pathogenese der Lungenaktinomykose*" (LAN-

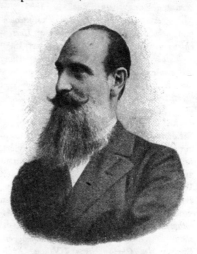

GENB. Arch. XXXIV) — „*Über Reinkultur der Aktinomyces und seine Uebertragbarkeit auf Thiere*" (gemeinsam mit WOLFF; VIRCH. Arch. CXXVI) — „*Über pulsirenden Exophthalmus*" (Verh. d. Berl. m. Ges.

1891) — „*Zwei neue Methoden der Rhinoplastik*" (Ib. LII) — „*Ein verbessertes Verfahren der Rhinoplastik bei Sattelnasen*" (Verh. d. fr. Verein. d. Chir. Berlins 1891) — „*Wachsthum eines transplantirten Knochens bei Rhinoplastik*" (Ib. 1893) — „*Combinirte Rhinoplastik aus Arm- und Stirnhau*" (Ib. 1895) — „*Operative Behandlung der angeborenen Hüftluxation*" (Verh. d. d. Ges. f. Chir. 1890) — „*Über Operation der Leberabscesse*" (Fr. Vereinig. d. Chir. Berlins 1891) — „*Verwechselung von Lebersyphilis mit Gallensteinkrank.*" (Ib. 1892) — „*Ausgedehnte Resection der Brustwand wegen Blutung*" (Ib. 1894) — „*Über Frühexstirpation einer carcinösen Niere*" (D. m. W. 1887) — „*Über Nephrolithotomie bei Anurie durch Nierensteineinklemmung, zugleich ein Beitrag zur Frage der reflectorischen Anurie*" (Ib. 1888) — „*Über Palpation gesunder und kranker Nieren*" (B. kl. W. 1889) — „*Geheiltes Nierensarkom*" (Ib. 1890) — „*Frühzeitigste Exstirpation eines Nierensarkoms beim Kinde*" (D. m. W. 1893) — „*Nierenoperationen*" (VILLARET's Encyklopaedie) — „*Erfahrungen über Nierenchirurgie*" (Berlin 1894) — „*Über einen Fall von primärem Nierenbeckentumor*" (Verh. d. Vereins f. inn. Med. 1896) — „*Metastasiender Krebs beider Nebennieren"* (Verh. d. D. Gesellsch. f. Chir. 1887) — *"Über primäre Nierentuberkulose"* (Verh. der fr. Verein. d. Chir. Berlins 1887) — *"Statistische Uebersicht über 191 Nierenoperationen"* (Verh. d. Internat. Kongr. zu Moskau 1897) — *"Über extraperitoneale Uretero-Cystoneostomie nebst anderen Beiträgen zur Ureterchirurgie"* (Therapie der Gegenwart 1899) — *"Über den Einfluss der Nierenspaltung auf acute und chronische Krankheitsprocesse des Nierenparenchyms"* (Mitteil. aus den Grenzgebieten der Med. u. Chir. 1899).

Israel, Oskar, zu Berlin, geb. zu Stralsund 6. Sept. 1854, studierte in Leipzig, Kiel, Berlin, wurde 1877 promoviert, ist seit 1878 Assist. am pathol. Institut zu Berlin, gegenw. 1. Assist., und seit 1885 Privat-Dozent an der Univ., seit 1893 e. o. Professor. Es liegen von ihm vor: *"Über künstliche Pökilothermie"* (Arch. f. Anat. u. Phys. Physiolog. Abt. 1877) — *"Angeborene Spalten des Ohrläppchens"* (VIRCH. Arch. 119) — *"Epithelioma folliculare cutis"* (Festschrift der Assist. VIRCHOW's 1891) —

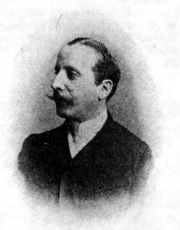

"Über die Methoden der mikroskopischen Anatomie" (Fortschr. 1889) — *"Die anaemische Nekrose der Nierenepithelien"* (VIRCH. Arch. 123) — *"Die secundären Veränderungen der Circulationsorgane bei Insufficienz der Nierenthätigkeit"* (Kongr. f. inn. Med. 1892) — *"Zur Entstehung der Fragmentatio myocardii"* (VIRCH. Arch. 133) — *"Über den Tod der Gewebe"* (B. kl. W. 1894) — *"Über eine eigenartige Contractionserscheinung bei Pelomyoca palustris* (GREEFF)*"* (Arch. f. mikr. Anat. 44) — *"Biologische Studien mit Rücksicht auf die Pathologie"* (VIRCH. Arch. 144 u. 147): *"Über den Tod der Zelle"* (B. kl. W. 1897) — *"Über die Entkernung der Säugethiererythroblasten"* (mit A. PAPPENHEIM) (VIRCH. Arch. 143) — *"Über die Messung des Lichtbrechungsvermögens mikroskopischer Objecte"* (Verh. d. D. Path. Ges. 1898). I. gab als Festschrift zu R. VIRCHOW's 70. Geburtstag die *"Internat. Beitrag zur wiss. Med.",* 3 Bde. Berlin 1891, heraus. Dazu kasuistische Arbeiten, insbesondere zu den Entwickelungsanomalien, Zirkulationsstörungen, Infektionskrankheiten, zur Geschwulstlehre etc., Beiträge zur mikrosk. Technik. Ferner: *"Practicum der patholog. Histologie"* (Berlin 1888, seitdem in 2. Aufl., ins Franz. übersetzt von LETULLE und CRITZMAN) — *"Elemente der patholog.-anatom. Diagnose"* (Berlin 1898) und die im älteren Biogr. Lexicon bereits angeführten exper. Arbeiten.

Israels, Abraham Hartog, hervorragender niederländischer Historiker, 27. März 1822 in Groningen geb., studierte daselbst und promovierte 1845 mit einer vortrefflichen *"Dissertatio historico-medica exhibens collectanea gynaecologica ex Talmude Babylonico"*. Er etablierte sich als prakt. Arzt in Amsterdam, doch blieb er stets den med.-histor. Studien zugewandt. 1867 wurde er Lektor für Geschichte der Medizin und Hygiene am Athenäum. 1877 zum Prof. e. o. der Geschichte der Medizin an der Univ. Amsterdam ernannt, war er der einzige in den Niederlanden und hat er diese Professur mit grosser Vorliebe bis zu seinem Tode, Januar 1883, wahrgenommen. I. war ein ausgezeichneter Historiker, der viele hochgeschätzte histor. Beiträge geliefert hat und auch wegen seiner tücht. bibliog. und talmud. Kenntnisse bekannt war. Er verfasste eine grosse Anzahl von Zeitschriftart. und Rezensionen, dazu verschiedene Schriften histor.-med. Inhalts, welche DANIELS im älteren Biogr. Lexikon aufzählt, ausserdem eine vorzügliche, erheblich erweiterte und von HAESER selbst anerkannte holländ. Ausg. der 2. Aufl. von HAESER's grossem Lehrbuch der Gesch. der Med.

Ivánchich, Victor von, zu Wien, 20. Februar 1812 zu Budapest geb., studierte daselbst und in Paris, namentlich als Schüler v. STAHLY's und CIVIALE's, wurde 1834 Doktor, wirkte seit 1836 als Spezialist für Krankheiten der Harnorgane 2 Jahre lang in Budapest, 43 Jahre lang in Wien, seit 1881 aus Gesundheitsrücksichten von aller Praxis zurückgezogen. I., der Ende Febr. 1891 starb, veröffentlichte eine grosse Reihe von Arbeiten über Blasensteinzertrümmerung, die heute nur noch litterarischen Wert haben und im älteren Lexikon bereits zusammengestellt sind.

Iversen, Axel, 20. August 1844 in Helsingör geb., absolvierte das Staatsexamen an der Kopenhagener Univ. 1869, bildete sich weiter als Chirurg aus, besonders als Reserve-Chirurg am Kommunehospital in Kopenhagen, promovierte 1874, war ferner als prakt. Chirurg (am St. Josephs-Spital), wie als chir. Privatdozent thätig und hat 1884 die Leitung der einen chir. Abteilung des Kommunespitals übernommen. I., der 22. Nov. 1892 starb, hat ausser seiner Diss. über Hypertrophia prostatae und einer gekrönten Preisschrift über die normale Anatomie der Prostata (Nordiskt med. Arkiv, 1874) noch zahlreiche Aufsätze auf dem Gebiete der operativen Chirurgie (über Exzisionen von Mures articuli, über Lithotomie, besonders Sectio alta, über Kniegelenkresektionen u. s. w.) publiziert.

J.

Jaccoud, Sigismond, in Paris, geb. in Genf 29. Nov. 1830, studierte in Paris, wurde dort 1855 Interne des hôpitaux, 1860 Dr. med. mit der These: „*Des constitutions pathogéniques de l'albuminurie*", 1862 méd. des hôp., 1863 Agrégé mit der Schrift: „*De l'humorisme ancien comparé à l'humorisme moderne*", 1877 Prof. an der med. Fakultät und Mitgl. der Acad. de méd. Er ist Arzt am Hôp. Pitié und veröffentlichte ausser zahlreichen Artikeln im „Dictionnaire de méd. et de chir. pratiques", dessen Mitherausgeber er ist: „*Traité de pathol. interne*" (7. Aufl., 3 Bde.) — „*Clinique médicale de Lariboisière*" (3. Aufl.) — „*Clinique médicale de la Pitié*" (4 voll.) — „*Curabilité et traitement de la phthisie pulmonaire*". Auch veranstaltete J. bereits 1862 eine französ. Ausgabe von GRAVES med. Klinik.

Jackson, Abraham Reeves, zu Chicago, geb. 17. Juni 1827 zu Philadelphia, studierte in seiner Vaterstadt und wurde hier 1848 Dr. med. Nachdem er in verschied. kleineren Städten, auch vorübergehend als Militärwund-, wie als Schiffsarzt praktiziert hatte, liess er sich 1870 in Chicago nieder und bewirkte hier die Gründung eines ausschliesslich gynäkol. Zwecken dienenden Krankenhauses, dessen dir. Operateur er seit 1877 war. 1872 hielt er auch Vorlesungen über Gynäkologie am Rush Med. College. Er war seit 1874 Herausgeber des Chicago Medical Register und veröffentlichte verschiedene, im älteren Lexicon angeführte Zeitschriftenartikel. J. starb 12. Nov. 1892.

Jacob, Ernest Henry, Prof. der pathol. Anat. am Yorkshire Coll. u. Physician der Leeds Infirmary, geb. 1849 zu Winchester, studierte im St. Thomas's Hosp. in London, war Resident Med. Officer in der Leeds Infirmary für 3 Jahre, wurde dann Physician beim House of Recovery und dem Public Dispensary, 1881 Dozent der Physiologie bei der med. Schule, nach einigen Jahren Prof., ging bei der Vereinigung der Schule mit dem Yorkshire College an dieses über und erhielt die Professur der pathol. Anat., während er bei der Infirmary 1884 Assistent-Physician, 1892 Physician wurde. J., der zu Leeds 1. März 1894 starb, gehörte dem leitenden Komitee des Mechanic's Institut an, war ein eifriger Photograph, ein enthusiast. Musiker, eine Autorität in Sachen der Heizung und Ventilation, über welche er auch ein kleines Werk hinterliess und ein Kenner der Architektur. Seine eigentlich med. Publikationen finden sich im Lancet.

Jacob, Paul, in Berlin, daselbst 1. Juni 1871 geb., studierte in München, Berlin, Freiburg i. B., Dr. med. 1895, war 1894 bis 95 Volontärassistent am pathol. Institut Freiburg i. B., 1895 bis 96 desgl. am städt. Krankenhause Moabit, 1896 Assistent an der 1. med. Klinik zu Berlin, seit 1899 Privatdozent und seit 1896 Oberarzt an der 1. med. Klinik zu Berlin. J. veröffentlichte Arbeiten auf dem Gebiete der Leukocytose (in der Ztschr. f. kl. Med., Kongr.-Verh. f. innere Med.), ferner auf dem Gebiete der Pathologie und Therapie der Rückenmarkskrankheiten (in der D. m. W., A. f. Psych., Charité-Annalen etc.), über Tetanus (in Kongr.-Verh., B. klin. W. etc.)

Jacobi, Abraham, Pädiater in New-York, geb. 6. Mai 1830 in Hartum bei Minden (Westfalen), studierte seit 1847 in Greifswald, Göttingen, Bonn, promovierte hier 1851 und verliess, nachdem er von 1851 bis 53 aus politischen Gründen im Gefängnis zugebracht hatte, Deutschland, um über Mancheser nach New-York auszuwandern. Hier war er 1861 bis 64 Prof. der Kinderheilkunde am New-York Med. Coll., 1865 bis 70 in gleicher Eigenschaft am Univ. Med. Coll. und seit 1870 am Coll. of. Phys. med. Surg. thätig. J. entwickelte eine ausserordentlich rührige praktische, wie schriftstellerische Thätigkeit. Seine zahlreichen litter. Arbeiten sind im älteren Biogr. Lexikon, sowie bei ATKINSON verzeichnet. Noch vor kurzem trat J. mit sehr interessanten Briefen über die amerikan. med. Verhältnisse in D. M. W. öffentlich hervor.

Jacobi, Josef, in Breslau, geb. zu Elbing 25. Januar 1840, studierte in Berlin und Königsberg, hauptsächlich unter J. JACOBSON, Dr. med. 1862, war Assistent in den Augenkliniken von JACOBSON und SCHOELER, 1866 bis 74 Augenarzt in Elbing, seit 1874 Polizei-Physikus in Breslau. Privatdozent für Staatsarzneikunde seit 1879, mit dem Prädikat Prof. seit 1895. J. veröffentlichte: *"Erkrankung des Augapfels bei Meningitis cerebro-spinalis epid."* (v. GRAEFE's Arch. 1865) — *"Studien über die Circulation im Auge"* (Ib. 1876) — *"Das Grundwasser von Breslau"* (Bresl. Statistik 1877) — *"Ueber die Aufnahme der Silberpräparate in den Organismus"* (Arch. f. experim. Pathol. u. Pharmakol. 1878) — *"Beiträge zur med. Klimatologie und Statistik"* (Breslau 1879).

Jacobi, Eduard, in Freiburg, geb. 20. Januar 1862 zu Liegnitz, studierte in Freiburg, Breslau, Würzburg (v. KÖLLIKER) und Halle, war Assistent an der Bresl. dermatol. Klinik (NEISSER), Dr. med. 1886, habilitierte sich für Dermatologie 1890 in Freiburg, und wurde Prof. e. o. daselbst 1895. J. leitet dort die dermatol. Abt. und Poliklinik. Ausser seiner Dissert.: *"Z. fein. Bau der peripheren markhalt. Nervenfaser"* veröffentlichte J. noch die Habilitationsschrift: *"4 Fälle von Milzbrand beim Menschen"*.

Jacobson, Heinrich, zu Berlin, als älterer Sohn von Ludwig J. (1795 bis 1841) 27. Okt. 1826 zu Königsberg geb., studierte in Halle, Heidelberg, Berlin, Prag unter KRUKENBERG, VOLKMANN sen., OPPOLZER, PFEUFER, wurde 1847 in Halle mit der Diss.: *"Quaestiones de vi nervorum vagorum in cordis motus"* Dr. med., war darauf in Königsberg Arzt, Privatdozent, Prof. e. o. und seit 1872 Prof. e. o. an der Univ. Berlin und dir. Arzt der inn. Station des jüd. Krankenhauses daselbst, wo er 10. Dezember 1892 starb. J. war ein hervorrag. Kliniker, der sich namentlich durch seine Arbeiten zur experim. Pathologie einen Ruf als Forscher begründet hat. Er veröffentlichte: *"Beiträge zur Hämodynamik"* (REICHERT und DU BOIS-REYMOND's Arch., 1860 bis 62) — *"Zur Einleitung in die Hämodynamik"* (Ib. 1861) — *"Ueber die Blutbewegung in den Venen"* (VIRCHOW's Arch., 1866; Arch. f. Anat. u. Physiol., 1867) — *"Ueber normale und pathologische Localtemperaturen"* (VIRCHOW's Arch., 1870) — *"Ueber die Herzgeräusche"* — *"Ueber den Blutdruck in comprimirter Luft"* u. v. a.

Jacobson, Julius, geb. 18. Aug. 1828 in Königsberg i. Pr., studierte daselbst, wurde 1853 promoviert, ging nach vollendeter Approbationsprüfung 1854 zu weiteren Studienzwecken zu ALBR. V. GRAEFE nach Berlin. Aus dieser Zeit stammt ihr enges Freundschaftsverhältnis, das erst der Tod löste. Von Berlin ging er 1854 auf kurze Zeit zu ARLT nach Prag, widmete sich dort aber hauptsächlich der Vervollkommnung seiner chirurg. Kenntnisse unter PITHA. In Königsberg liess er sich als Ophthalmologe und prakt. Arzt nieder. 1856 bis 58 war er Assistent an der chir. Klinik. Bald wurde er trotz grosser Schwierigkeiten und kollegialischer Anfeindungen der gesuchteste Konsulent des Ostens. Auf die Kunde seiner grossen Erfolge strömten die Patienten selbst aus dem benachbarten Russland herbei. 1859 habilitierte er sich, 1861 wurde er a. o. Prof. Bald darauf begann sein schwerer, unermüdlicher, trotz aller Hindernisse siegreich vollendeter Kampf um die Selbständigkeit der Ophthalmologie an den Univ. des Königreichs Preussen. Dieser Kampf und seine siegreiche Vollendung kann wohl als sein Haupt-Lebenswerk bezeichnet werden. Anfangs hatte er ein paar Betten zur Aufnahme von operativen Fällen in seiner eigenen beschränkten

Wohnung aufstellen müssen, dann errichtete er eine Privatklinik, 1867 stellte ihm der Kurator zwei elende Zimmer im Leichenhause des pathol. Instituts als ophthalmolog. Univ.-Poliklinik zur Verfügung, 1869 erschien in der Prüfungsordnung v. 25. Sept. zum ersten Mal die Augenheilkunde als selbständiges Fach, 1871 wurde eine geräumige staatliche Poliklinik unter J.'s Leitung eröffnet, 1873 wurde er Ordinarius und damit prinzipiell der Ophthalmologie die selbständige Stellung an den preuss. Univ. eingeräumt, 1875 bis 77 dauerte der Bau der mit allem Unterrichtsmaterial ausgestatteten ersten Kgl.

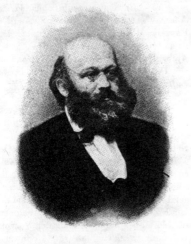

preuss. Univ.-Augenklinik, die er 1877 mit einer Gedächtnisrede auf GRAEFE einweihte und ebenso wie den Univ.-Unterricht bis zu seinem 14. Sept. 1889 erfolgten Tod leitete. Eine Reihe seiner Schüler wirken als Lehrer an deutschen Hochschulen. Hervorragende Verdienste hat er um die Entwicklung der Lehre vom *Glaucom* und der *Staar-Operation*. Durch seinen eigenen peripherischen Schnitt und Chloroformnarkose drückte er als erster die Verlustziffer von 10% auf 2% herab. 1863 war seine epochemachende Monographie: „*Ein neues und gefahrloses Operationsverfahren zur Heilung des grauen Staares*" erschienen. Bis zu seinem Tode arbeitete er an der Weiterentwicklung der Operations-Methode und referierte 1888 über ein neues Verfahren: „*Extraction mit der Kapsel*" (Verh. d. 61. Vers. D. Naturf. u. Ärzte in Köln u. C.-B. f. A. XIII). Er ist der Schöpfer der chirurg. Behandlung des *Trachoms* u. der *Trichiasis-Operation* (C. B. f. A. XI). Von seinen Schriften seien erwähnt: die drei Brochüren zur *Reform des ophthalmologischen Universitäts-Unterrichts* (Erlangen 1868, 69 u. 72), ferner „*Mitth. aus der Königsberger Universitäts-Augenklinik*" (1880) — „*Albr. v. Graefe's Verdienste um die neuere Ophthalmologie*" (1885) — „*Beziehungen der Veränderungen und Krankheiten des Sehorgans zu Allgemeinleiden und Organerkrankungen*" (1885) — „*Beiträge zur Pathologie des Auges*" (1888), Artikel über *Cataract, Glaucom*, über *contagiöse Augenkrankheiten*, über Retinitis syphilitica, Diphtheritis conjunctivae, sporadische und epidemische Diphtheritis conjunctivae, Intraoculärer Cysticercus, praeparator. Iridectomie u. Antisepsis, Jequirity etc.

Jacobson, Louis, in Berlin, als Sohn von HEINRICH J. zu Königsb. i. Pr. 1. Juni 1852 geb., studierte in Königsb. und Berlin, Dr. med. 1875, bildete sich 1876 bis 77 unter GRUBER, POLITZER und URBANTSCHITSCH in Wien zum Ohrenarzt aus, trat 1877 an der unter LUCAE's Leitung stehenden königl. Univ.-Polikl. für Ohrenkrankheiten zu Berlin als Volontärassistent ein, wurde 1878 erster Assistent dieser Anstalt und fungierte als solcher bezw. gleichzeitig als erster Assistent der 1881 gegr. königl. Univ.-Klinik für Ohrenkrankheiten bis 1892. Wirkt in Berlin als Ohrenarzt seit 1877, als Privatdozent für Ohrenheilkunde an der Univ. seit 1888, als Inh. einer Privatpolikl. für Ohrenkrankheiten seit 1896. Erhielt 1897 den Professortitel. J. veröffentl. zahlr. Arbeiten aus dem Gebiete der prakt. und theor. Ohrenheilkunde, sowie der physiol. und physikal. Akustik, welche teils im Arch. f. Ohrenheilk., teils im Arch. f. Anat. und Physiol., teils in der Berliner Klin. und deutschen med. Wochensch., in den therapeut. Monatsh. und in der Therapie d. Gegenw. veröffentl. sind. Ferner: „*Lehrbuch der Ohrenheilkunde für Aerzte und Studirende*" (Leipzig 1893, 2. Aufl. 1898).

Jadassohn, Josef, in Bern, geb. 10. Sept. 1863 in Liegnitz, studierte in Göttingen, Breslau, Heidelberg, Leipzig, hauptsächl. unter NEISSER, Dr. med. 1887, approbiert in Breslau 1886, war 1887 bis 92 Assistent an der dermat. Kl. zu Breslau, 1892 bis 96 Primärarzt der dermat. Abteil. des Allerheiligen-Hosp. Breslau und ist seit 1896 Prof. e. o. und Direktor der dermatol. Univ.-Klinik in Bern. J. veröffentl. grosse und kleine klinische, histol., bakteriol. u. therap. Originalarb. aus dem Gebiete der Dermatologie (speziell über Naevi, Tuberkulose, Pityriasis rubra, Favus, Tumoren, Arznei-Exantheme, Warzen etc.) der Gonorrhoe (Urethritis posterior, Histol., Ichthyol- und Argonin-Behandlung) und der Syphilis. Zusammenfassende Arbeiten in LUBARSCH-OSTERTAG'S Ergebnissen; der Abschn.: „*Venerische Krankheiten*" (in EBSTEIN-SCHWALBE's Handb. der prakt. Med.).

Jaeger, Eduard Ritter von Jaxtthal, als Sohn von FRIEDRICH v. J. (1784 bis 1871) und Enkel G. J. BEER's 1818 zu Wien geb. und daselbst 5. Juli 1884 gest., wandte sich frühzeitig dem Studium der Med. und speziell der Augenheilkunde zu. 1854 habilitierte er sich als Dozent der Ophthalmologie an der Wiener Univ., erhielt später eine eigene Augenkrankenabteilung im k. k. Allgem. Krankenhause und wurde von der Fakultät mit dem Titel eines Prof. geehrt. Seine Ernennung zum Ord. erfolgte erst 1883 nach dem Rücktritt seines berühmten Zeitgenossen und Spezial-Kollegen v. ARLT. — J. hat sich auch in den versch. Gebieten der Ophthalmologie grosse Verdienste erworben; sind doch seine glänzendsten Leistungen unbestritten auf das innigste mit der Geschichte der Ophthalmoskopie verwebt, indem er mit seltener Hingebung und staunenswerter Beharrlichkeit sein ganzes Leben hindurch der prakt. Verwertung dieser neuen Untersuchungsmethode widmete. Noch nach einer anderen Richtung verdankt die Ophthalmoskopie J. eine besonders wertvolle Förderung, indem er ganz im Sinne HELMHOLTZ's die Verwendung des Augenspiegels zur exakten objektiven Refraktionsbestimmung als der Erste in die Praxis einzuführen sich bemühte. Von seinen übrigen Verdiensten sei noch hervorgehoben die Zusammenstellung geeigneter Sehproben zur Prüfung der Sehschärfe.

Jaffé, Max, in Königsberg, geb. 25. Juli 1841 zu Grünberg in Schlesien, studierte in Berlin, promovierte dort 1862, war von 1865 bis 72 Assistent a. d. med. Univ.-Klinik in Königsberg, habilitierte

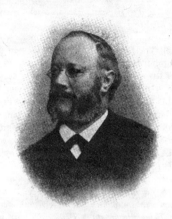

sich daselbst 1867, wurde 1872 Prof. e. o. der med. Chemie, 1873 Prof. ord. der Pharmakol. J. ist Direktor des Laboratoriums für med. Chemie, ausserordentl. Mitglied des kaiserl. Gesundheitsamts und Geh. Med.-Rat. Zu den im älteren Lexikon bereits aufgeführten Arbeiten sind noch folgende zu erwähnen: „*Über den Niederschlag, welchen Pikrinsäure im normalen Harn erzeugt und über eine neue Reaction des Kreatinins*"(HOPPE-SEYLER's Ztschr. f. phys. Chemie 1886) — „*Vorkommen des Urethan im alkohol. Extract des normalen Harns*" (Ib. 1890) — „*Acetanilid und Acettoluid und ihr Verhalten im thier. Stoffwechsel*" (zus. mit P. HILBERT. Ib. 1888) — „*Zur Kenntniss der durch Phenylhydrazin fällbaren Harnbestandtheile*" (Ib. 1897) — „*Über Oxysantonine und ihre Entstehung im Thierkörper durch Darreichung von Santonin*" (Ib.) — „*Über das Verhalten des Furfurols im thier. Organismus*" (zus. mit R. COHN, Ber. chem. Ges. XX) — „*Verhalten des Furfurols im Stoffwechsel der Hühner*" (zus. mit R. COHN Ib. XXI) — „*Glycocollverbindung der α-Thiophensäure und ihre Entstehung im Thierkörper*" (zus. mit H. LEVY, Ib. XXVI).

Jaksch, Anton, Ritter von Wartenhorst, in Prag, geb. 11. April 1810 im Städtchen Wartenberg in Böhmen, erhielt seine Ausbildung teils in Prag durch KROMBHOLZ, teils in Wien durch SKODA, KOLLETSCHKA und ROKITANSKY, wurde 1835 prom. mit der „*Diss. inaug. med. sistens conspectum morborum in clinico ophthalmiatrico Pragensi anno 1834 tractatorum*". Er wirkte 1835 bis 38 als Assist. der 2. med. Klinik, 1842, 43 bis 1845, 46 als Vorstand und Dozent an der neu errichteten Brustkranken-Abteilung in Prag und übernahm im letzteren Jahre die 2. und 1849, 50 die 1. med. Klinik, welche er bis 1881 inne hatte. J. starb als Prof. em. und Hofrat 2. Sept. 1887 auf seinem Schlosse Lohova bei Tuschkau. Veröffentl. hat derselbe: „*Abhandlung über das perforirende Magengeschwür in diagnostischer und therapeutischer Hinsicht*" — „*Ueber Ammoniämie*" — „*Ueber die Erscheinungen, welche der Gesichts- und Tastsinn bei Krankheiten der Lunge und des Herzens liefert*" — „*Ueber die spontane Heilung der Krankheiten der Herzklappen*" — „*Bericht über Duchenne's de Boulogne Faradisation localisée und Claude Bernard nach einem längeren Aufenthalte in Paris 1852*".

Jaksch, Rudolf, Ritter von Wartenhorst, in Prag, als Sohn des Vorigen daselbst 16. Juli 1855 geb., studierte in Prag und Strassburg, wurde Dr. med. 1878, war dann Assistent bei KLEBS, 1879 bis 81 bei seinem Vater, 1881 bis 82 bei PRIBRAM in Prag, dann bei NOTHNAGEL in Wien, habilitierte sich 1883, wurde 1887 als Prof. der Kinderheilkunde nach Graz, 1889 als Prof. der inn. Med. und Vorstand der med. Klinik nach Prag berufen, woselbst auf seine Veranlassung eine neue Klinik mit allem mod. Komfort (Kaltwasser-Heilanstalt, Laboratorium, Bücherei, Hörsaal mit Oberlicht, Mobiliar aus Glas, Eisen und Marmor) erbaut und 1899 feierlich eröffnet wurde. Die von J. für die Klinik konstruierten Dauerbäder etc. erhielten auf der Berliner Krankenpflege-Ausstellung 1899 ein Ehrendiplom. J. ist Mitglied zahlreicher in- und ausländ. gel. Gesellsch. Ein Verzeichnis der von ihm und seinen Schülern veröffentl. Arbeiten umfasst weit über 200 Nummern. Von den wichtigsten seien genannt: „*Über Acetonurie u. Diaceturie*" (Berlin 1885) — „*Klinische Diagnostik innerer Krankheiten mittels bacteriolog., chem. u. mikroscop. Untersuchungsmethoden*" (Wien 1882, 4. Aufl. 1899, auch engl., russ., ital., span., französ. u. ungar. übersetzt) — „*Die Vergiftungen*" (in Bd. 1 von NOTHNAGEL's Handb. d. spez. Pathol. u. Therapie, Wien 1897) — „*Über das Vorkommen von Nuclein im Menschengehirn*" (PFLÜGER's Arch. XIII. 1876) — „*Unters. d. Milch einer Icterischen*" (Prag m. W. 1880) — „*Mitth. a. d. I. int. Klin.*" (Ib.) — „*Casuistischer Beitr. z. Lehre vom weakened heart*" (Ib.) — „*Studien über den Harnstoffpilz*" (Ztschr. f. physiol. Chemie 1881) — „*Über das Vorkommen mit Eisenchlorid sich roth färbender Harne beim Diabetes u. bei akuten Exanthemen*" (Z. f. H. 1882) — „*Über Glycosurie bei Kohlenoxydvergiftung*" (Prag m. W. 1882), zahlreiche

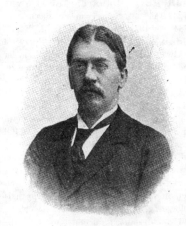

Aufsätze über Acetonurie, Peptonurie, Diaceturie, Propeptonurie, Diabetes, Lipacidurie, Melanurie, Vorkommen von Spiralen in den Sputis der Pneumoniker, über Wirkung von Chinolin, Thallin, Antipyrin, u. a. Antipyreticis, Vorkommen von Fermenten in den Fäces der Kinder, Alcalescenz des Blutes in Krankheiten, über Leukämie u. Leukocytose, Tetanie, Uricidämie. Diagnose u. Therapie der Erkrankungen des Blutes, Methode zum Nachweis klein. Mengen Gallenfarbstoff im Blut, über das KOCH'sche Heilverfahren etc. etc. Dazu ein Nachruf an v. BAMBERGER (Fortschr. d. Med. 1888), Beiträge zu verschied. Festschriften f. HENOCH, v. LEYDEN u. s. w., u. s. w. Die meisten der Veröffentlichungen J.'s finden sich in der Prag. m. W., dann Cbl. f. i. M., Z. f. kl. M., Z. f. H., B. kl. W. u. D. m. W., Wien. Ztschr., Z. f. phys. Chemie, Jahrb. f. Kinderheilk., Fortschr. d. Med. etc.

James, Constantin, französ. Arzt, 1813 zu Bayeux (Calvados) geb., studierte in Paris und wurde 1840 daselbst Doktor, machte seinen Namen bereits früher durch die Herausgabe zweier Werke nach den von MAGENDIE im Collége de France gehaltenen Vorlesungen: „*Leçons sur les phénomènes physiques de la vie*" (3 voll., 1836 bis 37) und: „*Leçons sur les fonctions du système nerveux*" (2 voll., 1839) und einen: „*Rapport à l'Acad. roy. de méd. sur l'empoisonnement de Soufflard*" (1839) bekannt. Von 1841 an hielt er mehrere Jahre lang med. Vorlesungen im Athénée, und über verschied. wissenschaftl. Gegenstände im Cercle agricole und publizierte zahlreiche Schriften, deren Verzeichnis sich im älteren Lexikon findet. 1853 erhielt er von der Regierung den Auftrag, die Mineralwässer Corsika's einer Inspektion zu unterziehen und erstattete darüber einen: „*Rapport sur les eaux minérales de la Corse*" (1854). Er schrieb weiter noch: „*De l'emploi des eaux minérales, spécialement de celle de Vichy, dans le traitement de la goutte*" (1856), sowie eine archäol.- med. Schrift: „*Toilette d'une Romaine au temps d'Auguste et cosmétiques d'une Parisienne au XIXe siècle*" (1864), ferner: „*Des causes de la mort de l'empereur Napoléon*" (1873) — „*Acne et couperose, leur traitement par une nouvelle méthode. Des cosmétiques de la face, de la bouche et de la chevelure*" (1874) — „*Le darwinisme et l'homme-singe*" (1877), abgesehen von zahlreichen Abhandlungen über spez. Gegenstände und polit. Diskursen, z. B. im „Figaro". J. starb 12. März 1888.

Jamieson, Robert, Irrenarzt in Aberdeen, daselbst 1818 geb., wurde dort 1839 Dr., 1840 Leiter des dortigen Royal Lunatic Asylum, gab 1846 diese Stelle auf, bekleidete dieselbe jedoch abermals 1853 bis 84. Seitdem war er Consulting Physician an der Anstalt, seit 1850 auch Dozent der gerichtl. Med. an der damals neu eröffneten King's-College Med. School und starb 17. Nov. 1895.

Janny, Julius, in Budapest, geb. 30. März 1842 in Stuhlweissenburg, ging der med. Studien wegen nach Wien, wo er Doktor der Gesamtheilkunde wurde und 1867 als Operateurszögling bei BILLROTH eintrat. 1869, nach gewonnenem Operateurdiplom, ging er auf $^1/_2$ Jahr zu v. LANGENBECK nach Berlin, besuchte die Kliniken d. berühmtesten Chirurgen Londons, Kiels, Leipzigs, Halles, Zürichs, liess sich nach diesen 2 jähr. Reisestudien in Budapest nieder, wo er 1872 zuerst bei der k. ung. Staatsbahn als Arzt Verwendung fand, 1873 Adjunkt des städt. Oberphysikus, 1878 Primarchirurg des

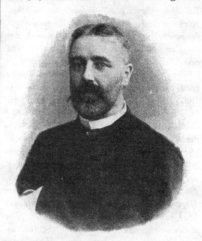

städt. Barackenspitales, 1882 Privatdozent der allgem. chir. Pathologie und Therapie, 1884 a. o. Mitglied des ung. Landessanitätsrates und Direktor des zum Roten Kreuze gehörigen Elisabethspitals, 1885 Primarchirurg des städt. St. Stephanspitales wurde; 1887 wirkte er 3 Monate lang zugleich als provis. Direktor des Rochusspitales. Seit 1891 k. ung. Landessanitätsrat, 1892 Vizepräsident des Sanitätsrates vom ung. Roten Kreuze, 1895 a. o. Prof., 1898 Ritter des eisernen Kronenordens. Er ist ord. Mitglied der deutschen Gesellsch. f. Chirurgie (1879) und anderer wissenschaftl. Vereine. Er veröffentlichte: „*Osteoplast. Versuche von Th. Billroth, Janny und Menzel*" (W. m. W. 1868) — „*Ovariotomieen*" (Orv. Het., 1869) — „*Beiträge zur Osteotomie der Röhrenknochen mit besonderer Berücksichtigung der von B. Langenbeck empfohlenen subcutanen Osteotomie*" (Ib.

1870) — "*Brief aus Zürich*" (Ib. 1870) — "*Aus der chir. Klinik des Prof. Rose*" (Ib. 1870) — "*Ein fibröser Rachenpolyp an der Schädelbasis; subperiostale Osteotomie des Nasenfortsatzes des rechten Oberkiefers, Exstirpation mit dem Galvanokauter*" (Ib. 1871) — "*Chir. Erfahrungen, erworben auf Billroth's Klinik*" (Ib. 1871) — "*Über ins Kniegelenk eindring. Verletzungg. mit bes. Rücks. auf deren Behandlung*" (Ib. 1873) — "*Über Enterotomie und Colotomie nebst einem geheilten Falle*" (Ib. 1880) — "*Über Nervendehnung*" (Ib. 1880) — "*Über die moderne Wundbehandlung*" (Budapest 1880) — "*Das rothe Kreuz*" (Orv. Het. 1881) — "*Beitrag zur Lehre von den Kniescheibenbrüchen mit bes. Rücks. auf die Function des M. quadriceps femoris*" (Ib. 1882) — "*Beitrag zur Frage von der Operation bei Phosphornecrose und dem Wiederersatze des Kiefers*" (Ib. 1885) — "*Beiträge zur Operation des im Bruchsacke entstandenen Anus praeternaturalis*" (Ib. 1887) — "*B. v. Langenbeck*" (Nekrol. Ib. 1887) — "*Das Elisabethspital 1884—87*" (Budapest 1888) — "*A. Lumniczer*" (Gedenkrede, Budapest 1894) — "*Th. Billroth*" (Nekrol. Orv. Het. 1894); ferner: "*Sammlung, zum Theil Uebersetzung und Ausarbeitung der kleineren Werke Balassa's. Im Auftrage der k. ung. Gesellschaft zur Herausgabe ärztlicher Werke*" (Budapest 1874/75) — "*Angina Ludwigi*" — "*Die Krankheiten des Oesophagus*" (beides im Handb. der spez. Path. und Ther. der inneren Krankh., III A. belgyogyászat kézikönyve III. Budapest 1896) — "*Catarrhus vesicae, cystitis*" — "*Blasentuberculose. Tuberc. Cystitis*" (Ib.,V, Budapest 1898).

Janovsky, Victor, zu Prag, 2. Juli 1847 geb., studierte daselbst, später (spez. unter Petters) noch in Wien und gelangte 1870 zur Promotion. Seit 1871 Privatdozent für Geschichte der Medizin und Epidemiographie, erlangte er 1883 ein Extraordinariat für Syphilis und Dermatologie an derselben Univ. und fungiert seit 1882 als Primararzt des Allg. Krankenhauses. 1896 wurde J. zum ord. Prof. ernannt. J. ist Mitgl. der deutsch., franz., italien., sowie der Wiener dermatol. Ges., ständiger Mitarbeiter am Arch. für Dermat. und Syphilis, publizierte nebst einer Reihe von kleineren Arbeiten: "*Über syphilit. Eruptionsfieber*" (Berlin 1872)

— "*Menstrualexanthem*" (1882) — "*Lungensyphilis*" (Prag 1881) — "*Über Jodoformexantheme*" (1882) — "*Über Jodexanthem*" (1887) — "*Über Acanthosis nigricans*" (1893) — "*Endoskopie der weibl. Urethra*" (1892) — "*Über Hautgangrän*" (1898) — "*Über Folliculosis necrotica*" (1898 in deutscher und böhm Sprache) und schrieb für Maschka's Handbuch die "*Geschichte der gerichtl. Med.*"

Jarisch, Adolf, in Graz, geb. 15. Februar 1850 in Wien, studierte daselbst, hauptsächl. als Schüler Ferdinand v. Hebra's Dr. med. 1873, war unter dem Genannten Assist. der dermatol. Klinik in Wien 1876 bis 81, habilitierte sich 1880, war 1888 bis 92 a. ö. Prof. der Dermatologie und Syphilis in Innsbruck und ist seit 1892 a. ö. Prof. der Dermat. und Syph. in Graz. Er veröffentlichte: "*Die Hautkrankheiten*" (Nothnagel's Spez. Pathologie und Therapie), sowie kleinere Arbeiten.

Jarvis, William C., amerik. Laryngolog, geb. 1855, gest. 30. Juli 1895 in Willets Point, Long Island, studierte an dem Med. Depart. der Univ. der City von New York, wo er auch graduiert wurde und Prof. der Laryngologie und Rhinologie war. J. war ein hervorragendes Mitgl. der Americ. Laryngological Society, besass ein bedeutendes Erfindungs- und mechan. Talent und hat durch vielerlei Instrumente und Encheiresen sein Spezialgebiet erweitert.

Javal, Louis-Emile, Augenarzt in Paris, geb. daselbst 5. Mai 1839, studierte ebenda und promovierte 1868. 1878 wurde er zum Directeur du laboratoire d'ophthalmologie de l'école des hautes études ernannt und 1885 zum Mitgl. der Académie de médecine. Seine Arbeiten betreffen fast ausschliesslich die physiol. Optik und finden sich grösstentheils in den Annales d'oculistique. Als Monographien erschienen: "*Mémoires d'ophthalmometrie*" und "*Manuel du strabisme*" (Paris). Sehr bekannt ist J.'s Ophthalmometer, hauptsächl. in Amerika.

Jendrassik, Andreas Eugen, zu Budapest, in Kapnikbánya 15. Nov.

1829 geb., studierte auf der Wiener Univ., machte seine physiol. Studien bei E. BRÜCKE und C. LUDWIG, wurde 1853 promoviert, wirkte seit 1860 als o. ö. Prof. der Physiol. an der Budapester Univ. und starb 4. Febr. 1891. Namhaftere Original-Monographien, teils in deutscher, teils in magyarischer Sprache, teils in beiden sind: *„Anatomische Untersuchungen über die Thymusdrüse"* (Wiener Akad.) — *„Atwood'sches Fallmyographium"* (CARL's Repertorium) — *„Schematischer Apparat der Klanganalyse durch das Ohr"* (Ib.) — *„Erster Beitrag zur Analyse der Zuckungswelle der quergestreiften Muskelfasern"* (DU BOIS-REYMOND's Arch. f. Anat. und Phys.) — *„Über die Ursachen gewisser Strömungserscheinungen an und in den quergestreiften Muskeln"* (Archiv f. Anat. und Phys.) — *„Beschreibung des neuen physiologischen Instituts zu Budapest"* — *„Mechanik des Brustkorbes und Wirkung der Intercostalmuskeln"* (ungarisch) — *„Zwei ophthalmometrische Methoden zur Bestimmung des Knoten- und des Drehpunktes des Auges"* (Ungar. Akad. der Wissensch.) — *„Selbstregistrirendes Myographium mit Einrichtung für Doppelreize"* (Ib.) — *„Myomechanische Abhandlungen"* (Ib.) Er konstruierte eine Anzahl von physiol. Apparaten.

Jendrássik, Ernst, in Budapest, als Sohn des Vor. 1858 in Klausenburg geb., wurde in Budapest 1880 Dr. univ. med., war an der ersten Budapester intern. Klinik 1880 bis 82 Zögling, besuchte 1883/84 mehrere ausländ. Univ., arbeitete namentlich längere Zeit in CHARCOT's Laboratorium in Paris, kehrte 1884 als Assistent der intern. Klinik nach Budapest zurück und habilitierte sich daselbst 1887 als Dozent. 1893 wurde er zum a. o. Prof. der Neurologie ernannt, seit 1899 hält er auch Vorträge über spez. Pathologie und Therapie. Er schrieb, ausser kleineren kasuist. Arbeiten: *„Beiträge zur Lehre von den Sehnenreflexen"* (D. Arch. f. klin. Med., XXXIII) — *„Contribution à l'étude de l'hémiatrophie cérébrale par sclérose lobaire"* (zusammen mit PIERRE MARIE; Archives de physiol., 1884) — *„Vom Verhältnisse der Poliomyelencephalitis zur Basedow'schen Krankheit"* (Archiv f. Psychiatrie, XVII) — *„De l'hypnotisme"* (Archives de névrologie, 1886) — *„Das Calomel als Diureticum"* (D. Archiv f. klin. Med., XXXVIII) — *„Ueber die Localisation der Reflexe"* (Orv. Het., 1886. D. Archiv f. klin. Medizin LII) — *„Weitere Untersuchungen über die Quecksilberdiurese"* (D. Archiv f. klin. Medizin XLVII) — *„Ueber eigenthümliche, geometrisch-regelmässige Bakterien-Kolonien"* (Ungar. Archiv f. Med. I) — *„Ueber das Jodalbuminat und über die Konstitution des Eiweissmoleküls"* (Ib.) — *„Antipyrese, Apoplectischer Insult, Cerebrospinalmeningitis, Malaria, Sehnen-Reflexe, Sympathicuskrankheiten"* (In DRASCHE's Bibl. d. ges. med. Wiss.) — *„Sur le rôle du nerf facial dans la sécrétion des larmes"* (Revue neurologique 1894) — *„Ueber die Heilserumbehandlung der Diphtherie"* (Verhandl. d. Kongr. f. inn. Med. 1894) — *„Allgemeine Betrachtungen über das Wesen und die Function des vegetativen Nervensystems"* (VIRCHOW's Archiv 145) — *„Ueber Paralysis spastica — und über die vererbten Nervenkrankheiten im Allgemeinen"* (D. Archiv f. klin. Med. LVIII) — *„Ueber Hemiatrophia faciei"* (Ib. LIX) *„Zweiter Beitrag zur Lehre v. d. vererbten Nervenkrankheiten"* (D. Archiv f. klin. Med. LXI) — ferner mehrere Aufsätze über *„Hysterie, Nervenkrankheiten, Herzleiden"* in ungar. Sprache und viele Abschnitte in dem jetzt beendigten grossen ungar. Handbuch der internen Medizin (6 Bände). J. ist korr. Mitglied d. ungar. wiss. Akademie, der Société anatomique in Paris und vieler ungar. wissenschaftl. Vereine.

Jenner, Sir William, Bart. in London, einer der hervorragendsten engl. Kliniker, geb. 1815 zu Chatham, studierte auf dem University Coll., wurde 1844 Dr. med., hielt 1852 im Coll. of Phys. die Gulstonian Lectures, wurde Assist.-Phys. des Lond. Fever Hosp. 1853, Physic. am Univ. Coll. Hosp. 1854 und Prof. der klin. Med. 1857. Nach BALY's Tode, 1861, wurde er zum Phys. Extraord. und 1862 zum Physic. in Ord. der Königin, 1864 zum Fellow der Royal Soc., 1868 zum Baronet, 1881 zum Präsidenten des Coll. of Phys. ernannt. Er starb 13. Dez. 1898. Von seinen Veröffentlichungen führen wir an: *„On the identity or non-identity of typhoid, the specific cause of typhus, and relapsing fevers"* (Med.-Chir. Transact.,

1850), die Goulstonian Lectures für 1853:
„*Lectures on the acute specific diseases*" —
„*Determining cause of emphysema of the
lung*" (Med.-Chir. Transact., 1857) —
„*Congestion of the heart*" (Ib. 1860) —

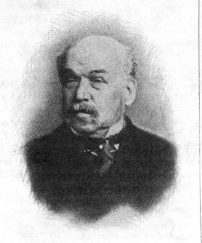

„*Diphtheria, its symptoms and treatment*"
(1860); ferner in Med. Times and Gaz.
(1870, 60, 61): „*Lectures on diseases of the
skin*" (für HOLME's Lehrbuch) — „*On
rickets*" — „*On tuberculosis*" u. s. w. Seit
1879 hatte er sich von seinen klin. Stellungen zurückgezogen.

Jensen, Julius, geb. 30. Juli 1841
zu Kiel, studierte von 1861 an in Kiel
und Würzburg, war dann in Kiel Assistent
von ESMARCH, machte als solcher den Krieg
1866 als freiwilliger Feld-Assistenzarzt
mit, kam mit seinem Truppenteile nach
Ostpreussen, wurde 1866 2. Arzt an der
Provinzial-Irrenanstalt Allenburg in Ostpr.,
1875 zum Direktor derselben ernannt.
1885 wurde er zum Direktor der Berliner
Irrenanstalt Dalldorf berufen, dort aber,
überarbeitet, 1886 beurlaubt, war 3 Monate Kurgast bei KAHLBAUM in Görlitz,
seit 1887 zur Disposition gestellt.
und starb 24. April 1891 in Charlottenburg
bei Berlin. Bezüglich seiner Arbeiten
sei auf das ältere Lexikon verwiesen.

Jessner, Samuel, in Königsberg
in Pr., geb. 1859, Dr. med. 1881, widmet
sich seit 1891 der Dermatologie und publizierte: „*Hautanomalieen bei inneren Krank-*

heiten" (Berlin) — „*Ein dermatol. System
auf path.-anat. Grundlage*" (Hamburg) —
„*Compend. der Hautkrankheiten*" (Königsb.
in Pr.) — „*Dermatol. Vortr. f. Praktiker.*"

Joachim, Heinrich, in Berlin,
geb. in Neustadt (Posen) 30. Januar 1860,
studierte in Berlin, Dr. med. 1886 in
Würzburg, trieb 1890 bis 96 bei
ERMANN Aegyptologie, beschäftigte sich
1895 bis 98 mit der Geschichte der Medizinaltaxen, insbesondere der preussischen,
ist seit 1884 Arzt, seit 1888 in Berlin.
Schriften: „*Papyros Ebers*" (zum 1. Male
übers. und erklärt Berlin 1890) — „*Die
Preuss. Medicinaltaxe*" (Ib. 1895; 2. Aufl.
1896) — „*Die Preussische Gebührenordnung
für approbirte Aerzte*" (Ib. 1897, im Verein
mit Rechtsanwalt J.), ferner histor.
Studien über die Funktion der Milz (Diss.),
Kinderkrankh. bei den alten Jndern, redigiert das Berl. ärztl. Korresp.-Bl.

Joachimsthal, Georg, in Berlin,
geb. 8. Mai 1863 in Stargard in Pommern,
studierte in Berlin, Dr. med. 1887 („*Zur
Pathol. u. Therapie der Skoliose*"), Arzt seit
1888, seit 1890 Assistent a. d. Univ.-Poliklinik für orthopäd. Chir. (unter JUL.
WOLFF, habilitierte sich für diesen Zweig
1898), erhielt 1897 für die beste Bearbeitung der Preisaufgabe „*Étude des changements morphologiques et fonctionels qu'on
peut produire expérimentalément sur l'appareil
locomoteur*" den mit dem Titel eines
„Laureat de l'Institut de France" verbundenen Prix Pourat. Ausserdem veröffentlichte J. noch eine grosse Reihe von
Journalaufsätzen aus seinem Spezialgebiet,
experimentelle Arbeiten u. bearbeitet seit
1897 gemeinsam mit J. WOLFF den Abschnitt „Erkr. der Bewegungsorgane
(Knochen, Gelenke, Muskeln), Orthopädie,
Gymnastik" für den VIRCHOW'schen Jahresbericht. Neuerdings erschien von J.: „*Die
angeborenen Verbildungen der oberen Extremitäten*" (Hamb. 1900 m. 8 Röntgentfln.)

Joessel, Johann Georg, 27. April
1838 in Wolfisheim bei Strassburg geb.,
hörte an letztgenannter Univ. die Proff.
der damaligen französischen Fakultät und
gelangte 1858 zur Promotion. Bei der
Umgestaltung der Verhältnisse übernahm
er 1871 die ordentl. Professur der Ana-

tomie und hat sich mit entsprechenden Arbeiten beschäftigt, unter welchen als umfangreichste seine topographisch-chirurgische Anat., 1. Teil: „*Die Extremitäten*" dasteht. Er starb 7. Dez. 1892.

Johnson, George, hervorragender Kliniker, zu London, geb. im Nov. 1818 zu Goudhurst in Kent, wurde 1837 Lehrling bei einem Chirurgen in Cranbrook, studierte von 1839 an im King's College in London, wurde 1843 der erste Resident Medical Tutor bei demselben, blieb in dieser Stellung sieben Jahre, während welcher er zum Assistant Physcian des Hospitals ernannt wurde. 1844 erlangte er bei der Londoner Univ. den Doktorgrad, wurde 1850 Fellow des Roy. Coll. of Physic., war Censor bei demselben und hielt 1882 die HARVEY'sche Rede. J. war ferner Mitgl. des Senates der Londoner Univ., Honorary Fellow des King's College, Physician bei dessen Hospital und Prof. der klin. Medizin in demselben, nachdem er früher die Professur der Materia medica und Therapie innegehabt hatte. Er starb 3. Juni 1896. Von seinen Schriften seien angeführt: „*On diseases of the kidney, their pathology, diagnosis and treatment etc.*" (London 1852; deutsch von B. SCHÜTZE) — „*On epidemic diarrhoea and cholera, etc.*" (Ib. 1855) — „*The laryngoscope. Directions for its use, and practical illustrations of its value etc.*" (1864) — „*Notes on cholera: its nature and its treatment*" (1866) — „*Lectures on Bright's disease*" (1878), sein Hauptwerk, und zahlreiche weitere Aufsätze, z. B.: „*Diseases of the kidney*" (Med.-Chir. Transact., Vol. XXIX, XXX, XXXIII, XLII, LI, LVI) — „*Nervous disorders, the result of overwork and anxiety*" (Lancet 1875) — „*Pathology and treatment of diphtheria*" (Ib.), ferner die Lumleyan Lectures: „*On the muscular arterioles*" (British Med. Journ., 1877). J. hat sich durch Einführung der Laryngoskopie in England sowie hauptsächlich durch seine Arbeiten zur Pathologie der Nieren einen Namen gemacht.

Johnston, George Jameson, in Dublin, studierte an der School of Physic des Trinity College in Dublin, wurde Fellow des Royal College of Surgeons in Ireland, Master of Arts, Bachelor der Med., Chir.

und Geburtsh. an der Royal Univ. of Ireland, Fellow der Royal Academy of Medicine in Ireland, Surgeon und Dozent der klin. und operativen Chir. an dem City of Dublin Hospital, Demonstrator der Anatomie an der School of Physic des Trinity College Dublin, und veröffentlichte: „*The application of hernial trusses*" — „*The superficial mapping of the fissure of Rolando, with description of a simple form of Rolandometer*" — „*A case of fracture of the first rib complicated by abscess opening into lung, with remarks on fracture of the first rib*" — „*The necessity for municipal ambulances for removing accident cases and cases of sudden illness from the streets*".

Jolly, Friedrich, o. ö. Prof. in der med. Fakultät der Univ. Berlin, Direktor der psych. und Nervenklinik der kgl. Charité, Geh. Med.-Rat, geb. zu Heidelberg 24. Nov. 1844 als Sohn des später nach München berufenen Physikers Philipp J., studierte in München und Göttingen, war Assist. an der inn. Klinik von PFEUFER in München, dann an der

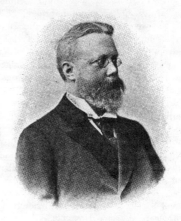

Irrenanstalt Werneck unter GUDDEN und GRASHEY, dann an der psych. Klinik in Würzburg unter RINECKER. Habilitierte sich 1871 in Würzburg mit einer Abhandlung: „*Über den Gehirndruck und über die Blutbewegung im Schädel*", wurde 1873 als Prof. e. o. und Direktor der psychiatr. Klinik nach Strassburg berufen, dort 1875 zum

Prof. ord. ernannt und von da 1890 nach Berlin berufen. Von seinen Schriften sind noch zu nennen: „Bericht über die Irrenabtheilung des Julius-Spitals" (1873) — „Hysterie und Hypochondrie" (in v. ZIEMSSEN's Handb. 1877) — „Untersuchungen über den elektr. Leitungswiderstand" (1884) — „Irrthum und Irrsinn" (1893).

Jones, Thomas Wharton, berühmter englischer Ophthalmologe, 1808 zu St. Andrews in Schottl. geb., studierte in Edinburg, besuchte die hauptsächl. Univ. des Kontinents, liess sich 1838 in London nieder, war Prof. der Physiol. am Charing-Cross Hosp. und bei der Royal Institution, zuletzt Ophthalmic Surgeon und Prof. der Augenheilkunde am University College Hosp. Seine Schriften sind teils pharmakol., teils physiol., teils ophthalmol. Inhalts und im älteren Lexikon angeführt. J. lebte zuletzt als Emeritus zu Ventnor, Insel Wight und starb 7. Nov. 1891.

Jones, Henry Bence, zu London, berühmter Arzt und Chemiker, 31. Dez. 1813 zu Thorington Hall, Yoxford, Grafschaft Suffolk geb., wurde ein Schüler des Trinity College in Cambridge, 1836 des St. George's Hosp. in London und Privatschüler von Prof. GRAHAM beim University College, in dessen Laboratorium er arbeitete. Er ging 1831 nach Giessen, um daselbst bei LIEBIG sich mit animal. Chemie zu beschäftigen, liess sich 1842 als Arzt in London nieder, analysierte die Harnsteine im Museum des St. George's Hosp. und las 1843, in Stellvertretung von FOWNES, Chemie beim Middlesex Hosp. 1845 zum Fellow des College of Physicians und zum Dozenten der gerichtl. Medizin und Assistant Physician beim St. George's Hosp. ernannt, wurde er 1846 Fellow der Royal Society und Physician jenes Hosp. 1862 legte er seine Hospitalstelle wegen eines Herzleidens nieder, kränkelte längere Zeit, war aber später doch im Stande, als Censor im College of Physicians zu fungieren und bei demselben 1868 die Croonian Lectures über: „Matter and force" zu halten. 1870 erhielt er von Oxford den juristischen Ehren-Doktorgrad, wurde 1873 von allgem. Wassersucht befallen und starb 20. April dieses Jahres. Er hatte dem 1865 gegründeten College of Chemistry als Mitglied des Council angehört, in Verbindung mit Dr. WEST bei der Errichtung des Kinderhospitals 1850 mitgewirkt, 1851 in der Royal Institution Vorlesungen über Tierchemie und 1854 über Alkohol, Zucker und Weinsäuren und über Ventilation gehalten. 1860 wurde er Sekretär der Royal Institution, behielt diese Stellung bis wenige Wochen vor seinem Tode bei und war 1865 ein hervorragendes Mitglied der königl. Kommission für die Rinderpest. Seine Hauptschriften waren: „On gravel, calculus and gout; chiefly an application of Prof. Liebig's physiology to the prevention and cure of these diseases" (London 1842) — „On animal electricity (Abstract of the discoveries of E. du Bois - Reymond)" (1852) — „Chemistry of urine" (1857) — „On animal chemistry in its application to stomach and renal diseases" (1856) — „Lectures on some of the applications of chemistry and mechanics to phathology and therapeutics" (1867) — „Lectures on matter and tone" (1868). Dazu kommt eine ausserord. grosse Zahl von Aufsätzen in den angesehensten Zeitschriften.

Jordan, Max, in Heidelberg, geb. zu Mannheim 27. Mai 1864, studierte seit 1882 in Heidelberg und Strassburg, hauptsächlich als Schüler CZERNY's, Dr. med. 1887, trat 1888 in der chir. Klinik zu Heidelberg als Assistent bei CZERNY ein, habilitierte sich daselbst für Chir. 1893 und wurde 1896 Prof. e. o. Er leitet seit 1895 die chir. Ambulanz und veröffentlichte: „Pathol.-anatom. Beiträge zur Elephantiasis congenita" — „Über die acute infect. Osteomyelitis des oberen Femurendes" — „Die Aetiologie des Erysipels" — „Die acute Osteomyelitis mit besonderer Berücksichtigung ihres Verhältnisses zu den pyogenen Infectionen" — „Über den Heilungsvorgang bei der Peritonitis tubercul. nach Laparotomie" — „Die Behandlungsmethoden bei Verletzungen der Schenkelvene im Poupart'schen Bande" — „Die Nierenexstirpation bei malignen Tumoren" und zahlreiche kasuistische Beobachtungen über einseit. Descensus testiculorum, plast. Ersatz der Augenlider, Ileus durch persistierenden Ductus omphalomesaraicus, atypische Formen der akuten Osteomyelitis, Tuberkulose der Lymphgefässe der Extremitäten, Operation der Fibrome der Schädelbasis, Behandlung veralteter Empyeme etc. Für das Handb. der Chir. lieferte er den Abschnitt „*Angeborene Missbildungen, Verletzungen und Erkrankungen des Halses.*"

Joseph, Max, in Berlin, geb. 2. Jan. 1860 in Gerdauen (Ostpr.), studierte in Königsberg, woselbst er 1882 für die Arbeit „*Zeitmessende Versuche über Athmungsreflexe*" (Arch. f. Anat. u. Physiol. 1883) einen Fakultätspreis erhielt, Dr. med. 1883, bildete sich specialistisch unter KAPOSI (Wien), war später Assistent von WESTPHAL und KÖBNER in Berlin, arbeitete 3$^1/_2$ Jahre lang im Berliner physiol. Institut unter GAD und FRITSCH, 1888 an der zool. Station in Neapel unter DOHRN, wirkt seit 1886 als Specialarzt für Hautkrankheiten in Berlin, seit 1887 als Leiter einer privaten Poliklinik in Verbindung mit einem histologischen Laboratorium. J. machte 1889 auf Kosten der BOSE-Stiftung Leprastudien in Norwegen, als deren Ergebnis er „*Über viscerale Lepra*" (Arch. f. Dermat. u. Sys. 1889) veröffentlichte und publizierte ferner: „*Beiträge zur Lehre von den trophischen Nerven*" (VIRCHOW's Arch., CVII 1887) — „*Über die Beziehungen der Nervenfasern zu den Nervenzellen in den Spinalganglien*" (in Gemeinschaft mit GAD, Arch. f. Anat. und Physiol., 1889) — „*Lehrbuch der Haut- und Geschlechtskrankheiten*" (Leipzig 1. T., 3. Aufl. 1898, 2. T. 2. Aufl. 1896) — „*Atlas der Histopathologie der Haut in mikrophotographischer Darstellung*" (in Gemeinschaft mit PAUL MEISSNER, Berlin 1899). Seit 1897 giebt J. das „*Dermatol. Ctrbl.*" (Leipzig) heraus.

Josten, Karl, in Münster, geb. 1836 in Neuss, studierte seit 1856 in Bonn und Berlin, promovierte 1860 in Berlin mit der Diss. über falsche Gelenke, legte 1861 die Staatsprüfung ab und wandte sich dann der Augenheilkunde zu. Er begründete 1865 aus eigenen Mitteln in Münster eine Augenheilanstalt, die 1883 von den westfälischen Provinzialständen angekauft wurde, aber unter J.'s Leitung verblieb. J., der 7. Febr. 1894 als Sanitätsrat in Münster verstarb, publizierte mehrere Berichte über seine Anstalt mit zahlreichen kasuistischen Beobachtungen.

Juergensen, Theodor von, zu Flensburg 11. April 1840 geb., studierte in Kiel, Breslau und Tübingen (unter PANUM, HEIDENHAIN, LOTHAR MEYER, BARTELS) und wurde 1863 promoviert. 1864 bis 69 wirkte er in Kiel als Privatdozent, demnächst 4 Jahre als Extraordinarius und Leiter der Poliklinik und wurde 1873 nach Tübingen als Prof. ord. und Vorstand der Poliklinik berufen. Schriften: „*Studien über die Behandlung des Abdominaltyphus mittels des kalten Wassers*" (1866) — „*Die Körperwärme des gesunden Menschen*"

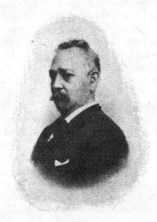

(1873) — „*Die croupöse Pneumonie. Beobachtungen aus der Tübinger Poliklinik*" (1883). In ZIEMSSEN's Handb. der Pathol. (V) hat er die verschiedenen Pneumonien (1.–3. Aufl. 1874 bis 87), in desselben Herausgebers Handbuch der allgemeinen Therapie (1880) die Antihplogose, Blutentziehung, Transfusion etc. bearbeitet. Ausserdem veröffentlichte J.: „*Lehrbuch der speciellen Pathologie und Therapie*" (3 Aufl. 1886 bis 94) — „*Mittheilungen aus der Tübinger Poliklinik*" (I 1886, II 1892, in NOTHNAGEL's Handb. der spez. Pathologie und Therapie) — „*Acute Exantheme: Allgemeines, Masern, Scharlach, Röthen, Varicellen*" (1894 bis 96) — „*Erkrankungen der Kreislauforgane: Insufficienz (Schwäche) des Herzens*" (in PENZOLDT-STINTZING's Handb. der spez. Therapie, 1899) — „*Behandlung der Erkrankungen der Athmungsorgane: Prophylaxe und allgemeine Behandlung, Behandlung der Luftröhrenerkrankungen, der Lungenkrankheiten (ausschl. Lungentuberculose)*" (1. u. 2. Aufl. 1895 u. 98.)

Juhel-Rénoy, Jean Édouard, in Paris, geb. 1855 und 19. März 1894 daselbst als Arzt am Hôp. Cochin verst., war ein sehr fruchtbarer Schriftsteller auf dem Gebiete der inneren Medizin. Ein Verzeichnis von J.'s Arbeiten findet sich im Progrès méd. 1894 p. 215).

Jung, Carl, in Heidelberg, geb. 30. Juli 1868 zu Wetzlar a. L., studierte in Berlin seit 1888, hauptsächlich als Schüler von MILLER, Dr. med. 1892, war seit 1891 als Assistent am zahnärztl. Institute der Univ. und wissenschaftl. Hülfsarbeiter MILLER's thätig bis 1895. 1893 u. 94 machte er eine Studienreise nach den Univ. der Vereinigten Staaten. 1895 als Direktor des neu zu errichtenden zahnärztl. Univ.-Institutes nach Heidelberg berufen, wurde er daselbst 1898 zum Prof. ernannt. J. veröffentlichte: *„Die Erkrankungen der Wurzelhaut des Zahnes"* (1894) — *„Anatomie und Pathologie der Zähne und des Mundes"* (1897) — *„Laerebog i Tandlågevidenskaben"* (1896) — *„Lehrbuch der zahnärztlichen Technik"* (1897) — *„Allgemeine Therapie der Mund- und Zahnkrankheiten"* (im Lehrb. d. allgem. Therapie von EULENBURG u. SAMUEL, 1898) — *„Die Handhabung der Instrumente zur Extraktion der Zähne"* (1898).

Junge, Eduard, Direktor der Petrowskischen Akademie für Forst- und Landwirtschaft bei Moskau, geb. zu Riga 12. Nov. 1832, studierte auf der Univ. zu Moskau, bildete sich weiter aus vorzüglich in Deutschland unter Leitung von HELMHOLTZ, VIRCHOW, H. MÜLLER; für Ophthalmologie war er ein Schüler A. v. GRAEFE's. Zum Arzt 1856, zum Doktor 1859 kreiert, war er 1860 bis 82 Prof. ord. für Ophthalmologie, Konsultant der Ober-Militär-Medizinalbehörde und Mitglied des Militär-Medizinalkomitees in St. Petersburg. Er publizierte deutsch: *„Zur Histologie der Glashäute"* — *„Die getigerte Netzhaut"* — *„Argyrose der Conjunctiva"* — *„Über Netzhautverengerung bei Cirrhose"*; russisch: *„Das mechanische Centrum des Auges"* — *„Maassregeln gegen bei den Truppen herrschende Konjunktivitis und Trachom"* u. a. 1859 legte er dem Kultusminister KOWALEWSKY einen Bericht vor, in welchem er für die Ophthalmologie das akademische Bürgerrecht beanspruchte und infolge davon wurde derselben die beanspruchte Stellung im Lehrplane eingeräumt. Im Verlaufe von ungefähr einem Dezenium wirkte er darauf hin, einem jeden Militärkreise Russlands einen Kreis-Ophthalmologen zu geben. Dank der aufgeklärten Energie der Ober-Militär-Medizinalbehörde sind solche Stellungen kreiert und besetzt worden. 1882 erbat er seinen Abschied von sämtlichen amtlichen Stellungen u. übernahm 1883, auf Antrag des Domänen-Ministers OSTROWSKY, die Reorganisation und Leitung der oben genannten Akademie als Direktor derselben und wurde 1884 durch kaiserliches Dekret dem Rate des Domänen-Ministers beigegeben. J. starb im September 1898 in Jalta.

Junod, Victor-Théodore, zu Bonvillars im Waadtlande 5 August 1809 geb., wurde 1833 in Paris Doktor, beschäftigte sich mit den Wirkungen der komprimierten und verdünnten Luft auf den Körper in der Abhandlung: *„Recherches physiologiques et thérapeutiques sur les effets de la compression et de la raréfaction de l'air, tant sur le corps que sur les membres isolés"* (Revue méd., 1834) und hat sich einen Namen gemacht durch die als „Hämospasie" bekannte Anwendung der Luftverdünnung mittels Riesen-Schröpfköpfen, wofür er 1836 einen MONTHYON-Preis und 1870 den grossen Preis für Medizin und Chirurgie erhielt. Unter seinen zahlreichen Publikationen über diese Methode sind anzuführen: *„Méthode hémospasique"* (1843) — *„De l'hémospasie. Recueil de mémoires sur les effets thérapeutiques de cette méthode"* (1850) — *„Considérations"* und *„Nouvelles considérations sur les effets thérapeutiques de l'hémospasie"* (1858) — *„Traité théorique et pratique de l'hémospasie"* (1875). Er schrieb ausserdem: *„Mém. sur la salubrité relative des différents quartiers dans les villes"* (1855), erhielt auch seitens der Regierung Missionen, nach der Haute-Marne (1854) zur Bekämpfung der Cholera, und nach Algerien (1858), um die Wirkung der Hämospasie bei den dortigen epidemischen Krankheiten zu erproben. Ihm ist auch die Entdeckung und Einführung der „chambres à air comprimé" zu danken. J. starb Ende 1881.

Jurasz, Anton, geb. in Splawie bei Posen 24. Nov. 1847, studierte in Greifswald und Würzburg und promovierte in

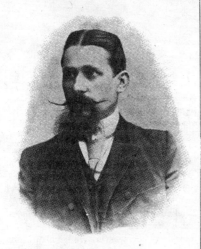

Greifswald mit der Diss.: „*Untersuchungen über die Einwirkung der Galle und der Gallensäuren auf die Blutkörperchen*". 1872 wurde er poliklinischer Assistent in Heidelberg und widmete sich hauptsächlich den Kinderkrankheiten, später den Krankheiten des Kehlkopfes, sowie der Nasen- und Rachenhöhle, 1877 wurde er Dozent, 1880 Prof. e. o. in Heidelberg. Von seinen Arbeiten sind zu erwähnen: „*Das systolische Hirngeräusch der Kinder*" (Heidelberg 1877) — „*Laryngoskopia i choroby krtani*" (Krakau 1878) — Ausserdem zahlreiche Aufsätze, meistens die laryngoskopische Spezialität betreffend, z. B.: „*Über die Sensibilitätsneurosen des Rachens und des Kehlkopfes*" (Volkmann's Samml. klin. Vortr., Nr. 195) — „*Über die Sondirung der Stirnbeinhöhle*" (B. kl. W. 1887) u. s. w. 1891 erschien in Form eines Lehrbuches ein umfangreicher Bericht über die ambulat. Klinik für Kehlkopf-, Rachen- und Nasenkranke unter dem Titel: „*Die Krankheiten der oberen Luftwege*" (Heidelberg). In dem grossen Sammelwerke von P. Heymann: „Handbuch der Laryngologie und Rhinologie" (Wien 1898) ist von J. u. a. das Kapitel: „*Die Neubildungen des Kehlkopfes*" ausführlich bearbeitet worden.

K.

Kahlbaum, Karl Ludwig, zu Görlitz, geb. zu Driesen 28. Dez. 1828, studierte in Königsberg, Würzburg, Leipzig, Berlin, wurde 1855 promoviert, war seit 1856 in der ostpreuss. Provinzial-Irrenanstalt Allenberg b. Wehlau als 2. Arzt, später noch gleichzeitig Privatdozent in Königsberg i. Ostpr., seit 1867 dir. Arzt und Besitzer der Privatanstalt für Nerven- und Gemütskranke zu Görlitz, woselbst er, 1895 zum Sanitätsrat ernannt, 15. April 1899 starb. K. gehört zu den bedeutenderen Vertretern der Psychiatrie im 19. Jahrh. Er regte eine neue, krit. Nomenklatur an, förderte eingehend die Erkenntnis von dem jugendl. Irresein und vom Einfluss der Erziehung auf dasselbe, gründete in Görlitz noch neben seiner Anstalt ein Erziehungshaus für Kinder und Jugendliche mit psych. Abnormitäten und stellte auch als besondere Krankheitsform die „Hebephrenie" (Jugendirresein) auf. Von seinen Veröffentlichungen seien genannt: *„Gruppirung der psych. Krankh."* (1863) — *„Die Sinnesdelirien (und ihre versch. Formen)"* (1866) — *„Die Katatonie, eine neue klinische Krankheitsform"* (1874).

Kahler, Otto, zu Wien, 1849 in Prag geb., studierte auch dort, war Assistent an der Klinik von HALLA, wurde 1871 promoviert, 1878 Dozent an der deutsch. Univ. in Prag, 1882 Prof. e. o., 1886 Prof. ord. für spez. Pathol. und Ther. und Vorstand der II. med. Klinik an der deutsch. Univ. und schliesslich seit 1889 als Nachfolger BAMBERGER's in gleicher Eigenschaft in Wien thätig, wo er jedoch bereits 24. Januar 1893 starb. Trotz seines frühen Todes hat K. durch seine litter. u. Lehrthätigkeit sich den Ruf eines der bedeut. Kliniker der Neuzeit begründet. Er hat in versch. Archiven und Zeitschriften zahlr. Arbeiten aus versch. Gebieten der inn. Medizin, vor allem aus dem der Neurologie, klin., anat. und experiment. Inhaltes verfasst, das Kapitel *„Centralnervensystem"* in dem Lehrbuche der Histologie von C. TOLDT (2. Aufl. Stuttg. 1884) bearbeitet und war Redakteur der Pr. m. W. seit 1878. Namentlich verdankt ihm die Lehre von der Tabes und von den kombin. Systemerkrankungen des Rückenmarks wesentl. Förderung. Ebenso hat K. Studien über den morb. Basedowii, über Rückenmarksverletzungen, über die akute, aufsteigende Paralyse, perniziöse Anämie, Darmverschluss, Venenpuls, Pleurapunktion etc. gemacht resp. veröffentlicht.

Kaiser, Karl, in Heidelberg. geb. in Hamburg 19. Dez. 1861, studierte in Leipzig und Heidelberg, hauptsächlich unter C. LUDWIG und W. KÜHNE, Dr. med. 1888, habilitierte sich 1893 in Heidelberg für Physiologie und wurde daselbst 1897 Prof. e. o. K. veröffentlichte: *„Untersuchungen zur Physiologie des Herzens"* — *„Theorie der Muskelkraft"* und kleinere Arbeiten.

Kalischer, Adolf, geb. 1833 und als Sanitätsrat in Berlin 14. Juni 1893 verstorben, hat sich durch zahlreiche Arbeiten auf dem Gebiet der Hygiene und Medizinal-Statistik verdient gemacht. Seine Veröffentlichungen erfolgten zumeist als Vorträge in den Verhandlungen der D. Ges. f. öfftl. Gesundheitspfl., deren langjähr. Schriftführer er war. Unter ihnen sind Untersuchungen über die Kindersterblichkeit in Preussen (1875 bis 80), über die Alterszusammensetzung der deutschen Bevölkerung, über die Verhütung der Verbreitung von Infektions-Krankheiten, über das Reichs-Seuchen-Gesetz besonders hervorzuheben. 1883 nahm K. an der vom Verein f. inn. Med. in Berlin veranstalteten Sammelforschung über Lungenschwindsucht teil.

Kallius, Erich Wilhelm Heinrich, in Göttingen, geb. in Berlin 3. Aug. 1867, studierte in Berlin und Göttingen, hauptsächlich unter WALDEYER und FR. MERKEL, Dr. med. 1892, habilitierte sich für Anat. 1894 in Göttingen und wurde 1895 Prof. e. o. daselbst. Seit 1894 ist K. Prosektor am anat. Institut in Göttingen.

Kaltenbach, Rudolf, zu Giessen, zu Freiburg i. Br. 12. Mai 1842 geb., studierte in Freiburg, Berlin, Wien, wurde

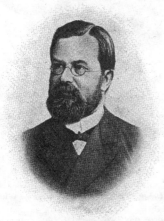

1865 Doktor, war 1865 bis 67 Assistent (Operationszögling) an der chir. Klinik von v. DUMREICHER in Wien, 1867 bis 73 Assistent von HEGAR in Freiburg, habilitierte sich 1868 als Privatdozent in Freiburg, wurde 1873 Prof. e. o. und 1883 nach Giessen als Prof. ord. der Geburtshilfe und Gynäkologie und Direktor der Entbindungsanstalt und Frauenklinik, 1887 in gleicher Eigenschaft als Nachfolger von OLSHAUSEN nach Halle berufen, wo er jedoch bereits 21. November 1893 verstarb. K. veröffentlichte zusammen mit HEGAR: *„Die operative Gynäkologie"* (Erlangen 1874), ausserdem zahlreiche Monographien geburtshilfl. und gynäkol. Inhalts (Albuminurie in der Fortpflanzungsperiode, Myomoperationen etc.) und zählte zu den bedeutendsten Gynäkologen der Neuzeit.

Kane, Sir Robert John, zu Dublin, daselbst 1810 geb, studierte im Meath-Hosp. und trieb dabei eifrig Chemie im Laboratorium seines Vaters, der ein Fabrikant von Chemikalien war 1830 erhielt er den GRAVES'schen Preis für die beste Abhandlung über das Typhoidfieber, worin er gegen das BROUSSAIS'sche System Front machte. Nach Erlangung der ärztl. Qualifikation gründete er 1832 das Dublin Journ. of Med. and Chem. Science, gab die Leitung desselben jedoch bereits 1834 wieder auf. Er wurde 1841 Mitglied des College of Physicians, hielt chem Vorlesungen, und 1844 bis 47 für die Royal Society Vorlesungen über Physik, war Prof. der Chemie an der pharmazeut. Schule und übernahm 1847 den Lehrstuhl der Naturgeschichte, nachdem er 1846 die Ritterwürde erhalten und an die Spitze des Museums für irische Industrie gestellt worden war, zu dessen Begründern er gehörte. 1849 wurde er zum Präsidenten des Queen's College in Cork ernannt. Unter seinen zahlr. chem. Arbeiten haben nur wenige auf die Medizin Bezug, z. B.: *„On the composition of the urine and blood in diabetes mellitus"* (Dublin Journ. 1832). Er gehörte 1848 der Kommission zur Erforschung der Kartoffelkrankheit an. Sein Hauptwerk sind die: *„Elements of chemistry"* (1841, 42, 49) Er starb 16. Februar 1890.

Kanthack, Alfredo Anthunes, geb. 4. März 1863 in Bahia, Brasilien, als

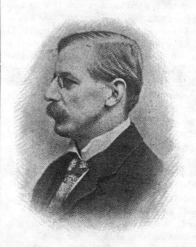

Sohn eines Konsuls, und als Prof. der Pathologie in Cambridge 21. Dez. 1898 verstorben, machte auch in Deutschland längere Studien unter VIRCHOW und KOCH, war vor seiner Anstellung in Cambridge eine Zeit lang in London und Liverpool thätig und ein tüchtiger Bakteriolog. Er publizierte ein Lehrb. d. prakt. Bakteriologie, ein Handbuch der prakt. pathol. Anatomie, ferner wies er die Ähnlichkeit zwischen dem sogen. „Madurafuss" in Indien und der Aktinomykose nach.

Kanzow, Friedrich Karl Theodor, in Potsdam, geb. 1821 in Prenzlau, studierte 1840 bis 44 in Berlin, promovierte daselbst 1844 mit der Diss : „*Über den feineren Bau des Haares*", war anfangs Physikus in Halberstadt, später in Gumbinnen, seit 1867 Regierungsmedizinalrat in Potsdam, wo er 22. Aug. 1894 sein 50jähr. Doktorjubiläum feierte. Seit 1898 lebt er mit dem Charakter als Geh. Med.-Rat im Ruhestande. K. veröffentlichte: „*Über den exanthemat. Typhus im ostpreuss. Reg.-Bez. Gumbinnen*" (1868) und mehrere Berichte über „*Das öffentl. Gesundheitswesen im Reg.-Bez. Potsdam*" (1869 bis 90), dazu noch mehrere kasuist. Mitteilungen, meist chir. Inhalts.

Kaposi, Moriz, aus Kaposvár in Ungarn, geb. 23. Okt. 1837, war an der Wiener Univ. schon zu seiner Studienzeit und nachher Schüler HEBRA's. Promoviert 1861, habilitierte er sich 1866, wurde 1875 Prof.. 1879 Vorstand der Klinik und der Abteilung für Hautkranke in Wien, 1899 Hofrat. Seine erste grössere Schrift war: „*Die Syphilis der Schleimhaut der Mund-, Rachen-, Nasen- und Kehlkopfhöhle*" (Habil.-Schr., Erlangen 1866). Dann folgten im A. f. Dermat. und Syphilis, in den Wien. Wochenschr. mehrere kasuist. und auch umfassendere dermatol. Mitteilungen. 1872 begann er das (im Verein mit HEBRA) bearbeitete Lehrbuch der Hautkrankheiten, dessen I. Bd. in 2. Aufl und der 2. Bd. original von K. bearbeitet sind, sowie die in Lieferungen erschienene Arbeit: „*Die Syphilis der Haut und der angrenzenden Schleimhäute*" (3 Lief., Wien 1875). Neben weiteren Journalaufsätzen, Vorträgen etc. sind dann noch zu nennen: „*Pathologie und Therapie der Hautkrankheiten in Vorlesungen*" (Wien 1879, 5. Aufl. 1899, in 1. u. 3. Aufl. ins Französ. übersetzt. ausserdem ins Russische und Engl.) - „*Handbuch der Syphilis*" (1. Lief., Stuttgart 1880) — „*Gedächtnissrede auf Hebra*" (W. m. W., 1881) — „*Idiopathisches multiples Pigment-Sarcom*" (1872) — „*Über ein eigenthümliches*

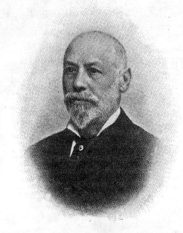

Neugebilde an der Nase — Rhinosclerom" (mit HEBRA, 1870) — „*Über Zoster recidivus, hystericus, gangraenosus, epidemicus*" (in einer Reihe von Aufsätzen, 1876 u. f.) — „*Über Dermatitis diabetica*" (1876 u. v. a.) — „*Ueber Xeroderma pigmentosum*" (Wien. m. Jahrbb. 1882, m. 5 Taff.), im ganzen bis 1899 122 grössere Werke und Spezial-Publikationen.

Kappeler, Otto, zu Konstanz, geb. in Frauenfeld 19. März 1841, studierte in Zürich, war Assistent von BILLROTH, wurde 1862 Doktor und war 1865 bis 96 dir. Arzt am thurg. Kantonsspital zu Münsterlingen, das er vollständig reorganisierte und umbaute. 1896 übernahm er die ärztl. Leitung des städt. Krankenhauses zu Konstanz, auch hier eine Reorganisation und einen Neubau veranlassend. Schriften: „*Chirurgische Beobachtungen aus dem thurgauischen Kantonsspital Münsterlingen während der Jahre 1865 bis 1870*" (Frauenfeld 1874) — „*Anaesthetica*" (BILLROTH und LÜCKE, D. Chir. 1880), ausserdem zahlreiche Aufsätze chir. Inhalts in WAGNER's Arch. d. Heilk. im Correspondenzbl. f. Schweiz. Ärzte, in

LANGENBECK's Arch. f klin. Chir. und in der D. Z. f. Chir , seit 1899 Mitherausgeber letzterer Zeitschrift.

Kappesser, Otto, in Darmstadt, geb. zu Jugenheim 4. Juni 1830, studierte in Giessen, Heidelberg, Prag, Wien, Paris, Dr. med. in Giessen 1853, seitdem Militärarzt, Oberstabs- und Divisionsarzt, schied 1888 mit dem Charakter als Generalarzt aus dem aktiven Dienst aus. Er veröffentlichte noch: „*Methodische Schmierseifeneinreibungen gegen Scrofulose und Tuberculose*" (Darmstadt 1899), worin er seine seit seiner ersten Publikation (B) kl. W. 1878) gesammelten und erweiterten Erfahrungen niedergelegt und kasuistisch zum allg. Besten erläutert hat.

Karamitsas, Georg, geb. auf der Insel Mitylene 1834, ausgebildet in Würzburg unter VIRCHOW, BAMBERGER und 1858 promoviert, wirkte als Prof. der internen Pathologie und Leiter der Poliklinik in Athen 1875 bis 87; 1887 wurde er Prof. der med. Klinik. In griechischer Sprache erschienen von ihm ein Handb. der Physiologie 1868, sowie eine Übersetzung von NIEMEYER's Pathologie (2 Aufl. 1873 und 82). Die zweite Aufl. dieses Werkes ist von ihm mit meist aus eigener Erfahrung stammenden vielen Zusätzen versehen worden, spez. mit einer ausführl. Behandlung der Malariakrankheiten. 1878 publizierte er eine Abhandlung „*Über Hämaturie oder Hämoglobinurie in Folge von Chiningebrauch*", worin er experimental diese Chininintoxikation konstatierte und durch mikroskop. und pharmacoskop. Untersuchung erst darlegte, dass die sogenannte Hämaturie nur eine Hämoglobinurie ist. 1879 erschien von ihm „*Über Ponos (eine endemische Kinderkrankheit) auf der Insel Spetza*". Sein Hauptwerk ist eine Monographie „*Über das hämosphärinurische (hämoglobinurische. Malariafieber*" (1882), wie er zuerst die Krankheit nannte, die von franz. Autoren als fièvre bilieuse haematurique bezeichnet war. In der von ihm redigierten Zeitschrift „Asklepios" hat K. des weiteren eine Reihe von klin. Themen bearbeitet, von denen wir hier erwähnen: „*Über das runde Duodenalgeschwür*" — „*Über Sclerodermie und die Differential-Diagnose derselben von anästhetischer Lepra*". Im Kongress der griechischen Ärzte 1882 und 87 teilte K. mit „*Über die Malariakrankheiten in Athen*" — „*Über anästhetische Lepra*" und 1887 „*Über Veränderungen der Leber bei Malariakrankheiten*".

Karawajew, Wladimir, 8. Juli 1811 in Wjätka geb. und daselbst erzogen, studierte in Kasan 1829 bis 31. Als Arzt erster Klasse von der Univ. entlassen, praktizierte er zuerst in Petersburg an einigen Hospitälern, dann betrieb er 1834 und 35 in Berlin und Göttingen, 1836 bis 38 in Dorpat Chirurgie. In Dorpat erwarb er sich 1838 den Grad eines Doktors der Medizin („*Diss. de phlebitide traumatia*"). Nach kurzem Aufenthalt in Kronstadt wurde K. 1840 zum e. o. Prof. der Chir. in Kiew ernannt, 1842 zum ordentl. Er starb 4. März 1892. K. hatte eine überaus grosse ärztliche Thätigkeit und erfreute sich eines ausgezeichneten Rufes als Chirurg. Über 50 Jahre hat er die chir. Klinik der Univ geleitet und eine grosse Anzahl Schüler ausgebildet; daneben las er operative und theoretische Chirurgie. Er hat in deutscher Sprache veröffentlicht: „*Chirurgische Krankheitsfälle*" (OPPENHEIM's Zeitschr f. d. ges. Med., XXII), ausserdem eine Reihe kasuistischer Mitteilungen in versch. russisch. Journ.

Karewski, Ferdinand, in Berlin, geb. 5. Nov. 1858 in Stettin, studierte in Berlin, später unter J. ISRAEL, Dr. med. 1882, seitdem Chirurg am jüd. Krankenhause zu Berlin, zuerst als Assistent, später als Leiter der chir. Poliklinik. publizierte von 1881 bis 99 über 60 Arbeiten, von denen folgende genannt seien: „*Über den Einfluss einiger Herzgifte auf den Herzmuskel des Frosches*" (Diss.) — „*Experiment. Untersuchung über die Einwirkung puerperaler Secrete auf den thierischen Organismus*" (gekr. Preisarb. 1882) — „*Neues Skoliosen - Korsett*" (B. kl. W. 1883) — „*Weitere Erfahrungen über die Behandlung maligner Lymphome mit Arsen*" (Ib. 1884) — „*Ein neues orthop. Korsett*" (Arch. f. Chir. XXX) — „*Über Urincysten im Scrotum*" (Ctbl. f. Chir. 1887) — „*Zur Path. und Ther. d. paralyt. Hüftluxation*" (D. m. W. 1889) — „*Über Operation an paralyt. Gelenken*" (Ib. 1890) — „*Zur Diagnose und*

Therapie der Pankreascysten" (Ib.) — *„Diagnose und Therapie des spontanen Aneurysma der Carotis comm."* (Ib. 1891) — *„Über Radicaloperation von Brüchen bei Kindern der ersten Lebensjahre"* (Ib. 1892) — *„Über Fistula colli congen. Pathologie u. Therapie derselben"* (VIRCH. A. 133) — *„Über Nierenechinococcus"* (D. m. W. 1893) — *„Plastische*

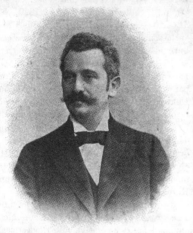

Operationen mittels Verwendung grosser Brückenlappen aus entfernten Körpertheilen" (Ib. 1894) — *„Über operative Abortivbehandlung der acut. Osteomyelitis"* (Ib. 1894) — *„Die Ausreissung des ganzen n. trigeminus zur Heilung schwerer Neuralgieen"* (Ib.) — *„Die chir. Krankheiten des Kindesalters"* (Stuttgart 1894), ferner Aufsätze über Nierenoperationen, Dauerresultate der Gelenkverödung, Arthrodese, Resektionen am Thorax, Spondylitis, über einen Fall von Chorzinkvergiftung nebst Bemerkungen zur Jejunostomie, Perityphlitis im Kindesalter, Lungen- u. Pleurachirurgie, Lungenactinomycose, Bauchechinococcus, Perityphlitis, knöcherne Ankylose des Kiefers etc. etc., sowie zahlreiche unter K.'s Leitung gearbeitete Doktordissertationen.

Karpinski, Otto August Albrecht, Oberstabs- und Regimentsarzt in Spandau, geb. 19. Sept. 1838 zu Berlin, war 1858 bis 62 Studierender des med.-chir. Friedrich Wilhelms-Instituts, promovierte 1862, war seit 1863 Militärarzt in Berlin und Königsberg i. Pr., machte 1868 bis 69 eine wissenschaftl. Reise nach Belgien, England, Frankreich

und starb zu Berlin 5. Febr. 1893. K. veröffentlichte: *„Studien über künstliche Glieder"* (Berlin 1881, mit Atlas) und kleinere Artikel über Operation von Aneurysmen, Colpocystotomie, Nasen-Rachenpolypen, Verbände für Unterkieferbrüche u. a. m.

Kassowitz, Max, in Wien, geb. 14. Aug. 1842 zu Pressburg (Ungarn), studierte an der Wiener Univ. 1858 bis 63, wurde im letzteren Jahre promoviert, war langjähriger Assistent und seit 1881 Nachfolger von L. POLITZER in der Leitung des I. öffentl. Kinderkrankeninstituts, seit 1885 Privatdozent, seit 1891 a. o. Prof. für Kinderheilkunde. Er schrieb: *„Die Vererbung der Syphilis"* (Wien 1876) — *„Die normale Ossification und die Erkrankungen des Knochensystems bei Rachitis und hereditärer Syphilis. I. Th. Normale Ossification"* (Wien 1881) — *„II. Th. Rachitis. I. Abtheil."* (1882) — *„II. Die Pathogenese der Rachitis"* (1885) — *„Die Phosphorbehandlung der Rachitis"* (Zeitschr. f. kl. Med., VII, 1883)

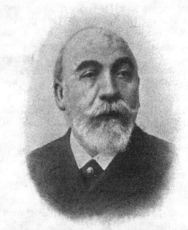

— *„Die Symptome der Rachitis"* (Leipzig 1886) — *„Vorlesungen über Kinderkrankheiten im Alter der Zahnung"* (Wien 1892) — *„Allgemeine Biologie. I. Band, Aufbau und Zerfall des Protoplasmas. II. Band, Vererbung und Entwicklung"* (Ib. 1899). K. ist Herausgeber von *„Beiträge zur Kinderheilkunde aus dem I. öffentl. Kinderkrankeninstitute in Wien"* (1. bis 3. Bd. Neue Folge 1. bis 4. Bd.).

Kast, Alfred, in Breslau, geb. 25. Juli 1856, studierte in Freiburg, Heidelberg und Leipzig, als Schüler von ERB, BÄUMLER und COHNHEIM, Dr. med. 1879, arbeitete hieraufunter E. BAUMANN, war Assist. in Heidelberg, Leipzig und Freiburg, habilitierte sich 1883 in Freiburg, wurde 1886 Prof. e. o., 1888 Direktor des Hamb. Stadtkrankenhauses und ist seit 1892 ord. Prof. d. Pathol. und Ther. und Direktor d. Univ.-Klinik in Breslau, gegenwärtig mit dem Charakter als Geh. Med.-Rat. K.'s Publikationen betreffen die med. Chemie und die Pathologie des Nervensystems (aromat. Fäulnisprodukte im menschlichen Harn, über das Schicksal organischer Chlorverbindungen im tier. Organismus, Chlorausscheidung und Gesamtstoffwechsel, Bedeutung der Ätherschwefelsäureausscheidung für die Diagnose, über saltatorische Reflexkrämpfe, cerebrale Kindeslähmung, primäre degenerative Neuritis, subakute Ataxie). K. führte mit E. BAUMANN das Sulfonal als Hypnoticum in die Praxis ein.

Katz, Ludwig, in Berlin, geb. in Loslau 1. Jan. 1848, studierte in Berlin, Dr. med. 1872, beschäftigte sich als Arzt seit 1876 in der königl. Ohrenklinik in Halle a. S. bei SCHWARTZE mit Ohrenheilkunde, Ende der 70er Jahre in Wien bei POLITZER und GRUBER; widmete sich anatom. Studien im physiol. Institut Berlin bei FRITSCH und im II. anat. Institut bei HERTWIG und wirkt seit 1878 als Spezialarzt für Ohren- und Nasenkrankheiten in Berlin, seit 1892 als Privatdozent. Er veröffentlichte: *„Atlas der normalen und patholog. Anatomie des Ohres"* (Berlin 1890, 2 Tle.) — *„Stereoscop. Atlas des menschlichen Ohres nach durchsichtigen macrosp. Praepar."* (Ib. 1892), ausserdem eine Reihe von Aufsätzen im Archiv f. Ohrenheilk., Monatsschr. f. Ohrenheilk., Klin. Wochenschr., Deut. med. Wochenschr. und den Verhandl. der otolog. Ges., sowie in den Therap. Monatsh.

Katzenstein, Jacob, in Berlin, geb. 1864 in Pr. Oldendorf, studierte in Berlin und Freiburg i. B., Dr. med. 1888, war von 1889 bis 93 Assist. bei B. BAGINSKY, ist seit 1893 Leiter der Poliklinik für Hals-, Nasen- u. Ohrenkranke des Vereins für häusliche Gesundheitspflege, seit 1899 Lehrer für Physiologie und Hygiene des Gesanges am Prof. HOLLAENDER'schen STERN'schen Konservatorium und seit 1891 als Arzt für Hals-, Nasen-, Ohrenkranke in Berlin niedergelassen. Er publizierte: — *„Über die Medianstellung des Stimmbandes bei Recurrenslähmung"* (VIRCH. Arch. 1892) — *„Über die Innervation des m. crico-thyreoideus"* (Ib.). — *„Weitere Mitteilungen über die Innervation des m. crico-thyreoideus"* (Ib. 1894) — *„Die Orthoskopie des Larynx"* (Arch. f. Laryngol. IV) — *„Die Autoskopie des Nasenrachenraums"* (Ib. V) — *„Über die Erscheinungen, die in der Schilddrüse nach Exstirpation der sie versorgenden Nerven auftreten"* (Ib.) — *„Jahresber. nach dem 14. Jahrg. des Centralbl. für Laryng."* (zus. mit A. KUTTNER und E. MEYER) — *„Zur Frage der Posticuslähmung"* (1. Teil mit A. KUTTNER, Arch. f. Laryngol. VIII; 2. Teil Ib. IX) — *„Experimentelle Beiträge zur Physiologie des Kehlkopfs"* (zus. mit A. KUTTNER, Arch. f. Anat. und Physiol. 1899) u. A.

Kaufmann, Constantin, in Zürich, geb. 5. Juni 1853 in Mümliswil (Kt. Solothurn, Schweiz), studierte in Bern, Strassburg, Wien, Halle a. S., Berlin, London, Paris, war Assist. von Prof. KOCHER in Bern, promovierte 1877, habilitierte sich 1880 als Dozent für Chir. an der Univ. Zürich. Grössere Arbeiten: *„Verletzungen und Krankheiten der männlichen Harnröhre und des Penis"* (Lief. 50a der deut. Chir. 1886) — *„Handbuch der Unfallverletzungen mit Berücksichtigung der deutschen, oesterreichischen und schweizerischen Rechtsprechung in Unfallversich.- und Haftpflichtsachen"* (2. Aufl. 1897) — *„Behandlung der Erkrankungen der Harnblase und der männlichen Geschlechtsorgane"* (Abteil. XI, in PENZOLDT und STINTZING's Handb.) — *„Über den Nachweis metallischer Fremdkörper im menschlichen Körper mittels der talophonischen Sonde und der Inductionswaage"* (In Festschr. z. Jubil. TH. KOCHER'S 1891) — *„Die traumatische Knochen- und Gelenk-Tuberkulose in ihren Beziehungen zur Unfallpraxis"* (Mtschr. f. Unfallheilk. 1895) — *„Die Bruchfrage"* (Ib. 1898) u. A.

Kaufmann, Eduard, in Basel, geb. in Bonn, 24. März 1860, studierte in Bonn und Breslau, Dr. med. 1884, wurde 1887 Privatdozent für patholog. Anatomie in Breslau, Assistent am Institut von Ponfick, erhielt 1895 das Prädikat Prof., war seit 1896 Prosektor am Allerheiligenhosp. zu Breslau, seit 1897 Prof. e. o. und ist seit 1898 Prof. ord. der allgem. Pathologie u. patholog. Anatomie u. Vorsteher der patholog.-anat. Anstalt der Univ. in Basel. K. veröffentlichte: „*Die Sublimatintoxication*" (Breslau 1887) — „*Untersuchungen über die sog. foetale Rachitis (Chondrodystrophia foetalis)*", (Berlin 1892) — „*Lehrbuch der speciellen pathologischen Anatomie*" (Ib. 1896) u. s. w.

Kayserling, Arthur, in Berlin, geb. 1874 zu Hannover, studierte Med. und Philosophie in Heidelberg und Berlin, promovierte 1896 als Dr. phil., Arzt seit 1898, Redakteur der Berl. Klin. seit 1899.

Keating, John M., Arzt in Philadelphia, später in Colorado Springs, woselbst er 17. Nov. 1893 starb, ist bekannt als Herausgeber der „*Cyclopaedia of the diseases of children*", Begründer der „*International Clinics*" und Mitredakteur des „*Climatologist*".

Kehr, Hans, in Halberstadt, geb. 27. April 1862 in Waltershausen, als Sohn des bekannten Pädagogen, studierte in Jena, Halle a. S., Freiburg i. Br., Berlin, prom. 1884, war nach dem zurückgelegten Staatsexamen in Jena 1885 bis 88 Assistent an d. chir. Privatklinik des Geh.-Rats Ernst Meusel in Gotha, bildete sich 1888 weiter in Wien und Berlin aus u. leitet seit 1888 in Halberstadt eine chir. Privatklinik. 1896 bei Gelegenheit des 25jähr. Jubiläums der deutschen Ges. f. Chir. zum Prof. ernannt, publizierte K.: „*Die chirurgische Behandlung der Gallensteinkrankheit*" (1896) — „*Anleitung zur Erlernung der Diagnostik der einzelnen Formen der Gallensteinkrankheit*" (Berlin 1899). In Leyden's „Ernährungstherapie": „*Die Ernährungstherapie vor und nach Operationen*" (II. Schlussarbeit). In dem Handbuch der prakt. Chirurgie von V. Bergmann, Bruns, v. Mikulicz: „*Die Chirurgie der Leber, Gallenwege, Milz und*

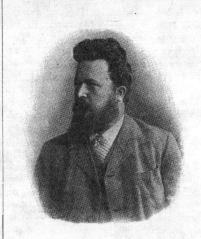

Pankreas", sowie zahlreiche Arbeiten über Nephrectomie, Gastroenterostomie, Sectio alta, Schädelverletzung etc. K. ist besonders thätig auf dem Gebiete der Gallensteinchirurgie und hat bis 1900 ca. 460 derartige Laparotomien vollzogen.

Kehrer, Ferdinand Adolph, in Guntersblum (Rheinhessen) 16. Febr. 1837 geb., hatte in Giessen, resp. in München

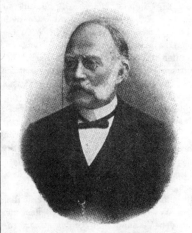

und Wien v. Ritgen, v. Hecker, v. Braun-Fernwald zu Lehrern. Er wurde 1859 prom. und liess sich zunächst in Giessen als prakt. Arzt nieder. 1864 habilitierte er sich, nachdem er 1863 als Prosektor und physiolog. Assistent bei Eckhard eingetreten war. 1868 wurde er Extraord., 1872 Ord. der Geburtshilfe in Giessen, 1881 als solcher nach Heidelberg berufen. Aus früherer Zeit ragen aus seinen Schriften hervor: *„Die Geburten in Schädellagen mit rückwärts gerichtetem Hinterhaupt"* (Diss. Giessen 1860.) — *„Beiträge zur vergleichenden und experimentellen Geburtskunde"* I. u. *„Beitr. z. klin. u. experim. Geburtsk. u. Gyn."* II. im ganzen 10 Hefte, Giessen) — *„Lehrbuch der Geburtshilfe für Hebammen"* (Giessen 1880 u. 91) — *„Ueber den Soorpilz"* — *„Pulscurve im Wochenbett"* (Heidelberg 1887) — *„Physiologie und Pathologie des Wochenbetts"* im I. und III. Bd. v. P. MÜLLER's Handb. d. Geburtshülfe (1888 u. 89) — *„Lehrbuch der operativen Geburtshilfe"* (Stuttgart 1891). Ausserdem zahlreiche Aufsätze in Zeitschr. u. A. über angebl. Albuminath. d. Milchkügelchen, Icterus neonatorum, Entw. d. rachit. Beckens, putrides Gift, erste Kindernahrung, Haemophilie, oper. Beh. d. Mastdarmvorfalls, Kaiserschnitt, Soorpilz, Capillardrainage der Bauchhöhle, Traubenmolen. op. Beh. d. Reversio uteri, Sterilisation u. A.

Keibel, Franz Karl Jul., in Freiburg i. Br., geb. in Adlig Dombrowken, 6. Juli 1861, studierte in Berlin und Strassburg, Dr. med. 1887, war 1887 bis 89 Assistent bei SCHWALBE in Strassburg, seit 1889 Prosektor im Anatom. Institut Freiburg i. Br. und seit 1892 a. o. Prof. daselbst. Er veröffentlichte: *„Studien zur Entwickelungsgeschichte des Schweines"* (I 1893 u. II 1895 in SCHWALBE's Morpholog. Arbeiten III u. V) — *„Normentafeln zur Entwickelungsgeschichte des Schweines"* (Jena 1897) — *„Ueber den Schwanz des menschl. Embryo"* (Archiv f. Anat u. Phys. 1891) — *„Zur Entwickelungsgeschichte d. menschl. Urogenitalapparates"* (Ib. 1896).

Keiller, Alexander, zu Edinburg, geb 1811, wurde 1835 in St. Andrews Doktor, 1849 Fellow des Coll. of Physic. in Edinburg, war auch einmal Präsident desselben; er war Physician und Dozent für Frauenkrankheiten bei der Royal Infirmary, desgleichen am Kinderhosp, vorher auch Dozent der gerichtl. Med. bei Surgeon's Hall, Physician am Royal Maternity Hosp., Consult. Obstetr. Physic. am Royal Public Dispensary u. s. w. und starb zu North Berwick 26. Sept. 1892. Er war ein tüchtiger Gynäkolog und hat verschiedene Aufsätze in den Londoner, Edinburger und anderen Journalen veröffentlicht.

Keith, Thomas, berühmter Ovariotomist, geb. 1827 zu St. Cyrus in Kincardineshire, wurde in Edinburg, wo er seit 1845 als Zögling von Sir JAMES SIMPSON studierte, 1848 Doktor, hierauf Assistent von SYME, 1854 Fellow des R. C. S. Edin., war Physician des Edinb. Ear Dispensary und starb zu London 9. Okt. 1895. K. machte 1862 seine erste Ovariotomie, ohne vorher diese Operation gesehen zu haben; mit seinem Freunde SPENCER WELLS zusammen, der 4 Jahre früher zu operieren begonnen hatte, gab K. dieser Operation in Gr. Britannien eine feste Grundlage. Anfangs in Edinburg thätig, siedelte er 1888 nach London über, wo er auch gest. ist. Von seinen zahlreichen Veröffentlichungen nennen wir: *„200 cases of ovariotomy"* (Edinb. Med. Journ., 1867 bis 74) — *„Suppurating ovarian cysts"* (Ib. 1875) — *„Cases of removal of the uterus for fibro-cystic tumour"* (Lancet 1875) u. s. w.

Kelp, Franz Ludwig Anton, zu Oldenburg, geb. daselbst 1809, studierte in Göttingen, Heidelberg und Berlin 1828 bis 33, wurde in Berlin 1832 prom., war seit 1833 prakt. Arzt in Deedesdorf und Delmenhorst, wurde 1843 zum Kreisphysikus des Kreises Delmenhorst, 1858 zum Direktor der Irrenheilanstalt für das Hzgt. Oldenburg ernannt, verblieb in dieser Stellung bis 1878, wo er aus Gesundheitsrücksichten auf seinen Antrag pensioniert wurde. 1852 wurde er ord. Mitglied der ghzgl. Colleg med. und starb als Ober-Med.-Rat 17. Febr. 1891. Von den litter. Arbeiten K.'s erwähnen wir: *„Abhandlg. über die Irrenstatistik des Herzogth. Oldenburg"* (1847) — *„Die neue Irrenheilanstalt für das Herzogth. Oldenburg"* (1852, 2. Aufl.) — *„Die grossherzogl. Oldenburgische Heilanstalt zu Wehnen in ihrer ganzen Einrichtung dargestellt u. s. w."* (1861) — *„Med.-stat. Bericht über die Heilanstalt zu Wehnen, umfassend den 6jähr. Zeitraum von 1861—66"* (1867). — Die

übrigen sind im älteren Lexikon zu finden.
1856 wurde von K. das Institut für
Stotternde gegründet; er schrieb hierüber:
„*Ueber das Stottern und seine Behandlung
im Katenkamp'schen Institut*" (B. k. W.,
1878).

Kernig, Woldemar, zu St. Petersburg 16./28. Juni 1840 geb., in Dorpat
(vorzugsweise als Schüler A. WACHSMUTH's)
ausgebildet, wurde 1864 promoviert mit
der Diss.: „*Experimentelle Beiträge zur
Kenntniss der Wärmeregulirung beim
Menschen*"; er trat sofort als Volontärarzt
am Obuchow-Hosp. in St. Petersburg ein,
wurde 1865 als Ordinator angestellt und
fungiert an demselben bis jetzt, seit 1890
als Oberarzt des Obuchów-Frauen-Hosp.
Ausserdem war er von 1873 bis 90 Arzt
der Taubstummenschule in St. Petersburg,
und 1881 bis 86 Lehrer der inneren Klinik
an den (in letzterem Jahre aufgelösten)
med. Frauenkursen. Seit 1884 ist er Konsultant für innere Krankheiten an den
Anstalten der Kaiserin Marie. — Neben
kleineren Beiträgen in der St. Petersburger
med. Zeitschr. resp. Wochenschr., publizierte er: „*Über Milzabscesse nach Febris
recurrens*" (St. Petersb. Zeitschr., 1867 XII)
„*Über subfebrile Zustände von erheblicher
Dauer*" (D. Arch. f. kl. Med. XXIV, 1879) —
„*Vorläufiger Bericht über die in der Frauenabteilung des Obuchow-Hospitals nach Koch-
scher Methode behandelten Schwindsüchtigen*"
(Ib. XVI, 1891) — „*Über subcutane Injectionen des Liquor arsenicalis Fowleri*" (Ztschr.
f. klin. Med. XXVIII, 1895) — „*Über
Dämpfungen an den Lungenspitzen ohne
pathologische Veränderungen an denselben*"
(Ib. XXXIV, 1898) — „*Bericht über die
mit Tuberculin R im Obuchow-Frauen-
hospital behandelten Lungenkranken*" (St.
Petersb. med. Wochenschr. XXIII, 1898).

Kerschensteiner, Josef von,
geb. zu München 23. Mai 1831, war namentlich Schüler von C. v. PFEUFER, wurde
1855 promoviert, 1858 prakt. Arzt in
Mering, Bez.-Amt Friedberg, 1862 Bezirksarzt in Augsburg, 1873 Med.-Rat in Ansbach, 1874 desgl. in München, 1878 Ober-
Medizinalrat und Referent über das bayer.
Medizinalwesen im königl. Staatsministerium des Innern und starb 2. Sept. 1896.
K. war ein um das bayer. med. Unterrichts-

und Medizinalwesen hochverdienter Mann,
dazu ein fleissiger Schriftsteller, unter
dessen Arbeiten nicht wenige auch verschiedene Gegenstände aus dem Gebiete
der Hygiene, Statistik, med. Geschichte
und Biographie betreffen. Im ganzen

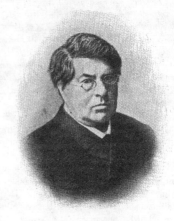

rühren von ihm 60 Publikationen in verschiedenen med. Zeitschriften her, die
meisten in der Münchener med. Wochenschrift. Dazu kommt eine grosse Reihe
von höchst wertvollen Generalberichten
über das Sanitätswesen im Kgr. Bayern. —
Auch um die Pflege des Veterinärwesens,
bes. des Unterrichtes in der Tierheilkunde
erwarb sich v. K. grosse Verdienste.

Kesteven, William Bedford,
geb. 1812, gest. 9. Sept. 1891 in Boxhurst,
Boxhill, Dorking, war Arzt in Holloway
und Islington, lange Zeit Mitherausgeber
der „London Med. Gazette" und verfasste
zahlreiche Arbeiten über Anatomie und
pathol. Anatomie des Gehirns und Rückenmarks.

Kétli, Karl, 14. September 1839 in
Csurgó (Ungarn) geb., studierte in Pest und
Wien, promovierte 1863 in Pest, war 1864
bis 68 Assistent an der internen Klinik
für Chirurgen, hielt sich zu weiterer wissenschaftl. Ausbildung zwei Jahre in Wien,
Berlin, Heidelberg auf, arbeitete bei dem
Uroskopen HELLER, bei STRICKER, BENEDIKT,
ERB, HELMHOLTZ, wurde 1870 Privatdozent
der Elektrotherapie, 1881 a. ö. Prof. an
der Budapester Univ., 1877 Primararzt des

Pester Rochusspitales, 1884 ausserord.
Sanitätsrat, 1889 o. ö. Prof. der intern.
Med. und Direktor der II. Med. Klinik
in Budapest. Er ist einer der ersten,
welche Nervenpathologie und elektrische
Therapie in Ugarn kultivierten. Zahl-
reiche Abhandlungen, meist in ungar.
Sprache, zum geringeren Teile in deutscher
Sprache verfasst, sind bisher erschienen.
Zu den im älteren Lexikon genannten
Publikationen sind seitdem hinzuge-
kommen: „*Beiträge zur Physiologie und
Pathologie des Sympathicus*" (Orvosi Hetilap
1885) — „*Klinische Studien über Facial-
Paralyse*" (1886) — „*Über die Schutz-
impfung*" (Orv. Hetilap 1886) — „*Neuritis
multiplex degenerativa*" (Ib. 1887) — „*Über
Pleuritiden*" (Klin. Samml. 1890). —
Ausserdem zahlreiche Aufsätze in Orv.
Hetilap. Für das Handb. der intern.
Medizin unter Redaktion von FR. v.
KORANYI, KARL VON KÉTLI, und VON BOKAI
bearbeitete K. zahlreiche Abschnitte.

Key, Ernst Axel Henrik, geb. in
Smaland 1832, wurde Student in Lund
1848, Licentiat der Med. 1857 und Dr.
med. 1862; war 1858 bis 59 Unterchirurg
am Serafimerlazarett in Stockholm, studierte 1860 die normale Histologie bei

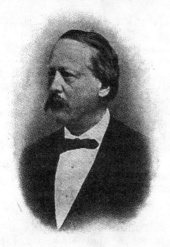

MAX SCHULTZE in Bonn, 1861 die pathol.
Anat. bei VIRCHOW in Berlin, wurde 1862
zum Prof. der pathol. Anat. am Karolin.
Institut ernannt, war Rektor dieses Institutes 1886 bis 97, legte dann seine

Stellung als Prof. nieder und erhielt eine
Staatspension. K. ist seit dem ersten Er-
scheinen des „*Nordiskt Medicinskt Arkiv*"
(1862) dessen Hauptredakteur und war
1882 bis 87 Repräsentant der Stadt Stock-
holm in der zweiten Kammer des schwed.
Reichstages. Zu den im älteren Lexikon
genannten Arbeiten K.'s sind zu ergänzen:
„*Om aortaanevrismers återverkan på hjertat*"
(Nord. med. arkiv 1869) — „*Om det korro-
siva magsårets uppkomst*" (Hygiea 1870) —
„*Experimentelle Untersuchungen über die
Entzündung der Hornhaut*" (In Verein mit
C. WALLIS. VIRCHOW's Archiv, 1872) —
„*Läroverkskomitens betänkande. III Bilaga
E till läroverkskomitens utlålante och förslag*"
(Gutachten des Schulkomitees. III. Bei-
lage E zu Äusserung und Vorschlag des
Schulkomitees. Bericht über die hygi-
enische Untersuchung 1. Abt. Text, 2. Abt.
Tabellen [233 Zahlentab. und 101 graph.
Taf.] Stockholm 1885). In deutscher Be-
arbeitung u. d. T. „*Schulhygienische Unter-
suchungen*" (hrgb. von LEO BURGERSTEIN,
1889) — „*Die Pubertätsentwickelung und
das Verhältniss derselben zu den Krankheitserscheinungen der Schuljugend*" (Vortr. geh.
in d. 2. allg. intntl. med. Sitzung des X.
Kongr. Berlin, 1890).

Kiaer, Frantz Casper, zu Christiania, in Drammen 13. Juli 1835 geb., studierte von 1853 an in Christiania, war
1864 bis 72 Copist im Medizinal-Comptoir
des Departements des Innern, machte 1867
eine wissenschaftl. Reise ins Ausland, war
1868 bis 81 Arzt des neuerrichteten Diakonissen-Krankenhauses, seit 1876 königl.
Beamter im Reichs-Gesundheitsamte und
starb 27. Juni 1893. K. hat sich als Naturforscher, besonders als Kryptogamen- und
Mooskenner, ferner als Bio- und Bibliograph der norwegischen Med. einen Namen
gemacht. Er war Stifter und langjähriger
Vors. des naturhistor. Vereins in Christiania, ein äusserst fruchtbarer Schriftsteller,
dessen Publikationen im älteren Lexikon
zusammengestellt sind.

Kidd, George Hugh, zu Dublin,
geb. zu Armagh 12. Juni 1824, studierte
im Trinity Coll. zu Dublin und Edinburg,
wo er 1845 promovierte, wurde in demselben Jahre anat. Prosektor an der Park-
Street Schule, war später Dozent der Anat.

und Physiol. in der Peter-Street Schule bis zu deren Auflösung, 1857. Er war viele Jahre Obstetric Surgeon des Coombe Lying- in osp. Hund 1876 bis 83 Master desselben, dann Consult. Obstetr. Surg. der House of Industry Hospitäler, Präsident der Obstetrical and Patholog. Soc., viele Jahre auch Eigentümer und Herausgeber des „Dublin Quart. Journ. of Med. Sc." und lieferte zahlreiche Beiträge zur med. Litteratur, hauptsächlich über geburtshilfl. Gegenstände. Sein Hauptwerk ist die Gründung der „Stewart Institution for Idiotic and Imbecile Children", zu der er durch „*An appeal on behalf of the idiotic and imbecile children of Ireland*" (1865) aufgefordert hatte. Die Anstalt konnte 1869 eröffnet werden, nachdem Dr. J. J. STEWART grossmütig seine seit 10 Jahren bestehende Privat-Irrenanstalt (nebst bedeutenden Geldmitteln) dazu unter der Bedingung hergegeben hatte, gleichzeitig auch Geisteskranke der mittleren Klassen, für welche keine andere Unterkunft in Irland sich findet, zu versorgen. K. starb 26. Dez. 1895.

Kiener, Paul, in Montpellier, geb. zu Colmar i. E. 1841, studierte in Strassburg, war in den Spitälern von Lyon und bei der Fakultät von Strassburg thätig, dann Chefarzt der Provinz Constantine, Prof. agrégé am Val de Grâce, zuletzt Prof. der pathol. Anat. in Montpellier, Médecin principal, Direktor d. Gesundheitsdienstes im 16. Armeekorps und starb im Juli 1895. K. hat in Montpellier das antidiphtheritische Laboratorium gegründet und eine grosse Reihe von Arbeiten, zumeist zus. mit KELSCH publiziert.

Kiesselbach, Wilhelm, in Erlangen, geb. in Hanau a. M. 1. Dez. 1839, studierte in Marburg, Wien, Erlangen, Dr. med. 1879, habilitierte sich 1881 für Ohrenheilkunde in Erlangen und wurde 1888 a. o. Prof. für Otiatrie und Leiter der Klinik daselbst. Er veröffentlichte: „*Untersuchungen über die Anatomie des Schläfenbeins*" — „*Galvanische Reizung des Nervus acusticus*" — „*Nasenbluten*" — „*Zur Histologie der Ohrpolypen*" — „*Über Beziehungen zwischen Acusticus und Trigeminus*" und bearbeitete den Abschnitt „*Krankheiten der Nase und des Rachens*"

für PENZOLDT-STINTZING's Handbuch der Therapie.

Killian, Gustav, in Freiburg i. Br., geb. zu Mainz 2. Juni 1860, studierte in Strassburg, Freiburg, Berlin und Heidelberg, als Schüler von ARTHUR HARTMANN, IURASZ, KRAUSE und B. FRAENKEL, Dr. med. 1884, war dann Assist. am Städt. Krankenhause in Mannheim unter BRAUN (jetzt Göttingen), 1885 bis 86 Assist. am Städt. Krankenhause in Frankfurt, und war seit 1887 Spezialarzt für Hals-, Nasen- und Ohren kranke in Mannheim, alsdann Nachfolger von HACK in Freiburg i Br., habilitierte sich 1888 für Laryngo-Rhinologie daselbst und wurde daselbst 1894 Prof. e. o. Seit 1899 ist er Leiter einer Klinik und Poliklinik für Hals- und Nasenkranke, ausser Berlin und Rostock der ersten in Deutschland. Er veröffentlichte: „*Über die Bursa und Tonsilla pharyngea*" (Habilitationsschr. Morphol. Jahrb. 1888) — „*Zur vergl. Anatomie und vergl. Entwicklungsgesch. der Ohrmuskeln*" (1889 Heidelberg Naturf.-Vers.-Bericht) — „*Die Untersuchung der hinteren Larynxwand*" (Jena 1890) — „*Zur Anatomie der Nase menschl. Embryonen*" (Arch. f. Laryngologie II. III 1895, IV. 1896), sowie noch mehrere Aufsätze in Zeitschriften.

Kionka, Heinrich Gottlieb Julius, in Breslau, daselbst 17. Febr. 1868 geb. und ausgebildet Dr. med. 1893, war seit 1892 Assist. am pharmakolog. Institut in Breslau, habilitierte sich daselbst 1896 und veröffentlichte bisher: „*Allgemeine Therapie der Intoxicationen und Autointoxicationen*" (in EULENBURG-SAMUEL's Lehrb. der allgem. Therapie) — „*Untersuchungen über Narkosen*" — „*Über die Giftwirkung der schwefligen Säuren und der Sulfite*" (Praeservesalze zur Fleischkonservierung etc.), ausserdem eine grössere entwicklungsgeschichtliche Arbeit „*Über die Furchung des Hühnereies*" (1893).

Kirchenberger, Salomon, in Wien, geb. 8. April 1848 zu Eidlitz, Bez. Komotau, Böhmen, von 1868 bis 72 an der med.-chir. Josefs-Akad. in Wien ausgebildet, Dr. med. 1873, ist seit 1877 ununterbrochen auf dem Gebiete des Militärsanitätswesens schriftstellerisch thätig.

Seine Arbeiten betreffen Organisation, Statistik und Geschichte dieses Zweiges. K. war 1873 bis 78 Oberarzt, 1879 bis 95 Regimentsarzt und ist seit 1896 Stabsarzt beim technischen Militär-Komitee und ord. Mitglied des Militär-Sanitäts-Komitee's in Wien. Schriften: *„Kaiser Joseph II. als Reformator des österr. Militär - Sanitätswesens"* (Wien 1890) — *„Ätiologie und Histogenese der varicösen Venenerkrankungen und ihr Einfluss auf die Diensttauglichkeit"* (preisgekr. Ib. 1894) — *„Geschichte des k. k. österr.-ung. Militär-Sanitätswesens"* (Ib. 1895) — *„Neue Beitr. z. Geschichte etc."* (Ib. 1899) und zahlreiche kleinere Arbeiten in Journalen und ROTH's Jahresbericht.

Kirchhoff, Friedrich August Theodor, zu Neustadt in Holst., geb. 27. Juni 1853 zu Mörs, studierte von 1872 an in Heidelberg, Leipzig, München, Kiel, wo er 1877 mit der Diss.: *„Ein Beitrag zur Aphasie im Sinne der Localisation psychischer Functionen"* promovirte. Er war bis 1878 Volontärarzt an der Irrenanstalt bei Schleswig. 1878 bis 80 Assist. an der med. Klinik in Kiel (unter BARTELS, EDLEFSEN und QUINCKE) und wurde 1880 Arzt an der Irrenanstalt bei Schleswig. Seit 1893 ist er Direktor der neuen Provinzial-Irrenanstalt bei Neustadt in Holstein und seit 1888 Privatdozent für Psychiatrie an der Univ. Kiel. Er veröffentlichte ausser zahlreichen Aufsätzen in B. Kl. W., Arch. f. Psych., Ztschr. f. Psych. die Habilitationsschr.: *„Die Localisation psychischer Störungen"*, ferner — *„Grundriss einer Geschichte der deutschen Irrenpflege"* (Berlin 1890) — *„Lehrbuch der Psychiatrie"* (Leipzig und Wien 1892, engl. übersetzt als „Handbook of insanity") — *„Grundriss der Psychiatrie"* (Ib. 1899) und mehrere Arbeiten zur Geschichte der Irrenpflege.

Kirchhoff, Ernst, in Berlin, geb. zu Heidelberg 22. Aug. 1859, studierte daselbst, sowie in Leipzig, Freiburg und Berlin, Dr. med. 1884, war dann bis 1887 Assist. SCHOENBORN's in Königsberg i. Pr., bis 1889 Assist. VON BERGMANN's in Berlin, und veröffentlichte Monographien aus den verschied. Gebieten der Chirurgie.

Kirchner, Karl, Ober-Stabsarzt I. Kl. in Breslau, 28. Nov. 1831 zu Frankenstein i. Schl. geb., studierte in Berlin und Breslau, war 1866 bis 69 Privatdozent für Chirurgie in Greifswald, wurde Stabsarzt 1864, Ober-Stabs- und Regimentsarzt 1869 in Lüben, seit 1882 in Breslau, 1892 als Generalarzt II. Kl. verabsch. Schriften: *„Lehrbuch der Militär-Hygiene"* (Stuttgart 1869; 2. Aufl. 1878) — *„Ärztlicher Bericht über das kgl. preuss. Feldlazareth im Palast zu Versailles während der Cernirung von Paris 1870/71"* (Erlangen 1872) u. s. w.

Kirchner, G. Wilhelm, zu Würzburg, geb. 19. Aug. 1849 in Euerbach, Bezirks-Amt Schweinfurt, studierte in Würzburg und Wien und bildete sich unter v. TRÖLTSCH, GRUBER, POLITZER für das Fach der Ohrenheilkunde aus, promovirte 1873 zu Würzburg, legte daselbst 1873/74 das med. Approbationsexamen ab. 1881 habilitierte er sich für Ohrenheilkunde in Würzburg, leitete seit 1883 in Stellvertretung v. TRÖLTSCH die otiatrische Universitäts-Poliklinik und wurde 1890 nach dem Ableben v TRÖLTSCH's zum Prof. der Ohrenheilkunde an der Univ. Würzburg ernannt. K. publizierte seit 1876 eine grosse Anzahl Abhandlungen in den Spezial-Zeitschriften der Ohrenheilkunde, ferner *„Handbuch der Ohrenheilkunde"* (1885, 6. Aufl. 1899).

Kirchner, Martin, in Steglitz, geb. in Spandau 15. Juli 1854, studierte in Halle und Berlin, hauptsächl. als Schüler von R. KOCH, Dr. med. 1878, Arzt seit 1880, war Unterarzt des aktiven Dienststandes seit 1878, Assistenzarzt seit 1880, Stabsarzt seit 1887, Oberstabsarzt seit 1896, habilitierte sich als Privatdozent an der techn. Hochschule in Hannover 1894, wurde 1897 Titularprof. und 1898 als vortrag. Rat ins preuss. Kultusministerium zu Berlin berufen, wo er gegenwärtig mit dem Charakter als Geh. Med.-Rat wirkt. K. veröffentlichte: *„Über Entstehung der Kurzsichtigkeit"* (1890) — *„Grundriss der Militärgesundheitspflege"*, sowie zahlr. klein. hygien. Aufsätze in Ztschr. f. Hygiene und Infektionskrankh., namentlich über Tuberkulose, Cholera, Influenza, Desinfektion u. s. w. K. war 1897 zum Studium der Lepra nach Russland entsandt.

Er ist ord. Mitglied der wissensch. Deputation für das Medizinalwesen und des Apothekerrats, a. o. Mitglied des Kaiserl. Gesundheitsamts.

Kirn, Ludwig, in Freiburg i. Br., geb. 30. Okt. 1839 in Mannheim, studierte in Heidelberg, München und Wien bis 1861, Dr. med. 1861, war zuerst Arzt an der Irrenanstalt Illenau, habilitierte sich 1878 an der Univ. Freiburg i. Br., wurde dort 1883 Prof. e o. Er wurde als Leiche im Sept. 1899 bei Andermatt in der Reuss aufgefunden, wo sein Leichnam anscheinend schon mehrere Monate zugebracht hatte. K. veröffentlichte: „*Die periodischen Psychosen*" (Stuttgart 1878), ferner mehrere Zeitschriften-Aufsätze und bearbeitete für Maschka's Handbuch: „*Die einfachen Psychosen und die durch fortschreitende geistige Schwäche characterisirten Seelenstörungen*" (Tübingen 1882).

Kirstein, Alfred, in Berlin, daselbst 25. Juni 1863 geb., studierte in Freiburg, Strassburg und Berlin, Dr. med. 1886 in Berlin, Arzt seit 1887, war Assistent von Rossbach in Jena, Leichtenstern in Köln, Senator in Berlin. K. erfand 1895 die Methode der direkten (durch keinen Spiegel oder dergl. vermittelten) Besichtigung des Kehlkopfes und der Luftröhre (gewöhnlich als „*Autoskopie der Luftwege*" bezeichnet) und veröffentlichte darüber: „*Die Autoskopie des Kehlkopfes und der Luftröhre (Besichtigung ohne Spiegel*" (Berlin 1895) — Artikel „*Autoskopie*" in Eulenburg's encyklop. Jahrbüchern, 1896 und 97, ausserdem zahlreiche Arbeiten aus dem Gebiete der inn. Medizin und der Laryngo-Rhinologie.

Kisch, Enoch Heinrich, geb. in Prag 6. Mai 1841, studierte daselbst und gelangte 1862 zur Promotion. Seit 1863 wirkte er als Brunnenarzt in Marienbad, für welches er durch zahlreiche balneologische Schriften und Facharbeiten thätig gewesen ist, von 1867 ab auch als Dozent, seit 1884 als a. o. Univ.-Prof. für Balneotherapie in Prag. Ausserhalb des genannten schriftstellerischen Zweiges hat K. noch gynäkologische Schriften publiziert, so: „*Über den Einfluss der Fettleibigkeit auf die weiblichen Sexualorgane*" (Prag

1873) — „*Das climacterische Alter der Frauen*" (Erlangen 1874) — „*Die Sterilität des Weibes*" (3. Aufl. 1895) — „*Uterus und Herz*" (1898) — „*Die Lipomatosis universalis*" (1888) — „*Handbuch der allgemeinen*

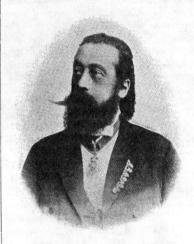

und speciellen Balneotherapie" (Wien 2. Afl. 1875) — „*Grundriss der klinischen Balneotherapie*" (1897 in 2. Aufl. als „*Balneotherap. Lexikon*"). Seit 1868 redigierte er eine „*Allgemeine balneologische Zeitung*"; später „*Jahrbücher für Balneologie*" etc.

Kitasato, Shibasaburo, kam 1885 nach Berlin und beschäftigte sich mit bakteriologischen Studien, anfangs im hygien. Institut unter Koch, trat 1891 als Assistent an das Institut für Infektionskrankheiten über, erhielt 1892 den deutschen Professortitel, kehrte dann nach seiner Heimat zurück, leitete das bei der Univ. Tokio neu errichtete bakteriologische Institut und erhielt 1896 die Direktion der in Shibata Prov. Yechigo in Japan ins Leben gerufenen Anstalt für Infektionskrankheiten. K.'s zahlreiche Arbeiten betreffen die Bakteriologie des Tetanus, der Cholera, der Diphtherie (zus. mit Behring) und der Beulenpest, deren Erreger er 1894 in Kanton entdeckte. Auch fand K. den Moschuspilz.

Kiwisch, Franz Ritter von Rotterau, der Schöpfer der modernen deutsch. Gynäkologie, einer der hervorragendsten Lehrer der Geburtshilfe und Gynäkologie,

30. April 1814 zu Klattau in Böhmen geb., studierte in Prag, promovierte daselbst 1837 als Dr. med. und nach einer grösseren Studienreise als Dr. chir. und mag. der Geburtsh. 1838 bis 40 Assistent der geburtshilfl. Klinik, bereiste er noch gemeinschaftlich mit PITHA Deutschland, Frankreich, England und Dänemark und trat 1841 in das Sanitätsdepartement des böhm. Landesguberniums ein. 1842 wurde er als Bydzower, einige Monate später als Berauner Kreisarzt angestellt mit dem Wohnsitz in Prag, wo er sich 1842 für Gynäkologie habilitierte und gleichzeitig die Leitung der neu errichteten „Abteilung für Frauenkranke" erhielt. Nach D'OUTREPONT's Tode

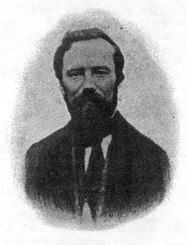

erhielt er 1845 einen Ruf als Ordinarius der Geburtshilfe und Gynäkologie nach Würzburg, wo er als Lehrer, sowie als Geburtshelfer und Frauenarzt einen grossen Ruf erlangte. Eine von seiner Gönnerin, der Grossfürstin Helene von Russland veranlasste Berufung nach Petersburg lehnte er ab. 1850, nach JUNGMANN's Tode, wurde er zum ord. Prof. der Geburtshilfe und Gynäkologie in Prag ernannt, jedoch war es ihm nicht vergönnt, noch lange daselbst zu wirken, denn schwere Schicksalsschläge, die er schon in Würzburg erlitten, sowie eigene Erkrankung führten schon infolge einer Lungen- und Wirbelsäulentuberkulose im Alter von 37 Jahren 24. Okt. 1852 seinen Tod herbei. Wie KLEINWÄCHTER im älteren Lexikon hervorhebt, beginnt mit K. die moderne Geburtskunde. „Er war der erste, der in dieser Disziplin mit der naturphilosophischen Richtung, welche damals als Ausfluss der SCHELLING'schen Philosophie die Medizin beherrschte, brach und sich auf den realen Boden der Beobachtung begab, auf dem er, unbefangen von philosoph. Theoremen, unterstützt von der eben sich entwickelnden pathol. Anatomie, seine Schlussfolgerungen aus den natürlichen und pathol. Vorgängen des Geburtsaktes in der nüchternsten Weise zog." Seine leider unvollendet gebliebene Geburtskunde (1. u. 2. Abt, 1. Heft, Erlangen 1851), in der er seine Erfahrungen und Ansichten niederlegte, muss geradezu als ein epochemachendes Werk bezeichnet werden. Noch höhere Verdienste erwarb sich K. um die Gynäkologie. Seine *„Vorträge über specielle Pathologie und Therapie der Krankheiten des weiblichen Geschlechtes"* (Prag, 3 Bde., I 1851, II 1853), leider ebenfalls unbeendet (d. III B.) bearbeitete SCANZONI, 1855), stellen das erste deutsche wissenschaftl. gynäkol. Werk dar, welches Jahre hindurch das einzige in seiner Art blieb. Als selbständiges Werk erschienen noch zwei Hefte *„Beiträge zur Geburtskunde"* (Würzburg 1846 und 48). Wegen der weiteren Würdigung von K.'s Leistungen verweisen wir auf KLEINWÄCHTER's Biogr. im älteren Lexikon.

Kjellberg, Nils Gustaf, zu Upsala, auf dem Svednäs Hofe, (im Kirchspiel Alsters in Wermland) 25. Febr. 1827 geb., studierte von 1846 an in Upsala, war 1847 bis 56 Militär-, Marine-, Cholera-, Distriktsarzt, wurde 1856 Oberarzt am Central-Hosp. zu Upsala, Präfekt der dortigen psychiatr. Univ.-Klinik, die 1859 eröffnet wurde, und 1863, in welchem Jahre er auch den Doktorgrad erwarb, Prof. e. o. der Psychiatrie. 1856 bis 59 hatte er grössere Reisen nach dem Kontinent zu psychiatrischen, und 1865 bis 69 zu histologischen Studien über das Gehirn gemacht. K. war seit 1870 Präsident des Vereins zur Erziehung schwachsinniger Kinder, seit 1880 Inspekteur der Idiotenanstalten Schwedens und starb 25. Juni 1893. Auch war er Mitgl. der Kommission zur Ausarbeitung des schwed. Irrengesetzes von 1883 gewesen. Seine Arbeiten sind im älteren Lexikon erwähnt.

Klaatsch, Hermann, in Heidelberg, 10. März 1863 zu Berlin als Sohn des Geh. San.-R. A. H. M. K. (1827 bis 85) und Enkel eines Arztes geb., studierte in Heidelberg und Berlin, hauptsächlich als Schüler von WALDEYER und GEGENBAUR, Dr. med. 1885, war 1885 bis 88 Assistent von WALDEYER, 1888 bis 96 Assistent von GEGENBAUR, habilitierte sich 1890 in Heidelberg für Anat. und ist seit 1895 a. o. Prof. für Anatomie daselbst. K. veröffentlichte seit 1883 zahlreiche vergleichend anat.Arbeiten über Mammarorgane, Wirbelsäule, Knochenbildung, Mesenterien des Darmkanals, Descensus testiculorum, Entwickelung des Amphioxus u. a. meist in GEGENBAUR's Morphol. Jahrbuch, in der Festschrift für GEGENBAUR 1896 u. s. w.

Klaussner, Ferdinand, zu München, geb. daselbst 28. Juni 1857, studierte auch dort, promovierte 1880, war fünf Jahre Assistent an der anat. Anstalt zu München (bei RÜDINGER und v. KUPFFER) und 7 Jahre Assistent an der chir. Universipoliklinik daselbst (b. HELFERICH u. ANGERER), habilitierte sich 1886 als Dozent für Chir. und wurde 1891 zum Prof. e. o. für Chir. und Vorstand der chir. Poliklinik zu München ernannt. Litterar. Arbeiten: *„Studie über die Muskelanordnung am Pylorus der Vertebraten"* (Stuttgart 1880 m. 12 Tf.) — *„Das Rückenmark des Proteus anguineus, eine histologische Studie"* (Abhdg. der k. bayer. Akad. der Wiss. II Cl. XIV 2. 1883) — *„Studien über das allgemeine traumatische Emphysem"* (München 1886 m. 1 Taf.) — *„Mehrfachbildungen bei Wirbelthieren. Eine teratolog. Studie"* (m. 12 Taf. Ib. 1890) — *„Verbandlehre für Studierende und Ärzte"* (m. 123 Abbild. Ib. 1892, 2. umgearbeitete Aufl. 1896). Dazu verschiedene kleinere Aufsätze in Zeitschriften über Behandlung gangränöser Hernien (1889), Beitrag zu den Dermoidcysten des Ovariums, zur Behandlung der Nabelschnurbrüche (1889), Lipom (1894), Blähkropf (1895), Fremdkörper in Trachea u. Oesophagus (1896), Orthoform (1898) u. a. m.

Klebs, Edwin, zu Königsberg in Pr. 6. Febr. 1834 geb., studierte von 1852 an in Königsberg, Würzburg Jena und Berlin, promovierte 1857, wurde 1859 Assistent am physiol. Laboratorium in Königsberg, 1861 bei VIRCHOW, 1866 Prof. ord. der pathol. Anatomie in Bern, machte während des deutsch-französischen Krieges pathol.-anat. Studien über Schussverletzungen im Bahnhofslazarett zu Karlsruhe, war auch beim Übertritt der Bourbakischen Armee schweizerischerseits thätig und dirigierte ein Typhuslazarett in Bern. 1871 folgte er einem Rufe nach Würzburg als Prof. der pathol. Anatomie, 1873 ging er nach Prag und 1882 nach Zürich. Seit 1892 lebte er in Karlsruhe. Von hier aus folgte er 1895 einem Ruf als Leiter einer Heilanstalt und eines Laboratoriums für bakteriolog. Heilstoffe nach Asheville in Northcarolina und von dort 1896 an das Rush Med. Coll. in Chicago als Prof. der Pathologie. Von seinen Schriften führen wir an: *„Handbuch der pathologischen Anatomie"* (2 Bde., Berlin 1868 bis 80) — *„Beiträge zur pathologischen Anatomie der Schusswunden"* (Leipzig 1872) — *„Beiträge zur Geschwulstlehre"* (1. Heft. Leipzig 1877, m. 1 Taf.) — *„Studien über die Verbreitung des Cretinismus in Oesterreich, sowie über die Ursache der Kropfbildung"* (Prag 1877) *„Über die Aufgaben und die Bedeutung der experimentellen Pathologie. Antrittsvorlesung"* (Zürich 1882). Ausserdem zahlreiche Journ.-Aufsätze und monograph. Arbeiten, namentlich in VIRCHOW's Archiv (von 1859 an), in den Mitteilungen der naturforsch. Gesellsch. in Bern (1868), im Archiv für mikrosk. Anat. (1869), in den Würzburger Verhandlungen (1872 bis 74), über Psorospermien in tierischen Zellen, normale und pathol. Anatomie des Auges, die Eierstockseier der Wirbeltiere, die Nerven der organischen Muskelfasern, Kern u. Scheinkern der roten Blutkörperchen, tierische Wärme und Calorimetrie, Mikrokokken, Wirkung des Kohlenoxyds, epidemische Meningitis, u. s. w., u. s. w. K. hat das Verdienst, als einer der Ersten für die Pilzätiologie in der Pathologie eingetreten zu sein. Er veröffentlichte noch: *„Allgemeine Pathologie"* (Jena 1887 bis 89, 2 Bde.) — *„Behandlung der Tuberculose mit Tuberculocidin"* (Hamb. 1892) — *„Die causale Behandlung der Diphtherie"* (Wien 1892) — *„Die causale Behandlung der Tuberculose"* (Hamb. 1894).

Klein, Adolf von, zu Stuttgart, daselbst als Sohn von Carl Christian K. (1772 bis 1825) 30. Sept. 1805 geb., studierte in Tübingen, wo er 1828 Doktor wurde, war seit 1829 in Stuttgart als prakt. Arzt, Chirurg und Geburtshelfer thätig, wurde 1829 Regimentsarzt, 1846 Generalstabsarzt der Württembergischen Armee, 1874 pensioniert und starb 3. April 1892. Er veröffentlichte mehrere vergleichend osteologische Aufsätze, namentlich des Schädels und insbesondere desjenigen der Fische, in den Jahresheften des Württemb. naturwissensch. Vereins.

Klein, Salomon, geb. zu Miskolcz (Ungarn) 12. Aug. 1845, war in Wien vorzugsweise Schüler von Ed. v. Jaeger u. vieljähriger Assistent und Sekundararzt an dessen Augenabteilung und Klinik im k. k. allgem. Krankenhause, verfasste einen Nekrolog desselben (Wiener allgem. med. Ztg., 1884) und hatte dessen Lehren in seinem Werke „*Lehrbuch der Augenheilkunde*" (1879) einheitlich zusammengefasst, ebenso in seinem „*Grundriss der Augenheilk.*" (1886). — 1870 in Wien promoviert, wirkt er seit 1875 als prakt. Augenarzt daselbst und schrieb über: „*Die Anwendung des Augenspiegels*" (Wien 1876) — „*Augenspiegelstudien bei Geisteskranken*" (Ib. 1877) — „*Über den Einfluss des nervus Sympathicus auf die Circulation am Augengrunde*" (Experim.-Studie gemeinschaftlich mit W. Soetlin. Ib. 1877), ferner eine Reihe fachwissenschaftl. Aufsätze in v. Graefe's A, Zehender's M.-Bl., der W. m. Pr. und m. W., W. k. W., Cbl. f. Ther., Eulenburg's Real-Encyklopädie 1. und 2. Aufl., Bum's Diagnost. Lexikon, kritische Referate in med.-chir. Rundschau und Nagel's Jahrb. f. Ophthalm. Er bearbeitete in Bum's Handb. der Massage 1. und 2. Aufl. (Wien 1896 u. 98) das Kapitel: „*Die mechanische Behandlung der Augenkrankheiten*", ebenso in Neumann's Handb. d. „Syphilis" (Wien 1896 u. 99) 1. u. 2. Aufl. das Kap.: „*Die syphilitischen Augenkrankheiten.*" Er ist auch Verfasser des populär gehaltenen Büchleins: „*Das Auge und seine Diätetik*" (Wiesbaden 1892), sowie einiger populärer fachwissenschaftl. Zeitungsartikel. Er ist seit 1884 als Privatdozent für Augenheilk. an der Wiener Univ. habilitiert, seit 1895 Abteilungs-Vorstand an der Wiener allgem. Poliklinik, Augenarzt des Rothschild-Spitals und des Blindeninstituts auf der hohen Warte. Eine 17jährige innige Freundschaft verband ihn mit dem berühmten Fachgenossen Ludwig Mauthner, die nur durch des Letztern tragischen Tod gelöst wurde.

Kleinwächter, Ludwig, geb. 15. Nov. 1839 zu Prag, studierte und promovierte 1863 in seiner Vaterstadt, diente 1863 bis 68 als Sekundararzt am allgem. Krankenhause und 1868 bis 71 als Assistent der geburtshülfl. Klinik, deren Vorstand Seyfert war. 1871 habilitiert, wurde er

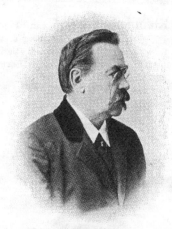

1875 zum Extraord. der Geburtshülfe in Prag ernannt 1878 erhielt er einen Ruf als Ordinarius nach Innsbruck, doch gab er 1881, durch klerikale Einflüsse in seiner wissenschaftlichen Thätigkeit behindert, seine Stellung auf und siedelte nach Czernowitz über, wo er, als Prof. in Disposition, wissenschaftlich und als prakt. Gynäkologe thätig lebt. Eine Wiederanstellung konnte er, der am massgebendsten Orte als Atheist und Freigeist angeschwärzt wurde, nicht erreichen. Schriften: „*Die Lehre von den Zwillingen*" (Habilitationsschrift 1871) — „*Grundriss der Geburtshülfe*" (Wien 1877, 2. Aufl. 1881) — „*Lehrbuch der Hebammenkunst*" (Deutsch und italienisch, Innsbruck 1881) — „*Zur Frage des Studiums der Medicin des Weibes*" (Neuwied 1896). Zahlreiche geburtshülfl. und gynäkologische Originalarbeiten, publiziert in der Prager Vtljhrsschr., im A.

f. G., in Z. f. G. u. G. und W. K. Die wichtigsten derselben: Über das NAEGELE-sche Becken, das Luxationsbecken — die erste einschlägige Arbeit —, die Entwicklung der Myome, Grundlinien der Gynäko-Elektrotherapie, der Prolaps der Urethra, die Biologie der Uterusmyome, Myome und Sterilität etc. Ausserdem zahlreiche einschlägige Arbeiten in den 3 Aufl. der EULENBURG'schen Realencyklopädie und zahlreiche Biographien in WERNICH-GURLT-HIRSCH's Biogr. Lexikon. Die jetzt gesetzlich eingeführte anti-, respekt. aseptische Wochenbettspflege wurde auf Anregung K.'s zuerst 1880 in Tirol amtlich vorgeschrieben.

Klemperer, Georg, in Berlin, geb. 10. Mai 1865 in Landsberg a. W., studierte in Breslau, Halle und Berlin, hauptsächlich als Schüler von v. LEYDEN,

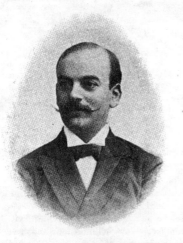

Dr. med. 1885, war 1886/87 1½ Jahr lang chemisch ausgebildet bei RAMMELSBERG u. A. W. HOFMANN, 1887 bis 96 Assistent bei v. LEYDEN, habilitierte sich 1889 für innere Med. und ist gegenwärtig Titularprof. K. veröffentlichte: „*Untersuchungen über Infection u. Immunität bei asiat. Cholera*" (Berlin 1894) — „*Untersuchungen über Gicht und harnsaure Nierensteine*" (Ib. 1896) — „*Grundriss der klin. Diagnostik*" (1890; seitdem in 8 Aufl.). „*Justus v. Liebig und die Medizin*" (Ib. 1899). Seit 1899 ist er Herausgeber der „Therapie der Gegenwart".

Klemperer, Felix, in Berlin, geb. 9. Okt. 1866 in Landsberg a. W. als Bruder des Vor., studierte in Berlin und Strassburg als Schüler von LEYDEN und NAUNYN, Dr. med. 1889, war 1893 bis 99 Dozent in Strassburg und ist seitdem in Berlin Spezialarzt für Hals- und Brustkrankheiten. Schriften: „*Klinische Bacteriologie*" (zus. mit LEVY, 2. Aufl. Berlin 1899) — „*Nieren bei Sublimatvergiftung*" (VIRCH. Arch. 1889); ferner Aufsätze über Immunität, Kehlkopfinnervation in B. kl. W., Arch. f. exp. Pharmak. und Arch. f. Laryngol. K. giebt zur Zeit mit v. LEYDEN die „Deutsche Klinik" heraus (Berlin und Wien 1900 ff.)

Klencke, Philipp Friedrich Hermann, zu Hannover, daselbst 16. Januar 1813 geb., besuchte die dortige med.-chir Schule, studierte darauf in Leipzig, liess sich als Arzt in Hannover nieder, wurde sodann preuss. Militärarzt in Minden, wandte sich 1837 nach Leipzig, 1839 nach Braunschweig, wo er naturwissenschaftliche Vorträge hielt und zog sich 1855 nach Hannover zurück, um sich ganz wissenschaftlichen Arbeiten zu widmen und die Errungenschaften der Wissenschaft in einer Reihe populärer Schriften med., diätetischen und naturwissenschaftlichen Inhalts dem gebildeten Publikum zugänglich zu machen, was er bei seiner hervorragenden Darstellungsgabe in meisterhafter Form zu thun verstand. Er hat daher bei seinem unermüdlichen Fleisse und der grossen Zahl und Verbreitung seiner Schriften in dieser Richtung der Volksbildung einen nicht zu unterschätzenden Dienst geleistet. Zeitweise suchte er auch Erfolge in der Ausarbeitung einer Reihe viel gelesener kulturhistorischer Romane, die er unter den Pseudonymen H. v. MALTITZ und E. v. KALENBERG veröffentlichte. Die Zahl seiner Werke erreichte die erstaunliche Höhe von gegen 200 Bänden. Geringeren Wert besitzen K.'s eigentlich wissenschaftlich-med. Schriften, die im älteren Lexikon erwähnt sind. K. starb zu Hannover 11. Okt. 1881.

Klob, Julius, 15. Febr. 1831 in Olmütz geb., erlangte bei der med. Fakultät zu Wien 1854 das Doktorat der Med. und Chir. und das Magist. der Geburtshilfe, wurde Sekundararzt im Wiener allgemeinen Krankenhause, 1855 Assistent ROKITANSKY's, 1859 Dozent der patholog. Anatomie, 1861 Prof. der Physiologie und Arzneimittellehre an der Salzburger Chirurgenschule, 1865 Prosektor am Wiener Rudolfspitale und a. ö. Prof. der pathologischen Anatomie zu Wien und starb 18. Aug. 1879 zu Ischl. K. war ein sehr gewandter Prosektor und ein gesuchter Praktiker. Sein Hauptwerk ist: *„Pathologische Anatomie der weiblichen Sexualorgane."* (Wien 1894). Obwohl die Einteilung nach VIRCHOW'schen Prinzipien mehr affiziert als durchgeführt wird, der histologische Teil nichts Selbständiges enthält, wird dieses Werk bleibenden Wert behalten durch gute eigene makroskopische Beobachtungen, vor allem aber als die durch fleissige Litteraturstudien bereicherte Bearbeitung der Spezialvorträge (Publikum) ROKITANSKY's über dieses Thema. Von seinen kleineren Arbeiten, die meist nur kasuistischen Wert haben, erschien in dem Organe der Gesellschaft der Ärzte zu Wien, 1855 bis 76 eine grössere Reihe, die im älteren Lexikon verzeichnet ist, ebenso wie die übrigen Publikationen K.'s in mehreren österr. Zeitschr.

Klopsch, Karl Immanuel, zu Glogau 16. März 1829 geb., studierte in Halle, Erlangen, Breslau, wo REICHERT, FRERICHS, A. MIDDELDORFF im engeren Sinne seine Lehrer waren; bei dem Erstgenannten war er auch Assistent. 1855 prom., wurde er 1859 Privatdozent, 1866 Prof. für Chirurgie in Breslau und starb dort als Prof. und Geh. Medizinalrat 18. Sept. 1891. K. schrieb über Rippenknorpelbrüche, über Lithopädion, orthopädische Studien, Prolegomena zur Geschichte der Physiologie etc.

Klug, Ferdinand, 18. Okt. 1845 in Kotterbach (Ungarn) geb., studierte in Budapest und Wien und wurde 1870 zum Dr. med. et chir. prom., war 1871 bis 77 Assistent an dem physiol. Institut in Budapest mit Ausnahme des Sommersemesters 1876, das er in Leipzig bei C. LUDWIG zubrachte. 1878 wurde er zum a. ö. Prof. der Physiologie in Budapest, 1879 zum o. ö. Prof. desselben Faches in Kolozsvár und 1891 in Budapest ernannt. Unter seinen 58 teils ungarisch, teils deutsch erschienenen Arbeiten heben wir hervor: *„Das Corti'sche Organ"* (Ungar. Akad. d. Wissensch., 1873) und ausser den schon in älteren Lexikon zusammengestellten Schriftentiteln Arbeiten über Herzinnervation (DU BOIS-REYMOND's Archiv 1880 bis 83), in welchen zuerst bewiesen wird, dass die Herzganglien nur unipolare Zellen enthalten, dass die Kontraktion des Ventrikels von der Spitze zur Basis verläuft und dass die Form des Cardiogramms, wie auch des Sphygmogrammes, eine Folge der eigentümlichen Kontraktion des Herzmuskels sind. Ferner Arbeiten über den Gaswechsel bei Fröschen (Ib. 1884) und über Verdauung (Ib. 1883, Ctrbl. f. Physiol. 1890: PFLÜGER's Archiv f. d. g. Physiol, III, LIV, LX, LXX, Ungar. Archiv f. Medizin in I, II, III). Grössere Werke sind: *„Lehrbuch der Physiologie"* (I, II. dessen erste Aufl. 1888, die zweite 1892 in ungarischer Sprache erschien, in welchem auch die Resultate der Arbeiten seiner Schüler zusammengefasst zu finden sind) — *„Physiologie der Sinne"* (1896 in ungar. Sprache, I. mit 93 Abbildungen).

Knapp, Hermann Jakob, deutschamerikan. Augen- und Ohrenarzt in New York, geb. 17. März 1832 in Dauborn (Hessen-Nassau), studierte seit 1851 an verschiedenen deutschen und ausländischen Univ., promovierte 1854 in Giessen, war auch Schüler und Assistent v. GRAEFE's, habilit. sich 1860 in Heidelberg, wurde hier 1865 Prof. der Ophthalmiatrie und siedelte 1868 nach New York über, wo er das Ophthalmic und Aural Institut gründete und seit 1882 Prof. der Augenheilk. am Med. Coll. d. Univ. of the City of New York war. K.'s ausserordentlich bedeutende schriftstellerische und praktische Verdienste um die Augen- und Ohrenheilk. sind bereits im älteren Lexikon gewürdigt. Das das. gegebene Schriftenverzeichnis ist unvollständig, da die Zahl von K.'s Publikationen gegen 300 Nummern umfassen dürfte.

Knauff, Franz, in Heidelberg, geb. 1835 zu Karlsruhe, studierte in Heidelberg, Würzburg, Berlin und Wien, promovierte 1859, habilitierte sich 1861 in Heidelberg für gerichtl. Medizin, wurde 1868 Prof. e. o., 1892 ord. Prof. der Hygiene und gerichtl. Medizin. K. ist zugleich Bezirksarzt in Heidelberg mit dem Charakter als Hofrat. Seine Arbeiten betreffen die gerichtl. Med. und Hygiene und sind in verschiedenen Journalen erschienen.

Knauthe, Theodor Hermann, in Dresden 1837 geb, hatte in Leipzig speziell zu Lehrern WAGNER und WUNDERLICH, wurde 1863 prom. und assistierte an der PAGENSTECHER'schen Augenheilanstalt zu Wiesbaden. Um in Oesterreich praktizieren zu können, bestand er 1873 ein zweites Rigorosum in Innsbruck, war seitdem als Kurarzt in Meran thätig und starb daselbst 7. April 1895. Neben Artikeln balneol. und klimatol. Inhalts publizierte K. ein: *„Handbuch der pneumatischen Therapie"* (Leipzig 1876), eine Schrift: *„Ueber Weintraubencuren"* (Ib. 1873) und war langjähriger Referent über Krankheiten der Athmungsorgane in SCHMIDT's Jahrbb.

Knoblauch, Alexander, geb. zu Frankfurt a. M. 3. September 1820, prom. zu Heidelb. 1842, wurde 1843 Arzt, 1852 med. Mitgl. des Pflegeamts des Hosp. zum heiligen Geist, welche Stelle er bis 1876 bekleidete. 1851 wurde er 2., 1852 1. Bibliothekar der Vereinigten Senckenbergischen Bibliothek und legte 1854 diese Stelle nieder, als er zum Arzt an dem Rochusspital (für Krätze, Blattern und Syphilis) ernannt wurde. Über seine Thätigkeit an dieser Anstalt hat er in den vom ärztl. Verein zu Frankfurt herausgegebenen Jahresberichten über das Medizinalwesen etc. der Stadt Frankfurt seit 1859 Bericht erstattet, über die syphilitische Abteilung insbesondere auch seit 1857 in BEHREND's Syphilidologie (Neue Folge). Im III. Bd. dieses Werkes hat er auch eine Abhandlung: *„Ueber den heutigen Stand der Frage von der Entstehung der erblichen Lustseuche"* publiziert. 1867 erschien von ihm, als Manuskript gedruckt: *„Das Rochusspital und seine Beziehungen zur Frankfurter Bürger- und Einwohnerschaft"*, mit wichtigen statist. Mitteilungen über die Krankenzahl. Seitdem das Rochusspital beseitigt und 1884 durch das städt. Krankenhaus ersetzt worden ist, wurde K. zum Chefarzt desselben ernannt, in welcher Stellung er bis zu seiner 1894 erfolgten Pensionierung verblieben ist. 1885 wurde er zum Kgl. Preuss. Sanitätsrat ernannt. K. feierte 1892 sein 50jähr. Doktorjubiläum und starb 3. April 1899.

Knoch, Julius, geb. 1828 im Livländischen, studierte seit 1848 in Dorpat Naturwissenschaften, seit 1852 Med., prom. dort 1855 mit einer unter BIDDER gearbeiteten Diss.: *„Ueber die Function des Halstheils des N. sympathicus"*, war anfangs Arzt, später Ordinator am Nikolai-Hosp. zu Petersburg, dann Oberarzt in verschiedenen Militärhosp., nahm 1878 bis 79 am russ.-türkischen Kriege in einem Feldlazarett teil, diente 1881 bis 83 in einem Militärhosp. in Astrachan, 1883 bis 84 in Kasan und schliesslich 1884 bis 86 in Riga. Seitdem lebte K. im Ruhestand und starb als wirkl. Staatsrat 2. Aug. 1893 im Gouvern. Kostroma. K. hat sich 1874 als Trichinenforscher in Russland einen Namen gemacht; er beschäftigte sich auch mit der künstlichen Zucht von Sterletts und Stören, mit Seidenraupen- und Bienenzucht und war ein tüchtiger Embryolog. Von seinen Publikationen sind besonders die über Botriocephalus latus und über Trichinose in Russland (VIRCHOW's Archiv) bekannt.

Knoll, Philipp, in Wien, geb. 4. Juli 1841 in Karlsbad, studierte in Prag, promovierte hier 1864, war bis 1868 2. und später 1. Assistent an der 1. med. Klinik, ging dann als Assistent von E. ECKHARD nach Giessen, habilitierte sich daselbst 1869, kehrte 1870 nach Prag zurück, war hier Dozent, seit 1872 Prof. e. o., seit 1879 Ord. und folgte 1898 einem Ruf nach Wien als Nachfolger von S. STRICKER, wo er jedoch bereits 31. Jan. 1900 starb. K. war ein hervorragender Pathol., Verf. von etwa 60 Publikationen (seit 1866) zur pathol. Physiol., wovon erwähnt seien Arbeiten über Physiologie der Vierhügel, Beschaffenheit des Harns nach Splanchnicus-Resektion, pseudohypertrophische Paralyse, Augenbewegung bei Reizung einzelner Teile des Gehirns, helle und trübe, weisse und rote Muskulatur, krankhafte Veränderungen der Muskelfasern, Blutkörperchen bei Wirbellosen, ausserdem etwa 38 bemerkenswerte Einzelaufsätze zur Lehre vom Kreislauf, Atmungs-Innervation, Muskelpathologie (abgesehen von 52 experiment. und 19 klin. Arbeiten seiner Schüler). K. hat sich auch als thatkräftiger Politiker besonders für die Wahrung der deutschen Interessen in Österreich bewährt. Er war Landtagsabgeordneter und gründete die Ges. zur Förderung der deutschen Wissenschaft und Litteratur in Böhmen.

Kobert, Eduard Rudolf, zu Rostock, geb. 3. Jan. 1854 zu Bitterfeld (Prov. Sachsen), studierte in Halle, wurde 1877 mit der Diss.: *„Beiträge zur Terpentinölwirkung"* prom., war mehrere Jahre an der dortigen Klinik und Poliklinik thätig. wurde dann Assistent von GOLTZ

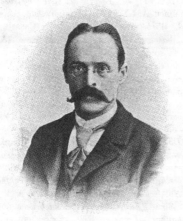

in Strassburg, war darauf 6 Jahre lang im Laboratorium von O. SCHMIEDEBERG als Pharmakolog beschäftigt. Er wurde, ohne habilitiert zu sein, vom letzten Assistenten SCHMIEDEBERG's 1886 zum Prof. der Pharmakol., Diätetik, Geschichte der Med. und Direktor des pharmakol. Laborat. zu Dorpat ernannt, von dort 1894 aus polit. Gründen verabschiedet und folgte 1899, nach vorübergehender Wirksamkeit an den BREHMER'schen Anstalten in Görbersdorf, einem Ruf in gleicher Eigenschaft nach Rostock. Aus einem bis 1899 reichenden, etwa 112 Nummern umfassenden Verzeichnis von K.'s Arbeiten mögen als die wichtigsten hier genannt werden, zunächst die selbständig erschienenen: *„Ueber die Bestandtheile u. Wirkungen des Mutterkorns"* (Leipzig 1884) — *„Jahresber. d. Pharmacotherapie de 1884"* (Strassburg 1885) — *„Ueber den Zustand der Pharmacologie vor 18 Jahrhunderten"* (Halle 1887) — *„Compendium der pract. Toxicologie"* (2. Aufl. der WEBER'schen Toxikologie 1887, 3. Aufl. 1894, engl.: New-York 1898) — *„Arbeiten des pharmacol. Instituts zu Dorpat"* (I bis XIV, 1888 bis 96) — *„Compendium der Arzneiverordnungslehre"* (Stuttgart 1888, 2. Aufl. 1893) — *„Historische Studien des pharmacol. Instituts zu Dorpat"* (I bis V, 1889 bis 96), — *„Lehrbuch der Intoxicationen"* (Stuttgart 1893) — *„Lehrbuch der Pharmacotherapie"* (Ib. 1897, ital. Ausg. 1899) — *„Görbersdorfer Veröffentlichungen"* (Ib 1897 bis 98, 2 Bde.). Dazu kommen Einzelarbeiten über die Wirkung des Terpentinöls, der Phosphorsäure, des Stickstoffoxiduls auf das Blut, des ätherischen Absynthöls, der Sklerotinsäure, der Benzoësäure, über Inulinkleberbrot, Indican, Historisches über Stickstoffoxydul, Carbolsäure, Ptomaine, über den Einfluss pharmacol. Agentien auf die Muskelsubstanz, zur Pharmakol. des Mangans und Eisens, Ersatzmittel der Senega, Wirkungen des Hyoscins, Sassaparille etc. etc. Diese Arbeiten sind in den verschiedensten Zeitschr. veröffentlicht, viele davon zus. mit K.'s Schülern, von denen sich auch höchst wichtige Beiträge zur Geschichte der Med. in den histor. Studien des pharmakol. Instituts zu Dorpat publiziert finden.

Koblanck, Alfred, in Berlin, geb. zu Ilsenburg a. Harz 5. Dez. 1863, studierte in Heidelberg u. Berlin, erhielt seine specielle geburtshilfl.-gynaekol. Ausbildung unter OLSHAUSEN und WINTER, Dr. med. 1889. (*„Zur Kenntnis des Verhaltens der Blutkörperchen bei Anaemie"*), war 1890/91 Volontärarzt a. d. Kgl. Univ.-Frauenklinik zu Berlin, 1891 bis 97 Assistent ebendaselbst, habilitierte sich 1897 f. Geburtsh. und Gynaekol. in Berlin und ist seit 1897 Oberarzt d. Kgl. Univ.-Frauenklinik daselbst. K. veröffentlichte: *"Beitrag zur Lehre von d. Uterusruptur"* (Stuttgart 1895) — *"Zur Prognose der Schwangerschaftsnephritis"* (1894) — *"Über die sog. Spätinfection der Ophthalmoblennorrhoea neonat."* (1896) — *"Die Verhütung der eitrigen Augenentzündungen Neugeborener"* (1896) — *"Zur puerperalen Infection"* (1896 u. 98).

Koch, Karl Ludwig, in München, 4. März 1806 als Sohn von ANDREAS K. (1775 bis 1846) geb., studierte in Landshut und Würzburg und wurde 1826 in Landshut Doktor mit der Diss.: *"De praestantissima amputationis methodo"*, welche über das von seinem Vater in 20jähr. Erfahrung bewährt gefundene Verfahren (der Blutstillung ohne Gefässligatur, lediglich durch fortgesetzte Compression) berichtet, das er von neuem in dem Aufsatze: *"Ueber die Amputation und die Hinweglassung der Ligatur der Gefässe"* (v. GRAEFE's und WALTHER's Journ., 1827) beschrieb. 1826 bis 29 war er Privatdozent an der Univ., wurde 1832 königl. Hofmedikus und veröffentlichte noch in dem letztgenannten Journal verschiedene Aufsätze, deren Titel das alte Biogr. Lexikon enthält. K. starb 13. Juli 1888.

Koch, Karl v., zu Stuttgart, geb. 3. Januar 1829 zu Gaildorf in Württemberg, studierte in Tübingen, später in Prag, war 1851 bis 55 prakt. Arzt u. Oberamtswundarzt in Gaildorf, 1855 bis 71 Oberamtsarzt daselbst, ist seit 1871 Ober-Med.-Rat in Stuttgart u. als solcher ordentliches Mitglied des K. württ. Medizinalkollegiums u. der Abt. f. d. Staatskrankenanstalten, 1875 bis 88 Vors. der Landesprüfungs-Behörde für Apothekergehilfen, seit 1876 Mitgl. der Kommission für die Physikatsprüfung, seit 1877 Ministerial-Delegierter bei dem Königl. statistischen Landesamt für Medizinal-Angelegenheiten, seit 1884 Mitgl. des Verwaltungsrats der württ. ärztl. Unterstützungskasse, 1887 staatliches Mitglied, zugleich stellvertretender Vors. und seit 1894 Vorstand des Verwaltungsrats des Kinderspitals „Olga-Heilanstalt" in Stuttgart, seit 1892 mit Titel und Rang eines Kollegial-Direktors. Er ist der Begründer der Medizinalberichte des Königreichs Württemberg, Verfasser des ersten über das Jahr 1872, und übt neben seiner Dienststellung als nicht-vollbesoldeter Medizinalbeamter zugleich die ärztliche Praxis aus.

Koch, Wilhelm, gegenwärtig in Dorpat, 22. Dez. 1842 in Danzig geb., für Landwirtschaft, Musik und Geschichte interessiert, studierte Medizin u. Naturwissenschaften an den meisten Hochschulen Deutschlands, Theorie der Musik bei MORITZ HAUPTMANN in Leipzig. Prom. 1866 in Berlin mit der Diss.: *"Neue Unterbindungsmethode der Art. anonyma"*, bereiste Italien und Frankreich, machte die Feldzüge 1866 u. 1870/71 mit, ging 1879 als Dozent (Prof. e. o.) nach Dorpat und wurde 1897 von Kaiser Nikolai II in den erblichen Adelsstand erhoben. Schriften: *"Untbdg. u. Aneurysm. d. Subclavia"* (LANGENB. Archiv X) — *"Schussverletz. vor Metz"* (Ib. XIII) — *"Torsionsbrüche"* (Ib. XV) — mit FILEHNE: *"Hirnerschütterung"* (Ib. XVII) — *"Theorie der Gelenkneurosen"* (VIRCH. A. LXXIII) — *"Spina bifida, Schisis. d. Wirbelsäule u. Aehnliches"* (Cassel) — *"Wassersuchten durch Nerveneinflüsse"* (Antrittsrede Dorpat 1879) — *"Milzbrand u. Rauschbrand* (Deutsche Chirurgie IX, 1886) — *"Bluterkrankheit in ihren Varianten: Skorbut, Morbus maculosus, Haemophilie etc."* (Ib., XII, 1889) — *"Verletz. d. art. mammar. int."* (LANG. Arch. XXXVI) — *"Arb. d. chirurg. Univ. - Klinik Dorpat"* (Deutsch. Zeitschr. für Chirurgie von XXXXII an; auch im Sonderdruck Heft 1, 2 etc.) — *"Die Entwicklungsgeschichte der Dickdarmbrüche (Zwerchfell-, Nabelschnur-, Leisten- u. Schenkelbruch)"* — *"Eine Theorie der Eingeweidebrüche überhaupt"* (Leipzig 1899), ausserdem eine ganze Reihe von kleineren Artikeln in der B. K. W., D. m. W., Ctrbl. f. Chir., D. Zeitschr. f. Chir. u. A., sowie zahlreiche unter KOCH's Präsidium angefertigte Dissertationen.

Koch, Robert, in Berlin, geb. 11. Dez. 1843 in Clausthal, studierte 1862 bis 66 in Göttingen, war dann Assistent im Allgem. Krankenhause zu Hamburg, liess sich 1866 in Langenhagen bei

Hannover und bald darauf in Rackwitz, Prov. Posen, als Arzt nieder. 1872 bis 80 Physikus zu Wollstein im Kreise Bomst, begann er hier seine epochemachenden bakteriol. Forschungen über Wundinfektion, Septikämie u. Milzbrand, publiziert in den Schriften: „Zur Ätiologie des Milzbrandes" (1876) — „Untersuchungen über die Ätiologie der Wundinfectionskrankheiten"

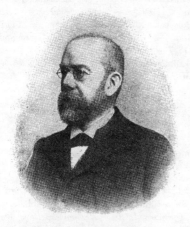

(Leipzig 1878, auf LISTER's Veranlassung auch englisch übersetzt), infolge deren er 1880 als ordentl. Mitgl. d. Reichs-Gesundheitsamtes nach Berlin berufen wurde. Daselbst stellte er, ausser der Fortsetzung seiner Arbeiten über den Milzbrand, von denen er in der Schrift: „Über die Milzbrandimpfung. Eine Entgegnung auf den von Pasteur in Genf gehaltenen Vortrag" (Berlin u. Cassel 1882) berichtete, auch Untersuchungen über die Natur und Ursache der Tuberkulose an und entdeckte dabei als die Krankheitserreger die Tuberkelbazillen, worüber er publizierte: „Beitr. zur Ätiologie der Tuberculose" (B. k. W. 1882) u. s. w. Zum Geh. Reg.-Rat ernannt, wurde er 1883 als Leiter der deutschen Cholera-Kommission nach Ägypten und Indien geschickt. Eine Frucht seiner dortigen Arbeiten war die Entdeckung des Kommabazillus, welcher von K. als der eigentliche Träger der Cholera angesehen wird. Bei seiner Rückkehr nach Deutschland 1884 wurde er durch eine Dotation von 100000 Mk. ausgezeichnet, als Cholera-Kommissar nach Frankreich gesandt und 1885 zum Prof. ord. der med. Fakultät, Geh. Med.-Rat und Direktor des bei der Univ. neu errichteten hygien. Instituts, 1891 zum Direktor des neu gegründeten Instituts für Infektionskrankheiten, zugleich zum ord. Honorarprof. der med. Fakultät ernannt. Auf dem internat. med. Kongr. in Berlin machte K. das Ergebnis seiner Untersuchungen über das Tuberkulin bekannt und regte damit die sogen. ätiologische oder Blutserumtherapie an. 1896 ging K. zum Studium der Rinderpest im Auftr. d. deutschen Reichsreg. nach Capstadt. Über die bei dieser Gelegenheit zur Aetiologie der Tropenmalaria angestellten Untersuchungen berichtete K. 1898 in einer von zahlreichen Ärzten besuchten Sitzung der deutschen Kolonialgesellschaft. Zahlreiche Arbeiten von K. und seinen Schülern finden sich auch in den Mitteilungen und Arbeiten aus dem Reichs-Gesundheitsamt.

Kocher, Theodor, geb. 25. Aug. 1841 zu Bern, studierte hier, sowie in Zürich, Berlin, London, Paris, war Schüler von LÜCKE, sowie von BILLROTH und v. LANGENBECK, wurde 1865 promoviert,

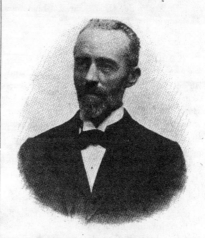

1872 auf den Lehrstuhl der chir. Klinik an der Berner Univ. berufen. Seine bedeutenderen Arbeiten sind: „Hodenkrankheiten" (in PITHA-BILLROTH's Handbuch und der Deut. Chir.) — „Die acute Osteomyelitis" (Deut. Ztschr. f. Chir.) — „Zur Lehre von der Brucheinklemmung (mit Aufstellung

einer neuen Theorie derselben)" (Ib.) — *„Aetiologie und Therapie des Pes varus"* (Ib.) — *„Chirurgische Beiträge zur Physiologie des Gehirns und Rückenmarks"* (Ib.) — *„Die Verletzungen der Wirbelsäule und des Rückenmarks"* (Grenzgebiete der Medizin) — *„Eine neue Methode zur Reduction der Schulterverrenkung"* (jetzt allgemein üblich; Berl. kl. W.) — Zahlreiche Beiträge zur *„Theorie der Wirkungsweise der modernen Kleingewehrgeschosse"* (wodurch K. Mitbegründer der neuen Theorie der hydrodynamischen Wirkung der Geschosse wurde) — *„Über Schussverletzungen"* (Leipzig) — *„Chirurgische Operationslehre"* (ins Franz., Engl., Ital., Russ. übersetzt und in 3. Aufl. erschienen). Die grösste Bedeutung für die Wissenschaft haben K.'s zahlreiche Arbeiten *„Über die Erkrankungen der Schilddrüse"* gehabt. Nicht nur hat er über 1800 Kropfexstirpationen ausgeführt, sondern er hat den Anstoss gegeben zu den zahllosen neueren Arbeiten über die Physiologie der Schilddrüse durch seine Entdeckung der Cachexia strumipriva als Folge totaler Kropfexzision, deren Gefahren er zuerst 1883 am Chirurgenkongress in Berlin hervorhob. Daran schliessen sich seine Arbeiten über *„Verhütung des Cretinismus und cretinoider Zustände"* (D. Ztschr. f. Chir.), zur Aetiologie des Kropfes etc.

Kochs, Wilhelm, geb. in Cleve 3. Aug. 1852, 1870 bis 75 Offizier und im letztgen. Jahre als Kriegsinvalide pensioniert, begann alsdann in Wien und in Bonn zu studieren und gelangte 1880 zur Promotion. Seit 1881 Dozent für Physiol. in Bonn und Assist. des physiol. Laboratoriums, wurde er 1893 zum Titularprof. ernannt. Seine Arbeiten betreffen die Topographie der Chemismen im tierischen Körper unter Verwertung einer von PFLÜGER angegebenen Methode, die Synthese der Hippursäuren und der versch. Ätherschwefelsäuren. ferner die Menge der Residualluft beim Menschen, die Einwirkung des Cocains auf die freigelegten Nerven, die Beziehungen zwischen Wassergehalt des Organismus und der Fähigkeit zur Akklimatisation in den Tropen, den Scheintod, die Fleischpeptone, Bestimmung des Schwefelgehalts in Eiweisskörpern, Hypnose u. a. m. Er starb 15. Okt. 1898.

Kockel, Franz Richard, in Leipzig, geb. in Dresden 5. Jan. 1865, studierte in Leipzig, promovierte 1889, war 1890 bis 93 Assist. an der med. Klinik Leipzig, 1893 bis jetzt I. Assist. am Pathol. Institut Leipzig und ist seit 1897 Prof. der gerichtl. Medizin in Leipzig. Er publizierte: *„Untersuchungen über angeborene Tuberkulose beim Rind und beim Menschen"* (1893) — *„Beitr. zur Histogenese des Miliar-Tuberkels"* (1895) — *„Embryonalkystom des Hodens"* (1896) — *„Histogenese des Nabelschnur-Abfalls in gerichtsärztl. Beziehung"* (1897) — *„Über die heterotope Lungengewebs-Verkalkung"* (1899) — *„Neue Fibrin-Färbe-Methode"* (1899) — *„Thrombose der Hirnsinus bei Chlorose"* (1893) — *„Herz-Syphilis"* (1893).

Kocks, Joseph, in Vaals (Holl. Limburg) 1. Okt. 1846 geb., bildete sich in Bonn medizinisch aus, vorzüglich als Schüler VEIT's. 1871 dort promoviert, wirkte er seit 1874 als Dozent für Frauenkrankheiten und Geburtshülfe und wurde 1893 zum Universitätsprof. ernannt. Er publizierte: *„Die normale und pathologische Lage und Gestalt des Uterus, sowie deren Mechanik"* (Bonn 1880) — *„Die Totalexstirpation des Uterus"* (Arch. f. Gynäkol. XIV), nächstdem noch eine Reihe gynäkol. Aufsätze, teils im obengen. Organ, teils im Ctrbl. für Gynäkol., teils in med. Wochenschr.

Koeberlé, Eugène, in Strassburg, 1828 zu Schlettstadt geb., war Prof. agrégé der ehemaligen (französischen) med. Fakultät in Strassburg und schrieb: *„Des cysticerques des ténias chez l'homme"* (Paris 1861, av. 3 pl.) — *„Essai sur le crétinisme"* (Strassburg 1862) — *„Opérations de l'ovariotomie"* (Mém. de l'Acad. de méd. 1864, av. 6 pl.) — *„Documents pour servir à l'histoire de l'exstirpation des tumeurs fibreuses de la matrice par la méthode sous-pubienne"* (Paris 1865) — *„Résultats statistiques de l'ovariotomie. Compte rendu des opérations pratiquées depuis . . . 1862 jusqu' . . . 1866"* (Ib. 1869); ferner in F. TAULE: *„Manuel opératoire de l'ovariotomie. Suivi d'observations encore inédites qui ont présenté des particularités exceptionnelles"*, (1870; Auszug aus der französ. Übers. von WEST, Maladies des femmes).

Köbner, Heinrich, in Berlin, zu Breslau 2. Dez. 1838 geb., studierte 1855 bis 59 daselbst und in Berlin und promovierte 1859 zu Breslau mit der Diss.: „*Physiologisch - chemische Untersuchungen über Rohrzuckerverdauung*". Als Ergebnisse mehrjähriger Hospitalstudien in Wien und Paris publizierte er in den Mémoires de la Soc. de Biologie (1861): „*Pathologisch - histologische Untersuchung eines Falles von Lepra*" und „*Studien über Schankervirus*" (auch in der „Deutschen Klinik", 1861); ferner: „*Über Sycosis und ihre Beziehungen zur Mycosis tonsurans*" (VIRCH. Arch., 1861) und. auf ausgedehnte Tierversuche im Collège de France 1861 basiert: „*Zur Frage der Übertragbarkeit der Syphilis auf Thiere*" (Wiener med. Wochenschr. 1883). Nach seiner Niederlassung in Breslau begründete er 1861 die erste Poliklinik für Hautkrank-

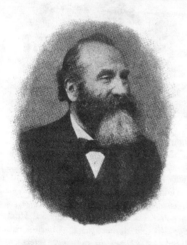

heiten und Syphilis und publizierte aus derselben (Abhandl. und Jahresberichte der Schles. Gesellsch. für vaterländ. Kultur 1861 bis 73): „*Übertragungen aller pflanzlichen Parasiten der Haut*", speciell durch seine, von ihm selbst und an Thieren für alle Mycosen erprobte epidermidale Impfmeth. — „*Heilungsmeth. derselben*" — „*Über syphilitische Lymphgefässerkrankungen*" — „*Künstliche Erzeugung von Psoriasis als Grundlage ihrer Aetiologie*" — „*Klinische und experimentelle Mitteilungen aus der Dermatolgie und Syphilidologie*" (Erlangen 1864) u. a. m. 1869 habilitierte sich K. an der Univ. zu Breslau und wurde 1872 zum Prof. auf dem neuerrichteten Lehrstuhl und 1876 zum Direktor der durch ihn ins Leben gerufenen Univers.-Klinik und -Poliklinik für Hautkrankheiten und Syphilis ernannt, war aber durch seine angegriffene Gesundheit zu einem längeren Aufenthalte im Auslande und zur Niederlegung seines Lehramtes genötigt. In dieser Zeit publizierte er: „*Über Arznei-Exantheme, insbesondere über Chinin-Exanthem*" (Berl. kl. W. 1877) — „*Über die Lepra an der Riviera, nebst Bemerkungen zur Pathologie der Lepra überhaupt*" (Vrljhrssch. f. Derm. 1876). 1877 siedelte er nach Berlin über, wo er von neuem 1884 eine Poliklinik begründete, an welcher er wieder Lehrkurse für Ärzte abhielt. 1897 wurde er zum Geh. Med.-Rat ernannt. Er hat noch ausser den schon im älteren Lexikon angeführten Schriften veröffentlicht: „*Zur Aetiologie der Psoriasis*" (Archiv f. Derm. u. Syph. 1876/77) — „*Xanthoma multiplex, entwickelt aus Naevis vasculoso-pigmentosis, nebst Anhang:* Xanthom. multipl. plan., tuberos. et mollusciforme" (1888) — „*Versuche über Erzeugung von Antipyrinexanthemen durch Einreiben von Antipyrinsalben*" (1899) — „*Klinische, experimentelle und therapeut. Mittheilungen über Psoriasis*", (u. a. Einführung des Chrysarobins in Deutschland) (Verhandl. der Berl. med. Gesellsch. 1878, s. bei A. WEYL in v. ZIEMSSEN's spez. Path. und Ther. XIV) — „*Heilung von allg. Sarcomatose der Haut durch subcut. Arseninject.* (B. Kl. W. 1883) — „*Demonstr. sogen. idiopath.-multipl. Pigmentsarcom der Extremit.*" (Publikation seiner Natr. arsen.-Injektionen hiergegen, Ib. 1886) — „*Tuberculose der behaarten Haut der Unterkinngegend neben Larynxtuberculose*" (1893). In VIRCHOW's Archiv: „*Das Eczema marginatum, ein neuer Beitrag zur Mycosis tonsurans*" (1863) — „*Beiträge zur Kenntniss der hereditären Knochensyphilis*" (gemeinschaftlich mit WALDEYER, 1872) — „*Uebertragungsversuche von Lepra aaf Thiere*" (1882) — „*Sarcoma multipl. idiopath. haemorrhagic. der Haut*" (Verhandl. des X. intern. med. Kongr. Berlin 1890, IV) — „*Zur Behandl. der Syphilis*" (Ib.) — „*Über Pemphigus vegetans nebst diagnost. Bemerk. über die anderen mit Syphilis verwechselten blasenbildenden*

Krankheiten der Schleimhäute und der äusseren Haut" (M. Tafeln, Deutsch. Arch. f. klin. Med. 1894 und 96) ferner Artikel in der D. med. W., D. med. Ztg., Ther. Monatschr. etc.

Koehler, Hermann Adolph, geb. zu Görlitz 13. Juli 1834, studierte in Breslau, Berlin und Halle und wurde 1857 in Breslau mit der Diss.: *„Über das Vorkommen des Allantoins im Harn"* Doktor. Er war dann 2 Jahre hindurch Assistent an Jul. Vogel's Klinik in Halle, hierauf bis zum Kriege 1866 Arzt in Alsleben und Wettin, habilitierte sich dann an der Univ. Halle mit der Abhandlung: *„De myelini, quod vocant, chemica constitutione"* und hielt zunächst klin. Repetitorien, sowie laryngosk. Übungen, besonders aber Vorlesungen über Pharmakologie und Toxikologie. Nach dem Kriege von 1870, 71 übernahm er nochmals die Stelle des 1. Assistenten an der med. Klinik zu Halle unter Th. Weber, wurde 1871 zum Kreiswundarzt, wenige Jahre später zum Dirigenten des Provinzial-Impfinstituts, 1874 zum Prof. e. o. ernannt. K. starb 5. Februar 1879 an einem organ. Herzleiden. K.'s wissenschaftl. Leistungen betreffen hauptsächlich die Pharmakologie und Toxikologie; ein vollständiges Verzeichnis enthält der im älteren Biogr. Lexikon zitierte Nekrolog von Kobert. Von selbständ. Schriften erwähnt Winter im alten Lexikon: *„Monographie der Meningitis spinalis"* (Leipzig 1861) — *„Chemische Untersuchungen über die fälschlich Hirnfette genannten Substanzen"* (Halle 1868) — *„Ueber Werth und Bedeutung des sauerstoffhaltigen Terpentinöls für die Therapie bei acuter Phosphorvergiftung"* (Ib. 1872) — *„Die locale Anästhesirung durch Saponin"* (Ib. 1873) — *„Handbuch der physiologischen Therapeutik"* (Göttingen 1876) — *„Grundriss der Materia medica"* (Leipzig 1878) — *„Aerztliches Recepttaschenbuch"* (Ib. 1879; neue Bearbeitung des von Justus Radius herausgegebenen) — *„Ueber die Wirkungen des Chinin"* (Halle 1879).

Köhler, Rudolph A., zu Berlin, geb. 22. Dez. 1841, General-Oberarzt à la suite des preuss. Sanitätskorps, Geh. Med.-Rat, ord. Prof. der Kriegsheilkunde an der Kaiser Wilhelm-Akademie, Kurator des Augusta-Hospitals, Mitgl. der Prüfungs-Kommission für Ober-Militärärzte, studierte auf der Univ. Berlin, wurde 1866 promoviert, war 1874 bis 80 zunächst prakt., dann wissenschaftl. Assistent der chir. Klinik der Charité in Berlin, dann 1883 bis 96 dir. Arzt der äussern Station der Charité und Lehrer an den militärärztl. Kursen für operat. Chirurgie. Litt. Arbeiten: *„Die complicirten Fracturen des*

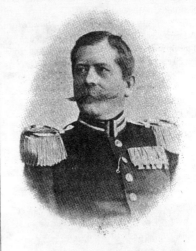

Jahres 1875" (Charité-Annalen, 1875) — *„Jahresberichte aus der chirurgischen Klinik der Charité 1874—1879"* (Charité-Annalen); (war auch Mitarbeiter am Kriegs-Sanitätsbericht für 1870 bis 71) — *„Décollement traumatique de la peau et des couches sousjacentes"* (D. Z. f. Chir. 1888) — *„Muskel-Syphilis und Actinomykose"* (Charité-Annal. 1888) — *„Eine diagnostisch interessante Geschwulst"* (D. mil. Zeitschr. 1890) — — *„Eine neue Theorie zur Erklärung der Wirkung des Koch'schen Heilmittels auf den tuberculösen Menschen nebst therapeutischen Bemerkungen"* (D. m.W. 1891) — *„Gedächtnissrede auf Adolf v. Bardeleben"* (Berlin 1895) — *„Moderne Kriegswaffen, im Lehrbuch der allgemeinen Kriegschirurgie"* (Tl. I, Ib. 1897). Ausserdem noch zahlreiche Artikel, meist casuistischen Inhalts in der D. m. W., B. kl. W., Charité-Annalen.

Koehler, Georg Friedr. Albert, in Berlin, geb. zu Zellerfeld 29. Okt. 1850, studierte als Zögling der Kaiser Wilhelms-Akademie 1869 bis 73, Dr. med. Berolin. 1873, diente dann bis 1874 als Unterarzt an der Charité, 1875 bis 78 als Militärarzt in Hannover, 1878 bis 83 wiederum in Berlin, wo er gleichzeitig Assistent an der BRECHT'schen Augenklinik war, dann bis 1884 in Naumburg a. S.; hierauf nach Berlin zurückversetzt, fungierte K. bis 1895 als Assistent v. BARDELEBEN'S, seitdem als dir. Arzt der Nebenabteilung für äusserl. Kranke in der Charité, , erhielt 1893 den Professortitel und ist gegenwärtig gleichzeitig Oberstabsarzt I. Kl. und Regimentsarzt im Gardekürassier-Regiment. K. veröffentlichte: *„Berichte über die Bardeleben'sche Klinik"* (Charité-Annalen 1885 bis 92) — *„Über pulsir. Exophthalm."* — (*„Zur Casuistik d. Gaumenschüsse"*) — *„Über cranio-cerebrale Topographie (Craniencephalometer)"*. K. ist seit 1886 Mitarbeiter am Jahresbericht v. VIRCHOW-HIRSCH, Mitarbeiter am Kriegs-Sanitätsbericht für 1870/71 (Transfusion) und verfasste noch mehrere histor. Arbeiten (Schiesspulver und Geschütz, Wandern von Gewehrkugeln, Kriegschirurgen und Feldärzte d. 17. u. 18. Jahrhunderts), sowie eine grosse Zahl von Beiträgen in verschied. Zeitschriften, z. T. als „Mitteilungen aus der Nebenabteilung für äusserl. Kranke in der Charité", „Fortschritte der chir. Technik" u. s. w.

Koelliker, Rudolf Albert, in Würzburg, geb. zu Zürich 6. Juli 1817, studierte von 1836 an in Zürich, Bonn und Berlin, wurde 1841 Dr. phil. in Zürich, 1842 Dr. med. in Heidelberg, war 1842 Assistent bei HENLE, damals in Zürich, habilitierte sich 1843 als Privatdozent daselbst, wurde 1845 Prof. der Physiologie und vergl. Anatomie und ging 1847 in gleicher Stellung nach Würzburg, wo er seit 1866 Anatomie, Mikroskopie und Entwickelungsgeschichte lehrte, 1892 sein 50jähr. Doktorjubiläum feierte und bald nach Zurücklegung des 80. Lebensjahres in den Ruhestand trat. 1896 wurde er zum Ritter des Ordens pour le mérite erwählt. K. gehört zu den hervorragendsten Biologen der Neuzeit und besitzt als solcher europ. Ruf. Seine Hauptbedeutung liegt auf dem Gebiete der normalen Gewebelehre. Diese Disziplin hat er nicht bloss selbst mit zahllosen epochemachenden Einzelheiten bereichert, sondern auch in seinem weltberühmten bahnbrechenden *„Handbuch der Gewebelehre für Ärzte und Studierende"* (Leipzig 1852; 6. Aufl., ib. 1889 bis 96, 2 Bde.) in mustergültiger Weise dargestellt, sodass das Buch eine Zierde der deutschen med. Litteratur bildet. Es erschien auch in französ. (2 mal aufgelegt), engl., amerikan. u. ital. Ausgabe. Des weiteren hat K. nach seinen vor kurzem erschienenen *„Erinnerungen aus meinem Leben"* (Leipzig 1899) im ganzen nicht weniger als 245 Publikationen aufzuweisen, wozu noch 43 unter seiner Leitung verfasste Dissertationen kommen.

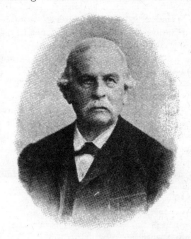

Diese Schriften betreffen vornehmlich die mikroskop., z. T. auch die grobe Anatomie, dann die Physiologie, Embryologie, Darwinismus, vergl. Anatomie und Zoologie, einige wenige behandeln histor. Themata. Wir führen von den Titeln der selbständ. Schriften noch folgende an: *„Über die Pacinischen Körperchen"* (zus. mit HENLE, Zürich 1843) — *„Mikroskopische Anatomie und Gewebelehre des Menschen"* (Leipzig 1850 bis 54, 2 Bde.) — *„Entwickelungsgeschichte des Menschen und der höheren Thiere"* (Ib. 1861; 2. Aufl. ib. 1876 bis 79) — *„Icones histologicae"* (Ib. 1863 bis 65, 2 Tle.) — *„Entwickelungsgeschichte der Cephalopoden"* (Zürich 1844) — *„Die Schwimmpolypen von Messina"* (Leipzig 1853) — *„Die normale Resorption des Knochengewebes"* (Ib. 1873) — *„Grundriss der Entwickelungsgeschichte des Menschen*

und der höheren Thiere" (Ib. 1880; 2. Aufl. 1884) — *"Die Entwickelung des Auges und Geruchsorganes menschlicher Embryonen"* (Ib. 1883). — K.'s histol. und embryol. Forschungen haben wesentlich zum Ausbau der cellularen Doktrin beigetragen. Man kann ihn als den Begründer der Cellularphysiologie ansehen. Auch auf die Lehre vom Zellkern haben K.'s Arbeiten neues Licht geworfen. — K. ist Mitglied und Ehrenmitglied zahlreicher gel. Gesellschaften, Mitbegründer und Ehrenpräsident der physikal.-med. Ges. in Würzburg, in deren Verhandlungen er einen Teil seiner Forschungsergebnisse bekannt machte. Doch sind K.'s Arbeiten in den verschied. Journalen zerstreut. In den oben erwähnten *"Erinnerungen"* etc., auf die hiermit verwiesen sei, giebt K. im ersten Teile die Autobiographie, im 2. Teil die Aufzählung und eingehende Analyse seiner Arbeiten.

Koelliker, Hans Theodor Alfons, als Sohn des Vorigen geb. zu Würzburg 28. Mai 1852, betrieb seine Studien in Würzburg, Göttingen, Basel, Halle a. S. unter LINHART, BAUM, SOCIN, VOLKMANN und seinem Vater. 1875 promoviert, bildete er sich in der Chirurgie weiter aus und habilitierte sich für dieses Fach in Leipzig 1881, nachdem er speziell bei SOCIN und VOLKMANN, aber auch an der Klinik für Dermatologie und Syphilis in Würzburg und vorher am anat. Institut Assistent gewesen war. Von ihm rühren her: *"Beiträge zur Kenntniss der Brustdrüse"* (Würzburg 1879) — *"Ueber das Os intermaxillare des Menschen und die Anatomie der Hasenscharte"* (Habilitationsschr., Halle 1882) — *"Die Verletzungen und chirurgischen Erkrankungen der peripherischen Nerven"* (D. Ch., Lief. 24, 1891). K. ist seit 1891 a. o. Prof. in der med. Fakultät, Oberstabsarzt à la suite des k. bayr. San.-Korps.

König, Franz, geb. 16. Feb. 1832 zu Rotenburg a. d. Fulda, als Sohn des damaligen Arztes und Leibarztes des Landgrafen von Hessen-Rotenburg, studierte 1851 bis 55 in Marburg, wo er 1855 promovierte, sodann in Berlin, hauptsächlich TRAUBE's und LANGENBECK's Vorlesungen und Kliniken besuchend, machte 1856 das Staatsexamen in Kassel und war 1856 Assistent an der Kaltwasserheilanstalt des Dr. PFEIFFER (Alexanderbad im Fichtelgebirge). Darauf wurde er Assistent der med. Klinik (Geh.-Rat HEUSINGER), wo er bis 1857 verblieb, 1857 studierte er nochmals in Berlin, wiederum zumeist LANGENBECK und GRAEFE hörend. Von 1858 ab Assistent der chir. Abteilung für fast 2 Jahre, trieb er bei ROSER eifrigst chir. Studien. 1859 wurde er prakt. Arzt in Homberg i. Hessen. Dort beschäftigte er sich wesentlich mit Chirurgie. Nach nicht ganz einem Jahr wurde er nach absolviertem Physikatsexamen Amtswundarzt in Hanau und wurden ihm die äusserlich Kranken des dortigen Krankenhauses übertragen. Hier

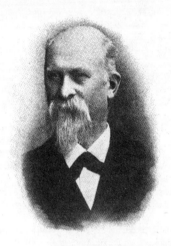

hatte er Gelegenheit, sich dem Beruf seiner Neigung, der Chirurgie, zuzuwenden und auch wissenschaftlich zu arbeiten. Auf Grund dieser Arbeiten, zumal mehrerer experimenteller (Perimetritische Exsudate, über Lungenverletzungen) wurde er dann nach fast 10jähr. prakt. Thätigkeit nach Rostock berufen. Dort blieb er bis 1875. Während dieser Zeit begann er die Herausgabe seiner spez. Chirurgie, welche in erster Auflage erst 1876 vollendet wurde. 1866 hatte K. als freiw. Arzt den Feldzug am Main mitgemacht, 1870/71 war er als chir. Konsulent und ausüb Chirurg in dem grösseren Teil (mit ESMARCH) der Berliner Barackenlazarette auf dem Tempelhofer Feld beschäftigt. 1875 an schwerem akuten Gelenkrheumatismus erkrankt, erholte er sich langsam und nahm 1875 eine

Berufung nach Göttingen an. Hier blieb K. 20 Jahre. Zahlreiche Arbeiten von ihm und seinen Schülern sind dort entstanden. Neben den vielfachen Ausgaben der spez. Chirurgie, dem Beginn der allgemeinen, beschäftigte sich K. hauptsächlich mit Tuberkulose, und zumal die Gelenktuberkulose hat er in fördernder Weise bearbeitet. Das Buch über die Tuberkulose der Knochen und Gelenke liefert den Beweis dafür. An den Verhandlungen der deutschen Gesellschaft für Chirurgie hat K. lebhaften Anteil genommen. 1893 war er Vorsitzender derselben. Mannigfache Versuche, K. während seines Göttinger Aufenthaltes nach anderen Univ. zu bringen, scheiterten an der Liebe desselben zu seiner Hochschule, an den Bestrebungen für die Besserung der Verhältnisse der klin. Institute, an der Entwicklung des Baus seiner Klinik und an mancherlei häuslichen Verhältnissen. 1895 folgte er einem Ruf als Nachfolger BARDELEBEN's an die chir. Klinik in der Charité in Berlin.

Koenigstein, Leopold, zu Wien, in Bisenz (in Mähren) 26. April 1850 geb, studierte in Wien, namentlich unter ARLT, JÄGER, BRÜCKE, STELLWAG, wurde 1873 Doktor, ist seit 1882 Dozent für Augenheilkunde an der Wiener Univ. Litterarische Arbeiten ausser den im älteren Lexikon bereits angeführten Schriften: „*Praktische Anleitung zum Gebrauch des Augenspiegels*" (Wien 1889) — „*Die Behandlung der häufigsten u. wichtigsten Augenkrankheiten*" (4 Hefte, Ib. 1889 bis 93) — „*Die Anomalien der Refraction u. Accommodation*" (2. Aufl. 1895) — „*Notizen zur Anatomie u. Physiologie der Orbita*" (Beitr. zur Augenheilk. hrsg. von DEUTSCHMANN, Heft XXV 1896). K. ist ferner Mitarbeiter des „Therapeutischen und diagnostischen Lexikon" sowie der „Realencyclopädie" von EULENBURG.

Koeppen, Max, in Berlin, geb. 1859 in Dortmund, approbiert 1884, Dr. med. 1886 in Strassburg, war daselbst Assistent an der psychiatr. und Nervenklinik der Univ. unter JOLLY; habilitiert 1889, siedelte er mit diesem 1890 nach Berlin als Oberarzt über und dirigiert gegenwärtig das Laboratorium für Gehirnanat., seit 1896 als Prof. e. o. Ausser vergl.-anat. Arbeiten über den feineren Bau des Hirns rühren von K. noch path.-anat. Studien über multiple Sklerose, ferner klin. Publikatt. über Chorea, Albuminurie und Peptonurie bei Psychosen, Querulantenwahn u. a. her. Dieselben sind im Archiv für Psych., Neur. Ctrbl., Arch. für Anat. u. a. Zeitschr. erfolgt.

Koerner, Moritz, zu Graz, geb. zu Kratzau in Böhmen, studierte in Prag und Wien, fungierte dann Jahre lang als Assistent von SKODA, wurde später an die med. Klinik zu Innsbruck und von da schon nach ganz kurzer Zeit nach Graz berufen, wo er als Vorstand der med. Klinik (nach RIEGLER's Tode) und zugleich als Prof. der speziellen Pathologie und Therapie, sowie als Primararzt am allgemeinen Krankenhause einen erweiterten Wirkungskreis fand. Gelegentlich der Reorganisation der Sanitätsbehörden wurde er zum k. k. Landessanitätsrat ernannt. Als Lehrer und konsultierender Arzt hochgeschätzt, starb K. 12. April 1876 Er war Verfasser zahlreicher Schriften und Abhandlungen, die teils selbständig, teils in verschiedenen Journalen zerstreut erschienen sind Das Verzeichnis derselben ist im älteren Biogr. Lex. gegeben.

Körner, Otto, in Rostock, geb. 10. Mai 1858 in Frankfurt a. M., studierte in Marburg, Freiburg und Strassburg, war Assistent von A. KUSSMAUL - Strassburg (innere Klinik), A. KUHN-Strassburg (Ohrenheilkunde) und M. SCHMIDT-Frankfurt a. M. (Laryngologie), prakt. Arzt in Frankfurt a. M. bis 1894, seitdem Prof. e. o. für Otologie u. Laryngologie in Rostock. Nach Ablehnung von Berufungen nach Breslau, Heidelberg und Leipzig 1897 zum Ordinarius hononarius befördert. K. publizierte: „*Untersuchungen über Wachstumsstörung und Missgestaltung des Oberkiefers und des Nasengerüstes in Folge von Behinderung der Nasenathmung*" (Leipzig 1891) — „*Die otitischen Erkrankungen des Hirns, der Hirnhäute und der Blutleiter*" (Wiesbaden 2. Aufl. 1896) — „*Die Ohrenheilkunde des Hippokrates*" (Ib. 1896) — „*Die Hygiene des Ohres*" (Ib. 1898) — „*Die eitrigen Erkrankungen* *des Schläfenbeins"* (Ib. 1899) — *„Die Hygiene der Stimme"* (Ib.). K. ist Redakteur der Zeitschr. für Ohrenheilkunde. .

Körte, Werner, in Berlin, daselbst 21. Okt. 1853 als Sohn des Geh. San.-Rats Dr. FRIEDRICH K. (geb. 1818) geb., studierte in Berlin, Bonn, Strassburg, hauptsächlich als Schüler von LÜCKE u. WILMS, Dr. med. 1875 in Strassburg, war 1874

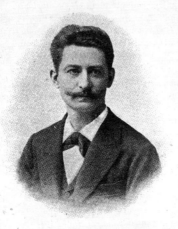

bis 80 Assistenz-Arzt in Strassburg und Berlin (Bethanien), 1880/81 Vertreter von WILMS, ist seit 1890 Dir. der chir. Abt. d. St. Kr.-H. Urban, seit 1899 Schriftführer d. D. Ges. f. Chir. K. veröffentlichte: *„Ueber die Krankheiten und Verletzungen des Pankreas"* (Deutsche Chirurgie v. BERGMANN, BRUNS, Lieferung 45) — *„Ueber die chirurgische Behandlung der eitrigen Peritonitis, der Leber und Gallenwege, der Geschwülste der Ileocoecalgegend"* u. v. a.

Koester, Karl, geb. zu Dürkheim a. d. H. 2. April 1843, studierte in München, Tübingen und in Würzburg, wo er v. RECKLINGHAUSEN's Schüler und — nach der 1867 erfolgten Promotion — Assistent war. 1869 dortselbst habilitierte, wurde er 1872 als ord. Prof. der pathol. Anatomie und allgemeinen Pathologie nach Giessen, 1874 in gleicher Eigenschaft nach Bonn berufen. Hauptarbeiten sind: *„Entwicklung der Carcinome"* (Würzburg 1869) — *„Ueber tuberculöse Gelenkentzündung"*

(VIRCHOW's Archiv, XLVIII), später mehreres über Tuberkulose im allgemeinen, über Gefässerkrankungen und die Entstehung des Aneurysmas, über chronische, produktive Entzündung, Endocarditis, kompensatorische Hypertrophie, namentlich des Herzens und der Nieren. — *„Über Myocarditis"* (Bonn 1888).

Kohlschütter, Ernst Otto Heinrich, zu Halle a. d. S., in Dresden 26. Dez. 1837 geb., studierte in Leipzig und wurde daselbst 1862 Doktor, 1866 Privatdozent in Halle, 1875 Prof. e. o. Litterarische Arbeiten: *„Messungen der Festigkeit des Schlafes"* (HENLE's Zeitsch., 1865) — *„De corporis pondere per typhum abdom. mutato"* (Habilitationsschrift, Halle 1866) — *„Thoraxformation"* — *„Zusammenhang zwischen Diabetes und Pankreaskrankheiten"* — *„Messungen der Intensität der Herztöne"* — *„Veränderungen des Körpergewichts durch Krankheiten"* (VOLKMANN's Samml. kl. Vortr.) — Artikel *„Fettherz"* und *„Rheumatismus"* in DRASCHE's Bibliothek der med. Wissenschaften.

Kohlstock, Paul Martin Julius, in Berlin, daselbst 5. Jan. 1861 geb., studierte als Zögling der Kaiser Wilhelms-Akademie, Dr. med. 1882, machte seit 1889 Studien über Malaria in Ostafrika, wirkte seit 1890 als ärztl. Referent der Kolonial-Abteilung des Auswärtigen Amtes, seit 1899 Oberstabsarzt bei dem Oberkommando der Schutztruppen zu Berlin, seit 1891 Lehrer der Tropenhygiene am Seminar für orient. Sprachen, war 1891 bis 93 Assistent an der III. med. Klinik der Charité, 1892 bis 94 zum Reichsamt des Innern kommandiert und dem Reichskommissar zur Bekämpfung der Cholera im Elbstromgebiet beigegeben, mehrfach praktisch thätig als Kommissar in Choleraplätzen, machte 1896 bis 98 Reisen nach Afrika, zuerst als Assistent von KOCH in der Kap-Kolonie, dann als Kommissar zur Bekämpfung der Rinderpest in Südwestafrika. K. erhielt 1898 den Professortitel und publizierte: *„Ärztlicher Rathgeber für Ostafrika und tropische Malariagegenden"*, kleinere Abhandlungen bezw. Vorträge über Tropenhygiene, Malaria, Schwarzwasserfieber, Rinderpest u. a. m.

Kohts, Oswald, 31. Jan. 1844 in Berent (Westpreussen) geb., ausgebildet in Jena, Königsberg i. Pr. und Berlin, schloss sich besonders an LEYDEN an, bei welchem er 1870 Assistenzarzt an der Königsberger und 1872 Sekundararzt an der Strassburger Poliklinik wurde. 1874 habilitierte er sich an letztgenannter Univ., wurde 1876 Prof. e. o. und Direktor der Kinderklinik, 1878 Leiter der Univ.-Poliklinik in Strassburg. Von ihm wurden monographisch bearbeitet: Lungengangrän, Echinococcus des Auges, Meningitis spinalis; die Krankheiten des Pharynx und der Nase in GERHARDT's Handbuch. Einzelaufsätze finden sich im Deutsch. Archiv f. klin. Med., B. k. W., VIRCHOW's Archiv, Zeitschr. f. klin. Med., Therapeutische Monatshefte u. s. w.

Kolaczek, Johannes, zu Breslau, zu Gleiwitz in Oberschlesien 13. Dez. 1842 geb., studierte in Breslau, war Arzt seit 1870, wurde Doktor 1873, war 1871 bis 73 Assistent am pathol. Institut unter WALDEYER und COHNHEIM, 1873 bis 81 Assistent an der chirurg. Klinik unter FISCHER, ist seit 1877 Privatdozent der Chirurgie, seit 1890 a. o. Prof. der Chir. und dirigier. Arzt des St. Josef-Krankenhauses (Breslau). — Litterarische Arbeiten: *„Grundriss der Chirurgie"* (Berlin 1884); ferner eine Reihe von Abhandlungen im Archiv f. klin. Chirurgie, der D. Z. f. Ch., Cbl. f. Ch., VIRCHOW's Archiv, D. m. W. Breslauer ärztl. Zeitschr. etc. Hervorzuheben ist: *„Ueber das Angio-Sarcom"* (D. Z. f. Ch., 1877).

Kolisch, Rudolf, in Wien-Karlsbad, geb. zu Koritschan, Mähren, 10. Dez. 1867, studierte in Wien und Heidelberg, Dr. med. 1891, arbeitete im Chem. Laboratorium von LUDWIG, sowie an den Kliniken unter KAHLER und NEUSSER, wirkt seit 1895 als Dozent für innere Medizin in Wien, veröffentlichte: *„Uratische Diathese"* (Stuttgart 1894) — *„Lehrbuch der diätetischen Therapie"* (Wien 1899), ferner eine Reihe von Arbeiten neurolog., physiolog.-chemisch. Inhalts und ist in letzter Zeit besonders mit Pathol. der Stoffwechselkrankheiten beschäftigt. K. liest im Wintersemester Pathologie der Stoffwechsel-Krankheiten und ist während des Sommers als prakt. Arzt in Karlsbad thätig.

Kolisko, Eugen, in Wien, geb. 17. Nov. 1811, wurde 1836 bei der Wiener Univ Doktor, diente 1837 bis 40 bei der niederösterreichischen Regierung in der Konzeptspraxis, war 1840 bis 44 auf SKODA's Abteilung für Brustkranke 1. Sekundararzt und erhielt, als SKODA später zum Prof. ernannt wurde, die Leitung dieser Abteilung als ordin. und 1857 als Primararzt. 1847 war er zum akad. Dozenten für Auskultation und Perkussion ernannt, 1849 wirkte er bei der Cholera-Epidemie als ordin. Arzt im Aushilfsspital, 1873 übernahm er die Cholera-Abteilung des Allgem. Krankenhauses. Seit 1876 war er der Senior der Primarärzte desselben und vertrat als solcher wiederholt den Direktor. In den letzten Jahren hatte er nicht mehr doziert, sondern, vom wissensch. Leben zurückgezogen, ausschliesslich seiner Abteilung sich gewidmet, der er mit grosser Pflichttreue vorstand, bis er 4. Juli 1884 starb. Von seinen Schriften befindet sich ein Verzeichnis im älteren Lexikon.

Kolk, Jacobus Ludovicus Conradus Schroeder van der, 14. März 1797 in Leeuwarden geb., studierte 1812 bis 20 in Groningen, promovierte daselbst mit einer gekr. Preisarbeit und wurde nach kurzer prakt. Wirksamkeit in Hoorn 1821 Arzt im „Buiten-Gasthuis" in Amsterdam, von wo er nach dem Tode BLEULAND's (1827) als Prof. anatom. et physiol. nach Utrecht berufen wurde. Hier machte er sich auch um die bessere Einricht. der Irrenanstalt sehr verdient, indem er bis zu seinem Tode, 6. Mai 1862, nicht nur den anat. Wissensch., sondern auch dem Irrenwesen, seit 1842 als Inspecteur der Irrenanstalten, seine ganze Aufmerksamkeit widmete. Als mikroskop. Anatom hat v. d. K. sich berühmt gemacht durch seine Entdeckung der elastischen Fasern in dem Sputum von Schwindsüchtigen (1845) und durch seine Untersuchungen über den Bau der Medulla spinalis und oblongata, als Zootom durch seine: *„Mém. sur l'anatomie et la physiologie du Gastrus equi"* (Amsterdam 1845) und durch zwei mit W. VROLIK bearbeitete Abhandlungen: *„Recherches d'anatomie* *comparée sur le genre Stenops d'Illiger"* (Ib. 1848) — *„Ontleedkundige nasporingen over de hersenen van den chimpansé"* (Ib. 1849). Die weiteren Schriften K.'s hat C. E. DANIELS im älteren Biogr. Lexikon zusammengestellt.

Kolle, Wilhelm, in Berlin, geb. 2. Nov. 1868 zu Lerbach im Harz, studierte seit 1887 in Berlin, Dr. med. 1892, war 1893 bis 97 Assistent am KOCH'schen Institut, bis 1899 in Südafrika im Auftrage der Kapregierung thätig und ist seitdem Mitglied des KOCH'schen Instituts. K. publizierte 1893 bis 1900 zahlreiche Beiträge zur Immunitätslehre und bakteriol. Pathol. in Zeitschr. für Hyg., D. m. W., Ctrbl. f. Bakt., FLÜGGE's „Mikroorganismen" etc. K. gelang mittels abgetöteter Kulturen der wissenschaftliche Nachweis von der Berechtigung der von FERRAN in Spanien und HAFFKINE in Indien empirisch ausgeführten Schutzimpfungen. Mit R. PFEIFFER stellte K. die grundlegenden Versuche über Typhus-Schutzimpfung an, die seitdem in grösserem Massstabe in der englisch-südafrikanischen Expeditionsarmee geübt werden. Ferner gelang K. 1897 bei der Fortsetzung der KOCH'schen Versuche über Rinderpest, welche zur Gallenmethode KOCH's führten, die sogen. Simultan-Methode als einfache und billige Immunisierungsmethode zu finden, mit welcher mehr als eine Million Rinder in Südafrika, Indien, Russland u. der Türkei immunisiert wurden. Diese Methode ist in fast allen Ländern gegen die so gefährliche Rinderpest acceptiert worden.

Kolletschka, Jakob, zu Wien, geb. 4. Juli 1803 zu Biela (Chrudimer Kreis), studierte und promovierte in Wien 1836. Als Assistent an der unter ROKITANSKY's Leitung stehenden patholog.-anatom. Anstalt, an der er mit kurzen Unterbrechungen 10 Jahre lang, schon von 1830 ab, thätig war, begann er bereits 1837 regelmässige Privatkurse über patholog. Anatomie zu halten, die sich eines grossen Zulaufs von Teilnehmern erfreuten und in denen K. ein glänzendes Lehrtalent entwickelte. 1839 erschien seine berühmte, gemeinschaftl. mit SKODA verfasste, in den Österr. Jahrbüchern veröffentlichte Arbeit: *„Über Pericarditis"*, in welcher das Ergebnis der Leichenuntersuchung bei dieser Affektion mit den Beobachtungen am Krankenbette in einer bis dahin noch unerreichten Weise in Zusammenhang gebracht und das Wesen der patholog.-anatom. Diagnose ersichtlich gemacht wurde. Übrigens blieb diese Meisterarbeit ausser seiner Dissertation die einzige grössere litterar. Leistung K.'s, der mehr durch das lebendige Wort und die schaffende That als durch die Schrift wirkte. Nach seinem Austritt aus der patholog-anatom. Anstalt war K. 3 Jahre lang als Primararzt des Filialspitals der Barmherzigen Schwestern in der Leopoldstadt thätig, bis er 1843 zum Prof. der Staatsarzneikunde und gerichtl. Medizin ernannt wurde. In dieser Eigenschaft wirkte er etwa 4 Jahre lang. Mit der Herausgabe eines umfassenden Lehrbuches seiner Wissenschaft beschäftigt, ereilte ihn der Tod infolge einer durch eine zufällige Fingerverletzung bei einer Sektion veranlassten chronischen Pyämie 13. März 1847.

Kollmann, Julius, zu Holzheim 24. Febr. 1834 geb., hatte in München resp. Berlin JOH. MÜLLER, TH. L. W. BISCHOFF, VIRCHOW, v. HESSLING, v. VOIT vorzugsweise zu Lehrern, begab sich auf Reisen nach London und Paris und wurde 1859 promoviert. 1862 habilitierte er sich als Dozent in München, wurde dort 1870 Extraordinarius und 1878 als Ordinarius für Anatomie nach Basel berufen. Schriften: *„Über den Verlauf des Lungenmagennerven in der Bauchhöhle"* (Ztschr. f. w. Zool. X 1860) — *„Atlas der allgem. thierischen Gewebelehre"* (Nach der Natur photogr. von J. ALBERT, Leipzig 1860) — *„Die Entwicklung der Adergeflechte"* (Ib. 1861). Eine Reihe von Arbeiten über die *„Anatomie und Entwicklungsgeschichte der Zähne"* (Ztschr. f. w. Zool. XX, 1869, Ib. XXIII 1872, Sitz.-B. der Münch. Akad. d. W. 1869, 1871) — *„Strukturlose Membranen bei Wirbelthieren und Wirbellosen"* (Sitzb. der Münch. Akad. d. Wissensch. 1870) — *„Häutchenzellen und Myxom"* (Arch. f. path. Anat. Bd. 68, 1876) — *„Bindesubstanz der Acephalen"* (Arch. f. m. Anat. III 1877) — *„Die menschlichen Eier von 6 Millimeter Grösse"* (Arch. f. Anat. und Phys. anat.

Abt. 1879) — „*Über Verbindungen zwischen Coelom und Nephridium*" (Festschr. zur 300jähr. Stiftungsfeier der Univ. Würzburg, Basel 1882) — „*Über gemeinsame Entwicklungsbahnen der Wirbelthiere*" (Ztschr. f. w. Zool. Bd. 41, 1885) — „*Die Körperform menschlicher normaler und patholog. Embryonen*" (Arch. f. Anat. und Phys., anat. Abt. 1889) — „*Die Rumpfsegmente menschlicher Embryonen von 13 bis 35 Urwirbeln*" (Ib. 1891) — „*Lehrbuch der Entwicklungsgeschichte des Menschen*"‚ (Jena 1898). Aus dem Gebiete der systematischen Anatomie: „*Handsammlung für die*

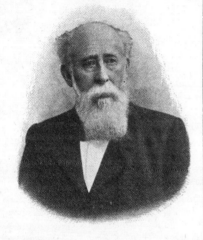

Studirenden in den anatomischen Instituten" (Ib. 1895 ; es wird in dieser Mitteilung die Einrichtung von Studiensälen als Hilfsmittel zum Studium der Anatomie dringend empfohlen) — „*Herstellung der Teichmann'schen Injectionsmassen*" (Ib. 1895) — „*Mechanik des menschlichen Körpers*" (München 1874) — „*Plastische Anatomie für Künstler und Kunstfreunde*" (Leipzig 1886). Viele Abhandlungen beziehen sich auf die Kraniologie und die Anthropologie : „*Beiträge zu einer Craniologie der europäischen Völker*" (Arch. f. Anthrop. XIII 1881, XIV 1882) — „*Die Autochthonen Amerikas*" (Ztschr. f. Ethnologie 1883) — „*Hohes Alter der Menschenrassen*" (Ib. 1884) — „*Die Formen des Ober- und Unterkiefers bei den Europäern*" (Schweiz. Vrljhrsschr. f. Zahnheilk. II 1892) — „*Die Weichtheile des Gesichts und die Persistenz der Rassen*" (Anat. Anzeig., Bd. 15, 1898).

Kopernicki, Isidor, geb. 16. April 1825 in Czyzówka in der Ukraine, studierte in Kijew 1844 bis 49 Medizin mit Hülfe eines Regierungsstipendiums, trat in der Folge in den Militärdienst ein und nahm am Orientkriege als Chirurg in den Feldlazaretten von Oltenica, Silistria, Inkerman und Sebastopol teil. 1857 bis 63 Prosektor in Kijew, war er während der poln. Insurrektion von 1863 als Feldarzt thätig und musste infolgedessen nach dem Auslande flüchten. Anfangs hielt er sich in Paris auf, mit anthropol. Studien beschäftigt, dann in Serbien, zuletzt in Bukarest, wo ihm die rumänische Regierung den Auftrag gab, ein anatom. Museum einzurichten. 1865 bis 71 war er eifrig bemüht, diesem Auftrage nachzukommen, zog 1871 nach Krakau, wo er seit 1878 als Dozent für Anthropol., später als Prof., 24. Sept. 1891 starb. K.'s Arbeiten finden sich in den Publikationen der Krakauer Akademie der Wissensch., im Zbiór wiadomości do antropologii krajowéj, in den Bulletins de la Société d'anthrop. de Paris, in der Revue d'anthropologie, sowie in den engl. Zeitschriften: Anthropological Review, Journal of the Anthropological Society und Journal of the Anthrop. Institute of Great Britain and Ireland ; in deutscher Sprache veröffentlichte er nur eine Abhandlung „*Über den Bau des Zigeunerschädels*" (Archiv für Anthrop., V, m. 4. Taff.)

Kopp, Karl, in München, geb. 1. Aug. 1855, approbiert 1879, war Assistent bei MERKEL in Nürnberg und v. ZIEMSSEN in München 1880 bis 81, dann nach wissenschaftl. Studienreisen (Berlin, Wien) bei RIEDINGER in Würzburg 1882 bis 83, nach der Rückkehr von einer abermaligen Studienreise (London, Paris) bis 1885 bei NEISSER in Breslau, habilitierte sich 1886 für Dermatologie und ist seit 1899 Prof. e. o. und Vorstand der dermat. Abt. der chir. Poliklinik in München. Schriften: „*Über die Anwendung des Southey'schen Capillartroicarts bei Anasarka*" (Ann. des Münch. Krankenh.) — „*Über Syphilis der Trachea u. Bronchien*" (Arch. f. klin. M.) — „*Handbuch der vener. Erkrankungen*" (Berl. 1889), mehrere Journalartikel im Arch. f. Derm., Münch. m. W., Arch. für klin. Med., Therap. Mtsh. über Behdl. der **Sy-**

philis, Hautangiome, Gonorrhoebehandlung, multiple neurotische Hautgangrän, Pathogenese des Lupus erythematosus, paroxysmale Hämoglobinurie auf syphilit. Grundlage, Ichthyol, Europhen etc.; ausserdem mehrere Abschnitte für das Handb. der spez. Therapie von PENZOLDT-STINTZING.

Kopsch, Friedrich Wilhelm Theodor, in Berlin, geb. 24. März 1868 zu Saarbrücken, studierte seit 1888 ununterbrochen in Berlin, hauptsächlich als Schüler von H. VIRCHOW und WALDEYER, Dr. med. 1892, *("Iris und corpus ciliare des Reptilienauges")*, war 1892 bis 95 Assist. am damaligen II. Anat., jetzigen anat.-biolog. Institut zu Berlin, darauf Assist. am I. Anat. Institut und habilitierte sich 1898 in Berlin für Anatomie. K. publizierte ausser seiner Diss. 1894 bis 99 eine grössere Reihe von Abhandlungen vergl. anat. und embryol. Inhalts über Zellenbewegungen während des Gastrulationsprozesses, Gastrulation beim Axolotl, Augenleuchten der Cephalopoden, Keimhautrand der Salmoniden (experimentell), Rückenmark von Elephas indicus, äussere Form der Forellen, Primitivstreifen des Hühnchens, Ganglion opticum der Cephalopoden. K. ist ausserdem Mitarbeiter an SCHWALBE's Jahresbericht über Anatomie und Entwicklungsgeschichte für das Kapitel: „*Allg. Entwicklungsgeschichte der Wirbeltiere*", Mitarbeiter an dem Bericht über die Leistungen in der Ichthyologie (HILGENDORF), und seit 1897 Herausgeber der Intern. Monatschr. f. Anatomie und Physiol. Leipzig.

Koranyi, Friedrich von, geb. 20. Dez. 1828 in Nagy-Kálló in Ungarn, studierte in Budapest, promovierte 1851, war 1848/49 während des Freiheitskrieges Unterarzt, später stellvertr Bataillonsarzt. Nach seiner Promotion Zögling des Operations-Institutes in Wien bei SCHUH, praktizierte K 1853 bis 65 in Nagy-Kálló, wurde 1865 Dozent für Nervenpathologie, 1866 Prof. der inn. Medizin an der Budapester Univ., 1886 Rektor der Univ. Er schrieb in ungar. Sprache in dem Orvosi Hetilap über Lungenemphysem, Darmkrebs, Echinokokkus hepatis, eine preisgekrönte Arbeit über Hirnsyphilis, über Thyreoiditis u. s. w., mehrere Artikel in deutschen Zeitschriften, ist Mitredakteur des in ungar. Sprache erschienenen Handbuchs der spez. Pathologie und Therapie und Verf. einer preisgekrönten Arbeit über Typhus abdominalis, ferner der Kapitel Leberkrankheiten, Lungenkrankheiten und mehrerer kürzerer Abschnitte des Handbuches, veröffentlichte seine Vorträge über Cholera asiatica, schrieb in deutscher Sprache als Mitarbeiter des BILLROTH-PITHA'schen Handbuches über Milzbrand

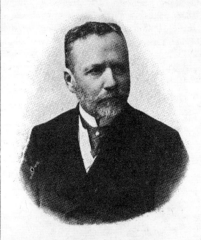

und Rotzkrankheit, der EULENBURG'schen Encyklopädie über Lungenkrankheiten, des NOTHNAGEL'schen Handbuches der spez. Path. u. Therapie über Zoonosen. K. ist Mitgl. der k. ung. Akad. d Wiss., Ehrenmitgl. d. k. Ges. d. Ärzte in Budapest und der Société de Thérapeutique in Paris, korr. Mitgl der k. Ges d. Ärzte in Wien, des Vereins f. inn. Med. in Berlin, des intern. Investigations-Komitees in London und mehrerer anderer gel. Gesellschaften.

Koranyi, Alexander von, Sohn des Vor, geb. 1866, studierte an der Budapester Univ., promovierte 1888. Als Studierender war K. Demonstrator an der Seite von MIHALKOVJCS (Anatomie), HÖGYES (allgem. Pathologie) und SCHEUTHAUER (pathol. Anatomie). 1888/89 arbeitete er in Strassburg bei GOLTZ und HOPPE-SEYLER, in Paris bei CHARCOT. Später wurde er klin. Assistent, 1891 wurde er als supplier. Prof. der Physiologie an die tierärztl. Akademie berufen, gab diese Stellen jedoch 1892 auf, um sich weiter den klin.

Studien zu widmen. 1893 habilitierte er sich für exper. Pathologie und Therapie des Nervensystems, 1897 erhielt er den Titel und Charakter eines öffentl. Prof. e. o. v. K. ist Vorstand der Nervenabteilung des hauptstädt. St. Stefan-Krankenhauses konsult. Arzt des Armen-Kinderspitals und der ungar. Staatsbahnen, Leiter des Laboratoriums der I. med. Klinik. Von seinen zahlreichen wissenschaftl. Arbeiten sind zu erwähnen: *„Experimentelle Beiträge zur Jackson'schen Epilepsie"* — *„Beiträge zur Physiologie der von der Grosshirnrinde ausgelösten Bewegungen und Krämpfe"* (Intern. klin. Rundschau 1890) — *„Zur Physiologie d. Harnabsonderung"* (Cbl. f. m. Wiss. 1893) — *„Ueber d. Zusammenhang d. quantitativen Zusammensetzung von Blut und Harn"* (Ungar. A. f. Med. 1894) — *„Beiträge zur diagnostischen Bedeutung pathologischer Eigenschaften des Blutes und Harnes"* (1896) — *„Neue Methode zur frühen Erkenntniss der Incompensation des Herzens und zur Untersuchung d. Accomosdationsfähigkeit desselben"* (Orvosi Hetilap 1896). Auf Grundlage dieser vorbereitenden Untersuchungen erschien 1897/8 in der Zeitschrift für klin. Med. K.'s Arbeit: *„Physiologische und klinische Untersuchungen über den osmotischen Druck thierischer Flüssigkeiten"*. In der „Sitzung der Berl. med. Gesellschaft" vom 21. Juni 1899 wies SENATOR auf die „epochemachende Bedeutung" der Untersuchungen K.'s hin.

Kormann, Ernst, geb. 18. März 1842 zu Leipzig, studierte seit 1860 zu Leipzig, promovierte 1864 mit der Diss.: *„Ueber die Uterusrupturen in forensischer Beziehung"*, war hierauf Assistent an der geburtshilfl. Poliklinik, habilitierte sich 1867 als Dozent für Gynäkologie und Pädiatrik und war 1868 bis 76 in Leipzig, von da ab, mit Ausnahme eines einjähr. Aufenthaltes in Dresden, in Koburg thätig, wo er 6. Sept. 1884 infolge eines Schlaganfalles verstarb. K. hat ausser zahlreichen Journal-Artikeln vielfache Referate und Übersichten (über Kinderernährung, Diphtherie-Behandlung, Orthopädie, Mammakrebs) in SCHMIDT's Jahrbüchern verfasst. Seine selbständigen Schriften sind von WINTER im älteren Lexikon zusammengestellt.

Kornfeld, Hermann, in Grottkau, geb. in Posen 27. Okt. 1840, studierte in Breslau und Berlin, Dr. med. 1863, war Assistent an der psychiatr. Abteilung des Allerh.-Hosp. zu Breslau 1864 bis 71, unternahm wissenschaftl. Reisen nach England, Schottland und Italien, war 1864 bis 71 Hospitalarzt in Breslau, seitdem med. Beamter, zuletzt seit 1882 in Grottkau. K. publizierte: *„Paralyse der Irren beim weiblichen Geschlecht"* (Berlin 1877) — *„Natürlicher Tod und abnorme Todesarten"* — (unter dem Pseudonym: Samuels) *„Hamlet"* (1878) — *„Über den Sitz der Geistesstörungen"* (1878), übersetzte BLANDFORD: Seelenstörungen, und TUKE: Geist und Körper (mit Anmerkungen), ferner: *„Handbuch d. gerichtl. Medicin"* (Stuttgart 1884), sowie zahlreiche Aufsätze in FRIEDR. Bl. f. gerichtl. Med., Rohlfs' Arch. f. Gesch. d. Med., VIRCHOW's Arch., Arch. f. Nervenkr. und Psych., D. m. W., Med. Beamt. Z., J. of legal Med. u. a. Zumeist betr. gerichtl. Med. u. Psychiatrie.

Korteweg, Johannes Adrianus, geb. 1851 in s'Hertogenbosch, studierte in Leyden, wo er 1877 promovierte, widmete sich speziell der Chir., wovon seine Ernennung als Assistent bei der chir. Klinik am akad. Krankenhause die Folge war, siedelte 1879 nach Amsterdam über, wo er zum Chirurgen am Nederl. Israel. Krankenhause ernannt worden war und trat 1887, nach RANKE'S Tode, in Groningen als Prof. der Chirurgie ein. 1889 zum Prof. der Chirurgie in Amsterdam ernannt, kehrte er dahin zurück. Er publizierte verschiedene, sehr geschätzte chir. Beiträge, von welchen wir als die vornehmsten hervorheben: *„Neue Beiträge über Brucheinklemmung"* (v. LANGENBECK'S Arch., XXII; Cbl. f. Chir., 1878) — *„Over zoogenaamden Tumor albus"* (Ned. Tijdschr. v. Geneesk., 1878) — *„Over de drainage van versch gesneden wonden"* (Ib. 1878) — *„Over verettering en aseptische beennecrose"* 1879) — *„De operatieve behandeling van carcinoma mammae"* (Ib. 1880; deutsch in v. LANGENBECK'S Arch. XXV) — *„Exstirpatie van carcinoma ventriculi"* (Ib. 1881) — *„De doode ruimte en hare beteekenis"* (Ib. 1881) — *„Drainage by intraabdominale operatien"* (Ib. 1881) — *„Croup en diphtheritis in Nederland"* (Ib. 1885) —

„*De orthopaedie als wetenschap: Algemeene orthopaedie*" (Ib. 1885). Von seinen späteren Arbeiten ist besonders seine Bekämpfung der WOLFF'schen Transformationslehre (Z. f. orthopäd. Chir. II), sowie „*Galactocele en Mastitis*" — „*Secundaire Zenuwnaad*" — „*De Thrombose der Vena Jugularis*" (Ned. Tijdschr. v. Geneesk.) und eine Arbeit über „*Meloplasty*" (Annals of Surgery 1891) hervorzuheben.

Kossel, Albrecht, in Marburg, geb. 1853 in Rostock, studierte hier und in Strassburg bes. als Schüler HOPPE-SEYLER'S, dessen Assistent er später war, Dr. med. 1876, 1881 habilitiert, wurde er 1883 als Nachfolger E. BAUMANN's Vorsteher der phys.-chem. Abt. des phys. Instituts unter DU BOIS-REYMOND, 1887 Prof. e. o., folgte 1895 einem Ruf als Prof. ord. der Physiologie nach Marburg. Seine Arbeiten betreffen verschiedene Kapitel der physiol. Chemie, Veränderungen des Eiweiss beim Übergang in Pepton, Nucleine, Adenin, Histon, Theophyllin, Beziehungen der Nucleine zur Schleimbildung, gepaarte Schwefelsäuren, Verseifung von Fettsäure-Äthern, Protagon etc. und sind in verschiedenen Zeitschr. publiziert. Ausserdem erschien: „*Untersuchungen über die Nucleine und ihre Spaltungsproducte*" (1881) — „*Die Zelle und die thierischen Gewebe*" (zus. mit BEHRENS und SCHIEFFERDECKER).

Kossel, Alexander Richard August Hermann, Bruder des Vorigen, geb. 2. Nov. 1864 in Rostock, studierte 1882 bis 88 daselbst, in Tübingen u. Berlin, promovierte hier 1887, absolvierte das Staatsexamen 1888, war 1888/89 Assistent im Elisabeth-Kinderhospital, 1890/91 am städt. Krankenhause Moabit zu Berlin, 1891 bis 99 von ROBERT KOCH am Institut für Infektionskrankheiten und wurde 1899 zum Regierungsrat u. Mitglied des kaiserl. Gesundheitsamtes ernannt. Seit 1898 führt K. auch den Prof.-Titel. K. veröffentlichte mehrere Arbeiten über die Anwendung und Erfolge des Diphtherieheilserums beim Menschen, ferner die Monographie: „*Ueber die Behandlung der Diphtherie mit Behring's Heilserum*" (Berlin 1895), Aufsätze über Cholera, Tuberkulose im Kindesalter, Pyocyaneusinfektion bei Kindern, Diphtheriegift, Einwirkung von chemischen Bestandteilen der Zellen auf Bakterien, Blutparasiten bei Affen. K. machte wissensch. Reisen 1898 im Auftrage des preuss. Kultusministeriums nach Italien zum Studium der Malaria unter R. KOCH und 1899 im Auftrage der Reichsregierung nach Finnland zum Studium der Hämoglobinurie der Rinder, sowie nach Porto zum Studium der Pest.

Kossmann, Robby August, in Berlin, geb. in Danzig 22. Nov. 1849, studierte in Heidelberg, Jena, Leipzig, Würzburg, Strassburg, Göttingen und Giessen, Dr. philos. 1871, Dr. med. 1892, war ursprünglich Naturforscher, besonders Zoologe und Embryologe; als solcher 1873 bis 90 Univ.-Lehrer in Heidelberg (1877 Prof. e. o.) und auf grösseren Forschungsreisen im Mittelmeer, im roten Meer und in den noidischen Meeren thätig. K. ging dann zur Gynäkologie und Geburtshilfe über und wirkt in diesem Spezialfach seit 1894 in Berlin. Er veröffentlichte abgesehen von mehreren Schriften zur Zoologie: „*Die geburtshilfliche Praxis*" — „*Zur Pathol. d. Urnierenreste des Weibes*" — „*Studien z. normalen u. pathol. Anatomie d. Placenta*" — „*Die Krankheiten der Nebeneierstöcke*" (in MARTIN's Handbuch der Krankheiten der weibl. Adnexorgane) und zahlreiche gynäkol. und geburtsh. Publikationen in Zeitschriften, historische u. a. Essays, Märchen, Dramen (Pseudonym K. GEDAN), Novellen.

Kostanecki, Casimir Theophron von, in Krakau, geb. 1863 zu Myszatow, studierte seit 1884 in Berlin, besonders als Schüler von WALDEYER, gewann bereits 1886 als Student einen Preis für eine Arbeit „*Über die pharyngeale Tubenmündung und ihr Verhältniss zum Nasen- und Rachenraum*", promovierte 1890 in Berlin, wurde bald danach Prosektor in Giessen, 1892 Prof. e. o. und 1894 an Stelle von TEICHMANN Prof. ord. der Anat. in Krakau. Ausser der Dissertation publizierte v. K. noch: „*Zur Kenntniss der Tubenmusculatur und ihrer Fascien*" (1888) — „*Beitr. z. vergl. Anatomie der Tuben-Gaumen-Musculatur*" (1891) — „*Zur Kenntniss der Pharynxdivertikel des Menschen*" (1889) — „*Über angeborene Kiemenfisteln*" (zus. mit v. MIELECKI 1890) — „*Über Missbildungen *in der Kopf- und Halsgegend"* (1891), teils im Arch. f. mikroskop. Anat., teils in VIRCHOW's Arch.

Kotelmann, Ludwig Wilhelm Johannes, in Hamburg, geb. zu Demmin i. Pom. 29. Aug. 1839, studierte in Erlangen, Berlin und Marburg als Schüler hauptsächlich von SCHMIDT-RIMPLER in Marburg, jetzt in Göttingen, Dr. phil. 1865, Dr. med. 1876, war anfangs Theologe, seit 1866 Diakonus, seit 1868 Pastor und Schlossprediger in Pommern, legte 1870 die Prüfung pro facultate docendi an der Univ. Greifswald ab, worauf er Oberlehrer und Mitgl. d. Abiturientenprüfungskommission am k. Gymnasium in Putbus wurde. 1872 wandte er sich dem Studium der Medizin in Marburg zu, wo er 1876 die ärztl. Staatsprüfung bestand und 1873 bis 76 Assistent des physiol. Institutes war. K. wirkt seit 1876 als Augenarzt in Hamburg und veröffentlichte: *„Die Geburtshilfe bei den alten Hebräern"* (1876) — *„Die Körperverhältnisse der Gelehrtenschüler des Johanneums in Hamburg"* (1879) — *„Die Vivisektionsfrage"* (1880) — *„Gesundheitspflege im Mittelalter. Kulturgeschichtliche Studien nach Predigten des 13., 14. und 15. Jahrhunderts"* (1890) — *„Über Schulgesundheitspflege"* (im Handb. der Erziehungs- und Unterrichtslehre für höhere Schulen von A. BAUMEISTER, 1895) — *„Zur Gesundheitspflege in den höheren Mädchenschulen"* (im Handb. des höheren Mädchenschulwesens von J. WYCHGRAM, 1897). Ausserdem begründete und redigierte er 1887 bis 97 die Zeitschrift für Schulgesundheitspfl., *„Schoolhygiene for teachers"* (1899).

Kovács, Josef, in Budapest, geb. zu Tengelicz 1832, promovierte 1858 als Dr. med. und Mag. der Geburtsh. in Wien, als Dr. chir. in Budapest, war daselbst auf BALASSA's Klinik 1859 bis 61 Operationszögling, 1861 bis 63 Assistent, habilitierte sich 1862 als Privatdozent für chir. Operationslehre, 1867 für chir. Pathol. und Ther. der Beckenorgane, wirkte 1866 im Budapester Militärhospitale Ludoviceum als Primararzt der I. chir. Abt., wurde 1869 supplier., 1870 ord. Prof. der chir. Klinik, war 1874/75 Rektor der Budapester Univ. und starb 6. Aug. 1897. Die musterhafte Einrichtung der neugebauten chir. Klinik ist wesentlich sein Werk. Er war ord. Mitgl. des Sanitätsrates, Präsident des Zentralausschusses der Wanderversammlung ung. Ärzte und Naturforscher und schrieb eine grosse Reihe von Arbeiten, deren Verzeichnis bereits im alten Lexikon enthalten ist.

Kowalewsky, Nikolaus von, geb. 8. (20.) Mai 1840 zu Kasan, bildete sich daselbst, dann aber in Wien und Leipzig aus und war Schüler OWSJANNIKOW's, BRUECKE's, LUDWIG's, KOLBE's. Zu Kasan 1865 promoviert, wurde er bereits im gleichen Jahre in seine Stellung als Prof. der Physiologie berufen, die er bis zu seinem Tode, Sept. 1891, inne hatte. K. war Wirkl. russ. Staatsrat. Seine erste grössere Arbeit: *„Über die Epithelialzellen der Milzvenen"* erschien in VIRCHOW's Archiv (1860); seine Dissert.: *„Studien über die Lungenathmung"* erschien (1865) russisch; ihr schlossen sich gleichsinnige weitere Experimente an (LUDWIG's Arbeiten, 1866). Mit ADAMUEK bearbeitete er den „Nervus depressor" (Centralbl. für die med. Wissensch., 1868). Die späteren Arbeiten sind im alten Biogr. Lex. zusammengestellt.

Krabler, Paul, in Greifswald, geb. 10. Jan. 1841 zu Crossen a. O., studierte in Greifswald als Schüler von BARDELEBEN und RUEHLE, Dr. med. 1862, Privatdozent 1865, Prof. e. o. 1877 für Pädiatrie und Direktor der Greifswalder Kinderklinik. 1896 wurde K. zum Geh. Med.-Rat ernannt. Seine Arbeiten betreffen die Pädiatrie, sowie die ärztlichen Standesangelegenheiten, an denen K. lebhaften Anteil nimmt.

Kraepelin, Emil, in Heidelberg, geb. 15. Febr. 1856 zu Neustrelitz in Mecklenb., studierte in Würzburg, München, Leipzig, als Schüler hauptsächlich von GUDDEN und WUNDT, Dr. med. 1878, wurde 1886 Prof. ord. der Psychiatrie in Dorpat und 1890 als Nachfolger FÜRSTNER's in Heidelberg. Er publizierte ausser verschiedenen Einzelstudien, Journalartikeln, ein *„Kompendium der Psychiatrie"* (Leipzig 1883 und weitere Aufl.) — *„Die psychiatrischen Aufgaben des Staates"* (Jena 1900).

Krafft-Ebing, Richard Freiherr von, geb. in Mannheim 14. August 1840 und zu Heidelberg (FRIEDREICH), Zürich (GRIESINGER), Wien und Prag ausgebildet, wurde 1863 promoviert und begann seine psychiatrische Wirksamkeit 1864 als Assistenzarzt an der Irrenanstalt Illenau. 1869 bis 71 war er in Baden-Baden als Neuropatholog thätig und erhielt einen Ruf als Prof. der Psychiatrie nach Strassburg 1872; 1873 übernahm er das Direktorat

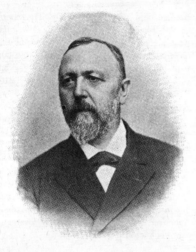

der Steierischen Landes-Irrenanstalt zu Graz und die neugegründete Professur für Psychiatrie an der Univ.; 1885 kam eine Klinik für Neuropathologie hinzu. 1889 wurde v. K.-E. an die Univ. Wien berufen. Neben zahlreichen Aufsätzen u. Monographien über Psychiatrie und Neuropathologie hat K. speziell äusserst gangbare Lehrbücher der Kriminalpsychologie, Psychiatrie und gerichtlichen Psychopathologie verfasst, die zum Teil in mehreren Auflagen erschienen.

Krahmer, Friedrich Ludwig, in Halle a. S., 13. Sept. 1810 zu Hunnesrück, Landdrostei Hildesheim, geb., wurde 1833 Doktor, habilitierte sich in Halle als Privatdozent mit der Schrift: *"Analecta historica de argento nitrico, pharmaco"*, war Stadtphysikus (seit 1859), Prof. ord. der gerichtl. Medizin und Pharmakologie und Geh. Medizinalrat und starb daselbst 20. Dez. 1893, nachdem er 10. Aug. desselben Jahres noch sein 50jähr.

Dienstjubiläum hatte feiern können. K. war ein fruchtbarer Schriftsteller und anerkannter Forscher und Lehrer. Seine Publikationen betreffen alle von ihm vertretenen Gebiete, dazu noch Medizinalstatistik und Geschichte der Med. Wir zitieren u. a.: *"Das Silber als Arzneimittel betrachtet"* (Halle 1845) — *"Handbuch der gerichtlichen Medicin für Aerzte u. Juristen"* (Ib. 1851; 2. Aufl. Braunschweig 1857) — *"Die Mortalitätsverhältnisse der Stadt Halle in der ersten Hälfte des 19. Jahrhunderts u. s. w."* (Halle 1855) — *"Aerztliche Heilmittellehre u. s. w."* (Ib. 1859 bis 61; 1864) — *"Handbuch der Staatsarzneikunde"* (3 Bde. Ib. 1874 bis 79); auch u. d. T.: *"System der Medicinalordnung"* (1874) — *"Hygieine"* (1876) — *"System der gerichtlichen Medicin"* (1879).

Kramer, Wilhelm, ausgezeichneter Ohrenarzt, als Sohn des Arztes Karl Sigismund K. (1759 bis 1808) zu Halberstadt 17. Dez. 1801 geb. und 7. Dez. 1875 zu Berlin als Geh. Sanitätsrat gest., studierte von 1820 an in Göttingen und Berlin, wurde hier 1823 Doktor, wandte sich anfangs auf einer wissenschaftlichen Reise in Wien und Paris der Psychiatrie zu, ging später jedoch in Berlin zur Ohrenheilkunde über und entwickelte als Ohrenarzt in 50 jähriger Wirksamkeit eine ebenso sehr schriftstellerisch wie praktisch fruchtbare Thätigkeit. Sein Hauptwerk ist zugleich seine erste Schrift über Ohrenheilkunde: *"Erfahrungen über die Kenntniss und Heilung der langwierigen Schwerhörigkeit"* (Berlin 1833, mit 2 Abbild.; 2. Aufl. 1836 u. d. T.: *"Die Erkenntniss und Heilung der Ohrenkrankheiten"*; gänzlich umgearbeitete und sehr vermehrte Aufl. 1849). Ein besonderes Verdienst um die Entwickelung seines Spezialfaches erwarb er sich durch erstmalige Verwertung der physikal. Untersuchungsmethoden, speziell des Kahteters und der Auskultation für das mittlere Ohr, Einführung der Sonde durch den Katheter und „die mit allem Nachdruck betonte örtliche Behandlung der ohne Perforation des Trommelfells einhergehenden Ohrenkrankheiten mit Katheter und Luftdusche" (Lucae). Von seinen weiteren Schriften seien erwähnt: *"Die Heilbarkeit der Taubheit. Zur Beherzigung für Ohrenkranke und deren Aerzte"*

(Berlin 1845) — *„Beiträge zur Ohrenheilkunde. Nebst 19 statist. Tabellen"* (Ib. 1845) — *„Ueber den Werth der ohrenärztlichen Erfahrungen, mit besonderer Bezugnahme auf Schmalz's Erfahrungen und Beiträge"* (Ib. 1842).

Kraske, Paul, Freiburg in Br., in Berg bei Muskau (Lausitz) 2. Juni 1851 geb., studierte in Halle als Schüler von v. VOLKMANN, promovierte 1874, war Assist. an der chir. Klinik in Halle und ist seit 1883 Prof. der Chir. in Freiburg in Br. Er ist Verf. einer grösseren Reihe von Journalartikeln und umfangreicheren Abhandlungen über die verschiedensten Gegenstände der Chir.

Krassowski, Eduard Anton Jakowlevic, studierte in Petersburg und wurde daselbst 1852 mit der Diss.: *„Meletemata quaedam de uteri ruptura"* promoviert; war dann Prof. ord. der Geburtsh. an der Petersburger med.-chir. Akademie und Direktor der städt. Gebäranstalt, gehörte zu den gefeiertsten Praktikern der russischen Hauptstadt und erlangte besonderen Ruhm durch viele glücklich ausgeführte Ovariotomien. Seine die Geburtsh. und Gynäkologie betreffenden Arbeiten finden sich zum grössten Teil seit 1853 im russischen Wojenno-medicinskij Journ.; in Warschau gab er 1879 seine *„Operacye akuszeryjne"* (Geburtshilfl. Operationen), ferner einen *„Atlas der Ovariotomie"* heraus. Deutsch schrieb K. einiges in der Petersburger med. Zeitschr. K. starb 13. April 1898.

Kratschmer, Florian, in Wien, geb. zu Giebau (Mähren) 20. April 1843, ausgebildet an der Josephs-Akademie in Wien, Dr. med. 1869, war Assistent für Physiologie, 1871 für innere Klinik an der genannten Akad. 1876 habilitierte er sich an der Wiener Univ. für med. Chemie und ist gegenwärtig Tit.-Prof. e. o. Seine Arbeiten betreffen verschiedene Kapitel der med. Chemie.

Kratter, Julius, in Graz, geb. in Deutschlandsberg, Steiermark, 6. April 1848, studierte in Graz, hauptsächlich als Schüler von HESCHL und SCHAUENSTEIN, Dr. med. 1874, war Assistent der pathol. Anatomie 1874 bis 75, der Staatsarzneikunde 1875 bis 86. Privatdozent f. Hygiene 1881, für ger. Med. 1884, Prof. ord. für ger. Med. und Hygiene zu Innsbruck 1887 und ist gegenwärtig o. ö. Prof. d. ger. Med. in Graz seit 1892. K. publizierte: *„Über das Vorkommen von Adipocire auf Friedhöfen"* (Graz 1878) — *„Studien über Adipocire"* (Z. f. B. 1880) — *„Die Organisation der öff. Gesundheitspflege und die Sterblichkeit in Österreich"* (Graz 1879) — *„Studien über Trinkwasser und Typhus"* (Ib. 1886) — *„Der Tod durch Electricität"* (Wien und Leipzig 1896) — *„Über die Bedeutung des Gonoccen-Nachweises f. die ger. Med."* (Berlin 1890) — *„Zur Diagnose der Erstickung"* (Ib. 1894), ferner Abhandlungen über Strychninvergiftung, Atropinvergiftung, Ptomaine, Geburtsverletzungen u. a. zahlreiche Abhandlungen aus dem Gebiete der forensischen Medizin namentl. in EULENBURG's Real-Encyklop. und in DRASCHE's Handb. d. ges. med. Wissenschaften.

Kraus, Caspar Theodor, geb. 1826 und als Medizinalrat der Stadt Hamburg 13. Dez. 1892 in Altona verstorben, war 1867 bis 71 Physikus in Altona, seit 1871 Medizinal-Inspektor in Hamburg und hat sich als solcher um das Gesundsheitwesen daselbst sehr verdient gemacht. Ihm ist der Erlass des Hamburger Impfgesetzes 1872, die mustergiltige Medizinalstatistik, die Verbesserung der Veterinär-Gesetzgebung, die Neuordnung des Beerdigungswesens, die Reform der Schulhygiene, Baupolizei, Krankenhauswesens zu verdanken. Auch der städt. Wasserversorgung, wobei er für die zentrale Sandfiltration eintrat, hat er besondere Aufmerksamkeit gewidmet; doch blieben seine bezüglichen Vorschläge unbeachtet, bis die furchtbare Cholera-Epidemie, bei welcher er in herber Weise wegen angeblicher Pflichtversäumnis angegriffen wurde, eine ernste Mahnung an die Behörde richtete, die Wasserverhältnisse zu reformieren.

Kraus, Friedrich, in Graz, geb. zu Bodenbach (Böhmen) 31. Mai 1858, studierte in Prag u. Wien, promovierte zu Prag 1882, war bis März 1885 Assistent am Prager physiol.-chem., bis Nov. desselben Jahres am pathol.-anatom. Institute, seit 1890 klin. Assistent in Wien (KAHLER), habilitierte sich 1888, wurde 1893 Extraord. in Wien u. am 1. Nov. zum Abteilungsvorstand im Wiener Rudolfspital, 1894 zum Prof. der med. Pathologie und Therapie u. Direktor der inn. Klinik zu Graz ernannt. K. publizierte grössere klinische und experimentelle Untersuchungen über die Blutalkalescenz in Krankheiten, über die Sauerstoffkapazität des Blutes, über die Verteilung der Kohlensäure auf die Bestandteile des Blutes, über die Oxydation des Zuckers im Blute, ferner über den respiratorischen Gasaustausch im Fieber und bei Anaemie und bei allgemeinen Ernährungsstörungen, ferner die Monographien: *„Über Ermüdung als Mass der Constitution und über Säureautointoxication"* — *„Krankheiten der Mundhöhle und Speiseröhre"* (in NOTHNAGEL's Sammelw.) — *„Krankheiten der sogenannten Blutdrüsen"* (im EBSTEIN'schen Handb.), ausserdem zahlreiche kleinere Arbeiten allgemeinpathol. und klinischen Inhaltes.

Krause, Wilhelm, zu Hannover 12. Juli 1833 als Sohn des hervorragenden Anatomen K. F. Th. K. (1797 bis 1868) geb., genoss seine med. Ausbildung (vornehmlich als Schüler LUDWIG's) in Göttingen, demnächst in Berlin, Wien und Zürich. 1854 wurde er prom., 1860 als Prof. e. o. nach Göttingen und 1892 als Laboratoriumsvorstand im anatomischen Institut nach Berlin berufen. K.'s Arbeitsthätigkeit ist auf verschiedenen Gebieten eine höchst fruchtbare gewesen. Neben über 300 kleineren Arbeiten in Journalen etc. sind besonders hervorzuheben: *„Die Brechungsindices der durchsichtigen Medien des Auges"* (Hannover 1855) — *„Die terminalen Körperchen der einfach sensiblen Nerven"* (KRAUSE'sche Körperchen. Ib. 1860) — *„Anatomische Untersuchungen"* (Ib. 1861) — *„Das pathologische Institut zu Göttingen"* (Braunschweig 1862) — *„Die Trichinenkrankheit und ihre Verhütung"* (Göttingen 1863) — *„Beiträge zur Neurologie der oberen Extremität"* (Leipzig und Heidelberg 1865) — *„Varietäten der Arterien und Venen"* (Braunschweig 1868; 2. Aufl. 1876) — *„Die Membrana fenestrata der Retina"* (Leipzig 1868) — *„Die Anatomie des Kaninchens"* (Ib. 1868, 2. Aufl. 1883) — *„Die Nervenvarietäten beim Menschen"* (mit TELGMANN; Ib. 1868) — *„Die motorischen Endplatten der quergestreiften Muskelfasern"* (Hannover 1869). — K.'s *„Handbuch der menschlichen Anatomie"* erschien in 3 Bdn. (Hannover 1876, 1879, 1880; ungarisch 1881 bis 82, französisch 1887 bis 89). — Internationale Monatsschr. f. Anatomie u. Physiologie, I – XIII. 1884 bis 96. — *„Handbuch der Anatomie des Menschen"* (Leipzig Liefg. I. 1899).

Krause, Hermann, in Berlin, zu Schneidemühl 28. Nov. 1848 geb., studierte in Breslau und Berlin, wurde 1872 daselbst Doktor, ist seit 1874 prakt. Arzt, nahm 1880 bis 81 einen 1¼jährigen Aufenthalt in Wien zum Studium besonders der Laryngologie, unter SCHRÖTTER

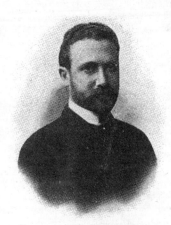

und STÖRK, und der pathol. Anatomie unter H. CHIARI, führte seit 1881 fast drei Jahre lang physiol. Arbeiten im Laboratorium von H. MUNK in Berlin aus und ist seit 1881 Spezialarzt für Hals- und Nasenkrankheiten, seit 1885 Privatdozent für dasselbe Fach in Berlin, erhielt 1888 bald nach seiner Behandlung des Kaisers Friedrich den Professortitel u. trat 1895 von seiner Dozentenstellung zurück. Litterarische Arbeiten: *„Zwei Sectionsbefunde von reiner Ozaena"* (VIRCHOW's Archiv, LXXXV) — *„Ueber die Beziehungen der Grosshirnrinde zu Kehlkopf und Rachen"* (Archiv für Physiologie und Anatomie, 1884) — *„Experimentelle Unter-*

suchungen und Studien über Contracturen der Stimmbandmuskeln" (VIRCHOW's Archiv, XCVIII) — „Ueber die Adductoren-Contractur der Stimmbänder" (Ib., CII), „Die Erkrankungen der Singstimme, ihre Ursachen und Behandlung" (Berlin 1898), sowie verschiedene kleinere Mitteilungen, z. B. über die „Milchsäure gegen Larynxtuberculose" (B. k. W., 1885).

Krause, Fedor, in Altona, geb. 10. März 1857 zu Friedland (Kr. Waldenb. i Schles.), studierte in Berlin, Halle u. Frankfurt a. M. als Schüler von C. FRIEDLAENDER, WEIGERT, R. von VOLKMANN, wurde 1879 Doktor, 1880 Arzt, war seit 1883 Assistent VOLKMANN's, 1887 Privatdozent, 1889 Prof. e. o. in Halle u. ist seit 1892 Oberarzt der chirurg. Abteilung des städtischen Krankenhauses Altona. K. veröffentlichte als Habilitationsschrift: „Über maligne Neurome und das Vorkommen von Nervenfasern in denselben" (Leipzig 1887) — „Zur Erinnerung an Richard Volkmann-Leander" (Berlin 1890) — „Tuberkulose der Knochen und Gelenke" (Leipzig 1890) — „Neuralgie des Trigeminus nebst der Anatomie und Physiologie der Nerven" (Ib. 1896) — „Tuberkulose der Knochen und Gelenke" (Deutsche Chirurgie, 1899).

Krehl, Ludolf, geb. 26. Dez. 1861 in Leipzig, war 1886 bis 92 Assistent der med. Klinik in Leipzig bei E. WAGNER und H. CURSCHMANN, 1892 bis 99 Direktor der med. Poliklinik in Jena, seit Herbst 1899 Direktor der Poliklinik in Marburg und folgte 1900 einem Ruf nach Greifswald als Nachfolger von MOSLER. K. schrieb: „Untersuchungen über Physiologie und Pathologie des Kreislaufs und des Wärmehaushalts" — „Grundriss der allgem. klinischen Pathologie" (1893, 2. Aufl. 1898) — „Pathologische Physiologie".

Kries, Johannes v., in Leipzig, geb. 6. Okt. 1853 in Roggenhausen (Westpr.), 1875 approbiert, arbeitete im Laboratorium von HELMHOLTZ in Berlin, war dann Assistent von LUDWIG in Leipzig, woselbst er sich 1880 habilitierte, um dann 1880 als Nachfolger O. FUNKE's zunächst als Prof. e. o. nach Freiburg i. Br. zu gehen, wo er 1884 zum ord. Prof. u. Direktor des physiol. Instituts ernannt wurde und gegenwärtig als Geh. Hofrat wirkt. K.'s Arbeiten betreffen die Physiologie der Sinnesorgane u. die experimentelle Psychologie. Zus. mit F. AUERBACH studierte er die Zeitdauer einfacher psychischer Vorgänge, ferner die Erkennungszeiten der Tastempfindungen, Gehör- und Lichtreize, stellte Untersuchungen zur Physiologie des Sehens an, bes. über die Ermüdung des Sehnerven mit dem Nachweis des Vorhandenseins von nur drei Grundfarben, Rot. Grün und Violett, ferner über den Wettstreit der Sehrichtungen bei divergierendem Schielen, über angeborene Farbenblindheit, über die Abhängigkeit der Reaktionszeit vom Ort des Reizes, über das psychophysische Grundgesetz, über das Erkennungsvermögen der Schallrichtung. Dazu kommen schliesslich noch Arbeiten über Muskelzusammenziehung und die Wellenbewegung in elastischen Röhren.

Kristeller, Samuel, in Berlin, geb. 26. Mai 1820 zu Xions (Pr. Posen), studierte seit 1839 in Berlin, prom. daselbst 1843, wurde 1844 approbiert, war anfangs Arzt in Gnesen, 1850 als erster Jude Kgl. Preuss. Kreisphysikus, siedelte

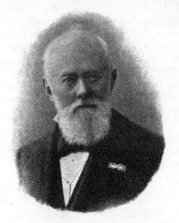

1851 nach Berlin über, begründete hier 1854 die Berliner ärztl. Unterstützungskasse, welche 1879 durch die Wilhelm-Augusta-Stiftung erweitert wurde, übernahm 1866 eine unbesoldete Armenarztstelle, war im Kriege dirig. Arzt eines Reservelazaretts, 1870 bis 71 dirig. Arzt

des Barackenlazaretts, wurde 1867 zum San.-R., 1873 zum Geh. San.-Rat ernannt. Nachdem sich K. schon bald nach seiner Niederlassung in Berlin der Frauenheilkunde zugewandt, hier auch eine Privat-Entbindungs- und Frauenheilanstalt gegründet u. sich 1860 für Geburtsh. und Gynäkol. an der Univ. habilitiert hatte, wurde er 1875 für den erkrankten SCHÖLLER zum stellvertr. Dirigenten der Gebärabt. u. 1875 für MARTIN in gleicher Eigenschaft für die gynäkol. Abt. ernannt. K. hat sich durch das nach ihm benannte Expressionsverfahren in der Wissenschaft eine Stelle gesichert, gehörte zu den Mitbegründern der med., sowie der gynäkol. Gesellschaft. Auch beteiligte sich K. an anderen gemeinnützigen Unternehmungen, namentlich auch im Interesse seiner Glaubensgenossen; u. a. förderte er die Angelegenheiten des deutsch-israel. Gemeindebundes, zu dessen geschäftsführendem Vorstand er seit 1882 gehört, ebenso ist er Vorstandsmitglied des Vereins z. Verbreitung des Handwerks unter den Juden. Am 7. Aug. 1893 feierte K. sein 50jähr. Doktorjubiläum.

Krocker, Albert, zu Berlin, geb. 1846 zu Czernitz in Schlesien, studierte 1864 bis 68 als Zögling der jetzigen Kaiser Wilhelms-Akad., Dr. med. 1868 (*„Über die Wirkung des Nikotins auf den thier. Organismus"*), diente bei verschiedenen Truppenteilen, wurde 1889 Oberstabsarzt 2., 1895 1. Kl, ist Lehrer der Hygiene an der Kriegsakademie und seit 1897 Titular-Prof. K.'s litter. Arbeiten betreffen die Militärhygiene.

Kroenig, Georg, in Berlin, geb. in Potsdam 22. April 1856, Arzt seit 1881, war seit 1882 Assistent an der 1. med. Klinik in Berlin unter FRERICHS und beschäftigte sich nach dessen Tod 3 Jahre lang mit mikroskop. Studien im Laborat. von WALDEYER. 1888 wurde K. Assist. f. Mikroskop. a. d. GERHARDT'schen Klinik, gründete 1890 eine private Poliklinik mit einem Laboratorium für klin. Mikroskopie, habilitierte sich 1888 für inn. Med. in Berlin und ist seit 1894 Oberarzt am Krankenhause Friedrichshain, seit 1895 Univ.-Prof. Seine wissenschaftlichen Arbeiten betreffen die chron. interstit. Phosphorhepatitis, Wirbelerkrankungen bei Tabikern, Bleivergiftung, Lageverhältnisse der Lungenspitzen, Herz- und Gefässkrankheiten, Beiträge zur klin. Mikroskopie, Anwendung der Centrifuge bei der Untersuchung des Auswurfs u. a. m., anat. physiol. u. klin. Studien über Lumbalpunction,

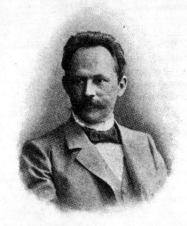

Bestimmungen des cerebrospinalen Drucks bei Gesunden u. Kranken, Degeneration der Blutkörperchen bei Vergiftungen, Venäsection, für deren Berechtigung in speziellen Fällen K. mit aller Entschiedenheit eintrat u. s. w. K. beschrieb ferner Mikroskopier-Teller, schnell sterilisirbare Culturschalen, Hg.-Manometer, Lumbalpunction-Apparat, Betteinlagen u. Canülen zur Behandl. d. Hautwassersucht u. v. a. wissensch. Apparate.

Kroenlein, Rudolph Ulrich, geb. in Stein a. Rhein (Canton Schaffhausen) 19. Febr. 1847, bildete sich in Zürich (E. ROSE), Bonn und Berlin (B. von LANGENBECK) aus. In Zürich absolvierte er 1870 das schweizer. Staatsexamen, folgte dann bei Ausbruch des deutsch-französischen Krieges seinem Lehrer E. ROSE als freiwilliger Arzt nach Berlin, war bis Okt. 1870 als ordinierender Arzt in dem Barackenlazarett auf dem Tempelhofer Felde bei Berlin thätig und bekleidete nach seiner Rückkehr nach Zürich 1870 bis 73 die Stelle des ersten Assistenzarztes der chirurg. Klinik. 1872 erschien seine Diss.: *„Über offene Wundbehandlung"* auch im Buchhandel. Bei v. LANGENBECK trat K. zuerst 1874 als Assistent ein und habilitierte sich in demselben Jahre als Privatdozent an der med. Fakultät in Berlin. 1878 bis 79 erhielt er einen einjähr. Urlaub, um das ihm vom hessischen Ministerium übertragene Amt eines stellvertretenden Direktors der chirurg. Klinik in Giessen zu bekleiden. Nachdem dann der dortige Kliniker H. Bose von seiner längeren Krankheit wieder genesen war, kehrte K., mittlerweile in Giessen zum Extraord. ernannt, nach Berlin in seine frühere Stelle als 1. Assistent von Langenbeck's zurück, wurde 1879 Extraord. in Berlin und erhielt 1881 die Berufung. als ord. Professor und Direktor der chirurg. Klinik nach Zürich. — Neben zahlreichen Journalaufsätzen in v. Langenbeck's Archiv, der D. Z. f. Ch., der B. k. W., dem Correspbl. f. Schw. Ä., den Beiträgen zur klin. Chir., den Grenzgebieten zwischen innerer Med. und Chir. und dem Ctrbl. für Chir., sind von seinen Schriften zu nennen: *„Die offene Wundbehandlung"* (Zürich 1872) — *„Beiträge zur Geschichte u. Statistik der offenen und antiseptischen Wundbehandlung"* (Berlin 1875) — *„Die von Langenbeck'sche Klinik u. Poliklinik"* (Ib. 1877) — *„Die Lehre von den Luxationen"* (Deutsche Chir., Stuttgart 1882) — *„Ueber Wundbehandlung in alter u. neuer Zeit"* (Zürich 1886) — *„Ueber Gymnasialu. Universitätsbildung u. deren Bedeutung für den Mediciner"* (Rektoratsrede, Ib. 1886) — *„Ueber die akademische Freiheit"* (Ib. 1887) — *„Verletzungen des Gehirns"* (in dem Handb. der prakt. Chirurgie, I, Stuttgart 1899).

Kronecker, Hugo, in Bern, geb. 27. Jan. 1839 zu Liegnitz, studierte in Heidelberg und Berlin, an ersterem Orte unter Helmholtz und Wundt mit physiol. Unterss. beschäftigt, deren Ergebnisse er in der Diss.: *„De ratione qua musculorum defatigatio ex labore eorum pendeat"* (Berlin 1863) niederlegte. 1865 Privat-Assistent von Traube, machte K. zugleich physiol.-chem. Unterss. im Laborat. von W. Kühne, setzte 1868 im physiol. Institute zu Leipzig unter C. Ludwig seine myol. Arbeiten fort, wurde 1871 Assistent, 1872 Dozent, 1875 Prof. e. o. daselbst, 1877 Abteilungs-Vorsteher am physiol. Institut in Berlin, 1885 Prof. ord. der Physiologie in Bern. K. redigierte zus. mit Senator 1881 bis 85 das „Ctrlbl. f. d. med. Wiss.", veröffentlichte *„Beiträge zur Anat. u. Physiol."* (Festschr. f. Carl Ludwig, Leipzig 1874) und zus. mit seinen zahlreichen Schülern eine grosse Reihe von Einzelarbeiten über die verschiedensten Abschnitte d. Physiol., Reizbarkeit und Leistungsfähigkeit des Herzens, willkürliche Muskelbewegung, Grundgesetze der Reflexerregung, Innervation der Atmung, Verteilung der Gefässnervencentren, Quellen der tier. Wärme, Schluckmechanismus, Wirkungen von Herzgiften, lebensrettende Infusionen, Assimilation von Eiweisskörpern etc. K. fand ein Koordinationscentrum für den Schlag der Herzkammern undregte eine neue Behandlung der Physiologie des Geruchs an.

Kroner, Traugott, in Breslau, geb. 1854 zu Glatz, studierte in Breslau und prom. daselbst 1877, nachdem er bereits als Student für seine Arbeit: *„Über die Pflege und die Krankheiten der Kinder bei den alten Griechen"* (Jahrb. f. Kinderheilk. N. F. X) einen Fakultätspreis erhalten hatte. Nach Absolvierung des Staatsexamens fungierte K. $4^1/_2$ Jahre lang als Assistent an d. Breslauer gynäkol.-geburtshilfl. Univ.-Klinik unter Spiegelberg u. Fritsch, habilitierte sich 1882 für dieses Fach und starb nach längerer Erkrankung an Paralyse 28. Okt. 1899. K. veröffentlichte noch: *„Über die Beziehungen der Urinfisteln zu den Sexualfunctionen des Weibes"* (A. f. G. XIX, Habilitationsschr.) — *„Zur Ätiologie der Ophthalmoblennorrhoea neonatorum"* (Ib. XXV) — *„Über die Beziehungen der Gonorrhoe zu den Generationsvorgängen des Weibes"* (Ib. XXXI) u. a. m.

Krüche, Arno, in München, geb. in Zeulenroda 19. Mai 1854, studierte in Heidelberg, Halle, Freiburg, Jena, Leipzig, promovierte 1879, war bis 1885 Chirurg, gab sodann wegen Aussterbens seiner sämtlichen Aszendenz und Blutsverwandten an Pyämie die Chirurgie vollständig auf, ist seit 1890 Besitzer der physikal. Heilanstalt, seit 1891 Herausgeber der „Ärztlichen Rundschau" und der „Mtsschr. f. prakt. Wasserheilkunde" in München. Er veröffentlichte: *„Allg. Chirurgie"* (1882, 7. Aufl. 1899) — *„Spez.*

Chirurgie" (1883, 10. Aufl. 1899) — *„Lehrbuch der Wasserheilkunde"* (1892) — *„Struktur und Entstehung der Uratsteine"* (1880). In Vorbereitung befindet sich von ihm eine grosse Monographie: *„Das spezifische Gewicht des lebenden Menschen"*.

Krukenberg, Georg Peter Heinrich, in Bonn, geb. zu Halle 1856 als Verwandter des berühmten älteren Klinikers Peter K., studierte und promovierte daselbst 1879 (*„Über perniciöse Anämie"*). 1880 approbiert, wurde er bald darauf Assistent an der Univ.-Frauenklinik in Bonn, habilitierte sich hier 1883 für Gynäkologie, erhielt 1894 den Professortitel und starb 6. Dez. 1899 als Leiter einer gynäkol. Privatklinik. K.'s Arbeiten betreffen die Beeinflussung der Körperwärme durch Bäder verschied. Temperatur, Ursprung des Fruchtwassers und die fötale Nierenabscheidung, die Prophylaxe der Blennorrhoea neonat., Hysterie, Uterusgeschwülste etc. und sind zumeist im Archiv f. Gynäk. publiziert.

Kruse, Alfred, in Greifswald, geb. 1864 in Stralsund, studierte seit 1882 in Freiburg, Greifswald und Heidelberg, bestand 1886/87 in Greifswald die Doktor- und Staatsprüfung und publizierte zur Doktorpromotion die unter Leitung von LANDOJS entstandene Arbeit: *„Die Beziehungen des kohlensauren Ammoniaks zur Urämie"*. Er habilitierte sich bald danach in Greifswald für pathol. Anat., starb aber bereits 22. Sept. 1892 plötzlich am Herzschlag. K.'s spätere Veröffentlichungen betreffen vorwiegend die Lehre von den Geschwülsten. Ausser vielfachen Mitteilungen im Greifswalder med. Vereine liegen von ihm vor: *„Über Hydramnion bei eineiigen Zwillingen"* (D. m. W. 1890) — *„Plötzlicher Tod durch Hyperplasie des Thymus bei der Tracheotomie"* (Ib.) — *„Über pathologische Mitosen"* (Ib. 1891) — *„Über die Entwickelung cystischer Geschwülste des Unterkiefers"* (VIRCH. Archiv Bd. 124) — *„Über Chylangioma cavernosum"* (Ib. Bd. 125).

Kruse, Walther, in Bonn, geb. in Berlin 8. Sept. 1864, studierte daselbst, hauptsächlich als VIRCHOW's Schüler, Dr. med. 1888, war 1889 bis 92 Leiter des bakteriol. Laboratoriums der zoolog. Station in Neapel, machte Ende 1892 eine Expedition nach Egypten zum Studium der Dysenterie, war 1893 Assist. FLÜGGE's am hygienischen Institut in Breslau und habilitierte sich 1894 für Hygiene in Bonn. 1897 Titularprof., 1898 Extraordinarius der Hygiene und Leiter der bakteriolog. Abteilung des hygien. Instituts in Bonn. K. publizierte 1890 bis 92 Arbeiten über Blutparasiten der Frösche, Vögel und des Menschen. Mit PANSINI: *„Untersuchungen über den Diplococcus pneumoniae und verwandte Streptokokken"* (1891), mit PASQUALE: *„Untersuchungen über Dysenterie und Leberabscess"* (1894) — *„Arbeiten des bakteriol. Laboratoriums der zool. Station zu Neapel"* (1893) — *„Experimentelle und kritische Beiträge zur hygienischen Beurteilung des Wassers"* (1894) — *„Hygienische Bedeutung des Lichtes"* (1895) — *„Statistische Arbeiten über Abnahme der Sterblichkeit in den letzten Jahrzehnten"* — *„Einfluss des städtischen Lebens auf die Volksgesundheit, Degeneration und Wehrfähigkeit"* (1897 bis 98) — *„Beiträge zur praktischen Hygiene"* (1898 bis 99). K. ist seit 1898 Mitherausgeber des Ctbl. f. allg. Gesundheitspflege und bearbeitete den grösseren Teil der von FLÜGGE 1896 herausgegeb. *„Mikroorganismen"*, im besonderen die Abschnitte über allgem. Morphologie, Krankheitserregung, spez. Systematik der Bazillen und Protozoen.

Kuby, Wilhelm, zu Augsburg, 24. April 1829 in Zweibrücken geb., studierte in Erlangen und Würzburg, wurde 1851 Doktor, war 1852 bis 74 als prakt. und als Bezirksarzt in der Rheinpfalz thätig, 1874 bis 84 Landgerichtsarzt und von 1885 an Regierungs- und Kreis-Medizinalrat in Augsburg; er war zugleich Oberstabsarzt I. Kl. à la suite des Sanitäts-Korps, machte den Krieg von 1866 als Arzt der freiwilligen Krankenpflege mit, wurde dann Regimentsarzt auf Kriegsdauer, war Anfang des Krieges 1870/71 Chefarzt des Reservelazarettes in Speyer und machte später die Belagerung von Paris als Regimentsarzt à la suite mit, als welcher er eine Zeit lang die Evakuation aus den bayer. Feldspitälern zu leiten hatte. Später war er bei der Organisation der freiwilligen Sanitäts-Kolonnen thätig und war Instruktor bei der Kolonne Augsburg. K., der zu Göggingen im Sept. 1894 starb, veröffentlichte eine Reihe von Arbeiten teils über seine feldärztliche Thätigkeit, teils zur Hygiene, namentlich der Schule etc. Wir zitieren: *„Das Volksschulhaus"* — *„Die Medicinalgesetzgebung im Königreich Bayern"* — *„Bericht eines Arztes der freiwilligen Krankenpflege im Kriege 1870/71"* (2. Aufl. Göllheim, Pfalz 1871).

Kübler, Paul, in Berlin, daselbst 31. Jan. 1862 geb. und in der Königl. med.-chir. Akademie für das Militär ausgebildet, promovierte 1884, war 1884 bis 85 Unterarzt in der Charité, 1886 approbiert, dann Assistenzarzt in Halle, Freiburg i. B., Berlin, Oldenburg, 1891 Stabsarzt in Berlin, seit 1892 zum Kaiserl. Gesundheitsamt kommandiert, 1894 bis 98 Regierungsrat dort, 1898 Stabsarzt in der Kaiser Wilhelm-Akademie, demnächst im Kriegsministerium. K. war ferner 1887/88 und 1898 als Schüler R. Koch's im hygien. Institut und Institut für Infektionskrankheiten beschäftigt und ist seit 1899 in Berlin Oberstabsarzt und Regimentsarzt des 3. Garde-Feldartillerie-Regiments. Er veröffentlichte: *„Über die Filtres Chamberland-Pasteur"* (Ztschr. f. Hyg. 1888; der Begriff des „Durchwachsens" von Bakterien durch Filterwände wurde zuerst in dieser Arbeit festgestellt.) Im Gesundheitsamte: Die Cholera im Elbegebiete und mehrere andere Arbeiten über die Cholera, mehrere Arbeiten über Pocken und Impfung, besonders über die Dauer des Impfschutzes. K. hatte den wesentlichsten Anteil an den vom Gesundheitsamt herausgegebenen Publikationen *„Gesundheitsbüchlein"* und *„Blattern und Schutzimpfung"*, vertrat 1896 das Impfgesetz im Reichstage und veröffentlichte gemeinsam mit KIRCHNER *„Die Lepra in Russland"*. Noch im Erscheinen ist eine Arbeit: *„Über den Milzbrand in gewissen Gewerbebetrieben"* (Rosshaarespinnereien und Pinselindustrie). K. wurde 1897 mit KIRCHNER im Auftrage der Regierung nach Russland gesendet zu Ermittelungen über die Lepra, er war an der Ausarbeitung verschiedener Gesetze und Gesetzentwürfe (z. B. Seuchengesetze) mitbeteiligt und hat insbesondere die wissenschaftl. Begründung für die Verordnung des Reichskanzlers betr. Massregeln zum Schutze der Arbeiter in Rosshaarespinnereien, Bürsten- und Pinselfabriken gegen Milzbrand geliefert.

Küchenmeister, Gottlob Friedrich Heinrich, zu Dresden, 22. Jan. 1821 zu Buchheim geb., studierte seit 1840 in Leipzig und Prag, wurde 1846 Doktor und liess sich in demselben Jahre in Zittau als Arzt nieder, siedelte 1859 nach Dresden über, wo er den Titel Medizinalrat erhielt und 13. April 1890 starb. K. hat sich besondere Verdienste um die Natur- und Entwicklungsgeschichte der Eingeweidewürmer des Menschen erworben und namentlich zuerst den experimentellen Nachweis der Entwickelung des Bandwurmes aus der Finne des Schweinefleisches und der Finnen aus der Bandwurmbrut geliefert. Er schrieb darüber: *„Versuche über die Metamorphose der Finnen in Bandwürmer"* (Zittau 1852) — *„Entdeckung über die Umwandlung der sechshakigen Brut gewisser Bandwürmer in Blasenbandwürmer"* (Ib. 1853) — *„Über Cestoden im Allgemeinen und die des Menschen insbesondere"* (Ib. 1853, m. 3 Taff.) — *„Die in und an dem Körper des lebenden Menschen vorkommenden Parasiten"* (Leipzig 1855, 56, m. 14 Taff.; 3. Aufl. mit ZÜRN, 1878, 79; engl. Übers. 1857). Auch beschrieb er 1853 das Männchen der Krätzmilbe, beteiligte sich lebhaft an der Trichinenfrage und prüfte die Wirksamkeit der Wurmmittel. Die weiteren Veröffentlichungen K.'s sind im älteren Biogr. Lexikon verzeichnet.

Kuehne, Willy, zu Heidelberg, zu Hamburg 28. März 1837 geb., studierte in Göttingen, Jena, Berlin, Paris, Wien unter WOEHLER, R. WAGNER, WEBER, HENLE, LEHMANN, VIRCHOW, CLAUDE BERNARD, LUDWIG, BRUECKE, DU BOIS-REYMOND, wurde 1856 Dr. phil., 1862 Dr. med. hon., war 1861 chem. Assistent im pathol. Institute zu Berlin, wurde 1868 ord. Prof. der Physiologie in Amsterdam, 1871 ord. Prof. derselben in Heidelberg und Direktor des physiol. Instituts. Von seinen Schriften sind anzuführen: *„Myologische Untersuchungen"* (Leipzig 1860, m. 1. Taf.) — *„Über die peripherischen Endorgane der*

motorischen Nerven" (Ib. 1862, m. 5 Kpft.)
— *„Untersuchungen über das Protoplasma und die Contractilität"* (Ib. 1864, m. 8 Kpft.)
— *„Lehrbuch der physiologischen Chemie"* (Ib. 1866 bis 68). Zus. mit A. FICK und E. HERING bearbeitete er für L. HERMANN's Handb. der Physiologie die *„Physiologie des Gesichtssinnes"* (1879). Dazu zahlreiche

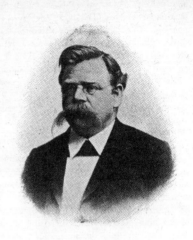

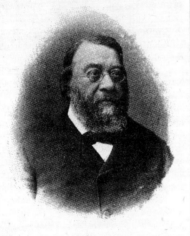

Abhandl. in den Compt. rend., MUELLER's Archiv, VIRCHOW's Archiv, SCHULTZE's Archiv etc., in den *„Untersuchungen aus dem physiologischen Institute zu Heidelberg"* (4 Bde., Heidelberg 1877 bis 82), deren Herausgeber und in der Zeitschrift für Biologie, deren Mitherausgeber er ist.

Kuelz, Rudolph Eduard, zu Marburg, geb. in Deetz (Anhalt) 17. April 1845, studierte in Berlin, Marburg, Würzburg und Giessen, wurde 1871 Dr. phil., 1872 Dr. med., war 1870 und 71 Assistenzarzt an der med. Klinik zu Marburg, habilitierte sich 1872 für Physiologie an der dortigen Univ., wurde 1877 zum Prof. e. o. und 1879 zum Prof. ord. der Medizin und Direktor des physiol. Instituts daselbst ernannt. K., der 13. Jan. 1895 starb, hat durch seine Arbeiten besonders die Kenntnis des Diabetes gefördert. Er veröffentlichte: *„Beiträge zur Pathologie u. Therapie des Diabetes mellitus"* (Marburg 1874) — *„Beiträge zur Pathologie und Therapie des Diabetes mellitus und insipidus"* (2. Bd , Ib. 1875) — *„Der Diabetes mellitus und insipidus der Kinder"* (in GERHARDT's Handb. der Kinderkrankh.), ausserdem zahlreiche Arbeiten physiol., chem., klin. und pharmakol. Inhaltes in REICHERT's und DU BOIS-REYMOND's Arch , ECKHARD's Beiträgen zur Anat. u. Physiol., PFLUEGER's Arch., im Arch. für experiment. Path. und Pharmak., in der Zeitschr. für Biologie, in den Berichten der deutsch. chem. Gesellsch. zu Berlin, im Deutsch. Archiv für klin. Med., in der Berliner klin. Wochenschr., in der Deutsch. Zeitschr. für prakt. Medizin und in den Sitzungsberichten der Gesellsch. zur Beförderung der gesamten Naturwissensch. zu Marburg.

Kümmel, Werner, in Breslau, geb. zu Hildesheim 29. April 1866, studierte zu Leipzig, Marburg, Strassburg, wurde Dr. med. u. approb. 1888 in Strassburg, war dann 1892 bis 95 Assistent bei v. RECKLINGHAUSEN, NAUNYN, A. KUHN, ferner bei J. MIKULICZ. 1895 habilitierte er sich für Chirurgie, bes. die des Ohres und der oberen Luftwege, wurde 1896 mit vertretungsweiser Leitung der Univ.-Poliklinik für Ohren-, Nasen- und Kehlkopfkranke beauftragt, 1899 zum Prof. e. o. und definitiver Leiter dieses Institutes ernannt. K. publizierte ausser einer Anzahl kleinerer Arbeiten pathol.-anat., experim.-pathol., otiatr. und laryngol. Inhaltes: *„Die Missbildungen der Extremitäten durch Defect, Verwachsung und Überzahl"* (in der „Bibliotheca medica" Kassel 1896) — *„Die Krankheiten des Mundes"* (zus. mit. J. MIKULICZ, Jena 1898) — *„Kapitel über chir. Erkrank. des Ohres, der Nase,*

des Pharynx" (im Handb. d. prakt. Chirurgie
v. BERGMANN etc., Stuttgart 1899, im Erscheinen) — *"Über bösart. Geschwülste der
Nase"* (Handb. d. Laryngol. u. Rhinol. v.
P. HEYMANN, Wien 1897 bis 99, im Ersch.)

Kümmell, Hermann, in Hamburg,
geb. zu Corbach (Waldeck) 22. Mai 1852,
wurde 1875 Doktor, war Assistent an der
inneren und chir. Abteilung des städt.
Krankenhauses im Friedrichshain zu Berlin
u. der chir. Abteilung des allgem. Krankenhauses zu Hamburg unter SCHEDE, 1883
bis 96 dirig. Arzt der chir. Abteilung des
Marien-Krankenhauses in Hamburg und
ist seit 1895 als Nachfolger SCHEDE's I.
chir. Oberarzt des neuen allgem. Krankenhauses Hamburg-Eppendorf. Litterarische
Arbeiten: *"Ueber Punctio pericardii"* —
*"Die Behandlung der Oberschenkelfracturen
im Kindesalter"* — *"Ueber eine neue Verbandmethode und die Anwendung des Sublimats
in der Chirurgie"* — *"Ueber Myositis ossificans progressiva"* — *"Die Unterbindung der
Arteria iliaca communis"* — *"Zur Diagnose
und Operation der Blasentumoren"* —
"Ueber Laparotomie bei Bauchfelltuberculose"
*"Zur Frage der operativen Behandlung der
inneren Darmeinklemmung"* — *"Die operative Behandlung der Prostatahypertrophie"* —
*"Zur Radicalbehandlung der Perityphlitis
durch frühzeitige Resection des Proc. vermiformis"* — *"Ueber Knochenimplantation"* —
"Zur operativen Behandlung der Epilepsie"
— *"Beiträge zu den Cysten des Mesocolons"*
— *"Ueber Geschwülste der Harnblase, ihre
Prognose und Therapie"* — *"Ueber die traumatischen Erkrankungen der Wirbelsäule"* —
*"Chirurgische Erfahrungen über Gallensteinerkrankung und ihre Behandlung durch die
ideale extraperitoneale Operationsmethode"*
— *"Die Bedeutung der Röntgen'schen
Strahlen für die Chirurgie"* — *"Ueber Resection des Colon descendens und Fixation des
Colon transversum in den Analring"* — *"Die
chirurg. Erkrankungen des Thorax"* (Handb.
der prakt. Chirurgie) — *"Die Krankheiten
der Harnblase"* (Handb. der prakt. Medizin).

Kuessner, Bernhard, zu Halle a.
S., geb. 10. Juli 1852 zu Schippenbeil in
Ostpreussen, studierte in Königsberg, promovierte 1874, war Assistent an der med.
Klinik in Königsberg, unter NAUNYN, bis
1876, dann Assistent an der psychiatr.
Klinik in Berlin, unter WESTPHAL, bis 1877,
darauf an der med. Klinik in Halle, unter
WEBER, bis 1878, habilitierte sich 1878 in
Halle als Dozent, wurde 1884 Prof. e. o.
daselbst, starb jedoch bereits 26. März 1892.
K.'s Publikationen sind im älteren Biogr.
Lexikon zusammengestellt.

Küster, Ernst Georg Ferdinand,
in Marburg, geb. 2. Nov. 1839 zu Kalkofen
(Kreis Usedom-Wollin), erhielt seine med.
Ausbildung in Bonn, Würzburg, Berlin,
Wien, Prag und Paris. Nach seiner Promotion 1863 und Ablegung des Staatsexamens 1863/64, wurde er zunächst Assistent im Berliner St. Hedwigs-Krankenhause unter ULRICH, später im Krankenhause Bethanien unter ROBERT WILMS.
1871, nach der Rückkehr aus dem Feldzuge, übernahm er die chir. Abteilung im
Augusta-Hospital zu Berlin, in welcher
Stellung er 19 Jahre blieb, habilitierte sich
1875 und wurde 1879 Prof. e. o. 1890
nahm er einen Ruf als ord. Prof. und
Leiter der chir. Klinik in Marburg an und

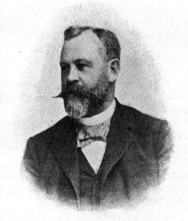

befindet sich noch gegenwärtig in dieser
Stellung. K. ist Verfasser zahlreicher
Schriften aus allen Gebieten der Chirurgie.
Unter ihnen seien genannt: *"Fünf Jahre
im Augusta-Hospital"* (Berlin 1877) — *"Ein
chirurgisches Triennium"* (Kassel 1881) —
"Ueber Harnblasengeschwülste und deren Behandlung" (VOLKMANN's Samml. kl. Vortr.,
Nr. 267/8, 1884) — *"Ueber die Cystonephrosis"* (D. m. W. 1888) — 1896 erschien

die 1. Hälfte einer „*Chirurgie der Nieren*" (in der D. Chir.)

Küster, Konrad, in Berlin, als Bruder des Vor. in Kalkofen 2. Febr. 1842 geb., studierte in Bonn, Würzburg und Berlin, Dr. med. 1865, Arzt seit 1866, lebt seitdem in Berlin, wo er 1888 zum San.-Rat, 1898 zum Geh. San.-Rat ernannt wurde. K. veröffentlichte zahlreiche Journalartikel über Erfahrungen in der Praxis, ferner Artikel in Standesangelegenheiten, und giebt seit 1886 die Allg. deutsche Univ.-Ztg. heraus.

Kuestner, Otto Ernst, in Breslau, geb. in Trossin bei Torgau 26. Aug. 1850, studierte in Leipzig und Berlin und bildete sich in Halle weiter aus, wo er bei WEBER und OLSHAUSEN Assist. war und sich für Gebh. und Gyn. habilitierte. Später begab er sich in gleicher Eigenschaft zu SCHULTZE nach Jena, habilit. sich dort 1877 wieder, und wurde 1879 Extraordinarius. 1888 folgte er einem Rufe als Ordinarius an die Univ. Dorpat, 1893 wurde er von hier nach Breslau berufen, wo er noch thätig ist, gegenwärtig mit dem Charakter als Geh. Med.-Rat. Die Resultate seiner Untersuchungen und Arbeiten sind in zahlreichen Journalartikeln und Aufsätzen in Fachzeitschriften, ferner in Dissertationen seiner Schüler niedergelegt. In monogr. Form erschienen: „*Die typischen Verletzungen der Extremitätenknochen durch den Geburtshelfer*" (Halle 1877) — „*Die Steiss- und Fusslagen etc.*" (Leipzig 1878) — „*Der Einfluss der Körperstellung auf die Lage des Uterus*" (Ib. 1879) — „*Die Häufigkeit des angeborenen Plattfusses*" (Berlin 1880) — „*Das untere Uterinsegment und die Decidua cervicalis*" (Jena 1882) — „*Beiträge zur Lehre von der Endometritis*" (Jena 1883) — „*Episioplastik*" (Leipzig 1892) — „*Behandlung complicirten Retroflexionen und Prolapse*" (Ib. 1890) — „*Indicationen der Myomotomie*" (Ib. 1895) — „*Operative Behandlung der Lageveränderungen der Gebärmutter*" (Ib.) — „*Die Freund'sche Operation bei Gebärmutterkrebs*" (Ib. 1897) — „*Über Extrauterinschwangerschaft*" (Ib. 1899). In MÜLLER's Handbuch der Geburtshilfe bearbeitete er die Krankheiten des Eies und des Foetus und die Verletzungen des Kindes bei der Geburt, in VEIT's Handbuch der Gynäkol. die Lageveränderungen des Uterus. Einen Teil der Arbeiten seiner Dorpater Schüler gab er in Beiträgen zur Geburtshilfe und Gynäkol. (Wiesbaden 1894) heraus. Ausserdem verfasste er ein kurzes Lehrbuch „*Grundzüge der Gynäkologie*" (Jena 1893).

Kuhn, Abraham, in Strassburg. aus Bissersheim, geb. 28. Jan. 1838, Schüler von TROELTSCH in Würzburg und ECKHARD in Giessen, bildete sich in Prag, Wien, München und Strassburg aus, promovierte in Würzburg 1863 („*Über das Lungenepithel*") und in Strassburg 1865 („*Des tumeurs du larynx*"). Seit 1873 wirkt er als Prof e. o. und Direktor der Klinik und Poliklinik für Ohren- und Nasenkrankh. an der Univ. Strassburg. Schriften: „*Histologie des häutigen Labyrinthes der Knochenfische* (1878), *der Amphibien* (1880), *der Reptilien* (1882) *und der Vögel*" (1884) — „*Caries des Ohres*" — „*Cholesteatom des Ohres*" (Arch. f. Ohrenhk.) — „*Diabetes und Ohrkrankheiten*" (Ib.) — „*Lufteintritt in den Sinus sigm.*" — „*Meningitis oder otit. Hirnabscess*" (Z. f. O.), über Ohrpolypen, Cholesteatom, Nasenpolyp, Nasenrachentumor, Hypertr. Pharynxtonsille u. s. w. Er übersetzte das Handbuch der Ohrenheilkunde von TROELTSCH ins Franz. (Paris-Strassburg 1870.)

Kuhnt, Hermann, zu Königsberg i. Pr., geb. 14. April 1850 zu Senftenberg, studierte in Bonn, Berlin und Würzburg. Nach kurzer Assistenz am anat. Institut zu Rostock (unter MERKEL) ging er nach Heidelberg, um sich unter O. BECKER der Augenheilkunde zu widmen. Hier war er 1876 bis 80 Assistent an der Univ.-Augenklinik. 1879 habilitiert, siedelte K. 1880 nach Jena über, woselbst er 1881 die neugegründete Professur der Augenheilkunde erhielt, um 1892 einem Rufe nach Königsberg i. Pr. Folge zu leisten. 1899 gründete er gemeinsam mit J. v. MICHEL die Zeitschr. für Augenheilkunde. Von den zahlreichen in den ophthal. Zeitschr. erschienenen Arbeiten heben wir hervor: „*Zur Architektur der Netzhaut*" (Sitzungsb. d. ophthalm. Ges. 1877) — „*Über Regeneration in der Netzhaut*" (Ib. 1878) — „*Über ein neues Endothelhäutchen im menschlichen Auge*" (Ib. 1879) — „*Über einige Alters-*

veränderungen im menschlichen Auge" und *"Über den Bau der fovea centralis"* (Ib. 1881) — *"Über den halo glaucamotosus"* (Ib. 1885) — *"Zur Pathologie und Therapie des thränenableitenden Apparates"* (Ib. 1891) — *"Zur Kenntnis des Sehnerven und der Netzhaut"* (GRÄFE's Arch. XXV) — *"Über farbige Lichtinduction"* (Ib. XXVI) — *"Über Exstirpation des Thränensackes"* (Corresp.-Blätter 1888) — *"Extraction eines neuen Entozoon aus der regio macularis des menschlichen Glaskörpers"* (A. f. A. XXV) — *"Über Nachstaaroperationen"* und *"Über den Heilwerth der mechanischen Methoden in der Therapie der Conjunctivitis granulosa"* (Z. f. A. I) — *"Über eine eigenthümliche Veränderung der macula lutea (retinitis atrophicans sive rareficans centralis)"* (Ib. III). Besonders bemerkenswert sind die Monographien: *"Beiträge zur operativen Augenheilkunde"* (Jena 1883) — *"Vorschlag einer neuen Therapie bei gewissen Formen von Hornhautgeschwüren"* (Wiesbaden 1884) — *"Über die entzündlichen Erkrankungen der Stirnhöhlen und ihre Folgezustände"* (Ib. 1895) — *"Über die Therapie der Conjunctivitis granulosa"* (Klin. Jahrbuch VI, Heft 3) — *"Über die Verwerthbarkeit der Bindehaut in der praktischen und in der operativen Augenheilkunde"* (Wiesbaden 1898).

Kulenkampff, Diedrich, zu Bremen, geb. daselbst 8. Juni 1846, studierte in Tübingen, Zürich, Würzburg, Halle, wurde 1868 in Würzburg promoviert, ist seit 1873 prakt. Arzt in Bremen. Litterar. Arbeiten: *"Aerztlicher Rathgeber für Seeleute"* (Leipzig 1874) — *"Die Krankenanstalten der Stadt Bremen, ihre Geschichte und ihr jetziger Zustand"* (Bremen 1884), zusammen mit ESMARCH: *"Die elephantiastischen Formen"* (Hamburg 1885). K. war 1881 bis 94 ständiger Referent für das Chir. Ctrlbl. und bearbeitete 1896 für das *"Handbuch der Hygiene"*, von WEYL, den Artikel: *"Schiffshygiene"*; 1891 hielt K. in Bremen einen Vortrag über die Frage: *"Bedürfen wir der Spirituosen?"*

Kundrat, Hans, 6. Okt. 1845 in Wien geb., studierte daselbst Medizin, wurde 1868 Doktor derselben und Assist. ROKITANSKY's, im Wintersemester des Schuljahres 1875/76 a. o., 1877 ord. Prof. der patholog. Anatomie in Graz, 1882 in Wien, wo er 25. April 1893 starb. K. bereicherte das Grazer und Wiener pathol.-anatom. Museum mit zahlreichen schönen Präparaten, hatte wesentlichen Anteil an dem zweckmässigen Umbau der pathol.-anatom. Anstalt zu Wien, schrieb ausser kleineren Journalartikeln, unter denen wir den Nachweis des Favuspilzes in der Darmschleimhaut, die in den Wiener med. Jahrbüchern erschienen krankhaften Veränderungen der Endothelien, die Neubildung der Uterusschleimhaut nach der Geburt hervorheben: *"Die Selbstverdauungsprocesse der Magenschleimhaut"* (Graz 1877) — *"Arhinencephalie, als typische Art von Missbildung"* (Ib. 1882) — *"Die Porencephalie"* (Ib. 1882).

Kunkel, Adam Joseph, zu Würzburg, geb. zu Lohr am Main 27. Nov. 1848, studierte in München, Würzburg, Göttingen, Leipzig, war Schüler besonders von A. FICK und C. LUDWIG, promovierte 1872, war Privatdozent in Würzburg 1876 bis 81 und ist Prof. o. und Vorstand des pharmakolog. Institutes daselbst seit 1883. Seine Arbeiten (physiolog. Inhalts) befinden sich in PFLUEGER's Archiv f. d. ges. Physiol., den Würzburger Sitzungsberichten und Verhandlungen, der Zeitschrift f. physiolog. Chemie, der Ztschr. f. Biologie. Sein *"Handbuch der Toxikologie"* erschien Jena 1899.

Kunze, Karl Ferdinand, zu Halle, 10. April 1826 in Dobis bei Wettin geb., studierte in Berlin und wurde 1852 daselbst Doktor. Seit 1866 wirkte er als prakt. Arzt und Sanitätsrat in Halle, wo er 29. Dez. 1889 starb. K. ist Verfasser einer Reihe von im alten Lexikon zitierten Kompendien und Lehrbüchern der prakt. Med.

Kupffer, Karl Wilhelm v., in München, geb. 14. Nov. 1829 zu Lesten in Kurland, studierte in Dorpat hauptsächlich als Schüler von BIDDER, prom. 1854, war 1858 bis 66 Prosektor und Prof. e. o. in Dorpat, 1866 bis 76 Prof. ord. der Anat. in Kiel, bis 1880 in Königsberg und ist seitdem als Nachfolger BISCHOFF's erster Prof. der Anat. und Vorsteher des anat. Instituts in München, gegenwärtig mit dem Charakter als Geheimrat. Seine zahlreichen Arbeiten betreffen vergleichend-anat., embryol., histol. und anthropol. Studien. Selbständig erschienen: "*Untersuchungen über die Textur des Rückenmarks und die Entwickelung seiner Formelemente*" (Leipzig 1857 mit BIDDER) — "*Stammverwandtschaft zwischen Ascidien und Wirbelthieren*" (Bonn 1870) — "*Laichen u. Entwicklung des Ostsee-Herings*" (Berlin 1878) — "*Immanuel Kant's Schädel. 5 photogr. Bl. m. erläut. Bemerkungen*" (zus. mit BESSEL-HAGEN, Königsb. 1880) u. a. m.

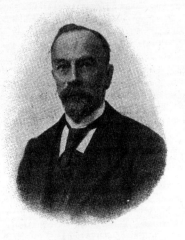

Kurella, Hans Georg, in Breslau, geb. in Mainz 20. Febr. 1858, studierte in Berlin, hauptsächlich unter KRONECKER, promovierte 1880, war Assist. bei KRONECKER (jetzt in Bern) 1879, bei KAHLBAUM in Görlitz 1881 bis 82, unternahm 1882/83 Reisen, vorwiegend in Nordamerika, war 1883 bis 95 Arzt an verschiedenen öffentlichen Irrenanstalten, vorwiegend mit der Behandlung kriminalistischer Probleme beschäftigt und ist seit 1895 als Nervenarzt und Elektrotherapeut in Breslau niedergelassen. K. publizierte: "*Cesare Lombroso und die Naturgeschichte des Verbrechers*" (Hamburg 1891), bearbeitete 1892 bis 99 die Hauptwerke LOMBROSO's in 6 Bänden, ferner "*Naturgeschichte des Verbrechers*" (Stuttgart 1894) — "*Häuslichkeit und Sittlichkeit*" (Frankfurt a. M. 1899). 1890 übernahm er die Redaktion des Ctrlbl. f. Nervenheilk. und Psychiatrie,

begründete 1895 (mit FERRI, H. ELLIS, W. LOMBART u. a. die "*Bibliothek für Socialwissenschaften*", 1898 mit DUBOIS, HOORWEG, MANN, WERTHEIM-SALOMONSON die "*Zeitschr. für Elektrotherapie und ärztliche Elektrotechnik*".

Kussmaul, Adolf, geb. 22. Febr. 1822 zu Graben bei Karlsruhe i. B., studierte 1840 bis 45 in Heidelberg, war Assistent von F. K. NAEGELE, nach dem Staatsexamen 1846 von K. PFEUFER, studierte 1847/48 in Wien und Prag, war Militärarzt in badischen Diensten 1848 u. 49 und prakt. Arzt in Kandern 1850 bis 53. Durch Krankheit gezwungen, die Praxis aufzugeben, studierte er nochmals ein Jahr in Würzburg und habilitierte sich 1855 in Heidelberg, wurde hier 1857 a. o. Prof., 1859 als innerer Kliniker und Ord. nach Erlangen berufen, 1863 als solcher nach Freiburg i. Br., zuletzt 1876 nach Strassburg. Er lebt jetzt als emeritierter Prof. der Strassburger Fakultät in Heidelberg, ist badischer wirklicher Geh. Rat u. Ehrenbürger der Stadt Heidelberg. Als

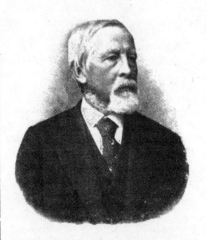

Student veröffentlichte er 1845 die Preisschrift: "*Die Farbenerscheinungen im Grunde des menschlichen Auges*" (Heidelberg). Seine Inaug.-Diss.: "*Untersuchungen über den Einfluss, welchen die Blutströmung auf die Bewegungen der Iris und anderer Theile des Kopfes ausübt*" erschien 1856 in d. Verhdlg. der Würzburger physikalisch-med. Ges. Mit seinem Freunde A. TENNER gab er heraus: „*Untersuchungen über Ursprung und Wesen der fallsuchtartigen Zuckungen bei der Verblutung, sowie der Fallsucht überhaupt*" (Frankf. a. M. 1857). Ferner veröffentlichte er ausser zahlreichen Aufsätzen in Zeitschr. die selbständigen Schriften: „*Von dem Mangel, der Verkümmerung und der Verdoppelung der Gebärmutter, von der Nachempfängniss und der Ueberwanderung des Eies*" (Würzburg 1859) — „*Untersuchungen über das Seelenleben des neugeborenen Menschen*" (Leipzig 1859, 3. Aufl. Tübingen 1896) — „*Untersuchungen über den constitutionellen Mercurialismus und sein Verhältniss zur constitutionellen Syphilis*" (Würzburg 1861) — „*Über die Behandlung der Magenerweiterung durch eine neue Methode*" (Freiburg i. Br. 1869; er führte damit die Magenpumpe in die Behandlung der Magenkrankheiten ein) — „*Zwanzig Briefe über Menschenpocken- und Kuhpockenimpfung*" (Freiburg 1870) — „*Über die fortschreitende Bulbärparalyse und ihr Verhältniss zur progressiven Muskelatrophie*" (Leipzig 1873) — „*Die Störungen der Sprache. Versuch einer Pathologie der Sprache*" (v. ZIEMSSEN's Handb. d. Pathol., 1877; 2. Aufl. 1881) — „*Dr. Benedict Stilling. Eine Gedächtnissrede*" (Strassburg 1879) — „*Jugenderinnerungen eines alten Arztes*" (Stuttgart 1.—3. Aufl. 1899).

Kutner, Robert, geb. 11. April 1867 in Ückermünde (in Pommern) als Sohn eines Arztes, studierte in Berlin, Kiel, Freiburg i. Br. und erhielt seine spezialistische Ausbildung zunächst als Schüler und früherer Assistent von MAX NITZE (Berlin); ferner bei DITTEL (Wien) und GUYON (Paris). Prom. 1890, approbiert 1891, machte 1892 Reisen im Auslande und ist seit 1892 in Berlin Spezialarzt für Harnleiden. K. erlangte die ersten photographischen Aufnahmen d. Innern einer Körperhöhle (*„Die Photographie innerer Körperhöhle, insbesondere der Harnblase und des Magens*" 1891), begründete die urologische Asepsis, (zahlreiche Einzelarbeiten und die ERNST VON BERGMANN gewidmete Monographie: „*Die Handhabung und praktische Bedeutung der Asepsis für die Behandlung der Harnleiden*", Berlin 1897) und verfasste ein schnell bekannt gewordenes Lehrbuch: „*Die instrumentelle Behandlung der Harnleiden*" (Ib. 1898). Ausserdem veröffentlichte er viele kleinere Arbeiten auf dem Gebiete der Urologie.

L.

Laache, Soeren Bloch, zu Christiania, geb. in Fet bei Christiania 31. Jan. 1854, wurde 1877 als Arzt approbiert, war 1881 bis 83 Assistent am pathol. Institut, dann Reservearzt der med. Abteilung A des Reichshospitals, 1884 bis 92 Sekretär der Norweg. med. Gesellsch. und Redakteur des „Norsk Magaz. for Laegevidenskaben" wurde 1890 Dozent der propädeutischen Medizin, 1895 Titular-Prof., 1896 Ordinarius der inneren Medizin und Direktor der med. Klinik A am Reichshospital, war 1898 bis 99 Vorsitzender der med. Gesellsch. zu Christiania. Ausser den im älteren Lexikon erwähnten Schriften publizierte L.: „*Empyema pleurae og dens Komplikationer*" (Doktordiss. 1889) — „*Cystoiddegeneration af Nyre og Lever*" (Klinisk Aarbog 1889) — „*Actinomycosis hominis intestinalis*" (Norsk Mag. 1892) — „*Epilepsia alcoholica*" (Ib. 1893) — „*Pneumotherap. nach innerem Trauma*" (Ib.) — „*Ueber Behandlung des Myxoedems mit dargereichter Gland. thyroidea*" (D. m. W. 1893) — „*Om Perkussion af Hjertet*" (Festskr. for Prof. H. Hejberg, 1895) — „*Om Beri-Beri*" (Norsk Mag. 1896) — „*Kliniske Jagttagelser om Tetanus*" (Tidskrift for den Norske Laegeferening 1896) — „*Aderlass bei Urämie*" (Vortrag internat. Kongr. Moskau 1897) — „*Krankheiten des Blutes (incl. Sepsis und Pyämie)*" (in Ebsten-Schwalbe's Handb. der pr. Med. 1898) — „*Paroxystisk Tachykard*" (Vortr. a. 2. Norsk Kongr. f. inn. Med. Norsk Mag. 1898) — „*Diäta parca als Glied der Behandlung des Aortenaneurysmas*" (Therapie der Gegenwart 1899).

Labadie-Lagrave, Frédéric, in Paris, geb. 16. August 1844, Interne des hôpitaux 1867, Dr. med. 1873, méd. d. hôp. 1879, publizierte: „*Traité clinique d'urologie et des maladies des reins*" — „*Traité des maladies du foie et des voies biliaires*" — „*Médecine clinique en 20 volumes*" (en collab. av. G. Sée).

Labbé, Léon, in Paris, geb. 29. Sept. 1832 zu Merlerault (Orne), studierte auf der Sekundärschule in Caen und in Paris, Dr. med. 1861 mit der These: „*Quelques réflexions au sujet du traitement des fistules génito-urinaires chez la femme*", schrieb die Konkurs-These „*De la coxalgie*", gab Léon Gosselin's-Leçons sur les hernies abdominales" (1865) heraus, verfasste zusammen mit Guyon für das Départ. de l'instruction publique den „Rapport sur les progrès de la chirurgie" (1867), ist seit 1863 Agrégé der Fakultät, Chir. des hôpitaux seit 1864, Mitgl. d. Acad. de méd. (seit 1880) und veröffentlichte noch: „*Traité des tumeurs bénignes du sein*" (zus. mit Coyne, 1876) und zahlreiche kleinere Artikel und Mémoires für das Dict. encyclop. etc.

Laboulbène, Jean-Joseph-Alexandre, zu Paris, 23. August 1825 zu Agen (Lot-et-Garonne) geb., wurde 1854 in Paris Doktor mit der These: „*Sur le naevus en général et sur une modification particulière et non décrite, etc.*", 1860 Agrégé mit der These: „*Des névralgies viscérales.*" Als Médecin des hôpitaux war er nach einander im Hôtel-Dieu, Hôp. Necker und in der Charité thätig, las über patholog. Anatomie bei der Fakultät, wurde 1873 Mitglied der Acad. de méd. und 1879 zum Prof. der Geschichte der Medizin bei der Fakultät ernannt. In dieser Stellung wirkte er bis zu seinem 7. Dez. 1898 in Saint-Denis d'Anjou (Mayenne) nach längerer Krankheit erfolgtem Tode. Von seinen Schriften sind noch anzuführen: „*Recherches cliniques et anatomiques sur les affections pseudo-membraneuses etc.*" (1861, av. pl.) — „*Des corps étrangers fixes dans* *le larynx, et de leur extraction*" (1872) — „*Nouveaux éléments d'anatomie pathologique*"

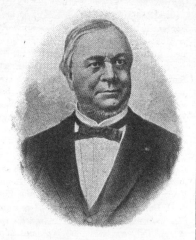

(1878, av. figg.). Er hat auch entomologische Schriften publiziert, darunter eine Fauna der Insekten Frankreichs (1856). Unter seiner Ägide sind zahlreiche, wertvolle Doktorthesen zur med. Gesch. gearbeitet worden. Er war ein sehr beliebter und anregender Lehrer.

Ladame, Paul-Louis, in Genf, geb. zu Neuchâtel 25. Juni 1842, studierte in Zürich, Würzburg, Bern, Paris, Wien, Berlin, besonders in Zürich, wo er namentlich Schüler von GRIESINGER war, wurde 1865 Dr. med. in Bern, 1866 Arzt im Kanton Neuchâtel, später in Genf, wo er seit 1884 a. d. Univ. habilitiert ist. Aus einem fast 100 Nummern umfassenden Verzeichnis seiner Arbeiten, die sich auf Neuropathologie, Psychiatrie, Kriminal-Anthropologie, ferner auf innere Med. u. Hygiene u. a. beziehen, seien erwähnt: „*Symptomatologie und Diagnostik der Hirngeschwülste*" (Würzburg 1865) — „*La névrose hypnotique. Étude etc.*" (Genf und Paris 1881) — „*De la prostitution dans ses rapports avec l'alcoolisme, le crime et la folie*" (Neuchâtel 1884) — „*La maladie de Friedreich*" (Genf 1889) — „*La descendance des alcooliques*" (Ib. 1891) — „*Le nouvel asile des aliénés à Genève et les questions qui s'y rattachent*" (Ib. 1895) — „*Les orphelinats de la Suisse et des principaux pays de l'Europe avec un aperçu historique*" (Paris, Neuchâtel et Genève 1879).

Laehr, Heinrich, Geh. Sanitätsrat und Prof., Direktor des Asyles Schweizerhof, Station Zehlendorf bei Berlin, geb. 10. März 1820 zu Sagan in Schlesien, studierte in Berlin und Halle, war Assistent an dem Krankenhause der FRANKEschen Stiftungen und Assistent der chir. Klinik von BLASIUS in Halle, wurde in Halle 1843 promoviert, trat 1848 als Assist. in die Provinzial-Irrenanstalt bei Halle unter DAMEROW, war von 1850 an 2. Arzt dieser Anstalt, ist seit 1853 Begründer und Vorstand des Privatasyles Schweizerhof für weibliche Nerven- und Gemütskranke, der ersten Anstalt bei Berlin unter ärztl. Leitung. Schriften: „*Ueber Irrsein und Irrenanstalten. Für Aerzte und Laien. Nebst einer Uebersicht über Deutschlands Irrenwesen und Irrenanstalten, erläutert durch eine colorirte Karte*" (Halle 1852) — „*Joseph Guislain's klinische Vorträge über*

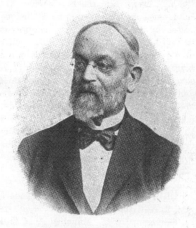

Geisteskrankheiten. Nebst 6 Taff." (Berlin 1854) — „*Zusammenstellung der Irrenanstalten Deutschlands im Jahre 1861. Mit 61 Holzschnitten*" (Ib. 1862) — „*Die Heil- und Pflegeanstalten für Psychisch-Kranke in Deutschland, der Schweiz und den benachbarten deutschen Ländern*" (Ib. 1875) — „*Asyl Schweizerhof. Privat-Heilanstalt für Psychisch-Kranke weiblichen Geschlechtes. Nach 25jähriger Wirksamkeit. Mit 21 Taff.*" (Ib. 1878) — „*Die Heil- und Pflegeanstalten für Psychisch-Kranke des deutschen Sprachgebietes. Mit geogr. Karte*" (1882, mit LEWALD 1899 eine neuere Auflage) —

"Gedenktage der Psychiatrie aller Länder" (1885; 4. Aufl. 1893) — *"Die Literatur der Psychiatrie, Neurologie und Psychologie im 18. Jahrhundert"* (2. Aufl. 1895) — *"Die Literatur der Psychiatrie, Neurologie und Psychologie von 1459—1799"* (3 Bde. 1900). L. ist Chef-Redakteur der *"Allgemeinen Zeitschrift für Psychiatrie und psychisch-gerichtliche Medicin"* seit 1858, worin eine grössere Zahl Mitteilungen von ihm niedergelegt sind, war Referent über die Psychiatrie in CANSTATT's Jahresberichten, ist Mitbegründer und Geschäftsführer des *"Vereins der deutschen Irrenärzte"* seit 1860 und Mitbegründer und Vorsitzender des psychiatrischen Vereines in Berlin 1867 bis 98, 1872 Mitbegründer des Hilfsvereins für entlassene Geisteskranke der Prov. Brandenburg. Als ärztlicher Experte war er mitbeteiligt bei dem Bau der öffentlichen Irrenanstalten zu Lengerich i. W., Berlin, Eberswalde, Owinsk, Grafenberg, Bonn, Düren, Andernach, Merzig, der Idiotenanstalt zu Schwerin, des Wilhelmsstiftes und der Anstalt für Epileptische in Potsdam. Er war 1895 Hilfsarbeiter in der kgl. wissenschaftl. Deputation im Kultus-Ministerium, stellvertretender Vorsitzender in der 3. Session der Ärztekammer der Provinz Brandenburg und des Stadtkreises Berlin, 1899 Mitbegründer des ersten Neubaues einer Trinkerheilanstalt zu Fürstenwalde und 1899 Mitbegründer der ersten Heilstätte für minderbemittelte Nervenkranke *"Haus Schönow"* zu Zehlendorf.

Laehr, Max, in Berlin-Zehlendorf geb. 9. Nov. 1865 zu Zehlendorf, studierte in Tübingen, Berlin, München, war 1891 Volontärarzt an d. Abt. d. Prof. KAST in Hamburg-Eppendorf, 1891 bis 93 Assist. bei RIEGEL in Giessen, 1893 bis 99 Assist. bei JOLLY in Berlin in der Charité, habilitierte sich 1896 in Berlin für Neurologie und Psychiatrie und ist seit 1899 Leiter der Volksheilst. f. Nervenkr. *"Haus Schönow"* in Zehlend.-Berlin. L. publizierte Arbeiten aus dem Gebiete der inneren Medizin, Neurologie, Psychiatrie und Unfallheilkunde in B. kl. W., D. m. W., Arch. f. Psych. u. Nervenh., Charité-Annalen u. s. w., sowie als Monographie: *"Die nervösen Krankheitserscheinungen der Lepra, nach eigenen auf einer Studienreise in Sarajevo und Constantinopel gesammelten Erfahrungen"* (Berlin 1899).

Lafargue, Baptiste-Eugène, in Bordeaux, geb. 1817 zu Lestiac, studierte in Montpellier, wurde daselbst 1844 Dr. med. und liess sich in Bordeaux nieder, wo er 40 Jahre lang Gerichtsarzt, Präsident der Soc. de méd., General-Sekretär der Soc. linéenne war und im Jan. 1895 starb. (Ein Verzeichnis seiner zahlreichen Arbeiten enthält ein Nekrolog im Progr. méd. d. J. 1895, I p. 32).

Lagneau, Gustave-Simon, zu Paris, geb. daselbst 1827, als Sohn des ausgezeichneten Syphilidologen Louis-Vivant L. (1781 bis 1868), wurde dort 1851 Doktor mit der These: *"Des maladies pulmonaires causées ou influencées par la syphilis"*, war seit 1853 Méd. des hôp., verfasste ein *"Mém. sur les mesures hygiéniques propres à prevenir la propagation des maladies vénériennes"* (Annal. d'hyg. publ., 1856) — *"Maladies syphilitiques du système nerveux"* (Paris 1860) — *"Tumeurs syphilitiques de la langue"* (Gaz. hebdom., 1859) — *"Recherches comparatives sur les maladies vénériennes dans les différentes contrées"* (Annales d'hyg. publ., XXVIII, 1867) — *"Mortalité des enfants assistés en général et de ceux du Dép. de la Seine en particulier"* (Compt. rend. de l'Acad. des sc. morales et polit., 1882), ferner Arbeiten über larvierte Urethralschanker (1856), Bevölkerungs-Statistik (1882) und Anthropologie (1869, 71, 76), auch zusammen mit A. CHEVALIER (1873). Er war Mitglied der Acad. de méd. seit 1879 und starb Ende August 1896. Er hatte noch 1890 die Schrift *"Des mesures propres à rendre moins faibles l'accroissement de la population de la France"* veröffentlicht. Diese Studien, sowie diejenigen über den öffentlichen Kinderschutz, die Volkskunde von Nordwestfrankreich, Einfluss der Religion auf die Bevölkerungsvorgänge, Kindersterblichkeit etc. haben auch ausserhalb Frankreichs Beachtung gefunden.

Lailler, Charles, in Paris, daselbst 1822 geb. und 11. Aug. 1893 verstorben, war 1863 bis 87 Arzt am Hôp. Saint-Louis und nach HARDY's Tod der Senior der Dermatologie. Ihm ist das Museum für Hautkrankheiten in dem genannten Hospital zu danken, ebenso wie die Einrichtung einer Schule für grindkranke Kinder.

Lambl, (Lajambl), Wilh. Dusan, zu Charkow, 1824 in Letina (Böhm.) geb., wurde in Prag Dr. med., interessierte sich bes. für slavische, namentl. südslavische Sprachen, begab sich 1848 nach Kroatien, Serbien, Dalmatien, Montenegro und veröffentlichte seine daselbst gemachten sprachl., naturwissensch. und kulturhistor. Studien in der böhm. Museums-Zeitschrift (Casopis, 1848 bis 54) und anderen böhm. Zeitschriften. Nach Prag zurückgekehrt, erhielt er eine Anstellung in LOESCHNER's Kinderspital und blieb in derselben bis 1860, wo er, nachdem er sich eingehend auch mit der Russ. beschäftigt, eine Berufung an die Univ. Charkow annahm. 1863 unternahm er eine Reise nach dem Kaukasus zum Studium der dortigen Mineralquellen. In seinen letzten Lebensjahren pensioniert, starb L. 12. Febr. 1895. Seine literar. Arbeiten sind bereits im älteren Lexikon zusammengestellt.

Lanceraux, Étienne, zu Paris, geb. zu Brécy Brières (Ardennes) 27. Nov. 1829, studierte in Paris. war Schüler von

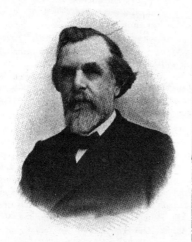

CLAUDE BERNARD und BAZIN, wurde 1862 Doktor und ist zur Zeit Médecin des Hôp. de la Pitié, am Hotel Dieu, Prof. agrégé seit 1872, seit 1877 Mitglied der Akad. d. Med. Schriften (ausser den schon im älteren Lexikon erwähnten): „*Des affections nerveuses syphilitiques*" (1861, zusammen mit LÉON GROS, von der Acad. de méd. preisgekrönt) — „*De la thrombose et de l'embolie cérébrales etc.*" (1862, von der Acad. des sc. gekrönt) — „*Traité historique et pratique de la syphilis*" (1866; 2. édit. av. pl. 1873, von der Acad. des sc. mit einem MONTHYON-Preise gekrönt) — „*Atlas d'anatomie pathologique*" (1871, vom Institut de France mit einem MONTHYON-Preise gekrönt) — „*Traité d'anatomie pathologique*" (3 voll., 1875 bis 77, 79 bis 81, 85) — „*Traité de l'herpétisme*" (1883) — „*Leçons de clinique médicale faites à l'hôpital de la Pitié*" (1883) — „*De l'alcoolisme et de ses conséquences au point de vue de l'état physique intellectuel et moral des populations*" Paris 1878) — „*Mélanges de clinique médicale etc.*" (Paris 1880) — „*Rapport à la Société anatomique sur un cas d'embolie pulmonaire suivie de mal subite*" — „*Des cicatrices du foie dans le diagnostic anatomique de la Syphilis viscérale*" (Paris 1862) — „*Leçons sur la syphilis faites à l'hôpital de Lourcine et recueillie par le Dr. Ch. Remy*" (Paris 1894) — „*Leçons de clinique médicale*" (Paris 1890) — „*Leçons de clinique médicale, faites à l'hôpital de la Pitié et à l'hôtel Dieu*" (Années 1879 à 91, T. I. Paris 1892, et années 1879 à 93, T. II. Paris 1894. (2. Aufl. der vorher genannten Leçons.) — „*Traité des maladies du foie et du pancréas*" (Paris 1899) — „*De l'absinthisme aigu et de l'absinthisme chronique*" (Paris 1879 und Acad. de médecine). Zahlreiche mémoires in Archives générales de médecine, l'Union médicale, Bulletins de l'Academie de médecine etc. Artikel: alcoolisme, arterite, veines caves, maladie de Bright et reins (Pathologie) im Dictionnaire encyclopédique des sciences médicales.

Landau, Leopold, in Berlin, geb. in Warschau 16. Juli 1848, studierte in Breslau, Würzburg, Berlin, war Schüler namentlich von SPIEGELBERG, wurde 1870 Doktor mit der Diss.: „*Zur Physiologie der Bauchspeichelabsonderung*", war seit 1872 in Breslau Assistent der königl. gynäkol. Klinik und Dozent an der Univ. Breslau 1874 bis 76, ist seitdem in Berlin Dozent der

Gynäkol. an der dortigen Univ. Seit 1892 leitet er seine eigens erbaute Frauenklinik. 1893 wurde er zum Professor ernannt. L. veröffentlichte folgende selbständig erschienene Schriften: "*Ueber Melaena der Neugeborenen und Obliteration der foetalen Wege*" (Habilitationsschr., Breslau 1894) — "*Die Wanderniere der Frauen*" (Berlin 1881) — "*Die Wanderleber und der Hängebauch der Frauen*" (Ib. 1885) — "*Die vaginale Radicaloperation. Technik und Geschichte*" (zus. m. THEODOR LANDAU; Ib. 1896) — "*Anatomische und klinische Beiträge zur Lehre

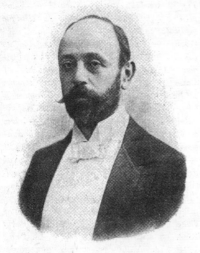

von den Myomen am weiblichen Sexualapparat*" (Berlin-Wien 1899). Von L.'s zahlreichen Journal-Artikeln und sonstigen Publikationen erwähnen wir: "*Ueber Entstehung, Erkenntnis und Behandlung der Harnleiterscheidenfisteln*" (Arch. f. Gynäkol. IX) — "*Zur Behandlung der Echinokokken der Bauchhöhle*" (Arch. f. klin. Chir. XXVIII) — "*Ueber Indication und Werth der künstlichen Frühgeburt bei engem Becken*" (Archiv für Gynäkol., XI) — "*Zur Lehre von der Eierstocksschwangerschaft*" (Ib. XVI) — "*Ueber Erweiterungsmittel der Gebärmutter*" (VOLKMANN's Samml. klin. Vortr. Nr. 187) — "*Zur Casuistik der Echinokokken an und in der weiblichen Brust*" (Archiv für Gynäkol., VIII) — "*Zur Operation der Echinokokken in der Bauchhöhle*" (Cbl. f. Ch. 1882) — "*Zur microscopischen Diagnose des Gebärmutterkrebses*" (Cbl. f. Gyn. 1890) — "*Zur Diagnose und Therapie des Gebärmutterkrebses*" (VOLKMANN's Samml. klin. Vortr., Nr. 338) — "*Klinische Beobachtung und microscopische Diagnose*" (Cbl. f. Gyn. 1890) — "*Therapeutische Erfahrungen über Tubensäcke*" (als Manuskript gedruckt, Berlin 1890) — "*Ueber Tubensäcke, eine klinische Studie*" (A. f. G. XL) — "*Zur Pathologie und Therapie der Beckenabscesse des Weibes mit besonderer Berücksichtigung der vaginalen Radicaloperation*" (Ib. XLVI) — "*Pathologie und Therapie bei Beckeneiterung*" (Z. f. G. u. G. XXX) — "*Bericht über 109 Fälle von vaginaler Radicaloperation bei doppelseitigen, chronischen, eitrigen resp. entzündlichen Adnexerkrankungen*" (B. k. W. 1895) — "*Zur Technik der abdominalen Totalexstirpation des Uterus*" (Cbl. f. Gyn. 1897) — "*Wann muss ein Myom des Uterus operirt werden?*" (Therapie der Gegenwart 1899) — "*Zur Symptomatologie und Therapie des Uterusmyoms*" (B. k. W. 1899). Dazu kommen noch viele Aufsätze in B. k. W., D. m. W. u. a. Journalen.

Landau, Theodor, in Berlin, geb. in Breslau 22. Mai 1861 als jüngerer Bruder des Vor., studierte in Strassburg, Berlin, Göttingen, hauptsächlich als Schüler des Vor., Dr. med. 1885, ist seit 1891 Frauenarzt in Berlin und veröffentlichte: "*Zungenkrebsoperatt. d. Göttinger chir. Klinik vom Oktober 1875 bis Mai 1885*" (Dissertat. 1885) — "*Ueber den Krebs der Gebärmutter von John Williams*" (ins Deutsche übersetzt zus. mit KARL ABEL, Berlin 1890) — "*Les Salpingites*" (gekr. Preisschrift, Brüssel 1892) — "*Die vaginale Radicaloperation. Technik und Geschichte*" (mit LEOPOLD LANDAU, Berlin 1896), dazu etwa 30 Aufsätze, von denen wir erwähnen: "*Zur Prognose der Myomoperationen*" (Cbl. f. Gyn., 1889) — "*Beiträge zur pathologischen Anatomie des Endometrium*" (zus. mit KARL ABEL, A. f. G. XXXIV) — "*Eigenartige interstitielle Endometritis oder sarcomatöse Degeneration der Uterusschleimhaut*" (zus. mit KARL ABEL, Cbl. f. Gyn. 1890) — "*Zur Behandlung der durch Myome complicierten Schwangerschaft und Geburt*" (VOLKMANN's Samml. klin. Vortr. Nr. 26) — "*Ueber das Verhalten der Schleimhäute in verschlossenen und missbildeten Genitalien und über die Tubenmenstruation*" (Ib. XLII) — "*Zum Thema der vaginalen Radicaloperation (Hystero - Salpingo - Oophorektomia vaginalis)*"

(Cbl. f. Gyn. 1895) — *„Die Gebärmuttermyome, ihr anatomisches, klinisches Verhalten und ihre Behandlung, in Thesenform dargestellt"* (Deutsche Praxis 1898) — *„Vaginal Coeliotomie"* (British med. Journal 1898) — *„Bemerkungen zur Uterusexstirpation mit Angiothrypsie"* (Cbl. f. Gyn. 1899), ausserdem Aufsätze in B. k. W., D. m. W., D. M.-Ztg.

Landau, Richard, in Nürnberg, geb. 4. Juli 1864 in Dresden, studierte in Berlin, Strassburg, München und an der kgl. Frauenklinik in Dresden, promovierte 1889, besuchte zu seiner weiteren Ausbildung die Klinik von CURSCHMANN in Leipzig, wo er promovierte, dann die kgl. Frauenklinik in Dresden, praktizierte 1890 bis 96 in Frankenberg und ist seitdem in Nürnberg. Er publizierte: *„Zur Geschichte des Diphtherieheilserums Behring"* (München 1895) — *„Arzneiverordnungen für Krankenkassenärzte"* (Leipzig 1895) — *„Geschichte der jüdischen Ärzte"* (Berlin 1895), sowie verschiedene Aufsätze in der *„D. m. W."*, *„W. m. Pr."*, Mtsschr. f. Gebtsh. und Gynäkol.", *„Münch. m. W."*, *„Janus"*, EULENBURG's *„Encyklop. Jahrbücher"* und *„Realencyklopädie III. Aufl."*

Landerer, Albert Sigmund, zu Stuttgart, geb. zu Tübingen 8. April 1854, studierte in Tübingen und Leipzig, wurde 1878 promoviert, war 1878 bis 79 Assist. bei WILH. BRAUNE (topograph. Anatomie), 1879 bis 83 bei THIERSCH, 1882 Privatdozent für Chir. in Leipzig, 1889 a. o. Prof. (tit.) der Chir., ist seit 1894 chir. Oberarzt am Karl-Olgakrankenhause in Stuttgart. Arbeiten: *„Mechanik der Atmung"* (Arch. f. Anat. und Physiol. 1881) — *„Exstirpation des Talus bei Luxation"* (Chir. Ctrbl. 1881) — *„Exstirpation des Larynx"* (D. Ztschr. f. Chir. 1882) — *„Versuche über Transfusion nicht geschlagenen Blutes"* (Arch. f. exp. Pathol. 1882) — *„Syphilitische Gelenkerkrankungen Erwachsener"* (v. LANGENB. Arch. XXX 1884) — *„Gewebsspannung"* (Leipzig 1884) — *„Über Entzündung"* (VOLKM. Vortr. 1885) — *„Transfusion und Infusion"* (VIRCH. Arch. 1886) — *„Trockene Operationen"* (v. LANG. Arch. 1886) — *„Lokale Anästhesie mit subcutanen Cocaininjectionen"* (Chir. Ctrbl. 1885) — *„Behandlung der Scoliose mit Massage"* (D. Ztschr. f. Chir. 1886 und Leipzig 1887)

— *„Handbuch der allgemeinen chirurg. Pathologie und Therapie"* (Wien 1887 bis 89) — *„Behandlung der Tuberkulose mit Zimmtsäure"* (Leipzig 1892) — *„Mechanotherapie"* (Leipzig 1894) — *„Diagnostik der Hernia obturatoria"* (Festschr. für BENNO SCHMIDT 1895) — *„Operative Behandlung des Duodenalgeschwürs"* (Grenzgebiete 1896) — *„Chir. Diagnostik. Lehrbuch"* (Wien 1897) — *„Allg. chirurg. Pathologie und Therapie"* (2. Aufl. Wien 1898); dazu zahlreiche Aufsätze in Deutsch. und Münch. m. W., v. LANGENBECK's Archiv, sowie zahlreiche Schülerarbeiten von P. F. RICHTER, SPIRO, ROBITZSCH, KRÄMER, GROSSE, KERSTAN a. a.

Landesberg, Max, in Florenz, Augenarzt, geb. 1840 zu Jassy in Rumän., wurde in Ratibor erzogen, studierte seit 1861 in Berlin, hauptsächlich unter A. v. GRAEFE, SCHWEIGGER, SCHELSKE und WALDAU, promovierte 1865 mit einer Arbeit über die eitrige Augenbindehautentzündung, vervollkommnete sich in seiner Spezialität noch einige Zeit unter A. v. GRAEFE, wanderte dann nach Amerika aus, wo er eine Zeit lang in Philadelphia und New York thätig war, siedelte 1894 nach Florenz über und starb hier 4. März 1895. L. publizierte: *„Beiträge zur variolösen Ophthalmie"* (1874) — *„Zur Statistik der Linsenkrankheiten"* (1878) — *„On the etiology and prophylaxis of blindness"* (1878).

Landgraf, Wilhelm, in Berlin, geb. zu Genthin 3. Juli 1850, studierte als Zögling der Akademie für das militärärztl. Bildungswesen in Berlin, 1875 promoviert, war 1885 bis 89 intern. Assist. auf der 2. med. Klinik der Charité (unter GERHARDT), wirkte seit 1889 als Stabsarzt beim 2. Garde-Regiment, ist seit 1895 Regimentsarzt des 3. Garde-Regiments in Berlin und beschäftigt sich speziell mit den Erkrankungen der Nase, des Rachens und Kehlkopfs. Er veröffentlichte: *„Nasen-, Rachen- und Kehlkopferkrankungen bei acuten Infectionskrankheiten, Typhus, Influenza, Rotz, Variola etc."* in P. HEYMANN's Handbuch der Laryngologie und Rhinologie.

Landi, Pasquale, geb. 14. Nov. 1817 in Porrona, studierte in Siena, wo er 1841 zum Doktor promoviert wurde, um dann unter ANDREINI, ZANNETTI, BURCI und BUFALINI weitere 2 Jahre in Florenz zu studieren und dort 1843 das Recht der med.-chir. Praxis zu erwerben. 1849 trat er als Chirurg in das Arcispedale von Florenz ein, 1854 war er Direktor des Choleralazaretts in Quaracchi bei Florenz, 1857 Assist. der chir. Klinik in Florenz unter RANZI, 1859 supplierender Prof. der chir. Klinik daselbst und 1860 ord. Prof. und Direktor der chir. Klinik in Siena, von wo er in derselben Stellung 1865 nach Bologna und 1868 nach Pisa übersiedelte, woselbst er die chir. Klinik leitete bis zu seinem Ableben 4. Aug. 1895. Er war der erste in Italien, welcher 1868 in Pisa die Ovariotomie mit glänzendem Erfolge ausführte. Sein Sohn LANDO L. ist gegenwärtig Prof. der med. Klinik und spez. Pathol. in Pisa. Von seinen zahlreichen Schriften, fast sämtlich chir. Inhalts, sind besonders zu erwähnen: *„Dell' ottalmia catarrale epidemica nelle milizie austriache stanziate in Firenze"* (Florenz 1851, m. 2 Taff.) — *„Gli spedali e gli ospizi di Parigi e di Londra visitati nella primavera del 1852"* (Ib. 1853) — *„La clinica chirurgica nello spedale di Santa Maria della Scala di Siena"* (2 voll., Siena 1862, 1864) — *„Conferenze cliniche sopra i restringimenti dell' uretra"* (Bologna 1866) — *„Lezioni di chirurgia operatoria"* (2 voll., Ib. 1866, 1867) — *„Di alcune malattie dell' apparecchio urinario maschile e femminile"* (Pisa 1885).

Landois, Leonard, geb. zu Münster 1. Dez. 1837, studierte in Greifswald, woselbst er 1861 promovierte und 1862 seine Staatsprüfung ablegte. Nachdem er sich hier 1863 habilitiert hatte, wurde er 1863 zum a. o. und 1872 zum ord. Prof der Physiol. und zum Direktor des physiol. Instituts ernannt, dessen Neubau unter seiner Leitung erfolgte. Ausser zahlreichen kleineren Arbeiten auf dem Gebiete der Physiologie, vergl. Anatomie und Histologie verfasste er: *„Die Lehre vom Arterienpuls"* (Berlin 1872) — *„Die Transfusion des Blutes"* (Leipzig 1875, „Beiträge" dazu, Ib. 1878) — *„Graphische Untersuchungen über den Herzschlag"* (Berlin 1876, handelnd über patholog. Herzstosskurven und die kardiopneumat. Be-

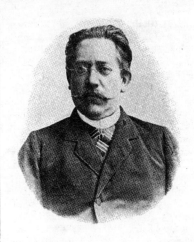

wegung). In seinem *„Lehrbuch der Physiologie des Menschen"* (Wien 1880, 10. Aufl. 1899) führte er den Grundgedanken durch, die Physiologie enger an die prakt. Medizin anzugliedern. (Übersetzungen erschienen: russ., Moskau 1882, engl., London, 4. Aufl. 1891, ital., Rom, franz., Paris 1893, span.. Madrid 1894). Er verfasste die Anatomien folgender Parasiten: Demodex, menschliche Pedikuliden, Pulex, Cimex lectularius, Bothriocephalus latus (mit SOMMER). In seinem Buche *„Die Uraemie"* (Wien 1890, 2. Aufl. 1891) zeigte er, dass durch chemische Reizung der Grosshirnrinde sich typische, spontan rezidivierende eklamptische Anfälle hervorrufen lassen. Erwähnt seien noch seine monographischen Bearbeitungen der Angioneurosen und Hemmungsneurosen (mit EULENBURG). Von ihm rührt her die Entdeckung der Haemautographie, der periostalen Bildung der Geweihe, der Elastizitätselevationen an den Pulskurven, der Vorhofspulswelle bei Aorteninsuffizienz, des thermischen Hirnrindenzentrums (mit EULENBURG), der Ursache des plötzlichen Ergrauens der Haare, ferner die Konstruktion des Gassphygmoscops, des Angiographen, der tönenden Vokalflammen. Er beschrieb und benannte zuerst die Angina pectoris vasomotoria 1866, die Ataxia cerebralis 1876 und eruierte 1872 zuerst die Chromsäure-Quecksilber-Methode zum Studium der Nervenelemente (irrtümlich meist GOLGI zugeschrieben).

Landolt, Edmund, Augenarzt in Paris, geb. 1846 zu Aarau (Schweiz), studierte in Heidelberg, Zürich, Wien, Berlin und Utrecht, promovierte 1869 in Zürich, wo er erst an der chir., dann als HORNER's Assist. an der Univ.-Augenklinik wirkte.

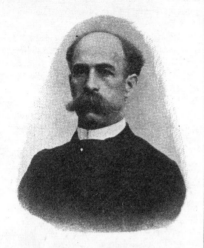

Dirigierte während des deutsch-französ. Krieges die Ambulanz des Züricher Hilfsvereines in Héricourt. Seit 1874 in Paris niedergelassen, wo er eine sehr besuchte Augenklinik gründete. L. hat eine grosse Anzahl von Arbeiten aus allen Gebieten der Ophthalmologie veröffentlicht. Besonders hervorzuheben sind: „*Anatomie der Retina*" (MAX SCHULTZE's Archiv, VII). Für das Handbuch der ges. Augenheilk. von A. GRAEFE und TH. SAEMISCH: „*Untersuchungsmethoden*" (im Verein mit SNELLEN, T. 1 von III) — „*Leçons sur le diagnostic des maladies des yeux*" (Paris 1877) — „*Manual of examination of the eyes*" (Philad. 1879) — „*Manuel d'ophtalmoscopie*" (franz., engl., holländ., span.) — „*Traité complet d'ophtalmologie*" (mit VON WECKER) — „*The refraction and accomodation of the eye*" (Edinburg 1886). Dazu eine grosse Zahl von Arbeiten über Physiologie der Netzhaut, über Augenbewegungen, über Schielen, dessen Aetiologie und gesamte Behandlung, Wiederherstellung des Binocularsehens, Schieloperation, namentl. Muskelvorlagerung. — „*Über die moderne Staaroperation*" (deutsch., franz., engl. 1892) — „*On the anomalies of the motor apparatus of the eyes*" (NORRIS und OLIVERS System of Diseases of the eye IV) — „*Therapeutique ophthalmologique*" (franz., deutsch, engl. mit Dr. GYGAX 1895), ferner Arbeiten über plastische Operationen an den Augenlidern. Die meisten seiner Veröffentlichungen finden sich in den Archives d'ophthalmologie, die er seit 1881 mit PANAS und GAYET herausgiebt. Sie betreffen auch Untersuchungs- und Demonstrationsappar.: Ophthalmoskop, Ophthalmometer, Ophthalmotrop, Stereoskope, Dynamometer, Künstliches Auge, Kinophthalmoskop, Strabometrie (Ableitung des Schielwinkels aus dem gegenseitigen Abstande der Doppelbilder), Probetafeln zur Bestimmung der Sehschärfe, Operationsinstrumente, Enukleationsscheere, Pinzette, Blepharostat etc.

Landouzy, Louis, in Paris, geb. 27. März 1845 zu Reims, wurde 1876 Doktor mit der These: „*Contribution à l'étude des convulsions et paralysies liées aux méningo-encéphalites fronto-pariétales*", ist Agrégé in Paris, Mitgl. d. Acad. de méd., gab heraus die „*Leçons clin. sur les teignes*" (1876) von C. LAILLER und veröffentlichte

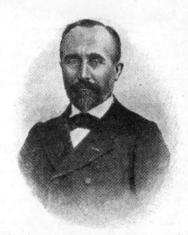

die Konkurs-These: „*Des paralysies dans les maladies aiguës*" — „*De la déviation conjugée des yeux et de la rotation de la tête par excitation ou paralysie des 6. et 11. paires*" (1880) — „*De la myopathie atrophique progressive, myopathie héréditaire sans neuropathie etc.*" (zus. mit J. DEJERINE 1885) u. a. m.

Landry, Jean-Baptiste-Octave, zu Paris, 10. Okt. 1826 zu Limoges geb., begann noch während seiner Studienzeit in Paris sich mit Nervenkrankheiten zu beschäftigen und publ. darüber: „*Recherches physiol. et pathol. sur les sensations tactiles*" (Arch. génér., 1852) — „*Recherches sur les causes et les indications curatives des maladies nerveuses*" (Monit. des hôp., 1855), eine Arbeit, aus welcher die These, mit der er 1854 Doktor wurde: „*Considér. générales sur la pathogénie et les indications curatives des maladies nerveuses*" einen Auszug bildete. Indem er seine Untersuchungen über Nervenkrankheiten und namentlich die Paralysen, wozu ihm seine Stellung als Arzt der Wasserheilanstalt in Auteuil eine reichliche Gelegenheit bot, fortsetzte, publizierte er weiter noch: „*Mém. sur la paralysie du sentiment d'activité musculaire*" (Gaz. des hôp., 1855) — „*De l'emploi du chloroforme et des narcotiques comme agents thérapeutiques*" (Monit. des hôp., 1857) — „*Traité complet des paralysies*" (T. I, Paris 1859) u. s. w. Bereits von einer Gehirnkrankheit befallen, wurde er im Okt. 1865 von der Cholera schnell dahingerafft.

Lane, James Robert, zu London, studierte in der med. Schule von Grosvenor Place und in St. George's Hosp., wurde 1847 Member und 1850 Fellow des R. C. S. Engl., war Dozent der Chirurgie beim St. Mary's Hosp., Surgeon beim Lock Hosp. und St. Mark's Hosp. for Fistula. Er gab heraus die Harveian Lectures: „*On syphilis*" (1876), revidierte eine Anzahl von Artikeln in der neuen Ausgabe von S. Cooper's Surgical Dictionary und verfasste für die Lancet (1863, 65) die Aufsätze: „*Lithotomy in the female*" — „*Diseases of rectum*" — „*Lithotomy with the straight staff*" u. s. w. L. starb 6. Jan. 1891.

Lane, Samuel Armstrong, in London, geb. 1802, gest. Anf. August 1892 als Consulting Surgeon von St. Mary's Hosp., war ein Zögling der Windmill Street School und des St. George's Hosp., wurde 1829 Member des R. C. S., gründete, in Rivalität zur Schule des St. George's Hosp., am Grosvenor Place eine eigene Schule für Anat. und Med., die durch ausgezeichnete Lehrer eine grosse Berühmtheit erlangte. Als das St. Mary's Hosp. hauptsächlich durch seine Bemühungen gegründet wurde, übernahm er die erste Chirurgenstelle bei demselben, gehörte auch dem Lock. Hosp. an. L. war ein trefflicher Lehrer der Anat. und Physiol. und wegen seines Charakters allgemein verehrt, hat aber nur wenig publiziert.

Lang, Eduard, in Wien, geb. 1841 in Clacsau (Trencsiner Komitat), studierte vornehmlich in Wien als Schüler Brücke's und Billroth's, promovirte 1865, wirkte seit 1873 als Prof. der Syphilidologie und Dermatologie in Innsbruck, gegenwärtig o. ö. Prof. in Wien. Neben einer Reihe spezialistischer Artikel in den Wiener med. Jahrbb., Vtljhrsschr. f. Dermat. u. Syphilis, Wiener Ztschr., Volkmann's Samml. klin. Vortr. und den Jahresber. d. naturw. med. Vereins in Innsbruck bearbeitete er die „*Pathol. und Therapie der Syphilis*" (2. Aufl. 1896).

Langdon-Down, John Langdon Haydon, geb. 1828 zu Torpoint, Cornwall, als Consulting Physic. des London Hosp. 7. Okt. 1896 gest., trat 1853 in das London Hosp. ein, wurde später Member des R. C. S. und Lizentiat der Apotheker-Kompagnie, war darauf Medical-Tutor, Resident Accoucheur und Dozent der vergleich. Anatomie im London Hosp., daneben von 1858 an als Leiter des Asyls für Idiotische in Earlswood. wurde 1859 Member, 1868 Fellow des R. C. P., auch M. D. bei der Londoner Univ. und Assistant Physic. am London Hosp., war in demselben viele Jahre Physician und Dozent der Med., Mitglied der hervorragendsten Gesellschaften, von 1884 an auch Inhaber mehrerer politischer Ämter u. starb in Normannsfield, Hampton Wick.

Lange, Wilhelm, geb. zu Wilhelmshöhe, vormals Klein-Iser, in Böhmen 8. Febr. 1813, prom. 1839 in Prag, wurde 1840 zum Internen der Lehrkanzel der Geburtshilfe daselbst, 1842 zum Assistenten ernannt. 1845 wurde er Privatdozent für Frauenkrankheiten und Vorstand der gynäkol. Klinik in Prag, 1847 Prof. der Geburtshilfe in Innsbruck, 1850 in Prag und 1851 als ord. Prof. der Geburtshilfe und Nachfolger von Naegelé nach Heidelberg berufen, wo er zugleich als Kreis-Oberhebearzt für den Unterrheinkreis bis zu seiner 1880 erfolgten Pensionierung thätig war. Die Arbeiten L.'s, der 25. Febr. 1881 in Heidelberg starb, sind bereits im älteren Lexikon angegeben.

Lange, Karl Georg, 4. Dez. 1834 in Vordingborg (Seeland) geb., studierte an der Kopenhagener Univ., absolvierte das Staatsexamen 1859, wirkte danach in verschiedenen Spitalstellungen in Kopenhagen, studierte im Auslande Nervenpathologie, welches Fach er später als Privatdozent lehrte und errichtete eine Klinik für Nervenkrankheiten und Elektrotherapie in Kopenhagen. Seit 1877 bekleidet er die Professur der patholog. Anatomie und allgem. Pathologie an der Kopenhagener Univ. und ist Hauptredakteur der „Hospitals Tidende". Auf dem internationalen Kongresse zu Kopenhagen im Sommer 1884 fungierte er als General-Sekretär und ist seit der Zeit dänisches Mitglied des Komitees für gemeine internationale Krankheitsuntersuchung. Ausser zahlreichen Journalartikeln publizierte er: *„Bidrag til Kundskab om den chroniske Rygmarvsbetändelse"* (1874) — *„Foreläsninger over Rygmarvens Pathologie"* (1871 bis 76) — *„Erindrigsord til Foreläsninger over alm. pathol. Anatomie"* (1878 bis 83) — *„Om periödiske Depressionstilstande"* (1886, deutsche Übersetzung nach der 2. Ausgabe 1896) — *„Om Sindsbevaegelser"* (1885, deutsche und französische Übersetzung) — *„Fordöjelsesorganernes patologiske Anatomi"* (1893) — *„Bidrag til Urinsyrediatesens-Klinik"* (1897) — *„Almindelig patologisk Anatomi og Patogenese"* (1898) — *„Bidrag til Nydelsernes Fysiologi. Som Grundlag for en rationel Aestetik"*. (1899).

Lange, Victor, in Kopenhagen, daselbst 13. Febr. 1847 geb., bildete sich als Schüler W. Meyer's zum Spezialarzt für Ohren-, Nasen- und Kehlkopfkrankheiten aus und ist seit 1877 als solcher thätig. Ausser seiner Diss. *„Otitis media suppurativa acuta"* (1884) und dem Beitrag: *„Erkrankungen der Nasenscheidewand"* zu P. Heymann's Handbuch der Laryngo- u. Rhinologie hat L. noch zahlreiche Journalaufsätze über sein Spezialfach in dänischen, deutschen u. a. Zeitschr. veröffentlicht.

Langenbeck, Bernhard Rudolph Konrad von, einer der berühmtesten deutschen Chirurgen des 19. Jahrhunderts, geb. 8. Nov. 1810 zu Padingbüttel im Lande Wursten (Hannover), als Neffe von Konrad Johann Martin L., der der Stiefbruder seines Vaters war, studierte in Göttingen, wurde daselbst 1835 Doktor, machte eine wissenschaftl. Reise nach Frankreich und England, habilitierte sich in Göttingen 1836 als Privatdozent, wurde daselbst Prof. e. o. und 1842 nach Kiel als Prof. ord. der Chirurgie und Direktor des Friedrichs-Hospitals berufen. 1848 leitete er in dem Kriege der Herzogtümer gegen Dänemark als General-Stabsarzt der Armee den chir. Dienst in den Lazaretten, wurde aber noch in demselben Jahre nach Berlin, auf den durch Dieffenbach's Tod (1847) erledigten Lehrstuhl berufen und zum Direktor des klin. Instituts für Chirurgie und Augenheilkunde ernannt. Behufs Antritts der Professur schrieb er die akademische Abhandlung: *„Commentatio de contractura et ancylosi genu nova methodo violentae extensionis ope sanandis"* (Berlin 1850) und machte in John Hunter's Abhandl. über Blut-Entzündung und Schusswunden (deutsche Übers. von Fr. Braniss, Berlin 1850) Bemerkungen zu den letzteren. Abgesehen von zahlreichen Veröffentlichungen aus seiner Klinik durch Assistenten und Schüler in der „Deutschen Klinik" seit deren Begründung (1849) finden sich von ihm selbst darin u. a. folgende Aufsätze: *„Die subcutane Osteotomie"* (1854) — *„Chiloplastik durch Ablösung und Verziehung des Lippensaumes"* (1855) — *„Das permanente warme Wasserbad zur Behandlung grösserer Wunden, insbesondere der Amputationsstümpfe"* (1855) — *„Ueber die Exstirpation der interstitiellen Uterusfibroide"* (1859) — *„Die osteoplastische Resection des Oberkiefers"* (1861); ferner in der Med. Ctr.-Ztg.: *„Die Geschwülste der Fossa spheno-maxillaris und die Exstirpation derselben mittels Resection des Jochbogens"* (1860); in der Berl. kl. Wochenschr.: *„Neue Methode der Rhinoplastik"* (1864). In dem seit 1860 von ihm herausgegebenen, später von Billroth u. Gurlt redigierten „Archiv für klinische Chirurgie" sind von ihm folgende grössere Aufsätze enthalten: *„Beiträge zur chirurgischen Pathologie der Venen"* (I, 1860) — *„Angeborene Kleinheit des*

Unterkiefers mit Kiefersperre verbunden, geheilt durch Resection der Procc. coronoidei" (I) — „Die Uranoplastik mittels Ablösung des mucös-periostalen Gaumenüberzuges" (II, 1862) — „Weitere Erfahrungen im Gebiete der Uranoplastik u. s. w." (V, 1864). Bei Gelegenheit des Feldzuges gegen Dänemark (1864) wurde er zum Generalarzt und konsultierenden Chirurgen ernannt und in demselben Jahre in den Adelstand erhoben. Auch an den folgenden Feldzügen (1866, 70, 71) nahm er in gleicher Eigenschaft einen hervorragenden Anteil; es finden sich seit 1864 seine in den Feldzügen gemachten Erfahrungen mehrfach in seinen Arbeiten niedergelegt; so: „Ueber Resectionen im Fussgelenk wegen Schussfracturen" (B. kl. W. 1865) — „Ueber die Schussfracturen der Gelenke und ihre Behandlung. Rede u. s. w." (Berlin 1868) — „Ueber Schussverletzungen d. Hüftgelenks" (Archiv, XVI, 1874) — „Ueber die Endresultate der Gelenkresectionen im Kriege" (Ib.). Zahlreiche kleinere Mitteilungen von ihm finden sich auch in den „Verhandlungen der Deutschen Gesellschaft für Chirurgie", welche 1872 durch ihn gegründet und seither von ihm geleitet wurde. Nachdem er früher den Charakter als Geh. Med.-Rat und als Geh. Ober-Med.-Rat erhalten hatte, wurde ihm bei Niederlegung seiner Professur 1882 der als wirklicher Geh. Rat verliehen. Seit jener Zeit hatte er seinen Wohnsitz in Wiesbaden, wo er 29. Sept. 1887 starb. — L. war lange Zeit der neidlos anerkannte Führer der deutschen Chirurgen. Wie sein Oheim, war er ein Mann von vielseitigster med. Bildung, der, ehe er Chirurg wurde, sich eingehend mit normaler u. pathol. Anat. und Physiol. beschäftigt hatte und auf längeren Reisen in England und Frankreich sich weiter auszubilden bestrebt gewesen war. In weiteren Kreisen wurde sein Name erst bekannt, als er 1848, als General-Stabsarzt der jungen Schleswig-Holsteinisch. Armee der konservativen Richtung in der Kriegschirurgie durch die Wiederaufnahme der bis dahin nur sehr wenig bei Schussverletzungen ausgeführten Gelenk-Resektionen eine breite Bahn eröffnete, auf der er in allen späteren Kriegen (1864, 66, 70 bis 71) neue Lorbeeren zu ernten in der Lage war. Auch in der Zeit seiner Berliner Wirksamkeit liess er sich die Vervollkommnung der Resektionsverfahren, durch Ausbildung der subperiostalen und subsynovialen Methoden sehr angelegen sein. Er führte die gewaltsame Extension der Kniekontraktur ohne vorhergehende Tenotomie ein (von seinem Vetter MAX LANGENBECK wurde ihm die Priorität dieses Verfahrens bestritten), es ist ihm die subkutane Osteotomie, Uranoplastik, die osteoplast. Resektion des Oberkiefers, eine neue Methode, die Geschwülste der Fossa spheno-maxillaris zu entfernen, ein neues Verfahren der Rhinoplastik u. Cheiloplastik zu danken. Abgesehen von seinen Arbeiten über Schussverletzungen und den durch dieselben bedingten konservativen Operationen u. deren Endresultate sind noch besonders anzuführen seine hervorrag. Arbeiten über die Venen, die subkutane Durchschneidung des N. infraorb. in der Fissura orbit. infer., die hypodermat. Ergotin-Injektt. bei Aneurysmen, die Pharyngotomia subhyoidea, die Exstirpation des Pharynx u. s. w. Bis in sein hohes Alter war er bemüht, aus fremder und eigener Erfahrung zu lernen; als Lehrer war er vortrefflich und von bewunderungswerter Pflichttreue, als Mensch von einer Liebenswürdigkeit und Zuverlässigkeit des Charakters, deren Zauber sich jedermann gegenüber geltend machte, seinen Schülern der treueste Freund und Berater.

Langenbuch, Karl Johann August, Prof. und Geh. San.-Rat in Berlin, geb. zu Kiel 20. August 1846, studierte in seiner Vaterstadt und in Berlin (ESMARCH, resp. WILMS) und wurde 1869 promoviert. Nach dem Feldzuge trat er 1871 als Assistent in Bethanien zu Berlin ein und dirigiert seit 1873 das dortige Lazarus-Krankenhaus. Seine grösstenteils Operationstechnik betreffenden Publikationen finden sich im Archiv für klin. Chirurgie, in der Berl. klin. Wochenschr., in der Zeitschr. für Geburtsh. und Gynäkologie. Umfangreichere Studien hat er über Nervendehnung veröffentlicht (B. kl. W., 1881 und 82, VOLKMANN's Samml. klin. Vortr., Nr. 129). L. war der erste, welcher die Nervendehnung zur Bekämpfung der Tabes in Anwendung zog und wenn auch die blutige Methode derselben ziemlich verlassen wurde, so ist doch das von ihm eingeführte Prinzip der therapeutischen Dehnungen am Mark und den grossen

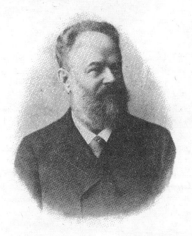

Nervenstämmen bei verschiedenen Rückenmarkskrankheiten zur allgemeinen Geltung gelangt. Desgleichen wurde er durch die von ihm 1882 zuerst und zwar wegen Cholelithiasis ausgeführte Exstirpation der Gallenblase u. die daran sich anknüpfende Angabe fast sämtlicher jetzt an den erkrankten Gallenwegen geübter Operationsmethoden der Schöpfer der modernen Chirurgie des Gallensystems. Auch war er der erste, der am Lebergewebe die Resektion eines grossen Leberstückes (Schnürleberlappen von ca. 400 Gramm Gewicht) mit Erfolg unternahm. 1894 und 97 erschienen aus seiner Feder der 1. und 2. (Schluss) Band seiner Chirurgie der Leber und Gallenwege (Lieferung 45 in 1. und 2. Hälfte der Deutschen Chirurgie herausg. von E. v. BERGMANN und P. BRUNS).

Langendorff, Oskar, zu Königsberg i. Pr., geb. zu Breslau 1. Febr. 1853, studierte in Breslau, Berlin, Freiburg im Br., war Schüler von HEIDENHAIN, VON WITTICH, wurde 1875 promoviert, war 1875 bis 88 Assistent des physiol. Instituts, seit 1879 Privatdozent, seit 1884 a. o. Prof. zu Königsberg in Pr., seit 1892 ord. Prof. der Physiologie und Direktor des physiolog. Instituts in Rostock i. M. Litter. Arbeiten: *„Studien über Rhythmik und Automatie des Froschherzens"* (Leipzig 1884) — *„Physiologische Graphik"* (Leipzig und Wien 1891), Abhandlungen in v. WITTICH's Mitteilungen aus dem Königsberger physiol. Laboratorium, in DU BOIS-REYMOND's Archiv für Physiologie, in PFLÜGER's Archiv f. d. ges. Physiologie, Referent f. VIRCHOW's Jahresbericht der gesamten Medizin u. a. m.

Langer, Karl, Ritter v. Edenberg, geb. 15. April 1819 in Wien, daselbst bis zur Promotion, 1842, ausserdem noch in Prag med. ausgebildet, war bis 1850 Assistent und Prosektor in Wien, dann Prof. der Zoologie an der Univ. zu Pest, 1856 bis 70 Prof. für Anatomie an der Josephs-Akademie, von da ab an der Univ. in Wien, wo er in der Nacht vom 7. bis 8. Dez. 1887 starb. Sein Hauptwerk ist sein *„Lehrbuch der systematischen und topographischen Anatomie"* — daneben *„Sechs Beiträge zur Lehre von den Gelenken"*. Ausserdem hat er zahlreiche Untersuchungen über den Haarwechsel, die Kapillaren und den Ciliarmuskel der Cephalopoden, über das Wachstum des Skeletts, die Beckeneingeweide, die Lymphgefässe der Amphibien etc. publiziert.

Langerhans, Paul, als Sohn des gleichnamigen Arztes zu Berlin 1849 geb., studierte daselbst, hauptsächlich als Schüler VIRCHOW's und veröffentlichte schon als Student eine Abhandlung *„Über die Nerven der menschlichen Haut"* (1868). 1869 promovierte er in Berlin mit der Diss.: *„Über den feineren Bau der Bauchspeicheldrüse"*, widmete sich dann dem Spezialstudium der pathol. Anatomie, bereiste zus. mit HEINR. KIEPERT Syrien und

Palästina, wobei er besonders der Lepra und kraniom. bezw. anthropolog.-ethnogr. Studien sich widmete. 1871 wurde er pathol. Prosektor in Freiburg i. Br., habilitierte sich daselbst für pathol. Anatomie, siedelte jedoch bereits 1875 aus Gesundheitsrücksichten nach Madeira über, wo er 20. Juli 1888 auf Funchal verstarb. Ausser den genannten Arbeiten publizierte L. als Habilitationsschrift die Abhandl. „*Über den Bau der sympathischen Ganglienzellen*" und dann eine Reihe von Schriften über Klima und Kurgebrauch in Madeira, Studien über Schwindsucht und Lepra, histol. Untersuchungen über das Herz, die Haut, den Bau der Knochen und embryolog. Arbeiten.

Langerhans, Robert, als jüng. Bruder des Vor. zu Berlin 4. Mai 1859 geb., studierte anfangs die Architektur an der Berliner Bauakademie, dann Medizin zu München und Berlin, hauptsächlich als Schüler Virchow's, promovierte 1884, Arzt seit 1885, habilitierte sich für pathol. Anatomie 1890, war 1885 bis 94 Assistent von Rudolf Virchow, seit 1894 Prosektor am Krankenhaus Moabit-Berlin und erhielt 1895 den Professortitel. L. publizierte: „*Grundriss der pathologischen Anatomie*" (bisher 2. Aufl., übersetzt ins Engl., Ital., Russ.) — „*Innere Einklemmung durch Axendrehung der Pylorushälfte eines Sanduhrmagens*" — „*Ueber Pankreasnekrose*" (1889) — „*Ueber Atlasankylose*" (1890) — „*Ueber multiple Fettgewebsnekrose*" (1890, 91) — „*Ueber regressive Veränderungen der Trichinen*" (1892) — „*Veränderungen der Lungen nach Carbolsäure-Vergiftung*" 1892, 93) — „*Beiträge zur Physiologie der Brustdrüse*" (1894) — „*Ueber Sarggeburt*" (1899) und kleinere Mitteilungen.

Langhans, Theodor, zu Usingen 28. Sept. 1839 geb., unter Henle, v. Recklinghausen, H. Mueller zu Göttingen, Berlin und Würzburg ausgebildet, 1864 promoviert, habilitierte sich 1868 in Marburg, wurde alsdann als ord. Prof. der pathol. Anatomie nach Giessen und 1872 nach Bern berufen, wo er zur Zeit unter Ausführung mannigfacher bezüglicher Untersuchungen (Virchow's Archiv) in Wirksamkeit ist.

Lannelongue, Odilon Marc, in Paris, geb. 4. Dez. 1841 zu Castéra-Verduzan (Gars), studierte in Paris als Schüler von Denonvilliers und Nélaton, wurde

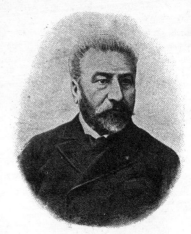

1867 Dr. („*Circulation veineuse des parois auriculaires du coeur*"), 1869 Chir. d. hôp. und Agrégé, 1883 Mitgl. d. Acad. de méd., 1884 Prof. d. ext. Pathol. bei der Fakultät. L. publizierte: „*De l'ostéomyélite aiguë pendant la croissance*" (1879) — „*Abscès froids et tuberculose osseuse*" (1881) — „*Traité de la coxotuberculose*" (1886) — „*Traité des kystes congénitaux*" (1886) — „*Tuberculose vertébrale*" (1888) — „*Blessure et maladie de Gambetta*" (1883), dazu eine weit über 100 Nummern umfassende Reihe von kleineren Aufsätzen und Artikeln in Zeitschriften.

Lanz, Otto, in Bern, geb. in Steffisburg 14. Okt. 1865, studierte in Genf, Bern, Basel, Leipzig, München, hauptsächlich als Schüler von Lichtheim und Kocher, Dr. med. 1889, war 1888 Assistent von Lichtheim, 1890 bis 92 von Kocher, besuchte 1892 bis 93 Berlin, Neapel, London und hat sich 1894 als prakt. Arzt u. Dozent der Chirurgie an der Univ. in Bern niedergelassen. L. veröffentlichte Arbeiten aus dem Gebiete der allgem. Pathologie (Geschwulstlehre, Schilddrüsenfrage, Genius epidemicus), der Bakteriologie (Wundinfektion, Peritonitis, Polyarthritis, Strumitis, Actinomyces), der Chirurgie (Muskeltuberkulose, Larynxexstirpation, Blasenhernie, Alexanderoperation, osteoplast. Operationen).

Laqueur, Ludwig, in Strassburg i. E., geb. zu Festenberg i. Schl. 25. Juli 1839, studierte in Breslau, Berlin u. Paris (A. v. GRAEFE, R. LIEBREICH), Dr. med. Berlin 1860, Paris 1869, wirkte seit 1872 als Prof. e. o., seit 1877 als Prof. ord. und Direktor der Univ.-Klinik für Augenkranke. L. veröffentlichte: *„Études sur les affections sympathiques de l'oeil"* (Paris 1869) — *„Études cliniques sur le glaucome"* (Ann. de l'oculist. 1869) — *„Sur les changements brusques de la refraction"* (Ib.) — *„Über Atropin u. Physostigmin"* (v. GRAEFE's Arch. XXIII) — *„Das Prodromalstadium des Glaucoms"* (Ib. XXVI) u. a.

Larrey, Félix-Hippolyte Baron, 18. Sept. 1808 zu Paris als Sohn des berühmten Napoleonischen Feldchirurgen Dominique-Jean L. geb., war von 1828 an Eleve des Val-de-Grâce, wurde 1829 zum Chirurgien sous-aide im Militär-Hosp. zu Strassburg ernannt, 1829 dem Hosp. der k. Garde im Gros-Caillou beigegeben,

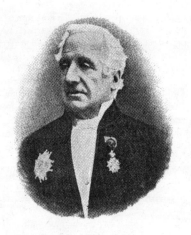

fungierte 1830 als einer der Assistenten des Chef-Chirurgen bei den Verwundeten der Armee und der Bevölkerung und schrieb darüber: *„Relation chirurgicale des événements de Juillet 1830, à l'hôp. milit. du Gros-Caillou"* (Paris 1831). 1832 wurde er bei der Pariser med. Fakultät Doktor, fungierte als Aide-major während der Belagerung der Citadelle von Antwerpen und verfasste darüber eine *„Histoire chir. du siège de la citadelle d'Anvers"* (1833),

wurde 1835 mit der These: *„Traitement des fractures du col du fémur"* Prof. agrégé bei der med. Fakultät, hielt in der École pratique Vorlesungen über Militär-Chir., war später 3 Jahre lang mit der Abhaltung der chir. Klinik im Hospital der Fakultät beauftragt und erhielt 1841 im Val-de-Grâce den Lehrstuhl der Chirurgie. Er war nacheinander zum Chirurgienmajor, Ch. principal, Ch. en chef ernannt worden und fungierte 1845 bis 50 im Hôp. du Gros-Caillou und 1852 im Val-de-Grâce. In der Zwischenzeit begleitete er wiederholt seinen Vater auf dessen Inspektionsund anderen Reisen, namentlich auch nach Algier. 1852 wurde er zum Chirurgien consultant des k. Hauses und der EhrenLegion und zum Chirurgien ordinaire des Kaisers ernannt, 1858 im Lager zu Châlons mit der Leitung des Sanitätsdienstes bei der k. Garde betraut, zum Range eines Inspecteur und zum Mitgl. des Conseil de santé des armées ernannt. Er gab in dieser Zeit einen *„Rapport sur le camp de Châlons"* (1858) heraus. Während des ital. Krieges 1859 war er Chefarzt der Armee und befand sich fast fortwährend in der Umgebung des Kaisers. Seit 1850 war er Mitgl. der Acad. de méd., deren Präsident er 1863 war; 1867 wurde er zum Associé libre des Institut ernannt; seit 1860 war er auch Mitgl. des Conseil général der Hautes-Pyrénées; hierauf Médecin en chef, Inspecteur und Präsident des Conseil de santé des armées. In den letzten Lebensjahren war er emeritiert und starb 8. Okt. 1895. Ausser den genannten Schriften hat er eine grosse Menge von Aufsätzen aus allen Teilen der Chirurgie verfasst und an die gelehrten Körperschaften, denen er angehört, eine beträchtliche Zahl von Berichten erstattet.

Lassar, Oskar E., Univ.-Prof. in Berlin, geb. 11. Jan. 1849 in Hamburg, studierte — mit Unterbrechung durch den Feldzug 1870/71, welchen er als Reserveoffizier mitmachte — auf den Univv. zu Heidelberg, Göttingen, Strassburg, Berlin und promovierte in Würzburg mit einer experim. Dissertation über die *„Manometrie der Lungen"*. Nach weiterer Ausbildung in den Laboratorien der Prof. HOPPE-SEYLER und SALKOWSKI wurde er Assistent am physiol. Institut der Univ.

Göttingen und ging 1875 nach Breslau, wo er als JULIUS COHNHEIM's Assistent bis 1878 am pathol. Institut thätig war. Alsdann wendete sich L. dem Studium der Hautkrankheiten zu, liess sich in Berlin nieder und habilitierte sich daselbst 1880. Einige Jahre darauf errichtete er eine grosse Privatklinik für Hautkrankheiten und Syphilis und widmete dieselbe gleichmässig akad. und ärztl. Zwecken. Der Krankenzugang beträgt jährlich etwa 12000 Personen. Eine Reihe tüchtiger Fachärzte Deutschlands und des Auslandes ist aus dieser Schulung hervorge-

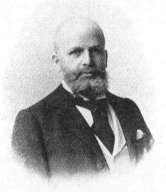

gangen. Vorwiegendes Interesse brachte L. der Ausgestaltung der Deutschen Naturforscher-Versammlung zu einer stabilen Gesellschaft entgegen. 1886 gründete er die Berliner Dermatol. Gesellschaft. 1890 war er Generalsekretär des intern. Kongresses zu Berlin und rief später den Ärztl. Klub von Berlin in das Leben. Neben der Medizin war sein Interesse vorwiegend hygien. Fragen zugewandt, und eine Zeit lang hat er als Hilfsarbeiter ROBERT KOCH's im k. Gesundheitsamte funktioniert. Die Einrichtung städt. Desinfektions-Anstalten zu Berlin ist zu grossem Teil seiner Anregung zuzuschreiben und seine Bemühungen für Hebung der Volksbäder haben viele thatsächliche Erfolge aufzuweisen. Das nach ihm benannte LASSAR'sche Volksbrausebad, welches zuerst auf der Hygiene-Ausstellung 1883 gezeigt wurde und die Möglichkeit darstellte, für zehn Pfennige eine ausreichende körperliche Reinigung zu gewähren, ist fast überall eingeführt oder in der Einführung begriffen. Auch vielfache andere wissenschaftl. Ausstellungen sind unter seiner Leitung oder Unterstützung zu stande gekommen. Seine litter. Thätigkeit findet sich mit zahlreichen Arbeiten niedergelegt in PFLÜGER's, VIRCHOW's Archiv und in anderen period. Organen des In- und Auslandes, neuerdings namentlich in der von ihm herausgegebenen Dermatol. Zeitschrift. Die Medizin verdankt ihm besondere Fortschritte auf dem Gebiete erfolgreicher Behandlung der Hautkrankheiten und die Erweckung eines weitgehenden Interesses in dieser Disziplin in der akad. Jugend.

Lauenstein, Karl, zu Hamburg, geb. zu Fallersleben 4. Juli 1850, studierte in Göttingen, machte den Krieg 1870/71 als Einj.-Freiw. mit, promovierte in Göttingen 1874 mit der Diss.: *„De echinococcis in mamma repertis".* Darauf wurde er Assistent an der Prov.-Irrenanstalt unter L. MEYER und setzte 1875 seine Studien als Assistent des Allgem. Krankenhauses zu Hamburg fort unter den Oberärzten BÜLAU, KNORRE und MARTINI. Des letzteren Privatassistent blieb er bis zu dessen Tode 1880. Seit 1879 ist er am Diakonissenhause „Bethesda" thätig, dessen chir. Abteilung ihm nach Ausführung des Neubaues der Anstalt (1886) übertragen wurde. 1880 wurde er als Oberarzt des Seemannskrankenhauses angestellt. An beiden Anstalten ist er noch heute beschäftigt. 1886 gab er seine allgem. Praxis auf und beschäftigte sich seitdem nur mit Chirurgie und operativer Gynäkologie. Die ersten litter. Arbeiten betreffen das Gebiet der inn. Medizin (D. A. f. klin. M. 1875/77). Die seit 1880 erschienenen Arbeiten beschäftigen sich ausser mit Chirurgie und operativer Gynäkologie resp. Unfallheilkunde auch mit der Ausbildung von jungen Ärzten und von Krankenpflege-Personal. Seine zahlreichen Publikationen sind erschienen in folgenden Journalen: Cbl. f. Chir. u. Gyn., LANGENBECK's Arch. f. klin. Chir., D. Z. f. Chir., D. m. W., ärztl. Vereinsbl., M. m. W., Verh. d. Kongr. d. deutsch. Ges. f. Chir., Jahrb. der Hamb. Staatskrankenanstalten, Verh. des Hamb. ärztl. Vereins „Heilkunde", Mtsschr. f.

prakt. Med., Mitt. a. d. Grenzgebieten d. Med. u. Chir., Mtsschr. f. Unfallheilk., Festschr. z. Eröffnung des neuen allgem. Krankenhauses zu Hamburg-Eppendorf, Betz' Memorabilien, Verh. d. Kongr. f. inn. Med., Festschr. zu von Esmarch's 70. Geburtstage, Fortschritte der Röntgen-Strahlen. Selbständig erschienene Publikationen: *„Festschrift zu Ehren des 25jähr. Jubiläums des Geh. Raths Prof. Dr. Ludw. Meyer in Göttingen"* (Hamburg) — *„Die Torsion des Hodens"* (Samml. klin. Vortr., N. F.) — *„Der Assistenzarzt, Winke für angehende Hospital-Assistenten, Volontär- und Militär-Ärzte"* (Berlin). Seit Erlass des Reichsunfall-Vers.-Gesetzes ist L. vielfältig thätig als Gutachter in Unfall-Schiedsgerichts-Angelegenheiten. L. ist von der Behörde designiert zum Chef-Arzt des jetzt im Bau begriffenen neuen „Hafenkrankenhauses", das voraussichtlich im Herbst 1900 eröffnet werden wird.

Lauer, Gustav Adolph von, zu Berlin, geb. zu Wetzlar 10. Okt. 1808, trat 1825 als Zögling in das med.-chir. Friedrich-Wilhelms-Institut in Berlin, wurde 1830 bei der Berliner Univ. Dr.

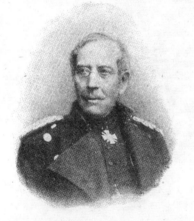

med., machte die verschiedenen Stufen als Charité-Chirurg (1828), Compagnie-Chirurg (1830), Pensionärarzt des Friedrich Wilhelmsinstituts durch und versah als solcher, nach Hamburg beurlaubt, 1836 bis 37 eine Assistentenstelle beim dortigen allgem. Krankenhause. 1839 wurde er zum Stabs-, 1843 zum Regiments-

arzt befördert und 1844 vom damaligen Prinzen Wilhelm, dem späteren Könige von Preussen und Deutschen Kaiser, zum Leibarzt ernannt und begleitete als solcher den Prinzen, König und Kaiser auf allen seinen Reisen und Feldzügen. 1845 habilitierte er sich als Privatdozent an der Berliner Univ., wurde 1854 Prof. e. o. für Semiotik und allgem. Therapie bei der med.-chir. Akademie, 1861 zum Generalarzt, 1864 zum Korpsarzt des Garde-Korps befördert und 1866 in den Adelstand erhoben. 1877 erhielt er den Rang als General-Major, 1881 als General-Lieutenant, wurde bei Gelegenheit seines 50jähr. Dienst-Jubiläums von der Univ. zum ord. Honorar-Professor und 1879, als Nachf. von Grimm, zum General-Stabsarzt der Armee, Chef des Militär-Medizinalwesens und der Medizinal-Abteilung des Kriegsministeriums, Direktor der militärärztl. Bildungsanstalten und zum wirkl. Geh. Ober-Medizinalrat ernannt. v. L., der 8. April 1889 starb, hat ausser seiner Diss. *„De sanguinis differentia in morbis"* (deutsch in Becker's Annalen) und einigen Aufsätzen in Zeitschriften, veröffentlicht: *„Ueber den vorherrschenden Charakter der Krankheiten der jetzigen Generation"* (Berlin 1862) — *„Gesundheit, Krankheit, Tod"* (Ib. 1865).

La Valette St. George, Adolph Freiherr von, auf seinem Rittergute Auel in der Rheinprovinz 14. Nov. 1831 geb., wurde nach seiner in Berlin, Würzburg und München zurückgelegten Studienzeit (Joh. Mueller, Koelliker) 1855 als Dr. phil., 1857 als Dr. med. in Berlin promoviert, habilitierte sich 1858 in Bonn, erlangte 1859 die dortige Prosektur, wurde 1862 a. o. und 1875 ord. Prof. der Anat. daselbst. Seine sehr umfangreiche schriftstellerische Thätigkeit spricht sich in folgenden Hauptwerken aus: *„Symbolae ad Trematodum evolutionis historiam"* (1855) — *„De Gammaro puteano"* (1857) — *„Entwicklung der Trematoden"* (1859) — *„Ueber eine neue Art amöboider Zellen"* (1865) — *„Ueber die Entwicklung der Isopoden* (1864), *der Amphipoden"* (1868) — *„Ueber die Genese der Samenkörper"* (verschiedene Arbeiten: 1865, 67, 74, 76, 78) — *„Ueber den Keimfleck und die Deutung der Eitheile"* (1866) — *„Entwicklung der Samenkörper:*

31*

beim *Frosch* (1868), *bei den Plagiostomen* (1878), *der Hoden*" (1871). Verschiedenes aus der Fortpflanzungs-Anatomie der Fische (1879). Daran anschliessend: „*Ueber einen neuen Fischbrutapparat*" (1882) — „*Zwitterbildung beim kleinen Wassermolch*" (1895) — „*Zur Samen- und Eibildung beim Seidenspinner*" (1897) — „*Ueber innere Zwitter-*

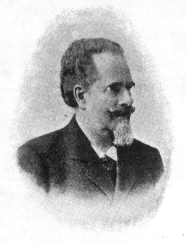

bildung beim Flusskrebs" (1892) — „*Die Spermatogenese bei den Säugethieren und dem Menschen*" (1898) — „*Zelltheilung und Samenbildung bei Forficula auricularia*" (1887). Mit WALDEYER redigiert er seit 1875 und seit 1889 noch mit O. HERTWIG das „Archiv für mikrosk. Anat."

Laveran, Charles Louis Alphonse, in Paris, geb. daselbst 18. Juni 1845, studierte und promovierte 1867 in Strassburg, war 1884 bis 94 Prof. an der École des Val de Grâce, ist gegenwärtig Chef de service honoraire am Institut Pasteur und Mitglied der Acad. de méd. Schriften: „*Traité des fièvres palustres*" (1884) — „*Nouveaux éléments de pathologie médicale*" (mit TEISSIER; 4. Aufl. 1894) — „*Du paludisme et de son hématozoaire*" (Paris 1891) — „*Traité du paludisme*" (Ib. 1898) — „*Traité d' hygiène militaire*" (Ib. 1896).

Lawson, Robert, geb. 1815 in Aberdeenshire, studierte an der Univ. und dem R. C. S. zu Edinburg, promovierte 1834 beim R. C. S., trat 1835 als Assistant Surgeon in die Armee ein, diente in verschiedenen Kolonien, wurde 1845 Surgeon, nahm am Krimkriege teil, wurde 1854 Deputy-Inspector-General und 1867 Inspector-General of Hospitals. 1884 erhielt er von der Univ. Aberdeen das Ehrendiplom als Dr. jur., nachdem er bereits 1872 aus der Armee ausgetreten war und wurde 1891 zum Ehren-Leibarzt der Königin ernannt. 1893 gab L. seine Stellungen auf und siedelte nach Aberdeen über, wo er 8. Febr. 1894 starb. L. war ein thätiges Mitglied der Epidemiological und der Statistical Society, in deren Verhandlungen er zahlreiche Arbeiten, besonders über die Verbreitung epid. Krankheiten publizierte.

Layet, Alexandre-Elzéar, geb. zu Toulon-sur-Mer 28. April 1840 als Sohn des dortigen obersten Hafen-Sanitätsbebeamten André L. (gest. 1880), ausgebildet in der École de médecine navale, 1872 promoviert, wurde an dieser Anstalt 1874 Professeur agrégé, dann Oberarzt in der Marine und 1878 Prof. der Hygiene in Bordeaux, wo er die Gesellschaft für Hygiene ins Leben rief und als Chef ver-

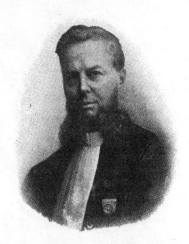

schiedener Sanitäts-Inspektionen thätig ist. Unter seinen Schriften sind besonders zu nennen: „*Hygiène et pathologie des ouvriers des arsenaux maritimes*" (Paris 1873) — „*Traité d'hygiène des professions et des industries*" (Ib. 1875; deutsch von MEINEL, Erlangen 1877) — „*La vie humaine entre les tropiques"* (Arch. de méd. nav., 1877, 78) — *„Démographie pathologique de la ville de Bordeaux"* (1882) — *„Hygiène et maladies des paysans"* (Paris 1882; preisgekrönt vom Genfer Kongress). Ferner eine grosse Reihe von Einzelaufsätzen, resp. Versuchsreihen über Blei- und Bleiweissvergiftung, Ventilation, Schulhygiene, Impfung, Arsenik, Vanille-Vergiftung, Epidemiologisches, experim. Hygienisches.

Lazarus, Julius, in Berlin, geb. 6. April 1847 in Neusalz a. O., studierte in Berlin, promovierte daselbst 1872, war 1874 bis 76 am jüd. Krankenhause in Berlin Assistent von TRAUBE und später von HEINRICH JACOBSOHN, seit 1876 selbständiger Leiter des pneumat. Instituts und der Poliklinik für innere und Hals- und Nasenkrankheiten am jüd. Krankenhause, ist seit 1890 dir. Arzt der inneren Abteilung und der vorher genannten Institute daselbst, mit dem Charakter als Sanitätsrat. L. publizierte als physiol. und klin.-experimentelle Arbeiten: *„Blutdruck beim Aufenthalt in comprim. Luft"* — *„Einfluss der Reize auf die Nasenschleimhaut, auf die Bronchialmuskulatur"* — *„Experimentelle Studien zum Asthma bronchiale"* — *„Pneumatotherapie"* — *„Inhalationstherapie"* — *„Pflege der schwerkranken Tuberkulösen"* — *„Handbuch der Krankenpflege"* etc.

Leaming, James Roseburgh, Prof. der prakt. Medizin am Med. Coll. des Dispensary zu New York, geb. in Groveland, Livingston Co., N. Y., 25. Febr. 1820, erhielt seine Ausbildung an der New Yorker Univ., wo er 1849 zum Dr. med. graduiert wurde. Seitdem war er in New York als prakt. Arzt angesessen, wo er während einiger Jahre in oben bezeichneter Stellung thätig war und als Emeritus 5. Dez. 1892 starb. Seine Arbeiten sind im älteren Lexikon verzeichnet.

Leber, Theodor, in Karlsruhe 29. Febr. 1840 geb., als Schüler von HELMHOLTZ, C. LUDWIG und A. v. GRAEFE in Heidelberg, Wien und Berlin ausgebildet, wirkte seit 1871 als Prof. der Ophthalmologie und Direktor der Univ.-Augenklinik in Göttingen, seit 1890 in gleicher Stellung in Heidelberg. Neben einer grossen Zahl kleinerer Arbeiten physiol. und patholog. Inhalts veröffentlichte er: *„Anatomische Untersuchungen über die Blutgefässe des menschlichen Auges"* (Denkschr. der Wien. Akad. 1865) — *„Untersuchungen über die Caries der Zähne"* (mit ROTTENSTEIN, Berlin 1867) — *„Die Circulations- und Ernährungsverhältnisse des Auges"*

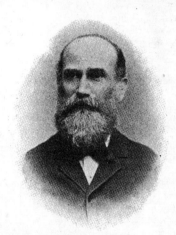

(GRAEFE-SAEMISCH's Handb. der ges. Augenheilk., 1876) — *„Die Krankheiten der Netzhaut und des Sehnerven"* (Ib. 1877) — *„Die Entstehung der Entzündung und die Wirkung der entzündungerregenden Schädlichkeiten"* (4. Leipzig 1891). Seit 1871 ist er Mitherausgeber und geschäftsführender Redakteur von v. GRAEFE's Archiv für Ophthalmologie.

Lebert (ursprünglich LEWY), Hermann, berühmter Kliniker, geb. 9. Juni 1813 in Breslau, wohin seine in Berlin ansässigen Eltern auf kurze Zeit der Kriegsverhältnisse halber sich begeben hatten, studierte Medizin und mit bes. Vorliebe Naturwissenschaften zunächst in Berlin, später in Zürich unter SCHÖNLEIN und promovierte hier 1834 mit der Diss.: *„De Gentianis in Helvetia sponte nascentibus"*. Er machte dann zwecks botan. Studien Reisen durch die Schweiz, studierte in den nächsten 1½ Jahren in Paris, besonders unter DUPUYTREN und LOUIS, und liess sich 1838 in Bex (Kanton Waadt) nieder, teilte später aber seinen Aufenthalt zwischen Bex und Paris und verbrachte hier die Wintersemester 1842 bis 45, hauptsächlich mit vergl.-anatom. Arbeiten beschäftigt, zu denen ihn eine im Auftrage der Regierung mit ROBIN unternommene Reise an die Nordküste Frankreichs anregte. Nach einem Aufenthalte in Berlin während des Winters 1845 bis 46 liess L. sich definitiv in Paris nieder und lebte dort, sowohl wissenschaftl. Arbeiten wie der Praxis sich widmend, folgte 1853 einem Rufe als Prof. der med. Klinik nach Zürich, ging 1859 in gleicher Eigenschaft nach Breslau, zog sich aber 1874 wiederum nach Bex zurück, wo er (teils auch in Vevey und Nizza) die letzten Lebensjahre bis zu seinem 1. Aug. 1878 erfolgten Tode zubrachte. L. war ein Zögling SCHÖNLEIN's und der Schule von Paris und war somit im Stande, die französ. und deutschen Anschauungen zu vermitteln. Er gehörte zu den ersten, welche das Mikroskop für die patholog. Anatomie verwerteten und hat dadurch, sowie überhaupt durch seine Leistungen zur exakten naturwissenschaftl. Behandlung der Pathologie und klinischen Medizin wesentlich beigetragen. Seine zahlreichen Arbeiten — nach der von ihm 1869 publizierten Selbstbiographie 101 Nummern grösserer Werke und sonstiger wissenschaftl. Abhandlungen, wozu noch die nicht kleine Zahl der später veröffentlichten hinzukommt — zerfallen in 3 Abteilungen: In die der biologischen, wozu seine Diss., eine Arbeit über die Mundorgane der Gasteropoden und die interess. Beobachtungen über die Pilzkrankheit der Fliegen gehören, dann die eigentlich med. Werke, unter denen eine von L.'s frühesten Arbeiten: *„Physiologie pathologique"* (2 voll., Paris 1845, avec atlas de 22 pl.), ferner sein prachtvoll ausgestattetes grosses pathol.-anatom. Kupferwerk: *„Traité d'anatomie pathologique générale et spéciale"* (2 voll., Ib. 1852 bis 64) — *„Handbuch der praktischen Medicin"* (2 Bde., Tübingen 1855, 1856) — *„Handbuch der allgemeinen Pathologie und Therapie etc."* (Ib. 1865) — *„Grundzüge der ärztlichen Praxis"* (3 Liefer., 1866) - *„Traité pratique des maladies scrofuleuses et tuberculeuses etc."* (Ouvr. cour., Paris 1849; deutsch Stuttgart 1851) — *„Traité pratique des maladies cancéreuses etc."* (Paris 1851) — *„Klinik der Brustkrankheiten"* (2 Bde., Tübingen 1874) — *„Die Krankheiten des Magens"* (Ib. 1878) — *„Die Krankheiten der Blut- und Lymphgefässe"* in VIRCHOW's Sammelwerk u. a. m. Erwähnung verdienen. Endlich kann als dritte Abteilung die grosse Zahl von L.'s kleineren Arbeiten unterschieden werden, die sich besonders mit Gegenständen aus der patholog. Anatomie und experiment. Pathologie befassen und verschied. kasuistische Mitteilungen enthalten. Hierher gehören L.'s Studien über Impfung der Tuberkulose, über Carcinom, Uterusmyome, Aneurysmen. In den letzten Jahren veröffentlichte L. in der B. kl. W. mehrere Aufsätze über die klimatischen Verhältnisse von Nizza, Vevey, Bex etc.

Ledderhose, Georg, in Strassburg, geb. zu Bockenheim, 15. Dez. 1855, studierte in Strassburg, hauptsächlich als Schüler von LÜCKE, promovierte 1880 und ist seit 1891 a. o. Prof. in Strassburg. Er veröffentlichte: *„Chirurgische Erkrankungen der Bauchdecken und der Milz"* (Deutsche Chir.) — *„Die ärztliche Untersuchung und Beurtheilung der Unfallfolgen"* (Wiesbaden) — *„Über Glycosamin"* — *„Über den blauen Eiter"* — *„Die Aetiologie der carpalen Ganglien"*.

Le Dentu, Jean-François-Auguste, in Paris, geb. 21. Juni 1841 in

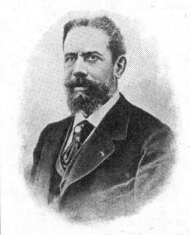

Basse-Terre auf Guadeloupe, studierte in Paris, wurde daselbst 1868 Dr. mit der These:

„Recherches anat. et considérations physiol. sur la circulation veineuse du pied et de la jambe", war Prosektor der Fakultät, Agrégé der Chir. seit 1869, Chir. du bureau central d. hôp. 1872, Mitgl. d. Acad. de méd. 1889, Prof. a. d. med. Fak. 1890. L. gab den 2. Band von VOILLEMIER „Traité des maladies des voies urinaires" heraus und veröffentlichte: „Des anomalies du testicule" (Aggregationsthese 1869) — „Localisations cérébrales et trépanation" (1878) — „Technique de la néphrectomie" (1880) — „Traité des maladies chirurgicales du rein" (1889) und zahlreiche Artikel für JACCOUD's Nouveau dict. de méd. etc.

Ledermann, Reinhold, in Berlin, geb. zu Waldenburg 1. März 1865, war Assist. an der dermatol. Klinik in Breslau unter NEISSER 1888 bis 91, vordem 1888 Volontär am Städt. Krankenhaus Friedrichshain unter FÜRBRINGER und ist seit 1891 in Berlin als Spezialarzt für Haut- und Harnleiden niedergelassen. L. publizierte ausser seiner Diss.: „Die subcutane Quecksilberbehandlung der Syphilis, eine geschichtliche Studie" noch etwa 25 weitere Journalartikel aus seinem Spezialgebiete, ferner die Monogr.: „Therapeut. Vademecum für Haut- und Geschlechtskrankheiten" (Berlin 1898); dazu 3 Abhandl. aus seiner Poliklinik von A. BERLINER, H. LEVY, V. MEYER.

Lee, Henry, zu London, geb. 1817, wurde 1844 Fellow des R. C. S. Engl., war Surgeon am King's College Hosp. und Prosektor bei demselben, Consult. Surgeon beim Lock Hosp., Mitglied des Council und Lector der pathol. Anatomie und Chirurgie beim R. C. S.; war Consult. Surgeon beim St. George's Hosp. und Queen Charlotte's Lying-in Hosp., und starb 11. Juni 1898. Seine litterar. Arbeiten verzeichnet das ältere Lexikon.

Lees, David Bridge, zu London, geb. zu Manchester 10. Mai 1845, stud. im Owens Coll. das., in Cambridge, im Guy's Hosp. u. in Wien, wurde 1874 Member d. R. C. S., 1875 Member, 1881 Fellow des R. C. P., 1876 Dr. med. in Cambridge, war nacheinander House-Phys. und Obstetr. Assist. am Guy's Hosp., Assist.-Phys. am Charing Cross Hosp., Assist.-Phys. am Kinder-Hosp. Great Ormond-Str. und ist zur Zeit Physic. an demselben und am St. Mary's Hosp. Er schrieb: „Transposition of aorta and pulmonary artery, with remarks on cyanosis" (Path. Trans. 1880) — „Traumatic epilepsy treated by trephining" (Klin. Trans. 1881) — „Four cases of perforation of the appendix vermiformis" (Ib. 1892) — „Presystolic apex-murmur due to aortic regurgitation" (American Journal of med. Sci. 1890) — „Acute dilatation of the heart in rheumatic fever" (Med.-Chir. Trans. 1898) und zus. mit BARLOW: „The relationship of craniotabes to rickets and congenital syphilis" (Path. Trans. 1881) — „Simple meningitis in children" (ALLBUTT's System of Medicine Vol. 4).

Legrand du Saulle, Henri, geb. 16 April 1830 zu Dijon, studierte daselbst, wendete seine besondere Aufmerksamkeit den Nerven- und Geisteskrankheiten zu, war Interne in den Irrenanstalten von Dijon, Quatremares bei Rouen und Charenton und wurde 1856 in Paris mit der These: „De la monomanie incendiaire" Doktor. Er war von 1854 bis 62 Mitarbeiter der Gaz. des hôpit., in welcher er fast alle klinischen Vorträge von TROUSSEAU veröffentlichte, war eine Zeit lang Arzt in Contrexéville und verfasste über die Wirkungen der Quellen desselben auf die Krankheiten der Harnorgane einige Schriften. Von 1862 an widmete er sich ganz der Ausübung der Irrenheilkunde, wurde zum Arzt des Hospice Bicêtre ernannt, war 9 Jahre lang Rédacteur-gérant der „Annales médicopsychologiques", gründete 1868, zus. mit GALLARD und DEVERGIE, die „Société de médecine légale" und darauf mit BALLARGER die „Association mutuelle des médécins aliénistes de France". Als Arzt der Salpêtrière, der Spezial-Infirmerie der Geisteskranken auf der Polizei-Präfektur, Experte beim Civil-Tribunal des Seine-Dép. hielt er in der École pratique sehr besuchte Vorlesungen über die Krankheiten des Gehirns und des Nervensystems, schrieb das vom Institut gekrönte Werk: „La folie devant les tribunaux" (1864); ferner: „Le délire des persécutions" (1871), liess eine Reihe von klin. Studien über „Pronostic et traitement d'épilepsie" (1869; 2. édit. 1873) erscheinen und gab heraus: „Traité *de médicene légale et de jurisprudence médicale"* (1873, 74). Er starb 6. Mai 1886.

Legros, Charles, zu Paris, als Neffe des Chirurgen Felix L. (1799 bis 1850) in Saint-Chef (Dauphiné) 12. Febr. 1834 geb., studierte in Paris, schrieb noch als Interne einen von der Fakultät preisgekr. Aufsatz: *„Des tractions continues et de leur application en chirurgie"* (Archiv, gén. 1868), promovierte 1867 mit der These: *„Des tissus érectiles"*, war dann wissensch. und praktisch thätig und besonders angestrengt während des Kriegsjahres 1870/71. 1873 wurde er Prof. agrégé mit der These: *„Des nerfs vaso-moteurs"*, starb aber schon gegen Ende Dezember desselben Jahres. L. war ein tüchtiger Histolog und Experimentalphysiolog; die im Vergleich zu seiner kurzen Lebenszeit verhältnismässig grosse Zahl seiner Arbeiten — ca. 40 — giebt dafür den Beweis; das Verzeichnis derselben ist im älteren Biogr. Lexikon enthalten.

Legroux, A., in Paris, daselbst 1843 geb., wurde 1861 Interne, 1869 Chef de clinique, 1875 Agrégé, war 1875 bis 86 Arzt am Hôp. Laënnec, 1877 am Hôp. Trousseau und starb 23. Okt. 1894. Er war ein verdienter Kliniker, ǀder eine beträchtliche Zahl von Arbeiten aus dem Gebiet der inneren Med. hinterlassen hat. Ein Verzeichnis derselben enthält die französ. Zeitschr. „Le Progrès méd." 1894 p. 286.

Lehfeld, Karl, zu Berlin, geb. zu Breslau 1811, studierte in Berlin, wo er 1835 mit der auch von JOH. MÜLLER in seinem berühmten „Lehrb. der Physiol." anerkannten Diss. *„Nonnulla de vocis formatione"* promoviert wurde. Als prakt. Arzt in Berlin lieferte er noch physiol. Beiträge zur Encyklop. der Wissenschaften, eine Arbeit über die Cholera, sowie im Auftrage des Ministeriums eine statist. Arbeit über die Abnutzung des Eisenbahn-Personals. Als Geh. Sanit.-Rat beging er 1885 sein 50jähr. Dr.-Jubil. und starb 1. Sept. 1891.

Lehmann, Karl Gotthelf, geb. 1812 zu Leipzig, studierte seit 1830 daselbst und wurde 1835 Dr. med. (*„De urina di-* *abetica"*), widmete sich jedoch bald ausschliesslich der Chemie, habilitierte sich 1837, wurde 1843 a. o. Prof. der physiol. Chemie und blieb in dieser Stellung bis 1857, wo er als ord. Prof. der Chemie nach Jena übersiedelte. Er starb daselbst 6. Jan. 1863. Von seinen Schriften sind namentlich zu erwähnen: *„Vollständiges Taschenbuch der theoretischen Chemie"* (Leipzig 1840; 6. Aufl. 1854) — *„Lehrbuch der physiologischen Chemie"* (3 Bde., Ib. 1842 ff.; 2. Aufl. 1853) — *„Handbuch der physiol. Chemie"* (Ib. 1854; 2. Aufl. 1859) — *„Untersuchung des Marienbader Mineralmoors"* (SCHMIDT's Jahrbb. der ges. Med. LXXXVII).

Lehmann, Georg Karl Heinrich, 27. Okt. 1815 in Kopenhagen geb., studierte daselbst und bildete sich danach im Auslande unter SICHEL, JAEGER, ARLT und v. GRAEFE als Ophthalmolog aus. Promoviert 1846 (*„De rationibus physiol. et pathol. humoris aquei oculi humani"*), errichtete er die erste Augenklinik in Kopenhagen, war Arzt der Blinden- und Taubstummen-Institute daselbst und starb 24. Sept. 1890. L. publizierte in dänischen Zeitschriften verschiedene Aufsätze ophthalmologischen Inhaltes; einzelne sind auch in deutschen und englischen Journalen erschienen.

Lehmann, Louis, Sanitätsrat und Badearzt zu Oeynhausen (Rehme) in Westfalen, 29. Febr. 1824 in Werne (Reg.-Bez. Münster) geb., studierte von 1845 an in Bonn, Würzburg, Prag, Berlin, promovierte 1849, war seit 1850 Assistent der geburtshilfl. Klinik in Bonn, 1852 bis 55 in der Wasserheilanstalt Rolandseck und seit dieser Zeit in Oeynhausen, wo er 1. Jan. 1899 starb. L. war ein sehr bekannter u. beliebter, auch schriftstellerisch ungemein rühriger Badearzt, der sich um Oeynhausen sehr verdient gemacht hat. Lange Jahre erstattete er die Referate über die Fortschritte und Leistungen auf dem Gebiete der Balneologie für VIRCHOW-HIRSCH's bezw. POSNER's Jahresberichte und publizierte zahlreiche Schriften, deren Verzeichnis im älteren Lexikon gegeben ist.

Lehmann, Julius, in Kopenhagen, 6. Mai 1836 daselbst geb., absolvierte 1859 d. Staatsexamen, promovierte 1862, studierte

1863 bis 65 in Berlin, Würzburg, Paris, war Kommunearzt in Kopenhagen 1871 bis 93, Arzt bei der pneumatischen Anstalt 1875 bis 90, Arzt beim königl. Waisenhause seit 1875, Redakteur der „Bibliothek for Laeger" 1871 bis 89. Seit 1882 Mitgl. des königl. Gesundheits-Kollegiums, ist er seit 1889 Präses desselben, 1898 Präses d. permanenten Pharmakopoe-Kommission. Aus seiner Feder stammen folgende monographische Arbeiten: „Om Perinephritis" (Dissert. 1862) — „Lungesvindsötens Aarsager, Udbredelse og hygieiniske Behandling" (1880; ins Deutsche übersetzt von SCHUMACHER u. d. T.: „Die Lungenschwindsucht, ihre Ursachen, Verbreitung und ihre hygienische Behandlung", Hamburg 1881) — „Et Bidrag til Belysning af Sygeligheden i Skolerne" (1881) — „Undersögelser om Dödeligheden af Lungesvindsöt i Kjöbenhavn" (1882; übersetzt in der Deutschen Vtljhrsschr. f. öffentl. Gesundheitspflege, XIV) — „Dödeligheden af Lungesvindsöt i de danske Byer" (1884; übersetzt in Ergänzungsheften zum Ctrbl. f. allgem. Gesundheitspfl., I) — „Bidrag til Kundskab om Lungesvindsötens Forekomst i Danmark" (1886) — „Reformbevægaelsen paa vor civile Medicinalforfatnings Omraade" (1889).

Lehmann, Karl Bernhard, in Würzburg, geb. zu Zürich 27. Nov. 1858, studierte in Zürich und München, prom. 1883 in Zürich, machte das Staatsexamen 1881, war Assistent am physiol. Institut (Prof. L. HERMANN) 1881 bis 83, arbeitete 1883 bis 84 im physiol. und hygien. Institut München, war 1884 bis 87 Assistent am hygien. Institut München, habilitierte sich 1886 für Hygiene daselbst, wurde 1887 Extraord. für Hygiene in Würzburg, 1894 Ord. L. richtete 1887 in Würzburg ein hygien. Institut ein und veröffentlichte: Mit E. BLEULER: „Zwangsmässige Lichtempfindungen durch Schall und verwandte Erscheinungen auf dem Gebiete der anderen Sinnesorgane" (Leipzig 1880) — „Über die Wirkung des comprimirten Sauerstoffs auf den thierischen Organismus und einige chemische Processe" (Zürich 1883, Diss.) — „Über die Wirkung technisch und hygienisch wichtiger Gase und Dämpfe" (Habilitationsschrift 1886, seitdem 9 Fortsetzungen im A. f. Hyg.) Mit CH. NUSSBAUM: „Studien über Kalkmörtel und Mauerfeuchtigkeit" (Ib. IX 1888) — „Die Methoden der practischen Hygiene" (Lehrbuch 2. Aufl., Wiesbaden 1900) — „Studien über die Wirkung des Kupfers" (Grosse Artikelserie im A. f. Hyg. seit 1893) — „Studien über Mehl und Brot" (Ib. 1894). Mit R. v. NEUMANN: „Atlas u. Grundriss der Bakteriologie" (2. Aufl. 1899). Mit Bezirksarzt Dr. J. RÖDER: „Würzburg, insbesondere seine Einrichtungen für Gesundheitspflege u. Unterricht" (Würzburg 1892) — „Die Saaleverunreinigung im Gebiete der Stadt Hof und die Mittel zu ihrer Abhilfe" (Hof 1895). Ausserdem zahlreiche Arbeiten namentlich aus dem Gebiete der hygien. Toxikologie, der Nahrungsmittelchemie und der Biologie der Bakterien.

Leichtenstern, Otto Michael Ludwig, zu Köln a. Rh., geb. 14. Okt. 1845 zu Ingolstadt a. d. Donau, studierte in München, prom. daselbst 1869, besuchte später noch die Univ. und Hospitäler von Würzburg, Wien. Prag, London, Edinburg, Dublin, Paris, Lyon u. s. w., war 1869 bis 71 Assistenzarzt der med. Kl. in Münch. unter v. PFEUFER und LINDWURM, 1871

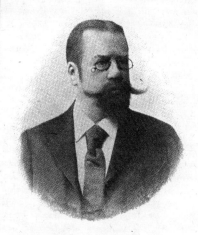

provisorischer Leiter der med. Klinik in Tübingen nach dem Tode F. v. NIEMEYER's; sodann Assistenzarzt derselben Klinik unter LIEBERMEISTER, Privatdozent und seit 1875 Professor e. o. in Tübingen; 1879 wurde er als dirigierender Oberarzt der med. Abt. des Bürgerhosp. nach Köln berufen und wirkte hier bis zu seinem 23. Febr.

1900 an Pneumonie erfolgten Tode. L. gehört zu den hervorragendsten Klinikern des verflossenen Jahrhunderts. Seine ausserordentlich zahlreichen litterarischen Arbeiten betreffen fast alle Teile der neueren Medizin. Zu dem im älteren Lexikon gegebenen Verzeichnis, auf das hiermit verwiesen sei, sind noch folgende Publikationen zu ergänzen: *"Allgemeine Balneotherapie"* (v. ZIEMSSEN's Handb. der allgem. Therapie 1880, II) — *"Über einige physikalisch-diagnostische Phaenomene"* (Arch. f. klin. Med. 1878, XXI) — *"Die plötzlichen Todesfälle bei pleuritischen Exsudaten"* (Ib. 1880, XXV) — *"Über Pons - Erkrankungen und die seitliche Deviation der Augen bei Hirnkrankheiten"* (D. m. W. 1881) — *"Die Symptomatologie der Brücken-Erkrankungen"* (zus. mit HUNNIUS, Bonn 1881) — *"Die Diagnose der Thrombose des Hirnsinus"* D. m W. 1880) — *"Zur Kenntniss in Entfernung vernehmbarer Herz- und Lungengeräusche"* (Ib.) — *"Die 1880/81 in Köln herrschende Scharlach-Epidemie"* (Ib. 1881, 82) — *"Über epidemische Tuberculose bei Hühnern"* (Ib. 1883) — *"Über 16 Fälle von Trichinosis"* (Ib.) — *"Übertragung des Typhus durch Milch"* (Ib.) — *"Über progressive perniciöse Anaemie bei Tabes-Kranken"* (Ib. 1884) — *"Über conträre oder parad xe Chinin-Wirkung"* (Ib.) — *"Über intravenöse Kochsalz-Infusion bei Verblutungen"* (VOLKMANN's Samml. klin. Vortr. 1891, Nr. 25) — *"Mitthh. über die Influenzaepidemie 1889/90"* (D. m. W. 1890, 11 — 43), ferner ebendaselbst 1892 bis 98 Aufsätze über primäre akute hämorrhag. Encephalitis, Myxödem, Entfettung mit Schilddrüsenpräparaten, CHARCOT'sche Krystalle in den Fäces, Tänia nana in Deutschl., Harnblasengeschwülste bei Anilin-Arbeitern etc. — *"Die epidemische Genickstarre in Rheinland und Westfalen und die Epidemie 1885 in Köln"* (Festschr. d. niederrh. Ver. für Gesundheitspfl. zum 50jähr. Dr.-Jubil. v. PETTENKOFER's, Bonn 1893) — *"Die Influenza und Lengue"* (in NOTHNAGEL's Handb. der spez. Pathol. und Therapie IV, 1896) — *"Die Behandlung der Krankheiten der Leber und Gallengänge, der Pancreaskrankheiten, der Darmschmarotzer"* (in PENTZOLDT's und STINTZING's Handb. der Therapie innerer Krankheiten 2. Aufl., IV, Jena 1898) — *"Über "infectiöse" Lungenentzündungen und den heutigen Stand der Psittacosis-Frage"* (Bonn 1899).

Ausserdem zahlreiche *helminthologische* Arbeiten über *Ankylostoma duodenale* (Ctrbl. für klin. Med. 1885 12, 1886 39; D m. W. 1885 28—30, 1886 11—14, 1887 26—32, 1888 15, 1899 3; W. k. R. 1898 23—27; Cbl. f. B. 1898, XXIV, Verhandl. der Naturforschervers. 1888 in Köln; Verhandl. des naturhistor. Vereins der Rheinlande; Correspbl. 1890 1 etc.) und über *Anguillula intestinalis* (D. m. W. 1898 3; Cbl. f. B. 1899, XXV) und mehrere Publikationen anderweitigen Inhalts in D. m. W., Münch. m. W., Verhdlgg. d. Wiesb. Kongr., 1889 bis 91. Zur Pathol. des Ileus, d. Oesophagus, Senkschrift und Spiegelschrift etc. Ausserdem zahlreiche kleinere Journalaufsätze, Vorträge in ärztlichen Vereinen und Versammlungen, zahlreiche Arbeiten seiner Schüler und Assistenten.

Leidesdorf, MAX, geb. 27. Juni 1818 in Wien, dort ausgebildet und 1845 prom., besuchte die Irren-Anstalten in Italien, Deutschland, England und Frankreich, habilitierte sich 1856 als Dozent für psych. Krankhh. und publizierte: *"Beiträge zur Diagnostik und Behandlg. der primären Formen des Irreseins"* (1855) — *"Lehrb. der psych. Krankhh."* (Erlangen 1860; 2. Aufl. 1865; ins Ital. übersetzt) — zus. mit STRICKER: *"Studien üb. die Histol. der Entzündungsherde"* (1866) — *"Erläuterungen zur Irrenhaus-Frage Nieder-Oesterreichs"* (1868). 1866 wurde er zum Prof. e. o. seines Faches ernannt; 1870 entstand durch seine fortgesetzten Bemühungen für den klin. psychiatr. Unterricht die erste derartige Klinik in Österreich; 1872 wurde er zum Primararzte der Irrenabteilung im Allgem. Krankenhause, 1875 zum Vorstande der psychiatr. Klinik in der Wiener Landes-Irrenanstalt ernannt. Es erschienen von ihm: *"Psychiatr. Studien aus der Klinik des Prof. L."* (1877). 1866 wurde er zum obersten Sanitätsrat ernannt. 1888 nach österr. Gesetz quiesciert, starb L. 9. Okt. 1889. L. genoss als Irrenarzt einen europäischen Ruf. So wurde er 1876 nach Absetzung des Sultans Murad zur Untersuchung desselben auf Geisteskrankheit nach Konstantinopel berufen; auch über den Geisteszustand des Königs Ludwig II. von Bayern wurde L. um ein Gutachten angegangen.

Leidy, Joseph, zu Philadelphia, daselbst 9. Sept. 1823 geb., studierte auch dort zunächst unter Leitung von JAMES MC CLINTOCK und PAUL B. GODDARD, dann an der dortigen Fakultät, von der er 1844 als Dr. med. graduiert wurde, widmete sich nach beendigten Studien noch speziell vergleichend-anat. Forschungen und wurde 1846 Prosektor der Anatomie am Franklin, Med. Coll., 1853 Prof. der Anatomie an der Univ., 1871 Prof. der Naturwissenschaften am Swarthmore Coll. seiner Vaterstadt. Seine litterarischen Arbeiten beziehen sich nur auf Gegenstände aus seinen Spezialgebieten und sind teils kleinere Flugschriften, teils mehrbändige Werke. (Vergl. d. ältere Lexikon.) L. starb 30. April 1891.

Leisrink, Heinrich Wilhelm Franz, zu Hamburg 24. Juli 1845 geb., studierte in Göttingen und Kiel, war Assistent an der chirurg. Abteilung des allgemeinen Krankenhauses zu Hamburg, wurde 1868 Doktor, verliess die Assistentenstelle am Hamburger Krankenhause, um freiwillig als Arzt den Feldzug von 1870 mitzumachen, liess sich darauf als Arzt in seiner Vaterstadt nieder und widmete sich vorwiegend chir. Praxis, gründete die Poliklinik des Vaterländischen Frauenhilfsvereins und später die allgemeine Poliklinik, stand der chir. Abt. derselben zeitweilig vor und wurde Oberarzt der chir. Abt. des israelit. Krankenhauses 1879. Seine zahlreichen Arbeiten sind bereits im alten Lexikon angeführt. L. starb 20. März 1885 im besten Mannesalter.

Leishman, William, geb. zu Govan 1834, studierte und promovierte 1855, war anfangs eine Reihe von Jahren Physician an der Royal Infirmary und am Maternity Hosp. und Dozent der gerichtl. Med. am Anderson's Coll. 1868 wurde er zum Prof. der Geburtshilfe an der Univ. ernannt und galt als ein idealer Dozent in seinem Fach. Zuletzt war er Regius-Prof. der Gynäkol. an der Univ. Glasgow, erlitt 1893 einen Schlaganfall in Paris bei der unvermuteten Nachricht von dem Tode seines Freundes und Coll. Sir GEORGE MACLEOD, lebte dann im Ruhestande in Facry Knowe, Blairmore, wo er 18. Febr. 1894 starb. L. ist Verf. eines sehr geschätzten Handbuchs der Geburtshilfe (1870), das 4 engl. und 3 amerik. Ausgaben erlebte. 1886 wurde er zum Vertreter der Univ. im General Medical Council ernannt; später war er auch noch Vors. im Education Committee und Mitgl. d. University Court.

Leloir, Henri-Camille-Chrysostôme, zu Lille, geb. 30. Nov. 1855 zu Tourcoing (Nord), studierte in Lille und Paris, fungierte daselbst als Interne in den Hospp. Lourcine, Charité, Trousseau und St.-Louis, war 1882 bis 84 Chef de clinique im Hôp. St.-Louis, nachdem er 1881 zum Dr. promoviert war. 1884 wurde er zum Agrégé für Dermatol. und Syphilis in Lille, 1885 zum Prof. der med. Fakultät daselbst und zum Direktor der Kiinik für die genannten Fächer ernannt. L., der bereits 18. Juni 1896 starb, war ein tüchtiger Dermatol. Das Verzeichnis seiner zahlreichen Schriften enthält das ältere Biogr. Lexikon.

Lélut, Louis-Francisque, zu Paris, geb. 15. April 1804 zu Gy (Haute-Saône), stammte aus einer Ärzte-Familie. Er studierte in Paris, wurde 1827 Doktor und widmete sich besonders der Physiologie in Verbindung mit der Philosophie und den Geisteskrankheiten, wurde Arzt des Hospice Bicêtre, später des Salpêtrière und Mitglied der Acad. des sc. morales et politiques seit 1844, der Acad. de méd. seit 1852, sowie des Conseil d'hygiène publique et de salubrité. Seine Arbeiten sind im alten Lexikon angeführt. L. war Mitglied des Conseil général seines Départements und Mitglied verschied. gesetzgebender Versammlungen, in denen er namentlich für das System der Einzelhaft von Verbrechern auftrat, über welchen Gegenstand er auch verschiedene Schriften verfasst hat. Er starb 25. Jan. 1877.

Lemcke, Christian, in Rostock, geb. 1850 zu Bergrade, studierte in Rostock, erlangte die Approbation 1880, promovierte daselbst 1881, war anfangs Hilfsarzt an der Irrenanstalt in Ueckermünde, dann Assist. an der Klinik von THIERFELDER in Rostock, habilitierte sich daselbst 1885 für Nasen- und Ohrenkrankheiten und übernahm die Leitung der dort neu begründeten Poliklinik für Hals- etc. Kranke. 1892 zum Prof. e. o. ernannt, starb L. bereits 11. Sept. 1894. Er hat sich dadurch ein besonderes Verdienst erworben, dass er bei der Volkszählung von 1885 in Mecklenburg - Schwerin eine Zählung der Taubstummen und später eine methodische Untersuchung derselben veranlasste. Von seinen Publikationen sind zu verzeichnen: *„Über Gliome des Cerebrospinalsystems und deren Adnexe"* (Diss. 1881) — *„Die Schrumpfniere"* (1884) — *„Ein Fall von sehr tiefer Erniedrigung der Körpertemper. nach Blutung im verlängerten Mark"* (1885) — *„Beitr. zur Lehre von den ursächl. Beziehungen zwischen chron. interstitieller Nephritis und Endarteritis obliterans der kleinen Arterien des ganzen Körpers"* (1884) — *„Die Taubstummheit im Grossherzogth. Mecklenburg-Schwerin, ihre Ursachen und ihre Verhütung"* (1893), dazu kleinere Journalartik. über narbige Kehlkopfverengerung u. a. m. L. war auch Vorsitzender des Rostocker Ärztevereins gewesen.

Lender, Constantin, in Berlin und Kissingen, geb. 2. Juni 1828 zu Warendorf, studierte in Greifswald, Göttingen und Berlin, woselbst er 1852 Doktor wurde, war 1854 Arzt in Bärwalde, 1855 in Soldin und wurde daselbst 1864 Kreisphysikus. Er legte 1866 das Physikat nieder, um in Berlin Arzt und Assistent von L. BOEHM zu werden und blieb letzteres bis zum Tode BOEHM's 1869. Da er wegen eines Unterleibsleidens und seiner Luftstudien jedes Jahr nach Kissingen ging, so war er seit 1867 im Sommer Arzt in Kissingen. L., der 7. Dez. 1888 starb, hat sich viel mit der Ozontherapie beschäftigt und darüber verschiedene Schriften publiziert, deren Verzeichnis sich im älteren Biogr. Lexikon findet. Seit 1875 hatte er auch die meteorolog.-med. Monatsber. im Reichs- und Pr. Staatsanzeiger verfasst.

Lenhartz, Hermann, in Hamburg, geb. zu Ladbergen 20. Dez. 1854, studierte in Leipzig, hauptsächlich als Schüler von ERNST WAGNER, promovierte 1877, war nach mehrjähr. Assistentenzeit an der Leipziger med. Klinik zunächst prakt. Arzt in Leipzig, habilitierte sich dann 1886 daselbst für inn. Medizin, wurde 1893 ebenda a. o. Prof., Leiter der med. Poliklinik und ist seit 1895 Direktor des Allgem. Krankenhauses zu St. Georg in Hamburg. L. publizierte: *„Experim. Untersuchungen über Antagonismus von Morphin und Atropin"* (1886) — *„Lehrbuch der Mikroskopie und Chemie am Krankenbett"* (Berlin 1893, 3. Aufl. 1900) — *„Klin. Untersuch. über Lumbalpunction"* (1896 bis 97) — *„Die Krankheiten der Luftröhre, Bronchien und der Lungen"* (1898, im Handb. der prakt. Med. v. EBSTEIN und SCHWALBE) — *„Erysipelas"* (in NOTHNAGEL's Spez. Path. und Ther. 1899) — *„Die septischen Erkrankungen"* (Ib.) — *„Der ac. und chron. Gelenkrheumatismus"* (in PENZOLDT und STINTZING's Spez. Ther., 2 Aufl.).

Lenhossek, Joseph von, zu Budapest, als Sohn von Michael v. L. (1773 bis 1840), zu Ofen 18. März 1818 geb., studierte von 1836 an in Pest, wurde daselbst Doktor, ging nach Wien, um sich unter BERRES noch weiter in der Anatomie auszubilden, war dann 9 Jahre lang Assistent der Anatomie an der Pester Univ., wurde Prof. e. o. der topograph. Anatomie, studierte darauf von neuem unter HYRTL und BRUECKE in Wien, bei dem er seine Untersuchungen über das Zentral-Nervensystem anstellte. Er veröffentlichte darüber: *„Über den feineren Bau der sogenannten Medulla spinalis"* (Sitzungsber. der Wien. Akad., mathem.-naturw. Kl., XIII) — *„Beiträge zur Erörterung der histologischen Verhältnisse des centralen Nervensystems"* (Wien 1858) — *„Neue Untersuchungen über den feineren Bau des centralen Nervensystems des Menschen u. s. w."* (Ib., 2. Aufl. 1858, m. 5 Taff.). In Paris und London, wohin er sich für einige Zeit begab, wurden ihm die Auszeichnungen zu Teil, dass er einen MONTHYON-Preis erhielt und dass seine Präparate für das HUNTER'sche Museum angekauft wurden. Zum Prof. der Anatomie in Klausenburg ernannt, blieb er 5 Jahre dort und wurde dann Prof. der deskriptiven und topograph. Anatomie an der Pester Univ., in welcher Stellung er 2. Dez. 1888 starb.

Lenhossék, Michael v., in Tübingen, als Sohn des Vorigen zu Budapest 28. Sept. 1863 geb., studierte daselbst als Schüler seines Vaters, promovierte 1886, war 1889 bis 92 Prosektor in Basel, 1892 bis 95 in Würzburg und ist seit 1895 Prosektor der Anat. und Prof. e. o. in Tübingen. L.'s Hauptarbeitsgebiete sind: Histologie des Nervensystems und der Sinnesorgane, Spermatogenese, Zentralkörper, Flimmerzellen. Er publizierte: *„Beitr. zur Histologie des Nervensystems und der Sinnesorgane"* (Wiesbaden 1895) — *„Der feinere Bau des Nervensystems im Lichte neuester Forschungen"* (2 Auflagen Berlin 1895) — *„Die Geschmacksknospen"* (Würzburg 1894). L. wirkt seit Januar 1900 an der Universität Budapest als ord. Professor der Anatomie und Direktor der I. Anatomischen Anstalt.

Lennander, Karl Gustaf, in Upsala, Prof. d. Chir. und Geburtsh., Direktor des akad. Krankenhauses, geb. in Kristianstad 20. Mai 1857, studierte in Upsala und Stockholm, machte später Reisen nach Österreich, Deutschland, England etc., war mehrere Jahre Assistent d. pädiatr., chir. (Carl J. Rossander und John Berg) und geburtsh. Kliniken in Stockholm, promovierte in Upsala, Privatdozent f. Chir. daselbst 1888, war stellvertretender Prof. d. Chir. und d. Geb. in Upsala 1888 bis 91, wo er zum ord. Prof. ernannt wurde. Schriften: *„Om tracheotomi för croup"* (Upsala 1888) — *„Studier öfver förhållandet emellan croup och difteri"* (Ups.-Läk.-Förh. XXIII 1887) — *„Pharynxerysipelas"* (Ib. XXIV) — *„Über abdominale Myomoperationen mit besonderer Berücksichtigung der Totalexstirpation des Uterus bei Myomen"* (Nova Acta R. Soc. Sc. Ups. Ser. 3, 1893, Vol. 16) — *„Über Appendicitis"* (Volkmann's Samml. klin. Vortr. N. F. 75) — *„Über Appendicitis mit 68 operirten Fällen"* (Wien 1895) — *„Über die Behandlung des perforierenden Magen- und Duodenal-Geschwüres"* (Mitteil. a. d. Grenzgeb. d. Med. und Chir. IV). — L. war einer der allerersten, der die gonorrhoische Natur der Vulvitis bei minderjährigen Mädchen in vielen Fällen nachwies (Hygiea 1885). Schon vor Chrobak machte L. eine abdominale Totalexstirpation des Uterus wegen Myom, mit vollständigem Vernähen des Beckenperitoneums und mit Dränage des subserösen Beckenraumes nach der Vagina. 1893 machte L. in zwei Fällen von volvulus flexurae sigmoideae mit ausgesprochener Kolonparalyse eine temporäre Typhlostomie, nachdem er vorher in derselben Sitzung die umgedrehte Darmschlinge reponiert und fixiert hatte (W. kl. W. 1894). Später hat er diese primäre, temporäre Typhlostomie auch in Fällen von Darmparalyse bei diffuser Peritonitis geprüft und empfohlen. Er hat zur Beherrschung der Blutung bei gewissen Becken- und Bauch-Operationen eine intraabdominale, temporäre Kompression der Aorta oder eines ihrer grössten Zweige mit Erfolg ausgeführt und später vorgeschlagen (C. f. Gyn. 1897). Er empfahl den medianen Bauchschnitt durch die eine Rectusscheide mit Verschiebung des medialen Randes des Musculus rectus. Bei lateralen Koeliotomien machte er einen entsprechenden lateralen Schnitt, wenn möglich immer mit Schonung der motorischen Nerven (C. f. Chir. 1898). Er publizierte eine Methode, durch Erhöhung des Fussendes des Bettes Thrombose in den Venen der unteren Extremitäten und wahrscheinlich auch des Beckens nach Bauchoperationen, im Wochenbette etc. zu verhüten (C. f. Chir. 1899). In einem Falle von durch Phlegmone ganz zerstörtem M. sphincter ani stellte er die continentia ani wieder her durch eine Plastik aus den mm levatores uni und mm glutaei maximi (C. f. Chir. 1899) — Daneben publizierte er viele chir. und gynäkol. Abhandlungen in schwedischen und deutschen Zeitschriften. Schüler: K. Dahlgren (Upsala), B. Floderus (Stockholm), B. Carlsson (Gothenburg) u. a.

Lent, Eduard, Geh. Sanitätsrat zu Köln, geb. zu Wesel 16. Nov. 1831, studierte in Heidelberg, Würzburg, Berlin, wurde 1855 in Berlin Doktor und ist seit 1857 Arzt in Köln. Litter. Arbeiten: *„Ueber Entwicklung der Zahnsubstanzen"* (v. Siebold's und Kölliker's Zeitschr., 1854) — *„Ueber Veränderung der Nerven nach Durchschneidung und ihre Wiedervereinigung"* (Ib. 1855) — *„Bericht über die 2. Cholera-Epidemie in Köln 1867"* (Köln 1868). Er gab heraus: *„Correspondenzbl. des Niederrhein. Vereins f. öff. Gesundheitspfl."* (10 Bde.,

1871 bis 81) und von 1882 ab mit STÜBBEN „*Ctrlbl. f. allgem. Gesundheitspfl.*", nebst Ergänzungsheften. In diesen ist eine Anzahl Artikel von ihm enthalten. Seit Bestehen des K. Gesundheitsamtes ist L.

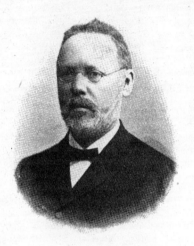

ausserordentl. Mitglied desselben. Er ist ferner Geschäftsführer des Niederrhein. Vereins f. öfftl. Gesundheitspfl., Vors. der rhein. Ärztekammer und des Ausschusses der preuss. Ärztekammern.

Leo, Ludwig Friedrich, zu Bonn, Arzt der inneren Station des Friedrich Wilhelms-Hospitals, geb. zu Königsberg 27. Mai 1814, studierte in Berlin, Königsberg und Halle, war Schüler von KRUKENBERG, promovierte 1837, war Arzt in Treptow a. R. (1838 bis 41), Regenwalde (1841 bis 54), seit 1854 in Bonn, seit 1876 Kreisphysikus und seit 1873 Sanitätsrat und starb 5. Juli 1892. L., der auch Schriftführer der Niederrhein. Ges. f. Natur- u. Heilk. war, war ein beliebter Arzt und hat einige Aufsätze sowie eine „*Gesundheitslehre für gebildete Leser*" (Berlin 1866, 68) publiziert.

Leo, Hans, in Bonn, geb. 1854 daselbst, studierte anfangs Chemie und war bereits Dr. phil., als er zur Medizin überging. Arzt seit 1882, war L. seit 1885 Assistent an der med. Univ.-Poliklinik in Berlin, habilitierte sich 1887 und kam 1890 als Extraord. nach Bonn, wo er gegenwärtig die Poliklinik für inn. Medizin dirigiert. Ausser chem. Arbeiten publizierte L. einige Arbeiten zur inn. Medizin.

Leopold, Christian Gerhard, in Meerane 24. Febr. 1846 geb., studierte Medizin, speziell unter CREDÉ Geburtshilfe in Leipzig und gelangte 1870 zur Promotion. Er habilitierte sich daselbst zunächst 1874, wirkte als Hebammenlehrer am Leipziger Entbindungsinstitut von 1881 ab, wurde 1883 Prof. e. o. an der Univ. Leipzig und in demselben Jahre nach Dresden berufen zum Direktor der K. Frauenklinik und Hebammenlehranstalt. Von ihm erschienen, neben anat. u. tokol. Untersuchungen (vorwiegend im Archiv für Gynäkologie): „*Studien über die Uterusschleimhaut*" (Berlin 1876) und „*Das skoliotisch- und kyphoskoliot.-rachit. Becken*" (Leipzig 1879), ferner 1888: „*Der Kaiserschnitt und seine Stellung zur künstlichen Frühgeburt*"; 1886 bis 97: Die 4. bis 6. Aufl.

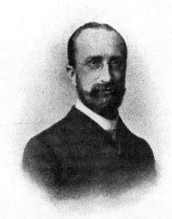

des sächs. Hebammenlehrbuches, in Verbindung mit CREDÉ bez. ZWEIFEL: 1891 und 96: Bd. 1 u. 2 der Arbeiten aus der K. Frauenklinik; 1897: „*Uterus und Kind und der Aufbau der Placenta*" (Atlas mit 30 Tafeln und Text). L. ist seit 1894 nach CREDÉ's Tode mit GUSSEROW Redakteur des Archivs f. Gyn.

Lépine, Raphael, zu Lyon, geb. daselbst 6. Juli 1840, war Interne in den dortigen (1860) und in den Pariser Hospitälern (1865), namentlich bei CHARCOT in der Salpêtrière, studierte 1868 während eines Semesters unter VIRCHOW, arbeitete 1870 bei C. LUDWIG in Leipzig, wo er "Ueber Entstehung und Verbreitung des thier. Zuckerfermentes" (Arbeiten aus der physiol. Anstalt u. s. w., 1870) schrieb, und die Entdeckung des Vasodilatators der Zunge mitteilte, wurde 1870 in Paris Dr. mit der These: "De l'hémiplégie pneumonique", 1872 Chef de clinique, 1874 Médecin des hôpitaux, 1875 Agrégé bei der Pariser Fakultät und 1877 zum Prof. der med. Klinik bei der neu errichteten med. Fakultät zu Lyon ernannt. Er gründete 1877 die Revue mensuelle, die sich 1881

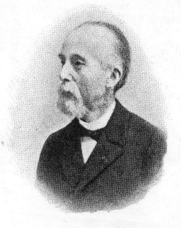

in eine Revue de chir. und eine Revue de méd. teilte, von welcher letzteren L. noch jetzt Mitherausgeber ist. 1889 entstanden daraus noch die "Archives de médecine expérimentale et d'Anatomie pathologique". Hauptsächlichste Publikationen: 1. Über Gehirn-Lokalisationen: "Des localisations dans les maladies cérébrales" (Thèse d'agrég., 1875) — "Effets vasculaires et cardiaques consécutifs à l'excitation du gyrus sigmoïde chez le chien" (Soc. de biolog., 1875) — "Localisation corticale des mouvements du pouce" (Revue de méd., 1883) — "Trismus par lésion corticale" (Ib. 1882), sowie zahlreiche weitere Artikel, hauptsächlich in der Revue de méd. seit 1895. — 2. Über die Vasomotoren (ausser den schon im älteren Lex. erwähnten): "Note historique sur la découverte des vaso-dilatateurs" (Ib. 1896). — 3. Über Urin-Exkretion (ausser den im älteren Lexikon erwähnten): "Contribution à l'étude de la sécrétion de l'urine" (Soc. de biol. 1886, zus. mit AUBERT) — "Composition de l'urine décrétée pendant la durée d'une contre-pression exercée sur les voies urinaires" (Compt.-rend. 1887, zus. mit PORTERET) — "Modifications de la composition de l'urine sous l'influence de troubles dans le fonctionnement du rein" (Congrès de méd. Montpellier 1898) — "Sur la perméabilité rénale" (Lyon méd. 1898) — "Auto-intoxications d'origine rénale" (Revue de méd. 1889) — "Traitement de la maladie de Bright chronique" (Rapport au Congr. internat., Berlin 1890). — 4. Therapeutisches: "Sur la terpine" (Revue de méd., 1885) — "Acétanilide" (Ib. 1887) — "Traitement du coma diabétique" (Ib. 1887) — "Traitement des anévrysmes de l'aorte par la méthode de Moore" (Ib.) — "Propriétés pharmacodynamiques et thérapeutiques des médicaments dits antipyrétiques" (Arch. de méd. expérim. etc. 1889, 90) und zahlreiche Artikel in der Semaine médicale, seit 1888. — 5. Über Diabetes: Zahlreiche Arbeiten seit 1889, deren Ergebnisse zusammengefasst sind in einem auf dem med. Kongr. in Lyon 1894 erstatteten Bericht, sowie in einem Vortrag auf dem intern. Kongr. Moskau 1897 und in dem Werk: "Le diabète et son traitement" (Paris 1899). — 6. Varia: Eine grosse Zahl von Artikeln, namentlich über: "Anémie grave" — ROSSBACH'S "Gastroxie" — "Inanition" — "Pneumonie" (deutsch von BETTELHEIM, Wien), ferner "Études expérimentales sur l'intoxication et l'infection typhiques chez le chien" (zus. mit LYONNET, Revue de méd. 1897, 98, 99) — "Importance de la valeur globulaire dans l'anémie" (Lyon méd. 1889) — "Pleurésie pulsatile" (Ib. 1898). L. ist Mitgl. zahlreicher gel. Ges., auch des Instituts und der Acad. de méd. und war Ehrenpräsident auf den intern. Kongr. Kopenhagen (1884), Berlin (1890) und Rom (1895).

Leppmann, Arthur Silvius, in Berlin, geb. zu Raudten (N.-Schl.) 31. Dez. 1854, studierte in Breslau, Leipzig, Freiburg i. Br., promovierte 1877, war seit 1876 Volontär, seit 1878 Assistenzarzt in Leubus, seit 1879 Sekundararzt am Allerh. Hosp. in Breslau, zugleich an der psych. Klinik desselben bis 1886 und ist seit 1889 ärztl. Leiter der Irrenabt. der Strafanstalt Moabit in Berlin, seit 1895 zugleich Bezirksphysikus. L. publizierte: „*Der preussische Physicus*" (zus. mit SCHLOCKOW, 2. bis 4. Aufl. u. zus. mit ROTH, 1886 bis 95) — „*Sachverständigen - Thätigkeit bei Seelenstörungen*" (1890) — „*Der seelisch Belastete*" (1893). L. ist Mitarbeiter bei den intern. kriminalist. Vereinigung, Mitredakteur der Ärztl. Sachverst.-Zeitung, führte das Methylenblau in die Therapie mit EHRLICH 1890 ein und lieferte noch Arbeiten „*Über Gefangenenbeköstigung*" (1890 bis 92).

Lereboullet, Léon, zu Paris, 14. Dez. 1842 zu Strassburg als Sohn von Dominique- Auguste L. (1804 bis 65) geb., wurde 1866 Doktor, war anfänglich Militärarzt, Repetent an der militärärztlichen Schule zu Strassburg, dann Prof. agrégé bei der gleichen Schule im Val-de-Grâce, praktiziert jedoch seit 1874 als Zivilarzt. Schriften: „*Manuel du microscope*", zusammen mit MATHIAS DUVAL (2 Aufl. 1872) — „*Dictionnaire usuel des sciences médicales*", zusammen mit DECHAMBRE und DUVAL (Paris 1884) und nach DECHAMBRE's Tod (1885) als dessen Nachfolger Chefredakteur, ebenso Direktor der „Gazette hebd."; ausserdem zahlreiche Artikel in der Gaz. hebdom. de méd. et de chir., in DECHAMBRE's Dict. encyclop. des sc. méd., kritische Artikel in verschiedenen Zeitschriften und im Bullet. de la Soc. méd. des hôpit. de Paris. Seit 1890 ist L. Mitgl. d. Acad. de méd. Er widmet sich seit langen Jahren ausser seiner wissenschaftl. Arbeit auch den Standesfragen, bekleidet seit 10 Jahren das Amt eines Generalsekretärs der Assoc. de méd. de France und war Präs. des intern. Kongr. der Déontologie méd. in Paris (1900).

Lersch, Bernhard Maximilian, zu Aachen, 12. Okt. 1817 geb., in Bonn Schüler NASSE's, in Berlin VON GRAEFE's und DIEFFENBACH's, 1840 promoviert, betrieb nach längerem Aufenthalte in Paris seit 1842 in Aachen Praxis. Von ihm erschienen u. a. die grösseren Werke: „*Einleitung in die Mineralquellenlehre*" (2 Bde., Erlangen 1855 u. 57) — „*Geschichte der Balneologie und Pegologie*" (Würzburg 1863) — „*Hydrophysik*", „*Hydochemie*" — „*Fundamente der praktischen Balneologie*" (2 Bde., Bonn 1870) — „*Geschichte der Volksseuchen*" (Berlin 1896) — „*Einleitung in die Chronologie*" (2. Aufl., 2 Bde., 1899). Ausserdem naturwissenschaftliche Essays, Jahresberichte und Schriften über Aachen, Burtscheid, Malmedy, Spa.

Leser, Edmund, in Halle a. Saale, geb. zu Münster (Westfalen) 1. Mai 1853, studierte in Halle hauptsächlich als Schüler von v. VOLKMANN, promovierte 1880, war Assistent bei v. VOLKMANN 1880 bis 89, habilitierte sich 1884 für Chir. und wurde Prof. 1894. L. ist gleichzeitig Leiter einer chir. Privatklinik und publizierte: „*Über ischaemische Muskellähmung und Contracturen*" (Habilitationsschrift 1884), mehrere kleinere Aufsätze (1885 bis 90), sowie „*Lehrbuch der speciellen Chirurgie in 50 Vorlesungen*" (1890; 4. Aufl. 1900).

Lesser, Wladyslaw Leon Freiherr von, geb. in Warschau 28. Juli 1846, studierte in Berlin (1864 bis 69), wurde dort mit der Diss. „*Peritonitis diffusa und Peritonitis circumscripta*" promoviert, ging darauf nach Wien, war 1870 bis 71 während des Krieges deutscherseits als Militärarzt thätig, und war 1872 und 73 Assistent an der chir. Klinik in Greifswald. Nachdem er eine Studienreise nach Frankreich und England unternommen, liess er sich 1874 in Berlin nieder, zog jedoch schon im folgenden Jahre nach Leipzig, wo er seit 1877 Dozent für Chirurgie ist und eine chir. Privatklinik leitet. Seine Abhandl. finden sich in der D. Ztschr. f. Chir., in VIRCHOW's Archiv, in DU BOIS-REYMOND's Archiv, in der B. kl. W., und polnisch in Gazeta lekarska und Przeglad lekarski; besonders gab er heraus: „*Transfusion und Autotransfusion*" (VOLKMANN's klin. Vortr., 1874) — , *Die chirurgischen Hilfsleistungen bei dringender Lebensgefahr*" (Leipzig 1880) — „*Fünf Jahre poliklinischer Thätigkeit 1877—82*" (Ib. 1883). Ferner: „*Zur Mechanik der Gelenkfracturen*" (D. Z. f. Ch., I) — „*Zum Verständniss der Listerschen Wundbehandlung*" (Ib., III) — „*Über die Anpassung der Gefässe an grosse Blutmengen*" (Ber. d. mathem.-physik. Kl. d. K. Sächs. Ges. der Wissensch.) — „*Über die Vertheilung der rothen Blutscheiben im Blutstrome*" (DU BOIS' Arch. f. Phys. 1878)

„*Über operative Behandlung des pes varus paralyticus*" (Cbl. f. Ch. 1879) — „*Über die Todesursachen nach Verbrennungen*". (Virchow's Archiv, 1880, LXXIX) — „*Über cubitus valgus*" (Ib. 1883, XCII) — „*Über das Verhalten des Catgut im Organismus und über Heteroplastik*" (Ib. 1884, XCV) — „*Über Varicen*" (Ib. 1885, CI) — „*Über das Verbandsäckchen*" (Cbl. f. Ch., 1886) — „*Über Behandlung fehlerhaft geheilter Brüche der carpalen Radiusepiphyse*" (Ib. 1887) — „*Experimentelles und Klinisches über Skoliose*" (Virch. Arch. 1888, CXIII). — Dazu noch einige Aufsätze in D. M. W. über Impftuberkulose, Schweissfuss und Plattfuss, Antisepsin, und in D. Z. f. Ch. über Lymphangioma diff. multipl.

Lesser, Adolf, zu Breslau, geb. 22. Mai 1851 zu Stargard (Pom.), studierte in Berlin, wo er 1875 nach Absolvierung des Staatsexamens promoviert wurde. Er war 1877 bis 84 Assistent am Institut für Staatsarzneikunde zu Berlin, von 1879 bis

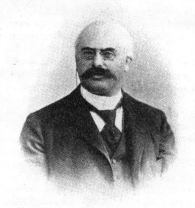

86 Arzt der Klinnsmann'schen Irrenheilanstalt daselbst, habilitierte sich dort 1881 als Dozent für Staatsarzneikunde, wurde 1886 zum gerichtlichen Stadtphysikus in Breslau, 1887 zum a. o. Prof. an der Breslauer Universität ernannt. L.'s Arbeiten sind häuptsächlich in Virchow's Archiv und in der Vtljhrsschr. f. ger. Med. XXX ff. veröffentlicht. Die wichtigsten derselben sind betitelt: „*Experimentelle Untersuchungen über den Einfluss einiger Arsenverbindungen auf den thierischen Organismus*" — „*Zur Würdigung der Ohrenprobe*" — „*Casuistische Mittheilungen aus dem Institut f. Staatsarzneikunde zu Berlin*" — „*Über die localen Befunde beim Selbstmorde durch Erhängen*" — „*Die anatomischen Veränderungen des Verdauungskanals durch Aetzgifte*" — „*Über eine fernere Art der Strangulationsmarke, deren Entstehung während des Lebens zu diagnosticiren*" — „*Über Lymphorrhagien in der Umgebung unmittelbar oder kurze Zeit vor dem Tode erlittener Verletzungen*" — „*Über die wichtigsten Sectionsbefunde bei dem Tode durch Ertrinken in dünnflüssigen Medien*" — „*Über Verletzungen der Gebärmutter und der Scheide durch criminelle Provocation des Aborts*" — „*Die wichtigsten Sectionsergebnisse in 171 Fällen plötzlichen Todes*" — „*Atlas der gerichtlichen Medicin*" (1. Abt. 1884, 2. Abt. 1892 mit je 18 kolor. Tafeln, fol.) — „*Statistik der Todesursachen in 1000 gerichtlich secirten Fällen*" (Z. f. M.-Be., IX) — Für Neisser's stereosk.-mediz. Atlas bearbeitete L. die Abschnitte: „*Zur Lehre vom Abort*" — „*Zur Lehre von den Kopfverletzungen Neugeborener*" — „*Erkrankungen sowie prae- und postmortale Verletzungen des Halses*"

Lesser, Edmund, zu Berlin, geb. zu Neisse 12. Mai 1852, studierte in Berlin, Bonn, Strassburg, wurde 1876 promoviert, war 1879 bis 82 Assistent von Oscar Simon in Breslau, habilitierte sich 1882 in Leipzig als Privatdozent, wurde 1892 als a. o. Prof. und Direktor der Klinik für Hautkrankheiten nach Bern berufen und übernahm 1896 als Nachfolger Lewin's die Leitung der Klinik für syphilitische Krankheiten an der Charité und 1897 die Leitung der neu begründeten Univ.-Poliklinik für Haut- und Geschlechtskrankheiten. Litter. Arbeiten: „*Über Rhizopoden*" (in Gemeinschaft mit Richard Hertwig) — „*Über Syphilis maligna*" — „*Beiträge zur Lehre vom Herpes zoster*" — „*Über Nebenwirkungen bei Injectionen unlöslicher Quecksilberverbindungen*" — „*Über Syphilis insontium*" — „*Über Ischias gonorrhoica*" — „*Die Aussatzhäuser des Mittelalters*" — „*Zur Geschichte des Aussatzes etc.*" — „*Lehrbuch der Haut- und Geschlechtskrankheiten*" (10. Aufl. 1900).

Letulle, Maurice, in Paris, geb. 19. März 1853, wurde 1875 Interne d. hôp., erhielt 1878 die goldene Medaille für wissensch. Leistung, promovierte 1879, ist Méd. d. hôp. seit 1883 und Agrégé seit 1889. Er veröffentlichte: *„Hypertrophies cardiaques secondaires"* (Thèse inaug.) — *„Hydrargyrisme chronique (recherches expérimentales et hygiène)"* — *„Hysterie saturnine"* — *„Lymphadénome fibreux"* — *„Cancers du médiastin"* — *„Origine infectieuse de certains ulcères simples de l'estomac et du duodénum"*. Zusammen mit zahlreichen Mitarbeitern giebt L. ein *„Guide pratique d. sciences méd."* heraus.

Leube, Wilhelm Olivier, 14. Sept. 1842 in Ulm geb., in Tübingen und Zürich ausgebildet. Schüler NIEMEYER's und GRIESINGER's und später bei v. ZIEMSSEN Assistent, wurde 1866 promoviert, wirkte als Assistent und Privatdozent in Erlangen 1868 bis 72, wo er zum Prof. e. o. ernannt wurde, darauf als Prof. ord. der med. Klinik in Jena bis

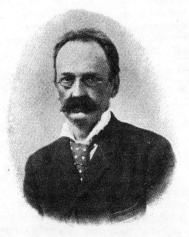

1874, von da an in Erlangen und seit 1885 in Würzburg in gleicher Stellung. Neben zahlreichen Arbeiten klinischen Inhalts im Deutsch. Arch. f. kl. Med., der B. m. W. u. a. erschienen im Buchhandel: *„Die Wirkungen des Dünndarmsaftes"* (Erlangen 1868. Habilitationsschrift) — *„Die Ernährung vom Rectum aus"* (Leipz. 1872) — *„Die Magensonde"* (Erlangen 1879). Zusammen mit E. SALKOWSKI bearbeitete L.: *„Die Lehre vom Harn"* (Berlin 1882), sowie in v. ZIEMSSEN's Handbuch (1876) die Magen- und Darmkrankheiten, ferner *„Specielle Diagnose der inneren Krankheiten"* (9. Aufl. 1898) — *„Therapie der Nierenkrankheiten"* (in PENZOLDT-STINZING's Handb. der Therapie 2. Aufl. 1898) — *„Über Störungen des Stoffwechsels und ihre Bekämpfung"* (Leipzig 1896) — *„Über künstliche Ernährung"* (in v. LEYDEN's Handb. der Ernährungstherapie 1898).

Leubuscher, Georg, in Meiningen, geb. 20. Sept. 1858, studierte vorzugsweise in Jena, promovierte 1880, war Assistent der med. Klinik unter NOTHNAGEL 1880 bis 82, später unter ROSSBACH 1883, dann Assistent am pathol. Institut unter MÜLLER 1885 bis 86, arbeitete 1884 bei HEIDENHAIN im physiolog. Institut in Breslau, habilitierte sich 1886 bis 87 in Jena für innere Medizin, wurde 1892 a. o. Prof., später Prof. der gerichtl. Medizin und Toxikologie daselbst und 1897 Referent für das Medizinalwesen im Herzogtum Meiningen, Regierungs- und Medizinalrat, Direktor des Georgen-Krankenhauses in Meiningen. L. publizierte: *„Magenuntersuchungen bei Geistes- und Nervenkrankheiten"* (zusammen mit ZIEHEN, Jena 1892), ferner Arbeiten über Magen- und Darmphysiologie und Pathologie, Darminvagination, Resorption seitens des Darmkanales, Wirkung der Mittelsalze, Beeinflussung der Resorption des Darmes durch Arzneimittel, Wirkung des Nervus vagus auf die Salzsäureabscheidung des Magens, Wirkung von Arzneimitteln auf die Salzsäureabscheidung des Magens, Behandlung der chronischen Verstopfung, Wirkung der Opiumalkaloide, physiolog. und therapeut. Wirkungen des Convallamarins, Erkrankungen des Zirkulationsapparats bei Geistes- und Nervenkranken, Einfluss von Verdauungssekreten auf Bakterien, Wirkungen des Nervensystems auf die Resorption (mit TEKLENBURG), Resorptionsfähigkeit der Scheidenschleimhaut (mit MEUSER), über Fettabscheidung des Körpers; Beiträge zur Kenntnis und Behandlung der Epilepsie und eine Reihe kasuistischer Mitteilungen und kleinerer Arbeiten.

Leuckart, Karl Georg Friedr. Rudolph, zu Leipzig, geb. 7. Okt. 1823

zu Helmstedt, studierte in Göttingen, wo er von RUD. WAGNER mit der Vollendung von dessen „Lehrbuch der Zootomie" (2 Bde., 1843 bis 47) betraut wurde, erhielt 1845 eine Anstellung am physiol. Institut zu Göttingen, habilitierte sich daselbst 1847 für zoolog. Disziplinen, wurde 1850 in Giessen Prof. e. o., 1855 ord. der Zoologie und vergl. Anatomie und 1870 für die gleichen Fächer nach Leipzig berufen.

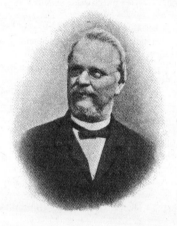

Hier wirkte er bis zu seinem 8. Febr. 1898 erfolgten Tode, nachdem er 13. Dez. 1895 noch sein 50jähr. Doktorjub. hatte feiern können. L. gehört zu den hervorragendsten Vertretern der Zoologie in der jüngstverflossenen Zeit und hat als solcher auch die Med. mit seinen Arbeiten befruchtet, insbes. mit seinen Studien über die Finnen und Trichinen, die zugleich den Anstoss zu der hygienisch wichtigen Massnahme der obligator. Fleischschau gaben. Seine Entdeckungen auf den übrigen Gebieten der Zoologie können wir an dieser Stelle nicht eingehend würdigen. Statt dessen führen wir die Titel der für die Med. besonders wichtigen Schriften L.'s an: „*Die Blasenbandwürmer und ihre Entwickelung*" (Giessen 1856) — „*Untersuchungen über Trichina spiralis*" (Leipzig 1861; 2. Aufl. 1866) — „*Die Parasiten des Menschen und die von denselben herrührenden Krankheiten*" (2 Bde., Ib. 1863 bis 72; 2. Aufl. 1879 ff.). Von seinen sonstigen Arbeiten führen wir noch den Artikel „*Zeugung*" (RUD. WAGNER's Handwörterbuch der Physiol., IV),

die gemeinschaftlich mit BERGMANN bearbeitete „*Vergleichende Anatomie und Physiologie*" (Stuttgart 1852) und die Darstellung der vergl. Anatomie des Auges in GRAEFE's und SAEMISCH's Handbuch der Ophthalmologie (Bd. II) an.

Levschin, Leo von, geb. in Warschau 11. März 1842, ausgebildet auf der medico-chirurgischen Akademie in St. Petersburg und 1866 promoviert, wurde 1874 a. o. Prof. der chir. Pathologie, 1879 Direktor der chir. Klinik an der Univ. Kasan, 1893 Prof. ord. d. chir. Univ.-Klinik in Moskau, 1894 Mitgl. d. milit.-med. Komités im Kriegsministerium zu St. Petersburg. Seine (in russischer Sprache erschienenen) grösseren Werke u. Spezialuntersuchungen sind chirurg. und pathol. Inhalts (Grundzüge der Chir., Wundbehandlung, Desinfektion, Lehrb. d spez. Chir.); deutsch erschienen: „*Ueber die terminalen Blutgefässschlingen in den Diaphysenenden der langen Knochen der Neugeborenen*" — „*Ueber die Ossificationsfrage der Röhrenknochen*"(Bullet. der Akad. der Wissensch. in St. Petersburg, 1871) und mehrere Arbeiten im Cbl. f. d. med. Wissensch. (1867; 1873) und im Cbl. f. Chir. (1882) — „*Ueber die Vertheilung der Steinkrankheit in Russland*" (Verh. d. X. int. med. Kongresses VII) — „*Eine neue Methode der osteoplastischen Verlängerung des Unterschenkels nach Exarticulation des Fusses*" (v. LANGENB. Arch. LV).

Levy, William, in Berlin, daselbst 1853 geb. und ausgebildet, 1877 promoviert, wirkt seit 1879 als Arzt, seit 1885 als Chirurg bei dem Gewerkskrankenverein daselbst. Er publizierte: „*Die Knochenerkrankungen der Perlmutterdrechsler*" — „*Ein Fall von Maul- und Klauenseuche beim Menschen*" — „*Ueber die ersten Behandlungen chirurgischer Kranker mit Tuberculin*" — „*Resection der Cardia*" — „*Versuche über die Resection der Speiseröhre*".

Levy, Ernst, in Strassburg i. Elsass, geb. zu Lauterburg i. Elsass 5. März 1864, studierte in Strassburg und Paris als Schüler von NAUNYN und des Instituts Pasteur (DUCLAUX), 1887 promoviert, wurde Privatdozent 1891, a. o. Prof. 1897 und ist jetzt Adjunkt am Institut für Hygiene der Univ. Strassburg. Er veröffentlichte:

„*Grundriss der klinischen Bacteriologie*" (Berlin 1894, 2. Aufl. 1898) — „*Bacteriologisches und Klinisches über pleuritische Ergüsse*" (Arch. f. exper. Path. u. Pharmak. XXVII) — „*Über die Mikroorganismen der Eiterung. Ihre Specificität, Virulenz, diagnostische u. prognostische Bedeutung*" (Leipzig 1891, Habitilationsschr.) — „*Über Sepsinvergiftung und ihren Zusammenhang mit Bacterium Proteus*" (Arch. f. exper. Path. und Pharmak. XXXIV) — „*Ein neues aus einem Fall von Lepra gezüchtetes Bacterium aus der Klasse der Tuberkelbacillen*" (Arch. f. Hygiene, XXX) — „*Bacteriologisches Notiz- und Nachschlagebuch*" (Strassburg 1897) — „*Über die Actinomycesgruppe (Actinomyceten) und die ihr verwandten Bacterien*" (Cbl. f. Bakteriologie, XXVI), sowie zahlreiche andere Arbeiten und „*Maladies de la plèvre*" (In Traité pratique de médecine de BERNHEIM et LAURENT Paris 1895).

Levy-Dorn, Max, in Berlin, daselbst 1. Aug. 1863 geb. und ausgebildet, 1888 promoviert und approbiert, arbeitete physiologisch unter GAD, war 3 Jahre lang Assistent bei GLUCK und 4 Jahre lang bei OPPENHEIM, ist seit 1896 Leiter eines privaten Röntgen-Laboratoriums in Berlin. L. veröffentlichte mehrere experimentelle Arbeiten, über die Schweisssekretion, Einfluss von Bandagen auf Bewegung des Brustkorbes beim Atmen, über spezifische Nervenreize in Z. f. kl. M., Verhandl. der phys. Ges., neurol. Ctrbl. und ausserdem mehrere Aufsätze über Verwertung der Röntgenstrahlen in der Med. und einen bezügl. Artikel in EULENB. Encyklopädie.

Lewin, Georg Richard, bekannter Dermato-Syphilidolog in Berlin, geb. zu Sondershausen 19. April 1820, studierte seit 1841 in Halle, seit 1843 in Berlin, hier besonders als Schüler von JOH. MÜLLER, unter dessen Leitung er 1845 promovierte. Nach Ablegung der Staatsprüfung unternahm L. eine längere Studienreise, die ihn nach Wien, Würzburg und Paris führte. Hierauf liess sich L. in Berlin nieder und widmete sich neben der Praxis auch experimentell-patholog. Studien, als deren Frucht er 1861 die Studie über die Wirkung des Phosphors auf den Organismus mit dem Nachweis der konsekutiven fettigen Degeneration der Leber veröffentlichte. Auch hielt er eine Reihe von Jahren Kurse für die Physikatskandidaten. Die kurz vorher durch CZERMAK erfolgte Einführung der Laryngoskopie veranlasste L., sich der Laryngologie zuzuwenden; als einer der ersten in Berlin wandte er (neben TOBOLD) die neue Untersuchungsmethode an und trug sowohl praktisch wie schriftstellerisch durch seine „*Klinik der Krankheiten des Kehlkopfes*" (2. Aufl. 1863), sowie durch seine Monographie „*Inhalationstherapie und Krankheiten der Respirationsorgane*" (2. Aufl. Berlin 1865) zur Pflege der Disziplin bei, besonders nachdem er sich 1862 für dieselbe a. d. Univ. habilitiert und offiziell darin auch Studierende zu unterrichten unternommen hatte. Nach dem Tode v. BAERENSPRUNG's übernahm L. als dessen Nachfolger 1865 die Stellung als dir. Arzt der Abteilung für Syphilitische und Hautkranke an der Berliner Charité, rückte 1868 in ein Extraordinariat ein und hat dieses (seit 1884 mit dem Charakter als Geh. Med.-Rat) bis zu seinem 1. Nov. 1896 erfolgten Ableben verwaltet, doch war 1884 von seiner Klinik die Abteilung für Hautkranke

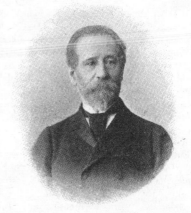

abgezweigt und SCHWENINGER übertragen worden. 1880 war L. als ausserordentl. Mitgl. in das kaiserl. Reichsgesundheitsamt berufen worden. An L.'s Namen knüpft sich als eine wichtige therapeutische Neuerung die Einführung der subkutanen Sublimatinjektionen, die L. nach verschiedenen primitiven Vorversuchen von anderer Seite zielbewusst und systematisch anwandte, zunächst in der Diss. von P. RICHTER (Berlin 1867), dann in EULENBURG's Werk „Die hypodermat. Insektion der Arzneimittel" und schliesslich in einer eigenen Monographie „*Behandlung der Syphilis durch subcutane Sublimatinjectionen*" (Ib. 1869) veröffentlichte. — Im übrigen hat L. eine grosse Zahl von Arbeiten publiziert über die verschiedensten Kapitel der Dermato.-Syphilidologie, auch über andere Teile der speziellen Pathologie, über Cysticercus cellulosae, parasitäre Sycosis, Argyrosis, morb. Addisonii, Acromegalie, Sclerodermie etc. Einen Teil seiner beträchtlichen Bibliothek erhielt die Berl. dermatol. Ges. als Legat.

Lewin, L o u i s, in Berlin, geb. 9. Nov. 1850 in Tuchel (Westpr.), studierte seit 1871 in Berlin, wo er 1875 promoviert, 1876 approbiert wurde. Er arbeitete dann eine Zeit lang im Laboratorium von PETTENKOFER und VOIT in München. wurde Assistent am pharmakol. Institut der Univ. Berlin (LIEBREICH) und habilitierte sich 1881 für Pharmakologie und Toxikologie;

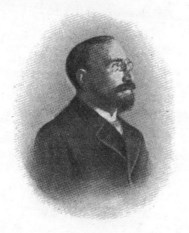

1894 wurde er zum Tit.-Prof. ernannt. Von seinen zahlreichen Publikationen seien als die wichtigsten zunächst die selbständig erschienen. Schriften genannt: „*Die Nebenwirkungen der Arzneimittel*" (Berlin 1881; 3. A. Ib. 1899) — „*Lehrbuch der Toxicologie*" (Wien 1895; 2. Aufl. Ib. 1897) — „*Über Piper methysticum (Kawa-Kawa)*" (Berlin 1886) — „*Über Areca Catechu, Chavica Betle und das Betelkauen*" (Stuttgart 1889) — „*Die Pfeilgifte*" (Berlin 1894) — „*Die Fruchtabtreibung durch Gifte und andere Mittel*" (zus. mit BRENNING, Berlin 1899). Journalart.: „*Experimentelle Untersuchungen über die Wirkungen des Aconitin auf das Herz*" (Preisarbeit und Inaug. Diss. 1875) — „*Das Thymol, ein Antiseptikum und Antifermentativum*" (VIRCH. Arch. LXXV), Einzeluntersuchungen über das Natriumsulfantimoniat, Nitrobenzol, Tannin, Santonin, das Haya-Gift, Anhalonium Lewinii, Vergiftung durch Petroleum, die Beziehungen zwischen Blase und Harnleiter (zus. m. H. GOLDSCHMIDT), Resorption körperfremder Stoffe aus der Blase (zus. mit demselben), zur Lehre von der natürlichen Immunität u. s. w.

Lexer, E r i c h , in Berlin, geb. zu Freiburg im Br. 22. Mai 1867, stud. in Würzburg, promovierte 1889, war 1891 bis 92 Assistent am anat. Institut Göttingen (MERKEL), seit 1892 Assistent an der k. chir. Univ.-Klinik (v. BERGMANN), ist seit 1897 Privatdozent f. Chir. und 1899 1. Assistent der genannten Klinik, sowie Leiter der chir. Poliklinik. L. veröffentlichte Arbeiten über Torsion des Samenstranges, Experimente über akute Osteomyelitis, Studien über die Aetiologie der Mikroorganismen der akuten Osteomyelitis, über Myositis progressiva ossificans, experimentelle Untersuchungen über die Rachenschleimhaut als Eingangspforte pyogener Infektionen. L. ist Mitarbeiter am Handbuch der prakt. Chirurgie (Missbildungen, Verletzungen und Krankheiten des Gesichtes, plastische Operationen.)

Leyden, E r n s t v o n , in Berlin, geb. zu Danzig 20. April 1832, studierte in Berlin, wo er Schüler SCHOENLEIN's und TRAUBE's war. 1853 promoviert und Arzt seit 1854, trat er zunächst als Militärarzt in die Armee. 1865 wurde er aus der Stellung als Stabsarzt zunächst nach Königsberg als ord· Prof. der Medizin und Direktor der inn. Klinik berufen, wo er mit v. RECKLINGHAUSEN und SPIEGELBERG der Stifter einer neuen Aera des klin. Unterrichts wurde. Von 1872 ab wirkte er in entsprechender Stellung an der neubegründeten Kaiser Wilhelms-Univ. in Strassburg, von 1876 ab als Nachf. TRAUBE's in Berlin, um 1885 (nach v. FRERICH's Tode) dessen erste med.

Klinik zu übernehmen. 1894 weilte er längere Zeit am russ. Hofe zur Behandlung des Kaisers Alexander und wurde 1895 nobilitiert. Neben einer grossen Reihe kasuist. und experim. Arbeiten auf allen Gebieten der klin. Forschung sind als monographisch erschienen zu nennen: *"Die graue Degeneration der hinteren Rücken-*

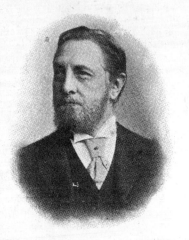

marksstränge" — *"Die Klinik der Rückenmarkskrankheiten"* (Berlin 1864, resp. 1874 bis 75) — *"Handbuch der Ernährungstherapie"* (2 Bde., Leipzig 1898). Die neueren Arbeiten L.'s sind in der von ihm mit v. FRERICHS 1879 gegründeten "Zeitschrift für klinische Medizin" zur Publikation gelangt, ferner in den Verh. des von ihm 1881 begründeten Vereins f. inn. Medizin und in der von ihm mit GOLDSCHEIDER 1898 ins Leben gerufenen "Zeitschr. f. physikal.-diätet. Therapie" (Leipzig). Seit 1900 gibt er mit F. KLEMPERER die "Deutsche Klinik", mit C. GERHARDT u. B. FRÄNKEL eine "Ztschr. f. Tuberkulose u. Heilstättenwesen" heraus.

Leydig, Franz von, 21. Mai 1821 zu Rothenburg geb., studierte in Würzburg und München, wurde 1847 Doktor, 1848 Prosektor, 1849 Privatdozent in Würzburg, 1855 daselbst Prof. e. o., ging 1857 als ord. Prof. nach Tübingen und 1875 nach Bonn in gleicher Eigenschaft und als Direktor des anat. Instituts, des zool. Museums und Instituts, später mit dem Charakter als Geh. Med.-Rat. 1887 trat er in den Ruhestand, lebte seitdem in Würzburg und gegenwärtig in Rothenburg. Er hat sich namentlich um die Kenntnis des Baues und der Entwicklung der niederen Tiere verdient gemacht. Mit Übergehung der bezüglichen Spezialarbeiten führen wir von seinen Schriften nur an: *"Lehrbuch der Histologie des Menschen und der Thiere"* (Frankfurt a. M. 1857) — *"Vom Bau des thierischen Körpers. Handbuch der vergleichenden Anatomie"* (I, Tübingen 1864) — *"Untersuchungen zur Anatomie und Histologie der Thiere"* (Bonn 1883. m. Taff.) u s. w.

Lichtheim, Ludwig, geb. 7. Dez. 1845 in Breslau, studierte in Breslau, Zürich und Berlin 1863 bis 68. Er war Assistenzarzt der med. Klinik zu Breslau unter LEBERT 1869 bis 72, der chir. Klinik in Halle unter VOLKMANN 1872 bis 73, der med. Poliklinik zu Breslau unter LEBEET und BIERMER 1873 bis 77, Privatdozent für innere Med. in Breslau 1876 bis 77, Prof. e. o. der Poliklinik und der Kinderheilk. in Jena 1877 bis 78, Prof. ord. der inneren Med. und Direktor der med. Klinik in

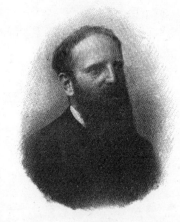

Bern 1878 bis 88 und ist seit 1888 in derselben Stellung in Königsberg. Von seinen Veröffentlichungen sind zu nennen: *"Über Behandlung pleuritischer Exsudate"* (Samml. klin. Vortr. 1872) — *"Die Störungen des Lungenkreislaufs und ihr Einfluss auf den Blutdruck"* (Berlin 1876) — *"Über Hydrämie und hydrämisches Oedem"* (Mit COHNHEIM;

Virch. Arch. LXIX) — „*Über apoplektische Bulbärparalyse*" (D. Arch. f. klin. Med. XVIII) — „*Progressive Muskelatrophie ohne Erkrankung der Vorderhörner des Rückenmarks*" (A. f. Ps. VIII) — „*Versuche über Lungenatelektase*" (Arch. f. exper. Pathol. X) — „*Über periodische Hämoglobinurie*" (Samml. klin. Vortr. 1878) — „*Resorcin als Antipyreticum*" (Correspbl. d. Schw. Ae. 1880) — „*Die antipyretische Wirkung des Phenols*" (Bresl. ärztl. Ztschr. 1881) — „*Über pathogene Schimmelpilze. I. Die Aspergillusmycosen*" (B. kl. W. 1882) — „*Über nucleäre Augenmuskellähmungen*" (Correspbl. d. Schw. Ae. 1882) — „*Über Tuberkulose*" (Kongr. f. inn. Med. 1883) — „*Die diagnostische Verwerthung der Tuberkelbacillen*" (Fortschr. d. Med. I) — „*Über Aphasie*" (D. Arch. f. klin. Med. XXXVI) — „*Zur Kenntniss der perniciösen Anämie*" (Kongr. f. inn. Med. 1887) — „*Die chronischen Herzmuskelerkrankungen und ihre Behandlung*" (Ib. 1888) — „*Über intermittirenden Diabetes (alimentäre Glycosurie)*" (Bern. naturf. Ges. 1887) — „*Über eine neue Form progressiver Muskelatrophie*" (Schweiz. naturf. Ges. 1888) — „*Zur Diagnose der Pankreasatrophie durch Steinbildung*" (B. kl. W. 1894) — „*Zur Diagnose der Meningitis*" (Ib. 1895).

Liébeault, Ambroise-Auguste, zu Nancy, geb. 16. Sept. 1823 zu Favières (Meurthe-et-Moselle), studierte in Strassburg, wurde mit der These: „*Sur la désarticulation du genou*" promoviert, praktizierte 14 Jahre lang in Pont-Saint-Vincent, beschäftigt sich seit 23 Jahren mit Hypnotismus in Nancy. Litterar. Arbeiten: „*Du sommeil et des états analogues*" (Paris 1866) — „*Ébauche de psychologie*" (Ib. 1873) — „*Étude sur le zoomagnétisme*" (Ib. 1883); ausserdem eine grosse Zahl von Artikeln in verschied. Journalen.

Lieberkuehn, Nathanael, geb. zu Barby 8 Juli 1822 als Sohn eines Arztes, studierte anfangs seit 1843 in Halle und Berlin Philologie und Philosophie, ging 1845 zur Medizin über, war in Berlin Schüler Joh. Müller's, wurde 1849 Dr. med., wirkte seit 1857 als Prosektor an der Berliner Anatomie, habilitierte sich 1858, wurde 1862 Prof. e. o. und erhielt 1867 die Berufung als Prof. der Anatomie nach Marburg, wo er als Geh. Med.-Rat 14. April 1887 starb. Die meisten seiner Arbeiten (so über die Spongillen und Spongien, über Infusorien, über das Knochengewebe, über den Chordakanal etc.) sind in Fachzeitschriften veröffentlicht. Besonders erschienen: „*Ueber die Bewegungserscheinungen der Zellen*" (Marburg 1870) — „*Ueber die Entwicklungsgeschichte des Wirbelthierauges*" (Kassel 1872) — „*Ueber Resorption der Knochensubstanz*" (mit Bermann, Frankfurt 1877) — „*Ueber die Keimblätter der Säugethiere*" (Marburg 1880).

Liebermeister, Karl, geb. in Ronsdorf 2. Febr. 1833, studierte, wesentlich als Schüler Virchow's und Niemeyer's, in Bonn, Würzburg, Greifswald und Berlin. 1856 promoviert, war er Assistenzarzt und Privatdozent in Greifswald, seit 1860 in Tübingen, dort seit 1864 Prof. e. o. der pathol. Anatomie, dann 1865 bis 71 Prof. der Pathologie und Direktor der med. Klinik zu Basel, von da ab bis jetzt in gleicher Stellung zu Tübingen. Grössere Schriften: „*Beiträge zur patholog. Anatomie und Klinik der Leberkrankheiten*" (Tübingen 1864) — „*Beobachtungen und Versuche über die Anwendung des kalten Wassers bei fieberhaften Krankheiten*" (mit Hagenbach, Leipzig 1868) — „*Handbuch der Pathologie und Therapie des Fiebers*" (Leipzig 1875) — „*Vorlesungen über spez. Pathologie und Therapie*" (5 Bde., Leipzig

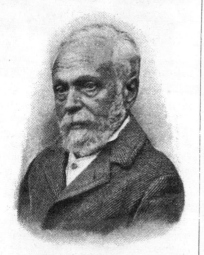

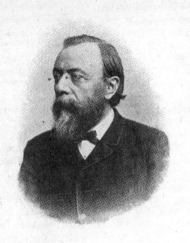

1885 bis 94) — „*Gesammelte Abhandlungen*" (Ib. 1889).

Liebig, Georg Freiherr von, als Sohn des berühmt. Chemikers Justus v. L. 17. Febr. 1827 zu Giessen geb., studierte daselbst und in Berlin, promovierte in Giessen 1853, machte bald darauf eine 2. Prüfung in London beim Coll. of Surg., trat in den Dienst der engl.-ostind. Kompagnie in Bombay 1853 und wurde, nach 3 jähr. Dienstzeit mit engl. u. ind. Truppen, 1856 nach Calcutta als Prof. der Naturgeschichte am Hindu-College berufen. Er kehrte 1858 nach Europa zurück, wurde nach kurzem Aufenthalte in Berlin, um besonders die neueren Fortschritte in der Gynäkologie kennen zu lernen, 1859 Bezirks- und Salinenarzt in Reichenhall, blieb in dieser Stellung 15 Jahre lang und gab sie 1873 auf. Er bewohnt seitdem Reichenhall nur während der Sommermonate, zur Ausübung der Praxis, und lebt im Winter in München, wo er sich 1877 für Klimatologie und Balneologie habilitierte. Litt. Arbeiten: „*Ueber die Respiration der Muskeln*" (Müller's Archiv 1851) — „*Ueber die Temperaturunterschiede des venösen und arteriellen Blutes*" (Inaug.-Diss., Giessen 1853). Aus Indien machte er über eine kleine Choleraepidemie (Arch. f. gemeinn. Arbeiten) eine kurze Mitteilung, veröffentl. zwei meteorol. Arbeiten im Journ. of the Asiat. Society in Calcutta, über die Bahn eines Wirbelsturmes und Abzug des Wasserdampfes von der Barometerhöhe, den er als ungerechtfertigt nachwies. Über die klim. Eigentümlichkeiten, die Kurmittel von Reichenhall und deren Wirkung veröffentlichte er Arbeiten im Bayer. ärztl. Intelligenzbl., der W. m. W., der Deutschen Klinik und der D. m. W., zusammengefasst in der Badeschrift: „*Reichenhall, sein Klima und seine Heilmittel*" (5. Aufl. Reichenhall 1883). Nach Errichtung einer pneumat. Kammer für die Anwendung des erhöhten Luftdruckes in Reichenhall 1866 publizierte er ausser den schon in alten Lexikon genannten Arbeiten: „*Die Wirkung des Luftdruckes auf die Circulation*" (Du Bois-Reymond's Archiv 1888), ferner eine Anzahl von Arbeiten über Beobachtungen unter dem erhöhten und dem verminderten Luftdruck bezüglich der Athmung, Muskelkraft, Blutdruck, Puls, meist in den Sitzungsber. d. Ges. f. Morphol. und Physiol. in München,

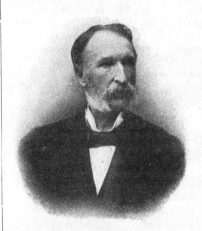

welche z. T. zu einer Arbeit über die „*Bergkrankheit*" Veranlassung gaben (D. Vrtljhrsschr. f. öffentl. Gesundheitspfl., XXVIII, 1896) und 1898 in einem Buche „*Der Luftdruck in den pneumat. Kammern und auf Höhen*" zusammengefasst wurden. Ausser Zusammenhang mit den seither erwähnten Arbeiten stehen: „*Gewichtsbestimmungen der Organe des menschlichen Körpers*" (Reichert's und Du Bois-Reymond's Archiv 1874) — „*Zur Beurtheilung der Revaccination*" (Deutsche Klinik 1873) — „*Die Nährsalze und die Molke*" (Vortr. Balneol. Vers., Berlin 1881; W. m. Bl.

1881). Dazu zahlreiche andere Arbeiten und Aufsätze teils in den bereits genannten Zeitschriften, teils in der B. klin. W. und in dem D. A. f. klin. Med.

Liebmann, Eduard, Psychiater, geb. 1823 zu Reichmannsdorf, studierte in Jena und Würzburg, wo er 1845 promovierte, war 1848 bis 65 Arzt in verschiedenen kleinen Orten Thüringens und übernahm 1865 die Leitung der Herzogl. S. Meining. Irrenheil- und Pflegeanstalt Hildburghausen, eine Stellung, die er bis 1888 behielt. Hierauf trat er in den Ruhestand und starb zu Tabarz 25. Febr. 1892.

Liebmann, Karl, Gynäkolog in Triest, geb. 27. Dez. 1839, studierte seit 1857 in Wien, promovierte 1862 und war seit 1872 dir. Arzt des Bürgerspitals in Triest, wo eine besondere gynäkol. Abteilung eingerichtet und seiner Leitung unterstellt wurde, erhielt 1882 den Prof.-Titel und starb 1897. L. war Mitglied bezw. korrespond. Mitglied der gynäkol. Gesellschaften in Berlin, Bologna und London, seit 1878 ständiger Ref. der ital. gynäkol Litteratur für das Cbl. f. Gyn. und verfasste eine Reihe gynäkol. Arbeiten, die z. T. in den Verhandl. der genannten Gesellschaften, im Giorn. veneta per la sc. med. (XXIII u. XXV), Lo sperimentale etc. publiziert sind.

Liebreich, Matthias Eugen Oskar, in Berlin, geb. 14. Febr. 1839 zu Königsberg in Pr., war anfangs Seemann, studierte dann Chemie bei FRESENIUS in Wiesbaden und wurde technischer Chemiker. 1859 begann er das Studium der Med., das er in Königsberg, Tübingen und Berlin absolvierte. Dr. med. Berol. 1865; 1867 trat er als Assistent am pathol. Institut unter VIRCHOW ein, habilitierte sich für Arzneimittellehre 1868 in Berlin, wurde 1871 Prof. e. o. und 1872 Prof. ord., sowie Direktor des pharmakol. Instituts, 1891 zum Geh. Med.-Rat ernannt. 1869 entdeckte L. die schlafmachende Wirkung des 1832 von JUSTUS v. LIEBIG hergestellten Chloralhydrats. Von L.'s weiteren, ausserordentlich zahlreichen Publikationen seien

hervorgehoben die Arbeiten über den „toten Raum", über das Protagon, die anästhesierende Wirkung des Äthylidenchlorids, die Einführung des Hydrargyrum formamidatum solutum in die Therapie der Syphilis, des Lanolins (1885), die Studien

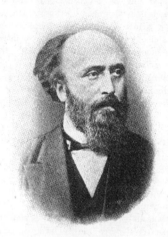

über Erythrophlaein (1888), über Kantharidin (1891), über den Glasdruck und die phaneroskopische Beleuchtung in der dermatol. Technik, über eine neue Methode zur Verteilung von Arzneisubstanzen im Nasenrachenraum, über die Wirksamkeit der Kresole, des Tolipyrins, des Formalins, des Methylvioletts, des Wollfetts (1893 bis 94), der Borsäure und des Borax (1900) etc. Von L. rührt der Vorschlag her, Platin-Iridium-Kanülen für die Pravaz-Spritze zu benutzen (1873). Er publizierte kritische Bemerkungen über Materialien zur technischen Begründung eines Gesetzentwurfes gegen Verfälschungen d. Nahrungs- und Genussmittel, ferner Strychnin als Antidot bei Chloralvergiftung, ferner die Oxydation des von ihm entdeckten Neurin und die Synthese des Oxyneurin's, ferner eine Untersuchung über den Tiefgang der Fische. 1884 veröffentlichte er mit LANGGAARD ein med. Rezepttaschenbuch (4. Aufl. 1895) und seit 1887 giebt er die „Therapeutischen Monatshefte", sowie gegenwärtig die „Encyklopädie der Therapie" heraus. L. ist Vors. der HUFELAND'schen und der Balneol. Ges. Seit Jahren beschäftigt er sich auch mit balneologischen Studien.

Liebreich, Richard, Augenarzt in London, geb. in Königsberg i. Pr. 30 Juni 1830, studierte in Königsberg, Berlin und Halle und prom. 1853 an letzterem Orte. Er arbeitete nach zurückgelegtem Staatsexamen mehrere Monate bei DONDERS in Utrecht und BRUECKE in Berlin und war 1854 bis 62 Assistenzarzt in der v. GRAEFE-schen Klinik daselbst. Hier beschäftigte er sich vorzugsweise mit der Ophthalmoskopie und gab 1863 den ersten „Atlas der Ophthalmoskopie" (3. Aufl. Berlin 1885) heraus. 1862 liess er sich in Paris als Augenarzt nieder, verliess aber 1870, während des deutsch-französischen Krieges, diese Stadt und siedelte nach London über, wo er am St. Thomas-Hosp. als Lehrer der Augenheilkunde und Augenarzt wirkte. In den letzten Jahren zog er sich von der Lehr- und Hospitalthätigkeit vollständig zurück und beschränkte auch wesentlich seine Privatpraxis, um sich mit Untersuchungen über Kunstfragen vom naturwissenschaftl. Standpunkte, speziell mit einer Arbeit über die Technik der alten

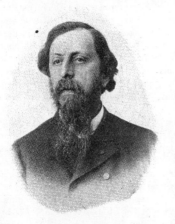

Meister, zu beschäftigen. Folgende litterarische Leistungen von ihm sind bemerkenswert: „*Ophthalmoskopische Notizen*" (v. GRAEFE's Arch. f. Ophth. I, IV, V und VII) — „*Fall von scheinbarer Myopie, bedingt durch Accommodationskrampf*" (Ib. VIII) — „*Modification der Schieloperation*" (Ib. XII) — „*Eine neue Methode der Cataractextraction*" (Berlin 1872) — „*School life in its influence on sight and figure*" (London 1877).

Liersch, Ludwig Wilhelm, in Cottbus, daselbst 2. Juni 1830 geb., in Greifswald, Göttingen, Berlin ausgebildet, Dr. med. 1852, machte 1853 bis 55 Reisen durch Deutschland, Österreich, Italien, Frankreich, England, Schottland, Niederlande mit besond. Aufenthalt in Prag, Wien, Paris, London, Edinburgh, liess sich 1856 als Arzt und Augenarzt in Cottbus nieder, wurde Kreiswundarzt 1877, Kreisphysikus 1888, und gab dann die augenärztliche Praxis auf. L. ist Geh. San.-Rat und publizierte: „*Brillen und Augengläser*" (Leipzig 1859) — „*Der Symptomencomplex Photophobie*" (Ib. 1860) — „*Das Journal de la santé du roi Louis XIV*" (Bremen 1869) — „*Über den Grössenwahn in unserer Zeit*" (Cottbus 1880) — „*Armenkrankenpflege*" (Ib. 1884) — „*Friedrich des Grossen letzte Krankheit und Tod*" (Berlin 1887) — „*Beitr. zur med. Geschichte der Stadt und des Kreises Cottbus*" (Cottbus 1890) — „*Die linke Hand*" (Berlin 1893), sowie Artikel für CASPER's Vrtljhrsschr., für Unfallheilkunde etc.

Liétard, Gustave-Alexandre, zu Plombières, geb. in Domrémy-la-Pucelle (Vosges) 4. April 1833, studierte von 1853 an in Strassburg, wo er 1858 Doktor wurde mit der These: „*Essai sur l'histoire de la médecine chez les Indous*", die von der Akademie der Medizin einen Preis erhielt. Er liess sich in Plombières-les-Bains nieder, wurde Inspecteur-adjoint der dortigen Quellen, 1869 Maire der Stadt und 1871 Conseiller général des Vosges. Ausser Arbeiten, welche sich auf die Anthropologie beziehen, über arische Völker und Sprachen, über Geschichte der Sprachen, die sich in den Bulletins de la Soc. d'anthropol. und im Dict. encyclop. des sc. méd. befinden, sowie ausser Arbeiten über Klimatologie und med. Geographie verschiedener Länder des Orients, orientalische und indische Med. (Dict. encyclop., seit 1867) schrieb er: „*Lettres historiques sur la médecine chez les Indous*" (Gaz. hebd. de méd. etc., 1862, 63) — „*Étude sur la cosmologie et la physiologie dans le Rig-Véda*" (Ib. 1865) u. s. w. Er ist zur Zeit Inspecteur der Quellen von Plombières, über die er mehreres, z. B.: „*Études cliniques sur les eaux de Pl.*" (1860) — „*Ta-*

bleau sommaire de la clinique de Pl." (1873) herausgegeben hat.

Liman, Karl, Prof. der gerichtl. Med. und Staatsarzneikunde zu Berlin, daselbst 16. Februar 1818 geb., studierte in Bonn, Heidelberg, Halle, Berlin, wurde 1842 Doktor, wirkte in Berlin seit 1846 als Arzt, seit 1861 als Privatdozent der gerichtl. Med., seit 1865 als Prof. e. o. und war zuletzt Geh. Med.-Rat, gerichtl. und Stadtphysikus und Direktor der prakt. Unterrichtsanstalt für die Staatarzneik., als welcher er, nachdem er einige Jahre vorher sein Physikat niedergelegt hatte, 22. Nov. 1891 starb. L.'s Verdienst ist es, die Staatsarzneikunde bezw. die gerichtl. Med. in Anlehnung an die CASPER'sche litterarische Hinterlassenschaft und durch eine umfassende Lehrthätigkeit in der neuzeitlichen naturwissenschaftl. Med. ausgebaut und sie zu einem vollberechtigten Sonderzweig umgestaltet zu haben. Von allen seinen Arbeiten ist am bekanntesten und populärsten die in 7 Aufl. erschienene und schliesslich sehr erheblich erweiterte Neuausgabe von seines Oheims J. L. CASPER'S *„Handbuch der gerichtlichen Medicin“* (1864; 7. Aufl. Berlin 1881/82), das für zahlreiche Ärztegenerationen ein wahrer Kanon dieser Disziplin war und noch heute eines der wertvollsten Bücher seiner Art bildet. Es zeichnet sich namentlich durch die Beigabe einer ebenso reichhaltigen, wie bunten und interessanten Kasuistik aus und enthält ausgiebige Erfahrungen und zahlreiche Gutachten vom Herausgeber selbst. Auch hat sich L. um den forensischen Unterricht speziell in Berlin dadurch ein Verdienst erworben, dass hauptsächlich auf sein Betreiben ein prächtiger Neubau einer Anstalt für Staatsarzneikunde zu Stande gekommen ist. — Von anderen litterarischen Arbeiten L.'s sind zu erwähnen die Übersetzung von P. RICORD's *„Briefe über Syphilis“* (Berlin 1851) und die Monographie: *„Zweifelhafte Geisteszustände vor Gericht“.* (Ib. 1869).

Limbeck, Rudolf v., in Wien, geb. 1861, studierte und promovierte 1886, war dann Assistent an der inn. Klinik der deutsch. Univ. Prag, wo er sich habilitierte. Später folgte er einem Ruf als Leiter der inn. Abt. des Krankenhauses Rudolf-Stiftung, wurde 1898 Prof. e. o. und starb 4. Mai 1900. L. hat sich durch Arbeiten zur Hämatopathologie einen Namen gemacht; dieselben sind in zahlreichen Journalartikeln, sowie zusammenfassend in dem *„Grundriss der klinischen Pathologie des Blutes“* niedergelegt. Ausserdem rühren von L. noch her Beiträge zur Lehre von den Krankhh. des Nervensystems und der Muskeln, Arbeiten über Muskelatrophie, mikroskop. Unterss. über den feineren Bau der Insektenmuskeln und physiol. Beobb. über den Rhythmus centraler Reizungen, über den Stoffwechsel im Greisenalter u. a. m.

Lindner, Hermann, zu Berlin, geb. 6. April 1852 zu Leipzig, studierte daselbst und in Rostock, war in Berlin nach seiner 1876 erfolgten Approbation Assistent von E. KÜSTER, seit 1883 4 Jahre lang Direktor des mecklenburgischen Diakonissenhauses, resp. einer chir. Privatklinik zu Ludwigslust, wurde 1887 als Leibarzt des reg. Fürsten und Direktor

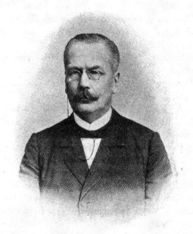

des Landkrankenhauses nach Greiz, 1890 als dirigierender Arzt der chir. Abt. am Königin-Augustahosp. nach Berlin berufen. Med.-Rat seit 1887, Mitglied des Königl. Medizinalkollegiums seit 1898 und folgte 1900 einem Ruf als Dir. der chirur. Abt. d. Stadtkrankenhauses zu Dresden. Er verfasste Journalartikel über Phlebectasie am Halse, Tracheotomie, Empyembehandlung bei Kindern, Wanderniere, operative Behandlung irreponibler Frakturen u. a. m. in der D. Z. f. Ch., Jahrb. f. Kinderheilk., D. m. W. Cbl. f. Ch. etc., ferner „*Ueber die allgemeinen Grundsätze für Behandlung bösartiger Geschwülste*" (VOLKMANN's klin. Vortr.) — „*Ueber Wanderniere der Frauen. Monographie*" (Neuwied und Berlin 1887) — „*Chirurgie des Magens*" (Berlin 1898 mit L. KUTTNER).

Linhart, Wenzel v., zu Würzburg, geb. 6. Juni 1821 zu Seelowitz in Mähren als Sohn eines geschätzten Chirurgen, der später nach Brünn übersiedelte, studierte von 1838 an in Wien, wurde 1844 Dr. med., kam 1845 durch VON WATTMANN in das k. k. Operations-Institut, wurde 1847 Dr. chir., k. k. Operateur, war 1845 bis 49 Assistent in den Vorlesungen v. DUMREICHER's und 1847 bis 49 Sekundärchirurg im Allgem. Krankenhause, auch 1848 Chir. bei den im Notspital im Augarten befindlichen Verwundeten. 1849 wurde L. klin. Assistent v. DUMREICHER's und hielt über chirurg. Anat. und operat. Chir. zahlreich besuchte Vorträge und Kurse. Nachdem er sich 1852 an der Wiener Univ. für Chir. habilitiert und 1853 seine Stellung im Spital aufgegeben hatte, folgte er 1856 einem Ruf als Prof. der chir. Klinik nach Würzburg. Hier war es, wo L., neben seiner Thätigkeit als klinischer Lehrer, fleissig auch als Schriftsteller weiter arbeitete, so dass aus der Würzburger Periode seines Lebens gegen 30 einzelne Arbeiten bekannt sind, darunter nur eine selbständige Schrift: „*Vorlesungen über Unterleibshernien*" (1866); die übrigen Arbeiten sind in der Österr. Zeitsch. für prakt. Heilk., Prager Vierteljahrschr., Wiener m. Pr., in der Würzburger med. Zeitschr., in den Verhandl. der physikal.-med. Gesellsch. zu Würzburg und den Verhandl. der Deutschen Gesellsch. für Chir. veröffentlicht. Während des Krieges von 1866 hatte L. auch bei der Behandlung der Verwundeten sich grosse Verdienste erworben, wurde 1867 zum Hofrat ernannt und erhielt den mit dem persönlichen Adel verbundenen Zivil-Verdienstorden; ebenso zeichnete er sich im deutsch-französischen Kriege 1870 bis 71, den er als bayerischer Generalarzt mitmachte, aus. Schon ziemlich lange vor seinem Tode an bedeutender Schwerhörigkeit leidend, wurde er vom Zungenkrebs befallen, dem er 22. Okt. 1877 erlag. L. war ein originell angelegter Charakter, wirkte anziehend und belebend auf seine ganze Umgebung und war Hohen wie Niederen ein gleich liebenswürdiger Arzt. Als Operateur besass er eine grosse Geschicklichkeit und durch keine Schwierigkeiten zu erschütternde Kaltblütigkeit; als Lehrer war er in hohem Grade anregend; als Schriftsteller zeichnete er sich durch kurze und bündige Darstellung aus und gehört zu denjenigen deutschen Chirurgen, welche die Chirurgie mit der Anatomie in die innigste Verbindung zu bringen mit Erfolg bestrebt gewesen sind. Das Verzeichnis seiner zahlreichen litterarischen Arbeiten enthält das ältere Biogr. Lexikon.

Lion, Paul, in Breslau, geb. 23. Aug. 1830 in Neustadt O. S., studierte und prom. 1855 in Breslau und liess sich hierselbst als prakt. Arzt nieder. Er widmete sich hier in ausgiebiger Weise der Hygiene und städt. Armenpflege, war Jahre lang Stadtverordneter, gehörte zu den angesehensten Mitgliedern des Kollegiums und hat sich in dieser Eigenschaft um die Verbesserung der hygien. Verhältnisse in Breslau ein anerkennenswertes Verdienst erworben. L. starb 22. Aug. 1892.

Lipp, Eduard, geb. 20. Febr. 1831 zu Wundschuh b. Leibnitz (Steiermark) als Sohn eines Chir., promov. in Wien, Sekundararzt daselbst im Wiedener Krankenhause, 1861 Primararzt im Allgem. Krankenhause in Graz, 1865 Privatdozent für Dermatologie und Syphilis in Graz, machte mit Unterstützung der Regierung eine Reise nach Idria (Krain) zur Erforschung des Mercurialismus bei den Arbeitern im Quecksilberbergwerke, wurde 1873 Prof. e. o., 1874 Vorstand der neugegründeten Grazer Dermatol. Klinik, 1873 Direktor des Grazer Allgemeinen Krankenhauses, um welches er sich durch Einführung der Eigenregie die grössten Verdienste erwarb. Als ausgezeichneter aufopfernder klinischer Lehrer ist er unvergessen bei seinen zahlreichen Schülern, zu denen wohl die meisten Ärzte der östlichen Alpenländer zählen. Zur Ausgestaltung der wissenschaftl. Einrichtung seiner Klinik scheute er keine Opfer, wie er auch einzelne seiner Schüler aus eigenen Mitteln an die hauptsächlichsten dermatologischen Lehrstätten des Auslandes sandte. Von einer seltenen Begeisterung für seine Spezialwissenschaft erfüllt, hat er auch einen wesentlichen Anteil an der gedeihlichen Entwicklung der Deutschen Dermatologischen Gesellschaft, deren 3. Kongresse zu Leipzig 1891 er trotz schwersten körperlichen Leidens präsidierte. Er litt an Carcinom des Oesophagus und starb nach entsetzlichen Qualen 30. Dez. 1891 in den Armen seines Assistenten RILLE (jetzt Prof. in Innsbruck). Sein nicht geringes erworbenes Vermögen widmete er med. Unterstützungsvereinen und deutschnationalen Zwecken, wie auch im politischen Leben als Vorkämpfer des Deutschtums im Grazer Gemeinderat, steiermärkischen Landtage und österreichischen Reichsrate hervorgetreten war. Die Fülle der auf ihm zeitlebens lastenden mannigfachsten Arbeiten war der litterar. Produktion wenig günstig. Von seinen fachwissenschaftl. Leistungen ist namentlich hervorzuheben: *„Die Behandlung von Hautkrankheiten, namentlich der Psoriasis vulgaris mittels subcutaner Arseninjectionen"* (Arch. f. Derm. und Syph. 1869), die er überhaupt als der erste geübt hat, ferner: *„Über Erythema multiforme"* (Ib. 1871), worin er zuerst auf die nicht so seltene Coincidenz desselben mit den Erscheinungen der sekundären Syphilis hinwies. Ferner hat L. zuerst Jodoform innerlich und in subkutaner Injektion bei Syphilis in Anwendung gezogen, worüber sein Schüler THOMANN berichtete (1881). *„Über Wirkungen des Erythrophlaeins"* (1888) — *„Beitrag zur Lehre von den Varicellen"* (1880) — *„Über Abortivbehandlung der Syphilis"* (1886) — *„Über Pemphigus vegetans und Pemghipus conjunctivae* (1891).

Lissauer, Abraham, zu Berent 29. Aug. 1832 geb., besuchte die Univ. Berlin und Wien, wurde 1856 promoviert und war bis 1863 in Neidenburg, bis 1892 in Danzig als Arzt thätig, seitdem in Berlin als Bibliothekar und Kustos der Schädelsammlung der Anthropolog. Gesellschaft. Seine umfassende schriftstellerische Thätigkeit bewegte sich teils auf anthropolog., teils auf med.-hygien. Gebiete; so veröffentlichte er: *„Zur antipyretischen Behandlung des Typhus abdominalis"* (VIRCHOW's Archiv, LIII) — *„Über sanitätspolizeiliche Untersuchung der Trinkwässer"* (B. kl. W. 1864) — *„Über den Alkoholgehalt des Bieres"* (Ib. 1865) — *„Hygienische Studien über Bodenabsorption"* (D. Vrtljrsschr. f. öff. Gesundheitspfl. 1876) — *„Über das Eindringen von Canalgasen in die Wohnräume"* (Ib. 1881) — *„Untersuchungen über die sagittale Krümmung des Schädels"* (Archiv f. Anthrop. XV Suppl.) etc.

Lissauer, Heinrich, als Sohn des Vor. zu Neidenburg 12. Sept. 1861 geb., besuchte die Univ. Heidelberg, Berlin, Leipzig, wurde 1886 promoviert, bald darauf Assistent an der psychiatr. Univ.-Klinik zu Breslau und starb nach einer Erholungsreise 21. Sept. 1891 in Hallstatt in Oberösterreich, wo er auch begraben ist. Seine Arbeiten betreffen die Pharmakologie und hauptsächlich die Anatomie und Pathologie des Zentralnervensystems, so: *„Über die Veränderungen der Clarke'schen Säulen bei Tabes dorsalis"* (Fortschr. d. Med. 1884) — *„Beitrag zum Faserverlauf im Hinterhorn des menschlichen Rückenmarks und zum Verhalten desselben bei Tabes dorsalis"* (Arch. f. Psychiatr. XVII) — *„Untersuchungen über die Wirkung der Veratrumalkaloide"* (Archiv f. exp. Pathol. u. Pharm. XXIII) — *„Ein Fall von Seelenblindheit nebst einem Beitrage zur Theorie derselben"* (Archiv f. Psychiatrie XXI) — *„Sehhügelveränderungen bei progressiver Paralyse"* (D. m. W. 1890). Sein Name ist in der nach ihm benannten „Randzone" oder dem L.'schen „Faserbündel" verewigt.

Lister, Baron Joseph, in London, 5. April 1827 zu Upton Essex bei London geb., stammt gleich manchem anderen ausgezeichneten englischen Arzt aus einer Quäkerfamilie. Sein Vater Joseph Jackson L. (1786 bis 1869), ein Weinhändler, beschäftigte sich in seiner Mussezeit viel mit dem Studium der Optik und machte sich schon als 38jähr. Mann durch Arbeiten über das achromat. Mikroskop sehr bekannt, wurde auch Fellow der Royal Society of Lond., worüber der Sohn in einem Artikel des „Dictionary of national biography" Nachricht gegeben hat. Lord

LISTER's Mutter Isabella, Tochter von Anthony Harris aus Maryport (Cumberland), seit 1818 verheiratet, starb 1864. Seine Ausbildung erhielt L. auf der Quakerschule von Twickenham, danach am University Coll. in London, wo er 1847 zum B. A. befördert wurde. Schon während der Studienzeit beschäftigte sich L. mit mikroskop. Arbeiten mit besonderer Vorliebe; seine hauptsächlichsten Lehrer waren hier GRAHAM, SHARPEY und WHARTON JONES, später WALSHE, ERICHSEN (während der Hospitalthätigkeit), LINDLEY, ELLIS, JENNER und PARKES. 1852 zum Bachelor of Med. graduiert, wurde L. resident assistant am Univ. Coll. Hosp. und Fellow des R. C. S. Engl. Während eines Herbstaufenthalts in Schottland besuchte L. Edinburg und erlangte hier zunächst die Stellung als „supernumerary dresser" an der Infirmary, dann als House-Surgeon unter SYME (1854), dessen Tochter Agnes L. heiratete und mit der er in glücklicher, kinderloser Ehe bis zu deren 1893 in Italien erfolgtem Tode lebte. In Edinburg publizierte L. eine lange Artikelserie v. „Lectures of clinical surgery during the winter session of 1854/55 by James Syme Esq." (Lancet 1855) und widmete sich besonders der Augenheilkunde, der er schon in London unter WHARTON JONES sein Interesse zugewendet hatte. 1856 wurde er Assistant Surgeon an der Royal Infirmary in Edinburg und begann gleichzeitig Privatvorlesungen über Chir., auch an der Univ., zu halten. Während dieser Zeit erschienen auch die ersten selbständigen Publikationen von L.: „On the contractile tissue of the iris" (1853) — „On the muscular tissue of the skin" (1853) — „Minute structure of involuntary muscular fibre" (1857) und zus. mit Sir WILL. TURNER: „Structure of nerve fibres" (1859), dazu verschiedene Mitteilungen in den Verhandl. d. R. S. of Lond., wie: „The parts of the nervous system which regulate the contraction of arteries" (1857) — „The cutaneous pigmentary system of the frog" (1857) — „On the early stages of inflammation" (1857); diese drei Aufsätze aus den Philosoph. Transactions erschienen vereinigt u. d. T.: „Contributions to physiology and pathology" (London 1859). 1858 erschien noch: „Function of the visceral nerves" (Proceed. R. S. Lond.). 1860 wurde L. Fellow der R. S. L., 1860 folgte er einem Ruf als Prof. der Chir. nach Glasgow, bald danach wurde er zum Croonian Lecturer von der R. S. gewählt und hielt als solcher 1863 die erste Vorlesung: „On the coagulation of the blood". Kurz vorher hatte er noch für HOLMES' system of surgery (1862) die beiden Artikel: „Anaesthetics" und „Amputation" bearbeitet. Es folgte: „A new method of excising the wrist" (Lancet 1865); auch gab er ein besonderes Tourniquet zur Kompression der Aorta abd. an. Die erste Publikation in betreff seiner so berühmt gewordenen antiseptischen Wundbehandlung findet sich im Lancet 1867 u. d. T.: „On a new method of treating compound fractures, abscess etc. with observations in the conditions of suppuration".

Doch hatte L. schon vorher während seines Unterrichts als Univ.-Lehrer in Glasgow in einer systemat. und abgeschlossenen Reihe von Vorlesungen seine bezüglichen Ansichten in so denkwürdiger Form mitgeteilt, dass sich die damaligen Schüler ihrer noch lange danach erinnerten, und L. selbst hat in einer weiteren Publikation 1867 im Lancet mitgeteilt, wie er schon 6 Jahre vorher seinen Hörern an der Univ. Glasgow zunächst die Ansicht vorgetragen habe, dass das Auftreten von Eiter in einer Wunde und dessen Verbreitung über gesunde Granulationen von dem Einfluss zersetzender organischer Materie bestimmt wird. Gestützt auf PASTEUR's bekannte Versuche betonte L. damals schon die Notwendigkeit des Luftabschlusses von der Wundfläche. (Wie sehr gerade die wichtigen Experimente PASTEUR's L.'s Gedankengang beeinflusst hatten, ist von diesem in einer Adresse an PASTEUR zu dessen Jubelfeier 1892 eingeräumt worden). Doch war die PASTEUR'sche Methode zur Sterilisierung und Zerstörung der Luftkeime für L. nicht verwertbar. Vielmehr fühlte sich dieser veranlasst, besondere chemische Agentien zu diesem Zweck ausfindig zu machen. Nach Vorversuchen mit Chlorzink, das von CAMPBELL DE MORGAN als mächtiges Antiseptikum empfohlen war, dann mit Sulfiten (empfohlen von POLLI in Mailand), verfiel L. auf die Karbolsäure. Doch ist der Gebrauch dieses Mittels missverständlicherweise als das Wesentliche der L.'schen Methode angesehen worden. L. hat vielmehr das Verdienst, die schon vorher von JAMES WHITEHEAD und THOMAS TURNER in Manchester gebrauchte Karbolsäure zielbewusst und auf Grund experiment. Prüfung mittels des bekannten Spray (ohne übrigens die Arbeiten der erwähnten Autoren zu kennen) verwendet und die bekannte Technik seines Occlusivverbandes ausgebildet zu haben. Sogleich bei seinen ersten Untersuchungen machte L. selbst einen strengen Unterschied zwischen „aseptisch" und „antiseptisch"; er wies zuerst darauf hin, dass keine Asepsis möglich sei ohne Gebrauch antisept. Stoffe, wie Alkohol, Terpentin, Karbolsäure, Sublimat, Jodoform. Ein weiteres Verdienst L.'s besteht auch darin, dass er bestrebt war. seine Methode so auszubilden, dass sie für Arme und Reiche gleichermassen zu verwerten war („Aeque pauperibus prodest, locupletibus aeque"). Eine Vervollkommnung seiner Methode bildet die in „Observations on the ligature of arteries on the antiseptic system" (Lond. 1869) empfohlene Katgutligatur, die L. vorher am Pferd und Kalb erprobt hatte. Den Beweis des günstigen Einflusses seiner Methode brachte ihm der Umschwung in der Salubrität der Krankenhäuser, worauf er in der Publikation „On the effects of the antiseptic system of treatment upon the salubrity of a surgical hospital" (Edinb. 1870) hinwies. Des weiteren bezogen sich auf seine Methode folgende Publikationen: „Natural history of Bacteria and the germ. theory of fermentative charges" (Quart.

Journ. Microsc. Sc. Lond. 1873) — „Contribution to germ. theory of putrefaction" (Trans. Roy. Soc. Edinb. 1875) — „Lacticfermentation and its bearings on pathology" (Trans. Path. Soc. of Lond. 1878) — „Relation to micro-organismus to disease" (Quart. Journ. Microsc. Sc. 1881) — „On the coagulation of the blood in its practical aspects" (Lancet 1891) — „The present position of antiseptic surgery" (Verh. d. Intern. Kongr., Berlin 1890) — „Principles of antiseptic surgery" (VIRCH. Festschr. III, Berlin 1891). 1869 siedelte L. als Nachfolger seines Schwiegervaters auf dem Lehrstuhl der klin. Chir. nach Edinburg über, wo er bekanntlich durch seine Methode der Univ. zu besonderem Glanz verhalf. 1877 erhielt er einen Ruf an das Kings Coll. in London, an dessen Hospital er bis 1892 lehrte, um seitdem von der Lehrthätigkeit zurückzutreten und sich in das Privatleben zurückzuziehen. L. war ein ausgezeichneter Lehrer, seine frei gehaltenen Vorträge sind klar, angenehm, ohne rhetorischen Schmuck. Seine Ausführungen rufen ohne weiteres den Eindruck vollster Aufrichtigkeit und Ehrlichkeit hervor. Bei der Antivaccinationsdebatte 1898 im Oberhause trat L. als Redner hervor. 1883 wurde er zum Baronet, 1897 zum Baron ernannt, schon in Edinburg war er zum Surgeon of the Queen in Scotland ernannt worden, jetzt ist er Serj. Surg. Ihrer Majestät. Seit 1896 ist L. Präsident der Roy. Soc, seit 1898 Ehrenbürger von Edinburg, ausserdem besitzt er die Ehrendoktorwürde von Edinburg, Glasgow, Dublin, Cambridge, Oxford, der Victoria University von Toronto, Würzburg, Bologna, Budapest, ist Mitglied und Ehrenmitglied zahlreicher gel. Gesellschaften, Inhaber der Cothenius-Medaille von der k. Leopold Carol. Akad. d. Naturf., Ritter zahlreicher hoher englischer und auswärtiger Orden etc.

Liszt, Ferdinand, (Nàndor) in Tetétlen (Com. Hajdu, Ungarn), geb. 1865 in Miskolcz, studierte in Budapest, war Secundarius bei SCHWIMMER, SZÉKACS und HABERERN, promovierte 1888 und ist seit 1891 Bezirksarzt. Er publizierte versch. Arbeiten, meist Journalartikel über Erythema exsudat., Endocarditis, Hirntuberkulose, bulbäre Paralyse, Mastdarmstriktur, irreguläre Malaria u. a. kasuistische Beobachtungen. Zu GURLT's Gesch. der Chir. lieferte er den Beitrag: Volkschir. in Ungarn.

Litten, MORITZ, zu Berlin, geb. in Elbing 10. Aug. 1845, studierte in Heidelberg, Marburg und Berlin, wurde 1868 Doktor, machte den französ. Krieg mit und unternahm alsdann eine fast 2jährige Studienreise, hauptsächlich nach Wien, Prag, Paris, London und Edinburg. Er war 1872 bis 76 im Allerheiligen-Hospital zu Breslau, teils als Assistent auf

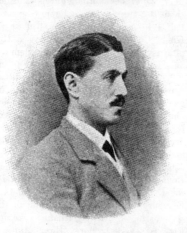

der inneren Abteilung, teils als Assistent von COHNHEIM, 1876 bis 82 als Oberarzt auf v. FRERICHS' Klinik in der Berliner Charité thätig, habilitierte sich 1876 in Berlin als Privatdozent und wurde 1884 Titular-Prof. Seine umfangreichen litterarischen Leistungen finden sich in VIRCHOW's Archiv, in der Zeitschr. für klin. Med., den Charité-Annalen, dem Deut. Archiv für klin. Med., in VOLKMANN's Samml. klin. Vorträge und in der B. kl. W., sowie D. med. W. Grössere Monographien von ihm sind: *„Untersuchungen über den hämorrhagischen Infarct und über die Einwirkung arterieller Anämie auf das lebende Gewebe"* (Ztschr. f. klin. Med., Eröffnungsheft) — *„Über die septischen Erkrankungen"* — *„Die Scarlatina und ihre Complicationen"* — *„Über die Vergiftungen mit Schwefelsäure"* — *„Beiträge zu dem Klinischen Handbuch der Harn-* *und Sexualorgane"* (Bd. 1 und 2 von ZÜLZER-OBERLÄNDER, 1894) — *„Die Behandlung der Bluterkrankungen"* (Handb. der Therapie von PENZOLDT und STINTZING, Jena) — *„Die Krankheiten der Milz und die haemorrhagischen Diathesen"* (Spez. Pathol. und Therapie von NOTHNAGEL VIII 3. Teil 1898). Von weiteren bedeutungsvolleren Arbeiten L.'s sind noch zu erwähnen: *„Der Nachweis von der Fühlbarkeit der Nieren und deren normale respiratorische Beweglichkeit"* (Kongress f. inn. Medizin 1887, Verh. dess. VI und B. kl. W. 1890). 1891 führte L. die von seinem Schüler TH. STENBECK konstruierte Centrifuge in die klin. Medizin ein und demonstrierte deren Anwendung auf dem Kongress für inn. Medizin 1891. In demselben Jahre entdeckte er das nach seinem Namen benannte „Zwerchfellphaenomen", wobei die respiratorischen Bewegungen des Zwerchfells für das blosse Auge deutlich erkennbar werden. 1893 beschrieb er die von ihm Pseudoaorteninsufficienz genannte Erkrankung und die „weissen Cylinder im Blut" (Deut. med. W. 1896 und 98). Auf dem Gebiete der Unfallerkrankungen beschrieb er zuerst 1882 die Contusionspneumonie (Zeitschr. f. kl. Med. V) und 1897 die Endocarditis traumatica (Verh. des Vereins f. inn. Med. XVII). Für die Bibliothek der Med. Wissenschaften (Wien) hat er eine grössere Anzahl von monographisch gehaltenen Artikeln verfasst. Seine letzten Arbeiten betreffen die maligne, nicht-septische Form der Endocarditis rheumat. (Berl. kl. W. 1899) und die basophilen Körnungen in roten Blutkörpern (D. m. W. 1899).

Little, WILLIAM JOHN, zu London, 7. Aug. 1810 geb., studierte von 1828 im Aldersgate Dispensary, London University College, Guy's Hosp., wurde 1832 Member des R. C. S. Engl., ging 1833 nach Deutschland, um in Berlin unter JOH. MUELLER Studien zu machen und da er selbst an einem Klumpfuss litt, sich über die von den engl. Chirurgen verurteilte, von STROMEYER erfundene subkutane Tenotomie zu unterrichten. L. wurde 1836 von diesem glücklich operiert und kehrte nach Berlin zurück, wo er DIEFFENBACH zu einem enthusiastisch. Verehrer der Operation machte, selbst etwa 30 Klumpfüsse behandelte und diesen Gegenstand in seiner Diss. „*Symbolae ad talipedem varum cognoscendum. Pars I. genesis*" (Berlin 1837) beleuchtete. Nach England zurückgekehrt, gründete er 1839 die Orthopaedic - Institution, das jetzige Royal Orthopaedic-Hospital, wurde Assist. Physician am London Hosp., las daselbst bis 1863 über inn. Med., wurde 1845 Physician, nachdem er 1844 seine Verbindung mit dem orthop. Hospital gelöst hatte. 1869 wurde er Mitgl. d. House Committee des London Hosp. 1884 verlegte er seinen Wohnsitz von London und gab die Praxis auf. L., der 7. Juli 1894 in West Mailing, Kent starb, hat das Verdienst, die Tenotomie durch sein eignes Beispiel empfohlen und in England eingeführt zu haben. Von seinen weiteren Publikationen führen wir an: „*Treatise on club-foot and analogous distortions*" (1839) — „*On ankylosis, or stiff joint etc.*" (1843) — „*On the nature and treatment of deformities of the human frame: etc.*" (1853) — „*On spinal weakness and spinal curvatures, their early recognition and treatment*" (1868) — „*On in-knee distortion, its medical and surgical aspects*" (1882).

Littré, Maximilien-Paul-Emile, zu Paris, einer der vielseitigsten und gelehrtesten phiologischen Mediziner und Historiker, in Paris 1. Febr. 1801 geb., beschäftigte sich neben dem Studium der Medizin auch mit Philologie, trieb Alt- und Neu-Griechisch, Arabisch, Sanskrit u. s. w. und gründete 1828, zusammen mit BOUILLAUD, ANDRAL u. a., das „*Journal hebdomadaire de médecine*". Er gehörte 1830 zu den Julikämpfern, war dann lange Zeit (1830 bis 51) einer der Hauptredakteure des „National" und gründete 1837 mit DEZEIMERIS die neue Zeitschrift „*L'Expérience*". Seine sehr zahlreichen Arbeiten, die sowohl in Gestalt von Artikeln oder Aufsätzen sich im Dict. de méd. en 30 voll., der Gaz. méd. de Paris, der Revue des Deux-Mondes, dem Journal des Débats, Journal des savans u. s. w. befinden, als auch eigene, zum Teil sehr umfangreiche Werke darstellen, sind teils med.-philolog., teils philosoph. Natur, teils blos philolog., wie das monumentale Werk „Dict. de la langue française" (4 voll., 1863 bis 72, 4.), seine „Histoire de la langue franç." (2 voll., 1862; 1863) u. s. w. Indem wir seine philosoph. und philosoph.-histor. Schriften, darunter auch eine Übersetzung des Lebens Jesu von STRAUSS (1839 bis 49; 1855), ferner die Übersetzungen aus Homer, Goethe und Schiller übergehen, führen wir nur die hauptsächlichsten der med. an, darunter vor allem: „*Oeuvres d' Hippocrate*" (10 voll., 1839 bis 61, sein Hauptwerk, die beste Ausgabe jener Werke, nebst Übersetzung) — „*Histoire naturelle de Pline*" (in NISARD, Collection des classiques latins, 1848, 50,

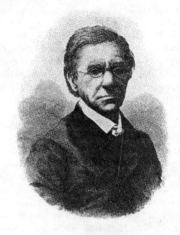

2 voll.) — die in Gemeinschaft mit CH. ROBIN veranstaltete neue Ausgabe von NYSTEN, „*Dict. de méd., de chir., de pharm. etc.*" (1865). Ein Anhänger des Positivismus von AUG. COMTE. war er um die Popularisierung von dessen Lehren bemüht und gründete 1855 die „Revue positive", in welcher er zahlreiche Artikel publizierte. Von 1844 an hatte er als Mitglied einer Kommission des Instituts, in deren Acad. des inscriptions et belles-lettres er seit 1839 sass, 3 Bände der „Histoire littéraire de la France" bearbeitet. 1854 wurde er vom Ministerium zum Redakteur des „Journal des savans", 1871 zum Mitgliede der Acad. de méd. und 1875 zum lebenslänglichen Mitgliede des Senates ernannt. Seine hauptsächlichsten med. Artikel hatte er 1872 in den zwei Bänden: „*Médecine et médecins*" und „*Science au point de vue philosophique*" gesammelt herausgegeben. Als Politiker wurde er 1848 nach der Februar-Revolution zum Conseiller municipal ernannt, nahm jedoch bereits im Oktober wieder seinen Abschied. Während

des Krieges von 1870/71 hatte er sich nach Bordeaux zurückgezogen, wurde aber 1871 zum Mitgliede der National-Versamml. vom Seine-Dép. gewählt und ward Mitglied der republikanischen Linken. Er hatte stets eine jede besoldete Anstellung, jede Ordensverleihung ausgeschlagen. Sein Tod erfolgte 2. Juni 1881.

Litzmann, Karl Konrad Theodor, 7. Okt. 1815 zu Gadebusch in Mecklenburg als Sohn des Arztes Heinrich Karl Friedrich L. geb., studierte von 1834 an in Berlin, Halle, Würzburg, wurde 1838 in Halle Doktor und 1840 daselbst Privatdozent mit der Abhandlung *„De causa partum efficiente"*. Er schrieb darauf: *„Das Kindbettfieber in nosologischer, geschichtlicher und therapeutischer Beziehung"* (Halle 1844), wurde in Greifswald 1845 zum Prof. e. o. der allgem. Pathologie und Therapie und 1846 zum Prof. ord. ernannt, verfasste den Artikel: *„Physiologie der Schwangerschaft und des weiblichen Organismus überhaupt"* (WAGNER's Handwörterb. d. Physiol., III, 1846) und wurde 1849 als Prof. der Geburtsh. und Direktor der Gebär- und Hebammenanstalt nach Kiel berufen. 1862 erhielt er den Titel Etatsrat, später den des Geh. Med.-Rat. 1885 trat er vom Lehramt zurück und starb zu Berlin 24. Febr. 1890. Seine hauptsächlichsten weiteren Publikationen sind eine Ausgabe von ADOLF MICHAELIS, *„Das enge Becken nach eigenen Beobachtungen und Untersuchungen"* (Leizig 1851), die neue Bearbeitung von desselben *„Unterricht für Hebeammen"* (Kiel 1862), ferner als eigene Arbeiten: *„Das schräg-ovale Becken u. s. w."* (Ib. 1853) — *„Die Formen des Beckens, insbesondere des engen weiblichen Beckens, nach eigenen Beobachtungen und Untersuchungen, nebst einem Anhange über die Osteomalacie"* (Berlin 1861) — *„Die Geburt bei engem Becken u. s. w."* (Leipzig 1884) und zahlreiche Zeitschriftenartikel über Bright'sche Krankheit und Eklampsie, Eierstocksgeschwülste als Ursache von Geburtsstörungen, über Zusammenhang zwischen Urämie und Eklampsie etc.

Livi, Carlo, geb. in Prato (Toskana) 8. Sept. 1823, studierte in Pisa, nahm 1848 an dem revolutionären Feldzuge gegen Österreich teil, vollendete seine Studien in Florenz, ging bald nach seiner Promotion als Gemeindearzt aufs Land u. wirkte 1855 als Choleraarzt in Borberino di Mugello, in Radicofani und in Maremma. 1858 wurde er zum Direktor der Irrenanstalt in Siena ernannt, in welcher er viele Verbesserungen einführte und es durch seinen Einfluss soweit brachte, dass 1865 ein neues Irrenhaus nach modernen Grundsätzen erbaut wurde. 1859 wurde er nebenbei zum Prof. der Hygiene und ger. Med. an der Univ. Siena ernannt und befürwortete die Gründung von Seehospizen für skrofulöse und rhachitische Kinder. Ausser Stande, in seiner Anstalt die ihm notwendig erscheinenden Reformen durchzuführen, übernahm er 1874 die Leitung der Irrenanstalt von Reggio d'Emilia nebst der Lehrkanzel für gerichtl. Med. an der Univ. Modena und wusste aus dem alten und armseligen Irrenhause, das er vorfand, eine Musteranstalt mit ihrer grossen Ackerbau-, Garten- und Industrie-Kolonie zu schaffen, ebenso wie eine psychiatr. Klinik und die Gründung von Stellen zur prakt. Ausbildung junger Irrenärzte. Die von ihm ins Leben gerufene *„Rivista sperimentale di Freniatria e di Medicina legale"* und die *„Gazzetta del Frenocomio di Reggio"* zeugen von der wissenschaftlichen Thätigkeit, zu welcher jene Anstalt Anregung gab. L. hatte alles erreicht, was er sich wünschen konnte, als er in Livorno, wo er als Gerichtsarzt zu fungieren hatte, an einem Schlagflusse 4. Juni 1877 starb. Ein Verzeichnis seiner zahlreichen Schriften hat CANTANI im ält. B. Lex. zusammengestellt. L. übte einen grossen Einfluss auf den Fortschritt der wissenschaftl. und prakt. Psychiatrie seines Landes aus, glänzte als Lehrer u. bildete ausgezeichnete Schüler; er war ein Mann von hoher allgemeiner Bildung, grosser Thätigkeit und bedeutender Energie, von Charakter und Geist.

Loebisch, Wilhelm Franz, als Sohn des Arztes Michael L. zu Papa 6. Juni 1839 geb., studierte in Wien bis 1863, dem Jahre seiner Promotion, diente zuerst als Spitalsarzt und von 1866 in der österreichischen Kriegsmarine. 1869 begab er sich nach Tübingen, um bei HOPPE-SEYLER chemisch zu arbeiten, wurde 1871 bei MALY in Innsbruck und 1874 bei E. LUDWIG in Wien Assistent, habilitierte sich 1877 daselbst für med. Chemie, wurde 1878 in Innsbruck Prof. e. o. und 1882 Prof. ord. Seine chem. Arbeiten behandeln Fragen der reinen und med. Chemie: „*Ueber den schwefelhaltigen Körper des Harns*" (1871) — „*Zur Kenntniss des Cholesterins*" (1872) — „*Ueber das Verhalten der Oxybenzoësäure und Paraoxybenzoësäure in der Blutbahn*" (1872, in Gemeinsch. m. MALY) — „*Cystinurie*" (1875) — „*Quantitative Bestimmung der Hippursäure*" (1879) — „*Ueber Glycerinxanthogenate*" — „*Ueber Dinatriumglycerat*" — „*Einwirkung von Kohlenoxyd auf Natriumglycerat*" (1881, zus. mit A. Looss) — „*Ueber Vergiftungen durch bleihaltige Zinngeschirre*" (1882) — „*Zur Lehre von der haematogenen Albuminurie*" (in Gemeinschaft mit P. VON ROKITANSKY, 1882) — „*Ueber Mucin aus der Sehne des Rindes*" (1885) — „*Untersuchungen über Strychnin*" (1885, zus. mit P. SCHOOP und eine Abhandlung mit H. MALFATTI) — „*Behandlung der Fettleibigkeit*" (1887) — „*Zur Chemie der bronchektatischen Sputa*" (in Gemeinschaft mit P. v. ROKITANSKY, 1890). Ausserdem erschienen von ihm: „*Anleitung zur Harnanalyse*" (1878; 3. Aufl. 1893) — „*Die neuen Arzneimittel*" (4. Aufl. 1895) — „*Zur Wirkung des Urotropins*" (1897) und zahlreiche Journalartikel.

Löbker, Karl. in Bochum, geb. in Coesfeld (Westf.) 15. Sept. 1854, studierte und promovierte 1877 in Greifswald, war Assist. daselbst am anat. Institut, an der gynäk. Klinik, seit 1879 an der chir. Klinik, habilitierte sich 1882 für Chir. und wurde 1889 als Leiter an das erste auf Grund des Unfallversicherungsgesetzes von der Knappschafts-Berufsgenossenschaft (Sektion II) errichtete Krankenhaus „Bergmannsheil" zu Bochum berufen, wo er, 1891 zum Titular-Prof. ernannt, einen hohen Aufschwung der prakt. Chir. und eine Reformation des Krankenhauswesens seiner Heimatprovinz anbahnte, auch auf Grund seiner amtlichen Stellung eine ausserordentlich umfangreiche Thätigkeit als Gutachter entfaltet. Publikationen: „*Die auf der gyn. Klinik zu Greifswald ausgeführten Laparotomieen*" (Arch. f. Gynäk. XIV) — „*Über die antisept. Nachbehandl. der Urethrotomia ext.*" (Ztschr. f. Chir. XVI und Ctrbl. f. Chir. 1882) — „*Ein Löffel-*

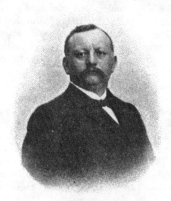

elevatorium zur Herausbeförderung des resecirten Hüftkopfes" (Ib. 1883) — „*Über die Continuitätsresection der Knochen behufs secundärer Sehnen- und Nervennaht*" (Ib. 1884) — „*Einige Präparate von habit. Schulterluxation*" (Chir. Kongr. 1886) — „*Über Verletzungen des Humeroradialgelenks*" (Ib.) — „*Mitth. aus der chir. Klinik in Greifswald*" (Wien und Leipzig 1884) — „*Chir. Operationslehre. Leitfaden etc.*" (Ib. 1885; 3. Aufl. 1893, auch vielfach übersetzt), ferner verschiedene Beiträge zu der von ihm mit A. NIEDEN redigierten Festschr. zum 25jährigen Jubiläum des Arnsberger ärztl. Bezirksvereins (Wiesbaden 1893) — „*Erfahrungen auf dem Gebiete der pathol. Anat. und chir. Therapie der Cholelithiasis*" (Mitt. aus d. Grenzgeb. der Med. und Chir. IV. 1898), zahlreiche Journalartikel in D. m. W., B. kl. W., EULENBURG's Realencykl., BUM und SCHNIRER's diagnost. Lex. etc. Ausserdem noch „*Die Ankylostomiasis und ihre Verbreitung unter den Bergleuten im Oberbergamtsbezirk Dortmund*" (Wiesbaden 1896). L. beteiligt sich lebhaft an der Bewegung zur Förderung ärztl. Standesinteressen, ist stellvertr. Vors. des deutschen Ärztevereinsbundes, auch bei der städt. Verwaltung in Bochum (wie vorher in Greifswald) namentlich in hygien Fragen thätig.

Loeffler, Gottfried Friedrich Franz, zu Berlin, hervorragender Militärarzt, 1. Nov. 1815 zu Stendal geb., wurde 1833 Zögling des med.-chir. Friedrich

Wilhelms-Instituts in Berlin, trat 1837 als Subchirurgus des Charité-Krankenhauses in den Dienst der Armee, wurde in demselben Jahre Doktor, 1843 Pensionär-, 1847 Stabsarzt und besuchte 1848 mit einem Reise-Stipendium Paris und Wien. 1849 zum Regimentsarzt ernannt, blieb er bis 1860 in seiner Garnison Frankfurt a. O. in ärztlicher Thätigkeit, die nur durch einige Kommandos, 1857 zum ophthalmol. Kongress nach Brüssel und die Mobilmachung 1859, unterbrochen wurde. 1860 wurde er zum Korps-Generalarzt in Posen ernannt und 1861 in gleicher Stellung nach Magdeburg versetzt. 1860 hatte er zusammen mit ABEL die Herausgabe der „*Preussischen Militärärztlichen Zeitung*" begonnen, die jedoch bereits mit dem 3. Jahrgange (1862), aus äusseren Gründen, zu erscheinen aufhörte. L. war einer der Abgeordneten der preuss. Reg. sowohl bei der 1863 in Genf abgehaltenen, die Genfer Konvention vorbereitenden Versammlung als bei der daselbst 1864 tagenden, welche die Konvention selbst beriet und

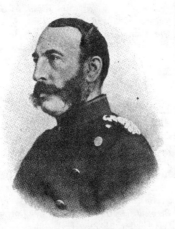

bei der Versammlung von 1868, zur Beratung von deren Additional-Artikeln und war ein eifriger Förderer der auf jene sich stützenden freiwilligen Hilfsvereine, sowohl in Magdeburg, als später in Berlin. 1864 (nach beendeten Kriegsoperationen) wurde L. als Armeearzt der kombinierten preuss.-österreich. Armee nach Schleswig-Holstein kommandiert, hauptsächlich zum Zweck wissenschaftlicher Verwertung der daselbst gemachten Erfahrungen. Der Krieg von 1866,

in welchem er Armeearzt der 1. Armee war, gab ihm Gelegenheit, reiche Erfahrungen über die Organisation des Sanitätsdienstes im Felde zu machen. Er veröffentlichte auf Anregung der Königin von Preussen, das vortreffliche Werk: „*Das Preussische Militär-Sanitätswesen und seine Reform nach der Kriegserfahrung 1866*" (1. Teil 1868; 2. Teil 1869). 1867 wurde er zum Subdirektor der militärärztlichen Bildungsanstalten ernannt und bei denselben eine Professur der Kriegsheilkunde für ihn geschaffen. Den Krieg von 1870/71 machte er wieder als Armeearzt der 2. Armee mit, übernahm nach dem Frieden wieder die Leitung der militärärztl. Bildungsanstalten und konnte als Präsident der 1872 zur Beratung von Reformen im Feld-Sanitätswesen einberufenen Konferenz seine reichen Kriegserfahrungen in vollstem Umfange verwerten. Er hatte die Genugthuung, eine von ihm schon lange angestrebte Reform, nämlich die Schöpfung eines Sanitäts-Offizierskorps, verwirklicht zu sehen. 7 Jahre lang, bis zu seinem am 22. Febr. 1874 erfolgten Tode, war er Vorsitzender der Berliner militärärztlichen Gesellschaft. — L.'s Arbeiten und Verdienste sind bereits im älteren Lexikon gewürdigt.

Löffler, Friedrich August Johannes, in Greifswald, als Sohn des Vor. zu Frankfurt a. O. 24. Juni 1852 geb., studierte in Würzburg, sowie als Zögling der Kaiser Wilhelms-Akad. in Berlin, machte den Feldzug gegen Frankreich als Lazarettgehülfe beim Oberkommando der II. Armee mit, war nach der Promotion 1874 Unterarzt an der Charité, dann Militärarzt in Hannover und Potsdam, wurde 1879 als Hülfsarbeiter zum K. Gesundheitsamt kommandiert, war 1 Jahr in dem chemischen und hygien. Laboratorium unter SELL und WOLFFHÜGEL und darauf unter KOCH bis 1884 beschäftigt. 1883 zum Stabsarzt ernannt, wurde er als solcher 1884 zum Friedrich Wilhelms-Institut (K. Wilhelm-Akad.) versetzt, wo er sich mit Chemie, path. Anatomie und Hygiene beschäftigte. 1885 wurde er mit den Vorlesungen über Militärgesundheitspflege für die Offiziere der Militär-Turnanstalt beauftragt, in demselben Jahre zum Vorstand des chem.-hygien. Laboratoriums im 1. Garnison-Lazarett ernannt. 1888 folgte er einem Ruf als Prof. ord. für Hygiene nach Greifswald, wo er unter Ablehnung eines Rufes nach Marburg (1891) gegenwärtig noch wirkt, seit 1895 als Geh. Med.-R., seit 1899 als a. o. Mitgl. des Kaiserl. Gesundheitsamts. L. ist Ehrenmitglied des ungar. V. f. öff. Gesundhpfl. in Budapest, der Ges. der Kinderärzte in St. Petersburg, und Mitgl. zahlreicher anderer gel. Ges. Er war mehrfach 1881, 87, 87/88, 90. 92, 94 in wissenschaftl. und hygien. Missionen als Referent, Delegierter des Kultusministers etc. thätig (so in

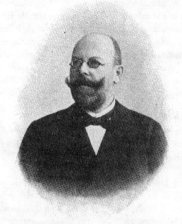

Stettin zur Erforschung einer Typhus-Epidemie in einem dortigen Kasernement, in Thessalien zur Bekämpfung der Feldmausplage mittels des Bac. typh. mur. etc.), wurde 1897 Vors. der Kommission zur Erforschung der Maul- und Klauenseuche, 1898 als Deleg. des Kultusmin. auf dem intern. hyg. Kongr. in Madrid Mitgl. des engeren Ausschusses, begründete 1887 zus. mit LEUCKART (Leipzig) und UHLWORM (Kassel) das Ctrbl. f. Bakteriol. und Parasitenkunde und veröffentlichte: *„Zur Immunitätsfrage"* (Mitt. aus dem K. Gesundheitsamt I 1881, Nachweis einer Bakterienkrankheit, deren einmaliges Überstehen nach Ablauf einer gewissen Zeit Schutz gegen eine zweite Infektion verleiht, erbracht an mit Bazillen der Mäuse-Septikämie infizierten Kaninchen) — *„Der Rotzbacillus"* (zus. mit SCHÜTZ, D. m. W. 1882, Entdeckung des Rotzbazillus) — *„Die Ätiologie der Rotzkrankheit"* (Arb. a. d. K. Ges.-Amt I 1886) — *„Untersuchungen über die Bedeutung der Mikroorganismen für die Entstehung der Diphtherie beim Menschen, bei der Taube und beim Kalbe"* (Mitt. a. d. K. Ges.-Amt II 1884; Entdeckung der Bazillen der Diphtherie des Menschen, der Taube, der Kälber) — *„Ergebnisse weiterer Untersuch. über Diphtherie-Bacillen"* (Nachweis der Pseudodiphth.-Baz., Ctrlbl. f. Bakt. II 1887) — *„Zur Therapie der Diphtherie"* (D. m. W. 1891) — *„Exper. Studien über die künstliche Abschwächung der Milzbrandbacillen und Milzbrandinfection durch Fütterung"* (mit R. KOCH und GAFFKY, Mitt. a. d. K. Ges.-Amt II 1884) — *„Exper. Untersuch. über Schweine-Rothlauf"* (Arb. a. d. K. Ges.-Amt I 1886, Entdeckung des Bazillus des Schweinerotlaufs und der Schweineseuche) — *„Zum Nachweis der Cholerabact. im Wasser"* (Ctrlbl. f. Bakt. XIII, 1892) — *„Über Epidemieen unter den im hygien. Institut zu Greifswald gehaltenen Mäusen"* (Ib. IX. 1891, Entdeckung des baz. typhi mur.) — *„Die Feldmausplage in Thessalien und ihre erfolgreiche Bekämpfung mittels des Bac. typhi murium"* (Ib. XII, 1892) — *„Über Bacterien in der Milch"* (B. k. W. 1887) — *„Eine neue Methode zum Färben der Mikroorganismen, insbes. ihrer Wimperhaare und Geisseln"* (Ctrlbl. f. Bakt. VI 1889) — *„Weitere Untersuch. über die Beizung und Färbung der Geisseln bei den Bacterien"* (Ib. VII, 1890) — *„Vorlesungen über die geschichtl. Entwickelung der Lehre von den Bacterien"* (Leipzig 1887) — *„Versuche über die Verwerthbarkeit heisser Wasserdämpfe zu Desinfectionszwecken"* (mit KOCH und GAFFKY, Mitt. a. d. K. Ges.-Amt I, 1881) — *„Die antisept. Wirkung der in der Armee eingeführten Sublimat-Verbandstoffe"* (Ctrlbl. f. Bakt. II, 1887) — *„Das Wasser und die Mikroorganismen und die Beurtheilung des Wassers vom sanitären Standpunkte aus"* (Handb. d. Hygiene von Th. WEYL, I. 2. Abt. 1896) — *„Eisenbahnhygiene"* (D. Vrtljschr. f. öff. Gespfl. XXII, 1889) — *„Untersuch. über die Klärung der Abwässer etc."* (Ctrlbl. f. Bakt. XIII, 1892) — *„Über das Tonnenabfuhrsystem in Greifswald"* (Ib.) — *„Eine sterilisirbare Injectionsspritze"* (Ib. XVI. 1894) — *„Eine neue Injectionsspritze"* (Ib. XXII, 1897) — *„Über die Fortschritte in der Bekämpfung der Infec-*

tionskrankheiten in den letzten 25 Jahren" (Rede 27. 1. 1896 Greifswald) — *„Erblichkeit, Disposition und Immunität"* (Vortr. Tuberkulose-Kong., Berlin 1899) — *„Bericht der Kommission zur Erforschung der Maul- und Klauenseuche"* (mit FROSCH, D. m. W. 1898) — *„Schutzimpfung gegen Maul- und Klauenseuche"* (Vortr. intern. tierärztl. Kongr. Baden-Baden 1899).

Löhlein, Christian Adolf Hermann, o. Prof., Geh. Med.-Rat, Direktor der Univ.-Frauenklinik in Giessen, geb. zu Coburg 26. Mai 1847, studierte in Jena und Berlin, wurde 1870 prom., 1871 bis 75 Assistent an der Klinik E. MARTIN's, 1875 bis 88 Dozent der Geburtshilfe und Gyn. an der Univ. Berlin, ist seit 1888 ord. Prof. in Giessen. Litterarische Arbeiten: *„Über das Verhalten des Herzens bei Schwangeren und Wöchnerinnen"* (Stuttgart 1876) und zahlreiche Abhandlungen und Vorträge in der Zeitsch. für Geburtsh. und Frauenkrankh. und deren Fortsetzung, der Zeitsch. für Geburtsh. und Gyn., dar-

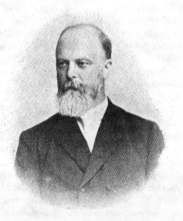

unter mehrere pelykologische: *„Zur Lehre vom durchweg zu engen Becken"* — *„Die Messung der Transversa des Beckeneinganges"* — drei *„Beiträge zur Lehre von der puerperalen Eklampsie"*. Von gynäkol. Abhandlungen aus der Berliner Zeit sind zu erwähnen: *„Über spontane Rückbildung von Fibromyomen"* — *„Definitive Heilung der Retrodeviationen"* — *„Garrulitas vulvae"* — *„Exfoliatio mucosae menstrualis"*. In Giessen veröffentlichte L. seit 1890: *„Gynäkologische Tagesfragen"* (Heft 1—5, Wiesbaden) — *„Erfahrungen über den Werth der Castration bei Osteomalacie"*, zahlreiche Vorträge in der Giessener med. Gesellschaft, zumeist in der D. m. W. und im Cbl. f. Gyn. erschienen, beteiligte sich an J. VEIT's Handbuch der Gyn.: *„Über Asepsis und Antisepsis in der Gynäkologie"* und legte seine Ansichten in verschiedenen Arbeiten seiner Assistenten und Schüler nieder. Besondere Erwähnung verdienen aus der Berliner Zeit seine erfolgreichen Bemühungen, „Pflegestätten für entlassene Wöchnerinnen" ins Leben zu rufen (1888), aus der Giessener Zeit die Durchführung der „Wiederholungslehrgänge für die Hebammen der Provinz Oberhessen", die Einführung einer digitalen Beckenschätzung neben der instrumentellen Beckenmessung. Unter den von L. gehaltenen Festreden fanden besonderen Anklang: *„Zur Erinnerung an Carl Schröder"* (Rede geh. bei der Gedächtnisfeier in Berlin 17. April 1887) — *„Leistungen und Aufgaben der geburtshilflichen Institute im Dienst der Humanität"* (Rektoratsrede 1. Juli 1899 in Giessen).

Loeri, Eduard, in Budapest, geb. 1835 in Pressburg, absolvierte die med. Studien in Wien, wo er 1856 das Doktorat erlangte und als Sekundararzt im allgem. Krankenhause auf der Abt. TÜRCK's sich ausbildete. Nachdem er mehrere Jahre als Stadtphysikus in Korpova zugebracht, zog er 1868 nach Pest, wo er bis heute als Laryngoskopiker wirkt. Zu seinem bereits im älteren Lex. gegebenen Schriftenverzeichnis ist nichts hinzuzufügen.

Loeschner, Joseph Wilhelm Freiherr v, geb. 7. Mai 1809 zu Kaaden in Nord-Böhmen, studierte in Prag und wurde daselbst 1834 Doktor, bald darauf substit. Sekundararzt im allgem. Krankenhause, war 1835 bis 37 KROMBHOLZ's Privat-Assistent, wurde 1838 zum Assistenten der med. Klinik für Ärzte ernannt, blieb 2 Jahre in dieser Stellung und führte, zusammen mit mehreren Fachgenossen, auch in Prag die von der Wiener Schule ausgehenden neuen Lehren ein. 1841 wurde er bei der Univ.

Dozent der Geschichte der Med., gründete den ersten Lehrstuhl der Balneologie und übernahm das 1842 von KRATZMANN gegründete, aber seinem Verfalle entgegengehende Kinderspital, das er von 1844 an mit eigenen Mitteln derartig zu heben verstand, dass es sich zu der jetzigen Musteranstalt des Franz-Josef-Kinderspitals entwickeln konnte. Auch noch um andere wohlthätige Stiftungen machte er sich verdient. Er wurde 1849 zum Prof. e. o., 1850 zum Mitgliede der ständigen Med.-Kommission bei der k. k. Statthalterei, 1854 zum Prof. der Kinderheilkunde, 1859 zum kaiserl. Rat, 1861 zum Landes-Med.-Rat für Böhmen, 1865 zum Ministerial- und Sanitätsreferenten im Staatsministerium und 1866 zum k. k. ersten Leibarzte ernannt. L. starb 19. April 1888. Seine Abhandlungen und Schriften betreffen grösstenteils die böhmischen Bäder und Heilquellen und sind bereits im älteren Lexikon zusammengestellt.

Löwe, Ludwig, in Berlin, daselbst 11. März 1844 geb., an verschied. Univ. ausgebildet, Dr. med. 1872, war Assist. am anat. Institut in Strassburg 1873/74, an der dermatol. Klinik der K. Charité 1885/86, habilitierte sich für Anatomie in Bern 1878 und ist seit 1879 als Ohren-, Nasen- und Halsarzt in Berlin thätig. L. publizierte: *„Beiträge zur Anatomie der Nase"* — *„Beiträge zur Entwickelungsgeschichte des Nervensystems"* (2 Bde.) und kleinere Journalaufsätze.

Loewenberg, Benjamin Benno, in Paris, geb. 29. Sept. 1836 zu Sonnenburg (Prov. Brandenburg), studierte in Berlin, Bonn, Breslau und Wien, bildete sich hier spezialistisch unter POLITZER, wurde 1858 Dr. med. und ist seit 1863 Otiater in Paris. Die wichtigeren seiner zahlreichen Veröffentlichungen sind: *„Die Verwerthung der Rhinoscopie und der Nasenschlunddouche zur Erkennung und Behandlungen der Krankheiten des Ohres und des Nasenrachenraumes"* (A. f. O. 1865) — *„Les tumeurs adénoides du pharynx nasal"* (1878, 2 engl., 1 ital. und span. Übers., erhielt 1885 von der Acad. de méd. in Paris den 3jähr. Preis Itard) — *„Anat. Unters. über die Verbiegungen der Nasenscheidewand; neue Methode des Catheterismus der Tuba Eustachii"* (Zeitschr. für Ohrenheilk. 1883) — *„Die Natur und Behandl. der Ozaena"* (D. m. W. 1885, enthält die Entdeckung des Ozaena-Mikroben) — *„Eine neue Methode, die Wirkung des Politzerschen Verfahrens auf ein Ohr zu beschränken"* (B. k. W. 1889); ferner Arbeiten über Exstirpat. d. aden. Wucherungen, Beschreibung eines neuen Instruments dazu. Natur und Behandlung des Furunkels (D. m. W. 1886, 88), akustische Unterss. über die Nasenvokale (Intern. Kongr. Washington 1887), Methode zur Bestimmung der Mobilität und Elastizität des tympanit.-Apparates (Intern. Kongr. d. Otologie Paris 1889), über Sklerose des Gehörs (Ib.), über Ohrenleiden bei Influenza (1890 bis 91), Einfluss des Geschlechts auf überwiegendes Erkranken des rechten oder linken Ohrs (D. m. W. 1890), neue Methode zum Katheterismus der tuba Eust. (Soc. de laryng. Paris 1882), zur Semiotik und Therapie des Tubenkatarrhs (Ib. 1893), Abortivbehandlung des Furunkels durch Galvanokauter, über die *„Pseudo-diphthérie auriculaire"* durch Streptokokken (Bull. méd. 1897), chron. Kokainismus nasalen Ursprunges (Ib. 1895) etc. etc.

Loewenfeld, Leopold, zu München, geb. daselbst 23. Jan. 1847, studierte auch dort, promovierte 1870, liess sich nach mehrjähriger Thätigkeit in den Vereinigten Staaten, 1876 in München nieder, wo er als Spezialarzt für Nervenkrankheiten und Elektrotherapie thätig ist. Wichtigere litterar. Arbeiten: *„Experiment. und krit. Untersuchungen zur Elektrotherapie des Gehirns"* (München 1881) — *„Untersuchungen zur Elektrotherapie des Rückenmarkes"* (Ib. 1883) — *„Über Platzangst und verwandte Zustände"* (Ib. 1882) — *„Die Erschöpfungszustände des Gehirns"* (Ib. 1882) — *„Über multiple Neuritis"* (Ib. 1885) — *„Studien über Aetiologie und Pathogenese der spontanen Hirnblutungen"* (Wiesbaden 1886) — *„Die moderne Behandlung der Nervenschwäche, der Hysterie und verwandter Leiden"* (Ib. 1887, 3. Aufl. 1895) — *„Beitr. zur Lehre von der Jacksonschen Epilepsie und den klinischen Äquivalenten derselben"* (Arch. f. Psychiatrie XXI 1889) — *„Über hysterische Schlafzustände"* (Ib. XXII und XXIII) — *„Die nervösen Störungen sexuellen Ursprungs"*

(Wiesbaden 1891, 2. Aufl. 1899) — *"Pathologie und Therapie der Neurasthenie und Hysterie"* (Ib. 1894) — *"Lehrbuch der gesammten Psychotherapie"* (Ib. 1897), ferner Aufsätze über traumat. Neurose, Witterungsneurosen, neurotische Angstzustände (Münch. med. W. 1889, 96, 97) und den sog. „Erinnerungszwang" (Psych. Woch. 99).

Loewenthal, Wilhelm, geb. zu Berlin 1850 und daselbst 22. April 1894 gest., war mehrere Jahre Prof. der Hygiene an der med. Akad. in Lausanne. Er beschäftigte sich besonders eingehend mit Schulhygiene und Erziehungswesen und publizierte 1887: *„Grundzüge einer Hygiene des Unterrichts"*, eine Schrift, in der er lebhaft für Umformung des Schulunterrichts auf hygienischer Grundlage eintrat. Später machte er bakteriolog. Studien unter KOCH, namentlich über Cholera, setzte diese Arbeiten unter CORNIL in Paris fort, berichtete über die Ergebnisse derselben in der D. med. W. 1889 und empfahl hier das Salol als Spezifikum. Nachdem L. noch eine Studienreise nach Indien gemacht hatte, ging er im Auftrage des Baron HIRSCH nach Argentinien, zum Zweck der Ansiedelung russischer Juden und kehrte schliesslich wieder nach Berlin zurück, wo èr an der Humboldt - Akademie Hygiene dozierte. Von L.'s Publikationen ist noch eine beim Antritt seiner Professur in Lausanne gehaltene Rede über die Stellung der Hygiene im akad. Lehrplan erwähnenswert.

Löwit, Moritz, geb. 27. Okt. 1851 zu Prag, studierte daselbst, wurde 1876 promoviert, wirkte bis 1879 als Assistent der I. med. Klinik, seit 1880 als Assistent und Privatdozent am Institut für exper. Pathologie der deutschen Univ. in Prag. 1887 erfolgte seine Ernennung als Prof. für allgem. und experimentelle Pathologie in Innsbruck. Ausser zahlreichen in verschiedenen Zeitschriften erschienenen Arbeiten physiol. und pathol. Inhalts liegen an selbständigen Publikationen vor: *„Studien zur Physiologie und Pathologie des Blutes und der Lymphe"* (Jena 1894) — *„Vorlesungen über allgemeine Pathologie.* Heft 1: *Die Lehre vom Fieber"* (Ib. 1897) — *„Untersuchungen zur Aetiologie und Pathologie der Leukämie"* (Wiesbaden 1900).

Loewy, Adolf, in Berlin, daselbst 29. Juni 1862 geb. und hauptsächlich als Schüler von DU BOIS - REYMOND und KRONECKER ausgebildet, 1885 promoviert, arbeitete physiol. in Wien (1886), seitdem im ZUNTZ'schen Laboratorium in Berlin, habilitierte sich 1895 und veröffentlichte: *"Untersuchungen über die Respirat. und Circul. bei Änderungen des Druckes und des Sauerstoffes der Luft"* (Berlin 1895), ausserdem Abhandlungen über Physiologie des Stoffwechsels bes. des respiratorischen und des Blutes (Alcalescenz, Gase), Wärmeregulation des Menschen, Heilbedeutung des Fiebers, Einfluss der Sexualfunktion auf den Stoffwechsel etc.

Lohmeyer, Ferdinand, in Göttingen, Gch. Med.-Rat und Extraordinarius der Chir. daselbst, geb. 25. Dez. 1826, studierte und promovierte in Göttingen 1852 mit einer Diss.: *„Über die Vergiftungen durch Kupfer"*, habilitierte sich daselbst, las über Chirurgie, zeitweise über Augenkrankheiten, auch über gerichtliche Med. und Staatsarzneikunde und publizierte: *„Lehrbuch der allgem. Chirurgie"* (1858) — *„Die Schusswunden und ihre Behandlung"* (1859) — *„Über Trepanation bei Aphasie"* (1872) u. a. m.

Lohnstein, Hugo, in Berlin, daselbst 7. Dez. 1864 geb. und ausgebildet, hauptsächlich als Schüler ZÜLZER's, promoviert 1886, ist seit 1887 Spezialarzt für Urologie in Berlin, ausserdem Redakteur der Allg. med. Centralztg. seit 1892, begründete 1895 mit LEOP. CASPER die *„Monatsberichte für die Krankheiten des Harn- und Sexualapparates"* und veröffentlichte eine Reihe physiol.-chemischer und klinischer Arbeiten, hauptsächlich über die Zusammensetzung, Untersuchung des Urins, Therapie der Gonorrhoe, Urethroskopie und deren Technik, Cystoskopie, Prostatahypertrophie-Therapie nach BOTTINI etc.

Lohnstein, Theodor, in Berlin, als jüngerer Bruder des Vor., daselbst 6. Juni 1866 geb., studierte anfangs Mathematik und Naturwissenschaften, war 1889 bis 91 physikal. Privatassistent von LIEBREICH, promovierte zum Dr. phil. 1891, ging dann zur Med. über, die er 1891 bis 94, hauptsächlich als Schüler LIEB-REICH's, studierte und wurde 1895 approbiert. L. beschäftigte sich mit Arbeiten zur Ophthalmophysiologie und Pathologie, veranlasst durch ein eigenes Augenleiden, sowie mit urologischen Studien. Er konstruierte ein „Hydrodiaskop" zur Korrektur des Keratokonus, welches bei kompetenten Fachmännern viel Anklang fand, ferner einen auf physikalischem Prinzip beruhenden Urometer, der alle bisherigen Apparate gleicher Tendenz an Genauigkeit um das Zwanzigfache übertrifft, untersuchte im Anschluss daran die Frage des Gährungssaccharometers zum ersten Male theoretisch und praktisch und konstruierte ein neues Saccharometer, das überraschend schnell in die Praxis Eingang gefunden hat. Auch lieferte L. den bisher unwiderlegt gebliebenen Nachweis von der Unrichtigkeit der EHRLICH'schen sogen. Wertbestimmungen des Diphtherieheilserums. Aus der beträchtlichen Zahl von L.'s Publikationen führen wir folgende Titel an: „Ein neues Urometer" (Allg. M. Ctrbl.-Ztg. 1894) — „Über die densimetr. Bestimmung des Traubenzuckers im Harne" (PFLÜGER's Arch. 1895) — „Über die densimetr. Bestimm. des Eiweisses" (Ib.) — „Über densimetr. Zuckerbestimmung" (B. kl. W. 1896) — „Ein neues Gährungssaccharometer" (Ib. 1898, und Allg. M. Ctrl.-Ztg. 1898) — „Kritisches über die Wertbemessung des Diphtherieheilserums und deren theoret. Grundlagen" (Ther. Mtsh. 1897) — „Über Vorkommen von Traubenzucker im Harn der Nicht-Diabetiker auf Grund einer neuen Methode etc." (A. M. C.-Z. 1900). L. ist Mitredakteur der Allg. M. Ctrl.-Ztg.

Loiseau, Charles, in Paris, geb. 1824 zu Limay (Seine-et-Oise), wurde zuerst Interne in Charenton, war Zögling der pharmazeut. Schule und Assistent am chem. Laboratorium von Chevreuil. 1856 promoviert, war er 14 Jahre lang Mitgl. des Munizipalrats von Paris und des Generalrates der Seine, machte sich als solches um die Hygiene in der Stadtverwaltung verdient und veröffentlichte mehrere Schriften zur Hygiene wie zur Psychiatrie. L. starb 4. Febr. 1897.

Lombard, Henri-Clermond, zu Genf, daselbst 1805 geb., Arzt am dortigen Civil- und Militär-Hospital, im März 1895 gest., ist Verfasser einer klassischen med. Klimatologie unter dem Titel: „Les climats des montagnes considerés au point de vue médical" (Genf 1856, 3. Aufl. 1873) und zahlreicher Publikationen zur Epidemiographie, über Lungenphthisis etc., deren Verzeichnis das ältere Biogr. Lexikon enthält.

Lombroso, Cesare, in Turin, geb. im Nov. 1836 in Verona, studierte in Turin, Pavia und Wien, hauptsächlich als Schüler von PANIZZA und SKODA, prom. 1856, machte den Feldzug 1859 als Militärarzt mit, wurde 1862 Prof. der Psychi-

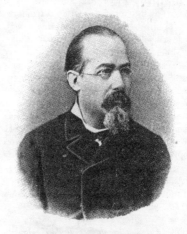

atrie in Pavia, darauf Direktor der Irrenanstalt Pesaro und später Prof. der gerichtl. Med. und Psychiatrie in Turin. L. ist durch seine kriminalanthropolog. Studien besonders bekannt geworden, die ihn zu der Ansicht führten, dass die Ursachen der Verbrechen in somatischen Verhältnissen begründet sind, wobei zum Teil Vererbung und Atavismus eine Rolle spielen. Von den bezügl Veröffentlichungen sind die wichtigsten betitelt: „L'uomo delinquente in rapporto all' antropologia, alla giurisprudenza ed alla psichiatria" (Mailand 1876, 5. Aufl. 1896, deutsch von FRAENKEL, Hamburg 1887 bis 90, 2 Bde., Atlas: 1895) — „Ricerche sull cretinismo in Lombardia" (1895) — „Genio e follia" (1864, 3. Aufl. 1876, auch in deutscher Übers.) — „Studii clinici sulle malattie mentali" (1865, deutsch: Leipzig 1869) —

„*La medicina legale delle alienazioni mentali*" (Padua 1873) — „*L'uomo di genio in rapporto alla psichiatria*" (Turin 1869, 6. Aufl. 1894, deutsch: Hamburg 1890) — „*Il delitto politico e le revoluzioni in rapporto al diritto, all' antropologia criminale*" (zus. mit LASCHI: Turin 1890; deutsch: Hamburg 1891 bis 92, 2 Bde.) — „*Le piu recent; scoperte ed applicazioni della psichiatria ed antropologia criminale*" (Turin 1893, deutsch: Leipzig 1894). Andere Arbeiten L.'s betreffen die Pellagra. Auch ist L. Mitherausgeber des „Archivio di psichiatria, antropologia criminale e scienze penali."

Longet, François-Achille, geb. 1811 zu Saint-Germain-en-Laye, studierte und prom. 1835 in Paris, widmete sich dann speziell der Experimental-Physiologie, über die er 10 Jahre lang an der École pratique der med. Fakultät zu Paris ausserordentlich besuchte Kurse abhielt. Hierbei richtete L. seine Untersuchungen besonders auf das Nervensystem. In einer Reihe von Versuchen bestätigte er das BELL'sche Gesetz und veröffentlichte 1841 die wichtige Arbeit: „*Recherches sur les propriétés et les fonctions de faisceaux de la moëlle épinière et des racines des nerfs rhachidiens*". Dann folgten in demselben Jahre noch die Abhandlungen: „*Recherches sur les fonctions des muscles et des nerfs du larynx*" — „*Recherches sur les fonctions de l'épiglotte et sur les agents de l'occlusion de la glotte*", worin über die Rolle, die der N. access. Willis. bei der Phonation spielt, gehandelt wird. 1842 erschien das klassische Werk: „*Traité d'anatomie et de physiologie du système nerveux de l'homme et des animaux vertébrés*". In demselben Jahre erhielt L. den MONTHYON-Preis für experimentelle Physiologie von der Acad. des sc., 1844 für Med. und Chir. von derselben Körperschaft und wurde er im letzteren Jahre zum Mitgliede der Acad. de méd. ernannt. 1850 bis 52 gab er seinen „*Traité de physiologie*" heraus (4. Aufl. 1873, 3 voll.). Ausser den genannten Arbeiten veröffentlichte er noch eine grosse Reihe experimentell-physiol. Arbeiten, die im alten Biogr. Lexikon aufgezählt sind. L. bekleidete lange Zeit die Stelle als Méd. en chef des maisons de Saint-Denis d'Ecouen. Er starb 20. April 1871 in Bordeaux, wohin er sich der Belagerung von Paris halber geflüchtet hatte. — Unbestritten gehört er zu den

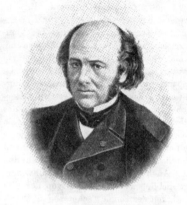

namhaftesten franz. Physiologen der Neuzeit; die Nervenphysiologie namentlich ist durch seine Forschungen mit vielen neuen Thatsachen bereichert worden.

Longmore, Thomas, engl. Militärarzt, zu London 10. Okt. 1816 geb., studierte im Guy's Hosp. daselbst, trat in die Armee ein, wurde Assistant Surgeon 1843, Surgeon 1854, Deputy Inspector General 1858, Inspector General 1872 und trat 1876 aus dem aktiven Dienst aus. Er leistete Dienste auf den Jonischen Inseln, in West-Indien, Canada und machte 1854 bis 55 den ganzen Orientkrieg und alle Schlachten desselben vom Beginne des Feldzuges in der Türkei bis zum Falle von Sebastopol mit, diente 1857 bis 59 in Indien während des Sepoy-Aufstandes, kehrte 1859 nach England zurück und wurde 1860 Prof. der Militär-Chirurgie an der neu errichteten Army Medical School zu Chatham, später zu Netley, war auch Surgeon-General, Army Med. Staff, und Honorary Surgeon der Königin (seit 1868), erhielt 1886 die Ritterwürde, legte 1891 seine Ämter nieder und starb 30. Sept. 1895 in Swanage, Dorset. L. war einer der Mitgründer der Genfer Konvention (1864), Mitglied aller Kongresse des Roten Kreuzes und hat sich die grössten Verdienste um den engl. Militär-Sanitätsdienst, namentlich um die Ausbildung

der jungen Militärärzte erworben. Seine
zahlreichen und wertvollen Publikationen
sind im älteren Biogr. Lexikon zusammengestellt.

Loomis, Alfred, Prof. der Pathol.
und klin. Med. an der Univ. zu New York,
geb. in Bennington 16. Okt. 1831, studierte
in New York am Coll. of Phys. and Surg.,
erhielt 1852 den Grad als M. D., fungierte
dann als Assistenzarzt an verschiedenen
Hosp., wurde 1859 Visit. Physic. am
Bellevue- und später am Charity Hosp.
auf der Insel Blackwell. 1862 begann er
Vorlesungen am Coll. of Phys. and Surg.
zu New York über physikalische Diagnostik zu halten, wurde 1866 Adjunkt-
Prof. der theoretischen und prakt. Med.
und übernahm 1868 die oben bezeichnete
Stellung. L., der 23. Jan. 1895 starb, ist
Verfasser zahlreicher Schriften, die im
älteren Biogr. Lexikon und der dort genannten Quelle zusammengestellt sind.

Lorenz, Adolf, zu Wien, geb. zu
Weidenau, Österr.-Schles., 21 April 1854,
studierte in Wien, war besonders Schüler
von EDUARD ALBERT, wurde 1880 promoviert und ist seit 1884 Dozent, seit 1889

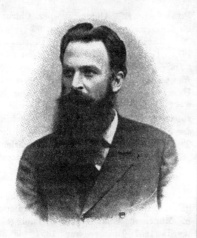

a. o. Prof. für Chir. an der Wiener Univ.
Litterar. Arbeiten: „*Über Darmwandbrüche*" (Wien 1883) — „*Die Lehre vom
erworbenen Plattfusse*" (Stuttgart 1883,
m. 8 Taff.) — „*Die operative Orthopädie des
Klumpfusses*" (Wiener Klinik, 1884) —
„*Die Torsion der scoliotischen Wirbelsäule*"
(W. m. W., 1886) — „*Pathol. und Ther.
der seitlichen Rückgratsverkrümmungen*"
(Wien 1886, m. Taff.) — „*Die Contracturen des Kniegelenkes nach Quadricepslähmung und ihre Bedeutung für die Entstehung paralytischer Deformitäten*" (W.
kl. W., 1888) — „*Die heutige Schulbankfrage*" (Wien 1888) — „*Die Behandlung
der tuberculösen Spondylitis*" (Wien. Klinik
1889) — „*Über die Behandlung der Coxitis
und der fibrösen Erkrankungen der unteren
Extremitäten überhaupt*" (Ib. 1892) —
„*Pathologische Anatomie der angeborenen
Hüftluxation*" (W. kl. W., 1894) — „*Die
blutige Reposition der angeborenen Hüftverrenkung*" (kl. Vortr. N. F., 1895) — „*Über
die unblutige Behandlung der angeborenen
Hüftverrenkung mittels der functionellen
Belastungsmethode*" (Ib. u. Ctrbl. f. Chir.) —
„*Behandlung der Hüftankylosen*" (Berl. Klin.
1896) — „*Zur congenitalen Luxation des Hüftgelenkes*" (Berl. kl. W. 1897) — „*Allgemeine
Erfahrungen über die mechanische Reposition der angeborenen Hüftverrenkung*" (Ib.)
— „*Das instrumentelle, combinirte Redressement der Hüftgelenkscontracturen*" (Samml.
kl. Vortr., N. F. Nr. 206) — „*Pathologie
und Therapie der angeborenen Hüftverrenkung auf Grundlage von 100 operativ
behandelten Fällen*" (Leipzig-Wien 1895)
— „*Die angeborene Hüftverrenkung und
ihre Behandlung mittels unblutiger Einrenkung und functionellen Belastung auf
Grundlage von 300 operirten Fällen etc.*"
(Wien 1900).

Loreta, Pietro, 1831 in Ravenna
geb., studierte von 1847 an in Bologna
Medizin, wurde 1848 Militär, kehrte aber,
nach dem Misslingen der ital. Revolution,
zur Medizin zurück und wurde 1858 promoviert. Er wirkte von da an bis 1861
als Kommunalarzt in einer Landgemeinde,
wurde 1861 bei Prof. CALORI Prosektor
der anatomischen Lehrkanzel in Bologna,
las über topographische Anatomie, supplierte 1865 den Prof. RIZZOLI in der chirurgischen Klinik, kämpfte 1866 als Garibaldischer Freiwilliger in Tirol, wurde darauf
chirurgischer Primararzt im Krankenhause
von Fermo und 1868 als Prof. der chir.
Klinik an die Univ. Bologna berufen und
starb 20. Juli 1889. Seine bedeutendsten
Schriften sind im älteren Lexikon von
CANTANI citirt.

Lorinser, Friedrich Wilhelm, in Wien, als jüngerer Bruder des verdienten Medizinalbeamten Karl Ignaz L. (1796 bis 1853) zu Niemes 13. Febr. 1817 geb., studierte Chirurgie in Prag und Wien, wurde 1839 in das k. k. Operations-Institut aufgenommen und 1841 zum Sekundar-Wundarzt im Allgem. Krankenhause, 1843 zum Primar - Wundarzt des Bezirkskrankenhauses auf der Wieden, einem erst in der Entwicklung begriffenen Spital, ernannt und promovierte 1848 zum Dr. chir., 1851 zum Dr. med. Er entdeckte hier die später auch in Deutschland beobachtete und bearbeitete: *„Necrose der Kieferknochen in Folge der Einwirkung von Phosphordämpfen"* (Österr. med. Jahrbb., 1845), über die er später (Ztschr. d. k. k. Ges. der Ärzte, Wien 1851) eine zweite Abhandlung verfasste. Mit seinem Bruder GUSTAV L., Gymn. - Prof. der Naturgeschichte in Pressburg, zusammen schrieb er ein *„Taschenbuch der Flora Deutschlands und der Schweiz"* (Wien 1848); ferner allein: *„Die Behandlung und Heilung der Contracturen im Knie- und Hüftgelenk, nach einer neuen Methode"* (Ib. 1849). 1850 gründete er in Wien ein orthopädisches Institut, das er 1852 nach Unter-Döbling verlegte, das von ihm, zusammen mit M. FUERSTENBERG, bis 1865 geleitet wurde und über welches, von 1852 an, Berichte erstattet wurden. 1871 wurde er zum Direktor des Wiedener Krankenhauses, 1870 zum Mitgliede des nieder-österreich. Landes - Sanitätsrats, dessen Vorsitzender er seit 1880 war, ernannt. L. starb 27. Febr. 1895. Die Titel seiner übrigen Schriften sind im älteren Lexikon citirt.

Lossen, Hermann Friedrich, geb. 7. Nov. 1842 auf Emmershäuser Hütte (Wiesbaden), med. ausgebildet in München (C. VOIT), Würzburg (v. RECKLINGHAUSEN), Berlin (v. LANGENBECK), Wien (THEOD. BILLROTH), Assistent von R. v. VOLKMANN (Halle) und GUSTAV SIMON (Heidelberg), promoviert zu Würzburg 1866, habilitierte sich für Chirurgie in Heidelberg 1872 und wurde daselbst 1874 zum Prof. e. o., 1894 zum Honorarprof. ernannt. Ausser zahlreichen kleineren, meist in chir. Zeitschr. veröffentlichten Arbeiten — über die Rückbildung des Callus, kriegschirurgische Erfahrungen aus dem Kriege 1870/71, über den Mechanismus der Brucheinklemmung, über Neurectomie, Laparomyotomie, Exstirpation eines Nierensarkoms, Kolporrhaphia totalis, Blasenscheidenfisteln, Operation der Bauchblasenspalte und Epispadie, Rhinoplastik u. a. m. — schrieb er: *„Über den Einfluss der Athembewegungen auf die Ausscheidung der Kohlensäure"* (Zeitschr. f. Biol. 1866), bearbeitete in

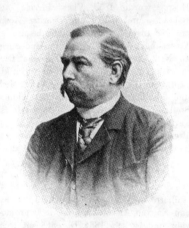

PITHA-BILLROTH's Allgem. u. spez. Chirurgie *„Allgemeines über Resectionen"* (1882), in BILLROTH-LUECKE's Deutsch. Chirurgie: *„Die Verletzungen der unteren Extremitäten"* (1880) und *„Die Resectionen der Knochen und Gelenke"* (1894), gab C. HUETER's Grundriss der Chirurgie in 2.—7. Auflage, vollständig umgearbeitet, zuletzt unter dem Titel: *„Lehrbuch der allgem. und speciellen Chirurgie"* (Allg. Teil in 7. Aufl. 1896) heraus und schrieb: *„Grundriss der Fracturen und Luxationen"* (Stuttgart 1897).

Lotzbeck, Karl v., in München, geb. 14. Okt. 1832 in Bayreuth, studierte in München, Erlangen und Tübingen, wurde 1857 Doktor, war 1857 bis 59 Assistenzarzt der chir. Klinik in Tübingen und Dozent an der Univ., seit 1859 Militärarzt, seit 1883 Generalstabsarzt der bayr. Armee, Chef der Militär-Med.-Abt. im Kriegsministerium und schied 1895 aus diesen Stellungen aus. L. publizierte: *„Die angeborenen Geschwülste der hinteren*

Kreuzbeingegend" (München 1858) — *„Die Fractur des proc. coronoideus der Ulna"* (Ib. 1865) — *„Der Luftröhrenschnitt bei Schusswunden"* (1873) — *„Gesundheitspfl. für die Truppen der bayr. Armee"* (1865) — *„Über Leben, Wirken und Bedeutung des Ambr. Paré"*.

Love, William Abram, geb. in Camden, Kershaw District, S. C., 16. Mai 1824, studierte von 1844 an in Philadelphia, wurde daselbst 1846 Dr. med., liess sich darauf in einer kleineren Stadt im Staate Georgia nieder, wurde 1856 Superintendent und Arzt des Georgia-Asyl für Taubstumme, gab aber aus Gesundheitsrücksichten diese Stellung auf und ging 1858 nach dem in einem wärmeren Landstriche belegenen Albany, wo er mehrere Jahre lang Arzt war. Seit 1870, wo er nach Atlanta, Ga., übersiedelte, befasste er sich speziell mit Gynäkologie und war seit 1871 Prof. der Physiologie am Atlanta Med. Coll. L., der im Febr. 1898 starb, hat ausser verschiedenen Journal-Abhandlungen noch veröffentlicht: *„Plea for principles and conservatism in the treatment of diseases peculiar to females"*.

Lubarsch, Otto, in Rostock, geb. 4. Jan. 1860 zu Berlin, studierte in Leipzig und Heidelberg Philosophie und Naturwissenschaften, dann in Jena, Berlin, Heidelberg und Strassburg Medizin, promoviert 1883, approbiert 1885, war 1885 mehrere Monate Assistent am physiol. Institut in Bern (KRONECKER), Assistent an den pathol. Instituten, später successive in Zürich, Giessen, Breslau, Berlin, arbeitete auch in der zool. Station in Neapel, habilitierte sich 1890 für pathol. Anat. in Rostock, war 1891 bis 96 erster Assistent am pathol. Institut und seit 1894 Prof. e. o. der allgem. Pathol. u. pathol. Anat. daselbst, wurde 1899 als Prof. der pathol.-anat. Abt. des hygien. Instituts nach Posen berufen. L. publizierte: *„Untersuchungen über die Ursachen der angebornen und erworbenen Immunität"* (Berlin 1890) — *„Achylia gastrica"* (mit F. MARTIUS, Wien 1897) — *„Zur Lehre von den Geschwülsten und Infectionskrankheiten"* (Wiesbaden 1899). Er ist Herausgeber und Redakteur der Ergebnisse d. allgem. Pathol. d. Menschen u. d. Tiere seit 1895, bisher 8 Bde., zus. mit R. OSTERTAG-Berlin; ferner publizierte L.: *„Zur Lehre von der Parenchymzellenembolie"* (Fortschr. d. Med. 1893) *„Beitr. zur Kenntniss der von versprengten Nebennierenkeimen abstammenden Nierengeschwülste"* (VIRCH. Arch., CLV, 1894) — *„Zur Kenntniss der Strahlenpilze"* (Ztschr. f. Hyg. 1899).

Lublinski, Wilhelm, in Berlin, geb. zu Goldap 17. April 1852, studierte in Berlin, promoviert 1875, besuchte nach dem Staatsexamen 1876 während eines Jahres Wien, woselbst er sich bei SCHROETTER, besonders J. SCHNITZLER, dessen Assistent er wurde, mit Laryngologie und Rhinologie beschäftigte. 1877 wurde er Assistenzarzt der K. Univ.-Poliklinik in Berlin, unter JOSEPH MEYER, errichtete eine Abteilung für Hals- und Nasenkranke an derselben und wirkte daselbst bis zu MEYER's Tode 1887. Darauf errichtete er eine eigene Poliklinik für Nasen-, Hals- und Brustkranke in Berlin und beschäftigt sich als Spezialarzt mit diesen Krankheiten. Ausser einer Anzahl Artikel für das Handwörterbuch der gesamten Medizin und die Encyklopädie der Therapie veröffentlichte L. verschiedene Monographien über das Spezialfach, besonders die syphilitischen Stenosen des Pharynx und des Oesophagus, über den Kehlkopfkrebs, die Kehlkopfschwindsucht, Tuberkulose der Tonsillen, über die Jodolbehandlung der Larynxtuberkulose, über Trachealstenose und Katheterismus der Luftröhre, Asthma und Nasenleiden, Bemerkungen über die Behandlung der Kehlkopftuberkulose nach dem KOCH'schen Verfahren — die erste Mitteilung über dieses Verfahren bei Kehlkopftuberkulose — über eine Nachwirkung des Antitoxins bei Behandlung der Diphtherie — die erste Mitteilung über die Nebenwirkungen desselben — über Lähmungen in den oberen Wegen bei Infektionskrankheiten, abscedierende Entzündung der Fossa glossoepiglottica, über Distanzgeräusche bei Herzklappenfehlern etc. etc.

Lucae, Johann Constantin August, zu Berlin, daselbst 24. August 1835 geb., studierte auch dort und in Bonn, wurde 1859 Doktor, war in der Ohrenheilkunde ein Schüler von J. TOYNBEE, den er auf einer grösseren wissenschaftl. Reise in London 1862 kennen lernte Nach der Rückkehr nach Berlin arbeitete er mehrere Jahre im pathol. Institute unter VIRCHOW, ist seit 1862 als Ohrenarzt thätig, seit 1865 als Privatdozent, seit 1871 als Prof. e. o., seit 1874 als Direktor der k. Univ.-Poliklinik f. Ohrenkrankheiten und seit 1881 der k. Univ.-Klinik für Ohrenkrankheiten zu Berlin, 1893 zum Geh. Med.-Rat, 1899 zum ord. Hon.-Prof. ernannt. Ausser zahlreichen, namentlich im Arch. f. Ohrenheilk., in der B. kl. W. und in VIRCH. Arch. erschienenen Journal-

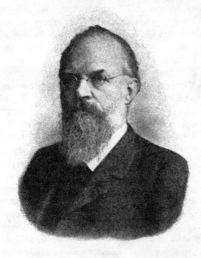

artikeln aus den verschiedensten Gebieten der Otologie sind selbständig erschienen: „*Die Schallleitung durch die Kopfknochen und ihre Bedeutung für die Diagnostik der Ohrenkrankheiten*" (Würzburg 1870) und „*Zur Entstehung und Behandlung der subjectiven Gehörsempfindungen*" (Berlin 1884). — Von seinen neueren Arbeiten ist besonders hervorzuheben die von ihm angegebene mechan. Behandlung der Mittelohr-Sklerose mittels der federnden Drucksonde, mit welchem Apparate es möglich ist, die Kette der Gehörknöchelchen direkt in passive Bewegungen (durch sog. Vibrationsmassage) zu setzen und damit dessen Starrheit und die durch diese bedingte Schwerhörigkeit wesentlich zu bessern und auf diese Weise eine grosse Zahl von bisher vollständig unheilbaren Fällen der Behandlung zugänglich zu machen. (Vgl. das Weitere hierüber im Arch. f. Ohrenheilk., B. klin. W. und in den Verhandl. d. deutschen otol. Gesellschaft.)

Lucas, Richard Clement, zu London. geb. 1846 zu Oaklands, Midhurst, Sussex, studierte im Guy's Hosp., wurde 1868 Member, 1871 Bachelor of Med. (mit der gold. Medaille) an der London. Univ., Fellow des R. C. S. Engl.. 1873 Bach. of Surgery (Honours). war 1872 bis 77 anat. Prosektor an der med. Schule des Guy's Hosp., wurde 1874 Assistant-Surgeon bei letzterem, 1877 Dozent der operat. und prakt. Chirurgie, 1883 Surgeon am Evelina Hosp. für Kinder, 1888 Surgeon am Guy's Hosp. und Dozent der Anatomie an der Medical School, war 1892 bis 97 Examinator der Anatomie an der R. C. S. und an der Lond. Univ. Er verfasste: „*Surgical diseases of the kidneys, and the operations for their relief*" (1883) und schrieb u. a. in den Guy's Hosp. Reports (1875, 76, 78, 81): „*On the normal arrangement of the brachial plexus of nerves*" — „*Fractures of the skull followed by tumours of cerebro-spinal fluid beneath the scalp*"; in den Med.-Chir. Transact. (1877): „*Removal of a silver tracheotomy tube from the left bronchus, where it had remained 7 weeks*"; in den Clinic. Soc. Transact. (1877, 81): „*Excision of lower half of ulna for myeloid tumour, recovery, with a useful hand*" — „*On cross-legged progression, the result of double hip ankylosis*" — „*A successful case of nephrectomy*" (Transact. Internat. Med. Congress, 1881) — „*On gonorrheal rheumatism in infants, the result of ophthalmia neonatorum*" (1885) und weitere Arbeiten in den med. Journalen; ferner den Art. „*Dislocations*" im Dict. of Pract. Surgery u. s. w.

Lucas-Championnière, Just-Marie-Marcellin, in Paris, geb. 15. Aug. 1843 zu St. Léonard, studierte seit 1860 in Paris, wurde daselbst 1870 Doktor (*„Lymphatiques utérins et lymphangite utérine"*) 1874, Chir. d. hôp., Réd. en chef des „Journal de méd. et de chir. pratiques" und veröffentlichte noch: „*De la fièvre traumatique*" (Aggregat.-These 1872) — „*Chirurgie antiseptique*" (1876, 80) — „*Étude sur la trépanation du crâne. Trépanation* *guidée par les localisations cérébrales"* (1878) — *„Le massage et la mobilisation dans le traitement des fractures"* (1886, 89). L. hat die antisept. Wundbehandlung in Frankreich gefördert.

Luchsinger, Balthasar, aus Glarus, geb. 26. Sept. 1849, studierte in Zürich, Heidelberg und Leipzig (HERMANN, KUEHNE,, C. LUDWIG) und wurde 1875 promoviert. 1878 wurde er als Prof. der Physiologie an die Tierarzneischule zu Bern, 1881 als Prof. der experiment. Pharmakologie an die dortige Univ. berufen. Seine zahlreichen experim. Untersuchungen sind zum allergrössten Teil in PFLÜGER'S Arch., z. T. im Arch. f. exper. Pathol. veröffentlicht und belaufen sich für die Zeit 1871 bis 84 auf 73 Nummern, zu denen noch 9 Dissert. seiner Schüler hinzukommen. L. starb 20. Jan. 1886 in Meran.

Luciani, Luigi, geb. 23. Nov. 1842 in Ascoli-Piceno, studierte an den Univ. von Bologna und Neapel und wurde Assistent der physiol. Lehrkanzel in Bologna (1869 bis 71), ging nach Leipzig,

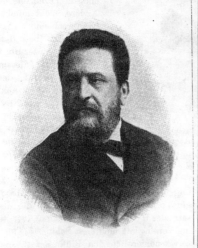

wo er sich experim. Studien unter LUDWIG's Leitung widmete (1872 bis 73), wurde darauf Privatdozent in Bologna für allg. Pathologie (1874), und Prof. e. o. derselben in Parma (1875 bis 79); durch Konkurs ord. Prof. der Physiologie in Siena (1880 bis 81); wieder im Konkurs in Florenz als Nachf. von M. SCHIFF (1882 bis 93), folgte endlich dem Rufe nach Rom als Nachf. von J. MOLESCHOTT (1894 bis 99), in welcher Stellung er noch gegenwärtig sich befindet. L. wurde von den Proff. der med. Fakultäten Italiens zweimal zum Mitgl. des „Consiglio superiore" des öffentl. Unterrichtes, sowie zum Rektor der Univ. Rom gewählt. Der grösste Teil seiner zahlreichen experim. Arbeiten wurde mit seinen Schülern vollendet und veröffentlicht. Unter seinen Schülern nennen wir G. FANO, jetzt ord. Prof. der Physiol. in Florenz; G. BUFALINI, ord. Prof. der Pharmakol. in Florenz; D. BALDI, Prof. e. o. der Pharmakol. in Pisa; J. NOVI, Prof. e. o. der Pharmakol. in Bologna; R. ODDI, Prof. e. o. der Physiol. in Genua, G. FASOLA. Prof. e. o. der Physiol. in Cagliari. Von den hervorragendsten Arbeiten erwähnen wir nur folgende: *„Dell' attività della diastole cardiaca"* (Bologna 1871 bis 74) — *„Eine periodische Function des isolirten Froschherzens"* (Ber. der k. sächs. Gesellsch. d. Wissensch., 1873) — *„Delle oscillazioni della pressione intratoracica e intraaddominale"* (Arch. di Bizzozero 1877) — *„Sui centri psicomotori corticali sui centri psicosensori corticali"* (Rivista di Freniatr. Reggio Emilia 1878 bis 79) — *„Sulla patogenesi dell' epilessia"* (Ib. 1879) — *„Sul fenomeno di Cheyne-Stokes etc."* (Sperimentale, Firenze 1879) — *„Sul decorso dell' inanizione"* (Archivio di Bizzozero, 1881) — *„Die Functions-Localisation auf der Grosshirnrinde"* (Deutsche Ausgabe von M. O. FRÄNKEL, Leipzig, 1886) — *„Das Hungern. Studien und Experimente am Menschen"* (Übers. von M. O. FRÄNKEL, Hamburg und Leipzig, 1890) — *„Das Kleinhirn. Neue Studien zur normalen und pathologischen Physiologie"* (Deutsch von M. O. FRÄNKEL, Leipzig, 1893) — *„Fisiologia dell' uomo"* (3 Bde. mit Illustrat., Milano 1898 bis 99).

Luczkiewicz, Heinrich, geb. 5. Juli 1826 zu Peresp in Galizien, studierte in Lemberg Philosophie, dann Medizin in Wien, Prag und Krakau, wo er 1852 Dr. med. und 1855 Dr. chir. wurde; 1852 bis 55 war er in der therapeut. Klinik DIETL's Adjunkt, 1855 bis 57 Arzt am St. Alexander-Hospital in Willanów, dann lebte er einige Jahre als prakt. Arzt in Chelm, wurde 1860 in Warschau Privatdozent für spez. Pathol. und Therapie und Primarius am dortigen evang. Krankenhause, 1862 Prof.-Adjunkt und lehrte Geschichte der Medizin, sowie Encyklopädie und Methodologie, wurde 1864 Prof. e. o., übernahm noch die Vorlesungen über allgem. Pathologie und wurde endlich 1883 Prof. ord. 1862 war er Redakteur der Pamiętnik Towarzystwa lekarskiego, 1866 bis 69 und 1877 bis 80 redigierte er die Gazeta lekarska. L., der Ende März oder Anfang April 1891 in Warschau starb, hat zahlreiche Arbeiten in poln. Sprache publiziert; sie finden sich im älteren Biogr. Lex. näher bezeichnet.

Ludwig, Karl Friedr. Wilhelm, der berühmte Physiolog, 29. Dcz. 1816 zu Witzenhausen geb., studierte in Marburg und Erlangen, wurde 1839 in Marburg Doktor, 1841 zum 2. Prosektor an der dortigen anat. Anstalt ernannt, habilitierte sich 1842 daselbst für Physiologie, wurde 1846 Prof. e. o. für vergl. Anatomie, 1849 als ord. Prof. der Anatomie und Physiologie nach Zürich berufen, folgte 1855 einem Rufe nach Wien als Prof. der Physiologie und Zoologie am Josephinum und übernahm schliesslich 1865 an der Univ. Leipzig die Professur der Physiologie gleichzeitig mit der Leitung der physiol. Anstalt, die durch ihn und seine zahlreichen Schüler aus allen Teilen der Welt zu so grosser Berühmtheit gelangt ist. Er starb 24. April 1895. — Unter den Physiologen der Neuzeit steht L. neben Joh. Müller und dessen Schülern in vorderster Reihe. Es giebt kaum ein Gebiet der Physiologie, das von L. nicht mit wichtigen Untersuchungen und Entdeckungen bereichert worden ist. Wenn es ein Hauptverdienst der Medizin in der 2. Hälfte des 19. Jahrh. ist, mit der Inaugurierung der exakten Untersuchungsmethoden gleichzeitig die ältere hypothetische Lehre vom Vitalismus definitiv beseitigt zu haben, so gebührt ein umfassender Anteil hieran gerade L. Was Brücke, du Bois-Reymond, Helmholtz und Genossen für das Gebiet der Muskel- und Nervenphysiologie versucht und geleistet haben, den Nachweis nämlich, dass alle Phänomene lediglich auf physik. u. chem. Vorgänge zurückzuführen und mit denselben Methoden wie diese zu erforschen seien, das hat L. zunächst an den Vorgängen der Harnabsonderung gezeigt. Schon in seiner Habilitationsschrift: *„Beiträge zur Lehre vom Mechanismus der Harnabsonderung"* (Marburg 1842) begründete er eine rein physik. Theorie, die er in einer weiteren, aus exakten physik. Untersuchungen hervorgegangenen Arbeit *„Über endosmotische Aequivalente u. endosmotische Theorie"* (Ztschr. f. rat. Med. VIII, Poggendorff's Annalen 1849) näher entwickelte und welche er auch in einer unter seiner Leitung von Cloëtta (1851) erfolgten Veröffentlichung später endgültig erhärtete. — Andere, nicht minder bahnbrechende Arbeiten L.'s betreffen die Lehre von der Blutbewegung. Auf diesem Gebiete wurde L. der Schöpfer der graph. Methoden in der Physiologie. Er erfand und beschrieb 1847 in Joh. Müller's Arch. das Kymographion, führte in der zus. mit J. Stefan veröffentl. Schrift: *„Über den Druck, den das fliessende Wasser senkrecht zu einer Stromrichtung ausübt"* (Sitzungsberichte d. Wien. Akad. d. Wiss. 1858) die Vorgänge der Cirkulation auf die Gesetze der Hydrodynamik zurück und stellte im Verein mit mehreren Schülern (Thiry u. a.) namentlich den Einfluss fest, den die Athmung und das Nervensystem auf den Blutstrom im Tierkörper besitzen. Die Ergebnisse dieser Forschungen fasste er in der Abhandlung: *„Über den Einfluss des Halsmarks auf den Blutstrom"* (zus. mit Thiry, Ib. 1864), sowie in der beim Antritt seiner Professur in Leipzig gehaltenen Rede: „*Die physiolog. Leistungen des Blutdrucks*" zusammen. Auch diese Arbeiten, die in späteren Untersuchungen von L.'s Schülern, von DITTMAR über den Sitz des Gefässnervenzentrums in dem verlängerten Mark, 1873, von Mosso, welcher selbständige Bewegungen peripherer Blutgefässbezirke in der Niere plethysmographisch registrierte, 1874, von E. CYON, mit dem zus. L. den N. depressor beim Kaninchen entdeckte, ihre Ergänzung fanden, wurden für die Beseitigung des Vitalismus massgebend. Mit Hilfe einer von L. bereits 1865 in der oben erwähnten Antrittsrede angedeuteten Methode zur Untersuchung „überlebender Organe", d. h. durch künstliche Cirkulation vom Tiere getrennte Teile funktionsfähig zu erhalten, entdeckte er wichtige Eigenschaften der Herzmuskulatur, von Leber, Darm, Niere etc. Aus einer früheren Schaffenszeit L.'s rühren noch seine höchst wichtigen Untersuchungen über die Drüsenthätigkeit her, besonders diejenige der Speicheldrüsen, von denen er im Verein mit mehreren Schülern den Beweis erbrachte, dass die Absonderung selbständig ohne Hilfe des Blutdrucks stattfindet. Die bezügliche grundlegende Publikation L.'s erfolgte bereits 1851 in der Ztschr. f. rat. Med. und ist betitelt: „*Neue Versuche über die Beihülfe der Nerven zur Speichelabsonderung*". Von den Leistungen L.'s und seiner Schüler auf den übrigen Teilgebieten der Physiologie giebt KRONECKER im älteren Biogr. Lex. eine treffliche Zusammenstellung. Danach verdankte auch die allg. Muskel-, sowie Nervenphysiologie L.'s Schülern wichtige Aufschlüsse; in der Physiologie des Gesichtssinnes, des Gehörs und des Tastgefühls sind, unter seiner Teilnahme und Anregung, wertvolle Arbeiten entstanden. Aus dem Gebiete der physiol. Chemie bestimmte unter seiner Leitung CLOËTTA das Vorkommen von Inosit, Harnsäure etc. im tierischen Körper (1856); Kalk und Phosphorsäure im Blutserum liess L. nach einer neuen Methode messen (1871), Zusammensetzung und Schicksal der in das Blut eingetretenen Nährfette untersuchen (1874), den Unterschied der Harnstoffausscheidung beim Hunde nach Fütterung und nach Transfusion von Blut bestimmen (1874), das Verhältnis der mit Eiweiss verzehrten Schwefelmenge zu der durch die Galle ausgeschiedenen eruieren (1875), den Fettstrom durch den Brustgang nach Fettgenuss messen (1876); er liess nachweisen, dass das verdaute Eiweiss nicht durch den Brustgang in das Blut zu gelangen braucht u. s. w. Die zahlreichen Publikationen L.'s und seiner Schule sind in den verschied. Zeitschriften erfolgt, von denen KRONECKER (l. c.) eine Übersicht gegeben hat. In seinem Hauptwerk: „*Lehrbuch der Physiologie des Menschen*" (Leipz. 1852 bis 56, 2 Bde., 2. Aufl. Leipz. u. Heidelberg 1858 bis 61) hat L. bereits mit programmat. Schärfe als Grundsatz, der ihn bei seinen wissenschaftl. Arbeiten leitete, die Notwendigkeit und Möglichkeit betont, alle biol. Phänomene mit den Methoden exakter Forschung klar zu legen und auf dieselben Gesetze zurückzuführen, welche auch für die chem. und physik. Vorgänge massgebend sind, d. h. mit einem Wort, die Physiologie als die Wissenschaft von der Physik und Chemie des tier. Organismus zu begründen.

Ludwig, Ernst, zu Freudenthal in Österr.-Schlesien 19. Jan. 1842 geb., als Schüler Jos. REDTENBACHER's, BUNSEN's und BAEYER's in Wien, Heidelberg und Berlin ausgebildet, wurde 1874 ord. Prof. der

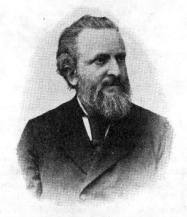

med. Chemie an der Wiener Univ. Zahlreiche chem. Arbeiten, so über Schwefelallyl, Trimethylamin im Weine, Antiarin, Hydroxylamin, chinonartige Naphtalinderivate, Einwirkung von Chromsäure auf Kohlenoxyd und andere Gase, Adipocire,

Vorkommen von Pepton im leukämischen Blute, chronische Arsenvergiftung durch Fuchsin, Verteilung des Arsens und des Quecksilbers im Organismus nach Vergiftungen, über das Karlsbader Sprudelsalz, über das Vorkommen von Arsen in Friedhoferden, ferner Untersuchungen von fast 100 Mineralquellen, neue Methoden zum Nachweis des Quecksilbers in thier. Substanzen, zur Bestimmung des Gesamt-Stickstoffes in Harne, zur Bestimmung der Harnsäure, zur Bestimmung des Kohlenoxyds, des Schwefelwasserstoffs, der schwefligen Säure, endlich zahlreiche Mineral-Analysen bezeichnen seine Arbeitsrichtung. Ein „*Lehrbuch der medicinischen Chemie*" ist in 2 Aufl. erschienen.

Luecke, Georg Albert, geb. 4. Juni 1829 in Magdeburg, in Heidelberg, Halle, Göttingen ausgebildet und 1854 prom., wurde Assistent bei BLASIUS

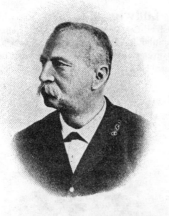

in Halle und später bei B. v. LANGENBECK in Berlin. 1865 wurde er als Prof. der Chirurgie nach Bern, und bei Eröffnung der Kaiser Wilhelms-Univ. zu Strassburg 1872 in gleicher Stellung an diese berufen. Hier wirkte er bis zu seinem 20. Februar 1894 erfolgten Tode. Seine grösseren Arbeiten sind: „*Kriegschirurgische Aphorismen aus dem 2. schleswig-holsteinischen Kriege im Jahre 1864*" (Berlin 1865, m. 3 Taff.) — „*Die Lehre von den Geschwülsten in anatomischer und klinischer Beziehung*" (v. PITHA und BILLROTH, Handb. der allgem. und spez. Chir., II, 1, 1867) — „*Die Krankheiten der Schilddrüse*" (Ib. III, 1) — „*Kriegschirurgische Fragen und Bemerkungen*" (Bern 1871). Ausserdem lieferte er bedeutende und umfangreiche Beiträge zur Deutschen Zeitschr. für Chir., deren Mitherausgeber er war, auch war er, zus. mit BILLROTH, der Herausgeber der „Deutschen Chirurgie". Von den kleineren Arbeiten L.'s sind als wertvoll noch hervorzuheben die Studien über Erkrankungen der Schilddrüse, der Knochen, über Gelenkkontrakturen, Therapie der Lymphome und Adenome mit Jodtinktureinspritzungen, Knochenperkussion, Laparotomie bei Darmperforation etc. Am wichtigsten sind L.'s Veröffentlichungen zur Kriegschirurgie, die aus eigenen Erfahrungen im 2. schleswig-holsteinischen 1865, sowie im deutsch-französischen Kriege 1870/71 hervorgegangen waren. Sie enthalten eine Fülle von Mitteilungen über Gelenkverletzungen, Hospitalbrand, Schusswunden, typhöse Erkrankungen, Blutungen, Unterbringung der Verwundeten etc.

Luening, August, zu Zürich, geb. zu Rüschlikon-Zürich 18. April 1853, studierte auch daselbst, namentlich als Schüler von ROSE und KROENLEIN, wurde 1876 prom., war 1877 bis 83 1. Assistent und Sekundararzt der chirurg. Univ.-Klinik in Zürich und ist seit 1883 Privatdozent für Chir. und mit W. SCHULTHESS dirig. Arzt einer orthopäd. Anstalt daselbst, von 1899 an ausserdem chir. Chefarzt des neuen Krankenhauses des Schwesternhauses vom Roten Kreuz in Zürich. Litterarische Arbeiten: „*Ueber die Blutung bei der Exarticulation des Oberschenkels und deren Vermeidung*" (Zürich 1877) — „*Die Laryngo- und Tracheostenosen im Verlaufe des Abdominaltyphus und ihre chirurgische Behandlung*" (Arch. f. klin. Chir., XXX); dazu diverse kleinere Publikationen im Correspondenzbl. für schweizer. Ärzte.

Lumniczer, Alexander, zu Budapest, geb. 1821 in Kapuvár (Ungarn), studierte in Pest und Wien und wurde an ersterem Orte 1844 Dr. med. et chir., war 1845 bis 46 in Wien Operationszögling des Prof. SCHUH, machte 1847 Reisen nach Berlin, Paris, London, hielt 1848 in

Budapest Vorträge über Kriegschir., trat als Feldarzt in die Honvédarmee, wurde 1849 nacheinander Stabsarzt, oberster Feldstabsarzt, oberster Sanitäts-Chef im Honvéd - Kriegsministerium. Nach der Waffenstreckung bei Világos wurde er prakt. Arzt in Pest und Privat-Assistent BALASSA'S, 1861 Honorar-, 1864 wirklicher Primarius der 2. chir. Abteilung des Pester Rochus-Spitals, 1868 Dozent, 1872 Prof. e. o., 1880 ord. Prof. der Chir. an der Budapester Univ., 1868 Vizepräsident, 1880 Präsident der k. ungar. Gesellschaft der Ärzte in Budapest, 1878 Vizepräsident, 1881 Präsident des k. ungar. Landes-Sanitätsrates, 1885 Ministerialrat und Mitglied des ungar. Oberhauses und starb 30. Jan. 1892. Ein Verzeichnis seiner meist schon einer älteren Periode des 19. Jahrh. angehörigen und ungarisch geschriebenen Arbeiten gab SCHEUTHAUER im grossen Biogr. Lexikon.

Luschan, Felix von, in Berlin, geb. zu Hollabrunn bei Wien 11. Aug. 1854, studierte in Wien, hauptsächlich als Schüler von BRÜCKE und ROKITANSKY, Dr. med. 1878 in Wien (Dr. phil. 1888 in München), war 1874 bis 77 Demonstrator an der Wiener Lehrkanzel für Physiologie und Kustos der Wiener anthrop. Ges., habilitierte sich 1882 für Anthropol. an der Wiener Univ., folgte 1885 einem Ruf nach Berlin als Direktorial-Assistent am Museum für Völkerkunde und wurde 1900 Prof. e. o. der Anthropol. an der Berliner Univ. L. machte 1878/79 während des Feldzuges in Bosnien Ausgrabungen daselbst, Reisen in Dalmatien und Montenegro (1880), im südwestl. Kleinasien (1881 bis 82), in Nordsyrien (1883), in Kleinasien und Syrien (1884), veranstaltete Ausgrabungen in Sendschirli (Nordsyrien) 1888, 1890, 1891, 1894 und publizierte: *"Beiträge zur Völkerkunde der deutschen Schutzgebiete"* (Berlin 1897) — *"Beiträge zur Ethnographie der abflusslosen Gebiete von Deutsch-Ostafrika"* (Ib. 1898) — *"Beiträge zur Ethnogr. von Neu-Guinea"* (Ib. 1899) und zahlreiche Journalartikel, meist in Ztschr. f. Ethnogr.

Luschka, Hubert von, zu Tübingen, bekannter Anatom, geb. 27. Juli 1820 in Constanz, widmete sich anfangs dem Apothekerstande, ging aber 1841 zum Studium der Med. nach Freiburg, 1843 bis 44 nach Heidelberg, zuletzt wieder nach Freiburg zurück. 1844 bestand L. in Karlsruhe die Staatsprüfung, praktizierte eine Zeit lang in Meersburg und prom. erst 1845 in Freiburg mit der Schrift: *"Entwicklungsgeschichte der Formbestandtheile des Eiters und der Granulationen"*. Nachdem L. hierauf eine Zeit lang als Assistent bei STROMEYER fungiert und wissenschaftl. Reisen nach Paris, Wien, Ober-Italien gemacht, auch in seiner Vaterstadt praktiziert hatte, wurde er 1849 als Prof. e. o. und Prosektor nach Tübingen be-

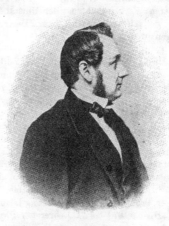

rufen und nach ARNOLD's Abgange zum ord. Prof. und Direktor der anat. Anstalt ernannt, in welcher Stellung er bis zu seinem am 1. Mai 1875 erfolgten Tode thätig war. L. gehört zu den bedeutendsten Anatomen dieses Jahrhunderts und ist besonders als topographischer Anatom hervorragend. Durch zahlreiche Entdekkungen (L.'s Steissdrüse etc.) ist sein Name in der Wissenschaft verewigt. Von seinen Schriften sind zunächst die in einer späteren Lebensperiode von L. bearbeiteten grösseren Werke zu nennen: *"Die Brustorgane des Menschen in ihrer Lage"* (m. 6 Taf. Imp. Fol., Tübingen 1857, 2. Ausg. 1885) — *"Die Halbgelenke des menschl. Körpers"* (eine Monographie m. 6 Kpftaf., Berlin 1858) — *"Die Anatomie des Menschen in Rücksicht auf die Bedürfnisse der prakt. Heilkunde bearb."* (3 Bde., Tübingen 1862 bis 67). Dann folgen die eigentlich topographischen Schriften: *„Die Venen des menschlichen Halses"* (Denkschr. d. k. Akad. d. Wissensch. zu Wien, 1862) — *„Die Muskulatur am Boden des weiblichen Beckens"* (Ib. 1861) — *„Der Schlundkopf des Menschen"* (Ib. 1868) — *„Der Kehlkopf des Menschen"* (Ib. 1871) — *„Die Lage der Bauchorgane des Menschen"* (1873 fol.); ferner die bereits im älteren Lexikon erwähnten kleineren Abhandlungen, ausserdem zahlreiche anatomische Aufsätze in verschiedenen Zeitschr., HENLE-PFEUFFER'S Zeitsch. für rat. Med., MÜLLER's Archiv, VIRCHOW's Archiv, Zeitschr. f. Gynäk., Zeitschr. für wissensch. Zoologie, Prager Vierteljahrschrift. Was L.'s Arbeiten besonderen Wert verleiht, ist der Umstand, dass vielfach auch pathol.-anat. Bemerkungen in denselben sich vorfinden.

Lusk, William T., in New York, geb. 23. Mai 1838 in Norwich, Conn., studierte 1858 bis 61 auf den Univ. zu Heidelberg und Berlin, besuchte nach seiner Rückkehr in Amerika das Bellevue Hosp. Med. Coll., von dem er 1864 die Approbation als M. D. erhielt, ging dann abermals nach Europa, besuchte die med. Bildungsanstalten von Edinburg, Paris, Wien und Prag und liess sich 1865 als Arzt in New York nieder. 1868 bis 71 war er Prof. der Physiol. am Long Island Coll. Hosp., 1870 bis 71 Lehrer der Physiol. am Harvard Med. Coll., zugleich Visiting Physician an mehreren Hosp., Prof. der Geburtshilfe, der Frauen- und Kinderkrankheiten am Bellevue Hosp. Med. Coll. etc. 1871 gab er das *„New York Medicinal Journal"* heraus. L., der 12. Juni 1897 gestorben ist, verfasste zahlreiche Artikel in verschiedenen periodischen med. Zeitschr., bezüglich deren auf das ältere Biogr. Lexikon zu verweisen ist.

Lussana, Filippo, aus Bergamo 17. Sept. 1820 zu Cenate San Leone (Bergamo) geb., besuchte die Univ. Pavia, wo er sich besonders an PANIZZA anschloss. 1844 von der Univ. abgegangen und approbiert, wirkte er zunächst 16 Jahre als prakt. Arzt, dann, von 1860 ab, als Prof. der Physiol. in Parma und 1867 bis 83 in gleicher Stellung zu Padua, nachdem er noch 1866 als Stabsarzt bei den Kriegs-freiwilligen eingetreten war. Unter den Themen, die er in grosser Zahl in Journalaufsätzen behandelte, seien besonders genannt: Brachialneuralgien — Angina pectoris — Pellagra — Krankheiten des Kleinhirns — Die Bedeutung der Canales semicirculares — Die motorischen Zentren — Schwindel — Funktionen der Geschmacksnerven — Atropin und Belladonna — Cholera — Fibrin im Blute — Pancreasfunktionen etc. Auch gab er eine *„Fisiologia umana"* heraus. L. starb im Jan. 1898.

Luys, Jules-Bernard, Irrenarzt und Neuropatholog zu Paris, 1828 daselbst geb., wurde 1857 dort auch Doktor mit der These: *„Études d'histologie pathol. sur le mode d'apposition et l'évolution des tubercules dans le tissu pulmonaire"*, 1862 Médecin des hôpitaux, 1863 Arzt in der Salpêtrière und der Maison de santé zu Ivry (Seine). Er war Mitglied der Acad. de méd. seit 1877 und wurde 1881 Gründer der Zeitschrift: *„L'Encéphale. Journal des maladies mentales et nerveuses"*. Er verfasste: *„Recherches sur le système nerveux cérébro-spinal, sa structure, ses fonctions et ses maladies"* (1864, av. atlas, 40 pl.) — *„Études de physiologie et de pathologie cérébrales"* — *„Iconographie photographique des centres nerveux"* (2 voll., 1872) — *„Des actions réflexes du cerveau etc."* (1874, av. 2. pl.) — *„Le cerveau et ses fonctions"* (1875) — *„Traité pratique des maladies mentales"* — *„Mém. sur la locomobilité intra-crânienne du cerveau"* — *„Leçons sur la structure et les maladies du système nerveux. Recueill. par J. Dave"* (1875, av. pl.). In seinen letzten Lebensjahren beschäftigte er sich mit Studien zum Hypnotismus. 1893 schied er aus dem Hospitaldienst, in welchem er ein gesuchter Lehrer war und starb zu Divonne-les-Bains 21. Aug. 1897. Zwei von ihm entdeckte Regionen im Gehirn sind als „Corpus Luysii" verewigt.

Luzenberger, August von, in Neapel, geb. in Goritz (Österr.) 1861, studierte und promovierte in Wien, bildete sich spez. in der Psychiatrie und Neurologie unter MEYNERT, war 1887 bis 89 Leiter des Irrenasyls in Nocera bei Neapel und ist seitdem Spezialarzt für

Nervenpath. und Elektrotherapie in Neapel. Er ist Mitgl. mehrerer gel. Gesellsch. und veröffentlichte mehrere Arbeiten aus seinem Spezialfach, so über: "*Dyschromatopsie bei einem hysterischen Manne*" (Wien 1886) — "*Simulation von Krämpfen*" (1888) — "*Tumor des Corpus callosum*" (1889) — "*Psychische und psychopathische Anomalie in ihren Beziehungen zu verschiedenen Neuropathien*" (1891) — "*Über die Zähne der Geisteskranken und Phrenastheniker*" (1892) — "*Hysterismus nach der Charcot'schen Schule*" (1893) — "*Schmerzhafte Anästhesie*" (1896) — "*Mechanismus der sexuellen Perversionen*" (1897) u. v. a.

Luzzato, Beniamino, 3. Dez.1850 in Padua geb. und dort ausgebildet, gelangte 1872 zur Prom. und war danach 5 Jahre am dortigen Hosp. thätig, habilitierte sich 1876 für spez. Pathol., die er seit 1879 dort allein dozierte und wurde 1882 zum Extraord. und Leiter der propädeutischen Klinik ernannt. Er beschäftigte sich mit verschiedenen klin. Untersuchungen, so über das systol. Geräusch an der Herzspitze (Padua 1875), über chronische Bronchopneumonie und Tuberkulose (Mailand 1876), über Tetanus traumaticus in der Schwangerschaft (Padua 1876) und veröffentlichte auch eine Reihe interessanter kasuistischer Beiträge. Umfangreichere Publikationen L.'s sind noch: "*Embolia dell' arteria polmonale*" (Mailand 1880) — "*Vademecum di percussione*" (Padua 1882) — "*Lezioni di propedeutica clinica*" (1882 bis 83). L. starb 22. Juni 1893.

M.

Maas, Hermann, bekannter Chirurg, 3. Jan. 1842 zu Stargard i. P. geb., besuchte die Univ. Greifswald und Breslau, wurde hier 1865 promoviert und war alsdann bis 1868 Assistent bei MIDDELDORPF, sowie nach dessen Tode (1868) auch bei dessen Nachfolger FISCHER bis 1873. Den Krieg von 1870/71 machte er als Stabsarzt mit. Seit 1869 in Breslau als Dozent für Chirurgie habilitiert, von 1876 ab a. o. Prof. in Breslau, erhielt er 1877 einen Ruf als ord. Prof. der Chir. in Freiburg i. Br. und ging 1883 in gleicher Eigenschaft nach Würzburg, wo er 23. Juli 1886 starb. Seine Hauptarbeiten sind: *„Kriegschirurgische Beiträge aus dem Jahre 1866"* — *„Über die Regeneration der Röhrenknochen"* — *„Die galvanokaustische Behandlung der Angiome"* — *„Mittheilungen aus der chirurgischen Klinik in Freiburg"* (2 Bde.; vorwiegend experimentelle Arbeiten) und neben vielen fachwissenschaftl. Aufsätzen in v. LANGENBECK's Archiv, der Deutschen Zeitschr. f. Chir. etc. noch: *„Die Krankheiten der Harn- und Geschlechtsorgane"* in KOENIG's Chirurgie.

Mac Bride, Peter, zu Edinburg, geb. zu Hamburg 16. Aug. 1854, studierte in Edinburg und Wien, erhielt von 1876 an verschiedene Grade am erstgenannten Orte, den des Dr. med. 1881, war Resid. Clin. Physic. in der Royal Infirmary 1876 bis 77, ist seit 1880 Fellow des Roy. Coll. of Phys. Edin. und zur Zeit Dozent für Ohrenkrankheiten an der med. Schule, Aural Surgeon und Laryngologist in der Roy. Infirm., sowie Surgeon des Edinb. Ear and Throat Dispensary. Litterar. Arbeiten: *„A guide to the study of ear disease"* (Edinb. 1884) — Übersetzung von GOTTSTEIN's *„Diseases of the larynx"* (Ib. 1885) — *„Diseases of the throat, nose and ear"* (1892; 2. Aufl. 1894); ausserdem: *„Contributions to the pathology of the internal ear"* (Journ. of Anat. and Phys., XIV) — zusammen mit A. BRUCE: *„Pathology of a case of fatal ear disease"* (Ib.) — mit JAMES: *„Epilepsy, vertigo, and ear diseases"* (Edinb. Med. Journ., 1880) und andere Arbeiten in der Lancet, Med. Times and Gaz., Edinb. Med. Journ.

Mac Cormac, Sir William, zu London, geb. 17. Jan. 1836 zu Belfast, Irland, studierte in Dublin, London, Paris, Berlin, wurde Member des R. C. S. Engl. 1857, Fellow 1871, begann seine Praxis in Belfast 1861, war Chef-Chirurg der angloamerikan. Ambulanz zu Sedan 1870 bis 71 und schrieb darüber: *„Notes and recollections of an ambulance surgeon"* (1871; deutsche Übers. v. L. STROMEYER, 1871; französ., holländ., ital. Übers.). siedelte 1871 nach London über, war wieder während des türkisch-serbischen Krieges 1876 in Serbien thätig, war 1881 Ehren-Sekretär des intern. med. Kongresses in London, erhielt danach die Ritterwürde und gab 1882 die Verhandlungen desselben heraus. Er ist zur Zeit Mitglied des Council der R. C. S. Engl., Consult. Chirurg und emer. Prof. der Chir. am St. Thomas' Hosp. und schrieb noch: *„On the antiseptic treatment of wounds"* — *„Antiseptic surgery, its principles and practice"* (1880; französ., russ. Übers.) — *„Abdominal surgery"*. Für das Dublin Quart. Journ. lieferte er: *„On hernia"* — *„On injuries of joints"* — *„Observations on amputation of the thigh, more especially as compared with excision of the knee"*; für St. Thom. Hosp. Reports: *„Sub-astragaloid dislocation of the foot"* — *„Some cases of bleeders"* — *„Excision of scapula"*; andere Beiträge in den Med.-Chir., Pathol. und Clinic. Transactions.

Mac Donnell, Robert, zu Dublin, daselbst 1828 als Sohn des Prof. der Anat. am Coll. of Surg. John M. (1796 bis 20. Jan. 1892) geb., studierte in Dublin (CARMICHAEL School, Trinity College), Edinburg, Paris und Wien, war Schüler von CARMICHAEL, GOODSIR, CL. BERNARD, HYRTL, begann seine Praxis 1852 als Surgeon, wurde 1853 Fellow des R. C. S. Irel. und 1857 Dr. med. in Dublin, nachdem er Assist.-Surg. im Civil-Hosp. zu Smyrna und Civil-Chirurg bei dem Medizinalstabe in der Krim gewesen; später war er Med. Superint. des Mountjoy Regierungs-Gefängnisses, Präsid. des R. C. S. Irel. Er war zuletzt Surgeon der Dr. STEEVENS und Jervis-Street Hospitäler, Präsid. der irischen Akademie der Med. und starb 6. Mai 1889. Eine Aufzählung seiner wichtigsten litterar. Arbeiten enthält das ältere Biogr. Lexikon.

Mac Hardy, Malcolm Macdonald, zu London, studierte im St. George's Hosp., wurde Member des R. C. S. Engl. 1873, Fellow 1877, war nacheinander Assist. House Surg. der Leicester Infirm., Ophthalm. und Orthop., Assist. im St. George's Hosp., House Surg. des Belgrave Hos. für Kinder, klinischer Assistent im Roy. S. Lond. Ophth. Hosp., Surg. Registrar im Charing Cross Hosp., Ophth. Registr. im St. George's Hosp. Zur Zeit ist er Prof. der Ophthalmol. am King's College und Ophth. Surg. von dessen Hosp., Senior Surgeon am Royal Eye Hospital London SE., Ophthalmic Surgeon am St. Johns Hospital, Consulting Ophth. Surgeon am Metrop. and City Police Orph. Er gab heraus die 4. Edit. von WELLS' „On diseases of the eye" mit einem originalen ophthalmoskop. Atlas und verfasste: *„A new self-registering perimeter"* (Ophthalm. Rev., 1882) — *„Electro-magnet for diagnosis and removal of iron and steel from within the eye"* (Clin. Soc. Transact.; Brit. Med. Journ. 1881) — *„Chloroform as an anaesthetic agent"* (St. Geo. Hosp. Rep. 1874) — *„New operation for lacerated perinaeum"* (Ib. 1876) — *„Case of double black cataract"* (Transact. of the Ophthalm. Soc.) — *„On the efficient contral of Railway and Marine Employers Eyesight"* — *„On the latest Ophthalmic operating Theaters"*(King's Coll. Hosp. Repts.).

Mackenrodt, Alwin Karl, in Berlin, geb. 12. Nov. 1859 in Kleinbodungen b. Nordhausen, studierte in Jena. Berlin u. Halle, promovierte 1885, ist seit 1893 Leiter einer Frauenklinik in Berlin. M. arbeitete über d. Chloasma uterinum, Myomoperation, Vaginofixation, Prolaps und Prolapsop., Op. der Blasenscheidenfistel, Vaginal-Op. der Ureterfistel, retroperiton. Op. der Ureterfisteln, Carcinomoperationen, Igniexstirpation, mehrf. chron. Beiträge zur intrauterin. Therapie, Vesicofixation, Oophoropexie. M.'s Bemühungen richteten sich auf eine rationale chirurgische Verbesserung der alten typischen Operationen. Für operative Heilung der Retroflexion und des Prolapses hat er eigene Methoden der Operation angegeben, welche weite Verbreitung gefunden haben. Ebenso sind seine Operationen der Ureter- und Blasenfisteln originell und anerkannt. Seine grösste Aufgabe hat sich M. in Radikalheilung des Genitalkrebses des Weibes gestellt; seine Methode der Behandlung des Krebses mittels der sogenannten Igniexstirpation, durch welche er selbst sehr vorgeschrittene Fälle mit Glück operierte, übertrifft die besten sonst bekannten Resultate um mehr als das doppelte. M. vertritt den Standpunkt, dass das Carcinom übertragbar sei und dass die meisten Recidive nach Operationen durch Impfinfektionen auftreten. Obwohl M. kein öffentliches Lehramt bekleidet, hat er doch eine Anzahl von Schülern, welche in seiner Klinik dem systematischen Studium der Gynäkologie obliegen.

Mackenzie, Sir Morell, zu London, geb. in Leytonstone, Essex, 7. Juli 1837, war in London ein Zögling des London Hosp., studierte dann noch in Wien, Budapest (bei CZERMAK), Paris, wurde 1858 Member des R. C. S. Engl., 1862 Dr. med. der Londoner Univ., begann in demselben Jahre seine Praxis in London, war Physician am London Hosp. und einer der ersten, welche den Gebrauch des Kehlkopfspiegels in England einführten. Auch gründete er 1863 das Hosp. for Diseases of the Throat, in welchem seitdem über 100 000 Patienten behandelt worden sind und das zum Muster für ähnliche Anstalten in England und Amerika gedient hat. 1877 zog er sich von demselben zurück. M., der 3. Febr. 1892 starb, wurde am meisten durch seine Behandlung des Kronprinzen von Preussen, späteren Kaisers Friedrich III. bekannt (1888), worüber er auch eine Schrift veröffentlichte. Er erhielt von der Königin von England deswegen die Ritterwürde. Ein Verzeichnis seiner fachmännischen Arbeiten giebt das ältere Biogr. Lex.

Mackinnon, Sir William Alexander, in London, geb. 1830 zu Strath, Skye, studierte in Glasgow und Edinburg, trat 1853 als Assist. Surg. in die Armee ein und machte den Krimkrieg, 1863 bis 66 den Maori-Krieg auf Neu-Seeland und als Senior Med. Officer den Krieg gegen die Ashanti 1874 mit. Er war eine Zeit lang Assistant-Prof. der Militärchirurgie bei der militärärztl. Schule in Netley, zusammen mit Sir Thomas Longmore, trat 1882 an die Spitze des Medizinalwesens im Kriegsministerium, wurde 1889 Direktor-General, schied 1896 aus dieser Stellung aus und starb als Surgeon-Major-General 28. Okt. 1897. M. war ein tüchtiger Militärarzt, auch Ehren-Chirurg der Königin.

Macleod, Sir George Husband Baird, zu Glasgow, 1828 in Campsie, Stirlingshire, Schottland, geb., studierte in Glasgow, London, Paris, Berlin und Wien, wurde 1853 in Glasgow Dr. med., 1857 Fellow des R. C. S. Edin., machte mit der britischen Armee den Krimkrieg mit, war Chirurg des Zivil-Hospitals in Smyrna und des General-Hosp. im Lager vor Sebastopol, verfasste: *„Notes on the surgery of war"* (Lond. 1858; Philad. 1862), begann seine Praxis in Glasgow 1857, war Prof. der Chir. in Anderson's College daselbst 1859 bis 69 und wurde darauf als Nachfolger von Lister zum Regius Prof. der Chir. an der Univ. Glasgow ernannt. Er war ausserdem Surg. in Ordinary d. Königin in Schottland, Chirurg und chir. Kliniker bei der Western Infirmary (Univ.-Klinik). M., der 31. Aug. 1892 starb, war ein glänzender Lehrer und veröffentlichte: *„Outlines of surgical diagnosis"* (1864), in Cooper's Surg. Dictionary die Artikel: *„Surgical affections of the oesophagus, larynx and pharynx"* — *„Wounds of the thorax"* — *„Tracheotomy"* — *„Ulceration"* — *„Ulcers"* — *„Varix"* — *„Wounds"*; ferner in der Amer. Internat. Encyklop.: *„Surgical affections of the neck"* und mehrere Zeitschriften-Artikel.

Macnamara, Charles, zu London, 14. Okt. 1834 zu Hillingdon, Middlesex, geb., war ein Zögling des King's College in London, wurde 1854 Member, 1875 Fellow des R. C. S. Engl., F. R. C. S. Ireland, Fell. der Universit. of Calcutta, Vice-Prsdt. of R. C. S. Engl. and of British Med. Association, trat 1854 in dem indischen Sanitätsdienst, war in den Divisionsstabe während der Santhall-Rebellion von 1856, wurde 1866 Surgeon-Major, nachdem er 1862 zum Prof. der Augenheilkunde am Medical College zu Calcutta und Surg. des Mayo Hosp. ernannt worden war. 1873 kehrte er nach England zurück, wurde Surgeon und Dozent der Chirurgie am Westminster Hosp. und Surgeon des Roy. Westminster Ophthalmic Hosp. — Schriften: *„Lectures on diseases of bones and joints"* (2. ed. 1881; 3. ed. 1886) — *„Lectures on diseases of the eye"* (1886) — *„A manual of the diseases of the eye"* (1868, w. 15 pl.; 4. ed. 1882) — *„Notes on leprosy"* (1867) — *„A treatise on Asiatic cholera"* (1870) — *„History of Asiatic cholera"* (1876), worin sich die Aetiologie der Krankheit in einer auch von Rob. Koch anerkannten Weise erforscht findet — *„Diseases of joints"* (1879). Er war der Herausgeber von *„The Indian Medical Gazette"*, in der, sowie in den Indian Annals of Med., der Lancet, Med. Times and Gaz., Practitioner sich eine Anzahl von Aufsätzen von ihm befindet. Gegenwärtig ist er Memb. of. Govt. Dept. Committee on Army and Naval med. Services seit 1890.

Macpherson, John, zu London, 20. Mai 1817 in Old Aberdeen geb., studierte in Aberdeen, London, Bonn, Berlin, wurde Member des R. C. S. Engl. 1839, Dr. med. 1845, trat, 1839 zum Assistant-Surgeon ernannt, 1840 in den indischen Dienst zu Calcutta, aus dem er nach 24jähr. Dienstzeit als Inspektor-General of Hosp. der Armee von Bengalen 1864 ausschied, um nach London überzusiedeln, wo er als Consult. Physic. für tropische Krankheiten und Balneologie lebte und 17. Febr. 1890 starb. Seine, meist die Tropenhygiene u.

Epidemiologie betreffenden Schriften verzeichnet das ältere Biogr. Lex.

Madden, Thomas More, zu Dublin, geb. 1844 auf der Insel Kuba als Sohn des Arztes zu Booterstown Co., Dublin, Richard Robert M. (der eine Reihe von Reisewerken und schönwissenschaftlichen Schriften verfasst hat), studierte in Dublin (Trinity College, Schule des R. C. S., Steevens' Hosp.), London und Paris, machte von 1859 an Examina bei verschiedenen Behörden in Schottland und Irland, wurde 1882 Fellow des R. C. S. Edinb., war Assistent am Rotunda Lying-in Hosp. und ist zur Zeit Obstetric Physic. am Mater Misericordiae Hosp. und Physician am Kinder-Hosp. und Consult. Phys. des National Lying-in Hosp. Seine Schriften betreffen teils die Balneologie, wie: „*On change of climate in the treatment of chronic diseases, especially consumption*" (4. ed. 1890) — „*The principal health resorts of Europe and Africa*" (1896) — „*The spas of Belgium, Germany etc*" (4. ed. 1891), teils gynäkolog. Gegenstände: „*Uterine hydatidiform disease*" (2. ed. 1889) — „*Lectures on the use of the forceps in midwifery practice*" (2. ed. 1880) — „*Treatment of diseases of women connected with chronic inflammation of uterus*" (2. ed. 1873) u. s. w.; ferner: „*On insanity and the criminal responsibility of the insane*" (1866) — „*On the Rinderpest of the present time*" (1866) — „*Contributions to medicine and midwifery*" (1874) — „*On child-culture: mental, moral, and physical*" (3. ed. 1898) u. s. w.

Madelung, Otto Wilhelm, in Strassburg i. E., geb. zu Gotha 15. Mai 1846, studierte 1865 bis 69 in Bonn, Berlin und Tübingen, wurde 1869 in Bonn Doktor, war 1870 $1/2$ Jahr lang Volontärarzt an der Irrenheilanstalt zu Siegburg, 1870 bis 71 Arzt am Kriegs-Reservelazarett Diez a. d. Lahn, 1871 bis 73 Assistent an der chir. Klinik in Bonn (unter W. Busch), 1873 bis 74 am pathol.-anat. Institut daselbst (unter Rindfleisch), bereiste 1874 England und Amerika, war 1874 bis 79 wieder Assistent an der chir. Klinik in Bonn, 1880 bis 81 Arzt der dortigen chir. Poliklinik, 1881 bis 82 nach dem Tode von Busch interimist. Direktor der Bonner chir. Klinik, habilitierte sich daselbst 1873, wurde 1881 Prof. e. o., 1882 ord. Prof. d. Chir. und Direktor der chir. Univ.-Klinik in Rostock, von wo er 1894 als Nachf. Lücke's in gleicher Eigenschaft nach Strassburg übersiedelte. Ausser den im älteren Lexikon erwähnten Schriften publizierte M.: „*Über die Operation der Dupuytren'schen Fingerverkrümmung*" (Verh. d. deut. Gesellsch. f. Chir. 1877) — „*Über die Sayre'sche Methode der Behandlung von Wirbelsäulenerkrankungen*" (B. kl. W. 1879) — „*Zur Erleichterung der Sehnennaht*" (Cbl. f. Chir. 1882) — „*Über eine der Dupuytren'schen Palmarcontractur ent-*

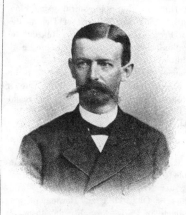

sprechende Erkrankung der Planta" (Naturforschervers., Berlin 1886) — „*Zur Frage des operativen Eingreifens bei inneren Darmeinklemmungen, Peritonitis und Darmperforation*" (v. Langenb. Arch., XXXVI 1887) — „*Demonstration eines Präparates vom Atherom der Niere*" (D. Ges. f. Chir. XVI 1887) — „*Über den Fetthals (Diffuses Lipom des Halses)*" (von Langenb. Archiv XXXVII 1888) — „*Zwei seltene Missbildungen des Gesichts*" (Ib. XXXVII 1888) — „*Das Stadt-Krankenhaus in Rostock*" (in Uffelmann Hygien. Topographie der Stadt Rostock, Rostock 1889) — „*Mediane Laryngocele*" (Arch. f. kl. Chir. XL 1890) — „*Über die operative Behandlung der Nierentuberculose*" (von Langenb. Arch. XL 1891) — „*Die Exstirpation des 3. Astes des Nervus trigeminus*" (D. Ges. f. Chir. XXII 1892) — „*Chirurgische Behandlung der Leberkrankheiten (Kysten, Ab-*

scesse, *Geschwülste) und Chirurg. Behandl. der Erkrankungen der Bauchspeicheldrüse"* (im Handb. von PENZOLDT und STINTZING) — *"Nachtrag zu Lücke's Mitteilung: "Entfernung des linken krebsigen Leberlappens"* (Mitt. a. d. Grenzgebieten d. Med. u. Chir. III 1898).

Madurowicz, Moritz Ritter von, geb. in Kolomea 16. Sept. 1831, absolvierte seine med. Studien in Krakau und Wien, wo er 1855 als Dr. med., 1856 als Dr. chir. promovierte und bei KARL BRAUN 1856 bis 62 als Assistent thätig war. Seit 1863 wirkte er in Krakau als Prof. und Direktor der geburtshilfl.-gynäkolog. Klinik. 1867 und 78 war er Dekan des med. Prof.-Kollegiums, 1880 Rektor der Jagellonischen Univ. Krakau. Seine Publikationen finden sich 1859 bis 62 in der Wiener allgem. med. Zeitung, der Zeitschr. für prakt. Heilkunde und anderen Wiener Organen, vom letztgenannten Jahre ab im Przeglad lekarski. M. starb 13. Jan. 1894.

Magendie, François, der ruhmreichste französische Experimental-Physiolog der Neuzeit, als Sohn eines Wundarztes 6. Okt. 1783 zu Bordeaux geb., studierte in Paris, besuchte daselbst seit 1798 die Hospitäler und erlangte bereits im Alter von 18 Jahren das Internat, wurde dann Prosektor bei BOYER, unter dessen Anleitung er schon seit 1803 in der Anatomie unterrichtete, war Eleve der École pratique, med Gehilfe bei den Hosp. und der Anatomie, und wurde nach seiner 1808 mit der These: *"Sur les usages du voile du palais et la fracture des côtes"* erfolgten Promotion Prosektor d. med. Fakultät, in welcher Eigenschaft er Vorlesungen über Anatomie und Physiologie hielt. Seit 1816 widmete er sich gänzlich der Experimental - Physiologie an lebenden Tieren, war Arzt am Bureau central der Hospitäler und seit 1826 Médecin adjoint an der Salpêtrière. 1836 wurde er an RÉCAMIER's Stelle zum Prof der Physiologie und allgem. Pathologie am Collège de France, sowie zum Mitgliede der Acad. des sc. und der Acad. de méd. ernannt. Zugleich erhielt er die Stellung als Arzt am Hôtel-Dieu. 1836 wurde er Vizepräsident der Akad. des sc. Er starb 7. Okt. 1855 zu Sannois bei Paris. — M. ist der Hauptbegründer der modernen exper. Richtung, und zwar nicht bloss in der Physiologie, sondern auch in der Pathologie und Arzneimittellehre. Für ihn gab er nur eine Quelle der Erkenntnis: das Experiment. Speziell um die Physiologie sind seine Verdienste immens; in derselben hat er fast jedes Kapitel, besonders die über Absorption, Herz, tierische Wärme, Verdauung, Nervenphysiologie etc. durch seine bahnbrechenden Experimente an

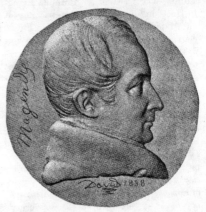

lebenden Tieren erheblich bereichert und umgestaltet. Aber auch die allgem. Pathologie, Toxikologie und Pharmakodynamik verdanken seinen Forschungen vieles. So war er derjenige, der durch seine und die von verschiedenen seiner Schüler ausgeführten Einspritzungen von Jauche in die Venen die Begriffe Pyämie, Ichorrhämie und Metastasen im neueren Sinne in die Pathologie einführte. Er war es ferner, der sich besonders mit Untersuchungen über Alkaloide befasste und eine grössere Zahl derselben der Praxis zuführte. Bezüglich der zahlreichen litterar. Arbeiten M.'s, der übrigens auch als Praktiker sehr beschäftigt gewesen ist, verweisen wir auf das ältere Biogr. Lex.

Maggiora, Arnaldo, in Modena, geb. 25. Febr. 1862 in Asti, studierte an der Univ. zu Turin, wo er im Konkurs zum allievo interno d. k. Ospedale Mauriziano gewählt wurde. 1882 bis 85. Doktor med. 1885, widmete er sich der Hygiene als Assistent von PAGLIANI. Als dieser dem Ruf nach Rom als allgem. Direktor d. k. Landes-Sanitätsamtes folgte, wurde M. mit der Vertretung der freigewordenen Lehrkanzel für Hygiene an der Turiner Univ. betraut 1887 bis 92. In dieser Zeit war M. auch bei ANGELO MOSSO und GIULIO BIZZOZERO thätig. 1892 wurde er im Konkurs a. o. und 1896 ord. Prof. der Hygiene an d. k. Univ. zu Modena. M. gründete hier ein bedeutendes hygienisches Institut, wo er ausser den gewöhnlichen Kursen und prakt. Übungen f. die Studenten, jedes Jahr einen prakt. Spezial-Kursus abhält, welcher von ca. 50 ufficiali sanitari besucht wird. 1898 wurde M. auch mit d. Unterricht der Physiologie betraut. M. ist Mitglied der R. Accad. di Med. di Torino, d. R. Accad. delle Scienze di Modena, d. k. k. Gesellschaft der Ärzte zu Wien, Sanitätsrat, Assessore per l'Igiene pubblica d. Stadt Modena. Er publizierte u. a.: „*Ricerche sui microrganismi del suolo*" (Giorn. d. R. Accad. di Med. di Torino, Vol. 35) — „*Osservaz. batteriol. sulle otiti purulente*" (Ib. Vol. 39) — „*Contributo allo studio dei microfiti della pelle umana*" (Giorn. d. R. Soc. Ital. d'Igiene 1889) — „*Bakteriolog. Beobachtungen über Croupmembranen*" (Cbl. f. Bakt. 1890) — „*Untersuchungen über d. Inhalt d. Eustachischen Trompete*" (Ib. 1890) — „*Ueber die Taenia inermis fenestrata*" (Ib. 1891) — „*Observations bactériologiques sur les furoncles du conduit auditif*" (Ann. de l'Institut Pasteur 1891) — „*Ueber die Gesetze der Ermüdung*" (Arch. f. Anat. u. Physiol. 1890) — „*Observations microscopiques et bactériolog. faites durant une épidémie de dysentérie*" (Arch. ital. de Biolog. 1891) — „*Le carni fresche*" (1893) — „*Le conserve alimentari*" (1896) — „*Ludovico Antonio Muratori igienista*" (1893) — „*Untersuchungen über die physiologische Wirkung der Schlammbäder*" (A. f. H. 1896) — „*L'influence de l'age sur quelques phénomènes de la fatique*" (Arch. ital. de Biolog. 1898) — „*Sull 'acqua potabile della città di Modena*" (Mod. 1900). Dazu zahlreiche Arbeiten über praktische Hygiene und Sanitär-Polizei, in G. d. R. S. I. d'Ig. und in Supplemento all' Enciclop. di Chimica erschienen; eine ital. Übersetzung mit Anmerkungen und Orig. Beiträgen d. „*Handbuchs der Hygiene*" von Prof. GÄRTNER, sowie einige Abhandl. von M.'s Schülern, Ergebnisse von Untersuchungen in seinem Laboratorium.

Magitot, Émile, zu Paris, Arzt u. Zahnarzt, geb. daselbst 1833, wurde dort 1857 Doktor mit der These: „*Étude sur le développement et la structure des dents humaines*", widmete sich gänzlich der Zahnheilkunde, wurde 1888 Mitglied der Acad. de méd. und Präsident der von ihm gegründeten Soc. de stomatologie. Er ist Verf. zahlreicher Arbeiten, bezüglich deren wir auf das ältere Lexikon verweisen müssen. M. starb zu Paris im April 1897.

Magnus, Hugo, in Breslau, 31. Mai 1842 zu Neumarkt in Schl. geb., bildete sich auf der Univ. Breslau als Schüler MIDDELDORPF's und LEBERT's aus bis zu seiner 1867 dortselbst erfolgten Promotion, habilitierte sich für Augenheilkunde 1873 u. wurde 1883 Prof. e. o. in Breslau. Schriften: „*Die Albuminurie in ihren ophthalmoskopischen Erscheinungen*" (Leipzig 1873) —

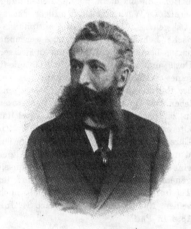

„*Sehnervenblutungen*" (Ib. 1874) — „*Die Bedeutung des farbigen Lichtes etc.*" (1875) — „*Geschichte des grauen Staars*" (1876) — „*Die geschichtliche Entwicklung des Farbensinnes*" (1877; auch französisch Paris 1878, spanisch Madrid 1884) — „*Die Farbenblindheit*" (Breslau 1878). Dazwischen noch Historisches, besonders über den Farbensinn, und ein „*Ophthalmoskopischer Atlas*" (Leipzig 1872) — „*Die Blindheit, ihre Entstehung und ihre Verhütung*" (Breslau 1883) — *"Leitfaden für Begutachtung u. Berechnung von Unfallsbeschädigungen des Auges"* (Ib. 1894; 2. Aufl. Ib. 1897) — *"Die Einäugigkeit in ihren Beziehungen zur Erwerbsfähigkeit"* (Ib. 1895) — *"Die Untersuchung der optischen Dienstfähigkeit des Eisenbahn - Personals"* (Ib. 1898) — *"Augenärztliche Unterrichts-Tafeln für den akademischen und Selbstunterricht"* (Begr. 1892, bis 1899 bereits 18 Hefte unter Mitwirkung hervorragender Fachkollegen erschienen. Breslau).

Maillot, François-Clément, franz. Militärarzt, 13. Feb. 1804 zu Briey (Moselle) geb., aus einer Ärztefamilie stammend, machte seine Studien im Instruktions-Militär-Hosp. zu Metz, trat 1823 als Sousaide in die Armee, wurde 1828 in Paris Doktor, 1847 Médecin principal, 1852 Inspecteur, 1864 Président des Conseil de santé des armées, in welcher Stellung er bis zu seiner Verabschiedung, 1868, verblieb. Nachdem er von 1832 an in den Hosp. zu Ajaccio und Algier und seit 1834 in Bona die bis dahin bei der Behandlung perniziöser Wechselfieber, den Ideen BROUSSAIS' gemäss, eingeschlagene antiphlogistische Behandlung als nutzlos erkannt hatte, benutzte er das Chinin in grosser Dosis und wurde so, da die Richtigkeit seines Verfahrens bald anerkannt wurde, der Retter von Tausenden von Menschenleben. Über seine Erfolge berichtete er in zahlreichen Arbeiten, deren Titel im älteren Biogr. Lex. angegeben sind. Zu Ehren des Wohlthäters von Algerien wurde 1881 durch den Stadtrat in Algier eine Strasse, und auf Antrag des Conseil général des Departements ein Dorf im Territorium des Tribus Mechdallah nach seinem Namen benannt. M. starb 24. Juli 1894 in Paris.

Maisonneuve, Jacques-Gilles, zu Paris, bekannter Chirurg, geb. zu Nantes 10. Nov. 1809, begann seine Studien im dortigen Hosp. und setzte sie von 1829 an mit Auszeichnung in Paris fort, als Schüler von DUPUYTREN, RÉCAMIER u. s. w. 1835 promoviert, wurde er in demselben Jahre durch Konkurs Prosektor der anatomischen Schule von Clamart, hielt Operationskurse ab, wurde 1842 zum Chirurgen des Bureau central ernannt und fungierte als Chirurg nacheinander im Bicêtre, Cochin, Pitié und von 1862 an im Hôtel-Dieu. Er gehörte zu den kühnsten und unternehmendsten Pariser Operateuren, lebte zuletzt in völliger Zurückgezogenheit zu La Roche - Hervé (Loire-Inférieure) und starb 9. April 1897. Ein Verzeichnis seiner litterar. Arbeiten enthält das ältere Biogr. Lex.

Majer, Josef, geb. 12. März 1808 in Krakau, besuchte die Hochschule seiner Vaterstadt und wurde dort 1831 promoviert, trat sofort als Bataillonsarzt in die polnische Armee und machte den Feldzug von 1831 mit. Nach der Kapitulation Warschaus begab er sich auf eine längere Studienreise nach Deutschland, worauf er sich in Krakau niederliess. 1833 wurde er stellvertretender Prof. und nach 2 Jahren Prof. ord. in Krakau. 1850 übernahm er den Lehrstuhl der Physiologie, um ihn 1854 gegen den der Anthropologie zu vertauschen. Seit 1860 lehrte er wieder Physiologie, 1877 wurde er pensioniert. 1848 bis 50, sowie 1860 bis 72 war er Präsident der Krakauer Gelehrten-Gesellschaft; als dieselbe 1872 in eine k. k. Akademie der Wissenschaften umgewandelt wurde, ernannte der Kaiser M. zu ihrem Präsidenten; auch wurde er 1875 bis 84 stets mit neuem wiedergewählt. Seit vielen Jahren galizischer Landtags-Abgeordneter und Vorsitzender in der Unterrichts- Kommission, sowie Stadtrat und Vize-Präses des Schulrates in Krakau, seit 1880 lebenslängliches Mitglied des österr. Herrenhauses, starb M. 6. Juli 1899 in Krakau. Als Schriftsteller zeichnete sich M. durch eine ungewöhnliche Fruchtbarkeit und Vielseitigkeit aus; Verzeichnis und Charakterisierung seiner Schriften finden sich in dem älteren Lex.

Malassez, Louis Charles, in Paris, geb. zu Nevers (Nièvre) 21. Sept. 1862, studierte an der Pariser med. Fakultät, auch als Schüler von CL. BERNARD u. RANVIER in dem Laboratorium des Coll. de France, promovierte 1873, war Repetitor im Laboratorium der Histologie des Collège de France 1872, Directeur adjoint seit 1875, Vicepresident der Societé anatomique 1878, der Societé de Biologie 1879 bis 91, Mitgl. der Académie de médecine 1894. M. publizierte Untersuchungen über das Blut, über Entwickelung der Blutkörperchen, ihren Hämoglobingehalt, Durchmesser, Bildung der rot. Blutkörperchen in der Milz und dem Knochenmark, über Neubildungen, myeloplastische Tumoren, Epithelioma encephaloid. der Lunge, Eierstocks- und Hodencysten u. a. Neoplasmen, Untersuchungen über Tuberkulose, bakteriologische Arbeiten. Auch erfand M. zahlreiche Vervollkommnungen für die bakteriolog.-mikroskopische Arbeit.

Malgaigne, Joseph - François, zu Paris, hervorragender Chirurg, 14. Febr. 1806 zu Charmes-sur-Moselle (Vosges) als Sohn eines armen Landarztes geb., machte in Nancy seit 1821 ausser litter. auch einige med. Studien, wurde mit 19 Jahren Officier de santé, wie sein Vater, ging aber, nur mit den allergeringsten Mitteln versehen, nach Paris, gab Unterricht in der Anatomie und Physiologie und wurde Zögling des Militär-Hosp. Val-de-Grâce,

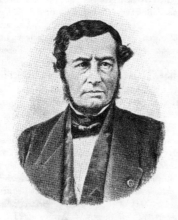

das er aber bereits 1831 verliess, um zu promovieren. 1831 ging er nach Polen als Divisionsarzt der National - Armee und wohnte als solcher der Erstürmung von Warschau bei, 1835 wurde er nach glänzendem Konkurse zum Prof. agrégé und zum Chirurgen des Bureau central ernannt. Als solcher begann er in der École pratique öffentl. Vorträge über chir. Anatomie zu halten, die bei seinem gediegenen Wissen, seiner Originalität, seiner Liebhaberei für das Paradoxe grossen Beifall fanden und Anlass zu seinem später erschienenen *„Traité d'anatomie chirurgicale et de chirurgie expérimentale"* (2 voll., Paris 1838; 2. éd. 1859; Brüssel 1838; deutsch von¹ F. REISS und J. LIEBMANN, Prag 1842) gaben. Früher war bereits sein beinahe in alle europ. Sprachen übersetztes berühmtes *„Manuel de médecine opératoire"* (1834; 8. éd. von L. LE FORT, 1874; engl. Übers. v. H. SAVAGE; ital. v. ANDR. BIANCHI, Mailand 1834, 35; deutsch v. H. EHRENBERG, Leipzig 1843) erschienen. Aus Vorträgen, die er gehalten, gingen ferner seine wichtigen Mitteilungen über die Hernien hervor. In dieselbe Zeit fiel seine kritische, mit Einleitungen und Anmerkungen versehene Ausgabe der *„Oeuvres complètes d'Ambroise Paré etc."* (3 voll., 1840) und eine Reihe anderer ediegener Arbeiten über die Sterblichkeit in Pariser Hospitälern, über Arterienwunden (1834), Behandlung der Thränenfistel (1835, Konkurs-These), Cataract-Operation (1837), über Rectocele vaginalis (1838), die Operation der serösen und Synovialcysten (1840), Punktion des Hydrocephalus chron. (1840), über die Irrigation bei chir. Krankh. (1842, Konkurs-These), Geschwülste des Samenstranges (1848, Konkurs-These), endlich sein Hauptwerk *„Traité des fractures et des luxations"* (2 voll., av. atlas de 30 pl. fol.; T. I. Fractures, 1842; T. II. Luxations, 1855; deutsch v. C. G. BURGER, 2 Bde., 1850, 56). 1843 bis 55 war er Chef-Redakteur des von ihm begründeten „Journal de chirurgie", das seit 1847 sich in die „Revue médico-chirurgicale" umgewandelt hatte. M. bekleidete ferner nacheinander die Stellungen als Chirurg im Hôp. de Lourcine, Bicêtre, viele Jahre auch am Hôp. Saint-Louis und in der letzten Zeit seines Lebens an der Charité, doch gelang es ihm erst nach 4maligem Konkurse 1850, eine Professur in der Fakultät, nachdem er 1846 Mitglied der Acad. de méd. geworden war. Zum Präsidenten derselben 1865 erwählt, starb er 17. Okt. 1865 an den Folgen einer Apoplexie. — M. war ohne Frage der gelehrteste, unterrichtetste, kritischste Chirurg der Neuzeit und einer der glänzendsten und hinreissendsten Redner in der Akademie und der Fakultät, einer der anziehendsten Lehrer und elegantesten Schriftsteller; dabei war er von der strengsten Ehrenhaftigkeit und Wahrheitsliebe, getreu der von der Soc. de chir. auf seinen Vorschlag angenommenen Devise: „Vérité dans la science; moralité dans l'art". Ein Feind aller Hypothesen, hat sein scharfer Forschergeist über viele dunkle Kapitel der Chirurgie, mit Hilfe beglaubigter Thatsachen, der Statistik und der histor. Forschung, denen beiden er sehr zugethan war, Licht verbreitet. So sehr er als wissenschaftl. Chirurg glänzte, war seine prakt. Wirksamkeit verhältnismässig unbedeutend, obgleich er für manche Dinge, beispielsweise für die Behandlung einzelner (Patella-, Tibia-) Frakturen, wichtige Verbesserungen angegeben hat; als Operateur hat er sich niemals hervorgethan. Auch sein Debut in der Deputiertenkammer (1847 bis 48) war nur von kurzer Dauer.

Malinowsky, Leo v., in Kiew, an der med. Akademie in St. Petersburg, hauptsächlich als Schüler von REY-HER ausgebildet und 1877 promoviert, ist seit 1891 Prof. und Direktor der chir. Univ.-Klinik in Kiew. M. publizierte: „Zur Frage über die Wirkung der Diuretica" — „Über den Gehirnabscess, klinische experimentelle Studien" — „Zur Hirnchirurgie" — „Über die Neubildungen der glandula carotica" — „Chirurgische Abtheilung des Mohilew'schen Krankenhauses" (1883 bis 89) — „Die Gastroenterostomie".

Malmsten, Per Henrik, geb. in West-Gothland 1811, studierte in Upsala, woselbst er 1841 promovierte und 1842 zum Dozenten ernannt wurde. Darnach wurde er 1847 Med.-Adjunkt am medicochirurg. Institute in Stockholm und 1849 2. Oberarzt am Serafimerlazarett, 1850 Prof. e. o. und 1860 ord. Prof. Nachdem er mehrmals bei Krankheitsfällen in der k. Familie konsultiert worden war, wurde er 1872 zum Leibarzt des Königs Oskar II. ernannt, 1876 als Prof. in den Ruhestand versetzt, beim Jubiläum der Kopenhagener Univ. 1879 zum Ehrendoktor der mathemat.-naturwissenschaftl. Fakultät promoviert und starb 1883. — M. war lange Zeit einer der berühmtesten Ärzte Schwedens, hat als klin. Lehrer grossen Einfluss auf die schwed. ärztl. Bildung gehabt, war ein scharfsichtiger Diagnostiker und entdeckte unter den parasitären Mikroorganismen des Menschen Tricophyton tonsurans: „Tricophyton tonsurans, bidrag till utredande af de sjukdomar, som vålla hårets affall" (Hygiea, VII; deutsch in MUELLER's Arch., 1848) und Balantidium coli: „Infusorier såsom intestinaldjur hos menniskan" (Ib. XIX). Bezüglich seiner übrigen Schriften sei auf das ältere Lexikon verwiesen.

Manassei, Casimiro, zu Civitavecchia 18. Juli 1824 geb., studierte an den Univv. von Rom und Neapel, an welcher letzteren er 1850 Dr. med. wurde. 1856 wurde er Gemeindearzt der Stadt Rom, 1858 Primararzt der röm. Krankenhäuser und 1859 Prof. der syphilit. und Hautkrankheiten, welche Stellung er auch bis zu seinem 14. Jan. 1893 erfolgten Tode inne hatte. M. gründete 1886 die Societa dermatol. e sifilografica und war ein bedeutender Lehrer und Schriftsteller in seinen Spezialgebieten. Seine Schriften finden sich im älteren Lexikon zitiert.

Manasseïn, Wjatscheslaw, zu Kasan 3. März 1841 geb., ausgebildet in Moskau, Dorpat, Petersburg, Wien und Tübingen, wurde 1866 promoviert und fungierte an BOTKIN's Klinik zu St. Petersburg 1867 bis 69. Eine Berufung, daselbst die propädeutisch-therapeut. Klinik zu übernehmen, erhielt er 1877. Abgesehen von einer umfassenden Thätigkeit als Redakteur, resp. Mitredakteur (Wratsch, Arch. f. öff. Hygiene, Militärärztl. Journal), ist M. als Verfasser folgender Arbeiten bekannt: „Beiträge zur Lehre von der Inanition" (St. Petersburg 1869) — „Wirkung verschiedener Mittel beim künstlich hervorgerufenen Fieber" (BOTKIN's Arch., III) — „Chemische Beiträge zur Fieberlehre" (VIRCHOW's Arch., LVI) — „Vorlesungen über allgemeine Therapie" (1879). Während seiner Lehrthätigkeit veranlasste er über 120 Dissertationen und liess 3 Lieferungen „Arbeiten aus Manasseïn's Laboratorium" (1876, 78, 79) erscheinen.

Manfredi, Nicolo, 3. April 1836 in Bosco Marengo (Provincia di Alessandria in Piemont) geb. und auf der Univ. zu Turin ausgebildet, gelangte daselbst 1860 zur Promotion. 1861 besuchte er in Paris DESMARRES' Augenklinik. Die folgenden

Jahre brachte er als Assistent an der Augenklinik zu Turin zu, um 1865 bis 74 in gleicher Stellung in Pavia thätig zu sein. Durch einen im letztgenannten Jahre abgehaltenen Konkurs errang er die ophthalmol. Professur der Univ. Modena. Seine Facharbeiten beziehen sich auf Thränensackfisteln (Torino 1864), Lipedermoide congenito con difetto di sviluppo dell' occhio (Rivista Clin. 1869), Gliom (Rivista Clin. di Bologna 1868), struttura della parte ciliare della retina (Gazz. Med. Ital. Lombardia, Serie VI, 1870), Accommodationstheorie (Annali di Oftalm. 1871), intra- und extraokuläre Geschwülste (Ib. 1871, 72, 73), Augentuberkulose (Ib. 1873, 74, 75), die mechanische Theorie des Glaucoma (Ib. 1876), den Kapselstaar (Atti del Congresso di Oftalm. di Milano 1881), antiseptische Augenchirurgie (Letture sulla Medicina, Milano 1881), la congiuntivite jequiritica and principio attivo dell' jequirity (Atti dell Accad. di Sc. di Modena 1883), Cisticerco congiuntivale, Annotazioni sulla cisti avventizia (Atti dell' Accad. di Med. di Torino 1884), Lussazione spontanea del cristallino da ectopia lentis congenita und Glaucoma secondario consecutivo (Arch. Sc. Med. Torino 1884). Dazwischen publizierte er auch einige Arbeiten (mit Prof. BIZZOZERO) über *„Molluscum contagiosum"* (Annali Oftalmologia 1871, Arch. delle Sc. Med. 1876), 1885 errang er die ophthalmol. Professur der Univ. Pisa.

Mann, Jakob, in Szeged (Ungarn), geb. in Csonopla (Ungarn) 18. Dez. 1848, studierte in Budapest, Dr. med. 1877, war 1881 bis 83 Assistent an d geburtshilfl.-gynäkolog. Univ.-Klinik v. KÉZMARSZKY's in Budapest, habilitierte sich 1883 f. geburtsh. Operationslehre, machte 1880 Studienreisen in Österreich, Deutschland, Dänemark, Schweden (mit einem Staatsstipendium) und ist seit 1884 dirig. Prof. der ung. Hebammenlehranstalt in Szeged (Ungarn) mit dem Charakter als k. Rat seit 1898. M. publizierte: *„Geburtshilfliche Operationslehre"* (Budapest 1884; 2. Aufl. 1894) — *„Bericht über die gynäkologische Abtheilung d. geburtsh.-gynäkol. Univ.-Klinik in Budapest"* (in v. KÉZMARSZKY's: „Klin. Mittheilungen etc. über die Jahre 1874 bis 82", Stuttgart 1884) — *„Die kön. ung.* *Hebammenschule in Szeged in den Jahren 1884—1894"* (1895) — *„Die Hebammenlehranstalten Ungarns"* (Im Auftr. des kön. ung. Ministeriums für Kultus und Unterricht. 1896) — *„Ueber Torsion der Ovarialtumoren mit 24 eigenen Fällen"* (1899).

Mannaberg, Julius, in Wien, daselbst 9. Mai 1860 geb. und hauptsächlich als Schüler NOTHNAGEL's ausgebildet, 1884 prom., erhielt 1890 aus der Oppolzer-Stiftung Mittel zur Erforschung der Malaria, ist seit 1894 Dozent für innere Medizin und seit 1898 Vorstand der Abteilung für innere Medizin an der Allgem. Poliklinik in Wien. Er publizierte: *„Zur Aetiologie des Morbus Brightii acutus"* (Z. f. k. M. XVIII) — *„Die Malaria-Parasiten"* (Wien 1893) — *„Die Malaria-Krankheiten"* (Ib. 1899).

Mannkopf, Emil Wilhelm, geb. zu Pasewalk in P. 5. Juni 1836, ausgebildet in Berlin, Würzburg, Prag, Wien, speziell unter JOH. MUELLER, VIRCHOW, SCHOENLEIN, TRAUBE, FRERICHS, wurde 1858 promoviert und nach einer kurzen Thätigkeit als prakt. Arzt in Berlin bei dem Letztgenannten Assistent von 1860 bis 66.

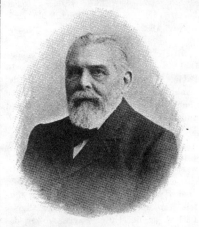

Als Privatdozent inzwischen 1862 habilitiert, wurde er als Prof. und Direktor der med. Klinik nach Marburg berufen und übersiedelte dorthin 1867. Unter seiner Leitung wurde eine neue med. Klinik nebst Laboratorien errichtet und 1886 eröffnet. Neben seiner Hauptarbeit: *„Ueber*

Meningitis cerebro - spinalis epidemica" (Braunschweig 1866), stammt von ihm eine Reihe von Abhandlungen aus dem Gebiete der Toxikologie, der Nerven- und Herzkrankheiten.

Mansuroff, Nikolaus, zu Moskau, geb. bei Kassimoff (Gouv. Rjaesan) 18. Dez. 1834, studierte in Moskau, wurde daselbst 1858 Doktor, widmete sich auf einer unmittelbar darauf angetretenen wissenschaftlichen Reise, neben anderen Studien, besonders dem Studium der Syphilis und der Hautkrankheiten; so in Berlin (v. BAERENSPRUNG), Wien (HEBRA, SIGMUND), Turin (SPERINO) und gab später die Doktorats-These: „*Sur la syphilisation, comme méthode curative*" (Moskau 1862) heraus. 1863 habilitierte er sich in Moskau als Privatdozent für die genannten Fächer, die er in der Klinik daselbst und im Hosp. für Syphilitische prakt. lehrte. Er übersetzte HEBRA's Handb. der Hautkrankheiten (2 Bde.) und lieferte folgende, zum Teil ins Deutsche übertragene Arbeiten: „*Die tertiär-syphilitischen Gehirnleiden*" (Wien 1877) — „*Die Syphilis der fibrösen Gewebe*" (Vierteljahrsschr. für Dermat., 1882) — „*Zur Behandlung der Syphilis*" (Moskau 1867, 73) — „*Ueber den Mercurialismus*" (Ib. 1869). M. starb 4. Nov. 1892.

Mantegazza, Paolo, 31. Okt. 1831 zu Monza geb., studierte in Pavia, wo er 1854 promoviert wurde, machte hierauf eine wissenschaftl. Reise nach Frankreich, Belgien, Deutschland und England und ging hierauf nach Amerika, wo er sich 4 Jahre lang in der Argentinischen Republik und in Paraguay aufhielt und als Arzt und Chirurg thätig war. 1858 nach Italien zurückgekehrt, gab er in Mailand einen populären Kurs über Hygiene und erwarb sich 1860 mittels Konkurs die Lehrkanzel der allgem. Pathol. an der Univ. Pavia, wo er das Laboratorium für experim. Pathol., das erste in Italien, gründete und bis 1870 leitete. Aus dieser Zeit sind besonders seine Untersuchungen über die Veränderungen der Gewebe nach Nervendurchschneidung zu erwähnen. 1870 ging er als Prof. der Anthropologie nach Florenz, wo er das anthropol. und ethnographische Museum ins Leben rief und verschiedene bezügliche Schriften veröffentlichte. Seine Reiselust trieb ihn dreimal nach Amerika, während der letzten Jahre nach Lappland und nach Ostindien. Seine litterarische Thätigkeit brachte eine ausserordentlich grosse Anzahl von Werken und Artikeln wissenschaftl. und populären Inhalts hervor; namentlich ist er als populärer glänzender Schriftsteller in ganz Italien bekannt und eines seiner bedeutendsten

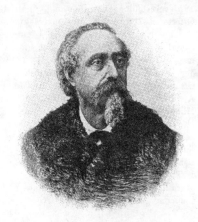

Verdienste ist es, auf diese Art die Hygiene des italienischen Volkes gefördert zu haben. Erwähnen wollen wir bloss folgende Schriften: „*Fisiologia del piacere*" (1854) — „*Fisiologia del dolore*" — „*Fisiologia dell' amore*" — „*Rio de la Plata e Teneriffa*" — „*Viaggio in Lapponia*" — „*India*" (1884) — „*Elementi d'Igiene*" (wovon fortwährend neue Auflagen erscheinen) — „*Igiene dell' amore*" — „*I medico di casa*" — „*Un giorno a Madeira*" u. s. w. Auch politisch war er mehr oder weniger thätig; 1865 bis 76 war er Deputierter der italienischen Abgeordnetenkammer, seit 1876 ist er Senator des Königreiches.

Manz, Wilhelm, in Freiburg i. Br., genoss seine Ausbildung auf der Univ. seines Geburtsortes Freiburg i. Br., wo er 29. Mai 1833 zur Welt kam. Er begab sich später nach Wien, Prag und Berlin, wo er ARLT und A. VON GRAEFE hörte und wurde 1858 prom. Vom folgenden Jahre ab fungierte er in Freiburg als Assistent am physiol. Institut, von 1861 ab als Prosektor, um

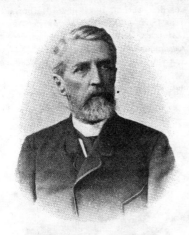

-nachdem seine Habilitation für Augenheilkunde bereits 1859 erfolgt war — 1863 dort als Prof. e. o. angestellt zu werden. 1868 übernahm er den Lehrstuhl für Ophthalmol., den er zur Zeit noch inne hat. — Schriften: mehrere Aufsätze über Tuberkulose des Auges, über die Entwicklung und über Missbildungen des menschlichen Auges (in GRAEFE und SAEMISCH' Handbuch der Augenheilkunde), Einzelbeiträge zur Teratologie des Auges, experimentelle und klin. Arbeiten über symptomatische Neuritis optica.

Maragliano, Eduardo, in Genua, 1. Juni 1849 geb., studierte in Genua und Neapel, wo er 1870 Doktor wurde. 1871 bis 75 war er Assistent der med. Klinik in Genua, 1875 wurde er zum Prof. der spez. Pathol. und med. Klinik für die Lehrkanzel von Cagliari vorgeschlagen, aber erst 1881 definitiv ernannt und bald darauf in derselben Stellung nach Genua versetzt, wo er bereits seit 1875 als Privatdozent am Krankenhause für chron. Krankheiten thätig war, und 1877 bis 80 mit der Supplierung der Lehrkanzel für allgem. Pathol. betraut war. Von seinen Schriften sind hervorzuheben: *„Osservazioni cliniche sopra alcune lesioni dei centri nervosi"* (Genova 1869) — *„La Febbre"* (Milano, 1875) — *„Medicina Clinica"* (in „Enciclopedia medica italiana"; Ib. 1877)

— *„Sul sistema nervoso"* (Ib.) — *„Patologia e terapia del cuore"* (Ib. 1878) — *„Semeiotica e patologia della milza"* (Ib.) — *„La tisi polmonare e la sua cura"* (Genova 1879) — *„La temperatura cerebrale"* (Bologna 1880) — *„Diagnosi e cura della tisi incipiente"* (Milano, 1882) — *„Neue Methode zur Bestimmung der Respirationscapacität des Blutes zur klinischen Untersuchung"* (Cbl. f. kl. M. 1884) — *„Ueber Pathologie und Therapie der Cholera"* (Cbl. f. d. m. W. 1884) — *„Ueber die Physiopathologie des Fiebers und die Lehre der Antipyrese"* (Ib. 1885) — *„Fenomeni vascolari della febbre"* (Archivio ital. di Clinica Med., 1888; Z. f. k. M., 1890) — *„Sul trattamento della tisi polmonare colla linfa di Koch"* (Milano, 1891) — *„L' Istituto di Clinica Medica di Genova, negli anni 1882—1891"* (Genova) — *„Recherches sur la pigmentation du

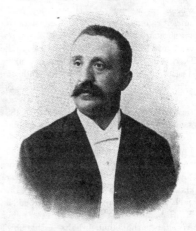

sang et des exsudats"* (Associat. Franç. pour le progr. des Sc., Caen 1894) — *„Le traitement de la tuberculose par le sérum anti-tuberculeux"* (C. R. d. Congr. Fr. de Méd., Bordeaux 1895) — *„Sulla sieroterapia della tubercolosi"* (Gazz. Osped. 1895) — *„La sieroterapia della tubercolosi e gli accidenti cutanei"* (Rif. Med. 1895) — *„Tubercolosi latenti e tubercolosi larvate"* (Gazz. Osped. 1896) — *„La sieroterapia nella tubercolosi; relazione di 412 casi"* (Cronaca della Clin. Med. di Genova, 1896) — *„Le Sérum anti-tuberculeux et son antitoxine"* (P. méd. 1896) und zahlr. weitere Artikel in ital., deutsch. u. franz. Zeitschriften.

Marchand, A., in Paris, geb. 3. März 1841 in Ferté-Bernard, war anfangs Kaufmannslehrling, dann Pharmaceut, studierte in Tours, kam 1866 nach Paris, nahm am Kriege von 1870/71 als Chirurg einer Ambulanz der Nordarmee teil, wurde nach Wiederaufnahme seiner Studien Pros. 1872, Agrégé 1875, Chir. d. Hôp. 1876, vertrat als Chir. de la Maternité 4 Jahre lang TARNIER, war successive Chirurg am Hôp. St. Antoine, St. Louis und Beaujon und starb Mitte August 1899. Von seinen Schriften seien angeführt die Diss.: *„Étude sur l'extirpation de l'extrémité inférieure du rectum"* (1873) und die Agrégé-These: *„Des accidents qui peuvent compliquer la réduction des luxations traumatiques"* (1875).

Marchand, Felix, zu Leipzig, 22. Okt. 1846 zu Halle a. d. S. als Sohn des Prof. der Chemie Richard M. geb., wurde nach seiner als Eleve der med.-chir. Akademie auf der Univ. zu Berlin zugebrachten Ausbildungszeit 1870 promoviert und leistete zunächst militärärztliche Dienste von 1870 bis 76. Alsdann war er Assistent am pathol. Institut zu Halle von 1876 bis 79, habilitierte sich daselbst für pathol. Anat. (*„Beiträge zur Kenntniss der Ovarialtumoren"*, Halle 1879), war bis 1881 Assistent am pathol. Institut und Privatdozent zu Breslau, wurde 1881 als ord. Prof. der pathol. Anat. und allg. Pathol. nach Giessen berufen, kam 1883 in gleicher Eigenschaft nach Marburg, von wo er als Nachfolger von BIRCH-HIRSCHFELD 1900 nach Leipzig übersiedelte. Seit 1896 ist M. Geh. Med.-Rat. Er publizierte neben Arbeiten pathol.-anat. Inhalts in VIRCHOW's Archiv und encyklopädischen Fachartikeln, eine Reihe von Abhandlungen über die Intoxikation durch die chlorsauren Salze (VIRCHOW's Archiv LXXVII und Arch. f. exper. Pathol. und Pharmakol. XXII und XXIII), ferner: *„Untersuchungen über die Einheilung der Fremdkörper"* (ZIEGLER's Beiträge, IV, 1888) — *„Beschreibung dreier Mikrocephalen-Gehirne nebst Vorstudien zur Anatomie der Mikrocephalie"* (Abt. 1 und 2, Nova Acta. der kais. Leopold. Akademie, LIII 1888 und LIV 1890) — *„Ueber die Entwickelung des Balkens im menschlichen Gehirn"* (A. f. m. A., XXVII, 1891) — *„Beiträge zur Kenntniss der normalen und pathol. Anatomie der Glandula carotica und der Nebennieren"* (VIRCHOW's Festschr., II, 1891) — *„Morphologie des Stirnlappens und der Insel der Anthropomorphen"* (Arbeiten aus. dem pathol. Institut zu Marburg, II, Jena 1893) — *„Ein menschlicher Pygopagus"* (ZIEGLER's Beiträge 1894) — *„Ueber die sogenannten decidualen Geschwülste"* (M. f. G., I, 1895) — *„Ueber den Bau der Blasenmole etc."* (Z. f. Gyn., XXXII, 1895) — *„Ueber das maligne Chorion-Epitheliom"* (Z. f. G.,

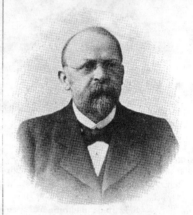

XXXIX) — *„Beiträge zur Kenntniss der Placentarbildung. Die Placenta des Kaninchens"* (Schriften der Gesellschaft zur Beförderung der ges. Naturw. zu Marburg, XIII, Abt. 3, 1898). Zahlreiche kleinere Arbeiten über Mikrocephalien, Entzündungsprozess, Geschwülste, Artikel Arterien, Missbildungen und andere in EULENBURG's Real-Encyklopädie 1. bis 3. Aufl.

Marchiafava, Ettore, geb. 3. Jan. 1847 in Rom, studierte daselbst, wurde nach seiner 1872 erfolgten Promotion auch Assistent an der pathol.-anat. Lehrkanzel TOMMASI-CRUDELI's und 1882 zum ord. Prof. der pathol. Anat. in Rom ernannt, welche Stelle durch den Übertritt des Genannten zur Lehrkanzel der Hygiene frei geworden war. Seine wichtigsten Arbeiten betreffen die Malaria-Infektion, sowie die Ursachen und Entstehungsweise der Melanämie; namentlich hat er die Studien TOMMASI-CRUDELI's und KLEBS' über den „Bacillus malariae" verfolgt u. Bakterien in der Milzpulpa Malariakranker nachgewiesen.

Marcuse, Julian, in Mannheim (Baden), geb. zu Posen 1. Aug. 1862, studierte in Zürich, Breslau, Erlangen, Würzburg, promovierte 1887, ist seit 1890 in seinem jetzigen Wohnorte, seit 1900 corresp. Mitgl. d. Soc. franç. d'hyg. in Paris. M. veröffentlichte: „*Diätetik im Altertum*" (Stuttgart 1899) und zahlreiche kleinere Journal - Feuilletons, teils histor., teils hygien. und sozialmed. Inhalts.

Marey, Etienne-Jules, zu Paris, geb. 5. März 1830 zu Beaume (Côte-d'Or), studierte in Paris, wo er 1859 mit der These: „*Recherches sur la circulation du sang à l'état physiol. et dans les maladies*" Doktor wurde. Er begann alsbald einen Kursus der Experimental-Physiologie, hielt von 1862 an in der École pratique öffentliche Vorträge über den Blutkreislauf und die Diagnostik der Krankheiten des Herzens

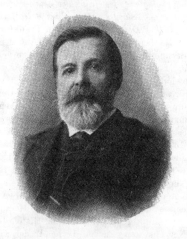

und der Gefässe und errichtete 1864 ein Laboratorium für Physiologie. 1867 zum Nachfolger von FLOURENS als Prof. der Naturgeschichte beim Collège de France ernannt, setzte er seine glänzenden Arbeiten über Experimental-Physiologie in ihrer Anwendung auf die Fortschritte der Mediz. fort, machte wichtige Entdeckungen über animalische Wärme, die Funktionen der Muskeln, die Aktion der Nerven, über elektrische Phänomene, die Wirkung der Gifte u. s. w.; auch erfand er mehrere diagnostisch wichtige Instrumente, z. B. den Sphygmographen, Kardiographen. Seine hauptsächlichsten Publikationen sind:

„*Recherches sur le pouls au moyen d'un nouvel appareil enregistreur — le sphygmographe*" (1860) — „*Physiologie médicale de la circulation du sang, basée sur l'étude graphique des mouvements du coeur et du pouls artériel, avec application aux maladies de l'appareil circulatoire*" (1863) — — „*Études physiol. sur les caractères graphiques des battements du coeur et des mouvements respiratoires, etc.*" (1865) — „*Du mouvement dans les fonctions de la vie. Leçons etc.*" (1868) — „*La machine animale. Locomotion terrestre et aérienne*" (1874) — „*Physiologie expérimentale . . . . . Travaux du laboratoire de M. le prof. M. Année 1875*" u. s. w., worin er namentlich Untersuchungen über die Fortbewegung der Tiere, z. B. des Pferdes, den Flug der Vögel und Insekten angestellt hat, „*Physiologie de mouvement, le vol des oiseaux*" (1889). Es finden sich ferner von ihm noch zahlreiche Arbeiten im Journ. de l'anat. et de la phys., der Gaz. hebdom, Gaz. méd., den Comptes rendus de l'Acad. des sc., Ann. des sc. nat., Arch. génér., Revue des cours scient., Mém. de l'Acad. de méd., Comptes rendus de la Soc. de biol. u. s. w. Er ist Mitglied der Acad. de méd. seit 1872 und Acad. des sc. seit 1878.

Marfan, Jean Bernard Antonin, in Paris, geb. zu Castelnaudary (Aude), 23. Juni 1858, studierte in Toulouse und Paris, hier 1887 promoviert, war Chef de clinique von PETER 1889 bis 91, 1892 Médecin des Hopitaux in Paris, Prof. Agregé à la Faculté de Médecine de l'Université de Paris, beauftragt mit Vorlesungen über Kinderkrankheiten an der med. Fakultät. M. publizierte verschiedene Arbeiten über Lungenphthise, Verdauungsstörungen bei Säuglingen und andere Krankheiten, ferner folgende hauptsächliche Monographien: „*Troubles et lesions gastriques dans la phtisie pulmonaire*" (Paris 1887) — „*Maladies des voies respiratoirs*" (in „Traité de Médecine" von CHAREST. BOUCHARD Ib. 1892). Zus. mit GRANCHER und COURBY giebt er einen „*Traité des maladies de l'enfance*" heraus.

Margo, Theodor, in Budapest 1816 geb., studierte Philos. und Med. in Pest und Wien, wurde in Pest 1834 Dr. phil., 1840 Dr. med., in Wien 1840 bis 41 Dr. chir. und Magister der Geburts-

35*

hilfe, diente hierauf im Wiener allgem. Krankenhause als Sekundarius, später 7 Jahre lang als Assistent an der Budapester physiol. Lehrkanzel, habilitierte sich 1851 als Dozent der Histologie und wirkte nebenbei als supplier. Prof. der chirurg. Vorbereitungswissenschaften. Nachdem er $1^1/_2$ Jahre als supplier. Prof. der Physiol. in Pest thätig gewesen, wurde er 1860 ord. Prof. der theoret. Med. an der med.-chirurg. Lehranstalt in Klausenburg, 1862 ord. Prof. der Zoologie und vergleich. Anatomie an der Pester Univ. M. war ord. Mitglied der ung. Akademie der Wissensch., des Landesunterrichtsrates u. s. w., Rektor der Univ., erhielt mehrere Preise, hielt sich 1863 zum Studium der Meeresfauna an der Küste des adriat. Meeres auf und machte 1871 behufs Einrichtung der neugebauten zoolog. Anstalt in Budapest und des von ihm begründeten komparativ-anat. Museums Reisen im Auslande. Er starb 5. Sept. 1896. Seine Arbeiten sind im älteren Lex. bereits aufgezählt und näher gewürdigt.

Marie, Pierre, in Paris, daselbst 9. Sept. 1853 geb. und ausgebildet, war Assistent von BROCA. CHARCOT und BOUCHARD und prom. 1883; er wurde Médecin des Hopitaux 1888, Professeur Agrégé à la Faculté de Médecine 1889 und veröffentlichte: *„Des formes frustes de la Maladie de Basedow"* (Thèse de doctorat 1883) — *„Sclerose en plaques et Maladies infectieuses"* (1884) — *„Sur deux cas d'acromégalie"* (1886) — *„De la déviation faciale dans l'hémiplégie hystérique"* — *„Sur une forme particulière d'atrophie musculaire progressive débutant par les pieds et les jambes"* (1886 zus. mit CHARCOT) — *„Hystérie dans l'intoxication par le sulfure de carbone"* (1888) — *„Ostéoarthropathie hypertrophiante pneumique"* (1890) — *„Leçons sur les maladies de la moelle"* (1892) — *„Hérédo-Ataxie cérébelleuse"* (1893) — *„Leçons de Clinique Médicale"* (Hotel Dieu 1895) — *„Sur un syndrome clinique et urologique se montrant dans le diabète lévulosurique et caractérisé par un état mélancolique avec insomnie et impuissance"* (1897 zus. mit ROBINSON) — *„L'évolution du langage considérée au point de vue de l'étude de l'Aphasie"* (1897) — *„Dysostose cléido-crânienne héréditaire"* (1897 zus. mit SAINTON) — *„Spondylose rhizomélique"* (1898) etc. etc.

Marinesco, Georges, in Bukarest, daselbst 23. Febr. 1863 geb. und hauptsächlich am Hosp. Brancovan ausgebildet, war Präparator am Laboratorium der Histologie, Assistent am bakteriol. Institut unter BABES und veröffentlichte zusammen mit diesem schon frühzeitig mehrere Arbeiten über Myelitis transversa, hysterisches Stummsein, Pupillenerweiterung in der Pneumonie, über *„lésions des plaques terminales motrices"* etc. Auf Empfehlung durch BABES von der Regierung 1889 nach Paris geschickt, arbeitete er hier unter CHARCOT an der Salpétrière, hauptsächlich über pathol. Histol. d. Nervensystems und veröffentlichte zusammen mit P. BLOCQ: *„Sur l'anat. pathol. de la maladie de Friedreich"* (1890) — *„Sur la morphologique des faisceaux neuro-musculaires"* — *„Sur les poliomyélites et les polinévrites"*. Dann arbeitete er in Frankfurt a. M. bei WEIGERT, trug 1890 auf dem Berliner intern. Kongr. im Auftrage von P. MARIE über die pathol. Anat. der Akromegalie vor, arbeitete in Berlin unter GAD physiologisch, hielt auch 1891 in der Ges. für Psych. einen Vortrag über Rückenmarksveränderungen nach Amputationen, besuchte abermals Paris, dann Würzburg (1894), Berlin, England, Schottland, Belgien, Italien, prom. in Paris und folgte 1897 einem Ruf als Chefarzt der Abt. für Nervenkranke am Hosp. Pantelimon seiner Vaterstadt. Ausser den genannten Arbeiten hat M. noch zahlreiche Mitteilungen, hauptsächlich zur pathol. Histol. des Nervensystems in den Verhandl. der Soc. de biol. de Paris seit 1890, in deutschen und französischen Zeitschr. veröffentlicht. Selbständig erschienen u. a.: *„Dégénération ascendante de la moelle"* (zus. mit A. SOUQUES 1895) — *„Théorie des neurones"* (1895) u. v. a.

Markbreiter, Philipp, geb. 1819, gest. 13. Juli 1892 in Wien, war Begründer der „Wiener Medizinalhalle" (1860), der späteren „Wiener Med. Presse" und vielfach schriftstellerisch thätig.

Markusovszky, Ludwig, in Budapest, geb. 1815 in Thirben im Liptauer Komitat, studierte von 1834 an in Pest, wurde 1844 Dr. med. et chir. und Titular-Assistent BALASSA'S, machte im folgenden Winter Studien in den Pariser Spitälern, ging 1845 als ungar. Stipendiat des Operationszöglings-Instituts nach Wien zu WATTMANN, wurde 1847, nach Pest zurückkehrend, Assistent BALASSA'S, gab 1848 auf Wunsch des Ministeriums den Honvédärzten theoret und prakt. Kurse über Kriegschirurgie und leitete später als Oberarzt auf der Univ.-Klinik die Behandlung der verwundeten Krieger. Dem hierdurch bei der siegenden Partei missliebig gewordenen wurde bei der Rückkehr nach Pest die klin. Assistentenstelle entzogen; er wurde nun Privatassistent BALASSA'S und gründete 1857, nachdem ihm als Protestanten die Dozentur verweigert worden, das noch heute die strebsamsten Ärzte Ungarns zu seinen Mitarbeitern und Lesern zählende „Orvosi hetilap" (med. Wochenblatt) und stiftete 1863 nach dem Muster der „New Sydenham Society" die Gesellschaft zur Herausgabe med. Werke in ungar. Sprache, die bereits über 50 Bände — teils Übersetzungen, teils Originalwerke — herausgegeben hat. Nachdem M. 1863 zum korresp. Mitgliede der ungar. Akademie erwählt worden, ward er 1867 zuerst in der Eigenschaft eines Sektions-, später eines Ministerialrates Referent der med. Studien in Ungarn; die Hebung der med. Fakultäten von Budapest und Klausenburg durch Errichtung mustergiltiger Anstalten, Berufung und Heranbildung tüchtiger Lehrkräfte ist wesentlich ihm zu danken, ebenso wie die Einführung des hygien. Unterrichtes in die Mittelschulen, die Errichtung eines Bundes von Ärzten und gebildeten Laien zur Besserung der Gesundheitsverhältnisse des Landes. M. starb 21. April 1893.

Marmé, Wilhelm, zu Dierdorf (Rhein-Provinz) 19. Febr. 1832 geb., besuchte die Univ. Bonn, Heidelberg, Berlin, Breslau. Hier wurde er 1857 prom. und 1875 als ord. Prof. der Pharmakologie und Direktor des pharmakol. Instituts nach Göttingen berufen, wo er 27. Juni 1897 starb, nachdem er 1892 zum Geh. Med.-Rat ernannt worden war. M.'s Arbeiten bestehen in seiner sehr interessanten Diss. über die Wirkungen des Lichts auf den Verlauf biolog. Vorgänge, sowie in verschiedenen, z. T. mit TH. HUSEMANN angestellten pharmakol. Studien, über Digitalis, über die physiol. Wirkungen des gechlorten Schwefeläthers, über Salizin. Selbständig erschienen ein Grundriss und ein Lehrbuch der Pharmakognosie.

Marsden, Alexander, in London, geb. daselbst als Sohn des Arztes William M. (1796 bis 1867), studierte am Kings Coll., wurde 1854 M. R. C. S. Engl., machte in demselben Jahre das Examen f. d. Armee, war Chirurg im Ambulanz-Korps vor Sebastopol, Gen.-Superintendent, Chirurg und Kurator des Museums des Roy. Free. Hosp, promovierte 1862 und widmet sich besonders der Carcinombehandlung. Gegenwärtig ist M. Consult. Surg. am Roy. Free. Hosp. und Sen. Surg. am Cancer Hosp. Die Titel seiner wichtigsten Arbeiten verzeichnet das ältere Lex.

Marshall, John, zu London, geb. 1818 zu Ely, studierte im University College in London, wurde 1844 Member, 1849 Fellow des R. C. S. Engl., dessen Präsident er später war; auch war er anatom. Prosektor am Univ. Coll. gewesen, Fullerian Prof. der Physiol. am Roy. Instit. of Great Britain, Mitglied des General Med. Council, Prof. der Chir. am Univ. College und Surgeon von dessen Hosp., sowie Prof. der Anat. an der königl. Kunst-Akademie. M., der Anfang Jan. 1891 starb, verfasste: *„A description of the human body; its structure and functions"* (2 voll., 1860; 2. ed. 1870) — *„Outlines of physiology, human and comparative; etc."* (1867; Philad. 1868) — *„Anatomy for artists"* (1878), sowie verschiedene Journalartikel.

Martin, Eduard Arnold, zu Berlin, geb. in Heidelberg 22. April 1809, studierte anfangs Jura, dann, unter dem Einflusse seines Schwagers K. W. STARK, Medizin. 1833 in Göttingen promoviert, besuchte er Prag, Wien, Berlin, England und Frankreich, ehe er sich 1835 in Jena habilitierte; 1837 Prof. e. o., 1838 Unterdirektor der Univ.-Entbindungsanstalt, widmete er sich nun ganz der Geburtshilfe und wurde 1846 Prof. ord. honor., sowie Direktor der geburtsh. Klinik und der Hebammenlehranstalt, 1850 Prof. ord. 1858 wurde er als Nachf. von D. W. H. BUSCH nach Berlin berufen, bewirkte daselbst zunächst die Begründung einer gynäkol. Abteilung im Charité-Krankenhause und brachte auch die von ihm übernommene geburtsh. Klinik und Poliklinik

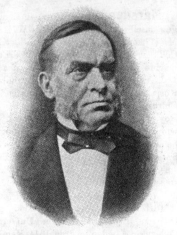

durch seine unermüdliche und allseitig anregende Leitung zu hoher Blüte. Er wurde Mitglied der wissenschaftl. Deputation für das Medizinalwesen und gehörte der Kommission zur Bearbeitung eines neuen preuss. Hebammen-Lehrbuches an. Er starb 5. Dez. 1875. Eine Aufzählung und genaue Charakteristik seiner ebenso zahlreichen, wie bedeutenden Leistungen, von der wir hier absehen müssen, findet sich bereits im älteren Lexikon.

Martin, August, als Sohn des Vorigen 14. Juli 1847 in Jena geb., Schüler seines Vaters und für ein Semester Assistent CARL SCHRÖDER's bei dessen Amtsantritt in Berlin, 1870 promoviert, 1876 habilitiert für Geburtshilfe und Gynäkologie, nachdem er von 1872 bis dahin Assistent der Berliner Frauenklinik gewesen. Unter seinen zahlreichen Arbeiten seien besonders hervorgehoben: *„Leitfaden der geburtshilflichen Operationen"* (1878, im Verein mit CARL RUGE) — *„Ueber den Harn der Neugeborenen"* — *„Ueber das Collum uteri während der Schwangerschaft"* — *„Hämatoma extraperitoneale non puerperale"* — *„Behandlung der chronischen Metritis"*,

ausserdem zahlreiche Beschreibungen von Operationsmethoden und kasuist. Mitteilungen; die 4. Aufl. von E. MARTIN's „Hebammen-Lehrbuch" und 2. Aufl. von desselben „Handatlas der Gynäkologie" — *„Pathologie und Therapie der Frauenkrankheiten"* (3. Aufl. 1894) — *„Lehrbuch der Geburtshilfe"* (1895). Die Artikel: Extra-Uterin-Schwangerschaft, Eierstock, Eileiter in EULENBURG's Real-Encyklopädie — *„Handbuch der Erkrankungen der Adnexorgane"* (zus. mit SÄNGER und seinen eignen Schülern). Seit 1895 giebt M. mit SÄNGER die „Monatsschrift für Geburtshilfe und Gynäkologie" heraus. M. ist seit 1878 für die Operation der Tubenerkrankungen eingetreten, deren pathol. Anatomie und Diagnose er in zahlreichen Mitteilungen in Gesellschaften (Berl. Ges. f. Geburtsh. u. Gynäkol., D. Naturf-Vers., Kongr. der D. Ges. f. Gynäkol. und intern. Kongr. für Med.) erläutert hat. Ebenso ist er seit

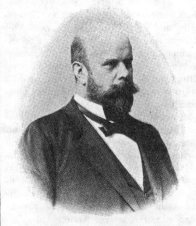

1880 in häufigen Mitteilungen zur Histologie für die Operation der Myome und der Carcinome eingetreten. Er hat mit seinen Schülern an seinem grossen Material an extrauterinen Schwangerschaften zahlreiche Beiträge zur pathol. Anatomie und klin. Würdigung der perversen Eiinsertion geliefert. Unter den kleineren Mitteilungen sind hervorzuheben: *„Die an derselben Person wiederholten Laparatomien"* — *„Ueber Resektion der Ovarien und Tuben"* — *„Ueber Prolapsoperationen"* (sämtl. in der VOLKMANN'schen Samml. klin. Vortr.) Die Verwendung des vorderen Scheidenschnitts hat er in zahlreichen Mitteilungen nach den verschiedensten Richtungen hin befürwortet Seit 1878 hat er sich an den in Berlin eingerichteten Ferienkursen für Ärzte beteiligt und in diesen namentlich eine grosse Zahl ausländ. Ärzte in die moderne Gynäkologie eingeführt. 1899 ist er einem Rufe als Ordinarius nach Greifswald gefolgt.

Martin, Alois, in Bamberg 23. Nov. 1818 geb., in München. Wien, Berlin, sowie zu Paris ausgebildet, wurde in München 1843 promoviert, fungierte bis 1859 daselbst als Assistent an der Poliklinik, dann als Stadtgerichtsarzt, wurde 1860 Honorar-Prof. und 1876 Prof. e. o. für gerichtl. Medizin. Seine ersten Schriften handelten über Äther (1847), Chloroform (1848), die Choleraepidemie von 1854, über welche er den *„Hauptbericht"* (München 1857) erstattete. Von späteren Schriften (z. T. Badeschriften) ist erwähnenswert: *„Das Civil-Medicinalwesen im Königreich Bayern"* (Ib. 1883 bis 84, 2 Bde.). Auch ist er mehrfach als Redakteur thätig gewesen. M. starb 18. Juli 1891.

Martin-Lauzer, Auguste-Germain-Marie, zu Paris, geb. zu Auray (Morbihan) 20. Sept. 1812, studierte in Paris, wo er 1840 Doktor wurde. Er erhielt 1843 den Preis CORVISART, wurde 1845 Chef de clinique der Fakultät, nachdem er 1843, als Nachf. von TROUSSEAU, zum Hauptredakteur des „Journ. des connaiss. médico-chirurg." ernannt worden war; 1847 wurde er Chefredakteur dieses Journals, das seinen Titel in „Revue de thérapeutique" umwandelte. Fast ausschliesslich der med. Presse sich widmend, hat M.-L. eine Menge von Arbeiten erscheinen lassen, darunter die grösste Zahl betr. die *„Propriétés des plantes de l'Europe"*, die er zu einem grossen Werke zu vereinigen beabsichtigte. Als Arzt der Quellen von Luxeuil verfasste er die Schrift: *„Les eaux de Luxeuil. Bibliographie"* (1866). M. starb 1897.

Martin-Saint-Ange, Gaspard-Joseph, zu Paris, geb. zu Nizza (Piemont) 29. Jan. 1803, wurde 1829 Doktor, beschäftigte sich vorzugsweise mit Naturwissenschaften, aber auch mit prakt. Med. und publizierte: *„Anatomie analytique: Circulation du sang, considéré chez le foetus de l'homme et .... d'animaux vertébrés"* (1832; 2. éd. 1837; Brüssel 1838; deutsch Berlin 1838; engl. v. F. W. JONES, Lond. 1833; andere Bearb. 1836; holländ., latein., russisch), eine Arbeit, die 1830 und 1832 je einen Preis erhielt; zusammen mit F. E. GUÉRIN-MENEVILLE: *„Traité élément. d'histoire naturelle"* (3 part., 1834 bis 40) — mit GRIMAUD DE CAUX: *„Physiologie de l'espèce. Hist. de la génération de l'homme"* (1837); mit A. BAUDRIMONT: *„Recherches de physiol. experimentale sur les phénomènes de l'évolution embryonnaire des oiseaux et des batraciens"* (1847, av. 2 pl.) — *„Mém. sur les organes de la reproduction dans la série des vertébrés"* (1847), die beiden letztgenannten von der Acad. des sc. gekrönt. Ausserdem andere im älteren Lex. angeführte Arbeiten. Er starb 27. März 1888.

Martini, Julius Otto, Hofrat in Dresden, geb. 5. Dez. 1829 in Wurzen, 1848 bis 52 an der Univ. Leipzig ausgebildet, daselbst promoviert, 1852 bis 1861 Militärarzt in der k. sächs. Armee, dann prakt. Arzt und Oberarzt am Stadtkrankenhause zu Dresden (II. äussere Abteilung). Langjähriger Mitarbeiter an SCHMIDT's Jahrbb. etc., 1867 bis 88 Vorsitzender des ärztl. Bezirksvereins Dresden-Stadt, 1870/71 Chefarzt des ersten Reservelazaretts zu Dresden, 1858 ärztl. Begleiter Sr. K. Hoh. des Prinzen Georg von Sachsen auf einer Reise nach Lissabon.

De Martini, Antonio, geb. in Palma (Prov. Caserta) 26. Febr. 1815, wurde in Neapel, wo er seine Studien, mit politischen Schwierigkeiten kämpfend, vollendete, 1836 zum Doktor promoviert. Er widmete sich mit Vorliebe den physiolog. Studien und dozierte mehrere Jahre privat Physiologie, bis er 1860, nach dem Sturze der bourbonischen Herrschaft, zum Prof. der Physiologie an dem damals noch bestehenden Collegio medico di Napoli und 1861 zum ord. Prof. der allgemeinen experiment. Pathologie an der Univ. Neapel ernannt wurde. Eines seiner grössten Verdienste besteht eben darin, die experiment. Pathologie in Neapel begründet zu haben. Er ist gegenwärtig einer der angesehensten Ärzte der Stadt und konsultierender Arzt der Königin und seit 1882 auch Senator des Königreichs. Er hat viele wichtige Schriften veröffentlicht, die berets von CANTANI im älteren Lexikon verzeichnet sind. Zu ergänzen ist noch: „Sull' apparato velenoso della Tarantola" (Atti dell' Accad. medica).

Martins, Charles-Frédéric, geb. zu Paris 16. Febr. 1806, wurde daselbst 1833 Doktor, war dann Aide naturaliste der med. Fakultät, 1836 Arzt eines Bureau de bienfaisance, 1838 Mitglied einer wissenschaftl. Kommission, welche Island und Norwegen bereiste, 1839 Prof. an der med. Fakultät, später Prof. der Naturgeschichte an der med. Fakultät zu Montpellier und starb Mitte März 1889. Seine Arbeiten verzeichnet das ältere Lexikon.

Martius, Friedrich, in Rostock, geb. zn Erxleben 7. Sept. 1850, auf dem Friedrich Wilhelms-Institut (jetzt Kaiser Wilhelms-Akademie) in Berlin ausgebildet und 1874 promoviert, war zuerst Militärarzt,

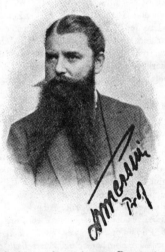

als Stabsarzt langjähriger Repetent für Physiologie. dann wissenschaftl. Assistent an der Klinik von GERHARDT, habilitiert 1887, folgte einem Ruf nach Rostock als a. o. Prof. und Direktor der med. Poliklinik 1891. 1899 wurde er zum ordentl. Prof. daselbst ernannt. Er veröffentlichte: „Die Magensäure des Menschen" (mit J.

LÜTTKE, Stuttgart 1892) — „Tachycardie. Eine klinische Studie" (Ib. 1895) — „Achylia gastrica. Ihre Ursachen und ihre Folgen" (mit einem anat. Beitrag von O. LUBARSCH, Wien 1897) — „Pathogenese innerer Krankheiten, 1. Heft" (Ib. 1899), dazu mit mehr als 40 wissenschaftl. Arbeiten in Zeitschriften, besonders auf dem Gebiete der Herz- und Magenkrankheiten. Im Winter 1889/90 weilte M. als Arzt des Grossherzogs von Mecklenburg in Cannes. Er ist z. Z. Oberstabsarzt I. Kl. der R.

Maschka, Josef Ritter von, zu Prag geb. 3. März 1820 als Sohn eines dirig. Stabsarztes in Böhmen, studierte auch dort und wurde 1842 Doktor. Von 1843 an war er mehrere Jahre hindurch Sekundararzt im Kranken- und Irrenhause, dann Assistent der Lehrkanzel der gerichtl. Medizin in Prag, wurde Privatdozent, 1857 zum Prof. der gerichtl. Med. in Prag ernannt und war seit 1852 Gerichtsarzt, später in den Ritterstand erhoben, k. k. Landesgerichtsarzt und ord. Mitglied des Landes-Sanitätsrates, als welcher er 5. Febr. 1899 starb. An grösseren Werken gab er heraus: „Gerichtsärztliche Gutachten" (4 Bde., 1853, 58, 63, 73) — „Lehrbuch der gerichtl. Medicin" (1881), an kleineren Abhandlungen aus dem Gebiete der gerichtl. Med. gegen 100.

Masing, 25. Mai 1839 zu Dorpat geb., absolvierte daselbst unter CLAUS und DRAGENDORFF zunächst das Studium der Pharmazie und wurde 1868 am pharmaz. Institut der Univ. Dorpat Assistent. Neben den Arbeiten aus dem Gebiete der pharmaz. Chemie, welche er im Archiv der Pharmazie und in der pharmaz. Zeitschrift für Russland publiziert hat, lieferte er 1874 bis 78 zahlreiche Beiträge zu DRAGENDORFF's Jahresbericht über die Fortschritte der Pharmazie. M. starb 17. Febr. 1898.

Massei, Ferdinando, geb. zu Neapel 25. Juli 1847, studierte daselbst und wurde 1867 Doktor, um dann 1½ Jahre in Paris, London, Berlin und Wien behufs weiterer Vervollkommnung seine Studien fortzusetzen. Mit besonderer Vorliebe gab er sich seit 1870 den Studien über Kehlkopfkrankheiten hin und wurde bald als Laryngoskopist der angesehenste

Spezialist Neapels, lehrte diese Spezialität auch mehrere Jahre lang als Privatdozent und ist seit 1882 mit der a. o. Lehrkanzel für Laryngoiatrie an der Univ. betraut. Von seinen Arbeiten sind besonders zu erwähnen: *"Patologia e terapia della laringe"* (Mailand 1877) — *"Patologia e terapia della faringe e delle fosse nasali"* (VALLARDI's med. Encykl. 2. Aufl. 2 Bde., mit der pát. etc. della laringe vereinigt; deutsch von FINK-Hamburg) — *"Lezioni cliniche sulle malattie della gola"* (1882, 83) — *"Clinica delle malattie delle vie respiratorie"* (1875, 82). Weitere kleinere Schriften sind: *"Sui neoplasmi laringei, studii e casuistica di 200 casi"* — *"Sulla erisipela della laringe"* — *"Intorno alla cura dell' angina difterica"* — *"Nozioni elementari di aëroterapia"* — *"Sulla importanza delle inalazioni nelle malattie delle vie respiratorie"* — *"Sui ristringimenti laringei"* — *"Sul rinoscleroma"* — *"Statistique des tumeurs endo-laryngiens"* — *"Acute infectiöse Phlegmone des Pharynx und des Larynx"* (Berlin 1892) — *"L'intubazione della laringe nei bambini e negli adulti"* (Nap. 1893, deutsch von FINK, Leipzig 1893) — *"Statistica di tracheotomie"* (Giorn. Policlin. I Rom 1894) — *"Der peritracheolaryngeale Abscess bei Kindern"* (Arch. f. Laryngol. 1896), sowie noch mehrere Aufsätze in B. kl. W., W. kl. Rundschau und ital. Zeitschr.

Massini, Rudolf, zu Basel, daselbst 8. Nov. 1845 geb., studierte in Basel, Göttingen, London, Edinburg, Wien, wurde 1868 Doktor, war seit 1871 prakt. Arzt in Basel, wurde 1872 Privatdozent der Pathol. und Ther., 1874 Assistenzarzt der Poliklinik des Bürgerhospitals, 1877 a. o. Prof. der Poliklinik und Materia medica, 1882 Direktor der Poliklinik, 1890 ord. Prof. und Direktor der neuerrichteten staatlichen Poliklinik, 1897 Rektor der Univ., 1892 zum Armeekorpsarzt und 1897 zum Armeearzt der schweiz. Armee befördert. - Litter. Arbeiten: *"Über Lister's antiseptischen Verband"* (Corresp.-Bl. f. schweizer Ärzte, 1872) — *"Über die Heilbarkeit der Lungenschwindsucht"* (v. ZIEMSSEN's Archiv f. kl. Med., 1873, XI) — *"Zur Therapie des Kopfwehs"* (Corresp.-Bl. f. schweiz. Ärzte, 1880) — *"Grundsätze zur Behandlung des Eczems"* (Ib. 1883) — *"Über neuere Arzneimittel"* (1885) — *"Bemerkungen zur Series medicaminum für die neue schweiz. Pharmacopoe"* (Corresp. - Bl. f. schweizer Ärzte 1889) — *"Über die Aufgaben des poliklinischen Unterrichts"* (Ib. 1892) — *"Über die biologischen Beziehungen der pathogenen Mikroorganismen zum menschlichen Körper"* (Rektoratsrede, Jahresber. d. allgem. Poliklinik 1897) — *"Die allgemeine Poliklinik in Basel, ihre Entwicklung und ihre Leistungen in den Jahren 1891 bis 96"* (Ztschr. f. schweiz. Statistik 1897).

Matthes, Max Erich Richard, in Jena, geb. 7. Febr. 1865 zu Gross-Sulze bei Magdeburg, studierte in Berlin, München, Tübingen, Jena, promovierte 1889, war 1889 bis 90 Assistent an der Irrenanstalt (PIERSON) Pirna, 1890 bis 92 Assistent der med. Poliklinik in Jena, ist seit 1892 Assistent der med. Klinik zu Jena, habilitierte sich 1893 und wurde 1897 zum Prof. e. o. berufen. M. publizierte: *"Pathogenese d. ulc. ventricul"* (ZIEGLER's Beitr. 1893), dann verschiedene Arbeiten über Albumosen, Fieber etc. in d. Archiv f. klin. Med. und f. exper. Pathol., über Morb. Basedow, über Enzymwirkung auf lebendes Gewebe, über Osteomalacie, Dünndarminhalt etc. in den Kongressverhandl. für innere Medizin, verschiedene neurolog. Arbeiten in Ztschr. f. Nervenheilk., kleinere Arbeiten in d. Wochenschriften; endlich *"Lehrbuch der Hydrotherapie"* (Jena 1899).

Maudsley, Henry, zu London, geb. zu Giggleswick (Yorkshire) 6. Febr. 1835, wurde 1857 bei der Londoner Univ. Dr. med., 1869 Fellow des Roy. Coll. of Physic., war Resid. Physic. des Manchester Roy. Lunat. Hosp. (1859 bis 62) und Herausgeber des *"Journal of Mental Science"*. Er wurde Prof. der gerichtl. Med. an der Londoner Univ. und ist zur Zeit Consult. Physic. am West London Hosp. Schriften: *"The physiology and pathology of the mind"* (1867, deutsche Übers. von RUDOLF BOEHM 1870, später u. d. T.: *"The Physiology of mind"* 1876, 2 Bde.) — *"The Pathology of mind"* (auch in französ. Übers. Ib. 1879) — *"Body and will. Being an essay concerning will, in its metaphysical, physiological and pathological aspects"* (4. Aufl. Ib.) — Goulstonian Lectures für 1870: *"Body and* mind, etc." (1870; 2. ed. 1873; New York 1871) — „Responsibility in mental disease" (4. ed.) — „Body and will" (1883) — „Natural Cause, and Supernatural Seemings" (3. ed. London 1897).

Mauthner, Ludwig Wilhelm Ritter von Mauthstein, Pädiater in Wien, geb. 14. Okt. 1806 in Raab, studierte 1823 in Wien, trat 1825 als Eleve in die Josephs-Akademie, promovierte 1831 und wurde als Oberfeldarzt zum Assistenten der Klinik der Akademie ernannt. Während einiger Epidemien von Cholera und Typhus in den Militärhospitälern zeichnete er sich durch energische Thätigkeit aus, was sein Avancement zum Regimentsarzt zur Folge hatte. 1837 entsagte er der militärärztlichen Karrière, liess sich in Wien nieder und widmete sich speziell der Pädiatrik. Er gründete ein Institut zur Behandlung armer kranker Kinder, welches, dank dem von der Kaiserin demselben zugewandten Interesse, einen bedeutenden Aufschwung nahm und schliesslich als St. Annen-Spital jährlich 600 Kinder stationär und 2000 poliklinisch behandeln konnte. 1844 eröffnete er die erste Kinderklinik, in welcher auch Hebammen und spezielle Kinderpflegerinnen ausgebildet wurden. Eine auf kaiserl. Veranlassung eingerichtete Kinderheilanstalt wurde 1850 unter M.'s Leitung gestellt und dieser zugleich zum Prof. der Pädiatrik ernannt. 1849 wurde er in den Adelstand erhoben. Er starb 8. April 1858. Seine zahlreichen Arbeiten sind im älteren Biogr. Lex. zusammengestellt.

Mauthner, Ludwig, Ophthalmolog zu Prag, 13. April 1840 geb., in Wien als Schüler Ed. v. Jaeger's ausgebildet und 1861 promoviert, war als Dozent für Augenheilkunde 1864 bis 69, als ord. öffentl. Prof. dieses Faches zu Innsbruck 1869 bis 77 thätig und lebte seitdem wieder in Wien. Hier als Nachfolger des quiescierten Stelwag von Carion 1894 zum ord. Prof. befördert, starb M. bereits kurze Zeit danach 20. Okt. 1894. Von ihm erschien: „Lehrbuch der Ophthalmoskopie" (Wien 1868) — „Die optischen Fehler des Auges" (Ib. 1872 bis 76) — „Die sympathischen Augenleiden" (Wiesbaden 1879) — „Die Functionsprüfung des Auges" (1880) — „Gehirn und Auge"

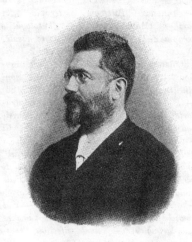

(1881) — „Die Lehre vom Glaucom" (1882); ferner, ausser kleineren ophthalmolog. Arbeiten, mehrere über das Centralnervensystem in den Sitzungsberichten der k. k. Akademie zu Wien. Am 19. März 1899 wurde in den Arkaden der Wiener Univ. sein Denkmal enthüllt, wobei Schnabel die Gedächtnisrede hielt.

Mayer, Karl Wilhelm, in Berlin, bekannter Gynäkolog, als Sohn eines Stadtchirurgen und Geburtshelfers 25. Juni 1795 in Berlin geb., machte 1813 bis 14 als Freiwilliger den Feldzug mit, studierte seit 1814 in Berlin, wurde 1817 Assistent von Elias v. Siebold, promovierte 1821 mit der Diss. „De polypis", liess sich dann in Berlin speziell als Gynäkolog nieder, wo er bald zu einer grossen Praxis gelangte. 1832 erbot er sich zur unentgeltlichen gynäkol. Behandlung der städt. armen Frauen und verfügte dadurch über ein grosses Material, das er zur Demonstration seiner Untersuchungsmethoden im Kreise von prakt. Ärzten benutzte. 1833 gründete er, im Verein mit anderen Ärzten, die noch bestehende Gesellschaft „Heimia". 1840 erhielt er als der erste den von Friedrich Wilhelm IV. gestifteten Titel Sanitätsrat, 1846 wurde er zum Geh. Sanitätsrat ernannt. 1844 gründete er die seitdem noch bestehende geburtshilfl. Gesellschaft in Berlin, die erste derartige Gesellschaft überhaupt. M., der 12. Febr. 1868 starb, muss als der Begründer der

Gynäkologie im modernen Sinne angesehen werden, insofern als er mit als einer der ersten die modernen Untersuchung- und Operationsmethoden kultivierte und besonderen Wert auf pathol.-anat. und mikroskop.-histolog. Untersuchung bei den Erkrankungen der Gebärmutter legte. Schriftstellerisch ist M. im ganzen wenig hervorgetreten. Ausser zwei Artikeln in der Berl. med. Ztg. von 1834 über erfolgreiche Exstirpation einer fungösen Vaginalportion und über Scheerenabtragung von Polypen, erschienen noch in den Verhandl. der geburtshilfl. Gesellsch. (Jahrg. 4, 1851):

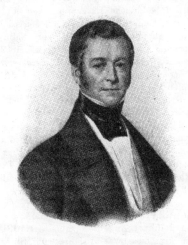

„Geschichte des Blumenkohlgewächses", ferner ebenda: „Ueber die Natur und Behandlung der Flexionen des Uterus", und (in Jahrg. 3, 1850): „Beiträge zur Behandlung des Prolapsus uteri et vaginae", endlich noch das durch seine ausgezeichneten, von ihm selbst gemalten Abbildungen von den Veränderungen der Vaginalportion hochbedeutende, leider unfortgesetzt gebliebene Werk: „Klinische Mittheilungen aus dem Gebiet der Gynäkologie" (1. Heft, Berlin 1861). Bei der 35. Naturforscher-Versamml. zu Königsberg i. Pr. hielt M. einen Vortrag: „Ueber Erosionen, Excoriationen und Geschwürsformen der Schleimhaut des Cervicalcanals und der Muttermundslippen".

Mayer, C. E. Louis, zu Berlin, daselbst als Sohn des Vorigen 9. April 1829 geb., studierte von 1848 an in Halle und Würzburg (hier namentlich unter Leitung seines Schwagers VIRCHOW) und publizierte in VIRCHOW's Archiv einen Aufsatz über den diagnostischen Wert d. Fibringerinnsel im Harn. In Wien, wohin er von Würzburg aus ging, machte er besonders gynäkologische und obstetricische Studien und führte auf der dortigen Gebäranstalt Untersuchungen über Albuminurie Schwangerer, Kreissender und Wöchnerinnen aus, welche das Material für seine Diss. (1853) abgaben. Als Assistent seines Vaters übernahm er bald selbständig die gynäkolog. Poliklinik desselben; später ist diese Armen-Frauenpraxis, ihrem vermehrten Umfange entsprechend, unter eine grössere Anzahl von Ärzten verteilt worden. 1872 habilitierte sich M. an der Berliner Univ. für Gynäkologie und Geburtshilfe, nachdem er schon vorher eine Reihe von Jahren an den Bestrebungen und Arbeiten der geburtshilfl. Gesellschaft, sowie an der Herausgabe ihrer „Beiträge für Geburtshilfe" sich beteiligt hatte. Nach E. MARTIN's Tode wurde er Vorsitzender des Vereins und blieb es bis zur Verschmelzung desselben mit der Berliner gynäkologischen Gesellschaft. M. starb 13. Dez. 1890. Von seinen litterar. Arbeiten sind zu nennen: *„Die Beziehungen der krankhaften Zustände und Vorgänge in den Sexualorganen des Weibes zu Geistesstörungen"* — *„Ueber Amaurosis hysterica"* — *„Klinische Bemerkungen über das Cancroid der äusseren Genitalien des Weibes"* — *„Ueber Struma congenita"* — *„Ueber Decidua menstrualis"* — *„Häufigkeit der Menstruation während des Stillens"* — *„Elephantiasis vulvae"* — *„Menstruation im Zusammenhange mit psychischen Störungen"* — *„Menstruations-Statistik"* — *„Motilitätsstörungen im Zusammenhange mit krankhaften Zuständen in den Sexualorganen des Weibes"* — *„Mycosis vulvae et vaginae"*.

Mayer, Julius Robert von, der berühmte Begründer der Lehre von der Konstanz der Kraft, geb. 25. Nov. 1814 in Heilbronn, studierte von 1832 an in Tübingen und München, promovierte hier 1838 mit der Diss.: *„Ueber das Santonin"* und liess sich in Heilbronn nieder, wo er neben seiner Praxis eifrig Sprachstudien oblag. 1839 ging er auf Reisen, wurde Schiffsarzt auf einem holländischen Schiff u. wurde schon in dieser Stellung während einer Reise nach Java durch die Beobachtung des hellroten Venenblutes bei Gelegenheit der zahlreich an der Schiffsmannschaft gemachten Aderlässe auf den Gedanken geführt, dass dieses Phänomen eine Wirkung der veränderten Wärmeökonomie des Körpers sei. 1841 zurückgekehrt, beschäftigte er sich zunächst fast ausschliesslich in den Mussestunden mit weiteren Forschungen über diesen Gedanken, deren Resultate er in verschiedenen Schriften veröffentlichte: *„Bemerkungen über die Kräfte der unbelebten Natur"* (WOEHLER's u. LIEBIG's Annalen der Chemie, 1842) — *„Die organische Bewegung in ihrem Zusammenhang mit dem Stoffwechsel"* (Heilbronn 1845) — *„Beiträge zur Dynamik des Himmels"* (Ib. 1848) — *„Ueber die Herzkraft"* (VIERORDT's Archiv für physiol. Heilk., 1851) — *„Ueber das Fieber"* (WUNDERLICH's Archiv der Heilk., 1862) — *„Be-*

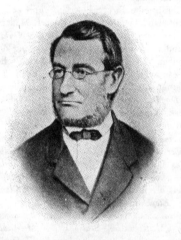

merkungen über das mechanische Aequivalent der Wärme" (Heilbronn 1851), letztere Schrift ist speziell zur Wahrung seiner Priorität geschrieben. In allen diesen Schriften, von denen er die ersten, da er mit seinen Ansichten nicht zur Geltung kommen konnte, auf eigene Kosten drucken lassen musste, betont M. das Gesetz der Unzerstörbarkeit der Kraft. Mit voller Klarheit findet sich zum ersten Male der Begriff der Aequivalenz von Arbeit und Wärme ausgesprochen und dieses Prinzip wird von M. mit grossem Scharfsinn auch auf die Astronomie, die Physiologie des Menschen übertragen und die Richtigkeit überzeugend nachgewiesen. M. war später als Oberamtswundarzt und Stadtarzt in seiner Vaterstadt angestellt, wurde aber infolge unglücklicher Familienverhältnisse, durch die politischen Ereignisse von 1848 u. 49 und am meisten, weil seine Arbeiten nicht die verdiente Anerkennung fanden, geisteskrank und musste 1852 bis 54 in der Irrenanstalt zu Göppingen zubringen, wo er übrigens noch nach der alten Methode mit Zwangsstuhl und Zwangsjacke behandelt wurde. 1854 geheilt entlassen, erlebte er allmählich die Genugthuung, dass seine Entdeckung in allen massgebenden Kreisen gebührend gewürdigt wurde. Er erhielt zahlreiche Ehrenpreise von Akademien und Univ., den persönlichen Adel, eine ehrenvolle Einladung zur Naturforscher-Versammlung in Innsbruck 1869, wo er *„Ueber die nothwendigen Consequenzen und Inconsequenzen der Wärmemechanik"* einen Vortrag hielt, der später, zusammen mit anderen in der Heimat gehaltenen Vorträgen, u. d. T.: *„Naturwissenschaftliche Vorträge"* (Stuttgart 1872) erschien. Ausserdem veröffentlichte M. noch: *„Mechanik der Wärme, gesammelte Schriften"* (Stuttg. 1867; 2. Aufl. 1874) und *„Die Toricellische Leere und über Auslösung"* (Ib. 1876). M. starb 20. März 1878.

Mayer, Alexandre, in Paris, geb. zu Belfort 4. Aug. 1814, promovierte 1842 in Strassburg, war 11 Jahre lang Militärchirurg in Frankreich und Algier, darauf Méd.-adjoint des Hosp. seiner Vaterstadt, Arzt der Inspection générale de la salubrité in Paris und des Hosp. des Quinze-Vingts, als solcher jetzt emeritiert. Er gründete und war Generalsekretär der Soc. protectrice de l'enfance, begründete ferner die Rev. méd. de Besançon et de la Franche-Comté, die Presse méd. de Paris und publizierte eine Reihe von Schriften, deren Titel im älteren Lexikon verzeichnet sind.

Mayer, Sigmund, in Prag, geb. 27. Dez. 1842 zu Bechtheim, studierte in Heidelberg, Giessen und Tübingen, wurde 1865 daselbst Doktor, arbeitete in den physiol. Laboratorien zu Wien und Heidelberg, unter der Leitung von BRUECKE und HELMHOLTZ, habilitierte sich für Physiologie in Wien 1869, siedelte als Privatdozent und Assistent am physiol. Institute Prof. HERING's nach Prag 1870 über, wurde 1872 zum Prof. e. o. der Physiol. ernannt, übernahm 1880 die Leitung des histol. Institutes an der deutschen Univ. und wurde 1884 Prof. ord. — Litter. Arbeiten in den Sitzungsber. der Wien. Akademie: *„Untersuch. über Darmbewegungen"* (mit v. BASCH) — *„Studien zur Physiol. des Herzens und der Blutgefässe"* (6 Abhandl.) — *„Experiment. Beitrag zur Lehre von den Athembewegungen"* — *„Ueber Vorgänge der Degeneration u. Regeneration im unversehrten peripherischen Nervensystem"* — *„Studien zur Histologie und Physiologie des Blutgefässsystems"* u. m. a., II; in STRICKER's Handb. der Lehre von den Geweben: *„Das sympathische Nervensystem"*; in HERMANN's Handb. der Physiol.: *„Specielle Nervenphysiologie"* — *„Lehre von den Bewegungen im Digestions- u. Urogenitalapparat u. s. w."*; im Archiv f. Psych. u. Nervenkrankh.: *„Die peripher. Nervenzelle und das sympath. Nervensystem"*; im Archiv f. mikroskop. Anatomie: *„Bemerkungen über die Nerven der Speicheldrüsen"* — *„Beitrag zur Lehre vom Bau der Sinushaare"*; im Arch. f. experiment. Pathol. u. Pharmak.: *„Ueber die Wirkungen des Amylnitrit"* (mit FRIEDRICH); in der Zeitschr. f. wissenschaftl. Mikroskopie: *„Die Methode der Methylenblaufärbung"* — *„Histologisches Taschenbuch"* (Prag 1887); in der Pr. med. W. (auch im Anzeiger der Wien. Akademie: *„Studien zur Histologie u. Physiologie des Blutgefässsystems, I"*; ausserdem zahlreiche Arbeiten in der Prag. Zeitschr. f. Heilk. und Anat. Anzeiger sowie eine Anzahl kleinerer Mitteilungen zur Physiologie und Histologie der quergestreiften Muskeln, zur Physiologie des Gehirns und Rückenmarks, des Herzens u. a. m.

Mehlhausen, Gustav, zu Berlin, geb. zu Gerdauen 26. Nov. 1823, studierte auf der Albertus-Univ. zu Königsberg und in dem med.-chir. Friedr. Wilh.-Institut in Berlin, wurde 1849 promoviert, war seit diesem Jahre als Militärarzt in verschied. Stellungen, im Kriege 1866 als Chefarzt des 2. schweren Feld-Lazaretts des Garde-Korps, 1870/71 als Generalarzt der General-Etappen-Inspektion der 3. Armee, sodann als Korps-Generalarzt des VII. Armee-Korps thätig. Seit 1873 war er, unter Stellung à la suite des Sanitäts-Korps, ärztl. Direktor des Charité-Krankenhauses und Geh. Ob.-Med.-Rat und trat 1892 in den Ruhestand. Er war Mitglied der Cholera-Kommission für das Deutsche Reich, hat die Gesellschaft der Charité-Ärzte gegründet und war Redakteur der Charité-Annalen, N. F., Jahrg. 1 bis 12.

Mehnert, Ernst, in Halle a. S., geb. in St. Petersburg 21. Febr. 1864 als Sohn des russ. Akademikers Ernst Wilhelm M., studierte und promovierte 1888 in Dorpat, war später Assistent in Strassburg i. Els. und habilitierte sich daselbst 1891, war 1890 bis 98 1. Assistent am anat. Institute in Strassburg unter SCHWALBE, unternahm mehrere wissenschaftliche Reisen nach Est- und Livland 1886 zum Studium der Sumpf- u. Wasservögel, 1889 nach Südrussland zum Studium der Schildkröten, 1895 nach Egypten wegen der Straussembryone und ist seit 1898 Prof. e. o. und Prosektor am anat. Institut in Halle a. S. Schriften: *„Untersuchungen über das Os pelvis der Vögel"* (Preisgekr. Dorpat 1886) — *„Ueber die topographische Verbreitung der Angiosklerose nebst Beiträgen zur Kenntniss des normalen Baues der Äste des Aortenbogens und einiger Venenstämme"* (Dorpat 1888), eine Reihe von Publikationen über den Beckengürtel der Säugetiere, Eidechsen, Schildkröten, erschienen im morphol. Jahrbuch. Gastrulation und Keimblätterbildung der Emys l. t. 1891 — *„Ueber Entwickelung, Bau und Function des Amnion und Amnionganges"* (Morph. Arb. SCHWALBE) — *„Ueber Ursprung und Entwickelung des Haemovasalgewebes. Die individuelle Variation des Wirbelthierembryo"* — *„Bericht über die Leichenmessungen am Strassburger anat. Institute"* (Ib. IV) — *„Zusammenstellung der wichtigsten Schädelvarietäten"* (Braunschweig 1892) — *„Kainogenesis als Ausdruck differenter phylogenetischer Energien"* (Jena 1897) — *„Biomechanik erschlossen aus dem Principe der Organogenese"* (Ib. 1898) — *„Ueber die klinische Bedeutung der Oesophagus- und Aortenvariationen"* (A. f. kl. Chir. LVIII).

Meissner, Georg, zu Göttingen, 29. Nov. 1829 zu Hannover geb., studierte in Göttingen, Berlin, München, war in der Anatomie und Physiologie Schüler von K. J. M. LANGENBECK, R. WAGNER, JOH. MUELLER, C. v. SIEBOLD, wurde 1852 in Göttingen Dr. med., 1855 ord. Prof. der Anat. und Physiol. in Basel, ging 1857 nach Freiburg i. Br. als Prof. der Physiol. und Zoologie und 1860 nach Göttingen als Prof. der Physiologie. Schriften: „Beiträge zur Anat. und Physiol. der Haut" (Leipzig 1853, m. 2 Kpft.) — „Beiträge zur Physiol. des Sehorgans" (Ib. 1854, m. 4 Taff.) — „Untersuchungen über den Sauerstoff" (Hannover 1863, m. 1 Taf.); zus. mit C. U. SHEPARD: „Untersuchungen über das Entstehen der Hippursäure" (Ib. 1866, m. Taf.). Er gab ferner, zus. mit J. HENLE, von 1856 an, heraus: „Bericht über die Anat. und Physiol." (als besondere Abt. der „Zeitschr. f. rat. Med.") und lieferte eine Reihe von Abhandlungen für die letztgenannte Zeitschr. (von 1853 an), die Zeitschr. f. wissenschaftl. Zoologie (von 1854 an), das Arch. f. Ophthalm., die Abhandl. der Göttinger Soc. der Wissensch. (von 1861 an).

Meissner, Paul, in Berlin, als Sohn des Vor. 12. Jan. 1868 zu Göttingen geb. und daselbst ausgebildet, 1893 promoviert, war 1894 bis 96 Assistent der LASSAR'schen Klinik in Berlin und ist seit 1896 als Spezialist für Hautkrankheiten thätig. M. veröffentlichte: „Atlas der Histopathologie der Haut" — „Mikroskopische Technik" — „Thermopalpation der Haut" (VIRCHOW's Arch.) — „Kataphorese" (Arch. f. Physiol., MUNK'sche Festschr.) etc. etc. M. gab seit 1898 die „Med. d. Gegenwart" heraus, seit 1900 in die „Med. Woche" umgewandelt.

Mendel, Emanuel, zu Bunzlau 28. Okt. 1839 geb., genoss seine med. Ausbildung in Breslau, Berlin und Wien. Er wurde 1860 promoviert, übernahm bald die Leitung einer grösseren Privat-Irrenanstalt zu Pankow, habilitierte sich 1873 und wurde 1884 zum Prof. e. o. an der Univ. Berlin ernannt. Seine Hauptschriften sind die: „Progressive Paralyse der Irren" (Berlin 1880) — „Die Manie" (Wien 1881), die Bearbeitung des grössten Teils der Psychiatrie in der EULENBURG'schen Realencyklopädie, ferner eines Teils derselben in dem TUKE'schen Sammelwerk (engl.), die Psychiatrie in dem EBSTEIN-SCHWALBE'schen Handb. der prakt. Medizin (1899), ferner „Die Geisteskranken in dem Entwurf des Bürgerlichen Gesetzbuches für das Deutsche Reich" (Berlin 1889). Dazu kommen zahlreiche Veröffentlichungen anat. u. kasuist. Inhalts im Arch. f. Psych., Zeitschr. f.

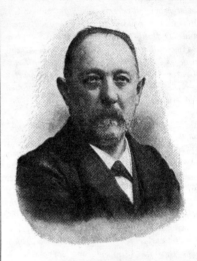

Psych., klin. und D. m. W. u. s. w. M. redigiert das von ihm begründete Neurol. Centralbl., wie den Jahresber. über Neurologie und Psychiatrie (1898 und 99). 1877 bis 81 war M. Mitglied des Deutschen Reichstags und ist seit deren Bestehen auch Mitgl. der Berlin-Brandenburgischen Ärztekammer.

Mendelsohn, Martin, 16. Dez. 1860 zu Posen geb., studierte in Leipzig und Berlin, machte eine einjähr. Studienreise nach Paris und absolvierte 1885 Promotion und Staatsexamen. 1886 wurde er Assistent an der ersten med. Univ.-Klinik unter E. v. LEYDEN und Oberarzt am k. Charitékrankenhause in Berlin; gleichzeitig liess er sich als Arzt nieder und praktiziert seither in Berlin. 1895 habilitierte er sich für inn. Medizin an der Friedrich Wilhelmsuniv. in Berlin, wurde 1898 zum Vorsteher der Krankenpflege-Sammlung der k. Charité und 1899 zum Univ.-Prof. ernannt. M.'s Arbeitsgebiet ist die inn. Medizin; neben zahlreichen wissenschaftl. und klin. Arbeiten auf diesem Gebiete verdanken wir ihm die Ausgestaltung der Krankenpflege zu einer therapeut. Methode des Arztes. Den ersten Anstoss gab er mit seiner Programmschrift: *„Der Comfort des Kranken"* (Berlin 1890). Die Zusammenfassung der M.- schen experim. und klin. Arbeiten giebt sein Hauptwerk: *„Krankenpflege für Mediziner"* (Jena 1899, auch als Supplement zu PENZOLDT-STINTZING's Handbuch der Therapie), das eine Erweiterung der von ihm verfassten Einzelabteil. *„Die Krankenpflege"* in EULENBURG-SAMUEL's Lehrbuch der allgem. Therapie, (Wien und Berlin 1898) darstellt. Die seit 1894 erscheinende

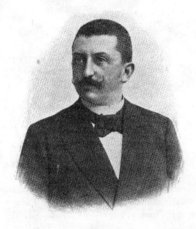

von M. redigierte „Zeitschr. f. Krankenpflege" giebt beständig dem Hauptgedanken der Hypurgie Ausdruck. Seiner Grundanschauung, dass eine erfolgreiche Therapie nur durch eine Summe verschiedenartiger und gleichzeitig zur Verwendung kommender therapeut. Einwirkungen möglich ist, welche der Arzt aktiv und persönlich unter ständiger Einwirkung auf den Kranken anzuwenden hat, gab vor allem eine Schrift M.'s: *„Ärztliche Kunst und medicinische Wissenschaft"* (Wiesbaden 1893) Ausdruck. Die Zahl von M.'s Publikationen beträgt bis jetzt etwa 100.

Menger, Henry Friedrich, in Berlin, geb. 1845 in Odessa, in Berlin erzogen und 1865 bis 69 ausgebildet, wurde anfangs der 80er Jahre Hilfsarbeiter beim Med.-Kolleg. der Prov. Brandenburg, 1890 Med.-Assessor, 1896 Med.-Rat,

war auch seit 1895 Arzt des Untersuchungs-Gefängnisses Moabit und starb 29. April 1897. Als Mitglied des Central-Komitees der Vereine vom Roten Kreuz hat sich M. vielfache Verdienste um dieselben erworben und war auch schriftstellerisch thätig, ebenso nahm er an den Verhandl. der D. Ges. f. öff. Gesundheitspfl. regen Anteil. Ausser seiner Diss.: *„Über die Nervenendigungen und die Epithelien der Geschmackspapillen"* publizierte M.: *„Das transportable Barackenlazareth zu Tempelhof 1891"* (Berlin 1892) — *„Ausrüstungsnachweis für transportable Barackenlazarethe"* (1893).

Menière, Prosper, geb. zu Angers 1799, gest. zu Paris 7. Febr. 1862, erhielt 1828 den Doktorgrad und 1832 eine Anstellung als Chef de clinique der Fakultät, dann als Agrégé unter CHOMEL. Auf Empfehlung ORFILA's wurde er 1838 zum Médecin en chef des Pariser Taubstummen-Instituts ernannt. Er war ein vielseitig gebildeter Mann, der mit besonderem Interesse die klassischen Studien pflegte; seine Abhandlungen über die römischen Dichter und über Cicero sollen noch heute lesenswert sein. M. hat sich in der Geschichte der Otologie einen Namen gemacht durch die Entdeckung einer eigentümlichen Affektion des Gehörorgans, welche er nicht lange vor seinem Tode u. d. T.: *„Mém. sur des lésions de l'oreille interne donnant lieu à des symptomes de congestion cérébrale apoplectiforme"* (am ausführlichsten in der Gaz. méd. de Paris, 1861) beschrieben hat. M. nimmt an, dass es sich dabei lediglich um eine Erkrankung des Labyrinthes, und zwar speziell um eine hämorrhagische Entzündung in den halbzirkelförmigen Kanälen handelt; er stützt sich dabei auf die Sektion eines Falles und auf die von FLOURENS an Tieren nach Verletzung der halbzirkelförmigen Kanäle beobachteten Schwindel- und Drehbewegungen.

Merbach, Paul Moritz, in Dresden, geb. 25. Dez. 1819, gest. als Geh. Med.-Rat 10. Dez. 1899, war lange Zeit Prof. an der med.-chir. Akad. in Dresden, geschäftsführendes Mitglied des Landes-Medizinal-Kollegiums und gehörte zu den angesehensten Ärzten seines Wohnortes.

Mering, Joseph F. Freiherr von, in Halle, geb. zu Köln 28. Dez. 1849, studierte in Bonn, Greifswald, Strassburg, promovierte 1873, war bis 1877 klin. Assistent bei FRERICHS in Berlin, arbeitete alsdann hauptsächlich unter HOPPE-SEYLER in Strassburg, habilitierte sich daselbst 1879 für physiol. Chemie, wurde 1886 Prof. e. o. und erhielt 1890 einen Ruf als Prof. e. o. und Dir. der med. Poliklinik nach Halle, wo er 1894 zum Prof. ord. ernannt wurde und als Nachfolger TH. WEBER's 1900 Direktor der med. Klinik wurde. M.'s Arbeitsgebiet bildet die physiol. Chemie, die er durch wichtige Arbeiten über Nitrobenzolvergiftung, Diabetes, Glycogenbildung in der Leber, Abzugswege des Zuckers aus der Darmhöhle, Umwandlung von Stärke und Glycogen durch Diastase, Speichel, Pankreas und Labferment, über den Einfluss von diastalischen Fermenten auf Stärke, Dextrin und Maltose, über Zuckerausscheidung nach Phloridcin-Gebrauch, nach Zerstörung der Bauchspeichel-

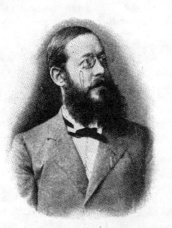

drüse, über die schlafmachende Wirkung des Amylenhydrats, über chlorsaures Kali, Lipanin als Ersatz des Leberthrans, Verhalten der Magensäuren, über das Schicksal des Chloralhydrats im Organismus, des Kairins im Tierkörper, über künstliche Osteomalacie, Phosphorvergiftung, Wirkung des Quecksilbers und Ferrocyankaliums, Chloride im Hundeharn, Nahrungszufuhr und Oxydationsprozesse u. a. m. förderte. An einigen von v. M.'s Publikationen sind BAUMANN, MUSCULUS, ZUNTZ, THIERFELDER, CAHN und MINKOWSKI beteiligt.

Merkel, Gottlieb, zu Nürnberg, geb. daselbst 29. Juni 1835, studierte in Erlangen, Würzburg, Halle, Prag, Wien, war Schüler besonders von DITTRICH in

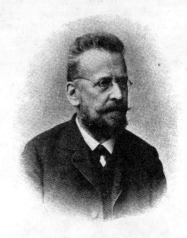

Erlangen, wurde daselbst 1859 Doktor und ist zur Zeit königl. Medizinalrat und Krankenhaus-Direktor. Schriften: *„Die Staubinhalationskrankheiten"* (v. PETTENKOFER's und v. ZIEMSSEN's Handb. der Hygiene, II, 4., 3. Aufl. 1882) — *„Die Krankheiten der Nebennieren"* (v. ZIEMSSEN's Handb. der spez. Pathol. und Ther., VIII, 2, 1875; 2. Aufl. 1878) — *„Behandlung der Trichinen-Erkrankung"* — *„Behandlung der Erkrankungen der Speiseröhre"* (Handbuch der Therapie innerer Krankheiten von PENZOLDT und STINTZING) — *„Festschrift zur Eröffnung des Neuen Krankenhauses der Stadt Nürnberg"*. Seit 1871 ist er unter den Mitherausgebern des Deutschen Archivs für klin. Med. (v. ZIEMSSEN und ZENKER), in welchem verschiedene Artikel über Staubinhalations-Krankheiten erschienen sind. Mitherausgeber der „M. m. W." und der „Z. f. K."

Merkel, Friedrich Siegmund, zu Göttingen, geb. zu Nürnberg 5. April 1845, in Göttingen als Schüler HENLE's ausgebildet, prom. 1869 in Erlangen, wurde 1869 Prosektor in Göttingen, 1870 daselbst Privatdozent, 1872 Prof. der Anatomie und Direktor des anat. Instituts in Rostock, 1883 in Königsberg und 1885 in Göttingen. — Litterar. Arbeiten: Zahlreiche Aufsätze über die Anatomie des Auges, der Muskeln, die Spermatozoën, die Halsfascie, das JACOBSON'sche Organ u. s. w.; Makrosk. Anat. des Auges in GRAEFE und SAEMISCH' Handb. der ges. Augenheilk. (1874) — „Unters. aus dem anat. Institut zu Rostock" (Rostock 1874) — „Das Mikroskop und seine Anwendung" (München 1875) — „Ueber die Endigungen

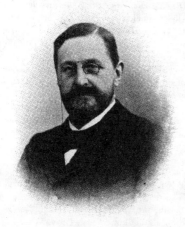

der sensiblen Nerven in der Haut der Wirbelthiere" (m. 15 Taff., Rostock 1880) — „Handbuch der topograph. Anatomie" (2 Bde. erschienen, Braunschweig 1885 bis 99) — „Henle's Grundriss der Anatomie" (vollkommen neu bearbeitet 4. Aufl. 1900) — „Ergebnisse der Anatomie und Entwickelungsgeschichte" (seit 1892 alljährlich ein Band zus. mit BONNET) — „Anatomische Hefte" (Arbeiten aus anat. Instituten ebenfalls mit BONNET, seit 1892 bis heute 29 Hefte in 12 Bänden erschienen).

Meschede, Franz, zu Königsberg i. Pr., geb. 6. Sept. 1832 zu Bülheim in Westfalen, studierte in Greifswald und Würzburg, woselbst er in seiner wissenschaftlichen Ausbildung besonders durch Spezial-Arbeiten bei VIRCHOW und BARDELEBEN gefördert wurde, prom. 1856 in Greifswald (Diss.: „Üb. Elektropunctur etc." gekr. Preisarbeit) und erhielt 1857 die Approbation als Arzt. 1857 wurde er als

2. Arzt der Westpreuss. Provinzial-Krankenanstalten berufen (Prov.-Irren-Heil- und Pflegeanstalt und Landkrankenhaus in Schwetz) und 1873 zum Direktor der städt. Krankenanstalt in Königsberg gewählt. Hier habilitierte er sich 1875 für Psych., wurde 1888 zum Prof., 1892 zum Direktor der in der städt. Krankenanstalt neubegründeten psychjatrischen Univ.-Klinik und 1895 zum Prof. e. o. ernannt, nachdem ihm schon vorher 1893 das Extraordinariat für Psych. übertragen worden war. Seine sehr zahlreichen Publikationen sind hauptsächlich klin., psychiatr., pathol.-anat., z. T. auch chirurg. und forensischen Inhalts und finden sich in VIRCHOW's Archiv XXX bis CXXIV; in der Allgem. Zeitschr. für Psychiatrie XXI bis LV; ferner in der Deutschen Klinik: 1865, 67, 68, 73; der B. k. W. 1878, 86; im Cbl. f. d. m. W. 1866 bis 68 (u. a. erste Beobachtung der Degeneration des Rückenmarks bei der paral. Geistesstörung); in LEIDESDORF und MEYKERT's Vierteljahrsschr. für Psych., I und II; in den Annal. med. psych. 1866 und 68; in der D. m. W. 1895 (Antrittsrede bei Eröffnung der psychiatr. Klinik, Entwicklungsgang der Psych.), in WEGNER's Kulturgeschichte des Kreises Schwetz 1872 (Beschreibung eines prähistorischen Schädels); in den Tageblättern und Verhandlungen der Versammlungen der Naturf. und Ärzte zu Hannover, Dresden, Innsbruck, Leipzig, Breslau, Graz, Hamburg, Baden-Baden, Danzig, Magdeburg, Berlin, Wiesbaden, Bremen, Halle, Lübeck; in den Verhandlungen des Vereins der Irrenärzte zu Heidelberg, Frankfurt, Bonn u. a.; in der Vierteljahrschr. für gerichtl. Med. III. Folge, II 1 und III 1; endlich auch in den „Amtl. Nachrichten des Reichsversicherungsamts" 1899 (Obergutachten) und in den Verhandl. der intern. Kongresse 1894 zu Rom (Über Errichtung getrennter Irrenheilanstalten) und 1897 zu Moskau (Geistesstörung bei Lepra). Unter den Psychiatern nimmt M. insofern eine besondere Stellung ein, als seine berufsmässige Thätigkeit zu keiner Zeit eine exklusiv psychiatr. gewesen ist, er vielmehr stets neben einer ausgedehnten wissenschaftlichen und prakt. Wirksamkeit als Seelenarzt gleichzeitig auch eine solche auf dem Gebiet der somatischen

Erkrankungen entfaltet hat, daher immerfort im innigsten Konnex mit der gesamten Heilkunde geblieben ist.

Mesnet, Ernest, Nervenarzt zu Paris, geb. 1825 in Saumur, wurde 1852 Doktor mit der These: *"Étude sur les paralysies hystériques. Considérations sur quelques cas d'hémorrhagie traumatique à la partie supérieure de la cuisse etc."* Er war Arzt am Hôp. Saint-Antoine, Direktor der Maison de santé für Geisteskranke in der Rue de Charonne, Mitglied der Acad. de méd., ehemals auch Assistent von BRIQUET und starb 13. Jan. 1898. M. schrieb weiter noch: *"Considérations sur les kystes hydatiques du foie"* (1853) — *"Études sur le somnambulisme pathologique"* (Archives gén., 1860) — *"Étude méd.-psychol. sur l'homme dit: Le Sauvage du Var"* (1865) — *"De l'automatisme de la mémoire et du souvenir dans le somnambulisme pathologique"* (Ann. méd.-psych., 1877) — *"De l'aphasie"* (Ib.) u s. w.

du Mesnil de Rochemont, Theodor Friedrich, in Altona, geb. 22. März 1862 in Brinkum, Kreis Hoya, studierte in Würzburg und Heidelberg, an erstgenanntem Orte 1885 prom., war 1885 bis 87 Assistent am pathol. Institut Würzburg (RINDFLEISCH*)*, 1887 bis 92 Assistent der med. Klinik Würzburg (v. LEUBE), 1890 Privatdozent für innere Med. und ist seit 1892 Oberarzt der med. Abteilung des städt. Krankenhauses Altona. Er publizierte: *"Beiträge zur Anatomie und Ätiologie einiger Hautkrankheiten"* (1890) — *"Über das Resorptionsvermögen der normalen menschlichen Haut"* (1891) — *"Pathogenese der Blasenentzündungen"* (1896) — *"Die subcutane Ernährung mit Olivenöl"* (1898).

Messerer, Otto, zu München, geb. zu Passau, 31. Jan. 1853, studierte in München, Wien, Berlin, Paris, London, wurde 1877 prom., 1880 Privatdozent an der Univ. München und zugleich 1885 Landgerichtsarzt am kgl. Landgerichte München II, sodann 1889 Landgerichtsarzt am k. Landgerichte München I, 1890 Prof. e. o. für gerichtliche Med. an der Univ. München, 1899 Med.-Rat, 1900 ord. Honorar-Prof. Litterar. Arbeiten: *"Ueber Elasti-cität u. Festigkeit der menschlichen Knochen"* (Stuttg. 1880, m. 16 Taff.) — *"Experimentelle Untersuchh. über Schädelbrüche"* (München 1884, m. 4. Taff.) — *"Ueber die gerichtl.-med. Bedeutung verschiedener Knochenbruchformen"* (FRIEDREICH's Blätter für gerichtl. Med., 1885).

Mester, Bruno, geb. 1863 in Bremen, studierte hauptsächlich in Freiburg als Schüler E. BAUMANN's und publizierte bereits als Student 1887 in der Zeitschr. für physiol. Chemie Untersuchungen über das Skatol. 1889 promovierte er mit der Diss.: *"Beiträge zur Kenntniss der Cystinurie"*, nachdem er schon vorher Assist. am pathol. Institut unter ZIEGLER gewesen war. Danach wurde er Assist. am Allg. Krankenhaus in Hamburg unter KAST und siedelte mit diesem als 1. Assist. der med. Univ.-Klinik nach Breslau über, wo er sich 1894 habilitierte, jedoch bereits 8. März 1895 starb. Von M. rühren noch Arbeiten über Stoffwechselstörungen nach längerer Chloroformnarkose u. a. Arbeiten zur physiol. Chemie her.

Metnitz, Josef Ritter von, in Wien, geb. 20 Dez. 1861 zu Bleiburg in Kärnten, studierte in Wien, Prag und Berlin, promovierte 1885 und ist seit 1889 für Zahnheilkunde a. d. Univ. Wien habilitiert, seit 1894 Vorstand der zahnärztl. Abteilung der Allgemeinen Poliklinik in Wien. Er publizierte: *"Lehrbuch der Zahnheilkunde"* (Wien 1890, 2. Aufl. Ib 1895) und bearbeitete den *"Atlas zur Pathologie der Zähne"* (von WEDL; in 2. Aufl. 1893).

Mettenheimer, Karl Friedrich Christian von, zu Schwerin, Geh. Med.-Rat, geb. 19. Dez. 1824 zu Frankfurt a. M., studierte von 1843 an in Göttingen und Berlin, war am letzteren Orte Assist. von JOH. MUELLER, wurde 1847 daselbst mit der Diss.: *"De membro piscium pectorali"* Doktor, war von 1849 an Arzt in Frankfurt a. M., daselbst Assistenzarzt am Dr. CHRIST'schen Kinderhospital 1849 bis 51, Mitdirigent der Augenheilanstalt 1854, Arzt am Versorgungshause 1857, wurde 1861 als Leibarzt und Med.-Rat nach Schwerin berufen, war 1870/71 dirig. Arzt des Reservelazaretts daselbst, wurde

1871 Ober-Med.-Rat, 1895 in den erblichen Adelstand erhoben und starb 18. Sept. 1898. M. gehört zu den angesehensten Praktikern und Medizinalbeamten unserer Zeit. Er war ein ganz ausserordentlich fruchtbarer Schriftsteller auf den verschiedensten Gebieten der Medizin. Hier können wir nur die hauptsächlichsten Schriften anführen: *„Nosol. u. anatom. Beiträge zur Lehre von den Greisenkrankheiten"* (Leipzig 1863) — *„Sectiones longaevorum. Denkschrift zur 100jähr. Jubelf.*

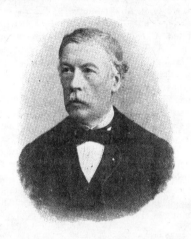

des Senckenberg'schen Instituts" (Frankfurt a. M. 1868) — *„Über die Verwachsung der Gefässhaut des Gehirns mit der Hirnrinde"* (Schwerin 1865) — *„Beobb. über die typhoiden Erkrankungen der französ. Kriegsgefangenen in Schwerin"* (Berlin 1872) u. s. w. Dazu Biographien von J. C. PASSAVANT, A. BRUECKNER, C. FLEMMING, F. W. BENEKE, sowie Abhandlungen und kritische Referate, geograph., anat.-histolog., vergleich.-anat., physiol., balneolog. und hygien. Inhalts in sehr beträchtl. Zahl (weit über 200) in MUELLER's und REICHERT-DU BOIS REYMOND's Archiv, BENEKE's Archiv für gemeinsch. Arb., dem entsprech. Korrespondenzbl., Memorabilien, BEHREND's Journ. f. Kinderkrankh., Irrenfreund, D. Klin., D. m. W., D. M.-Z., D. Arch. f. kl. Med., Würzb. med. Ztschr., SCHMIDT's Jahrbb., Abhandl. der Senckenbergschen Gesellsch., ferner in den Jahresber. der Berl. geogr. Gesellsch., Zoolog. Garten, Frankfurter Museum, Mecklenburg. Anzeigen, Zeitung,

Landesnachrichten u. s. w. Im übrigen verweisen wir auf eine im Verlag von HERBERGER, Schwerin i. M. 1899 erschienene Schrift, die ein vollständiges Lebensbild von M.'s mit dessen Bild und der Unterschrift „laetus labore usque ad letum" enthält. Auch erschien von seinem Sohne HEINRICH v. M., Arzt in Frankfurt a. M., nach M.'s Tod herausgegeben, ein ebenso lehrreiches als fesselnd geschriebenes *„Viaticum, Erfahrungen und Rathschläge eines alten Arztes, seinem Sohn beim Eintritt in die Praxis mitgegeben"* (Berl. 1899).

Meusel, Ernst Karl Eduard, in Gotha, geb. 2. Mai 1843 zu Coburg, studierte in Jena, Wien und Berlin, Dr. med. Jenens. 1866, gründete 1868 eine Privatklinik in Gotha, ist seit 1875 Vorst. d. chir. Abt. d. Stadtkrankenhauses, Geh. Med.-Rat. M. führte zuerst die Resektion des N. mandibularis von der Mundhöhle am Lebenden aus und publizierte darüber in B. kl. W. 1869; auch bearbeitete er für GERHARDT's Handb. der Kinderkrankheiten den Abschnitt: Krankhh. d. Fusses (VI, 2; 1880).

Mey, Gerrit Hendrik van der, geb. 1851 zu Amsterdam, studierte daselbst, wo er 1876 mit einer Diss.: *„De leer der ademhaling"* (gekr. Preisschrift) promovierte, und in Wien unter BILLROTH, BRAUN und BANDL. Nach einer 4jähr. prakt. Wirksamkeit als Geburtshelfer in Amsterdam wurde er 1881, nach dem Tode LEHMANN's, zum Prof. der Geburtsh. und Gynäkol. und Lehrer an der Reichs-Hebammenschule ernannt. M. starb an den Folgen einer Blutvergiftung 16. Dez. 1895. Ausser einigen Mitteilungen und Referaten im Ctrlbl. f. Gynäk. und in der Nederl. Tijdschr. v. Geneesk., veröffentlichte er eine Abhandlung: *„Über den Einfluss von Pilocarpin, Eserin u. A. auf die Contractionen der Gebärmutter"* (Congrès intern. d. sc. méd. 6. Session, Amst. 1879; französ. von PIGEOLET, Brüssel 1881).

Meyer, Georg Hermann von, Anatom in Zürich, geb. 16. Aug. 1815 zu Frankfurt a. M., studierte 1833 bis 36 in Heidelberg und Berlin als Schüler TIEDEMANN's und JOH. MUELLER's und wurde 1837 promoviert. Nachdem er 1839 in

Frankfurt das ärztliche Examen bestanden hatte, habilitierte er sich 1840 als Privatdozent in Tübingen, von wo er 1844 nach Zürich berufen wurde, um zunächst als Extraord. das Prosektorat, 1856 die ordentl. Professur für Anatomie und die Leitung des anat. Instituts zu übernehmen. M. las über Physiologie, Histologie, vergl. und pathol. Anat., gab aber 1862 alle Vorlesungen auf und behielt nur die über Anatomie. 1887 beging er sein 50jähr. Doktorjub., 1889 legte er seine Professur nieder und siedelte nach seiner Vaterstadt über, wo er 21. Juli 1892 starb. M. war um die genannten Gebiete als Lehrer wie

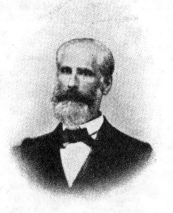

als Forscher hochverdient, ein überaus fruchtbarer Schriftsteller, von dem allein etwa 160 Journal-Aufsätze herrühren, u. a. hat er sich auch durch die Reformation der Fussbekleidung ein Verdienst erworben. Von seinen grösseren Werken führen wir an: „*Lehrbuch der Anatomie*" (Leipzig 1856; 2. Aufl. 1861) — „*Statik und Mechanik des menschlichen Knochengerüstes*" — „*Unsere Sprachwerkzeuge und deren Verwendung zur Bildung der Sprachlaute*" — „*Der Mensch als lebender Organismus*". Auch als populär-medizinischer Schriftsteller trat von M. auf und errang hier besondere Erfolge mit der Abhandlung: „*Über die richtige Gestalt des Schuhes*" (1858).

Meyer, Moritz, Geh. Sanitätsrat zu Berlin, geb. daselbst 6. Nov. 1821, studierte in Heidelberg, Halle, Berlin, wurde 1844 Doktor, wirkte seit 1845 als Arzt, seit 1854 als Spezialarzt für Elektrizität und Nervenkrankheiten in Berlin und starb daselbst 30. Okt. 1893. M. ist bekannt als Verf. eines wertvollen Werkes über Elektrizität u. d. T.: „*Die Elektricität in ihrer Anwendung auf praktische Medicin*" (Berlin 1854; 4. Aufl. 1883); entstanden aus einer 1852 von der med. Gesellsch. in Gent preisgekrönten Arbeit, umfasst dasselbe, im Gegensatz zu sämtlichen anderen Lehrbüchern der Elektrotherapie, die Anwendungsweise elektrischer Ströme im Gesamtgebiete der Medizin (Med., Chir., Geburtsh.) und bildete schon in 1. Aufl. (10 Bogen) ein das zerstreute Material von allen unwissenschaftl. und phantast. Beimischungen säuberndes, streng wissenschaftl. Lehrbuch, das auch bis zur letzten Aufl. (40 Bogen) der fortschreitenden Entwickelung der Elektrotherapie gewissenhaft Rechnung getragen hat. Von M. rührt auch der sogenannte „Meyersche Unterbrecher" her, ein behufs Prüfung der Muskel- und Nervenreaktion unentbehrliches Instrument; auch sind von ihm die durch fortgesetzten Gebrauch bleihaltigen Schnupftabaks entstandenen Lähmungen (1854) entdeckt worden.

Meyer, Hans Wilhelm, hervorragender dänischer Otolog, 25. Okt. 1824 in Fredericia geb., studierte auf der Kopenhagener Univ., wo er 1847 das Staatsexamen absolvierte, später mehrere Jahre im Auslande, besonders in Prag, Paris, London, Montpellier. Seit 1853 prakt. Arzt in Kopenhagen, seit 1865 Leiter einer Spezialklinik für Ohren-, Kehlkopf- und Nasenkrankheiten, entfaltete M. eine umfassende litterarische Thätigkeit, hauptsächlich auf dem Gebiete seiner Spezialität, als deren Resultat die epochemachenden Arbeiten „*Über adenoide Vegetationen in der Nasenrachenhöhle*", zuerst in der dän. Hosp. Tidende (1868), in Med.-chir. Transact. LIII (1869) und danach in weiterer Ausführung im Archiv für Ohrenheilkunde (VII, VIII, 1873 bis 74) erschienen. Auch hat er in Proceedings of the International Medical Congress, London 1881, bezügliche Mitteilungen gemacht (*„Adenoid vegetations in the vault of the pharynx"*). Andere zu erwähnende otologische Abhandlungen aus seiner Feder sind: *„Zur Behandlung der Ohrblutgeschwulst"* (Archiv f. Ohrenheilk., XVI, 1880; dänisch in Hosp. Tidende, 1880) und *„Über das Wesen der chronischen Trommelhöhleneiterung"* (eine Studie. Ib. XXI, 1884). Von der Halle-Wittenbergschen Univ. erhielt er 1884 das Ehrendoktordiplom. M. starb 3. Juni 1895. Am 25. Okt. 1898 fand in Kopenhagen die feierliche Enthüllung seines von einem internationalen Ärzte-Komitee gestifteten Denkmals statt, wobei Sir FRANZ SERNON aus London die Denkrede hielt.

Meyer, Ludwig, bekannter Psychiater, in Bielefeld 27. Dez. 1827 geb. Seine in Bonn, Berlin und Würzburg vollbrachte Studienzeit führte ihn speziell VIRCHOW und TRAUBE näher. 1852 promoviert, entfaltete er eine psychiatrische Wirksamkeit zunächst an der neuen Charité zu Berlin, dann in Schwetz und als Oberarzt am Hamburger allgem. Krankenhause,

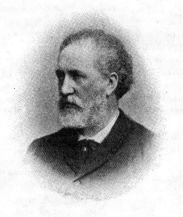

dort führte er 1860 die freie Behandlung (wohl zuerst in Deutschland) ein. 1866 wurde er als Prof. ord. u. Direktor der Irrenanstalt nach Göttingen berufen, wo er 8. Febr. 1900 starb. M. gehört zu den verdientesten Irrenärzten der Neuzeit. Seine hervorragendsten Schriften sind: *„Die allgemeine progressive Paralyse, eine chronische Meningitis"* (1857) — *„Die allgemeine Paralyse, eine Encephalitis"* (VIRCHOW's Archiv). In der Zeitschr. f. Psychiatrie schrieb er über Opium, Pneumonien bei Nahrungsverweigerern, No-restraint-System; im A. f. Ps. über Cranium progenaeum, Schädelskoliose, Erweiterung der Carotis interna; in der B. kl. W. über Behandlung der progressiven Paralyse, Bromkalium als Hypnotikum. Ausserdem noch in VIRCHOW's Archiv über Ependym-Granulationen und Choleratyphoïd. Eine eingehende Würdigung M.'s findet sich in einem Nekrolog der D. M. W. vom 22. Febr. 1900.

Meyer, Paul, zu Tegerstein i. E. 18. Mai 1852 geb., hatte in Strassburg, wo er seine med. Studien 1881 beendete, hauptsächlich v. RECKLINGHAUSEN und KUSSMAUL zu Lehrern und habilitierte sich dortselbst 1881, starb jedoch bereits 6. Juli 1889 zu Molsheim im Elsass. Er veröffentlichte: *Études histologiques sur le labyrinthe membraneux"* — *„De l hyaline dans les vaisseaux"* (Arch. de phys.) — *„Ueber multiple Aneurysmen der mittleren Arterien"* — *„Ueber diphtherische Lähmungen"* (VIRCHOW's Arch.) — *„Ueber parenchymatöse Encephalitis"* und über: *„Secundäre Degeneration bei Pons-Apoplexie"* (beide im Arch. f. Psychiatrie).

Meyer, Hans Horst, geb. 17. März 1853 zu Insterburg, studierte in Königsberg in Pr., Leipzig, Berlin und Strassburg unter JAFFÉ, LUDWIG, SCHMIEDEBERG, habilitierte sich 1881 in Strassburg und wurde 1882 als Prof. der Arzneimittellehre, Diätetik und Geschichte der Medizin nach Dorpat, 1884 auf den Lehrstuhl der Pharmakologie an der Univ. Marburg berufen.

Meyer, George, in Berlin, daselbst 13. Juli 1860 geb. und ausgebildet, 1882 promoviert, Arzt seit 1884, war Volontär-Assistent in der städt. Frauen-Siechenanstalt (unter EWALD) und wandte sich neben der Praxis der litter. Arbeit zu, speziell dem Studium des Krankentransportwesens in wissenschaftl. und techn. Hinsicht, das er für Zivilverhältnisse verbesserte, ferner der Verwundeten- und Krankenpflege, dem Samariter- und Rettungswesen überhaupt. Ein anderes von M. bearbeitetes Gebiet betrifft das Studium der älteren Medizinalgesetze und Verordnungen, besonders derjenigen aus der

Periode der grossen mittelalterl. Volksseuchen und das älteste Sanitätswesen in Deutschland. Ferner lieferte M. eine Reihe von statistisch-epidemiol. Arbeiten, sowie von Verbesserungen in der med. Technik u. a. eine Unterhautspritze mit stellbarem Asbestkolben (B. k. W. 1890); einen Operationstisch und Stuhl (Ib. 1893), eine Lagerungsvorrichtung für Krankentransport (Ztschr. f. Krankenpfl.), einen Verband- und Instrumentenkasten für Ärzte, Kasten für erste Hilfe (für Laien) und Verbandpäckchen zu gleichem Zweck (zus. mit SOLTSIEN, Altona 1899). Von selbständig erschienenen Publikationen M.'s führen wir die folgenden Titel an: „*Das Samariter- und Rettungswesen im Deutschen Reich*" (München 1897) — „*Rettungswesen und Samariter-Unterricht im vor. Jahrh.*" (Ib.) — „*Sanitäre Einrichtungen in London mit besonderer Berücksichtigung des Rettungs- und Krankentransportwesens*" (Braunschweig 1898). Seit 1898 giebt M. zus. mit GEORG LIEBE und PAUL JACOBSOHN ein grosses „*Handbuch der Krankenversorgung u. Krankenpflege*" (Berlin) und seit 1899 den „*Deutsch. Kalender für Krankenpflegerinnen u. Krankenpfleger*" (Frankfurt a. M.) heraus.

Meyer, Edmund Victor, in Berlin, daselbst 30. Oktober 1864 geb., studierte in Heidelberg und Berlin, hauptsächlich als Schüler von BERNHARD FRÄNKEL, promoviert 1887, approbiert 1888, war seit 1889 Volontär, seit 1890 Assistent an der k. Univ.-Poliklinik für Hals- und Nasenkranke und habilitierte sich 1898 für Laryngologie und verwandte Gebiete. Schriften: „*Über Struma maligna*" — „*Zur Kenntnis der inneren Kehlkopfmuskeln des Menschen*" — „*Die Luftsäcke der Affen*".

Meynert, Theodor, hervorragender Psychiater in Wien, geb. 15. Juni 1833 in Dresden, absolvierte die Univ.-Studien in Wien, wurde daselbst Dr. med. 1861, 1865 Dozent für Bau und Leistung des Gehirns, 1866 Prosektor der Wiener Irrenanstalt, 1870 Vorstand der psych. Klinik und a. ö. Prof. der Psychiatrie, 1873 o. ö. Prof. der Nervenkrankheiten, 1885 Hofrat. M., der 31. Mai 1892 starb, war Redakteur der „Wiener Jahrbücher für Psychiatrie", Präsident des Vereines für Psychiatrie und forens. Psychologie in Wien, Mitherausgeber des Berliner Arch. f. Psych. und Nervenkrankheiten und schrieb: „*Anatomie der Hirnrinde als*

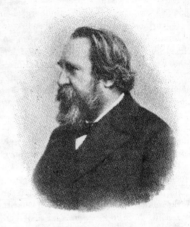

Träger des Vorstellungslebens und ihrer Verbindungsbahnen mit den empfindenden Oberflächen und den bewegenden Massen" (LEIDESDORF's Lehrb. d. Psych., 1865) — „*Der Bau der Grosshirnrinde und seine örtliche Verschiedenh.*" (Neuwied 1868) — „*Ueber den doppelten Rückenmarksursprung im Gehirne*" (Wien. Akad. d. Wissensch., 1869) — „*Die centrale Projection der Sinnesoberflächen*" (Ib. 1869) — „*Vom Gehirn der Säugethiere*" (in STRICKER's Handb. d. Lehre v. d. Geweben, Leipzig 1872) — „*Psychiatrie, Klinik der Erkrankungen des Vorderhirns*" (1. Hälfte, Wien 1884). Der Schwerpunkt von M.'s Arbeiten lag in der Erforschung der anat. und physiol. Verhältnisse im Gehirn. Er hat die Kenntnisse nach dieser Richtung hin wesentlich bereichert. Seine Studien führten ihn zu einer besonderen Theorie der Gehirnfunktionen, mit der er auch die Pathologie in Einklang zu bringen suchte. Freilich zeigte sich das von ihm aufgestellte System vielfach lückenhaft und hypothetisch und hat nicht die unbedingte Anerkennung aller Fachgenossen erlangen können.

Mezger, Johann Georg, geb. 22. Aug. 1839 in Amsterdam, studierte daselbst und in Leiden, promovierte 1863 mit einer Diss. „*Über die Behandlung der*

Gelenkverstauchungen mittels Massage", war mehrere Jahre Assistent bei van Geuns in Amsterdam und beschäftigte sich hier nebenher erfolgreich mit Massagekuren. Diesem Zweig wandte er sich später ausschliesslich zu, verlegte 1889 seinen Wohnsitz nach Wiesbaden, neuerdings wieder nach Amsterdam.

Mialhe, Louis, zu Paris, geb. 5. Nov. 1807 zu Vabre (Tarn), war ein Zögling der Pariser Fakultät, wurde 1836 Apotheker, hielt als solcher eine Offizin, wurde 1839 Doktor, in demselben Jahre Agrégé der Fakultät und hielt, auf Veranlassung von Dumas, Vorlesungen über Pharmakologie. M. starb 25. Nov. 1886 und hat eine grosse Zahl von Arbeiten veröffentlicht, die bereits im älteren Lex. aufgezählt sind.

Michael, Isaac, zu Hamburg, geb. daselbst 16. Nov. 1848 als Sohn des Arztes M. I. M. († 1865), studierte in Heidelberg, Leipzig, Berlin, war 1875 bis 76 Assistent an der Poliklinik für Halskrankheiten bei Schnitzler und an der Ohrenklinik Urbantschitsch's in Wien, wurde 1872 in Würzburg Doktor, machte das Staatsexamen 1875 in Leipzig, war seit 1876 prakt. Arzt in Hamburg und betrieb mit Vorliebe Laryngol. und Otologie. M., der 7. Jan. 1897 ziemlich plötzlich starb, hat ausser zahlreichen Referaten für verschiedene Zeitschriften, im ganzen etwa 30 litter. Arbeiten veröffentlicht, darunter eine solche über Gesangsphysiol. u. d. T.: „*Gesang- und Registerbildung*" (Hamburg 1887) und eine Übersetzung von Mackenzie's „Hygiene of the vocal organs". Von den übrigen Publikationen sind hervorzuheben: „*Permanente Tamponade der Trachea*" (v. Langenbeck's Archiv, 1882) — „*Ueber Keuchhustenbehandlung*" (mit Pulvereinblasungen in die Nase, D. m. W. 1886) — „*Doppelmeissel für adenoide Vegetationen*" (B. k. W. 1880) — „*Aphonia und Dyspnoea spastica*" (W. m. Pr. 1885). Zum 80jähr. Stiftungsfeste des Hamburger ärztl. Vereins veröffentlichte er eine gediegene Geschichte desselben (Hamburg 1896).

Michaelis, Eduard, Augenarzt in Berlin, daselbst als Sohn von Heinrich Sabatier M. (1791 bis 1857) 18. Juni 1824 geb., studierte in Prag, Wien, Paris und Berlin, an welch letzterem Orte er 1847 promovierte. Er beschäftigte sich vorzüglich mit der Augenheilkunde und war 1851 bis 62 Assistent A. von Graefe's, mit dem er bis zu dessen Tode in innigster Freundschaft verkehrte. Danach wirkte er selbständig als Augenarzt in Berlin, musste sich aber in den letzten Jahren infolge vollständiger Erblindung von der Praxis zurückziehen. Von ihm rühren folgende Schriften her: „*A. v. Graefe, sein Leben und Wirken*" (Berlin 1877) — „*Handwörterbuch der augenärztlichen Therapie*" (Leipzig 1883). M. starb 17. Jan. 1891.

Michaelis, Max Hugo, in Berlin, daselbst 25. Juli 1869 geb. und ausgebildet, hauptsächlich als Schüler v. Leyden's, promoviert 1893, war 1891 bis 94 spezieller Amanuensis v. Leyden's, trat 1894 als Volontär an der k. Univ.-Klinik zu Berlin ein, ward 1896 Assistent der k. Klinik und Oberarzt an der k. Charité und ist seit 1898 ältester Assistent der Klinik, habilitierte sich 1898 für innere Medizin. Arbeiten: „*Über Ligatur der Koronararterien des Herzens*" — „*Über Endocarditis gonorrhoica*" — „*Über Endocarditis tuberculosa und ihre experimentelle Erzeugung*".

Michaux, Maximilien, geb. 18. Aug. 1808 zu Avennes, wurde 1835 Prof. an der Univ. Loewen, war Mitglied der Acad. roy. de Belg. u. s. w. und starb 11. April 1890. Seine zahlreichen Publikationen hat v. d. Corput im älteren Biogr. Lex. charakterisiert.

Michel, Julius v., in Würzburg, geb. 5. Juli 1843 zu Frankenthal i. d. Pfalz, studierte in Würzburg und Zürich, machte das Fakultätsexamen und promovierte zugleich 1866 in Würzburg; 1867 bestand er das bayr. Staatsexamen in München. Die Feldzüge von 1866 und 70/71 machte er als Militärarzt mit. Von 1868 bis zum Beginn des Feldzuges 1870 war er Assistent an der Züricher Univ.-Augenklinik unter Horner's Leitung, vorher Assistent am pfälz. Krankenhause zu Frankenthal. Mit Beendigung des Feldzuges bezw. seiner Militärdienstpflicht 1871 beschäftigte er sich unter Leitung Schwalbe's im Ludwigschen physiol. Institut mit histolog. Arbeiten, habilitierte sich 1872 für Augenheilkunde in Leipzig, war 1873 bis 79 anfänglich Extraordinarius und nach einem Jahre Ordinarius für dieses Fach in Erlangen, wurde im letztgenannten Jahre nach Würzburg u. Anfang 1900 nach Berlin als Nachfolger SCHWEIGGER's berufen. Er veröffentlichte: *„Klinischer Leitfaden der Augenheilkunde"* (2. Aufl. Wiesbaden 1897),

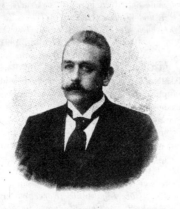

„Lehrbuch der Augenheilkunde" (Ib. 1890), ferner Programmschriften und fachwissenschaftl. Artikel in v. GRAEFE's Arch., den kl. Mtsbl. f. Augenheilk., A. f. A., dem Arch. f. kl. Med. u. a. Seit 1877 redigiert er den Jahresbericht der Ophthalmol. und gründete 1899 in Gemeinschaft mit KUHNT die Zeitschrift f. Augenheilk.

Michelson, Paul, in Königsberg, daselbst 1846 geb. und im wesentlichen ausgebildet, promoviert 1868 (*„Zur Histologie der Vater-Pacinischen Körperchen"*), beschäftigte sich nach seiner Niederlassung in seiner Vaterstadt besonders mit Hautkrankheiten, habilitierte sich dafür 1888, starb jedoch bereits 21. Dez. 1891. Neben der Dermatologie vertrat M. auch das Fach der Rhino- und Laryngologie und ist auch auf diesen Gebieten schriftstellerisch hervorgetreten. Er publizierte Arbeiten über das Protoplasma der Eiterkörperchen, über Bartflechte, Haarschwund und dessen Ursachen, übermässigen Haarwuchs, Impfung, Tuberkulose der Nasen- und Mundschleimhaut, Affektionen der Zunge und arbeitete mit v. MIKULICZ (damals in Königsberg) an einem Atlas der Mund- und Rachenhöhlenaffektionen.

Middeldorpf, Albrecht Théodor, zu Breslau, daselbst 3. Juli 1824 geb., studierte 1842 bis 46 in Breslau und Berlin, trat dabei PURKINJE, JOH. MUELLER und DIEFFENBACH näher, wurde 1846 Doktor, war darauf 1 Jahr lang bei PURKINJE Assistent, besuchte Wien und Paris und gründete, nach Breslau zurückgekehrt, mit mehreren Freunden einen Verein für physiol. Heilkunde. Die bald danach ausgebrochene Cholera gab ihm Gelegenheit zu Untersuchungen über die Verminderung des Wassergehaltes der Muskeln, den Eiweissgehalt des Erbrochenen und der Stühle, des Urins etc. 1849 wurde er Assistent auf der unter REMER stehenden chirurg. Abteilung des Allerheiligen-Hosp., begann schon damals seine Experimente über die „Akidopeirastik" und veröffentlichte mehrere chirurg. Abhandlungen u. a.: *„Ueberblick über die Akidopeirastik, eine neue Untersuchungsmethode mit Hülfe spitziger Werkzeuge"* (GUENSBURG's Zeitschr., VIII) und die geschätzten *„Beiträge zur Lehre von den Knochenbrüchen"* (Breslau 1853), mit denen er sich als Privatdozent der Chir. 1852 habilitierte. Für die ihn schon lange beschäftigende Galvanokaustik gelang es ihm, unterstützt durch befreundete Physiker und geschickte Instrumentenmacher, eine entsprechende Batterie und Apparate herzustellen, so dass 1853 von ihm die erste derartige Operation am lebenden Menschen ausgeführt werden konnte. Seine bezüglichen Erfindungen publizierte er in dem Werke: *„Die Galvanokaustik, ein Beitrag zur operativen Medicin"* (Breslau 1854, m. 4 Taff.); später erschien noch: *„Abrégé de la galvanocaustie"* (Ib. 1864). 1854 wurde er zum Prof. e. o. der Chir. und Augenheilk. und zum Direktor der chirurg.-augenärztl. Poliklinik, bald darauf auch zum Oberwundarzt des Allerheiligen-Hosp. ernannt; 1856 erhielt er die Leitung der chirurg.-augenärztl. Klinik und Poliklinik, und wurde zugleich Prof. ord. Bei einer Reise nach Paris 1856 konnte er seine galvanokaust. Operationsmethode vielfach demonstrieren und mit derselben in den Hospitälern operieren; auch erhielt er von der Acad. des sc. einen MONTHYON-Preis und von der Kommission für den Napoleonischen Elektrizitätspreis eine Medaille. 1859 wurde er zum Med.-Rat und Mitgliede des Prov.-Med.-Kolleg. ernannt. Während der Kriege 1864 und 66 war er teils in den Kriegshospitälern des Johanniterordens in Schleswig, teils als Generalarzt und konsult. Chirurg in den böhm. Lazaretten mit Auszeichnung thätig. Seit dem Kriege von 1866 aber kränkelte er und, obgleich er äusserlich noch in alter Weise thätig war, ja sogar mit HAESER zus. noch das Wundarzneibuch des Deutsch-Ordensbruders HEINRICH PFOLSPEUNDT herausgab,

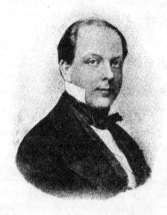

führten mehrere voraufgegangene Erkrankungen 29. Juli 1868 seinen Tod durch Darmperforation herbei. — M. hat das chirurg. Können durch seine Erfindungen und Leistungen nach versch. Richtungen hin erweitert; vor allem ist er, wenn auch nicht der Erfinder, so doch der wissenschaftl. und techn. Begründer der Galvanokaustik. Als klin Lehrer war er durch die Klarheit, Gediegenheit und Gelehrsamkeit seines Vortrages und seiner Entwickelung des Krankheitsbildes mustergiltig; als Operateur zeichnete er sich durch die sorgfältigste und gewissenhafteste Vorbereitung und die technische Vollendung der Operation aus, obgleich er fern von jeder krankhaften Operationslust war.

Middendorff, Alexander Theodor von, Anthropolog und Ethnograph, geb. 6./18. Aug. 1815 in St. Petersburg, studierte von 1832 ab in Dorpat und wurde daselbst 1837 Doktor. Nach weiteren naturwissenschaftl. Studien in Berlin wurde er 1839 Prof. der Zoologie an der Univ. in Kiew, gab aber bald seine Stellung auf und machte mit K. E. v. BAER eine Reise nach Kola und dem russ. Lappland, 1842 eine Reise in den Norden Sibiriens, nach dem Taimyrlande, der Küste des Ochotskischen Meeres, dem Amurgebiet, wurde 1845, nach St. Petersburg zurückgekehrt, ord. Mitglied der Akademie der Wissenschaften, 1855 bis 75 bestand. Sekretär derselben, besuchte 1860 noch einmal Sibirien, 1867 Nowaja Semlja und Island, 1870 Spitzbergen und Schottland, 1878 Turkestan. Seit einer Reihe von Jahren lebte M. auf seinem Landgute in Livland, mit wissenschaftl. und gemeinnützigen Arbeiten beschäftigt, beging 1887 sein 50jähr. Dr.-Jubil. und starb 28. Jan. 1894 auf dem Gut Hellenowa bei Dorpat. Seine äusserst vielseitige litterarische Thätigkeit ist bereits von STIEDA im älteren Lex. nach Gebühr gewürdigt.

Middlemore, Richard, zu Birmingham, Augenarzt, Chirurg und Dozent der Augenheilkunde an der dortigen Royal Eye Infirmary, geb. 1804 und gest. 7. März 1891, verfasste das bekannte Lehrbuch: „*A treatise on the diseases of the eye and its appendages*" (2 voll., Lond. 1835; 2. éd. 1839) und: „*On the treatment of certain injuries of the eye, occurring in infants and young persons*" (Ib. 1840), sowie eine grosse Zahl ophthalmol. Artikel in versch. Zeitschriften. M. hat sich besonders um die Lehre vom Glaukom, die Behandlung der Geschwülste des Auges, der Amaurose, die Kataraktextraktion und die Veränderungen des Bulbus nach derselben verdient gemacht.

Mies, Franz Johann Joseph, in Köln, daselbst 13. Nov. 1859 geb., studierte seit 1879 in Bonn, hier bereits mit anthropol. Studien beschäftigt (unter SCHAAFFHAUSEN), ferner in Freiburg i. Br., München und Berlin. In München machte M. Doktor- und Staatsexamen, ging dann auf längere Reisen hauptsächlich zum Zweck anthropol. Studien, war 1885 bis 86 am Bürgerspital seiner Vaterstadt Assistent, liess sich aber erst 1893 dauernd dort nieder und zwar als Spezialarzt für Nervenleiden und starb bereits 9. Juni 1899. M. hat im ganzen etwa 34 Abhandlungen publiziert, meist anthropol. und anat. Themata betreffend. Ein Verzeichnis seiner Arbeiten gab BUSCHAN im Korrespbl. d. D. anthropol. Ges.

Miescher, Johann Friedrich, als Sohn des emeritierten Baseler Anatomie-Prof. gl. N. daselbst 13. Aug. 1844 geb., studierte in seiner Vaterstadt, sowie in Göttingen, Leipzig und Tübingen. wurde 1868 Dr. med. in Basel, habilitierte sich daselbst 1871 für Physiologie und wurde 1872 bereits ord. Prof. 1895 trat er aus Gesundheitsrücksichten in den Ruhestand und starb 26. August desselben Jahres in Davos. M. war einer der Begründer und Förderer des physiol. Unterrichts in Basel, wo er 1885 im Vesalianum ein physiol. Laboratorium einrichtete. Seine verschiedenen Arbeiten betrafen die chemische Zusammensetzung der Eiterzellen, Kerngebilde im Hühnereidotter, Spermatozoen der Wirbeltiere, Ernährung des Rheinlachses, die Lehre von den Athembewegungen u. a. m.

Mihalkovics, Victor Geza, in Budapest, geb. daselbst 29. Jan. 1844, vollendete dort die med. Studien, wurde 1868 Assistent bei der Lehrkanzel für deskript. Anat., 1869 Dr. med., 1871 Operationszögling, ging nach Wien, wo er sich mit Embryologie und Histologie bei SCHENK und TOLDT, 1873 nach Leipzig, wo er sich bei LUDWIG und SCHWALBE mit Histol. beschäftigte, wurde in Strassburg erster Assistent WALDEYER's und 1874 Privatdozent der deskript. Anat. in Budapest; 1875 wurde er, nachdem er im Auftrage des ungar. Unterrichts-Ministeriums zum Behufe der Erbauung eines Anatomiegebäudes in Budapest die entsprechenden Bauten in Paris und Deutschland studiert hatte, an der Budapester Univ. a. o. Prof. der Embryol., 1878 o. ö. Prof. der Embryol. und der prakt. Anatomie, 1881 o. ö. Parallel-Prof. der gesamten deskript. Anat. und 1884 ord. Mitglied der ungar. Akademie. M., der 11. Juli 1899 starb, war ein sehr bedeutender Anatom. Er unterhielt beständig mit der deutschen Forschung Beziehungen, besonders mit WALDEYER, und hat eine grosse Reihe von Schriften publiziert. Wir zitieren: *„Beitr. zur Anat. und Histol. d. Hodens"* (Arb. d. phys. Anstalt zu Leipzig, 1873) — *„Ein Beitrag zur ersten Anlage d. Augenlinse"* (A. f. m. A., XI, 1875) — *„Entwicklungsgeschichte des Gehirns"* (Leipzig 1877) — *„Das neue anat. Institut in Budapest"* (A. f. A. 1879) — *„Untersuchungen über die Entwickl. des Harn- und Geschlechtsapparates der Amnioten"* (Intern. Monatsschr. f. Anat. und Histol., II, 1885). Die meisten dieser Arbeiten sind auch in ungarischer Sprache erschienen; ausserdem erschien in ungar. Sprache: Eine allgem. Anatomie, 1881; die Uebersetzung der deskript. Anat. des Menschen von KARL KRAUSE, 1881 u. 82 und ein Lehrb. der deskript. Anat. des Menschen.

Mikulicz, Johann von Radecki, geb. 16. Mai 1850 in Czernowitz, studierte seit 1869 in Wien, wurde 1875 daselbst Doktor, arbeitete darauf 3 Jahre hindurch als Operationszögling unter BILLROTH's Leitung, wurde nachträglich sein Assistent, blieb in dieser Stellung bis 1881, nachdem er sich 1880 als Privatdozent der Chir. in Wien habilitiert hatte. 1882 wurde er Prof. ord. der Chir. und Direktor der chir. Klinik in Krakau; 1887 wurde er in derselben Stellung an die Univ. Königsberg, 1890 nach Breslau berufen. Als eifriger Anhänger der Antiseptik hat er sich viel mit ihrer Vervollkommnung und Prüfung befasst; seine hauptsächlichsten Arbeiten auf diesem Gebiete sind: *„Ueber die Beziehungen des Glycerins zu Coccobacteria septica und zur septischen Infection"* (v. LANGENBECK's Archiv, 1878) — *„Die antiseptische Wundbehandlung und ihre Technik"* (Mitt. des Vereins der Ärzte in Niederösterreich) — *„Zur Sprayfrage"* (v. LANGENBECK's Archiv, 1880) — *„Ueber die Anwendung der Antiseptik bei Laparotomien"* (Ib. XXVI) — *„Ueber die Verwendung des Jodoforms bei der Wundbehandlung und dessen Einfluss auf fungöse und verwandte Processe"* (Ib. XXVII) — *„Die Verwendung des Jodoforms in der Chirurgie"* (Wien. Kl., 1882) — *„Ueber einige Modificationen des antiseptischen Verfahrens"* (v. LANGENBECK's Archiv, XXXI) — *„Erfahrungen über den Dauerverband und die Wundbehandlung ohne Drainage"* (Klin. Jahrb. I, 1888). In der neueren Zeit hat er viel an der Vervollkommnung der Asepsis gearbeitet: „*Über Versuche, die aseptische Wundbehandlung zu einer wirklich keimfreien Methode zu vervollkommnen*" (D. m. W.., 1897) — „*Die Desinfektion der Haut und Hände mittels Seifenspiritus*" (D. m. W., 1899) u. a. Durch seine 1881 erschienene Arbeit: „*Über Gastroskopie und Ösophagoskopie*" (W. m. Pr.) hat er die heute geübte Methode der Ösophagoskopie begründet. Die Abdominalchir., namentlich die des Magens, verdankt ihm eine Reihe grösserer Arbeiten: „*Über die Ausschaltung toter Räume aus der Peritonealhöhle*" (Arch. für klin. Chir. XXXIII) — „*Perforationsperitonitis*" (VOLKMANN's klin. Vortr., 1883)

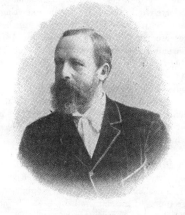

— „*Zur operativen Behandlung der Pylorusstenose*" (Cbl. f. Ch., 1887) — „*Zur operativen Behandlung des stenosirenden Magengeschwürs*" (Arch. für klin. Chir. XXXVII) — „*Beiträge zur Technik der Operation des Magencarcinoms*" (Ib. LVII). Von den zahlreichen Arbeiten seien ferner erwähnt auf dem Gebiete der Orthopädie u. der Knochen- und Gelenkchir.: „*Über seitliche Verkrümmungen am Knie u. deren Heilungsmethoden*" (Ib. XXIII) — „*Eine neue osteoplastische Resektion am Fusse*" (Ib. XXVI) — „*Beiträge zur plastischen Chirurgie der Nase*" (Ib. XXX) — „*Die unblutige Reduction der angeborenen Hüftverrenkung*" (Ib. IL) — „*Über ausgedehnte Resektionen an langen Röhrenknochen wegen maligner Geschwülste*" (Ib. L). Weitere Arbeiten beschäftigen sich mit der Therapie des Kropfes und der BASEDOW'schen Krankheit (B. k. W. 1895, Cbl. f. Ch. 1895 und Cbl. f. Ch. 1886). Eine grosse Anzahl kasuistischer Beiträge ist in dem Archiv für klin. Chir., den BRUNS'schen Beiträgen, den Mitteilungen aus den Grenzgebieten der Med. und Chir. u. a. erschienen. Von grösseren Einzelwerken seien erwähnt der mit MICHELSON gemeinsam herausgegebene „*Atlas der Krankheiten der Mund- und Rachenhöhle*" (Berlin 1892) — „*Die Krankheiten des Mundes*" (mit KÜMMEL, Jena, 1898), die zuerst in gekürzter Form als „*The diseases of the mouth*" in dem amerikanischen Sammelwerk „Twentieth Century Practice" (New York 1896) erschien. In dasselbe Gebiet gehören von kleineren Arbeiten noch die „seitliche Pharyngotomie behufs Exstirpation maligner Geschwülste der Tonsillargegend" (D. m. W., 1886) und die Schilderung der „eigenartigen symmetrischen Erkrankung der Thränen- und Mundspeicheldrüsen (MIKULICZ'sche Krankheit)" in den BILLROTH gewidmeten „Beiträgen". Mit v. BERGMANN und BRUNS redigiert er zur Zeit das Handbuch der prakt. Chir. Gemeinsam mit NAUNYN giebt er die von N. und ihm gegründeten „Mitteilungen aus den Grenzgebieten der Med. und Chir." heraus; ebenso ist er Mitherausgeber der „BRUNS'schen Beiträge zur Chir."

Miller, Willoughby D., in Berlin, geb. in Alexandria, Ohio, U. S. A. 1853, studierte in Ann Arbor und seit 1875 in Edinburg, Berlin, Philadelphia, Dr. med. Berol. 1888, wurde 1879 als D. D. S. in Philadelphia graduirt, folgte 1884 einem Ruf als Lehrer der Zahnheilk. an das betr. Institut in Berlin, erhielt die Würde als Dr. phil. hon. causa von Ann Arbor und wurde 1892 Prof. e. o. Schriften: „*Die Mikroorganismen der Mundhöhle*" (1889; 2. Aufl. 1892) — „*Lehrbuch der conservirenden Zahnheilk.*" (1896; 2. Aufl. 1898) und gegen 100 anderweitige Publikationen grösseren und geringeren Umfanges.

Milne-Edwards, Alphonse, in Paris, daselbst 13. Okt. 1835 als Sohn des berühmten Zoologen Henri M. († 1885) geb., studierte und promovirte zum Dr. med. 1859, wandte sich dann der Zoologie zu, wurde Gehülfe seines Vaters, Prof. an der École de pharm. 1865, Nachfolger seines Vaters im Museum 1876 und dessen Leiter 1891. Er nahm an mehreren wissenschaftlichen Expeditionen teil, wurde 1877 Mitgl. des Instituts, 1885 Mitgl. der Akad. der Med. und starb 21. April 1900. Seine zahlreichen, hochbedeutenden Arbeiten bewegen sich auf dem Gebiet der Anat., Zool. und Paläontologie. Im älteren Lexikon ist M. unter Edwards erwähnt.

Minati, Carlo, geb. 17. April 1824 in Montepulciano (Toskana), studierte in Pisa bis 1847 und in Florenz bis 1850 und redigierte nach seiner Promotion, 1850 bis 59, die Journale: *„Il Progresso medico"* — *„La Gazzetta medica italiana"* — *„Il Tempo"* und bearbeitete die med. Rundschau für dieselben. 1855 wurde er Assistent der geburtshilfl. Klinik von Florenz, unter VANNONI, 1859 von der grossh. toskan. Regierung zum Prof. der Geburtshilfe und Gynäkologie an der Univ. Siena ernannt und 1866 von der königl. ital. Regierung, nach überstandenem Konkurs, in derselben Stellung an die Klinik von Pisa versetzt, wo er Ende April 1899 starb. Unter seinen Schriften wollen wir erwähnen: *„Annotazioni sul parto prematuro artificiale, specialmente in relazione con la medicina legale"* (Siena 1862) — *„Della parte che ebbe il Cesalpino nella scoperta della circolazione del sangue"* (Florenz 1874) — *„Dei bagni di Casciano nella provincia di Pisa"* (Ib. 1877) — *„Ostetricia minore, lezioni"* (Mailand 1881) — *„Lo speculum delle partorienti inventato per uso clinico"* (Ib. 1885).

Minich, Angelo, geb. 1817 zu Venedig, studierte auf den Univ. Padua und Pavia und ging 1841 nach Wien, um sich dort in den chir. Studien zu vervollkommnen. 1845 wurde er zum supplier. Prof. der chir. Klinik in Padua ernannt, in welcher Stellung er bis 1847 verblieb; 1848 war er Chefarzt der revolutionären Truppen Venedigs und seit 1850 chirurg. Primararzt des venetianischen Krankenhauses. Seit 1868 war er Mitglied des Istituto veneto di scienze, lettere ed arti, und Vizepräsident desselben. M. starb Ende November 1893. Seine zahlreichen Schriften sind z. T. im alten Lexikon aufgezählt.

Minkiewicz, Johannes, geb. zu Newel 11. April 1826, studierte in Moskau (1843 bis 48) und wurde daselbst 1850 Doktor, war 1848 bis 50 Hospitalarzt in der Festung Temir-Han-Schury in Dagestan, nahm 1851 bis 53 die Stellung eines Assistenten an PIROGOFF's Klinik in Petersburg ein, wurde 1853 Oberarzt des Militärhospitals in Sebastopol und siedelte im folgenden Jahre nach dem Kaukasus über, wo er Chirurg des Erivan'schen Militärbezirkes wurde. 1856 erhielt er die Stelle eines Generalchirurgus der kaukasischen Armee und hatte sie bis 1883 inne; 1859 bis 62 unternahm er auf Regierungskosten eine Studienreise durch Deutschland, Österreich, Frankreich, Italien und England, wurde 1868 konsultierendes Mitglied des Medizinal-Konseils in Tiflis und 1873 Ehrenmitglied des gelehrten Komitees für Medizinalangelegenheiten in der Armee. M. starb Ende Dez. 1897 in Tiflis. Er war ein sehr fruchtbarer Schriftsteller; doch kann hier von der Aufzählung der Schriften, die zum grössten Teil schon im älteren Lexikon gewürdigt sind, abgesehen werden.

Minkowski, Oscar, in Strassburg, geb 13. Jan. 1858 in Alexoten bei Kowno in Russland, studierte in Königsberg, Freiburg, Strassburg, hauptsächlich als Schüler von NAUNYN, promovierte 1881 zu Königsberg, war Assistent an der med. Klinik bei NAUNYN 1882 bis 92, habilitierte sich in Königsberg 1885, in Strassburg 1888 und ist Prof. e. o. seit 1891 daselbst. Schriften: *„Einfluss der Leberexstirpation auf den Stoffwechsel"* (1885) — *„Vorkommen von Oxybuttersäure im Harn bei Diabetes mellitus"* (1884) — *„Untersuchungen über den Diabetes mellitus nach Exstirpation des Pankreas"* (Leipzig 1893) — *„Untersuchungen zur Physiologie und Pathologie der Harnsäure"* (Ib. 1898). M. ist Mitarbeiter an v. LEYDEN's Handb. der Ernährungstherapie, NOTHNAGEL's Handb. d. spez. Pathologie und Therapie, LIEBREICH's Encyklopädie der Therapie, LUBARSCH und OSTERTAG, Ergebnisse der allgemeinen Pathologie. Mai 1900 erhielt M. einen Ruf als Dir. d. inn. Abt. d. städt. Krankenh. in Köln.

Mitscherlich, Karl Gustav, zu Jever 9. Nov. 1805 geb., studierte seit 1825 in Berlin, untersuchte schon als Student in dem Laboratorium seines Bruders, des bekannten Chemikers Eilhard M., verschiedene Antimon- und Quecksilberpräparate und promovierte 1829 mit der Diss.: *„Hydrargyri praeparata usitatissima analytice accuratius perscrutata".* Er liess sich 1830 als Arzt in Berlin nieder, habilitierte sich daselbst 1834 mit der Schrift *„De salivae indole in nonnullis morbis"* und wurde 1841 a. o., 1844 ord. Prof., in welcher Stellung er als berühmter Lehrer der Arzneimittellehre bis zu seinem 19. März 1871 erfolgten Tode wirkte, nachdem er 1858 Geh. Med.-Rat geworden. M. war, wie Husemann im

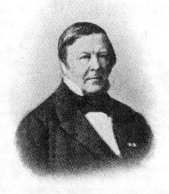

älteren Biogr. Lex. bemerkt, der erste deutsche Pharmakolog, der die Bedeutung der Kenntnis des chemischen Verhaltens der Arzneimittel gegen die Bestandteile des Organismus und die der Tierversuche überhaupt für die Entwicklung der Pharmakologie erkannte und letztere, von dieser Erkenntnis geleitet, durch eine Reihe von Experimentalarbeiten wesentlich gefördert hat. Mit Ausnahme der ältesten, rein chemischen Aufsätze und seiner Habilitationsschrift, gehören M.'s sämtliche Arbeiten seiner Spezialwissenschaft an. Dieselben sind von H. (l. c.) im knappen Rahmen gewürdigt. Sie betreffen die Wirkungen von Bleiacetat, Kupfersulfat, Eisen und dessen Präparaten, die Diuretika, das Silbernitrat, Ammoniakalien, Alkohol etc. Gleichzeitig arbeitete M. an seinem ausserordentlich wertvollen *„Lehrbuch der Arzneimittellehre",* das bei der darauf verwendeten Sorgfalt 9 Jahre (1837 bis 46) in Anspruch nahm. Die zweite 3bändige Ausgabe wurde sogar erst in 14 Jahren (1847 bis 61) vollendet.

Mivart, St. George, in London. daselbst 30. Nov. 1827 geb., studierte Med. am Kings Coll. und an St. Mary's Coll. d'Oscott, wurde 1862 Lecturer an der med. Schule des St. Mary's Hospitals, 1874 Prof. der Biol. am Coll. von Kensington, 1867 M. R. S., 1869 Vizepräs. der Zool. Soc. und 1874 Schriftführer der Linn. Soc. M. war Dr. phil. der Univ. Rom und Dr. med. der Löwener Fakultät und starb 1. April 1900. Unter seinen zahlreichen biolog. Arbeiten überwiegen die vergl. anat. und zoologischen.

Moebius, Paul Julius, zu Leipzig, geb. daselbst 24. Jan. 1853, studierte auch dort, in Jena und Marburg, wurde 1876 promoviert, war 1883 bis 93 Dozent an der Univ. Leipzig, seit 1885 Redakteur von Schmidt's Jahrbb. der ges. Med. Litterar. Arbeiten: *„Grundriss des deutschen Militär-Sanitätswesens"* (Leipzig 1878) — *„Das Nervensystem des Menschen"* (Ib. 1880) — *„Die Nervosität"* (Ib. 1882) — *„Allgem. Diagnostik der Nervenkrankh."* (Ib. 1885, 2. Aufl. 1893) — *„Abriss der Nervenkrankheiten"* (Ib. 1894) — *„Neurologische Beiträge"* (5 Bände, Leipzig 1894 bis 98) — *„Über die Behandlung der Nervenkranken und die Errichtung von Nervenheilstätten"* (Berlin 1896) — *„Über das Pathologische bei Goethe"* (Leipzig 1898). Dazu zahlreiche Aufsätze in Schmidt's Jahrbb. (1878 bis 99), Ctrlbl. f. Nervenheilk. (1879 bis 92), Memorabilien (1880 bis 84), B. kl. W. (1879 bis 84), Münch. med. W. (1886 bis 99), Archiv f. Heilk. (1877 bis 87), u. a. *„Über hereditäre Nervenkrankheiten"* (Volkmann's klin. Vortr., 1879) — *„Pathol. des Halssympathicus"* (B. kl. W., 1884) — *„Über period. Oculomotoriuslähmung"* (Ib.) — *„Über Neuritis puerperalis"* (Münch. m. W., 1887) — *„Über angebor. Facialis-Abducenslähmung"* (Ib. 1888) etc.

Moeli, Karl, in Lichtenberg bei Berlin, geb. zu Cassel 10. März 1849, studierte in Marburg, Würzburg, Leipzig, 1873 approbiert, war Assist. an den med. Kliniken zu Rostock (THIERFELDER) und München (v. ZIEMSSEN), sowie der psychiatr. und Nervenklinik in Berlin (WESTPHAL), 1883 Privatdozent an der Univ. Berlin und 1884 Arzt der Anstalt für Irre und Epileptische der Stadt Berlin zu Dalldorf. 1892 a. o. Prof., 1893 Mitgl. der wissenschaftl. Deputation und Direktor der Anstalt Herzberge der Stadt Berlin. Ausser kleineren klin. Abhandlungen, Arbeiten im Archiv für klin. Med., Archiv für Psychiatr. und Nervenkrankh. etc. schrieb er über Verhalten der Reflexthätigkeit, Psychosen bei Tabes, nach Eisenbahnunfällen, Verhältnisse der Pupillen bei Geisteskranken, secundäre Degeneration im Rückenmarke, Alkoholismus. Neuritis, Aphasie, Pupillen-Reaktion, optische Leitungsbahnen-Behandlung des Alkoholismus (Handbuch der Therapie innerer Krankheiten) u. a. „*Über irre Verbrecher*" (Berlin 1888) — „*Die Anstalt Herzberge*" (Ib. 1896).

Moeller, Joseph, zu Graz, geb. 21. März 1848 zu Pápa in Ungarn, kam als Kind nach Wien, wo er auch studierte, 1873 promovierte und 1874 Assistent der pharmakol. Lehrkanzel der Univ. unter A. E. VOGL wurde. Er wirkt seit 1886 als ord. Prof. der Pharmakol. und Pharmakognosie an der Univ. Innsbruck, seit 1893 an der Univ. Graz. Hauptsächlich beschäftigt er sich mit pflanzen-anat. und pharmakognost. Untersuchh. und veröffentlichte, ausser zahlr. Abhandlgg. in Fachzeitschriften, in den Denkschr. der Wiener Akad. der Wissensch.: „*Vergleich. Anatomie des Holzes*" (1876) — „*Pflanzen-Rohstoffe*" (Off. Ber. der Pariser Ausstellung 1878) — „*Anat. der Baumrinden*" (Berlin 1882) — „*Mikroskopie der Nahrungs- und Genussmittel*" (Berlin 1886) — „*Real-Encyclopädie der ges. Pharmacie*" (Wien 1886) — „*Lehrbuch der Pharmakognosie*" (Wien 1889) — „*Pharmakognostischer Atlas*" (Berlin 1892) — „*Lehrb. der Arzneimittellehre*" (Wien 1893).

Moldenhauer, Wilhelm, in Leipzig, geb. 1845 zu Karwitz (Meckl.-Strel.), stud. seit 1867 in Greifswald, Halle, Würzburg und Leipzig, machte den deutsch-französ. Krieg als Unterarzt mit, wurde 1872 approbiert, wandte sich nach vorübergehender Beschäftigung mit der Frauen- und Kinderheilkunde dem Studium der Ohren- Hals- und Nasenkrankheiten zu, wurde Assist. an der chir. Univ.-Poliklinik und leitete zuletzt eine private Klinik. 1879 habilitiert, 1893 zum Prof. e. o. ernannt, starb M. in Meran Anfang Februar 1898. Von seinen Arbeiten sind erwähnenswert Studien über den Bau der Paukenhöhle und ihrer Nebenhöhlen, über vergleichende Histologie des Trommelfells, über das Hören bei Neugeborenen, Ohrerkrankungen bei Influenza, Cholesteatome, Fremdkörperbeseitigung aus dem Ohr. Ausserdem publizierte M. ein: „*Lehrbuch der Krankheiten der Nasenhöhle, ihrer Nebenhöhlen und des Nasenrachenraums*" (1886).

Moleschott, Jakob, geb. 9. Aug. 1822 in Herzogenbusch (Holland), studierte in Heidelberg und wurde 1845 daselbst promoviert. 1845 bis 47 übte er die ärztliche Praxis in Utrecht aus, wo er das erste Jahr in MULDER's Laboratorium arbeitete; 1847 bis 54 lehrte er als Privatdozent in Heidelberg physiolog. Chemie, vergleichende Anatomie, Physiologie und Anthropologie und wurde 1856 Prof. der Physiologie in Zürich. Von dort 1861 als Prof. desselben Faches durch die kgl. ital. Regierung nach Turin berufen, begründete er daselbst die eigentliche Schule der experimentellen Physiologie und der physiologischen Chemie und Physik. Seit 1879 Prof. der Physiologie an des Univ. von Rom, starb M. daselbst 20. Mai 1893. Als italienischer Staatsbürger nationalisiert, war er 1876 zum Senator ernannt worden. M. ist, wie bekannt, neben KARL VOGT, BÜCHNER, CZOLBE u. A. einer der Hauptvertreter des wissenschaftlichen Materialismus. Seine Hauptschriften sind: „*Kritische Betrachtung von Liebig's Theorie der Ernährung der Pflanzen, im J. 1844 gekrönte Preisschrift*" (Harlem 1845) — „*De Malpighianis pulmonum reticulis dissert.*" (Heidelberg 1845) — „*Holländische Beiträge zu den anatomischen und physiologischen Wissenschaften*" (mit DONDERS und VAN DEEN herausgegeben (Bd. I, Düssel-

dorf und Utrecht 1846 bis 48) — „*Physiologie der Nahrungsmittel*" (Darmstadt
1850; 2. Aufl. Giessen 1859) — .,*Lehre der
Nahrungsmittel*" (Erlangen 1850; 3. Aufl.
1858; ins Holl., Französ., Engl., Russ.,
Italien. und Span. übersetzt) — „*Physiologie des Stoffwechsels in Pflanzen und*

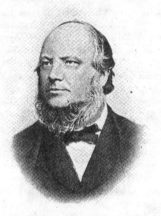

Thieren" (Erlangen 1851) — „*Der Kreislauf des Lebens*" (Mainz 1852; 5. Aufl.
Mainz und Giessen 1875 bis 85) — „*Untersuchungen zur Naturlehre des Menschen und
der Tiere*" (13 Bde., Frankfurt und Giessen
1857 bis 85) u. s. w. Die wichtigsten
Untersuchungen betreffen das Blut, das
Atmen, die Horngebilde, den Einfluss
des Lichtes auf das Atmen, die Bildungsstätte der Galle, die histochemischen Methoden, die Heilwirkung des Jodoforms,
die Innervation des Herzens u. s. w.

Moll, Johann Christoph Albert,
geb. 25. Juni 1817 zu Gruibingen, Ober-
amt Göppingen, studierte 1837 bis 40 in
Tübingen, begab sich nach seiner Promotion zu weiterer wissenschaftl. Ausbildung
nach Heidelberg, Strassburg, Paris und
London, wurde 1843 Distriktsarzt in
Neuffen, 1862 Oberamtsarzt in Tettnang.
wo er als Geh. Hofrat 14. März 1895 starb.
M. widmete sich mit besonderer Vorliebe
dem Studium der Geschichte der Heilkunde in Württemberg und legte die
Resultate dieser Studien im Med. Korrespondenzbl. des württ. ärztl. Vereines
nieder, als Lebens- und Charakterbilder
aller Württemberger Ärzte, wie WIDMANN,

FUCHS, VISCHER, JAKOB DEGEN, GABELCHOVER,
PARACELSUS u. s. w. und andere histor.-
pathol. Aufsätze, wie z. B.: „*Der schwarze
Tod in Württemberg*" (XXVII) — „*Die
Krankheits- und Todesfälle im Württemb.
Regentenhause*" (XXX, XXXI) — „*Die
med. Fakultät der Carlsakademie; eine histor.
Studie bei Schiller's 100jähriger Geburts-
feier*" (XXIX). M. hat sich durch Gründung der Heil- und Pflegeanstalt Pfingst-
weide für Epileptische und sonstiger
Krankenanstalten in seinem Bezirke verdient gemacht.

Moll, M. F. van, in Rotterdam, geb.
25. Nov. 1849 in Bois-le-Duc, bildete sich
seit 1866 in Utrecht zum Militärarzt aus,
nahm am deutsch-französ. Krieg als Arzt
in verschiedenen Lazaretten teil, setzte
seine Studien in Amsterdam fort und
widmete sich dann in Utrecht unter DON-
DERS der Augenheilkunde. Hierauf begab
er sich auf Studienreisen nach London,
Paris und Wien, promovierte 1874 mit der
These: „*L'incongruence normale des rétines*"
und liess sich noch in demselben Jahre
als Augenarzt in Rotterdam nieder, wo er
Leiter eines eigenen ophthalmol. Instituts
ist. Er veröffentlichte: „*L'influence de
l'école sur la myopie*" (1880) — „*L'ophthalmologie dans les Pays-Bas*" — .,*Le traitement local des maladies des tissus non super-
ficiels*" (1892) — „*Le traitement du décollement de la rétine par électrolyse*" (1893);
ferner über subkonjunktivale Injektionen,
Behandlung der Angiome der Augenlider
und Orbita, Hämatome der Orbita, conjunctivitis metastatica u. a. m.

Moll, Albert, in Berlin, geb. zu Lissa
4. Mai 1862, studierte seit 1879 in Breslau,
Freiburg i. B., Jena. Berlin, approbiert
1884, promoviert 1885, besuchte 1885 bis
87 die med. Anstalten von Wien, Budapest, London, Paris. Nancy, später 1894
die des Orients, 1898 von Nordamerika
(Vereinigte Staaten und Mexiko) zu kulturgeschichtl.-med. Information und wirkt
seit 1887 als Nervenarzt in Berlin. Schriften: „*Der Hypnotismus*" (Berlin 1889; 3.
Aufl. 1895) — „*Die konträre Sexualempfindung*" (Ib. 1891; 3. Aufl. 1899) — „*Der
Rapport in der Hypnose. Untersuchungen
über den tierischen Magnetismus*" (Leipzig
1892) — „*Untersuchungen über die Libido*

sexualis" (Berlin 1897, I), Aufsätze über das Irrenwesen, über die Kassenarztfrage. Populär: „*Das nervöse Weib*" (Berlin 1898). In Vorbereitung: *Medizinische Ethik*".

Mollière, Humbert, in Lyon, geb. 1846, studierte und promovierte in Lyon, war daselbst Interne, chef de clinique, seit 1875 méd. d. hôp. und starb 26. April 1898. In dem von ihm redigierten „Lyon médical" hat er eine Reihe von Arbeiten zur Gesch. der Med. verfasst, die von P. Aubert im Janus (Amsterdam III p. 156) zusammengestellt sind. Wir nennen folgende Titel: „*Un précurseur Lyonnais des théories microbiennes. J. A. Griffon et la théorie animée de la peste*" — „*De l'assistance aux blessés avant l'organisation des armées permanentes*" — „*Un mot d'historique sur l'ipéca. Le maréchal de Villars et la poudre d'Helvetius*" — „*Fragments d'histoire Lyonnaise au XIV e siècle. Guy de Chauliac et la bataille de Brignais*" — „*La chirurgie de guerre au XVI e siècle. Nicolas Goddin d'Arras chirurgien des armées de Charles-Quint et de Philippe II, sa vie et ses oeuvres*" etc.

Monakow, Constantin v., zu Zürich, geb. 4. Nov. 1853 in Wologda (Russl.), seit 1868 naturalisiert in Zürich, studierte in Zürich, München, Berlin, war namentlich Schüler von EBERTH und HITZIG, wurde 1880 promoviert, war 1878 bis 85 Sekundararzt in St. Pirmensberg (kantonale Irren-Heilanstalt von St. Gallen), und vorher, 1876, Assistenzarzt an der psychiatr. Klinik in Zürich (HITZIG), habilitierte sich 1885 für Neurologie und Psychiatrie und erhielt 1894 die Professur für Nervenkrankheiten, Hirnpathologie und Hirnanatomie in Zürich. Hauptarbeiten: „*Experiment. Beitrag zur Kenntniss des Corpus restiforme und des äusseren Acusticuskerns*" (A. f. Psych. XIV) — „*Experiment. und pathol.-anat. Untersuchh. über die optischen Centren und Bahnen*" (Ib., N. F. XX) — „*Striae acusticae und untere Schleife*" (Ib. 1890, XXII) — „*Zur Anatomie und Pathologie des unteren Scheitelläppchens; entwickelungs-geschichtliche, experiment. und pathol.-anat. Untersuchh.*" (Ib. XXXI). In Buchform sind erschienen: „*Experiment. u. pathol.-anat. Untersuchh. über die Haubenregion, den Sehhügel und die Regio Subthalamica nebst Beiträgen zur Kenntniss früh erworbener Gross- und Kleinhirndefekte*" (A. f. Psych., XXVII) — „*Gehirnpathologie*" (NOTHNAGEL's spez. Pathol. u. Ther., IX, 1897). Ausserdem sind kleine Aufsätze und Mitteilungen zu erwähnen: „*Experiment. Beiträge zur Kenntniss der Pyramide und Schleife*" (Korrespbl. f. Schw. Ä., 1884) — „*Ueber Hemianopsie und Alexie*" (Ib. XIX 1889), diverse kleinere, hauptsächlich hirnanatom. Aufsätze im Neurol. C. 1885, 93, 97, im Correspbl. f. Schw. Ä. 1886, 88, 90, 91, in Verhandl. d. Intern. Ärzte-Kongr. Berlin 1890, Verhandl. der physiol. Gesellsch. zu Berlin, Jahrg. 1884/85, in FRIEDREICH's Blättern f. die gerichtl. Med., in der W. m. W. 1896, in A. f. Ps. (X u. XI), in den Ergebnissen der allgem. Pathol. und pathol. Anat. des Menschen und der Thiere (LUBARSCH und OSTERTAG).

Monod, Frédéric-Clément-Constant-Gustave, zu Paris, geb. 1803 zu Kopenhagen, wurde 1831 in Paris Doktor mit der These: „*Sur les maladies des os*", war nacheinander anat. Prosektor, Chirurg des Bureau central und seit 1833 Prof. agrégé, war als Hospitalchirurg in den Hospitälern Lourcine, Cochin und Maison royale de santé thätig, fungierte als Sekretär der Soc. anat. und der Soc. de chir. und publizierte folgende Schriften: „*Du souffle placentaire*" (Epernay 1832) — „*La section du col de l'utérus est-elle une opération rationnelle? etc.*" (Konkurs-These, 1833). Er war Mitarbeiter am Dict. des études méd. prat. seit 1837; es finden sich Aufsätze von ihm in den Arch. génér., der Nouv. bibl. méd., Revue méd. und Transact. méd. Später schrieb er noch: „*Conseils au sujet du choléra*" (1865) und starb als Chirurgien honoraire des hôpitaux Ende Oktober 1891.

Monod, Charles Edmond, zu Paris, daselbst 1842 als Sohn des Vor. geb., wurde 1873 Doktor mit der These: „*De l'angiome simple sous-cutané circonscrit (Naevus vasculaire sous-cutané. Angiome lipomateux. Angiome lobulé)*", von der med. Fakultät preisgekrönt. Er wurde Chirurg des Hôp. und 1875 Agrégé der Fakultät, war von 1883 bis 87 Chirurg am Hôp. des Incurables von Jvry, ist zur Zeit Chirurg des Hôp. St. Antoine, Membre de l'Academie de Médecine, Membre et ancien président de la Société de Chirurgie. Zusammen mit TRÉLAT schrieb er: „De

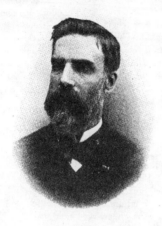

l'hypertrophie unilatérale partielle ou totale du corps" (Arch. génér., 1869) und weiterhin: „Contribution à l'étude des tumeurs noncarcinomateuses du sein" (Ib. 1875) — „Étude comparative des diverses méthodes de l'exérèse" (Konkurs-These, 1875) — „De l'extension continue dans les maladies des articulations" (Arch. génér., 1878) — „Traité des maladies du Testicule ou de ses annexes" (1889) — „Étude sur le Cancer du sein" (1894) — „De l'appendicite" (1898) etc.; ferner Artikel im Dict. encyclop. de sc. méd.: „Caustiques, cautérisation" — „Corps étrangers" u. s. w.

Monti, Alois, stammt aus der Lombardei, wo er in Abbiategrasso 13. Okt. 1839 geb. wurde, absolvierte die med. Fakultät Wien und wurde daselbst 1862 zum Doktor der Med. und 1863 zum Doktor der Chir. promoviert, wurde speziell durch MAYR in der Kinderheilkunde ausgebildet, übernahm 1862 eine Aspirantenstelle im St. Annen-Kinderspitale, wurde daselbst Assistent bei v. WIDERHOFER, den er 1868 bis 69 wiederholt supplierte, habilitierte sich 1870 als Privatdozent für Kinderheilk. und wurde 1887 zum a. o. Prof. an der Wiener Univ. ernannt. M. ist seit 1871 Abteilungsvorstand, seit 1872 Direktorstellvertreter, seit 1893 Direktor der Wiener allgem. Poliklinik, seit 1887 Direktor des Vereines zur Errichtung und Förderung von Seehospizen und Asylen für Kranke, insbesondere skrophulöse und rachitische Kinder, Direktor der von diesem Vereine errichteten Anstalten, des Erzherzogin MARIA THERESIA-Seehospizes zu San Pelagio bei Rovigno und des Kaiser FRANZ JOSEF-Kinderhospizes zu Sulzbach bei Ischl, Mitgl. der Akad. der Wiss. zu Rio de Janeiro, der Société des sciences naturelles zu Brüssel etc. M. veröffentlichte eine grosse Anzahl Arbeiten, zumeist über Kinderheilkunde im J. f. K., alte Folge, VI—VIII, neue Folge, I—IX. in GERHARDT's Lehrb. f. Kinderkrankh., in der Ctrlztg. f. Kinderheilk., welche er 1878, und im A. f. K., welches er 1880 mitbegründete, sowie in anderen Fachzeitschriften und Monographien, darunter die Artikel: „Über epidemische Cholera" — „Nierenkrankheiten" — „Hyperämie und Blutung des Rückenmarkes" — „Erfahrungen über Tänien im

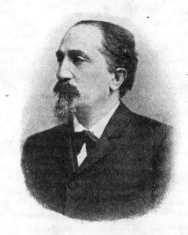

Kindesalter" — „Beiträge zur künstlichen Ernährung der Säuglinge" — „Über Veränderungen der Blutdichte bei Kindern" — „Über Anämie im Kindesalter" — „Über Behrings Heilserumtherapie bei Diphtherie" — „Heilerfolge des Heilserums bei Diphtherie" — „Weitere Beiträge zur Anwendung des Heilserums" — „Über Diphtherie"; ferner die Monographien: „Croup und Diphtherie" (Wien 1879; 2. Aufl. Ib. 1884) und mit BERGGRÜN: „Die chronische Anämie im Kindesalter" (Leipzig 1892). Seit **1897**

giebt M. seine Vorträge, gehalten an der
allgem. Poliklinik, *„Kinderheilkunde in
Einzeldarstellungen"* in zwanglosen Heften
(Wien) heraus, wovon bereits 10 Hefte
erschienen sind.

Monti, Achille, in Pavia, in Arci-
sate· (Prov. von Como) 16. Oktober 1863
geb., bildete sich in Pavia als GOLGI's
Schüler aus, wurde 1887 promoviert, 1890
als Privatdozent für allgem. Pathologie
habilitiert, bekam dann den Viktor-Emanuel-
Preis für Studien im Auslande und studierte
1891 bis 92 in Berlin im KOCH'schen
Institute für Infektionskrankheiten, sowie
in d. chem. Abteilung des physiol. Instituts
unter A. KOSSEL's Leitung, unternahm
später verschiedene Studienreisen durch
Europa und Amerika, wirkte einige Jahre
in Pavia als Privatdozent und Vorstand
der pathol. Abteilung des GOLGI'schen
Instituts, wo er die bakteriolog. und die
serotherap. Unterabteilungen begründete.
1895 gewann M. im öffentlichen Konkurs
die ordentliche Professur für allgem.
Pathologie a. d. Univ. Palermo (Sizilien)
und 1899 wurde er von der med. Fakultät
zu Pavia als Nachf. des hingeschiedenen
Prof. Senator SANGALLI auf die Lehrkanzel
für pathol. Anatomie berufen. Hauptsächliche litterar. Leistungen: *„Sulle cosi-
dette anguillule intestinali e stercorali"* (zus.
mit GOLGI, Arch. p. Sc. med. Torino 1885
bis 86) — *„Sulla restituzione della virulenza
ai microrganismi attenuati"* (Mehrere Aufsätze in Accad. d. Lincei 1889 u. Soc. med.
di Pavia 1890 bis 91) — *„Una nuova reazione
per lo studio del sistema nervoso"* (Accad. dei
Lincei 1889) — *„Sull' eziologia del vaiolo"*
(Soc. med. di Pavia 1892, u. XI Congr.
med. intern.") — *„Ricerche anatomiche ed
eziologiche sulla malaria perniciosa"* (Soc.
med. di Pavia 1895) — *„Sull' adenoma
sebaceo"* (Ib. 1896) — *„Sur l'anatomie
pathol. des éléments nerveux dans l'embolisme
cérébral"* (Arch. ital. de Biol. 1895) — *„Les
alterations du systeme nerveux dans l'inanition"* — *„Sur la guérison des blessures des
ganglions sympatiques"* (Ib. 1895 bis 96) —
*„I dati fondamentali della patologia mo-
derna"* (Turin 1898).

Moore, W. Withers, geb. 1823 zu
Donkaster, studierte im Univ. Coll. Hosp.,
praktizierte von 1845 an in Donkaster,
wurde 1861 Dr. med. in Edinburg, liess
sich darauf in Brighton nieder, wurde
1874 Fellow des R. C. P., war Physic.
am Brighton General Dispensary u. Consulting Physic. des Sussex County Hosp.
1886, Präsident der Brit. Med. Assoc. in
Brigthon 1886, 1890 Präsident des Council,
1893 zum lebenslänglichen Vizepräsidenten
gewählt. M., der in den letzten Lebensjahren seine Praxis aufgegeben hatte und
nach Burgers Hill, Sussex, übergesiedelt
war, starb hier 5. Dez. 1894. Er ist Verf.
verschiedener Publikationen, meist im Brit.
Med. Journ.

Mooren, Albert, Augenarzt und
Geh. Med.-Rat zu Düsseldorf, geb. 26. Juli
1828 zu Oedt bei Kempen am Niederrhein,
studierte in Bonn und Berlin, promovierte
hier 1854 und beschäftigte sich mit Vorliebe, auf Anregung A. v. GRAEFE's, mit
dem Studium der Augenheilk. Anfangs,
von 1855 an, wirkte er als Arzt in Oedt,
bis er 1862 an die Spitze der städt. Augenklinik zu Düsseldorf berufen wurde. Auch
übernahm er von 1868 an 10 Jahre lang
in Lüttich die Leitung des Institut ophthalmol. de Liége, wo er von 6 zu 6

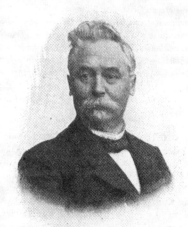

Wochen die nötigen Operationen ausführte und die Behandlungsweise der
Patienten angab. 1883 legte er die Stelle
des Direktors der städt. Augenklinik in
Düsseldorf nieder und praktizierte seit
dieser Zeit daselbst privatim bis zu seinem
31. Dez. 1899 erfolgten Tode. M. war ein

sehr gesuchter Augenarzt von europäischem Ruf. Er hat über 25 000 Operationen vollzogen; seine Klientel stammte aus allen Gegenden der Welt. Bei seiner 70jähr. Geburtstagsfeier wurde er zum Ehrenbürger der Stadt Düsseldorf ernannt. 1895 erhielt er den Prof.-Titel, nachdem er vorher schon den Charakter als Geh. Med.-Rat erhalten hatte. Von seinen Arbeiten sind folgende hervorzuheben: *„Ueber Retinitis pigmentosa"* (Düsseldorf 1858, engl.) — *„Die gehinderte Tränenleitung"* (Ib. 1858) — *„Die verminderten Gefahren einer Hornhautvereiterung bei der Staarextraction"* (Berlin 1862) — *„Die Behandlung der Bindehauterkrankungen"* (Düsseldorf 1865) — *„Ophthalmiatrische Beobachtungen"* (Berlin 1867) — *„Ueber sympathische Gesichtsstörungen"* (Ib. 1869, franz., spanisch) — *„Ophthalmologische Mitteilungen"* (Ib. 1874) — *„Gesichtsstörungen und Uterinleiden"* 1881; 2. Aufl. 1898; spanisch) — *„Zur Pathogenese der sympathischen Gesichtsstörungen"* (ZEHENDER's M.-Bl., XI) — *„Fünf Lustren ophthalmologischer Thätigkeit"* (Wiesbaden 1882) — *„Hauteinflüsse und Gesichtsstörungen'* (Ib. 1884) — *„Einige Bemerkungen über Glaucomentwicklung"* (A. f. A., XIII) — *„Die Sehstörungen und Entschädigungsansprüche der Arbeiter"* (1891) — *„Die Indicationen der Cataractdiscission"* (1893) — *„Die operative Behandlung der natürlich und künstlich gereiften Staarformen* (1894) — *„Die medicinische und operative Behandlung kurzsichtiger Störungen"*. Ausserdem erschien von ihm die Neubearbeitung des BINTORIN-MOOREN'schen Werkes über die Klarstellung d. mittelalterlichen Geographie des Erzstiftes Köln, um das Doppelte der Inhalts vermehrt 1891 und 92 in 2 Bänden.

Moos, Salomon, hervorragender Otolog, 15. Juli 1831 zu Randegg (Constanz) geb., begab sich zwecks Ausbildung nach Heidelberg, Prag und Wien. Auf erstgenannter Univ. gelangte er 1856 zur Promotion, nachdem er sich während der Studien besonders an HENLE, HASSE, MOLESCHOTT u. CHELIUS angeschlossen hatte. Seine Habilitation als Dozent in Heidelberg erfolgte 1859, seine Ernennung zum Extraordinarius 1866. Seit 1875 lehrte er speziell Ohrenheilkunde, 1891 wurde er zum ord. Honorar-Prof. ernannt. Auf seine Veranlassung wurde in Heidelberg eine ohrenärztliche Poliklinik und Klinik begründet, deren Direktion er bis zu seinem 15. Juli 1895 erfolgten Ableben führte. M. gehört zu den bedeutendsten Pflegern der Ohrenheilkunde in der Neuzeit. Von seinen Publikationen kommen besonders in Betracht seine: *„Klinik der Ohrenkrankheiten"* (1866) — *„Anatomie und Physiologie der*

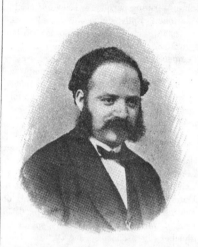

Eustachi'schen Röhre" (1875) — *„Meningitis cerebrospinalis epidemica etc."* (1881). 1863 veranstaltete er eine deutsche Übersetzung von TOYNBEE's Lehrbuch der Ohrenkrankheiten. Mit KNAPP (New York) begründete er ein Archiv für Augen- und Ohrenheilkunde, das vom 8. Bande ab als „Zeitschr. für Ohrenheilkunde", deutsch und englisch, erschien. Dazu kommen zahlreiche Einzelarbeiten von M. über subjektives Hören, Beziehungen der Ohreiterungen zu Gehirnleiden und der Ohrleiden zu Trigeminus-Erkrankungen, Pilzinvasion des Ohrlabyrinths bei Masern und Diphtherie u. s. w. Zu erwähnen ist noch seine Habilitationsschrift: *„Ueber den Einfluss der Pfortaderverschliessung auf die Zuckerbildung in der Leber"* (1859).

Moravcsik, Ernest Emil, in Budapest, geb. 1858 zu Bér (Ungarn), studierte und promovierte 1881 in Budapest, war anfangs Assistent am pharmakol. und allgem. pathol. Institut und 1883 bis 89 an der psychiatr. Klinik, habilitierte sich 1887 für Psychiatrie, wurde 1890

Mitgl. des justizärztl. Senats, 1892 Prof. e. o. der gerichtl. Psychopathol., Leiter der K. Landes-Beobachtungs- und Irrenanstalt für detinierte und verurteilte Verbrecher, 1897 Vizepräs. der Ärzte der K. Ges. der Ärzte. Schriften: „*Lehrb. der Psychiatrie*", ferner Arbeiten über Alkoholismus, Lyssa, psychische Infektion, Querulantenwahnsinn,Degenerationssymptome, Wirkung peripherer Reize auf Halluzinationen, Epilepsie, verminderte Zurechnungsfähigkeit, syph. Psychosen, Initialsymptome der Paralyse, Daten zu den Temperatur-, Puls- und Athmungsverhältnissen der Hysterischen, hyster. Symptome bei syphil. Veränderungen des Gehirns, hysterisches Irresein, hyster. Gesichtsfeld im wachen und hypnot. Zustand etc., meist ungarisch.

Morgan, John Edward, geb. zu Conway, studierte im St. Mary's Hosp. in London, wurde 1865 Dr. in Oxford, liess sich in Manchester nieder, war successive Dozent bei der dortigen Roy. School. of Med., Physician am Salford Hosp., 1873 Prof. d. Med. am Owens Coll., später in gleicher Eigenschaft bei der Viktoria-Univ. in Manchester und starb Anf. Sept. 1892 zu Nether Tabley, Knutsford, Cheshire. Seit 1868 war M. auch Fellow des R. C. P., 1887 Mitglied von dessen Council gewesen. M.'s Schriften hatten hauptsächlich die Hygiene der Armen, sowie den Einfluss des Rudersports der Studenten auf ihre Gesundheit zum Gegenstande.

Moritz, Ludwig Heinrich Friedrich, in München, geb. in Mainz 10. Dez. 1861, studierte in Würzburg, Berlin und München, promovierte 1885, wurde 1886 approbiert, war 1889 Assistent bei ZIEMSSEN, habilitierte sich 1890 und ist seit 1892 Extraordinarius und Leiter der med. Univ.-Poliklinik in München. Publikationen: „*Beiträge zur Lehre v. d. Exsudaten und Transsudaten*" (Diss.) — „*Ueber den Einfluss der Injection concentrirter Kochsalzlösung in d. Bauchhöhle v. Kaninchen*" (D. Arch. f. kl. W.) — „*Die Verdeckung d. Salzsäure d. Magensaftes durch Eiweisskörper*" (Ib.) — „*Ueber d. Kupferoxyd reducirenden Substanzen des Harns unter physiol. und pathol. Verhältnissen*" (Ib. Habilitationsschr.) — „*Studien über d.*

Phloridzindiabetes" (Z. f. Biol.) — „*Ueber alimentäre Glykosurie*" (X. Kongr. f. inn. Med.) — „*Ueber Megastoma entericum beim Menschen*" (M. m. W.) — „*Studien über d. motor. Thätigkeit des Magens*" (Z. f. Biol.) — „*Grundzüge der Krankenernährung*" (Stuttgart).

Morselli, Enrico Agostino, zu Modena 17. Juli 1852 geb., in seiner Vaterstadt ausgebildet und promoviert (1874), studierte unter LIVI (am Geisteskrankenasyl in Reggio) Psychiatrie und bei MANTEGAZZA (in Florenz) Anthropologie. Nach mehreren entsprechenden Assistentenstellen wurde er am Irrenasyl in Macerata-Marche dirig. Arzt und Besitzer (1877 bis 80); nachher am grossen Irrenasyl in Turin als Chefarzt, und als Prof. der Psychiatrie an der dortigen Medizinschule angestellt (1881 bis 89); endlich wurde er zum Prof. der Psychiatrie und Neuropathologie an der med. Fak. in Genua ernannt (1889), wo er die psychiatrische Klinik neu organisierte und ausserdem einer Privat-Anstalt für Nervenkranke vorsteht. M. lehrte in Turin und Genua auch Anthropologie und Kriminal-Soziologie. Als Vertreter der positivistischen und evolutionistischen Philosophie (Monismus) in seinem Vaterland gründete er die berühmte „Rivista di Filosofia scientifica" und redigierte dieselbe (1881 bis 92). Neben zahlreichen fachwissenschaftlichen Publikationen, anthropologischen, medizinischen, psychologischen und philosophischen Inhalts, veröffentlichte M. als besonders erwähnenswert: „*La Trasfusione del sangue*" (Inaug.-Dissert. Turin-Rom 1874) — „*Critica del metodo in Antropologia*" (Rom 1880) — „*Manuale di Semejotica delle Malattie mentali, 2 vol.*" (Mailand 1885 bis 94, 2 Aufl.) — „*Il Magnetismo animale*" (Turin 1886) — „*Il Suicidio, Saggio di statistica morale comparata*" (Mailand 1879; englische und deutsche Ausgabe) — „*Der Selbstmord*" (Internat. wissenschaftl. Bibliothek VI, Leipzig 1881) — „*Antropologia generale-Lezioni sull' Uomo secondo la Teoria dell' Evoluzione*" (Turin 1889 bis 99, ein grosses Werk und das vollständigste italienische Lehrbuch für allgemeine und vergleichende Anthropologie): „*Paralisi progressiva e Psicosi*", Umarbeitung von BALLET's Monographien in CHARCOT, BOUCHARD et BRISSAUD's „Traité de Médecine" (ital.: Turin 1896). Mit TAMBURINI giebt M. die „Rivista sperimentale di Freniatria" (Reggio seit 1875) heraus; mit LOMBROSO giebt er „Archivio di Psichiatria ed Anthropologia criminale" (Turin seit 1880) heraus; und endlich mit TANZI die „Rivista di Patologia nervosa e mentale" (Florenz seit 1897).

Mosengeil, Karl von, in Meiningen 25. Mai 1840 geb., hatte zunächst Bergfach studiert, 1862 in Heidelberg in der philosoph. Fakultät promoviert, ging später zur Medizin über, die er in Bonn und Berlin trieb, um sich hauptsächlich unter v. LANGENBECK und BUSCH der Chirurgie zu widmen. 1868 promovierte er in Berlin in Med. und Chir. und lehrte von 1870 an als Dozent, von 1875 an als Extraordinarius in Bonn Chirurgie und verwandte med. Kapitel, zuletzt mit dem Charakter als Geh. Med.-Rat. M. veröffentl. über 50 fachwissenschaftliche, mehrfach zerstreute Arbeiten. Am meisten hervorzuheben sind seine Arbeiten, durch die er die Massage in den Schatz der Heilmittel einführte, indem er zuerst experimentelle Untersuchungen über ihre Wirkung anstellte, sowie Indikationen und Kontraindikationen feststellte und die Technik auf rationelle Basis fundierte. Sonst dürften noch hervorzuheben sein: „Über örtliche Wärmeproduction bei Entzündungen" — „Über ein mit nachträglicher subperiostaler Resection verbundenes Amputations-Verfahren" — „Über antiseptische Contentivverbände" — „Behandlung von Rückgratsverkrümmungen". M. starb 11. März 1900.

Mosetig-Moorhof, Albert Ritter von, in Wien, geb. zu Triest 26. Jan. 1838, studierte in Wien, war Assistent von v. DUMREICHER, promovierte 1861, wurde 1866 Dozent für Chirurgie, 1871 Primarchirurg, 1875 a. o. Prof. für Chirurgie. Er wirkte in folgenden Feldzügen als Chefarzt: 1866 in Böhmen, namentlich in Trautenau, 1870 bis 71 bei der Belagerung von Paris im Lazarett des Korps legislatif, 1878 beim Einmarsch in Bosnien im Lazarett des Erzherzogs Karl Ludwig zu Persenbeug, 1885 im serbisch-bulgarischen Kriege im Lazarett

zu Belgrad. Schriften: „Der Jodoformverband" (in VOLKMANN's klin. Vortr., Nr. 211) — „Handbuch der chirurgischen Technik" (Wien 1886, 4. Aufl. 1899) — „Vorlesungen über Kriegschirurgie" (Ib. 1887)

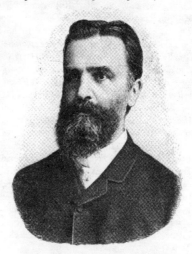

— „Erste Hilfe bei plötzlichen Unglücksfällen" (3. Aufl.) — „Kurze Darstellung der Anatomie und Physiologie für Gebildete aller Stände" (2 Aufl.). Dazu viele kleinere Artikel in Fachjournalen.

Mosler, Karl Friedrich, in Greifswald, geb. 8. März 1831 in Ortenberg, studierte in Giessen, Würzburg und Berlin, hauptsächlich als Schüler von JUL. VOGEL, FRERICHS und VIRCHOW, promovierte 1853 an erstgenannter Univ. mit der Abhandlung: „Beiträge zur Kenntniss der Urinabsonderung", machte dann eine Studienreise nach Wien und Prag und trat 1854 als Assistent in die med. Klinik in Giessen ein, wo er angeregt von LEUCKART, damals Zoologieprofessor in Giessen, sich besonders dem Studium der Helminthologie, der Trichinose; auch mikroskopisch-hygienischen Untersuchungen zuwandte, als deren Ergebnisse er die gekrönte Preisschrift: „Über Trinkwasser" (Marburg) und später die „Helmintholog. Studien und Beobachtungen" (Berlin 1864) veröffentlichte. In dieser Zeit entstanden auch eine Reihe von Einzelarbeiten, hauptsächlich neuropathol. Inhalts (über Katalepsie, Veitstanz, Eklampsie, Hysterie), sowie über Leukämie. 1858 habilitierte er sich daselbst, wurde 1862 Prof. e. o. und folgte 1864 einem Ruf als Prof. ord. und Direktor der med. Klinik und Poliklinik nach Greifswald, wo er 1885 zum Geh. Med.-Rat ernannt wurde und nach 35jähr. Thätigkeit 1899 in den Ruhestand trat. M. publizierte noch: *„Behandlung des Typhus exanthematicus"* (Greifswald 1861) — *„Pathologie und Therapie der Leukämie"* (Berlin 1862) — *„Über Transfusion bei Leukämie"* (Ib. 1867) — *„Klinische Symptome etc. der Leukämie"* (1877) — *„Krankheiten der Milz"* (v. ZIEMSSEN's Handb. VIII) — *„Über Lungenchirurgie"* (Wiesbaden 1883) — *„Die med. Bedeutung des Medinawurms"* (1884) — *„Die Tuberculose als Volkskrankheit"* (1899) — *„Thierische Parasiten"* (zus. mit PEIPER für NOTHNAGEL's Handb. der spez. Pathologie), dazu zahlreiche Aufsätze über akute Arsenvergiftung, Diabetes, Hirngeschwülste, Vorkommen von Pigment im Blut, über Myxödem u. a. m., meist im Archiv für klin. Med., VIRCHOW's Arch., Ztschr. f. kl. Med. etc.

Mosso, Angelo, geb. 31. Mai 1846 in Turin, studierte daselbst, wo er auch Doktor wurde und Schüler von MOLESCHOTT war. Überdies suchte er auch ausserhalb Turins sich namentlich in seinen physiolog. Studien zu vervollkommnen und zählt auch MORITZ SCHIFF und LUDWIG zu seinen Lehrern. 1876 wurde er zum Prof. der Arzneimittellehre in Turin ernannt, 1880 wurde ihm von der Regierung die durch MOLESCHOTT's Versetzung an die Univ. zu Rom leer gewordene Lehrkanzel der Physiologie in Turin übertragen. Von seinen Arbeiten wollen wir als besonders beachtenswert nur die folgenden erwähnen: *„Über die Bewegungen der Speiseröhre"* (MOLESCHOTT's Untersuch., XI, 1872) — *„Von einigen neuen Eigenschaften der Gefässwand"* (LUDWIG's Arbeiten, 1874) — *„Irisbewegungen"* (1874) — *„Plethysmograph"* (Comptes rendus, 1876) — *„Über die gegenseitigen Beziehungen der Bauch- und Brustathmung"* (DU BOIS-REYMOND's Archiv, 1878) — *„Die Diagnostik des Pulses"* (Leipzig 1879) — *„Über den Kreislauf des Blutes im menschlichen Gehirne"* (Ib. 1881) — *„Les ptomaines"* (zusammen mit GUARESCHI bearbeitet) — *„Sur les fonctions de la vessie"* (gemein-schaftlich mit PELLACANI) — *„Application de la balance à l'étude de la circulation du sang dans l'homme"* — *„Periodische Athmung und Luxusathmung"* (Archiv f. Anat. und Physiol. 1886, Suppl. d. phys. Abt.; Atti della R. Accadema dei Lincei, 1885) u. s. w., die letzteren Arbeiten, in französischer Sprache, sämtlich in seinem 1882 gegründeten Journal: *„Archives italiennes de biologie"* enthalten, welches den Zweck hat, die ital. Arbeiten im Felde der Biologie dem Auslande in französischer

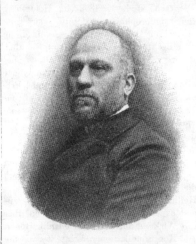

Sprache zur Kenntnis zu bringen. Zu Anfang 1900 waren bereits 32 Bände dieser Zeitschrift erschienen. Seine Studien über die Nekrobiose der roten Blutkörperchen, über Coagulation und Eiterung sind in den Archives italiennes de Biologie und VIRCHOW's Archiv für path. Anatomie CIX erschienen. M. hat ausserdem folgende Bücher publiziert: *„Die Furcht"* (Leipzig 1889) — *„Die Ermüdung"* (Ib. 1892) — *„Die körperliche Erziehung der Jugend"* (Hamburg 1894) — *„Die Temperatur des Gehirnes"* (Leipzig 1894) — *„Der Mensch auf den Hochalpen"* (Ib. 1899).

Mouat, Frederic John, in Kensington bei London, geb. 1816 zu Maidstone, studierte in London, Edinburg und Paris, wurde 1838 Member des R. C. S. Engl., 1839 Dr. in Edinburg, 1840 Assistant-Surgeon in der indischen Armee. Nachdem er noch in demselben Jahre bei der

Opium-Untersuchung für die Regierung beschäftigt worden war, wurde er 1841 zum Prof. der Chemie und Arzneimittellehre bei dem Bengal Med. Coll. ernannt, übernahm bei demselben noch andere Dienstleistungen, führte bis 1853 mehrere wichtige Reformen ein und verfasste mehrere Werke in hindostanischer Sprache. Er war auch der erste Untersucher der Guttapercha, ehe sie in Europa bekannt wurde. 1844 wurde er Fellow des R. C. S. Engl., 1845 Prof. der gerichtl. Med., 1849 der klin. Med., 1853 erster Arzt des Med. Coll. Hosp., 1855 General-Inspektor der Gefängnisse in Bengalen, um die er sich ein grosses Verdienst erwarb, besonders auch durch Regelung der Gefangenen-Beschäftigung; 1870 kehrte er wieder nach England zurück, übernahm das Amt eines Medical-Inspectors des Local Government Board und schied 1888 aus demselben aus. M., der 12. Jan. 1897 in Kensington starb, hat eine nicht unbeträchtliche Zahl von Schriften verfasst, die bereits im älteren Lexikon aufgezählt sind. Sie haben hauptsächlich Med. Philanthropie und Sozialwissenschaft zum Gegenstande.

Moutard-Martin, Eugène, zu Paris, geb. 1821, studierte in Paris und promovierte 1846 mit der These: *„Des accidents qui accompagnent l'établissement de la menstruation; etc.",* wurde später Arzt des Hôp. Beaujon, des Hôtel-Dieu, 1873 Mitglied, 1890 Präsident der Acad. de méd., war auch Mitglied des Conseil de surveillance de l'Assistance publique und starb 24. Dez. 1891. Die Schriften von M. sind bereits im älteren Lexikon aufgezählt.

Moxter, Wilhelm, geb. 1871 zu Hahnheim in Hessen, studierte 1890 bis 94 als Zögling der Kaiser Wilhelms-Akademie in Berlin, promovierte 1894 mit der Diss.: *„Die oculo-pupillären Zeichen bei Lähmungen der oberen Gliedmassen"*, wurde Unterarzt auf der v. LEYDEN'schen Klinik, 1895 approbiert, 1896 Assistenzarzt, 1899 Oberarzt, war zugleich am Institut für Infektionskrankheiten thätig und starb 8. Febr. 1900. M.'s, hauptsächlich unter GOLDSCHEIDER's Leitung entstandene Arbeiten betreffen die Neuropathologie nach der Neuronenlehre (Polyneuritis, graue Degeneration der Hinterstränge etc.). Mit UHLENHUT publizierte M.: *„Studien über Veränderungen der Ganglienzellen bei experiment. Vergiftung mit Rinder- und Menschenblutserum.*

Mracek, Franz, aus Böhmen, geb. 1. April 1848, genoss seine Ausbildung in Wien unter VON SIGMUND. 1876 promoviert, liess er sich 1880 daselbst als Privatdozent für Syphilis nieder, wurde 1880 Primararzt an der k. k. Krankenanstalt „Rudolfstiftung" in Wien, 1896 zum Prof. e. o. der Dermatologie und Syphilidologie ernannt. Von grösseren Arbeiten sind zu nennen: *„Darmsyphilis bei Lues hereditaria"* — *„Syphilis haemorrhagica neonatorum"* — *„Herzsyphilis"*, endlich die Bilderwerke über Hautkrankheiten und Syphilis (München).

Muehry, Adalbert Adolph, bekannter Klimatolog, geb. 4. Sept. 1810 in Hannover, studierte und promovierte 1833 in Göttingen, war Assistent im k. hannov. Garde-Reg., Lehrer an der chir. Schule und später Sanitätsrat und lebte nach längeren Reisen in Hannover, seit 1854 als Privatgelehrter in Göttingen, wo er 13. Juni 1888 starb. M.'s zahlreiche Schriften zur Meteorologie und Klimatologie sind im älteren Lexikon bereits hinreichend gewürdigt.

Mueller, Johannes, der bekannte geniale Biolog, eines der Häupter der neueren Physiologie, 14. Juli 1801 zu Coblenz als Sohn eines Schuhmachers geb., schon als Knabe ungewöhnlich veranlagt und von dem derzeitigen Leiter der Schulen in den Rheinlanden, dem späteren vortragenden Rat im preuss. Unterrichtsministerium JOH. SCHULZE auf alle Weise gefördert, studierte seit 1819 in Bonn und erwarb bereits als Student einen Fakultätspreis mit der Arbeit: *„Über die Respiration des Fötus"*, die er 1 Jahr nach seiner 1822 erfolgten Promotion in Leipzig als selbständige Schrift veröffentlichte. Zum Zweck der Ablegung des med. Staatsexamens begab er sich nach Berlin und trat hier während eines $1^1/_2$jähr. Aufenthaltes zu RUDOLPHI in nähere Beziehungen, was für M.'s Ausbildung von wohlthätigem Einfluss insofern war, als M. nach eigenem

Geständnis von RUDOLPHI der naturphilos. Richtung entfremdet und der unbefangenen Naturbetrachtung, speziell den anat. Studien, zugeführt wurde. Nach seiner Rückkehr aus Berlin habilitierte M. sich 1824 in Bonn als Privatdozent, wurde 1826 a. o., 1830 ord. Prof. und 1833 als ord. Prof. der Anatomie und Physiologie, sowie als Direktor des anat. Theaters und anat.-zootom. Museums an RUDOLPHI's Stelle berufen. Hier wirkte er als eine der Zierden der Berliner Fakultät und Univ. bis zu seinem 28. April 1858 ziemlich plötzlich an Herzleiden erfolgten Tode. M. wird mit Recht als glorreiches Haupt und anerkannter Führer einer biol. Schule verehrt. Als Forscher und Lehrer vielseitig und bahnbrechend wie selten jemand, hat er in beiden Beziehungen namentlich auf den Gebieten der vergl. Anatomie u. Physiologie eine geradezu überwältigende Thätigkeit entwickelt und diese Disziplinen mit zahllosen Neuerungen bereichert. Am populärsten sind M.'s physiol Arbeiten, die er allmählich seinem klassischen *„Handbuch der Physiologie des Menschen"* (Coblenz 1833 bis 44, II) einverleibt hat, einem Werke, das noch heute zu den Zierden der deutsch-med. Litteratur gehört und obwohl die Thatsachen längst durch die neueren Ergebnisse überholt sind, wegen seiner klaren und lebendigen, durch Beispiele aus der Litteratur und Geschichte gewürzten Darstellung und wegen der darin entwickelten Methodik und Auffassung für alle Zeiten seinen Wert behalten wird. Den riesigen Umfang von M.'s Leistungen und seine geradezu titanenhafte Arbeitskraft bezeugt am besten die Zahl seiner Veröffentlichungen, die sich nach einer Feststellung seines grossen Schülers und Nachfolgers DU BOIS-REYMOND für einen Zeitraum von 34 Jahren auf 267 Nummern und 950 Druckbogen beläuft. Erwägt man dazu die vielumfassende Lehrthätigkeit M.'s, der eine Zeit lang an der Berliner Univ. deskriptive, vergleichende Anat., Physiologie, Embryologie, pathol. Anat., alles in seiner einen Person vertrat, ferner die Thatsache, dass er als Verwalter des Berliner anatom. Museums, dessen Inhalt von 7000 Nummern in 25 Jahren auf 12380 Stück brachte, so wird man sich daraus ungefähr ein Bild von M.'s Schaffen machen können. Nach WALDEYER's schöner Biographie im älteren Lexikon ist M. vor allem die erste genaue Darstellung der Lehre von den Reflexbewegungen, von den Mitempfindungen und vom Gesetz der exzentr. Empfindung zu verdanken, ferner der erste exakte Beweis des BELL'schen Lehrsatzes durch Experimente am Frosch, Studien über die sogen. phantast. Gesichtserscheinungen, die Aufdeckung der Analogie der menschl. Tonbildung im Kehlkopf mit derjenigen in häutigen Zungenpfeifen, die Entdeckung des Chondrins, der Nachweis der Arteriae helicinae u. s. w. M. muss als der Begründer der heutigen Lehre vom feineren Bau der Geschwülste angesehen werden, er hat die Bedeutung und Notwendigkeit histol. Untersuchung in nachhaltigster Weise betont und in seiner berühmten Monographie: *„De glandularum secernentium structura penitiori eorumque prima formatione"* (Leipzig 1830) bewiesen. Über die Struktur des Knochen- u. Knorpelgewebes, über das Fett, über das „Bindegewebe", wie er es statt „Zellgewebe" nannte, hat er wichtige und ergebnisreiche Studien gemacht; er hat unabhängig von W. BOWMAN die Harnkanalkapseln entdeckt, die Embryol. („MÜLLERsche Gang") und vor allem auch die vergl. Anatomie mit zahlreichen Einzelthatsachen erweitert. Bezüglich dieser müssen wir jedoch auf das ältere Lexikon verweisen, ebenso bezüglich der Titel der übrigen Publikationen M.'s. Als Lehrer war M. von faszinierender Gewalt. „Obgleich ihm die Gabe der eigentl. Unterweisung fehlte und es schwer war, ihm näher zu treten" (WALDEYER), wirkte M.

doch ungemein anregend und fesselnd. Zu seinen Füssen sassen eine Reihe von Männern, die später selbst als ruhmreiche Forscher und Pfadfinder in den biolog. Wissenschaften hervorgetreten sind, SCHWANN, HENLE, BRÜCKE, E. DU BOIS-REYMOND, REMAK, VIRCHOW, HELMHOLTZ. Am 7. Okt. 1899 wurde das Denkmal von M. in seiner Vaterstadt Coblenz feierlich enthüllt.

Müller, Max, Sanitätsrat zu Köln, als Sohn des Vorigen zu Bonn 23. Okt. 1829 geb., studierte in Berlin, Bonn und Göttingen, wurde 1853 in Berlin promoviert, war $6^{1}/_{2}$ Jahre 1. Assistent von OTTO FISCHER in Köln, betrachtete sich aber selbst mehr als Schüler v. LANGENBECK's, durch dessen Schriften und die Veröffentlichungen seiner Schüler; er wirkte seit 1864 als dir. Arzt und Operator am Marien-Hospital zu Köln, von dessen Gründung an und starb 3. Sept. 1896. Seine an sich nicht bedeutenden litter. Arbeiten finden sich im älteren Lexikon verzeichnet.

Mueller, Heinrich, zu Würzburg, geb. 17. Dez. 1820 zu Castell, studierte in München, Freiburg, Heidelberg, Würzburg und Wien, habilitierte sich 1847 mit der *„Abhandlung über den Bau der Molen"* als Privatdozent in Würzburg und widmete sich seit 1849 dem Spezialstudium der normalen und vergl. Anatomie, nachdem er vorher sich mehr mit pathol. Anatomie beschäftigt hatte. Abwechselnd und gemeinschaftl. mit dem ihm befreundeten KOELLIKER dozierte M. fortab an der Würzburger Hochschule, und zwar seit 1852 als Prof. e. o., seit 1858 als Prof. ord. der topograph. und vergl. Anatomie, daneben einen Teil der systemat. Anatomie und hielt mikroskop.-anat. Kurse ab. Er starb 10. Mai 1864. — M. hat sich in der Wissenschaft durch seine epochemachenden Forschungen auf dem Gebiete der mikroskop. Anatomie des Auges, speziell der Retina, unsterblich gemacht. Die betr. berühmte Schrift ist betitelt: *„Untersuchungen über den Bau der Retina des Menschen"* (Leipzig 1856). Daneben erschienen über denselben Gegenstand noch zahlreiche Journalaufsätze, welche nach M.'s Tode von BECKER redigiert u. d. T.: *„Heinrich M.'s gesammelte und hinterlassene Schriften zur Anatomie und Physiologie des Auges"* (I, mit 5 Taff., Leipzig 1872) zusammengestellt worden sind. Ferner schrieb M. ausser verschiedenen vergl.-anat. Arbeiten über die Cephalopoden und Salpen noch: *„Ueber die Entwicklung der Knochensubstanz, nebst Bemerkungen über den Bau rhachitischer Knochen"* (Ztschr. f. wissensch. Zool., IX, 1858, m. 2 Kpft.), eine Arbeit, die deshalb so bemerkenswert ist, weil durch sie die Frage über die Beziehung des echten Knochens zum Knorpel erst zum Abschluss gebracht worden ist. Ein Verzeichnis sämtlicher Arbeiten M.'s ist in den Sitzungsberichten der Würzburger physikal.-med. Gesellschaft von 1864 gegeben.

Mueller, Peter, zu Bern, geb. 21. Nov. 1836 in New Orleans, studierte in Würzburg und Tübingen, prom. 1862 in Würzburg, war Assistent SCANZONI's bis 1866, machte in diesem Jahre den Feldzug mit und brachte dann längere Zeit in Berlin und Wien zu. 1868 habilitierte er sich mit der Schrift: *„Untersuchungen über die Verkürzung der Vaginalportion in den letzten Monaten der Gravidität"* in Würzburg, wurde 1873 Prof. e. o. und 1874 nach Bern als ord. Prof. der Geburtshilfe und Gynäkol. und Direktor der neu zu errichtenden kantonalen Entbindungs- und Frauenkranken-Anstalt berufen. 1882/83 bekleidete er das Rektorat der Hochschule; Antrittsrede: *„Ueber des Berner Stadtarztes Wilhelm Fabricius Hildanus Leben u. Wirken."* Ausser zahlreichen Arbeiten aus dem Gebiete der Geburtsh. und Gynäkol., welche in verschiedenen Zeitschr., besonders in der Würzburger med. Zeitschr., SCANZONI's Beiträgen, dem A. f. G., der M. f. G. u. G., dem Correspbl. f. Schw. Ä. etc. niedergelegt sind, schrieb er noch als Gratulationsschrift der Berner Hochschule zum 300jähr. Univ.-Jubiläum zu Würzburg die Monographie: *„Der moderne Kaiserschnitt"* (1882); ferner die Schrift: *„Die Unfruchtbarkeit der Ehe"* (1885), welch' letztere Arbeit mit einer zweiten: *„Entwicklungsfehler des Uterus"*, auch in der „Deutschen Chir." von BILLROTH und LUECKE als besonderer Abschnitt erschien. Das Hauptwerk desselben *„Die Krankheiten des weiblichen Körpers in ihren Wechselbeziehungen zu den Geschlechtsfunctionen"* erschien 1888.

Mueller, Koloman,. geb. 1849 in Budapest, studierte daselbst und in Wien, wo er prom. und provis. Assistent an BAMBERGER's Klinik wurde, machte 1873 eine Studienreise ins Ausland, wurde, nach Budapest zurückgekehrt, ordin. Arzt des Rochusspitals, Dozent der Unterleibskrankheiten, 1881 Primarius des genannten Spitals. 1884 Prof. e. o., 1885 betraute ihn das Ministerium mit den Vortr. über Hygiene an der philos. Fakultät und der königl. ungar. techn. Hochschule und ernannte ihn zum a. o. Mitgliede des ungar. Landes-Sanitätsrates. 1892 wurde er zweiter, 1897 erster Präsident des Sanitätsrates. M. ist ausserdem Honor.-Physikus mehrerer Komitate, seit 1887 Direktor der städt. Spitäler von Pest, erhielt 1896 Titel und Charakter eines Ministerialrates, ist seit 1893 Vizepräsident der Physikats-Prüfungs-Kommission und schrieb u. a.: *„Sphygmographische Studien"* (Orv. Hetil., 1872) — *„Studien aus der internen Klinik in Berlin"* (Ib. 1874) — *„Ueber Cholesterämie"* (Archiv für exper. Pathol. und Pharmakogn., 1873) — *„Ueber den Einfluss der Hautthätigkeit auf die Harnabsonderung"* (Ib. 1874) — *„Die Behandlung der Darmverschliessungen"* (Orv. Hetil., 1874) — *„Ueber Addison'sche Krankheit"* (Ib. 1882) — *„Beitrag zur Lehre von der interstitiellen Leberentzündung"* (Ib. 1883) — *„Ueber den gegenwärtigen Stand der Lehre von der Arteriosklerosis"* (Ib. 1883) — *„Sanitätswesen der Arbeiter"* (Budapest 1885).

Müller, Friedrich, geb. zu Augsburg 17. Sept. 1858 als Sohn des langjährigen Oberarztes gl. N. am dortigen Krankenhause, prom. 1882 in München, arbeitete bei C. VOIT und wurde 1883 Assistent C. GERHARDT's am Würzburger Juliusspital, folgte seinem Lehrer 1885 nach Berlin, wo er bis 1889 Assistent der II. med. Klinik der Charité blieb und sich 1888 für das Fach der inneren Med. habilitierte. 1889 wurde er zum Extraord. in Bonn ernannt, 1890 nach Breslau versetzt, wo er die Poliklinik zu leiten und den erkrankten Prof. BIERMER zu vertreten hatte. 1892 wurde er zum Ord. ernannt und nach Marburg in Hessen versetzt. Dort war er als Direktor der med. Poliklinik thätig bis 1899, wo er als Nachfolger IMMERMANN's nach Basel berufen wurde. Seine Arbeiten betreffen mancherlei Gebiete der inneren Med., auch der Neurologie; mit Vorliebe hat er sich mit physiol.- und pathol.-chem. Problemen und der Stoffwechsellehre beschäftigt.

Müller, Hermann Franz, in Wien, der bekannte Märtyrer der Pestforschung, geb. 25. Okt. 1866 zu Oberdöbling bei Wien als Sohn eines Univ.-Bibliothekars, studierte in Graz besonders als Schüler von ROLLETT, unter dessen Leitung er auch als erste wissenschaftl. Arbeit die Frage der Blutbildung behandelte. 1889 prom., war er einige Jahre Aspirant auf den Kliniken von v. ZIEMSSEN, MEYNERT und NOTHNAGEL, 1892 bis 94 Assistent an der v. ZIEMSSEN'schen Klinik, seit 1895 bei NOTHNAGEL Assistent, habilitierte sich 1896 in Wien für innere Med. und war 1897 klinisches Mitglied in der Kommission, die von der k. k. Akademie der Wissensch. nach Indien zum Studium der Pest gesandt wurde. Zurückgekehrt trat er wieder als Assistent a. d. I. med. Klinik unter NOTHNAGEL ein, starb jedoch 23. Okt. 1898 an einer Pestpneumonie, die er sich durch Infektion bei der Behandlung eines an Pest erkrankten Wärters zugezogen hatte. Trotz seines jugendlichen Alters hat M. eine relativ beträchtl. Zahl von Arbeiten publiziert teils histol., teils neuropathol. Inhalts, sowie über die Krankheit, der er zum Opfer gefallen ist. Erwähnenswert sind davon: *„Ein Beitrag zur Lehre vom Verhalten des Kerns zur Zellsubstanz während der Mitose"* (Sitzungsber. der k. Akad. der Wissensch. in Wien 1891) — *„Über Vorkommen und klinische Bedeutung der eosinophilen Zellen (Ehrlich) im cirkulirenden Blut des Menschen"* (D. Arch. für klin. Med. XLVIII, 1891) — *„Über die atypische Blutbildung bei der progressiven perniciösen Anämie"* (Ib. LI) — *„Über Lymphgefässe"* (Ib.) — *„Syringomyelie mit bulbären Symptomen"* (Ib.) — *„Zur Casuistik der aus frühester Kindheit persistirenden Facialislähmungen"* (Ann. d. St. Allg. Krh. München VII) — *„Über die Störungen der electro-musculären Sensibilität bei Läsionen gemischter Nerven"* (D. Arch. für klin. Med. LV) — *„Zur Leukämiefrage"* (Ib. XLVIII, 1891).

Muench, (Minch), Gregor, geb.
1836 in Gräsy (Gouv. Tambow, Kreis
Lipezk), studierte in Moskau und wurde
1861 als Arzt entlassen; den Doktorgrad
erwarb er erst 1869. 1861 bis 63 war er
Assistent an der med. Klinik unter Prof.
Sacharin, 1863 bis 65 studierte er in
Deutschland besonders pathol. Anatomie,
war 1867 bis 72 Prosektor an dem Moskauer Hosp. für Arbeiter, 1872 Prosektor,
1875 Oberarzt des Odessaer Stadthosp.,
1876 Prof. e. o. der pathol. Anatomie an
der Univ. Kiew. Als solcher bereiste er
1879 und 80 die Wolgagegend, um die
Astrachansche Epidemie zu untersuchen.
1880 zum ord. Prof. ernannt, beschäftigte
er sich mit ausgedehnten Untersuchungen
über den Aussatz in Süd-Russland und
hat zu diesem Zwecke alljährlich weite
Reisen gemacht. Ausser einer grossen
Reihe kleinerer Aufsätze in der russischen
Moskauer med. Zeitung und in den Arbeiten der Ärzte des Odessaer Stadthosp.,
hat M. veröffentlicht: Bericht über die
Astrachansche Epidemie (I R.), die Epidemie von Wetljanka (II R.), der Aussatz
(Lepra Arabum) in Süd-Russland in den
Nachrichten der Wladimir-Univ. zu Kiew,
1884 und eine Monographie: *„Die Zaraath
der hebr. Bibel. Einleitung in die Geschichte des Aussatzes"* (Hamburg und
Leipzig, 1893). M. starb 1897 in Szoratów.

Münzer, Egmont, in Prag, geb.
4. Mai 1865 in Praschno-Augerd (Böhmen),
studierte in Prag, prom. 1887, wurde 1886
Demonstrator der Histol., 1887 Assistent
der Phys. bei Hering, 1889 Assistent der
2. med. Klinik, habilitierte sich 1892 für
innere Med., legte 1894 seine Assistentenstelle nieder und ist seit dieser Zeit als
prakt. Arzt und Privatdozent thätig.
Schriften: *„Zur Kenntnis der Sehnervenkreuzung"* (zus. mit Singer. 1887) —
„Zur Anatomie der Centralnervensysteme"
(desgl. 1889); allein: *„Über secundäre Erregung von Muskel zu Muskel"* (Pflüger's
Arch. 1889) — *„Über Icterus infectiosus u.
Ict. febrilis Weil"* (Habilitationsarbeit, Z.
f. H., 1892); zus. mit Strasser: *„Bedtg. d.
Acetessigsäure f. d. Diabetes mell."* (Arch. f.
exp. Path., XXXII) — *„Stoffwechsel des
Menschen bei acuter Phosphor-Vergiftung"*
(D. Arch. für klin. Med., LII); zus. mit

Winterberg: *„Die sauerstoffbildende Function der Leber"* (Ib., XXXIII) — zus. mit
Wiener: *„Anatomie u. Physiologie d. Centralnervensystems der Taube"* (M. f. Ps., 1898).

Munde, Paul Fortunatus, Gynäkolog in New-York, in Dresden 7. Sept.
1846 geb, kam als 3jähr. Knabe mit
seinen Eltern nach Amerika und studierte
an der med. Fakultät der Harvard-Univ.
Nach erfolgter Graduierung 1866 ging er
nach Bayern, machte als Assistenzarzt
der bayerischen Armee den Feldzug von
1866 mit, war 1866 bis 70 Assistent
bei Scanzoni und Arzt am Juliusspital in
Würzburg, zugleich Hebammenlehrer
und im deutsch-französ. Kriege bis zur
Beendigung desselben als Stabsarzt des
bayrischen Heeres thätig. Dann nahm er
seinen Abschied, studierte in Wien noch
besonders Geburtshilfe, wurde daselbst
1871 Mag. art. obstetr., besuchte die Univ.
von Berlin, Heidelberg, Paris, London und
Edinburg und liess sich nach seiner Rückkehr 1872 in New York nieder, wo er
sich speziell mit Gynäkologie und Geburtshilfe befasste, 1873 bis 76 Schriftführer der geburtshilflichen Gesellschaft
war, 1874 bis 92 auch das *„American
Journal of Obstetrics"* herausgab. 1882
wurde M. Prof. der Gynäk. am New
York Polyclinic (jetzt als solcher emeritiert), fungierte seit 1880 in gleicher
Stellung am Dartmouth Med. Coll., als
Gynäkolog am Mt. Sinai Hosp. (seit 1881),
Consult. Gynaecologist am St. Elizabeth's
Hospital (seit 1888) und am Italien. Hosp.
seit 1890. Von M.'s zahlreichen Publikationen (etwa 50 Nrn.) führen wir nur
die Titel der selbständig erschienenen an:
*„Obstetric palpation. The diagnosis and
treatment of obstetric cases by external
(abdominal) examination and manipulation"*
(1879 bis 80) — *„Minor surgical gynaecology, a treatise of uterine diagnosis etc."*
(1880; 2. ed. 1885) — *„A practical treatise
on the diseases of woman"* (zus. mit Thomas, revis. ed. 1891). Die übrigen Publikationen sind Artikel in Am. J. of obstetrics 1871 bis 94, Am. J. of M. Sc., Edinb.
M. J., Med. Rec., Arch. of med., Atlantic
J. of M., Am. Gyn. Transact., Boston M.
a. S. J., Ann. of gyn. and pediatry etc.,
sowie der Artikel „Obstetrics" in Johnson's Universal-Encyclopedia.

Mundy, Jaromir Freiherr von, zu Wien, geb. 3. Okt. 1822 auf Schloss Eichhorn in Mähren, studierte anfänglich Theologie, war dann 12 Jahre lang Soldat, machte als Offizier die Feldzüge von 1848, 49 mit, nahm, 1852 zum Hauptmann avanciert, 1855 den Abschied, um in Würzburg Med. zu studieren, wurde daselbst bereits nach dem 4. Semester zum Dr. med prom., besuchte darauf noch verschiedene deutsche Univ., indem er aus der Irrenheilkunde und gerichtl. Med. ein Spezialstudium machte und sich bei der ersteren für die freie Irrenbehandlung oder das koloniale System erklärte. Nachdem er den Feldzug von 1859 in Italien

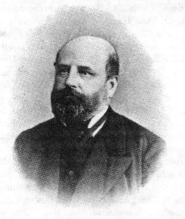

wieder in seiner früheren Charge als Hauptmann mitgemacht, nahm er einen mehr als halbjähr. Aufenthalt zu Gheel in Belgien, besuchte mehrere Hunderte von Irren-Anstalten und hielt in vielen Haupt- und Univ.-Städten Europas Vorträge über jenes System der Irrenbehandlung, dem er überall Eingang zu verschaffen suchte. Diese Vortr. finden sich 1860 bis 67, hauptsächlich in französ. und engl. Sprache, veröffentlicht im Journ. publié par la Soc. des sc. méd. et nat. de Brux , Journ. de méd. de Brux., Procès-verbaux du Congrès méd. de Lyon, Annales méd.-psychol., ferner im Medical Critic and Psych. Journ., Journ. of Mental Sc., Lancet, Brit. Med. Journ. Er hielt sich für diese Zwecke in Grossbritannien über 7 und in Frankreich mehr als 10 Jahre auf und studierte gleichzeitig die Fortschritte des öffentl. und Militär-Sanitätswesens. Den Feldzug von 1866 machte er als k. k. Regimentsarzt mit, leitete und improvisierte in demselben Sanitätszüge, übernahm in Böhmen die Feldspitäler von den Preussen u. s. w., und erhielt den Charakter als Stabsarzt a. D. Seine Bestrebungen in den folgenden Jahren waren, ausser Fortsetzung der früheren, namentlich auf eine Reorganisation des österr. Militär-Sanitätswesens gerichtet. Er war Delegierter des Reichs-Kriegs-Minist. bei verschiedenen Kongressen und Kommissionen, ferner bei dem Aufstande in den Bocche di Cattaro (1869) und während des deutsch-französ. Krieges, in welchem er teils Lazarette zu Paris und Umgebung einrichtete und leitete, teils die Evakuation von vielen Tausenden verwundeter und kranker Franzosen aus Deutschland in die Heimat organisierte und überwachte. 1872 wurde er zum Prof. e. o. des Militär-Sanitätswesens an der Wiener Univ. ernannt, legte diese Stelle aber bald wieder nieder, unterstützte dagegen die Organisation des Deutschen Ritter-Ordens, als Faktors der freiwilligen Krankenpflege, richtete (1875) als General-Chefarzt des souveränen Malteser-Ritter-Ordens die für den Verwundeten-Evakuationsdienst bestimmten Sanitätszüge desselben ein, war oberster Militär-Sanitätschef im serbisch-türkischen Kriege (1876, 77), und während des russisch-türkischen Krieges (1877, 78) in Konstantinopel als Organisator bei dem Vereine vom roten Halbmond thätig. In dieser Zeit erschienen von ihm: *„Studien über den Umbau und die Einrichtung von Güterwaggons zu Sanitätswaggons"* (Wien 1875, m. 9 Taff.) — *„Der freiwill. Sanitätsdienst des souv. Malteser-Ritter-Ordens u. s. w."* (1879, m. 4 Taff.) — *„Beschreibung der Sanitätszüge des souv. M.-R.-O."* (2. Aufl. 1880), ausserdem: *„Kleiner Katechismus einer radicalen Reform des Irrenwesens"* (1879) — *„Die freie Behandlung der Irren auf Landgütern"* (1879). 1881 wurde auf seinen Antrieb die „Wiener freiwillige Rettungsgesellschaft" gegründet, in deren Interesse er als ihr Schriftführer zahlreiche Publikationen teils selbst verfasst, teils veranlasst hat. Von seinen sonstigen Schriften erwähnen wir noch, abgesehen von der ungezählten Menge von Denk-, Gelegen-

heits-, Flugschriften- u. Zeitungs-Artikeln
in den verschiedensten Sprachen: "*Zur
Sanitätsreform in Oesterreich*" (1860) —
"*Die Militär-Sanität der Zukunft*" (1882)
— "*Van Swieten und seine Zeit*" (1883).
Auch am serbisch-bulgarischen Kriege
(1885, 86) nahm er in Serbien thätigen
Anteil. In einem Anfall von Geistesgestörtheit
erschoss sich v. M. 23. August
1894.

Munk, William, zu London, geb.
24. Sept. 1816, studierte im Univ. Coll.
daselbst und in Leiden, wo er 1837 Dr.
wurde, wurde 1844 Member, 1854 Fellow
des R. C. P. und 1857 zum Harvey'schen
Bibliothekar bei demselben erwählt, nachdem
er vorher bei der med. Schule des
St. Thomas' Hosp. anat. Prosektor und
viele Jahre Physic. des Roy. Hosp. for
Asthma, Consumption etc. gewesen, Er
war ferner Physic. des Small-pox and Vaccination
Hosp., Consult. Physic. bei dem
Roy. Hosp. for Incurables. Abgesehen
von zahlreichen Journal-Artikeln, die
hauptsächlich Lungen- und Herzkrankheiten
betreffen, schrieb er: "*Memoir of
the life and writings of J. A. Paris M. D.*"
(1857) und "*The roll of the Roy. Coll. of
Physic. of London, etc.*" (2 voll. 1861; 2. ed.).
M. starb 26. Dez. 1898.

Munk, Hermann, zu Berlin, geb.
in Posen 3. Feb. 1839, studierte in Berlin
und Göttingen als Schüler von Joh.
Mueller, du Bois-Reymond, Virchow, Traube,
wurde 1859 Doktor, 1862 Privatdozent,
1869 Prof. e. o. an der Univ. Berlin, 1876
Lehrer der Physiologie und Vorstand des
physiol. Laboratoriums an der Tierarzneischule
daselbst, 1880 ord. Mitglied der
dortigen Akademie der Wissenschaften,
1897 ord. Honorar-Prof. a. d. Univ. Er
schrieb: "*Ueber Ei- und Samenbildung und
Befruchtung bei den Nematoden*" (Z. f. wiss.
Zool., IX, 1859) — "*Abhandlungen zur allgemeinen
Nervenphysiologie*" (A. f. Anat.
und Physiol., 1860 ff.) — "*Untersuchungen
über das Wesen der Nervenerregung*" (I,
Leipzig 1868) — "*Die elektrischen und Bewegungserscheinungen
am Blatte der Dionaea
muscipula*" (Ib. 1876) — "*Ueber die Functionen
der Grosshirnrinde. Gesammelte Mittheilungen
aus den Jahren 1877—80*" (Berlin
1881) — "*Weitere Abhandlungen zur Physiologie
der Grosshirnrinde*" (A. f. Anat. u.
Physiol., Physiol. Abt., 1894 bis 95 und
Sitzungsber. der Berl. Akad. der Wiss.,
1892 ff.; Festschr. für Virchow 1891); ferner
"*Ueber Kataphorie und galvanische Einführung
in den Organismus*" (A. f. Anat.
und Physiol. 1873) — "*Ueber Herz- und

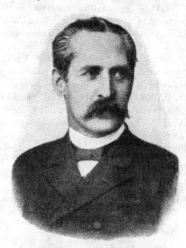

Kehlkopfnerven*" (Ib. 1878 bis 94) — "*Ueber
Bewegung und Milchsecretion*" (Ib. 1883) —
"*Ueber die Schilddrüse*" (Sitzungsber. d.
Berl. Akad. d. Wiss. 1887 u. 88; Virchow's
Archiv, CL, 1897 u. ff) — "*Ueber die
Functionen der Grosshirnrinde*" (2. Aufl.,
gesammelte Mitteilungen a. d. J. 1877 bis
89 (Berlin 1890).

Munk, Immanuel, zu Berlin, Bruder
des Vorigen, geb. zu Posen 30. Mai 1852,
studierte in Berlin, Breslau, Strassburg,
wurde 1873 promoviert, war seit 1883
Privatdozent für Physiologie und physiol.
Chemie, wurde 1895 Tit.-Prof., 1899 Prof.
e. o. und ist seit 1895 Abteilungs-Vorsteher
am physiol. Institute der Univ. Berlin.
Litterar. Arbeiten: "*Physiologie des Menschen
und der Säugethiere*" (Berlin 1882; 5. Aufl.
1899) — zus. mit Uffelmann: "*Die Ernährung
des gesunden und kranken Menschen*"
(Wien und Leipzig 1887; 3. Aufl. mit C.
A. Ewald 1895); ferner "*Einzelernährung
und Massenernährung*" (in Th. Weyl's Handbuch
der Hygiene, II, Jena 1893). Dazu
noch eine Reihe grösserer Aufsätze, hauptsächlich
dem Gebiete des Stoffwechsels,
der Ernährung, der Resorption und Harn-

sekretion angehörig, in DU BOIS-REYMOND's, ENGELMANN's, PFLÜGER's und VIRCHOW's Archiv (1875 bis 99), unter denen hier nur angeführt sein mögen: „*Resorption der Fette, Fettsäuren, Seifen und ihre weiteren Schicksale im Körper*" (VIRCHOW's Arch., LXXX, XCV, CXXIII; DU BOIS Archiv 1883, 1890) — „*Fettbildung aus Kohlehydraten*" (VIRCHOW's Arch., CI) — „*Untersuchungen an 2 hungernden Menschen*" (zus. mit N. ZUNTZ, C. LEHMANN, H. SENATOR, FR. MÜLLER, VIRCHOW's Archiv CXXXI, Supplementheft) — „*Ueber die Folgen ausreichender, aber eiweissarmer Nahrung*" (Ib. CXXXII) — „*Beiträge zur Stoffwechsel- und Ernährungslehre*" (PFLÜGER's Arch. LVIII) — „*Ueber sekretorische und synthetische Vorgänge an überlebenden Nieren*" (VIRCHOW's Arch. CVII u CXI) — „*Ueber*

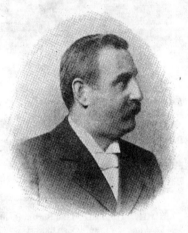

das zur Erzielung von Stickstoffgleichgewicht nöthige Minimum von Nahrungseiweiss" (DU BOIS-Arch. 1896) — „*Muskelarbeit und Eiweisszerfall*" (Ib. 1890, 1896); mit P. SCHULTZ: „*Die Reizbarkeit des Nerven an den verschiedenen Stellen seines Verlaufs*" (ENGELMANN's Arch. 1898).

Murchison, Charles, geb. 21. Mai 1830 in Jamaica als Sohn eines Arztes, kam als 3jähr. Knabe nach Schottland, studierte seit 1846 in Aberdeen u. Edinburg, wurde 1850 Assistent bei SYME und promovierte 1851 mit einer Arbeit: „Über die Pathologie d. krankhaften Geschwülste". Zugleich wurde er Vorsitzender der Roy. Soc. of Phys. in Edinburg und half die physiol. Gesellschaft mitbegründen. Nachdem er vorübergehend als Gesandtschaftsarzt in Turin fungiert hatte, besuchte er zum weiteren Studium der Geburtsh. 1852 Dublin, ging später noch nach Paris und übernahm 1853 die Stelle eines Assistenzarztes bei der ostindischen Kompagnie. 1855 kehrte er nach London zurück, trat in das Royal Coll. of Phys. ein, wurde Arzt am Western General Dispensary und später Lehrer der Anatomie und Botanik am St. Mary's Hosp. 1856 bis 60 war er Arzt am King's Coll. Hosp. und vertauschte diese Stelle mit einer ähnlichen am Middlesex Hosp. und am London Fever Hosp. An ersterem war er bis 1871, an letzterem bis 1870 thätig. Nach Eröffnung des neuen St. Thomas' Hosp. (1871) wurde er Physician und Lehrer der inn. Medizin an demselben. Er starb 23. April 1879 an den Folgen eines Aneurysma aortae. — Unter den engl. Ärzten der neuesten Zeit nimmt M. eine hervorragende Stellung ein. Die Zahl seiner Veröffentlichungen beläuft sich auf etwa 311 Nummern (nach einer von ihm selbst gemachten Aufstellung). Die meisten seiner Arbeiten sind Vorträge, gehalten in der Pathological Soc., in der er 1865 bis 68 Schriftführer, 1869 Schatzmeister und 1877 Präsident war. Viele von den Vorträgen beziehen sich auf krankhafte Geschwülste. Von den grösseren, selbständig erschienenen Werken ist das berühmteste betitelt: „*A treatise on the continued fevers of Great-Britain*" (London 1862; deutsch mit einem Anhange: „*Die Epidemie des recurrirenden Typhus in St. Petersburg 1864, 1865*" von W. ZUELZER, Braunschweig 1867). In dieser für die Hygiene ausserordentlich bedeutend gewordenen Schrift bespricht M. eingehend die typhösen Krankheiten, stellt die verschied. Formen derselben als Wirkungen verschiedener Krankheitsgifte dar und plaidiert für eine strenge Trennung derselben, besonders des Abdominal- und exanthemat. Typhus. Sehr wertvoll ist ferner M.'s Werk über die Leberkrankheiten: „*Clinical lectures on diseases of the liver, jaundice and abdominal dropsy*" (London 1868; 2. ed. 1877), zu dem er die ersten Beobachtungen schon 1855 in Indien gemacht und besondere Anregung durch eine von ihm 1861 für die New Sydenham

Society veranstaltete engl. Übers. von FRERICHS' *"Leberkrankheiten"* erhalten hatte. Andere Arbeiten M.'s sind: *"On functional derangements of the liver"* (London 1874) — *"Medical notes on the climate of Burmah and on the diseases which have there prevailed among European troops"* (Edinb. Med. and Surg. Journ., 1855) — *"Über einen Fall von Talipes equinovarus mit Erkrankung des Kniegelenks"* — *"Über die Verschiebung der Knochen und der Sehnen des Fusses beim Talipes varus"* — *"Über Chaulmoogra odorata als ein Heilmittel bei Epilepsie"* — *"On the causes of intermitting or paroxysmal pyrexia and on the differential characters of its several varieties"* (Lancet 1879) u. s. w. Auch einen Katalog der 812 Präparate des pathol. Museums des St. Mary's Hosp. fertigte er an und gab noch die paläontol. und geolog. Manuskripte seines Freundes FALCONER heraus.

Murrell, William, zu London, geb. daselbst 1851, studierte im Univ. Coll. u. dessen Hosp., war namentlich Schüler von BURDON SANDERSON und Sir WILL. JENNER, wurde 1875 Member des R. C. S. Engl., 1877 des R. C. Phys., 1883 Fellow desselben, nachdem er 1879 promoviert worden. Er praktiziert seit 1875 in London als Physician, widmete sich besonders dem Studium der Wirkung neuer Arzneimittel, war Dozent der Mat. med. und Therapie am Westminster Hosp., Physic. am Chest Hosp. und am Paddington-Green Hosp. für Kinder und ist gegenwärtig Physician am Westminster Hosp., Lecturer der klin Med. und früher Dozent der theoret. und prakt. Med. Er schrieb: *"Nitro-glycerine as a remedy for angina pectoris"* (1880; von der Acad. de méd. in Paris 1885 mit einem Preise bedacht) — *"What to do in cases of poisoning?"* (8. ed. 1897, zus. mit RINGER); ausserdem eine Reihe von Arbeiten über verschiedene Medikamente, namentlich im Journ. of Anat. and Phys. (1877, 79), z. B. Atropin, Akonitin, Veratrin, Arsenikpräparate, Tart. stib., Blausäure, Pituri, Pilokarpin, Amanita muscaria u. s. w.; ferner: *"On Gelseminum sempervirens"* (12 Aufsätze, Lancet, 1875 bis 78) — *"Treatment of the night sweating of phthisis"* (12 Aufsätze, Practitioner, 1879 bis 81) — *"The treatment of infantile paralysis by massage"* (Lancet 1885) u. s. w., endlich noch *"A Manual of Pharmacology and Therapeutics"* (1896) u. gab heraus: *"Fothergill's Practitioners handbock of treatment"* (1897).

Murri, Augusto, geb. 8. Sept. 1841 in Fermo, studierte in Pisa und Florenz, in welch' letzterem Orte er 1864 Doktor wurde, worauf er behufs seiner Vervollkommnung nach Paris und Berlin ging. Die Lehrer, die am meisten Einfluss auf seine med. Bildung ausübten, waren GHINOZZI, BOUILLAUD, PIORRY, TRAUBE, FRERICHS und GRIESINGER. Fünf Jahre lang übte er die med. Praxis als Gemeindearzt in S. Severino, in Fabriano und in Civitavecchia aus; 1871 wurde er Assist. an der von Prof. BACCELLI geleiteten med. Klinik in Rom und seit 1876 ist er ord. Prof. d. med. Klinik in Bologna. Seine bedeutendsten Schriften sind: *"Del potere regolatore della temperatura"* (Lo Sperimentale, 1873) — *"Sulla teoria della febbre"* (Fermo 1874) — *"Sull' emoglobinuria da freddo"* (Rivista clinica di Bologna 1879, 85) — *"Sul fenomeno di Cheyne-Stokes"* (Ib. 1883 bis 85) — *"Emoglobinuria e Sifilide"* (Bologna 1886) — *"Bigeminismo del cuore"* (Ib. 1887) — *"Anomalie dell' impulso cardiaco"* (Ib.) — *"Dei tumori del cervello"* (Milano 1892) — *"Della Emoglobinuria da chinina"* (Roma 1895) — *"Della Malattia di Erb"* (Ib. 1895 bis 97).

Musehold, Albert, in Berlin, geb. in Warmuntowitz (Oberschlesien) 10. Juli 1854, studierte in Berlin als Zögling der Kaiser Wilhelms-Akademie, promovierte 1878, war Militärarzt bis 1887, dann 4 Jahre bei der kaiserl. Marine (2 Jahre in China und Japan), seit 1888 in Berlin, wo er in den Kliniken von B. FRÄNKEL und A. HARTMANN bis 1890 arbeitete. Seit 1889 hat sich M. als Spezialarzt für Hals-, Nasen- und Ohrenleiden in Berlin niedergelassen. Schriften: *"Experimentelle Untersuchungen über das Sehcentrum bei Tauben"* (Dissert.) — *"Eine neue Elektrode zur kataphorischen Jodkalium-Behandlung"* (Ae. Rundsch. 1892) — *"Ein Fall von m. Basedowii geheilt durch eine Operation in der Nase"* (D. m. W. 1892) — *"Ein neuer Apparat zur Photographie des Kehlkopfs"* (Ib.) — *"Stroboscopische und photographische Studien über die Stellung der Stimmlippen* *im Brust- und Falsett - Register"* (Arch. f. Laryngol. 1897) — *„Zur Behandlung der Ozaena (Rhinitis atroph. foetid.)"* (D. m. W. 1894).

Myrdacz, Paul, zu Wien, geb. in Konskau, Oest.-Schles. 4. Mai 1847, stud. an der med.-chir. Josephs-Akademie in Wien, promovierte 1872, ist k. k. Oberstabsarzt 2. Kl., seit 1883 ord., seit 1897 ständiges Mitglied des Militär-Sanitäts-Komitees und Kustos der militärärztlichen Bibliothek und der Mustersammlung des Sanitätsausrüstungsmaterials. 1874 bis 87 fungierte er als Schriftführer des wissenschaftlichen Vereins der Militärärzte in Wien, 1879 bis 88 auch als Sekretär des Unterstützungsvereins der k. k. Militärärzte und Herausgeber des „Jahrbuches für Militärärzte". 1883 bis 87, sowie 1893 bis 95 arbeitete er im technischen Militär-Komitee an den militärstatistischen Jahrbüchern und der hygienischen Topographie der grösseren Garnisonsorte. Seit 1894 ist er ständiger Sekretär d. intern. militärärztl. Kommission für einheitliche Militär-Sanitätsstatistik. Er schrieb weiter: *„Sanitätsgeschichte und Statistik der Occupation Bosniens und der Hercegovina im J. 1878"* (Wien 1882) — *„Sanitätsgeschichte der Bekämpfung des Aufstandes in der Hercegovina, Südbosnien und Süd-Dalmatien im J. 1882"* (Ib. 1885) — *„Ergebnisse der Sanitäts-Statistik des k. k. Heeres in den Jahren 1870–82"* (Ib. 1887) *„Handbuch für k. k. Militärärzte"* (I, Ib. 1890, 2. Aufl. 1893, 3. Aufl. 1899, 2. Bd. Ib. 1898), letzteren unter Mitwirkung von KIRCHENBERGER und GSCHIRHAKL, endlich *„Statistischer Sanitätsbericht über das k. k. Heer für die Jahre 1883 bis 93"* (Ib. 1899). Schliesslich gab er, nach VILLARET's Leitfaden für den Krankenträger einen *„Leitfaden für den Blessirtenträger"* in 7 Sprachen heraus (1893 bis 97).

N.

Nagel, Albrecht, geb. 14. Juni 1833 zu Danzig, studierte zu Königsberg und in Berlin, wo er speziell Schüler A. v. GRAEFE's war. Promoviert 1855, widmete er sich der Ophthalmologie, habilitierte sich 1864 und wirkte seit 1867 als a. o., seit 1874 als ord. Prof. dieses Faches und Direktor der Univ.-Augenklinik in Tübingen bis zu seinem 22. Juli 1895 erfolgten Ableben. Seine hervorragendsten

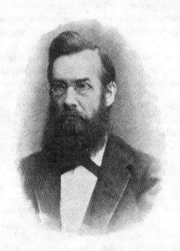

Publikationen sind: „*Das Sehen mit zwei Augen etc.*" (1861) — „*Die Refractions- und Accommodations-Anomalien des Auges*" (1866) — „*Die Behandlung der Amaurosen und Amblyopien mit Strychnin*" (1871) und weitere entsprechende Beiträge zu GRAEFE's und SAEMISCH' Handbuch. N. begründete 1870 den von ihm herausgegebenen ophthalm. Jahresbericht und liess seit 1881 „*Mittheilungen aus der ophthalm. Klinik in Tübingen*" erscheinen.

Nagel, Wilhelm, in Berlin, geb. zu Hoyer 10. Jan. 1856, studierte in Marburg, Strassburg und Berlin, hauptsächlich als Schüler von WALDEYER und GUSSEROW. promovierte 1878, war 1879 bis 85 Arzt in Hoyer, wurde 1887 Assistent an der geburtsh.-gynäkol. Klinik der Charité zu Berlin, machte 1892/93 eine Reise in England und Frankreich, ist seit 1893 Mitglied der Prüfungs-Kommission für Ärzte, habilitierte sich 1889 in Berlin und ist seit 1896 Prof. e. o., seit 1893 erster Assistent an der geburtsh.-gynäkol. Univ.-Klinik der Charité. Schriften: „*Das menschliche Ei*" (A. f. m. A., 1887) — „*Die Entwickelung des Urogenitalsystems*" (Ib. 1888) — „*Über die Achsenzugzange*" (A. f. Gyn. 1890 u. 92) und mehrere Abhandlungen teils geburtsh. und gynäkol. Inhaltes im A. f. Gyn. und andern Zeitschriften, teils anat. und entwickelungsgeschichtl. Inhaltes in Sitzungsber. der k. pr. Akad. der Wiss. und A. f. m. A. — Ausserdem: „*Anatomie der weibl. Geschlechtsorgane*" (in v. BARDELEBEN's Handb. der Anat. des Menschen 1896) — „*Entwickelung u. Entwickelungsfehler*" (im Handb. der Gyn. von J. VEIT, 1897) — „*Gynäkologie, Lehrbuch für praktische Aerzte u. Studierende*" (1898).

Napias, Henri, in Paris, geb. in Sézanne (Marne) 7. März 1842, studierte in Paris und promovierte daselbst 1870, ist Mitglied der Acad. de méd., Generaldirektor der Assistance publique, Mitglied zahlreicher gelehrter und gemeinnütziger Gesellschaften und besonders auf dem Gebiet der Hygiene thätig. Er veröffentlichte bis 1889 etwa 82 Arbeiten, unter denen wir einige der wichtigsten erwähnen: „*Des moyens de diminuer les dangers qui résultent pour les travailleurs des différentes industries de l'emploi des substances minérales toxiques*" (1878) — „*Dispositions prises dans les différents pays de l'Europe pour protéger la santé des enfants travaillant dans* *les industries*" (1880) — „*Manuel d'hygiène industrielle*" (1882) — „*Note sur l'hygiène professionnelle des ouvrières en fleurs artificielles*" (Rev. d'hyg. 1884) — „*Construction des écoles primaires et des écoles maternelles*.

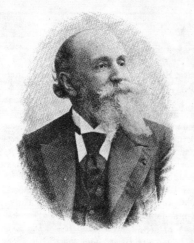

Hygiène des internats" (1884) — „*L'hygiène des crèches*" (1891) — „*L'étude et les progrès de l'hygiène en France de 1878 à 1882*" (zus. mit A. J. MARTIN, 1882) — „*Sur les conditions de l'hygiène hospitalière en France*" (Rev. d'hyg. 1892) — „*Hygiène hospitalière et assistance publique*" (Paris 1893).

Napper, Albert, der Urheber der Cottage-Hospitäler, geb. 1815 zu Loxwood Sussex, studierte im St. Thomas' Hosp., in Edinburg und Bonn, praktizierte darauf 16 Jahre, bis 1854, in Guildford und dann in Cranleigh bis 1881, wo er die Praxis niederlegte. 1859 errichtete er das erste Cottage-Hosp. in einem alten Hause; bei N.'s Tod, 16. Nov. 1894 in Guildford, waren wenigstens 500 solcher Hospitäler in Grossbritannien vorhanden. In Anerkennung seiner Verdienste ernannte der Johanniter-Orden N. 1869 zum Mitgliede. 1864 hat N. auch eine kleine Schrift über Dorfhospitäler veröffentlicht.

Nasse, Hermann, geb. zu Bielefeld als Sohn des berühmten Bonner Klinikers Christian Friedrich N. (1778 bis 1851) 25. Mai 1807, studierte in Bonn, Paris und Berlin, wurde 1831 Privatdozent in Bonn, 1837 Prof. in Marburg, leitete von dort ab bis 1879 das physiol. Institut daselbst. Mit seinem Vater gab er (Bonn 1835 bis 39) „*Beiträge zur Physiologie und Pathologie des Blutes*" heraus; ferner: „*Ueber den Einfluss der Nahrung auf das Blut*" (Marburg 1856) — „*Ueber Lymphe und deren Bildung*" (Ib. 1872) — „*De secretione bilis*" (Rektorats-Programm, 1881). An WAGNER's Handwörterbuch und dem mit BENEKE und VOGEL herausgegebenen Arch. f. gemeinschaftl. Arbeiten hatte N. wesentlichen Anteil. Er lebte als Geh. Med.-Rat in Marburg und starb als Senior der Marburger Fakultät 1. Juli 1892.

Nasse, Karl Friedrich Werner, zu Bonn, geb. daselbst 7. Juni 1822 als jüngerer Sohn von Christian Friedrich N., studierte in Bonn und Marburg, später in Prag, Wien, Paris, war hauptsächlich Schüler seines Vaters und JACOBI's in Siegburg, wurde 1845 in Bonn Doktor mit der Diss.: „*De singularum cerebri partium functionibus, ex morborum perscrutatione indagatis*", war seit 1847 in Bonn als prakt. Arzt und Direktor einer Privatanstalt für Gemütskranke thätig, 1854 bis 63 Direktor der Mecklenb. Staats-Irrenanstalt Sachsenberg, 1865 bis 66 Direktor der Irrenheilanstalt Siegburg und Geh. Med.-Rat, 1866 bis 81 Direktor der Prov.-Irrenanstalt zu Andernach; seit 1881 war er Direktor der Prov.-Irrenanstalt zu Bonn und Honorar-Prof. an der dortigen Univ., seit 1876 Mitglied des Rhein. Med.-Kollegiums. N., der 20. Jan. 1889 starb, veröffentlichte „*Vorschläge für Irrengesetzgebung, mit besond. Rücksicht auf Preussen*" (Marburg 1850); dazu eine Anzahl psychiatr. Abhandlungen in der Allgem. Zeitschr. für Psychiatrie (6. bis 42. Bd.), deren Mitherausgeber vom 35. Bde. an er war; ferner Aufsätze im Korrespbl. rhein. und westfäl. Ärzte (1843, 44), der Rhein. Monatsschrift f. prakt. Ärzte (1851) u. a. m.

Nasse, Otto Johann Friedrich, zu Rostock, geb. 2. Okt 1839 zu Marburg als Sohn des Vorigen, studierte in Marburg, Berlin, Wien, war besonders Schüler seines Vaters, E. DU BOIS-REYMOND's, C. LUDWIG's und H. KOLBES, wurde 1862 Doktor, war seit 1866 Privatdozent in Halle, wurde 1872 Prof. e. o. daselbst, 1880 Prof. ord. der Pharmakologie und physiol. Chemie in Rostock, ist 1899 krankheitshalber von der Thätigkeit an der Univ. einstweilen zurückgetreten. Schriften: *„Beiträge zur Physiologie der Darmbewegungen"* (Leipzig 1866) — *„Zur Anatomie und Physiologie der quergestreiften Muskelsubstanz"* (Ib. 1882); ferner diverse Aufsätze hauptsächlich in PFLÜGER's Archiv. sowie in den Sitzungsber. d. Naturforsch.-Gesellsch. zu Rostock betreffend: Muskelsubstanz, Fermente, Eiweisssubstanzen, Oxydationsvorgänge, Kohlenhydrate und zwar insbesondere Glykogen, Glykolyse, das MILLON'sche Reagens u. s. w. u. s. w.

Nasse, Dietrich, in Berlin, geb. 1860 in Bonn als Sohn des Staatsrechtslehrers Erwin N., studierte seit 1878 daselbst, sowie in Tübingen und Berlin, promovierte in Bonn 1882 (*„Anatomie der Lumbriciden"*), wurde 1883 approbiert, arbeitete dann in Genf bei ZAHN und war 1884 bis 86 Assistent am path. Institut in Göttingen. Nach kurzer Bethätigung als Volontärarzt wurde er 1887 an der chir. Univ.-Klinik in Berlin bei v. BERGMANN Assistent, habilitierte sich 1893 für Chirurgie, wurde 1896 Extraordinarius und Staatsexaminator der Chir., verunglückte jedoch auf einer Bergtour bei Pontresina in der Schweiz und starb bereits 1. Sept. 1898. Im griech.-türk. Kriege dirigierte N. im Auftrage der deutschen Vereine vom roten Kreuz einen Sanitätszug in Konstantinopel, zus. mit KÜTTNER und beschäftigte sich damals eingehend mit Untersuchungen über die Verwertbarkeit der Röntgendurchleuchtung im Felde. Seine anderweitigen Arbeiten betreffen die Lehre von den parasitären Mikroorganismen (*„Ein Fall von partieller Nekrose der Magenschleimhaut mit auffallendem Bacillenbefunde"*), die Lokaltuberkul., die Lymphcysten, Lymphangiome, Lymphcavernome, Geschwülste der Speicheldrüsen und verwandte Tumoren des Kopfes, Knochensarkome, die Herkunft des Flimmerepithels in den sacrococcygealen Teratomen, Amöben in der Leber, die Lehre von den Krankheiten der unteren Extremitäten in „D. Chir." u. a. m. Im Manuskript hinterliess N. ein Lehrbuch über die Verletzungen und chirurg. Krankheiten des Fusses.

Natanson, Ludwig, geb. 1822 in Warschau, studierte von 1838 an in Wilna und Dorpat, wurde 1845 in Warschau promoviert und begann daselbst die ärztliche Praxis, war 1848 und 1852 als Arzt in den Cholerahospitälern thätig, später Mitglied des Komitees zur Reorganisation des Gesundheitsdienstes in Polen, sowie des Erziehungsrates. Er gründete in Warschau eine Schule für Handwerk und Gewerbe, war seit 1871 Vorsitzender im Vorstande der Warschauer jüdischen Gemeinde, gründete 1847 das ärztliche Journal *„Tygodnik lekarski"* und redigierte es bis 1864. N., der 6. Juni 1896 starb, war ein sehr angesehener und beliebter Arzt, auch schriftstellerisch fruchtbar. Seine Arbeiten sind bereits im älteren Lexikon erwähnt.

Naumann, Karl Fredrik, geb. in Malmö 1816, wurde Dr. phil. an der Univ. Lund 1841, Dr. med. 1848 und Dozent der theoret. und forens. Medizin 1847. Nachdem er an derselben Univ. die anat. Professur verwaltet und zum Prosektor 1849 ernannt worden war, wurde er daselbst ord. Prof. der Anatomie 1852, war Rektor der Univ. 1860 bis 61 und erhielt seinen Abschied von der Professur 1881. Er starb zu Lund 10. Aug. 1892. Seine Schriften sind bereits im älteren Lexikon angeführt.

Naunyn, Bernhard, geb. zu Berlin 2. Sept. 1839, studierte daselbst als Schüler von LIEBERKUEHN, REICHERT, FRERICHS, promovierte 1862, war klinischer Assistent von FRERICHS, von 1869 an nacheinander Prof. der med. Klinik in Dorpat, Bern und Königsberg. seit 1888 in Strassburg. Seine erste Arbeiten behandeln anatomische und pathologisch-anatomische Themata (Echinococcus, Leberkrebse), dann wandte er sich der pathologischen Chemie und Experimental-Pathologie (Icterus, Blutgerinnung, Fieber, Diabetes, Hirndruck) und klinischen Themen zu. Seine früheren Arbeiten finden sich in REICHERT und DU BOIS' Archiv. 1872 begründete er mit KLEBS und SCHMIEDEBERG das Archiv f. exper. Pathologie und Pharmakologie und 1896 mit MIKULICZ die *„Mittheilungen aus den Grenzgebieten der Medizin und Chirurgie"*. Von grösseren selbständigen Werken liegen von N. vor: „*Klinik der Cholelithiasis*" und eine monographische Bearbeitung des Diabetes mellitus. Von hervorragenderen Schülern N.'s

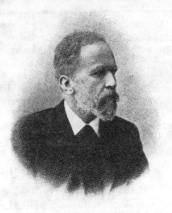

sind zu nennen EICHHORST, J. SCHREIBER, HALLEWORDEN, STADELMANN, MINKOWSKI, FALKENHEIM, SCHRADER, WEINTRAUD, E LEVY, D. GERHARDT.

Navratil, Emerich, von Szalók, 1834 in Budapest geb., wurde daselbst 1858 Doktor und 1859 Magister der Geburtshilfe und der Augenheilkunde, 1860 Operateur, widmete sich auf Anregung des Physiologen CZERMAK vorzüglich der Laryngoskopie, besuchte Wien, Deutschland, Frankreich und England, und wurde nach Veröffentlichung mehrerer selbständiger laryngologischer Arbeiten 1865 Dozent, 1872 a. o. Prof. der chirurgischen Kopf- und Halskrankheiten, 1874 Primarchirurg des Budapester St. Rochusspitals, später (1892) ord. öffentl. Prof. ebendaselbst. Er veröffentlichte 1866 „*Géljebajok*" (Kehlkopfkrankheiten), das die erste ausführliche Diagnostik der Stimmbandlähmungen auf anat.-physiolog. Basis brachte, 1867 „*Sebészi műtéttan*" (chirurg. Operationslehre), 1868 eine Artikelreihe in der B. kl. W. über Pathol. und Therap. der Kehlkopfgeschwülste, und über die (von ihm so benannte) Laryngofission. 1871 teilte er vivisekt. Resultate mit, nach denen Durchschneidung des N. access. Willis. an der Medull. oblong. und im Wirbelkanale keine Störung der Stimmbildung bewirken soll; in den in Leipzig (1871) erschienen „*Laryngologischen Beiträgen*" beschrieb er als der erste die Chorditis haemorrhagica, Stimmbandlähmung durch Trichinose, und eine Modifikation der Kehlkopfspaltung zur Entfernung von Kehlkopfgeschwülsten. 1878 resezierte er ein 246 cm. langes gangränöses Darmstück und vollführte 1880 mit Erfolg die erste Darmresektion bei Anus praeternaturalis. 1879 erschien im Cbltt. für Chirurgie: „*Organtin als Contentiv-Verband*", in der B. kl. W.: „*Radicale Operation der Kehlkopfpapillome*", 1879 bis 80 im Orvosi Hetilap: „*Agysebészeti adatok*" (hirnchirurgische Beiträge), in welchen N. erfolgreich operierte Fälle von Gehirnabszessen, Epilepsien veröffentlichte, später deutsch (Stuttgart 1889) „*Beiträge zur Hirnchirurgie*"; 1882 erschien ebenfalls in Stuttgart chirurg. Beiträge. 1897 vollführte N. mehrere Exstirpationen des Ganglion Gasseri bei Trigeminus-Neuralgie. K. EMMERT's Chirurgie hatte er schon früher ins ungarische übersetzt. N. wurde 1892 in Anerkennung seiner Verdienste auf dem Gebiete der ungarischen med. Litteratur in den ungarischen Adelstand erhoben.

Nebelthau, Johann Eberhard, in Halle, geb. 14. Sept. 1864 in Bremen, in Bonn, Marburg, Berlin, Strassburg ausgebildet, Dr. med. 1888, arbeitete in den Laboratorien von KÜLZ, RUBNER, KOSSEL, sowie in dem der med. Klinik in Marburg, war seit 1889 Assistent, seit 1895 Oberarzt, habilitierte sich 1894 und wurde 1898 Prof. e. o. in Marburg, von wo er in gleicher Eigenschaft 1900 nach Halle übersiedelte. N.'s Publikationen betreffen Beitr. zur Glykogenbildung in der Leber, Glycuronsäurebildung, Hämatoporphyrinurie, kasuistische Beitr., kalorimetrische Untersuchungen (1895). Selbständig erschien noch: „*Gehirndurchschnitte zur Erläuterung des Faserverlaufs*" (Tafelwerk, Wiesbaden 1898).

Neelsen, Friedr. Karl Adolph, pathol. Anat. u. Prosektor zu Dresden, geb. 29. März 1854 in Ütersen (Holstein), studierte in Leipzig, wo er besonders Schüler von E. WAGNER war, promovierte 1876, war 1876 bis 78 Assistent am patholog. Institut zu Leipzig, 1878 bis 85 Assistent am patholog. Institut zu Rostock, seit 1884 a. o. Prof. daselbst und seit 1885 als Nachfolger von BIRCH-HIRSCHFELD Prosektor am Stadtkrankenhause in Dresden, wo er 11. April 1894 starb. N. war ein tüchtiger Anatom und Patholog. Er hat sich durch die Neuausgabe von PERL's „*Lehrbuch der allgem. Pathol.*" (3. Aufl., Stuttgart 1894) ein besonderes Verdienst erworben. Ausserdem publizierte N.: „*Studien über die blaue Milch*" (Habilitationsschrift, Breslau 1880) — „*Untersuchungen über Keratoplastik*" (mit ANGELUCCI; Klin. Monatsbl. f. Augenheilk., 1880) — „*Der Endothelkrebs*" (D. Arch. f. kl. Med., XXXI) — „*Elephantiasis congenita*" (B. kl. W., 1882) — „*Septicämie und Pyämie*" (Vortrag auf dem XIII. Chirurgen-Kongress). Diverse kleinere Abhandlungen.

Neisser, Moritz, 1820 geb., in Halle a. S. unter KRUKENBERG, in Berlin unter TRAUBE ausgebildet, beschrieb eine in Berlin 1843 bis 44 grassierende Masernepidemie und machte sich während seiner späteren praktischen Thätigkeit in Charlottenbrunn, resp. Breslau verdient durch Übersetzungen amerikanischer Werke, besonders G. M. BEARD's „Neurasthenie". Er starb als Geh. Sanitätsrat u. Badearzt in Charlottenbrunn 19. Juni 1896.

Neisser, Albert, in Breslau, als Sohn des Vorigen zu Schweidnitz 22. Jan. 1855 geb., studierte in Breslau und Erlangen, wurde 1877 in Breslau prom. (Diss. über die Echinococcenkrankheit) und approbiert und bald nachher Assistenzarzt der neu gegründeten Dermatol. Klinik in Breslau unter SIMON. Er habilitierte sich in Leipzig 1880, wurde 1882 nach SIMON's frühem Tode als Prof. e. o. und Direktor der Dermatol. Klinik nach Breslau berufen. Während seiner Assistenten- und Dozenten-Zeit hatte er zu wissenschaftlichen Zwecken (Lepra) Reisen nach Norwegen u. Spanien gemacht. 1892 wurde d. nach N.'s Plänen gebaute neue Dermatol. Klinik in Breslau eröffnet; 1894 wurde N. zum Geh. Med.-Rat ernannt. Einen Ruf nach Berlin lehnte er (1896) ab. N. hat die experimentell-pathol. Arbeitsweise COHNHEIM's, die histol. WEIGERT's immer bei seinen eigenen Arbeiten und bei denen seiner Schüler als Ideale angesehen und war jederzeit bemüht, von diesen Methoden für klin. Forschung und klin. Lehren den möglichst grössten Gebrauch zu machen. Sehr zeitig kam N. auch mit KOCH in persönliche Berührung und erkannte

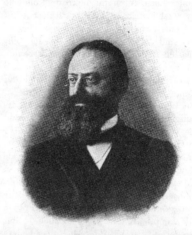

sofort die Bedeutung, welche die sich gerade entwickelnde Bakteriol. besonders auch für die Dermatol. haben müsse. Klinisch war N. naturgemäss in erster Linie Schüler seines Chefs SIMON. Ferner knüpften N.'s klin. Anschauungen an die derzeit massgebende Wiener dermatol. Schule an, spez. z. gr. Teil an die Lehren FERD. HEBRA's. Andererseits hat N. die glücklicherweise immer geringer werdende Bedeutung der „Schule" nie überschätzt und sich sehr rege an dem für die Wissenschaft so notwendigen Ausbau der internationalen Beziehungen vorwiegend beteiligt. Von den wissenschaftlichen Leistungen N.'s sind in erster Reihe seine bakteriol. Arbeiten zu nennen. Die Entdeckung des Erregers der Gonorrhoe, des von ihm sogen. „Gonococcus", gelang ihm schon 1879. Er erkannte die eigenartige Form und Lagerung der Gonococcen und erschloss ihre — seither so glänzend bestätigte — ätiol. Bedeutung aus der Konstanz ihres Vorkommens. Diese Entdeckung haben er und seine Schüler seither nach allen Richtungen für die Diagnose, Therapie und für die Prophylaxe der gonorrhoischen Erkrankungen ausgebeutet. Die antibakterielle Behandlung (spez. mit Silberpräparaten-Protargol), die Wichtigkeit der mikrosk. Untersuchung für die Konstatierung der Heilung der Gonorrhoe, für die Unterscheidung der chronisch-gonorrhoischen und der postgonorrhoischen Zustände („Ehekonsens"), die Notwendigkeit, die Prophylaxe der Gonorrhoen durch die mikrosk. Kontrolle der Genitalsekrete der Prostituierten auf die einzig mögliche Basis zu stellen — das sind die Hauptmomente in der sehr grossen Reihe hierher gehöriger Arbeiten. In zweiter Linie sind die Arbeiten N.'s zur Aetiologie und pathol. Anatomie der Lepra zu nennen. Es gelang ihm zuerst, die Leprabazillen mit den modernen Färbungsverfahren nachzuweisen, und während bis dahin die Angaben HANSEN's über diese Bazillen nirgends beachtet waren, haben N.'s Präparate sofort überzeugende Beweiskraft gehabt. Mit den tinktoriellen Eigenschaften der Lepra- und der Tuberkelbazillen, mit der Natur der „Leprazellen" und zahlreichen spez. pathol.-anat. Fragen der Lepralehre hat N. sich auch später wiederholt beschäftigt. Auch über andere Fragen aus dem Gebiete der Bakteriol. hat N. verschiedentlich gearbeitet (Sporenfärbung, Xerose-Bazillen, Körnchen-Färbung, Jodoform-Wirkung etc.). Hierher gehören die Arbeiten über Molluscum (Epithelioma) contagiosum. Durch sehr eingehende mikrosk. Untersuchungen ist N. zu dem — freilich experimentell noch nicht bewiesenen — Resultat gelangt, dass diese histologisch sehr eigenartigen Gebilde auf eine Infektion mit Protozoen zurückzuführen sind, welche mit den Epithelzellen die Molluscum-Körperchen bilden. Von allgem.-pathol. und klin. Arbeiten ist als eine der ersten die monographische Darstellung der chronischen Infektionskrankheiten der Haut in ZIEMSSEN's Handb. der Hautkrankheiten zu nennen. Aus dieser Arbeit ist der Abschnitt über den Lupus, in welchem N. für die tuberkulöse Natur dieser Krankheit als einer der ersten eintritt, und die allgem.-pathol. Behandlung der Syphilis hervorzuheben. Aus der grossen Zahl der klin. Aufsätze zur Dermatol. können hier nur einige wenige erwähnt werden, welche durch ihre allgemeinere Bedeutung ausgezeichnet sind; so ein zusammenfassendes Referat über die Pathol. des Ekzems, in welchem N. den HEBRA'schen Standpunkt gegenüber den vielen Neuerungsversuchen verteidigt, ein Referat über die Lichenformen, ferner Einzelarbeiten über das Xeroderma pigmentosum, über Jodoform- und Quecksilber-Dermatitiden etc. Die Dermato-Therapie verdankt N. die Einführung des Tumenols, den Nachweis der Gefährlichkeit zu ausgiebiger Anwendung von Pyrogallussäure und Naphthol, experimentelle Untersuchungen über das Aristol. Mit dem Tuberkulin hat er sich wissenschaftlich und klin. sehr eingehend beschäftigt. Auf dem Gebiete der Syphilidologie hat N. klin. Studien über das Leucoderma syphiliticum und über maligne Lues geschrieben, ferner die Grundlagen und die bisherigen Erfolge der Serum-Therapie besprochen und zur Einführung der FOURNIER'schen chronisch-intermittierenden Behandlung in Deutschland und zu ihrer Modifikation (Haupt- und Nebenkuren), sowie zur Nutzbarmachung der Injektionen ungelöster Hg.-Präparate (Suspensionen in öligen Vehikeln, Oleum cinereum) die Initiative ergriffen und immer wieder an der theoretischen Begründung und an dem prakt. Ausbau dieser Methoden gearbeitet resp. arbeiten lassen. Die Prophylaxe der venerischen Krankheiten hat er nicht bloss durch die freilich noch nicht in grösserem Umfange eingeführte Gonococcen-Untersuchung bei der Kontrolle der Prostituierten gefördert, sondern er hat auch die ganze Prostitutionsfrage vom sozialen, national-ökonomischen und ethischen Standpunkt aus studiert, wofür sein Referat auf der Brüsseler internationalen Konferenz zur Prophylaxe der Syphilis und der venerischen Krankheiten (1899) Zeugnis ablegt. N. ist an der Herausgabe des Archivs für Dermatol. und Syphilis beteiligt, giebt den dermatol. Teil der Bibliotheca medica heraus und ist Begründer und Redakteur des Stereoskopisch-med. Atlas. Eine grosse Anzahl von N.'s Schülern ist jetzt in vielen Städten Deutschlands und des Auslandes selbständig, zum Teil auch als Dozenten und Proff. thätig.

Nélaton, Auguste, zu Paris, sehr berühmter Chir., geb. daselbst 17. Juni 1807, studierte von 1828 an in der dortigen med. Schule, bei der er die gewöhnliche Laufbahn durchmachte, 1836 Doktor mit der These: „*Recherches sur l'affection tuberculeuse des os*" (av. 2 pl.), 1839 Agrégé, aber erst 1851 Prof. der chir. Klinik mit der These: „*De l'influence de la position dans les maladies chirurgicales*" (deutsch von Hugo Hartmann, Grimma 1852) wurde, nachdem er in einem anderen Konkurse (um den Lehrstuhl der operat. Med.) die These: „*Parallèle des divers modes opératoires dans le traitement de la cataracte*" (1850) zu verfassen gehabt hatte.

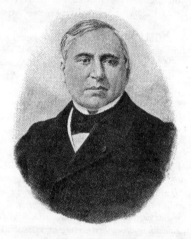

1863 wurde er zum Mitgliede der Acad. de méd., 1867 des Institut und 1868 zum Senator des Kaiserreiches ernannt. Er war viele Jahre Chirurg im Hôp. Saint-Louis, als Kollege von Malgaigne, bis er in das Hôp. des Cliniques überging. Die Zahl seiner litterar. Arbeiten ist gering, indem er anfänglich für solche nur wenig Neigung, später nicht mehr die Zeit hatte. Wir führen davon an: „*Traité des tumeurs de la mamelle*" (1839) — „*Éléments de pathologie chirurgicale*" (5 voll., Paris 1844 bis 60; Vol. V. von A. Jamain bearbeitet); auch hatte er Anteil an dem von Mehreren erstatteten „*Rapport sur les progrès de la chirurgie en France*" (1867). — Zu seinen hervorragendsten chirurg. Leistungen und Lehren, grossenteils auf dem Gebiete der Therapie, gehören: Die Unterbindung beider Arterienenden bei primären und sekundären Blutungen, das Studium der Nasen-Rachenpolypen, die nähere Bestimmung des Sitzes, der Entstehung, der Symptomatologie der von ihm sogenannten Haematocele retrouterina, seine Plastiken an der Nase, bei Epispadie u. s. w., die Anwendung der direkten Kompression beim Aneurysma varicosum, die Behandlung von Becken-Aneurysmen mit koagulierenden Injektionen, die Behandlung der Darmverschliessung durch Enterotomie, seine Modifikation des Steinschnittes u. s. w.; es sei auch an die mittels seiner Sonde mit dem Porzellanknopf in Garibaldi's Fussgelenk aufgefundene Kugel (1862) erinnert. N. war ein vortrefflicher Lehrer und Operateur, ohne dabei irgendwie glänzen zu wollen, von klarem Verstande, solidem Wissen, reicher Erfahrung, so dass er auf der Höhe seines Ruhmes als der hervorragendste französische Chir. mit Recht angesehen wurde. — Er starb 21. Sept. 1873, nachdem er 1867, im Alter von 60 Jahren, seine Professur niedergelegt hatte.

Nencki, Marcel, geb. 15. Jan. 1847 in Boczki (Gouv. Kalisch), studierte anfänglich in Krakau, Jena und Berlin Philosophie, ging 1867 in Berlin zum Studium der Med. über und wurde dort 1870 mit der Diss. „*Die Oxydation der aromatischen Verbindungen im Thierkörper*" Doktor. Die physiol. Chemie war stets sein Lieblingsstudium und er widmete sich ihr eifrig unter der Leitung von Naunyn, Schultzen und Bayer; 1872 wurde er Assistent für Chemie am pathol. Institute zu Bern und habilitierte sich dort gleichzeitig als Dozent der physiol. Chemie; war Prof. ord. daselbst und lebte seit 1891 einige Jahre in Petersburg als Leiter des vom Prinzen von Oldenburg daselbst gegründeten bakteriol. Instituts. Seine sehr zahlreichen, teils in polnischer, teils deutscher Sprache veröffentlichten Arbeiten sind bereits im älteren Lexikon erwähnt. Am bekanntesten sind die die Ptomaine etc. betreffenden. Wir führen noch an: „*Ueber die Vorstufen des Harnstoffes im Organismus*" (Ber. d. deutsch. chem Gesellsch. zu Berlin, 1869) — „*Ueber die Harnfarbstoffe aus der Indigogruppe und über die Pancreasverdauung*" (Ib. 1874) — „*Ueber die Constitution der Guanamine und der*

polymeren Cyanverbindungen" (Ib. 1876) —
"Zur Kenntniss d. Fäulnissprocesse" (Ib.1877)
— *"Zur Kenntniss der Leucine"* (Journ. f.
prakt. Chemie, 1877) — *„Ueber den chem.
Mechanismus der Fäulniss"* (Ib. XVII) —
*"Ueber die Lebensfähigkeit der Spaltpilze
bei fehlendem Sauerstoff"* (Ib. XIX) —
*„Oxydation aromatischer Kohlenwasserstoffe
im Thierkörper"* (Zeitschr. f. physiol.
Chem., 1880) — *„ Ueber die Zersetzung der
Gelatine und des Eiweisses bei der Fäulniss
mit Pancreas"* (Bern 1876) — *„Beiträge zur
Biologie der Spaltpilze"* (Leipzig 1880) —
*„Urorozeina nowoznaleziony barwnik wmoc-
zu"* (Das Urorosein, ein neuentdeckter
Harnfarbstoff; Gazeta lekarska, 1882) —
*„Ueber eine neue Methode, die physiol.
Oxydation zu messen und über den Einfluss
der Gifte und Krankheiten auf dieselbe"*
(PFLUEGER's Archiv, XXXI).

Nepveu, Gustave, in Marseille,
geb. zu Sedan 14. Nov. 1841, studierte
und prom. 1870 in Paris mit der These:
„Gangrène dans les fractures", war Chef
des Laboratoriums der chir. Klinik der
Pariser Fakultät a. d. Pitié (unter VERNEUIL)
1873 bis 88 und ist seitdem Prof. der pathol.
Anat. in Marseille. Seine gegen 100
Nummern umfassenden Publikationen betreffen Gegenstände aus der Bakteriologie,
pathol. Anat. und Chir., Bakterien des
Erysipelas (1870), bei Gangrän (1870), bei
Hernien (1883), bei Tumoren (1884), Tumoren des Hodens (1872), Pest, Paludis-
mus, Wutkrankheit etc. Selbständig erschien: *„Mémoirs de chir."* (Paris 1880).
Die meisten der Arbeiten N.'s sind in den
Verhandll. der Pariser Soc. d. biol., de
chir. und anderer wiss. Ges. veröffentlicht, deren Mitgl. N. ist.

Netter, Arnold, in Paris, geb. in
Strassburg 20. September 1855, studierte
in Paris seit 1883, wurde Médecin des
hôpitaux 1888, Prof. agregé a. d. med.
Fak. 1889, ist membre du Comité Consultatif d'hygiène de France, ferner médecin
de l'hôpital Trousseau seit 1895, Directeur
adjoint du laboratoire d'hygiène 1897.
Seine zahlreichen Publikationen betreffen
die parasitären Affektionen der Respirations-
und Zirkulationsorgane, die Infektionskrankheiten Cholera, Typhus etc.
Wir zitieren: *„Maladies du poumon et des
plèvres"* — *„Endocardite vegetante ulcereuse
d'origine pneumonique"* (Arch. de physiol.
1886) — *„Contagion de la pneumonie"*
(Arch. gén. de médecine 1888) — *„Maladies
aegues du poumon et de la plèvre"* —
„Présence du pneumocoque dans les poussières"
(Soc. de biol. 1897) — *„Étude bacteriologique
de la bronchopneumonie chez l'adulte et chez
l'enfant"* (Arch. de méd. expér. 1892) —
*„Utilité des recherches bacteriologiques pour
le pronostic et le traitement des pleuresies
purulentes"* (Soc. médical des hôpitaux 1890)
— *„Maladies de la plèvre"* (in Traité des
maladies de l'enfance de GRANCHER u. a.
1898). Dazu kommen noch sehr viele
Aufsätze in anderen Journalen, französ.
und engl. über die Bakteriologie verschiedener innerer Krankheiten.

Nettleship, Edward, Augenarzt in
London, geb. zu Kettering, Northamptonshire, 3. März 1845, studierte im King's
Coll. Hosp. zu London, am London Hosp.
und London Veterinary Coll. 1873 wurde
er zum Kurator des Moorfields Ophthalmic
Hosp. ernannt und ist gegenwärtig Consulting Ophthalmic Surgeon an St. Thomas'
Hosp., Consulting Surgeon am Roy. London
Ophthalmic Hosp., Moorfields, war 1896
bis 97 Präsident der Ophthalmolog. Soc.
des vereinigten Königreichs. Folgende
Arbeiten von ihm sind besonders zu erwähnen: *„On oedema, or cystic disease, of
the retina"* (Ophth. Hosp. Reports, VII) —
„Embolism of central artery of retina" (Ib.
VIII) — *„The students guide to diseases of
the eye"* (London 1878) — *„On a rare form
of primary opacity of the cornea"* (Arch. of
Ophthal., VIII) — *„Observations of visual
purple in human eye"* (Journ. of Physiol., II).

Neuber, Gustav, zu Kiel, geb.
24. Juni 1850 zu Tondern (Schleswig),
studierte in Halle, Tübingen, Kiel unter
v. BRUNS, v. VOLKMANN, ESMARCH, wurde
1875 Doktor, war 1876 bis 84 Assistent
bei ESMARCH, ist seit 1884 Inhaber einer
chir. Privatklinik in Kiel. Er machte
1870 bis 71 den Feldzug in Frankreich
und 1876 den in Serbien gegen die
Türkei als serbischer Oberstabsarzt mit.
Er schrieb etwa 10 Monographien über
antiseptische Wundbehandlung etc., kurz
zusammengefasst in der *„Anleitung über
die Technik der antiseptischen Wundbe-*

handlung und des Dauerverbandes". Im Anschluss an diese Arbeiten entwickelte N. 1882 bis 85 die Technik der aseptischen Wundbehandlung und erbaute zwecks Durchführung derselben 1885 ein für die Zwecke der aseptischen Wundbehandlung besonders eingerichtetes Hosp. In zahlreichen Vorträgen und kleineren Schriften hat er sodann seine Erfahrungen über die aseptische Wundbehandlung niedergelegt. Ferner sind zu erwähnen einige Arbeiten über die Behandlung d Knochen- u. Gelenktuberkulose, starrwandiger Wundhöhlen und Nekrosen.

Neuburger, Max, in Wien, daselbst 8. Dez. 1868 geb. und ausgebildet hauptsächlich als Schüler von PUSCHMANN und BENEDIKT, 1893 promoviert, habilitierte sich für Geschichte d. Med. 1898, ist gleichzeitig Nervenarzt und veröffentlichte u. a.: *„Die histor. Entwickelung der experimentellen Gehirn- und Rückenmarksphysiologie"* (Stuttgart 1897) — *„Anfänge der Experimentalpathologie"* (Allg. med. Ctrlztg. 1898) — *„Die Anschauungen über den Mechanismus der specifischen Ernährung (Das Problem der Wahlanziehung)"* (Leipzig und Wien 1900) und kleinere Journalaufsätze, hauptsächlich histor. Inhalts.

Neudörfer, Ignaz Josef, geb. 15. März 1825 in Hlinik (Trentschiner Komitat in Ungarn), genoss seine Ausbildung auf der Wiener Univ. (BRUECKE), wirkte zunächst als supplier. Prof. der Chirurgie an der Chirurgenschule in Olmütz, dann als Dozent in Prag und Wien, begleitete das Korps des Kaisers Maximilian nach Mexiko und wurde nach längerer militärärztlicher Laufbahn an der Poliklinik in Wien angestellt. N., der als österr. Generalstabsarzt 22. Mai 1898 in Abbazia starb, war besonders auf dem Gebiet der Kriegschirurgie schriftstellerisch thätig. Er veröffentlichte: *„Handbuch der Kriegschirurgie und der Operationslehre"* (1864—76) — *„Aus der chirurgischen Klinik für Militärärzte"* (1879) — *„Die Endresultate der Gelenkresectionen"* (1881) — *„Die moderne Chirurgie in ihrer Theorie und Praxis"* (1885) — *„Die chirurg. Behandlung der Wunden"* — *„Ueber Bluttransfusion"* —

„Zur Narkose mit Chloroform" und kleinere Aufsätze über Behandlung der Tuberkulose, Antiseptik u. s. w.

Neugebauer, Ludwig Adolph, geb. 6. Mai 1821 in Dojutrów bei Kalisch, studierte seit 1841 in Dorpat, dann in Breslau, wo er 1845 Doktor wurde. Nach einer Studienreise nach Berlin, Wien und Paris wurde er 1847 in Breslau BETSCHLER's Assistent, liess sich 1849 als Arzt in Kalisch nieder und übernahm 1850 die Leitung des dortigen Trinitätshospitals, wurde 1857 nach Warschau berufen, um in der dort neu eingerichteten medico-chir. Akademie einstweilen Anatomie vorzutragen. Als 1859 HIRSCHFELD Prof. ord. der Anat. geworden war, begann N. über Geburtshilfe und Gynäkologie zu lesen (bis 1869); 1857 bis 61 war er Arzt am k. Mädchenerziehungs-Institute in Warschau, 1858 bis 61 Primarius am Hospital zum Kindlein Jesus und seit 1862 leitete er als Primarius die gynäkol. Abteilung des Warschauer Heiligengeisthospitals. Er starb 9. August 1890. Seine sehr zahlreichen litter. Arbeiten sind in dem älteren Lexikon ziemlich ausführlich zusammengestellt. Die meisten davon beziehen sich auf geburtshilfl. und gynäkol. Themata und sind in poln. Sprache veröffentlicht.

Neuhauss, Richard, in Berlin, geb. 17. Okt. 1855 in Blankenfelde, studierte in Berlin und Heidelberg, promovierte 1883, machte eine Reise um die Erde 1884 und ist seit 1885 in Berlin als Arzt, seit 1894 als Herausgeber der „Photographischen Rundschau" thätig. Er veröffentlichte: *„Lehrbuch der Mikrophotographie"* (1890; 2. Aufl. 1898) — *„Die Photographie in natürlichen Farben nach Lippmann's Verfahren"* (1898).

Neumann, Ernst, zu Königsberg, daselbst geb. 30. Jan. 1834, studierte und promovierte dort 1855, ist seit 1866 Prof. der pathol. Anatomie, z. Z. Direktor des pathol. Institutes, Geh. Med.-Rat. Litter. Arbeiten: *„Beiträge zur Kenntniss des Zahnbein- und Knochengewebes"* (Leipzig 1863), Aufsätze in den Königsb. med. Jahrbüchern, VIRCHOW's Archiv, A. f. Heilk., B. k. W. und anderen Journalen.

Neumann, Isidor, aus Mähren, geb. 2. März 1832, in Wien vorzugsweise unter HEBRA ausgebildet und 1858 promoviert, liess sich zunächst als Dozent, dann

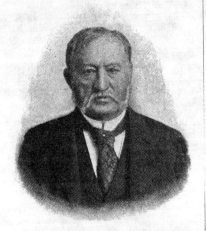

als Prof. für Hautkrankheiten in Wien nieder und schrieb als Vorstand der entsprechenden Klinik ein „*Lehrbuch mit Atlas der Hautkrankheiten*" — „*Handbuch der Syphilis*" und über die Lymphgefässe der Haut.

Neumann, Salomon, in Berl., geb. 22. Okt. 1819 zu Pyritz in Pommern, studierte in Berlin und Halle 1838 bis 42, prom. 1842 in Halle, praktiziert seit 1845 in Berlin und machte sich durch eine grosse Reihe im älteren Lexikon bereits angeführter Arbeiten um die Pflege der Statistik, Hygiene und sozialen Med., zu der er als einer der ersten die Grundlagen schuf, verdient, ebenso um die Förderung der Berliner städt. Gesundheitspflege, spez. auch in seiner Eigenschaft als langjähriger Stadtverordneter und Mitglied bezw. Kurator vieler gemeinnütziger Anstalten.

Neumann, Hugo, in Berlin, daselbst 25. Okt. 1858 geb., studierte in Heidelberg und Berlin, promovierte 1883, war 1884 bis 87 Assistent im städt. Krankenhause Moabit in Berlin (unter PAUL GUTTMANN), unternahm wiederholte Studienreisen nach Wien, München, Paris, Frankfurt a. M., habilitierte sich 1893 in Berlin für Kinderheilkunde und eröffnete 1888 eine Poliklinik für Kinderkrankheiten, die seit 1897 in einem zu dem besonderen Zweck erbauten Gebäude untergebracht ist, wo die Kinder in 7 Spezialabteilungen behandelt werden. Ausser zahlreichen Aufsätzen bakteriol., klin., hygien. und statist. Inhalts publizierte N.: „*Öffentlicher Kinderschutz*" (in TH. WEYL's Handbuch der Hygiene, Jena 1895) und „*Über die Behandlung der Kinderkrankheiten, Briefe an einen jungen Arzt*" (Berlin 1899).

Neusser, Edmund, in Wien, geb. 1852 in Swozowice in Galizien, studierte und prom. 1877 in Wien, hauptsächlich als Schüler von ANTON DRASCHE, war dann anfangs Hilfsarzt bei diesem, später Assistent an der 2. med. Klinik unter v. BAMBERGER, habilitierte sich 1888 für innere Med., vertrat nach des letztgenannten Tod kurze Zeit die klin. Professur, war vorübergehend auch Leibarzt des Fürsten FERDINAND in Sofia, den er zusammen mit A. POLITZER an einem Gehörleiden behandelte, wurde Primararzt der k. k. Krankenanstalt „Rudolfstiftung" und 1893 als Nachfolger KAHLER's ord. Prof. und Direktor der 2. med. Klinik in Wien. N.'s Publikationen betreffen die Ergebnisse von im Auftrage des Unterrichtsministeriums im österr. Friaul und Rumänien angestellten Unterss. über Pellagra, ferner zahlreiche klin. Arbeiten zur Blutpathol., über einen dem Haematoporphyrin HOPPE-SEYLER's ähnlichen Urinfarbstoff, über einen Fall von Pyopneumothorax subphrenicus, ausgehend von Magenkrebs, tödlich verlaufenen Ikterus catarrhalis, Anwendung von tellursaurem Kali gegen Nachtschweisse etc.

Nevinny, Josef, in Innsbruck, geb. zu Prag 6. Sept. 1853, studierte in Prag, Berlin, Wien, prom. 1879 zu Prag an der deutschen Univ., war 1884 bis 93 Assistent an der pharmakol. Lehrkanzel der k. k. Univ. Wien, seit 1892 Dozent daselbst, seit 1893 Prof. e. o. für Pharmakol. und Pharmakognosie, seit 1896 Ord. an der Leopold-Franzens-Univ. zu Innsbruck, Vorstand des pharmakol. Instituts, Dekan der med. Fakultät 1897/98. Er publizierte: „*Das Cocablatt*" (Monographie, Wien 1886) — „*Wandtafeln zur Mikroskopie der Nahrungs- u. Genussmittel*" (Ib. 1889) — „*All-*

gemeine u. spezielle Arzneiverordnungslehre" (Ib. 1900), sowie verschiedene wissenschaftl. Abhandlungen pharmakol. und pharmakognost. Inhalts in med. und pharmazeut. Zeitschr., ist auch Mitarbeiter an mehreren med. Sammelwerken, so z. B. an LIEBREICH's Encyklopädie der Therapie u. a.

Nicaise, Edouard, gelehrter Chir. in Paris, geb. 10. Mai 1838 in Port-à-Binson (la Marne), studierte in Reims, wurde daselbst 1859 im Konkurs Externe, ging dann 1860 nach Paris, wo er 1862 Interne, 1866 Doktor mit der These: *„Des lésions dans les hernies"*, später Hospital-Chir. und Prof. agrégé der Fakultät wurde, für welchen Zweck er die Konkurs-Thesen: *„Diagnostic des maladies de la hanche"* (1869) und *„Des plaies et de la ligature des veines"* (1872) verfasste. Er war dann noch succesive Chir. am Bureau central (1874),

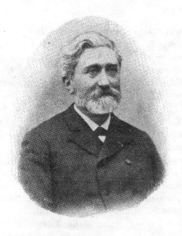

am Hospice des Incurables (1876), an Lourcine (1879), endlich am Hôp. Laënnec (1880), wo er bis zu seinem 31. Juli 1896 in einem Anfall von Blutsturz nach längerem Lungenleiden erfolgten Ableben thätig war. 1894 wurde er Mitglied der Acad. de méd. N. war ein sehr gelehrter und schriftstellerisch ausserordentlich rühriger Chirurg. Bis 1890 belief sich die Zahl seiner Publikationen auf weit über 200 Nummern. Am bekanntesten sind die drei prächtigen Ausg. der Chir. von MONDEVILLE (1893), GUY DE CHAULIAC (1890) und PIERRE FRANCO (1895), die N. für alle Zeiten einen

Platz in der med. Litteraturgeschichte sichern und ihm auch die Anwartschaft auf die Prof. der med. Geschichte als Nachfolger LABOULBÈNE's gaben. 1877 begründete er mit anderen die „Revue mensuelle de méd. et chir.", seit 1881 war er Mitredakteur der „Revue de chir.", zu der er viele Beiträge geliefert hat. Eine seiner letzten Publikationen war ein wertvolles Kompendium u. d. T.: *„L'antisepsie dans la pratique de la chirurgie journalière"* (Paris 1896).

Nicoladoni, Karl, in Graz, geb. zu Wien 23. April 1847, studierte daselbst, war namentlich Schüler v. DUMREICHER's, wurde 1871 Doktor, 1881 Prof. der Chir. in Innsbruck und ist seit 1895 in Graz. Er schrieb: „Ueber Nervenendigungen in den Gelenkskapseln" — „Sehnentransplantation" — „Resection des N. mandibularis" — *„Darmresection bei gangrän. Hernie"* — *„Torsion der scoliotischen Wirbelsäule"* — *„Ueber Sectio alta"* — *„Torsion des Samenstranges"* (bisher unbekannte Komplikation des Kryptorchismus). Er führte die erste Operation eines Oesophagusdivertikels aus und ist der Begründer der Idee der Gastroenterostomie (cf. ALBERT, Lehrb. der Chir., 3. Aufl., III, pag. 394). Ferner: *„Anatomie der skoliotischen Wirbelsäule"* (Denkschr. der k. Akad. d. Wiss. in Wien 1888) — *„Architectur der skoliotischen Wirbelsäule"* (Ib. 1893) — *„Skoliose des Lendensegmentes"* (Ib.) — *„Radicaloperation der Hernien"* — *„Operative Behandlung des inguinalen Kryptorchismus"* (Eigene Methode) — *„Pes malleus valgus. Eine bisher unbekannte Difformität"* — *„Daumenplastik"* (Ein neues Feld der plastischen Chir. Es gelang N. zuerst, den verlorenen Daumen eines Knaben aus der II. Zehe des r. Fusses zu ersetzen).

Nicolaier, Arthur, in Göttingen, geb. in Cosel (Oberschlesien) 4. Februar 1862, studierte in Heidelberg, Berlin und Göttingen, hauptsächlich als Schüler EBSTEIN's, prom. 1885, wurde 1885 app., war seit 1885 Assistenzarzt der med. Klinik zu Göttingen, seit 1890 Privatdozent für innere Med. daselbst, seit 1894 Prof., seit 1897 Oberarzt der med. Klinik zu Göttingen. N. entdeckte 1884 den Tetanusbazillus, wies 1892 zuerst den Tetanusbazillus beim

Kopftetanus (Rose) nach, führte 1894 das Urotropin in die Therapie ein. Wichtigere Arbeiten: *„Beiträge zur Aetiologie des Wundstarrkrampfes"* (Diss. Göttingen 1885) — *„Über die experimentelle Erzeugung von Harnsteinen"* (Wiesbaden 1891 mit EBSTEIN) — *„Zoonosen"* (in EBSTEIN - SCHWALBE's Handb. der prakt. Med. V) — *„Zur Aetiologie des Kopftetanus"* (Rose), (VIRCHOW's A. CXXVIII, 1892) — *„Tetanus"* (in EBSTEIN-SCHWALBE's Handb. der prakt. Med. IV) — *„Experimentelles und Klinisches über Urotropin"* (Z. f. k. M. XXXVIII, 1899).

Nieden, Friedrich Adolf, Sanitätsrat zu Bochum in Westfalen, geb. zu Friemersheim in der Rheinprovinz 12. Sept. 1846, studierte in Tübingen und Bonn, wo er 1870 promovierte. 1871 u. 72 war er Assistent an der unter SAEMISCH stehenden Univ.-Augenklinik daselbst; 1872 bis 74 fungierte er als House Surgeon des German Hosp. in London; seit 1874 wirkt er als Augenarzt in Bochum. Von seinen Arbeiten sind hervorzuheben: *„Über pulsirenden Exophthalmus"* (Zeh. klin. Mtsh. XIII, 1875, und weitere Fälle A. f. Augenhlk. VIII 1879, X 1881, XVII 1887) — *„Über traumatischen Enophthalmus"* (Zeh.. klin. Monatsh. XIX, 1881) — *„Über das Colobom des Sehnerven"* (4 Fälle, A. f. Augenhlk.VIII, 1879) — *„Über den Nystagmus der Bergleute"* (B. k. W. 1874, D. Ztschr. f. pr. Med. 1877 und Monographie, Wiesbaden 1894) — *„Ein Fall von einseitiger temporaler Hemianopsie des rechten Auges nach Trepanation des linken Hinterhauptbeins"* (v. GRAEFE's A. XXIX 1883) — *„Über Drusenbildung in und um den Optikus"* (C. f. A. 1878 II und A. f. A. XX 1882) — *„Ein Fall von Lesescheu (Dyslexie) mit Sectionsbefund"* (A. f. A. XVII 1887) — *„Über Anchylostomiasis u. Augenstörungen"* (W. m. W. 1897) — *„Über Simulation von Augenleiden und die Mittel ihrer Entdeckung"* (Wiesbaden 1899).

Niemeyer, Felix von, berühmter Kliniker und Verfasser des beliebtesten Lehrb. der spez. Pathol. und Therapie, geb. zu Magdeburg 21. Dez. 1820 als Sohn des Arztes Karl Eduard N. (1792 bis 1838), studierte seit 1839 in Halle, besonders unter KRUKENBERG, prom. 1843 daselbst, besuchte zu seiner weiteren Aus-

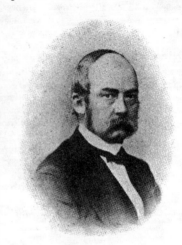

bildung Wien und Prag und liess sich 1844 als prakt. Arzt in Magdeburg nieder. Während der dortigen grossen Cholera-Epidemie 1848 bis 49 veröffentlichte er seine erste grössere Arbeit: *„Die symptomatische Behandlung der Cholera mit besonderer Rücksicht auf die Bedeutung des Darmleidens"* (Magdeb. 1849). 1853 übernahm er die Leitung der inneren Station des städt. Krankenhauses daselbst, folgte 1855 einem Rufe als Prof. der Pathol. und Therap., sowie als Direktor der med. Klinik und Irrenanstalt nach Greifswald, richtete hier eine Poliklinik ein und vollendete 1858 sein berühmtes *„Lehrbuch der spez. Pathol. und Ther."* (2 Bde., Berlin 1859 bis 61; seitdem in vielen Auflagen erschienen, 11. Aufl. von SEITZ bearbeitet, 1884/85; französ. 3. Aufl., zuletzt Paris 1873, 2 voll.; ital. Mailand 1863, 2 voll.; engl. London 1879). 1860 siedelte er in gleicher Eigenschaft nach Tübingen über, wurde 1865 konsult. Arzt des Königs von Württemberg und 1866 geadelt. Trotz geschwächter Gesundheit nahm er am Kriege 1870/71 als dirig. Arzt eines Lazaretts zu Pont-à-Mousson teil und starb 14. März 1871. N. gehörte zu den bedeutendsten klin. Lehrern der Neuzeit. Ausser dem genannten Hauptwerk schrieb er noch: *„Klinische Mittheilungen aus dem Städt. Krankenhause zu Magdeburg"* (Magdeb. 1855) — *„Ueber Haus- und Volksmittel und über die Aufgaben der populären Medicin"* (Tübing. 1864) — *„Die epide-*

mische Cerebrospinalmeningitis nach Beobachtungen im Grossherzogth. Baden" (Ib. 1865) — *"Die Behandlung der Corpulenz nach dem sog. Bantingsystem"* (Ib. 1866) — *"Klinische Vorträge über die Lungenschwindsucht"* (Ib. 1867; französ. Paris 1867) — *"Ueber das Verhalten der Eigenwärme bei gesunden und kranken Menschen"* (Tübing. 1869).

Niemeyer, Paul, zu Berlin, jüngerer Bruder des vorigen, geb. 9. März 1832 zu Magdeburg, studierte in Halle und Berlin, wo er 1854 mit der Diss.: *"De mandibulae ancylosi novaque ejus curatione operativa"* Doktor wurde, liess sich zuerst in Neustadt-Magdeburg, dann in Magdeburg nieder, wurde 1875 Privatdozent an der Univ. Leipzig und lebte zuletzt in Berlin, wo er 24. Febr. 1890 starb. Er hat sich durch sein gründliches *"Handb. der theoret. u. klin. Percussion und Auscultation"* (2 Bde., Erlangen 1868 bis 71) einen Namen gemacht; einen Auszug aus diesem grösseren Werke bildet der *"Grundriss der Percussion und Auscultation"* (2. Aufl., Ib. 1873; portugies. Übers. v. FELIX PEREIRA, Lissabon 1874). Ferner veröffentlichte N.: *"Physikalische Diagnostik"* (Erlangen 1874) — *"Medicinische Abhandlungen"* (3 Bde., Ib. 1872 bis 75). In weiten Kreisen bekannt wurde er durch seine zahlreichen populär-med. und diätetischen Schriften, wie: *"Gesundheitslehre des menschl. Körpers"* (München 1876) — *"Die Lunge"* (2. Aufl., Ib. 1876) — *"Aerztlicher Rathgeber für Mütter"* (Stuttg. 1877) — *"Die Sonntagsruhe vom Standpunkte der Gesundheitslehre"* (Berlin 1876) u. s. w., in denen er für arzneilose Heilkunde, hygien. Lebensweise, Wasserheilverfahren etc. eintrat.

Nitze, Max, in Berlin, geb. 18. Sept. 1848, studierte in Heidelberg, Würzburg und Leipzig, promovierte 1874, ging nach vollendetem Studium und absolvierter Militärpflicht als Assistent an das städt. Krankenhaus in Dresden, wo er bis 1878 verblieb, dann nach Wien. Seit 1880 ist N. in Berlin Arzt für Harn- und Blasenkrankheiten und für dieses Fach an der Univ. habilitiert. Die meisten von N.'s Publikationen behandeln Themata aus der von ihm begründeten Cystoskopie. 1889 legte er den damaligen Stand der Cystoskopie in seinem *"Lehrbuch der Cystoskopie"* fest. Seither hat diese Disziplin beträchtliche Erweiterungen erfahren. Es sind die Cystoskopie mit Irrigation, die Cystophotographie, die intravesikalen Operationen, der Harnleiter-Katheterismus und vieles andere dazugekommen.

Nixon, Frederick Alcock, zu Dublin, geb. zu Enniskillen 23. Sept. 1850, studierte zu Dublin in der Ledwich School of Med. und in Mercer's Hosp., diente als Surgeon in der k. Marine, aus der er 1874 ausschied, war Member des King and Queens' Coll. of Physic. seit 1881, Surgeon am Mercer's Hosp. und Dozent der Chir. an der Ledwich School und starb 23. Mai 1897. Er schrieb: *"Genu valgum in the adult successfully treated by Mc Ewen's operation"* (Med. Press and Circ., 1880) — *"Successful excision of entire scapula with tumour over 4 pounds"* (Brit. Med. Journ., 1882) — *"Excision of tumour of upper jaw through mouth by small circular saws worked on an engine"* (Ib. 1883).

Nobiling, Alfred, Hofstabsarzt in München, geb. zu Nürnberg 1. April 1845, studierte in München, hauptsächlich als Schüler von LUDWIG BUHL, 1868 promoviert, erhielt 1867 einen Preis für eine Arbeit: *"Über die Wirkungen des Brechweinsteins in kleinen Dosen bei längerem Fortgebrauche"*, arbeitete 1869/70 im pathol. Institute in Berlin bei VIRCHOW, war 1872 bis 1896 in München als gerichtl. Prosektor beschäftigt, ist seit 1871 Arzt und seit 1874 Hofstabsarzt in München. Ausser der genannten Publikation rühren von N. her: *"Interessante Sectionsergebnisse von den Leichen zweier Erhängter"* (1882) — *"Einige interessante Sectionsergebnisse"* (1885) — *"Der pathologisch-anatomische Befund bei dem Erstickungstode des Neugeborenen und seine Verwerthung in gerichtlich-medizinischer Beziehung"* (1884) — *"Über den Erfolg Schultze'scher Schwingungen und anderer Methoden der künstlichen Respiration von todtgeborenen, reifen Kindern und Föten"* (1885) — *"Ein neues Verfahren bei der Herausnahme der Zunge und der Halsorgane und bei der Eröffnung der Nasenhöhle"* (1893) — *"Einiges über Herzwunden"* (1894) — *"Einige Fälle von traumatischer Ruptur* und vollständiger oder partieller Abreissung des Herzens" (1896).

Nocht, Bernhard Albrecht Eduard, in Hamburg, geb. 4. Nov. 1857, studierte in Berlin als Zögling der Kaiser Wilhelms-Akademie, 1880 promoviert, war 1883 bis 92 bei der k. Marine, 1887 bis 90 Assistent am hygien. Institut der Univ. Berlin unter Koch, seit 1892 Hafenarzt, staatl. Hygieniker für den Hafen und die Schiffahrt in Hamburg, publizierte eine grosse Reihe von Abhandlungen über allgem. Hygiene, Schiffs- und Tropenhygiene. Er ist zum voraussichtlichen Leiter des in Hamburg zu errichtenden Institutes für Schiffs- und Tropenhygiene designiert.

Noeggerath, Emil, geb. zu Bonn 1827, wo er seit 1848 studierte und 1852 promovierte, war mehrere Jahre lang Hilfsarzt an der Bonner Frauenklinik unter Kilian und siedelte 1856 nach New York über, wo er als Gynäkolog zu grossem Ansehen gelangte, Arzt der gynäkol. Station am dortigen deutschen Hospital war und eine Zeit lang die Professor der Gynäkologie am Med. Coll. bekleidete. Um 1885 verliess N. New York und wählte Wiesbaden zum Wohnsitz, wo er 3. Mai 1895 starb. N. hat die Gynäkologie manche Neuerungen zu verdanken, so besonders die Erweiterung der Untersuchungsmethoden, der chir. Technik, die Verwendung der Elektrolyse und Elektrokaustik in der Therapie, die Vervollkommnung der Ovariotomie. Seine Schriften sind teils in deutschen, teils in amerikan. Journalen erschienen. Mit A. Jacobi (New York) gab er 1859 eine übersichtliche Darstellung des damaligen Standes der Lehre von den Frauen- u. Kinderkrankheiten heraus. Eine seiner letzten selbständig erschienenen Schriften ist betitelt: *„Beiträge zur Structur und Entwickelung des Carcinoms"* (1892). Auch durch seine Arbeit *„Über latente Gonorrhoe und deren Einfluss auf die Fruchtbarkeit der Frauen"* (Transact. of Am. Gynäcol. Soc. 1876, Boston 1877), hat sich N. ein grosses Verdienst erworben.

Noetel, Friedrich Gustav, in Andernach, geb. zu Posen 21. Nov. 1839, studierte in Heidelberg und Berlin, promovierte hier 1861, war 1865 bis 68 Hilfsarzt an der Irrenanstalt Sachsenberg bei Schwerin, wurde dann Arzt der Provinzial-Irrenanstalt zu Eberswalde, wo er sich unter Loewenhardt und Zinn in der Psychiatrie weiter vervollkommnete und erhielt 1881 die Leitung der Provinzial-Irrenanstalt in Andernach. Hier hatte er neben der Irrenpflege im Grossherzogtum Luxemburg auch verschiedene Privatirrenanstalten, in denen die Provinzialkranken untergebracht waren, 1893 bis 96 zu beaufsichtigen; 1896 wurde er in die staatliche Besuchskommission für die Privatirrenanstalten des Reg.-Bez. Koblenz berufen. N. wandte den Standesangelegenheiten ein lebhaftes Interesse zu, war Jahre lang Schriftführer des ärztl. Vereins im Reg.-Bez. Koblenz und Vorstandsmitglied der Ärztekammer der Rheinprovinz. Ein Herzleiden, das 1895 zur Lungenblutung führte, dazu eine Stichverletzung im Abdomen, von einem Irren beigebracht (1896), endlich ein 1897 erlittener Schlaganfall veranlassten N., von seinen Ämtern zurückzutreten. Er starb 1. Nov. 1899. Von ihm rühren mehrere Publikationen in der Allgem. Ztschr. f. Psych, statist. Notizen über Irrenkranke in Eberswalde, über plötzliche Todesfälle bei Psychosen, Sphygmographie in der Psychiatrie, Temperaturverhältnisse bei Epileptischen etc. her.

Noman, Dirk van Haren, geb. 1854 in Batavia, studierte in Leiden und promovierte 1881. 1880 bis 83 war er Assistent von Mac Gillavry, 1883 bis 85 Lektor der Anatomie und Histologie an der Univ. und Spezialarzt für Dermatologie und Syphilis in Utrecht. 1886 wurde er zum Prof. für Hautkrankheiten und Syphilis in Amsterdam ernannt. (Antrittsrede: *„Het ziektebegrip in de leer der Huidziekten"*.) Ausser einigen kleinen Mitteilungen publizierte er hauptsächlich: *„Die Lamellibranchiaten. gesammelt während der Fahrten des „Willem Barends", 1878 u. 79"* — *„Ein Fall von acuter Leberatrophie"* (Virchow's Archiv) — *„Over de oorzaak van den dood na uitgebreide huidverbranding"* — *„Bydrage tot de pathologie der Lepra Arabum"* (Ned. Tijdschrift voor Geneesk., 1885). N. starb 1896.

Noorden, Carl Harko von, in Frankfurt a. M., geb. in Bonn 13. Sept.

1858, studierte in Tübingen, Freiburg i. Br., Leipzig, war in Kiel (bei HENSEN), Giessen (bei RIEGEL), Berlin (bei GERHARDT) Assistent, 1881 promoviert, habilitierte sich 1885 für innere Medizin in Giessen, 1889 in Berlin, erhielt 1893 den Professortitel und wurde 1894 zum Oberarzt der inneren Abteilung des städt. Krankenhauses in Frankfurt a. M. gewählt. Publikationen: *„Albuminurie bei gesunden Menschen"* (Hab.-Schrift 1885) — *„Methodik der Stoffwechseluntersuchungen"* (1892) — *„Beiträge zur Phys. u. Path. des menschl. Stoffwechsels"* (Heft I—III, 1892 bis 95) — *„Lehrbuch der Pathologie des Stoffwechsels"* (1893) — *„Die Zuckerkrankheit und ihre Behandlung"* (1895; 2. Aufl. 1898) — *„Die Bleichsucht"* (in NOTHNAGEL's Handbuch 1897) — *„Diätet. Behandlung des Diabetes"* (in v. LEYDEN's Handbuch, 1899). Seit 1896 ist v. N. Mitglied der Reichskommission für das deutsche Arzneibuch.

Nothnagel, Hermann, zu Wien, geb. 28. Sept. 1841 zu Alt-Lietzegoericke in der Neumark, studierte 1859 bis 63 als Eleve des Friedrich Wilhelms-Instituts in Berlin; seine hauptsächlichsten Lehrer waren TRAUBE, welcher den massgebendsten Einfluss auf seinen wissenschaftl. Entwicklungsgang ausübte und VIRCHOW. Er wurde 1863 promoviert, war 1865 bis 68 Assistent bei LEYDEN in Königsberg, habilitierte sich daselbst 1866 als Dozent, war 1868 bis 70 als Dozent und Militärarzt in Berlin, ebenso 1870 bis 72 in Breslau thätig. 1872 wurde er als ord. Prof. der med. Poliklinik und Arzneimittellehre nach Freiburg i. Br. berufen, 1874 als Prof. der med. Klinik nach Jena und 1882 auf den gleichen Lehrstuhl in Wien. Schriften: *„Handbuch der Arzneimittellehre"* (die beiden ersten Auflagen allein, die späteren gemeinsam mit ROSSBACH) — *„Anämie und Hyperämie, Blutungen und Erweichungen des Gehirns. — Epilepsie"* (in v. ZIEMSSEN's Handbuch der spez. Pathol. u. Ther.) — *„Topische Diagnostik der Gehirnkrankheiten"* — *„Beiträge zur Physiologie und Pathologie des Darmes"* — *„Die Krankheiten des Darms und des Peritoneum"*. Ausserdem eine grosse Reihe von Untersuchungen und Aufsätzen, welche meist in VIRCHOW's Archiv, dem D. A. f. k. M., der Ztschr. f. k. M. und an anderen Orten veröffent-

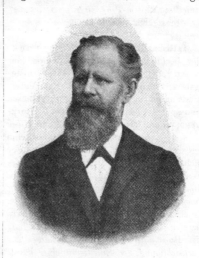

licht sind. Dieselben behandeln versch. Fragen der Physiologie und Pathologie des Nervensystems (experiment. Forschungen über das Gehirn, die Pathologie der Krämpfe, die Wirkungen des Blitzes, den Temperatursinn, über vasomot. Neurosen u. s. w.); über die ADDISON'sche Krankheit, über die rhythmische Herzthätigkeit, über Magencirrhose. Die Untersuchungen zur Physiol. und Pathol. des Darmes sind in der erwähnten Monographie zusammengefasst. Neuerdings hat er eine Untersuchungsreihe über die Frage der Kompensationsvorgänge bei pathol. Zuständen begonnen (Ztschr. f. k. M.). Seit 1894 erscheint unter seiner Redaktion ein gross angelegtes Handbuch der spez. Pathol. und Therapie in 24 Bänden, in welchem er selbst die Krankheiten des Darms und des Peritoneum bearbeitet hat.

Nuhn, Anton, zu Heidelberg, geb. 21. Juni 1814 zu Schriesheim bei Heidelberg, studierte hier, war Schüler von FR. TIEDEMANN, promovierte daselbst 1838, wirkte seit 1841 an derselben Univ., zuerst als Privatdozent der Anatomie, von 1844 an als Prosektor, von 1849 an als Prof. e. o. an der anat. Anstalt und seit 1872 als Prof. honor. der Anatomie. N., der 27. Juni 1889 starb, ist der Entdecker einer nach ihm benannten Drüse in der Zungenspitze. Seine Publikationen sind ausser den im älteren Lexikon aufgezählten: *„Ueber eine bis jetzt noch nicht näher beschriebene Drüse im Innern*

der Zungenspitze" (Mannheim 1845, m. 2 Taff.)
— *„Lehrbuch der vergleich. Anatomie"* (2 Tle.,
Ib. 1878, m. 636 Holzschn.; 2. Jubil.-Ausg.
1886) — *„Lehrb. der prakt. Anatomie, als
Anleitung zu dem Präpariren im Secirsaale"*
(Stuttgart 1882, m. 60 Holzschn.).

Nussbaum, Johann Nepomuk,
der berühmte Chirurg in München, daselbst 2. Sept. 1829 als Sohn eines Ministerialsekretärs geb., studierte in seiner Vaterstadt hauptsächl. als Schüler von THIERSCH
und später als klin. Assistent von v. ROTH-
MUND, promovierte 1853 mit der Diss.: *„Über
cornea artificialis"*, machte dann eine
grössere wissenschaftliche Reise, wo er
sich in Paris bei CIVJALE, NÉLATON, CHAS-
SAJGNAC, JOBERT und MAISONNEUVE, in
Berlin bei v. LANGENBECK, in Würzburg
bei v. TEXTOR chirurg. weiter ausbildete.
Nach München zurückgekehrt, habilitierte
er sich 1857 für Chirurgie (*„Behandlung
der Hornhauttrübungen mit besonderer Berücksichtigung der Einsetzung einer künstlichen Hornhaut"*), erhielt 1859 einen Ruf
als ord. Prof. der Chir. nach Zürich, den
er jedoch ablehnte, um fortab in seiner
Vaterstadt seit 1860 in gleicher Eigenschaft
bis zu seinem 31. Okt. 1890 erfolgten Tode
in segensreichster Weise zu wirken. Er
war einer der beliebtesten und gefeiertsten
Lehrer der Münchener Hochschule. Von
hinreissender Beredsamkeit, war er, wie
ANGERER in einem Nachruf in D. Med.
W. (1891) bemerkte, klar und kräftig im
Ausdruck und ein Meister in der Kunst,
einen an sich trockenen Stoff durch prakt.
Bemerkungen fesselnd darzustellen. Er
war ein kühner Operateur. Die Zahl der
von ihm gemachten Operationen zählt
nach vielen Tausenden, darunter etwa
allein 600 Ovariotomien, worin er sich besonders bei SPENCER WELLS ausgebildet
hatte. Im Kriege von 1870/71 war er als
konsultierender Generalarzt in geradezu
aufopfernder Weise thätig. Trotz aufreibender prakt. Thätigkeit entwickelte N.
auch schriftstellerisch eine grosse Fruchtbarkeit. Die Zahl seiner Publikationen
beträgt fast 100, darunter ist am bekanntesten der *„Leitfaden zur antiseptischen Wundbehandlung"*, der in rascher Folge von
1877 bis 89 fünf Auflagen erlebte, auch in
fremde Sprachen übersetzt ist. N. hat

sich, nachdem er die Antisepsis bei LISTER
in Edinburg persönlich kennen gelernt
hatte, um Einführung derselben grosse
Verdienste erworben. Weitere Publikationen N.'s bestehen abgesehen von seinen
Beiträgen zu dem BILLROTH-LÜCKE'schen
Werke in Monographien und Journalabhandlungen über Krebs und dessen

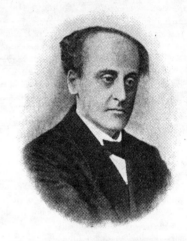

Operation, Nervendehnung, Ovariotomie,
Knochentransplantationen, Knieresektion,
Radikaloperation der Hernien, Transfusion, Umwandl. maligner Geschwülste
in gutartige, ersten Verband bei verschiedenen Verwundungen, Unglücke in
der Chirurgie, schmerzlose und unblutige
Sekundärnaht u. a. m. Gerühmt wird der
überaus grosse Wohlthätigkeitssinn und
die Humanität N.'s. 1885 wurde er zum
Ehrenbürger der Stadt München ernannt.
In seinen letzten Lebensjahren war seine
Thätigkeit durch ein Rückenmarksleiden beeinträchtigt, sodass er 1 J. vor seinem Tode
teilweise seine Ämter niederlegen musste.

Nussbaum, Moritz, aus Hörde i.
W., 18. Nov. 1850 geb., hörte in Marburg
und Bonn besonders LIEBERKUEHN, bezw.
PFLUEGER, wurde 1874 promoviert, 1875
Assistent an dem Bonner anat. Institut,
1881 Extraordinarius. Seine eignen Arbeiten und die seiner zahlreichen Schüler
findet man fast alle in PFLUEGER's Archiv
und im Archiv für mikroskop. Anatomie
und Entwickelungsgeschichte.

O.

Obalinski, Alfred, geb. 15. Dez. 1843 zu Brzezany in Galizien, studierte seit 1862 in Krakau und wurde dort 1868 Dr. med., 1870 Dr. chir.; 1867 bis 70 war er an der dortigen Klinik Assistent, übernahm 1870 als Primarius die chir. Abteilung des St. Lazarushospitals in Krakau, wurde 1881 Privatdozent der Chirurgie und leitete nach BRYK's Tode 1881 und 82 die chir. Klinik; 1883 wurde er Prof. e. o, 1897 als Nachfolger RYDYGIER's ord. Prof. Seine zahlreichen Arbeiten chir. Inhaltes veröffentlichte er meistens seit 1871 im Krakauer Przeglad lekarski; deutsch schrieb er: „Heilung zweier Fälle von Epithelialkrebs mittels Condurangorinde" (Cbl. f. Ch., 1874) — „Phosphornecrose des ganzen Unterkieferknochens. Subperiostale Enucleation d. ganzen Unterkiefers. Heilung." (A. f. kl. Chir., XVI.) Ferner rühren von ihm Arbeiten her über radikale Kropfbehandlung, Bauchschnitt bei Ileus, über seröse retroperitoneale Cysten, über chir. Behandlung von Nierenleiden, neue Methode der Fusswurzelresektion, Operation der Sattelnase u. a m. Die deutschen Arbeiten sind in v. LANGENBECK's Archiv, der Ztschr. f. Chir. und in VOLKMANN's Samml. klin. Vortr. erschienen, wie denn überhaupt O., der 19. Juli 1898 starb, ständige und rege Fühlung mit der deutschen Wissenschaft unterhielt.

Oberländer, Felix Martin, in Dresden, daselbst 8. Jan. 1849 geb., studierte in Leipzig, Halle, Greifswald, promovierte 1874, bildete sich weiter in Wien aus, war Assistent des Stadtkrankenhauses in Dresden 1875 bis 78 und ist seit 1878 als Spezialarzt für Krankheiten der Harnorgane in Dresden niedergelassen. Schriften: „Beschreibung der ersten Jodoformvergiftungen" (1877) — „Ausscheidung des Quecksilbers nach Quecksilberkuren" (1880)

— „Beiträge zur Kenntniss der nervösen Erkrankungen am Harnapparat des Mannes" (VOLKMANN's Vortr. No. 275) — „Behandlung der Enuresis nocturna bei Männern mittels Dehnungen des Sphincter vesicae" (1885) — „Pathologie und Therapie der chron. Gonorrhoe" (1886) — „Die praktische Bedeutung des Gonococcus" (1887) — „Lehrbuch der Urethroskopie" (1890). O. ist seit 1893 erst alleiniger Herausgeber und Redakteur des „Ctrbl. f. die Krankheiten der Harn- und Sexualorgane", seit 1897 in Gemeinschaft mit MAX NITZE in Berlin.

Obermeier, Otto Hugo Franz, zu Berlin, geb. 13. Febr. 1843 in Spandau, studierte von 1863 an in Berlin, wurde 1866 daselbst Doktor mit der Diss. „De filamentis Purkinianis", einer vorher von der med. Fakultät gekrönten Preisaufgabe, war 4 Jahre hindurch Assistent an der psychiatr. Klinik und an VIRCHOW's Krankenabteilung und benutzte die ihm gebotene Gelegenheit zu epidemiologischen Studien, namentlich über Flecktyphus, Rekurrens, bei welcher letzteren er die Spirillen im Blute entdeckte, beschäftigte sich während einer Cholera-Epidemie mit mikrosk. Untersuchungen der Dejektionen von Kranken und wurde durch Infektion ein Opfer seines Forschungstriebes. Er starb an der Cholera 20. Aug. 1873, nachdem er durch eine Reihe gediegener Arbeiten sich bereits einen guten Namen in der med. Welt gemacht hatte.

Oberst, Max, geb. zu Regensburg 6. Okt. 1849, studierte in München und Erlangen, wurde 1874 in Erlangen als Arzt approbiert und 1876 promoviert. Nach einer 3jährigen Assistentenzeit an der chir. Abteilung des Krankenhauses Augsburg kam er 1877 als Assistent zu R. v. VOLKMANN nach Halle bis zu dessen Tode. 1881 wurde er Privatdozent und ist seit 1884 Prof. e. o. in Halle, seit 1894 Chefarzt des Krankenhauses Bergmannstrost. Litter. Arbeiten: „*Die Amputationen unter dem Einflusse der antiseptischen Behandlung*" (Halle 1881); seine übrigen Arbeiten und die seiner Schüler finden sich zerstreut in verschiedenen Zeitschriften (D. Z. f. Ch., VOLKMANN's Samml. kl. Vortr., B. k. W., D. m. W., Cbl. f. Ch., M. m. W.)

Obersteiner, Heinrich, in Wien 13. Nov. 1847 geb., dort 1870 promoviert, habilitierte sich daselbst auch für Anatomie und Physiologie des Centralnervensystems, wurde 1880 zum Extraordinarius f. Physiologie und Pathologie des Centralnervensystems ernannt und erhielt 1898 Titel und Charakter eines Ordinarius. Er ist Vorstand des von ihm gegründeten Univ.-Institutes für Anatomie und Physiologie des Centralnervensystems. Die wissenschaftlichen Leistungen des Institutes sind in den letzten Jahren zum Teile in den Arbeiten aus dem Institute für Anat. und Physiol. des Centralnervens. (6. Heft, Wien 1899) gesammelt worden. Sein Hauptwerk ist: „*Anleitung beim Studium des Baues der nervösen Centralorgane*" (3. Aufl. Wien 1896); es wurde ins französische, englische (2 mal), russische (2 mal) und italienische übersetzt. — Von den zahlreichen Arbeiten auf dem Gebiete der theoretischen und praktischen Neurologie seien erwähnt: „*Beitr. z. feineren Bau der Kleinhirnrinde*" (Wien 1869) — „*Zur Theorie des Schlafs*" (Allg. Z. f. Ps., XXIX) — „*Über eine neue Methode zur Bestimmung der psychischen Leistungsfähigkeit Geisteskranker*" (VIRCHOW's Arch. LIX) — „*Zur Kenntniss einiger Hereditätsgesetze*" (Med. Jahrb. 1875) — „*Beitr. z. path. Anatomie d. Gehirngefässe*" (Ib. 1877) — „*Über Erschütterung des Rückenmarks*" (Ib. 1879) — „*On Allochiria*" (Brain 4) — „*Der chronische Morphinismus*" (Wien 1883) — „*Intoxicationspsychosen*" (Ib. 1886) — „*Die Lehre vom Hypnotismus*" (Ib. 1893) — „*Die Begrenzung der functionellen Nervenkrankheiten*" (W. k. W. 1895) — „*Die Pathogenese der Tabes*" (B. k. W. 1897) — „*Die Erkrankungen des Rückenmarkes und seiner Häute*" (mit REDLICH im Handb. d. spez. Pathol. von EBSTEIN und SCHWALBE, 1899).

Seit 1872 ist O. Leiter der Privatheilanstalt zu Ober-Döbling (Wien).

Ochwadt, Alexander, in Berlin, geb. 1813, studierte seit 1837 in Berlin als Zögling des damal. militärärztl. Friedrich Wilhelms-Instituts, promovierte 1836, Arzt seit 1837, war nach einander bei verschiedenen Truppenteilen thätig und zuletzt pensionierter Generalarzt, als welcher er in Berlin 1. Dez. 1891 starb. Seine zahlreichen Schriften beziehen sich auf Kriegschirurgie und Militärhygiene und enthalten die reichen Erfahrungen, welche O. in den Feldzügen von 1864, 66, 70/71 zu machen Gelegenheit hatte. Er publizierte u. a.: „*Kriegschirurg. Erfahrungen auf dem administrativen und technischen Gebiete während des Krieges gegen Dänemark*" (1865) — „*Beiträge zur Militärhygiene im Kriege und im Frieden*" (1868) — „*Die Privatthätigkeit auf dem Gebiete der Feldkrankenpflege*" (1875) — „*Die Gesundheitspflege des deutschen Soldaten*" (1882) — „*Gesundheits-Katechismus für den deutschen Soldaten*" (1882) — „*Das Kriegsheilwesen im Einklange mit der Kultur und Entwickelung der Civilisation und Humanität*" (1879).

O'Dwyer, Joseph, in New York, der bekannte Autor der „Tubage" bei der Diphtheriebehandlung, geb. 12. Okt. 1841

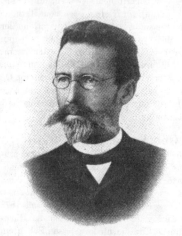

in Cleveland, Ohio, studierte am Columbia Coll., New York City, war dann successive am Charity- wie am Foundling Hospital thätig und widmete sich speziell dem Studium der Pädiatrie. In Blackwell's Island, wo verschiedene öffentliche Institute von New York City belegen waren, hatte er reiche Gelegenheit zur Beobachtung von Cholera und Typhus und erkrankte auch selbst an der zuletzt genannten Krankheit in seiner Eigenschaft als Gesundheitsinspektor. 1882 liess er sich in New York nieder und trat wieder in das Findlingshosp. ein. In demselben Jahre begann er seine bekannten Versuche mit der Tubage, die anfangs nicht gerade erfolgreich waren, aber doch soviel bewiesen, dass der Kehlkopf stundenlang ein Instrument wie das Tubage-Röhrchen ertragen und dass dasselbe Luft und Schleim passieren kann. Nach dreijährigen Versuchen modifizierte O. sein Verfahren nach der von BOUCHUT in Paris angegebenen Methode mit besserem Erfolge. Die verschiedenen Publikationen sind zuerst in amerikan. Journ. erfolgt. O. starb 7. Jan. 1898.

Oefele, Felix Freiherr v., in Neuenahr, geb. 24. Dez. 1861 zu Wildberghof (Bayern), studierte in Erlangen und München, arbeitete 1885 auf dem bayr. Platz der zool. Station in Neapel, wurde 1887 approbiert, praktizierte dann in verschiedenen bayr. Orten und seit 1892 in Neuenahr, Rheinpr. Seine zahlreichen Journalpublikationen betreffen teils historische Themata, Gesch. d. ägypt., chald., phönizischen Medizin, teils Untersuchungen auf pharmakol. Gebiete (Gymnema silvestre), auch klinische (Diabetes durch Pancreaserkrankungen) und balneologische Fragen (Neuenahr). 1894 erlangte v. O. die Doktorwürde in Bonn mit der Diss.: *„Die nicht pathologische Gynäkologie der alten Ägypter"*.

Öhrwall, Hjalmar August, in Upsala, geb. in Nora 15. Dez. 1851, studierte seit 1872 in Upsala, Leipzig, als Schüler von FRITH. HOLMGREN, CARL LUDWIG, Arzt seit 1886, promovierte 1889, Dozent der Physiologie seit 1889, Laborator der experim. Physiol. und mediz. Physik 1890 und ist Prof. der experim. Physiologie seit 1899. Schriften: *„Tenerife såsom klimatisk kurort"* (1887, Upsala Läkarefören. Förhandlingar) — *„Unter-*

suchungen über den Geschmackssinn" (1890, Skandinav. Archiv für Physiologie) — *„Erstickung und Wiedererweckung des isolirten Froschherzens"* (Ib. 1897) — *„Über die periodische Function des Herzens"* (Ib. 1898) — *„Modalitets- och Kuslitetsbegreppen inom Sinnesfysiologin"* (Upsala Läkareför. Förhandl. 1898).

Oellacher, Joseph, zu Innsbruck, geb. daselbst 24. Sept. 1842, studierte dort, in Würzburg und Wien als Schüler von KOELLIKER, BRÜCKE, STRICKER, wurde 1868 promoviert, 1873 zum Prof. e. o. der Histologie und Embryologie an der Univ. in Innsbruck ernannt und starb 7. Mai 1892. Seine hauptsächlichsten litterar. Arbeiten sind betitelt: *„Über Entwicklung der Knochenfische"* — *„Über die Veränderung des unbefruchteten Hühnereies im Eileiter und bei Bebrütungsversuchen"* — *„Über Terata megadidyma bei Salmo salvelinus"*.

Oeller, Johann Nepomuk, in München, geb. 30. April 1850 zu Obernzell in Niederbayern, studierte und prom. 1877, liess sich 1878 als Augenarzt nieder, habilitierte sich 1879 für Ophthalm., trat später in den Staatsdienst als Bahnarzt und wurde 1899 Prof. e. o. Seine Publikationen, betreffend die path. Anat. der Hornhaut, die Entstehung des hinteren polaren Staars, die pigmentöse Ader- und Regenbogenhautentzündung und die feineren Veränderungen im Augenhintergrunde nach Bleivergiftung u. a. m. erfolgten in VIRCHOW's A., v. GRAEFE's A., A. f. A. und den Mitt. aus dem Münchener Allg. Krankenh.

Oertel, Max Joseph, Laryngolog in München und Urheber der bekannten diätetischen Kurmethode, geb. 20. März 1835 zu Dillingen in Bayern, studierte in München bis 1863, dem Jahre seiner Promotion, und assistierte schon während der Studienzeit 4 Jahre auf PFEUFFER's Klinik. Dann bildete er sich bei CZERMAK für Laryngologie aus und erteilte als erster in Süddeutschland laryngoskopischen Unterricht. Für dieses Fach habilitierte er sich 1867 und erhielt die Professur der Disziplin (Extraordinariat) 1876, die er bis zu seinem 19. Juli 1897 erfolgten Lebensende bekleidete. O. war ein ausserordentlich fruchtbarer Schriftsteller und hat zum Ausbau seines Spezialfaches sowohl als Lehrer wie durch zahlr. litterar. Publikationen beigetragen. Unter seinen Arbeiten sind die bedeutendsten: „*Über die Ansammlung von Harnbestandtheilen im Blute etc.*" (Preisschrift, 1862) — „*Über Geschwülste im Kehlkopf etc.*" (Habilitationsschrift; zuerst im Bayer. ärztl. Int.-Bl., 1868; D. Arch. f. kl. Med., 1875); dann folgen die Studien „*Über Diphtherie*" (Ärztl. Int.-Bl., 1868; D. Arch. f. kl. Med.,

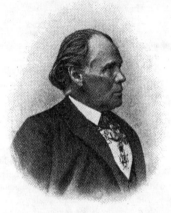

VIII; v. ZIEMSSEN's Handbuch. II), deren Resultat schon damals die Zurückführung der Krankheit auf Spaltpilzbildungen war. Ferner: „*Über den laryngologischen Unterricht*" (Leipzig 1878, m. 5 Taff.) — „*Handbuch der respiratorischen Therapie*" (v. ZIEMSSEN's Handb. d. allgem. Therapie). Einen besonderen Ruf erlangte O. durch die im hohen Grade Aufsehen erregende „*Therapie der Kreislaufstörungen etc.*" (1884), worin zum erstenmale die bekannte Entziehungs- und Erziehungskur bei Verfettungszuständen u. a. Affektionen des Herzens in wissenschaftlicher Weise systematisch dargelegt und begründet wird. Diese, in einer kleinen Schrift „*Terraincurorte*" später auch populär vorgetragene Lehre wurde epochemachend und gab zugleich den eigentlichen Anlass, dass in allerjüngster Zeit die sogen. „physikalisch-diätet. Therapie" wieder in den Vordergrund des klinischen Interesses getreten ist.

Oesterlen, Friedrich, verdienter Pharmakolog, geb. zu Murrhardt in Württemb. 22. März 1812, studierte 1830 bis 34 in Tübingen, machte 1835 wissenschaftliche Reisen nach Wien, Würzburg, Paris, liess sich in seiner Geburtsstadt nieder, habilitierte sich 1843 als Privatdozent in Tübingen und wurde bald danach zum Prof. ernannt. 1845 erhielt er einen Ruf als Prof. der med. Klinik in Dorpat, gab diese Stellung aber infolge eines ihm nicht bewilligten Urlaubes 1848 freiwillig auf, praktizierte 1849 bis 53 in Heidelberg, zugleich als Privatdozent daselbst und begab sich nach einem 4jähr. Aufenthalt in Stuttgart 1858 nach der Schweiz, praktizierte in Zürich und Glarus, kehrte 1870 nach Stuttgart zurück und starb hier 19. März 1877. Ausser den „*Jahrbüchern für prakt. Heilkunde*", die er 1845 gründete und der „*Zeitschrift für Hygieine, med. Statistik und Sanitätspolizei*", die er 1860 herauszugeben begann, hat O., der sich viel mit physiologischen Untersuchungen beschäftigte und dem u. a. auch die Entdeckung des Eiweisses im Stuhlgange Dysenterischer zu verdanken ist, noch folgende Schriften veröffentlicht: „*Histor.-krit. Darstellung des Streits über die Einheit oder Mehrheit der vener. Contagien*" (Stuttgart 1836) — „*Beiträge zur Physiologie des gesunden und kranken Organismus*" (Jena 1843) — „*Handbuch der Heilmittellehre*" (Tübingen 1845; 47 etc.; 7. Aufl. 1861) — „*Med. Logik*" (Ib. 1852) — „*Handbuch der Hygieine, der privaten und öffentlichen*" (Ib. 1851; 1857; 1876) — „*Handbuch der med. Statistik*" (Ib. 1864; 1874) — „*Die Seuchen, ihre Ursachen, Gesetze und Bekämpfung*" (Ib. 1873) — „*Bemerkungen über das Verhältniss der Lustseuche zum Aussatz*" (Ib. 1834). Ausserdem rührt von O. eine grosse Reihe von Aufsätzen in MUELLER's Arch. f. Anat., im Württemb. med. Correspondenzbl. und in SCHMIDT's Jahrbb. d. Med. her.

Oesterlen, Otto August, zu Tübingen, als Sohn des Vor. geb. 14. März 1840 in Murrhardt, studierte in Tübingen, Zürich, Berlin, Würzburg, wurde 1864 Doktor, war seit 1865 Assistenzarzt bei BRUNS, seit 1867 prakt. Arzt in Tübingen, 1870 bis 71 württemb. Militärarzt, habilitierte sich 1872 für Hygiene und gerichtl.

Med. in Tübingen, wurde 1877 a. o. Prof. der gerichtl. Med., 1883 Oberamtsarzt, 1887 Med.-Rat und ord. Honorarprof. an der Univ. Tübingen. Schriften: *„Das menschliche Haar und seine gerich'särztliche Bedeutung"* (Tübingen 1874) — *„Ueber Herzechinococcus"* (VIRCHOW's Archiv) und hygien. Arbeiten in der D. Vtljhrschr. f. öff. Gesundheitspflege, gerichtl.-med. und statist. Arbeiten in EULENBURG's Vtljhrschr. — *„Ueber die früheste Entwicklung der gerichtlichen Medicin"* (SCHMIDT's Jahrbb., 1877), die Artikel: *„Blitzschlag"* — *„Verblutung"* — *„Untersuchung der Haare"* — *„Fortpflanzungsfähigkeit"* — *„Hermaphroditismus"* — *„Kunstfehler der Aerzte und Wundärzte"* (in MASCHKA's Handb. der gerichtl. Medizin).

Oettinger, Joseph, geb. 1818 in Tarnów (Galizien), studierte in Krakau seit 1834 Philosophie, seit 1836 Med. und wurde 1843 Doktor mit der Diss. *„Josephi Struthii medici Posnaniensis vita et duorum ejus operum, quorum alterum commentarios ad Luciani astrologiam, alterum vero artem sphygmicam exhibet bibliographico-critica disquisitio"*. Er lebte nun als prakt. Arzt in Krakau, unterliess es aber nicht, sich mit wissenschaftl. Arbeiten zu befassen. 1848 begann er eine sozial-polit. Rolle zu spielen, kämpfte eifrig für die Emanzipation der Juden und war Mitbegründer und unermüdlicher Förderer des Vereins, welcher sich die Aufgabe gestellt hatte, die galizischen Juden moralisch zu heben und der modernen Kultur und Bildung zugänglich zu machen. 1850 berief hin die Krakauer med. Fakultät und vertraute ihm vertretungsweise den Lehrstuhl der Geschichte der Med. und der öff. Gesundheitspflege an, doch das Ministerium versagte aus polit. Rücksichten die Bestätigung und erst 1868 wurde er in Krakau Prof. ord. der Geschichte der Med. 1855 gelang es seinen unermüdlichen Bemühungen, die ersten Gelder zur Stiftung eines jüd. Krankenhauses in Krakau zusammenzubringen, dem er viele Jahre als Arzt diente. Seit 1866 gehörte er als eines der thätigsten Mitglieder dem Krakauer Stadtrate an. 1862 befand er sich unter den Begründern des „Przegląd lekarski" und war 7 Jahre hindurch Mitredakteur dieses Journals, in welchem er viele Aufsätze publizierte; von besonderem Werte sind darunter diejenigen, welche sich auf Geschichte der Med. beziehen, auch war er dort als Biograph, Berichterstatter und Kritiker thätig. Von seinen grösseren Schriften seien hier genannt: *„Umiejętność lekarska w obec szkół a w szczególności w obec urojonej szkoły dawnej i nowej"* (Die ärztliche Wissenschaft gegenüber der Schule, besonders gegenüber der vermeintlichen alten und neuen Schule. Krakau 1863) und *„Rys dawnych dziejów wydziału lekarskiego Uniwersytetu Jagiellońskiego"* (Geschichte der med. Fakultät der Krakauer Univ. Krakau 1878); auch als polit. Schriftsteller war O. thätig. Er starb 2. Oktober 1895.

Ogston, Alexander, Sohn von Francis O., um 1844 geb., studierte in Aberdeen und 1863, 64 in Wien, Prag und Berlin, wurde 1866 in Aberdeen Doktor, war 1866 bis 73 Assistant Prof. der gerichtl. Med. daselbst, 1868 bis 70 Augenarzt an der dortigen Roy. Infirmary, wo er zuerst Vorlesungen und Demonstrationen über Augenkrankheiten hielt und war 1870 bis 74 Ohrenarzt bei demselben Krankenhause. 1870 wurde er Surgeon, 1874 Acting, war 1880 bis 98 Senior Surgeon bei demselben und hielt seit 1874 klin. Vorträge über Chirurgie. 1882 war er Regius Prof. der Chir. bei genannter Univ. Ausserdem war O. 1868 bis 72 Joint Medical Officer of Health für die Stadt Aberdeen, wurde 1872 Fellow der Med. Soc. von London, 1892 Surgeon Ihrer Maj. der Königin von Schottland und war 1896 Präsident der chir. Sektion der Brit. Med. Association. O. publizierte: *„Congenital Malformation of the lower Jaw"* (Glasgow Med. Journal, 1874) — *„Oblique fracture of the Caput. humeri"* (Lancet 1876) — *„Stone in the female bladder"* (Edinburgh Med. Journ. 1879) — *„Beziehung der Bacterien zur Abscessbildung"* (D. A. f. Ch., Berlin 1880) — *„Über Abscesse"* (A. f. k. Ch. XXV, 1880) — *„Flatfoot, its cure by operation"* (Bristol Infirmary Reports 1884) — *„Trephining the Frontal Sinuses for Catarrhal Disease"* (Med. Chron. 1884) — *„Operation for Varicocele"* (Annals of Surg. 1886) — *„Diagnosis of Stricture of Oesophagus"* (Med·Chron. 1887) — *„Unrecognised lesions of the labyrinth"* (Med. Press a. Circular 1890)

— „*Submaxillary Cancer*" (Brit. Med. Journ. 1892) — „*Formation of New Socket for an Artificial Eye*" (Ib. 1894) — „*Non-malignant stricture of the Oesophagus*" (Lancet 1895) — „*Wounds produced by Small arm bullets*" (Brit. Med. Journ. 1898) — „*Continental Critcism of English Rifle Bullets*" (1899) — „*The Peace Conference and the Dum-dum Bullet*" (1899) — „*Chloroform*" (Encyclopaedia Medica (1899) u. v. a.

Ohlmüller, Wilhelm, in Berlin, geb. zu Kirchschletten (Bez.-A. Bamberg I) 20. Jan. 1857, studierte in München, hauptsächlich unter v. PETTENKOFER, Dr. med. 1882 (Diss.: „*Über die Abnahme der einzelnen Organe bei den an Atrophie verstorbenen Kindern*", Z. f. Biol. XVIII), praktizierte 1883 bis 89 in Nürnberg, bis 1888 als Physikats-Assistent daselbst, wurde 1890 zum Mitgl. des k. Gesundheitsamtes und Vorstand von dessen hygien. Laborat. (mit dem Titel als k. Regierungsrat, seit 1900 als Geh. Reg.-Rat) ernannt und habilitierte sich 1893 für Hygiene in Berlin. O. publizierte: „*Die Untersuchung des Wassers*" (Berlin, 2. Aufl., ital., franz. und engl. Übers.), daneben etwa 25 Journalabhandl. in FRIEDREICH's Bl. 1886, XXXVII, Mitt. d. V. f. öff. Gespfl. in Nürnberg und hauptsächlich in den Arbeiten a. d. k. Gesundheitsamte VI bis XIV, zur Hygiene des Wassers, Wasserversorgung, Kanalisierung, Rieselfeldererrichtung u. s. w. „*Gutachten über einen Platz zur Errichtung einer Volksheilstätte für Lungenkranke im Kreise Altena*" (in „*Volksheilstätten d. Kreises Altena bei Lüdenscheid*").

Oldendorff, Adolph, in Berlin, geb. 15. Dez. 1831 zu Meseritz, wurde bis zu seiner Promotion 1856 in Berlin ausgebildet, wo er auch seit 1857 praktizierte. Er hat sich speziell mit Standesfragen und Lebensversicherungsstatistik beschäftigt und hierüber teils in monogr. Form, teils als Beiträge zu der Zeitschrift des statist. Bureaus und Fachzeitschriften eine Reihe von Arbeiten publiziert. Hervorgehoben seien: „*Der Einfluss der Beschäftigung auf die Lebensdauer des Menschen*" (Berlin 1877 u. 78, 2 Hefte) — „*Grundzüge der ärztlichen Versicherungspraxis*" (Wien u. Leipzig 1882) — „*Die Mortalitäts- und Morbiditätsverhältnisse der Metallarbeiter in Solingen etc.*" (Cbl. f. allgem. Gesundheitspfl., Jahrg. 1). O. starb 16. Juni 1896.

Olivet, Marc André, geb. in Genf, studierte in Würzburg, wo er 1842 promovierte, und in Lyon und Paris, praktizierte dann in Satigny, später in Genf, war daselbst Chefarzt des Kantalonspitals 1852 bis 56, dann des Hospice des Vernets, an dem er bis 1892 wirkte, während welcher Zeit das Genfer Asile d'Aliénés durch verschiedene Phasen ging. 1882 übernahm er die Professur der Psychiatrie und wurde Mitglied des leitenden Bundeskomitees. O., der 24. Okt. 1897 starb, hat sich besonders um die Litteratur seines Spezialfaches, sowie der Hygiene verdient gemacht.

Ollier, Louis-Xavier-Edouard-Léopold, zu Lyon, geb. 1825, wurde 1857 in Paris Doktor mit der These: „*Des plaies des veines*", liess sich in Lyon nieder, wo er Chef-Chirurg des Hôtel-Dieu und Prof. der chir. Klinik wurde, in welcher Stellung er sich noch befindet. Er ist seit 1874 Korrespondent der Acad. de méd. und des Institut. Die meisten seiner Arbeiten betreffen die Regeneration der Knochen durch das Periost und die Resektionen, und sind teils in Zeitschrr., wie der Gaz. hebdomad. de méd. et de chir., teils als besondere Schriften veröffentlicht. Wir führen davon an: „*Des moyens chirurgicaux de favoriser la reproduction des os après les résections, etc.*" (1859) — „*Recherches expérimentales sur la production artificielle des os au moyen de la transplantation du périoste, etc.*" (1859) — „*Traité expérimental et clinique de da régénération des os et de la production artificielle du tissu osseux*" (2 voll., 1867, av. pl.) — „*Des résections des grandes articulations*" (1870) — „*De l'occlusion inamovible comme méthode générale de pansement des plaies*" (1874) — „*De l'éléphantiasis du nez et de son traitement*" (1876) — „*Traité des résections et des opérations conservatrices*" (T. I, Paris 1885) u. s. w.

Ollivier, Auguste-Adrien, geb. 13. Mai 1833 zu Saint-Calais (Sarthe), studierte in Le Mans und Paris, wo er 1863

Doktor mit der These: *"Sur les albuminuries produites par l'élimination des substances toxiques"*, 1865 Chef de clinique bei GRISOLLE, 1867 Hospitalarzt, 1869 Agrégé, 1887 Mitgl. der Acad. de méd. wurde und Anfang März 1894 starb. O. war Mitglied des Conseil d'hygiène de la Seine und ein verdienter Hygieniker, auch auf dem Gebiet der klin. Med. schriftstellerisch thätig. Er übersetzte L. BEALE, „De l'urine etc." (1861; 1863) und A, B. GARROD, „La goutte etc." (1867), schrieb: *„De l'albuminurie saturnine"* (Arch. génér., 1863) — *„Observations pour servir à l'histoire de l'adénie"* (1868), die Aggregations-These: *„Des atrophies musculaires"* (1869); ferner: *„Études sur les maladies chroniques d'origine puerpérale"* (Arch. génér., 1873) — *„De la congestion et de l'apoplexie rénales dans leurs rapports avec l'hémorrhagie cérébrale"* (1874). Dazu eine weitere beträchtliche Zahl von Aufsätzen im Bull. de la Soc. anat. (seit 1860), Union méd. (seit 1861), Comptes rendus de la Soc. de biol. (seit 1862), Archives génér. (seit 1868), Mém. de l'Acad. de méd., Journ. de la physiol. (seit 1863), Bull. de la Soc. méd. des hôp. (seit 1867) u. s. w., Artikel im Nouv. Dict. de méd. et de chir. prat. (seit 1865) u. s. w.

Olshausen, Robert Michaelis, zu Berlin, geb. 3. Juli 1835 zu Kiel als ältester Sohn des Orientalisten Prof. Justus O., studierte in Kiel und Königsberg, prom. 1857 zu Königsberg, wurde Assistent E. MARTIN's in Berlin und HOHL's in Halle a. S., habilitierte sich in Halle für Gyn. 1862, wurde daselbst 1863 Prof. e. o. und 1864 ord. Prof. 1887 als Nachfolger C. SCHRÖDER's nach Berlin berufen, übernahm er dort die Direktion der Univ.-Frauenklinik. Seine Hauptarbeiten sind: *„Krankheiten der Ovarien"* (im Handb. der Frauenkrankhh. von BILLROTH Stuttgart 1877; 2. Aufl. in der Deutschen Chir. von BILLROTH und LÜCKE 1886) — *„Klinische Beiträge zur Gynäkologie und Geburtshülfe"* (Ib. 1884) — *„Die abdominalen Myomoperationen"* und *„Schwangerschaft und Myom"* (in VEIT's Handb. der Gyn., II 1897). Ferner viele Journalartikel in der Monatsschr. für Geburtsh, dem A. f. G., der B. k. W., der D. Z. f. Ch., VOLKMANN's klin. Vortrr. und der Z. f. G. u. G. Die letztgenannte Zeitschr. redigiert er von 1887 an. Besonders hervorzuheben sind die Arbeiten: *„Ueber spondylolisthetische Becken"* — *„Ueber Lufteintritt in die Uterusvenen"* — *„Ueber Haematocele und Haematometra"* — *„Ueber den Kindesschädel in diagnost. Beziehung"* — *„Ueber Endometritis fungosa"* — *„Ueber Myomotomie"* — *„Ueber Totalexstirpation*

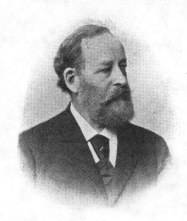

des carcinomatösen Uterus" — *„Ueber die Principien der Totalexst. des carcinomatösen Uterus"* — *„Ueber Metastasen gutartiger Ovarialkystome"* — *„Ueber Extrauterinschwangerschaft"* — *„Ueber Bauchdeckenfibrome."* Das Lehrb. der Geburtsh. von C. SCHRÖDER gab er von 1888 an mit J. VEIT zusammen in der 10. bis 12. Aufl., zuletzt 1899 als *Lehrbuch der Geburtshülfe* von OLSHAUSEN und VEIT heraus.

Onimus, Ernest-Nicolas-Joseph, in Paris, geb. 6. Dez. 1840 bei Mülhausen i. E., studierte in Strassburg und Paris, besonders unter CH. ROBIN, wurde 1866 Dr. mit einer preisgekr. physiolog. These, war 1873 Mitglied der Jury bei der Wiener Weltausstellung und erhielt 1876 den grossen Preis des Instituts in der Med. und Chir. für seine Arbeiten über die Anwendung der Elektrizität in der Med. Er veröffentl. einen *„Guide pratique d'électrothérapie"* (1877) und zahlreiche andere Schriften und Aufsätze, deren Titel das ältere Lex. verzeichnet. O. war Mitarb. an ROBIN's „Journ. d'anat.

et de physiol.", an „La philosophie positive" u. a. Ztschr.

Onodi, A., in Budapest, geb. 7. Nov. 1857, machte seine Studien in Budapest, wurde daselbst 1880 I. Assistent an der Lehrkanzel für Anat. und Embryol., 1881 Doktor der Gesamtheilkunde, 1886

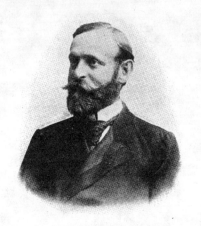

nach seiner Rückkehr von Neapel, wo er in der zoologischen Station Dohrn's gearbeitet hatte, Dozent für Anat., Hist. und Embryol. des Nervensystems, 1887 wandte er sich dem prakt. Studium der Rhino-Laryngologie zu, erhielt das Operateur-Diplom und habilitierte sich 1894 für Rhino- und Laryngologie, wurde Spitalsordinarius und Leiter des klin. Ambulatoriums, 1897 Prof. u. Mitglied der ung. Akademie der Wiss. Beim internat. Kongress zu Rom und bei der Versammlung deutscher Naturforscher und Ärzte zu Wien wurde er zum Ehrenpräsidenten der laryng. Sektion gewählt. Seine Hauptarbeiten sind: „*Ueber das Verhältniss der spinalen Faserbündel zu dem Grenzstrange des Sympathicus*" (Arch. f. Anat. und Phys. 1884) — „*Ueber die Entwickelung der Spinalganglien und der Nervenwurzeln*" (Intern. Monatsschr. für An. und Hist. 1884) — „*Leitfaden zu Vivisectionen am Hunde*" (Stuttgart 1884) — „*Ueber die Verbindung des Nerv. opticus mit dem Tuber cinereum*" (Monatsschr. f. Anat. und Hist. 1886) — „*Ueber die Entwickelung des sympathischen Nervensystems*" (A. f. m. A. 1886, XXVI)

— „*Neurolog. Unters. an Selachiern*" (Int. Monatsschr. f. Anat. und Hist. 1886 und Arch. f. Anat. und Physiol. 1887)— „*Rhinolaryngol. Casuistik*" (Pest. m.-ch. Pr. 1892) — „*Untersuchungen zur Lehre von den Kehlkopflähmungen*" (B. k. W. 1893) — „*Die Nasenhöhle und ihre Nebenhöhlen*" (Wien 1893) — „*Die Innervation des Kehlkopfes*" (Ib. 1895) — „*Die Phonation im Gehirn*" (B. k. W. 1894) — „*Zur Pathologie der Phonationscentren*" (Monatsschr. für Ohr, Kehlk. etc. 1898) — „*Beitr. zur Kenntniss der Kehlkopfnerven*" (Arch. f. Laryng. 1899) — „*Die respirator. phonator. Nervenbündel des Kehlkopfes*" (Ib.) — „*Das subcerebrale Phonationscentrum*" (Ib. 1899).

Oppenheim, Hermann, in Berlin, geb. 1. Jan. 1858, studierte in Göttingen, Bonn und Berlin, hauptsächlich als Schüler von WESTPHAL, prom. 1881, wurde nach beendigtem Staatsexamen 1882 Assistent am maison de santé, 1883 Assistent an der Nervenklinik der Charité und blieb an dieser teils als Assist., teils als stellvertretender dirig. Arzt 8 Jahre thätig, habilitierte sich 1886, wurde 1893 zum Prof. ernannt. O. ist seit 1891 Leiter

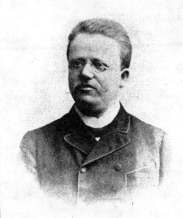

einer Privatpoliklinik una eines Laboratoriums und veröffentlichte eine Reihe von Abhandlungen zum grössten Teil im A. f. Ps., Charité-Annalen, VIRCH.'s A. und Zeitschr. für Nervenheilkunde, dazu: „*Die traumatischen Neurosen*" (Berlin 1889, 2. Aufl. ib. 1892) — „*Zur Kenntniss der syphilitischen Erkrankungen des centralen Nervensystems"* (Ib. 1890) — *"Weitere Mitteilungen über d. traumat. Neurosen"* (Ib. 1891) — *"Die Geschwülste des Gehirns"* (NOTHNAGEL's spez. Path. und Therap., Wien 1896) — *"Die syphilitischen Erkrankungen des Gehirns"* (Ib.) — *"Die Encephalitis und der Hirnabscess"* (Ib. 1897) — *"Lehrbuch der Nervenkrankheiten"* (Berlin 1894, 2. Aufl. ib. 1898).

Oppenheimer, Zacharias, in Heidelberg, geb. zu Michelfeld (Baden) 8. Jan. 1830, in Heidelberg und Würzburg ausgebildet, hauptsächlich als Schüler HASSE's und seitdem als Arzt und Dozent in Heidelberg thätig, gegenwärtig als ältester Prof. e. o., schrieb über: *"Progressive Muskelatrophie"* — *"Modus der Arsenikvergiftung durch Tapeten"* — *"Physicalische Heilmittel"* — *"Asthma rachiticum"* — *"Beobb. zur Ätiol. der Rachitis"*.

Oppolzer, Johann Ritter von, geb. 1808 in dem böhmischen Städtchen Gratzen, war nach dem frühzeitigen Tode seiner Eltern, welche ihn in den dürftigsten Verhältnissen zurückliessen, gezwungen, während seiner Gymnasial- und Univ.-Studien in Prag sich durch Unterrichtgeben kümmerliche Subsistenzmittel zu schaffen; trotzdem entwickelte er einen solchen Eifer für seine Studien, dass er die Aufmerksamkeit seiner Lehrer auf sich zog und namentlich von dem klin. Lehrer KROMBHOLZ mit besonderem Vertrauen beehrt und zum Assistenten an der med. Klinik des allgemeinen Krankenhauses ernannt wurde. Auf Grund seiner Diss. *"Observationes de febri nervosa intestinali anno 1834 Pragae epidemica"* prom. er 1835, behielt aber noch 4 Jahre lang seine Assistenten-Stellung im Krankenhause bei und habilitierte sich erst **1839** als prakt. Arzt in Prag. Sehr schnell gelang es ihm, sich das Vertrauen des Publikums zu erwerben, so dass er bald zu den renommiertesten Ärzten der Stadt zählte und schon 2 Jahre danach wurde ihm die grosse Auszeichnung zu teil, dass er nach dem Ausscheiden des Prof. KROMBHOLZ aus dem Amte zum Prof. ord. ernannt und mit der klin. Professur und der Stelle eines Primararztes im Krankenhause betraut wurde. **1848** folgte er einem Rufe als klin. Lehrer am Jakobs-Hosp. in Leipzig und zwei Jahre später einer Berufung in gleicher Eigenschaft und als Primararzt am allgem. Krankenhause nach Wien. In dieser Stellung hat O. 21 Jahre lang eine segensreiche Thätigkeit als Arzt und Lehrer entwickelt. 1871, zur Zeit der Typhus-Epidemie in Wien, wurde er infolge einer im Krankenhause erfolgten Infektion vom Typhus befallen und am 16. April ist er der Krankheit erlegen. — O. war ein klin. Lehrer ersten Ranges und als solcher hat er, neben ROKITANSKY, SKODA und HEBRA, den damaligen Glanz der Wiener Schule begründet; scharenweise strömten

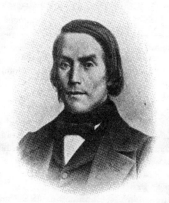

die jungen strebsamen Ärzte aus allen Gegenden Europas nach Wien, um seines Unterrichtes teilhaftig zu werden und wie er diese durch sein freundliches Entgegenkommen an sich fesselte, durch seinen Eifer und seine unermüdete Thätigkeit begeisterte und die Kollegen, unter welchen er keinen Feind, ja selbst keinen Neider hatte, durch sein echt humanes Wesen sich verband, so gewann er mit der Sicherheit, mit welcher er am Krankenbette auftrat, mit der liebevollen Aufmerksamkeit, welche er seinen Kranken ohne Unterschied der gesellschaftlichen Stellung erwies, das Vertrauen des Publikums und begründete den Weltruf, dessen er sich als Arzt erfreute. Im Vollbesitze der Kenntnis aller der grossartigen Fortschritte, welche die neueste Zeit auf dem Gebiete der Med. zu Tage gefördert hatte, trat er als Bekämpfer der alten symptomatischen Pathologie und als Evangelist einer streng physiol. Heilkunde auf, und mit dem Nachweise, dass die Aufgabe und das letzte Ziel der Med. nicht in der wissenschaftl. Forschung, nicht in der Stellung der Diagnose und der Bestätigung dieser durch den Leichenbefund, sondern in dem Heilen beruhe, verurteilte er den therapeutischen Nihilismus, der in der Wiener Schule Platz gegriffen hatte, während er andererseits mit dem Prinzipe, dass der Arzt stets bestrebt sein müsse, mit den einfachsten Mitteln zu heilen, der therapeutischen Vielgeschäftigkeit entgegentrat. Die litterar. Thätigkeit O.'s ist eine sehr beschränkte geblieben; selbständige Schriften hat er, ausser seiner Inaug.-Diss., nicht veröffentlicht; die aus seiner Feder stammenden Journal-Artikel sind im älteren Lexikon z. T. zusammengestellt. Zahlreiche klin. Vorträge und Berichte über Kasuistik aus O.'s Klinik sind später von seinen Schülern in den Wiener med. Zeitschrr. mitgeteilt worden. Ritter v. STOFFELA, Schwiegersohn und mehrjähriger Assistent O.'s, hat die Vorlesungen desselben über spez. Pathol. und Therap. veröffentlicht; der 1. Band (1866 bis 70) enthält die Krankheiten des Herzens und der Gefässe und die Krankheiten der Atmungsorgane, vom 2. Bande ist nur eine Lieferung, die Krankheiten der Mundhöhle enthaltend. 1872 erschienen. Die letzte der zahlreichen O. zu Teil gewordenen äusseren Anerkennungen war 1869 seine, mit der Verleihung des Ritterkreuzes des Leopolds-Ordens verbundene Erhebung in den Adelsstand.

Ornstein, Bernhard, in Athen, geb. um 1806, studierte und promovierte 1833 in Giessen, nahm seit 1834 militärärztliche Dienste in Griechenland und brachte es dort bis zum Generalarzt. Er feierte 26. Sept. 1893 sein 60jähr. Doktorjubiläum und starb, nachdem er in den letzten Lebensjahren in den Ruhestand getreten war, 13. Febr. 1896. O. ist Verfasser zahlreicher Arbeiten, teils anthropolog., teils epidemoilog. Inhalts; er hat durch wichtige Untersuchungen speziell die Kenntnis der Anthropologie Griechenlands gefördert. Es rühren von ihm her Publikationen in den Verhandl. d. Berl. anthropol. Ges., D. m. W., VIRCHOW's Arch. über Riesenwuchs, abnorme Behaarung und Bartbildung bei Frauen, Untersuchungen an griech. Rekruten, über Farben der Augen, Haare, Haut, Studien über Pocken, Denguefieber etc.

Orth, Johannes, in Göttingen, geb. als Sohn des späteren Emser Badearztes Geh. Rates O. (1812 bis 88) zu Wallmerod (Nassau) 14. Jan. 1847, genoss seine patholog. Ausbildung in Bonn unter RINDFLEISCH,

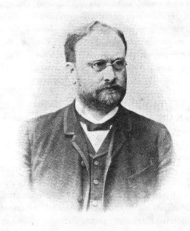

dessen Assistent er später wurde, und als Assistent VIRCHOW's in Berlin. Seine Promotion erfolgte 1870 in Bonn, seine Berufung zum ord. Prof. der allgem. Pathol. und pathol. Anat. nach Göttingen 1878, gegenwärtig mit dem Charakter als Geh. Med.-Rat. Er schrieb: *„Compendium der pathologisch-anat. Diagnostik"* (Berlin) — *„Cursus der normalen Histologie"* (Ib.) — *„Lehrbuch der speciellen pathologischen Anatomie"* (Ib.).

Orthmann, Ernst Gottlob, in Berlin, geb. zu Mettmann 19. März 1859, studierte in Berlin, Tübingen, Göttingen, promovierte 1882, wurde 1883 approbiert, war Assistent an der chirurg. Universitäts-Klinik zu Marburg (ROSER), am pathol.-anat. Institut zu Marburg (MARCHAND), am städt. Krankenhaus zu Wiesbaden (ELENZ), an der Privatanstalt für

Frauenkrankheiten von MARTIN zu Berlin und ist seit 1899 Leiter der vormaligen MARTIN'schen Privatanstalt für Frauenkrankheiten zu Berlin. Von seinen etwa 30 Nummern zählenden Publikationen seien zitiert: „Über die Ursachen der Eiterbildung" (VIRCHOW's Arch. XC 1882) — „Über Tuberculose der weiblichen Brustdrüse mit besonderer Berücksichtigung der Riesenzellenbildung" (Ib. C. 1885) — „Beiträge zur normalen Histologie und zur Pathologie der Tuben" (Ib. CVIII 1887) — „Über carcinoma tubae" (Ztschr. f. Geb. u. Gyn. XV) — „Über Tubenschwangerschaften in den ersten Monaten, mit besonderer Berücksichtigung der pathologischanatomischen Befunde" (Ib. XX) — „Eine verstellbare Sondenzange zur Vaginofixation" (Cbl. f. Gyn. 1893) — „Beitrag zur frühzeitigen Unterbrechung der Tubenschwangerschaft und zur Kenntniss der weiteren Schicksale des Eies" (Ztschr. f. Geb. u. Gyn. XXIX) — „Beitrag zur Bedeutung der Castration bei Osteomalacie" (Ib. XXX) — „Beitrag zur Kenntniss der primären Eileitertuberkulose" (Mtsschr. f. Geb. u. Gyn. V) — „Zur Ruptura uteri" (Ib. VII) — „Zur Casuistik einiger seltenerer Ovarial- und Tuben-Tumoren" (Ib. IX) — „Leitfaden für den gynaekologischen Operationskurs" (Leipzig 1899), dazu mehrere Abschnitte in A. MARTIN's Handbuch der Krankheiten der weiblichen Adnexorgane I und II, Artikel in Bibl. der ges. med. Wiss., EULENB. Realenkyclop., VIRCHOW's Archiv, D. m. W., Berl. kl. W.

Oser, Leopold, geb. 27. Juli 1839 zu Nikolsburg in Mähren, studierte in Wien, wurde 1862 Doktor, seit 1872 Primararzt des Rothschild-Spitales, seit 1873 ord. Mitgl. des niederösterr. Landes-Sanitätsrates, seit 1872 Abteilungs-Vorstand an der allgem. Poliklinik, seit 1872 Privatdozent, seit 1885 Prof. e. o. für interne Medizin an der Wiener Univ. Er schrieb: „Über mechanische Behandlung der Magen- und Darmkrankheiten" — „Experimentelle Studien über Uterusbewegungen" (mit SCHLESINGER) — „Experimentelle Untersuchungen über den Einfluss des Nicotins auf Darmbewegungen" (mit BASCH) — „Über Darmsyphilis" — „Die Ursachen der Magenerweiterung" — „Über Schmerzen und krankhafte Empfindungen im Magen" — „Bericht über den Flecktyphus" (Wien 1876) — „Über Quarantaine bei Cholera" — „Zur Pathologie der Darmstenosen" — „Experimentelle Studien über die Innervation des Pylorus" — „Die Neurosen des Magens und ihre Behandlung" — „Magenkrankheiten" (in EULENBURG's Encyklopädie) — „Die Erkrankungen des Pankreas" (NOTHNAGEL's Handb. der spez. Pathol. und Therapie).

Ostmann, Paul, in Marburg a. L., geb. 8. April 1859, war Zögling der Kaiser Wilhelms-Akademie in Berlin, promovierte 1883, war 1884 bis 95 Assistenzbez. Stabsarzt, 1893 bis 95 gleichzeitig Privatdozent für Ohrenheilkunde an der Univ. Königsberg und ist seit 1895 etatsmässiger a. o. Prof. der Otologie und Laryngologie zu Marburg. Schriften: „Experimentelle Untersuchungen zur Massage des Ohres" — „Die Reflexerregbarkeit der Musc. tensor tymp. durch Schallwellen" — „Zur Function des Musc. stapedius beim Hören" — „Die Ohrenkrankheiten in der Armee" (Leipzig) u. a.

Ostrumoff, Alexis, in Moskau, daselbst 1844 geb. und ausgebildet, Arzt seit 1870, promoviert 1872, habilitiert 1879, ist seit 1881 Professor der internen Klinik in Moskau. Schriften: „Über den 1. Herzton" (1872) — „Über hemmende Nerven der Gefässe" (1876) — „Über die Innervation der Schweissdrüse" (1879) — „Über die localen Oedeme bei den Nervenstörungen" (1878) — „Klinische Vorträge" (1896).

Otis, George Alexander, geb. 12. Nov. 1830 zu Boston, studierte auf der Univ. von Pennsylvanien, wo er 1851 den Doktorgrad erlangte, besuchte in demselben Jahre Europa, hielt sich namentlich längere Zeit in Paris auf, kehrte 1852 zurück, liess sich in Richmond, Virg., nieder und begann 1853 die Herausgabe von „The Virginia Medical and Surgical Journal" in Gemeinschaft mit HOWELL L. THOMAS, später JAMES B. MC CAW, führte die Redaktion bis 1854, wo er nach Springfields, Mass., übersiedelte und daselbst eine gute Praxis erlangte. 1861 trat er als Surgeon in ein Regiment der Massachusetts Volunteers, wurde 1864 Surgeon bei den U. S. Volunteers, nach der Beendigung des Krieges 1866 Assistant Surgeon im Sanitätskorps der U. S. Army und erreichte bis 1880 den Rang als Major. Während des Krieges hatte er in Nord- und Süd-Carolina und besonders auf einem Hospitalschiff Dienste geleistet. Seit 1864 in die Office des Surgeon-General der Armee kommandiert, wurde er Kurator des Army Medical Museum und bei der Abteilung der Surgical Records angestellt. Er entwickelte in beiden Ämtern eine so unermüdliche Thätigkeit, dass durch seine Bemühungen namentlich das genannte Museum sich zu den ersten seiner Art in der Welt entwickelte. Nachdem unmittelbar bei Beendigung des Krieges seitens des Surgeon-General von der gesetzgebenden Versammlung die erforderlichen Fonds gesichert waren, begannen auf seine Veranlassung Otis und Woodward die Sammlung des Materials zu einer med.-chir. Geschichte des Krieges, ersterer für den chirurg., letzterer für den mediz. Teil. Die erste vorläufige Publikation war das in den weitesten Kreisen verbreitete und mit allgemeinem Beifall aufgenommene „Circular Nr. 6" (1865), in welchem die erste Hälfte von O. herrührte. Nacheinander publizierte derselbe als von der Surgeon-General's Office ausgehende Zirkulare: „A report on amputations at the hip-joint in military surgery" (1867) — „A report on excisions of the head of the femur for gunshot injury" (1869), zwei äusserst wertvolle Monographien, und es erschienen dann von der grossen „Medical and Surgical History of the War of the Rebellion", von ihm herausgegeben: „First Surgical Volume" (1870) und „Second Surgical Volume", die, auf das liberalste in der ganzen Welt verbreitet, die ungeteilteste Bewunderung aller Sachkenner wegen der mühevollen Sammlung und der geistreichen Verarbeitung des riesigen Materials erregten. Nebenbei fand O. noch Zeit, ebenfalls als amtliche Publikationen, zu bearbeiten und herauszugeben: „A report of surgical cases treated in the Army of the United States from 1865 to 1871" (1871) — „A report on a plan of transporting wounded soldiers by railway in time of war" (1875) — „A report on transport of sick and wounded by pack animals" 1877. Zur Zeit seines 23. Febr. 1881 vorzeitig erfolgten Todes hatte er die Bearbeitung des 3. chirurg. Bandes etwa zur Hälfte vollendet. — O. hat das allerseits anerkannte hohe Verdienst, die chirurgischen Ergebnisse eines riesenhaften, langen und blutigen Krieges in streng wissenschaftlicher Weise verwertet und der Welt zugänglich gemacht zu haben, wie dies in ähnlicher Art vor ihm noch niemals geschehen war. Sein Name wird daher auch mit der Kriegschirurgie unauslöschlich verbunden bleiben.

Owen, Richard, berühmter vergleichender Anatom, geb. 20. Juli 1804 in Lancaster, studierte von 1824 an in Edinburg und London und wurde daselbst 1826 Member des R. C. S. Engl. Zum Assistant Conservator und 1835 zum Conservator des der letztgenannten Korporation gehörigen berühmten Hunter'schen Museums ernannt, unternahm er es, dasselbe zu kompletieren und verfasste einen berühmt gewordenen Katalog desselben.

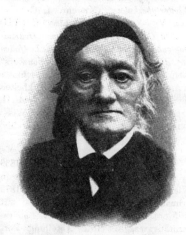

Seine sonstigen hier nicht näher anzuführenden hervorragenden Arbeiten aus jener Zeit finden sich im Magazine of Natural History, der Cyclopaedia of Anat. and Physiol., den Reports of the British Association. Er war einer der ersten, der sich bei der Untersuchung tierischer Gewebe des Mikroskops bediente und war einer der Gründer und der erste Präsident der Microscopical Society. 1836 wurde er der Nachfolger von Charles Bell als

Hunterian Prof. der Physiol. und Anat. beim College of Surgeons. Seine Vorlesungen umfassten das ganze Tierreich und wurden als: *"Lectures on the comparative anatomy of the invertebrate animals"* (1843; 2. ed. 1853) veröffentlicht. Auch um die Paläontologie hat er grosse Verdienste; von den zahlreichen hierher gehörigen Werken führen wir nur an: *"Odontography"* (2 voll., 1840) — *"History of British fossil mammals and birds"* (1846) — *"History of British fossil reptiles"* (6. Abt. 1849 bis 51) — *"Paleontology"* (1860; 61; 74). Zu einer anderen Klasse von Arbeiten gehören: *"On the nature of limbs"* (1849) — *"Principes d'ostéologie comparée"* (Paris 1855) — *"On parthenogenesis, or the successive production of procreative individuals from a single ovum"* (1849). In der späteren Zeit seines Lebens war er Fullerian Prof. der Anat. und Physiol. an der Royal Institution und seit 1860 Superintendent im Natural History Department des British Museum. Als Zeichen der Anerkennung verlieh ihm die Königin 1851 das früher vom Könige Ernst August bewohnte Haus in Kew Green zum Aufenthalt. Er lebte im Ruhestande zu Sheen Lodge, Richmond Park, Mortlake und starb 18. Dez. 1892.

P.

Pacchiotti, Giacinto, geb. zu San Cipriano bei Voghera 15. Okt. 1820, studierte in Oneglia und Turin, promovierte 1841, war dann Chefchirurg des Ospedale San Giovanni bis 1871, gründete 1850 die Associazione medica degli Stati Sardi, aus der sich 1860 die Associazione medica Italiana entwickelte, erhielt 1862 den vereinigten Lehrstuhl der pathol. und klin. Chirurgie an der Univ. Turin, war auch Senator des Königreichs und starb 14. Mai 1893. P. war ein thätiger Organisator von Kongressen und Ausstellungen, hat jedoch keine bedeutende schriftstellerische Thätigkeit entwickelt. Er bearbeitete monogr. chir. Fragen: „*Über Harnröhrenstrikturen*" — „*Über Phlebitis*" — „*Über angeborene Difformitäten des Skelets*" und verfasste auch einige Publikationen zur Hygiene.

Pacini, Filippo, zu Florenz, geb. 25. Mai 1812 in Pistoja, zeigte schon als Knabe grosse Vorliebe für Naturwissenschaften, besuchte die chir. Schule seiner Vaterstadt und begann daselbst 1830 die anat. Studien mit ausserordentl. Fleisse zu betreiben. Schon 1835, erst 23 Jahre alt, noch als Studierender, legte er der Florentiner Società medico-fisica die Entdeckung der nach ihm benannten Körperchen der Fingernerven vor, hatte aber nicht das Glück, dieselbe von den damaligen Gelehrten gewürdigt zu sehen. Er liess sich aber nicht abschrecken und verfolgte seine Untersuchungen weiter, und mittels eines ihm von Puccini geliehenen Amicischen Mikroskops brachte er seine Arbeiten so weit zum Abschlusse, dass er sie 1839 auf dem wissenschaftl. Kongresse in Pisa demonstrieren und 1840 mit Abbildungen veröffentlichen konnte. Infolge der Reform der med. Studien in Toscana ging P. 1840 nach Pisa und wurde hier Assistent des Prof. Savi, womit er Gelegenheit zu weiteren Studien fand. Mit Hilfe eines von ihm vervollkommneten, unter Amici's Leitung ausgeführten Mikroskops untersuchte er nun die menschl. Retina und veröffentlichte 1844 deren Beschreibung. Trotzdem fand er noch immer keine Anerkennung, ja sogar heftige Anfeindung, erhielt 1847, statt der Lehrkanzel an der Univ. Pisa, die Lehrkanzel für deskript. und Maler-Anatomie in Florenz und erst 1849 wurde er zum Prof. der topogr. Anat. und der Histologie ernannt. In dieser Stellung konnte er sich nun seinen histolog. Studien hingeben und veröffentlichte 1852 seine Arbeiten über das elektr. Organ des Gymnotus electricus im Vergleich mit demselben Organ anderer elektr. Fische. Während der Cholera-Epidemie 1854 bis 55 untersuchte er mit grossem Fleisse, von seinem damaligen Assistenten, dem späteren Prof. der Augenheilk. in Bologna, Magni, unterstützt, die Veränderungen der Darmschleimhaut der Choleraleichen. Diese mikroskopische Untersuchung ergab ihm die Existenz von Millionen stäbchenförmiger Körper, die er als Mikrobien ansah und auch so benannte, und welche er für die eigentlichen Erreger der Cholera erklärte. Diese wären von Indien nach Europa verschleppt und da sie hier nicht die Bedingungen einer dauernden Existenz vorfänden, gingen sie nach 2- oder 3jähr. Bestehen unter, und hiermit erlösche die Epidemie. Den Tod der Cholerakranken erklärte er durch den Wasserverlust, welche die Mikrobien durch den Abfall der Epithelien erzeugten. Die Koch'schen Komma-Bazillen hat P. wohl von den übrigen Bakterien der Leiche nicht getrennt; jedenfalls aber befinden sich unter den vielen von ihm gerade gezeichneten auch solche kommaförmige, nur hat er nicht die Spezifizität dieser letzteren erkannt. Auch für die gerichtl. Medizin hat er Bedeutendes geleistet, und zuletzt noch eine Art künstlicher Respiration gelehrt, um Ertrunkene oder mit Narcoticis Vergiftete ins Leben zurückzurufen. Vor seinem 9. Juli 1883 erfolgten Tode hatte er noch den Schmerz, dass die Accademia dei Lincei in Rom ihn nicht für würdig erachtete, ihr Mitglied zu werden, während seine wissenschaftlichen Arbeiten im Auslande allgem. Anerkennung fanden. Freilich mag sein nervöser Charakter, sein häufig unfreundliches Benehmen ihm hinderlich gewesen sein. Seine zahlreichen Schriften sind bereits im älteren Lexikon von CANTANI auf gezählt und können daher hier übergangen werden.

Paetsch, Johann Friedrich August, in Berlin, daselbst 1836 geb. u. für Med. und Zahnheilk. bis 1864 resp. 1862 ausgebildet, betrieb zunächst die allgemeine Praxis und beschäftigte sich gleichzeitig auch praktisch mit der Zahnheilkunde, der er sich später ausschliesslich zuwandte. 1884 wurde er zum Lehrer der Zahnheilkunde an dem neuerrichteten Institut und zum Titular-Prof. ernannt. P. starb nach längerem Leiden 27. Dez. 1899 in Westend bei Berlin.

Paetz, Albrecht, Sanitätsrat zu Rittergut Alt-Scherbitz bei Schkeuditz (Halle-Leipzig), geb. zu Winzig in Schlesien 15. Jan. 1851, studierte in Berlin und Halle, wurde 1874 in Berlin mit der Diss. *„Ueber Thoracocentese bei Pleuritis"* promoviert, 1875 in Halle approbiert. Schon vor seiner Approbation, 1874, war er als Volontärarzt in die damals unter KOEPPE's Leitung stehende Provinzial-Irrenanstalt Nietleben bei Halle a. S. eingetreten, an der er vom Tage seiner Approbation an als Assistenzarzt fungierte. 1876 siedelte er in der Stellung eines zweiten Arztes mit den ersten, von Nietleben entnommenen Kranken nach dem von der Provinz Sachsen für die Errichtung einer neuen Irrenanstalt angekauften Rittergute Alt-Scherbitz über, wohin 1877 auch KOEPPE übersiedelte, nachdem er bis dahin die Direktion von Nietleben aus wahrgenommen hatte. Nach dessen Tode (1879) erhielt P. die Direktion, anfangs kommissarisch, später definitiv. Die von KOEPPE in ihren ersten Anfängen errichtete „Central-Anstalt" erweiterte P. um die ersten, ad hoc geschaffenen „Überwachungs-Stationen" und andere zur Durchführung der „Bettbehandlung" bestimmten Abteilungen, um deren Einführung und Verbreitung sich P. als einer der ersten verdient machte. Er errichtete sodann im Anschluss an die vorhandene Gutswirtschaft eine grosse landwirtschaftliche Kolonie im Pavillon- und Villenstyle und schuf durch die Vereinigung derselben mit der Centralanstalt die erste „koloniale Irrenanstalt." Hierdurch wie durch den grundsätzlichen Verzicht auf Mauern und Gitter wie alle sonstigen Beschränkungen, durch den Verzicht auf das Korridorsystem und das nach schottischem Vorgange zum ersten Male auf dem Kontinente durchgeführte „Offen-Thür-System" wurde Alt-Scherbitz vorbildlich als neues Anstalts-System und als solches im In- und Auslande allgemein acceptiert und nachgebildet. Auf dem Terrain von Alt-Scherbitz wurde von P. ausserdem das Siechenasyl „Kaiser Wilhelm-Augusta-Stiftung" errichtet, das gleichfalls unter seiner Direktion steht. Mitteilungen über die Grundsätze und Einrichtungen der Anstalt legte P. ausser in den veröffentlichten Verwaltungsberichten nieder in Vorträgen, welche er auf dem VIII. intern. med. Kongr. in Kopenhagen, auf den Naturforscher-Vers. in Magdeburg und Wiesbaden, wie auf dem Kongr. des deutschen Vereins für Armenpflege und Wohlthätigkeit zu Cassel hielt. P. veröffentlichte weiterhin: *„Die Kolonisirung der Geisteskranken in Verbindung mit dem Offen-Thür-System, ihre historische Entwickelung und die Art ihrer Durchführung auf Rittergut Alt-Scherbitz"* (Berlin). Von auswärtigen Behörden wird P. vielfach als Gutachter für Errichtung neuer Anstalten konsultiert.

Pagel, Julius Leopold, in Berlin, geb. 29. Mai 1851 zu Pollnow, studierte seit 1871 in Berlin, hauptsächlich als Schüler von DU BOIS-REYMOND, TRAUBE, VIRCHOW, A. HIRSCH, promov. 1875 (*„Gesch. d. Göttinger med. Schule im 18. Jahrh."*), praktiziert seit 1876 in Berlin und beschäftigt sich mit histor.-med. Studien, wurde 1885 infolge einiger der Redaktion mitgeteilter Monita von A. HIRSCH zur Mitarbeiterschaft am Biogr. Lexikon (nach WERNICH's Rücktritt) herangezogen, publizierte später *„Die Anat. d. H. v. Mondeville"* (Berlin 1889) — *„Die Chir. d. H. v. Mondeville"* (A. f. kl. Chir. XL ff. und selbständig Berlin 1892, französ. Ausg. von E. NICAISE, Paris 1893) — *„Die angebliche Chir. d. Joh. Mesuë"* (zu A. HIRSCH's 50jähr. Dr.-Jubiläum, Berlin 1893), sowie weitere handschriftliche Dokumente zur mittelalterl. Med., die Chir. des CONGEINNA (1891), des JAMERIUS (in der Berliner Diss. v. A. SALAND 1895), das Kompendium urinarum des GUALTERUS AGULINUS (Diss. v. PFEFFER,

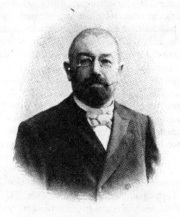

Berlin 1891), die Concordanciae, die Areolae des JOH. v. St. AMAND (1893 bis 94), die Augenheilkunde des ALCOATIM u. a. z. T. in zahlreichen bisher von ihm angeregten Berliner Doktor-Diss., ferner *„Entwickelung der Med. in Berlin"* (Wiesbaden 1897) — *„Med. Deontologie"* (Berlin 1896) — *„Einführung in die Gesch. d. Med."* (Ib. 1898) — *„Med. Encyclopäd. und Methodologie"* (Ib. 1899), sowie Zeitschriftenartikel über verschiedene Themata aus der Gesch. der Med., über Standesfragen, Beiträge zur Allg. D. Biogr., Rezensionen. Seit 1891 ist P. für Gesch. d. Med. in Berlin habilitiert, seit 1898 Titular-Prof. (mit dem Lehrauftrag). Auch erstattet P. seit 1899 das Referat über med. Geschichte f. den VIRCHOW-POSNER'schen Jahresbericht.

Pagenstecher, Alexander, geb. 21. April 1828 zu Wallau bei Wiesbaden, studierte seit 1846 in Giessen, Heidelberg und Würzburg, wurde 1849 an letztgenannter Univ. promoviert und ging 1851 nach Paris, wo er sich unter DESMARRES und SICHEL sen. besonders mit der Augenheilkunde beschäftigte, der er sich auch 1852 bei v. GRAEFE in Berlin widmete. Dann wurde er in Wiesbaden Assistenzarzt am dortigen Hosp.; doch gab er diese Stelle auf, nachdem er aus eigenen Mitteln eine Armen-Augenheilanstalt gegründet hatte, die bald seine volle Arbeitskraft beanspruchte. Durch glückliche Operationen gelangten P. und seine Anstalt zu solchem Ruf, dass diese von Augenleidenden aus allen Weltgegenden aufgesucht und die Bildungsstätte tüchtiger Augenärzte wurde, wie SAEMISCH, HIRSCHMANN, R. BERLIN, die eine Zeit lang unter P. als Assistenten fungierten. P. wurde 1857 zum Hofrat ernannt. Im Verein mit SAEMISCH und ARNOLD PAGENSTECHER gab er *„Klin. Beobb. aus d. Augenheilanstalt in Wiesbaden"* (1861, 62) heraus. Infolge einer bei einer Jagd erlittenen Verletzung starb P. 31. Dez. 1879. Leider nur in wenigen Schriften sind die reichen Erfahrungen P.'s niedergelegt. Ausser den bereits genannten Beobachtungen wäre die Arbeit: *„Zur Iridodesis"* (v. GRAEFE's Archiv, VIII) zu erwähnen. Besonders hervorragend war er als Operateur. Die von ihm mit vielem Glück ausgeführte Extraktion der Linse in geschlossener Kapsel gilt als hervorragende Leistung. Ebenso wird die nach ihm benannte gelbe Präzipitatsalbe noch heute gewürdigt.

Pagenstecher, Hermann, geb. 16. Sept. 1844 zu Langenschwalbach, studierte seit 1863 in Würzburg und Berlin, absolvierte das Staatsexamen 1867 und promovierte darauf in Würzburg. Nachdem er 1867 an prakt. Kursen in Prag teilgenommen und 1867/68 Assistent an der inneren Klinik zu Greifswald gewesen war, widmete er sich dem Spezialstudium der Ophthalmologie unter v. GRÄFE in Berlin und machte darauf wissenschaftl. Reisen nach London, Edinburg, Paris. Später wurde er Assistenzarzt an der Augenheilanstalt seines Bruders zu Wiesbaden, die er von 1875 gemeinschaftlich mit diesem leitete und deren Direktion er nach dessen Tode allein übernahm und gegenwärtig noch führt. 1890 wurde ihm der Professortitel verliehen. P. erfreut sich einer Praxis von internationalem Charakter und veröffentlichte bisher: „Über Sehnervenverletzung" — „Zur Pathologie des Glaskörpers" — „Sehnervenatrophie nach Erysipel" — „Atlas der pathologischen Anatomie des Auges" (mit C. GENTH) — „Die Operation des grauen Staares in geschlossener Kapsel" (verschiedene Arbeiten)

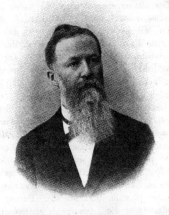

— „Über vordere Glaskörperablösung" — „Über die Massage des Auges" — „Über ein neues Verfahren zur Operation der Ptosis" — „Über eine neue Augenerkrankung bedingt durch Eindringen von Raupenhaaren" — „Über die Anwendung von grossen Dosen Jod in der Augenheilkunde" — „Über die gelbe Quecksilberoxydsalbe".

Paget, Sir George Edward, in Cambridge, geb. zu Great Yarmouth 1809, studierte in Cambridge, wurde daselbst 1838 Dr., 1839 Fellow des R. C. P., hielt 1866 in diesem die HARVEY'sche Rede, war 1869 bis 74 Präsident des General Med. Council, seit 1872 Regius Prof. of Physic an der Univ., deren med. Schule er erneuert hat, und bis 1884 Physician am Addenbrocke's Hosp. 1885 erhielt er mit dem Bath-Orden die Ritterwürde. Er starb 29. Jan. 1892.

Paget, Sir James Bart., in London, berühmter Patholog und Chirurg, als jüng. Bruder des Vorigen geb. 11. Jan. 1814 zu Greath Yarmouth, studierte am St. Bartholom.-Hosp. in London, mit dem er sein ganzes Leben lang verknüpft blieb, indem er hier, zunächst als Assistant Surgeon, dann als Surgeon und schliesslich bis zu seinem Ableben als Consulting Surgeon fungierte. 1836 wurde P. Member, 1843 Hon. Fellow des R. C. S. Engl. P. war ferner Serjeant Surgeon der Königin, Surgeon des Prinzen von Wales, Vizekanzler der Londoner Univ., erhielt 1871 die Baronetwürde, war 1875 Präsident des R. C. S., ausserdem Dr. jur. hon. der Univ. Oxford, Cambridge und Edinburg und starb als Nestor unter den englischen Ärzten 30. Dez. 1899. P. gehört zu den hervorragendsten engl. Ärzten u. Chirurgen der Neuzeit. Sein Hauptverdienst besteht darin, dass er als einer der ersten in England das Studium der pathol. Histologie angeregt und dieses Gebiet mit zahlreichen neuen Thatsachen bereichert hat, die von scharfer Beobachtungsgabe, ungewöhnlichem, ausdauerndem Fleiss und feiner Methodik zeugen. Im einzelnen kommen hierfür besonders P.'s Untersuchungen über Ernährung, Hypertrophie u. Atrophie, Wundheilung, fettige Degeneration kleiner Hirngefässe, Entzündung und Geschwülste u. a. m. in Betracht. P.'s Name ist ver-

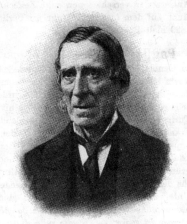

ewigt durch die nach ihm benannte Knochenkrankheit (Osteitis deformans), beschrieben in der Med. Transactions Vol. 60 (1877) und Vol. 65 (1882), sowie durch die „Disease of the nipple", die ekzematöse Entzündung des Warzenhofes mit konsekutivem Mammacarcinom (Barth. Hosp.

Rep. 1874). Mit der deutschen Wissenschaft unterhielt P. stetige Fühlung, die in einer lebenslänglichen innigen Freundschaft mit VIRCHOW ihren Ausdruck fand. Bei aller streng kirchlichen Gesinnung war P. ein energischer Feind orthodoxen Einflusses in der Medizin und trat stets für den Fortschritt in der Wissenschaft ein, indem er insbesondere auch zur Zeit, als die Antivivisektionsbewegung in England stattfand, diese mit aller Energie bekämpfte. Seinem Einfluss ist es zu danken, dass VIRCHOW nach London kam und dort die berühmte Rede über den Wert des pathol. Experiments hielt. Als Mensch war P. eine überaus vornehme und sympathische Persönlichkeit, die sich der grössten Achtung und Beliebtheit erfreute. Grössere Werke hat P. nur wenig verfasst. Die bekanntesten sind ein Katalog des pathol. Museums des R. C. S., dann Vorlesungen über chirurg. Pathologie, an eben demselben Koll. gehalten (auch in mehreren amerikan. Ausgaben erschienen), ferner die *„Lectures on tumours"* (1851) und die *„Clinical lectures and essays"* (1875), in denen P. seine vielfachen Forschungsergebnisse zusammengefasst hat. Dazu kommt dann noch eine grosse Zahl von Artikeln und Aufsätzen in verschiedenen engl. Zeitschr. Auch auf dem internat. Kongr. zu Berlin 1890 hielt P. einen Vortrag.

Pagliani, Luigi, geb. 25. Okt. 1847 zu Genola, studierte und promovierte zu Turin 1870, war Assistent von MOLESCHOTT, dann Privatdozent der Hygiene und wurde 1881 zum Prof. e. o. derselben an der Univ. Turin ernannt. Er bereiste Deutschland, Frankreich, Belgien, Holland und Schweden, um die Fortschritte der Hygiene in diesen Ländern persönlich kennen zu lernen und gründete in Turin das erste ital. Institut für demonstrative und experim. Hygiene. Unter seinen zahlreichen Schriften sind hervorzuheben: *„Sulle funzioni dei ganglii nervosi del cuore"* — *„Studio sulla diastole attiva"* (im Verein mit Mosso) — *„Saggio sullo stato attuale della fisiologia del sistema nervoso"* (1872) — *„Sopra alcuni fattori dello sviluppo umano"* (Atti dell' Accad. delle Scienze di Torino, 1876) — *„Lo sviluppo umano per età, sesso, condizione sociale ed etnica ecc."* (Giornale della Società ital. d'Igiene, 1879) — *„Sulle risaje"* — *„Sull' anemia del Gottardo"* — *„Sulla fognatura cittadina"* — *„Sulle cucine economiche popolari"* u. a. m.

Pajot, Charles, zu Paris, geb. daselbst 18. Dez. 1816, wurde 1842 Doktor, widmete sich der Geburtshilfe, hielt Kurse darüber in der École pratique, wurde 1850 von der Fakultät offiziell mit der Abhaltung geburtshilfl. Vorlesungen beauftragt, 1853 durch Konkurs mit der These: *„Des lésions traumatiques du foetus dans l'accouchement"* zum Prof. agrégé, 1863 zum Mitgliede der Fakultät für das genannte Fach, 1883 zum ord. Prof. der geburtshilfl. und gynäkol. Klinik an der Fakultät, 1886 zum Honorarprof. ernannt. Er schrieb noch: *„De la céphalotripsie répétée sans traction etc."* (1863) — *„De la présentation de l'épaule dans les rétrécissements extrêmes du bassin et d'un nouveau procédé d'embryotomie"* (1865) — *„Le chloroforme dans les accouchements naturels considéré au point de vue scientifique et pratique"* (1875); zusammen mit PAUL DUBOIS gab er heraus: *„Traité complet de l'art des accouchements"* (2 voll., 1871 bis 75). Ferner begründete er die *„Annales de gynécologie et d'obstétrique"*, sowie die Société d'ostétr. et de gynéc., deren erster Präsident er war und veröffentlichte ausserdem noch: *„Éléments de pratique obstétricale"* — *„Des causes d'erreurs dans le diagnostic de la grossesse"* — *„Des accouchements difficiles par la direction vicieuses des forces"* — *„Du travail prolongé et de la contracture utérine"* — *„Des sondes vésicales et utérines à valves aseptiques"*, sowie anderweitige Aufsätze und Artikel, hauptsächlich über geburtsh. Themata in der Gaz. des hôpit., dem Dict. encyclop. des sc. méd. u. s. w. P. starb Ende Juli 1896.

Palasciano, Ferdinando, zu Neapel, geb. 1815 zu Capua, wirkte zuerst als Chirurg in der neapol. Armee, auf welche Stellung er während der polit. Unruhen 1848 Verzicht leistete, um als Privatdozent Chirurgie zu lehren. 1860 wurde ihm von der Regierung der Diktatur die Leitung eines Krankenhauses übergeben, und am Ende desselben Jahres wurde er von der mittlerweile eingesetzten k. ital. Regierung zum Inspektor des Syphilicomiums zu Neapel ernannt, welche

Anstalt er von Grund aus so umwandelte, dass er beinahe Begründer derselben genannt zu werden verdient. Da aber die Regierung später nicht auf alle seine Vorschläge eingehen wollte, zog er sich von dieser Stellung zurück und wurde 1865 zum ord. Prof. der chir. Klinik an der Univ. zu Neapel ernannt. Er leitete die chir. Klinik mit grossem Beifall und sein Ansehen als Lehrer, Operateur und wiss. Schriftsteller erreichte einen bedeutenden Grad. Die Überführung der Kliniken vom Ospedale degli Incurabili nach dem Ospedale Gesù e Maria, welche er mit der grössten Energie anfocht, war der Grund, dass er bereits 1866 auf sein Lehramt resignierte. 1867 wurde er zum Abgeordneten des ital. Parlaments erwählt und in dieser Stellung vertrat er viele med. Interessen, namentlich die Institution der Sachverständigen bei den Gerichten. In den 80er Jahren wurde er zum Senator des Königreichs ernannt. Eines seiner grössten Verdienste ist das, die Neutralität der Schwerverwundeten und Kranken während der Kriege vorgeschlagen und durch eine lange Reihe von Jahren in Kongressen, in Akademien, im Parlament und wo immer möglich hartnäckig verfochten zu haben. Fast alle seine Arbeiten sind in den zahlreichen Bänden des von ihm in Neapel herausgegebenen „*Archivio di chirurgia pratica*" enthalten. Mehrere Jahre lebte er ziemlich zurückgezogen auf seiner Villa am Capodimonte von Neapel, wo er 28. Nov. 1891 starb.

Palmer, Edward Rush, Prof. der Physiol. am Med. Depart. der Univ. zu Louisville, geb. 1842 zu Woodstock, Vermont, studierte in Louisville, wurde 1864 Doktor, erhielt 1868 die genannte Stellung als Prof. der Physiologie und widmete sich nebenher dem Spezialstudium der Krankheiten der Harn- und männlichen Geschlechtswerkzeuge. 1893 war er Präsident der Amer. Assoc. of genito-urinary surgeons, ferner war er Mitbegründer und Präsident der Surgic. Society of Louisville. P. starb 5. Juli 1895 an einem beim Radfahren erlittenen Schädelbruch.

Paltauf, Arnold, Prof. der gerichtl. Med. in Prag, geb. 1860 zu Judenburg, studierte und promovierte 1883 in Graz, war bis 1885 Assistent am pathol.-anat. Institut von Eppinger, darauf Assistent am forens. Institut in Wien, habilitierte sich daselbst 1889 für gerichtl. Med. und erhielt 1891 als Nachf. Maschka's die a. o. Professur der gerichtl. Med. in Prag, starb jedoch bereits 27. Mai 1893 zu Neuhaus bei Cilli. P. ist Verfasser zahlreicher Arbeiten sowohl zur pathol. Anatomie wie zur gerichtl. Medizin. Selbständig erschien: „*Über den Tod durch Ertrinken*" (1888) — „*Über den Zwergwuchs in anatomischer und gerichtsärztlicher Beziehung*" (1891). Dazu kommen zahlreiche Journalartikel in Virchow's Archiv, in Wiener, Prager und Berliner Zeitschriften über Gegenstände aus dem Gebiet der Toxikologie (Vergiftung durch Drastika, durch Tollkirschen, Extr. filicis), über Schädelverletzungen, plötzlichen Tod und dessen Beziehung zur Thymusdrüse, Hundswut, u. v. a.

Paltauf, Richard, in Wien, geb. 9. Febr. 1858 zu Judenburg, studierte und promovierte 1880 in Graz, war 1881 bis 93 Assistent von Hans Kundrat in Graz und später in Wien, habilitierte sich hier 1888 für pathol. Anatomie, wurde 1892 Prof. e. o. der allgem. Pathologie und pathol. Histologie und ist seit 1893 Prosektor an der k. k. Krankenanstalt „Rudolfsstiftung", seit 1895 Leiter des staatl. Instituts für Herstellung von Diphtherieserum und der Schutzimpfungsanstalt gegen Tollwut. P. verfasste verschiedene Arbeiten in den von ihm vertretenen Spezialgebieten.

Panas, Photinos, zu Paris, geb. 30. Jan. 1832 auf Cephalonia, einer der Ionischen Inseln, studierte in Paris, wurde daselbst 1860 mit der These: „*Recherches sur l'anatomie des fosses nasales et des voies lacrymales*" Doktor, liess sich in Frankreich naturalisieren, wurde 1863 mit der These: „*Des cicatrices vicieuses et des moyens d'y rémédier*" zum Prof. agrégé und Chirurg des Bureau central ernannt und war nacheinander Chirurg in den Hospitälern Bicêtre (1864), Lourcine (1865), du Midi (1865), Saint-Antoine, Saint-Louis (1868), Lariboisière (1872) und Hôtel-Dieu (1879). 1873 mit den Vorlesungen über Ophthalmologie betraut, wurde er 1879 zum Titular-Prof. derselben und zum Mitgliede der Acad. de méd. ernannt. Von seinen Schriften sind noch anzuführen: „*Leçons sur le strabisme et les paralysies oculaires*" (1873) — „*Leçons sur l'anat, la physiol. et la pathol. des voies lacrymales*" (1876) — „*Leçons sur les maladies inflammatoires des membranes internes de l'oeil*" (1878) — „*Leçons sur les rétinites et les névrites optiques*" (1878, av. fig.) — „*Anatomie pathologique de l'oeil*" (1879, av. 26 pl.), zusammen mit RÉMY. Früher veröffentlichte er zusammen mit F. GUYON: MALGAIGNE'S „*Leçons d'orthopédie*" und schrieb Artikel im Bull. de l'Acad. de méd. und in JACCOUD's Dict. de méd. et de chir. prat. Neuerdings sind hinzugekommen: „*Traité complet d'ophthalmologie*" (2 vol., 1894) — „*Leçons cliniques d'ophthalmologie*" (1899) — „*Anat. pathol. du glaucome et des tumeurs, intra-oculaires*", mit DUVIGNEAUD 1898. P. war 1899 Président de l'Académie de Méd.

Pancoast, William H., Prof. der Med. in Philadelphia, daselbst als Sohn des Prof. Josef P. (1805 bis 82) 1835 geb., studierte und promovierte 1856 am Jefferson Med. Coll., machte dann eine 2½jähr. Studienreise in Europa mit längerem Aufenthalt in London, Paris und Wien, wurde 1859 Chirurg am Charity Hosp. in Philadelphia, 1862 Prosektor am Jefferson Med. Coll., 1868 Adjunkt-Prof. der Anat. an derselben Anstalt und 1874 als Nachf. seines Vaters Prof. der Anat. 1886 wurde er Prof. am Philad. Med. Chir. Coll. und starb 4. Jan. 1897. P. hat eine grosse Reihe von Artikeln in amerikan. Journalen veröffentlicht, unter denen der Bericht über die 1884 erfolgte Sektion der Siamesischen Zwillinge mit dem Nachweis, dass die Trennung dieser nicht ohne Lebensgefährdung möglich gewesen wäre, s. Z. besonderes Aufsehen erregte.

Pansch, Adolf, Prof. der Anat. zu Kiel, geb. 2. März 1841 zu Eutin, studierte seit 1860 in Berlin und Heidelberg Med. und Naturwissenschaften, dann Med. 1862 bis 64 in Berlin und Halle, wo er mit der Diss. „*De pyorrhoea alveolari seu gingivitide expulsiva*" (1864) promovierte. 1865 wurde er zum Prosektor am anat. Museum der Kieler Univ. ernannt und habilitierte sich 1866 in der dortigen med. Fakultät als Privatdozent mit der Comment. anat.: „*De sulcis et gyris in cerebris simiarum et hominum*" (Eutin 1866, c. tabb.). Er schrieb weiterhin: „*Die Furchen und Wülste am Grosshirn des Menschen. Zugleich als Erläuterung zu dem Hirnmodell*" (Berlin 1879) — „*Beiträge zur Morphologie des Grosshirns der Säugethiere*" (Leipzig 1879) — „*Grundriss der Anatomie des Menschen*" (Berlin 1881) u. s. w. 1869/70 nahm er an der zweiten deutschen Nordpolexpedition teil, deren wissenschaftliche Ergebnisse er in einem 1873 publizierten Werke niederlegte. Ferner veröffentlichte er noch: „*Anat. Vorlesungen für Ärzte und ältere Studierende*" (T. I, Berlin 1884). Bei einer Segelfahrt im Kieler Hafen mit seinem 12jähr. Knaben in seinem eigenen Boote wurde dieses zum Kentern gebracht und P. ertrank 14. Aug. 1887. Er war ein sehr beliebter Lehrer und hatte als solcher im ganzen 21 Jahre lang, zuletzt als Extraordinarius, an der Kieler Hochschule gewirkt.

Panum, Peter Ludwig, der hervorragendste physiolog. Professor in Kopenhagen, 19. Dez. 1820 in Rönne (Insel Bornholm) als Sohn eines später in Eckernförde (Schleswig) angestellten Militärarztes, studierte in Kiel und Kopenhagen, wo er 1845 das Staatsexamen absolvierte. 1846 fungierte er von Staatswegen als Arzt auf den Faröern als Anlass einer Masernepidemie, über welche er in einer bemerkenswerten Abhandlung in Bibl. f. Laeger (1846) und im Auszug in VIRCH. Arch. (I) berichtete. Dann wirkte er nach vorübergehendem Studium in Berlin 1847, wo er VIRCHOW's Bekanntschaft machte, successive als Hospitalarzt in Kopenhagen, als Marinearzt im Schleswigschen Kriege und 1850 als Choleraarzt in Bandholm (Laaland); auch die zuletzt genannte Thätigkeit gab P. Anlass zu einer anerkannten Publikation in „Hospitals-Meddelelser" (III). Fortan aber entsagte P. der Praxis und widmete sich der Physiologie unter besonderer Berücksichtigung der physiol. Chemie. Mit einer Abhandlung aus diesem Gebiet „*Fibrinen og dens coagulation*" promovierte er 1851, unternahm dann bis 1853 eine grössere Studienreise, die ihn nach Würzburg, Leipzig, zuletzt nach Paris führte, wo er eine Zeit lang Claude Bernard's Assistent im Laboratorium war. Heimgekehrt erhielt er die Stellung als Prof. e. o. der Physiol., med. Chemie und allgem. Pathologie in Kiel, wurde 1858 ord. Professor daselbst und ging 1863 als Nachfolger des verst. Eschricht nach Kopenhagen, wo er in gleicher Weise, wie vorher in Kiel, vor allem die Errichtung eines zweckmässigen physiol. Laboratoriums durchsetzte und eine ebenso rührige Lehr-, wie schriftstellerische und Forscherthätigkeit enfaltete. P. hat dadurch, wie Petersen in seiner Biogr. im älteren Lexikon bemerkt, die Ära der neueren naturwissenschaftl. Physiologie in Kopenhagen inauguriert. In der genannten Quelle wird die grosse Reihe der in jener Zeit von P. angefertigten resp. veröffentlichten Untersuchungen zitiert und gewürdigt. Neben den Arbeiten über und zur Bekämpfung der damals beliebten Lammbluttransfusion, ferner über komprimierte Luft, über physiologische Bedeutung der Missbildungen müssen als hervorragende Leistungen noch aus der Kieler Zeit die berühmten *„Experimentellen Untersuchungen zur Physiologie und Pathologie der Embolie, Transfusion u. Blutmenge"* (Virch. Arch. XXVII bis XXIX, 1857) und das während der Kopenhagener Thätigkeit entstandene grosse Handbuch: *„Haandbog i Menneskets Physiologie"* (Kopenhagen 1865 bis 72) erwähnt werden. „In diesem durch seine Vollständigkeit und Gründlichkeit ausgezeichneten Werke suchte P., seinem nüchtern-kritischen Geiste gemäss, in origineller Weise eine strenge Sonderung der sicheren physiologischen Data und der Theorien durchzuführen. Dies machte aber das Buch etwas schwer lesbar und in der 1883 begonnenen neuen Ausgabe, von welcher leider nur 4 Hefte erschienen (das letzte erst nach seinem Tode von seinem Assistenten Dr. Bohr publiziert), ist diese scharfe Sonderung wieder aufgegeben. Im 1. Heft hat eine gegen die Antivivisektionisten gerichtete ausführl. Apologie der experimentellen Benutzung der Tiere im Interesse der Wissenschaft Platz gefunden." Auch historischen Studien wandte sich P. gelegentlich zu, namentlich in seinen letzten Lebensjahren, wo er mehrere kleinere Gelegenheitsschriften zur Geschichte der dän. Med. publizierte (1879 und 80). Als ausserordentlich verdienstvoll muss das Bestreben P.'s anerkannt werden, die Ergebnisse der physiol. Wissensch. auch praktisch z. B. für die weckmässigste Ernährung der grossen Bevölkerungsmassen, ökonomische, rationelle Beköstigung und ähnliche Zwecke verwertbar zu machen. In dieser Beziehung scheute P. nicht davor zurück, den Weg der populär belehrenden Schriftstellerei zu betreten. Ebenso suchte er der Pflanzenphysiologie die grundlegende Stellung bei verschiedenen industriellen und landwirtschaftl. Angelegenheiten zu sichern. Nicht geringere Verdienste erwarb sich P. noch um die Hebung und Organisation des med. Unterrichts, des ärztlichen Standes, sowie der höheren Bildung in Dänemark überhaupt. Er errichtete ein med. Lesekabinet in Kopenhagen, begründete mit Key in Stockholm das Nordiskt med. Arkiv. rief einen gemeinschaftlichen wissenschaftl. Verband mit period. Versammlungen aller skandinavischen Ärzte ins Leben, deren erste in Gothenburg tagte und beteiligte sich mit grösstem Eifer in Wort und Schrift an allen den ärztlichen Stand betreffenden Fragen. Den internat. Kongress von Kopenhagen leitete er als dessen erster Präsident. Eine Herzruptur führte P.'s Tod 2. Mai 1885 herbei.

Paravicini, Lamberto, geb. 1826 im Veltlin, war anfangs prakt. Arzt, machte dann eine grössere wissenschaftl. Reise, trat 1859 nach der Schlacht von Magenta in das zu Mailand improvisierte Hospital von S. Maria di Loreto ein, wurde darauf Professor der propädeut. Chirurgie in Pavia und war in dieser Stellung bis zu seiner Emeritierung thätig. P., der im Jan. 1893 starb, hat sich besonders um die Verbesserung der Verhältnisse im Spedale Maggiore in Mailand und um die chir. Wissenschaft selbst durch seine Methode der subperiostalen Resektion des Unterkiefers verdient gemacht.

Parisot, Victor, Prof. in Nancy, daselbst 1811 geb. und in Paris bis zur Promotion 1836 ausgebildet, war seit 1849 Prof. der Klinik an der früheren med. Schule und der späteren Fakultät in Nancy, nach seinem 1886 erfolgten Rücktritt Honorar-Professor, als welcher er Ende März 1895 in Nancy starb.

Parke, Thomas Heazle, geb. 1857 zu Cloger House, Kilmore, Co. Roscommon, war Surgeon-Major und als solcher ärztlicher Reisebegleiter von STANLEY's Expedition zur Aufsuchung von Emin-Pascha. Er studierte in Dublin, trat 1880 in das Army Med. Depart. ein, war 1882 Militärarzt in Ägypten, begleitete 1884 bis 85 die Expedition zur Aufsuchung von GORDON, begleitete dann STANLEY zu dem angegebenen Zwecke, kehrte darauf nach Ägypten, 1890 nach England zurück, wo ihm vielseitige Ovationen bereitet wurden und starb plötzlich bei Gelegenheit eines Besuches beim Herzog von St. ALBANS in Altna Craig, Argyleshire 7. Sept. 1893. P. veröffentlichte: *„Report to the War Office on the cholera outbreak in Egypt"* (1893) — *„Experiences in Equatorial Africa"* (1891) — *„Guide to health in Africa"* (1893, mit einem Vorwort von STANLEY) und kleinere Aufsätze u. a.: *„Über die Pfeilvergiftung der Pygmäen".*

Parow, Carl Andreas Wilhelm, Hydrotherapeut und Orthopäd. geb. 1817 zu Greifswald als Sohn eines Prof. der Theol. und Superintendenten, studierte daselbst 1835, sowie in Breslau, promovierte 1839 in seiner Vaterstadt (*„Über die sog. Lungenprobe"*), liess sich nach dem Staatsexamen 1841 daselbst nieder, gründete hier eine Wasserheilanstalt und verschaffte sich schon in jener Zeit durch einige hydrotherapeut. Publikationen, besonders zur Cholerabehandlung, welche 1848 auch in einer Berliner Epidemie Anwendung fanden, allgemeinere Anerkennung. Nebenher beschäftigte er sich mit Heilgymnastik, gründete hierfür in Berlin ein Institut, das er 1854 nach Bonn verlegte. Anfangs mit LING'schen Methoden arbeitend, empfahl er später noch die sogen. „Heilmechanik", zu welchem Zweck er einen „Selbststreckungsapparat" empfahl. Zuletzt siedelte er nach Weimar über, wo er 11. Aug. 1894 starb. Von seinen Arbeiten sind besonders die vielfach bekämpften Untersuchungsergebnisse über die normalen Krümmungen der Wirbelsäule und deren krankhafte Veränderungen, (u. d. T. *„Studien über die physiol. Bedingungen der aufrechten Stellung etc."* 1864 in VIRCH. Arch. publiziert), sowie die schon 1855 veröffentlichten *„Vorträge über schwedische Heilgymnastik"* erwähnenswert. Ausserdem rühren von P. kleinere Artikel in verschiedenen Journalen her.

Parrot, Marie-Jules, als Sohn eines Arztes in Excideuil (Dordogne) 1. Nov. 1839 geb., besuchte anfangs die polytechn. Schule in Paris, ging aber später zur Med. über, erhielt 1856 für seine Arbeit: *„Considérations sur le zona"* (Union méd., 1856) einen Preis, prom. 1857 mit der These: *„Propositions de médecine",* wurde 1860 Agrégé, 1862 Arzt der Hosp. und erhielt 1876, nach dem Tode von LORAIN, die Prof. der Geschichte der Med. an der med. Fakultät, die er 1879 mit der Prof. der Kinderkrankheiten vertauschte. 1878 wurde er Mitglied der Acad. de méd. und starb 5. Aug. 1883. P. war ein ausserordentlich tüchtiger Pädiater und auf seinem Gebiete auch ein fruchtbarer Schriftsteller. Am bekanntesten sind seine Arbeiten über die Beziehungen der Rhachitis zu gewissen, durch hereditäre Syphilis gesetzten Veränderungen im Knochengewebe, die in den Verhandl. der Soc. de biol. und der Soc. anat. seit 1874 veröffentlicht sind. Hauptsächlich bestehen seine Schriften aus Aufsätzen, die in verschiedenen Journalen zerstreut und zum grösseren Teil bereits im älteren Lexikon zitiert sind.

Partsch, Karl, zu Breslau, geb. 1. Jan. 1855, studierte daselbst, war

namentlich Schüler von H. FISCHER, wurde
1880 promoviert, 1884 Privatdozent für
Chir., 1890 Prof. e. o. 1890 wurde ihm
die Direktion des neu errichteten zahnärztlichen Instituts an der Univ. Breslau
übertragen. Neben dieser bekleidete er
1889 bis 95 die Stelle eines konsultierenden
Chirurgen am Fraenkel'schen Hospital,
1892 bis 95 die eines Chirurgen am
Malteserkinderhospital und von 1895 ab
die eines dirig. Arztes des Konventhos-
pitals der Barmherzigen Brüder. P. ist
Ehrenmitglied des Zentralvereins deutsch.
Zahnärzte, des Vereins schles. Zahnärzte,
der Zahnärzte Niedersachsens, korresp.
Mitglied des Vereins schwed. und österreichischer Zahnärzte. Seit 1898 ist er
Mitglied des Geschäftsausschusses des
deutschen Ärztevereinsbundes, seit 1893
der schles. Ärztekammer. Litterar. Arbeiten: *„Über den Vorderdarm der
Amphibien"* (SCHULTZE's Archiv, XIV; preisgekr. v. d. med. Fakult. zu Breslau) —
„Über die Milchdrüse" (Inaug.-Diss., Breslau 1880) — *„Über das Carcinom und seine
operative Behandlung"* (Habilitationsschr.,
Ib. 1884) — *„Die Endresultate 34 Ogston-
scher Operationen"* (v. LANGENBECK's Arch.,
XXXI) — *„Über eine neue Methode,
Knochen zu maceriren"* (Ib.) — *„Über Aktinomykose des Menschen"* (Deutsch. Zeitschr.
f. Chir., XXIII) — *„Geschwülste der Wund-
gebilde"* — *„Aktinomykose"* — *„Empyem
der Kieferhöhle"* (in SCHEFF's Handbuch der
Zahnheilkunde, 1894) — *„Krankheiten der
Kiefer und der Weichtheile der Mundrachenhöhle"* (im Handbuch der prakt. Chirurgie
von BERGMANN, BRUCOS, MIKULICZ 1899) —
4 Jahresberichte der Poliklinik für Zahn-
und Mundkrankheiten in der „Mtsschr.
f. Zahnheilk." 1893, 95, 97, 99. Dazu
kleinere Aufsätze in verschiedenen Zeitschriften.

Passavant, Gustav, zu Frankfurt
a. M., daselbst 28. Jan. 1815 geb., studierte
in Berlin und Wien, wurde 1840 Doktor,
wirkte seit 1843 als prakt. Arzt, 1850 bis
85 als Chir. am SENCKENBERG'schen Bürgerspital in Frankf. a. M. und starb als Geh.
San.-Rat 28. August 1893. Sowohl im
älteren Biogr. Lex., wie auch in einer
von METTENHEIMER, REHN und EHLERS verf.
Erinnerungsschrift (Frankf. a. M. 1894) befindet sich ein Verzeichnis der litter.

Arbeiten P.'s, auf das wir hiermit verweisen müssen.

Passow, Karl Adolf, in Heidel-
berg, geb. zu Magdeburg 12. Aug. 1859,
studierte als Zögling der Kaiser Wilhelms-
Akademie in Berlin seit 1879, prom. 1883,
wurde 1885 Assistenz-, 1890 Stabsarzt (in
Schlettstadt), 1892 an die K. Wilhelms-
Akad. kommandiert, war 1892 bis 96 successive Assistent bei SENATOR, B. FRAENKEL,
TRAUTMANN, zugleich während 1892 bis 94
ärztl. Beirat des Reichskommissars für die
Gesundheitspflege am Rhein (Cholera-
Schutz) und ging 1896 als Prof. e. o. der
Ohrenheilk., sowie als Direktor der Ohrenklinik nach Heidelberg. P. publizierte:
*„Eine neue Transplantationsmethode bei der
Radikaloperation chronischer Mittelohreiterungen"* (Berlin 1895), sowie eine Reihe
von Abhandlungen betreffend das Taub-
stummenwesen, Therapie der Mittelohrentzündungen, Unfallheilkunde und Ohren-
untersuchungen; Kasuistik u. s. w.

Pastau, Julius August Hell-
muth Eugen von, geb. 15. Juni 1813
zu Landsberg in Ostpreussen, studierte
von 1835 in Königsberg, wurde 1840 prom.,
liess sich 1841, nach kurzem Aufenthalte
in Elbing, als prakt. Arzt in Königsberg
nieder, fungierte 1852 bis 59 als erster
Arzt am königl. grossen Hosp. und an
der damit verbundenen Provinzial-Siechen-
anstalt in Königsberg und war gleichzeitig
1853 bis 56 Assistenzarzt an der von Bu-
ROW sen. geleiteten chir. und augenärztl.
Univ.-Poliklinik. 1858 zum Sanitätsrate
ernannt, siedelte er 1859 nach Berlin über,
wurde Lehrer an der Krankenwartschule
in der königl. Charité, jedoch 1863 als
ärztl. Dir. des grossen Kranken-Hosp. zu
Allerheiligen in Breslau angestellt, 1870
zum Geh. Sanitätsrat ernannt. Aus Gesundheitsrücksichten liess er sich 1875
pensionieren, siedelte nach Dresden über
und starb dort 12. März 1889. Seine meist
aus Journalartikeln bestehenden und kasuistische Mitteilungen enthaltenden litter.
Arbeiten sind im älteren Lex. genügend
aufgeführt.

Pasteur, Louis, zu Paris, der berühmte Chemiker, der, obwohl Nichtarzt,
wegen seiner f. die Heilk. epochemachen-

den Arbeiten auch an dieser Stelle Erwähnung verdient, wurde als Sohn eines Lohgerbers 27. Dez. 1822 zu Dôle (Jura) geb. Er machte seine Studien in Besançon und bei der École normale supérieure, wurde 1847 Docteur des sciences physiques, 1848 Prof. der Physik am Lyceum zu Dijon und bald darauf supplier. Prof. der Chemie bei der Strassburger Fakultät. 1854 als Dekan und Prof. der Chemie an die neuerrichtete Fac. des sciences nach Lille, 1856 zur Übernahme der Leitung der wissenschaftl. Sektion der École normale supérieure berufen, siedelte er 1863 als Prof. der Geologie, Physik und Chemie an der École des beaux-arts nach Paris

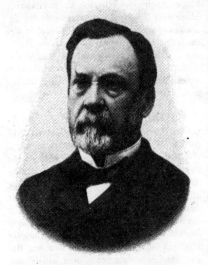

über, erhielt hier 1867 die Professur der Chemie an der Sorbonne und wirkte in dieser Stellung bis 1889, wo er an die Spitze des nach ihm benannten, durch öffentliche Sammlungen ins Leben gerufenen Instituts trat, in dem er seine früher begonnenen weltbekannten Arbeiten und Forschungen über die Schutzimpfungen gegen Tollwut, Milzbrand, Schweinerotlauf in grossem Massstab fortsetzte. P., der 28. Sept. 1895 in Garches bei Sèvres, Versailles, starb, gehört mit seinen folgenreichen Arbeiten über Fäulnis und Gährung, Hefebildung, Mikroorganismen derselben, Milzbrand, Hühnercholera und die andern oben gen. Affektionen nicht bloss der Geschichte der Chemie, sondern auch derjenigen der Med. als eine ihrer ersten Grössen an. Seine Arbeiten haben bekanntlich LISTER zu der segensreichen Antisepsis und damit zu einer Umwälzung in der Chir. und Geburtshülfe geführt und sie lieferten ferner in der jüngsten Zeit die eigentlichen Grundgedanken bei der Schöpfung der Serumtherapie. Eine weitere Schilderung jedoch der Bedeutung P.'s für die Heilkunde müssen wir an dieser Stelle uns versagen, und indem wir die folgenden Daten aus dem älteren Lex. noch reproduzieren, uns mit Hinweisen auf die im naturwissenschaftl.-med. Nekrol. von GURLT (VIR.'s A. CXLIII), im VIRCHOW-HIRSCH'schen Jahresber. de 1895 enthaltenen Quellen, sowie auf des Herausgebers „Einführung in die Geschichte der Med." (Berlin 1898 p. 357) begnügen. Von P.'s Arbeiten aus der Molekular-Chemie und der Spontan-Generation führen wir an: „*Nouvel exemple de fermentation déterminée par des animalcules infusoires pouvant vivre sans oxygine libre*" (1863) — „*Études sur le vin, ses maladies, etc.*" (1866) — „*Études sur le vinaigre, sa fabrication, ses maladies, etc.*" (1868) — „*Étude sur la maladie des vers à soie, moyen pratique assuré de la combattre et d'en prévenir le retour*" (1870). Für die 3 letztgenannten Arbeiten erhielt er 1874 von der National-Versammlung als Nationalbelohnung eine lebenslängliche jährl. Pension von 12 000 Frcs. 1856 hatte er von der Royal Soc. in London die Rumford-, 1874 die Copley-Medaille erhalten. Spätere Arbeiten waren: „*Études sur la bière*" (1876, av. pl.) — „*Les microbes*" (1878), zusammen mit TYNDALL.

Paul, C.-T.-Constantin, zu Paris, geb. daselbst 1833, wurde dort 1857 Interne, 1861 Doktor mit der These: „*Considérations sur certaines maladies saturnines*", Agrégé der Fakultät mit der These: „*De l'antagonisme en pathologie et en thérapeutique*" (1866), 1872 Hosp.-Arzt im Hôp. Saint-Antoine. Lariboisière und der Charité, Mitglied der Acad. de méd. 1880 und starb als Prof. der med. Klinik a. d. Fakultät 12. April 1896. P. gehört zu den hervorragenderen franz. Klinikern des Jahrhunderts. Seine zahlreichen Arbeiten bewegen sich auf dem Gebiet der Herzkrankheiten, Hydro- und Elektrotherapie. Wir führen davon noch an: „*Contribution à l'histoire générale du rhumatisme. De* *deux variétés de rhumatisme hémorrhagique"* (Arch. gén., 1864) — „*Du traitement de la constipation habituelle par le podophyllin*" (1873) — „*Du traitement des dyspepsies par les analeptiques (maltine, pepsine, pancréatine)*" (1873) — „*Les avantages du stéthoscope flexible*" (France méd., 1876) u. s. w. Auch durch die Neubearbeitung von TROUSSEAU und PIDOUX's „Traité de thérapeut. et de mat. méd." (1877) hat er sich ein Verdienst erworben.

Pavy, Frederick William, zu London, wurde Dr. med. der Londoner Univ. 1853, LL. Dr. der Glasgower Univ. 1888, Fellow des Roy. Coll. of Phys. 1860, Fellow der Roy. Society 1863, war Lecturer der Physiol., der vergleich. Anat. und der Med. und Physician, jetzt Consulting physician am Guy's Hosp., war 1862, 63 Goulstonian Lecturer, 1886 Harveian Orator und 1878, 94 Croonian Lecturer am Roy. Coll. of Physicians und schrieb: „*On the nature and tratement of diabetes*" (2. ed.) — „*A treatise on the function of digestion, its disorders and their treatment*" (1867, 2. ed.) — „*A treatise on food and dietetics, physiologically and therapeutically considered*" (2. ed.) — „*The physiology of the carbohydrates*" (1894) — „*Researches on sugar formation in the liver*" (Philos. Transact., 1861) — „*Immunity of stomach from being digested by its own secretion during life*" (Ib. 1863) — „*Remarks on the physiological effects of strychnia and the woorali poison*" (Guy's Hosp. Rep., 1856) — „*Lesions of the nervous system producing diabetes*" (Ib. 1859) u. s. w.

Péan, Jules, der berühmte Gynäkochirurg in Paris, als Sohn einfacher Bauersleute 1830 zu Châteaudun (Eure-et-Loir) geb., studierte von 1849 an in Paris, wurde 1860 Doktor mit der These: „*De la scapulalgie, et de la résection scapulo-humeraire*", wurde in demselben Jahre Prosektor der Fakultät, 1865 Chirurg des Bureau central, 1866 des Hôp. des Enfants assistés, 1867 der Lourcine, 1872 in Saint-Antoine und in Saint-Louis, wo er segensreich bis zu seinem 1892 erfolgten Rücktritt wirkte. Darauf baute er sich auf eigene Kosten ein glänzend eingerichtetes Krankenhaus, das Hôpital International, in welchem er bis 14 Tage vor seinem Tode thätig war.

P., der 30. Jan. 1898 gest. ist, war nie akad. Lehrer, gehört aber trotzdem zu den geschichtl.-med. Grössen. Er war ein Meister in der Chirurgie, vor allem auf dem Gebiet der Bauchoperationen, die er in Frankreich und auf dem europäischen Kontinent einführte. Als erster in Paris machte P. 1864 die bisher nur von SPENCER WELLS und von Amerikanern erfolgreich geübte Ovariotomie, die auch von NÉLATON vorher schon versucht, aber wegen zahlreicher Misserfolge aufgegeben war, von P. jedoch, besonders nach dem Bekanntwerden der LISTER'schen Antisepsis, mit der grössten Kühnheit und Meisterschaft vollzogen wurde. Weitere

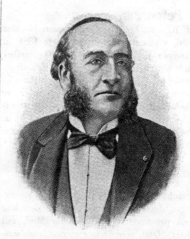

Verdienste erwarb sich P. durch die von ihm bis zur hohen Stufe der Ausbildung gebrachte „Forcipressur", die Methode der Blutstillung durch Fassen und Zuklemmen der offenen Gefässe, zu welchem Zweck er die nach ihm benannten Arterienpinzetten konstruierte. P. erweiterte die Gynäkochirurgie ferner durch das Morcellement des Uterus, mit Hilfe dessen die Möglichkeit gegeben wurde, grosse Uterustumoren an Ort und Stelle zu zerstückeln und per vias naturales zu entfernen. Endlich hat P. eine besondere Berühmtheit infolge seiner Empfehlung der vaginalen Exstirpation des Uterus nebst Adnexen erlangt, eine Methode, für die er gegen heftige Anfeindungen energisch eintrat und siegreiche Bahn schaffte und mit Hilfe deren er das Gebiet der Laparotomie wesentlich einengte. Von den Publikationen P.'s zitieren wir: „*L'ovariotomie peut-elle être faite à Paris avec des chances favorables de succès? Observations pour servir à la solution de cette question*" (1867), ferner: „*Hystérotomie. De l'ablation totale ou partielle de l'utérus par la gastrotomie etc.*" (1873) — „*De la forcipressure ou de l'application des pinces à l'hématostasie chirurgicale*" (1874) — „*Du pincement des vaisseaux comme moyen d'hémostase*" (1875) — „*Leçons de clin. chir. professés à l'hôp. Saint-Louis*" (1874, 75; 2 voll., 1876, 77, av. pl.). Von den 4 Bdn. der ganz umgearbeiteten Nélaton'schen „Élements de pathol. chir." (1872) hat er 3 redigiert.

Peiper, Erich, in Greifswald, geb. zu Kloster Leubus in Schlesien 16. Mai 1856, studierte und promovierte 1881 in Greifswald, habilitierte sich 1884 daselbst und wurde 1891 Prof. e. o. Schriften, ausser den im älteren Lexikon verzeichneten: „*Die Schutzpockenimpfung und ihre Verbreitung*" (3. Aufl.) — „*Thierische Parasiten*" (in Nothnagel's Handb. der spez. Pathol. u. Ther. VI, im Verein mit Mosler, Wien 1894).

Pel, Pieter Klazes, geb. 1852 in Drachten, studierte in Leyden unter Rosenstein, dessen Assistent er einige Zeit war und promovierte 1876 in der Med. mit einer „*Diss. over de koortsverwekkende werking van digitaline*". Nachdem er seine Studien in Berlin, Wien und Paris fortgesetzt hatte und nach Amsterdam übergesiedelt war, wurde er Assistent von Stokvis, danach Lektor an der Univ., wo er seit 1883 als Prof. der med. Klinik wirksam ist. Zu den im älteren Lexikon bereits zitierten Publikationen wären noch folgende zu ergänzen: „*Over de beteeknis etc. van de verdubbeling van den tweeden harttoon by mitralstenosen*" (1888, Donders' Feestbundel) — „*Ueber ein eigenthümliches Vorkommen von weissen thonartigen Stühlen*" (Cbl. f. i. M. 1887) — „*Zur Kenntniss d. embolischen Aneurysmata*" (Z. f. kl. M. XII) — „*Welches Stethoscop soll der Arzt gebrauchen?*" (B. kl. W. 1889) — „*Ein Fall von recidiv. nucleärer Oculomotoriuslähmung*" (Ib. 1890) — „*Waarnemingen over de behandeling der Tuberculose met Koch's Tuberculine*" (Ned. Tydschr. v. Gen. 1891) — „*Ein merkwürdiger Fall von traum. Neurose*" (B. k. W. 1893) — „*Eine grosse Hirngeschwulst ohne Kopfschmerz und mit normalem Augenhintergrund. Exstirpation*" (Ib. 1894) — „*Die acute und chr. Nephritis (M. Brightii)*" (im klin. Handb. der Harn- und Sexualorgane von Oberlaender-Zülzer 1894) — „*Myxoedem*" (Volkmann's Samml. 1896) — „*Zur Aetiologie der Bleivergiftung*" (Cbl. f. i. M. 1897) — „*Die Krankheiten des Magens*" (Handb. der prakt. Med. von Ebstein und Schwalbe 1899) — „*Tabetische Krisen mit hoher Temperatur*" (Ib. 1899), sowie weitere Mitteilungen und Demonstrationen in wissenschaftl. Versammlungen, Aufsätze und Journalartikel etc.

Pellizzari, Pietro, als Bruder des Prof. der Anat. in Florenz Giorgio P. (geb. 1814) bei Florenz 23. März 1823 geb., studierte in Siena, Pisa und Florenz, wurde 1852 promovierte und 1859 zum Prof. der Klinik für venerische Krankheiten am Istituto de' Studj Superiori in Florenz ernannt, war ferner Arzt am Osped. S. Maria Nuova und starb 2. Okt. 1892. P. war ein tüchtiger Dermato-Syphilidolog und beschäftigte sich auch mit Leichenverbrennungsfragen. Er war Präsident der „Società di Cremazione". Unter seinen Schriften sind zu erwähnen: „*Della trasmissione della sifilide mediante l'inoculazione del sangue*" — „*Della sifilide delle nutrici*" — „*Metodo particolare di cura nella orchite*" — „*Se il latte delle nutrici sifilitiche può come alimento trasmettere la sifilide*".

Pelman, Karl, in Bonn, geb. zu Bonn 24. Jan. 1838, studierte in Bonn, promovierte 1860 und widmete sich in Siegburg unter Fr. Hoffmann's und später unter W. Nasse's Leitung der Psychiatrie. Er übernahm 1871 die Direktion der Els. Irrenanstalt Stephansfeld, und 1876 in gleicher Eigenschaft die neuerrichtete Provinzialanstalt Grafenberg. Von da siedelte er nach Nasse's Tode (1889) nach Bonn über, um mit der Direktion der dortigen Provinzialanstalt die Professur der Psychiatrie zu verbinden. Seine schriftstellerischen Leistungen bewegen sich auf seinem Spezialgebiete und behandeln unter allgemein psychiatrischen Gegenständen vielfach auch Anstalts- und Verwaltungsfragen. Eine kleine Schrift: „*Über Nervösität und Erziehung*" erschien Bonn 1888.

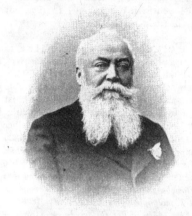

Pemberton, Oliver, in Birmingham, daselbst 1825 geb., war ein Zögling des dortigen Chirurgen W. CRAMPTON, studierte im Queen's College daselbst und 4 Jahre lang im St. Barthol. Hosp. zu London, wurde 1847 Member, dann Assistent im General-Hospital seiner Vaterstadt, 1852 Honory Surgeon bei demselben und verblieb in dieser Stellung bis 1892, um dann zum Consulting Surgeon ernannt zu werden. Er stand auch 40 Jahre lang mit der Birminghamer med. Schule in Verbindung, war 1853 bis 58 Prof. der Anat., 1867 bis 92 einer der Professoren der Chirurgie am Queen's Coll. 1878 wurde er Fellow des R. C. S., 1885 Mitgl. von dessen Council und starb 7. März 1897. P. war auch Coroner der Stadt, nahm an ihrem med. Leben einen hervorragenden Anteil und verfasste verschiedene Arbeiten, die im alten Lexikon zusammengestellt sind.

Pencères, Raymond-Étienne-Lucien, in Montpellier, geb. zu Ussel (Corrèze) 29. Mai 1840, studierte und promovierte 1869 in Paris *(„Des résections du genou")* und wurde 1875 Agrégé an der Fakultät zu Montpellier mit der These: „*Des progrès que l'histologie a fait faire au diagnostic des tumeurs*". Seit 1876 nimmt P. hervorragenden Anteil am polit. Leben und ist Mitglied des französ. Abgeordnetenhauses.

Penzoldt, Franz, in Erlangen, 12. Dez. 1849 zu Crispendorf geb. und in Weimar vorgebildet, besuchte die Univ. Jena und Tübingen, wo er — für innere Medizin bereits interessiert — besonders Schüler von NIEMEYER, bezw. von GERHARDT, war und trat nach Absolvierung seiner Staatsprüfungen, 1872, bei LEUBE erst in Jena, dann in Erlangen als Assistent ein. Seine Habilitation erfolgte 1875, seine Berufung als Extraordinarius 1882. Monographisch bearbeitete er: „*Die Magenerweiterung*" (Erlangen 1875) — „*Die Wirkungen der Quebrachodroguen*" (Ib. 1880) — „*Aeltere und neuere Harnproben*" (Jena 1884, 3. Aufl.) — „*Lehrbuch der klinischen Arzneibehandlung*" (Ib. 1889 und in 3 weiteren Aufl.) — „*Handbuch der Therapie innerer Krankheiten*" (mit STINTZING, Ib. 1894 bis 96, seitdem in 2. Aufl. erschienen), darin die

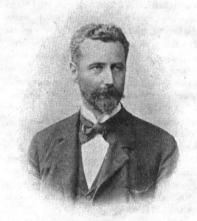

monograph. Bearbeitungen: „*Behandlung der Lungentuberculose*" — „*Behandlung der Krankheiten des Magens, Darms und Bauchfells*". Ausserdem Arbeiten, teils klin., teils pharmakol. Inhalts in Zeitschriften — sonst vornehmlich Fragen der physik. und chem. Diagnostik in Fachzeitschriften. 1886 übernahm er (nach LEUBE's Weggang) in Erlangen die Leitung der med.

Poliklinik und die Professur für Pharmakologie als Ordinarius.

Pepper, William, als Sohn des gleichnamigen verstorbenen Prof. der theoret. und prakt. Med. zu Philadelphia 21. Aug. 1843 geb., studierte daselbst und wurde 1864 Doktor. Bis 1865 als Visiting Physic. an der Philadelphia Infirmary, 1865 bis 66 als Resident Phys. am Pennsylvania fungierend, wurde er später Visiting Phys. an demselben und hielt 1868 bis 70 Vorlesungen über path. Anatomie an der Univ.; 1876 wurde er Prof. der med. Klinik in Philadelphia, 1887 als Nachf. von ALFRED STILLÉ Prof. der theor. und prakt. Med., 1893 präsidierte er dem ersten panamerikan. med. Kongress. Er starb in einem Anfall von Angina pectoris während eines Aufenthaltes in Kalifornien 28. Juli 1898. P. hat sich um die Neuorganisation und Hebung des Unterrichts an dem Medical Department der Univ. von Philadelphia anerkennenswerte Verdienste erworben, z. T. auch durch eigene namhafte Geldzuwendungen. Auch als Schriftsteller hat er eine umfassende Thätigkeit entwickelt. Er gab 1885 bis 86 heraus: „*System of Medicine by American Authors*", später ein „*Text-Book of the Practice of Medicine by American Teachers*" mit eigenen ansehnlichen Beiträgen zu beiden Sammelwerken und veröffentlichte ausserdem noch: „*Lectures on morbid anatomy*" — „*Lectures on clinical medicine*" — „*Catalogue of the museum of the Pennsylvania Hospital*" — „*The fluorescence of tissues*" (in einem Bericht über die Verwaltung des Pennsylvania Hosp. enthalten, zus. mit RHOADS herausgegeben) und eine sehr beträchtliche Zahl von Journalartikeln. Auch begründete er die „Medical Times" und redigierte dieselbe 1870 bis 71.

Peremeschko, Peter Iwanowitsch, geb. 1833 im Dorf Rybotin (Gouv. Tschernigow), studierte von 1854 an in Kiew, wurde 1859 Arzt, praktizierte an verschiedenen Orten, bis er 1863 a. d. Univ. zu Kasan promovierte. Dann setzte er seine Studien in Deutschland zwei Jahre lang fort, wurde nach seiner Rückkehr 1868 zuerst Dozent für Histologie in Kasan, bald darauf Prof. e. o. der Histologie an der Wladimir-Univ. zu Kiew, 1870 ord. Prof. und starb 27. Dez. 1893. P.'s Publikationen auf dem Gebiet der Mikroskopie und Histologie sind von STIEDA im älteren Lexikon mit ihren Titeln verzeichnet.

Pergens, Eduard Wilhelm Gerard, in Brüssel, geb. zu Maeseyck 23. Okt. 1862, studierte in Löwen, Strassburg, München, Paris, Wien, Berlin, wurde rer. natur. Dr. 1884, Dr. med. 1887, ist seit 1895 als Augenarzt in Brüssel thätig. P. schrieb mehrere Abhandlungen über fossile und lebende Bryozoën, gab 1889 seine *Révision des Bryozoaires du crétacé par d'Orbigny* heraus; veröffentlichte ferner „*Ein neues Verfahren zur operativen Ptosisbehandlung*" (1894) — „*L'amaurose et l'amblyopie après hématémèse*" (1896) — „*Über Adenom des Ciliarkörpers*" (1896) — „*Wirkung des Lichts auf die Netzhaut*" (1896) — „*Desgleichen des farbigen Lichts*" (1897), beschrieb 1897 histol. den ersten Fall von Lenticonus posterior beim Menschen und 1898 „*Le chaos lumineux de la rétine*". Mehrere kleinere Abhandlungen über Augenheilkunde und Geschichte derselben erschienen in den Fachzeitschriften.

Perier, Charles, in Paris, daselbst 20. März 1836 geb. und bis zur 1864 erfolgten Promotion ausgebildet, wurde 1866 Agrégé, 1872 Méd. d. hôp., war successive am Hôp. de Lourcine (1876), a. d. Salpêtrière (1877), am St. Antoine (1880) und am Laribroisière (seit 1888), ausserdem als Wundarzt der Ges. der Nordeisenbahnen thätig. Seit 1890 ist P. Mitgl. d. Acad. de méd. Er verfasste: „*Anat. et physiologie de l'ovaire*" und verschiedene kleinere schon im älteren Lex. zitierte Schriften.

Perl, Leopold, 17. Jan. 1845 in Berlin geb., dort auch med. ausgebildet, 1866 promoviert, 1867 approbiert. Seither als Arzt in seiner Vaterstadt thätig, gelangte er 1875 zur Habilitation, war vorher Arzt am jüdischen Krankenhause und an der Univ.-Poliklinik und publizierte mannigfache Artikel aus dem Gebiete der experiment. Pathologie, physiol. Chemie, klin. Kasuistik und öffentlichen Hygiene. Gegenwärtig ist P. Sanitätsrat.

Pernice, Hugo Karl Anton, in Greifswald, geb. 9. Nov. 1829 zu Halle a. S., studierte in Göttingen, Bonn, Halle und Prag, promovierte 1852 zu Halle, war dann dort 3 Jahre lang Assistent a. d. geburtsh. Klinik unter HOHL, habilitierte sich 1855 und ging 1858 als ord. Prof. der Geburtsh. und Gynäkologie und Direktor der Klinik nach Greifswald, wo er über 40 Jahre als beliebter Lehrer und Praktiker, mit dem Charakter als Geh. Med.-Rat wirkte und 1899 in den Ruhestand trat. P. publizierte u. a.: *„Operationum in arte obstetricia examinatio critica et historica"* (Leipzig 1855) — *„Die Geburten mit Vorfall der Extremitäten neben dem Kopfe"* (1858) — *„Über den Scheintod Neugeborener und dessen Behandlung durch electr. Reizungen"* (Danz.1863)

Perrin, Maurice-Constantin, zu Paris, geb. 26. April 1826 zu Vézelise (Meurthe), studierte in Paris, wo er 1851 mit der These: *„De l'huile de foie de morue, et de ses effets dans la phtisie pulmonaire"* Doktor wurde, war Prof. und Direktor der militärärztl. Schule im Val-de-Grâce, Médecin Inspecteur der Armee und starb 1. Sept. 1889. P. publizierte: *„Du rôle de l'alcool et des anesthétiques dans l'organisme. Recherches expérimentales"* (Paris 1860), zusammen mit LUDGER LALLEMAND: *„Traité d'anesthésie chirurgicale"* (Ib. 1868), ferner *„Traité prat. d'ophthalmoscopie et d'optométrie"* (Ib. 1872, av. atlas de 24 pl.) — *„Atlas des maladies profondes de l'oeil"* (1879).

Pertik, Otto, in Budapest, daselbst 11. Dez. 1852 geb., war Assistent von SCHEUTHAUER und v. MIHALKOVICS, dann über 4 Jahre in Strassburg bei WALDEYER und v. RECKLINGHAUSEN 1. Assistent. Später war er bakteriologisch bei DE BARY, R. KOCH und im Pariser PASTEURschen Institute thätig, kehrte nach 7 Jahren nach Budapest zurück, wo er das erste bakteriologische (hauptstädtische) Laboratorium und die zentrale Desinfektionsanstalt gründete, wurde 1886 Prosektor, 1887 Dozent, 1890 Prof. e. o. und 1894 nach dem Tode SCHEUTHAUER's ord. öffentl. Prof. für path. Anatomie und Histologie an der Budapester Univ., 1899 Mitglied der ungar. Akademie der Wissenschaften. P. war Mitherausgeber der ZIEGLER'schen Beiträge für pathol. Anatomie und Redakteur des in ungarischer Sprache erscheinenden med. Archivs *„Magyar Orvosi Archivum"*. Wichtigere Arbeiten: *„Myelin und Nervenmark"* (in WALDEYER's Archiv) — *„Neues Divertikel des Nasenrachenraums"* (VIRCHOW's Archiv), ferner eine grosse Publikation über Fettembolie, über Ostermyelitis infectiosa, über Gallengangskrebse, über Cholera (in den Arbeiten des 1894er hygien. intern. Kongresses), Einleitung zur Lehre der Infektionskrankheiten. Es gelang dem Eifer P.'s, in Budapest seine hervorragenderen Schüler zu einer rastlos thätigen Gruppe zu vereinigen, von denen KROMPECHER, NEKAIN, MARSCHALK'S, HABERERN, BECK, KREPUSKA, WINTERNITZ und PREISICH durch tüchtige litter. Arbeiten in weiteren Kreisen bekannt wurden.

Peschel, Friedrich Max, in Frankfurt a. M., geb. 19. Juni 1848, studierte in Berlin, Breslau, Wien, Zürich, hauptsächlich als Schüler von ALBRECHT V. GRAEFE, COHN, FÖRSTER, ARLT, HORNER, promovierte 1873, war Dozent und Prof. der Augenheilkunde in Turin (Italien) während 20 Jahren, wo er seit 1877 eine eigene Augenheilanstalt leitete und ist 1898 nach Deutschland (Frankfurt a. M.) zurückgekehrt. Er publizierte: *„Sympathische Ganglien der Carotis interna"* (1877) — *„Periscopie der Linse"* (1878 u. 79) — *„Zur Kant'schen Philosophie"* (1879) — *„Entoptisches Phänomen"* (1880) — *„Farbenempfindung"* (1880 u. 81) — *„Cysticercus intraocul."* (1882 u. 99) — *„Keratoplastik"* (1883) — *„Orbitalnerven"* (1893) — *„Galvanocaustik"* (1894) — *„Ptosisoperation"* (1894) — *„Trichiasis-Operation"* (1898) — *„Staarextraktion"* (1898) und anderes.

Peszke, Josef Emilian, 19. Juli 1845 als Enkel des ehemaligen polnischen Militärarztes Samuel P. zu Kalisch geb., studierte in Würzburg und Breslau, wurde dort 1871 Doktor mit der Diss.: *„Experimenteller Beitrag zu den neueren Untersuchungen über das Wundfieber"*, worauf er nach Petersburg und später nach Dorpat sich begab und 1872 dort seine Examina bestand; die folgenden 2 Jahre brachte er in Breslau, Wien und Paris zu. 1874 musste er sich in Dorpat einer zweiten

Promotion unterwerfen mit der Diss.:
*„Beiträge zur Kenntniss des feineren Baues
der Wirbelthierleber"* (m. 2 Taff.). Seit
1875 lebt er als prakt. Arzt in Warschau,
1875 bis 77 war er Assistent an der chir.
Abteilung des Krankenhauses zum Kindlein

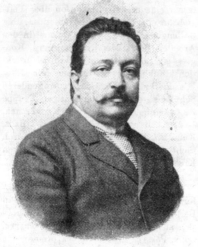

Jesus, 1877 übernahm er als Primarius die
chir. Abteilung des Warschauer Kinder-
hosp., in welchem er seit 1894 als Oberarzt beiden chir., sowie den Abteilungen
für Augen- und Ohrenkrankheiten vorsteht. 1883 bis 94, in welchem Jahre er freiwillig zurücktrat, war er Oberbibliothekar
der Warschauer ärztl. Gesellschaft. Ausser
den beiden genannten Dissertationen bearbeitete er noch in deutscher Sprache die
polnischen Artikel in HIRSCH - GURLT's
„Biogr. Lexikon der hervorragenden Ärzte",
sowie in GURLT's „Geschichte der Chirurgie"
den Polen betreffenden Teil des Werkes.
Sonst schrieb er nur polnisch, und zwar
veröffentlichte er im „Pamiçtnik Towarzystwa lekarskiego warszawskiego" zwei
grössere, auf die Geschichte der Syphilis
bezügliche Arbeiten, sowie verschiedene
kleinere in „Gazeta lekarska", deren Re-
daktions-Mitglied er seit 1881 ist, und in
„Krytyka lekarska", zu deren ständigen
Mitarbeitern er gehört. Seit 1893 ist er
Redakteur des med. Teils der „Wielka
Encyklopedja powszechna" (Grosse, allgemeine Encyklopädie) und bearbeitet darin
die Geschichte und die med. Biographien,
desgleichen gehört er als Redaktionsmitglied zum „Album biograficzne zastu-
jonych Polakow i Polek wieku XIX" (Biographien verdienter Polen des XIX Jht.)
und liefert dazu die meisten ärztl. Lebens-
schilderungen. — Auch ist er künstlerisch
thätig, teils als Illustrator, teils als Mini-
aturenmaler; von ihm wurde 1879 die von
den polnischen Ärzten an J. G. KRAS-
ZEWSKI am 50jähr. Jubiläum in Krakau
überreichte Gratulationsadresse auf 4 Perga-
mentblättern in mittelalterlichem Stile
gemalt und geschrieben (jetzt in d. Samml.
des Towarzystwo Przyjaciot Nauk in Posen
aufbewahrt). Desgleichen versah er das
Jubiläumsbuch für Prof. HOYER (Ksiçga
pamiatkowa. Warschau 1884) mit Titel-
blatt, Randeinfassungen, Vignetten und
33 Initialen im Übergangsstile vom XIV.
zum XV. Jahrh. Im Dedikationsexemplare
ist alles dies ausgemalt und vergoldet.
Seine letzte Arbeit dieser Art, mit Übergehung vieler anderen, ist die 1898 im
Grundstein des MICKIEWICZ-Denkmals in
Warschau niedergelegte Stiftungsurkunde.

Peter, Charles-Felix-Michel, hervorragender Kliniker zu Paris, geb. daselbst 1824, war anfangs Buchdrucker-
gehülfe und begann erst im vorgerückten
Alter zu studieren, sodass er schon 30 J.
alt war, als er Interne wurde; er promo-

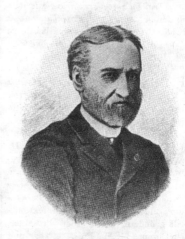

vierte 1859, wurde 1863 Chef de clinique
der Fakultät, 1866 Agrégé und Hospitalarzt, 1877 ord. Prof. der med. Klinik an
der Fakultät, 1878 Mitgl. der Acad. de
méd., war auch Arzt am Hôp. Necker u.

Pitié und starb 9. Juni 1893. P. war ein hochangesehener Kliniker und fruchtbarer Schriftsteller der Med., der sich jedoch gegen die Verwertung der bakteriol. Ergebnisse, ganz besonders gegen die Anerkennung der bakteriol. Ätiologie der Infektionskrankheiten hartnäckig sträubte und infolgedessen langwierige Streitigkeiten mit Pasteur hatte. Von P.'s Schriften führen wir an: „*De la migration des corps étrangers à travers les parois abdominales*" (1855) — „*Des lésions bronchiques et pulmonaires dans le croup*" — „*Les maladies virulentes comparées chez l'homme et chez les animaux*" (1863) — „*La tuberculisation en général*" (Aggregations-These, 1866) — „*De la blennorrhagie dans ses rapports avec la diathèse rhumatismale, goutteuse, scrofuleuse et herpétique*" (1867) — zusammen mit Krishaber: „*Les maladies médicales du larynx*" (1869); ferner gab er heraus: „*Leçons de clinique médicale*" (3 voll., Paris 1873) — „*Traité clinique et pratique des maladies du coeur et de l'aorte thoracique*" (1877) — „*Diphthérie*" (1878, 4), von der Faculté de méd. preisgekrönt. Ausserdem hatte P. übersetzt: Curling's „Traité des maladies du testicule" (1856, mit Anmerkungen von Gosselin) — Bennet's „Traité de l'inflammation de l'utérus" (1864) und die 3. und 4. Ausgabe von Trousseau's „Clinique" (1867, 72) besorgt.

Peters, Albert, in Bonn, geb. zu Meggen in Westfalen 19. Sept. 1862 und hauptsächlich an der Univ.-Augenklinik in Bonn unter Saemisch ausgebildet, promovierte 1885, habilitierte sich für Ophthalmologie in Bonn 1892, ist seit 1898 Tit.-Prof. und publizierte zahlreiche Aufsätze und Arbeiten in Fachzeitschriften, sowie die Monographie: „*Tetanie und Staarbildung*" — „*Zusammenhang zwischen Augenstörungen und Kopfschmerzen*" (1898).

Petersen, Jakob Julius, geb. 29. Dez. 1840 in Rönne (Insel Bornholm), absolvierte das Staatsexamen an der Kopenhagener Univ. 1865, studierte später in Berlin, besonders unter Virchow u. Traube, fungierte als Assistenzarzt am Kommunalhospital in Kopenhagen und ist seit 1867 als prakt. Arzt (eine Reihe von Jahren auch als Kommunalarzt) in Kopenhagen thätig. Nach der Publikation einer grösseren Abhandlung über Temperaturmessungen in Bibl. f. Laeger (1868) promovierte er 1869. Sowohl in seiner Diss.: „*Om Lungesvindsotens og Tuberculosens Contagiositet og Inoculabilitet*" als in späteren Zeitschrift-Abhandlungen beschäftigte er sich mit phthisiologischen Fragen, besonders ventilierte er kritisch die Fragen der Phthisiotherapie (die Höhentherapie, die Kuren an den deutschen Gesundheitsbrunnen, die engl. Phthisisspitäler) und war Mitarbeiter der „Reports on diseases of the chest" von Dobell. Später hat er sich namentlich der Geschichte der Med. gewidmet, wirkte für dieselbe als Privatdozent und Honorardozent, seit 1893 als Prof. an der Univ. und publizierte bezügliche Vorlesungen, die auch in deutscher Übersetzung erschienen: „*Hauptmomente in der geschicht-*

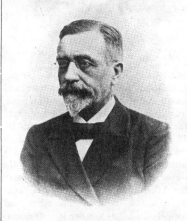

lichen Entwickelung der medicinischen Therapie" (Kopenhagen 1877); ebenso „*Hauptmomente in der älteren Geschichte der med. Klinik*" (Ib. 1889 u. 90). Weitere von ihm publizierte medico-historische Schriften behandeln die Choleraepidemien mit besonderer Rücksicht auf Dänemark, die dänische Medizin 1700—1750, Blattern und Blatternimpfung (eine Jubiläumsschrift 1896), die Bartholinen und Ihren Kreis, ausserdem rühren von ihm zahlreiche Zeitschriftenabhandlungen geschichtlichen Inhalts her.

Petersen, Christian Ferdinand, geb. 15. Mai 1845, studierte in Kiel und

Würzburg, promovierte 1868, beendete
sein Staatsexamen 1869, war Assistent
von v. ESMARCH 1867 bis 69, dann
Assistent von LITZMANN (Geburtshelfer)
von 1869 bis zum Ausbruch des deutsch-
französischen Krieges, den er hauptsächlich als Assistent von v. ESMARCH mit-

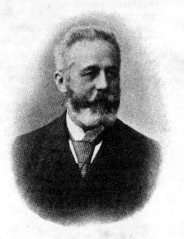

machte, war nach dem Kriege wieder Assist.
von v. ESMARCH bis 1873. Er habil. sich auf
Wunsch der Fakultät 1870 für Chirurgie,
wurde 1874 Prof. e. o., gründete bald
darauf eine chirurgische Poliklinik, die
1877 von der Univ. übernommen, und zu
deren Direktor er ernannt wurde. 1874
übernahm er auch die Direktion des
Anschar. Krankenhauses (vom roten Kreuz).
Seine Arbeiten finden sich in chir. Fach-
Journalen und mediz. Zeitschriften und
behandeln die Lehre von der Wundbehandlung, vom Steinschnitt, vom Schiefhals,
vom Knochenwachstum, vom Radius-
bruche u. s. w.

Petersen, Oscar von, geb. 8./20.
Aug. 1849, studierte in Dorpat 1868 bis
74 (BIDDER, A. SCHMIDT, BERGMANN), setzte
seine Studien in Wien (BILLROTH, SIGMUND)
und Tübingen (BRUNS) 1874 fort, wurde
1874 promoviert und trat sofort
als Assistenzarzt in das evangelische
Hospital zu St. Petersburg. 1877 bis 78
machte er den Türkenkrieg als Arzt des
evangelischen Feldlazarettes in Sistowa
mit und war auf dem Verbandplatz der
Schlacht von Gorni-Dubnjak bei Plewna
thätig. Nach Beendigung des Krieges
trat er in St. Petersburg ins städtische
Alexanderhospital ein, an welchem er bis
1889 als Prosektor und ordinierender Arzt
thätig und 1884 bis 89 gelehrter Sekretär
des Vereins St. Petersburger Ärzte war.
Er ist Mitbegründer der „St. Petersburger med. Wochenschr." (1876) und
seither Referent derselben, wie auch der
„Deutschen Medizinal-Zeitung" für russische med. Litteratur. 1886 wurde P. als
Dozent an das Kaiserliche Klinische Institut der Grossfürstin HELENE PAW-
LOWNA, zur Fortbildung von Ärzten gegründet, berufen, ist seit 1889 daselbst Prof.
und Vorstand der Klinik für Dermatologie
und Syphilis. 1897 wurde P. als Delegierter der Russischen Reg. zur Teilnahme an der internationalen Lepra-
Konferenz abkommandiert, 1899 als Delegierter auf der internationalen Konferenz
in Brüssel zur Ausarbeitung von Maassnahmen gegen Syphilis, 1897 Mitglied
des Organisations-Komitees des von der
K. Russ. Regierung berufenen Syphilis-
Kongresses in St. Petersburg. P. organisierte die „Lepra-Kolonie" im Gouv. St.
Petersburg (1894), war Ehrenpräsident der
Dermatolog. Sektion auf den intern. Kongressen in Berlin (1890), Rom (1894) und
Moskau (1897). 1889 begründete P., ge-
meinsam mit A. L. EBERMANN einen
ärztlichen Rechts-Schutzverein für Russ-
land unter dem Namen „St. Petersburger
Ärzteverein zu gegenseitiger Hülfe", der
gegenwärtig in St. Petersburg über 1000
Mitglieder und in 38 Städten Russlands
Zweig-Abteilungen besitzt. Zu den im
älteren Lexikon erwähnten Schriften sind
inzwischen u. a. noch hinzugekommen: *„Die
Verbreitung der Lepra in Russland"* (1888) —
„Die Leproserien in Norwegen" (1890) —
„Ulcus molle" (Monographie 1892) — *„Die
Verbreitung der Hautkrankheiten unter der
Bevölkerung St. Petersburgs"* (1893) — *„Die
Larynx-Affectionen bei Syphilis"* (1895) —
„Die Initialerscheinungen der Lepra" (1897)
— *„Die Syphilis und Prostitution in Russ-
land"* (Monographie, gemeinsam mit v.
STÜRMER 1899). Die meisten dieser Arbeiten
sind in der Petersb. med. Wochenschr. er-
schienen, sowie russisch im „Wratsch".

Petit, Louis-Henri, in Paris, geb.
11. Aug. 1847 in Essigny-le-Grand (Aisne),
studierte seit 1867 in Paris, hauptsächlich

unter VERNEUIL, Dr. med. 1875 („*Syphilis dans ses rapports avec le traumatisme"*), praktizierte in Paris, besonders als Chirurg, zugleich umfangreich schriftstellerisch thätig, erwarb Preise von der Acad. de méd. und der med. Eakultät, war lange Zeit Bibliothekar der Soc. de chir., seit 1876 Unterbibliothekar der Fakultät, seit 1889 Bibliothécaire - adjoint, seit 1896 Ehrenbibliothekar und starb nach längerer Krankheit in Menton Febr. 1900. P. schrieb: „*Essais de bibliogr. méd. Conseils aux étudiants etc."* (Paris 1887) und in der Revue de la Tuberculose, deren Redaktionssekretär er seit ihrer Begründung war, verschiedene Artikel, ferner: „*Traité de la gastrotomie"* (Ib. 1879) — „*La métallothérapie, origines, histoire"* (Ib. 1880 bis 81) — „*Oeuvres complètes de Jean Méry"* (Ib. 1888) u. a.

Petri, Richard Julius, in Berlin, geb. in Barmen 31. Mai 1852, studierte als Zögling der K. Wilhelm-Akademie für Militärärzte 1871 bis 75, war dann Unterarzt in der Charité, promovierte 1876, diente bis 1882 als aktiver Militärarzt, dann in der Reserve, zuletzt als Oberstabsarzt, war 1877 bis 79 zum K. Gesundheitsamt kommandiert, 1882 bis 85 Arzt in der BREHMER'schen Heilanstalt in Görbersdorf, 1886 Kustos des Hygiene-Museums in Berlin, ist seit 1889 Regierungsrat und ord. Mitglied im Kaiserl. Gesundheitsamt, aus dem er 1900 mit dem Charakter als Geh. Reg.-Rat ausschied. P. verfasste als selbständige, in Buchform erschienene Schriften: „*Katalog für das Hygiene-Museum"* (1886) — „*Der Cholerakurs im K. Gesundheitsamt"* (1893) — „*Das Mikroscop von seinen Anfängen bis zur jetzigen Vervollkommnung"* (1896), dazu 85 Artikel zum Handwörterbuch der Gesundheitspflege von DAMMER, und im ganzen etwa 60 Abhandlungen zur Hygiene und Bakteriologie, resp. Journalartikel und Mitt. in den Arbeiten aus dem K. Gesundheitsamt. Wir zitieren: „*Versuche zur Chemie des Eiweissharns"* (1876) — „*Apparat zur Bestimmung des Wassergehaltes in der Milch durch Destillation im Vacuum"* (1880) — „*Die Gefährlichkeit der Carbon-Natron-Oefen"* (1889) — „*Gewerbehygiene"* (1890) — „*Versuche, über die Verbreitung ansteckender Krank-*

heiten, *insbesondere der Tuberkulose, durch den Eisenbahnverkehr und über die dagegen zu ergreifenden Massnahmen*" (1893) — „*Zur Beurtheilung der Hochdruck-Pasteurisir-Apparate"* (1897) — „*Zum Nachweis der Tuberkelbacillen in Butter und Milch"* (1897) u. a.

Petruschky, Theodor Karl Adolph, zu Königsberg i. Pr., geb. 9. April 1826 zu Medzibor in Schlesien, studierte von 1846 an als Zögling der med.-chir. Akad. für das Militär auf der Berliner Univ., bei der er 1851 mit der Diss.: „*De resectione articulorum extremitatis superioris"* Dr. wurde, war seitdem Militärarzt, seit 1861 Ober-Stabsarzt, später O.-St.-A. I. Cl. und Divisionsarzt in Königsberg, trat 1886 als Generalarzt in den Ruhestand und starb 1. Febr. 1889 zu Königsberg. Seit 1865 war er Privatdozent der Hygiene und gerichtl. Med. an der dortigen Univ., seit 1884 mit dem Patent als Prof. Litterar. Arbeiten: „*Über die Grenze der gerichtsärztlichen Competenz bei Beurtheilung der Körperverletzungen"* — „*Über Desinfectionsanstalten"* u. s. w.

Petruschky, Johannes Theodor Wilhelm, in Danzig, geb. zu Königsberg i. Pr. 23. Juni 1863, studierte daselbst 1882 bis 87, Dr. med. 1888, (Diss.: „*Immunität des Frosches gegen Milzbrand"*), arbeitete 1887 bis 89 unter BAUMGARTEN und R. KOCH, war 1889 Assistent bei WOLFFHÜGEL in Göttingen, 1891 bis 97 Assistent und Oberarzt am KOCH'schen Institut in Berlin und ist seitdem Direktor des städt. bakteriol. Instituts in Danzig, Mitherausg. der Zeitschr. „Gesundheit". P.'s zahlreiche Publikatt. beziehen sich auf das Immunitätsproblem, auf den Typhusbazillus und die Differentialdiagnose desselben, auf Streptokokkus-Forschungen, Pathol. und Ther. der Tuberkulose, Streptothrix-Infektion, Ätiologie d. Noma, Desinfektionstechnik und allgemeine Gesundheitspflege. Sie sind in Zeitschr. f. Hyg., Fortschr. d. Med., Ctrbl. f. Bakt., B. kl. W., D. m. W.. Charité-Annalen, Verh. d. Kongr. f. inn. Med. und in „Gesundheit" erschienen.

Pettenkofer, Max von, in München, der Begründer der experimentellen

Hygiene in Deutschland, geb. zu Lichtersheim bei Neuburg a. d. Donau 3. Dez. 1818, Neffe des Hof- und Leib-Apothekers Dr. Franz Xaver P. (1783 bis 1850), studierte, besonders unter dem Einfluss des Genannten, den er in seiner Doktordissert. als „Lehrer und Erzieher" bezeichnet, Med. und hauptsächlich Chemie in München, Würzburg, Giessen, wo Fuchs, Scherer, Liebig und Bischoff seine bevorzugteren Lehrer waren. Er promovirte 1843 in München mit der Diss.: „Über Mikania Guaco", die er dem genannten Onkel widmete und trat 1845 als Assistent beim Hauptmünzamt in München ein. Schon vor und während dieser Zeit publizierte v. P. eine Reihe wertvoller Arbeiten physiol.-chem. Inhalts, darunter:
„Über eine neue Reaction auf Galle und Zucker" (Liebig's Annal. 1844), worin die von P. entdeckte Gallensäureprobe mitgeteilt ist, ferner Studien über den Schwefel-Cyangehalt d. menschlichen Speichels, über Hippursäure im Harn, Kreatin und Kreatinin u. s w. 1847 erhielt er die Berufung als Prof. e. o. d. „diätetischen" Chemie an der Münchener Univ., und nun begann v. P. seine Aufmerksamkeit spez. auf die Verwertung der Chemie für die Entscheidung hygien. Fragen zu lenken, was ihn schliesslich ganz auf das Gebiet der Hygiene überführte. Es folgten die in ihrer Art epochemachenden Untersuchungen zur „*Bestimmung der Kohlensäure in der Luft und im Wasser*" mit einer neuen Methode zum Nachweise der Kohlensäure in der Luft, ferner Arbeiten über die Ventilationsverhältnisse in den Wohnungen, physikalischen Verhältnisse der Kleidung etc. v. P. prüfte den Unterschied zwischen Ofen- und Luftheizung, den Luftwechsel durch das Mauerwerk, die Bodenluftverhältnisse, namentlich die Verunreinigungen der Bodenluft durch Gasausströmungen unter der Erde, die Münchener Kanal- und Abflusssysteme, stellte in Gemeinschaft mit v. Voit mit Hülfe eines auf Kosten Königs Maximilian v. Bayern beschafften „Respirationsapparats" Untersuchungen über Atmung und Stoffwechsel an Menschen und Tieren an (1861) und begründete durch alle diese Arbeiten die experimentelle Methodik für die Hygiene, der er damit die wissenschaftliche exakte Basis lieferte. Eine andere Reihe von Forschungen betraf die 1855 begonnenen Studien über die Cholera und deren Verhältnis zum Grundwasser. 1853 zum ord. Prof. ernannt, trat v. P. lebhaft für die Begründung besonderer hygien. Lehrstühle und Institute ein. Seiner thatkräftigen Initiative war es zu danken, dass zunächst an den bayrischen Univ. 3 ordentl. Lehrstühle für Hygiene geschaffen wurden, deren erster 1865 in München ihm selbst übertragen wurde. Ebenso wurde nach v. P.'s Plänen 1875 das erste hygien. Institut daselbst erbaut, das gleichzeitig Muster weiterer ähnlicher Einrichtungen und Pflanzstätte einer ausgebreiteten Hygieniker-Schule wurde, als deren Stifter v. P. anzusehen ist. Aus seiner Schule gingen hier u. a. hervor Wolffhügel, Soyka, Renk, Emmerich, die mit den v. P. eingeführten und begründeten Methoden arbeiteten. 1873 wurde er zum Vorsitzenden der vom Reichskanzler berufenen Cholerakommission ernannt, 1883 wurde ihm der erbliche Adel verliehen, 1889 wurde er Präsident der bayr. Akademie der Wissensch. Auch sonst wurden v. P. bei Gelegenheit seiner 70. und 80. Geburtstagsfeier, sowie 1893 aus Anlass seines 50jähr. Doktorjubiläums mannigfache Ehrungen bereitet. Seine weiteren Arbeiten betreffen die bekannten epidemiologischen Studien über Cholera und Typhus, speziell in München, in denen von P. im wesentlichen die Lehre von der bakteriologischen Ätiologie bekämpft und für die Kombina-

tion mehrerer, besonders auch chemischer Faktoren, namentlich den Einfluss der Boden- und Grundwässerbeschaffenheit, eintritt. Wir führen noch an: „*Untersuchungen und Beobachtungen über die Verbreitungsart der Cholera*" (München 1855) — „*Hauptbericht über die Choleraepidemie von 1854 in Bayern*" (Ib. 1857) — „*Über den Luftwechsel in Wohngebäuden*" (Ib. 1858) „*Die athmosphärische Luft in Wohngeb.*" (Braunschw. 1858) — „*Choleraregulativ*" (mit GRIESINGER und WUNDERLICH, 2. Aufl. München 1867) — „*Verbreitungsart der Cholera in Indien*" (Braunschweig 1871) — „*Zur Ätiologie des Typhus*" (München 1872) — „*Beziehungen der Luft zu Kleidung, Wohnung und Boden*" (4. Aufl. Braunschweig 1877) — „*Über den Werth der Gesundheit für eine Stadt*" (3. Aufl. Ib.) — „*Über den gegenwärtigen Stand der Cholerafrage*" (1873) — „*Künftige Prophylaxis gegen Cholera*" (1875) — „*Vorträge über Kanalisation und Abfuhr*" (1880) — „*Der Boden und sein Zusammenhang mit der Gesundheit des Menschen*" (1882) — „*Handbuch der Hygiene des Menschen*" (zus. mit v. ZIEMSSEN, Leipzig 1882 ff.). 1865 bis 82 gab v. P. zus. mit BUHL, RADLKOFER und v. VOIT die „Ztschr. f. Biol.", 1883 bis 94, wo er in den Ruhestand trat, mit HOFFMANN und FORSTER das „Arch. f. Hygiene" heraus.

Pettigrew, Thomas Joseph, in London, geb. daselbst 28. Okt. 1791, war Wundarzt am Asylum und Royal West London Infirmary, Lector der Anat., Physiol., Pathol. und Chir., Fellow der R. Soc. u. a. gel. Ges., Dr. phil. Götting., ein tüchtiger Anatom und Verf. mehrerer Schriften und eines zweibändigen Prachtwerkes: „*Biographical memoirs of the most celebrated Physicians, Surgeons etc.*" (London 1839), worin auch die Autobiogr. von P. enthalten ist. Sein Todesjahr ist unbekannt.

Pettigrew, James Bell, in St. Andrews, geb. zu Roxhill in Lanarkshire 26. Mai 1834, studierte in Edinburg und Glasgow, promovierte in Edinburg 1861, wurde 1873 Fellow des R. C. P. Edinb., ist L. L. D. Glasg., F. R. S. Lond., Laureat des Institut, Prof. der Med. und Anat., sowie Dekan der med. Fak. an der Univ. St. Andrews, war vorher Patholog an der R. Infirmary in Edinburg, Dozent der med. Instit. daselbst am R. C. S., sowie Examinator der Physiol. am R. C. P. Edinb. Er veröffentlichte: „*On the arrangement of muscular fibres in ventricles of vertebrate heart*" (Phil. Trans. 1864) — „*Valves of the vascular system in vertebrata*" (Trans. Roy. Soc. Edinb. 1864) — „*Ganglia and nerves of the heart*" (Inaug. Prize Thesis, Ib. 1865) — „*Presumption of survivorship*" (B. F. M. Chir. Rev. 1865) — „*Muscular arrangements of the bladder and prostate*" (Phil. Trans. 1867) — „*Muscular tunics of the stomach*" (Proc. Roy. Soc. 1867) — „*Man in his anatomical, physical and physiological aspects*" (Lancet 1876) — „*Man's place in creation*" (Brit. Med. Journ. 1883) — „*The pioneers in medicine prior to, and including, Harvey*" (Harv. Oration, Edin. Med. Journ. 1889. etc.)

Peypers, Hendrik Frits August, in Amsterdam, geb. in de Ryp 2. Jan. 1855, studierte in Amsterdam hauptsächlich als Schüler von HERTZ, STOKVIS, TILANUS, wurde 1883 Arzt, 1895 Dr. med. („*Lues medii aevi*"), beschäftigte sich schon als Student viel mit litterar., histor. und philos. Arbeiten, verfasste mehrere kleinere Schriften, hauptsächlich polemisch-kritischen Inhalts; später ging P. zu histor.-med. Studien über, verfasste eine Biogr. von MOLESCHOTT, zu dem er in näheren Beziehungen gestanden hatte, publizierte ferner: „*Lues veterum I u. II*" (Tijdschr. v. geneesk.), begründete 1896 zus. mit STOKVIS das internat. Archiv f. Gesch. d. Med. u. d. T.: „Janus", dessen Chefredakteur er gegenwärtig ist und zu dem er selbst verschiedene Beiträge über „*Circulus therapiae*" u. a. m. lieferte. Auch rühren von P. noch mehrere anderweitige Journalaufsätze her wie „*Hands off*" (Med. weekbl.) u. a. m.

Peyrot, Jean-Joseph, in Paris, geb. 19. Nov. 1843 in Périgueux, studierte seit 1866 in Paris, wurde 1868 Interne, 1876 Dr. méd. mit der „*Étude anatomique et clinique sur le thorax des pleurétiques et sur le pleurotomie*", 1877 Prosektor, 1878 Hospitalchirurg, 1880 Agrégé, 1898 Mitgl. d. Acad. de méd.

41*

Pfannenstiel, Johannes, in Breslau, geb. zu Berlin 28. Juni 1862, studierte in Berlin, promovierte daselbst .1885, war 1885 bis 87 Assistenzarzt an d. Stadtkrankenhaus in Posen, 1887 bis 93 Assistenzarzt an d. kgl. Univ.-Frauenklinik unter FRITSCH in Breslau, habilitierte sich 1890 für Geburtsh. und Gynäkol. und erhielt 1896 den Prof.-Titel. P. ist seit 1891 ständiger 1. Sekretär der Deutschen Gesellschaft für Gynäkologie und seit 1896 Primärarzt der gynäkolog. Abteilung des Krankenhauses der Elisabethinerinnen in Breslau. Er publizierte vorzugsweise Arbeiten aus der Pathologie des Eierstocks: über die Pseudomucine der cystischen Ovariengeschwülste, Genese der Flimmerepithelgeschwülste, papilläre Eierstocksgeschwülste, Carcinombildung nach Ovariotomien, Histogenese der Dermoide und Teratome. Grössere Monographien sind: *„Über die Krankheiten des Eierstockes und des Nebeneierstockes"* — *„Über die Geschwülste des Uterus (das traubige Sarkom, doppelte Carcinome, die Adenomyome)"* — *„Über Schwangerschaft bei Uterus didelphys".* — *„Über künstl. Frühgeburt" „Über das Deciduoma malignum"* — *„Über Eieinbettung und Placentarentwicklung, über die Herkunft des Syncytium".* Zahlreiche kasuistische Mitteilungen, namentl. über Geschwulstoperationen.

Pfeiffer, Ludwig, zu Weimar, geb. 31. März 1842 zu Eisenach, studierte in Jena, Würzburg, Berlin, Prag, Wien 1859 bis 63, promovierte 1866 und ist seit 1866 in Weimar prakt. Arzt, zur Zeit als Geh. Hof- und Geh. Med.-Rat und Leibarzt. Er ist Mitbegründer des deutschen Ärztevereinsbundes. Schriften: *„Die Choleraverhältnisse Thüringens"* (München 1867) — *„Die Thüringer Bade- und Kurorte"* (Wien 1872). In GERHARDT's Handb. der Kinderkrankheiten (1876, V) verfasste er die Abschnitte *„Kindersterblichkeit"* u. *„Impfung"* und schrieb weiter: *„Pestilentia in nummis"* (zusammen mit C. RULAND, Tübingen 1882) — *„Die Vaccination und ihre Technik"* (Ib. 1884). Im Handbuch der Therapie d. inn. Krankheiten von PENTZOLD u. STINTZING hat er die Kapitel *„Blattern"* und *„Impfung"* bearbeitet (1897). 1899 erschien ein *„Handbuch der angewandten Anatomie"* (mit 11 Tafeln und 419 Abbild.) und in 3. Aufl. ein *„Taschenbuch für die Krankenpflege".* Seit 1873 ist er Redakteur des Correspondenzblattes des allgem. ärztl. Vereins in Thüringen, mit besond. Berücksichtigung der nosolog. Verhältnisse Thüringens.

Pfeiffer, August, zu Wiesbaden, geb. daselbst 28. Juni 1848, studierte in Bonn, Marburg, Würzburg, später in Berlin und Göttingen (Schüler von R. KOCH und FLÜGGE), promovierte 1873, war seit 1874 prakt. Arzt in Nied.-Walluf a. Rh., verzog dann nach Wiesbaden, wurde Abteilungsvorsteher und beeidigter Sachverständiger am Lebensmittel-Untersuchungsamt daselbst und 1887 zum Physikus des Stadt- und Landkreises Wiesbaden, 1891 zum Regierungs- und Med.-Rat bei der königl. Regierung in Wiesbaden, 1900 zum Geh. Med.-Rat ernannt. Er hat sich hauptsächlich mit bakteriol. und hygien. Untersuchungen beschäftigt, 1883 zuerst (in Gemeinschaft mit H. PAGENSTECHER) erfolgreiche Impfungen mit lupösem Gewebe in die vordere Kammer von Kaninchen, unter Nachweis der KOCHschen Bazillen, vorgenommen, 1885 zuerst die Typhusbazillen im Stuhlgange Typhuskranker nachgewiesen, 1886 durch Nachweis der KOCH'schen Choleravibrionen das erstmalige Auftreten der asiatischen Cholera auf deutschem Boden (in Finthen und Gonsenheim) nach Entdeckung der Kommabazillen festgestellt. Litterar. Arbeiten: *„Die Vivisection und die Agitation ihrer Gegner"* (zusammen mit MESTRUM, Wiesbaden 1882) — *„Anleitung zur Vornahme bakteriologischer Wasser-Untersuchungen"* (BÖCKMANN's chem.-techn. Untersuchungsmethoden, 3. Aufl. 1892) — *„Die bacilläre Pseudo-Tuberculose bei Nagethieren"* (Leipzig 1889) — *„Hygiene und Epidemiologie"* (Jahrbuch der prakt. Med. von S. GUTTMANN, 1891) — *„Handbuch der Verwaltungs-Hygiene"* (Berlin 1895) — *„Berichte über die Verwaltung des Medicinalwesens im Reg.-Bez. Wiesbaden"* (1889/91 u. 92/94). Seit 1898 ist P. Redakteur der *„Uffelmann'schen Jahresberichte"* (Braunschweig). Ausserdem zahlreiche Arbeiten auf bakteriologischem Gebiete (B. k. W., D. m. W., Z. f. Hyg., Repertorium der analyt. Chemie u. s. w.).

Pfeiffer, Richard Friedrich Johannes, in Königsberg, geb. in Zduny,

Kr. Krotoschin, 27. März 1858, studierte in Berlin auf der Kaiser Wilhelmsakademie 1875 bis 79, promovierte 1880, war bis 1890 aktiver Militärarzt, wurde 1884 bis 87 in Wiesbaden in die Bakteriologie durch A. Pfeiffer eingeführt, war 1887 bis 91 Assistent am Berliner hygien. Institut unter R. Koch, habilitierte sich 1891 für Hygiene, erhielt 1894 den Prof.-Titel, war seit 1891 Vorsteher der wissenschaftlichen Abteilung im königl. Institut für Infektionskrankheiten in Berlin und folgte 1899 einem Ruf als ord. Prof. und Direktor d. hygien. Instituts nach Königsberg als Nachfolger v. Esmarch's. Schriften: *„Microphotographischer Atlas der Bakterienkunde"* (mit C. Fränkel zusammen) — *„Aetiologie der Influenza"*, ferner eine Monographie über das Coccidium oviforme mit Entdeckung der endogenen Sporulation, sowie zahlreiche Arbeiten über Immunität. P. entdeckte die spezifisch bakterienlösenden Immunkörper bei Cholera, Typhus und anderen Infektionskrankheiten. Er war Mitglied der Deutschen Expedition zur Erforschung der Pest in Indien 1897.

Pfeiffer, Ludwig Karl Ehrenfried, in Rostock i. M., geb. 17. Aug. 1861 in Würzburg, studierte in München unter J. N. v. Nussbaum, C. v. Voit, O. Bollinger, M. v. Pettenkofer, wurde 1884 approbiert, 1886 promoviert, 1887 für den ärztl. Staatsdienst in Bayern geprüft, war 1884 bis 85 Assistent bei J. N. v. Nussbaum (chir. Klinik), 1886 bis 87 bei O. Bollinger (pathol. Inst.), 1887 bis 94 bei M. v. Pettenkofer (hygien. Inst.), habilitierte sich 1890 für Hygiene in München, war seit 1894 e. o. und seit 1899 ord. Prof. der Hygiene an der Univ. Rostock, ausserdem seit 1894 ordentl. Mitglied der Grossherzogl. Medizinal-Kommission zu Rostock. Schriften: *„Über den Fettgehalt des Körpers und seiner Theile"* (Inaug. Dissert. 1886. Z. f. Biol., XXIII) — *„Verwendung der schwefligen Säure zur Conservirung von Nahrungsmitteln"* (München 1889) — *„Zur Kenntniss der giftigen Wirkung der schwefligen Säure und ihrer Salze"* (Habilitationsschrift 1890, A. f. exp. Pathol.) — *„Beitrag zur Kenntniss des Farbstoffes melanotischer Sarkome"* (gem. mit Josef Brandl, Z. f. B. XXVI) — *„Grundsätze richtiger Ernährung"* (Vtlj. f. öffentl. Gesundheitspfl. 1893, XXVI) —

„Typhusmorbidität in München 1888—92" (gem. mit D. L. Eisenlohr, A. f. H. 1893) — *„Zur Frage der Selbstreinigung der Flüsse"* (gem. mit D. L. Eisenlohr; Ib. 1893) — *„Zur Frage der Entstehung und Verbreitung der Tuberkulose"* (Cbl. f. allg. Gespfl. 1893) — *„Aus dem Leben u. Wirken M. v. Pettenkofers"* (Ae. Monatsschr., II, 1899). Während der Jahre 1895 bis 99 veranlasste P. zahlreiche Arbeiten von Schülern als Beiträge zur Medizinalstatistik von Mecklenburg-Schwerin und Rostock.

Pfeilsticker, Albert v., zu Stuttg., geb. zu Stetten im Remsthal (Württemberg), 8. Aug. 1836, studierte in Tübingen, wurde 1863 promoviert, war seit 1864 prakt. Arzt in Waiblingen, seit 1865 in Stuttgart; seit 1876 ist er Mitglied des k. Med.-Kolleg. in Stuttgart; seit 1897 pensioniert. Litterar. Arbeiten: *„Beiträge zur Pathol. der Masern, mit besonderer Rücksicht der statistischen Verhältnisse"* (Tübingen 1863) — eine mathemat.-physikal. Studie: *„Das Kinetsystem oder die Elimination der Repulsivkräfte und überhaupt des Kraftbegriffs aus der Molekularphysik"* (Stuttgart 1873). Er ist Verf. der offiziellen „Medizinalberichte von Württemberg" für die Jahre 1873 und 95 und hat einen besonderen Gipsverband bei Oberschenkelfrakturen angegeben (Württ. Korresp.-Blatt, 1868).

Pfitzner, Wilhelm, in Strassburg i. Els., geb. zu Oldenburg in Holst. 22. Aug. 1853, studierte an verschiedenen Univ., promovierte in Kiel 1879, wurde 1883 Assistent am anat. Institut in Strassburg i. E., habilitierte sich 1885 für Anatomie daselbst, wurde a. o. Prof. 1891, a. o. Prof. d. topogr. Anat. und Prosektor 1893. Er veröffentlichte über den Bau des menschlichen Extremitätenskelets eine Serie von ausführlichen Publikationen, ausserdem cytolog. und anthropol. Untersuchungen.

Pflueger, Eduard Friedrich Wilhelm, in Bonn, geb. zu Hanau 7. Juni 1829, studierte in Marburg und Berlin, promovierte am letztgenannten Orte 1855, habilitierte sich hier 1858 und folgte 1859 einem Ruf als ord. Prof. der Physiologie und Direktor des physiol. Instituts in Bonn, wo er noch wirkt, gegenwärtig mit dem Charakter als Geh. Med.-Rat. Seit 1868 ist P. Herausgeber des „Arch. f. d. ges. Physiol.", in welchem ein grosser Teil seiner Arbeiten enthalten ist. P. publizierte u. a.: *„De nervorum splanchnicorum functione"* (Diss. Berlin 1855) — *„Die sensorischen Functionen des Rückenmarks der Wirbelthiere"* (Ib. 1853) — *„Das Hemmungsnervensystem für die peristaltische Bewegung der Gedärme"* (Ib. 1857) — *„Untersuchungen über die Physiologie des Electrotonus"* (Ib. 1859, hier das berühmte, nach P. benannte Zuckungsgesetz) — *„De sensu electrico"* (Bonn 1860) — *„Über die Eierstöcke der Säugethiere und des Menschen"* (Leipzig 1863) — *„Über die Kohlensäure des Blutes"* (Bonn 1864) — *„Unterss. a. d. physiol. Laborat. in Bonn"* (Berlin 1865) — *„Die teleolog. Mechanik der lebendigen Natur"* (Bonn 1877) — *„Wesen und Aufgabe der Physiologie"* (Ib. 1878) — *„Die allgemeinen Lebenserscheinungen"* u. v. a.

Pflueger, Ernst, in Bern, geb. 1. Juli 1846 zu Bären a. d. Aare, bildete sich in Bern, Utrecht und Wien unter Dor, Donders und Arlt als Spezialist für Augenheilkunde aus, wurde Dr. med. 1860, 1876 Prof. e. o. der Ophthalm. in Bern, 1879 Ord. desselben Faches.

Pick, Philipp Joseph, in Prag, geb. um 1834, war Assistent von Hebra in Wien, ist seit 1866 Prof. der Dermatol. in Prag, begründete 1869 zus. mit H. Auspitz das „Arch. f. Derm. u. Syph.", das er seit des letztgenannten 1886 erfolgtem Tode selbst herausgiebt. Er ist Mitbegründer der deutsch. dermatol. Ges., deren 1. Kongress in Prag stattfand. Von seinen Arbeiten sind die wichtigsten: *„Über eczema marginatum"* (1869) — *„Zur Kenntniss der Acne frontalis"* (1889) — *„Über Einfluss des Erysipelas auf Syphilis"* (1883) — *„Unterss. über Favus"* (1891) — *„Die therapeutische Verwerthung arzneihaltiger Gelatine bei Hautkrankheiten"* (1883) — *„Über die therapeutische Verwerthung des Jodols"* (1886) — *„Zur Kenntniss der Keratosen"* (1875) — *„Über die Anwendung eintrocknender Linimente bei der Behandlung der Hautkrankheiten"* (1891) — *„Über Localisationstabellen bei Hautkrankheiten"* (1886) — *„Über Melanosis lenticularis progressiva"* (1884) — *„Ist das Molluscum contagiosum contagiös?"* (1892) — *„Zur Pathologie des Eczems"* (1892) — *„Folliculitis praeputialis gonorrhoica"* (1889). P. feierte 1898 sein 25jähr. Jubil., wobei ihm eine Festschr., redigiert von Neisser, überreicht wurde.

Pick, Arnold, in Prag, geb. in Gross-Meseritsch 20. Juli 1851, studierte in Wien und Berlin, hauptsächlich als Schüler von Meynert, Westphal, promovierte 1875 in Wien, war 1875 bis 77 Assistenzarzt an der Grossh. Oldenb. Irrenheilanstalt in Wehnen, 1877 bis 80 Sekundärarzt der Landesirrenanstalt in Prag, seit 1878 Dozent für Psychiatrie u. Neurol. an der Univ. in Prag. 1880 bis 86 Direktor der Landesirrenanstalt in Dobrzan. Seit 1886 o. ö. Prof. der Psychiatrie und Vorstand der psychiatr. Klinik der deutschen Univ. in Prag, veröffentlichte P. seit 1875 zahlreiche Arbeiten psychiatr., neurol. (anat. und physiol.) Inhalts, *„Beiträge zur Pathologie und pathol. Anatomie des Centralnervensystems"* (mit Kahler, Leipzig 1880) — *„Beiträge zur Pathol. u. pathol. Anatomie des Centralnervensystems mit einem Excurse zur normalen Anatomie desselben"* (Berlin 1898) u. a.

Pick, Alois, in Wien, geb. zu Karolinenthal b. Prag) 15. Okt. 1859, studierte in Prag u. Wien, hauptsächlich als Schüler Knoll's und Nothnagel's, Dr. med. 1883, seit 1890 Univ.-Dozent in Wien, veröffentlichte: *„Zur Lehre von den Athembewegungen der Emphysematiker"* — *„Über ein epidemisches Auftreten des Icterus catarrhalis"* — *„Beiträge zur Pathol. und Therapie einer eigenthümlichen Krankheitsform (Gastroenteritis climatica)"* — *„Der respiratorische Gaswechsel gesunder und erkrankter Lungen"* — *„Über die saccharificirende Thätigkeit einiger Mikroorganismen"* — *„Zur Pathol. und Therapie der Chlorose"* — *„Die Secretionsneurosen des Magens"* — *„Zur Pathol. und Therapie der Beschäftigungsneurosen"* — *„Vorlesungen über Magen- und Darmkrankheiten"* (Wien 1895 u. 97, 2 Bde.) — *„Über den Einfluss der Nahrung auf die Eiweissausscheidung bei chron. Nephritis"*. P. ist ferner Chefarzt der internen Abteilung im k. u. k. Garnisons-Spital No. 1 in Wien. Hält seit 1891 ein Ambulatorium für Magen- und

Darmkranke im allgemeinen Krankenhause in Wien.

Pick, Friedel, in Prag, daselbst 26. Sept. 1867 geb. und hier wie in Heidelberg ausgebildet, Dr. med. 1890, war nach einem kurzen Aufenthalte bei WEIGERT in Frankfurt 2 Jahre Assistent bei CHIARI, dann $6^1/_2$ Jahre 1. Assistent der 1. deutsch. med. Klinik (PRIBRAM) in Prag und ist seit 1896 Privatdozent für inn. Med. daselbst. Arbeiten: *„Ueber die zeitlichen Verhältnisse der Wasserausscheidung bei Diabetes mellitus"* (1888) — *„Ueber cerebrospinale Syphilis"* (1892) — *„Ueber die quantitativen Verhältnisse der Eiweisskörper im Blutserum"* (1893) — *„Ueber die Beziehungen der Leber zum Kohlehydratstoffwechsel"* (1894) — *„Ueber Hemianopsie bei Uraemie"* (1895) — *„Ueber pericarditische Pseudolebercirrhose"* (1896) — *„Ueber Febris hepatica intermittens"* — (1897) — *„Die Reaction des Pneumonieharnes"* (1898) — *„Ueber die Beeinflussung der ausströmenden Blutmenge durch die Gefässweite ändernde Mittel"* (1899) — *„Zur Kenntniss der Muskelatrophieen"* (1900). P. beschrieb 1892 ein neues Myelotom, 1897 ein neues Thermaesthesiometer.

Pick, Ludwig, in Berlin, geb. 31. Aug. 1868 in Landsberg a. W., studierte in Heidelberg, Leipzig, Berlin, Königsberg, besonders pathol. Anat. am letztgenannten Ort (unter E. NEUMANN und C. NAUWERK), promovierte 1893, übernahm 1893 die Einrichtung und Leitung des pathol Instituts der L. LANDAU'schen Privatklinik f. Gynäkologie und habilitierte sich für pathol. Anat. 1899. Von seinen Publikationen zur allgem. und spez. pathol. Anat. hauptsächlich der weibl. Sexualorgane zitieren wir: *„Ein Beitrag zur Aetiologie, Genese und Bedeutung der hyalinen Thrombose"* (Diss. Leipzig 1893) — *„Ueber Zwerchfelldurchbohrungen durch das runde Magengeschwür"* (Z. f. kl. M. XXVI, 1894) — *„Zur Symptomatologie und Prognose der Sarcome des Eierstocks"* (Cbl. f. Gyn. 1894) — *„Ein neuer Typus des voluminösen paroophoralen Adenomyoms"* (A. f. Gyn. LIV, 1897) — *„Zur Anatomie und Genese der doppelten Gebärmutter"* (Ib.) — *„Ueber Adenomyome des Epoophoron u. Paroophoron (mesonephrische Adenomyome)"* (VIRCH. Arch. CLVI, 1899) u. v. A.

Pidoux, Hermann, zu Paris, geb. 1808 zu Orgelet, studierte in Paris, wo er 1835 Doktor wurde, war vom Anfange seiner Laufbahn an mit TROUSSEAU durch innige Freundschaft verbunden, deren hauptsächlichstes Resultat der von beiden herausgegebene *„Traité de thérapeutique et de matière médicale"* (2 voll., Paris 1836; 1837; 3. éd. 1847; 9. éd. 1877) war, welcher sich in allen franzos. med. Bibliotheken befindet. Er wurde 1864 Mitglied der Acad. de méd. und nahm in derselben vorzugsweise das Wort, wenn es sich um philos.-med. Gegenstände handelte. Seine anderweitigen Arbeiten sind im alten Lexikon angeführt und zeichnen sich durch ihre elegante Form aus; sein letztes Werk über das Blut (1879) ist sehr lesenswert. P. war auch Hospitalarzt (Hôp. Lariboisière, Charité) und Inspecteur von Eaux-Bonnes, Präsident der Soc. d'hydrologie médicale gewesen und starb 10. Aug. 1882.

Pierson, Reginald Henry, zu Lindenhof in Coswig i. S., geb. zu Berlin 19. Nov. 1846, von engl. Abkunft, studierte in Tübingen, Würzburg, später in Leipzig und London, wurde 1868 in Würzburg promoviert, war 1869 Assistenzarzt in der Privat-Irrenanstalt St. Gilgenberg, 1870 Hilfsarzt in der Landes-Irrenanstalt Colditz, während des Feldzuges 1870/71 Assistenzarzt im XII. (k. sächs.) Armeekorps, dann ein halbes Jahr in England, gleich darauf in Leipzig, liess sich 1873 in Dresden nieder, hauptsächlich als Spezialist für Nervenkrankheiten und Elektrotherapie thätig. Seit 1884 Besitzer und Direktor der Privat-Irrenanstalt in Pirna, übernahm er 1891 die Privat-Irrenanstalt Lindenhof, errichtete dort umfängliche Neubauten und übersiedelte dann mit den Kranken von Pirna nach Lindenhof, woselbst er gegenwärtig mit dem Charakter als Sanitätsrat noch wirkt. Litter. Arbeiten: *„Compendium der Elektrotherapie"* (Leipzig 1875; 4. Aufl. 1885; ins Italien., Russ. und Holländ. übersetzt), gab eine deutsche Bearbeitung von FERRIER's *„Lokalisation der Hirnerkrankungen"* (Braunschweig 1880) heraus und schrieb *„Ueber Polyneuritis acuta"* (VOLKMANN's Samml. klin. Vortr., Nr. 299); dazu kleinere Arbeiten über Pseudohypertrophie der Muskeln, Hydrops articulorum intermittens etc. in verschiedenen Zeitschriften, namentlich in ERLENMEYER's Cbl. f. Nervenh. und im „Brain", dessen Mitarbeiter er ist. Ausserdem erschien noch: „Bericht über die Anstalt Lindenhof" (Leipzig 1896).

Pietra Santa, Prosper de, französ. Hygieniker, geb. 1820 in Ajaccio, studierte in Pisa, war hier anfangs Prof., kam später nach Montpellier und von hier aus nach Paris, wo er im Gefängnis Mazas eine Stelle erhielt, konsultierender Arzt von Napoleon III. wurde, 1876 das Journal d'hyg., 1880 die Soc. d'hyg. gründete, deren Sekretär er war und Ende Jan. 1898 starb. Er veröffentlichte zahlreiche Arbeiten zur Hygiene, so 1858 eine Studie zur Gefängnishygiene von Mazas, dann über die Bedeutung der klimat. Kurorte in Südfrankreich, Algier und Korsika für die Heilung der Phthise, ferner zur Empfehlung der Leichenverbrennung, über Impfzwang, Trichinenschau, Pariser Krankenhauswesen, hauptsächlich über Eisenbahn-Hygiene, der er sich als einer der ersten Ärzte in Frankreich widmete, und worüber er schon 1861 eine Abhandlung veröffentlichte.

Pietrzikowski, Eduard, in Prag, daselbst 1855 geb. und ausgebildet, 1878 promoviert, wa 1878 bis 79 Assistent am pathol.-anat. Institut, 1879 bis 80 Operationszögling, bis 1890 Assistent bei GUSSENBAUER und habilitierte sich dann für Chir. Er veröffentlichte mehrere Aufsätze in Prager med. Wochenschr., Ztschr. f. Heilk., v. LANGENBECK's Arch.

Pinkus, Felix, in Berlin, daselbst 4. April 1868 geb., studierte hier und in Freiburg i. Br., 1893 approbiert, beschäftigte sich 1892 bis 94 in Freiburg unter WIEDERSHEIM mit vergl.-anat. Untersuchungen des Nervensystems, war dann längere Zeit Assistent in EHRLICH's Laboratorium im KOCH'schen Institut, 1895 bis 98 Assistent an der dermatol. Univ.-Klinik in Breslau unter NEISSER und ist seit 1898 Arzt für Hautkrankheiten in Berlin. Publikationen: „Ueber eine Form rudimentärer Talgdrüsen" (A. f. Derm. XLI) — „Ein Fall von psoriasiformem und lichenoidem Exanthem" (Ib. XLIV, Festschr. für F. J.

PICK) — „Ueber die Hautveränderungen bei lymphatischer Leukämie und bei Pseudoleukämie" (Ib. L) — „Ein Fall von Hypotrichosis (Alopecia cogenita)" (Ib.) — „Die lymphatische Leukämie" (NOTHNAGEL's Handbuch XIII).

Piorry, Pierre-Adolphe, geb. zu Poitiers (Vienne) 31. Dez. 1794, begann bereits im Alter von 16 Jahren das Studium der Med., das er unterbrechen musste, um als Wundarztgehilfe bei der Armee in Spanien zu dienen. 1814 nach Paris zurückgekehrt, prom. er 1816 mit

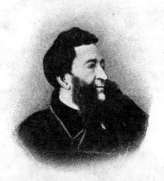

der These: „Sur le danger de la lecture des livres de médecine pour les gens du monde" und liess sich in Paris nieder, wo er sich zuerst an BROUSSAIS anschloss, später aber Anhänger von MAGENDIE wurde. Schon in dieser Zeit verfasste er verschiedene kleinere Schriften und mehrere Artikel für das Journ. de la Soc. de méd., Dict. des sc. méd., Journal complémentaire etc. 1826 wurde er Agrégé, 1827 Méd. des hôpitaux. Er begann dann die Materialien zu seinem „Traité des altérations du sang" (Paris 1833) zu sammeln. Bald, nachdem LAËNNEC seine Lehre von der Auskultation veröffentlicht hatte, machte er seine berühmte Erfindung des „Plessimeters" und schrieb 1828 den mit dem MONTHYON-Preis gekrönten „Traité sur la percussion médiate" (deutsch Würzburg 1828). Nachdem er bereits 1823 Mitglied der Acad. de méd. geworden war, erlangte er erst nach 10jähr. vergeblichen Bewerbungen, bei welchen ihm stets andere Mitbewerber vorgezogen wurden, 1840 den Lehrstuhl der inneren Pathologie an der Pariser Fakultät, den er 1846 mit demjenigen der med. Klinik an der Charité vertauschte, um schliesslich von 1864 bis zu seinem Rücktritt, 1866, als Nachfolger von TROUSSEAU dieselbe Stellung am Hôtel-Dieu einzunehmen. Er starb 29. Mai 1879. — P. war ein äusserst fruchtbarer Schriftsteller, bediente sich aber in seinen Schriften einer wunderbaren Nomenklatur; so gebrauchte er Ausdrücke, wie „Hypersplenotrophie", „Dysgastronervia", „Cardiodysneuria" etc. Die Titel seiner übrigen Schriften stehen bereits im älteren Lex.

Pipping, Joachim Wilhelm. geb. in Abo (Finnland) 29. Nov. 1818, studierte in Helsingfors und wurde Dr. med. et chir. 1847. Nach einer längeren wissenschaftlichen Reise nach Deutschland, Österreich und Frankreich 1847 bis 48, wurde er 1850 zum Sekundararzt am allgem. Krankenhause in Helsingfors, 1853 zum Dozenten der Chir. und Geburtshülfe und 1856 zum Prof. honor. ernannt. Er starb 15. Febr. 1858. Seine Arbeiten sind bereits im älteren Lexikon verzeichnet.

Pippingsköld, Joseph Adam Joakim, geb. 5. Nov. 1825, wurde Mag. phil. 1850, Lic. med. 1858, Dr. med. et chir. 1860, unternahm 1859 bis 61 eine wissenschaftl. Reise nach Deutschland und Frankreich. wurde 1861 Dozent und 1870 Prof. der Geburtshilfe und Pädiatrik in Helsingfors. Unter seiner Leitung wurde die neue geburtshilfliche Anstalt in Helsingfors gebaut (600 Geburtsfälle jährlich). Er gab 2 akad. Abhandlungen heraus: „*Studier in kretsloppets och de organiska musklernas dynamik*" (1857) und „*Om bäckenets mekanism och variabla former*" (1861). Ausserdem hat er eine Menge von Aufsätzen und Abhandlungen veröffentlicht in der Monatsschr. für Geburtsk. (1860), der B. kl. W., den Beiträgen zur Geburtshilfe und Gynäkologie (1871), den Notisblad för Läkare och Pharmaceuter (Helsingfors 1859, 1861 bis 63, 1866 bis 68), Finska Läkare Sällsk. Handling. (XII, XIII, XVI, XVII, XVIII, XXI, XXIII, XXV). Ein Teil von diesen Aufsätzen ist gesammelt in „*Några iakt-*

tagelser och rön i Obstetrik och Gynekologi" (I bis VI, Helsingfors 1869 bis 81). In den letzten Lebensjahren emeritiert, starb B. als Staatsrat 15. März 1892. Er ge-

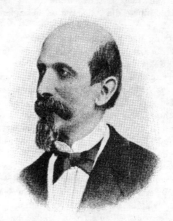

hörte zu den beliebtesten und angesehensten Ärzten und Univ.-Lehrern in Helsingfors. Seine Hinterlassenschaft von $^1/_2$ Million finnländ. Mark vermachte er testamentarisch grösstenteils zu Zwecken der Univ., der Wittwenkasse und des Ärztevereins.

Pirogow, Nikolai Iwanowitsch, geb. 10./25. Nov. 1810 in Moskau, bezog bereits 1825 die Univ. zu Moskau, hatte 1828 den med. Kursus beendet und wurde als Arzt entlassen. Auf den Rat und die Empfehlung des Prof. MUCHIN zur weiteren Ausbildung nach Dorpat geschickt, begann er hier aufs neue die med. Studien, mit besonders ausgesprochener Neigung für Chirurgie und Anatomie, unter MOIER. 1832 Dr. med., begab er sich zur weiteren Ausbildung nach Deutschland, studierte in Berlin, Göttingen und erhielt nach seiner Rückkehr 1836 die Professur der Chir. in Dopat, die er bis 1840 bekleidete. In diese Zeit fallen P.'s hervorragende anatomische Arbeiten über die Arterien und Faszien, wodurch er sich zuerst in weiteren Kreisen bekannt machte. 1840 nach Petersburg als Prof. der Hospitalchirurgie an der militär-med. Akademie berufen, entfaltete P., neben seiner schriftstellerischen Thätigkeit, einen ausserordentlichen Einfluss auf das Hospitalwesen als Organisator; er setzte die Einrichtung eines besonderen anat. Instituts (für prakt. Anat.) durch und stellte als Prosektor den nachmaligen Prof. WENZEL GRUBER an. 1847 war P. vom Juli bis Nov. in den Lazaretten des Kaukasus thätig, führte die Ätherisation bei Operationen ein und sorgte für gute Verpflegung der Verwundeten. 1848 begann er seine Cholerastudien und machte fast 800 Sektionen. 1854 bis 58 war P. in Sebastopol thätig. 1857 ging P. als Kurator des Odessaer Lehrbezirkes nach Odessa und bald darauf nach Kiew. Jedoch brachten ihn seine freisinnigen Anschauungen in Konflikt mit seinen Vorgesetzten, er gab die Stellung auf, ging auf sein Landgut und wurde Friedensrichter. 1862 trat P. wieder in Staatsdienste, insofern er vom Minister Golowin beauftragt wurde, eine Anzahl junger Russen, welche im Auslande ihre Studien machten, um später in Russland zu dozieren, zu beaufsichtigen. Mit diesem Auftrage lebte P. 1862 bis 66 in Deutschland, kehrte aber dann wieder auf sein Landgut zurück.

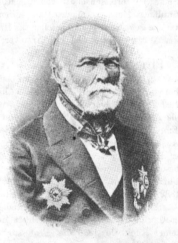

1870 besuchte P. während des deutsch-französischen Krieges, im Auftrage der Gesellschaft zur Pflege verwundeter und kranker Krieger, die Hospitäler Deutschlands und Frankreichs; 1877 bereiste er Rumänien und Bulgarien, dann lebte er in Stille auf seinem Landgute, nach alter Weise der Praxis sich hingebend. Noch einmal, 1881, trat er an die Öffentlichkeit, insofern er 1881 sein 50jähr. Dienstjubiläum feierte; er hatte häufig an Kränklichkeit zu leiden und starb 23. Nov. (5. Dez.) 1881. P. ist in der Geschichte seiner Wissenschaft durch die nach ihm benannte Methode der Exarticulatio pedis verewigt. Die betr. Publikation ist betitelt: *„Osteoplastische Verlängerung der Unterschenkelknochen bei der Exarticulation des Fusses"* (Leipzig 1854). Ausserdem veröffentlichte er noch einen grossen chir.-anat. Atlas der Arterienstämme und Faszien (Dorpat und Reval 1837 bis 40 mit lat. und deutschem Text) und mehrere andere von STIEDA in dem älteren Lexikon bereits aufgezählte Werke.

Pistor, Moritz, in Berlin, geb. zu Brüssow (Uckermark) 27. Sept. 1835, studierte in Würzburg, Berlin, Greifswald, promovierte 1859, war nach 1860 erlangter Approbation 3 Monate in einer Apotheke, bildete sich weiter in Prag und Wien aus, war Assistent an der chir. Abt. des städt. Krankenhauses in Danzig, praktizierte seit 1861 in Brüssow, war seit 1867 Kreisphysikus in Demmin, 1874 Reg.- und Medizinalrat in Oppeln, 1881 in gleicher Eigenschaft in Frankfurt a. O., wurde 1882 an das Berliner Polizei-Präsidium versetzt und 1892 mit dem Charakter als Geh. Regierungs- und Medizinalrat zum vortragenden Rat im Kgl. preuss. Kultusministerium ernannt. P. ist seit 1886 Mitredakteur der Vrtjhrsschr. f. öff. Gesundheitspfl. und veröffentlichte ausser mehreren Generalberichten über das öffentliche Gesundheitswesen in den Reg.-Bezirken Oppeln, Frankfurt a. O. und Berlin (de 1871 bis 80, de 1881, de 1882 bis 88) noch: *„Die Verbreitung der Cholera im Reg.-Pez. Oppeln 1831 bis 74"* (Ber. d. Cholera-Komm. f. d. D. Reich, Heft VI, Berlin 1879) — *„Deutsches Gesundheitswesen"* (Festschr. f. intern. Kong., Berlin 1890) — *„Anstalten und Einrichtungen des öffentl. Gesundheitswesens in Preussen"* (Ib. 1890) — *„Das Apothekenwesen in Preussen nach deutschem Reichs- und preuss. Landesrecht"* (Ib. 1894) — *„Das Gesundheitswesen in Preussen nach dem Reichs- und preuss. Landesrecht"* (Ib. 1896 bis 98, 2 Bde.). Ausserdem kleinere Aufsätze, hasuistisches, hygienisches über Apothekenwesen, Gewerbe und Schulhygiene, Heimstätten für Genesende, Gesundheitsaufseher etc.

Pitha, Franz Freiherr von, zu
Wien, geb. 8. Febr. 1810 zu Rakom, begann 1830 in Prag seine Studien, promovierte 1836 daselbst als Dr. med., 1837 als
Dr. chir., war 1836 bis 37 Assistent der
2. chir. Klinik und Sekundar-Chirurg im
Prager allgem. Krankenhause und 1838
bis 41 Assistent auf J. Fritz's chir. Klinik.
Seine schon in dieser Zeit bewährten
operativen und litter. Leistungen bewirkten, dass er 1839 zum supplier. Prof.
der chir. Klinik und Dozenten der Akologie ernannt wurde. Bis 1843 versah er
auch die Stelle eines Primar-Chirurgen
und Gerichts-Wundarztes im k. k. Strafhause, unternahm nach Ablauf seiner
Assistentenzeit zusammen mit befreund.
Kollegen (Kiwisch, Halla) eine längere
wissenschaftl. Reise durch
Deutschland, Dänemark,
Holland, Belgien, Frankreich und England und
wurde nach dem Tode
von Fritz (1841), der
in Prag 30 Jahre lang
die prakt. Chirurgie gelehrt hatte, 1843 zu
dessen Nachf. ernannt.
Als Lehrer entfaltete er
nunmehr eine ungemein
erspriessliche Thätigkeit,
seine Klinik und Abteilung wurde von Ärzten
des In- u. Auslandes eifrig
besucht, da er sich immer
auf der Höhe der Wissenschaft zu halten
wusste. Zur Vermehrung seines Ruhmes
trug nicht wenig auch seine unermüdliche litter. Wirksamkeit bei, die zunächst
sich auf die von ihm 1844 mitbegründete
Prager Vrtljhrschr. f. prakt. Heilk. konzentrierte, indem er für dieselbe nicht
nur chir. Referate in deren Analekten
übernahm, sondern auch eine Reihe von
wichtigen Arbeiten darin publizierte, von
denen wir, ausser den in 5 Bänden (VIII,
XIX—XXII) enthaltenen Berichten über
seine Klinik in den Jahren 1844, 45 bis 47,
besonders anführen: *„Ueber die Diagnose
und Pathologie eingeklemmter Brüche"* (VIII,
IX, X) — *„Ueber subcutane Venen-Unterbindungen"* (XII) — *„Ueber Teleangiektasien"* (XIII) — *„Ueber Aether-Inhalationen
bei chirurg. Operationen"* (XVII) — *„Die
Nekrologe von Dieffenbach und Lisfranc"*
(XVIII) — *„Ueber Chloroform"* (XIX) —
„Ueber die Baumwolle in der Chirurgie"
(XXIII) — *„Ein Fall von operirter Doppelbildung"* (XXVI) — *„Ueber den Hospitalbrand"* (XXX) — *„Ueber Schultergelenks-Luxationen"* (XXXVI) — *„Ueber Bronchotomie und deren Indicationen"* (LIII) —
„Ueber Oedem der Glottis" (LIV). Nach
14jähr. ruhmvoller Wirksamkeit an der
Prager Hochschule schied er 1857 von
derselben, unter zahlreichen Beweisen
ehrenvoller Anerkennung, um an der 1854
wieder eröffneten med.-chir. Josephs-Akademie in Wien die Professur der Chir.
und chir. Klinik zu übernehmen. Auch
hier wirkte er mit gleichem Eifer für die
Heranbildung tücht. Feldärzte und trug
nicht wenig zum Emporblühen der Akademie bei. Während des ital.
Krieges, 1859, war er auf
dem Kriegsschauplatze 3
Monate lang in mühe-
und ruhmvoller Thätigkeit, wurde 1859 in
den erblichen Ritterstand des österr. Staates
erhoben, 1863, bei Errichtung des Unterrichtsrates, in denselben,
1864 in das Militär-Sanitäts-Komitee berufen, übernahm 1866
auf dem ital. Kriegsschauplatze die Oberleitung
des Feldsanitätswesens und
der Feldspitäler u. führte dieselbe mit nicht
geringerer Auszeichnung, wie bei früheren
Gelegenheiten; er erhielt dafür u. a. den
Titel als Oberstabsarzt 1. Kl., den Charakter
als Hofrat, später wurde er auch zum Freiherrn ernannt. Seine litter. Leistungen
in dieser Zeit waren: *„Krankheiten der
männlichen Geschlechtsorgane"* (R. Virchow's
Handb. d. spez. Path. u. Ther., VI, Abt. 2,
1864) und in Gemeinschaft mit Th. Billroth die Herausgabe eines „Handb. der
allgem. und spez. Chirurgie", in welchem
(I, 4. Abt.) er selbst *„Die Krankheiten der
oberen und unteren Extremitäten"* bearbeitete. Bis zu dem jahrelangen Siechtum, welches seinem 29. Dez. 1875 erfolgten Tode vorherging, war P. ein durchaus auf der Höhe der Wissenschaft stehender Chirurg, ein vortrefflicher Anatom,
ein hervorragender Diagnostiker, ein ele-

ganter und glücklicher Operateur, dessen ganzes Wesen daneben Liebenswürdigkeit und Bescheidenheit an sich' trug, ein wohlwollender und gewissenhafter Lehrer, als Arzt weltmännisch, gentlemanlike, so dass ein jeder, der ihn kannte, zu seinen Verehrern zählte.

Pitres, Albert, in Bordeaux, studierte in Paris, hauptsächlich als Schüler Charcot's an der Salpêtrière, wurde 1872 Interne d. h., promovierte 1877 mit der These: *„Recherches sur les lésions du centre ovale"*, wurde 1878 Agrégé u. Méd. d'hôp., 1879 Prof. an der med. Fakultät in Bordeaux, war 1887 Dekan und ist seit 1888 Korrespondent der Akad. der Med. in Paris. Er veröffentlichte: *„Localisations cérébrales motrices"* (zus. mit Charcot) — *„Anatomie pathologique du faisceau pyramidal"* — *„Troubles vaso-moteurs et sécrétoires, crises clitoridiennes ... dans l'ataxie locomotrice"* — *„Leçons cliniques sur les anésthesies hystériques"* — *„Leçons cliniques sur l'hystérie et l'hypnotisme"* (clinique de l'hôp. St. André de Bordeaux).

Placzek, Siegfried, in Berlin, geb. 24. Sept. 1866 in Schwersenz, studierte in Leipzig, Berlin, Kiel, Jena als Schüler von Binswanger u. Ziehen, bezw. als Assistent von Oppenheim, promovierte 1889 und ist seit 1892 Nervenarzt in Berlin, seit 1898 leitender Arzt der Rassowschen Anstalt für geistesschwache Kinder. Schriften: *„Das Berufsgeheimniss des Arztes"* (Leipzig 1893, 2. Aufl. 98) — *„Die medizinische Wissenschaft in den Vereinigten Staaten"* (Ib. 1894), ausserdem eine grössere Anzahl experim., mikroskop., klin. Arbeiten auf neurol. und gerichtlich-med. Gebiet. Von 1900 ab giebt P. einen Jahresber. der Unfallheilk. und ärztl. Sachverständigen-Thätigkeit heraus.

Planchon, François-Gustave, in Paris, geb. zu Ganges 28. Okt. 1833, war Prof. der Arzneimittellehre an der École sup. de pharmacie, Mitgl. der Acad. de méd. seit 1877 und starb April 1900. Er schrieb: *„Traité pratique de la détermination des drogues simples d'origine végétale"* (1874 bis 75, 2 voll.) und zahlreiche andere Arbeiten, besonders zur Geschichte der Pharmazie.

Playfair, Sir Lyon, geb. 21. Mai 1819 zu Meerut, als Sohn von George P., Chief Inspector-General der Hospitäler von Bengalen, studierte 1834 Chemie bei Graham in Glasgow, 1838 bei Liebig in Giessen, von dem er einige Werke übersetzte, leitete darauf in Schottland eine grosse Kattundruckerei, wurde 1843 Prof. der Chemie bei der Royal Instit. zu Manchester, gehörte 1844 der von Sir Robert Peel ernannten Kommission zur Untersuchung des Gesundheitszustandes grosser Städte und bevölkerter Distrikte an und wurde darauf zum Chemiker des Museum of Practical Geology, 1857 zum Präsidenten der Chemical Soc., 1858 zum Prof. der Chemie an der Univ. Edinburg ernannt, die er, ebenso wie die von St. Andrews, 1868 im Parlamente vertrat. In dem Ministerium 1873 bis 74 war er General-Postmeister und wurde darauf Privy Councillor, war 1883 wieder Mitgl. des Unterhauses. Er starb 30. Mai 1898. Von seinen zahlreichen wissenschaftl. Abhandl. führen wir nur an: *„On the food of man in relation to his useful work"* (1865) — *„On teaching universities and examining boards"* (1872) — *„Universities in their relation to professional education"* (1873) — *„The progress of sanitary reform"* (1874) u. s. w.

Plehn, Albert, in Kamerun, geb. zu Lubochin (Schwetz) 14. April 1861, studierte in Kiel, Königsberg, München, Berlin, Dr. med. und approbiert 1886, machte dann eine Reise nach den Soenda-Inseln in holländ. Diensten, war 1887 an der Dresdener Frauenklinik, 1888 bis 90 am Krankenhaus Friedrichshain in Berlin, 1890 bis 94 als Arzt in Wandsbeck thätig und wurde darauf zum k. Regierungsarzt in Kamerun ernannt. P. publizierte: *„Zur Prophylaxe der Malaria in den Tropen"* (B. k. W. 1887) — *„Polymyositis acuta"* (D. m. W. 1889) — *„Wundheilung bei der schwarzen Rasse"* (Ib. 1896) — *„Zur vergleichenden Pathologie der schwarzen Rasse"* (Virchow's A., 1896) — *„Beiträge zur Kenntniss von Verlauf und Behandlung der tropischen Malaria in Kamerun"* (Berlin 1896), sowie im Archiv für Schiffs- und Tropenhyg. 1897 bis 99: *„Blutuntersuchung in den Tropen und ihre praktische Bedeutung"* — *„Ueber Euchinin"* — *„Die Dys-

enterie in Kamerun" — „Die Dauer der
Immunität nach Variola und Vaccination
bei den Negern der afrikanischen Westküste"
— „Bericht über die Ergebnisse einer Umfrage über das Schwarzwasserfieber". 1899
hielt P. in der Berl. m. G. einen Vortrag
„Ueber Tropenanämie und ihre Beziehungen
zur latenten und manifesten Malariainfection."

Ploss, Hermann Heinrich, der
bekannte anthropol. Schriftsteller, geb.
8. Febr. 1819 zu Leipzig, studierte seit
1839 daselbst und promovierte 1846. Er
war hierauf 1846 bis 52 Kommunal-Armenarzt in seiner Vaterstadt, 1866 bis 67 stellvertretender Bezirksarzt, bis 1875 Arzt des
Wöchnerinnen-Vereins und 1875 bis 81
Mitglied des Stadtverordneten-Kollegiums.
P., der 11. Dez. 1885 starb, widmete sich
mit grossem Eifer dem Vereinswesen,
gründete 1854 die geburtshilfl. Gesellsch.
in Leipzig (im Verein mit noch 8 Koll.),
in der er 6 mal Direktor und 2 mal Vizedirektor war. In dieser hat er auch 21
grössere Vorträge gehalten und dreimal
für Festschriften ausführliche Abhandlungen geliefert. Auch sonst hat er eine
umfassende schriftstellerische Thätigkeit
entfaltet, die ganz besonders der Anthropologie zu gute gekommen ist, sowie
auch der Geburtshilfe. Ein Verzeichnis
seiner Schriften findet sich in der von
WINTER herrührenden Biogr. im älteren
Lexikon, sowie in der zweiten von M.
BARTELS in Berlin veranstalteten Ausgabe
von P.'s populärstem Buch, das zu den
gelesensten Büchern in Deutschland gehört, nämlich: „Das Weib in der Naturund Völkerkunde" (Leipzig 1883, 84, 2 Bde.;
6. Aufl. Ib. 1899, 2 Bde.)

Podratzky, Josef, in Wien, geb.
1830 daselbst, studierte und promovierte
an dortiger Univ. 1858, wurde schon 1855
als feldärztl. Gehilfe assentiert, übernahm
nach 1858 die Assistentenstelle bei v. PITHA
an der chir. Klinik der Josefs-Akademie
und blieb hier bis zu deren 1875 erfolgter
Aufhebung ununterbrochen als Lehrer
bezw. als Prof. der theoret. Chirurgie
thätig, erwarb sich in dieser Zeit einen
Ruf als Operateur und war auch litter.
thätig. Später wurde er Chef eines Garnisonspitals, 1888 als Vorstand einer Abteil.

in das Reichs-Kriegsministerium berufen
und verblieb in dieser Stellung bis 1891,
wo er zum Generalstabsarzt und Chef des
österr. Militär - Offizierkorps avancierte.
P., der 27. August 1894 starb, hat sich
um die Hebung der militärärztl. Verhältnisse in Österreich verdient gemacht und
zahlreiche Verbesserungen u. Neuerungen,
sowohl in der Stellung der Militärärzte,
wie beim Militärdienst in Krieg und Frieden eingeführt.

Podwyssotzky, Valerian, Pharmakolog, Prof. der k. Univ. zu Kasan,
geb. 6./18. Jan. 1822 im Gouv. Kiew, war
erst Jurist, dann Gutsverwalter, Zuckerfabrikant und eifriger Politiker, bis er
sich 1872 als 50jähr. Mann in Dorpat
dem eifrigen Studium der Med. zuwandte.
Er bearbeitete eine von der med. Fakultät
gestellte Preisfrage über die Drüsen der
Zunge und erhielt die goldene Medaille,
trieb dann eifrig Chemie, wurde 1878 Dr.
med. und war Assistent am pharmakol.
Institut. Darauf habilitierte er sich als
Privatdozent spez. für Pharmakologie,
setzte seine Studien im Auslande. in Zürich und Strassburg fort und wurde 1885
Prof. der Pharmazie und Pharmakologie
an der Univ. zu Kasan, als welcher er
im Juli 1892 starb. Seine Schriften verzeichnet STIEDA im älteren Lexikon.

Podwyssotzky, Wladimir Valerianowitsch, Sohn des Vor., geb. in
Maximow 24. Mai 1857, studierte seit 1877
in Kiew, später an der militärmed. Akad.
in Petersburg, wo er 1884 promovierte.
Dann weilte er mehrere Jahre lang auf
Kosten der russ. Regierung im Auslande
zu seiner weiteren Vervollkommnung,
habilitierte sich 1887 als Privatdozent in
Kiew, wurde 1888 Prof. e. o. und 1890
Prof. ord. der allgem. Pathol. Von seinen
die Zahl 50 übersteigenden, in russ.,
deutsch. und franzős. Sprache erfolgten
Publikationen führen wir an: „Grundzüge
der allgem. Pathol. mit 19 Tafeln" (3. Aufl.
1899 russ., franz. Ausg. mit CHANTEMESSE)
— „Über den feineren Bau der Bauchspeicheldrüse" (A. f. m. A. XXI) — „Experimentelle Untersuchungen über die Regeneration des Lebergewebes" (ZIEGLER's Beitr.
1886) — „Über die Regeneration des Nierenepithels" (Ib.), ferner über Regenerationen

an den MEIBOM'schen Drüsen, an den Speicheldrüsen, Parasitismus bei Carcinomen, Morphologie der Choleravibrionen; ferner: *„Die Reservekräfte des Organismus und ihre Bedeutung im Kampfe mit der Krankheit"* (Jena 1894) — *„Myxomyceten*

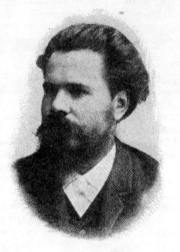

als Erzeuger parasit. Geschwülste" (Ctrlbl. f. Bakt. 1899) — *„Autophagismus und Phagocytose in den Geschwülsten"* (Vortr. XIII. intern. Kongr. Paris 1900), Bakteriologie der Masern, Nebennieren als Erreger des Herzens u. s. w. 1900 erhielt P. die Organisation und Leitung d. neuen med. Fac. in Odessa als deren Dekan.

Pohl-Pincus, Joseph, zu Berlin, geb. 25. Febr. 1834 zu Berent (Westpr.), studierte in Berlin und Breslau, wurde 1857 promoviert, nach Ablegung des Staatsexamens Militärarzt und war längere Zeit als Stabsarzt in Königsberg und Deutz beschäftigt. 1869 habilitierte er sich in Berlin, trat jedoch 1877 vom Lehramt zurück, widmete sich fortab ausschliesslich der litterar. und praktischen Beschäftigung und starb 12. März 1895, nachdem er 1894 den Sanitätsratstitel erhalten hatte. Ein Teil seiner Arbeiten betrifft die Haarkrankheiten und die dazu in Beziehung stehenden Hautaffektionen. Ausserdem publizierte P.: *„Untersuchh. über die Wirkungsweise der Vaccination"* (Berlin 1882) — *„Das polarisirte Licht als Erkennungs-Mittel für die Erregungs-Zustände der Nerven der Kopf-*

haut" (Ib. 1886) und Aufsätze über Infektions-Krankheiten, über das Herz, in REICHERT und DU BOIS-REYMOND'S, sowie VIRCHOW's Archiv, im Archiv f. Dermatol.

Poincaré, Émile-Léon, geb. 16. Aug 1828 in Nancy, studierte dort und später in Paris speziell als Schüler von ROUX und BÉCLARD, wurde 1852 daselbst Dr. mit der These: *„De l'ophthalmie purulente des nouveaux-nés"*, liess sich zunächst in seiner Vaterstadt als Arzt nieder, war dann an der École de médecine für das Fach der Physiologie 1858 bis 72 thätig und wirkte, seitdem dort (1870) die Univ. errichtet wurde, an dieser als Prof. der Hygiene, als welcher er 21. Sept. 1892 starb. Von seinen Schriften sind zu erwähnen: *„Physiologie et pathologie du système nerveux"* — *„Anatomie pathologique et nature de la paralysie générale"* — *„Sur la glycogénie"* (1863) — *„Sur les propriétés hygiéniques des matériaux de construction"* und daneben Artikel physiol.-chem. und hygien. Inhalts, Epidemie-Berichte etc.

Polack, Jakob Eduard, Leibarzt des Schah von Persien, geb. um 1820 zu Gross-Morzin, Böhmen, studierte in Prag und Wien, wo er Dr. med. et chir. wurde, war darauf 2 Jahre zu Klobouk in Mähren thätig, machte dann noch in Wien operativchirurg. und naturwissenschaftl. Studien und wurde 1851 von der persischen Regierung für die neu zu organisierende Militärschule in Teheran angeworben. Bei dem von ihm zu erteilenden Unterricht stiess er, abgesehen von dem Erlernen der Landessprache, auf die Schwierigkeit, dass es in jener durchaus an einer med. Terminologie, da die Kenntnis des Lat und Griech. gar nicht vorhanden war, und für die Anatomie an dem Lehrmittel der Leichen fehlte, da der Islam das Sezieren nicht gestattet. Anfangs französ., später persisch vortragend, verfasste er in pers. Sprache ein *„Handbuch der Anatomie des menschlichen Körpers"* (1854, lithographiert) — *„Vocabularium medicum,* persisch, arabisch und lateinisch" — *„Compendium der Physiologie"* — errichtete eine chir. Klinik, anfangs von 20, später von 40 Betten, sowie eine Poliklinik, machte sich durch Reisen mit den Ländern des Reiches, namentlich in naturwissenschaftlicher Be-

ziehung vertraut, schrieb darüber: „*Persien,
das Land und seine Bewohner*" (1. Teil,
Leipz. 1865) — „*Persiens materieller Zustand*" (1866), sowie eine Anzahl von Mitteilungen an die k. k. geograph. Gesellsch.
in Wien (1861. 62) und wurde 1855 von
Nashreddin-Schah zum Leibarzt ernannt.
P. verliess jedoch 1860 Persien und kam
nach Wien zurück, wo er dem allgem.
Krankenhause seine Thätigkeit widmete
und während der Saison Badearzt in
Ischl war. Er starb 8. Okt. 1891 in Wien.

Politzer, Adam, in Alberti (Ungarn)
1. Okt. 1835 geb., gelangte an der Wiener
Univ., wo er während seines Studiums
speziell Schüler Skoda's, Rokitansky's,
Oppolzer's und C. Ludwig's gewesen war,
1859 zur Promotion. Seit 1861 als Dozent,
seit 1870 als a. o. Prof. der Ohrenheilkunde
thätig, übernahm er 1873 die Leitung der
Univ.-Ohrenklinik im Wiener allg Krankenhause, seit 1895 als ord. Prof., seit 1898
als alleiniger Leiter der Univ.-Ohrenklinik.
Schriften und Werke: „*Die Beleuchtungsbilder des Trommelfells etc.*" (Wien 1865)
— „*Zehn Wandtafeln zur Anatomie des*

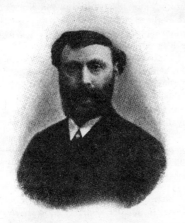

Gehörorgans" (Ib. 1873) und neben zahlreichen Artikeln zur Anatomie, Physiologie und Therapie des Gehörorgans (welche
letzteren besonders auch Heilmethoden
bei Mittelohreiterungen, Polypen etc. beschrieben) das Hauptwerk: „*Lehrbuch der
Ohrenheilkunde*" (Stuttgart 1878, 82, 93;
4. Aufl. in Vorbereitung); ferner „*Die
anatomische und histologische Zergliederung
des menschlichen Gehörorgans im normalen
und kranken Zustande*" (Ib. 1889) — „*Atlas
der Beleuchtungsbilder des Trommelfells*"
(mit 14 chromolithographierten Tafeln u.
392 Trommelfellbildern. Wien 1896). Die
Wiener Ohrenklinik besitzt eine von P.
angelegte, sehr reichhaltige Sammlung
anatomischer und patholog.-anatomischer
Präparate des Gehörorgans, wie sie an
keiner anderen Univ. zu finden ist.

Pollock, George David, in London,
geb. 1817, war ein Zögling des St. George's
Hosp., wurde daselbst 1840 House Surgeon
bei Sir Benj. Brodie, war 1843 bis 45 Arzt
des General-Gouverneurs von Canada, Lord
Metcalfe, wurde 1846 Fellow des R. C.
S. und Assistant Surgeon am St. George's
Hosp., dem er 36 Jahre lang angehörte,
zuletzt als Consulting Surgeon, 1852
Chirurg des neu gegründeten Kinderhospitals in Great Ormond-Street, war
Examinator bei dem Army Med. Staff u.
dem Indian Med. Service und später
auch Präsident der Med.-chir. und der
Pathol. Soc. P., der 14. Febr. 1897 starb,
war Chirurg des Prinzen von Wales, ein
kühner Operateur und sorgfältiger Chirurg,
ist jedoch mit schriftstellerischen Arbeiten
ausser mit einigen Artikeln für Holmes'
Chir. nicht hervorgetreten.

Polotebnow, Alexej Gerassi-
mowitsch, geb. 25. Jan./6. Febr. 1838 im
Gouvern. Rjäsan, studierte 1858 bis 64 an
der med.-chir. Akademie zu St. Petersburg, promovierte nach 3 jähr. Assistenzzeit bei Botkin 1867 auf Grund seiner
Arbeit: „*Über die Sclerose der Arterien als
Ursache der consecutiven Herzerkrankungen*",
ging dann nach Wien und Paris, um sich
dort in Dermatologie auszubilden, habilitierte sich dafür 1871 in St. Petersburg und
wurde 1878 zum Prof. e. o. ernannt. Während vor ihm dieser Zweig der med. Wissenschaft in Russland gar nicht existierte,
brachte ihn P. zu hohem Ansehen und
widmete seine 25 jährige Dozententhätig-
keit der Propaganda für die Errichtung
von Lehrstühlen für Hautkrankheiten und
Syphilis (s. seine Schrift: „*Über den gegenwärtigen Stand des dermatologischen Unterrichts in Russland* 1882, welche das Ministerium dazu bestimmt hat, die Dermatologie
als ein Lehrfach in den Lehrplan der

Fakultäten aufzunehmen). Als Gelehrter hat P. einen grossen Einfluss auf die Entwicklung der dermatol. Wissenschaft in Russland ausgeübt und eine bedeutende Schule hinterlassen. Er ist schon im Beginn seiner Thätigkeit von der auf das „Morphologische Klassifikationsprinzip" gegründeten Richtung der Wiener Schule abgewichen. Sein Streben ging vielmehr dahin, das Band zwischen der inneren Medizin und der Dermatologie möglichst fest zu knüpfen u. die Wechselbeziehungen zwischen beiden möglichst genau zu erforschen, ohne zu den haltlosen Hypothesen der Dyskrasien nach der Art der Pariser Schule zu greifen. Besonders gründliche Bearbeitung fand durch ihn das Kapitel der infektiösen Erytheme; einer Reihe von äusserlich sehr verschiedenen Krankheitstypen wie Psoriasis, Pemphigus, Lichen ruber, Ichthyosis etc., legte er eine gemeinsame Ätiologie (Veränderungen des Nervensystems) zu Grunde. 1896 legte er seine Professur nieder. Unter seinen Schriften (über 25 Publikationen) sind die bedeutendsten: „*Dermatologische Untersuchungen*" (1886, I, russ., z. T. auch die Arbeiten seiner Schüler enthaltend) — „*Zur Lehre von den Erythemen*" (deutsch, in den dermatol. Studien, 2. Ergänzungsheft der Monatsh. f. prakt. Dermatol. 1887) — „*Einleitung in den Cursus der Dermatologie*" (Berlin 1896, deutsch), aus welcher der wissenschaftl. Standpunkt P.'s am besten zu erkennen ist.

Pommer, Gustav Adolf, in Innsbruck, geb. in Graz 27. Juni 1851, studierte in Graz und Wien, promovierte 1875 in Graz, war 1875 bis 80 Assistent der pathol. Anatomie in Graz, 1886 daselbst Dozent, 1887 Supplent nach dem Tode Prof. Schott's in Innsbruck und ist seit 1888 Prof. ord. f. pathol. Anatomie in Innsbruck. Schriften: „*Über die lacunäre Resorption erkrankter Knochen*" (Sitz.-Ber. der k. Akad. d. Wiss. Wien 1881) — „*Über die Ostoklastentheorie*" (Virchow's Archiv 1883) — „*Untersuchungen über Osteomalacie und Rachitis etc.*" (Leipzig 1885) — „*Teratologische Mitteilungen*"(Sitz.-Ber. d. naturw.-med. Vereins Innsbruck) — „*Beiträge zur pathol. Anatomie der Blutgefässe*" (Sitz.-Ber. des Vereines der Ärzte, Innsbruck 1892) — „*Über Kephalaematoma internum etc.*"(Festschrift f. d. Anthropologentag in Innsbruck 1894).

Ponfick, Emil, zu Breslau, geb. 3. Nov. 1844 zu Frankfurt a. M., studierte in Tübingen, Freiburg und Heidelberg, promovierte hier 1867, war daselbst Assistent des Chirurgen C. O. Weber, machte

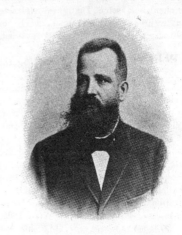

selbständige Studien unter v. Recklinghausen, war 1868 Assistent von Virchow am Berliner pathol. Institute bis 1873 und wurde dann Prof. ord. der pathol. Anat. 1873 in Rostock. Nachdem er von hier in Begleitung des Erbgrossherzogs von Mecklenburg eine auch wissenschaftlichen Studien gewidmete Reise nach Ägypten, Nubien und dem Sinai, sowie nach Palästina, Cypern und Constantinopel unternommen hatte, siedelte er 1876 nach Göttingen und von da 1878 nach Breslau über, wo er Direktor des pathol. Instituts und seit 1884 auch Med.-Rat und Mitglied des Provinzial-Medizinal-Kollegiums und gegenwärtig Geh. Med.-Rat ist. Litterar. Arbeiten: „*Über die pathol.-anat. Veränderungen bei tödtlich verlaufenden Erysipelen*" — „*Anat. Studien über den Typhus recurrens*" — „*Experimentelle Beiträge zur Lehre von der Transfusion*" — „*Über die Wandlungen des Lammblutes im menschlichen Organismus*" — „*Über die plötzlichen Todesfälle nach schweren Verbrennungen*" — „*Die Actinomykose des Menschen, eine neue Infectionskrankheit*" (Monographie 1882) — „*Über die Gemeingefährlichkeit der essbaren Morchel*" — „*Experimentelle*

Beiträge zur Pathologie der Leber" — *„Über Recreation der Leber beim Menschen"* — *„Über das Wesen der Krankheit und die Wege der Heilung"* (Rektoratsrede 1892) — *„Über Metastasen und deren Heilung"* — *„Über Fettnekrose des Pancreas"* — *„Über die eitrigen Erkrankungen des Mittelohres im frühen Kindesalter"* — *„Zur Lehre vom Myxoedem"* — *„Über Placenta praevia cervicalis"* — *„Myxoedem und Hypophysis"* u. s. w.

Poor, Emerich, zu Budapest, geb. 1823, war 2 Jahre Kleriker, 3 Jahre Gymnasial-Prof., bis er sich zum Studium der Medizin wandte. Er wurde 1854 Doktor, war im folgenden Jahre, bei Ausbruch der Cholera, provis. Sekundararzt im Pester allgem. Krankenhause, wurde darauf als Choleraarzt von der Regierung nach Jazygien und Kumanien geschickt, war 1855 bis 56 Sekundararzt im allgem. Krankenhause, besuchte dann Wien und Paris und wurde 1861 zum Prof. der Chir. ernannt. Er begründete die Zeitschr. „Gyogyaszat" und gab heraus: IGNAT. SAUER, *„Praelectiones ex pathologia, ex therapia speciali medica, in alma . . . universitate Hungarica habitae"* (1854), sowie noch andere Vorträge desselben; ferner, unter Mitwirkung von HACKELT und SZIRTEY: *„Deutsch-latein.-ungar. und ungar.-latein.-deutsch. Handwörterbuch der nothwendigsten ärztlichen Kunstausdrücke"* (1861 bis 63); ausserdem zahlreiche Beiträge für die ungar. „Med. Wochenschr.", deren Mitredakteur er eine Zeit lang war und andere deutsche und ungar. Fachblätter. P. starb 21. Aug. 1897.

Popow, Mitrofan, geb. 30. Okt. 1843 im Flecken Nowogluchow (Gouv. Charkow), studierte in Charkow und war besonders Schüler von LAMBL. Nachdem er 1866 den med. Kursus als Arzt beendigt hatte, wurde er 1872 promoviert. Seit 1874 ist er Privatdozent und Prosektor an der anat. Anstalt der Univ., seit 1888 Prof. d. Anatomie zu Charkow. Er hat in russ. Sprache in verschiedenen Zeitschr. eine Reihe Abhandlungen drucken lassen: Über die Nerven der Gallenblase, über den Muscul. brachioradialis und seine Varietäten, über abnorme Gelenkverbindung d. ersten Rippe, über einige überzählige Muskeln des menschlichen Körpers, über die Ligg. sternopericardiaca des Menschen und der Thiere, zur Lehre von den Schädeln, Os fonticuli frontalis, Os incae, Material zur Geschichte der Anatomie der Charkow'schen Univ.: Biographie der Profess.: WENEDIKTOW, LEONOFF, NARANOWITSCH, SLBINSKY, LAMBL, WAGNER; Prosekt.: DUDAREW, WILKOMIRSKY HAHN u. a. m. In Gemeinschaft mit Prof. J. WAGNER in Charkow übersetzte er HENLE's Grundriss der Anatomie ins Russische.

Poppert, Peter, in Giessen, geb. zu Offenbach a. M. 10. Okt. 1860, studierte in Giessen, hauptsächlich als Schüler von BOSE, prom. 1885, habilitierte sich 1889 und wurde 1892 zum Prof. e. o. ernannt. Seit 1893 ist P. Oberarzt, seit 1900 als Nachfolger BOSE's Prof. ord. u. Dir. der chirurg. Klinik in Giessen.

Porak, Charles, in Paris, geb. 7. Mai 1845, studierte daselbst hauptsächlich als Schüler von DEPAUL, prom. 1878, wurde Mitglied der Acad. de Méd. 1894 und ist seit 1898 Prof. an der Hebammenschule der Maternité, seit 1878 als Geburtshelfer in Paris thätig. 1879 bis 82 war er Chef de clin. adjoint d'accouchement. Von seinen Publikationen ewähnen wir: *„Considérations sur l'ictère des nouveau-nés etc."* (Doktorthese 1878) — *„De l'absorption des médicaments par le placenta et de leur élimination par l'urine des nouveau-nés"* (Journ. de thérap. 1877/78) — *„De l'influence réciproque de la grossesse et des maladies de coeur"* (Aggregationsthese 1880) — *„De l'omphalotripsie au lieu de la ligature du cordon après l'acoucchement"* (1899) — *„Statistique des présentations du siège à propos du pronostic et du traitement de ces présentations"* (Bull. de la soc. obstétr. 1887) und zahlreiche kasuistische Mitteilungen auch in Thesen von Schülern.

Porro, Eduardo, in Mailand, geb. 17. Sept. 1842, zufällig in Padua, gehört einer Mailänder Familie an, studierte und promovierte 1865 in Pavia, war bis 1868 Ass. a. Osped. magg. in Mailand, bis 1872 Ass. resp. suppl. Prof. a. d. geburtsh. Schule, 1875 bis 83 Prof. a. d. geburtsh. Klinik in Pavia, seitdem wieder in Mailand Leiter der geburtsh. Schule. Seine bekannteste Arbeit ist die 1876 erschienene *„Monografia sull' amputazione utero-ovarica cesarea"*.

Port, Julius, zu München, geb. in Nürnberg 18. Nov. 1834, studierte in Würzburg und München, war namentlich Schüler von VIRCHOW und PETTENKOFER, wurde 1858 Doktor, war seit 1859 Militärarzt in Würzburg und München, dann Ober-Stabsarzt I. Kl. und Vorstand des Operations-Kursus in München und nahm als Generalarzt in Würzburg 1896 seinen Abschied. Litter. Arbeiten: *„Studien zur Kriegsverbandlehre"* (München 1867) — *„Ueber das Vorkommen des Abdominalthyphus in der bayer. Armee"* (Z. f. Biol. VIII) — *„Ueber die Choleraepidemie 1873/74 in der Garnison München"* (Ib. XI) — *„Bericht über das erste Decennium der epidemiologischen Beobachtungen in der Garnison München"* (A. f. Hyg., I) — *„Taschenbuch der feldärztl. Improvisationstechnik"* (1884), gekrönte Preisschrift.

Porter, Sir George Hornidge Bart., zu Dublin, geb. daselbst 24. Nov. 1822, war 5 Jahre lang Zögling von JOSIAH SMYLY, wurde 1844 Lic. des dortigen R. C. S., war seit 1849 Chirurg des Meath Hosp., wurde 1860 Examinator der Chir. beim R. C. S., prom. 1865 am Trinity Coll., war 1868 Präsident des R. C. S., erhielt 1869 die Ehrenstellung als Chirurg der Königin, 1883 die Ritter-, 1889 die Baronetwürde, wurde 1888 Dr. juris hon. in Glasgow, war Consulting Surgeon an verschiedenen Hosp. und bis zu seinem 16. Juni 1895 erfolgten Tode Regius-Prof. der Chir. an der Dubliner Univ. Er gehörte zu den angesehensten Chirurgen Irlands und hat auch eine Reihe von litter. Mitteilungen in Dubliner Journalen publiziert

Posner, Carl, in Berlin, geb. daselbst als Sohn des bekannten Geh. San.-Rats Louis P. (1815 bis 68) 16. Dez. 1854, studierte seit 1871 Naturwissenschaften und Med. zu Berlin, Bonn, Leipzig, Strassburg, prom. als Dr. phil. Leipzig 1875, als Dr. med. Giessen 1880, war nach in Strassburg 1877 zurückgelegtem Staatsexamen Assistent am pathol. Institut zu Giessen 1878 bis 80, dann Assistent von FÜRSTENHEIM, Berlin, habilitierte sich für innere Med. Berlin 1890, wurde Titularprof. 1895. P. ist Herausg. der B. k. W. seit 1889 (mit EWALD), Redakteur von VIRCHOW's Jahresbericht seit 1894 (anfgs. mit HIRSCH, seit dessen Tod allein), doziert an der Univ. vorwiegend Harnkrankhh., sowie moderne sozialpolit. Gesetzgebung und veröffentl. Übers.: von CLAUDE BENARD'S Diabetes u. DA COSTAS Medical Diagnosis, ferner: *„Diagnostik der Harnkrankheiten"* (1893,

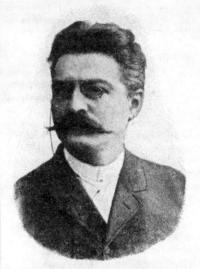

2. Aufl. 1896) — *„Therapie der Harnkrankheiten"* (1895, 2. Aufl. 1898), sowie zahlreiche Arbeiten zoolog., pathol., anat., physiol., chem. und klin. Inhalts, aus denen bemerkenswert sind Untersuchungen über die Kochmethode, über Steinkrankheit, über den Eiweissgehalt des normalen Harns, sowie über Infektion der Harnorgane (vielfache Publikationen mit Assistenten und Schülern).

Pospelow, Alexei, in Moskau, Sohn eines Arztes, geb. 1846 in Dankow (Gouv. Rjäsan), studierte seit 1864 in Moskau bis 1869 „mit Auszeichnung" und wurde von der Fakultät mit einer Medaille für die Arbeit *„Ueber den physiologischen Unterschied in der Wirkung von Jod- und Brom-Kali auf den Organismus der Thiere"* bedacht. Als Ordinator der Klinik für Haut- und vener. Krankheiten am neuen Katharinen-Hosp. in Moskau prom. P. 1874 mit der Inaug.-Diss.: *„Die Behandlung der Syphilis mit hypodermalen Sublimatinjectionen".* 1875 wurde P. Konsultant am Mjasnizki'schen Stadtkrankenhaus. Bereits damals beteiligte P. sich als Mitglied einer Kommission „für Ausarbeitung von Massregeln zur Verhütung der Syphilisverbreitung in Moskau" an der Schaffung eines neuen Systems der Überwachung der Prostitution. 1876 wurde P. dirig. Arzt am Mjasnizki-Hosp., dessen Krankenmaterial er im weitesten Masse zu Studienzwecken zugänglich machte. Seitdem datiert auch die „Hebammen-Schule für Haut- und vener. Krankh. bei Frauen und Kindern" am Mjasnizki-Hosp., welche 1883 von der Regierung bestätigt und zu Ehren des Moskauer General-Gouverneurs Fürsten DOLGORUKOW „die Dolgorukow'sche Schule" genannt wurde, mehr aber unter dem Namen der „Pospelow'schen Kurse" bekannt ist. 1879 ging er ins Ausland und arbeitete bei HEBRA, KAPOSI, NEUMANN, AUSPITZ, SIEGMUND, ULTZMANN in Wien und bei BESNIER und FOURNIER in Paris, wobei er die Spezial-Hosp. Deutschlands. Frankreichs und Österreich-Ungarns besuchte und auch die administrative und wirtschaftl. Seite kennen lernte. 1880 bis 84 war P. Vorsitzender der „Gesellschaft Russischer Ärzte" in Moskau, 1885 wurde er Privat-Dozent, 1887 legte P. der Stadtverwaltung ein neues Projekt zur sanitären Regelung der Prostitution Moskaus vor, welches von derselben acceptiert bis jetzt sich praktisch bewährt hat. 1887 wurde P. Prof. e. o., 1889 hielt er auf dem I. Dermatologen-Kongress zu Paris einen Vortrag: „De la surveillance de la prostitution de Moscou", und veröffentlichte seine in den Sanitäts-Bureaux in Paris und Brüssel gemachten Beobb. in der „Ztschr. f. ger. Med. und allgem. Hygiene". 1890 gründete P. zus. mit anderen Kollegen die „Mosk. Derm. und Venereol. Gesellschaft", deren Vorsitzender er bis jetzt noch ist. Nach dem Tode MANSUROW's 1892 ging die neue Univ.-Klinik für Hautkrankh. auf Dewitschje Pole an P. über. 1897 wurde P. zum ord. Prof. der Univ. Moskau ernannt. Von den mehr als 100 Arbeiten P.'s seien hier nur chronologisch angeführt: „Ueber syph. Fieber" (Mosk. med. Ztg. 1873, russisch) — „Ein Fall von Lymphangioma tuberosum multiplex" (Viert. f. Derm. u. S. 1879) — „Ueber den Einfluss des Nervensystems auf einige Formen von Hautkrankh." (Prot. d. Konf. von Ärzten des M. H. 1881, russ.) — „Zur Diagnostik der Ammen-Syphilis" (Ib.) — „Un cas rare de dystrophie de la peau" (Annal. de Derm. et Syph., 1885) — „Zur Casuistik des Lichen ruber planus der Haut und der äusseren Schleimh." (Viert. f. D. u. S., 1885) — „Die Behandlung der Syph. mit Calomelinjectionen nach Scarenzio-Smirnow" (Mosk. Ärzte-Verein, 1887, russ.) — „Ueber extragenitale Syphilisinfection" (Arch. f. Derm. und Syph., 1889) — „Ueber die Bedeutung der Coccidien bei Hautkrankh." (IV. PIROGOW'scher Ärzte-Kongress 1890, russ.) — „Trophische Hautveränderungen bei spinaler Gliomatose oder Syringomyelie" (Ib., Festschrift für Prof. PICK, 1898) etc. Ausserdem sind unter P.'s Redaktion erschienen russ. Übersetzungen von BEHREND's Lehrbuch der Hautkrankheiten, FÜRBRINGER's „Sexuelle Störungen bei Männern", FINGER's „Blenorrhoe der Sexualorgane nebst Complikat." und viele andere. P. hat ein „Kurzgefasstes Lehrbuch der Hautkrankh." (russ.) für Ärzte und Studierende herausgegeben, welches mehrere Auflagen erlebt hat.

Potain, Pierre-Carl-Édouard, zu Paris, geb. daselbst 1825, wurde 1853 Doktor mit der These: *„Quelques recherches sur les bruits vasculaires anormaux qui*

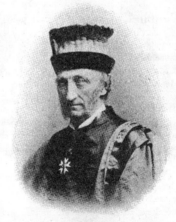

suivent les hémorrhagies", war Chef de clinique bei BOUILLAUD, wurde 1859 Méd. des Bureau central und Prof. agrégé der Fakultät mit der These: *„Des lésions des ganglions lymphatiques viscéraux"*, vertrat die Proff. ROSTAN und BOUILLAUD, wurde

Arzt des Hosp. des Ménages (1860), der Hospp. Saint-Antoine (1865), Necker (1866), 1876 zum Titular-Prof. der med. Pathol. der Fakultät ernannt und im folgenden Jahre Prof. der med. Klinik im Hôp. Necker, 1886 am Hôp. de la Charité, 1883 Membre, titulaire de l'Academie de Médecine; 1893 Membre-titut. de l'Institut. Es findet sich von ihm noch eine Anzahl von Aufsätzen in Zeitschrr. und von Artikeln im Dict. encycl. des sc. méd., z. B.: „*Abdomen*" — „*Anémie*" — „*Coeur*". Ausserdem verfasste er: „*Clinique méd. de la Charité*" (1891).

Pott, Hermann Richard, zu Halle a. d. Saale, geb. daselbst 22. Okt. 1844, studierte in Halle und Würzburg, wurde 1869 Doktor, war Assistenz-Arzt an der med. Klinik (THEOD. WEBER), seit 1872 prakt. Arzt, seit 1876 Privatdozent und ist seit 1883 a. o. Prof. der Kinderheilkunde an der Univ. Halle, seit 1896 dirigierender Arzt der Kinderheil- und Pflegestätte des Vaterländischen Frauenvereins. Schriften: (zus. mit KUESSNER) „*Die acuten Infectionskrankheiten*" (Braunschweig 1882) und zahlreiche Journalartikel aus dem Gebiete der Kinderheilkunde; die meisten veröffentlicht im J. f. K., im A. f. K., M. m. W. u. a. a. O.

Pouchet, George, Prof. der vergl. Anat. am naturhist. Museum in Paris, geb. 1833 zu Rouen, studierte Naturwissenschaften und Med. und erlangte 1863 u. 64 in beiden Fächern die Doktorwürde. 1865 wurde er Gehilfe am naturhistor. Museum, 1869 wegen freimütiger Kritik von Neuerungen der Unterrichtsverwaltung seines Amtes entsetzt; doch konnte er 1875 seine Lehrthätigkeit wieder aufnehmen und erhielt 1879 die Professur für vergl. Anat., auch wurde er später noch Vorsteher der mit dem Museum verbundenen zool. Station. Er starb 31. März 1894 und verdient wegen seiner ebenso zahlreichen als bedeutenden histol., anthropol. und komparativ-anat. Arbeiten auch an dieser Stelle eine kurze Erwähnung.

Pouchet, Anne-Gabriel, in Paris, daselbst 11. Aug. 1851 geb., studierte an der École de méd., war Präparator im hygien. Kurs bei BOUCHARDAT d. biol. Chemie zus. mit ARMAND GAUTIER und promovierte 1880 mit der These: „*Contribution à l'étude des matières extractives de l'urine*", dann war er Chef-adjoint der Chemie am Laborat. der syphilit. Klinik von FOURNIER (1882), Agrégé der Pharmakologie, ist seit 1892 Prof. dieses Faches, seit 1897 Mitgl. der Acad. de méd., seit 1898 Präsident der Société thérap., Mitgl. d. Redaktionskomitees der „Ann. d'hyg. publ." und verfasste zahlreiche Arbeiten auf dem Gebiet der Chemie, Biol., Pharmakol., Toxikologie, Hygiene u. gerichtl. Med., ausserdem Artikel in DECHAMBRE's Dict. encycl. etc.; selbständig erschien: „*Leçons de pharmaco-dynamie et de matière médicale professées à la fac. de méd. de Paris*" (1899).

Power, d'Arcy, als Sohn des Arztes Henry P. zu London 11. Nov. 1855 geb., studierte in Oxford, am St. Barthol. Hosp. in London und in Dublin,

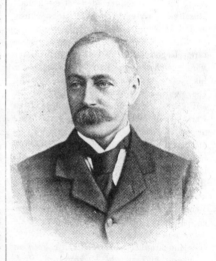

war Demonstrator der vergl. Anat. am Univ. Coll. in London 1878 bis 79, Demonstrator der Physiol. am St. Barthol. Hosp. Med. School 1878 bis 80, 1882 Ophthalmic House Surgeon, 1882 bis 83 House Surgeon bei Sir WILL. SAVORY, Kurator des Museums 1884 bis 89, Demonstrator der prakt. Chir. 1889 bis 97, Demonstrator der operat. Chir. 1889 bis 97, wurde Assistant Surgeon am

St. Barthol. Hosp. 1898, wurde ferner 1882
M. R. C. S. Eng., 1883 durch Prüfung
F. R. C. S., Examinator d. Physiol. 1889
bis 92, wiedergewählt 1897, Mitgl. d. vereinigten
Board of Examiners 1892 bis 97,
Hunterian Prof. d. Chir. u. Pathol. 1896
bis 97, fungierte 1883 als House Surgeon
am St. Barthol. Hosp., 1886 bis 93 als
Assistant Surgeon am Victoria-Hosp. for
children, Chelsea, seit 1893 als Surgeon,
seit 1896 als Governor daselbst, war 1896
bis 97 eines der vier med. Mitgl. der Aufsichtsbehörde
und ist seit 1885 noch Visiting
Surgeon des Metropolitan Dispensary,
ferner Mitgl. zahlreicher Gesellschaften,
Inhaber verschied. Ehrenstellungen
bei den Sektionen der Br. Med. Assoc.,
seit 1890 endlich Prof. der Histologie am
R. Veterinary Coll. und seit 1893 Assistent-Prof.
der Physiol. daselbst. Von seinen
zahlreichen Schriften zur Chir., Pathol.,
Physiol., inn. Med., vergl. Anat. u. allgem.
Litteratur führen wir an: *„A handbook of
surgical pathology"* (zus. mit WALSHAM,
2. éd. 1889) — *„The surgical diseases of
children and their treatment by modern
methods"* (1895) — *„Manual for the physiological
laboratory"* (zus. mit HARRIS, 5. Aufl.
1878 bis 91), — die Lebensbeschreibungen
von 120 engl. Surgeons für das „Dictionary
of Nat. Biogr."· — *„Epithelial changes
produced by irritation"* (Journ. of path. a.
bacteriol. III, IV, 1894, 96 mit dem Walker
Prize d. R. C. S. gekrönt und gegen 50
anderweitige Journalabhandlungen).

Pozzi, Samuel-Jean, Gynäkolog
in Paris, geb. 3. Okt. 1846 zu Bergerac,
studierte in Paris und promovierte 1871
mit der These: *„Étude sur les fistules de
l'espace pelvi-rectal supérieur etc."*, wurde
1875 Agrégé mit der These: *„De la valeur
de l'hystérotomie dans le traitement des tumeurs
fibreuses de l'utérus"*, 1877 Hospital-Chirurg,
1890 Laureat des Institut für
seinen *„Traité de gynécologie clinique et
opératoire"* (2. Aufl. 1891). Weitere Arbeiten
P.'s sind Abhandlungen über Muskelanomalien,
Hermaphroditismus und Ursprung
des Hymens, über vaginale Hysterotomie,
über Uteruscurettage u. a. m.

Prausnitz, Wilhelm, in Graz, geb.
zu Gr.-Glogau 1. Jan. 1861, studierte in
Heidelberg, Leipzig, Freiburg, Breslau
und München, promovierte 1885, war
Assistent am pathol.-anat. Institut in
München (BOLLINGER) 1884 bis 85, am
hygien. Institut in Göttingen (FLÜGGE)
1885 bis 86, am physiol. Institut (K. v. VOIT)
1888 bis 94, 1890 bis 94 Privatdozent für
Hygiene an der Univ. und der techn.
Hochschule in München und ist seit 1894
als Prof. e. o., seit 1899 als Prof. ord. der
Hygiene in Graz. Schriften: *„Grundzüge
der Hygiene"* (4. Aufl. 1898) — *„Ueber den
Einfluss der Münchener Canalisation auf
die Isar mit besonderer Berücksichtigung
der Frage der Selbstreinigung der Flüsse"*
(Habilitationsschr.). Die Arbeiten von P.
auf dem Gebiete der Ernährungs-Physiologie
und Hygiene sind grösstenteils in
der Ztschr. f. Biol., im A. f. H., in M. m.
W. u. a. erschienen.

Pravaz, Jean-Charles-Théodore,
als Sohn des bekannten Erfinders
der subkut. Injektionsmethode Charles-Gabriel
P. (1791 bis 1853) geb. 1831 zu
Lyon, wurde 1857 zu Paris Dr. med. mit
der These: *„Sur le traitement des anévrysmes
par les injections de perchlorure de fer
(méthode Pravaz)"*, wurde Direktor des
orthopäd. Instituts seit dem Tode seines
Vaters und schrieb: *„Des effets physiologiques
et des applications thérapeutiques de
l'air comprimé"* (1859) — *„Essai sur les
déviations latérales de la colonne vertébrale"*
(1862), von der med.-chir. Gesellsch. zu
Amsterdam preisgekrönt, sowie andere
Schriften auf seinem Spezialgebiet und
starb zu Lyon 12. Juni 1892.

Preuschen-Liebenstein, Franz
Freiherr von, in Greifswald, geb. zu St.
Goashausen 8. März 1845, studierte in
Würzburg, Greifswald, Wien und Basel,
promovierte 1869 mit der Diss.: *„Über die
Verwerthung des Fettes im Organismus"*,
war von 1870 bis 77 Assistent a. d. geburtsh.-gyn.
Klinik in Greifswald, habilitiert
seit 1876, gegenwärtig Prof. e. o.
Seine Arbeiten betreffen neubiologische
Themata, die ersten Athembewegungen
und Krankheiten der äusseren Genitalien.

Preuss, Julius, in Berlin, geb. 5.
Sept. 1861 zu Gross-Schönebeck, studierte
in Berlin, promovierte 1886, approbiert
1887, war bis 1891 Arzt in seinem Ge-

burtsort, von da ab in Berlin. Schriften:
"Vom Versehen der Schwangeren" (Berl. Klin.
1892) — *"Zur Pathologie der Zunge"* (Cbl.
f. Chir. 1893), seit 1894 verschiedene Beiträge zur Geschichte der bibl.-talmud. Med.

Preyer, Thierry William, Physiolog, geb. zu Moss-Side b. Manchester 4. Juli
1841, erhielt seine Schulerziehung teils in
London, teils in Duisburg (1857 bis 59), studierte Med. in Bonn, Berlin, Wien, Heidelberg u. Paris. 1862 als Dr. phil., 1866 als Dr.
med. promoviert und in Bonn 1867 approbiert, wirkte er von 1865 ab als Dozent
in Bonn, um 1869 die ord. Professur für
Physiol. in Jena einzunehmen. Hier blieb
er bis 1888, siedelte darauf nach Berlin

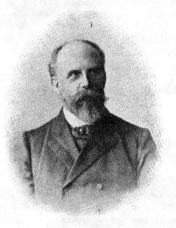

über, wo er bis 1893 als Privatdozent
wirkte. Kränklichkeit bewog ihn, von
seiner Lehrthätigkeit zurückzutreten und
sich nach Wiesbaden zurückzuziehen, wo
er 15. Juli 1897 gestorben ist. P. hat sehr
viel geschrieben und sich namhafte Verdienste um die Biologie, wie um die Naturforschung überhaupt erworben. Schon
als Student beteiligte er sich 1860 mit
seinem Freunde ZIRKEL an einer Expedition
nach Island und veröffentlichte darüber
zusammen mit seinem Genossen eine kleine
Schrift (Leipzig 1862). Seine med. Doktordissertation ist betitelt: *"De haemoglobino
observationes et experimenta"*. Seine übrigen
Schriften bewegen sich auf verschiedenen
Gebieten. In die erste Periode seiner
Thätigkeit fallen Arbeiten physiol.-chem.
Inhalts, über Blutfarbstoff, Blutgase, wie:

*"Über einige Eigenschaften des Hämoglobins
und Methämoglobins"* (Bonn 1868) — *"Die
Blausäure"* (2 Tle., Bonn 1868, 1870) —
"Die Blutkrystalle" (1871). Daneben beschäftigte sich P. mit der Erforschung
der Beziehungen zwischen Reiz und Muskelthätigkeit, für die er ein dem FECHNERschen psychophys. analoges „myophysisches" Gesetz zu erweisen suchte; hierher
gehören die in Paris entstandene Abhandlung: *"Rétablissement de l'irritabilité
des muscles roides"* (1865) — *"Das myophysische Gesetz"* (Jena 1874). Die hier
von P. behaupteten Thatsachen sind von
LUCHSINGER u. BERNSTEIN widerlegt worden.
Sehr bedeutend dagegen sind die von P.
herrührenden Forschungen zur Sinnesphysiologie, in denen er sich als scharfsinniger und geistreicher physiolog. Beobachter zeigt. Die betr. Schriften sind betitelt: *"Die fünf Sinne d. Menschen"* (Leipzig
1870) — *"Über die Grenzen der Tonwahrnehmung"* (Jena 1876) — *"Über die Ursachen des Schlafes"* (Stuttgart 1877) —
"Farben- und Temperatursinn" (1881) —
"Die Seele des Kindes" (1882, 4. Aufl. 1895)
u. a. Mit diesen Untersuchungen hängt es
zusammen, dass P. sich später auch dem
Hypnotismus zuwandte, worüber er
mehrere sehr gediegene Abhandlungen
publizierte: *"Die Entdeckung des Hypnotismus"* (Berlin 1881) — *"Die Hypnotismus-Vorless. an der Univ. Berlin"* (Wien
1890) — *"Der Prozess Czynski. Thatbestand
desselben und Gutachten über Willensbeschränkung durch hypnotisch-suggestiven Einfluss etc."* (Stuttgart 1895). — Vielfach
wandte sich P. auch allgemein biol. Fragen
zu. Bezügliche Schriften sind: *"Elemente
der allgemeinen Physiologie"* (Leipzig 1883)
— *"Biol. Zeitfragen"* (Berlin 1889) —
"Specielle Physiologie des Embryo" (Leipzig
1885). Sehr rührig war P. in der Popularisierung der Naturwissenschaften, insbesondere trat er lebhaft für den Darwinismus und die modernen biol. Gedanken ein, wie die Schriften: *"Naturwissenschaftliche Thatsachen und Probleme"*
(1880) — *"Aus Natur- und Menschenleben"*
(1885) und die von ihm veranstaltete
Sammlung und Ausgabe der *"Briefe Robert v. Mayers an Wilh. Griesinger nebst
dessen Antwortschreiben aus den Jahren
1842 bis 45"* (Berlin 1889) beweisen. Weitere
Schriften P.'s sind: *"Naturforschung und*

Schule" (Stuttgart 1887) — *„Ein neues Verfahren zur Herabsetzung der Körpertemperatur"* (Jena 1884) — *„Die geistige Entwickelung in der ersten Kindheit, nebst Anweisung für Eltern, dieselbe zu beobachten"* (Stuttgart 1893) u. v. a. — P. war eine äusserst lebhafte, temperamentvolle, genial veranlagte Beobachter-Natur. Die moderne Naturwissenschaft hat er in vielen Stücken gefördert und bereichert.

Pribram, Alfred, in Prag, geb. daselbst 11. Mai 1841, studierte dort auch und hat die meisten deutschen und viele ausserdeutschen Univ. besucht, promovierte 1861 und war seit dieser Zeit in verschied. dienstlichen Stellungen als Sekundararzt und klin. Assistent am k. k. allg. Krankenhause zu Prag, 1869 Privatdozent, 1873 Prof. e. o. und bis 1881 Vorstand d. med. Poliklinik, seitdem ord. Prof. d. spez. med. Pathol. und Therapie und Vorstand d. 1. med. Klinik a. d. k. k. deutschen Carl-Ferdinands-Univ. Zu den im älteren Lexikon zitierten Arbeiten ist zu ergänzen das umfassende Werk über den Gelenkrheumatismus als Bd. V. Abt. 1 von NOTHNAGEL's Handb. und eine gediegene Abhandlung: *„Über den Unterricht in der inn. Med. an d. Carl-Ferdinands-Univ. in Prag in der letzten Hälfte des Jahrhunderts nebst einem Rückblick auf die Entwickelung desselben seit der Gründung der Prager Hochschule 1348"* (Prag 1899), worin auch autobiogr. Notizen über P. enthalten sind.

Priestley, William Overend, in London, geb. bei Leeds, Yorkshire 24. Juni 1829 als Neffe des berühmten Chemikers Joseph P., studierte und promovierte 1853 in Edinburg, liess sich 1856 als Physician in London nieder, wurde Dozent an d. med. Schule von Grosvenor Place, etwas später Dozent der Geburtsh. am Middlesex Hosp., war Consult. Phys. an demselben, Mitgl. d. Council und M. R. C. P. Lond. und Edinb., 1875 bis 76 Präs. d. Obstetr. Soc., war Accoucheur der kgl. Prinzessinnen Alice von Hessen u. Helena von Schleswig-Holstein und starb 11. April 1900. Seine gynäkol. und geburtsh. Themata betreffenden Arbeiten sind z. T. im älteren Lex. (VI, 970) erwähnt.

Proksch, Johann Karl, geb. 1. Febr. 1840 zu Jägerndorf, Österr.-Schlesien, studierte in Olmütz, wurde 1865 als Patron der Chirurgie approbiert, praktiziert seit 1867 in Wien. Schriften: *„Die Quecksilbersublimatcur gegen Syphilis"* (Wien 1875) — *„Die Litteratur über d. vener. Krankheiten. Von den ersten Schriften über Syphilis aus dem Ende des 15. Jahrhunderts bis 1889 systematisch zusammengestellt"* (Bonn 1889 bis 91, 3 Bde. und ein Registerbd., sowie Supplementband enthaltend die Litteratur von 1889 bis 98 mit Nachträgen aus früherer Zeit Ib. 1900) — *„Die Geschichte der vener. Krankheiten"* (Ib. 1895 bis 96, II).

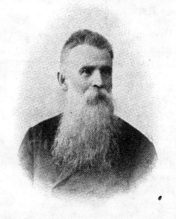

Von zahlreichen Aufsätzen zumeist über die vener. Krankheiten, besonders deren Geschichte, in verschiedenen Zeitschriften sind noch erwähnenswert: Im med.-chir. Centralblatt: *„Die Kenntnisse über Iritis syphilitica, von ihrer Entdeckung durch Johann Adam Schmidt bis auf William Lawrence"* (1878) — *„Betrachtungen über die neueste und ältere Behandlung der Syphilis"* (1896); in Arch. f. Dermat. und Syphilis: *„Laurentius Terraneus über die Pathologie des Trippers"* (1879) — *„Zur Geschichte und Pathologie der syphilit. Ulcerationen der Harnblase"* (1879) — *„Über vener. Krankheiten bei den alten Aegyptern"* (1891); in den Monatsheften f. prakt. Dermatologie: *„Über die Syphilis bei den alten Babyloniern und Assyriern"* (1891) — *„Zur neuesten Geschichtsschreibung über Syphilis"* (1896).

Prosch, Hermann Julius, zu Leipzig, geb. daselbst Okt. 1816, widmete sich mit einer mehrjährigen Unterbrechung von 1835 ab auf der dortigen Univ. dem Studium der Med., erwarb 1845 die Doktorwürde, war alsdann eine lange Reihe von Jahren hindurch Assistent bei dem Prof. der Chir. FRANCKE und war als prakt. Arzt in Leipzig bis zu seinem Anf. Nov. 1890 erfolgten Ableben thätig. Als Schriften desselben sind zu erwähnen die Dissert.: *„Nonnulla ad genealogiam aneurysmatum, accedente historia aneurysmatis popliteai methodo Hunteriana sanati"* (Leipzig 1845) — *„Taschenbuch für operative Chirurgie, nach dem Französ. des Dr. J. A. Isnard"* (Ib. 1852) — *„Med.-chir. Encyclopädie f. prakt. Aerzte; herausgegeben im Vereine mit H. Ploss"* (1854 bis 63).

Proust, Achille-Adrien, in Paris, geb. in Illiers (Eure-et-Loir) 18. März 1834, studierte und promovierte 1862 in Paris, wurde méd. d. hôp., wirkte seit 1877 am Hôp. Lariboisière, seit 1887 am Hôtel-Dieu, wurde 1879 Mitgl. d. Acad. d. méd. und 1885 Prof. d. Hyg., 1884 Generalinspektor des Sanitätsdienstes. Ausser seiner Doktorthese: *„Du pneumothorax essentiel ou pneumoth. sans perforation"* und seiner Aggrégé-These: *„Des différentes formes de ramollissement du cerveau"* (1866) hat P. noch verschiedene Schriften zur Hygiene publiziert, einen vom Institut preisgekr. Essai über internat. Hygiene und einen grossen Traité über öff. und private Gesundheitspfl., sowie verschied., schon im älteren Lex. erwähnte Arbeiten.

Prunier, León-Louis-Adolphe, Pharmakolog in Paris, geb. zu Arras 26. Aug. 1841, studierte und promovierte in Paris 1875, wurde 1876 Agrégé, dann Chef d. chem. Arbeiten an der École sup. de pharm. und 1886 Prof. d. pharm. Chemie, 1887 Mitgl. d. Acad. de méd. Seine bedeutenden Arbeiten betreffen verschiedene Kapitel d. Chemie und Pharmakol. und sind in VAPEREAU wie in POGGENDORFF's Handb. (fortges. von FEDDERSEN und v. OETTINGEN, Leipz. 1898) notiert.

Prussak, Alexander, geb. 1839, studierte in Petersburg und widmete sich zwei Jahre lang im Auslande der Ohrenheilkunde, erhielt nach seiner Rückkehr die erste Professur für dieses Fach an der med.-chir. Akademie in Petersburg, trat 1863 vom Lehramt zurück und starb als wirkl Staatsrat und sehr gesuchter Ohrenarzt 20. Jan. 1897 in St. Petersburg.

Puppe, Georg, in Berlin, geb. zu Kraatzen bei Pyritz 4. Feb. 1867, studierte und promovierte 1890 in Berlin, approbiert zu Göttingen 1890, war 1891 bis 95 Assistent am Urbankrankenhause in Berlin, trieb dann gerichtl. Med. in Wien unter E. v. HOFMANN, seit 1896 Assistent an der Unterrichtsanstalt für Staatsarzneikunde in Berlin, seit 1898 für gerichtl. Med. habilitiert. Er veröffentlichte Arbeiten über Übertragung, Phosphor-Vergiftung, Paraphenylendiamin-Vergiftung, Sclererythrin, Selbstmord durch Halsschnitt, gerichtsärztliche Beurteilung der Schädelverletzungen, gerichtl. Medizin und Gesetzeskunde für Mediziner, Konservierung anatomischer Präparate mit Formaldehyd (Erschienen in der Vtljhrsschr. f. gerichtl. Med., Z. f. M.-Be., Ae. S.-V.-Z).

Purkinje, (PURKYNĚ), Johannes Evangelista Ritter von P., berühmter Physiolog, geb. 17. Dez. 1787 zu Libochowitz bei Leitmeritz, trat, 18 Jahre alt, in den geistl. Piaristen-Orden und beschäftigte sich 3 Jahre lang mit öffentlichem Jugendunterricht, verliess aber den Orden noch vor abgelegtem Gelübde und begann in Prag das Studium der Med., seinen Lebensunterhalt durch Erteilen von Unterricht bestreitend, wurde 1819 Assistent der Anat. und Physiol. unter ROTTENBERGER und ILG, promovierte in demselben Jahre mit der Diss. *„Beiträge zur Kenntniss des Sehens in subjectiver Hinsicht"*, einer Aufsehen erregenden Arbeit, welche dem Verf. die Freundschaft und Protection GOETHE's verschaffte, folgte 1823 einem Ruf als ord. Prof. der Physiol. u. Pathol. nach Breslau, bei welcher Gelegenheit er die *„Commentatio de examine physiologico organi visus et systematis cutanei"* veröffentlichte, und wirkte hier 26 Jahre lang als Lehrer und Forscher, erwarb sich auch ein spezielles Verdienst durch Gründung des physiol. Instituts daselbst, bis er 1849 als Prof. der Physiol. nach Prag zurückberufen wurde, wo er gleichfalls ein physiol. Institut gründete und bis zu seinem 28. Juli 1869 erfolgten Tode leitete. — P. war einer der genialsten Forscher der Neuzeit. Seine sehr zahlreichen, durchweg den Stempel der Vollendung tragenden Arbeiten und Entdeckungen, die sich auf alle Gebiete der Physiologie und mikroskopischen Anatomie beziehen, sind von epochemachender Bedeutung gewesen, speziell die die physiol. Optik und die Entwicklungsgeschichte betreffenden. Unter anderem ist P. der Entdecker des Keimbläschens im Vogelei, 1825 in der Gratulationsschrift zur Feier von BLUMENBACH's Jubiläum: *„Symbolae ad ovi ovium historiam ante incubationem"* (Leipzig 1830) veröffentlicht, sowie der

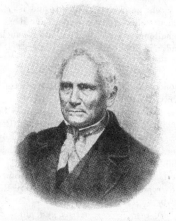

Flimmerbewegung *(„De phaenomeno generali et fundamentali motus vibratorii continui in membranis tum externis tum internis animalium plurimorum et superiorum et inferiorum ordinum obvii"* (Breslau 1835, zus. mit VALENTIN); auch sprach er schon 2 Jahre vor SCHWANN in einem auf der Naturforscher-Versammlung in Prag 1837 gehaltenen Vortrage in der zoologisch-physiol. Sektion: *„Über die Magendrüsen und die Natur des Verdauens im Magen"* die Hauptidee von der Zellentheorie öffentlich aus. Von seinen optischen Arbeiten: *„Beobachtungen und Versuche zur Physiologie der Sinne"* (Berlin 1823 bis 26, 2 Bde.) sind besonders die kühnen Beobachtungen des eigenen Gesichtsfeldes mit der Entdeckung der subjektiven Gesichtsbilder, der 3 Lichtbildchen, der Aderfigur, der rosettenförmigen Figur bei Digitalisgebrauch, der galvanischen Lichtfigur etc. später der Anstoss zur Erfindung des Augenspiegels geworden Fernere Arbeiten betreffen Untersuchungen über die Histologie der Haut, Struktur der Knochen, Knorpel, Arterien und Venen, Morphogenesis der Zähne, mikroskop. Entdeckungen in der Neurologie (Nervenplexus, Axencylinder, Typologie der Nerven), Entdeckung der Ganglienkörper und eines eigentümlichen Epithels an dem Gefässplexus im Gehirn, die mikroskopische Technik (Kompressorium, Doppelmesser, Anwendung von chromsaurem Kali, Holzessig), Untersuchungen über Herz- und Uterusmuskulatur etc. etc. Ein genaues Verzeichnis der Arbeiten P.'s bis zum Jahre 1859 nebst Publikationsort gab EISELT in Prager Vierteljahrsschr. 1859.

Puschmann, Theodor, zu Wien, geb. 4. Mai 1844 zu Löwenberg i. Schl., absolvierte die med. Studien an den Hochschulen zu Berlin, Marburg, Wien und München und vervollständigte seine Allgemeinbildung durch längeren Aufenthalt in England, Frankreich und Italien, übte in Ägypten und, nachdem er während des deutsch-französ. Krieges in einem Reservelazarett als freiw. Arzt Dienste geleistet hatte, in München die Praxis aus, bis er sich an der Univ. Leipzig für Geschichte der Medizin habilitierte. Von dort wurde er 1879 als Prof. dieses Faches nach Wien berufen und wirkte hier bis zu seinem 28. Sept. 1899 erfolgten Ableben. Er gab die Werke des griech. Arztes ALEXANDER VON TRALLES (2 Bde. Wien 1878, 79) nach den Handschriften im griech. Originaltext mit deutscher Übersetzung und umfangreichem sachlichen Kommentar heraus, verfasste ausser verschiedenen Aufsätzen für die Beilage der Allgemeinen Zeitung (München), die Gegenwart, die D. und W. m. W., die deutsche Litteratur-Zeitung und das Litter. Cbl. das Buch: *„Die Medicin in Wien während der letzten hundert Jahre"* (Wien 1884) und lieferte 1880 bis 98 das histor. Referat für die von VIRCHOW und HIRSCH redigierten Jahresberichte, sowie den med. Abschnitt in Iw. v. MÜLLER's Jahresber. über die klassische Altertumswissenschaft. Unter dem Titel: *„Nachträge zu Alexander*

Trallianus" (Berlin 1886) erschienen die nach den Manuskripten hergestellten Texte der Fragmente des Philagrios und Philumenos mit deutscher Übersetzung und Kommentar und eine von P. aufgefundene griech. Handschrift über die Augenkrankheiten. 1889 veröffentlichte er seine *„Geschichte des medicin. Unterrichts von den ältesten Zeiten bis zur Gegenwart"* (Leipzig). Von diesem Werk wurde 1892

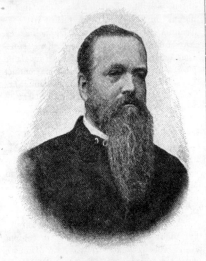

(London) eine englische Ausgabe veranstaltet. Spätere Arbeiten P.'s sind seine *„Geschichte der Blattern-Impfung"* — *„Die Darstellung der Ursachen der Beschneidung"* — *„Die Geschichte der Lehre von der Ansteckung"* — *„Die Verbreitung der Syphilis in Europa vor der Entdeckung Amerikas"*, sowie einige Beiträge zur Festschrift für das 50 jähr. Regierungsjubiläum Kaiser Frz. Josephs und das 500 jähr. Jubiläum des Wiener Doktorenkollegiums (1899 posthum erschienen). P. war ein eleganter Schriftsteller, ebenso scharfer als sachverständiger Kritiker und hat sich um die med. Geschichtsforschung wie Geschichtsschreibung eminente Verdienste erworben. Seinen litter. Nachlass wie sein Vermögen hinterliess er der Univ. Wien zur Gründung eines med.-histor. Museums.

Pye, Walter, in London, geb. 1852, studierte daselbst, nachdem er grosse Reisen gemacht hatte, am St. Barthol. Hosp., wurde Dozent der Physiol. an der med. Schule von St. Mary's Hosp., 1877 Surgeon bei demselben, später Surgical Tutor und Assistant Surgeon am Viktoria-Kinderhospital. 1890 war er Prof. der pathol. Anat. und Chirurgie beim Coll. of Surgeons und starb 2. Sept. 1892. Er war ein sehr geschätzter Chirurg und ist auch schriftstellerisch mit seinen am R. C. S. gehaltenen Vorlesungen und manchen anderen Publikationen hervorgetreten.

Pye-Smith, Philip Henry, zu London, geb. daselbst 1839, studierte im Univ. Coll. und Guy's Hosp. in London, in Paris, Edinburg, Wien, Berlin, wurde 1864 Dr. med., 1870 Fellow des R. C. P., Cons. Phys. am Guy's Hosp. u. Fellow der Royal Soc. Delegiert von der brit. Reg. zu dem Tuberkulosen-Kongr. in Berlin 1899. Er verfasste: *„Harvey"* (Encycl. Britann.) — *„Retroperitoneal hernia"* (Guy's Hosp. Rep., 1870) — *„Lefthandedness"* (Ib.) — *„Analysis of 680 cases of rheumatism and allied diseases"* (Ib. 1874) — *„Xanthelasma"* (Ib. 1877) — *„Lumleian Lectures on Etiology"* (1875) — *„Idiopathic anaemia, with 100 selected cases"* (Ib. 1883) — *„Stomatitis haemorrhagica"* (Virchow's Archiv, 1870) — *„Morbus Addisonii"* (Ib. 1875) — *„Anaemia idiopathica perniciosa"* (Ib.); ferner: *„Teal book of Medicine"* (2 vols., 4. ed.)

Q.

Quaglino, Antonio, geb. im Okt. 1817 zu Zubiena (Piemont), kam als 7jähr. Knabe mit seiner Familie nach Mailand, studierte von 1836 an in Pavia, wurde daselbst 1842 promoviert und 1843 zum Assistenten der Augenklinik des Prof. FLARER ernannt. Nach 2 Jahren kehrte er nach Mailand zurück und diente im Ospedale maggiore, wo er 1849, während die Univ. von Pavia des Revolutionskrieges wegen geschlossen war, zum Privatdozenten für Augenheilk. ernannt wurde. 1854 wurde er zum Augenarzt des Barmherzigen Brüder-Spitals in Mailand und 1860, infolge eines Konkurses, zum ord. Prof. der Augenklinik in Pavia ernannt, als Nachfolger FLARER's. In dieser Stellung, welche er bis 1887 etwa inne hatte, war er sowohl als Lehrer, wie auch als Schriftsteller und Augenarzt sehr thätig; ein sehr geschickter und glücklicher Augenoperateur, galt er durch viele Jahre als der erste Augenarzt seiner Zeit in Italien und trug daselbst sehr viel zur Ausbreitung der modernen Lehren nicht nur in der Augenheilkunde, sondern auch im Gebiete der inn. Medizin bei, indem er einen entscheidenden Einfluss auf die Umgestaltung der ital. Med. und die Einlenkung in die moderne und experim. Bahn ausübte. Seiner Anregung sind auch die Übersetzungen von NIEMEYER's Lehrbuch, VIRCHOW's Cellularpathologie, STELLWAG's Lehrbuch der Augenheilk. zu verdanken. Der Erfolg dieser Übersetzungen bildete für die wahre Überschwemmung Italiens mit Übersetzungen deutscher med. Werke die Grundlage. Viele seiner ehemaligen Schüler und Assistenten zählen zu den bedeutendsten Augenärzten und Lehrern in Italien. Mehrmals bereiste er Frankreich, England, Deutschland und Österreich und stand in den freundschaftl. Beziehungen zu vielen der berühmtesten Augenärzte Europas. In seinen letzten Jahren lebte er zurückgezogen in Mailand, zuletzt vollständig erblindet und starb im Jan. 1894. Seine Schriften verzeichnet das ältere Lexikon. 1870 hatte Q. die „Annali di oftalmologia Italiana" gegründet, worin er viele andere, zum Teil wichtige Artikel über Augenkrankheiten veröffentlichte.

Quain, Richard, geb. zu Fermoy, Co. Cork, 1800, gest. 15. Sept. 1887, studierte zu London in den med. Schulen von Windmill-Street und Aldersgate-Street, bei der sein älterer Bruder Jones Q., der bekannte Anatom (1795 bis 1851), Dozent war, 1825 auch in Paris, wurde 1828 Assistent von RICHARD BENNETT bei der neugegründeten Londoner University (jetzt Univ. Coll.), nach dessen Tode (1830) Prosektor bei Sir CHARLES BELL, dem Prof. der Anat. und Physiol., und nach dessen Resignierung, 1832, selbst Prof. der Anat., während sein Bruder, Jones Q., die Professur der Physiol. erhielt. 1834 wurde er zum Assist.-Surg. des North Lond. Hosp. (dem jetzigen Univ. Coll. Hosp.) ernannt, während SAM. COOPER und LISTON die Surgeons und SHARPEY Prof. der Physiol. waren. 1850 wurde er Surg. und 1866, bei seinem Rücktritt, emerit. Prof. der klin. Chir., während er 1854 beim R. C. S. zum Mitgliede des Council und 1868 zum Präsidenten desselben gewählt wurde. 1869 hielt er die HUNTERsche Rede: „On some defects in general education", war 1870 bis 76 Mitglied des General Medical Council u. s. w. Seit 1828 war er Member, seit 1843 Fellow R. C. S. Von seinen bereits im älteren Lexikon erwähnten Schriften führen wir hier abermals an: „*The anatomy of the arteries of the human body and its applications to pathol. and operat. surgery*" (London 1844, mit Atlas), sowie die zus. mit

WILL SHARPEY veranstaltete 5. Aufl. von Jones Q.'s „Human anatomy".

Quain, Sir Richard, Bart, in London, geb. zu Mallow, Co. Cork, 30. Okt. 1816, kam 1831 zum Surgeon-apothecary FRASER in Limerick in die Lehre und studierte seit 1837 am University Coll. in London, wurde 1840 M. B., erhielt die goldene Medaille für Leistungen in der Physiologie und vergl. Anat., war dann successive House - Surgeon und House-Physician am Univ. Coll. Hosp., wurde 1842 M. D. an der Londoner Univ., 1846 Member R. C. P. und begann in London zu praktizieren, wobei er besonders von Prof. WILLIAMS am Univ. Coll.

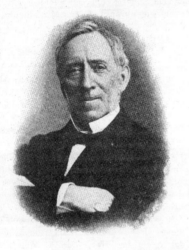

protegiert wurde und bald eine sehr bedeutende Klientel und Beziehungen zu den angesehensten Personen erlangte. Er wurde 1862 Mitbegründer bezw. erster Schriftführer der Pathological Society, 1869 Präsident derselben, deren 25 jähr. Jubiläum (1896) er noch mit begehen konnte, ferner Fellow und Vizepräsident der R. Med. and Chirurg. Society und der Med. Soc. of London, Präsident der Harveian und Fellow der Statistical Soc. 1871 wurde er Fellow der Royal Soc., in der er auch einen Vortrag „On the mechanism by which the first sound of the heart is produced" hielt. 1848 wurde er Assistant Physician am Hospital für Schwindsüchtige in Brompton, 1855 Physician daselbst, 1875 bei seinem Rücktritt von dieser Stellung Consulting Physician; ebenso war Q. Consulting Physician am Seemanns-Hospital und am R. Hosp. for Consumption in Ventnor. 1857 wurde er Fellow R. C. P., 1862 Member des Councils dieser Körperschaft, 1867 bis 68 war er Censor, 1877 Senior Censor desselben. 1872 hielt er als Lumleian Lector Vorträge über die Krankheiten der Herzmuskulatur, 1885 die Harvey-Rede; 1890 wurde er Vizepräsident des R. C. P. 1863 Mitglied des General Med. Council und der Pharmakopoe-Kommission, beteiligte er sich hauptsächlich 1867 an der Revision der British Pharmac. für die 2. Ausgabe, sowie für die späteren von 1874, 85 und den Appendix von 1890. 1891 wurde er als Nachf. von JOHN MARSHALL Präsident des Council. Q., der 13. März 1898 starb, gehört zu den angesehensten engl. Ärzten. Er ist hauptsächlich durch das von ihm herausgegebene „Dictionary of med." bekannt, das 1882 in 1. und 1894 in 2. Ed. erschien unter Mitarbeiterschaft von FREDERICK ROBERTS u. MITCHELL BRUCE.

Quatrefages de Bréau, Jean-Louis-Armand de, bekannter Anthropolog der Neuzeit, geb. 10. Febr. 1810 in Berthezème (Gard), studierte zu Strassburg Med. und Naturwissensch., liess sich daselbst als Arzt nieder, ging später nach Toulouse, wo er 1838 Prof. der Zoologie wurde, gab aber diese Stellung auf und siedelte, um sich mit grösserem Erfolge seinen naturwissensch. Forschungen widmen zu können, nach Paris über. 1842 bereiste er die Küsten des Atlant. Ozeans und Mittelländ. Meeres, erhielt 1850 eine Professur am Lycée Napoléon in Paris, vertauschte aber 1855 diese Stellung mit der eines Prof. der Anat. und Ethnologie am Musée d'hist. nat. daselbst und starb 13. Jan. 1892. Q. ist in weiteren Kreisen Deutschlands besonders durch die an seine Schrift: „La race prussienne" (Paris 1879) geknüpfte Polemik VIRCHOW's bekannt geworden. Seine wissenschaftl. Verdienste bestehen in zahlreichen Forschungen über die niederen Tiere (Ringelwürmer und Anneliden), sowie in anthropologischen Unterss.

Quinquaud, Charles-Émil, in Paris, geb. 1841 zu Lafat (Creuse), studierte seit 1864 in Limoges und Paris, wo er 1873 Dr. und 1878 Hôp.-Arzt, 1883 Agrégé, 1891 Mitglied der Acad. de méd. wurde und als Arzt am Hosp. St. Louis 9. Jan. 1894 starb. Q. hatte 1880, 85, 87 akademische Preise für seine Arbeiten erhalten, war Redakteur des Journals „La médecine scientifique" und verfasste zahlreiche, die innere Medizin betreffende Publikationen.

Quincke, Heinrich Irenaeus, als Sohn des Geh. Med.-Rates Hermann Q. zu Frankfurt a. O. 26. Aug. 1842 geb., studierte in Heidelberg, Würzburg, Berlin, wo er bereits 1863 prom. und 1866 Assistent von WILMS in Bethanien, 1867 bis 71 Assistent von FRERICHS in der Charité in Berlin war. Er habilitierte sich daselbst 1870 und erhielt zunächst eine Berufung als Prof. der inneren Klinik nach Bern 1873, eine gleiche Berufung 1878 nach Kiel, wo er seitdem wirkt, gegenwärtig mit dem Charakter als Geh. Med.-Rat. Q. hat in seinen Schriften (DU BOIS-REYMOND'S, PFLUEGER's und VIRCHOW's A., A. f. k. M.) viele wichtige Themata, spez. auch zur Geschichte des Blutes bearbeitet und an ZIEMSSEN's Handb. der spez. Pathol. VI durch das Werk: „*Krankheiten der Gefässe*" teilgenommen (Leipzig 1877 bis 79). 1872 erschienen von ihm „*Balneologische Tafeln*" (Berlin). Ausserdem schrieb er: „*Krankheiten der Leber*" (mit HOPPE-SEYLER) für NOTHNAGEL's Handb. der spez. Pathol. XVIII Wien 1899 und behandelte

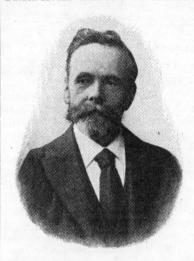

in kleineren Aufsätzen sehr verschiedene pathol. und therap. Themata u. a. perniziöse Anämie, die Rolle des Eisens in physiol. und pathol. Zuständen, Pneumotomie, Ikterus, Eisentherapie, Farnspitze, angioneurotisches Ödem, Meningitis serosa, Lumbalpunktion etc.

R.

Rabbinowicz, Israel Michael, geb. 1818 in Horodec bei Kobryn als Sohn des dortigen Rabbiners, wurde bis zu seinem 24. Lebensjahre von seinem Vater zum Talmudstudium strengstens angehalten; da ihm dies aber nicht behagte und er sich zur modernen Wissenschaft unwiderstehlich hingezogen fühlte, entlief er dem Elternhause und ging zuerst nach Brody, dann nach Breslau, wo er 1848, nach bestandenem Abiturientenexamen, Philosophie zu studieren begann; später zog er nach Paris und studierte daselbst seit 1855 Med., wurde 1865 mit der Diss.: *"Études historiques sur l'empoisonnement"* Doktor, liess sich in Paris nieder und erwarb sich einen litterar. Ruf durch seine *"Médecine du Thalmoud"* (Paris 1880) u. a. Kommentare z. Talmud. R. starb in tiefster Dürftigkeit 1894.

Rabl-Rueckhard, Johann Joseph Nepomuk Hermann, zu Berlin, geb. zu Potsdam 1. Sept. 1839, studierte 1858 bis 62 auf der Berliner Univ. als Eleve des med.-chir. Friedrich Wilhelms-Instituts, war Stabsarzt an diesem Institut 1867 bis 71, 1875 bis 82 Kustos und 1. Assistent am anat. Institut zu Berlin, habilitierte sich als Privatdozent 1881, wurde tit. Prof. 1884, ist Oberstabsarzt 1. Kl. a. D. und Dozent für Anatomie an der Univ. Berlin. Er verfasste Aufsätze gynäkol. und ophthalmol. Inhalts, darunter: *"Ueber die Anwendung des Stereoskops bei Simulation einseitiger Blindheit"*, sowie Arbeiten auf dem Gebiete der Militär-Medizin und der Anatomie, darunter: *"Centralnervensystem des Alligators"* — *"Zur Deutung und Entwicklung des Gehirns der Knochenfische"* — *"Fettzellen von eigenthümlicher Form"* — *"Einiges über das Gehirn der Edentata"* — *"Das Grosshirn der Knochenfische und seine Anhangsgebilde"* — *"Die anthropologischen Sammlungen Deutschlands"* u. a. m.

Rabow, Siegfried, in Lausanne, geb. in Carthaus (Westpr.) 31. März 1848, studierte in Berlin und Königsberg, Dr. 1872, war Assistent in Königsberg und Strassburg unter LEYDEN 1871 bis 74, Assistent a. d. Irrenheilanstalt in Eberswalde 1874, a. d. psychiatr. Klinik in Göttingen unter L. MEYER 1875 bis 76 und ist seit 1889 Prof. der Psychiatrie, seit 1899 der Arzneimittellehre in Lausanne. Schriften: *"Handb. d. Arzneimittellehre"* (zus. mit L. BOURGET, Berlin 1897) — *"Arzneiverordnungen für Klinicisten und prakt. Aerzte"* (30. Aufl. Strassb. 1900) — *"Précis de thérapeutique"* (Lausanne 1896) — *"Über das sogen. dosimetrische Heilverfahren"* (1881) und verschiedene Journalaufsätze a. d. Geb. d. Psychiatrie. Seit 1887 redigiert R. mit LANGGAARD u. LIEBREICH die *"Therap. Monatshefte."*

Rabuteau, Antoine - Pierre - Athanase, zu Paris, geb. zu Saffres (Côte-d'Or) 1836, wurde in Paris 1867 Dr. mit der These: *"Étude expérimentale sur les effets physiolog. des fluorures et des composés métalliques en général"* und machte sich später namentlich durch seine Arbeiten über Toxikologie verdient. 1869 verfasste er eine Aggregations-Konkursthese für die physikal. Wissenschaften: *"Sur les phénomènes physiques de la vision"* und publizierte später: *"Éléments de thérapeutique et de pharmacologie"* (1872; 4. éd.) — *Éléments de toxicologie et de médecine légale appliquée à l'empoisonnement"* (1875) — *"Analyses des urines"* — *"Traité élémentaire de chimie médicale"*. Auch finden sich zahlreiche Mitteilungen von ihm in den Comptes rendus de l'Acad. des sc. und der Soc. de biologie (seit 1868) über die verschiedensten chemisch-pharmakol. Gegenstände. Er starb 21. Nov. 1885.

Rademacher, Johann Gottfried, geb. 4. Aug. 1772 zu Hamm in Westfalen, studierte in Jena (unter HUFELAND) und in Berlin, promovierte 1794 an ersterer Univ., liess sich 1796 in Cleve nieder, siedelte aber schon 1797 nach Goch, einem kleinen Städtchen der Rheinprovinz

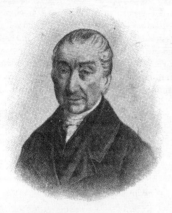

an der holländ. Grenze, über, wo er seitdem bis zu seinem 9. Febr. 1850 erfolgten Tode als beliebter Praktiker wirkte. R. ist der berühmte Begründer der sogen. „Erfahrungsheillehre", die seiner Zeit, obwohl sie weiter nichts als eine Erneuerung der alten Paracelsistischen Lehre von den „Signaturen" war, dennoch eine grosse Anzahl offener und heimlicher Anhänger gewann. Sein bezügliches Werk ist betitelt: *„Rechtfertigung der von den Gelehrten misskannten, verstandesrechten Erfahrungsheillehre der alten scheidekünstigen Geheimärzte und treue Mittheilung des Ergebnisses einer 25jähr. Erprobung dieser Lehre am Krankenbette"* (2 Bde., Berlin 1842; 1846, 47. 49). Eine nähere Darstellung der gegenwärtig wohl gänzlich überwundenen R.'schen Lehre findet sich im älteren Lex. und den dort angegebenen Quellen, zu denen noch demnächst die Monographie von FRANZ OEHMEN in Kevelaer hinzukommt.

Rahts, Carl, in Berlin, geb. 9. Mai 1851 in Königsberg i. Pr., studierte in Berlin als Zögling der Kaiser Wilhelm-Akad., prom. 1870, war 1½ Jahr Unterarzt an der Charité in Berlin, nach bestandenem Staatsexamen seit 1872 Militärarzt in Königsberg, nebenher Assistent am „Krankenhaus der Barmherzigkeit", seit 1877 successive Assistenzarzt in Riesenburg, Stabsarzt in Königsberg (1880), wurde 1884 zu einem bakteriol. Kurs („Cholerakurs") ins Gesundheitsamt kommandiert, vertrat daselbst 1886 vorübergehend GAFFKY, verliess 1888 den aktiven Militärdienst und wurde mit dem Charakter als Regierungsrat ordentl. Mitglied beim k. Gesundheitsamt, seit 1897 mit dem Titel als Geh. Reg.-Rat. Schriften: *„Verunreinigung der Zwischendecken der Wohnungen und ihr Einfluss auf die Gesundheit"* (D. mi. Z. 1885) — *„Die Heilanstalten des deutschen Reichs der Jahre 1883—85"* — *„Die Zahl der Geisteskranken in den Heil- und Pflegeanstalten des deutschen Reichs etc."* — *„Ergebnisse der amtlichen Pockensterbe- und Pockenerkrankungsstatistik"* (I bis VI, 1886 bis 91) — *„Beiträge zu einer intern. Statistik der Todesursachen. Die Sterbefälle im Deutschen Reich und deren Ursachen"* (I bis IV. 1893 bis 96), ferner Untersuchungen über die Häufigkeit der Sterbefälle an Lungenschwindsucht, Häufigkeit der Selbstmorde in den grösseren Orten des deutschen Reichs etc. Diese Arbeiten erschienen teils in den „Arbeiten aus dem kaiserl. Gesundheitsamt", teils in den „medizinal-statistischen Mitteilungen aus dem k. Gesundheitsamt". 1892 stellte R. im Verein mit KOCH im amtl. Auftrage Untersuchungen über Art, Umfang und Ursachen der Choleraepidemie in Hamburg an.

Rake, Beaven Nave, in Trinidad, West-Indien, bedeutender Lepraforscher, geb. 1858 in England, studierte seit 1874 im Guy's Hosp., prom. 1882 bei der London University, war 1882 bis 83 House-Surgeon und House-Physician am Guy's Hosp., später Med. and Surg. Registrar im Viktoria-Kinder-Hosp., ging 1887 nach Trinidad und erhielt das Direktorat des dortigen Lepra-Hosp., über welches er ausser zahlreichen anderen Publikationen Jahresberichte herausgab. 1890 wurde R. von dem Committee of the National Leprosy Fund nach Indien zu Untersuchungen

über die Lepra daselbst gesandt. Auf dem
internat. Kongress in Berlin wurde ein
von R. eingesandtes Memoir über die
Lepra zur Verlesung gebracht. Er starb
in Trinidad 24. Aug. 1894.

Ralfe, Charles Henry, in London,
geb. 1842 in Indien, studierte am King's
Coll. in London, wurde 1863 Member des
R. C. S. und prom. in Cambridge, war
zuerst House Surgeon im Female Lock
Hosp., dann Arzt in Doncaster, kam
1869 nach London, machte daselbst chem.
Studien, wurde 1880 Assist. Physic. am
London Hosp. und Dozent der Hygiene.
1878 wurde er Fellow des R. C. P., bei
dem er 5 Jahre lang auch Examinator
war; ebenso war er Examinator an den
Univv. Durham und Cambridge. R., der
26. Juni 1896 starb, publizierte verschiedene Arbeiten zur klin. Chemie sowie auf
dem Gebiet der Nierenkrankheiten.

Ramon y Cajal, Santiago, in
Madrid, geb. zu Petilla (Aragonien) 1. Mai
1852, studierte in Saragossa, hauptsächlich
unter Leitung seines Vaters, Prof. der
prakt. Anat. an d. med. Fakultät daselbst,
promovierte 1873, wurde 1881 im Konkurs
Prof. der Anat. in Valencia, 1886 Prof. d.
Histologie in Barcelona und ist seit 1892
in gleicher Eigenschaft in Madrid thätig.
Seine bekannten histol. Arbeiten begann
R. bereits 1881 in Valencia und setzte
sie dann in Barcelona und Madrid fort.
Er verfasste im ganzen über 80 Monographien und Aufsätze, darunter die
selbständigen Werke: „*Manual de anatomia
general*" (Valence 1885) — „*Elementos de
histologia normal*" (Madrid 1892) — „*Les
nouvelles idées sur la fine anatomie du
système nerveux*" (Paris 1894) — „*Manual
de anatomia patologica*" (Barcelona 1890;
2. Aufl. Madrid 1897) — „*Textura del
sistema nervoso del hombre y de los vertebrados*" (1899); ausserdem: „*Estructura del'
asta de Amon y fascia dentata*" — „*La rétine
des vertebrés*" (La cellule 1894) — „*Apuntes
para el estudio del bulbo raguideo*" — „*Estructura de la medula espinal*" — „*Estructura de la cortera cerebral de los pequeños
mamiferos*", sowie zahlreiche im Verein
mit seinen Schülern im mikrogr. Laborat.
d. med. Fakultät zu Madrid entstandenen
Arbeiten, publiziert in „Revista trimestral

micrografica" (1896 bis 98). 1899 hielt
R. an der Clark-Univ. in Worcester (Nordamerika) Vorträge über den Bau des menschlichen Hirns und die neuesten Ergebnisse.

Ranke, Heinrich von, in München,
8. Mai 1830 zu Rückersdorf (Mittelfranken)
geb., hörte auf den Univ. Erlangen, Berlin,
Leipzig, besonders GORUP, JOH. MÜLLER,
ROMBERG, LEHMANN, WUNDERLICH, war
Assistent JOH. MÜLLER's während der Jahre
1849 bis 50, später Assistent HUGO MOHL's
in Tübingen, ging 1854 als Hausarzt am
deutschen Hospital nach London und
diente 1855 bis 56 als Civilarzt im Dienste
der englischen Regierung in Smyrna und
in der Krim. Er promovierte 1851, wurde
Member des Royal Coll. of Surgeons von
England 1855, habilitierte sich in München
1859; seine Ernennung zum Prof. honorarius erfolgte 1863 und die zum Extraordinarius für Kinderheilkunde 1874. 1864
wurde er zum Mitglied des Gesundheitsrates der Stadt München ernannt, 1866
zum Vorstand der Kinderpoliklinik im
Reisingerianum, 1866 zum Direktor der k.
Univ.-Kinderklinik und des HAUNER'schen

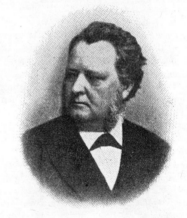

Kinderhosp. Er erhielt den erblichen
Adel 1893. Ausser seiner Dissert.: „*Physiologisch-chemische Untersuchungen über das
Verhalten einiger organischer Stoffe im
menschlichen Organismus*" (Erlangen 1856),
sind aus seinen zahlreichen Arbeiten hervorzuheben: „*Über die Ausscheidung der
Harnsäure beim Menschen*" (München 1858)
— „*Studien zur Wirkung des Chloroforms,*

Aethers, Amylens" (Cbl. f. m. d. W. 1867) —
„Cholera-Infectionsversuche" (Bayer. ärztl.
Intelligenzbl. 1874) — *„Experimenteller
Beweis der Möglichkeit der Selbstentzündung
des Heues"* (LIEBIG's Annal., CLXVII) —
„Zur Aetiologie der Spina bifida" (J. f. K.
1878 und Ctlztg. f. K.) — *„Über Intubation
des Kehlkopfs"* (M. m. W. 1889) — Broschüren
und Vorträge zur Münchener Kanalisation,
„Hochäcker-Untersuchungen" (Beiträge z.
Anthropologie und Urgeschichte Bayerns)
und besonders zahlreiche Arbeiten und
Studien aus dem Gebiete der Kinderheilk.,
die teils im J. f. K., teils in der M. m. W.
veröffentlicht wurden.

Ranke, Johannes, jüngerer Bruder
des Vorigen, zu Thurnau (Oberfranken)
23. Aug. 1836 geb., besuchte die Univ.
München, Tübingen, Berlin, Paris (LIEBIG,
BISCHOFF, LEYDIG, VIRCHOW, DU BOIS-REY-
MOND), wurde 1861 promoviert und 1882
zum Ehrendoktor der Philos. durch die
Münchener Univ. ernannt. Seine Habilitation (für Physiol.) bewirkte er 1863;
1869 wurde er zum a. o. Prof., 1886 zum
ersten ord. Prof. für Anthropologie ernannt. R. ist Chefredakteur des Archivs
für Anthropologie, hat in seiner Forscher-
laufbahn als Anthropolog eine Reihe
grösserer Auszeichnungen erhalten und
fungiert als ständiger Sekretär der deutschen
anthropolog. Gesellsch. Seine med. Hauptarbeiten sind: *„Tetanus"* (Leipzig 1865) —
„Die Lebensbedingungen der Nerven" (Ib.
1868) — *„Die Blutvertheilung und der
Thätigkeitswechsel der Organe"* (Ib. 1871) —
„Physiologie des Menschen" (4. Aufl.) —
*„Beiträge zur physischen Anthropologie der
Bayern"* (München 1883 bis 92) — *„Der
Mensch"* (2. Aufl. Leipzig 1894). Er ist
Redakteur des *„Archivs f. Anthropologie",*
der *„Beiträge zur Anthropologie und Ur-
geschichte Bayerns"* und des *„Correspon-
denzblattes der deutschen anthropolog.
Gesellsch.",* seit 1889 Direktor der anthro-
pologisch-prähistorischen Sammlung des
Staates in München.

Ranke, Hans Rudolph, geb. 31.
Mai 1849 zu Kaiserswerth a. Rh., studierte
in Bonn und Halle a. S., unter RICHARD
VON VOLKMANN, dessen Assistent er lange
Jahre war, promovierte daselbst 1874 mit der
Diss. *„Über Luxationen an den Lenden-*
wirbeln", habilitierte sich 1876 als Privatdozent in Halle *(„De pressione intra-arti-
culari genus experimentorum pars prior")*
und wurde 1878 als ord. Prof. der Chirurgie
nach Groningen berufen (Antrittsrede:
*„Die Umwandlungen in der Chirurgie durch
Einführung der Antisepsis"),* wo er jedoch
bereits nach längerer Krankheit Januar
1887 starb. Nach DANIELS (im älteren
Lexikon) war R. ein ausgezeichneter Lehrer,
der sich um sein neues Vaterland durch
Förderung der antisept. Wundbehandlung,
sowie durch testamentar. Überlassung seiner
kostb. chir. Bibliothek an d. Groninger Univ.
verdient gemacht hat. Er veröffentlichte
verschiedene Aufsätze im Cbl. f. Ch., A.
f. kl. Ch., D. Z. f. Ch., D. m. W., B. k.
W. u. in verschiedenen Verhandlungen des
deutschen Chirurgen-Kongresses, in der
Naturforscherversammlung; auch sind
unter seiner Leitung einige verdienstvolle
chir. Dissert. durch seine Schüler verteidigt worden.

Ranvier, Louis-Antoine, in Paris,
geb. 2. Okt. 1835 zu Lyon, promovierte 1865,
wurde Directeur adjoint am histol. Laborat.
d. Coll. de France, 1875 Titular-Professor
des eigens für ihn eingerichteten Lehrstuhls d. allg. Anat., 1886 Mitgl. d. Akad.
d. Med. und 1887 Mitgl. d. Institut. Er
verfasste u. a.: *„Considérations sur le développement du tissu osseux et sur les lésions
élémentaires des cartilages des os"* (1865) —
„Manuel d'histologie pathol." (zus. mit VICTOR
CORNIL, 1869 bis 72, 2 voll., 2. éd. 1880 bis
81) — *„Traité technique d'histologie"* (1875
2. éd. 1882); ferner: *„Observations pour
servir à l'histoire de l'adénie"* (1868) —
*„École pratique des hautes études. Labora-
toire d'histol., travaux des années 1874—88,*
(fasc. I—VII) — *„Leçons d'anat. gén. faites
au Coll. de France"* (1880) — *„Leçons d'anat
gén. sur le système musculaire"* (1880) u. a. m.

Rapmund, Otto, in Minden, geb.
in Zörbig (Reg.-Bez. Merseburg) 16. April
1845, studierte und promovierte 1868 in
Halle, wurde 1869 approbiert, machte den
Feldzug 1870/71 als Assistenzarzt mit,
praktizierte in Rahden, seit 1874 als Kreiswundarzt in Luebbecke, seit 1876 als Kreisphysikus in Nienburg, wurde 1886 Reg.-
und Med.-Rat in Aurich und ist in gleicher
Eigenschaft seit 1890 in Minden mit dem

Charakter als Geh. Med.-Rat. Schriften: „*Das Reichsimpfgesetz nebst Ausführungsbestimmungen*" (Berlin 1888) — „*Das Gesetz vom 9. März 1872 betr. die Medicinalbeamten für die Besorgung gerichtsärztlicher Geschäfte*" (Ib. 1889) — „*Aerztliche Rechts- und Gesetzeskunde*" (im Verein mit DIETRICH, Merseburg, Leipzig 1898 ff.). R. begründete 1888 im Verein mit MITTENZWEIG u. SANDER die Ztschr. f. Medizinalbeamte, rief 1883 den preuss. Medizinalbeamtenverein ins Leben, dessen Schriftführer er bis 1893 war, seitdem dessen Vorsitzender, und veröffentlichte ausserdem zahlreiche Journalaufsätze zur prakt., gerichtl. Med. und über das preussische Medizinalwesen.

Rauber, August, geb. zu Obermoschel in der Pfalz 22. März 1841, studierte unter BISCHOFF und RUEDINGER in München, wurde 1865 Dr. med. und Assistent an der anat. Anstalt daselbst. Nachdem er sich 1869 habilitiert, ging er 1872 als Prosektor nach Basel und bald darauf mit HIS nach Leipzig. 1873 wurde er a. o. Prof.; 1875 gab er das Prosektorat auf. Seit 1886 wirkt er als ord. Prof. der Anat. und Direktor der anat. Anstalt an der Univ. zu Dorpat. R. hat veröffentlicht: „*Vater'sche Körperchen der Bänder- und Periostnerven und ihre Beziehung zum sog. Muskelsinne*" (Inaug.-Diss., Neustadt a. H. 1865) — „*Untersuchungen über das Vorkommen und die Bedeutung der Vaterschen Körperchen*" (München 1867) — „*Elasticität und Festigkeit der Knochen*" (Leipzig 1876) — „*Über den Ursprung der Milch und die Ernährung der Frucht im Allgemeinen*" (1879) — „*Urgeschichte der Menschen*" (Leipzig 1884, 2 Bde.) — „*Homo sapiens ferus*" (Ib. 1885) — „*Über die Bedeutung der wissenschaftlichen Anatomie*" (1886) — „*Altas der Krystallregeneration*" (4 Bde. 1896 u. 97) — „*Die Aufgaben des Lebens*" (1896) — „*Lehrbuch der Anatomie des Menschen*" (2 Bde., 5. Aufl. 1897, 98). Ausserdem einige Abhandlungen in verschiedenen Zeitschriften.

Rauch, John, in Chicago, Ill., geb. in Lebenon, Pa., 4. Sept. 1828, besuchte die Universität zu Philadelphia, wurde hier Dr. med. 1849, begann 1850 in Burlington, Jowa, zu praktizieren, lenkte 1850 bis 51 seine Aufmerksamkeit auf die Beziehungen des Ozons zu Krankheiten und machte darüber gründl. Untersuchungen. Ferner bewirkte er beim Kongress die Errichtung zweier Marine-Hospitäler an der Westküste von Amerika (in Galena und Burlington), deren Notwendigkeit sich gerade während einer Cholera-Epidemie herausgestellt hatte. 1855 bis 56 unterstützte er Prof. AGASSIZ bei der Sammlung des Materials zu seinem Werk: „The natural history of the United States" und brachte eine bedeutende Kollektion von Objekten aus den Gegenden am oberen Mississippi und Missouri speziell auf dem Gebiete der Ichthyologie zu Stande. 1870 besuchte er die Minendistrikte von Süd-Amerika zum Studium der dortigen sanitären Verhältnisse. Während seines dortigen Aufenthalts sammelte er gleichfalls eine grosse Anzahl naturwissenschaftlicher Objekte, die er der Chicago Academy of Nat. Sc. überliess. Er veröffentlichte: „*On the medical and economical botany of the state*", eine Beschreibung von AGASSIZ' naturwissenschaftl. Sammlungen in SILLIMAN's Journal of Natural Sciences — „*Intramural interments and their influence on health and epidemics*" — „*Texas cattle disease*" — „*On drainage*" — „*The Chicago river and the public parks*" — „*Sanitary history of Chicago*", sowie mehrere botan. Abhandlungen. Seit 1859 Prof. der Arzneimittellehre und med. Botanik am Coll. of Pharmacy in Chicago, starb R. 25. März 1894.

Rauchfuss, Karl, zu St. Petersburg, geb. daselbst 27. Nov./9. Dez. 1835, studierte auch dort 1852 bis 57, widmete sich seit 1859 der Pädiatrie, seit 1860 der Laryngologie. 1858 bis 68 war er Prosektor und Arzt am Findelhause, seit 1869 ist er Direktor und Oberarzt des Kinderhospitals des Prinzen Peter von Oldenburg in St. Petersburg und leitet seit 1875 die pädiatrische Klinik der höheren med. Frauenkurse. Seit 1876 ist er kaiserl. russ. Leibpädiater. Er leitete Bau und Einrichtung des genannten Kinderhospitals (1867 bis 69) und des St. Wladimir-Kinderhospitals in Moskau (1874 bis 76) und führte in beiden das Prinzip strenger Isolierung der kontagiösen Erkrankungen in Hospital und Poliklinik durch. Monographie: „*Über die ange-*

borenen Verschliessungen des Aortenostiums" (1869, russisch). Abhandlungen über:
„Kinderheilanstalten" — „Die Kehlkopfkrankheiten der Kinder" — „Die angeborenen Entwicklungsfehler und die Fötalkrankheiten des Herzens" (GERHARDT'S Handbuch der Kinderkrankh., 1877 bis 78); ferner schrieb er: „Über Thrombose des Ductus Botalli" — „Thrombose und Embolie der Lungenarterien im Säuglingsalter" — „Angeborene Aortenstenose" (VIRCHOW'S Archiv, 1859, 60) — „Über Laryngochirurgie" (Petersb. med. Zeitschr., 1861) — „Thyreotomie wegen Larynxtumor" (Ib. 1864) — „Über Gelenkentzündung im Säuglingsalter" (Ib. 1863) — „Über angeborene Herzfehler" (Ib. 1864, 75) — „Über Croup" (Jahrb. für Kinderheilkunde, 1885).

Rawitz, Bernhard, in Berlin, geb. in Ostrowo als Sohn eines hervorr. militärärztl. Schriftstellers 23. Aug. 1857, studierte in Berlin, promovierte 1879, war 1880 bis 83 Militärarzt in Metz, arbeitete 1887 bis 88 und 1890 auf der zool. Station in Neapel, 1892 bis 98 in Rovigno, machte 1897 und 99 wissenschaftl. Reisen in Tromsö, Soervaer (auf Sörö), im Troldfjord (auf Rolfsö) und den Bäreninseln zum Studium der Cetaceen und ist seit 1889 für Anat. und vergl. Anat. in Berlin habilitiert. Schriften: „Leitfaden für histol. Untersuchungen" (2. Aufl. Jena 1895) — „Grundriss der Histologie" (Berlin 1894) — „Compendium der vergl. Anat." (Leipzig 1893) — „Centralnervensystem der Acephalen" (Jena 1887) und zahlreiche Einzelabhandlungen zur vergl. Anat. und Histologie, Rede für die Vivisektion, zool. Artikel in GAD'S propäd. Lex. etc.

Raymond, Fulgence, in Paris, geb. zu St. Christophe (Indre-et-Loire) 29. Sept. 1844, studierte in Paris, hauptsächlich als Schüler von VULPIAN, promovierte 1876, wurde 1880 Agrégé, wirkt seit 1894 als Nachfolger von CHARCOT an der Salpêtrière, ist Mitglied der Acad. de méd. in Paris und veröffentlichte: „Conférences de clinique méd. de l'Hôtel-Dieu" — „Clinique méd. de la Charité" (VULPIAN) — „Tabes" — „Danse de St.-Guy" — „Embolie" — „Tétanie" — „Paralysie dans l'urémie" — „De la folie urémique" — „Des myelites tuberculeuses" —

„Des hémorrhagies dans la fièvre typhoide" — „Étude expérimentale sur la tuberculose" — „Des lésions de l'insula de Reil" — „De l'hémichorée symptomatique" — „Anat. path.

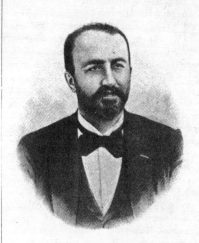

du système nerveux etc." (1885) — „Étude des maladies du système nerveux en Russie" (Bericht a. d. Minist. 1888) — „Maladies du système nerveux: Atrophies musculaires etc." (1889) u. a. m.

Raynaud, Maurice, geb. 1834, studierte in Paris, promovierte 1862 mit der These: „Sur l'asphyxie locale et la gangrène symétrique des extrémités" und mit den Schriften: „De Asclepiade, Bithyno, medico ac philosopho" und „Les médecins au temps de Molière" zum Dr. des lettres, wurde 1865 Médecin des hôpitaux, 1866 Agrégé der Fakultät mit den Arbeiten: „Sur les hyperhémies non phlegmasiques" und „De la revulsion", 1879 Mitglied der Acad. de méd., hielt vertretungsweise Vorlesungen an der Univ., sowie am Hôp. Lariboisière und an der Charité mit grossem Erfolge, starb aber plötzlich im besten Mannesalter 29. Juni 1881. Ausser den genannten litter. Arbeiten rühren von R. noch her ein Vortrag in der Acad. de méd.: „Sur l'infection et l'immunité vaccinales"; ferner der Aufsatz: „Sur le traitement du rhumatisme cérébral par les bains froids" sowie: „Sur la salive d'un enfant mort de la rage"; letztere Arbeit ist das Resultat von in

Gemeinschaft mit PASTEUR und LANNE-
LONGUE angestellten Untersuchungen.

Recklinghausen, Friedrich
Daniel von, in Strassburg, geb. 2. Dez.
1833 in Gütersloh in Westf., studierte
1852 bis 55 in Bonn, Würzburg, Berlin,
promovierte hier 1855 („*De pyaemiae
theoriis*"), trieb dann noch 3 Semester
unter VIRCHOW path.-anat. Studien, unternahm eine Reise nach Wien, Rom und
Paris, war 1858 bis 64 Assistent am path.
Institut in Berlin, wurde 1865 ord. Prof.
der pathol. Anatomie in Königsberg und
bereits ½ Jahr später nach Würzburg
berufen, von wo er 1872 an die neu begründete Univ. Strassburg übersiedelte.
R. entdeckte die mit den weissen Blut-
und Lymphkörperchen identischen „Wanderzellen" des Bindegewebes, beobachtete
in der von ihm selbst erfundenen sogen.
„feuchten Kammer" die Gestaltsverände-
rung und amöboide Bewegung der Eiterzellen im lebenden Zustande, wodurch er
der Entzündungslehre ihre heutige Grund-

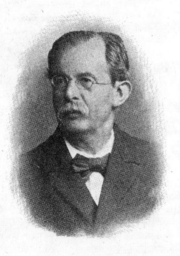

lage gab. Er entdeckte ferner das Verhältnis der Lymphgefässe zum Bindegewebe und die Stomata der sich in oberflächlichen Netzen verzweigenden Lymphgefässe im Bauchfell, durch welche diese
Flüssigkeiten etc. aus der Bauchhöhle
direkt aufsaugen können. Von Publikationen R.'s seien angeführt: „*Die Lymphgefässe und ihre Beziehung zum Bindegewebe*" (Berlin 1861) — „*Mikrophoto-
graphien nach pathol.-anat. Präparaten*"
(zus. mit P. MEYER, Strassburg 1878 ff)
— „*Über die multiplen Fibrome der Haut
und ihre Beziehung zu den multiplen Neuromen*" (Festschr., Berlin 1882) — „*Handbuch der allgem. Pathol. des Kreislaufs und
der Ernährung*" (in BILLROTH und LÜCKE,
D. Chir., Stuttgart 1883) — „*Untersuchungen über die Spina bifida*" (Berlin 1886).

Reclam, Karl Heinrich, bekann-
ter Hygieniker und populär-med. Schriftsteller zu Leipzig, geb. daselbst 18. Aug.
1821, studierte in Leipzig, Prag, Wien
und Paris, wurde 1846 in Leipzig Dr. mit
der Diss.: „*De plumarum pennarumque
evolutione disquis. microsc.*", 1858 Privatdozent, 1860 Prof. e. o. der Med. in Leipzig, war seit 1877 auch Polizeiarzt und
hat sich litterar. vorzugsweise mit der Gesundheitspflege in vielen Schriften beschäftigt, von denen wir anführen:
„*Nahrungsmittel und Speisewahl*" (Leipzig
1855) — „*Experiment. Unterss. über die
Ursache der Chylus- und Lymphbewegung
und der Fettresorption*" (Ib. 1858) —
„*Geist und Körper in ihren Wechselbeziehungen*" (Ib. 1859) — „*Das Buch der
vernünftigen Lebensweise*" (Ib. 1863; 2. Aufl.
1876) — „*Des Weibes Gesundheit und
Schönheit*" (Ib. 1864) — „*Der Leib des
Menschen*" (Stuttg. 1870; 2. Aufl. 1877)
u. s. w. Ausserdem redigierte er 1858
bis 61 den „Kosmos", 1869 bis 70 die
„Deutsche Vrtljhrsschr. f. öff. Gesundheitspfl.", seit 1875 die „Gesundheit". Auch
für die Einführung der Leichenverbrennung in Deutschland hat er sich besonders
interessiert. Er starb 6. März 1887.

Reclus, Paul, in Paris, geb. 17.
März 1847 zu Orthez (Basses-Pyrénées),
studierte und prom. 1876 in Paris, wurde
dort 1879 Hospitalchirurg, 1880 Agrégé,
1895 Prof. der Fakultät und Mitgl. der
Acad. de méd. Schriften: „*Du tubercule
du testicule et de l'orchite tuberculeuse*" (1876)
— „*De la syphilis du testicule*" (1882) —
„*Clinique et critique chirurgicale*" (1884)
— „*Manuel de pathologie externe*" (1885)
u. v. a.

Reczey, Emerich, Budapest, daselbst 28. Aug. 1849 geb. und ausgebildet, 1884 bis 92 Primararzt einer chir. Abteil. des Kommunalspitals und seit 1892 o. ö. Prof. der Chir. an der Univ., veröffentlichte: „*Bösartige Neoplasmen der Knochen*" (1875) — „*Echinokokken der Knochen*" (1876) — „*Von der Nierenexstirpation*" (1882) — „*Subcutane Nierenrupturen*" (1888) — „*Wundbehandlung ohne Drains*" (1890) — „*Chir. tuberculöse Erkrankungen*" (1890) — „*Plastische Operationen*" (1894), ausserdem die Kapitel über Harnorgankrankheiten in Bd. V des grossen ungar. Handb. f. spez. Pathol. und Ther. (1898) und zahlreiche andere Artikel in ungar. Sprache. R. ist Mitherausgeber der v. BRUNS'schen Beitr. z. klin. Chir., seit 1896 Präsident des Budapester k. ungar. Ärztevereins, des Vereins der Spitalärzte, seit 1897 ord. Mitgl. des ungar. Landessanitätsrats und des Sanitätsausschusses der Ungar. Roten-Kreuz-Vereine. 1886 bis 88 war R. Redakteur des „Orvosi Hetilap".

Reese, John James, Prof. emer. der gerichtl. Med. und Toxikologie an den Med. and Legal Departments der Univ. zu Philadelphia, 16. Juni 1818 in Putnam Co., Ga., geb., studierte in seiner Vaterstadt und wurde 1839 graduiert. Seitdem praktizierte er in Philadelphia, war 1865 bis 91 Prof. der gerichtl. Med., auch Physician des St. Joseph's Hosp. und starb 4. Sept. 1892. Ausser zahlreichen Journalaufsätzen veröffentlichte R.: „*Analysis of physiology*" — „*American medical formulary*" — „*Manual of toxicology*" und veranstaltete die 7. amerik. Auflage von TAYLOR's „*Medical jurisprudence*".

Regnard, Paul, in Paris, geb. 7. Nov. 1850 in Châtillon-sur-Marne (Côte d'Or), studierte in Paris, wurde 1874 Interne des hôp., 1878 Dr. med., wurde 1879 Prof., Mitgl. d. Acad. de méd. 1895. Er publizierte: „*Iconographie de la Salpêtrière*" (1875) — „*Pathologie des combustions respiratoires*" (1878) — „*Les conditions physiques de la vie dans les eaux*" (1891) — „*La cure d'altitude*" (1898) — „*Les maladies epidémiques de l'esprit*" (1886) — „*Action de l'eau à haute pression sur la vie*" —

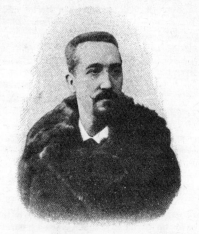

„*Étude sur le coup de chaleur*" — „*Explication de la métallothérapie*" — „*Action de l'eau oxygenée sur la vie*".

Regnaud, Jules, Pharmakolog und Ehren-Prof. an der med. Fakultät in Paris, studierte daselbst, wurde 1847 Doktor und Agrégé, 1855 Dr. phil., 1856 Prof. der Physik an der pharmaz. Schule,

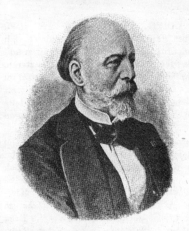

1859 Chefapotheker der Zentral-Hospitalapotheke und Prof. der Pharmakol. bei der med. Fakultät als Nachfolger seines Schwiegervaters SOUBEIRAN, trat 1892 zurück und starb 9. Febr. 1895. R. ist Verfasser zahlreicher wichtiger Arbeiten zur Pharmakologie.

Rehfisch, Eugen, in Berlin, geb. in Kempen 1862, studierte in Berlin und Würzburg, promovierte 1888, war 1893 bis 95 Assistent bei L. CASPER und publizierte: „*Der Selbstmord. Eine kritische Studie*" (mit Vorwort von MENDEL, Berlin 1893) — „*Neuere Unters. über die Physiologie der Samenblase*" (D. m. W. 1896) — „*Samenblasen. Anatomie, Physiologie und Pathologie*" (Encyklopäd. Jahrbb. V) — „*Ueber den Mechanismus des Harnblasenverschlusses und der Harnentleerung*" (VIRCHOW's Arch., CL, 1897) — „*Ueber die Innervation der Blase*".

Rehn, Louis Wilhelm Carl, in Frankfurt a. M., geb. zu Allendorf a. d. W. 13. April 1849, studierte und promovierte 1875 in Marburg, ist seit 1886 Chefarzt der chir. Abt. des städt. Krankenhauses in Frankfurt a. M. Schriften: „*Über morb. Based. und dessen Heilung durch Operation an der Schilddrüse*" — „*Ein Fall von Magenruptur und dessen Heilung durch Operation*" — „*Tracheostenose durch hypertroph. Thymus und Heilung durch Operation*" — „*Über penetrirende Herzverletzungen und Herznaht*" — „*Über Blasengeschwülste bei Farbarbeiten*" — „*Über Operation am Brusttheil der Speiseröhre*".

Reich, Eduard, in Scheveningen, geb. 6. März 1836 zu Strimelice, widmete sich dem Studium der Naturwissenschaften und der Med. und wurde Doktor der letzteren, war dann Assistent im chem. Laboratorium von C. G. LEHMANN in Jena und hielt als solcher bereits Vorlesungen; 1857 siedelte er nach Marburg, 1859 nach Göttingen über, habilitierte sich 1860 an der Univ. Bern als Dozent, ging aber schon im nächsten Jahre nach Strassburg und von da nach Gotha, wo er schriftstellerisch mehrere Jahre thätig war. Er hatte an selbständigen Schriften verfasst: „*Medicinische Chemie*", auch u. d. T.: „*Lehrbuch der Chemie, für Studirende u. s. w.*" (2 Bde., Erlangen 1857, 58) - „*Lehrb. der allgem. Aetiologie und Hygiene*" (Ib. 1858) — „*Die Nahrungs- und Genussmittelkunde, historisch, naturwissenschaftlich und hygienisch begründet*" (2 Bde., Göttingen 1860 bis 61) — „*Zur Staatsgesundheitspflege. Ernste Worte an die bürgerliche Gesellschaft*" (Leipz. 1861) — „*Volks-Gesundheitspflege*" (Koburg 1862; 2. Aufl. 1866) — „*Geschichte und Gefahren der Fruchtabtreibung*" (3. Aufl. Leipzig 1897) — „*Criminalität u. Altruismus*" (Arnsberg 1900, 2 Bde.) u. zahlreiche ähnliche, halb oder ganz populäre Schriften aus dem Gebiete der Hygiene, Anthropologie, Sozialmedizin u. s. w. Ausserdem zahlreiche Aufsätze, meistens in populärmed., polit., aber auch med. Zeitschriften u. s. w. Wegen einer polit. Abhandlung war er 1866, nachdem er 1865 nach Olmütz zurückgekehrt war, eine Zeit lang in Haft, verliess dann aber wieder Österreich und lebt gegenwärtig in Scheveningen.

Reich, Nicolaus, geb. 25. Juli 1851 in Zsánibék, absolvierte seine Studien in Wien und Budapest, promovierte daselbst 1879, war 1880 Praktikant neben KORANYI. Nach einer mit Staatsstipendien absolvierten Studienreise, welche ihn nach Wien, Leipzig, Berlin, Kopenhagen und Stockholm führte, errichtete er 1881 in Budapest die erste Anstalt für med. Gymnastik und Massage, mit ZANDER'schen Einrichtungen und Apparaten für thermale Therapie. Mangels eines Lehrstuhles für die genannte Disziplin an der Univ. Budapest hält R. Kurse, welche von zahlreichen Ärzten des In- und Auslandes besucht waren. Nebst Vorträgen und Demonstrationen publizierte er: „*Mechanotherapie der Bauchorgane*" (1893) — „*A massage és gyógygymnastika alkalmazása gyógyfürdőinkben*" (1895) — „*Der Thermoaërophor*" (Mitt. über eine neue Form der Heissluftbehandlung, 1898) — „*Thermale Behandlungsmethoden in der Budapester Zanderanstalt*" (1900).

Reichel, Friedrich Paul, zu Chemnitz, geb. zu Breslau 23. Dez. 1858 wurde 1881 approbiert, 1882 Dr. med., war 1881 bis 85 Assistent der chir. Univ.-Klinik in Breslau (unter FISCHER), 1885 bis 88 Assistent an der Univ.-Frauenklinik in Berlin (unter SCHROEDER und OLSHAUSEN), 1888 bis 92 Assistent an der chir. Univ.-Klinik in Würzburg (unter SCHÖNBORN). 1889 habilitierte er sich in Würzburg für Chirurgie, ging 1896 nach Breslau, wurde hier von der Univ. als Privatdozent übernommen und war als Vertrauensarzt der Invaliditäts- und Altersversicherungsanstalt der Provinz Schlesien thätig. Seit 1898 ist er Chefarzt und Oberarzt der chir.-gynäkol. Abteilung am Stadtkrankenhause in Chemnitz. Litterar. Arbeiten: "Beiträge zur Morphologie der Mundhöhlendrüsen der Wirbelthiere" (Morphol. Jahrb. VIII) — "Casuist. Beiträge zur Darmresektion und Darmnaht" (D. Z. f. Chir. XIX) — "Die Lehre von der Brucheinklemmung. Klin.-experiment. Studie" (Stuttgart 1886) — "Die Entwicklung des Dammes und ihre Bedeutung für die Entstehung gewisser Missbildungen" (Ztschr. f. Geb. u. Gyn. XIV) — "Ileus nach vaginaler Totalexstirpation des Uterus" (Ib. XV) — "Über das gleichzeitige Vorkommen von Carcinom des Uteruskörpers und des Eierstockes" (Ib.) — "Beiträge zur Aetiologie und chir. Therapie der septischen Peritonitis" (D. Z. f. Chir. XXX) — "Über Immunität gegen das Virus von Eiterkokken" (v. LANGENBECK's Archiv XLII) — "Über Tuberkulose der Diaphysen der langen Röhrenknochen" (Ib. XLIII) — "Zur Pathologie des Ileus und Pseudoileus" (D. Z. f. Chir. XXXV) — "Die Entwicklung der Harnblase und Harnröhre" (Verh. d. phys.-med. Ges. zu Würzburg XXVII) — "Die Entstehung der Missbildungen der Harnblase und Harnröhre" (v. LANGENBECK's Arch. XLVI) — "Zur Aetiologie u. Therapie der Eiterung" (Ib. XLIX) — "Zur Nachbehandlung nach Laparotomien" (Ib. L) — "Lehrbuch der Nachbehandlung nach Operationen" (Wiesbaden 1897) — "Die Abschätzung der Erwerbsfähigkeit" (Ib. 1898). Ausserdem mehrere kleinere Abhandlungen, Referate, Jahresbericht über die Verletzungen und Krankheiten der Nieren und Harnleiter für 1895, 96, 97.

Reichert, Karl Bogislaus, geb. 20. Dez. 1811 zu Rastenburg, studierte in Königsberg, hauptsächlich unter K. E. v. BAER, sowie an dem med.-chir. Friedrich Wilhelms-Institut zu Berlin, welcher Anstalt er stets eine grosse Pietät bewahrte, promovierte 1836 mit der sehr bemerkenswerten Diss.: "De embryonum arcubus sic dictis branchialibus" und erhielt, auf Verwendung ALEXANDER v. HUMBOLDT's von seinen militär. Verpflichtungen entbunden, nach HENLE's Abgang die Prosektur am Berliner anat. Institute unter JOH. MUELLER. Bereits 1843 wurde er als ord. Prof. der menschl. und vergl. Anat. nach Dorpat berufen, von wo aus er in rege Verbindung mit K. E. v. BAER, damals in Petersburg, trat und wo für ihn eine Zeit fruchtbarster Wirksamkeit und regsten Schaffens begann. Er lieferte wie WALDEYER im älteren Lex. hervorhebt, die histol. Jahresberichte in MUELLER's Archiv, sowie mehrere grössere monograph. Werke und gab Anregung zu zahlreichen, zum Teil sehr wertvollen Dissertationen, unter denen vor allem das ihm gewidmete REISSNER'sche Werk: "De auris internae formatione" (Dorpat 1851) genannt sein möge. 1853 wurde er, an TH. v. SIEBOLD's Stelle, zum Direktor des physiol. Institutes in Breslau ernannt und

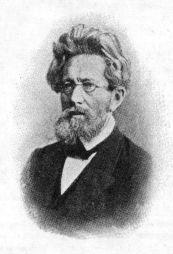

1858 als seines Lehrers JOH. MUELLER Nachf. nach Berlin berufen, in welcher Stellung er bis zu seinem 21. Dez. 1883 erfolgten Tode verblieb. — R.'s Verdienste liegen vorzugsweise auf dem Gebiete der Entwickelungsgeschichte und Histologie, zu deren eifrigsten und erfolgreichsten Förderern er gezählt werden muss. Als wesentlichste Ergebnisse seiner, von WALDEYER im älteren Lex. zitierten Arbeiten bezeichnet dieser: "Die Einführung der Zellenlehre in die Embryologie mit dem positiven Nachweise (für den Frosch), dass die Furchungskugeln Zellen werden und dass alle späteren Organbestandteile sich von den Furchungszellen ableiten lassen; ferner die Feststellung der Keimblätter und Primitivanlagen bei den Batrachiern und eine genauere Schilderung derselben beim Hühnchen, namentlich in histol. Beziehung; den Nachweis der Deckschicht bei den Batrachiern, die er aber auch für die Vögel annahm (Umhüllungshaut, REICHERT); die genauere Feststellung der Umbildungen der Kiemenbögen, der Entwickelung des Amphibienschädels, die Aufstellung der Bindesubstanzgruppe in der 1845 in Dorpat erschienenen Schrift". Die menschl. deskript. Anatomie bereicherte er mit einem Werke über das Gehirn und seiner Arbeit über *„Die feinere Anatomie der Gehörschnecke"* (1864). Auch vergl.-anat. Themata hat R. bearbeitet. Eine ausführlichere Würdigung dieser, sowie der übrigen Leistungen R.'s findet sich im älteren Lex. und rührt von WALDEYER her.

Reichert, Max, zu Berlin, geb. zu Bromberg 7. Juni 1845, Neffe d. Vorigen, studierte in Berlin, wurde 1869 promoviert, war 1870/71 während des Krieges Feldassistenzarzt bezw. Assistenzarzt im 1. Garde-Regiment zu Fuss, 1874/75 Assistenzarzt bei v. BRUNS an der chir. Univ.-Klinik zu Tübingen, seit 1876 Spezialarzt für Hals- und Nasenleiden zu Rostock, siedelte als solcher 1887 nach Berlin über, wurde 1893 Sanitätsrat und praktiziert hier als Spezialarzt für Kehlkopf-, Ohr- und Nasenleiden. Litterar. Arbeiten: *„Beiträge zur Entwicklungsgeschichte der Zahnanlage"* (REICHERT u. DU-BOIS' Arch. 1869) — *„Zur Radicaloperation der Varicocele"* (v. LANGENBECK's Archiv, XXI) — *„Eine neue Methode zur Aufrichtung des Kehldeckels bei laryngoskop. Operationen. Ein Beitrag zur Mechanik des Kehlkopfes"* (Ib. XXIV, 1879) — *„Eine neue örtliche Behandlung der chronischen Lungentuberkulose und der chronischen Bronchitis"* (D. A. f. kl. M. 1885) — *„Ueber die locale Anwendung der Kampfersäure"* (D. m. W. 1888) — *„Ueber die laryngoskop. Behandlung circumscripter chronischer Entzündungen der Kehlkopfschleimhaut nebst Demonstration eines neuen Kehlkopfmessers"* (Verh. der Naturf.-Vers. Bremen 1890) — *„Ueber die chronische Schleimhautentzündung des Siebbeines und ihre Beziehung zum Empyem der Siebbeinzellen und der Oberkieferhöhle"* (W. kl. Rundschau 1897).

Reinhard, Hermann, zu Dresden, geb. daselbst 15. Nov. 1816, studierte in Leipzig, Wien, Paris, wurde 1840 promoviert, war seit 1845 prakt. Arzt in Bautzen, 1855 bis 65 zugleich med. Beisitzer der dortigen Kreis-Direktion, 1865 bis 72 Medizinal-Referent im k. Ministerium des Innern, seit 1872 Präsident des k. sächs. Landes-Medizinal-Kollegiums und starb 10. Jan. 1892. Er gab heraus eine Sammlung der sächs. Medizinalgesetze (1874, Nachtrag dazu 1880; 2. Aufl. 1887), Jahresberichte über das sächs. Medizinalwesen seit 1873 und verfasste mehrere, die Hyg. betreff. Journal-Artikel, auch solche entomolog. Inhalts in Fachzeitschriften, endlich auch: *„Das Microscop und sein Gebrauch für den Arzt"* (1884).

Reinhold, Heinrich, in Hannover, geb. 1862 in Barmen, studierte hauptsächlich als Schüler von BÄUMLER in Freiburg und promovierte daselbst 1886 (*„Pathol.-anat. Unters. zur Kenntniss der Geschwülste der Zirbeldrüse"*), war dann Hilfsarzt an der med. Klinik daselbst, Assistent, 1889 Privatdozent, wurde 1894 Prof. und ist seitdem Oberarzt der inn. Abt. am neuen Stadtkrankenhaus in Hannover. R.'s Arbeiten betreffen den Leberabscess, die Bulbärparalyse und die Lehre von der Miliartuberkulose.

Reliquet, Émile, zu Paris, geb. 5. Febr. 1837 zu Machecoul (Loire-Inférieure), studierte in Nantes und Paris (Schüler von MAISONNEUVE), wurde daselbst 1860 Doktor mit der These: *„De l'uréthrotomie interne"* und hat sich seitdem der Spezialität der Krankheiten der Harnwege gewidmet, über welche er 1865 bis 84 in der École pratique Vorträge hielt. Auch schrieb er über dieselben u. a.: *„Irrigation de l'urètre et de la vessie"* (1866) — *„Traité des opérations des voies urinaires"* (1871) — *„Uréthrotomie externe sans conducteur"* (1873) — *„Faits de phlegmons périvésicaux"* (1878) — *„Hémorrhagies chirurgicales des voies urinaires"* (1878) — *„Coliques spermatiques"* (1879) — *„De la lithotritie rapide"* (1882) — *„Leçons sur les maladies des voies urinaires"* (1885). R. starb 1. Juni 1894.

Remak, Robert, geb. zu Posen 26. Juli 1815, studierte in Berlin, widmete sich frühzeitig unter JOH. MUELLER's Leitung mikroskop. Arbeiten, prom. 1838 mit der Diss.: „*Observationes anatomicae et microscopicae de systematis nervosi structura*", war 1843 bis 47 klin. Assistent SCHOENLEIN's, als welcher er sich mit pathol. und namentlich mit embryol. Untersuchungen beschäftigte, habilitierte sich 1847, nach durch besondere Kabinetts-Order Friedrich Wilhelms IV. erhaltener Erlaubnis, deren er infolge seiner jüdischen Konfession

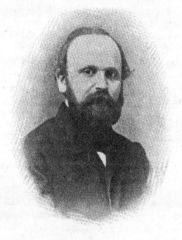

bedurfte, als 1. jüdischer Privatdozent in Preussen an der Berliner Univ., erhielt aber erst 1859 eine a. o. Professur und starb 29. Aug. 1865 in Kissingen. R.'s unsterbliche Arbeiten bewegen sich auf 3 Gebieten, nämlich auf dem der mikroskop. Anat. der Nerven, dem der Embryologie, resp. der Zellenlehre und auf dem Gebiete der Elektrotherapie. Überall hat er Epochemachendes geleistet. Er war der Entdecker des Axencylinders und der seinen Namen führenden Nervenfasern, lehrte die Zusammensetzung der Keimhaut aus 3 Schichten und ihre Bedeutung für die Entwicklung der Hauptsysteme des menschlichen Körpers und führte die Anwendung des konstanten Stromes in die Behandlung der Nervenkrankheiten, spez. die zentrale Applikation auf Gehirn und Rückenmark, ein, die zuerst vielfach auf ihren Nutzen bestritten, später aber als wirkliche Bereicherung der Therapie allgemein anerkannt wurde. Folgende Schriften hat R., ausser der obengenannten Diss. und einer Reihe kleinerer Abhandlungen, in Fachjournalen veröffentlicht: „*Vorläufige Mittheilung mikroskop. Beobachtungen über den inneren Bau der Cerebrospinalnerven u. s. w.*" (MUELLER's Archiv, 1836) — „*Weitere mikroskop. Beobachtungen über die Primitivfasern des Nervensystems der Wirbelsäule*" (FRORIEP's Notizen, 1837) — „*Ueber die zweifelhafte Flimmerbewegung an den Nerven*" (MUELLER's Archiv, 1841) — „*Anat. Beobachtungen über das Gehirn, Rückenmark und Nervensystem*" (Ib.) — „*Bericht über die Fortschritte der Physiologie im J. 1841*" (CANNSTATT's Jahresber., 1842) — „*Die abnorme Natur des Menstrualblutflusses erläutert*" (BUSCH' Zeitschr. für Geburtsk., XIII, 1842) — „*Ueber die Beziehungen der Muskelprimitivbündel*" (MUELLER's Archiv, 1843) — „*Ueber den Inhalt der Nervenprimitivröhre*" (Ib.) — „*Ueber die Entwicklung des Hühnchens im Ei*" (Ib.) — „*Diagnostische und pathogenetische Untersuchungen in der Klinik des G. R. Schoenlein u. s. w.*" (Berlin 1845) — „*Ueber ein selbständiges Darmnervensystem*" (Ib. 1847) — „*Ueber extracellulare Entstehung thierischer Zellen und über die Vermehrung derselben durch Theilung*" (MUELLER's Archiv, 1852) — „*Ueber methodische Elektrisirung gelähmter Muskeln*" (Berlin 1855) — „*Ueber die Enden der Nerven im elektrischen Organe der Zitterrochen*" (MUELLER's Archiv, 1856) — „*Galvanotherapie der Nerven- und Muskelkrankheiten*" (Berlin 1858; französ. von MORPAIN, ib. 1860) — „*Ueber die Theilung der Blutzellen beim Embryo*" (MUELLER's Archiv, 1858) — „*Ueber die embryologische Grundlage der Zellenlehre*" (Ib. 1862).

Remak, Ernst Julius, in Berlin, daselbst als Sohn des Vorigen 26. Mai 1849 geb., studierte in Breslau, Berlin, Würzburg, Strassburg, Heidelberg, promovierte 1870, approb. 1872, war 1873 bis 75 an der Nervenklinik der Charité Assistent von C. WESTPHAL, liess sich dann als Spezialarzt für Nervenkrankheiten und Elektrotherapie in Berlin nieder, habilitierte sich 1877 daselbst und erhielt 1893 den Professortitel. Er veröffentlichte seit 1874 über 50 Originalarbeiten besonders im Arch. f. Psych., D. Arch. f. kl. Med., Ztschr. f. kl. Med., D. Ztschr. f. Nervenheilk., B. kl. W., Neurol. Ctrlbl., D. med. W. Es seien genannt: „*Über zeitliche Incongruenz der Berührungs- und Schmerzempfindung bei Tabes dorsalis*" (1874) — „*Zur Pathogenese der Bleilähmungen*" — (1875) — „*Über die Localisation atrophischer Spinallähmungen und spinaler Muskelatrophien*" (1879, auch als Monographie erschienen) — „*Über das Verhältniss der Sehnenphaenomene zur Entartungsreaction*" (1885) — „*Über neuritische Muskelatrophie bei Tabes dorsalis*" (1887) — „*Alternirende Scolioes bei Ischias*" (1896) — „*Zur Pathologie der Bulbärparalyse*" (1892) — „*Über

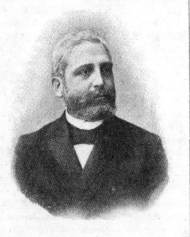

die Definition der Entartungsreaction*" (1894) — „*Über die antiparalytische Wirkung der Elektrotherapie bei Drucklähmungen des Nervus radialis*" (1893) — „*Die neurotonische elektrische Reaction*" (1896). Für EULENBURG's Real-Encyklopädie verfasste R. in drei Aufl. 1880 bis 99 die Artikel Bleilähmung, Elektrodiagnostik, Elektrotherapie, Neuritis, Radialislähmung, Spinallähmung und bearbeitete für die dritte d. BERGER'schen über Beschäftigungsneurosen. Aus den schon genannten Artikeln ging hervor: „*Grundriss der Elektrodiagnostik und Elektrotherapie für praktische Ärzte*" (Wien 1895). In der NOTHNAGEL'schen Sammlung XI, III. Teil, III Abt., erschien 1899: „*Neuritis und Polyneuritis*" I. Hälfte.

Rendu, Henri, in Paris, wurde daselbst 1873 Doktor, 1878 Agrégé, 1897 Mitgl. der Acad. de méd., veröffentlichte ausser zahlreichen Journalartikeln u. a. auch in den Bullet. de la Soc. anat. (seit 1870), deren Redakteur er 1873 bis 74 war, noch: „*Recherches cliniques et anat. sur les paralysies liées à la méningite tuberculeuse*" — „*Des anesthésies spontanées*" (1875) — „*Étude comparative des nephrites chroniques*", Beiträge zum Traité de path. ext. von FOLLIN und DUPLAY u. v. a.

René, Albert, in Atton (Meurtheet-Moselle) 11. Nov. 1852 geb., genoss in Nancy speziell BEAUNIS', in Paris FR. FRANCK's und WECKER's Unterricht. Zum Prof. agrégé de la Faculté de Médecine ernannt, trat er jedoch zurück, weil ihm der Lehrstuhl der Physiologie. den er seit einer Reihe von Jahren vertretungsweise innegehabt hatte, verweigert wurde. Er erwählte alsdann die Augenheilkunde zur Spezialität und liess sich für dieses Fach 1880 in Nancy nieder. Seiner These: „*Sur l'action physiologique de la nicotine*" (Nancy 1877) folgten: „*Études expérimentales sur la vitesse de transmission nerveuse*" (Gaz. des hôp., 1882), die Aggregations-These: „*Développement de l'arbre broncho-pulmonaire*" (Paris 1883) — „*Propriétés physiologiques du muscle cardiaque*" (Paris 1886) — „*Physiologie du muscle cardiaque*" (Archives de Physiologie, 1890) — „*Oncographie rénale*" (Ib. 1894). Ausserdem publizierte er: „*L'ancienne Faculté de Médecine de Pont-à-Mousson: 1592—1768*" (Gazette des Hôpitaux 1881) und zahlreiche kasuistische Mitteilungen ophthalmologischen, therapeutischen und sonstigen Inhalts. Gegenwärtig ist er Prof. der Künstleranatomie und Pflanzenformen an der École des Beaux-Arts zu Nancy.

Renk, Friedrich Georg, geb. zu München 20. Okt. 1850, studierte daselbst wesentlich unter CARL v. VOIT, und MAX v. PETTENKOFER; 1874 approbiert, prom. er 1875 mit einer Diss. über „*Mengen und Zusammensetzung des Auswurfes bei verschiedenen Erkrankungen der Respirationsorgane*" (Z. f. Biol. XI), machte 1876 einen Kursus in der Army Medical-School in Netley mit und wurde nach seiner Rückkehr aus England 2. Assistent am hygien.

Institute v. PETTENKOFER's. Dort habilitierte er sich 1879 für Hyg. mit einer Arbeit „*Über die Permeabilität des Bodens für Luft*" (Ib. XV) und veröffentlichte u. a. eine Monographie: „*Über Kanalgase, deren hygienische Bedeutung und technische Behandlung*" (München 1882), die beiden Abschnitte des Handbuchs der Hygiene von v. PETTENKOFER und v. ZIEMSSEN „*Oeffentliche Bäder*" (1883) und „*Die Luft*" (1886), sowie „*Vergleichende Untersuchungen über Gas- und elektrische Beleuchtung im Münchener Hof- und Nationaltheater*" (A. f. Hyg. III). 1886 und 87 redigierte R. mit KONRAD HARTMANN die hygienisch-technische Zeitschr.: „*Gesundheits - Ingenieur*" und veröffentlichte dort mehrere Abhandlungen über Ventilation, Wasserfiltration etc. Seit jener Zeit ist er Mitherausgeber jener Zeitschrift. 1887 folgte R. einem Rufe nach Berlin als Mitglied des k. Gesundheitsamtes und als Regierungsrat. Mit der Leitung der hygien. Abteilung betraut, veröffentlichte er im 5. Bande der Arbeiten aus dem K. G. A. eine Abhandlung „*Über die Verdampfung und Verstäubung des metallischen Quecksilbers*" und war als Privatdozent an der Univ. thätig. Bereits 1890 wurde er auf Antrag der Fakultät in Halle a. S. als ord. Prof. für dieses Fach berufen und mit der Begründung eines hygien. Instituts betraut. Als Leiter des letzteren gab er nicht nur zahlreichen Schülern Anregung zu wissenschaftlichen Arbeiten, sondern veröffentlichte selbst auch Untersuchungen über den Schmutzgehalt der Milch (M. m. W. 1891), Untersuchungen über indirekte Beleuchtung (Festschr. der Univ. Halle a. S. zum 200. Jubiläum) und Studien über das Verhalten der Cholerabazillen im Eise (Fortschr. der Med. 1893) sowie über die Ausscheidung des Fettes aus dem Emulsionszustande in der sterilisierten Milch (A. f. Hyg., 1893) und über Prostitution in dem „Handbuche der Staatswissenschaften" von CONRAD, LEXIS und LÖNING. 1894 berief die k. sächsische Regierung R., als der Vorst. der 1872 begründeten Zentralstelle für öffentliche Gesundheitspflege in Dresden, Hofrat FLECK, in den Ruhestand trat, an dessen Stelle mit d. Auftrage, das bis dahin rein chem. Institut durch Begründung einer bakteriol. Abteilung zu erweitern und übertrug ihm gleichzeitig die durch den Tod des bekannten Hygienikers, Generalarzt ROTH verwaiste Professur für Hygiene an der technischen Hochschule als ord. Prof. Die Erfüllung aller dieser Aufträge machte die Errichtung eines eigenen hygien. Instituts erforderlich, des ersten an einer technischen Hochschule, mit welchem auch die Zentralstelle für öffentl. Gesundheitspflege verbunden wurde. Eine grosse Anzahl der dort ausgeführten Untersuchungen prakt. und rein wissenschaftl. Natur ist in den Jahresber. des k. s. Landes-Medizinal-Kollegiums ohne Nennung des Autors veröffentlicht; dieser Behörde gehört R. seit seiner Berufung nach Dresden als ordentliches Mitglied an. Viel von sich reden machten die Untersuchungen der Zentralstelle über den Keimgehalt des Dresdener Leitungswassers (Jahresber. des Ver. f. Natur- und Heilk., Dresden 1896), welche zu einer zur Zeit noch nicht ausgetragenen Kontroverse führten. Seit 1897 ist R. auch als ständiger Beirat des Ministeriums des Inneren in hygien. und Medizinalangelegenheiten thätig, in dieser Stellung wurde ihm 1898 der Titel eines Geh. Med.-Rates verliehen. Ausserdem ist er ausserord. Mitglied des kaiserl. Gesundheitsamtes und Mitglied mehrerer gelehrter Korporationen.

Renz, Wilhelm Theodor von, zu Wildbad in Württemberg, geb. 10. Jan. 1834 zu Oberdischingen bei Ulm, als Sohn eines Arztes, studierte 1852 bis 57 in Tübingen, war Assistent bei VIERORDT 3 Jahre lang und 1 Jahr bei VICTOR v. BRUNS, besuchte noch Bern (VALENTIN, VOGT sen.), Heidelberg (NUHN), sowie später Berlin (VIRCHOW). Seine Promotionsschrift: „*Beitrag zur Behandlung der Brüche des Oberschenkels und der Kniescheibe*" erschien als selbständige Arbeit erst 1860. Er war seit 1858 prakt. Arzt in Oberdischingen, dann (1862) in Ehingen a. D. und (1867) in Stuttgart, wurde 1867 zum königl. Hofrat ernannt, 1868 als Kgl. Badearzt nach Wildbad berufen. 1869 zum Geh. Hofrat ernannt, erhielt er 1874 durch den Württemb. Kronenorden den persönlichen Adel. Ursprünglich zum Chirurgen ausgebildet, veröffentlichte er: „*Erste Heilung eines traumat. Gehirnabscesses durch consequente Aspiration des Eiters ohne vorher-*

gegangene Trepanation" (1867) und — bereits in Wildbad thätig: „*Die Spreitzlade, ein prakt. Verband für Schussfracturen des Oberschenkels*" (1874); ferner: „*Die Cur zu Wildbad*" (1869) — „*Das Wildbad im Königreich Württemberg*" (mehrere Aufl.) — „*Historische Briefe über das Wildbad*" (1871); sodann als umfangreicheres historisches Quellenwerk: „*Das Wildbad, wie es ist und war*" (1874) — „*Literatur-Geschichte von Wildbad*" (1881) — „*Wildbad und sein neueröffnetes laues Thermalbad, das König Karl-Bad*" (1883). R. starb 30. Dez. 1896.

Renzi, Salvatore de, geb. 19. Jan. 1800 in Paterno (Königr. Neapel), anfangs für den geistl. Stand bestimmt, studierte Med. unter Leitung von FALCETTI aus Apice bei Benevent, hörte 1818 in Neapel die Vorlesungen von VULPES und besuchte die Klinik von RONCHI. Schon im Alter von 19 Jahren veröffentlichte er: „*L'esame critico delle varie opinioni intorno alla causa prossima delle febbre*" (Neapel 1819), erlangte 1820 im Konkurs die Stelle als Militär-Chirurg und wurde den Ambulanzen des berühmten Generals Pepe in den Abruzzen attachiert. Auch beteiligte er sich um diese Zeit erheblich an der politischen Bewegung, promovierte 1824, wurde Instruktor an einem Blinden-Institut und Arzt des Hosp. SS. Giuseppe e Lucia. 1826 begann er seine Dienste am Impf-Institut, dessen ständiger Sekretär er später wurde und um das er sich überhaupt sehr verdient gemacht hat, so dass JOSEPH FRANK ihm ein Autograph JENNER's, das in einem silbernen Kästchen aufbewahrt war, auf dem Sterbebette vermachte. Nachdem er 1843 schon einmal vergebens um die Professur der Geschichte der Med. konkurriert hatte, erlangte er 1856 zunächst die der Pathol. am Coll. med.-chir. in Neapel und endlich 1860 den Lehrstuhl der Geschichte der Med. an der Univ., den er bis zu seinem 25. Febr. 1872 erfolgten Tode behielt. R.'s Hauptverdienst besteht darin, dass er, veranlasst durch HENSCHEL's berühmte Entdeckung in den Bibliotheken von Italien, nach den in ihnen aufbewahrten Handschriften Salernitanischer Werke forschte und dieselben unter Mitwirkung von HENSCHEL, DAREMBERG und BAUDRY DE BALZAC als „*Collectio Salernitana, ossia documenti inediti e trattati etc.*" (Neapel 1853 bis 56, 5 voll.) herausgab. Sehr verdienstvoll ist ferner seine „*Storia della medicina italiana*" (Ib. 1845 bis 48, 5 voll.). Andere Schriften R.'s sind im älteren Lexikon verzeichnet.

Retzius, Magnus Gustav, als Sohn des berühmten Anat. Anders Adolf R. (1796 bis 1860) geb. in Stockholm 17. Okt. 1842, studierte in Upsala und Stockholm, erlangte in Lund 1871 die Doktorwürde, wurde 1877 zum a. o. Prof. der Histologie am Karolinischen Institute und 1889 zum o. Prof. der Anatomie daselbst ernannt, nahm aber 1890 seinen Abschied, um sich ausschliesslich wissenschaftlichen

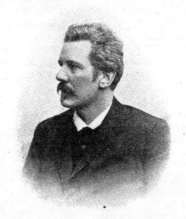

Untersuchungen zu widmen; machte zu anat. u. anthropol. Studien mehrere Reisen, v. a. in Europa und Amerika, erhielt wegen hervorragender Leistungen mehrere Preise, auch den MONTHYON'schen vom Institut de France. Grössere monograph. Arbeiten von ihm sind: „*Das Gehörorgan der Knochenfische*" (Stockh. 1872) — „*Studien in der Anatomie des Nervensystems und des Bindegewebes*" (zusammen m. A. KEY, I, II. 1, Ib. 1875, 76) — „*Finska kranier*" (Ib. 1878) — „*Das Gehörorgan der Wirbelthiere*" (Ib. I 1881, II 1884). — 1881 u. 82 gab er „*Biolog. Untersuchungen*" (I, II) heraus, in welchen eine Reihe von Arbeiten von ihm und seinen Schülern veröffentlicht wurden. Von dieser Publikation fing er 1890 eine neue Folge an, von welcher bis jetzt 8 grosse Bände erschienen sind, die eine Menge eigener Abhandlungen von R. enthalten. — 1896 veröffentlichte er ein grosses monographisches Werk „*Das Menschenhirn, Studien in der makrosk. Anatomie*" und 1899 ein grosses anthropol. Werk „*Crania suecica antiqua*". Die anatom. und histolog. Arbeiten von R. betreffen u. a. die Sinnesorgane und das Nervensystem der Wirbeltiere und Wirbellosen. Er hat auch in verschiedenen Zeitschriften (Nord. med. Arch., Hygiea, der Ztschr. f. Anthrop. u. Kulturgesch., YMER, HIS-BRAUNE's Archiv f. Anat. und Entwickl., Anat. Anzeiger, Intern. Monatsschr. f. Anat., Arch. f. Anat. etc.) zahlreiche kleinere Arbeiten v. a. anat. und anthropol. Inhalts veröffentlicht.

Reuss, Joseph Wolfgang, zu Stuttgart, daselbst 6. Jan. 1825 geb. als einziger Sohn des damaligen Stadtarztes und Obermedizinalassessors Joh. Christ. Gottl. R., studierte 1844 bis 49 in Tübingen, war bis 1850 Assistenzarzt im Katharinenhospital in Stuttgart, promovierte 1851, machte darauf eine wissenschaftl. Reise nach Paris und Wien, liess sich dann in seiner Vaterstadt nieder, wurde 1854 Stadtarmenarzt, dann von der Regierung zum Studium der Cholera nach Strassburg geschickt, erkrankte selbst daran, war 1854 bis 62 Arzt am Diakonissenhause, seit 1856 Mitredakteur des Württemb. Correspbl., 1859 Medizinalrat und a. o. Mitgl. d. Medizinalkollegiums, 1860 Assessor bei demselben, 1862 ord. Mitgl. und Obermedizinalrat, jedoch 1872 infolge eines Augenleidens pensioniert. R., der 24. Dez. 1898 starb, hat auf den verschiedensten Gebieten der Med. auch litterarisch gearbeitet und die betreffenden Publikationen meist im Württemb. ärztl. Correspondenzblatt erfolgen lassen.

Reuss, August Ritter von, geb. zu Bilin in Böhmen 5. Nov. 1841, studierte in Prag u. Wien, promovierte 1865 in Wien, wurde klinischer und Privatassistent von v. ARLT, habilitierte sich 1870 für Augenheilkunde, wurde 1885 zum a. o. Prof. dieses Faches ernannt. Mit Gründung der allgem. Poliklinik wurde er Vorstand der ophthalmiatr. Abteilung derselben. Als selbständiges Werk erschien „*Ophthalmometrische Studien*" (mit WOINOW). Die zahlreichen anderen Arbeiten erschienen in Archiven und Zeitschriften. Genannt seien: „*Untersuchungen über die optischen Constanten ametropischer Augen*" — „*Ophthalmometrische Mitteilungen*" — „*Einfluss des Lebensalters auf die Krümmung der Hornhaut*" — „*Refractionsveränderungen im jugendlichen Auge*" — „*Nystagmus der Bergleute*" — „*Farbensinn und Refraction bei Eisenbahnbediensteten*" — „*Neue Methode zur Erkennung der Farbenblindheit*" — „*Die Keratitis maculosa*" — „*Ophthalmol. Mittheilungen aus der II. Augenklinik*" — „*Die electrische Behandlung entzündlicher Augenkrankheiten*".

Reverdin, Jacques-Louis, in Genf, geb. zu Frontenex (Genève) 28. Aug. 1842, studierte und promovierte 1870 in Paris („*Étude sur l'uréthrotomie interne*" mit dem Preis Civiale 1871 gekrönt), praktizierte seit 1872 in Genf als Chirurg, war Chir. adjoint, darauf bis 1882 Chirurg am Kantonalhosp. und ist seit 1876 Prof. d. Pathol. externe und operativen Med. Von seinen Publikationen, gegen 60 an der Zahl, seien als einige der wichtigsten genannt: „*Mém. sur les causes de la gravité particulière des anthrax et de furoncles de la face*" (Arch. gén. 1870) — „*Mém. sur la greffe épidermique*" (Ib. 1872 Preis Amussat) — „*Des opérations de cure radicale des hernies*" (1881), dazu zahlreiche kasuistische Mitteilungen über Nabelhernie, Kropfoperation, Hydrohämatocele, Ovariotomie, Resektionen, Naht bei plastischen Operationen, Tarsektomie und gegen 10 unter seiner Leitung entstandene Doktordissertationen.

Reyher, Karl, zu St. Petersburg, geb. zu Riga 23. Okt. 1846, studierte in Dorpat und 1871 bis 78 an deutschen und brit. med. Hochschulen, wurde 1872 promoviert mit der Diss. „*Zur Pathologie und Therapie der Cholera (13 Bluttransfusionen)*", war 1870 Assistent Prof. HEINE's in Nancy (deutsch-franz. Krieg), 1871 Assistent der chir. Univ.-Klinik in Dorpat (E. BERGMANN), zugleich seit 1872 Privatdozent, seit 1874 etatmässiger Dozent der Chirurgie daselbst, war 1876 bei der kriegschirurg. Expedition nach Serbien Oberarzt in Swljanatz, 1877 auf dem Kriegsschauplatze im Kaukasus (bis Kars), Konsultant-Chirurg der kaukas.

Armee und Oberarzt bei der kaukas. Verwaltung des Roten Kreuzes, wurde 1878 Dozent der klin. und operat. Chir. am Nicolai-Militär-Hospital in St. Petersburg, 1879 Konsultant-Chirurg am Nikolai-Hosp. daselbst und verschiedenen anderen Heilanstalten der Residenz, seit 1883 Chirurg-Operateur und dirig. Arzt der chir. Abteilung des Marien-Hospitals und seit 1884 auch Konsultant-Chirurg aller Lehr- und Heilanstalten I. M. der Kaiserin Maria in Petersburg. Seit 1883 wirkl. Staatsrat, starb R. 30. Dez. 1890. Seine sehr zahlreichen litterar. Leistungen bewegen sich besonders auf dem Gebiete der Kriegschirurgie. Die Titel der betr. Publikationen sind im älteren Lexikon aufgeführt.

Reynolds, Sir John Russell Bart., zu London, geb. 1828 zu Romsey, Hampshire, studierte seit 1846 im University Coll. Hosp. in London, praktizierte kurze Zeit in Leeds, liess sich 1852 in London nieder, wurde hier bald Arzt mehrerer kleiner Hospitäler und 1859 Assist. Physician am Univ. Coll. Hosp., 1862 Physician und klin. Prof. — 1852 erhielt er die Doktorwürde in London, 1856 wurde er Fellow des Univ. Coll., 1859 Fellow des Roy. Coll. of Physic., 1868 Examinator bei der Londoner Univ., 1869 Fellow der Roy. Soc., war 1867 Lumleian Lector im Roy. Coll. of P., 1878 Censor, 1884 Harveian Orator. 1878 wurde R. auch Physician des königl. Haushalts, 1884 Consulting Physician des Univ. Coll. Hosp., 1893 Präsident des R. C. P., 1895 Präsid. der Br. Med. Assoc., ein Amt, das er bis zu seinem 29. Mai 1896 erfolgten Tode inne hatte. R. war ein ausgezeichneter Arzt, sehr angesehener und beliebter Lehrer und hat sich vorzugsweise durch seine Arbeiten über das Centralnervensystem einen Namen gemacht. Er verfasste u. a.: „*An essay on vertigo*“ — „*Diagnosis of diseases of the brain, spinal cord, nerves, and their appendages*“ (London 1855) — „*Tables for the diagnosis of diseases of the brain*“ — „*Epilepsy: its symptoms, treatment, etc.*“ (1861) — „*Lectures on the clinical uses of electricity, etc.*“ (1871) und gab heraus: „*System of medicine*“ — „*Clinical lectures on paraplegia*“ (Lancet 1864) — „*On certain points in relation between medical and legal practice*“ (Ib. 1864, Lumleian Lectures); ferner: „*On paralysis in relation to idea*“ (Brit. med. Journ., 1869) — „*Disturbance of the nervous system dependent upon gout*“ (Ib. 1877) — „*Specialism in medicine*“ (Lancet, 1881).

Rheinstaedter, August, zu Cöln a. Rh., geb. daselbst 31. März 1839, studierte in Bonn und Berlin, war 1858 Assistent der Anatomie in Bonn unter M. J. WEBER, wurde in Berlin 1861 promoviert, war in Cöln prakt. Arzt 1862 bis 74, machte die Feldzüge von 1866 und 70/71 als Assistenzarzt mit und war auch stellvertr. Chefarzt eines Feldlazaretts, bildete sich zum Spezialarzt für Gynäkol. 1874/75 unter KOEBERLÉ, GUSSEROW, SPIEGELBERG und SIMON aus und ist seitdem Frauenarzt und Geburtshelfer in Cöln, Inhaber einer Privatklinik, Gründer der spezialärztl. Poliklinik zu Cöln 1878, Sanitätsrat seit 1882, Geh. Sanitätsrat seit 1894. Er ist Vorsitzender des Allgem. ärztl. Vereins zu Cöln, Mitgl. der Ärztekammer etc. Litterar. Arbeiten: „*Kindeskopfgrosses Angiosarkoma ovarii in einem Leistenbruch. Mangel des Uterus bei abnorm weiter Scheide*“ (Cbl. f. Gyn. 1878) — „*Die extrapuerperalen Gebärmutterblutungen*“ (VOLKMANN's Samml. klin. Vortr. Nr. 154) — „*Ueber weibl. Nervosität*“ (Ib. Nr. 188) — „*Vorschläge zur Einführung der obligator. Antisepsis für die Hebammen*“ (EULENBERG's Vrtljhrsschr. 1881) — „*Die Uterusrupturen in forens. Beziehung*“ (Ib. 1881) — „*Die Einnähung der Tumorbasis in die Bauchwunde als Hülfsmittel bei nicht zu vollendenden Ovariotomieen*“ (Z. f. G. u. G., X) — „*Prakt. Grundzüge der Gynäkologie*“ (Berlin 1886; 2. Aufl. 1892) — „*Primärer Pyokolpos und Pyometra bei einem 13jährigen Kinde*“ (Ib. 1890).

Ribbert, Hugo, in Marburg, geb. in Elsey bei Hohenlimburg in Westf. 1. März 1855, hauptsächlich in Bonn (LEYDIG, KOESTER) ausgebildet, besuchte noch Berlin u. Strassburg, gelangte 1878 zur Promotion und übernahm die Stellung als Assistent am pathol.-anat. Institut in Bonn; 1880 habilitierte er sich und erlangte 1883 das Extraordinariat (für pathol. Anatomie und allgem. Pathologie). 1892 wurde er als ord. Prof. für pathol. Anat. und allgem. Pathologie, sowie als Direktor des pathol.

Institutes an die Univ. Zürich, 1900 in gleicher Eigenschaft nach Marburg berufen. Er veröffentlichte an grösseren monograph. Abhandlungen: „*Nephritis und Albuminurie*" (Bonn 1881) — „*Der Untergang pathogener Schimmelpilze im Körper*" (1887) — „*Die pathologische Anatomie und die Heilung der durch den Staphylokokkus aureus hervorgerufenen Erkrankungen*" (1891) — „*Anatomische Untersuchungen über die Osteomalacie*" (1893 Bibl. med.) — „*Beiträge zur normalen und pathologischen Physiologie und Anatomie der Niere*" (Ib. 1896) — „*Ueber Rückbildung an Zellen und Geweben und über die Entstehung der Geschwülste*" (Ib. 1897). Ausserdem schrieb er ein „*Lehrbuch der pathologischen Histologie*" (1896) u. „*Die Lehren vom Wesen der Krankheiten in ihrer geschichtlichen Entwickelung*" (1898) Daneben eine grosse Zahl von Abhandlungen in Virchow's Archiv etc.

Ribbing, Seved, geb. in Stockholm 1845 und promoviert in Upsala 1871, wurde nach einer wissenschaftl. Reise im Auslande Lazarettarzt in Simrishamn 1872 und 1879 zum a. o. Prof. der Pädiatrik an der Univ. Lund ernannt. 1888 ord. Prof. der prakt. Med. in Lund und Direkt. der med. Klinik daselbst. Er hat ausser mehreren Aufsätzen in den Verhandl. des Upsalaer ärztl. Vereins, Hygiea, Eira und Neue schwed. Zeitschr. veröffentlicht: „*Om den s. k. yttre undersökningens anwändning inom obstetriken*" (Stockh. 1871) — „*Oeversigt af pediatrikens utveckling i Sverige*" (Lund 1878) — „*Om ileus, en klinisk Studie*" (Ib. 1882) — „*Die sexuelle Hygiene und ihre ethischen Konsequenzen*" (1888, übers. in mehr. europ. Sprachen und in zahlreichen Ausgaben veröffentlicht) — „*Aerztliche Ratschläge u. Bedenken in Bezug auf die Ehe*" (1893) — „*Terepeutisk Recepthandbok*" (2. Aufl. 1894 und 97). R. hat zahlreiche ausländ. Reisen, hauptsächl. nach Deutschland und England unternommen.

Ribemont-Dessaignes, Alban-Alphonse-Ambroise, in Paris, geb. 27. Nov. 1847, studierte in Paris, wurde 1873 Interne, war 1874 bis 77 an der Maternité Arzt, seit 1898 Mitgl. d. Acad. de méd. als Nachfolger von Tarnier, ist Verf. wichtiger Untersuchungen über die Topographie des Fötus und seiner Anhänge.

Richardson, Benjamin Wills, zu Dublin, wurde daselbst 1844 Lic. und Fellow des dortigen Coll. of Surg., war anatom. Prosektor an der Richmond Hosp. (später Carmichael genannten) med. Schule, wurde Surgeon des Adelaide Hosp. in Peter-street, erfand mehrere Instrumente zur Behandlung von Harnröhrenstrikturen, eine Modifikation von Ricord's Phimosen-Zange, verschiedene Aether-Inhalations- und einen Karbol-Spray-Apparat (Dublin Monthly Journ., 1876) u. s. w. Obgleich er kein einziges Buch verfasst hat, publizierte er viele Aufsätze, namentlich über pathol.-anat., operative und klin.-chirurg. Gegenstände in verschiedenen Zeitschr., er schrieb für Dublin Quart. Journ.: „*Slow pulse and fatty degeneration of heart*" — „*Fatty degeneration of the kidney and liver, with observations on the supposed uraemic poisoning*". Zu der Zeit, als histolog. Untersuchungen noch sehr wenig in Gebrauch waren, war er bereits ein geschickter Mikroskopiker und machte noch 1881 im Journ. of the Roy. Microscop. Soc. eine Mitteilung über eine Färbemethode. Er starb, 64 Jahre alt, 29. April 1883.

Richardson, Sir Benjamin Ward, zu London, geb. 31. Okt. 1828 zu Somerby (Leicestershire), studierte auf der Andersonian Univ. zu Glasgow, wurde 1854 in St. Andrews Doktor, war Dozent der gerichtl. Med., später der Physiologie an d. med. Schule von Grosvenor Place bis zu deren Aufhebung 1865, wurde 1856 Fellow des Coll. of. Physic., war 1873 Croonian Lecturer bei demselben, ferner Consult. Physic. des St. Marylebone Gen. Dispens., verfasste die 1856 mit dem Astley Cooper-Preise gekrönte Schrift: „*The cause of the coagulation of blood*" (1858), gründete 1862 das „Journal of public health and sanitary revew", das nachher als „The social science Revew" erschien, erhielt 1893 die Ritterwürde, wurde Fellow der Roy. Soc., war ferner Physician des Londoner Temperance Hosp., Präsident der Gesellsch. der Sanitary Inspectors und der Medical Temperance Association und starb 21. Nov. 1896. R. hat sich besonders um die Hygiene verdient gemacht. Er publizierte noch: „*Hygienic treatment of consumption*" — „*Clinical essays*" — „*Local anaesthesia by ether spray*" — „*Original researches on nitrite of amyl,* *alcohol and allied compounds*" (Transact. of the Brit. Assoc. for Advanc. of Sc., 1864 bis 72),ferner Original-Untersuchungen üb. Methylen-Bichlorid, das Sphygmophon, Audiometer und: *"Lectures on experimental and practical medicine"* (Med. Times and Gaz., 1867 bis 71) — *"Researches on hydrate of chloral"* (1869) — *"Croonian lectures on muscular irritability"* (1873) — *"Diseases of modern life"* (1874) — *"Cantor lectures on alcohol"* (1875) — *"Hygiea: a city of health"* (1875) — *"Health and life"* (1877) — *"A minister of health"* (1879) — *"The field of disease"* (1883), sowie eine ganze Reihe histor.-med. Aufsätze hauptsächlich in der gleichfalls von ihm herausgegebenen Vrtljhrschr.: *"The Asclepiades. A book of original research"*.

Richardson, Thomas G., geb. 1836, war seit etwa 1858 Prof. d. Chirurgie an der Tulane University Med. School in New Orleans, davon länger als 20 Jahre Dekan der Fakultät, 1889 emeritiert, starb 26. Mai 1892. Er war Herausgeber und Mitherausgeber mehrerer med. Journale und 1879 Präsident der Amer. Med. Assoc.

Richelot, Gustave-Antoine, zu Paris, geb. 1806 zu Nantes, wurde 1831 in Paris Doktor mit der These: *"De la phlébite utérine"*, war Arzt der Dispensaires und der Bureaux de bienfaisance, hat sich namentlich als Übersetzer engl. Werke bekannt und verdient gemacht; so gab er zusammen mit CHASSAIGNAC heraus: *"Oeuvres chirurgicales complètes d'Astley Cooper"* (1835), ferner: *"Oeuvres complètes de John Hunter"* (4 voll., 1838 bis 42, av. atlas) nach der Ausgabe dieser Werke von J. F. PALMER, desselben: *"Traité de la syphilis"* (1845) mit Anmerkungen von RICORD und: MACKENZIE's *"Traité pratique des maladies des yeux"* (1844, mit Anmerkungen von S. LAUGIER). R., der Sept. 1893 starb, war der letzte überlebende Gründer und Gerant von „L'union médicale" (1847), deren Hauptredakteur er zusammen mit A. LATOUR war. Er veröffentlichte noch ausser zahlreichen Aufsätzen in dieser Zeitschr. und Artikeln in mehreren Wörterbüchern: *"La femme médecin"* (Paris 1875) und war auch Méd. Inspect. der Quellen von Mont-Dore.

Richelot, Louis-Gustave, als Sohn des Vorigen geb. zu Paris 14. Nov. 1844, studierte daselbst (Schüler von GOSSELIN und VERNEUIL), wurde 1873 Doktor mit d. These: *"De la péritonite herniaire et de ses rapports avec l'étranglement"*, verfasste die Aggregations-Thesen: *"Pathogénie, marche, terminaisons du tétanos"* (1875) und: *"Des tumeurs kystiques de la mamelle"* (1878) und wurde Prof. agrégé der med. Fakultät 1878, Hosp.-Chirurg 1880, Chirurg am Hôp. Tenon, 1888 am Hôp. Saint Louis 1893, ist Direktor der Union méd. und publizierte gegen 200 Arbeiten, von denen wir zu den im älteren Lexikon schon angeführten nur die folgenden noch hinzusetzen können: *"Exstrophie de la vessie"* (1887) — *"L'hysterectomie vaginale et les pinces a demeur en France et à l'étranger"* (1887) — *"L'antisepsie chirurgicale"* (1888) — *"Sur le traitement des fibromes utérins"* (1888) — *"Sur le traitement des kystes hydatiques du foie"* (1889) — *"Pyo-salpingite"* (1889) — *"De l'extirpation du rectum par la voie sacrée"* (1890) — *"L'électricité, la castration ovarienne et l'hystérectomie"* (1890) — *"Sur une nouvelle pince entérotome"* (1891) — *"De la laparotomie exploratrice"* (1891) — *"Sur le traitement des fractures de la rotule"* (1891) — *"Sur les résultats éloignés de la cure radicale des hernies"* (1892) — *"De l'intervention chirurgicale dans les grandes névralgies pelviennes"* (1892) — *"Sur la folie post-opératoire"* (1893) — *"L'hysterectomie vaginale contre le cancer de l'utérus et les affections non cancéreuses"* (Paris 1894) — *"L'hydrothérapie marine et les arthritiques nerveuses"* (1894) — *"Remarques sur l'appendicite"* (1895) — *"Sur le traitement des prolapsus génitaux"* (1896) — *"Sur les abcès du foie"* (1897 u. 98) etc. etc.

Richet, Louis-Dominique-Alfred, zu Paris, geb. 16. März 1816 zu Dijon, studierte in Paris von 1835 an, wurde daselbst 1841 Aide d'anatomie, 1843 Prosektor, 1844 Doktor mit der These: *"Études d'anat. de physiol. et de pathol. pour servir à l'histoire des tumeurs blanches"*, in demselben Jahre Hosp.-Chirurg, wurde 1847 zum Agrégé ernannt und nahm 1850 an den Konkursen um die Lehrstühle der operat. Med. und chir. Klinik, welche MALGAIGNE und NÉLATON zufielen, teil. Er war nacheinander Chirurg bei den

Hosp. Lourcine, Saint-Antoine, Saint-Louis, Pitié, seit 1864 Prof. der chir. Klinik bei der Fakultät bis zu seiner Emeritierung, seit 1865 Mitglied der Acad. de méd., auch dem Institut gehörte er als Mitglied an und starb 30. Dez. 1891. Er publizierte die Konkurs-Thesen: „*De l'emploi du froid et de la chaleur dans le traitement des affections chirurgicales*" (1847) — „*Des opérations applicables aux ankyloses*" (1850) — „*Des luxations traumatiques du rachis*" (1861) und die Schriften: „*Traité prat. d'anatomie médico-chirurg.*" (1855 bis 57; 4. éd. 1865; 1873 av. pl.) — „*Mém. sur les tumeurs blanches* (1853) — „*Recherches sur les tumeurs vasculaires des os, dites tumeurs fongueuses sanguines des os, ou anévrysmes des os*" (1865), von der Acad. 1851 mit dem grossen Preise gekrönt — „*Leçons cliniques sur les fractures de jambe, faites à l'Hôtel-Dieu, publ. par L. Garnier et A. Le Double*" (1875) und zahlreiche Aufsätze in den Annales de la chir. und anderen Zeitschr.

Richet, Charles, Sohn des Vor., geb. in Paris 26. Aug. 1850, studierte daselbst, wurde 1872 Interne d. h., 1878 Agrégé, 1887 Prof. d. Physiol. an der

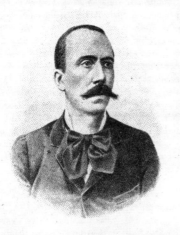

Fakultät als Nachfolger von BÉCLARD, veröffentlichte: „*Les muscles et les nerfs*" — „*L'homme et l'intelligence*" — „*Essai de psychologie générale*" (1887) — eine franz. Ausg. von HARVEY's Schrift über den Blutkreislauf (1879) — „*Rech. expér. et cliniques sur la sensibilité*" (1877) — „*Structure des circonvolutions cérébrales*" (1878, Agreg. These) — „*Physiologie des muscles et des nerfs*" (1883) — „*La physiologie et la médecine*" (1888) — „*La chaleur animale*" (1889) — „*Du suc gastrique chez l'homme et les animaux etc.*" (1878), sowie zahlreiche Aufsätze zur Physiologie.

Richter, Hermann Eberhard Friedrich, der bekannte Begründer des deutschen Ärztevereinsbundes, geb. zu Leipzig 14. Mai 1808, studierte seit 1826 daselbst, bestand 1830 das Rigorosum rühmlichst, war seit 1831 Assistent bei dem Hofrat und Leibarzt FRANCKE in Dresden, woselbst er seitdem seinen ständig. Wohnsitz hatte. 1834 promoviert, wurde er 1837 Prof. der allgem. und spez. Therapie an der med.-chir. Akademie zu Dresden, sowie Direktor der mit derselben verbundenen med. Poliklinik. 1849 wegen Teilnahme an dem Aufruhr zu Dresden in einen Hochverratsprozess verwickelt und seiner Stelle enthoben, nach seiner Freisprechung aber von 1850 an auf Wartegeld gesetzt, widmete sich R. mit grösstem Eifer, neben seiner ausgedehnten, namentlich konsult. Praxis, literar. Arbeiten, welche zum grossen Teile in SCHMIDT'S Jahrbb. der ges. Med. abgedruckt sind, deren Redaktion er im Verein mit WINTER (Leipzig) vom Jahrg. 1850 an übernommen hatte. Daneben war R. auch in städt. Angelegenheiten thätig und nahm den lebhaftesten Anteil an den schon seit 1845 zur Geltung gekommenen Bestrebungen für Reformen auf dem Gebiete des Gymnasialunterrichtes, namentlich für grössere Berücksichtigung der Naturwissenschaften, sowie für Verbesserung der hygien. Verhältnisse der Schulen überhaupt, ebenso an den in Sachsen damals hervorgetretenen Bestrebungen für Reform der Medizinalgesetzgebung, bezw. der staatl. Stellung der Ärzte. Nach 1864 erfolgter Gründung des Landes-Med.-Kollegiums gehörte R. demselben als überaus rühriges und eifriges Mitglied an und hat sich in dieser Eigenschaft um Erweckung des Interesses der Ärzte an den Angelegenheiten ihres Standes, zunächst in Sachsen, später aber auch in ganz Deutschland ein ausserordentlich grosses Verdienst erworben. Er war es, der bei der Naturforscher-Versammlung zu Hannover (1865) die Ernennung einer ständigen Kommission für die Med.-Reform durchsetzte, unter dessen Einfluss bei der Naturforscher-Versammlung zu Dresden (1868) die Bildung einer besonderen Sektion für Med.-Reform bei diesen Versammlungen beschlossen wurde. Bei der Naturforscher-Versammlung zu Leipzig (1872) gab er zur Gründung des deutschen Ärztevereinsbundes Veranlassung, dessen Ausschusse er als Schriftführer bis zu seinem Tode angehörte und dessen Interessen er in dem auf eigene Kosten herausgegebenen Ärztevereinsblatte ebenso sachkundig als eifrig vertreten hat. Erholung von seiner angestrengten wissenschaftl. und prakt. Thätigkeit suchte und fand R.

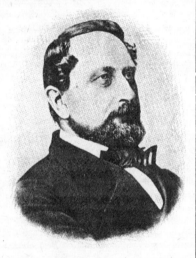

durch grössere Reisen, welche er von 1850 ab fast alljährlich ausführte, bei denen er aber stets die grösste Aufmerksamkeit auf die med. Verhältnisse der von ihm besuchten Länder richtete. Bei R.'s sehr kräftiger Konstitution und äusserst nüchterner Lebensweise schien ihm daher ein hohes Alter beschieden zu sein. Er starb jedoch nach kurz. Siechtum, sehr unerwartet, 24. Mai 1876 infolge eines Hirnschlagflusses. — Eine weitere genauere Würdigung von R.'s Bedeutung für den ärztl. Stand und die med. Wissenschaft ist in WINTER's Biogr. im älteren Lexikon, sowie in der Monographie von GROSSE (s. d.) zu finden.

Richter, Emil, geb. zu Saarlouis 19. April 1837, wurde im Berliner Friedr. Wilh.-Institut 1856 bis 60 ausgebildet, gelangte 1860 zur Promotion, war Militärarzt, ist zur Zeit Oberstabsarzt a. D. und wirkt seit 1868 als Dozent, seit 1878 als ausserordentl. Prof. für Chir. an der Univ. Breslau, nachdem er 1862 bis 64 am Bürgerhosp. in Köln, 1865 bis 67 bei v. LANGENBECK assistiert und seine militärärztliche Karrière ununterbrochen beibehalten hatte. Von ihm rühren her: „Zur Verrenkungslehre" (Z. f. rat. Med., 1868) — „Studien zur Lehre von den Unterleibsbrüchen" (Leipz. u. Heidelberg 1869) — „Allgemeine Chirurgie der Schussverletzungen im Kriege" (Bresl. 1877). Mit KOENIG und v. VOLKMANN giebt R. seit 1880 als Redakteur das „Ctrbl. f. Chir." heraus.

Richter, Paul Friedrich, in Berlin, geb. 16. Juli 1868 zu Beuthen O.-S., studierte in Göttingen, Heidelberg, Breslau, Dr. med. 1890, arbeitete darauf an verschiedenen Instituten zu Breslau, Frankfurt a. M. und Leipzig und ist seit 1894 Assistenzarzt an der kgl. III. med. Univ.-Klinik von SENATOR in der Charité. R.'s wissenschaftliche Arbeiten, etwa 30 an Zahl, sind zum teil klin. Inhalts (aus dem Gebiete der inneren Med.), zum teil experimentell pathol. Erwähnenswert sind eine Reihe von Arbeiten über das Fieber, spez. über seine „Heilkraft", ferner über die weissen Blutkörperchen und ihre Bedeutung für den Organismus, dann einige experimentelle Studien über die Lehre von der Zuckerausscheidung, und eine Reihe von Arbeiten aus dem Gebiete der Nieren und Stoffwechselpathol. Neuerdings haben Versuche, der Organtherapie eine wissenschaftliche Grundlage zu geben (in Gemeinschaft mit A. Löwy) Interesse erregt.

Ricord, Philippe, zu Paris, berühmter Syphilidolog, geb. 10. Dez. 1800 von französ. Eltern zu Baltimore (Verein. Staaten). kam 1820 nach Paris, studierte unter DUPUYTREN, LISFRANC etc., wurde 1826 Doktor, ging, da er keine Mittel besass, um sich in Paris niederzulassen, nach Olivet bei Orléans, dann nach Crouy-sur-Ourcq, kehrte 1828 nach Paris zurück, wurde durch Konkurs Chirurg des Bureau central, musste aber noch etwa 2 Jahre von dem Ertrage von Operations-Kursen, die er in der Pitié hielt, leben, bis er 1831 zum Chef-Chirurgen des Hôp. du Midi für Syphilitische ernannt wurde, in welchem er Vorträge über Syphilis einrichtete und in dem er verblieben ist, bis er 1860 infolge erreichten Alters seinen Rücktritt nehmen musste. Er war Chirurg. honoraire des Hôp. du Midi, Vize-Präsident der Association des médecins de France. In dem gedachten Hosp. hat er sich einen Weltruhm als erste Autorität auf dem

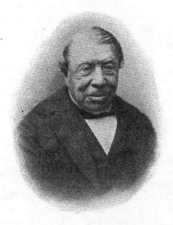

Gebiete der Syphilis erworben. Gleichzeitig hatte er in ganz Paris die ausgedehnteste und einträglichste Praxis. Er wurde 1850 zum Mitgliede der Acad. de méd., 1852 zum Leibarzte des Prinzen Napoléon, 1869 zum konsult. Chirurgen des Kaisers ernannt. 1870/71 machte er sich noch als Präsident der Lazarette in dem belagerten Paris verdient. Er starb 22. Okt. 1889. Von seinen Schriften sind anzuführen: „De l'emploi du spéculum" (1833), über das von ihm erfundene zweiklappige Spekulum — „De la blennorrhagie de la femme" (1834) — „Emploi de l'onguent mercuriel dans le traitement de l'erysipèle" (1839). — „Monographie du chancre" (1837), die klarste Auseinandersetzung seiner Doktrin — „Théorie sur la nature et le traitement de l'épididymite" (1838) — „Traité des maladies vénériennes" (1838; nouv. éd. 1863, 4., av. 66 pl.) — „De l'ophthalmie blennorrhagique" (1842) — „Clinique iconographique de l'hôpital des vénériens"

(1842 bis 63, 4., av. 66 pl.) — „De la syphilisation et de la contagion des accidents secondaires" (1853) — „Lettres sur la syphilis" (1851; 3. éd. 1863; deutsch von C. LIMAN, Berlin 1851) — „Leçons sur le chancre, ... publ. par Alfred Fournier" (1857; 2. éd. 1860); ausserdem eine beträchtliche Zahl von Anmerkungen zu RICHELOT's Übers. von J. HUNTER's „Traité de la maladie vénérienne" (3. éd. 1859) und eine grosse Menge von Denkschriften, Beobachtungen, Mitteilungen, grösstenteils in den Mémoires und Bulletins de l'Acad. de méd. (1834 bis 50), dazu Verse, geistreiche Kouplets u. s. w. Alle seine litterar. Erzeugnisse sind durch die Leichtigkeit des Stils ausgezeichnet.

Ried, Franz Jordan von, zu Jena, geb. 11. Febr. 1810 zu Kempten, studierte seit 1828 in Erlangen, Würzburg und München, war an ersterer Univ. besonders Schüler MICH. JAEGER's und wurde 1832 promoviert. 1833 bis 35 Assistent zuerst der med., dann der chir. Klinik bei MICH. JAEGER, hielt er sich 1836 einige Monate in Berlin auf, vertrat 1837 bis 38 seinen erkrankten Lehrer JAEGER in dessen Klinik, habilitierte sich, nachdem STROMEYER die Professur des 1838 verstorbenen JAEGER erhalten hatte, 1839 und hielt Vorlesungen auf verschiedenen Gebieten der Medizin. 1840 bereiste er mit einem Regierungsstipendium Frankreich, war dann wieder 5 Jahre lang in Erlangen als Assistent von STROMEYER und HEYFELDER thätig, bis er 1846 als ord. Prof. der Chir. nach Jena berufen wurde. Hier wirkte er mit seinem Freunde SIEBERT, dem med. Kliniker, zunächst für Verbesserung der Krankenhäuser. 1847 erschien sein Hauptwerk: „Die Resectionen der Knochen" (Nürnberg), später folgten andere Publikationen. Eine Reihe von Berufungen lehnte er ab, so nach Greifswald (1849), nach Marburg (1850), nach Würzburg (1853), nach Kiel (1854), um sich seinem Wirkungskreise zu erhalten. Bis 1884 (also 38 Jahre lang) leitete er die chir. Klinik, wurde 1853 Hofrat, 1858 Geh. Hofrat, erhielt 1882 das Ehrenbürgerrecht von Jena, wurde 1890 Grossh. Sächs. Wirkl. Geh. Rat und Exz., 1892 bei seinem 60 jähr. Doktorjubiläum geadelt und starb als Veteran der Deutschen Chirurgen 11. Juni

1895. Er war ein ausgezeichneter Operateur und hat sich um die Pflege der Resektionen und plast. Operationen ein grosses Verdienst erworben.

Riedel, Bernhard Moritz Carl Ludwig, geb. zu Laage in Mecklenburg 18. Sept. 1846, studierte in Jena u. Rostock, war Assistent in Rostock und Göttingen (MERKEL, KÖNIG), 1877 bis 81 Dozent für Chir. in Göttingen, sodann $6^1/_2$ Jahre Oberarzt des Hosp. in Aachen; seit 1888 ist er Prof. der Chir. und Direktor der chir. Klinik in Jena. Seine litter. Arbeiten betreffen die Entwicklung der Säugethierniere, die Narbenbildung im Blutgefässe nach der Ligatur, Gelenkaffektionen (Blutergüsse in die Gelenke, Geschwülste in

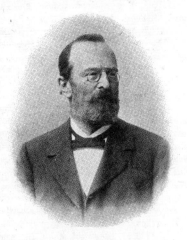

denselben, die Tuberkulose der Gelenke, Fremdkörper in denselben), Destruktion nach Verletzung von Nerven u. s. w. 1882 gelang ihm als erstem die blutige Reposition des spontan luxierten Hüftgelenkes, 1884 die des traumatisch luxierten; in neuester Zeit gab er eine einfache Repositionsmethode für die Luxatio ant. humeri an. Er führte zuerst den Nachweis, dass nach Knochenbrüchen Eiweiss und Zylinder im Harn auftreten, publizierte später eine brauchbare Methode der Sequestrotomie. Nachdem 1882 die „*Geschwülste am Halse*" in der Deutschen Chir. erschienen waren, bearbeitete er den II. und III. Teil von KÖNIG's allg. Chir. In den letzten 10 Jahren bewegen sich seine Arbeiten vorwiegend auf dem Gebiete der Affektionen des Abdomens (Wanderniere, chronische Peritonitis, Adhäsionen im Bauche, Ileus u. s. w.); am häufigsten schrieb er über Gallensteine (Berlin 1893, PENTZOLD-STINTZING, Zeitschr. für die Grenzgebiete). Andere Arbeiten betrafen die Herniotomie, den Darmwandbruch (Einklemmung eines bis dahin intakten Darmabschnittes ist Ursache des D. W. B.). Er führte zuerst den Nachweis, dass der nach Appendicitis entstandene Abszess, falls er noch wenig ausgedehnt ist, durch Schnitt in die freie Bauchhöhle ohne Gefahr für den Kranken entfernt werden kann. Weitere Mitteilungen bezogen sich auf die Operation der Struma; er lehrte eine besondere Form von Strumitis chronica kennen, die zur Bildung von ausserordentl. harten Geschwülsten führt; eine analoge Entzündung existiert im Pankreas. Berücksichtigt wurde auch die Phosphornekrose, die pseudoleukämische Muskelgeschwulst. R. wies darauf hin, dass Elephantiasis nach Totalexstirpation von Leistendrüsen entstehen könne. Er führte zuerst den Nachweis, dass die am Kieferwinkel gelegene Kiemengangsfistel mit dem Mittelohre kommunizieren könne.

Rieder, Robert, in Bonn, studierte und prom. 1886 in Würzburg *(„Körperwärme bei Knochenbrüchen")*, war Assistent am neuen allg. Krankenhause in Hamburg unter SCHEDE, ging mit diesem 1895 nach Bonn, wo er sich für Chir. habilitierte und Sekundärarzt der chir. Klinik war, erhielt einen Ruf nach Konstantinopel zur Leitung der d. chir. Klinik bei der militärärztl. Akad. und wurde 1898 Prof. e. o. Seine Arbeiten betreffen die Lehre von der Harnblasenruptur, von syphilit. Darmkrankheiten, MORVAN'sche Krankheit, eitrige Mittelohrentzündung, Trepanation d. Wirbelsäule, Mastdarmstriktur etc.

Riedinger, J. Ferdinand, zu Würzburg, geb. 19. Sept. 1844 zu Schwanheim, studierte in München und Würzburg, war 1870 bis 74 Assistent LINHART's, promovierte 1871, wurde 1874 Dozent, besuchte 1875 England und Frankreich und wurde 1884 Prof. e. o. der Chirurgie an der Univ. Würzburg. Litter. Arbeiten: *„Ueber Schenkelhalsbrüche"* (Würzburg 1874) — *„Studien über künstliche Blutleere"* (Z.

f. Ch. VII) — „*Ueber Knochencysten des Unterkiefers*" (Verh. d. physikal.-med. Ges. Würzburg, IX) — „*Zur entzündl. Ablösung der Epiphysen* (Ib.) — „*Ueber Darmnaht nach Perforation infolge Einklemmung*" (Ib. 1878) — „*Ueber Pseudarthrosen des Vorderarms etc.*" (Verh. d. D. Ges. f. Ch. X) — „*Chir. Klinik im k. Juliushospital, Beiträge zur practischen Chirurgie*" (Würzburg 1879) — „*Ueber Brusterschütterung*" (Festschr. zum 300 jähr. Bestehen der Univ. Würzburg 1882) — „*Ueber Ganglion periosteale*" (Festschr. f. A. v. KÖLLIKER 1887) — „*Krankheiten und Verletzungen des Thorax und seines Inhaltes*" (D. Chir. XXXXII) — „*Verletzungen der Brust*" (Handb. d. prakt. Chir. von v. BERGMANN, v. BRUNS und v. MIKULICZ, 1899) etc. etc.

Riegel, Franz, zu Giessen, geb. 1843 in Würzburg, studierte daselbst, wurde 1867 Doktor, war 6 Jahre Assistent an v. BAMBERGER's Klinik, wurde 1874 Direktor der med Abteilung des Kölner Bürgerhospitals, 1879 ord. Prof. und Dir. der med. Klinik in Giessen. Schriften: „*Die Athembewegungen, eine physiol.-pathol.*

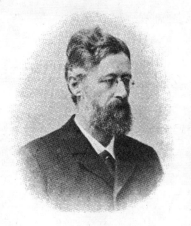

Studie" (Würzburg 1873) — „*Krankheiten der Trachea und der Bronchien*" (v. ZIEMS. Handb. d. spez. Pathol.) — „*Krankheiten des Pericardiums*" (GERHARDT's Handb. d. Kinderkrankh.) — „*Coffein bei Herzkrankheiten*" (Wiesb. 1884) — „*Zur Lehre von der Herzirregularität und Incongruenz in der Thätigkeit d. beiden Herzhälften*" (Ib. 1891) —

„*Asthma*" (in Twentieth Century Practice of Medicine, New York 1896) — „*Handbuch d. Erkrankungen d. Magens*" (Bd. XVI des NOTHNAGEL'schen Handb. d. spez. Path. und Therapie, Wien 1896 bis 97) — „*Ernährungstherapie bei Krankheiten des Verdauungskanals*" (im Handb. d. Ernährungstherapie von v. LEYDEN, 1898). Zahlreiche Journalartikel, insbesondere im D. A. f. kl. M., der Z. f. kl. M., der B. kl. W., der D. m. W. etc., ferner in VOLKMANN's Samml. klin. Vortr. (No. 95, 144 bis 45, 177, 227 etc.): „*Über respiratorische Paralysen*" — „*Über die Bedeutung der Pulsuntersuchung*' — „*Die Diagnose der Pericardialverwachsung*" — „*Über die diagnost. Bedeutung des Venenpulses*" — „*Über Arythmie des Herzens*" (N. F. No. 227).

Rieger, Conrad, in Würzburg, geb. zu Calw 28. März 1855, studierte in Tübingen und Würzburg, promovierte in Würzburg 1878, war 1878 bis 80 Assistent der psychiatr. Klinik unter RINECKER, wurde 1882 Privatdozent der Psychiatrie, 1887 a. o. und 1895 ord. Prof. der Psych. in Würzburg und Vorstand der psychiatr. Klinik der Univ. Schriften: „*Ueber die Beziehungen der Schädellehre zur Physiologie, Psychiatrie und Ethnologie*" (Würzburg 1882) — „*Der Hypnotismus*" (Jena 1884) — „*Experimentelle Untersuchungen über die Willens-Thätigkeit*" (Ib. 1885) — „*Eine exacte Methode der Craniographie*" (Ib.) — „*Grundriss der med. Elektrizitätslehre*" (Ib., 3. Aufl. 1893) — „*Beschreibung der Intelligenz-Störungen in Folge einer Hirn-Verletzung, nebst einem Entwurf zu einer allgemein anwendbaren Methode der Intelligenz-Prüfung*" (Verh. der physik.-med. Ges. Würzburg XXXII) — „*Haltung, Neigung und Bewegung der Muskeln*" (Ib. N. F. XXVI) — „*Die Psychiatrie in Würzburg seit drei Jahrhunderten*" (Ib. XXVII, XXIX, XXX u. XXXI) — „*Die neue psychiatr. Klinik der Univ. Würzburg*" (Klin. Jahrb. V).

Riegner, Oskar, zu Breslau, geb. in Rawitsch 5. Nov. 1844, studierte in Breslau, Berlin, Wien, wurde 1866 promoviert, nahm an den Feldzügen von 1866 u. 1870/71 als Militärarzt teil, war Assistent bei FOERSTER und FISCHER und ist seit 1880 Primararzt der chir. Station des Allerheil.-

Hosp. zu Breslau, seit 1892 Sanitätsrat. Litter. Arbeiten: „*Exstirpation einer krebsigen Struma*" (Bresl. ärztl. Ztschr., 1882) — „*Doppelseitiges Aneurysma der Carotis comm. durch Unterbindung beider Carotiden geheilt*" (Cbl. f. Ch. 1884) — „*Ueber Exstirpation des Mastdarms wegen ausgedehnter Verschwärungen*" (Bresl. ärztl. Ztschr. 1883) — „*Ueber den heutigen Stand der Transfusionsfrage, insbes. die Infusion von Kochsalzlösung*" (Ib. 1884) — „*Ueber Lithotripsie in einer Sitzung (Litholapasie) nach Bigelow*" (Ib. 1887) — „*Ueber zwei totale Kehlkopfexstirpationen*" (Ib. 1888) — „*Zur Diagnose und Operation der Pancreascysten*" (B. k. W. 1890) — „*Ueber einen geheilten Fall von Exstirpation der traumatisch zerrissenen Milz mit länger fortgesetzten Blutuntersuchungen*" (Ib. 1893) — „*Ueber einen Fall von Pyloroplastik nach Heinecke-Mikulicz wegen Verätzungsstrictur*" (D. m. W. 1893) — „*Ein Fall von totaler Scalpirung, durch Thiersch'sche Hautimplantationen geheilt*" (Cbl. f. Ch. 1893) — „*Ueber directe Nath bei Querbruch der Kniescheibe*" (D. m. W. 1896) — „*Exstirpation eines basilaren Rachentumors nach Resection des harten Gaumens*" (Methode von GUSSENBAUER, Ib. 1894) — „*Trepanation wegen subduralen Blutergusses mit späterem osteoplastischem Ersatz des Schädeldefects nach König*" (Ib. 1893) — „*Fall von Atresia ani vaginalis etc.*" (Ib.) — „*Arthrodese des Fuss- u. Kniegelenkes wegen spinaler Lähmung bei einem 3jährigen Kinde*" (Ib.), sowie zahlreiche Vorträge in der schles. Ges. f. vaterl. Kultur und Arbeiten von R.'s Assistenten HEINTZE, SACKUR, RUDOLF MEYER u. HONIGMANN.

Riehl, Gustav, in Leipzig, geb. 1857, studierte und prom. 1880 in Wien, war Hilfs-, dann Primararzt am allgem. Krankenhause daselbst und habilitierte sich für Dermatol., ist seit 1898 Prof. e. o. und Direktor der dermatol. Klinik in Leipzig. Seine Arbeiten betreffen den Lupus vulgaris, Pemphigus, Prurigo, morb. Addison., Rhinosclerom, Ätiologie der Orientbeule, sowie Unterss. über den Ursprung des Pigments im menschlichen Haar.

Riese, Heinrich, in Britz (Berlin), 29. März 1864 als Sohn des Geh. San.-Rats J. R. zu Berlin geb., hier, sowie in Freiburg und Heidelberg und nach der Approbation in Bonn unter TRENDELENBURG ausgebildet, Dr. med. 1887, war zuerst Assistent, dann Prosektor und Dozent der Anat. in Freiburg, hierauf ebendaselbst Assistent bei KRASKE und I. Assistent bei SCHÖNBORN in Würzburg, habilitierte sich daselbst 1895 für Chir. und ist seit 1897 Direktor des Kreiskrankenhauses in Britz. Seine Veröffentlichungen betreffen verschiedene Kapitel der pathol. Anat. und Chirurgie und sind im Cbl. für pathol. Anat. 1891 bis 92, der Ztschr. f. Chir., D. m. W., Verh. der d. Ges. für Chir. und A. A. erfolgt.

Riess, Leopold Peter, in Berlin 15. Dez. 1840 geb., zuerst in Heidelberg, dann in seiner Vaterstadt ausgebildet (FRIEDREICH, FRERICHS), erlangte die Doktorwürde 1863 und habilitierte sich in Berlin als Dozent für spez. Pathologie und Therapie 1870, seit 1895 mit dem Titel Univ.-Prof.; 1874 wurde ihm die Direktion der inn. Abteilung des städt. Krankenhauses im

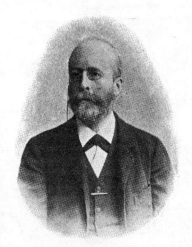

Friedrichshain übertragen, die er 12 Jahre lang (bis 1886) innehatte; seit 1889 ist er Leiter einer Poliklinik für inn. Krankheiten. R. hat über zahlreiche Themen aus dem Gebiet der Klinik und pathol. Anatomie gearbeitet, so über Leber-Anatomie und Leber-Erkrankungen, Phosphorvergiftung, Harnsäure - Ausscheidung, Pathologie des Typhus recurrens, pathol.

Anatomie des Blutes, antipyret. Fieberbehandlung, Wirkungen der Salicylsäure, des Kairin, des Alkohol, der chlorsauren Salze, der Condurango-Rinde, des Pilokarpin, Physostigmin und anderer Arzneimittel, über Symptome und Behandlung des Diabetes, Herzbeutel-Verwachsung, physikal. Untersuchung von Herz, Lungen und Nieren, Hydrotherapie etc. — R. war auch langjähr. Mitarbeiter des VIRCHOW-HIRSCH'schen Jahresberichtes für die gesamte Medizin, der Real-Encyklopädie der gesamten Heilkunde und mehrerer anderer Sammelwerke.

Rigler, Karl Theodor Johannes, geb. 3. Aug. 1839 in Potsdam, studierte in Berlin, wo er 1862 promovierte und 1865 bis 86 als prakt. Arzt und Eisenbahnarzt wirkte. Er war dann im Sommer als dir. k. Brunnenarzt in Bad Nenndorf, im Winter in Hannover thätig und starb als Sanitätsrat zu Braunlage a. H. 19. Dez. 1896. R. ist besonders bekannt durch seine Schrift: „*Das med. Berlin*" (1873), ferner durch Publikationen über Railway Spine und Berufskrankheiten der Eisenbahnbeamten. Die Titel seiner Arbeiten sind: „*Ueber die Freigebung der ärztlichen Praxis*" — „*Ueber die Folgen der Verletzungen auf Eisenbahnen, insbesondere der Verletzungen des Rückenmarks*" — „*Ueber die Eisenbahn-Berufskrankheit*" — „*Ueber das Eisenbahn-Rettungswesen*" — „*Die Homöopathie und ihre Bedeutung für das öffentl. Wohl*".

Rille, Johann Heinrich, in Innsbruck, geb. zu Brünn 10. Dez. 1864, studierte Archäolog. und Linguistik, darauf Med. bezw. phys. Anthropol. unter F. v. LUSCHAN in Wien u. Berlin, ferner Med. in Graz, Dr. med. 1891, war 1889 bis 90 Assistent der Grazer pädiatr. Klinik, dann der dermatol. unter LIPP, 1892 bis 97 Assistent bei J. NEUMANN in Wien, habilitierte sich 1896 daselbst, war bis 1898 Vorstand der dermatol. Abt. der Wiener Allgem. Poliklinik und ist seitdem Prof. e. o. der Dermat. und Syphilidol. sowie Vorstand der dermatol. Klinik in Innsbruck. Arbeiten: „*Beiträge zur Kenntniss der Varicellen*" (1889) — „*Morphol. Veränderungen des Blutes bei Syphilis und einigen Dermatosen*" (1882) — „*Behandlung der Syphilis*

mit Jodquecksilberhämol" (1895) — „*Eine bisher nicht beschriebene Form von Hautaktinomykose*" (1893) — „*Über den syphilit. Primäraffekt an . der Vagina*" (1896) — „*Über Leucoderma in Folge von Psoriasis vulgaris*" (1899) — „*Über Knotenlepra der Fusssohlen*" (1900) — „*Über Behandlung des Eczems im Kindesalter*" (1899), ferner Artikel für DRASCHE's Bibl. der med. Wiss., LESSER's Encyklop. der Haut- und Geschlechtskrankheiten, Beiträge zum Lehrb. der inn. Med. hrsg. von v. MERING, der Gesch. der Med. begr. von PUSCHMANN, dem Handb. der Hautkrankheiten von MRACEK u. a.

Rilliet, Frédéric, geb. zu Genf 14. Juli 1814, studierte seit 1833 in Paris und begann schon während seines Internats zusammen mit seinem Freunde BARTHEZ eine Menge von Beobachtungen, speziell auf dem Gebiete der Kinderheilkunde, zu sammeln, welche die Grundlage zu dem berühmten, später veröffentlichten Werke über diese Disziplin wurden. Er promovierte 1840 mit der These: „*De la fièvre typhoïde chez les enfants*", ging dann nach seiner Vaterstadt, liess sich dort in das Coll. de méd. der Fakultät aufnehmen und kehrte hierauf zur Fortsetzung seiner wissenschaftl. Arbeiten nach Paris zurück. Mehrere kleinere bemerkenswerte pädiatr. Abhandlungen hatte er bereits veröffentlicht, als 1843 sein berühmter, zus. mit BARTHEZ bearbeiteter: „*Traité clinique et pratique des maladies des enfants*" (3 voll., Paris; 2. éd., 3 voll., Ib. 1853) erschien. Nach Genf zurückgekehrt, erlangte R. daselbst eine umfangreiche Praxis, wurde 1848 Arzt am allgem. Krankenhause, musste aber 1856 aus polit. Gründen dieser Stellung entsagen und starb 2. Juni 1861. Ausser den genannten Schriften veröffentlichte er noch mehrere Schriften, deren Titel im älteren Lexikon bereits verzeichnet sind.

Rindfleisch, Georg Eduard, geb. 15. Dez. 1836 in Köthen, absolvierte seine med. Studien in Berlin 1856 bis 60 und schloss sich als Schüler von vornherein an VIRCHOW an. Zu Breslau 1861 habilitiert, folgte er einer Berufung als Prof. e. o. nach Zürich bereits im nächsten Jahr, blieb dort bis 1865, erhielt dann den Ruf nach Bonn und 1874 den nach Würzburg, wo er jetzt noch wirkt. Seine Hauptarbeiten sind: „*Lehrbuch der pathol. Gewebelehre*" — „*Elemente der Pathologie, ein natürlicher Grundriss dieser Wissenschaft*. In v. ZIEMSSEN's Handbuch bearbeitete er die Tuberkulose, publizierte zahlreiche Einzelmitteilungen in VIRCHOW's Archiv und anderen Zeitschriften und wandte sich neuerdings besonders der Erforschung der Blutbildung zu. In einer Rektoratsrede: „*Medizinische Philosophie*" (1887) und in einem bei der Naturforscherversammlung zu Lübeck (1895) gehaltenen öffentl. Vortrag über Neovitalismus, begründete er eine philos. Auffassung der

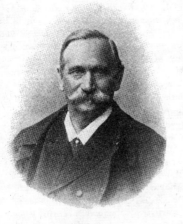

Natur, welche unter ausdrücklicher Ablehnung einer besonderen Lebenskraft, wie sie der alte Vitalismus annahm, die Bedeutung des Lebens sucht in der Darstellung einer immer vollkommener werdenden Selbstbestimmung der Lebewesen durch Arbeitsteilung (Altruismus, Organisation), auf menschlich-moralischem Gebiete der Freiheit durch die Nächstenliebe. Das Fundament dieser Auffassung findet er in der jedem Naturforscher geläufigen Vorstellung, dass die Welt als Ganzes nicht von aussen bewegt werde, sondern die Ursachen ihrer Bewegung in sich habe, sodass jene wachsende Bewegungsfreiheit der Lebewesen eine, wenn auch unvollkommene Nachbildung des Ganzen im Teile sei, aber auf eine Einheit von Kraft und Stoff hinweise, für deren mögliche höhere Stufen unser Vorstellungsvermögen nicht ausreichend sei.

Rinne, Friedrich Heinrich, in Berlin, geb. zu Eilsen (Schaumb.-Lippe), studierte in Leipzig, Tübingen und Halle, promovierte hier 1874, war Assistent von SCANZONI in Würzburg und 1876 bis 82 bei SCHEDE und EUGEN HAHN im Berliner Krankenhause am Friedrichshain, wurde 1883 zum a. o. Prof. der Chir. in Greifswald ernannt und siedelte 1889 als Chefarzt der chirurg. Station am Elisabethkrankenhaus nach Berlin über. Er schrieb: „*Die antisept. Punction der Gelenke und das Auswaschen derselben mit Carbolsäurelösungen*" (Ctbl. f. Chir., 1877) — „*Ersatz eines Defectes der Wange, Oberlippe und einer Wangenhälfte mit Bildung des Nasenflügels und der Nasenflügelfalte aus einem Stirnlappen*" (Vortr. VIII. Chir.-Kongr., 1879) — „*Über die Nachbehandlung der Hüftgelenksresection mittels antiseptischer Tamponnade der Wunde*" (D. m. W., 1884) — „*Über Oesophagotomie wegen Fremdkörpers*" (Ib.) — „*Zur Behandl. der Stricturen und chron. Entzündungen der Harnröhre mit Metallbougies*" (Correspondenzbl. des Ärzte-Vereines des Reg.-Bez. Stralsund 1884) — „*Über die Behandl. der angeborenen Hüftgelenksluxationen*" (Ib. 1887) — „*Zur Exstirpation hochsitzender Mastdarmkrebse*" (Cbl. f. Chir., 1886) — „*Zur Drainage von Beckenabscessen mittels Trepanation des Darmbeines*" (Verhandl. des XV. Chir.-Kongr.) — „*Experiment. Untersuchh. über die Entstehung der metastat. Eiterungen*" (Vortr. Naturforscher-Vers. Wiesbaden, 1887). Artikel: „*Gelenkentzündungen*" (in der EULENBURG'schen Real-Encyklopädie) — „*Chirurgisch-akiurgische Therapie*" (im Handb. der allg. Therapie von EULENBURG und SAMUEL).

Ripping, Ludwig Hugo, zu Düren, Rheinpr., geb. 27. Okt. 1837 in Gieboldehausen (Prov. Hannover) als Sohn eines Arztes, studierte in Göttingen die Rechte und dann Med., war 1863 bis 65 Assistent am pathol. Institute in Göttingen, wurde 1864 in Hannover als Arzt approbiert, begann 1865 seine psychiatr. Laufbahn als provisor. Hülfsarzt an der Heil- und Pflege-Anstalt zu Hildesheim unter SNELL's Leitung und verblieb an dieser

Anstalt, allmählich zum 1. Hilfsarzt aufrückend, bis 1871, wo er als 2. Arzt an die Rheinische Provinzial-Irren-Heilanstalt zu Siegburg übersiedelte. 1875 wurde er zum Direktor dieser Anstalt ernannt, deren Leitung er 1876 übernahm, 1878 die der neu erbauten Prov.-Irrenanstalt in Düren, welche er einrichtete und eröffnete, unter Übernahme der in der Anstalt zu Siegburg befindlichen Geisteskranken und Beamten. R., der 8. Febr. 1898 starb, ist Verf. einer beträchtlichen Reihe von Publikationen, welche zum grösseren Teil im älteren Lexikon aufgeführt sind, sodass sie hier übergangen werden können.

Ritschl, Alexander, in Freiburg i. B., geb. in Bonn, 18. Aug. 1861, studierte in Marburg, Göttingen, Freiburg i. B., hauptsächlich als Schüler KRASKE'S, promovierte 1887, war dann Assistenzarzt der chir. Klinik zu Freiburg bis 1895, wurde 1891 Privatdozent der Chirurgie und ist seit 1896 als a. o. Prof. in Freiburg, sowie Leiter der orthopädischen Abteilung der chir. Klinik. Seine Arbeiten sind in den Beiträgen zur klin. Chirurgie, VIRCHOW's Archiv u. a. Zeitschriften veröffentlicht.

Ritter von Rittershain, Gottfried, geb. 1820 in Lemberg, studierte daselbst und in Prag, wo er 1843 mit der Diss.: *„De epilepsia"* promovierte, wirkte dann an letztgenannter Univ. als Assistent der gerichtl. Med. unter POPEL, wurde zum Landesgerichts- und Strafhausarzt in Prag ernannt, als welcher er 20 Jahre lang thätig war, habilitierte sich an der Univ. und wurde mit der Leitung der Poliklinik betraut, in welcher er sich mit Vorliebe mit Kinderkrankheiten beschäftigte. 1864 erfolgte seine Ernennung zum Primararzt der Findelanstalt, an welcher er 1874 eine Klinik für Krankheiten des Säuglingsalters errichtete, 1865 zum Prof. e. o. der Kinderheilkunde, welche Ämter er bis zu seiner im Febr. 1880 erfolgten Erkrankung versah. Dann zog er sich nach Görlitz zurück und starb hier an den Folgen seiner langjährigen Epilepsie, resp. an apoplekt. Insult 20. Aug. 1883. R. hat besonders die Kinderheilkunde, seine Spezialwissenschaft, durch gediegene Arbeiten gefördert. Dieselben sind im älteren Lexikon näher angeführt.

Ritter, Bernhard, in Rottenburg a. N. in Württemberg, geb. daselbst 1804, studierte in Freiburg und Tübingen, promovierte hier 1831, war seitdem Arzt in seiner Vaterstadt und vielfach schriftstellerisch thätig. 1852 und 54 erhielt er für die Lösung von Preisaufgaben vom Verein badischer Ärzte für Staatsarzneikunde Auszeichnungen, wurde 1869 vom König Karl wegen ärztlicher Dienstleistungen beim Bischof LIPP zum Hofrat ernannt, erhielt gleichfalls 1869 vom Fürsten KARL ANTON VON HOHENZOLLERN die grosse goldene Medaille „bene merenti" für seine Beschreibung des Stahlbades Imnau, feierte 1881 sein 50-, 1891 sein 60jähr. Doktor-Jubiläum, wobei ihm mannigfache Ehrungen erwiesen wurden und starb als ältester Arzt Württembergs, als ältester Bürger seiner Vaterstadt, 21. Aug. 1893.

Ritter, Karl O., zu Bremervörde, geb. 4. Dez 1833 zu Kiel, studierte in Göttingen, Leipzig und Berlin, wurde 1856 in Göttingen mit der Diss.: *„Ueber die chron. deformir. Gelenkentzündung"* prom., ist seit 1861 prakt. Arzt in Bremervörde, gegenwärtig mit dem Charakter als Geh. San.-Rat. Er schrieb: *„Die Structur der Retina, dargestellt nach Untersuchh. über das Wallfischauge"* (Leipz. 1864, mit 2 Taff.) — Artikel: *„Anatomie du cristallin, du corps vitré et de la rétine"* (WECKER's Études ophthalmolog.) — *„Studien über Malariainfection"* (VIRCHOW's A.); ausserdem viele Arbeiten über Histologie der Retina, der Linse und des Glaskörpers im Archiv für Ophthalm. und A. f. A.

Ritter, Julius Philipp, in Berlin, geb. daselbst 1862, studierte und promovierte 1887, war 2 Jahre Assistent bei BRIEGER, 1 Jahr lang am hyg. Institut unter KOCH thätig (1890), gründete 1891 ein Ambulatorium für kranke Kinder in Berlin, richtete daselbst 1893 ein grosses bakteriol. Laboratorium ein und 1894 in der Vorstadt „Gesundbrunnen" für Versuche zur Behandlung skrofulöser Kinder eine Kinderheilstätte. Seine Publikationen beziehen sich auf die Ätiologie des Keuchhustens, Ätiologie und Behandlung der Diphtherie, Scrofulose etc. R. fand 1892 einen „Diplococcus tussis convulsivae".

Rittmann, Alexander, zu Brünn, geb. 16. Febr. 1827 in Mährisch-Trübau, studierte in Prag, wurde 1856 Dr. med. et chir., war auch Assistent an der Augenklinik von ARLT, trat 1857 in das Sanitäts-Depart. zu Kaschau in Ungarn ein und war daselbst gleichzeitig Direktor des dortigen Spitales bis 1861, wo er nach Brünn als prakt. Arzt übersiedelte. 1862 bis 70 leitete er die Augenabteilung im Brünner Krankenhause, 1863 bis 65 war er Kreisphysikus und während seines langen Aufenthaltes in Brünn Arzt vieler Humanitätsanstalten und einige Jahre Dozent an der Brünner technischen Hochschule. Er starb 21. Jan. 1882. R. publizierte: *„Die Culturkrankh. der Völker. Geschichtl. Untersuchh. über die Pesten und die Heilkunst der Vorzeit"* (Brünn 1867) — *„Culturgeschichtl. Abhandl. über die Reformation der Heilkunst"* (Heft 1 bis 4, Brünn 1869, 70, 75) — *„Was ist die Pest? Vortrag über den heutigen Stand der Pestfrage"* (Ib. 1876) — *„Das Stetigkeitsgesetz in den Culturkrankheiten der Völker. Vortrag"* (Ib. 1877) — *„Die Chronik der Pest im Jahre 1879"* (Ib. 1879) — *„Grundzüge einer Geschichte der Krankheitslehre im Mittelalter"*, ausserdem auch Artikel über Kulturkrankheiten etc. in der Wiener allgem. med. Zeitung, einen Bericht über die von ihm geleitete Augenkranken-Abteilung für 1861 bis 65 (Brünn 1865) u. s. w.

Rivington, Walter, zu London, geb. 1838, studierte im London Hosp., wurde 1859 Member, 1863 Fellow des R. C. S. Engl., war Surgeon am London Hosp. und Dozent der Anat. und Chir. bei dem Med. Coll. desselben, sowie Surgeon des Lond. Disp., Spitalfields, 1879 bis 83 Examinator der Anat. und Physiol., seit 1891 Member des Council von R. C. S., zuletzt Consulting Surgeon am Lond. Hosp. und starb 8. Mai 1897. R. beschäftigte sich auch eine Zeitlang mit Ohrenkrankheiten und verfasste u. a.: *„The medical profession"* (1879, 1. CARMICHAEL-Preisabhandlung) — *„Account of a peculiar variety of encysted hydrocele of the spermatic cord combined with inguinal hernia"* (Lond. Hosp. Rep., II) — *„Remarks on dislocations of the first and second pieces of the sternum"* (Med.-Chir. Transact., LVII) — *„Valves of the renal veins"* (Journ. of Anat. and Phys.) — *„Clinical lectures on varieties of psoas abscess"* (Lancet, 1874) — *„Cases of disease of testicle for which castration was performed"* (Ib. 1877) u. s. w.

Roberts, Sir William, in London, geb. 18. März 1830 in Bodedern, Anglesea, war Prof. der Med. am Owens Coll. und der damit vereinigten Royal School of Med. in Manchester, Arzt an der Royal Infirmary daselbst 1853 bis 83, siedelte 1889 nach London über, wo er 1892 Fellow der London University wurde, auch F. R. C. P. war, geadelt wurde und 16. April 1899 starb. R. ist Verfasser bedeutender Arbeiten auf dem Gebiet der Harn- und Nierenkrankheiten. Er veröffentlichte: *„A practical treatise on ordinary and renal diseases"* (1865) — *„The chemistry and therapeutics of uric acid, gravel and gout"* u. a. m.

Robertson, Sir Will. Tindal, in Brighton, geb. in Bath, studierte in London, Paris und Edinburg, wurde Dr. med. 1853 am letztgenannten Orte, war seit 1854 Arzt in Nottingham, Hosp.-Arzt daselbst und hat sich um die dortige Gesundheitspflege sehr verdient gemacht. Infolge eines Augenleidens musste er sich 1873 von der Praxis zurückziehen, siedelte nach Brighton über, war seit 1886 auch Parlamentsmitglied und starb daselbst 6. Okt. 1889. R. war schriftstellerisch thätig gewesen.

Robertson, Charles A. Lockhart, Psychiater, gest. 18. Mai 1897 in Exmouth, stammte aus Schottland, studierte in Edinburg und St. Andrews, trat in die Armee ein und wurde Assistant Surgeon im Yarmouth Army Lunatic Asylum, in dem er 5 Jahre verblieb. Darauf setzte er seine Studien in Cambridge fort und erwarb den Doktorgrad. Er wurde Sekretär bei der neu begründeten Medico-Psychological Assoc., später deren Präsident, Mitherausgeber des Journal of Mental Science, Superintendent des Sussex County Asylum und führte hier seine besonderen Methoden, No-restraint, türkische und andere Bäder, sowie Kaltwasserbehandlung ein. R. veranstaltete eine englische Ausgabe von GRIESINGER's Buch über Geisteskrankheiten.

Robin, Charles - Philippe, zu Paris, bekannter Biolog und Histolog, geb. 4. Juni 1821 zu Josseron (Ain), studierte in Paris, wurde 1846 daselbst Doktor, nachdem er im Jahre vorher, zusammen mit LEBERT, an die Küsten der Normandie und nach Jersey geschickt worden war, um für das Musée Orfila Gegenstände aus der vergleich. Anat. zu sammeln. R. machte sich zunächst durch histol. Untersuchungen bekannt und war einer der ersten in Frankreich, die daselbst den Gebrauch des Mikroskops in die normale und pathol. Anat. einführten. 1847 mit der These: „*Des fermentations*" zum Prof. agrégé der Naturgeschichte bei der med. Fakultät ernannt, wurde er in demselben

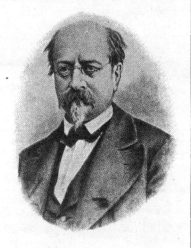

Jahre Dr. des sciences naturelles und hielt 1847 bis 62 sehr besuchte Privatkurse über allgem. Anat. in einem von ihm geschaffenen Laboratorium. 1858 wurde er zum Mitgliede der Acad. de méd., 1866 der Acad. des sc. ernannt, nachdem ihm 1862 der bei der med. Fakultät neu gegründete Lehrstuhl der Histologie übertragen worden war. Zu seinen jetzt folgenden Arbeiten gehörten: „*Mém. sur la rétraction, la cicatrisation et l'inflammation des vaisseaux ombilicaux etc.*" (1860) —

„*Mém. sur les modifications de la muqueuse utérine avant et après la grossesse*" (1861) — „*Leçons sur les substances amorphes et les blastèmes*" (1866) — „*Leçons sur les humeurs normales et morbides du corps de l'homme*" (1867; 2. éd. 1875) — „*Leçons sur les vaisseaux capillaires et l'inflammation*" (1867) — „*Anatomie microscopique*" (1868) — „*Programme du cours d'histologie*" (1870, 2. éd.) — „*Traité du microscope, son mode d'emploi, son application etc.*" (1871, av. figg., 3 pl.). Seit dem Beginn seiner Laufbahn als Lehrer hatte er mit den Intriguen der Klerikalen zu kämpfen, die es durchsetzten, dass er als Materialist und Atheist 1872 aus der Liste der Geschworenen gestrichen wurde; dieselben und die Konservativen konnten aber nicht verhindern, dass er 1875 von seinem heimatlichen Dép. (Ain) in den Senat gewählt und sein Mandat 1885 erneuert wurde; er nahm daselbst auf den Bänken der republik. Linken seinen Platz. Seine Schüler und die republik. Presse aber verdachten ihm seine Doppelstellung als Senator und Prof.; indessen liess er sich durch die in die Hörsäle getragenen Tumulte nicht abhalten, beide Stellungen beizubehalten. Er schrieb später noch: „*Anatomie et physiologie cellulaire, animale et végétale*" (1873) — „*Mém. sur le développement embryogénique des hirudinées*" (1874, 4., av. pl.) und „*L'instruction et l'éducation*" (1877). Zusammen mit LITTRÉ hatte er die 11. bis 14. Ausgabe des umgearbeiteten „Dict. de méd." von NYSTEN (1865 bis 76) besorgt und ausserdem noch in dem von ihm 1864 gegründeten „*Journ. de l'anat. et de la physiol.*", den Mém. de l'Acad. des sc., Revue zoolog., Gaz. hebdom. de méd., Ann. d'hyg. publ., Gaz. méd. u. s. w. eine Menge Aufsätze und im Dict. encyclop. des sc. méd. eine Reihe von Artikeln erscheinen lassen. Er starb 6. Okt. 1885 in seinem Heimatsorte.

Robin, Albert-Édouard-Charles, in Paris, geb. 19. Sept. 1847, wurde 1872 Interne d. h., 1877 Dr. méd., 1881 Méd. d. h., 1883 Agrégé und 1887 Mitgl. der Acad. de méd. Er publizierte: „*Essai d'urologie clinique*" — „*La fièvre typhoide*" (1877) — „*L'urée et le cancer*" (1884) — „*Notes sur la spectroscopie des tissus vivants*" (zus. mit STRAUSS 1884) — „*De l'hémoglo-*

binurie" (1888) — *„Leçons de clinique et de thérapeutique médicales"* (1887, mit dem Preis Lacaze vom Institut gekrönt) u. a. m.

Robinet, Jean - François - Eugène, in Paris, geb. in Vic-sur-Seille (Meurthe) 24. April 1825, ist besonders als Vertreter des Positivismus litterarisch hervorgetreten, ist seit 1890 Stadtbibliothekar und veröffentlichte: *„Notice sur l'oeuvre et sur la vie d'Auguste Comte"* (1860, 3. Aufl. 1884) u. v. a.

Robinson, Charles H., in Dublin, daselbst 1839 geb. und ausgebildet, ging zunächst nach Ägypten, war Chirurg einer Dampferlinie, liess sich dann in seiner Vaterstadt nieder, wo er 1862 Lic., bald darauf Member des R. C. P. und 1873 Member des R. C. S. wurde. Er las 1872 bis 81 über Anatomie an der Ledwich School, war auch Examinator beim R. C. S. und starb 1. März 1895. R. hat mehrere Journalartikel veröffentlicht.

Rochard, Jules-Eugène, französ. Marinearzt, geb. 1819 zu Saint-Brieuc (Côtes-du-Nord), trat mit 19 Jahren in die Marine, diente auf den Antillen, im Senegal, in Cayenne, wurde 1847 in Paris Doktor, 1848 Prosektor bei der Schule für Schiffsmed. in Brest, 1850 Prof. bei derselben, später Cl.ef-Chirurg, endlich Direktor. Er lehrte daselbst 16 Jahre lang nacheinander Anat., Physiol., operative Chir., Verwaltungs- und gerichtl. Med., wurde 1870 Direktor des Gesundheitsdienstes der Marine, 1875 General-Inspektor derselben, war seit 1877 Mitgl. der Acad. de méd., 1894 Präsident derselben und starb 13. Sept. 1896. Unter seinen litterar., vielfach die Hygiene betreffenden Arbeiten befindet sich die von der Acad. de méd. 1855 preisgekrönte Abhandlung: *„De l'influence de la navigation et des pays chauds sur la marche et le développement de la phthisie pulmonaire"* sowie sein Hauptwerk, die Frucht 15jähr. Arbeit: *„Histoire de la chirurgie française au dix-neuvième siècle"* (Ib. 1874). Ausserdem verfasste er eine Reihe von Artikeln und anderen Arbeiten, deren Verzeichnis im älteren Lex. enthalten ist.

Roehmann, Franz, zu Breslau, geb. zu Berlin 24. März 1856, studierte 1874 bis 80 in Würzburg, Strassburg, Berlin, arbeitete in den Laboratorien von PAALZOW, SALKOWSKI, LEYDEN, A. FRÄNKEL, E. BAUMANN (1880 bis 81), wurde 1880 in Berlin mit der Diss.: *„Zur Lehre von den Diureticis"* prom., war seit 1881 Assistent am physiol. Institut, seit 1882 Privatdozent für Physiol. an der Univ. Breslau und ist seit 1893 Prof. e. o ebendaselbst. Litterar. Arbeiten: *„Ueber die Ausscheidung der Chloride im Fieber"* (Z. f. k. M., I) — *„Beobachtungen an Hunden mit Gallenfisteln"* (PFLUEGER's A., XXIX) — *„Beiträge zur Physiol. des Glycogens"* (PFLUEGER's A., XXXIX) — *„Über die Bestimmung des Zuckers im Blut"* (Cbl. f. Phys., 1890) — *„Anleitung zum chemischen Arbeiten für Studierende der Medizin"* (Berlin 1890) — *„Über die Reaction der quergestreiften Muskeln"* (PFLUEGER's A., 1891) — *„Kritisches und Experimentelles zur Frage nach der Säurebildung im Muskel bei der Todtenstarre"* (PFLUEGER's A., 1894) — *„Zur Kenntniss der bei der Trypsinverdauung aus dem Casein entstehenden Producte"* (Ib. 1897, 98) — *„Stoffwechselversuche mit phosphorhaltigen und phosphorfreien Eiweisskörpern"* (B. k. W. 1898). Ausserdem erschienen in PFLÜGER's Archiv eine Reihe von Arbeiten, welche unter seiner Leitung und Mitwirkung ausgeführt wurden. Dieselben behandeln zum Teil die gleichen Themata wie die angeführten, betrafen ausserdem aber noch die Oxydationsvorgänge in tierischen Geweben (W. SPITZER), die Fettbildung im tierischen Organismus (G. ROSENFELD, W. LUMMERT, E. HEPNER) u. a. m.

Roemer, August, zu Stuttgart, geb. daselbst 6. Dez. 1856, studierte in Tübingen, wurde 1881 promoviert, war Assistent bei LIEBERMEISTER, Volontärarzt bei VOLKMANN, Assistent bei KÜSTER, Assist. und 2. Lehrer an der Landes-Hebammenschule (unter FEHLING) in Stuttgart. Er ist seit 1886 daselbst Gynäkolog und prakt. Arzt und hat geschrieben: *„Ueber periphere Temperatur des Menschen"* (Tübingen 1881) — *„Klinische Beobachtungen über die Nachgeburtszeit"* (A. f. G., XXVIII) — *„Anleitung zur Pflege im Wochenbette"* (Tübingen 1886) — *„Ueber psychopathische Minder-*

werthigkeiten des Säuglingsalters" (Stuttg. 1892) — *"Psychiatrie und Seelsorge"* (Berlin 1891; neue erweiterte Aufl. 1899) — *"Gynäkologische Sprechstundenasepsis"* (Med. Correspbl. f. Württbg. 1896).

Roese, Karl August, zu Hamburg, geb. zu Erfurt 23. Dez. 1849, studierte in Leipzig 1872 bis 76, wurde daselbst 1876 mit der Diss.: *"Ueber Supraorbitalneuralgie"* promoviert, war Assistent von Coccius 1878 7 Monate lang, Assistent von Hagen 1878 bis 80, ist seit 1880 in Hamburg als Spezialarzt für Ohren- und Halskrankheiten thätig. Er schrieb: *"Die Kunst, Hülfeleistungen für Verwundete und Kranke zu improvisiren"* (Berlin 1884), vom internat. Komitee des roten Kreuzes zu Genf gekrönte Konkurrenzschrift.

Roewer, Karl, geb. in Neustrelitz, studierte hauptsächlich in Berlin, wurde etwa 1884 Arzt, ging dann als Schiffsarzt auf dem Norddeutschen Lloyd ins Ausland, machte später die Wissmann'sche Expedition nach dem Nyassa-See als Arzt mit und war längere Zeit Stationschef südlich vom Fort Johnston. 1893 nach Berlin zurückgekehrt, fiel er hier im Duell 15. Jan. 1894. R. hat eine Reihe von Arbeiten zur Schiffshygiene, über Auswanderungswesen, Quarantänesystem, Tropenfieber, Akklimatisation, Seekrankheit, sowie die Monographie: *"Der Schiffsarzt"* (1890) publiziert.

Roger, Henri-Louis, geb. in Paris 6. Jan. 1809, studierte und promovierte daselbst 1839, widmete sich der Pädiatrie, war 1860 bis 75 Arzt am Hôp. Ste. Eugénie, dann méd. honor. desselben, seit 1862 Mitgl. d. Acad. de méd. und starb 15. Nov. 1891. Er publizierte: *"Séméiotique des maladies de l'enfance"* (1864) — *"Recherches cliniques sur la chorée, le rhumatisme et les maladies du coeur chez les enfants"* (2 T., 1867 bis 68) — *"Recherches cliniques sur les maladies de l'enfance"* (1872 bis 83, 2 Bde.) u. v. a. Schriften, deren Titel im älteren Lexikon erwähnt sind.

Rohden, Ludwig, geb. zu Hovestadt (Westfalen) 24. Okt. 1838, studierte in Berlin und Würzburg, wurde 1862 Doktor, wirkte viele Jahre als Brunnenarzt in Lippspringe, dann in Arco, war im Winter in Gardone-Riviera am Gardasee (Italien) thätig, wo er 23. April 1887 starb. Er war Mitarbeiter an Jul. Braun's Balneotherapie 1869 und 73 und schrieb: *"Balneotherapie und Klimatotherapie der chronischen Lungenschwindsucht"*. Auf demselben Gebiete und verwandten bewegen sich auch seine übrigen zahlreichen kleineren Arbeiten. Er hatte sich den Ruf eines hervorragenden Phthisiotherapeuten erworben und wusste für die von ihm vertret. Plätze und Ansichten in Wort und Schrift lebhaft einzutreten. 1886 hatte er das vom Verein für Kinderheilstätten neu erbaute Hospiz zu Norderney mit grosser Hingabe und entschied. Erfolge geleitet, war aber 1887 wegen persönl. Differenzen aus dieser Stellung zurückgetreten.

Rohlfs, Heinrich, berühmter Historiker d. Med., geb. 17. Juni 1827 in Vegesack, studierte in Göttingen, Berlin, Prag, Würzburg und Paris, nahm als Militärarzt an den Schleswig-Holsteinschen Kriegen 1848 bis 50 teil, praktizierte dann als Arzt zuerst in Vegesack,

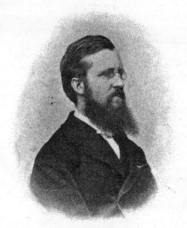

später in Bremen, gab aber 1874 die Praxis auf und liess sich in Göttingen nieder. Seit 1881 lebte er in Wiesbaden, wo er, wie durch Baas und unsererseits durch Erkundigung beim Magistrat ermittelt wurde, 5. Mai 1898 verstorben ist. R. war ein ebenso geistreicher als fruchtbarer Schriftsteller, der sich um die med. Geschichte unvergessliche Verdienste erworben hat. Er veröffentlichte: „*Ueber die Radicalcur des Wasserbruchs und die Punction-Excisionsmethode*" (Bremen 1862) — „*Med. Reisebriefe aus England und Holland 1866 und 1867*" (Leipzig 1868) — „*Gemeinfassliche Heilkunde und Gesundheitslehre für Schiffsoffiziere*" (Halle, 3. Aufl. 1873; 4. 1885) - „*Geschichte der deutschen Medicin. Die medic. Classiker Deutschlands*" (Abt. 1, 2, Stuttg. 1875, 80). In Gemeinschaft mit seinem Bruder (s. d.) gründete er 1877 das „*Deutsche Archiv für Geschichte der Medicin und med. Geographie*", das bis 1885 (8 Bde.) erschienen ist.

Rohlfs, Gerhard, jüngerer Bruder des Vor., der berühmte Afrikareisende, geb. 14. April 1831 zu Vegesack, war ebenfalls Dr. med., ging nach Algerien, wo er 1855 bis 60 als Arzt die Feldzüge der Franzosen und die Eroberung der grossen Kabylie mitmachte. Seine weiteren Reisen und Arbeiten übergehen wir. R. ist 2. Juni 1896 gest.

Rohrer, Fritz, in Zürich, geb. 30. April 1848 zu Buchs, Kant. St. Gallen, Schweiz, studierte in Zürich, Würzburg, Wien, hauptsächlich unter v. TRÖLTSCH und POLITZER, wurde 1870 Dr. med., praktizierte bis 1885 als Arzt und habilitierte sich dann für Otiatrie in Zürich. Schriften: „*Lehrbuch der Ohrenheilkunde*" (1891) — „*Weitere Mittheilungen über Bildungsanomalien der Ohrmuschel*" (Berlin 1886) — „*Microorganismen bei Affectionen des Ohres und des Nasen-Rachenraumes*" (1887) — „*Über die Behandlung von Ohrpolypen*" (1888) — „*Die Bakterien des Cerumens*" (1890) — „*Erkrankungen des Ohres bei Influenza*" (1890) — „*Über Bildungsanomalien der Ohrmuschel*" (1894) — „*Otitis externa haemorrhagica bullosa*" (1890) — „*Neue Formen von Bildungsanomalien der Ohrmuschel*" (1894) — „*Die Intoxicationen, speziell die Arzneiintoxicationen in ihrer Beziehung zu Nase, Rachen und Ohr*" (1895) — „*Das Verhältniss der Ohrenerkrankungen zu den Augenaffectionen*" (1897), dazu noch eine ganze Reihe hier nicht besonders angeführter Artikel in deutschen u. französischen Journalen.

Rokitansky, Karl Freiherr von, der berühmte pathol. Anatom, geb. 19. Febr. 1804 zu Königgrätz in Böhmen, studierte Med. in Prag und Wien, ward an letzterem Orte 1827 2. Assistent an der pathol.-anat. Lehrkanzel, 1828 Dr. med. und 1. Assistent, 1834, nach JOHANN WAGNER's Tode, Prosektor des Wiener allgem. Krankenhauses und a. o. Prof. der pathol. Anat., 1844 ord. Prof. dieses, im selbigen Jahre zum obligaten Lehrgegenstande erhobenen Faches, 1863 Referent der med. Studien mit dem Titel eines Hofrates, 1867 lebenslängliches Mitglied des Herrenhauses, 1869 Präsident der Wiener Akad. der Wissensch., der er schon seit 1848 als wirkl. Mitglied angehörte, 1870 Mitglied der Pariser Akad. der Wissensch. und Präsident des Wiener anthropolog. Vereins, wie er schon lange vorher zum Präsidenten der Wiener Gesellschaft der Ärzte gewählt worden war. Er entsagte 1875, nachdem er das 70. Jahr, die gesetzliche Altersgrenze für die Funktion österr. Professoren, überschritten, der Lehrkanzel und starb 23. Juli 1878 in einem Anfalle von Asthma, das den sonst geistig und körperlich ungeschwächten Mann in den letzten Jahren häufiger heimgesucht hatte. Unter den von ihm veröffentlichten Schriften, welche im älteren Lexikon zusammengestellt sind, ist unzweifelhaft die bedeutendste, durch die sich R. ein bleibendes Verdienst erworben hat, der spez. Teil seines „*Handbuch der pathol. Anatomie*" (3. Bd. 1841; 2. 1844; 1. Bd. 1846), die allgem. pathol. Anatomie umfassend, später vollkommen umgearbeitet und mit Illustrationen ausgestattet (3 Bde., 1855). Noch nie waren die makroskop.-anat. Veränderungen des kranken menschl. Körpers, besonders hinsichtl. der Struktur, ihrer Zusammengehörigkeit, ihrer Entwicklungs- und Umwandlungs - Stadien, ihrer Häufigkeitsverhältnisse so systematisch und erschöpfend untersucht worden, noch nie waren solche Untersuchungen mit Zugrundelegung eines so reichen Beobachtungsmaterials angestellt worden, nie waren die Beobachtungsresultate in einer so lebendigen, markigen, präzisen, durch Hervorhebung des Charakteristischen auch dem Anfänger das Selbststudium ermöglichenden Sprache geschildert worden. Mit Recht nannte darum VIRCHOW R. den LINNÉ der pathol. Anatomie und tadelte am speziellen Teile nur die Spärlichkeit der litter.-histor. Nachweise, die leicht zum Dogmatismus führende Zurückhaltung in der Begründung des Behaupteten, Fehler, die wir einigermassen durch das Streben nach Kürze und eine gewisse Opposition gegen die tote Buchgelehrsamkeit eines VOIGTEL, gegen die allzu breit ausgesponnenen Erwägungen eines MORGAGNI erklären und entschuldigen möchten. Nach Mitteilungen STRICKER's an SCHEUTHAUER aus der unvollendeten Selbstbiographie R.'s, bezeichnete R. in derselben JOH. FRIEDRICH MECKEL, LOBSTEIN und ANDRAL als diejenigen Autoren, durch die ihm in der pathol. Anat. die ersten Anregungen geworden; seinem Lehrer JOHANN WAGNER dürfte er eine tüchtige Sektionstechnik, den Eifer für Herstellung eines Museums, das Streben nach genauerer Beschreibung verdankt haben. Wenn aber ein weitverbreitetes Gerücht behauptet, R. hätte die hinterlassenen Vortragshefte WAGNER's, wie EVERARD HOME diejenigen JOHN HUNTER's, in unerlaubter Weise benutzt, so lehrt ein Blick auf die veröffentlichten Arbeiten WAGNER's den völligen Ungrund einer solchen Behauptung. Obwohl R. 1841 schon über 16 000, von ihm und seinen Assistenten nach einheitlichem Plane verf. Protokolle gebot (eine Zahl, die bis zum Ende seiner Laufbahn auf mehr als 100 000 anschwellen sollte), hätte er doch, wie SCHEUTHAUER persönl. von R. erfahren hat, noch lange die Herausgabe des Handbuchs hinausgeschoben, wäre ihm nicht die Kunde geworden, dass KOLLETSCHKA, Prof. der gerichtl. Med., sein eifriger, in die meisten seiner Beobachtungen eingeweihter Schüler, ihm mit Veröffentlichung eines ähnlichen Werkes zuvorkommen wollte. Grund dieses so vereitelten Zögerns war offenbar die Ahnung, dass die vorhandenen Erfahrungen und Methoden zur Schaffung einer allgemeinen pathol. Anatomie ungenügend seien, eine Ahnung, deren Richtigkeit sich nur zu sehr bewähren sollte und ihren Ausdruck in den später als irrtümlich widerrufenen Hypothesen R.'s von den verschiedenen Crasen, von den verschiedenen Erkrankungen des Faserstoffes und Eiweisses fand. Obwohl R. erst im 39. Lebensjahre zum Mikroskop griff, seine histolog. Technik immer höchst einfach blieb, so hat er doch gleichzeitig mit REINHARDT, aber unabhängig von ihm, in die schwankenden Ansichten JUL. VOGEL's über die Entwicklung der Körnchenzellen aus Eiterzellen Klarheit gebracht und war einer der ersten, welche im Carcinoma reticulare JOH. MUELLER's keine selbständige Krebsart, sondern nur Auftreten von Fett in einem gewöhnlichen Krebse, freilich gleich LEBERT nur als Folge einer angeblichen Entzündung, sahen; ebenso erkannte er den Cancer aréolaire pultacé CRUVEILHIER's als fetthaltigen Gallertkrebs und hat gewisse Epithelneubildungen, manche Zotten-Hypertrophien ANDRAL's zuerst den Krebsen eingereiht. Seine bedeutendsten histologischen Untersuchungen finden sich in der 1854 erschienenen Schrift: „Über das Auswachsen der Binde-Gewebssubstanzen" und in der 1857 veröffentlichten: „Über Bindegewebswucherung im Nervensysteme". ¶In der ersten Abhandlung zeigt R., dass die endocarditischen Vegetationen, die Pseudomembranen seröser Häute nicht, wie selbst VIRCHOW, obwohl schon zweifelnd, noch für möglich hielt, durch Umwandlung des fibrinösen Exsudates hervorgehen, sondern aus den Bindegewebslagen selbst hervorwachsen. Die kurz vorher veröffentlichte, jedoch schon 1853 niedergeschriebene Entdeckung VIRCHOW's von einer das Gehirn durchsetzenden Bindesubstanz ergänzte R. durch Auffindung eines die Hirnrinde deckenden, später von HANS GIERKE bestätigten äusseren Ependyms, er nahm vorweg die von VIRCHOW in Aussicht gestellten patholog. Veränderungen der Neuroglia, indem er die Wucherung derselben als das Wesentliche der Hirnhypertrophie darstellte, von ihr die Zähigkeit und Retraktion des atrophischen Gehirns, die Kapseln und Narben nach Apoplexie, Schwielen, Sarcome, Fibrome, Lipome, die ohne Entzündung sich bildenden Callositäten des Gehirnes ableitete, sie als dasselbe Gewebe erkannte, das den chronischen Atrophien und schwieligen Degenerationen des Rückenmarks, der grauen Degeneration des Sehnerven zu Grunde liegt. Was er damals nur in den Hauptumrissen gegeben, ward in der zweiten Schrift weiter ausgeführt, namentlich wurde die Bindegewebswucherung bei Paraplegie, bei traumat. und spontanem Tetanus, bei Chorea, beim paralyt. Blödsinne, in den spinalen Nerven, im N. opticus und olfactorius nachgewiesen. — R. entwickelte als akad. Redner ein bedeutendes Talent zur philosophischen Speculation. Eine Würdigung dieser Seite von R. findet sich in der klassischen Biographie R.'s v. SCHEUTHAUER im alten Lexikon. — Obgleich R. bei feierlichen Reden die Vortragskünste des Redners nicht vermissen liess, wie denn auch seine Demonstrationen frischer Präparate vortrefflich waren, so litten doch seine gewöhnlichen theoret. Vorträge durch die Schwäche und fast gesuchte Eintönigkeit der Stimme; er sprach wie jemand, der eine Anekdote erzählt, von der er fürchtet, dass sie einem Teile der Hörer schon bekannt sei. — Als Medizinalreferent hat er die Errichtung und zweckmässige Einrichtung der med. Fakultäten zu Innsbruck und Graz wesentlich gefördert und, wie er schon in jungen Jahren für die segensreiche Berufung SKODA'S auf den Lehrstuhl der inneren Klinik mit ebensoviel Begeisterung als Erfolg gewirkt, so berief er nun BILLROTH nach Wien, KLEBS und BREISKY nach Prag, übergab THEODOR MEYNERT das Leichenmaterial der Irrenanstalten, schuf ihm die erste psychiatrische Klinik in Österreich und STRICKER das Institut für experiment. Pathologie. Er selbst hatte erst 1862 die Holzschuppen ähnlichen, allem Unwetter preisgegebenen Kämmerchen, die bis dahin als Leichen- und Sektionslokale dienten, die dunklen Spitalgänge, in denen das an Seltenheit und Schönheit der Präparate unübertroffene, zum weitaus grössten Teile erst von ihm geschaffene pathol.-anat. Museum aufgestellt gewesen, mit einem stattlichen Gebäude vertauschen, eine Erhöhung der Instituts-Dotation von 300 fl. auf 600 fl. erlangen können. — Als Mitglied des Herrenhauses hat er seinen Freisinn wiederholt bewährt, am glänzendsten in jener formvollendeten, von feinster Ironie gewürzten Rede, worin er Trennung der Schule von der Kirche forderte. — Unter den vielen Auszeichnungen, welche ihm von nah und fern der 70. Geburtstag brachte, war auch seine Erhebung in den Freiherrenstand. — R. war ein unermüdlicher und scharfer Beobachter; bei scheinbarer Insichversunkenheit war er schlicht, fern von jedem Gelehrtendünkel und Prunken mit Geist und Wissen, ernst und wortkarg, was jedoch Blitze eines den Kern der Sache unfehlbar treffenden Humors, ja den Geschmack am Burlesken nicht ausschloss.

Rokitansky, Karl Freiherr von, als Sohn des Vorigen geb. 14. Mai 1839 in Wien, wandte sich bereits während seiner dortigen Studienzeit dem Fache der Geburtshilfe und Gynäkologie zu und schloss sich als Schüler an KARL BRAUN an 1864. 1871 habilitiert, wirkte er als Dozent für die genannten Fächer bis 1880, in welchem Jahre er zum Extraordinarius ernannt wurde. 1875 war ihm die Direktion des Maria Theresia-Frauen-Hospitals übertragen worden. 1892 folgte er einem Ruf als ord. Prof. der Gynäk. und Geburtshülfe in Graz, woselbst er jedoch bereits 20. Juni 1898 starb. Von ihm rühren zahlreiche Arbeiten auf seinem Fachgebiet in Form einzelner Artikel her.

Rokitansky, Prokop Freiherr von, zu Innsbruck, jüngerer Bruder des Vorigen, geb. zu Wien 1843, studierte daselbst und wurde 1866 promoviert. Seit 1877 ist er ord. Prof. der spez. Pathol. und Ther. und Vorstand der med. Klinik an der Univ. zu Innsbruck. Litter.-Arbeiten: „*Untersuchungen über die Athemnerven-Centra*" — „*Ueber den Einfluss des Chloralhydrats auf die Reizbarkeit des Nervensystems*" — „*Ueber hämatogene Albuminurie*" — „*Die neueren Arzneimittel in ihrer Anwendung und Wirkung*" — „*Beiträge zur Lehre der perniciösen Anämie*"

— *„Zur Lehre von der putriden Pleuritis"*. Ferner Arbeiten über Erysipel, Asthma bronchiale, Pericarditis rheumatica, Schrumpfniere, Ecchinococcus hepatis multilocul., Carcinoma ventriculi, Cirrhosis hepatis, sowie die Abhandlungen: *„Über den Einfluss der französischen Medicin im Anfange unseres Jahrhunderts auf den positiven Fortschritt in der Medicin"* — *„Über das Verhalten der flüchtigen Fettsäuren im Harn des gesunden und kranken Menschen"* — *„Über den Verlauf eines Falles von Intermittens unter der Wirkung des Pilocarpins"* — *„Experimentelle Beiträge zur Lehre von der hämatogenen Albuminurie"*.

Roller, Christian Friedrich Wilhelm, zu Illenau, berühmter Irrenarzt, als Sohn von Johann Christian R. (1773 bis 1814) zu Pforzheim 11. Jan. 1802 geb., studierte in Tübingen, Göttingen und Heidelberg, praktizierte 1822 bis 25 in seiner Vaterstadt und ging dann zur Psychiatrie über, indem er, nach einer mit Staatsunterstützung unternommenen Reise, 1827 Assistenzarzt bei Groos, dem Nachf. seines Vaters, in der nach Heidelberg verlegten Irrenanstalt wurde. Mit seinem scharfen Blick die erheblichen Mängel dieser Anstalt erkennend, wusste er es bei den Staatsbehörden durchzusetzen, dass nach seinen Plänen (von 1837 an) die Anstalt Illenau gebaut wurde, die 1842 bezogen wurde, nachdem R. schon 1836 die Direktion übernommen und früher bereits von der med. Fakultät zu Heidelberg die Doktorwürde honor. causa erhalten hatte. Nach Übernahme der neuen Anstalt entwarf er mit organisat. Genie, unterstützt von gleichstrebenden Kollegen (Hergt, Fischer), die Betriebspläne für die innere Verwaltung und für den ärztl. Dienst, deren Vortrefflichkeit die Anstalt bald zum ersten Range erhob, ihren Ruf weit über die Grenzen Badens und Deutschlands verbreitete und von nah und fern die Besuche der Irrenärzte aller Länder veranlasste. 1844 begründete er, zus. mit Damerow und Flemming, die noch jetzt blühende „Allgem. Ztschr. f. Psych.", in welcher sich von ihm eine Reihe von grösseren und kleineren Aufsätzen, sowie von Rezensionen befindet. An grösseren Schriften verfasste er noch eine Schrift über Illenau (1852; 2. Aufl. 1865, m. Atlas u. 24 Plänen), eine Statistik über die ersten 20 Jahre seiner dortigen Behandlung (Karlsruhe 1866); ferner: *„Psychiatrische Zeitfragen"* (Berlin 1874). Nachdem es ihm vergönnt gewesen, 1867 das 25jähr. Bestehen seiner Anstalt und 1877 sein 50jähr. Dienst-Jubil. zu feiern, starb er, noch bis kurze Zeit vor seinem Tode angestrengt thätig, 4. Jan. 1878, am Jahrestage seines 51jähr. Wirkens.

Rollet, Joseph-Pierre-Martin, in Lyon, geb. 1824 zu Lagnieu (Aïn), studierte in Paris, wurde 1845 Interne, 1847 Dr., 1854 Chirurg des Antiquaille zu Lyon, erhielt 1877 den Lehrstuhl der Hygiene an der med. Fakultät zu Lyon, war Präsident der med. Ges. in Lyon, des Conseil d'hygiène des Rhône-Depart., korrespond. Mitgl. des Institut de France und starb 2. Aug. 1894. In zahlreichen Schriften über Syphilis hat er u. a. den Nachweis von der Möglichkeit der Übertragung durch die Vaccination geliefert; ausserdem ist R. auch auf dem von ihm vertretenen Gebiet der Hygiene litterar. thätig gewesen.

Rollet, Étienne, in Lyon, Dr. med. 1888 und Nachfolger seines Vaters auf dem Lehrstuhl der Hygiene, publizierte: *„De la mensuration des os longs des membres dans ses rapports avec l'anthropologie, la clinique et la médecine judiciaire"* (Lyon 1869).

Rollett, Alexander, geb. in Baden bei Wien 14. Juli 1834, war in Wien Schüler Brücke's und dessen Assistent von seiner 1858 erfolgten Promotion bis 1863, in welchem Jahre er zum ord. Prof. der Physiolog. und Histolog. in Graz ernannt wurde. Während seines Wiener Aufenthaltes wirkte auch Karl Ludwig in entscheidender Weise auf ihn ein. In Graz setzte er seine in Wien begonnene wissenschaftl. produktive Laufbahn in ausgedehnter Weise fort, was sich in den zahlreichen, aus seinem Laboratorium hervorgegangenen eigenen Arbeiten ausspricht und in denen seiner Schüler, aus deren Reihen nicht nur inländische, sondern auch ausländische Lehrstühle, namentlich in Russland, besetzt wurden. Er wirkt noch jetzt an der Grazer Univ., deren Rektor er dreimal gewesen ist, das letzte Mal 1895, wo von ihm das neuerbaute Univ.-Gebäude an der Spitze der Professoren, in Gegenwart des Kaisers, hoher Ehrengäste und von Deputationen sämtl. österr. Univ. eröffnet wurde. 1875 war er erster Geschäftsführer der in Graz abgehaltenen Versammlung deutscher Naturforscher und Ärzte. Drei Jahre gehörte er der Gemeindevertretung der Landeshauptstadt Graz an. Dreimal vertrat er auch die Univ. im steiermärk. Landtage, in welchem er wichtige Referate führte und einige vielbemerkte polit. Reden hielt. Seit 1893 wurde er zum Präsidenten der steiermärk. Ärztekammer immer wiedergewählt. Ein hervorragendes Interesse bethätigte er für die „University Extension", die seit 1897 in Graz Boden gewann. Er ist Hofrat, wirkl. Mitgl. der Wiener, korresp. Mitgl. der Münchener Akademie der Wissenschaften etc. Von seinen Arbeiten sind anzuführen eine grosse Zahl von Abhandlungen über den Bau und die Leistungen der quergestreiften Muskelfasern, die Abhandlungen über Bindegewebe, Hornhaut, Irisanheftung, Magendrüsen, Sehnennerven. Die zahlreichen Abhandlungen über Blutkörperchen, Blutkrystalle, Blutfarbestoff, über Eiweisskörper, über Bindegewebsmucin, die Arbeiten über binokuläres Sehen, über subjektive Farben, über die Farben der Newton'schen Ringe, über den Spektropolarisator, über die Folgen der Trigeminusdurchschneidung, über Geruch, Geschmack und Hautsinne. Diese Abhandlungen sind teils in den Denkschriften und Sitzungsberichten der Wiener Akademie, teils in wissenschaftl. Zeitschriften: Arch. f. d. ges. Physiol., f. mikr. Anat., f. Ophthalm., Biolog. u. Cbl. f. d. m. Wiss, W. m. W., Mitt. d. Ver. d. Ä. Steierm., teils in den Untersuch. aus d. Institut f. Physiol. u. Histol. in Graz veröffentlicht. Für Stricker's Handb. der Gewebelehre (Leipzig 1871 bis 72) schrieb er die Monographien über Bindesubstanzen, Hornhaut, Blut; für Hermann's Handb. der Physiol. (Leipzig 1880, IV), die grosse Monographie über Blut und Blutbewegung, für Eulenburg's Realencyklopädie der ges. Heilkunde (2. Aufl. 1888 u. 3. Aufl. 1897) die Artikel: Muskel (histol.) und Muskel (physiol.). In der deutschen Revue teilte er eine aus besonderen Quellen geschöpfte Darstellung des Verkehres Goethe's mit dem Phrenologen Gall mit. Eine Reihe von populären Vorträgen und von Reden finden sich in den Schriften des naturw. Ver. für Steiermark oder sind selbständig erschienen.

Romberg, Moritz Heinrich, berühmter Berliner Kliniker und Neuropatholog, geb. 11. Nov. 1795 zu Meiningen, studierte und promovierte 1817 in Berlin mit der Diss.: *„De rhachitide congenita",* hielt sich eine Zeit lang in Wien auf, wo er die Freundschaft von Joh. Peter Frank fand, liess sich darauf in Berlin nieder, wurde 1820 Armenarzt, habilitierte sich 1830 als Privatdozent daselbst für spez. Pathol. und Therapie, dirigierte 1831 und später 1837 abermals ein Choleralazarett, las seit 1834 auch

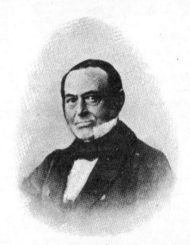

über „propädeutische Klinik" mit prakt. Demonstrationen der physikal. Untersuchungsmethoden an Kranken aus seiner Privat- und Armenpraxis, wurde 1838 Prof. e. o., 1840 mit der Leitung der Univ.-Poliklinik betraut, 1845 Prof. ord. der spez. Pathol. und Therapie, gab dann seine Stellung als Armenarzt auf, wurde 1851 Geh. Med.-Rat, feierte 29. März 1867 sein 50jähr. Dr.-Jubil. und starb 16. Juni 1873. — R.'s epochemachende wissenschaftl. Bedeutung liegt auf dem Gebiete der Neuropathologie, die den Angelpunkt seiner Studien bildete. Sein klass. *„Lehrbuch* *der Nervenkrankheiten*" (Berlin 1840 bis 46; 3. Aufl. 1853 bis 55, 2 Bde.; 4. Aufl. unbeendigt, 1857, 1 Bd; auch u. d. T.: „*Pathologie und Therapie der Sensibilitäts- und Motilitätsneurosen*"), ist dadurch verdienstlich, indem es zum ersten Male die bisher bekannten physiol.Thatsachen für die Nervenpathologie in ausgedehntem Maasse verwertete und das bis dahin vereinzelte u. mehr kasuist. vorliegende zerstreute Material so ordnete, dass ganze Krankheitsgruppen mit scharf präzisierten Bildern aufgestellt und die entsprechende Therapie daran geknüpft ist. R. war auch der Begründer der Lehre von der Neuralgia ciliaris. Weitere neurophysiol., resp. pathol. Schriften R.'s sind: „*Neuralgiae nervi quinti specimen*" (Akad. Antrittsrede, Berlin 1840) — „*Bell's physiol. u. pathol. Untersuchungen des Nervensystems*" (Ib. 1832; 1836); ferner schrieb R.: „*Commentationes quaedam de cerebri haemorrhagia*" (Ib. 1830, Hab.-Schrift) — „*De paralysi respiratoria*" (Ib. 1845), deutsche Übers. von HIPP. FRANC. ALBERTINI's „*Opuscula*" (Ib. 1828) und von ANDR. MARSHAL's „*The morbid anatomy of the brain etc.*" aus dem Engl. (Ib. 1820), zahlr. Aufsätze in CASPER's Wochenschr., deren Mitherausgeber er seit 1833 war, in „Analekt. f. Kinderkrankh.", RUST's Handb. der Chir., SCHMIDT's Jahrbb., HORN's Archiv, Summar. d. Med. Unter dem Titel: „*Klin. Wahrnehmungen und Beobachtungen, etc.*" veröffentlichte sein Neffe HENOCH die unter R. in der k. Univ.-Poliklinik gemachten Erfahrungen und die Resultate von dessen langjähr. Arbeiten als Direktor dieses Instituts (Berlin 1851, 2 Bde.). Übrigens war R. auch ein hervorragender und sehr beliebter akad. Lehrer.

Romberg, Ernst, in Marburg, geb. zu Berlin 5. Nov. 1865, studierte in Tübingen, Heidelberg, Berlin, Leipzig, promovierte 1888, war 1889 bis 1900 Assistent a. d. med. Klinik zu Leipzig unter CURSCHMANN, habilitierte 1890, Prof. e. o. 1895, ist seit 1. April 1900 Prof. e. o. und Direktor der med. Poliklinik in Marburg. Schriften: „*Beitr. zur Herzinnervation*" (Vrh. d. Kongr. f. inn. Med. 1890, zus. mit HIS jun.) — „*Über die Erkrankungen des Herzmuskels bei Typh. abd., Scharlach und Diphtherie*" (D. A. f. kl. M., XLVIII und XLIX) —

„*Über die Bedeutung des Herzmuskels und der Herzganglien für die Herzthätigkeit des Säugethiers*" (zus. mit KREHL, A. f. exper. Path., XXX) — „*Über die Bedeutung des Herzmuskels für die Symptome und den Verlauf der acuten Endocarditis und der chron. Klappenfehler*" (D. A. f. kl. M., LIII) — „*Über die Entwickelung der jetzigen therap. Anschauungen in der inn. Med.*" (Antrittsvorl. Leipzig 1897) — „*Über die Reservekraft des hypertrophischen Herzmuskels und die Bedeutung der diastolischen Erweiterungsfähigkeit des Herzens*" (zus. mit HASENFELD, A. f. exp. Path., XXXIX), ferner Unterss. über die allg. Pathol und Therapie d. Kreislaufsorgane bei akuten Infektionskrankheiten und den Abschnitt „Krankheiten der Kreislaufsorgane" f. EBSTEIN-SCHWALBE's Handbuch der prakt. Med., I, 2. Stuttgart 1899.

Róna, Samuel, in Budapest, geb. zu Halas 1857, studierte in Budapest und Wien, Dr. med. 1881, war von 1882 bis 85 Sekundararzt auf verschiedenen Abteilungen, hauptsächlich für Haut- und venerische Krankheiten, des St. Rochusspitals, 1887 bis 94 ord. Arzt der Blatternabteilung desselben, bis 1897 der vener. Abteilung, bis 1898 der Prostituierten-Abteilung, seitdem Vorstand der Abteilung für Haut- und vener. Krankheiten des St. Stefansspitals. 1889 habilitierte sich R. für Dermatologie und erhielt 1899 den Titel eines Prof. e. o. Schriften: „*Über Lichen ruber*" — „*Handb. d. vener. Krankheiten*" (ungar.) — „*Compendium d. vener. Krankheiten*" (ungar.) und zahlreiche Journalartikel.

Röntgen, Wilhelm Konrad, in Würzburg. verdient, obgleich Nichtarzt, wegen seiner bekannten, für die Med. so ausserordentlich fruchtbaren Entdeckung, einen Platz. Geb. 27. März 1845 zu Lennep, studierte R. und promovierte 1869 in Zürich, war Assistent von KUNDT, auch in Würzburg und Strassburg, habilitierte sich 1874, war 1875 a. d. landwirtschaftl. Akad. in Hohenheim, 1876 Prof. e. o. in Strassburg, 1879 Prof. ord. und Direktor d. physikal. Instituts in Giessen, seit 1885 in Würzburg. Hier machte er 1895 die Aufsehen

45*

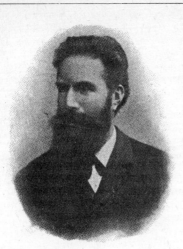

erregende Entdeckung der nach ihm benannten Strahlen.

Rose, Joseph Constantin, geb. 12. April 1826 in Posen, studierte seit 1850 in Berlin und wurde dort 1854 mit der Diss.: „*De leucaemia*" promoviert. In der Warschauer med.-chir. Akad. lehrte er spez. Pathol. und Therapie; nachdem er seinen Lehrstuhl aufgegeben, widmete er sich ganz der Praxis und gehörte zu den gesuchtesten Ärzten Warschaus Er schrieb: „*Choroby krtani i oskrzeli*" (Die Krankheiten des Kehlkopfes und der Bronchi, Warschau 1868), über Diagnostik der Herz- und Lungenkrankheiten (Ib. 1860) und eine Reihe von kleineren Journalartikeln in poln. Fachblättern; überdies übersetzte er ins Polnische BENEKE's Briefe über Balneologie (Warschau 1877). R. starb Anfang März 1893.

Rose, Edmund, zu Berlin, geb. daselbst 10. Okt. 1836, studierte in Berlin und Würzburg, wurde an ersterem Orte 1858 Doktor mit der Diss. „*De Santonico*", war 1860 auf Reisen, dann 4 Jahre (1861 bis 64 inkl.) 1. Assistent von WILMS im Krankenhause Bethanien in Berlin, wurde 1865 Privatdozent für Chir. und Augenheilkunde in Berlin, machte 1866 den Krieg gegen Österreich mit, wurde 1867 ord. Prof. der Chirurgie und chirurg. Klinik in Zürich, sowie Direktor der chirurg. Abteilung des Kantonspitals und Mitglied des Sanitätsrats und blieb in dieser Stellung bis 1881. Während des Krieges von 1870/71 war er sowohl in Berlin in dem Barackenlazarett des Berliner Hilfsvereins auf dem Tempelhofer Felde, als auch später auf dem Schlachtfelde an der Lisaine bei Héricourt thätig. Seit 1867 führte er auf der chirurg. Abteilung des Kantonspitals die von ihm sogenannte offene Wundbehandlung systematisch durch. Seit 1881 ist er Prof. ord. hon. der Berliner med. Fakultät und dirig. Arzt der chirurg. Station in Bethanien, seit 1883 mit LUECKE, seit 1894 mit HELFERICH Redakteur der „Deutschen Zeitschrift für Chirurgie". Die Erfindung seines „Farbenmessers zur Untersuchung der Farbenkrankheiten" (Farbenblindheit, Farbenirrsinn, Daltonismus, Nyktalopie u. dergl.) findet sich von 1858 bis 65 in seinen 10 Abhandlungen darüber in VIRCHOW's, GRAEFE's und POGGENDORFF's Zeitschriften. Er schrieb weiter ausser den schon im älteren Lexikon zitierten Arbeiten: „*Der Starrkrampf beim Menschen*" (1897) —

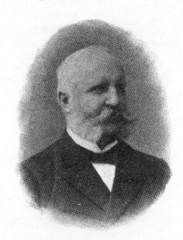

„*Jubiläumsfestschrift von Bethanien*" (1897) — „*Die Operation der Obliteratio vulvae rectalis*" — „*Die Radicaloperation der Kehlkopfpolypen*" — „*Ein deutscher Operationssaal im 15. Jahrhundert*" — „*Die Heilbarkeit der Pyämie*" — „*Das Leben der Zähne ohne Wurzel*" — „*Beiträge zur conservativen Chirurgie*" — „*Die ersten 12 Jahre der Diphtheriebaracke in Bethanien*" — „*Beiträge zur inneren Chirurgie*" — „*Ein Wort*

für die Handwurzelresection" — *„Die Coeliectomia postica"* — *„Die Sondencanüle"* — *„Die unheilbaren Harnblasenfisteln am Bauch der Greise"* — *„Die Erfolge der Heilserumtherapie in Bethanien"* — *„Die Erfolge des Tetanusheilserums in Bethanien"* — *„Weitere Beobachtungen über den Bruchschnitt"* — *„Die Eigenthümlichkeit der Einklemmung bei inneren Hernien"* u. v. a.

Rosenbach, Anton Julius Friedrich, zu Göttingen, geb. zu Grohnde a. W. (bei Hameln) 16. Dez. 1842, studierte in Heidelberg, Göttingen, Wien, Paris, Berlin, wurde 1867 mit der Diss. *„Ueber einige pathol. Veränderungen nach subcutaner Injection von Quecksilber bei Thieren (Kaninchen)"* (auch in HENLE u. PFEUFER'S Zeitschr., 1867) promoviert, war Assistent bei BAUM und SCHWEIGGER, machte als

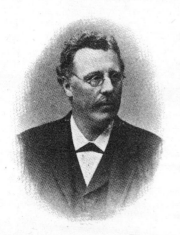

Arzt den Krieg von 1870/71 mit und habilitierte sich als Privatdozent mit: *„Untersuchungen über den Einfluss von Carbolsäure gegen d. Zustandekommen der pyäm., putriden Infection bei Thieren"* (1872), wirkt seit 1877 als Prof. e. o. der Chir. an der Poliklinik zu Göttingen. Litterar. Arbeiten ausser den im älteren Lexikon bereits erwähnten: *„Zur Aetiologie des Wundstarrkrampfes der Menschen"* (Verh. d. D. Ges. f. Chir. 1886) — *„Über das Erysipeloid"* (Ib. 1887) — mit KREIBOHM: *„Experimentelle Beiträge zur Frage: Kann Eiterung ohne Mitbetheiligung von Microorganismen durch todte Stoffe entstehen?"* (Ib. 1888) — *„Der Hospitalbrand"* (D. Chir. 1888) — *„Über d. tiefereneiternden Schimmelerkrankungen der Haut und über deren Ursache"* (Wiesbaden 1894) — *„Über die tiefen und eiternden Trichophyton-Erkrankungen u. deren Krankheitserreger"* (Verh. d. 3. intern. Kongr. d. Dermatol., London 1896) — Kapitel: *„Behandlung der Gangrän und Phlegmonen in Umgebung der Mundhöhle; Noma, Phlegmonen; Angina Ludovici, gewöhnl. Phlegm., Scharlachphlegmonen, Glossitis, Hemiglossitisphlegmonen"* (im Handbuch der Therapie inn. Krankhh. v. PENZOLT u. STINTZING 1898) — *„Chirurgische Knochen- und Gelenkkrankheiten"* (Handb. der prakt. Med. red. von EBSTEIN und SCHWALBE 1900).

Rosenbach, Ottomar, geb. in Krappitz (Schlesien) 4. Jan. 1851 als Sohn eines Arztes, studierte in Breslau und Berlin mit besonderem Anschlusse an COHNHEIM u. TRAUBE. 1870/71 nahm er als Kriegsfreiwilliger an der Belagerung von Paris Teil. 1873 prom. und 74 approbiert, fungierte er von da ab bis 77 als Assist. d. med. Poliklinik resp. Klinik in Jena unter LEUBE und NOTHNAGEL. 1878, als Assistent am Allerheiligen-Hosp. in Breslau, habilitierte er sich mit einer Schrift über artifizielle Herzklappenfehler, wurde 1887 dir. Arzt der med. Abteilung des Allerheiligen-Hosp., 1888 Prof. e. o., legte 1893 seine Stellung am Hosp., 1896 sein Amt an der Univ. nieder und siedelte nach Berlin über. R. hat eine grosse Zahl von klin., experim. und kritischen Abhandlungen über diagnostische, therapeutische, physiologische, hygienische und allgemeinpathologische Fragen veröffentlicht und ist stets für die Einheitsbestrebungen in der Medizin, sowie für die Selbständigkeit der Klinik gegenüber den Bestrebungen, spez. Methoden als Selbstzweck statt als Hilfsmittel zu betrachten, eingetreten. Er hat die Herrschaft der pathol. Anatomie, des Tierexperimentes, der Bakteriologie und der mit diesen Methoden entwickelten Formen der (Laboratoriums) Therapie mit kritischen Darlegungen und Thatsachen der Erfahrung u. Beobachtung bekämpft und hat versucht, die Lehre von der functionellen Diagnostik, d. h. die Methode der betriebstechnischen Beurteilung des Zustandes der Energetik, im allgemeinen und spez.

zu begründen. Entsprechend diesem Ziele hat er eine Reihe von nicht bekannten oder genügend gewürdigten Symptomenkomplexen (Neurasthenia cordis vasomotoria, digestive Reflexneurose, Pulsation der Aorta abdominalis u. a.) resp. Symptomen (Verhalten der Hautreflexe, der Schliesser und Öffner der Glottis bei Recurrenslähmung, Verhalten des roten Harnfarbstoffes u. a.) beschrieben und in ihren Beziehungen zur Energetik studiert. Endlich hat er versucht, neue Gesichtspunkte für die Biomechanik des Nervensystems und des Kreislaufes aufzustellen und dementsprechend sowohl die Grundlagen der psychischen Behandlung wie

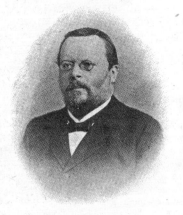

die Grundzüge einer Therapie der funktionellen Nervenkrankheiten und der hygienischen Prophylaxe der Herzkrankheiten zu entwickeln. Von den in Zeitschr. erschienenen Arbeiten seien hier ausser den in den 3 Auflagen der EULENBURG'schen R.-E. und den Encyklopädischen Jahrbüchern enthaltenen Abhandlungen (über Krankheiten der Verdauungsorgane, des Brustfells, des Herzens, das CHEYNE-STOKES-sche Phänomen, Diagnostik der Reflexe) nur folgende erwähnt: *„Ueber die Bedeutung der Reflexe"* (A. f. Ps., 1876, ERLENMEYER's Ctrlbl. 1879, Z. f. k. M. 1880) — *„Die Theorie des Cheyne-Stokes'schen Athmungsphänomens und: Die regulatorische Albuminurie"* (Z. f. k. M., I und VI) — *„Die periodische Hämoglobinurie"* (B. k. W. 1880) — *„Zur Lehre von der doppelseitigen totalen Lähmung des Nerv. laryng. recurr."* (Bresl. ärztl. Ztschr. 1881 enthaltend das Gesetz der Stimmbandlähmungen. Vgl. auch VIRCHOW's A. 1885, Bd. 9 und A f. Laryng. 1897) — *„Die wissenschaftliche Prüfung der Schlafmittel"* (B. k. W. 1888), ferner: *„Ueber die Pathologie und Therapie der Darminsufficienz resp. den burgunderrothen Farbstoff"* (Ib. 1889) — *„Ueber den Antagonismus der Jod- und Salicylpräparate"* (Ib. 1890) — *„Die Bedeutung der Bacteriologie für die Diagnostik und Aetiologie"* (D. m. W., 1896) — *„Ueber spinale musculotonische Insufficienz (Tabes)"* (Ib. 1899) — *„Ueber Emotionsdyspepsie"* (B. k. W. 1897), endlich: *„Die Kritik der statistischen und wissenschaftlichen Begründung des Kochschen Verfahrens und der Heilserumtherapie"* (D. m. W. 1891 und M. m. W. 1896 und 98). R. hat auch eine Reihe physikalischer Abhandlungen (über das Radiometer, Versuche und Beobachtungen mit dem Variometer, Studien zur Farbentheorie und zur Wellenlehre) und sprachliche Essays veröffentlicht. In besonderen Ausgaben resp. als Monographien sind erschienen: *„Studien über den Nervus vagus"* (Berlin 1877) — *„Der Mechanismus und die Diagnose der Mageninsufficienz"* (Leipzig 1878) — *„Ueber functionelle Diagnostik und die Diagnose der Insufficienz des Verdauungsapparates"* (Wien 1890) — *„Ueber psychische Therapie innerer Krankheiten"* (Berlin 1890) — *„Grundlagen, Aufgaben und Grenzen der Therapie"* (Wien 1891) — *„Ansteckung, Ansteckungsfurcht und die bacteriologische Schule"* (Stuttgart 1892) — *„Die Entstehung und die hygienische Behandlung der Bleichsucht"* (Leipzig 1893) — *„Corset und Bleichsucht"* (Stuttgart 1895) — *„Die Grundlagen der Lehre vom Kreislaufe"* (Wien 1894) — *„Die Erkrankungen des Brustfells"* (NOTHNAGEL's spez. Pathol. und Therap., Wien 1894) — *„Heilserum und Heilung"* (Berlin 1894) — *„Beiträge zur Pathologie und Therapie der Verdauungsorgane"* (Ib. 1895) — *„Die Seekrankheit als Typus der Kinetosen"* (Wien 1896) — *„Der Nervenkreislauf und die tonische (oxygene) Energie"* (Berlin 1896) — *„Die Krankheiten des Herzens und ihre Behandlung"* (Wien und Leipzig 1897) — *„Energetik und Medicin"* (Ib. 1897) — *„Nervöse Zustände und ihre psychische Behandlung"* (Berlin 1897) — *„Grundriss der Pathologie*

und *Therapie der Herzkrankheiten"* (Ib. 1899)
— *„Das Wesen und die Behandlung der Krisen"* (Berlin 1899).

Rosenbaum, Julius, zu Halle a. S., geb. 1807 zu Burg, als Sohn des Kreisphysikus Joh. Friedr. Aug. R. zu Loburg (gest. 1857), studierte seit 1828 in Halle, wo er 1832 promovierte. Er liess sich daselbst als Arzt nieder, habilitierte sich 1836 als Privatdozent an der Univ. mit der Commentatio: *„Analecta quaedam ad sectionis caesareae antiquitatem"*, schrieb weiter: *„Geschichte der Lustseuche im Alterthume, u. s. w."* (Halle 1839; 2. Abdruck 1845; neuer Abdruck 1882) — *„Additamenta ad L. Choulanti bibliothecam medicohistoricam"* (Halle 1842; Spec. II, Ib. 1847) — *„Zur Geschichte und Kritik der Lehre von den Hautkrankheiten, mit besonderer Rücksicht auf die Genesis der Elementarformen"* (Ib. 1844; französ. von CH. DAREMBERG, Paris) — *„Ueber die physische Erziehung; für gebildete Eltern. Erstes Wort: Das Säuglingsalter"* (Leipzig 1844) — *„Die Onanie oder Selbstbefleckung u. s. w."* (Ib. 1845) und gab heraus, mit einer Lebensbeschreibung: *„C. Sprengelii opuscula academica"* (Leipzig 1844) und später, mit Berichtigungen und Zusätzen desselben: *„Versuch einer pragmat. Geschichte der Arzneikunde"* (4. Aufl., I, Leipzig 1846). 1844 hatte er seine Stelle als Privatdozent freiwillig niedergelegt; die Motive dazu finden sich in seiner Schrift: *„Neun Jahre aus dem Leben eines Privatdozenten. Ein Beitrag zur inneren Geschichte der med. Facultät zu Halle"* (Leipzig 1847). In BLASIUS' Handwörterbuch (1836 bis 38) hatte er die Artikel über Hautkrankheiten verfasst und lieferte noch eine Reihe von Aufsätzen für HECKER's Annalen, die Berl. med. Central-Zeitung (seit 1836), für SCHMIDT's Jahrbb. und dessen Encyklopädie (seit 1841), die Preuss. med. Vereins-Ztg. u. s. w. Er starb 6. Sept. 1874. — R. gehört zu den berühmtesten Historikern des 19. Jahrh.'s; leider ist es ihm infolge von Intriguen seines Rivalen FRIEDLAENDER nicht gelungen, die seiner würdige Stellung zu erhalten, sodass er genötigt war, auf die akad. Laufbahn zu verzichten, was einen grossen Verlust für die Wissenschaft bedeutete.

Rosenberg, Bernhard, in Moskau, geb. 1835, studierte in Kiew, prom. 1872 in Moskau, war 1871 bei der Bekämpfung der Cholera im Gouv. Woronesch thätig, Prosektor des Findelhauses und des städtischen Jansa-Hosp., gehörte auch dem von der Moskauer Gesellschaft russischer Ärzte, deren Sekretär er war, nach Serbien gesandten Sanitäts-Detachement an und starb als Staatsrat 24. Dez. 1892. R. war seit 1873 ein fleissiger Mitarbeiter an der Moskauer med. Ztg. gewesen und hat auch in anderen Journalen mannigfache Beiträge veröffentlicht.

Rosenberg, Albert, in Berlin, geb. zu Schloppe (W.-Pr.) 17. Sept. 1856, studierte seit 1876 in Berlin, hauptsächlich als Schüler von B. FRÄNKEL, prom. 1881, wurde 1882 Privatassistent bei B. FRÄNKEL und 1887 1. Assistent an der kgl. Univ.-Poliklinik für Hals- und Nasenkranke, in welcher Stellung er bis 1898 verblieb; dann gründete er eine eigene Poliklinik, die Unterrichtszwecken dient und das ganze Jahr hindurch von Ärzten, besonders Ausländern, besucht wird. 1899 erhielt er den Professortitel. Veröffentlichungen: *„Krankheiten der Mundhöhle, des Rachens und des Kehlkopfes"* (Berlin 1893, 2. Aufl. 1899) — *„Verwachsungen und Verengerungen des Kehlkopfes und der Luftröhre"* (1898) — *„Die Intubation des Kehlkopfes"* — *„Die Behandlung der Kehlkopftuberkulose"* — *„Veränderungen der Stimme und Sprache bei Paralysis agitans"* — *„Das Nasenbluten"* (1899) — *„Die Intubation bei Larynxstenosen"* — *„Das Menthol ein Ersatz des Cocain"*, sowie Artikel in der B. k. W., D. m. W., Th. M.-H., Arch. f. Laryngol., Revue de laryngol., Bibliothek der med. Wissensch., Cbl. f. Kinderheilk. u. a.

Rosenberger, Otto, in Kösen, geb. 1806 in Kurland, studierte in Königsberg und 1828 bis 30 in Dorpat, gründete 1833 das Soolbad Kösen in Thüringen, das er zu grosser Blüte brachte und praktizierte daselbst bis 1866, wo er sich zurückzog. Er starb daselbst 5. Juli 1893.

Rosenberger, Johannes Andreas, 20. Mai 1847 zu Bonnland in Bayern geb., in Würzburg, Tübingen,

Wien, Halle, Berlin, Prag ausgebildet, wurde an erstgenannter Univ. 1871 prom. Sowohl bei BAMBERGER als bei LINHART hatte er assistiert, sich schliesslich ganz dem Fache der Chir. zugewandt und dieses Fach seit 1878 als Dozent gelehrt. Nachdem ihm 1892 der Titel eines bayr. Hofrates verliehen worden war, wurde ihm 1897 die Professur für gerichtl. Med. an der Univ. Würzburg unter gleichzeitiger Ernennung zum Landgerichtsarzte übertragen. Auf sein Ansuchen wurde er 1899 von beiden Ämtern unter Belassung im Univ.-Verbande mit dem Titel und Range eines Prof. e. o. entbunden, um fortan ausschliesslich wieder Chir. zu lehren und praktisch auszuüben. R. bekleidet zur Zeit die Charge eines Oberstabsarztes I. Klasse à la suite des kgl. bayerischen Sanitäts-Korps. Neben anderen zahlreichen, besonders auch experimentellen Arbeiten R.'s bedürfen der bes. Nennung: „Ueber abscedirende Paranephritis" (Würzb. 1879) „Ueber das Wesen des septischen Giftes" (Festschr. zum Würzb. Univ.-Jubil., Leipz. 1882) — „Ueber operative Behandlung der männlichen Epispadie" (Verh. der deutsch. Ges. für Chir. 1891) — „Ueber prophylactische Entfernung des Wurmfortsatzes" (Verh. des internat. med. Kongresses Rom 1894). Einen besonderen Namen hat sich R. durch seine 1884 publizierten Forschungen über die Mikroorganismen der Eiterung gemacht.

Rosenfeld, Georg, in Breslau, daselbst 1861 geb. und ausgebildet, war 1883 bis 89 Assistent von BIERMER, ging dann nach Salzbrunn, arbeitete in den Instituten von HEIDENHAIN und FILEHNE und fungiert seit 1893 wieder als Arzt für inn. Krankheiten in Breslau. Von seinen gegen 50 betragend. Publikationen heben wir hervor die Inaugurierung der Acetonlehre, Arbeiten über Fettleber und Fettwanderung, die für die alte fettige Degeneration den Begriff Degeneration und Fettwanderung einführen, ferner das erste „Lehrbuch der Diagnostik innerer Krankheiten mit Röntgenstrahlen" (Wiesbaden 1897), Arbeiten über Uratdiathese (Einführung des Harnstoffs in die Urattherapie), über die Lage des Magens und seine klin. Beob. mit Röntgenstrahlen, dazu 8 unter R.'s Leitung angefertigte Dissert. Die Publikat. R.'s erfolgten hauptsächlich in D. m. W., Bresl. ä. Ztschr., Verh. d. Kongr. f. inn. Med., A. M. C.-Z., Cbl. f. inn. Med., Jahresber. der schles. Ges. f. vaterl. Kultur, B. kl. W., B. Kl., Therap. d. Gegenwart etc. Selbständig erschien noch: „Diagnostische Semiotik des Harns" (Breslau).

Rosenheim, Theodor, in Berlin, geb. 3. Sept. 1860 in Bromberg. studierte in Berlin und prom. 1884, war Assistent 1885 bis 88 am Krankenhaus im Friedrichshain, 1888 bis 96 an der k. Univ.-Poliklinik (SENATOR), habilitierte sich 1889, gründete 1896 eine eigene Poliklinik, sowie eine Privatheilanstalt für Magen- und Darmkranke in Berlin und erhielt 1897 den Professortitel. Schriften: „Pathologie und Therapie der Krankheiten des Verdauungsapparates" (2 Bde. Wien und Leipz. 1891 bis 93, 2. Aufl. 1896), ferner: Unterss. hauptsächlich das Gebiet des Stoffwechsels und der Krankheiten des Verdauungsapparates betreffend, Oesophagoskopie und Gastroskopie. In letzter Zeit bearbeitete R. vornehmlich die Krankheiten der Speiseröhre vom klin. Standpunkte.

Rosenstein, Samuel Siegmund, in Leiden, 1832 in Berlin geb., studierte in seinem Geburtsorte zuerst Philos. und danach Med., prom. 1854 mit einer Diss.: „De cyclopia inter animalia observata", mit welcher Abhandlung er eine Preisaufgabe der Univ. gelöst hatte und die später auch in VIRCHOW's Archiv erschien. 1856 bis 58 war er Assistent von A. WAGNER am Danziger Krankenhause, liess sich 1858 als prakt. Arzt in Berlin nieder und habilitierte sich 1863 als Privatdozent an der Univ. 1865 wurde er, durch Vermittlung von TRAUBE und VIRCHOW, als ord. Prof. der med. Klinik nach Groningen berufen (Antrittsrede: „Die Beziehungen zwischen Wissenschaft und Praxis in der Medicin"), wo er bis 1872 wirkte und darauf nach Leyden übersiedelte (Antrittsrede: „Het tegenwoordig karakter der Geneeskunde", worin er schon damals die ätiologische Bedeutung der Mikroorganismen für die Infektionskrankheiten auseinandergesetzt hat). Eine ihm 1882 in Amsterdam angebotene Professur schlug er aus. 1898 wurde er von der Univ. Edinburg zum Dr. of Law (L. L. D.) ernannt. Er veröffentlichte eine grosse Zahl von wissenschaftl. Aufsätzen in VIRCHOW's Archiv, insbesondere: „*Ueber den Zusammenhang von Herz- und Nierenkrankheiten*" — „*Ueber die Aetiologie der parenchym. Nephritis*" —

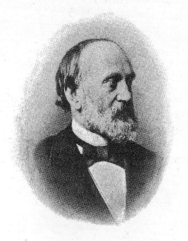

„*Ueber Diabetes mellitus*" — „*Ueber Epilepsia saturnina*"; in der B. k. W.: „*Ueber Tuberculose der Harnorgane*" — „*Ueber das Verhalten des Kniephänomens beim Diabetes mellitus*" — „*Zur hypertrophischen Lebercirrhose*" (1890; in „Verhandlungen des Kongresses für innere Med." Referat über chronische Leberentzündung (1892), im „Archiv für Verdauungskrankheiten" (II): „*Zur Kasuistik der Magenerweiterung*", im Klin. Arch. für d. Med.: „*Zur Theorie des Herzstosses*", im Cbl. f. d. m. W.: „*Ueber das Vorkommen von Tuberkelbacillen im Harn*" (1883). Sein Hauptwerk ist jedoch: „*Die Pathologie und Therapie der Nierenkrankheiten*" (Berlin 1863, 70, 86, 4. Aufl. 1899), während er in ZIEMSSEN's Encyklopädie die Krankheiten des Endocardiums bearbeitet hat. Eine kurze Bearbeitung der Pathol. und Therapie der Nierenkrankheiten lieferte R. für das Handb. der prakt. Med. von EBSTEIN und SCHWALBE (1899).

Rosenthal, Moritz, aus Grosswardein in Ungarn, geb. 1833, hat an der Wiener Univ. studiert, wo TUERCK sein Lehrer war. 1858 erfolgte seine Promotion, 1863 habilitierte er sich, 1875 erhielt er eine Professur für Nervenkrankheiten und eine Abteilung im allgem. Krankenhause, 30. Dez. 1889 starb er. Um das von ihm spez. gepflegte Fach der Pathologie des Nervensystems hat er sich litter. wie prakt. ein beträchtl. Verdienst erworben. Sein Hauptwerk ist die: „*Klinik der Nervenkrankheiten*" (1875 in 2. Aufl.; auch französ., engl., italien. und russisch), ferner veröffentlichte er: „*Handbuch der Elektrotherapie*" (1873 in 2. Aufl., mehrfach übersetzt) — „*Ueber Stottern*" (1861) — „*Ueber Hirntumoren*" (1863 resp. 1870) — „*Ueber Scheintod*" (1872) — „*Cervicale Paraplegie*" (1876) — „*Hysterie*" (3 Abhandlungen) — „*Polymyelitis anterior*" (1878) — „*Rindencentren des Menschenhirns*" (1878) — „*Diagnose und Therapie der Rückenmarkskrankheiten*" (1878) — „*Myelitis und Tabes nach Lues*" (1881) — „*Motorische Hirnfunctionen*" (1882) — „*Diagnose und Therapie der Magenkrankheiten*" (1883); ausserdem ca. 70 kleinere Aufsätze.

Rosenthal, Isidor, in Erlangen, wurde 16. Juli 1836 zu Labischin bei Bromberg als Sohn eines Arztes geb. Während seiner auf der Univ. Berlin betriebenen Studien widmete er sich bereits der Physiol. und wurde unmittelbar nach Absolvierung

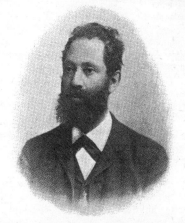

seiner Examina (1859) bei DU BOIS-REYMOND Assistent. In dieser Stellung habilitierte er sich 1862, erlangte 1867 das Extraordinariat und nahm 1872 einen Ruf als Ordinarius seines Faches nach Erlangen an, wo er jetzt noch wirkt. Die umfangreicheren unter seinen wichtigen Arbeiten sind: *„Die Athembewegungen und ihre Beziehung zum Nervus vagus"* (Berlin 1862) — *„Elektricitätslehre für Mediciner"* (Ib. 1862; 2. Aufl. 1869; 3, mit BERNHARDT, 1882) — *„Zur Kenntniss der Wärmeregulirung bei den warmblütigen Thieren"* (Erlangen 1872). Ausser den zahlreichen Abhandlungen R.'s, wie sie sich, Fachgegenstände betreffend, im Archiv f. Anat. und Physiol., MOLESCHOTT'S Untersuchungen, Annalen der Physik, den Sitzungsber. der Akad. der Wissensch., der physik.-med. Societät zu Erlangen finden, seien noch erwähnt: *„Allgemeine Physiologie der Muskeln und Nerven"* (Leipz. 1878; 2 Aufl., 1898). In HERMANN's Sammelwerk „Lehrbuch der Physiologie" bearbeitete er die Abschnitte: Atembewegungen und Innervation derselben und tierische Wärme. Ausserdem veröffentlichte er *„Vorlesungen über öffentliche und private Gesundheitspflege"* (Erlangen (1887, 2. Aufl, 1890) — *„Ziele u. Aussichten der Gesundheitspflege"* (Ib. 1875) und: *„Bier u. Branntwein in ihren Beziehungen zur Volksgesundheitspflege"* (Berlin 1881; 2. Aufl., 1893).

Rosenthal, Oskar, zu Berlin, daselbst 25. Dez. 1852 geb., studierte in Berlin und Heidelberg, promovierte 1875 in Berlin, Arzt seit 1876, war bis 1877 Assistent im jüd. Krankenhause unter H. JACOBSON, bildete sich dermatologisch seitdem in Wien, Paris und London und wirkt seit 1879 als Arzt für Hautkrankheiten und dir. Arzt einer Privatklinik und Poliklinik. Er war Mitbegründer der dermatol. Ges., Schriftführer, ist gegenwärtig 2. Vors. derselben und publizierte ausser seiner Diss.: *„Über die Veränderung des Knorpels vor der Verknöcherung"* eine beträchtliche Reihe von Artikeln in seinem Spezialfache, über Polypen der Harnröhre, Chrysarobin, mechan. Behandl. der Hautkrankheiten, subkutane Hg-Injektionen bei Syphilis, Hydrosis chronica faciei, Photoxylin, Sycosis vulgaris, Sklerodermie, dermatol., typische und atypische Psoriasis, Lupus erythematodes, Pemphigus, syphil. Myocarditis, heisses Wasser bei Hautleiden, Hauttuberkulose, mercurielle Exantheme etc. etc.

Roseo, Rinaldo, in Rom, Prof. der gerichtl. Med., geb. 1845 in Rom, studierte daselbst seit 1864 auf der Univ. della Sapienza, wurde 1868 Dr., war bis 1878 Arzt in Segni, wurde 1883 Privatdozent der gerichtl. Med., dann Prof. und starb 24. März 1896. Er errichtete eine Impfanstalt und ein Institut für Serumtherapie.

Roser, Wilhelm, bekannter Chirurg, Geh. Med.-Rat und Prof. der Chir. in Marburg, geb. zu Stuttgart 26. März 1817, studierte seit 1834 in Tübingen, zusammen mit WUNDERLICH und GRIESINGER, mit denen ihn enge Freundschaft lebenslänglich verband, wurde 1838 approbiert und promovierte 1839 mit der Diss.: *„Die Humoralätiologie"*. Er begab sich darauf

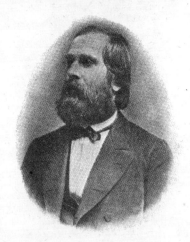

auf wissenschaftliche Reisen nach Würzburg, Halle, Wien, Paris, kehrte 1841 nach Tübingen zurück und habilitierte sich daselbst 1841 für Chirurgie. Noch in demselben Jahre gründete er zusammen mit den schon erwähnten Freunden GRIESINGER und WUNDERLICH das *„Archiv f. physiol. Heilkunde"*, in dem er selbst eine Reihe von Aufsätzen veröffentlichte. Zugleich entwickelte er auch sonst eine fruchtbare litterar. Thätigkeit, publizierte 1844 sein *„Handbuch d. anat. Chir."*, das 1884 in 8. und letzter Aufl. erschien, ferner 1845 die *„Allgem. Chir."* und 1847 das *„Chir.-anat. Vademecum"* (7. Aufl. 1889), Werke, die sich sämtlich grosser Beliebtheit erfreuten und R.'s Namen weithin bekannt gemacht haben. 1846 legte R. seine Privatdozentur nieder und siedelte als Oberamts-Wundarzt nach Reutlingen über, von wo er, einem Ruf als Nachfolger des nach Dresden übergesiedelten ZEIS folgend, als ord. Prof. d. Chir. nach Marburg ging. Hier lebte, lehrte und wirkte er bis zu seinem 15. Dez. 1888 erfolgten Tode, nachdem er jedoch schon zu Anfang d. J. infolge von Kränklichkeit sich hatte pensionieren lassen müssen. — R. hat als Chirurg wie als Ophthalmolog eine praktisch wie litterar. überaus fruchtbare Thätigkeit entwickelt. Die Zahl seiner Einzelaufsätze übersteigt 150. Titel und ausführliche Inhaltsanalysen sind in der prächtigen Gedächtnisschrift gegeben, welche R.'s Sohn Karl, gegenwärtig Chirurg in Wiesbaden, zusammengestellt hat (Wiesbaden 1892). Der Nekrolog an der Spitze, dem auch die wichtigsten Daten dieser Biogr. entlehnt sind, stammt aus der Feder von R. U. KRÖNLEIN in Zürich. R. gehört zweifellos zu den hervorragendsten deutschen Chirurgen des vor. Jahrhunderts.

Roser, Karl, in Wiesbaden, geb. zu Marburg 30. Dez. 1856 als Sohn des Vor., studierte daselbst, in Leipzig, Tübingen, Berlin, wurde 1880 approbiert, war 1 Jahr im Auslande (Australien, Nordamerika u. England), alsdann 7 Jahre lang Assistent a. d. chir. Kliniken zu Marburg und Halle, habilitierte sich 1885 f. Chir. in Marburg, war 2 Jahre lang dir. Arzt des Landkrankenhauses in Hanau und wirkt seit 1891 als Spezialchirurg in Wiesbaden. Ausser den im älteren Lexikon genannten Schriften gab er die 8. und 9. Aufl. von seines Vaters „*chir.-anat. Vademecum*" heraus und publizierte: „*Wilhelm Roser, ein Beitr. z. Gesch. d. Chir.*" (Wiesbaden 1892).

Rosin, Heinrich, in Berlin, daselbst 28. Aug. 1863 geb., studierte in Breslau und Freiburg, promovierte hier 1887, war Assistent am Allerheiligenhosp. in Breslau (unt. ROSENBACH), hielt sich 1891, auf Grund eines Stipendiums der Stadt Breslau und auf Veranlassung PISTOR's zum Studium der Schwindsuchtspflege in England auf, ist seit 1892 Assistent an d. k. Univ.-Poliklinik (SENATOR), seit 1897 für inn. Med. habilitiert. Er publizierte ausser der Diss. „*Über das Hautsarcom*", eine Reihe klin., physiol.-chem. und bakteriol. Arbeiten, über das Indigoroth in Harn und Pflanze, Schwindsuchtspflege, Nachweis von Gallenfarbstoff, akute Myelitis nach Syphilis, Tabes dorsalis, Bau der Nervenzellen, Malariaplasmodien, Epilepsie bei Herzkrankheiten u. s. w.

Ross, James, in Manchester, geb. 1837 zu Kingussie, studierte in Aberdeen, machte zwei Reisen auf einem Grönland-Walfischfänger mit, praktizierte seit 1863 an verschiedenen Orten, seit 1876 in Manchester, wo er in demselben Jahre pathol. Anatom, 1878 Assist. Physician an der Manchester Roy. Infirmary, 1881 Prof. am Owens Coll. wurde und 25. Febr. 1892 starb. R. hat sich in weiteren Kreisen durch sein 1881 zuerst erschienenes, sehr verbreitetes Handbuch der Krankheiten des Nervensystems und verschiedene Einzelarbeiten auf diesem Gebiete bekannt gemacht.

Ross, George, gest. 47 J. alt in Montreal 8. Nov. 1892, Prof. d. prakt. Med. an der dortigen Mc. GILL Univ., war als Konsultant in ganz Kanada bekannt und ein trefflicher klin. Lehrer. Auch war er Herausgeber des „Montreal Med. Journal".

Rossbach, Michael Joseph, Pharmakolog und Kliniker, zu Heidingsfeld bei Würzburg 12. Febr. 1842 geb., studierte

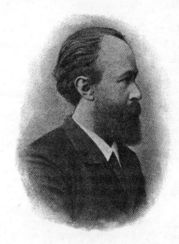

in Würzburg, dann in München, Berlin und Prag bis 1865, dem Jahre seiner Promotion. 1869 habilitierte er sich als Dozent für Arzneimittellehre in Würzburg, erlangte 1874 daselbst ein Extraordinariat und wurde 1882 als Prof. der spez. Pathologie und Therapie und Direktor der med. Klinik als Nachfolger von NOTHNAGEL nach Jena berufen, nahm 1892 aus Gesundheitsrücksichten seinen Abschied und starb zu München 8. Okt. 1894. In weitesten Kreisen wurde R. durch seine *"Arzneimittellehre"* (in 3. Aufl., mit NOTHNAGEL, der die beiden ersten Aufl. allein bearbeitet hatte) bekannt. Ausserdem veröffentlichte R.: *"Lehrbuch der physikalischen Heilmittel"* — *"Pharmakologische Untersuchungen"* (3 Bde.) — *"Ueber Schleimsecretion"*, sowie zahlreiche Einzelarbeiten zur klin. Med., besonders über Kehlkopfkrankheiten, aber auch zur Physiologie und Pharmakologie.

Rosthorn, Alfons Edler von, in Graz, geb. 19. Sept. 1857 in Oed, Bez. Wien. Neustadt, Nieder-Österr., studierte in Wien ursprüngl. Zoologie, dann Medizin, promovierte 1885, war 1890 Privatdozent in Wien, 1891 als supplier. klin. Vorstand vom Ministerium, nach Berufung SCHAUTA's nach Wien, auf Vorschlag der Fakultät nach Prag berufen und daselbst Prof. e. o. in Funktion des Ordinarius 1892; wurde 1894 Prof. ordinar., nach dem Tode v. ROKITANSKY's 1898 von der Grazer Fakultät unico loco vorgeschlagen und trat diese Stellung zugleich als klin. Vorstand 1899 an. Berufungen nach Groningen und Utrecht hatte v. R. abgelehnt. v. R. giebt mit CHROBAK in NOTHNAGEL's Handbuch *"Die Erkrankungen der weibl. Geschl.-Organe"* heraus, von welchen 1896 Bd. I, 1. Heft erschienen ist. Im VEIT'schen Handbuche d. Gynäkologie, III, bearbeitete er *"Die Erkrankungen des Beckenbindegewebes"*. Von sonstigen Arbeiten sind zu erwähnen: *"Über die Sehnenscheiden der Hand"* (LANGENBECK's Archiv XXXIV) — *"Über die Abtragung der Gebärmutteranhänge"* (Archiv für Gynäkol. XXXVII) — *"Über Tuboovarialcysten"* (in der Festschr. für BILLROTH 1892), über angeborene Nabelfisteln, über Schwangerschaft im rudimentären Horn, über primäres Vaginalsarkom, unvollkommene Cloakenbildung, Icterus gravis bei Wöchnerinnen, Erkrankungen der Eileiter (Vortrag), zur retroperiton. Stielbehandlung der Myome (lauter kasuist. Arbeiten in der W. kl. W.), über die Folgen der gonorrh. Infektion bei der Frau (Vortrag), zur Heilung der Blasenscheidenfistel nach W. A. FREUND, über die Erfolge der Adnexerkrankung (Vortrag) (Publikat. in der Pr. m. W.), über Endothelioma ovarii (A. f. G.), Wochenbettsstatistik (M. f. G. u. G., V), über Schleimhautverhornung der Gebärmutter (Festschr. d. deutschen geburtshilfl. Gesellsch. 1894), endlich noch das Referat auf dem Kongr. d. d. Ges. f. Geburtsh. Berlin 1899, sowie ein kurzer Vortrag über Tetanus puerperal ebendaselbst.

Roth, Wilhelm August, Militärhygieniker zu Dresden, geb. 19. Juni 1833 zu Lübben in der Niederlausitz, studierte seit 1851 auf der Berliner Univ. als Eleve des med.-chir. Friedrich Wilhelms-Instituts, wurde 1855 Doktor, 1856 Unter-, 1857 Assistenz-, 1861 Stabsarzt beim Friedrich Wilhelm-Institut, 1863 am Invalidenhause und an der Central-Turnanstalt, 1867 Oberstabsarzt und Lehrer an der Kriegs-Akademie in Berlin, 1870 General- und Korpsarzt des 12. königl. sächs. Armee-Korps zu Dresden und im Feldzuge zugleich Armee-Generalarzt der Maasarmee, seit Frühjahr desselben Jahres als Generalarzt I. Kl. an die Spitze des kgl. sächs. Militärsanitätswesens berufen, übernahm 1873 die Professur der Gesundheitspflege am Polytechnikum zu Dresden und leitete zugleich die militärärztlichen Fortbildungskurse. R., der 12. Juni 1892 in Dresden starb, gehört zu den bedeutenderen deutschen Militärärzten. Er hat eine grosse Reihe von Schriften zur Militärmedizin und Militärhygiene veröffentlicht, so: *"Militärärztliche Studien"* (2 T., Berlin 1867, 68) — *"Grundriss der physiol. Anatomie für Turnlehrer-Bildungsanstalten"* (Ib. 1866; 2. Aufl. 1872); zusammen mit LEX: *"Handb. der Militärgesundheitspflege"* (3 Bde., 1872 bis 77), mehrere Publikationen aus dem königl. sächs. Militär-Sanitätsdienst u. s. w. Seit 1872 gab er auch einen *"Jahresbericht über die Leistungen und Fortschritte auf dem Gebiete des Militär-Sanitätswesens"* heraus. Er machte mehrere wissenschaftl. Reisen, 1863 in das Lager zu Châlons u. s. w., besuchte die englische Armee, fungierte 1876 als deutscher Preisrichter auf der Industrie-Ausstellung zu Philadelphia. Zuletzt war er Gen.-Arzt I. Kl., Vorstand der Sanitäts-

Direktion, ord. Honorar-Prof. am kgl. Polytechnikum, Mitglied und Stellvertreter des Präsidenten des Landes-Medizinal-Kollegiums. Am 28. April 1894 wurde im Vorgarten des Garnisonlazaretts zu Dresden sein Denkmal enthüllt.

Roth, Friedrich Franz, in Bamberg, daselbst 27. Sept. 1835 geb., studierte in München, Würzburg, Wien, Berlin, namentl. als Schüler v. BAMBERGER'S, promovierte 1858, war seit 1862 in Bamberg Arzt, 1875 Bezirksarzt, 1881 Dir. d. allg. Krankenhauses und Med.-Rat und veröffentlichte ausser verschiedenen Journalaufsätzen (1858 bis 86) noch die Monogr. *„Dr. Adalb. Friedr. Marcus, der erste dir. Arzt in Bamberg, Darstellung seines Lebens u. Wirkens"* (Bamberg 1889, Festschr. zum 100jähr. Jubiläum d. Bamberger Krankenh.).

Roth, Moritz, in Basel, daselbst 25. Dez. 1839 geb., studierte in Basel, Würzburg, Göttingen, Berlin, promovierte 1864, war seit 1866 Dozent in Basel, 1868 bis 72 in Greifswald, wurde in Basel 1872 Prof. e. o., 1874 Prof. ord. d. allg. Pathol. und path. Anat., zog sich 1899 von seinem Lehramt zurück. Ausser Aufsätzen histol. und path.-anat. Inhalts in VIRCH. A. (von XXXVI an), der Schweiz. Ztschr. f. Heilk. (III), der D. Z. f. Ch. (I), dem Korrespbl. f. Schw. Ae. (1874), der Z. f. A. (1876), A. f. Ophth. (XXV), Beitr. z. vaterl. Gesch. N. F. II u. a. veröffentlichte R. als Ergebnis langjähriger Forschungen mehrere Einzelarbeiten üb. VESAL, zusammengefasst in dem grossen Werk *„Andreas Vesalius Bruxellensis"* (Berlin 1892 mit 30 Tfln.).

Roth, Emanuel, zu Gohren (Pommern) 14. Okt. 1850 geb.; besuchte die Univ. Tübingen, München und Berlin, wurde 1874 promoviert und liess sich 1875 in Belgard i. P. nieder. Hier von 1878 ab als Kreiswundarzt, von 1882 als Physikus thätig, bearbeitete er verschiedene forensische, psychiatrische und hygienische Fragen (Wurstvergiftung, Prophylaxe des Flecktyphus, bakteriolog. Trinkwasser-Untersuchungen) in EULENBERG'S Vierteljahrschr. XXXVI, XXXIX, XLIII und publizierte ausserdem in monograph. Form: *„Die Thatsachen der Vererbung in geschichtlich-kritischer Darstellung"* (unter diesem Titel in 2. Aufl., Berlin 1885), neben kleineren Arbeiten über Erblichkeit der Tuberkulose, die körperliche Grundlage der Temperamente, Arbeiterschutz und Unfallverhütung, den *„Entwurf des Bürgerlichen Gesetzbuchs nach seinen für den Arzt wichtigsten Bestimmungen"*, die Cholera im Reg.-Bez. Oppeln, Verbreitung des Typhus durch Milch (D. Vrtljhrschr. f. öff. Ges.) u. a. 1890 erschien in der Wiener Klinik Nr. 7 eine Abhandlung: *„Über den gegenwärtigen Stand der Frage der Vererbung erworbener Eigenschaften und Krankheiten"*. 1892 zum Reg.-Medizinalrat in Köslin ernannt, übernahm R. in Gemeinschaft mit LEPPMANN die Bearbeitung des zuerst von SCHLOCKOW herausgegebenen *„Der preussische Physikus"*, der 1900 in 5. Auflage erschien. 1894 wurde R. in gleicher Eigenschaft an die Regierung in Oppeln versetzt. In diese Zeit fällt die Errichtung der von R. ins Leben gerufenen Volksheilstätte für Lungenkranke in Loslau O./S., die 2. Juli 1898 eröffnet wurde, als erste geschlossene Heilstätte für Lungenkranke in Schlesien und den östlichen Provinzen überhaupt. 1897 erschien R.'s *„Allgemeine Gewerbe-Hygiene"* (in TH. WEYL'S Handb. der Hygiene, VIII), ferner das für den intern. hyg. Kongress in Budapest erstattete Referat *„Über den Einfluss der Arbeitszeit auf die Gesundheit der Arbeiter"*, über „Fabrikbäder" (Verh. der Centralstelle für Arbeiterwohlfahrtseinrichtungen 1898), über *„Die Thätigkeit der Vereine vom Roten Kreuz, in ihrer Beziehung zu den Aufgaben des Medizinalbeamten"* (Hyg. Rundsch. 1897 Nr. 3 u. a. 1893 erschien die Monographie: *„Armenfürsorge und Armenkrankenpflege, mit besonderer Berücksichtigung der heutigen Stellung des Armenarztes und Vorschlägen zu ihrer Reform"* (Berlin). 1898 wurde R. von Oppeln an die Regierung in Potsdam versetzt, 1900 z. Geh. Med.-R. ernannt.

Rothe, Karl Gustav, zu Altenburg (Herzogt. S.-Altenburg), geb. zu Schmölln (S.-A.), 9. März 1823, studierte, dem väterlichen Wunsche entsprechend, Theologie 1843 bis 46 in Jena und Heidelberg, beschäftigte sich als Hauslehrer mit naturw. und philos. Privatstudien, erlitt wegen Teilnahme an der 48er Bewegung eine

7monatl. Untersuchungshaft zu Weimar, ging dann nach Amerika, erwarb sich als Lehrer die Mittel zum Studium der Med., wurde 1853 im New York Medical College promoviert, war 1853 bis 55 Hausarzt im Emigranten-Hosp. auf Ward's Island bei New York, 1855 bis 56 Examining Officer an der Quarantaine von New York auf Staaten Island, 1856 bis 59 zuerst als Direktor eines Gelbfieber-Lazaretts während einer Epidemie in Fort Hamilton bei New York, dann daselbst als prakt. Arzt thätig. 1860, kurz vor Ausbruch des Sezessionskrieges, kehrte er, auf den Wunsch seines Vaters, nach Deutschland zurück, machte noch Studien in Jena und Berlin und wurde 1860 zum 2. Male Dr. in Jena mit der Diss.: „*De febri flava*". Seit 1861 ist er in Altenburg als prakt. Arzt, Bezirksarzt und Dirigent des Kinderhosp., seit 1862 als ständiger Arzt des „freiadligen Magdalenenstifts" thätig. Litterar. Arbeiten: „*Die Carbolsäure in der Med.*" (Berlin 1875) — „*Compendium der Frauenkrankhh.*" (Leipzig 1879; 3. Aufl. 1884) — „*Die Diphtherie. Ihre Entstehung, Verhütung und Behandlung*" (1884, 2 Aufl.) — „*Ueber die locale Behandlung der Lungenphthise mit Jod-Phenol*" (1875) — „*Locale Behandlung der Diphtherie mit Jod-Phenol*" (1875) — „*Die antizymot. Behandlung des Typhus abdominalis*" (1879) — „*Behandlung der Diphtherie mit Cyan- und Jod-Quecksilber*" (1880, 81, 86) — „*Neues, sich selbst haltendes Speculum*" (1883), ferner Übersetzungen und Bearbeitungen ausländischer Werke, zahlreiche kleinere Abhandlungen in med. Zeitschr., insbesondere als ständiger Mitarbeiter der „Memorabilien" und des „Frauenarzt". Über die Grenzen des engeren Fachstudiums hinaus nahmen noch naturwissenschaftliche Fragen allgemeiner Art R.'s Interesse in Anspruch. In einer Reihe von Vorträgen vor der „Naturforschenden Gesellschaft des Osterlandes" (Mitt. a. d. Osterlande 1884 bis 99) entwickelte er seine Anschauungen über die „*Substantialität des Raumes*" im Gegensatz zur herrschenden KANT'schen Lehre, und über den Atombegriff und das Leuchten der Meteore, zusammengefasst in einem Schlussvortrage: „*Die neueren antimaterialistischen Bewegungen in der Naturwissenschaft, Energitismus, Neovitalismus, Dynamismus*" („Gaea" 1898, Heft 7 u. 8).

Rothmann, Max, in Berlin, daselbst 1868 geb., studierte in Berlin, sowie in Frankfurt a. M., promovierte 1889, Arzt seit 1890, war 1891 bis 93 Assistent im Krankenhause Urban leitet seit 1896 eine Poliklinik für innere und Nervenkrankheiten und ist seit 1899 habilitiert. Er veröffentlichte klinische und experimentell-pathologische Arbeiten auf dem Gebiete des Centralnervensystems (kombinierte Systemerkrankungen, Pyramidenbahn, Rückenmarksembolie etc.).

Rothmund, Franz Christoph von, in München, geb. 28. Dez. 1801, bildete sich in Würzburg als Schüler v. DOELLINGER's, v. TEXTOR's, SCHOENLEIN's und in Berlin v. GRAEFE's aus. 1823 promoviert, wurde er zuerst Gerichtsarzt in Miltenberg, dann in Volkach, nach 20jähr. Thätigkeit in dieser Stellung jedoch 1843 Prof. in München, Direktor der I. chir. Abteil., dann Ober-Med.-Rat daselbst, trat 1871 in den Ruhestand und starb als Nestor der deutschen Chirurgen, nahezu 90jährig, 30. Nov. 1891. Seine hauptsächlichsten Arbeiten handelten über Radikaloperation der Hernien etc.; aber auch über allgemeinere Themata (z. B. Todesstrafe).

Rothmund, August von, als Sohn des Vorigen zu Volkach 1. Aug. 1830 geb., machte in München unter

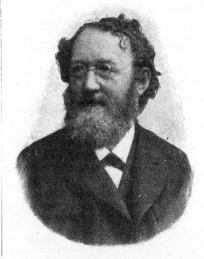

seinem Vater, und nach seiner 1853 erfolgten Promotion, bei welcher er über Exartikulation des Unterkiefers schrieb, in Berlin unter v. GRAEFE, in Prag unter ARLT, in Wien unter JAEGER seine Studien und widmete sich der Ophthalmologie, welche er von 1854 ab an der Münchener Univ. lehrt. Die Themata seiner Hauptarbeiten sind: Pupillenbildung, Hornhautgeschwüre, Katarakt, der ophthalm. Unterricht.

Rotter, Josef, in Berlin, geb. zu Glaesendorf bei Mittelwalde (Schlesien) 21. Jan. 1857, studierte in Breslau, Halle, Kiel, Würzburg, promovierte 1881, war hierauf Assistent bei MAAS in Würzburg bis 1884, dann bei v. BERGMANN (Berlin) bis 1887, leitete 1888 bis 90 eine chirurg. Privatklinik in München und ist seit 1890 chirurg. Chefarzt am St. Hedwig-Krankenhause zu Berlin. Schriften: *„Die operative Behandlung des Kropfes"* (LANGENBECK's Archiv. 1885) — *„Die Arthropathien bei Tabiden"* (Ib. XXXVI) — *„Die Stichverletzungen der Subclavia-Gefässe"* (VOLKMANN's klin. Vorträge 1893) — *„Eine neue Art von Hautgangraen mit Pustelbildung"* (Dermat. Zeitschr., 1895) — *„Festschrift zum goldenen Jubiläum des St. Hedwig-Krankenhauses"* (Berlin 1896) — *„Über Perityphlitis"* (Berlin 1896) — *„Zur Topographie des Mamma-Carcinoms"* (LANGENBECK's Archiv, 1898) — *„Die Erkrankungen des Anus und Rectum"* (Lehrbuch f. Chir., hrsg. von v. BERGMANN, v. BRUNS und v. MICKULICZ.

Rouge, Louis-Philippe, zu Lausanne, geb. daselbst 24. Nov. 1833, studierte seit 1852 in Zürich, Strassburg, Bern und Paris, war Interne im Cantonal-Hosp. zu Genf 1858 bis 59, wurde 1858 in Bern Doktor, war 1860 bis 63 Arzt in Genf, seitdem in Lausanne, wo er 1865 zum Chef-Chirurgen des Cantonal-Hosp., 1873 zum Mitgl. des Conseil de santé des Canton Waadt und 1874 zum Divisionsarzte der eidgenöss. Armee ernannt wurde. 1875 verliess er den Hospitaldienst, interessierte sich aber weiter für die Chir., auch war er 1870 kurze Zeit bei der franz. Armee thätig. Er war Gründer und Redakteur des „Bulletin médical de la Suisse romande" (1865 bis 73), aus dem später die „Revue méd. d. l. S. r." hervorgegangen ist und veröffentlichte eine Reihe von Schriften zur Chirurgie und Kriegschirurgie, die im älteren Lexikon aufgeführt sind. R. starb 13. Jan. 1895.

Roussel, Théophile-Victor-Jean-Baptiste, zu Paris, Arzt und Politiker, geb. 27. Juli 1816 zu Saint-Chély-d'Apcher (Lozère), wurde 1845 in Paris mit der These: *„De la pellagre"* Doktor und erhielt 1847 von dem Minister für Ackerbau, Handel und öffentl. Arbeiten den Auftrag, die Pellagra in den südwestlichen Departements von Frankreich zu studieren. Nachdem er bereits früher, ausser einer histor. Schrift über Papst Urban V. (1841), *„Études sur le mal de la Rosa des Asturies"* (1842) verfasst hatte, gab er heraus: *„De la pellagre; de son origine, de ses progrès, de son existence en France, etc."* (1845), von der Acad. des sc. 1850 preisgekrönt und später: *„Traité de la pellagre et des pseudo-pellagres"* (1865), ein Werk, das 1865 von der Acad. des sc. einen Preis von 5000 Frcs. erhielt. Er hatte ferner geschrieben: *„Recherches sur les maladies des ouvriers employés à la fabrication des allumettes chimiques"* (1846) und als Aggregations-These: *„De la valeur des signes physiques dans les maladies du coeur"* (1847); dazu verschiedene Arbeiten in der Encyclographie méd., Revue méd., Union méd. (1843 bis 49). Seit 1849 war er Deputierter der Lozère in der gesetzgebenden Versammlung bis 1851; als Conseiller général des Kanton Mende (Lozère) trat er 1871 wieder in die National-Versammlung, 1876 in den Senat, nachdem er 1872 Mitglied der Acad. de méd. geworden.

Roux, Wilhelm, zu Halle a. S., geb. 9. Juni 1850 zu Jena, studierte, mit einjähr. Unterbrechung durch den Krieg 1870/71, Naturwissenschaften und, nachdem er das Gymnasial-Abiturienten-Examen nachgemacht hatte, seit 1873 Med. in Jena, Berlin und Strassburg, besonders als Schüler von E. HAECKEL und VIRCHOW. 1877 zu Jena approbiert, studierte er noch 1 Jahr Philosophie und arbeitete zugleich seine Doktor-Dissert. *„Ueber die Verzweigungen der Blutgefässe"*, in welcher die hydrodynamisch bedingten Gesetze der Gestaltung des Lumens der Verzweigungen der Blutgefässe dargelegt wurden. 1878 zu Jena promoviert, war R. 1878 bis 79 Assistent am pathol.-chem., zugleich hygien. Institut der Univ. zu Leipzig, darauf am anat. Institut zu Breslau, bis er das 1888 für ihn daselbst gegründete Institut für Entwickelungsgeschichte und Entwickelungsmechanik übernahm. 1880 habilitierte er sich in Breslau für Anatomie und 1886 wurde er Prof. e. o., 1889 Prof. ord. der Anatomie in Innsbruck, wo er bis zu seiner 1895 erfolgten Berufung nach

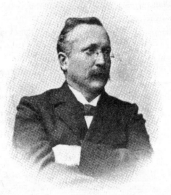

Halle wirkte. R. ist Mitgl. der Acad. Medico-Chirurgica di Perugia (seit 1897), und der k. Akad. der Wiss. zu Turin (seit 1898). Der erwähnten Doktor-Dissert. folgten eine Reihe von Arbeiten über die von R. sog. *„Functionelle Anpassung"* (die Anpassung der Organismen an veränderte Funktionen durch Ausübung derselben), darunter unter dem Titel: *„Der Kampf der Theile im Organismus"* (Leipzig 1881) eine Theorie der funktionellen Anpassung, welche zugleich eine wesentliche Vervollständigung der Darwin'schen Descendenzlehre darstellt. Seit 1885 verfasste R. eine Reihe von Beiträgen zur Entwickelungsmechanik des Embryo. Alle bis 1894 erschienenen Abhandlungen wurden unter dem Titel: *„Gesammelte Abhandlungen über Entwickelungsmechanik"* (Leipzig 1895, 2 Bde.) vereinigt, neu herausgegeben. Er gründete 1894 das „Archiv für Entwickelungsmechanik", von dem bis 1898 7 Bde. erschienen sind. In diesem sind auch seine neueren Arbeiten veröffentlicht, unter denen besonders zu nennen sind: *„Ueber den Cytotropismus der Furchungszellen"* (1894, I) — *„Ueber die Selbstordnung (Cytotaxis) sich berührender Furchungszellen durch Zellenzusammenfügung, Zellentrennung und Zellengleiten"* (1896, III), sowie die auch gesondert erschienene Schrift: *„Programm und Forschungsmethoden der Entwickelungsmechanik der Organismen"* (V u. Leipzig 1897). Nicht in seinem Arch. sind publiziert eine Mitteilung über die von ihm erfundene Methode, vollkommen abgeschliffene Prägung von Münzen auf elektrischem Wege wieder deutlich sichtbar zu machen, ferner eine Untersuchung: *„Ueber die Dicke der statischen Elementartheile und über die Maschenweite der Substantia spongiosa der Knochen"* (Ztschr. f. orthopäd. Chir. IV; 1896), sowie einige Mitteilungen *„Ueber die polare electrische Erregung der lebend. Substanz"* (Pflüger's Arch. LXIII u. LXVI). R. hat als erster die Erforschung der direkten Gestaltungsursachen der tier. Organismen in method. Weise in Angriff genommen und durch eine Anzahl von Untersuchungen fortgeführt. Er hat dadurch anregend auf viele jüngere Forscher gewirkt, und wird infolgedessen als Begründer einer neuen morphol. Disziplin: der Entwickelungsmechanik anerkannt. Es ist sein Ziel, die Ursachen, resp. die „gestaltenden Wirkungsweisen" des organ. Geschehens und ihre Wirkungsgrössen zu ermitteln, und erstere danach möglichst weit auf die im Bereiche des Anorganischen vorkommenden physik. und chem. Wirkungsweisen zurückzuführen. Um ersterem Ziele sich zu nähern, hat er zunächst die analyt. Vorfragen nach der Zeit, dem Sitz und der Grösse der einzelnen Gestaltungsursachen in Angriff genommen, ist dabei aber auch schon den Wirkungsweisen einiger solcher Ursachen näher getreten. So ermittelte er die elementare Wirkungsweise, auf welcher die funktionelle Anpassung beruht: Die trophische Wirkung des funktionellen Reizes (resp. der Vollziehung der Funktion), aus der unendlich viele und mannigfaltige, direkt zweckmässige Einzelgestaltungen der Organismen in allen Organen hervorgehen; ferner die Bestimmung der Richtung der Medianebene des Embryo im Froschei durch die

Copulationsrichtung des Eikernes und des Spermakernes; die Möglichkeit der künstlichen Hervorbringung halber vorderer oder seitlicher Froschembryonen aus dem Ei, die anziehende Wirkung, welche in geringem Abstande von einander befindliche Furchungszellen aufeinander ausüben; sowie das Vermögen zur Selbstordnung einander berührender Furchungszellen etc. Auch hat er die Definition des Wesens des Lebens verbessert (im „Kampf der Theile", Kap. V).

Roux, Pierre-Paul-Émile, in Paris, geb. 17. Dez. 1853 in Confolens (Chorente), studierte seit 1872 an der med. Schule in Clermont-Ferrand, war Prof. der Chemie an der Fakultät des sciences daselbst, beendigte seine Studien in Paris, trat im Val-de-Grâce ein, wurde 1877 Assistent von PASTEUR am chem. Laboratorium der École normale supérieure, promovierte 1883 mit der Diss.: „*Nouvelles acquisitions sur la rage*", wurde bei der Gründung des Institut PASTEUR an diesem angestellt, 1895 Sousdirecteur (zus. mit DUCLAUX). R. ist der Vorläufer BEHRING's durch seine zus. mit YERSIN (1889) angestellten Untersuchungen über die bakteriol. Ätiologie der Diphtheritis und über das Diphtheriegift. Bereits als Student veröffentlichte R. ausserdem: „*Les variations de la quantité d'urée excrétée avec une alimentation normale et sous l'influence du thé et du café*" (Compt. rend. de l'acad. d. sc. 1873; Arch. de phys. 1874).

Roy, Charles Smart, in Cambridge, geb. 1854 zu Arbroath, studierte in St. Andrews und Edinburg, wurde 1877 House-Physician an der Royal Infirmary in Edinburg, promovierte hier 1878, widmete sich dann noch eigens pathol.-anat. Studien am Londoner pathol. Institut, nahm am serbisch-türkischen Kriege als Arzt teil, arbeitete hierauf in den physiol. u. pathol. Instituten zu Berlin, Strassburg, Leipzig, wurde 1884 Prof. der Pathol. in Cambridge, starb jedoch 4. Okt. 1897. R.'s Arbeiten betreffen experim. Untersuchungen zur Physiol. und Pathol. des Kreislaufs, ferner die Blutbewegung in den Nieren, eine Methode zur Bestimmung des spez. Gewichts des Blutes, Physiologie der Milz, Cholera, Pleuritis etc. Auch rührt von R. ein Schnellgefriermikrotom her.

Rubinstein, Friedrich, in Berlin, geb. in Stettin 26. Juli 1863, studierte in Berlin, promovierte 1889, war Assistent bei M. SCHÜLLER 1890 bis 92, seit 1889 als Arzt, später als Spezialarzt für Chir. und Dozent der Med. an der HUMBOLDT-Akademie thätig und starb durch Infektion bei einer Operation 11. Juni 1900. Er veröffentlichte zahlreiche Arbeiten aus der Poliklinik von SCHÜLLER, insbesondere über gonorrhoische und syphilit. Gelenkerkrankungen, über Jodoforminjektionen, über Guajacolbehandlung, ferner Aufsätze über Energetik, über das Gesetz der spezifischen Energien, Artikel für das „Diagnost. Lex." von BUM und SCHNIRER, ethnolog. und psycholog. Beiträge in verschiedenen belletrist. Zeitschriften, sowie endlich die Abhandlung „*Hamlet als Neurastheniker*" (Leipzig 1896).

Rubner, Max, zu Berlin, geb. zu München 2. Juni 1854, studierte in Leipzig u. München, als Schüler von C. LUDWIG und C. v. VOIT, wurde 1878 promoviert, habilitierte sich zu München für Physiol. 1883, ging 1885 unter Verzicht auf die gleichzeitig angebotene Professur für Pharmakologie zu München als Prof. e. o. der Hygiene nach Marburg und wurde 1887 zum Prof. ord. für Hygiene und Staatsarzneikunde ernannt. Nach dem Rücktritte von R. KOCH aus seinem akad. Wirkungskreise wurde R. 1891 als Prof. der Hygiene und Direktor des hygien. Instituts der Univ. nach Berlin berufen und gleichzeitig zum Prof. an der Kaiser Wilhelms-Akademie und zum Mitgl. der k. preuss. wissenschaftl. Deputation für das Medizinalwesen und einige Jahre später zum a. o. Mitgl. des k. Gesundheitsamtes ernannt. Litterar. Arbeiten: Die ersten Arbeiten bezogen sich wesentlich auf die Physiologie der Ernährung: „*Ueber Ausnützung der gebräuchlichsten Nahrungsmittel im Darmcanale des Menschen*" — „*Ueber den Werth der Weizenkleie für den Menschen*" — „*Untersuchungen am hungernden Pflanzenfresser*" — „*Versuche über die Fettbildung aus Kohlehydraten*" u. s. w. In den Untersuchungen

„*Ueber Verdauungswerthe der organischen Nahrungsstoffe*" wurde das für die Zukunft bedeutungsvolle Prinzip erkannt, dass bei den Ernährungsvorgängen neben dem stofflichen Umsatz die Wärmeproduktion und der Kraftwechsel eingehend zu beachten sei. Im Anschluss hieran entstanden eine

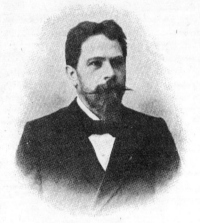

Reihe von Arbeiten, die ebensowohl der Physiologie der Ernährung wie der Wärme zugehören: „*Einfluss der Körpergrösse auf Stoff- und Kraftwechsel*" — „*Untersuchungen calorimetrischen Inhalts*" — „*Ueber isodyname Mengen von Eiweiss und Fett*" — „*Ueber die Wärmebildung bei abundanter Kost*" — „*Biologische Gesetze*" — „*Die Quelle der thierischen Wärme*" und in jüngster Zeit die Arbeit: „*Ueber den Stoffwechsel und Kraftwechsel des Säuglings*". Eine grosse Reihe eigener und Schülerarbeiten beschäftigen sich mit dem Einflusse der natürlichen Lebensbedingungen auf die Wärmebildung, Stoffumsatz, Wasserverdunstung des Menschen, so wurde der Einfluss der Luftfeuchtigkeit, des Sonnenscheins, der Luftbewegung, der Bäder bearbeitet; umfangreiche Versuche haben die Kenntniss über die Funktion und Bedeutung der Bekleidung erschlossen. Mehr das physikalische Gebiet berühren zahlreiche Arbeiten betreffend die künstliche Beleuchtung und den Einfluss der strahlenden Wärme. Von weiteren Arbeiten seien noch erwähnt die Untersuchungen über Wasserbakterien und über den Stoffwechsel der Bakterien (Schwefelwasserstoffbildung, Merkaptanbildung, Milchsäuregährung), Untersuchungen über die Dampfdesinfektion und Formaldehytdesinfektion, über Krankenhausanlagen u. s. w. Ausserdem erschien von R. der Artikel „*Ernährung*" (in LEYDEN's Handbuch der Diätetik) und ein „*Lehrbuch der Hygiene*" (1899, 6. Aufl.), sowie eine Reihe populärer Aufsätze bei verschiedenen Gelegenheiten. Unter seiner Redaktion erscheint das „Archiv für Hygiene" und die „Hygienische Rundschau".

Rückert, Johannes, in München, geb. in Coburg 28. Dez. 1854, studierte in München, hauptsächlich unter v. KUPFFER und RÜDINGER, promovierte 1879, war 1879 bis 90 Assistent am anatom. Institut zu München, habilitierte sich 1882, war 1890 bis 96 Prof. an der tierärztl. Hochschule in München und ist seit 1897 ord. Prof. der Anatomie an der Univ. R. veröffentlichte Arbeiten zur vergl. Anat. der Pharynx, dann entwicklungsgeschichtliche und cytologische Eireifung, Befruchtung bei Selachiern und Copepoden, Keimblätter, Exkretionsorgane, Gefässe, Darm bei Selachiern etc.

Ruedinger, Nicolaus, Prof. der Anatomie in München, geb. 25. März 1832 zu Erbes-Büdesheim in Rheinhessen, stu-

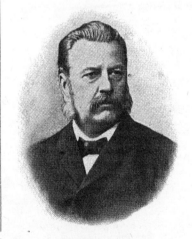

dierte in Heidelberg und Giessen als Schüler von HENLE, F. ARNOLD und TH. BISCHOFF, promovierte 1855, wirkte zuerst als Prosektor und Adjunkt BISCHOFF's, dann von 1881 ab als Prof. der Anat. in München bis zu seinem 25. Aug. 1896 zu Tutzing am Starnberger See erfolgten Ableben. R. hat sich durch Einführung der photographischen Nachbildung seiner ausgezeichneten anat., besonders der Nerven-Präparate, ein dauerndes Verdienst erworben und die Münchener anat. Sammlung überhaupt auf einen ausgezeichnet hohen Standpunkt gebracht. Seine Hauptwerke sind: „*Das periphere Nervensystem*" (mit Atlas, München 1868 bis 70; 2. Aufl. 1870) — „*Atlas des menschlichen Gehörorgans*" (Ib. 1866 bis 75); mehrere Monographien über den Bau des Gehirns, „*Topogr.-chir. Anat. d. Menschen*" (Stuttg. 1873 bis 79, 3 Bde.), zahlreiche Abhandlungen über das Gehörorgan; „*Cursus der topogr. Anat.*" (München 1891) u. v. a. Von der Akademie der Wissenschaften zu Haarlem wurde mit dem Preise gekrönt die Schrift: „*Über die Muskeln der vorderen Extremitäten der Reptilien und Vögel*". R. war auch ein ausgezeichneter Lehrer seiner Wissenschaft und hat sich durch fernere Arbeiten in der Mikroskopie, Embryologie, vergl. Anatomie und Anthropologie verdient gemacht. Während des deutsch-französ. Krieges war er chirurg. thätig und diesen Beziehungen zur Chirurgie verdankt die prakt. Anat. die Einführung der Karbolinjektion bei den Präpariersaal-Leichen.

Ruehle, Hugo, in Liegnitz 12. Sept. 1824 geb., studierte 1842 bis 48 in Berlin. In genauerem Verkehr mit VIRCHOW, REINHARDT und TRAUBE befestigte sich seine Vorliebe für pathol.-anat. Studien und für klin. Medizin. Nach seiner Promotion, die bereits 1846 erfolgt war, bildete er sich noch vielfach auf Reisen aus und trat dann die Assistentenstelle bei FRERICHS an der Breslauer med. Klinik an, welche er 1852 bis 57 innehatte. Nachdem er sich bereits 1853 habilitiert hatte, wirkte er noch bis 1860 als Hospitalarzt, und zwar seit 1857 als Prof. e. o.; 1859 wurde er Prof. ord. an der Breslauer Univ. und zugleich Direktor der Poliklinik; 1860 bis 64 fungierte er als Direktor und Lehrer des Faches der med. Klinik in Greifswald und nahm einen Ruf in die gleiche Stellung nach Bonn an, wo

er als Geh. Med.-Rat wirkte und 12. Juli 1888 starb. R.'s schriftstellerische Thätigkeit auf allen Gebieten der klin. Medizin ist eine sehr umfassende gewesen; an

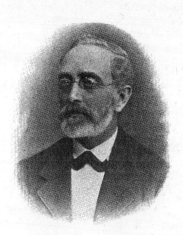

dieser Stelle seien als besonders hervorragende und umfangreichere Werke genannt: „*Über den Mechanismus des Erbrechens*". (TRAUBE's Beiträge) — „*Die Kehlkopfkrankheiten*" (Berlin 1861) — „*Lungenschwindsucht*" (v. ZIEMSSEN's Handbuch).

Rühlemann, Gustav Adolf, in Dresden-Blasewitz, geb. zu Zittau (Kgr. Sachsen) 8. April 1839, studierte an der chir.-med. Akad. zu Dresden und in Erlangen, bestand 1863 die Staatsprüfung und wurde Dr. med., diente 1863 bis 89 im Kgl. Sächs. Sanitäts-Korps und erhielt 1896 den Charakter als Generalarzt. Er war besonders auf dem Gebiete des Roten Kreuzes thätig, begründete 1882 den Samariter-Verein zu Leipzig, 1896 den Samariter-Verein zu Dresden. Schriften: „*Erste Nächstenhilfe bei Unglücksfällen, ein kurzer Rathgeber für Jedermann*" — „*Album für Krankenträger*" — „*Leitfaden für den Unterricht der freiwilligen Krankenträger*" (Sanitäts-Kolonnen). R. beteiligte sich auch an verschiedenen Ausstellungen für Hygiene und Rotes Kreuz.

Ruete, Christian Georg Theodor, geb. 2. Mai 1810, promovierte nach Vollendung seiner Studien 1833 zu Göttingen,

46*

war alsdann Assistent bei HIMLY und Dozent an der Univ. daselbst. 1841 wurde er a. o., 1847 ord. Prof., 1852 als ord. Prof. der Augenheilkunde und Direktor der Augenheilanstalt nach Leipzig berufen, in welcher Stellung er bis zu seinem 23. Juni 1867 an den Folgen eines Gehirnschlagflusses eingetretenen Tode verblieb. Ausserdem war er 1853 bis 61 Vorstand der med. Poliklinik. Ein Schriftenverzeichnis und die genauere Würdigung von R.'s Leistungen gab bereits WINTER im älteren Lexikon.

Ruetimeyer, Ludwig, zu Basel, geb. 26. Juni 1825 zu Biglen im Emmenthal, wurde 1850 Dr. med., 1853 Prof. e. o. für vergleich. Anat. in Bern, 1855 ord. Prof. der Zoologie und vergleich. Anat. in Basel, 1874 Dr. phil., und hat sich namentlich mit der Erforschung der vorweltlichen Fauna und umfassenden Untersuchungen über die Herkunft einiger Säugetiergruppen beschäftigt und darüber u. a. geschrieben: *„Lebende und fossile Schweine"* (Berlin 1857) — *„Fauna der Pfahlbauten in der Schweiz"* (Ib. 1861) — *— „Beiträge zur Kenntniss der fossilen Pferde und zur vergleich. Odontographie der Hufthiere überhaupt"* (Ib. 1863) — *„Versuch einer natürlichen Geschichte des Rindes in seinen Beziehungen zu den Wiederkäuern im Allgemeinen"* (Ib. 1867) u. s. w., geologisch-paläontologische Schriften u. s. w. R. starb 28. Nov. 1895.

Ruge, Carl, zu Berlin, geb. daselbst 24. Sept. 1846, studierte in Jena und Berlin (Schüler von GEGENBAUR, VIRCHOW, MARTIN), wurde 1869 Doktor, wirkt seit 1870 in Berlin als Arzt und Prosektor der Univ.-Frauenklinik, seit 1896 als Titularprofessor. Monographien: *„Pathologie der Vaginalportion: Erosion und beginnender Krebs"* (1878) — *„Der Krebs der Gebärmutter"* (1881; beides zus. mit J. VEIT); ferner Arbeiten über: *„Interstitielles Knochenwachsthum"* (1870) — *„Verletzungen der Kinder nach Extraction"* (1875) — *„Harn und Nieren der Neugeborenen"* (zus. mit A. MARTIN, 1875) — *„Scheidenentzündung"* (1879) — *„Endometritis"* (1879) — *„Structur der Placenta"* (1886) — *„Lehrb. der gynäkol. Diagnostik"* (zus. mit G. WINTER, 2. Aufl. 1898) — *„Deciduoma malignum"* (1896) — *„Talgdrüsen und Haare der Schamlippen"* (1899). Ausserdem verschiedene kleinere Mitteilungen aus dem Gebiete der Gynäkologie.

Ruge, Georg, in Zürich, geb. 1852 in Berlin, studierte und promovierte daselbst 1875, war Assistent bei GEGENBAUR in Heidelberg, habilitierte sich daselbst 1879, wurde 1882 Prof. e. o., 1888 Prof. ord. d. Anat. in Amsterdam und folgte in gleicher Eigenschaft 1897 einem Ruf nach Zürich. Schriften: *„Beiträge zum Wachsthum des menschlichen Unterkiefers"* (Diss.) — *„Eintheilung der Gesichtsmuskulatur"* — *„Über die Gesichtsmuskulatur der Halbaffen"* — *„Über die peripherischen Gebilde des N. facialis bei Wirbelthieren"* — *„Leitfaden für Präparirübungen"* a. v. a.

Ruggi, Giuseppe, in Bologna, daselbst 11. Juni 1844 geb., wurde 1868 Doktor und ist Primar - Medicochirurg des Ospedale maggiore und Professor. Von seinen zahlreichen, über 80 betragenden Veröffentlichungen, von denen ein Teil bereits im älteren Lexikon angeführt sind, fügen wir hierzu nur einige der seitdem hinzugekommenen: *„Contributo alla cura chirurgica delle raccolte purulente endocraniche"* (Napoli 1888) — *„Osservazioni intorno ad alcuni casi importanti di laparotomia e statistica relativa a 100 casi etc."* (Ib.) — *„Applicazione nuove d'instrumenti vecchi etc."* (1890) — *„Quadri statistici relativi alla 2. centuria delle laparotomie etc."* (1890) — *„Metodo operativo nuovo per la cura radicale dell' ernia crurale"* (1892) — *„Del metodo inguinale nella cura radicale dell' ernia crurale"* (Bologna 1893) — *„Resoconto statistico di 1000 laparotomie"* (Ib. 1898) — *„Delle isterectomie vaginale eseguite nel metodo proprio"* (Soc. Dante Alig. Roma 1898) — *„Metodo per la cura radicale degli organi genitali muliebri prolassati"* (Bologna 1897) — *„Della isterectomia cuneiforme vaginale eseguita in alcuni speciali casi di flessione della matrice"* (Arch. ital. di ginec. 1899) u. s. w.

Rumpf, Heinrich Theodor Maria, zu Hamburg, geb. 23. Dez. 1851 zu Volkmarsen (Reg.-Bez. Cassel), studierte in Marburg, Freiburg, Leipzig, Heidelberg, promovierte 1877, war 1876 bis 78 Assistent von W. ERB, 1879 bis 82 Arzt in Düsseldorf, habilitierte sich 1882 in Bonn, wurde 1887 Prof. e. o. der inn. Med. daselbst, 1888 als Prof. e. o. und Direktor der med. Poliklinik nach Marburg, 1892 als Direktor des neuen allgem. Krankenhauses in Eppendorf nach Hamburg berufen. Er veröffentlichte: „Zur Lehre von der binocularen Accommodation" (preisgekrönt von der Fakultät Heidelberg 1876, ZEHENDER's Monatsh. f. Augenheilk. 1877)

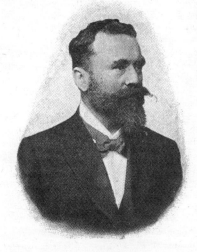

— „Ataxie nach Diphtheritis" (D. A. f. kl. M. 1877) — „Zur Histologie der Nervenfaser und des Axencylinders" (Verh. des naturhistor.-med. Vereins Heidelberg N. S., XI, Heft 3, Unters. d. physiol. Instituts Heidelberg, II, Heft 2) — „Über einige Rückenmarkssymptome bei chronischen Gehirnerkrankungen" (D. A. f. kl. M. 1878) — „Zur Degeneration durchschnittener Nerven" (Unters. des physiol. Instituts der Univ. Heidelb., II, 3) — „Zur Behandlung der Tabes mit dem faradischen Pinsel" (Neurol. Ctrbl. 1882) — „Über die Einwirkung der Narkotika auf den Raumsinn der Haut" (Vortr. 2. med. Kongr. in Wiesbaden) — „Zur Physiologie und Pathologie der Tastempfindung" (A. f. Ps. XV) — „Über Rückenmarksblutung nach Nervendehnung nebst einem Beitrag zur pathol. Anat. der Tabes" (Ib.) — „Beiträge zur pathol. Anat. des Centralnervensystems" (Ib. XVI) — „Über die Behandlung der Tabes" (2 Vortr. Vers. deutscher Ärzte u. Naturf. Strassburg 1885) — „Die syphilitischen Erkrankungen des Nervensystems" (Wiesbaden 1887) — „Über das Wanderherz" (Vortr. 8. Kongr. f. inn. Med., Wiesbaden 1888) — „Untersuchungen über die quantitative Bestimmung der Phenolkörper des menschlichen Harns" (Z. f. phys. Chem. XVI) — „Klinische und pathologischanatomische Beiträge zur Choleraniere" (gemeinschaftl. mit E. FRAENKEL. D. A. f. kl. Med. LII) — „Behandlung der asiatischen Cholera und des einheimischen Brechdurchfalls" (Handb. der spez. Therapie inn. Krankh. I) — „Klinische und experimentelle Untersuchungen über die Bildung und Ausscheidung von Ammoniak" (A. f. path. Anat. CXXXXIII) — „Krankenhaus und Krankenpflege" (Berlin 1896) — „Die Ergebnisse der Diphtheritisbehandlung mit Behring'schem Heilserum" (zus. mit BIELING, Jahrbb. d. Hamb. Staatskrankenanstalten V) — „Untersuchungen über das Verhalten und die Ausscheidung von Ammoniak und Ammoniaksalzen im menschlichen und thierischen Körper" (gemeinschaftl. mit KLEINE, Z. f. Biol. XXXIV) — „Die Cholera indica und nostras" (Jena 1898) — „Klinische Erfahrungen über Diabetes mellitus" (von E. KÜLZ, nach dem Tode von E. KÜLZ bearbeitet zus. mit G. ALDEHOFF u. W. SANDMEYER, Jena 1899) — „Die Diphtherie" (in EBSTEIN-SCHWALBE's Handb. d. prakt. Med. 1899), sowie zahlr. Aufs. in B. kl. W., D. m. W. und anderswo.

Runeberg, Johan Wilhelm, in Helsingfors, als Sohn des berühmten finnischen Dichters geb. 8. Febr. 1843 in Borgå (Finnland), wurde mag. phil. 1864, Lic. med. 1870, Dr. med. et chir. 1871, machte längere Reisen nach dem Auslande und ist seit 1877 Prof. der med. Univ.-Klinik in Helsingfors. Zu den in der älteren Quelle bereits skizzierten Publikationen R.'s sind hinzugekommen: „Botriocephalus latus och perniciös anaemi" (Finsk. Läk. Sällsk. Handl. 1887; deutsch im D. A. f. kl. M.) — „Om den variga lungsädesinflammationens operation behandling sid medicinska kliniken i Helsingfors" (Ib. 1891 und d. Z. f. kl. Med., XXI) — „Pneumoni och meningit" (Ib. 1888; deutsch in B. kl. W. 1888) und zahlreiche weitere kasuistische Mitt. in Finsk Läk. Sällsk. Handl.

d. J. 1892 bis 99, sowie in B. kl. W. und den Verh. d. 2. nord. Kongr. f. 'inn. Med. Kristiania 1898, zu dessen Mitbegründern neben zahlreichen anderen in- u. ausländ. Gesellsch. R. gehört.

Runge, Karl Friedrich Ferdinand, zu Nassau a. d. Lahn, geb. zu Oldendorf in Westfalen 18. Mai 1835, studierte seit 1853 in Heidelberg, Würzburg, Halle, wo er 1855 promoviert, und später in Berlin, wo er 1858 approbiert wurde. Er praktizierte dann zunächst während der Cholera-Epidemie in Elberfeld, liess sich später in Lübbecke nieder, kam von dort 1867 als Leiter der Wasserheilanstalt nach Nassau a. d. Lahn, war zugleich mehrere Jahre lang Arzt des dortigen Hosp., machte die Feldzüge von 1866 und 1870/71 mit, war von 1872 ab einige Jahre lang Kreiswundarzt des Unter-Lahnkreises, wurde 1875 Sanitätsrat und starb 12. Jan. 1882. Die litterar. Arbeiten dieses als tüchtigen Hydro- und Elektrotherapeuten bekannten Arztes sind im älteren Lexikon verzeichnet.

Runge, Heinrich Max, geb. zu Stettin 21. Sept. 1849, studierte in Jena, Bonn, Leipzig, Strassburg und Wien, war Assistent in Strassburg bei LEYDEN und GUSSEROW und später Assistent an der geb. Klinik der Charité gleichfalls unter GUSSEROW. Er promovierte 1875 und habilitierte sich 1879 in Berlin. 1883 folgte er einem Rufe nach Dorpat als Ordinarius für Geburtsh. u. Gyn., 1888 einem gleichen nach Göttingen. Seine Arbeiten sind z. T. experimenteller Natur. Ausserdem verfasste er die Monographie „*Die Krankheiten der ersten Lebenstage*", sowie ein „*Lehrbuch der Geburtshülfe*".

Rupprecht, Paul Traugott Bernhard Ephraim, zu Dresden, geb. 30. Sept. 1846 zu Hettstedt in der Grafsch. Mansfeld, ausgebildet zu Halle a. S. und Barmen (bei RICHARD v. VOLKMANN und FRIEDRICH SANDER), wurde 1873 promoviert, wirkt seit 1879 am Kinderhosp. und seit 1882 an der Diakonissenanstalt in Dresden als chir. Oberarzt. Seit 1893 Hofrat, seit 1897 Oberstabsarzt, seit 1898 Generaloberarzt à la suite des Sanitätskorps u. Lehrer für Chirurgie bei den militärärztlichen Fortbildungskursen in Dresden. Litterar.

Arbeiten: Zu den im älteren Lexikon bereits zitierten Publikationen sind seitdem hinzugekommen: „*Lehrbuch d. Krankenpflege im Frieden und im Kriege*" (Leipzig 1890; 3. Aufl. 1898) — „*Erkrankungen der Brustdrüse*" (Ges. f. Natur- und Heilk. Dresden 1892 bis 93) — „*Heilbarkeit des frühzeitig erkannten Harnröhrenkrebses beim Manne*" (Cbl. f. Ch. 1894) — „*Abnorme Secretionen der Mamma*" (Cbl. f. Gyn. 1892) — „*Blasenpapillome. Nierengeschwülste*" (Ib. 1891).

Ruschenberger, William W., in Philadelphia. geb. in Cumberland co., N. J., 4. Sept. 1807, studierte in Philadelphia und New York; an ersterer Univ. promovierte er 1830, trat dann bei der Marine ein, wo er, mit der Charge eines Surgeon's Mate beginnend, in regelmässigem Avancement diente, 1835 bis 37 eine Reise um die Welt machte, 1843 bis 47 am Marine-Hospital in Brooklyn stationiert war und 1869 mit dem Titel eines Medical Director seinen Abschied nahm, worauf er sich in Philadelphia zur Ruhe setzte. Er schrieb: „*Three years in the Pacific*" (Philad. 1834; London 1835) — „*A voyage round the world*" (Philad. 1838) — „*Elements of natural history*" (Ib. 1850, 2 voll.) — „*Lexicon of terms used in natural history*" (1850) — „*A notice of the origin, progress and present condition of the academy of natural sciences of Philadelphia*" (1852) — „*Notes and commentaries during a voyage to Brazil and China in 1848*" (Richmond 1854) u. a. m. R. starb 24. März 1895.

Rutherford, William, zu Edinburg, geb. zu Ancrum Craig, Roxburgshire in Schottland 20. April 1839, studierte in Edinburg, Berlin, Wien und Paris, wurde 1863 Dr. med. in Edinburg, 1865 Assistent-Prof. des Instituts of Med. in Edinburg bei HUGHES BENNET, 1869 Prof. der Physiol. am King's Coll. und der Roy. Instit. zu London, 1871 Fullerian Prof. d. Physiol. an der Roy. Instit. of Lond. und seit 1874 wieder Prof. der med. Institutionen in Edinburg, 1876 Fellow der Roy. Soc. in London. Er war ein tüchtiger Naturforscher, besonders auf dem Gebiete der Biologie und schrieb: „*Morbid appearences met with in the brains of 30 insane persons*" (zusammen mit J. BATTY TUKE, Edinb. Med.

Journ. 1869) — *„Influence of the vagus upon the vascuar system"* (Transact. of the Roy. Soc. of Edinb., 1870) — *„On the physiol. action of drugs on the secretion of bile"* (Ib. 1879) — *„Lectures on experimental physiol."* (Lancet 1871 bis 72) — *„Outlines of practical histology"* (1887) — *„A text book of physiology"* (1880). R. starb 21. Febr. 1899.

Rydel, Lucian, geb. 17. Nov. 1838, studierte in Wien, wurde später Prof. ARLT's Assistent, 1866 Dozent und bald darauf Prof. der Augenheilkunde in Krakau, sowie Direktor der Augenklinik, als welcher er 29. April 1895 starb. In poln. und deutschen Fachschriften publizierte er eine Menge Beobachtungen und Abhandlungen aus dem Gebiete der Augenheilkunde, so Unterss. über Schichtstaar, über Punktion bei Netzhautablösung, Glaukom u. v. a.

Rydygier, Ludwig, in Lemberg, geb. 1850 zu Dossoczyn, studierte seit 1869 in Greifswald, Berlin u. Strassburg, wurde 1874 in Greifswald mit der Diss.: *„Experimentelle Beiträge zur Lehre von der Wirkung der Carbolsäure"* Doktor. Er widmete sich der Chirurgie und arbeitete unter der Leitung v. LANGENBECK's, LUECKE's, VOGT's und HUETER's, dessen Assistent er eine Zeit lang war. 1878 und 79 war er in Jena als Privatdozent der Chir. thätig; seine Habilitationsschrift war: *„Eine neue Methode zur Behandlung der Pseudarthrosen"*. 1880 liess er sich in Culm an der Weichsel nieder, gründete dort eine chir. Privatklinik und entwickelte daselbst eine sehr rege und fruchtbringende Thätigkeit. 1884 begann er in Posen die Herausgabe seines: *„Podrecznik chirurgii szczególowej"* (Handb. der spez. Chir.). Als Nachfolger von v. MIKULICZ-RADECKI 1887 zum o. ö. Prof. für Chir. in Krakau ernannt, siedelte er 1897 in derselben Eigenschaft nach Lemberg über, wo er gegenwärtig als Direktor der chir. Klinik mit dem Charakter eines Hofrats wirkt. R. veröffentlichte seit 1873 eine grosse Anzahl (über 100) chirurg. Artikel in poln. und deutschen Archiven und Wochenschrr. Von diesen seien nur hervorgehoben seine zahlreichen Arbeiten über Magen-Darmchirurgie. Er hat nicht nur als zweiter nach PÉAN die Magenresektion ausgeführt, sondern im Gegensatz zu diesem diese Operation warm anempfohlen, ihre Indikatt. aufgestellt und die Technik klin. und experim. ausgeb. Der Schnitt in der linea alba wurde allgemein angenommen (BILLROTH empfahl den Schrägschnitt im rechten Hypochondrium), ebenso die Vereinigung des Duodenums mit der grossen Curvatur, und vor allem die Kürschnernaht sowohl bei Magen- wie Darmnähten, deren Vorzüge man lange Zeit nicht anerkennen wollte. Speziell die Darmchir.

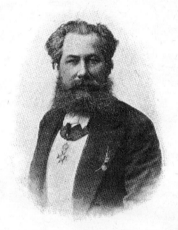

betreffen seine Arbeiten: *„Ueber circuläre Darmresection"* (B. k. W. 1881, wo das Verhalten und die Ernährungsverhältnisse der durchschnittenen Darmschlinge beim Ablösen des Mesenterium experimentell festgestellt wird) — *„Zur Behandlung der Darminvagination"* (Verh. der deutsch. Ges. für Chir. 1895), wo die Technik der BARKER-RYDYGIER'schen Resektion des Invaginatum genau beschrieben und andererseits darauf hingewiesen wird, dass selbst nach Jahren eine Desinvagination nicht selten gelingt. Neue Operationsmethoden oder Verbesserung älterer haben zum Ziele ausser den schon erwähnten, die Magen-Darmchirurgie betreffenden noch folgende Arbeiten: *„Exstirpation des Uterus nach der Freund-Rydygier'schen Methode"* (B. k. W. 1880 etc.) — *„Eine neue Resectionsmethode der Fusswurzelknochen beim veralteten Pes varus"* (Ib. 1883) — *„Hüftgelenksresektion"* (Gaz. lek. 1884) — *„Sectio alta"* (W. k. W.) — *„Osteodermo-*

plastische Fussamputation" (Langenbeck's A., XXXVII) — *"Bildung einer Ventil-Scheiden-Mastdarmfistel"* (W. k. W. 1893) — *"Zur Operationstechnik bei Unterbindung der Art. thyreoidea inf."* (Cbl. f. Ch. 1889) — *"Unterbindung der zuführenden Arterien bei Uterusmyomen"* (Ib. 1890 u. Cbl. f. Gyn. 1894) — *"Zur operativen Behandlung der Zwerchfellsverletzungen"* (W. k. W. 1892) — *"Temporäre Resection des Kreuzbeins u. Bildung eines schlussfähigen Sphincters"* (Cbl. f. Ch. 1893 und 94) — *"Modification der Schnittführung bei totaler Ausräumung der Achselhöhle"* (W. k. W. 1893) — *"Splenopexis bei Wandermilz"* (Ib. 1895) — *"Ueber Herzwunden"* (Ib. 1898). Die übrigen Arbeiten behandeln teils allgemeine Themata, wie z. B. zur Sprayfrage, Unterricht in der Chir., Koch'sches Heilverfahren etc., teils verschiedene Wundbehandlungsmethoden (Wundbehandlung ohne Drainage etc.), teils sind es klinische Vorträge (über Pylorusresektion, Chloroformnarkose, Volkmann's Sammlung, die Behandlung der Gelenktuberkulose, über Peritonitis, Appendicitis, etc.), teils kasuistische Mitteilungen.

S.

Saalfeld, Edmund Gotthold, in Berlin, geb. in Stettin 23. Mai 1862, studierte in Berlin, hauptsächlich als Schüler Köbner's, Dr. med. 1885, war 1885 bis 91 Assistent von Köbner, arbeitete seit 1891 im pharmakol. Institut der Univ. Berlin unter Liebreich, seit 1896 im anat. Institut unter Waldeyer, seit 1898 im physiol. Institut unter Engelmann und wirkt gegenwärtig als Dermato-Syphilidologe in Berlin. Schriften: „*Dermatotherapeutische Mittheilungen*" (1888, Einführung des Menthols in die Dermatotherapie) — „*Ueber Kosmetik*" (1892). ferner Mitteilungen über Naevus verrucosus 1892 und 1893, über Spina bifida occulta mit Hypertrichosis lumbalis 1894, über das Heiraten der Gonorrhoiker 1894, Lichen ruber verrucosus 1896, über die Tysonschen Drüsen 1898 (Nachweis der von verschiedenen Autoren bestrittenen Existenz derselben, sowie Nachweis, dass diese Drüsen nicht von Tyson, sondern zuerst von Cowper beschrieben sind), zur Pathologie der Alopecia praematura 1899 (Nachweis der Unhaltbarkeit der von mehreren Autoren aufgestellten Behauptung, dass die Alopecia praematura ein übertragbares Leiden darstelle) u. a.

Sacharjin, Grigori, berühmter russischer Kliniker, geb. 1829, studierte 1847 bis 52 in Moskau, promovierte 1852 mit der Diss.: „*De puerperii morbis*", war Assistent der therapeutischen Klinik von Over und unternahm 1856 eine Studienreise in Westeuropa mit längerem Aufenthalt in Berlin, wo er unter Traube und Hoppe-Seyler arbeitete und u. a. auch den Nachweis von dem Zusammenhange des Natriums im Blute mit dem Blutplasma lieferte, ein Fund, der für ihn die Grundlage zu einem neuen Verfahren der quantitativen Blutserumbestimmung bildete.

Nach seiner Rückkehr wurde er 1862 zum ord. Prof. und Direktor der med. Klinik in Moskau ernannt und war in dieser Stellung bis zu seiner Emeritierung 1896 thätig. In den letzten Jahren fungierte er auch als einer der Leibärzte des verstorbenen Kaisers von Russland. S., der 23. Dez. 1897 starb, gehörte zu den hervorragenderen Ärzten Russlands in der zweiten Hälfte des 19. Jahrhunderts und genoss besonders als Diagnostiker einen Ruf. Er unterhielt anfangs lebhafte Fühlung mit deutschen Ärzten, die jedoch später aufhörte und einer feindlichen Gesinnung wich. Von seinen zahlreichen Arbeiten sind ausser den oben genannten in Virch.'s A. 1859 erschienenen noch von Wichtigkeit Publikationen über die Zuckerbereitung in der Leber, Trichophyton tonsurans, Febris recurrens, Calomel, Aderlass, Tuberkulose, zur Lehre von den Herzkrankheiten etc. Dieselben sind teils in Virchow's A. und in der D. Zeitschr. f. k. M., teils in russischen Zeitschrr. erschienen.

Sachs, Parney, in New York, geb. in Baltimore 2. Jan. 1858, studierte am Harvard Coll. in Cambridge (Amerika), in Strassburg, Berlin, Wien und London, hauptsächlich als Schüler von Kussmaul, Meynert, Hughlings Jackson, Dr. med. 1882 in Strassburg, Arzt seit 1884 in New York, seit 1888 als Spezialarzt für Nervenkrankheiten, wurde 1889 zum Prof. der Nervenheilkunde an der New York Policlinik ernannt, ist seit 1890 konsultierender Neurologe am Montefiore Home, seit 1892 in gleicher Eigenschaft am Mount Sinai Hosp. in New York. S. publizierte Arbeiten über cerebrale Lähmungen der Kinder, deutsch und englisch (1890), über Epilepsie (1892, 94, 97, zusammen mit Gerster über die chir. Beh. der Epilepsie), über amaurotische familiale Idiotie (1897) und ein Lehrbuch der Nervenkrankheiten (1895; deutsche Übers.: 1897).

Saemisch, Edwin Theodor, Geh. Med.-Rat, Direktor der Univ.-Augenklinik in Bonn, geb. zu Luckau in der Nieder-Lausitz 30. Sept. 1833, studierte in Berlin und Würzburg bis 1858, wo er in Berlin prom. wurde. Nachdem er 2 Jahre — bis 1862 — an der Augenheilanstalt zu Wiesbaden als Assistent fungiert hatte, habilitierte er sich in Bonn und wurde hier 1867 zum a. o., 1873 zum

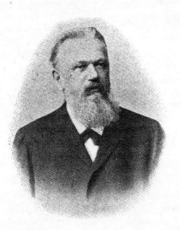

ord. Prof. der Ophthalmologie ernannt. Aus seinen Schriften (deren grössere Zahl aus fachwissenschaftl. Artikeln in der Würzburger med. Zeitschr., im A. f. A., in den klin. Monatsbl. für Augenheilk. etc. besteht) seien besonders hervorgehoben: *„Klinische Beobachtungen aus der Augenheilanstalt in Wiesbaden"* (mit PAGENSTECHER, 2 Hefte, Wiesbaden 1861 bis 62) — *„Beiträge zur normalen und pathologischen Anatomie des Auges"* (Leipzig 1862) — *„Das Ulcus corneae serpens"* (Bonn 1870) — *„Handbuch der gesammten Augenheilkunde"* (herausg. mit ALFRED GRAEFE, 7 Bde., Leipzig 1874 bis 80), dasselbe 2. Aufl. (14 Bde., Leipzig, erscheint von 1898 ab).

Saenger, Willem Matthys Hendrik, 1833 in Bergen op Zoom geb., studierte in Leyden, wo er 1857 zum Dr.

med. promovierte (Diss: *„Opmerkingen omtrent de zoogenaamde Engelsche ziekte, Rachitis congenita")*. Er liess sich im Haag als prakt. Arzt nieder, wo er sich hauptsächlich der Geburtshilfe widmete. 1867 wurde er als Prof. der Geburtshilfe und Gynäkologie nach Groningen gerufen (Antrittsrede: *„De onvolkomenheid der verloskundige wetenschap")*. 1896 emeritiert, starb S. 15. Febr. 1898. Ausser einer grossen Menge kleinerer Beiträge in Ned. Tijdschrift voor Geneeskunde, in der B. kl. W. und anderen Zeitschriften, schrieb er hauptsächlich *„Handboek der verloskunde"* (Groningen 1873; 3 Auflagen).

Saenger, Max, in Prag, geb. zu Bayreuth 14. März 1853, studierte seit 1871 in Würzburg und Leipzig, approbiert und prom. 1876 (*„Die Mechanik der Broncho- und Pneumorrhagieen bei Tuberculosis pulmonum"*), war bis 1878 Assistent am pathol. Institut, sowie an der med. Poliklinik unter E. L. WAGNER, wo er auch durch den bekannten Erfinder der „polaren Elektrisation", der damals an der Poliklinik wirkte, BRENNER, Anregung zur Beschäftigung mit Nervenkrankheiten empfing. 1878 bis 81 war S. Assistent an der Klinik von B. S. CREDÉ, habilitierte sich für Geburtsh. und Gynäkol. 1881 mit der Schrift: *„Der Kaiserschnitt bei Uterusfibromen nebst vergleichender Methodik der Sectio caesarea und Porro-Operation"*, einer Arbeit, welche zusammen mit einer Reihe nachfolgender Publikationen durch Angabe von Verbesserungen der Operationstechnik, besonders der Uterusnaht, deren Geschichte ausführlich gebracht wird, einen Umschwung zu Gunsten der konservativen Methode des Kaiserschnitts gegenüber der Porro-Operation bewirkte und den Weg für eine häufigere Anwendung des Kaiserschnitts bei relativer Indikation zur Vermeidung der Kraniotomie und Embryotomie des lebenden Kindes bahnte. S. warf sich nun auf die moderne, operative Gynäkol., gestützt auf normale und pathol. Anat. als wissenschaftl. Grundlagen. Er übte bereits 1881 die grössten gynäkol. Operationen aus, z. B. komplette, vaginale Totalexstirpation d. Uterus (neben THIERSCH als erster in Leipz.), schwierige Coeliotomien bei eitrigen Adnexerkrankungen etc. unter Asepsis und Antisepsis, deren Ausbildung er sich unausgesetzt widmete, mit Hülfe eigener Erfindungen und Verbesserungen. Sehr früh befasste er sich mit der jetzt so sehr betonten mechanischen Desinfektion (Sanddesinfektion), die er nie zu üben aufhörte und in der Prager Klinik (mit SCHENK) in neue Bahnen lenkte. 1884 bis 87 war S. Operateur der gynäkol. Klinik in besonderer von CREDÉ ihm anvertrauter Stellung. Anfangs in dürftigen Mietswohnungen in der von LEOPOLD übernomm. Privatklinik thätig, konnte er erst 1890 eine allen modernen Anforderungen entsprechend eingerichtete Frauenheilanstalt mit 25 Betten eröffnen, die erste (vom Architekten AUS 'M WERTH, jetzt in Jauer) nach dem MONNIER-RAWITZ-System mit Abrundungen der Wanddecken

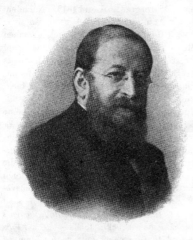

und Kanten ausgiebig durchgeführte Klinik, in der die Fussböden der Operations- und Nebenräume aus unverwüstlichem Xylolith hergestellt waren, mit zwei Laboratorien zu histol. und bakteriol. Arbeiten etc. 1883 gründete S. eine sehr frequentierte gynäkol. Poliklinik, die einzige derartige in Deutschland, welche nur Studenten zugänglich war, wo jedoch in den Ferien Ärztekurse stattfanden. Ende 1890 wurde S. Prof. e. o., 1897 kgl. sächs. Med.-Rat, 1899 als Prof. ord. und Vorstand der geburtsh.-gynäkol. Klinik nach Prag berufen. S. war 21 Jahre lang Mitglied der Ges. für Geburtshilfe in Leipzig, wiederholt deren Vors. und stellvertretender Vors., gegenwärtig deren Ehrenmitgl., ausserdem ist S. Mitgl. bzw. Ehrenmitglied zahlreicher anderer gynäkol. und gel. Gesellschaften. Ein vollständiges Verzeichnis von S.'s Publikationen 1877 bis 99 umfasst etwa 132 Nummern. Dieselben beziehen sich auf die verschiedensten Kapitel der Geburtsh. und Gynäkol., Kaiserschnitt, Geschwülste, speziell das Deciduoma, plastische Operationen, Retroversio-flexio uteri, Ätzbehandlung des Uterus, Adnexe, Tubenschwangerschaft, Carcinoma uteri, Hysterectomie, Operationen in der Bauchhöhle, Harnorgane, Asepsis, ausserdem noch Reden, Nekrologe, feuilletonistische Aufsätze und sonstige Arbeiten nicht gyn. Inhalts. Die Titel der wichtigeren Arbeiten von S. sind: *„Studien und Erfahrungen über das Pilocarpin in der Geburtshülfe"* (A. f. G. XIV) — *„Zum anat. Beweis für die Erhaltung der Cervix in der Schwangerschaft"* (Ib.) — *„Ein letztes Wort zur Cervixfrage. Erwiderung an etc."* (D. m. W. 1882, enthält die authentische Angabe von W. BRAUNE, dass die nach ihm benannte Stelle im gebärenden Uterus niemals anat. und mikroskop. untersucht sei) — *„Zur Frage der Nabelschnurstrangulation unter der Geburt"* (A. f. G. XIV) — *„Zur anat. Kenntniss der angeborenen Bauchcysten etc."* (zus. mit KOPP, Ib. XVI) — *„Über Zangen mit Zugapparaten"* (Ib. XVII) — *„Über Nebenhornschwangerschaft"* (Ib. XXIX) — *„Die Rückbildung der Muscularis des puerperalen Uterus"* (Festschr. f. E. L. WAGNER, Leipzig 1888) — *„Zur Rehabilitirung des klass. Kaiserschnitts"* (A. f. G. XIX) — *„Neue Beiträge zur Kaiserschnittfrage"* — *„Die Tripperansteckung beim weiblichen Geschlecht"* (Leipzig 1889) — *„Über primäre desmoide Geschwülste der lig. lata"* (A. f. G. XVI) — *„Über desmoide Geschwülste der Bauchwand und deren Operation etc."* (Ib. XXIV) — *„Zwei aussergewöhnliche Fälle von Abortus"* (1 Mitteil. über Deciduoma malignum, Cbl. f. G. 1889. Mit dieser, in vielerlei Formen beschriebenen, der Schwangerschaft eigenen Geschwulst wird durch S. eine neue Art von Neoplasmen bekannt gegeben, die klin. und pathol. besondere Eigentümlichkeiten besitzt und allgemein als typisch und sichergestellt gilt) — *„Über Deciduoma"* (Verh. Gyn. Kong. Bonn 1891) — *„Ätiologie und operative Behandlung d. Vul-*

vitis pruriginosa" (Cbl. f. Gyn. 1894) — *"Über Perineorrhaphie durch Spaltung des Septum recto-vaginale und Lappenbildung"* (VOLKM. Samml.). S. hat sich dem in d. Neuzeit bes. von LAWSON TAIT betonten Prinzip der Lappenspaltung bei plastischen Operationen am Genitale und besonders am Damm, nachdem er das Verfahren von V. HEIBERG, Kopenhagen, kennen gelernt hatte, mit Eifer zugewandt und nach den verschiedensten Richtungen unter wechselnder Technik das Gebiet der Genitalplastik erweitert und vervollkommnet, namentlich für den kompletten Dammriss und die Prolapsoperation. *"Über Lappen - Trachelorrhaphie"* (Ib. 1891) — *"Zur Technik der Prolapsoperat."* (Cbl. f. Gyn. 1898) — *"Modification der Neugebauer-Lefort'schen Colporrh. med."* (Ib.) — *"Über Behandl. d. Retroversio-flexio uteri"* (Ib. 1885, nach Aneignung der grundlegenden SCHULTZE'schen Maximen hat sich S. schon frühzeitig der als wichtig erkannten mechanischen und operativen Behandlung der Retroversio-flexio zugewandt, 1886 eine unilaterale Ventrifixur in 2 Fällen und nach OLSHAUSEN bei völlig frei beweglichem Uterus 1888 eine Ventrifixur ausgeführt) — *"Über vaginale Doppelfixur des Uterus"* (Ib. 1896) — *"Zur Technik der uterinen Ätzung"* (Ib. 1895) — *"Zur Ätzbehandlung der chron. Endometritis"* (Ib. 1898) — *"Über Erweiterung und Austastung des Uterus als Voract der Behandlung"* (Ib.) — *"Über gonorrh. Erkrankung der Uterusadnexe und deren operative Behandlung"* (A. f. G. XIV) — *"Über hämorrhag. Tubennekrose"* (Cbl. f. Gyn. 1893) — *"Neubildungen der Tuben"* (zus. mit BARTH in A. MARTIN's Handb. der Adnexerkrankungen I) — *"Zur vaginalen Totalexstirpation des carcinomatösen Uterus"* (A. f. G. XXI) — *"Zur Radicaloperation grosser, nicht eingeklemmter Nabelbrüche"* (Cbl. f. Gyn. 1890) — *"Dränage der Bauchhöhle bei Laparotomieen"* (D. m. W. 1891) — *"Über Tastung der Harnleiter beim Weibe"* (A. f. G. XXVIII) — *"Zur Behandl. der Enuresis durch Dehnung der Blasenschliessmusculatur"* (Ib. XXXVIII) — *"Beitr. zur transperitonealen Nephrectomie"* (Festschr. f. THIERSCH, D. Z. f. Ch.) — *"Zur Chir. der weibl. Harnwege"* (Cbl. f. Gyn. 1892) — *"Über feuchte und trockene antiseptische Methoden bei Behandlung etc."* (Festschr. f. d. geburtsh. Ges. v. Hamburg, dargebr. v. d. geburtsh. Ges. zu Leipzig, Einführung der Trockenbehandlung in die vaginale Therapie) — *"Asepsis in der Geburtsh. und Gynäk."* (Leipzig 1894 mit ODENTHAL) — *"Aphorismen über mechan. Desinfection und Infectionsprophylaxe"* (Antrittsrede, Prag. m. W. 1900). Seit 1889 ist S. Mitherausgeber des A. f. G., 1878 bis 96 war er Mitarb. a. d. Jahresber. über die Fortschr. der Geburtsh. und Gyn.; 1894 begründete er mit A. MARTIN die „M. f. G. u. G." und giebt zusammen mit v. HERFF die „Encyklop. für Geburtsh. und Gyn." heraus.

Saetherberg, Carl Herman, geb. 1812 in Södermanland, erhielt den med. Doktorgrad in Lund 1843. Nachdem er als Arzt in der schwed. Flotte an einer Expedition nach dem Mittelländischen Meere teilgenommen, wurde er 1847 zum Vorsteher des orthopädischen Instituts in Stockholm ernannt. Dieser Anstalt, die nun eine neue Organisation erhielt, und der prakt. Anwendung und Ausbildung der Heilgymnastik widmete er seine Kräfte bis 1879, wo er ausschied. Er machte auch mehrere Reisen nach Deutschland, Frankreich, der Schweiz und England, um den Standpunkt der Orthopädie und der Heilgymnastik daselbst kennen zu lernen, und gab heraus: *"Anmärkningar vid gymnastikens terminologi samt utkast till system för kroppställningarnes benämnande"* (Stockh. 1853) — *"Om några väsentliga fel i barnauppfostran och om det uppväxande slägtets fysiska försämring"* (Ib. 1856) — *"Om gymnast.-orthopediska institutet, dess ställning och verksamhet"* (Ib. 1866) — *"Om de tvänne olika gymnastikmetoderna, den manuela och den mekaniska"* (Ib. 1872). S. hat ausserdem mehrere Aufsätze über Gymnastik in Hygiea (VIII, X, XII, XXIII, XXVI, XXXI), in den Verhandl. des schwed. ärztl. Vereins (XXX) und in Nord. med. Archiv (VI), sowie als beliebter Dichter mehrere poetische Arbeiten, unter denen hier nur *"Dikter, äldre och nyare"* (2 T., Stockh. 1862 bis 63) und *"Blomsterkonungen. Bilder ur Linné's lif"* (Ib. 1879) erwähnt werden mögen, veröffentlicht. Er starb 9. Jan. 1897.

Saexinger, Johann von, geb. 18. Mai 1833 in Aussig, wandte sich sofort auf der Univ. Prag dem gynäkol. Fache zu, war vor und nach seiner 1859 erfolgten Promotion Schüler, resp. Assistent SEYFFERT's und erhielt 1868 die ordentl. Professur der Geburtshilfe und das Direktorat der gynäkol. Klinik in Tübingen. Seine fachwissenschaftl. Arbeiten erschienen in der Prager med. Wochenschr., in der Wiener med. Wochenschr. In MASCHKA's Handb. der gerichtl. Med. bearbeitete S. die Abschnitte Schwangerschaft und Geburt, die Kunstfehler der Ärzte, sowie Fruchtabtreibung und Abortus. S. starb 30. März 1897.

Sahli, Hermann, in Bern, daselbst 23. Mai 1856 geb., studierte in Bern, Leipzig, Wien, Paris, London. machte 1879 das Staatsexamen, wurde 1889 Dr. med., war seit 1879 als klin., seit 1883 als poliklin. Assistent, seit 1884 als Dozent für innere Med. thätig und ist seit 1888 ord. Prof. der med. Klinik und Poliklinik in Bern. Zu den im älteren Lexikon verzeichneten Publikationen S.'s sind seitdem noch eine grosse Anzahl hinzugekommen: *„Über Ersatz des Buchholz - Theerkreosots durch Guajacol, Massage des Unterleibs mit Eisenkugeln"* (1887) — *„Salol und Betol"* (1888) — *„Moderne Gesichtspunkte in der Pathologie der Infectionskrankheiten"* (1888) — *„Auswaschung des menschlichen Körpers"* (1890) — *„Eine neue Untersuchungsmethode der Verdauungsorgane"* (1891) — *„Salzwasserinfusionen"* (1891) — *„Hirnchirurgische Operationen vom Standpunkte der inneren Med."* (1891) — *„Entstehung des Vesiculärathmens"* (1892) — *„Einfluss intravenös injicirten Blutegelextractes auf die Thrombenbildung"* (1894) — *„Diastol. accidentelle Herzgeräusche"* (1895) — *„Therapie des Tetanus"* (1895) — *„Glutoidkapseln"* (1897 u. 98) — *„Wirkung des Alcohols auf die Muskelthätigkeit"* (1897) etc. Die Arbeiten sind hauptsächlich im Schweiz. ä. Korrspbl., VOLKMANN's klin. Vortr., Therap. Mtshften., Fortschr. d. Med., Ztschr. f. kl. Med., D. Arch. f. klin. Med., D. m. W. etc. erschienen. Selbständig erschienen: *„Über die Perforation seröser Pleuraexsudate, Mittheilungen etc."* (Basel 1894) — *„Lehrb. der klin Untersuchungsmethoden"* (Wien 1894; 2. Aufl. 1899, auch in russ., ital. und engl. Übers.).

Sakaki, Schuku, japan. Arzt und Prof. an der med. Fak. in Tokio, geb. 1856, hielt sich zur besonderen Ausbildung 1882 bis 86 in Deutschland auf und war seitdem Prof. der Nervenheilkunde, sowie Direktor der Irrenanstalt zu Sugamo bei Tokio. S., der 6. Febr. 1897 in Tokio starb, hat sich dadurch ein Verdienst erworben, dass er zahlreiche med. Werke ins Japanische übersetzte.

Salgo, J., in Budapest, daselbst 16. Aug. 1849 geb. und in Wien und Göttingen ausgebildet, promovierte in Wien 1874, war 1875 bis 79 Assistent an der psych. Klinik unter LEIDESDORF, habilitierte sich 1879 für Psychiatrie in Wien, wurde 1884 Oberarzt der ungar. Staats - Irrenanstalt Budapest-Lipótmezö, 1890 Dozent an der Univ. Budapest. Schriften: *„Psychiatr. Studien"* (Wien 1876) — *„Die Reformbestrebungen in der Nomenclatur der Psychosen"* — *„Cerebrale Grundzustände der Psychosen"* (Stuttgart 1877) — *„Compendium der Psychiatrie"* (Wien 1880; 2. Aufl. Ib. 1889). S. ist Mitgl. des justizärztl. Senats im ungar. Justizministerium.

Salkowski, Ernst Leopold, geb. 11. Okt. 1844 zu Königsberg i. Pr. und hier, sowie nach der 1867 erfolgten Promotion noch in Wien und Tübingen (HOPPE-SEYLER) ausgebildet, war 1869 bis 72 Assistent an der Königsberger med. Klinik, dann in gleicher Stellung am physiol. Institut zu Heidelberg und (seit 1872) am pathol. Institut zu Berlin, wo ihm später die Stelle als Vorsteher des chem. Laboratoriums dieser Anstalt übertragen wurde. 1874 erfolgte seine Ernennung zum Prof. e. o. an der Berliner Univ. Die Arbeiten S.'s, vorwiegend auf dem Gebiete der physiol. und pathol. Chemie sich bewegend, greifen vielfach in die verwandten Fächer der Pharmakol., analyt. Chemie und Hygiene über, so die *„Beiträge zur Kenntniss der Leukämie"* (VIRCHOW's Archiv, L und LII) — *„Wirkung und chemisches Verhalten des Phenols im thierischen Organismus"* (PFLÜGER's Arch., V) — *„Quantitative Bestimmung der Harnsäure"* (Ib.) — *„Ausscheidung der Alkalisalze beim Gesunden und Fiebernden"*. Weitere Untersuchungen betrafen die Wirkungen der anorganischen Säuren, den

Eiweissstoffwechsel, die Bildung des
Harnstoffs und der Schwefelsäure im
Tierkörper (VIRCHOW's Archiv, LVIII,
Ztschr. f. physiol. Chemie, I, II, IV, VII).
Die Entdeckung der pathol. Phenolaus-
scheidung (von S. im Ctrbl. f. d. med.
Wissensch. 1876 publiziert) bildete den
Ausgangspunkt grösserer Untersuchungen,
betr. die Produkte der Eiweissfäulnis und
das Verhalten derselben im Organismus
(mit H. SALKOWSKI) in den Berichten der
Deutsch. chem. Gesellsch. (XII, XIII, XV,
XVII; Zeitschr. f. phys. Chem., VII bis
X). In der bisher kaum bekannten anti-
septischen Wirkung des Chloroforms fand

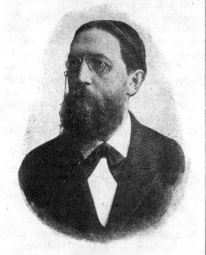

S. ein vorzügliches Mittel zum Studium
der Fermentvorgänge (D. m. W. 1888)
namentlich der langsam verlaufenden
Wirkung isolierter Organe. Hierher ge-
hören die Arbeiten über Zuckerbildung
und andere Fermentationen in der Hefe
(Ztschr. f. physiol. Chem. XIII), sowie
„Über die Autodigestion der Organe" (Ztschr.
f. klin. Med., Suppl. XVII zu LEYDEN's
Jubiläum), welche von verschiedenen
Schülern fortgesetzt wurden. Frühere
Beobachtungen über die oxydierende Wir-
kung des Blutes führten S. zu einer
Untersuchung über die quantitative Ver-
teilung des Oxydationsfermentes in den
Organen (VIRCHOW's Archiv, CXLVII).
Eine Reihe von Arbeiten und kleineren
Mitteilungen betreffen die Harnchemie,
so u. a. den Nachweis des Peptons im
Harn (B. kl. W. 1897), die quantitative

Bestimmung der Oxalsäure im Harn (Ctrbl.
f. d. m. W. 1899), die Alloxurbasen im
Harn (PFLÜGER's Archiv LXIX). Wieder-
holt hat sich S. mit der Theorie der
Verdauung beschäftigt (VIRCHOW's Archiv
CXXII und CXXVII), eine ausführliche
Arbeit behandelt das Peptotoxin (Ib.
CXXIV), daran knüpfen sich die Arbeiten
über die Verdauung des Kaseins und die
Wirkung desselben im Stoffwechsel des
Organismus (Ctrbl. f. d. m. W. 1893,
PFLÜGER's Arch. LIX und LXIII, B. kl.
W. 1894). 1892 entdeckte S. eine neue
Anomalie des Stoffwechsels, welche sich
in dem Vorkommen von Pentosen im Harn
ausdrückt (Ctrbl. f. d. med. W. 1892, B.
kl. W. 1895, Ztschr. f. physiol. Chem.
XXVII). Durch die Auffindung von
Phytosterin in den Pflanzenfetten be-
gründete S. eine neue Methode zur Ent-
deckung der häufigen Verfälschung von
Tierfetten mit Pflanzenfetten (Ztschr. f.
analyt. Chemie XXVI). Mit der Wirkung
der Antiseptika auf das Diphtherietoxin
beschäftigt sich eine in der B. kl. W.
1898 erschienene Arbeit. Handbücher: „Die
Lehre vom Harn" (mit LEUBE, Berlin 1882)
— „Practicum der physiol. und pathol.
Chemie" (Ib. 1893).

Salomon, Elias, geb. 1814, gest.
1885 als San.-Rat in Bromberg, dichtete
1835 das bekannte Lied: „Es hatten drei
Gesellen etc." und veröffentlichte eine
Monographie „Über die Ursachen der Zunahme der Selbstmorde und ihre Verhütung"
(Bromberg 1861).

Salomon, Max, in Berlin, als Sohn
des Arztes Salomon Jacob S. (1801 bis
62) geb. zu Schleswig 5. April 1837, studierte
von 1855 an in Kiel, Heidelberg und
Berlin, promovierte in Kiel 1861, ging
darauf nochmals nach Berlin zu weiterer
Ausbildung in der Augenheilk. bei A.
v. GRAEFE, fungierte dann circa 2 Jahre
lang als Assistenzarzt am Altonaer
Krankenhause, war darauf, bis 1870,
Militärarzt in der preuss. Armee, bis 1874
prakt. Arzt und Augenarzt in Hamburg
und lebt seit 1874 als Arzt in Berlin,
gegenwärtig Sanitätsrat. Litterar. Arbeiten ausser den im älteren Lexikon erwähnten: „Geschichte der Glycosurie von
Hippokrates bis zum Anfange des 19. Jahrh."

(Leipzig 1871) — "*Die Römische Archiatrie*" (Deutsch. Arch. f. Gesch. d. Med., II, 1879) — "*Die Entwicklung des Medicinalwesens in England, mit vergl. Seitenblicken auf Deutschland und Reformvorschlägen*" (München 1884) — "*Biographien hervorragender Ärzte*" (Heft 1, Ib. 1885) — "*Giorgio Baglivi und seine Zeit. Ein Beitrag zur Geschichte der Medicin im 17. Jahrhundert*"

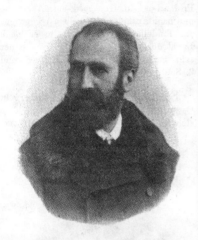

(Berlin 1889) — "*Handb. der spec. internen Therapie*" (Berlin 1885; 3. Aufl. 1897; italien. Übers., Mailand), deutsche Ausgabe von G. SÉE's "*Lungenkrankheiten*" etc. (5 Bde., Berlin 1886) — "*Die Kinderheilstätten an den deutschen Seeküsten in ihrem Kampfe gegen die Tuberkulose*" (Berlin 1899). Ausserdem eine Menge kleinerer Arbeiten in verschiedenen med. Zeitschriften und zahlreiche Artikel im älteren biogr. Lexikon.

Salomon, Georg Anton, in Berlin, daselbst 29. April 1849 geb. und ausgebildet, Dr. med. 1870, war 1874 bis 79 Assistent, erst am städt. Krankenhause in Friedrichshain, seit 1876 an der FRERICHS'schen Klinik, habilitierte sich 1879 und erhielt 1899 den Prof.-Titel. Er veröffentlichte Arbeiten über Glycogenbildung (Entdeckung von Glycogen in Eiter- und weissen Blutkörperchen), Blutuntersuchungen bei Gicht, über Xanthinbasen und ihre Verbreitung und Entstehung im Tierkörper: (Erster Nachweis in höheren Pflanzen; ihr Freiwerden in überlebenden Organen. Nachweis zweier neuer Xanthinbasen im Harn, Para- und Heteroxanthin), zugehörige methodolog. Studien; Untersuchung ihrer toxischen Wirkung. 1894 bis 99 zus. mit MARTIN KRÜGER Reindarstellung von 7 Xanthinbasen (darunter zwei neue, Epiguanin und 1 Methylxanthin) aus 10000 l Harn; Ausarbeitung einer neuen Methode zu diesem Zweck.

Salomonsohn, Hermann, in Berlin, geb. 1862, approbiert 1883, widmete sich der Ophthalmiatrie und veröffentlichte: "*Über den Weg der Geschmacksfasern zum Gehirn*" (Berlin 1888), sowie Artikel über Polioencephalitis acuta sup., Gesichtsfeldermüdung, Exophthalmus, Lichtbeugung an Hornhaut und Linse (Regenbogenfarbensehen), Iritis haemorrhagica, zirkuläre Randkeratitis, Hemianopsie und ihre lokaldiagnost. Bedeutung und "*Über die sogen. pathol. Netzhautermüdung*" (B. K. 1894).

Saltzman, Fredrik, geb. 19. Okt. 1839 zu Helsingfors, studierte daselbst, wurde Mag. philos. 1864, Dr. med. et chir. 1867 mit der Abhandlung "*Om septikämi*", unternahm alsdann 1868 bis 69 eine Studienreise nach Wien, Berlin, Paris und London, besuchte 1872 Edinburg, Greifswald u. s. w., habilitierte sich 1871 als Dozent der Chirurgie mit der Schrift: "*Om resektion i ambågsleden*", wurde 1879 a. o. Prof. und 1883 Prof. ord. der Chirurgie an der Univ. zu Helsingfors. Er hat ausserdem eine Abhandlung: "*Om laparatomi vid inre tarmoklusion*" (Helsingfors 1882) und verschiedene Aufsätze in Finska Läk. Sällsk. Handl. (XV, XIX, XXIII, XXVI) und Nord. med. Ark. (1882) geschrieben. In Prof. HOWITZ' Gynäk. og obstetr. Meddelelser findet sich von ihm ein Aufsatz: "*Om intrauterina Pessarier*". 1890 wurde S. Generaldirektor der fin. Med.-Verwaltung. Er hat sich um die Einführung des LISTER'schen Verfahrens in Finnland ein grosses Verdienst erworben und daselbst die erste erfolgreiche Ovariotomie 1870 gemacht.

Salzer, Friedrich Franz, geb. zu Birthalm in Siebenbürgen 30. Sept. 1827, bildete sich in Wien unter HYRTL, BRÜCKE, SKODA, SCHUH aus, wurde 1853 promoviert, fungierte als Assistent bei SCHUH 1854 bis

59, erhielt 1875 die Berufung als Extraordinarius, 1865 eine Primararztstelle im Rudolfspitale, 1868 eine solche am Wiener allgem. Krankenhause, war seit 1882 Chef des Rettungswesens an den Staats-Eisenbahnen und starb 30. Nov. 1890 an einem Nervenleiden. Zahlreiche Arbeiten von S. erschienen in der Wiener allgem. med. Ztg. (1857 bis 59), der Zeitschr. d. Gesellsch. der Ärzte (1856 bis 67), den Jahresberichten der Rudolf-Stiftung (1866, 67).

Salzer, Fritz Adolf, als Sohn des Vorigen 1858 in Wien geb., studierte daselbst, sowie in Heidelberg und Berlin, promovierte 1882, war dann mehrere Jahre lang Operateur und Assistent an d. Klinik von BILLROTH, habilitierte sich 1890 und erhielt noch in demselben Jahre die ord. Professur d. Chir. in Utrecht, wo er unter sehr ungünstigen, sein Lehramt erheblich beeinträchtigenden äusseren Verhältnissen litt, die ihn z. T. dazu führten, dass er sich in einer Anwendung von Geistesstörung auf einer Reise nach Wien in Dresden 7. April 1893 entleibte. S. ist Verf. einer grösseren Reihe von Zeitschr.-Publikationen auf chir. Gebiete.

Samelsohn, Julius, zu Cöln, geb. 14. April 1841 zu Marienburg in Westpr., studierte in Breslau und Berlin, promovierte 1864 an letzterem Orte und liess sich 1867 als Augenarzt in Cöln a. Rh. nieder, wo er die Augenheilanstalt für Arme gründete und 3 Tage vor deren 25jähr. Jubiläum 7. März 1899 an einem langjährigen Herzleiden starb. Folgende erwähnenswerte Arbeiten rühren von ihm her: *„Zur Frage von der Innervation der Augenmuskeln"* (v. GRAEFE's Arch. XVIII) — *„Ueber Amaurosis nach Haematemesis und Blutverlusten anderer Art"* (Ib. XVIII, XXI) — *„Die Galvanokaustik in der Ophthalmo-Chirurgie"* (KNAPP's A. f. A., III) — *„Ueber Embolia arteriae centralis retinae"* (Ib. III) — *„Zur Nosologie und Therapie der sympathischen Erkrankungen"* (Ib. IV) — *„Ueber vasomotorische Störungen des Auges"* (v. GRAEFE's Arch. XXI) — *„Zur Anatomie und Nosologie der retrobulbären Neuritis"* (Ib. XXVIII), seine bekannteste Arbeit, die ihm den Graefepreis eintrug; — *„Die Bedeutung der Lichtsinnuntersuchung in der praktischen Ophthalmologie"* (Congrès intern.

des sc. méd. Section d'ophthalm. Kopenh. 1885) — *„Ueber Augenerkrankungen bei Spinalleiden"* — *„Ueber die Incongruenz der Netzhäute"*.

Samson-Himmelstjerna, Woldemar von, in Reval, geb. 1811 in Livland, studierte in Dorpat 1829 bis 32, promovierte daselbst 1838, war Arzt am Stadthospital in Moskau, seit 1843 Adjunkt-Prof. an der dortigen med.-chir. Akademie und nach Aufhebung derselben Accoucheur am Findelhause. 1856 siedelte er nach Reval über, wo er sich 1881 aus seiner sehr bedeutenden Praxis zurückzog und 2. Sept. 1893 starb.

Samuel, Simon, in Königsberg in Ostpr., geb. zu Glogau 5. Okt. 1833, bildete sich 1851 bis 55 in Berlin bei J. MÜLLER,

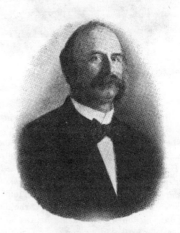

SCHÖNLEIN und REMAK, später noch in Wien aus, wurde im letztgenannten Jahre promoviert. Seit 1856 in Königsberg als Arzt thätig, gelangte er, nach Aufhebung der früheren, die Nichtevangelischen ausschliessenden Universitätssatzungen, 1867 zur Habilitation und wurde 1874 zum Extraordinarius der allgem. Pathol. und Ther. ernannt. In dieser Stellung verblieb er bis zu seinem 9. Mai 1899 erfolgten Ableben. S. hat sich um die Förderung der allgem. Pathologie nennenswerte Verdienste erworben. Unter seinen zahlreichen Arbeiten sind als sehr wichtig hervorzuheben folgende Schriften: *„Dietrophischen Nerven"* (1860) — *„Ueber Entzündung und Brand"*

(VIRCHOW's Arch., XL) — "*Der Entzündungsprocess*" (1873) — "*Die Entstehung der Eigenwärme und des Fiebers*" (1876) — "*Handbuch der allgem. Pathologie als pathologische Physiologie*" (1877 bis 79) — "*Compendium der allgemeinen Pathologie*", ferner mehrere Aufsätze über Transfusion bei Cholera in der B. kl. W., 1883 u. 84. Mit A. EULENBURG gab er heraus: "*Handbuch der allgemeinen Therapie und der therapeutischen Methoden*" (Wien u. Leipz. 1898 bis 99).

Sandahl, Oskar Theodor, geb. in West-Gothland 1829, studierte am Karolinischen Institute in Stockholm und promovierte in Lund 1862, wurde 1863 zum Adjunkten der med. Naturgeschichte und Materia medica am selbigen Institute, 1873 zum a. o. Prof. sowie zum Inspektor des pharmak. Institutes in Stockholm ernannt. S. führte in Schweden 1860 den Gebrauch der komprimierten Luft bei Krankheiten der Luftwege ein, hat Stockholms entomologischen Verein gegründet und mehrere Male pharmakol. Studien halber das Ausland besucht. Seine Schriften sind von HEDENIUS im älteren Lexikon zusammengestellt. Er starb 22. Juni 1894.

Sander, Wilhelm, in Dalldorf bei Berlin, geb. zu Hainau (Schlesien) 24. Juni

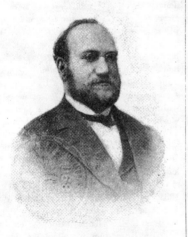

1838, besuchte die Univ. Breslau u. Berlin und wurde 1860 promoviert. Er wandte sich sofort dem Spezialfache der Psychiatrie zu, trat als Assistent in die Provinzial-Irrenanstalt zu Siegburg ein (FR. HOFFMANN), wurde dann 1862 Assistent an der Irrenstation der Charité (v. HORN, GRIESINGER) und von 1870 ab Sekundärarzt der Berliner Irren-Verpflegungsanstalt. 1879 erhielt er das Direktorat der Berliner Irren-Siechenanstalt zu Dalldorf, 1887 die Direktion der ganzen Anstalt. Ausserdem war S. als Privatdozent seit 1870, als Medizinal-Assessor beim Provinzial-Kolleg. seit 1876 thätig und wurde 1884 an diesem zum Medizinalrat, 1894 zum Geh. Medizinalrat ernannt. Seine Arbeiten, psychiatr. und forensischen Inhalts, finden sich in den Fachzeitschriften. Selbständig erschien: "*Geistesstörung und Verbrechen*" (zus. mit RICHTER).

Sanderson, John Burdon, zu Oxford, geb. 21. Dez. 1828 zu Newcastle-on-Tyne, studierte in Edinburg und Paris, wurde 1851 am erstgenannten Orte Dr., 1863 Fellow des Roy. Coll. of Phys. Lond., praktizierte 1857 bis 70 in London, war Assist. Phys. und Dozent am Middlesex Hosp., Phys. am Consumption Hosp. in Brompton, wurde 1871 Prof. an der Brown Institution, 1874 Prof. der Physiol. am University College, 1882 Waynflete Prof. der Physiol und 1894 Regius-Prof. in Oxford, 1893 präsidierte er der Brit. Med. Ass. in Nottingham. Er verfasste den Art.: "*Ovum*" (vegetabil.) (Cyclop. of Anat., 1855); ferner Aufsätze über Diphtherie, öffentl. Vaccination, Übertragbarkeit der Cholera auf Tiere, künstl. Tuberkulose, Pathol. der Kontagien, Bakterien, Pyämie in dem App. to Reports of Med. Offic. of Privy Council (1862 bis 72), über den Fieberprozess, akute Infektionskrankheiten, übertragene Entzündungen, die Eigentümlichkeiten des septischen Ferments in Privy Council Reports (New Ser., 1875 bis 76); ferner: "*Report on epidemic cerebro-spinal meningitis*" (Parl. Paper, No. 246, 1865) — "*Report to Roy. Commiss. on the origin, symptoms, and propagation of the cattle plague*" (1866) — "*Handbook of the sphygmograph*" (1867) — Art.: "*Inflammation*" (Syst. of Surgery, 1871); zus. mit PARKES: "*Reports on the health of Liverpool*" (1871) — "*Handbook for the physiological laboratory*" (1872) — "*Electromotive properties of the leaf of Dionaea*" (Philos.

Transact., 1882) — „*Time-relations*" und „*Electrical phenomena of the excitatory process in the heart of the frog*" (Journ. of Physiol., II, IV) u. s. w.

Sandmeyer, Wilhelm, in Berlin, geb. zu Marten 28. Sept. 1863, studierte in Marburg, Berlin und München, Dr. 1888, seit 1891 Dozent in Marburg, seit 1896 Tit.-Prof., seit 1896 als Arzt für Stoffwechselerkrankungen (Diabetes) in Berlin. Er gab zus. mit Th. RUMPF und ALDEHOFF die „*Klin. Erfahrungen über Diabetes mellitus*" von KÜLZ heraus und arbeitete experimentell über Pankreas-Diabetes und menschl. Diabetes.

Sands, Henry Berton, geb. 27. Sept. 1830 in New York, studierte daselbst, wurde 1854 zum Dr. graduiert, fungierte dann als House Physic. und Surg. am Bellevue Hosp., begab sich nach Europa zu wissenschaftl. Studien, wurde 1856 nach seiner Rückkehr Prosektor und 1867 Prof. der Anat. am Coll. of Phys. and Surg. in New York. Ausserdem begann er daselbst die Praxis und erlangte mehrere Anstellungen als Consulting Surg. an verschiedenen Hospitälern. Er starb 1888. Seine Publikationen sind bereits in der älteren Quelle aufgezählt.

Sanford, Leonard, in New Haven, Conn., Prof. der Anat. und Physiologie am Yale Med. Coll. daselbst. geb. 1833 in New Haven, studierte am Yale und später am Jefferson Med. Coll. in Philadelphia, wo er 1854 graduiert wurde. Dann war er in oben bezeichneter Stellung bis kurz vor seinem 12. Dez. 1896 erfolgten Ableben auch als fleissiger anat. Schriftsteller thätig.

Sappey, Marie-Philibert-Constant, zu Paris, geb. 1810 zu Cernon bei Bourg-en-Bresse, studierte in Paris, wo er 1843 Doktor wurde. Er war dann Agrégé der chir. Wissenschaften, Chef der anat. Arbeiten, hielt seit 1860 Vorlesungen über Anat. und wurde 1868 zum Prof. derselben, als Nachfolger von JARJAVAY, ernannt. 1862 wurde er Mitglied der Acad. de méd., 1887 Präsident derselben. S., der 15. März 1896 starb, gehört zu den bedeutendsten französ. Anatomen des 19. Jahrh.'s. Ausser den „*Recherches sur l'appareil respiratoire des oiseaux*" (Paris 1847, av. 4 pl.) verfasste er einen „*Traité d'anat. descriptive, av. figg. dans le texte*" (3 voll., 1847 bis 63; 2. éd., 4 voll., 1867 bis 74), das erste französ. anat. Werk, welches die deskriptive Anatomie und Histologie in sich vereinigte. Ferner publizierte er: „*Recherches sur la conformation extérieure et la structure de l'urèthre de l'homme*" (1854) — „*Anatomie,*

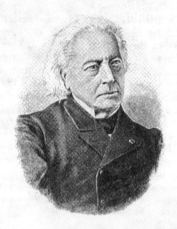

physiologie, pathologie des vaisseaux lymphatiques considérées chez l'homme et les vertébrés" (1874 etc.) — „*Atlas d'anatomie descriptive*" (1879 etc.) — „*Études sur l'appareil mucipare et sur le système lymphatique des poissons*" (1880, fol., av. pl.). S. besass in der Herstellung anat. Präparate eine bewundernswerte Geschicklichkeit und hat sich namentlich durch seine Arbeiten zur Anat. des Lymphgefässsystems, der auch seine Doktorthese gewidmet ist, die grössten Verdienste erworben.

Sarkany, Alexander, in Craiova, (Rumänien), 12. April 1844 Szili Sarkany (bei Ödenburg in Ungarn) geb., studierte in Budapest, Dr. 1863, wurde 1864 zur Ablegung der Staatsprüfung zugelassen und zum Oberarzt des Turan-Regiments in Konstantinopel ernannt, 1877 in Rumänien als Feldarzt für die Kriegsdauer engagiert, behandelte er die russ., türk. und rumän. Verwundeten und erhielt eine Dekoration. 1880 hatte er die Staatsprüfung in Rumänien abgelegt, wurde zum Distriktsarzt ernannt und 1883 bis 84 zur Bekämpfung der Scharlachepidemie nach Vilcea gesandt. 1880 bis 97 wirkte S. als Epidemienarzt in Rumänien, beschäftigte sich mit der mikrosk. Untersuchung der epidem. Pilze im Blute der Pocken- und Masernkranken, fasste seine Beobachtungen in einem Werke mit Atlas von 28 plast. kolor. Tafeln zusammen, das auf der Naturf.-Versammlung 1886 in Berlin zur Verteilung gelangte und allgemeine Anerkennung fand, ebenso das 1890 auf dem intern. Kongr. zu Berlin vorgelegte Tableau des Spinnen-Gehörorgans (in 1500 Mikromillimeter-Vergrösserung). S. ist gegenwärtig Direktor des med. Volksbl. in Craiova und hat durch seine hygien.-mikroskop. Arbeiten zur Popularisierung hygien. Bestrebungen in Rumänien viel beigetragen.

Sarrazin, Wilhelm, Geh. Med.-Rat in Münster, geb. 1829 zu Bocholt, studierte seit 1847 in Bonn, zuerst Jurisprudenz, dann in Göttingen und Berlin Med., prom. 1853, war dirig. Arzt am Klemens- und Franziskus-Hosp. St. Mauriz in Münster, trat 1865 in den Med.-Dienst und starb als ältestes Mitglied des Med.-Kollegiums von Westfalen 20. März 1894.

Sattler, Hubert, geb. zu Salzburg 9. Sept. 1844, studierte bis 1869, dem Jahre seiner Promotion, in Wien unter BRÜCKE, BILLROTH und v. ARLT. Bei letzterem wurde er 1869 Unterassistent, bei BILLROTH 1870 Operateur, dann (1872) Assistent an ARLT's Klinik. 1876 für Ophthalmologie in Wien habilitiert, erhielt er bereits 1877 die ord. Professur dieses Faches in Giessen und wurde von hier 1879 nach Erlangen, 1886 nach Prag berufen. 1891 siedelte er in gleicher Eigenschaft sowie als Direktor der Univ.-Augenklinik nach Leipzig über und wurde hier 1895 zum Geh. Med.-Rat ernannt. Seine hervorragendsten Publikationen sind: *„Ueber die sogen. Cylindrome etc."* (Berlin 1874, m. 5 Taff.) — *„Ueber den feineren Bau der Chorioidea des Menschen etc."* (Archiv für Ophthalm., XXII) — *„Die Krankheiten der Orbita"* (Handb. der ges. Augenheilkunde, Leipzig, VI), ferner neben einer Anzahl kleinerer Journalartikel: *„Die Trachombehandlung einst und jetzt"* (Berlin 1891) — *„Untersuchungen über die Frage nach dem Vorkommen einer äusseren Accommodation durch Muskeldruck"* (GRAEFE's A. XL, 1894) — *„Ueber die eigentl. Sehnerventumoren und ihre chirurgische Behandlung"* (Beitr. zur Chir., Stuttgart 1892). Im Erscheinen begriffen: in der gänzlich neu

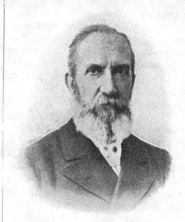

bearbeiteten neuen Aufl. des Handb. der gesamten Augenheilkunde, XIII, Krankheiten der Orbita, pulsierender Exophthalmus, Basedowsche Krankheit. III, Mikroskopische Anatomie des Uvealtractus und des Glaskörpers. Ausserdem rühren von S. mehrere Beiträge zur operativen Behandlung der Myopie her, mit deren Verbesserung er sich eingehend beschäftigt hat.

Saundby, Robert, zu Birmingham, geb. 9. Dez. 1849 in London, studierte in Edinburg, prom. 1877, ist Member of the Royal Coll. of Physicians of London seit 1878, Fellow seit 1887, war anfangs Resident Physician an der Royal Infirmary von Edinburg, und am Saughton Hall Institute for the Insane, später House Physician am Hosp. for Diseases of the Chest in London, Pathol. (Prosektor) am Birmingham General Hosp., Lehrer der vergl. Anat. und Kurator des Museum Queen's Coll. in Birmingham, Präsident des Council der British Medical Association, Dr. der Med. am English Examining Board, ist gegenwärtig Vize-Präsident der British Medical Association, emerit. Senior-

47*

Präsident der Royal Medical Society, Präsident des Birmingham Medical Institute, Prof. der inn. Med. am Mason Univ. Coll., Physician am General Hosp. Birmingham. Schriften: *"Lectures on Brights disease"* (1889) — *"Lectures on diabetes"* (1891) — *"The common forms of dyspepsia in women"* (1894) — *"Lectures on renal and urinary diseases"* (1896). S. übersetzte EWALD's Vorlesungen über Verdauung ins engl. (1880), desgl. EWALD's Vorless. über die Krankheiten des Magens (auf Kosten der New Sydenham Society 1892) und verfasste noch folgende Artikel: *"Diabetes mellitus"* (in ALLBUTT's System of medicine, 1897) — *"Diseases of the liver"* (in FOWLER's dictionary of practical medicine, 1890) — *"The morbid histology of insanity"* (in QUAIN's Dictionary of med. 1882); sowie die Journalabhandlungen: *"The morbid anatomy of the insane brain"* (B. F. Medical Chirurgical Review, 1887) — *"Stone in the kidney"* (Intern. Clinics, 1892) — *"On gastric crises in locomotor ataxy"* (Edinburg Hosp. Report, 1893) u. a. m.

Savory, Sir William Scovell Bart., zu London, geb. 1826, studierte im St. Barthol. Hosp., wurde 1847 Member und 1852 Fellow des R. C. S. Engl., war Prosektor an dem gedachten Hosp., seit 1859 Dozent der vergl. Anat. und Physiol. als Nachfolger von Sir JAMES PAGET beim R. C. S., wurde 1861 Assist. Surgeon, 1861 Surgeon, eine Stellung, die er bis 1891 inne hatte, wo er Consult. Surgeon wurde, während er den Lehrstuhl bereits 1889 aufgab. Ausserdem war S. noch Surg. an Christ's Hosp., Consult. Surg. am Lond. Fever Hosp. S., der 4. März 1895 starb, war ein vortrefflicher Lehrer, auch in der Chir., hat aber nur wenig geschrieben. U. a. publizierte er in den St. Bartholom. Hosp. Reports: *"Life and death"* — *"Essays on pyaemia"* und verschiedene Abhandlungen in den Philos. und Med.-Chir. Transact., sowie in den med. Zeitschrr.

Saxtorph, Mathias Hieronymus, in Kopenhagen, als Sohn von Johann Sylvester S. (1772 bis 1840) daselbst geb. 26. Okt. 1822, absolvierte das Staatsexamen 1845. Nach einer Studienreise im Auslande wurde er 1855 Lector chir., 1862 Prof. ord. der Chir. in Kopenhagen. 1866 bis 85 wirkte er auch als Oberchirurg am k. Frederiks-Hospital und klin. Lehrer der Chir. Gelegentlich der Jubiläumsfeier der Edinburger Univ. 1884 erhielt er die Ehrendoktorwürde. Seine wichtigsten Schriften sind: *"Klinisk Chir."* (I—II, 1878 bis 78) und: *"Chirurgiske Foreläsninger"* (1877 bis 79). Er starb im März 1900.

Sayre, Lewis Albert, zu New York, geb. 29. Febr. 1820 in Madison, Morris co., N. J., besuchte die Transsylvania Univ. in Lexington, Ky., trat 1839 bei DAVID GREEN in New York ein und wurde 1842 vom Coll. of Phys. and Surg. zum Dr. graduiert, und zwar mit der These: *"Spinal irritation"* (Western Journ. of Med. Science). Dann war er bis 1852 Prosektor der Chir. am Coll. of Phys. and Surg., gründete 1844 die Pathological Society, war 1844 bis 66 Chir. an einem Militär-Lazarett und gleichzeitig an einigen anderen Hosp. als Operateur angestellt Später war er Prof. der orthopäd. Chir. an dem von ihm gegründeten Bellevue Hosp. Med. Coll. In seiner Eigenschaft als Resident Physician von New York während 1860 bis 66 veröffentlichte er eine Reihe von Schriften und Abhandlungen über verschiedene sanitätspolizeil. Themata in Form von Berichten an den Board of Health, so über Contagiosität der Cholera und deren Kontrollierung durch Quarantaine, über die Prophylaxis gegen Pocken durch Zwangsimpfung, über Strassenreinigung, über zweckmässigen Häuserbau, Ventilation etc. Ausserdem ist S. Verf. einer grossen Zahl von Schriften über alle möglichen Gebiete der med. Litteratur. Unter seinen zahlreichen, bereits im älteren Lex. erwähnten Publikationen ist am bemerkenswertesten: *"Report on Pott's disease with a new method of treatment by suspension and retention by plaster of Paris bandage"* (Vortrag, gehalten vor der Amer. Med. Assoc. 1876), worin er zuerst das Gips-Korsett bei Skoliose empfahl; bekanntlich wurde S. für diese Erfindung von der Gesellschaft ein besonderer Dank votiert *"as marking an era in the history of surgery"*.

Scanzoni, Friedrich Wilhelm, von Lichtenfels. berühmter Gynäkolog und Universitätslehrer zu Würzburg, geb. 21. Dez. 1821 zu Prag, studierte und promovierte 1844 daselbst, machte eine wissenschaftl. Reise ins Ausland, wurde darauf Arzt der gynäkol. Abt. des Prager allgem. Krankenhauses, verfasste: *"Lehrbuch der Geburtshilfe"* (3 Bde., Wien 1849 bis 52; 2. Aufl. 1853; 4. Aufl. 1867) und wurde 1850 als ord. Prof. der Geburtsh. nach Würzburg berufen, woselbst er bis 1887, in welchem Jahre er seine Professur niederlegte, als Geh. Rat, Vorstand der gynäkol. Klinik, der Entbindungsanstalt und der

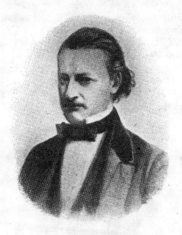

Hebammenschule wirkte. S., der 11. Juni 1891 auf Schloss Zinneberg in Oberbayern starb, gehört mit MAYER und KIWISCH zu den Hauptvertretern der neuzeitlichen Frauenheilkunde. Insbesondere kommt ihm das Verdienst zu, die Untersuchungsmethoden in der Gynäkologie wesentlich ausgebaut zu haben; nicht minder hat er die operative Technik durch Einzelheiten bereichert und zur Begründung der Gynäkologie auf pathol. Anat. nach Kräften beigetragen. Ausser dem schon genannten Lehrbuch, das sich eine lange Zeit grosser Beliebtheit erfreute. kommen noch in Betracht seine weiteren hauptsächlichsten Publikationen wie: *"Die geburtshilfl. Operationen"* (Wien 1852) — *"Compendium der Geburtsh."* (Ib. 1854; 2. Aufl. 1860) — *"Die Krankh. der weibl. Brüste und Harnwerkzeuge, sowie die dem Weibe eigenthüml. Nerven- und Geisteskrankh."* (Prag 1855),

eine Fortsetzung und Vollendung von KIWISCH's *"Klin. Vorträge über spez. Pathol. und Ther. der Krankhh. des weibl. Geschlechts"* — *"Lehrbuch der Krankhh. der weibl. Sexualorgane"* (Wien 1857; 5. Aufl. 1875) — *"Die chronische Metritis"* (Ib. 1867); ausserdem gab er heraus: *"Beiträge zur Geburtskunde und Gynäkol."* (7 Bde., Würzb. 1854 bis 78). Die zahlreichen nach seinem Tode erschienenen Nekrologe sind von GURLT in VIRCHOW's Arch. CXXVII p. 528 zusammengestellt.

Schaaffhausen, Hermann, geb. zu Coblenz 18. Juli 1816, ausgebildet auf den Univ. Bonn und Berlin und an letzterer 1839 promoviert, habilitierte sich in Bonn 1844 und wurde 1855 zum Prof. e. o., später zum Geh. Med.-Rat ernannt. Seine schriftstellerische Thätigkeit bewegte sich vorwiegend auf anthropologischem Gebiete und fand ihren Ausdruck in vielen Aufsätzen entsprechenden (u. physiologischen) Inhalts, die in den Sitzungsber. der Niederrh. Gesellsch. (1853), COTTA's Deutsch. Vrtljhrschr. (1848, 50 bis 53), MUELLER's Archiv (1858), sowie in den Tagblättern der Naturforscher-Versammlungen und den Berichten der anthropol. Gesellsch. publiziert sind. Monographisch veröffentlichte S.: *"Ueber die Urform des menschlichen Schädels"* (Bonn 1868) — *"Ueber den Schädel Raphaels"* (Ib. 1883). Am Archiv für Anthropologie war S. Mitherausgeber. Er starb 26. Jan. 1893.

Schaffer, Josef, in Wien, geb. 1861 zu Trient in Tirol, studierte in Graz als Schüler von F. E. SCHULZE, ROLLETT, v. EBNER, EBERSTALLER und ZUCKERKANDL, promovierte 1886, war 1885 bis 86 Hilfsarzt am allgem. Krankenhause in Graz bei weil. Prof. E. LIPP, seit 1886 Assistent an der Lehrkanzel für Histol. und Embryologie (v. EBNER) in Graz, ging 1888 mit diesem nach Wien als Assistent für Histologie, habilitierte sich daselbst 1889 und wurde 1894 zum a. o. Prof. für Histologie ernannt. Schriften: *"Die Verknöcherung des Unterkiefers und die Metaplasiefrage"* (A. f. mikrosc. A., XXXII, 1889) — *"Beiträge zur Histologie menschlicher Organe"* (Sitz-Ber. d. k. Akad. d. Wiss. in Wien 1891 u. 97) — *"Über Drüsen im menschl. Nebenhoden"* (Anz. d. k. Akad. 1892 No. XIV

u. a. a. O.) — *„Beiträge zur Histologie u. Histogenese der quergestreiften Muskelfasern des Menschen und einiger Wirbelthiere"* (Sitz.-Ber. d. k. Akad. 1893) — *„Über das Epithel des Kiemendarms von Ammocoetes nebst Bemerkungen über intraepitheliale Drüsen"* (A. f. m. A. 1895) — *„Über das knorpelige Skelett von Ammocoetes branchialis nebst Bemerkungen über das Knorpelgewebe im Allgemeinen"* (Ztschr. f. wiss Zool. 1896) — *„Über die Drüsen der menschl. Speiseröhre"* (Sitz.-Ber. d. k. Akad. 1897 u. a. a. O.) — *„Zur Kenntniss der glatten Muskelzellen, insbesondere ihrer Verbindung"* (Ztschr. f. wiss. Zool. 1899) und zahlreiche kleinere Mitteilungen aus dem Gebiete der histolog. Technik und vgl. Histologie. S. ist Mitglied der k. k. Ges. d. Ärzte in Wien, Mitarbeiter an den Jahresber. f. Anat. und Entwicklungsgeschichte.

Scharf, Josef, Psychiater, geb. 1842 zu Langendorf bei Mährisch-Neustadt, studierte in Wien, war eine Zeit lang Korvettenarzt, wurde 1870 Arzt d. Brünner Kranken-, dann Primararzt der Landes-Irrenanstalt, 1882 Direktor derselben, war auch Gerichtsarzt und starb zu Brünn 5. Sept. 1892. S. war einer der bedeutendsten Irrenärzte Österreichs und der Reformator der Irrenpflege in Mähren.

Schatz, Christian Friedrich, zu Rostock, geb. zu Plauen im Vogtl. 17. Nov. 1841, studierte in Leipzig 1863 bis 67, wurde 1867 promoviert, war Assistent bei CREDÉ 1866 bis 70, wirkte in Leipzig als Spezialist 1870 bis 72, wurde 1872 nach Rostock als ord. Prof. der Gyn., Mitglied der Medizinal-Kommission und Hebeammenlehrer berufen, wurde 1884 Ober-Med.-Rat, 1886 Geh. Med.-Rat. Seine Publikationen beziehen sich hauptsächlich auf den Geburtsmechanismus: *„Der Geburtsmechanismus der Kopfendlagen"* (Leipz. 1868) — *„Ueber die Mechanismen der Drehung der Frucht um die lange Eiachse"* (W. m. Pr., 1868, Monatsschr. für Gebk., 1869, A. f. G., V, VII, XXVII) — *„Mechanismus und Behandlung der Nachgeburtsperiode"* (Verh. der deutsch. Ges. f. Gyn. 1899); auf die Nabelschnur: Monatsschr. für Geburtsk. (1869), A. f. G. (VI, VIII, IX, XXV); auf die Wehe: A. f. G. (II, III, IV, V, XXII, XXVII, XXVIII), D. m. W. (1884), B. k. W. (1886), Verh. der deutsch. Ges. für Gyn. (1889, 95) u. s. w.; auf den intraabdominellen Druck: *„Die Druckverhältnisse im Unterleibe des nicht belasteten und die Bauchpresse nicht willkürlich anstrengenden Menschen"* (Leipzig 1872), A. f. G. (V), Verh. der deutschen Ges. für Gyn. (1891); auf das Geburtstrauma: A. f. G. (III, XXII); auf das enge Becken: A. f. G. (I, V), Allg. med. Ctrlzt. (1895); auf die Transfusion: Monatsschr. für Geburtsk. (1869), A. f. G. (I); auf Herzhypertrophie: B. k. W. (1887); auf die Physiol. des Eies: A. f. G. (VII, XXVII, XXVIII); auf die Placenta: A. f. G. (XXVII), Verhandl. der deutsch. Ges. für Gyn. (1889, 97); auf eineiige Zwillinge: A. f. G. (VII, XIX, XXIV, XXVII, XXIX, XXX) — *„Acardii und ihre Verwandten"* (Festschr. zum 50jähr. Doktorjubiläum von Prof. TH. THIERFELDER, A. f. G. LIII, LV, ff.); auf Neugeb.: A. f. G. (V), D. m. W. (1884), B. k. W. (1885); auf gynäkolog. Medikation: A. f. G. (XXII).

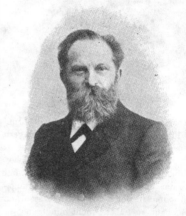

auf Genitalmissbildungen: A. f. G. (I, II, III); auf Operationen am Uterus: A. f. G. (IX, XVIII, XXI, XXII), Verhandl. der deutsch. Ges. für Gyn. (1897); auf die Harnblase: A. f. G. (I, X, XI, XXVIII), Verhandl. der deutsch. Ges. für Gyn. (1888), Intern. Rundschau (1888); auf die Laparotomie: A. f. G. (IX), Cbl. f. G. (1885); auf Echinococcen: A. f. G. (IX), Beiträge Mecklenb. Ärzte zur Lehre von der Echinococcenkrankheit; auf das Hebammenwesen: *„Entwurf einer Hebeammen-Ord-*

nung für das Grossherzogth. Mecklenburg-Schwerin" (Rostock 1883), D. m. W. (1895).

Schauenstein, Adolf, zu Graz (Steiermark), geb. zu Wien 4. Dez. 1827, studierte auch daselbst und wurde 1851 Doktor. Er war seit 1863 ord. Prof. der Staatsarzneikunde in Graz, seit 1871 Vorsitzender des Landessanitätsrates in Steiermark und starb 16. Okt. 1891. S. hat sich namentlich um die forensische Toxikol. ein Verdienst erworben. Er publizierte: „Lehrbuch der gerichtl. Med. u. s. w." (Wien 1862; 2. Aufl. 1875) — „Handb. der öffentl. Gesundheitspflege in Oesterreich" (Wien 1863). In MASCHKA's Handbuch der gerichtl. Med.: „Spuren von Fusstritten und Werkzeugen" (I) — „Schädigungen der Gesundheit und Tod in Folge psychischer Insulte" (I) — „Vergiftungen mit Aconitum, Strychneen, Belladonna und anderen Giftpflanzen, Canthariden, Chloroform, Chloralhydrat" (II) — „Später auftretende Leichenerscheinungen" (III) — „Die Abfuhr der Auswurfsstoffe und die Gesundheitsverhältnisse in Graz. Bericht, erstattet in der 48. Versammlung deutscher Naturforscher und Aerzte" (D. Vrtljhrschr. f. öff. Gesundheitspfl. 1876, VIII), u. a. m.

Schauta, Friedrich, geb. zu Wien 15. Juli 1849, studierte in Wien, Innsbruck und Würzburg, wurde 1874 prom., trat 1874 als Zögling in das Operations-Institut des Hofrates v. DUMREICHER und 1876 als Assistent an der geburtsh.-gynäkol. Klinik des Prof. SPAETH in Wien ein. Seit 1881 Privatdozent für Geburtsh. und Gyn., wurde er im Herbste desselben Jahres als Supplent jener Fächer an die Univ. Innsbruck berufen und daselbst 1883 zum a. o., 1884 zum ord. Prof. derselben ernannt. 1887 wurde er als Nachfolger BREISKYR's nach Prag, 1891 als Nachfolger CARL BRAUN's an die I. geburtshilfl.-gynäkol. Klinik nach Wien berufen. Seine Arbeiten sind ausser den im älteren Lexikon bereits erwähnten Abhandlungen: „Grundriss der operativen Geburtshilfe" (Wien 1885, 3. Aufl. 1895) — „Operation von Mastdarmscheidenfisteln" (Verh. der deutsch. Ges. für Gyn. 1886) — „Diagnose der Frühstadien chron. Salpingitis" (A. f. G., XXXIII) — „Gynäkologischer Beinhalter" (Pr. m. W. 1889) — „Cystische Myome" (Z. f. Heilk.,

X) — „Die Beckenanomalien" (in MÜLLER's Handb.) — „Cloakenbildung" (A. f. G. XXXIX) — „Indicationsstellung der vag. Totalexstirpation" (Ib.) — „Indicat. u. Technik der vag. Totalexstirpation" (Z. f. Heilk. 1891) — „Beitr. zur Lehre von der Extrauterinschwangerschaft" (Prag 1891) —

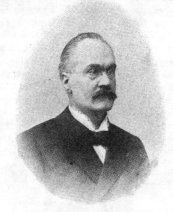

„Ind. und Technik der Adnexoperationen" (Verh. der deutsch. Ges. für Gyn. 1893, 95) — „Beh. d. norm. Wochenbettes" (Berlin 1892) — „Operation fixierter Blasenscheidenfisteln" (Mtsschr. f. G. u. G., I) — „Sectio caesarea vaginalis" (Heilk. 1898) — „Lehrbuch der gesammten Gynäkologie" (Wien 1896, 2. Aufl. 1897, ital.: Turin 1898).

Schech, Philipp, geb. 25. Dez. 1845 zu Karlstadt bei Würzburg, studierte daselbst (BAMBERGER, GEIGEL, KOELLIKER, GERHARDT), wurde 1869 prom. und ist seit 1873 als Dozent und seit 1890 als Prof. für Laryngologie in München thätig. Schriften: „Experimentelle Untersuchungen über die Functionen der Kehlkopfnerven und -Muskeln" (Würzburg 1873); Kasuistisches und Therapeutisches aus dem Gebiete der Laryngologie im Archiv für klin. Med., im Bayer. ärztl. Int.-Bl. und in VOLKMANN's Samml. klin. Vorträge — „Die Erkrankungen der Nebenhöhlen der Nase und ihre Behandlung" (München 1883). Hauptwerke: „Die Krankheiten der Mundhöhle, des Rachens und der Nase" (5 Aufl.) — „Die Krankheiten des Kehlkopfes und der Luftröhre" (1896).

Schede, Max Eduard Hermann Wilhelm, zu Bonn a. Rh., geb. zu Arnsberg in Westf. 7. Jan. 1844, studierte zu Halle, Heidelberg und Zürich, wurde 1866 mit der Diss.: „*De resectione articulationis coxae*" Dr. med., war im Kriege gegen Österreich ärztlich thätig, wurde 1868 Assistent an der Klinik Richard v. Volkmann's, leitete 1870 eine Abteilung eines Feldlazarettes, war 1872 bis 75 Dozent der Chir. in Halle, 1875 bis 80 Direktor der chir. Abteilg. des Berliner städt. Krankenhauses am Friedrichshain, 1880 bis 95 Oberarzt der chir. Abteilung des allgem. Krankenhauses zu Hamburg und wurde 1895 unter Ernennung zum Geh. Med.-Rat als o. ö. Prof. der Chir. und Direktor der chir. Univ.-Klinik nach Bonn berufen. Litter. Arbeiten: „*Weitere Beiträge zur Behandlung von Gelenkkrankheiten mit Gewichten*" (v. Langenbeck's A. XII, 1871) —

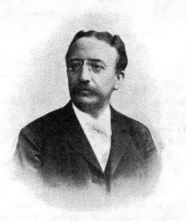

„*Ein Fall von totaler angeborener Alopecie*" (Ib.) — „*Ueber die tiefen Atherome des Halses*" (Ib. XIV, 1872) — „*Ueber Hand- und Fingerverletzungen*" (R. v. Volkmann's Samml. klin. Vorträge 1871, 29) — „*Symbolae ad helcologiam*" (Habilitationsschrift, Halle 1872), deutsch u. d. T.: „*Ueber den Gebrauch des scharfen Löffels bei der Behandlung von Geschwüren*" — „*Ueber partielle Fussamputationen*" (v. Volkmann's Samml. klin. Vortr. 1874, 72/73) — „*Ueber die forcirte Taxis bei Brucheinklemmungen*" (Cbl. f. Ch. 1874. Dieses Centralblatt wurde 1874 von S. in Gemeinschaft mit L. v. Lesser und Tillmanns gegründet

und bis 1880 redigiert). Seit Gründung der deutschen Ges. für Chir. beteiligte sich S. an ihren Arbeiten ausser in zahlreichen Diskussionen mit etwa 27 Vorträgen, von denen wir unter Hinweis auf das ältere Biogr. Lexikon von den seit 1886 gehaltenen die folgenden hier anführen: „*Beiträge zur chirurgischen Behandlung des Ileus*" (XVI, 1887) — „*Ueber die Erfolge des Koch'schen Verfahrens bei der Behandlung der chirurgischen Tuberculose*" (XX, 1891) — „*Demonstration von Präparaten von geheilten Hüftgelenksresectionen*" (XXII, 1893) — „*Ueber die Resection des Mastdarms bei stricturirenden Geschwüren desselben*" (XXIV, 1895) — „*Ein Vorschlag zur Modification des Celot'schen Verfahrens*" (XXVII, 1898). Unter zahlreichen Vorträgen im ärztlichen Verein zu Hamburg (D. m. W.) seien erwähnt: „*Ueber Larynxexstirpation*" (1882) — „*Ein Fall von endgiltiger Heilung nach Wegnahme des ganzen Kehlkopfes wegen krebsiger Entartung vor mehr als 4 Jahren, nebst einigen Bemerkungen über Morell Mackenzie's Statistik*" (1889) — „*Ueber Totalexstirpation des tuberculösen vas deferens und der Samenblasen*" (1898). Von grösseren Vorträgen auf gelehrten Versammlungen sind ausserdem zu nennen: „*Ueber die Wundbehandlung mit Sublimat*" (Internat. Kongress zu Kopenhagen, 1883) — „*Die Behandlung der Empyeme*" (Correferat 9. Kongress für innere Med., Wien 1890) — „*Ueber unblutige Reposition der angeborenen Hüftgelenksresection*" (Nat. f. V. Frankfurt 1896) — „*Ueber Jackson'sche Epilepsie*" (Nat. f. Vers. Düsseldorf 1898). Ferner erschienen ausser mehreren Abhandlungen in B. k. W. 1876 bis 77: „*Mittheilungen aus der chir. Abth. des Berliner städt. Krankenhauses am Friedrichshain, unter Mitwirkung der Herren Böters, Rinne, Stahl und Wildt*" (Leipzig 1878) — „*Die operative Behandlung der Harnleiterscheidenfisteln*" (Cbl. f. Gyn., 1881) — „*Allgemeines über Amputationen, Exarticulationen und künstl. Glieder*" (v. Pitha und Billroth's Handbuch der allgem. und spez. Chir., 1882) — „*Die antiseptische Wundbehandlung mit Sublimat*" (v. Volkmann's Samml. klin. Vorträge 1885, 251) — „*Meine Erfahrungen über Nierenexstirpation*" (Festschrift zur Eröffnung des neuen allgem. Krankenhauses Hamburg-Eppendorf, 1889) — „*Neue Er-*

fahrungen über Nierenexstirpation" (Jahrb. der Hamburger Staatskrankenanstalten I, (1889) — *„Ueber die nachträgliche Beseitigung starker Verkürzungen der Knochen als Folgen schlecht geheilter Fracturen"* (Ib.) — *„Ueber den Gebrauch der versenkten Drahtnaht bei Laparotomien und bei der Radicaloperation der Unterleibsbrüche"* (Festschr. zur Feier des 70. Geburtstages FR. v. ESMARCH's, Kiel 1893). — *„Die chirurgische Behandlung der Erkrankungen des Brustfells und des Mittelfellraums"* (PENTZOLD u. STINTZING, Lehrbuch der Therapie 1895, 2. Aufl. 1897) — *„Chirurgie der peripheren Nerven und des Rückenmarks"* (Ib. 1896, 2. Aufl. 1898) — *„Die Verletzungen und Krankheiten der Nieren und des Harnleiters"* (in v. BERGMANN, v. BRUNS, v. MIKULICZ, Handbuch der prakt. Chir.).

Scheele, Karl Wilhelm Leopold, geb. zu Langfuhr bei Danzig 25. März 1842, studierte in Jena und Königsberg. 1867 prom., war er bis 1870 Assistent an der LEYDEN'schen Klinik daselbst, liess sich 1871 in Danzig nieder und publizierte einige interessante Beobachtungen auf dem Gebiete der Gefässpathologie (Aortenstenose an der Insertion des Ductus Botalli, Aorten-Aneurysmen, Fälle von Situs viscerum inversus) in der B. k. W. 1870, 75 und 78, sowie einige weitere Arbeiten (über congenit. Pulmonalstenose und Kammerscheidewanddefect, Chorea mit Rheumatismus nodosus) in der D. m. W. 1885 und 88, über Aneurysmen-Behandlung (Therap. Monatsh. 1888), über plötzliche Todesfälle im Säuglingsalter (Deut. Ztschr. für klin. Med. 1891), über Streptothrix-Infection beim Menschen (Verh. des Kongr. für inn. Med. 1897), über Resorption des Jod. Vasogen (Festschr. für ABEGG, Danzig 1898), über Glasbläserei und Complikationen (B. k. W. 1900). Seit 1883 Leiter der inn. Abteilung des Diakonissen-Krankenhauses zu Danzig, legte er 1899 dort seine Thätigkeit nieder und siedelte nach Wiesbaden über. 1887 zum San.-Rat, 1898 zum Geh. San.-Rat ernannt, hat er sich 1892 bis 97 als Ärztekammer-Vorsitzender an den Arbeiten der wissenschaftl. Deputation namentlich durch sein Referat über die obligatorische Leichenschau beteiligt.

Scheff, Julius, zu Wien, geb. 16. Nov. 1846 zu Werschetz, Banat, Ungarn, studierte in Wien, wurde 1872 promoviert, ist Dr. med. et chir. und Mag. der Geburtsh., war vorzugsweise Schüler des Univ.-Doz. MICHAEL SCHEFF, ist seit 1873 Zahnarzt in Wien und Dozent an der Wiener Univ. 1894 erhielt er den Titel eines Univ.-Prof. e. o., 1898 wurde er zum wirklichen Extraordinarius für Zahnheilkunde ernannt. Seit 1896 ist er Vorstand und Leiter des k. k. zahnärztlichen Instituts der Wiener Univ. Er schrieb: *„Lehrbuch der Zahnheilkunde für prakt. Aerzte und Studirende"* (Wien 1880; 2. Aufl. 1884) und gegen 50 wissenschaftl. Aufsätze und Monographien. 1890 gab er das grosse *„Handbuch der Zahnheilkunde"*, 1892 die *„Replantation der Zähne"*, 1894 *„Extraction der Zähne"* heraus.

Scheiber, S. H, zu Budapest, geb. 1834 in Dunapentele (Ungarn), studierte in Wien, ward dort 1859 zum Dr. med., 1860 zum Dr. der Chir. und Magister der Geburtsh. promoviert, fungierte bis 1862 als Sekundarius am Wiedener allgem. Krankenhause, worauf er nach Jassy als Chirurg und Prosektor des Centralspitales Sft. Spiridon übersiedelte. 1864 ward er nach Bukarest als Chef des travaux anatomiques an die damals noch med. Lizentiatenschule berufen, in welcher Eigenschaft er, als diese 1870 in eine med. Fakultät umgewandelt wurde, auch bei dieser verblieb. 1865 ward er auch Primararzt des dortigen Sft. Panteleimonspitales, und 1867 zum Prosektor des Centralspitales Coltza ernannt, welcher Posten auf seine Initiative gegründet wurde, und in welcher Eigenschaft er ein pathol.-anat. Museum gründete, das schon 1873 über 600 Präparate zählte, ferner auch ein anthropol. Museum. aus dem die anthropol. Sammlungen von Wien, Berlin und Budapest wertvolle Schädel erhielten. Er war der erste, der in Rumänien Obduktionen in den Spitälern einführte, und der die ersten Tracheotomien in Rumänien machte. Er konstatierte zuerst das Vorkommen der Trichinose beim Menschen (1865) und gegen BORASCH das der Lepra in Rumänien. Nachdem er 1873 wegen seiner durch Sumpffieber stark erschütterten Gesundheit Rumänien verlassen hatte, praktizierte er 1875 bis 82 in Stuhlweissenburg;

seit 1882 lebt er in Budapest, sich vorwiegend der Neuropathologie und Elektrotherapie widmend. Er veröffentlichte ausser den in der älteren Quelle bereits erwähnten Arbeiten seitdem u. a noch folgende: *"Ueber cerebrale Kinderlähmung"* (1892) — *"Ein Fall von durch Spleniuskrampf verursachtem Torticollis"* (Gyógyászat 1898) — in Klinikai Füzetek: *"Ueber die in der Elektrotherapie mit dem elektr. Strom zu erreichenden Resultate"* (1897) — in der B. kl. W.: *"Ueber halbseitige Bulbärparalyse"* (1889) — *"Ueber Fliegenlarven im Magen und in der Mundhöhle des Menschen"* (1890) — im A. f. Ps.: *"Ueber einen Fall von Athetosis spastica"* (XXII) — in der W. kl. W.: *"Neurolog. Mittheilungen"* (1892) — D. A. f. kl. M.: *"Zur Lehre von den Herzbewegungen"* 1891) — Z. f. k. M.: *"Ungewöhnliche Folgen einer acuten Morphinvergiftung"* (XIV) — *"Ueber eine neue Eintheilung der Herzbewegungen(Systole, Diastole) u. die Ludwigsche Herzstosstheorie"* (XXVIII) — in der W. m. Pr.: *"Ueber Bulbär- und Pseudobulbärparalyse"* (1888) — im Orvosi Hetilap: *"Bemerkungen zu dem unter dem Titel: "Die Cranioskopie" (Koponyaisme) erschienenen Buche von Prof. Lenhossék"* (1876) — in der W. m. W.: *"Ueber einen Fall von Agoraphobie u. Koinoniphobie"* (1891) — *"Ueber Pellagra"* (1899) — in der D. m. W.: *"Zur Tabes-Syphilisfrage"* (1898) — *"Ueber die Suspensionsmethode bei Nervenkrankheiten und über eine neue Modification derselben"* (1899) — in der Pester med.-chir. Presse: *"Die Tabessyphilis-Frage und die Stellungnahme Virchow's zur selben"* (1898). In den encyklopädischen Jahrbüchern (Forts. der 2. Aufl. der Realencyklop.): *"Herzstoss"* (IV) — *"Gedächtniss und Gedächtnissanomalien"* (IV) — *"Herzbewegungen (Systole, Diastole)"* (V) — *"Suspension"* (VII) — *"Rückenmarkssyphilis"* (VIII); in rumän. Sprache schrieb er nebst zahlreichen Aufsätzen in „Monitoru medical", „Gazetta spitalelor". „Revista medicala" (1864 bis 73) auch eine Monographie: *"Despre Anatomia unui monstru duplice, si despre Trichinoasa"* (1869).

Scheier, Max, in Berlin, geb. zu Jastrow (Westpr.) 1864, studierte in Greifswald, Würzburg, Berlin, approbiert 1888, promoviert 1889 *("Über Leontiasis ossea")*, war Schüler von B. FRÄNKEL und Assistent an der chir. Abt. des städt. Krankenhauses zu Berlin und ist seit 1892 Spezialarzt für Hals- und Nasenleiden. 1898 errichtete er eine Privatpoliklinik für Laryngo- und Rhinologie. Seine Publikationen betreffen den Kehlkopfkrebs, Kehlkopfexstirpation, Zungensarkom, Intubation, Schussverletzungen der Nase, Kehlkopffrakturen, Nasenscheidewandpolypen, Anwendung der Röntgenstrahlen für die Laryngo-Rhinologie u. a. m. S. ist Mitarbeiter an DRASCHE's Bibl. d. ges. med. Wiss. und am Archiv intern. de laryngol.

Schein, Moriz, in Budapest, geb. in Trsztena 1864, studierte in Wien, hauptsächlich als Schüler KAPOSI's, Dr. 1889, ist Spezialarzt für Hautkrankheiten, Redakteur der Pester med.-chir. Presse, seit 1897 ord. Arzt bei der allg. Arbeiter-Krankenkasse in Budapest. Schriften: *"Über das Wachsthum der Haut und der Haare des Menschen"* — *"Über das Wachsthum des Fettgewebes"* — *"Über die Ursachen der Entwicklung des Bartes"* — *"Über Furchen- und Faltenbildung im Gesicht"* — *"Über das Haarkleid des Menschen"* — *"Über Knochenkernbildung — „Anregung der Milchsecretion durch Massage der Bauchdecken"* etc.

Schellong, Otto, in Königsberg, geb. zu Löbau Westpr. 13. Mai 1858, studierte in Leipzig u. Königsberg, promovierte 1884 in München, war nach Absolvierung des Staatsexamens (1883) Assistent von DOHRN in Königsberg a. d. Univ.-Frauenklinik, ging von dort nach vorübergehendem Studium im KOCH'schen Institut, 1885 nach Kaiserwilhelmsland (Neu Guinea) zur Begleitung der ersten Expedition dorthin als Arzt, kehrte 1888 zurück und ist seitdem Arzt in Königsberg. Schriften: *"Die Malariakrankheiten"* (Berlin 1890) — *"Die Jabim-Sprache der Finschhafener Gegend"* (Leipzig 1890) — *"Akklimatisation und Tropenhygiene"* (in WEYL's Handb. d. Hygiene 1894) — *"Beiträge zur Anthropologie der Papuas"* (Z. f. Ethnolog. 1891) — *"Ueber Familienleben und Gebräuche der Papuas"* (Ib. 1888) — *"Das Barlumfest d. Finschhaf. Gegend"* (Intern. A. f. Ethnogr. 1889) — *"Ueber die Zuverlässigkeit der anthropometr. Methode"* (Schrift. d.

phys.-oekon. Ges. 1889) — *„Beschreibung eines Apparats zur Messung des Profilwinkels"* (Ib.). Seit 1896 ist S. Mitarbeiter an VIRCHOW's Jahresbericht (f. med. Geographie) und am Archiv f. Schiffs- und Tropenhygiene.

Schenck, Friedrich Wilhelm Julius, in Würzburg, geb. zu Siegen in Westfalen 14. Aug. 1862, studierte 1883 bis 88 in Bonn und München, promovierte 1887, war seitdem Assistent des physiol. Instituts in Bonn, wo er sich 1889 für Physiologie habilitierte. Seit 1890 Assist. des physiol. Instituts und Privatdozent in Würzburg, wurde er daselbst 1899 a. o. Prof. Ausser einer Anzahl von Abhandlungen aus verschiedenen Disziplinen der Physiologie sind besonders erschienen: *„Physiologisches Praktikum"* (Stuttgart 1893) — *„Leitfaden der Physiologie"* (1897, 2. Aufl. 1900; zus. mit A. GÜRBER) — *„Physiologische Charakteristik der Zelle"* (Würzburg 1899).

Schenk, Leopold, zu Wien, geb. zu Urmény, Ungarn, Neutraer Komitat, 23. August 1840. studierte in Wien, wurde 1865 promoviert, war von 1866 an durch 7 Jahre BRUECKE's Assistent am physiol.

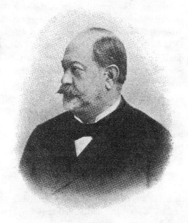

Institut in Wien, habilitierte sich als Privatdozent für Physiologie und Embryologie daselbst 1868, und war seit 1873 Prof. der Embryol. und Vorstand des embryolog. Institutes an der Univ. Wien. Er schrieb Abhandlungen physiolog. und embryolog. Inhalts in den Sitzungsber. der k. Akad. der Wiss. in Wien und in verschiedenen Fachjournalen; ferner: *„Lehrbuch der vergl. Embryologie der Wirbelthiere"* (Wien 1874) — *„Lehrb. der Histologie des Menschen"* (Ib. 1885, 2. Aufl. 1892 — *„Lehrbuch der Bacteriologie"* (Ib. 1894) — *„Lehrbuch der Embryologie"* (Ib. 1896) — *„Einfluss auf das Geschlechtsverhältniss des Menschen und der Thiere"* (Wien und Magdeburg 1898) — *„Mittheilungen aus dem k. k. Institut für Embryol. der Universität Wien"* (Heft 1 bis 12), sowie mehrere Abhandlungen in verschied. Arch. und Jahrbb. 1900 wurde S. emeritiert.

Scheube, Heinrich Botho, in Greiz i. V., geb. in Zeitz 18. Aug. 1853, studierte in Leipzig, promovierte 1876, war 1876 bis 77 Assistent an der inn. Klinik (WUNDERLICH) in Leipzig, 1877 bis 81 Prof. an der Medizinschule und Direktor des Gouvernementshospitals in Kioto (Japan), machte 1882 ausgedehnte Reisen in den asiatischen Tropenländern (China, Siam, Java, Ceylon), war 1883 bis 85 Privatdozent für inn. Med. in Leipzig und ist seit 1885 Physikus, Medizinalreferent bei der Regierung und prakt. Arzt in Greiz i. V. Schriften: *„Die Ainos. Yokohama"* (1881 anthropol. u. ethnograph.). Arbeiten über die Krankheiten Japans, namentl. Beriberi, im D. A. f. kl. M. und VIRCHOW's Arch., über die Nahrung der Japaner im A. f. Hyg. — *„Klinische Propädeutik"* (Leipzig 1884) — *„Die Beriberi-Krankheit"* (Jena 1894) — *„Die Krankheiten der warmen Länder"* (Ib. 1896), Beiträge f. EULENBURG's Realencyklopädie u. encyklop. Jahrbb. auf dem Gebiete der Tropenmedizin.

Scheurlen, Karl Paul Ernst, in Stuttgart, geb. zu Mergentheim i. Wttbg. 5. Febr. 1863, war Zögling der Kaiser Wilhelms-Akademie in Berlin, Doktor 1885, 1887 bis 89 Assistenzarzt an d. I. med. Univ.-Klinik (LEYDEN) in Berlin, 1889 bis 91 kommandiert als Assistenzarzt z. k. Gesundheitsamt daselbst, 1893 bis 94 Privatdozent an d. techn. Hochschule in Stuttgart, 1895 bis 97 Privatdozent f. Hygiene und Bakteriologie an d. Univ. in Strassburg i. E. Seit 1897 ist S. Medizinalrat beim kgl. württ. Medizinalkollegium in

Stuttgart. Schriften: *„Über Ursachen der Eiterung"* (v. LANGENBECK's Arch. 1885, 87) — *„Die Wirkung des Centrifugirens auf Bakterien, besonders diejenigen der Milch"* (1891) — *„Über Saprol"* (A. f. Hyg. 1892 u. 93) — *„Geschichtliche und experimentelle Studien über den Prodigiosus"* (Ib. 1895) — *„Die Bedeutung des Molekularzustandes wassergelöster Desinfektionsmittel für ihren Wirkungswerth"* (A. f. exper. Path. und Pharmakol. 1895 bis 96) — *„Die gesetzmässigen Beziehungen zwischen Lösungszustand und Wirkungswerth der Desinfektionsmittel"* (M. m. W. 1897) — *„Eine Instruktion über Gesundheitspflege"* (1895 2. Aufl., Strassburg 1897).

Scheuthauer, G u s t a v, zu Budapest, geb. 11. März 1832 in Töke-Terebes (Ungarn). war 10 Monate Novize in einer Benediktiner-Abtei, studierte dann in Wien und wurde daselbst 1861 Dr., diente unter ROKITANSKY, am Wiener pathol.-anat. Inst. 1860 bis 65 als 2., 1865 bis 70 als 1. Assist.,

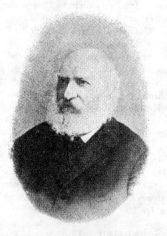

wurde 1870 Dozent der pathol. Anat. an der Wiener Univ., einen Monat später zum Primar-Prosektor des Brünner Krankenhauses und noch in demselben Jahre zum a. o. Prof. der pathol. Histologie in Budapest, 1871 zum Primar-Prosektor der dort. Spitäler und hiermit zugleich zum einzigen Gerichtsanatomen der ungar. Hauptstadt, 1874 zum ord. Prof. der pathol. Anatomie an der Budapester Univ., 1878 zum a. o., 1884 zum ord. Sanitätsrat ernannt und starb 28. Jan. 1894. S. gehörte zu den eifrigsten Mitarbeitern am älteren Biogr. Lexik., zu dem er die Lebensbeschreibungen seiner speziellen Fachgenossen, der pathol. Anatomen, beigesteuert hat. Er selbst war ein hervorragender Patholog und fruchtbarer Schriftsteller. Die Titel seiner Arbeiten sind nahezu vollständig in der älteren Quelle verzeichnet, auf die hiermit verwiesen sei. Unter den Publikationen befinden sich nicht wenige solcher, die sich auf med. Geschichte beziehen.

Schiess-Gemuseus, H e i n r i c h, zu Basel, geb. 3. Jan. 1833 zu Heiden, Kant Appenzell, studierte zu Basel, wo er 1856 prom., habilitierte sich daselbst 1863 für Augenheilk., wurde 1867 zum a. o., 1876 zum ord. Prof. der Ophthalm. ernannt und trat 1896 in den Ruhestand. Seine Publikationen sind bereits in der älteren Quelle erwähnt.

Schiff, M o r i t z, zu Genf, geb. zu Frankfurt a. M. 1823, war Zögling des Senckenberg'schen Instituts daselbst, studierte darauf in Heidelberg, Berlin und Göttingen, wo er 1844 Doktor wurde, begab sich sodann nach Paris, um prakt. physiol. Studien unter MAGENDIE und LONGET und zoologische im Museum des Jardin des plantes zu machen. Nach Frankfurt zurückgekehrt, erhielt er die Direktion der ornitholog. Abteilung des zoolog. Museums, gehörte 1848 dem badischen Revolutionsheere als Arzt an, war 1854 bis 63 Prof. der vergleich. Anat. an der Univ. Bern, nachdem er aus Göttingen, wo er sich als Privatdozent der Zoologie hatte habilitieren wollen, von der hannoverschen Regierung wegen seiner angeblich der Jugend gefährlichen Lehren ausgewiesen worden war. 1863 bis 76 war er Prof. der Physiol. am Istituto di Studii superiori zu Florenz, seitdem in gleicher Eigenschaft an der Univ. zu Genf, wo er 6. Okt. 1896 starb. S. gehört zu den bedeutendsten Biologen des 19. Jahrhunderts. Seine ersten ornithol. Arbeiten über die südamerikanische Fauna wurden vom Prinzen L. BUONAPARTE in den *„Mémoires présentés"* und dessen *„Conspectus avium"* publiziert. Weitere Arbeiten von ihm sind: *„De vi motoria baseos encephali inquisitiones experimentales"* (Bockenheim 1845) — *„Untersuch. zur*

Physiol. des Nervensystems mit Berücksicht. der Pathol." (Frankf. 1855, I) — *"Lehrbuch der Physiol. des Menschen"* (I) — *"Muskel- und Nerven-Physiologie"* (Lahr 1858, 59) — *"Untersuchungen über die Zuckerbildung in der Leber und den Einfluss des Nervensystems auf die Erzeugung des Diabetes"* (Würzburg 1859) — *"Sul sistema nervoso encefalico"* (Florenz 1865, 2. ed. 1873) —

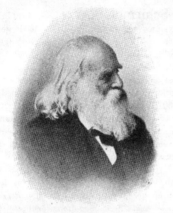

"Leçons sur la physiologie de la digestion, rédigées par E. Levier" (2 voll., Berlin 1868) — *"Sulla misura della sensazione"* (Florenz 1869) — *"De l'inflammation et de la circulation"* (Paris 1873) — *"La pupille comme esthesiomètre"* (Ib. 1875) und eine grosse Menge Aufsätze, grösstenteils über die Physiol. des Nervensystems, um deren Ausbau er sich besondere Verdienste erworben hat, in physiol. und med. Zeitschriften. Von 1862 an war er auch Mitherausgeber der Schweizerischen Zeitschr. für Heilk.

Schiff, Emil, in Berlin, geb. 30. Mai 1849 zu Raudnitz, studierte seit 1868 anfangs Jura in Wien, ergriff jedoch nach Ablegung der rechtshistor. Staatsprüfung 1871 den Beruf eines polit. Journalisten, siedelte 1874 nach Berlin als Mitredakteur der Spenerschen Zeitung über, war nach dem Eingehen derselben ständiger Vertreter der „N. freien Presse", hörte mathemat. Vorlesungen 1878 bis 80, begann 1882 das Stud. der Med. und promovierte 1886 mit einer elegant geschriebenen Diss. *"Pierre Jean Georges Cabanis,* der Arzt und Philosoph", wurde 1894 approbiert und war schriftstellerisch wie praktisch bis zu seinem, nach längerem Leiden 23. Jan. 1899 erfolgtem Ableben thätig. S. war ein gewandter Schriftsteller, doch ist seine Thätigkeit mehr der polit. Tagespresse zu gute gekommen, die er meist mit Nachrichten über Med. und Naturwissenschaften versah.

Schildbach, Karl Hermann, geb. 1. Juni 1824 zu Schneeberg in Sachsen, studierte in Leipzig und Heidelberg und erwarb 1848 die med. Doktorwürde. Nach einem kurzen Aufenthalte als prakt. Arzt zu Lössnitz im sächs. Erzgebirge, bekleidete er bis 1851 die Stelle eines Reisearztes, praktizierte dann wieder in Lössnitz, übernahm aber 1853 die Leitung der Anstalt für Wasserkur und Heilgymnastik zu Pelonken bei Danzig. Seit 1859 Direktor der orthopädischen Heilanstalt zu Leipzig, bis 1861 im Verein mit Dr. SCHREBER, habilitierte er sich 1875 für Orthopädie an der Univ. und leitete bis 1885 eine orthopäd. Poliklinik. Er starb 13. März 1888. S.'s litterarische Thätigkeit betrifft die Orthopädie und Heilgymnastik: Berichte über Orthopädie und Heilgymnastik in SCHMIDT's Jahrbb. — *"Die Scoliose"* (Leipzig 1872") — *"Orthopädische Klinik"* (Ib. 1877) — *"Kinderstuben-Gymnastik"* (Ib. 1880) — *"Die Schulbankfrage und die Kunze'sche Schulbank"* (Ib. 1869, 2. Aufl. 1872).

Schillbach, Ernst Ludwig, geb. 25. Nov. 1825 in Pfuhlsborn bei Dornburg (S.-Weimar), genoss seine med Ausbildung in Leipzig, Prag, Jena und Würzburg (GUENTHER, TEXTOR, RIED). 1850 prom., wirkte er 1853 und 54 als Arzt in Stotternheim bei Erfurt, habilitierte dich dann in Jena als Dozent für Augen- und Ohrenheilkunde, wurde zum Extraord. befördert und schrieb: *"Beiträge zu den Resectionen der Knochen"* (1858, 59, 60), sowie kleinere Aufsätze chir. und ophthalmiatrischen Inhalts. Er starb 2. Mai 1898.

Schimmelbusch, Curt, in Berlin, geb. 1860 zu Gr. Nogath in Westpreussen, studierte 1879 bis 82 Naturwissenschaften in Freiburg und München, seitdem Med. in Würzburg, Göttingen, Berlin und Halle, prom. 1886 an letztgenanntem Orte, war hier Assistent am anat. Institut unter EBERTH, absolvierte 1888 die Staatsprüfung, ging dann als Assistent an das Bürgerhosp. zu Köln unter BARDENHEUER, trat 1889 in gleicher Eigenschaft in die chir. Univ.-Klinik zu Berlin unter v. BERGMANN, wo er das Laboratorium und zeitweise die Poliklinik dirigierte, habilitierte sich 1892 und starb 2. August 1895. S. war ein begabter und zu den besten Hoffnungen berechtigender Chirurg, der trotz seiner Jugend in zahlreichen und bedeutenden Arbeiten die Wissenschaft gefördert hat. Schon als Student stellte er im Verein mit EBERTH wichtige Untersuchungen über die „Blutplättchen und die Thrombose" an und veröffentlichte als weitere Ergebnisse derselben eine Reihe von Abhandlungen in VIRCHOW's Archiv, wie: „Experimentelle Untersuchungen über die Thrombose" — „Über das Verhältniss der Thrombose zur Blutgerinnung" — „Die Zusammensetzung des Thrombus" u. a. Ferner widmete er sich bakteriolog. Arbeiten und entdeckte ebenfalls zus. mit EBERTH den Erreger der Frettchenseuche. Seine letzten Arbeiten galten der experimentellen Begründung der aseptischen Wundbehandlung. Seine „Anleitung zur aseptischen Wundbehandlung" (Berlin 1892, mit Vorwort von E. v. BERGMANN) wurde sehr schnell populär und bildet thatsächlich eine ausgezeichnete zusammenfassende Darstellung des damaligen Standes der Wundbehandlung zum grössten Teil aus eigenen Untersuchungen von S. Ausserdem rühren von ihm noch kleinere Publikatt. zur chirurg. Pathol. her, Entstehung der Furunkulose, Noma u. s. w.

Schinzinger, Albert, aus Freiburg im Br., wurde 1827 geb., studierte in Freiburg und in Wien, war vornehmlich Schüler STROMEYER's und wurde 1850 promoviert. 1853 habilitierte, erhielt er 1860 das Extraordinariat und wirkt seit 1871 als angestellter Prof. für Chir. Im Kriege 1870/71 war S. dirig. Arzt des grossen Reserve-Lazaretts in Schwezingen. Seit 1872 ist er Leiter einer chir. Privatklinik in dem Mutterhause der barmherzigen Schwestern in Freiburg. Ausser seinen grösseren Arbeiten: „Die complicirten Luxationen" (1858) — „Mittheilungen aus dem Gebiete der Luxationen und Fracturen" (Pr. Vtljhrschr. 1862 u. 65) — „Das Reservelazareth Schwezingen" (1871) — „Die Jodoformbehandlung" (1883) hat er noch sonstige chir. Berichte und Kasuistisches: Über Nekrose des Kalkaneus, Cystenkropfoperationen, Oberschenkel-Luxation und Darmresektion, sowie neuerdings: „Mittheilungen aus dem Gebiete der Luxationen und Fracturen" (1896) veröffentlicht.

Schirmer, Rudolph, Ophthalmolog, zu Greifswald 10. März 1831 geb., dort auch ausgebildet, dann in Göttingen, Berlin, Paris und Wien, war hauptsächlich Schüler ALBRECHT VON GRAEFE's und liess sich nach seiner 1856 erfolgten Promotion dauernd in seiner Vaterstadt nieder. 1860 habilitierte er sich für Augenheilk., wurde 1867 zum Extraordinarius ernannt und 1873 auf den ord. Lehrstuhl seines Faches und gleichzeitig zum Direktor der Univ.-Augenklinik berufen, 1893 trat er von seinem Lehramt zurück und starb als Geh. Med.-Rat 27. Jan. 1896. Von ihm rühren her: „Die Lehre von den Refractions- und Accommodationsstörungen des Auges" (Berlin 1866) — „Die Krankheiten der Thränenorgane" (GRAEFE-SAEMISCH's Handb. der Augenheilk). S. hat das Verdienst als erster Privatdozent seines Spezialfachs an der Univ. seiner Vaterstadt einen getrennten akad. Unterricht der Augenheilkunde eingeführt und damit auch die Sonderung derselben von der Chirurgie daselbst angebahnt zu haben.

Schirmer, Otto Wilhelm August, als Sohn des Vorigen 1864 in Greifswald geb., studierte 1881 bis 86 in München, Freiburg und Greifswald, appr. und prom. 1886, bildete sich in der Augenheilkunde als Assistent seines Vaters, sowie unter v. ROTHMUND in München und LEBER in Göttingen, habilitierte sich hier 1889, wurde 1891 Dozent und Assistent bei v. HIPPEL in Königsberg, 1893 in Halle, danach in Greifswald Stellvertreter und 1896 als Nachfolger seines Vaters Prof. ord. und Dozent der ophth. Univ.-Augenklinik. Er publizierte: „Experimentelle Studien über die Förster'sche Reifung bei Kataract" — „Zur pathol. Anat. und Pathogenese des Schichtstaares" — „Histol. und histochem. Unterss. über Kapselnarben und

Kapselkataract" — *„Zur Pathol. und Pathogenese des Zentralstaares"*, ferner Arbb. über sympathische Augenentzündung, Nachtblindheit, Adenome der Karunkelgegend, Physiol. der Pupillenweite, Diphtherie-Bazillen-Conjunctivitis u. a. m.

Schjerning, Otto, in Berlin, geb. zu Eberswalde 4. Okt. 1853, war Zögling der Kaiser Wilhelms-Akademie in Berlin, promovierte 1877, war 1877 bis 78 in der Charité thätig, dann Assistenzarzt beim Generalarzt des Gardekorps von WEGNER,

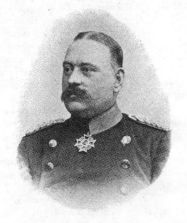

verlebte 3 Jahre in Coblenz beim Augusta-Regiment und ist seit 1889 als Referent, zuletzt als Generaloberarzt in der Medizinal-Abteilung des Kriegsministeriums thätig. Hier bearbeitete er wissensch. Arbeiten des Kriegsministeriums, z. B. 8. Jahrgänge des Sanitätsberichtes der Armee, die Grippe-Epidemie 1889/90 u. s. w., nachdem er vorher einige Arbeiten, z. B. *„Über Verbrennung und Verbrühung"* (in d. Vtljhrsch. f. gerichtl. Med.) und *„Die Lehre von den Mikroorganismen in ihrem Einfluss auf Gesundheitspflege"* (Ib.) veröffentlicht hatte. Sein Hauptwerk ist das im Verein mit v. COLER und einigen Militärärzten herausgegebene Werk: *„Über die Wirkung und die kriegschirurgische Bedeutung der neuen Handfeuerwaffen"* (Berlin 1894). 1895 redigierte er die Festschrift zur 100jähr. Stiftungsfeier des med.-chir. Friedrich Wilhelms-Instituts und schrieb selbst dazu: *„Vollladung oder abgebrochene Ladung. Ein Beitrag zu den Schädelschussverletzungen"* und *„Ge-*

denktage aus der Geschichte des Kgl. Preuss. Sanitätskorps". 1896 gab er mit KRANZFELDER heraus die *„Versuche zur Feststellung der Verwerthbarkeit Röntgen'scher Strahlen für med.-chir. Zwecke"*. 1899 erschien von ihm: *„Die Tuberkulose in der Armee"*. In seiner Thätigkeit im Kriegsministerium hat er unter der Leitung und im Verein mit dem Generalstabsarzt v. COLER lebhaften Anteil an der wissenschaftlichen Vertiefung und Ausbildung der Militärärzte und an der persönlich und sozial so glücklich geförderten Hebung des Sanitätskorps in Deutschland. Zu den internationalen med. Kongressen in Moskau und Rom war er als Delegierter des deutschen Reiches entsandt. Bei der Ausstellung für Krankenpflege in Berlin 1899 war er Vorsitzender der Jury, bei dem Kongress zur Bekämpfung der Tuberkulose 1899 war er mit GERHARDT Vorsitzender der III. Abteilung f. Prophylaxe. Von der militärärztlichen Gesellsch. in Moskau ist er zum Ehrenmitglied, von der Gesellsch. für inn. Medizin in Berlin ist er zum korrespondierenden Mitgliede ernannt.

Schlange, Friedrich Ernst Hans, in Hannover, geb. in Rittergut Schwaneberg (Uckermark) 17. Nov. 1856, studierte in Göttingen und Kiel, hauptsächlich als Schüler und Assistent von v. ESMARCH und v. BERGMANN, promovierte 1880, war 1881 bis 85 Assistent der chir. Univ.-Klinik in Kiel, 1886 bis 94 Assistent der chir. Univ.-Klinik in Berlin, Dozent an der dortigen Univ., 1889 bis 94 ausserdem dirig. Arzt des Paul Gerhardtstiftes in Berlin, erhielt 1895 den Prof.-Titel. Seit 1. Okt. 1894 ist S. dirig. Oberarzt d. chirurg. Abteilung des Krankenhauses I Hannover. Schriften: *„Über Ostitis albuminosa"* — *„Sterile Verbandstoffe"* — *„Über Ileus"* — *„Prognose der Actinomycose"* — *„Behandlung der Blasenspalte"* — *„Solitäre Knochencysten"* — *„Über Kiemenspalten"* — *„Über Prostatahypertrophie"* — *„Über Perityphlitis"* — *„Über die Zerreissung der Harnblase"* u. a. m.

Schlegtendal, Fr. W. Bernhard, in Aachen, geb. zu Barmen, 17. Mai 1859, studierte in Marburg und Bonn, Dr. med. 1883, war 1885 und 86 Assistenzarzt am Henriettenstift in Hannover, 1887 Assistent des pathol. Instituts in Rostock, 1888 bis 95 Kreisphysikus in Lennep und ist seitdem Regierungs- und Med.-Rat in Aachen. Seine zahlreichen Aufsätze betreffen die Anchylostomen-Krankheit, das Vorkommen der Tuberkelbazillen im Eiter, Hydrophthalmus congenitus, das Berufsgeheimniss der Ärzte; Arzt und Apotheker u. a.

Schleich, Gustav, in Tübingen, geb. 15. Mai 1851 in Waldenbruch O./A. Stuttgart, studierte in Tübingen, hauptsächlich als Schüler NAGEL's, Dr. und approbiert 1875, habilitierte sich 1880 für Augenheilkunde, wurde 1884 tit. Prof. e o. in Tübingen, war seit 1889 Lehrer der Augenheilkunde an der tierärztlichen Hochschule in Stuttgart und ist seit 1895 Prof. ord. und Direktor d. Univ.-Augenklinik in Tübingen. Er publizierte: „*Beitrag zur Lehre von der Myopie*" (Tüb. 1882) — „*Vergleichende Augenheilkunde*" (in GRÄFE-SÄMISCH 2. Aufl.).

Schleich, Karl Ludwig, in Berlin, geb. 19. Juli 1859 in Stettin als Sohn des dortigen Geh. San.-Rats gl. N., studierte in Zürich, Greifswald und Berlin, promovierte 1886, war Assistent an der chir. Univ.-Klinik unter HELFERICH in Greifswald, praktiziert seit 1889 als Spezialist für Chirurgie und Inhaber einer chir. Privatklinik in Berlin und wurde 1900 zum dirig. Chirurg am Teltower Kreiskrankenhause in Gr.-Lichtenfelde ernannt. Ausser kleineren Journalaufsätzen und Berichten aus seiner Privatklinik veröffentlichte er das Werk: „*Schmerzlose Operationen*" (Berlin 1894, 4. Aufl. 1899), in welchem er sein bekanntes Verfahren der „Infiltrationsanästhesie" begründete. Weitere selbständig erschienene Schriften von S. sind: „*Über Immunität*" (Ib. 1896) — „*Neue Methoden der Wundheilung*" (Ib. 1899). Ausserdem veröffentlichte er noch Artikel in LIEBREICH's Encyklopädie der Therapie, Vorträge in den Verhandlg. d. Chirurgen-Kongr. (1892 bis 96) u. a. m.

Schleiss von Loewenfeld, Max Joseph, geb. zu Sulzbach 7. Juni 1809, studierte in München und prom. daselbst 1832 mit einer von der Fakultät vorher preisgekrönten Diss., wurde als Privatassistent von PHILIPP VON WALTHER in die Praxis eingeführt und war 1833 bis 36 Assistenzarzt auf dessen Klinik im städt. allgem. Krankenhause (links der Isar) zu München. Mit einem Staats-Reisestipendium besuchte er darauf die Heilanstalten in Berlin, Hamburg, Schwerin, Göttingen, Bonn, Heidelberg, Würzburg, Bamberg und Erlangen, wurde inzwischen 1837 zum Bezirksarmenarzt in München ernannt, ging 1838, von PH. VON WALTHER einem in Paris lebenden Herrn als Augenarzt empfohlen, dorthin, benutzte die dortigen Heil- und naturwissenschaftl. Anstalten zu seiner Ausbildung, verliess 1839 Paris und kehrte über England, Holland und Belgien nach Bayern zurück, um sich in München der ärztl. Praxis ferner hinzugeben. Nach dem Abgange STROMEYER's von München nach Freiburg verwaltete er bis zur definit. Besetzung von dessen Professur die Stelle als Chefarzt der chir. Klinik und der chir. und Augenkranken-Abteilung im städt. allgem. Krankenhause vom Sept. bis Nov. 1842. 1840 war er zum kgl. Hofstabschirurgen und 1848 zum kgl. Hofstabsarzt ernannt worden und nach dem Tode seines Lehrers, des kgl. Leibarztes und Leibchirurgen PH. VON WALTHER, wurde er 1851 zum Leibchirurgen des Königs Max II. befördert, erhielt nach dessen Tode vom König Ludwig II. 1864 den Titel und Rang eines kgl. Ober-Med.-Rates und am Tage seines 50jähr. Dr.-Jubil. eines kgl. Geh. Rates. Er starb als Nestor der Münchener Ärzte 7. Febr. 1897. Seine Schriften sind bereits in der älteren Quelle mitgeteilt.

Schlesinger, Wilhelm, in Wien, geb. 1839 zu Tinnye in Ungarn, studierte und prom. 1864 in Wien, habilitierte sich 1874 für Gynäkol., gründete und gab seit 1878 heraus die „W. m. Bl." und starb 1896. Seine Arbeiten bewegen sich in seinem Spezialgebiete und sind in der älteren Quelle bereits verzeichnet.

Schlesinger, Hermann, in Frankfurt a. M., geb. 1. April 1856 in Adelebsen, Kreis Uslar, Prov. Hannover, studierte in Göttingen, prom. 1879 mit der Diss.: „*Die cystenförmigen Erweiterungen (Lymphangiectasien) der Hirnrinde*" (A. f. Ps. 1879), erhielt für: „*Experimentelle Untersuchungen* *über die Wirkung lange Zeit fortgegebener kleiner Dosen Quecksilbers auf Thiere"* (A. für exper. Pathol. und Pharm. 1880) einen Preis, besuchte 1887 die Kliniken in Berlin und liess sich hierauf in Frankfurt a. M. nieder. Er veröffentlichte noch: *„Aerztliches Handbüchlein für hygienisch-diätetische, hydrotherapeutische und andere Verordnungen"* (1891, 6. Aufl. 1896, 5. Aufl. 1897 ital. von RAFFAELO SUPINO, Florenz). S. ist gegenwärtig Redakteur der Zeitschr. *„Die Ärztliche Praxis"* (Würzburg).

Schlockow, Isak, zu Breslau, geb. zu Lublinitz, Reg.-Bez. Oppeln, 29. Juli 1837, studierte 1856 bis 60 in Breslau, wurde 1860 prom., war seit 1880 Polizei- und Stadt-Physikus in Breslau und starb 2. Juli 1890. Er schrieb: *„Der Oberschlesische Industriebezirk mit besond. Rücksicht auf seine Cultur- und Gesundheits-Verhältnisse"* (Breslau 1876) — *„Ueber ein eigenartiges Rückenmarksleiden der Zinkhüttenarbeiter"* (1879) — *„Die Gesundheitspflege und med. Statistik beim preuss. Bergbau"* (Berlin 1881) — *„Die Verbreitung der Tuberkulose in Deutschland und einige ihrer Ursachen"* (Zeitschr. des königl. preuss. statist. Bureaus, 1883) — *„Der Preussische Physikus"* (Berlin 1886, 5. Aufl. von E. ROTH u. LEPPMANN: Berlin 1900).

Schloesser, Karl, in München, approbiert 1882, war Assistent a. d. Univ.-Augenklinik unter v. ROTHMUND zu München, habilitierte sich daselbst 1887 für Ophthalm. und wurde 1900 Prof. e. o. Er publizierte: *„Exper. Studien über den Staar nach äusserer Einwirkung auf die Linse"*, ferner Arbeiten über die Bedeutung der Gesichtsfelduntersuchung für die Beurteilung von Allgemeinleiden, über punktförmige Hornhautentzündung, Accommodat. linsenloser Augen, Quecksilberoxycyanid in der Augenheilk., über Messung der Pupillenweite, Magnetextraktion von Eisensplittern u. a. m. Seine Publikationen erfolgten im A. f. A., ZEHENDERS M.-Bl., M. m. W. u. a.

Schmalfuss, Gustav, zu Hamburg, geb. 24. Juni 1856 zu Hannover, studierte in Jena, Halle, Freiburg, wurde 1881 approbiert, 1883 promoviert, war 1881 bis 86 Assistent bei HEGAR, SCHEDE, CURSCHMANN, ist seit Ende 1886 prakt. Arzt und Frauenarzt in Hamburg. Er schrieb: *„Zur Castration bei Neurosen"* (A. f. G., XXVI) und kasuist. Mitteilungen im Cbl. f. Gyn.

Schmaltz, Richard, in Dresden, daselbst 6. Okt. 1856 geb., ausgebildet in Leipzig als Schüler ERNST WAGNER's und in Dresden als Assistent FIEDLER's, Dr. med. 1880, besuchte 1 Jahr die Kliniken in Paris, Wien und London, war zwei Jahre Assistent FIEDLER's am Stadtkrankenhaus zu Dresden, ist seit 1884 in Dresden Arzt, seit 1895 Oberarzt am Diakonissenkrankenhaus zu Dresden (med. Abteilung), seit 1898 ord. Mitglied des kgl. sächs. Landes-Med.-Kollegiums mit dem Titel eines Med.-Rates. S. publizierte Arbeiten über das spezifische Gewicht des Blutes, ferner über die Herzstörungen bei der Diphtherie u. a. m. — *„Die Pathologie des Blutes und die Blutkrankheiten"*.

Schmaus, Hans, in München, daselbst 22. Mai 1862 geb. und hauptsächlich als Schüler BOLLINGER's ausgebildet, Doktor 1887, war dann Assistent am path. Institut, habilitierte sich daselbst 1889 f. Pathologie und wurde 1899 Prof. e. o. Schriften: *„Die Compressionsmyelitis bei Caries der Wirbelsäule"* (Wiesbaden 1890) — *„Zur pathol. Anatomie der Rückenmarkserschütterung"* (VIRCH. Arch. CXXII) — *„Grundriss der patholog. Anatomie"* (5. Aufl. Wiesbaden 1899), Arbeiten über hyaline Degeneration, Verkäsung, Coagulationsnekrose gemeinsam mit E. ALBRECHT, Arbeiten über patholog. Anatomie des Rückenmarks.

Schmid, Hans, zu Stettin, geb. in Erlangen 15. Nov. 1853, studierte in Erlangen und Leipzig, wurde 1878 mit der Diss.: *„Über die Möglichkeit der Unterscheidung zwischen thier. und menschl. Blutkörperchen in trockenen Fällen"* promoviert, war 2 Jahre 1. Assistent der Erlanger Klinik (unter HEINEKE), $6^1/_2$ Jahre Assist., resp. ordinir. Arzt am Augusta-Hosp. zu Berlin (unter E. KÜSTER), seit 1887 dirig. Arzt des Krankenhauses Bethanien in Stettin und starb an Blutvergiftung 17. Nov. 1896. Litter. Arbeiten: *„Der trockene Wundverband mit Salicylsäure"* (D. Z. f. Ch., XIV) — *„Ueber den Carbolgehalt der Bruns'schen Gaze"* (Ib.) —

„*Experiment. Studien über partielle Lungenresection*" (B. kl. W. 1881) — „*Aus den serbischen Kriegslazaretten*" (D. m. W. 1886) — „*Ein Fall von Cachexia strumipriva*" (B. k. W. 1886) — „*Ueber den seitlichen Verschluss der Venenwunden durch Abklemmung und Liegenlassen der Klemmen*" (Ib. 1887) — „*Zur Statistik der Mammacarcinome*" (D. Z. f. Chir.); ausserdem kleinere Aufsätze im Ctrbl. f. Chir.

Schmid, Heinrich, in Prag, daselbst 1849 geb., als Schüler u. Assistent HEINE's und hauptsächlich GUSSENBAUER's ausgebildet, promov. 1874, wurde Assistent bei KLEBS, 1875 bei HEINE, 1878 bei GUSSENBAUER, wandte sich aus Gesundheitsrücksichten 1879 der Zahnheilkunde zu, habilitierte sich hierfür 1880 als Dozent und starb 23. Nov. 1895. Er war ein ausgezeichneter Techniker, begründete 1885 die in Wien erscheinende österreich.-ungar. „Vrtljhrschr. f. Zahnheilk." und hat etwa 15 Arbeiten publiziert, die in WÖLFLER's „Gesch. d. chir. Lehrkanzel a. d. d. Carl Ferdinands-Univ. in Prag pp." (1899, p. 28) verzeichnet sind.

Schmidt, Benno Gottlob, zu Leipzig, geb. zu Kaditz bei Dresden 3. März 1826, studierte in Leipzig unter Gebrüder WEBER, CLARUS, OPPOLZER, GUENTHER,

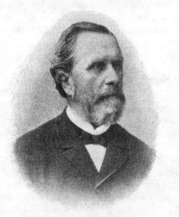

war dessen Assistent 1850 bis 57; besuchte inzwischen Prag, Wien, Paris, habilitierte sich an der Leipziger Univ. für Chirurgie, wurde 1865 a. o. Prof. der Medizin und 1869 Direktor des chir.-poliklin. Instituts daselbst. 1870 bis 71 war er konsultierender Generalarzt des XII. kgl. sächs. Armeekorps. Er starb als ord. Honorarprof. u. Geh. Med.-Rat 6. Juni 1896 in Bad Wildungen. Seine litterar. Arbeiten sind bereits in der älteren Quelle ziemlich vollzählig erwähnt. Verdienstlich sind besonders die Untersuchungen über die engl. Krankheit, seine „*Anatomie am Lebenden*" und die Arbeiten zur Pathologie des Darms und der Harnorgane.

Schmidt, Alexander, geb. 15./27. Mai 1831 auf der Insel Mohn (bei Estland), bezog 1850 die Univ. Dorpat, um sich dem

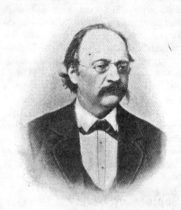

Studium der Geschichte zu widmen, ging jedoch bald zur Med. über und wurde 1858 promoviert (Diss. „*Ueber eine Doppelmissgeburt von Schaf mit hinterer bis zum Atlas reichender Spaltung*", Dorpat 1858). Hierauf ging er nach Wien und Berlin, wo er unter F. HOPPE-SEYLER seine erste selbständige wissenschaftl. Untersuchung, welche die Frage der Faserstoffgerinnung betraf, anstellte (veröffentlicht 1862 im A. f. Phys.). 1862 habilitierte er sich in Dorpat als Privatdozent (Schrift: „*Ueber Ozon im Blut*"), arbeitete 1866 bis 67 bei C. LUDWIG in Leipzig, wurde 1869 nach dem Rücktritt seines früheren Lehrers, BIDDER, zum Prof. ord. der Physiologie in Dorpat erwählt. In dieser Stellung verblieb er bis zu seinem 22. April 1894 erfolgten Ableben. Von 1885 bis 89 war S. Rektor magnifikus von Dorpat. S. hat sich einen Weltruf erworben durch seine bahnbrechenden Untersuchungen und Arbeiten über das Wesen der Blutgerinnung. Mehr als 30 Dissertt. sind unter seiner Leitung entstanden und haben fast alle Fragen der Blutphysiologie zur Grundlage. Seine übrigen bezüglichen Arbeiten sind teils als Aufsätze in VIRCHOW's und PFLÜGER's Arch., teils selbständig erschienen, wie: *„Hämatologische Studien"* (1865) — *„Beiträge zur Kenntniss der Milch"* (1874) — *„Die Lehre von den fermentativen Gerinnungserscheinungen in den eiweissartigen thierischen Körperflüssigkeiten"* (1876) u. a.

Schmidt, Karl, in Dorpat, berühmter physiologischer Chemiker, geb. 1822 in Mitau, studierte in Dorpat, sowie als Schüler von LIEBIG, HEINR. ROSE, WÖHLER und RUD. WAGNER an deutschen Univ., promovierte 1844 in Giessen zum Dr. phil., 1845 in Göttingen zum Dr. med., habilitierte sich 1846 für med. Chemie in Dorpat, wurde daselbst 1850 e. o., 1852 ord. Prof., und 1891 nach 45 jähr. Dienstzeit als wirklicher Staatsrat emeritiert. Er starb 15. März 1894. Zus. mit BIDDER war er das Haupt einer physiol.-chem. Schule, aus der zahlreiche bahnbrechende Arbeiten über Verdauung, Stoffwechsel, Blut, Lymphe, Chylus etc. hervorgegangen sind. Einige seiner Arbeiten betrafen hygienische Gegenstände, u. a. die Wasserversorgung.

Schmidt, Johann Friedrich Moritz, zu Frankfurt a. M., geb. daselbst 15. März 1838, studierte in Göttingen, später in Wien, Berlin, Utrecht, England, Paris, wurde 1860 mit der Diss.: *„De renum structura quaestiones"* prom., war 1862 bis 86 prakt. Arzt und ist seit 1887 Spezialarzt für Erkrankungen der Nase, des Halses und der Lunge. Er wurde 1888 zum Sanitätsrate, 1892 zum Prof., 1896 zum Geh. San.-Rat, 1899 zum Geh. Med.-Rat und Ehrenmitglied des Instituts für experimentelle Therapie in Frankfurt a. M. ernannt. Schriften: *„Die Kehlkopfschwindsucht und ihre Behandlung"* (1880) — *„Ueber die Heilbarkeit und Therapie der Larynxphthise"* (1887, mit TH. HERZOG und H. KRAUSE) — *„Ueber Tracheotomie bei Kehlkopfschwindsucht"* (1886) — *„Die Krankheiten der oberen Luftwege"* (1894, 2. Aufl. 1897) — *„Ueber Schlitzung der Mandeln"* (1889) — *„Ueber das Ansaugen der Nasenflügel"* (1892) — *„Die seitlichen Divertikel des Nasenrachenraumes"* (1893) — *„Ueber die Behandlung der Verbiegungen und Auswüchse der Nasenscheidewand mittels*

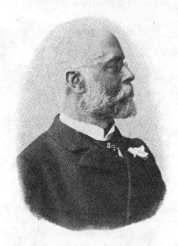

Elektrolyse" (1893) — *„Weitere Erfahrungen über die Behandlung der Unregelmässigkeiten der Nasenscheidewand mittels elektrisch getriebener Sägen"* (1896) — *„Ueber frühzeitige Diagnose und Behandlung von Aortenaneurysmen"* (1899).

Schmidt, Georg Benno, in Heidelberg, als Sohn von BENNO S. geb. zu Leipzig 18 März 1860, studierte in Freiburg i. Br. 1879 bis 80 und Leipzig 1880 bis 84, schloss sich an letzterer Univ. namentlich an C. LUDWIG, THIERSCH und WAGNER an. Prom. 1884 in Leipzig, war S. 1884 II. Assistent am anat. Institut in Leipzig unter HIS und BRAUNE, 1885 bis 95 Assistent an der chir. Klinik von CZERNY in Heidelberg, habilitierte sich 1889 für Chir. in Heidelberg mit einer Arbeit *„Über die Geschwülste der weiblichen Brustdrüse"* (1889) und veröffentlichte noch: *„Beiträge zur Gallenblasenchirurgie"* (Jena), sowie zahlreiche Journalartikel in CREDÉ's Arch., v. LANGENBECK's A., BRUNS'sche Beiträge, Cbl. f. Ch. etc., ausserdem ein *„Kurzgefasstes Lehrb. der Chir."* (Wien 1900 im Erscheinen begriffen).

Schmidt, Adolf, in Bonn, geb. zu Bremen 7. März 1865, studierte in Breslau,

Berlin, Bonn, hauptsächlich als Schüler von F. MÜLLER, C. GERHARDT, F. SCHULTZE, prom. 1889, habilitierte sich 1894 in Bonn, wurde Tit.-Prof. 1898. Er veröffentlichte verschiedene Aufsätze über Asthma, Magen-, Darm- und Nervenkrankheiten.

Schmidt-Rimpler, Hermann, geb. 30. Dez. 1838 zu Berlin, wo er als Eleve des med.-chirurg. Friedrich Wilhelms-Institutes für das Militär studierte, wurde 1863 Chef de Clinique bei A. v. GRAEFE, machte die Feldzüge 1864 und 66 mit und kam 1867 wieder als Stabsarzt an das Friedrich Wilhelms-Institut. Als solcher versah er die Assistentenstelle an der v. GRAEFE'schen Augenklinik im Charité-Krankenhause. Nach dem Tode von v. GRAEFE (1870) wurde er interimist. zum dirigierenden Arzt der betreffenden Abteilung und gleichzeitig zum Examinator für das Staats-Examen in der Augenheilkunde ernannt. 1871 ging er als Prof. e. o. nach Marburg, wo er Direktor der neu errichteten Univ.-Augenklinik wurde. 1873 befand er sich unter den ersten Extraord., die in Preussen zu Ordinarien ernannt wurden. In Marburg nahm er lebhaften Anteil an der Fortentwicklung der Stadt und Univ. und war längere Zeit Vice-Bürgermeister. 1890 folgte er einem Rufe nach Göttingen; einen späteren nach Königsberg lehnte er ab. — Von seinen monographischen Schriften seien hervorgehoben: *„Glaucom und Ophthalmomalacie"* (v. GRAEFE-SAEMISCH Handb., Leipzig 1873) — *„Augenheilkunde und Ophthalmoscopie"* (Braunschw. 1884, 6. Aufl. 1894, Übers. in das Engl., Ital. und Russische) — *„Die Erkrankungen des Auges im Zusammenhang mit anderen Krankheiten"* (Wien 1898) — *„Die Schulkurzsichtigkeit und ihre Bekämpfung"* (Leipzig 1890) — *„Über Blindsein"* (Breslau 1882) — *„Universität und Specialistenthum"* (Rektoratsrede, Marburg 1881). Die Zahl seiner sonstigen Arbeiten ist eine sehr erhebliche. Wir führen folgende an: *„Über Accommodationsbeschränkung bei Zahnleiden"* (GRAEFE's A., XIV) — *„Zur Entstehung der Stauungspapille"* (Ib., XV) — *„Über metastatische Iridochoroiditis"* (Ib., XVIII) — *„Zur Kenntniss der Embolie der Arter. centralis retinae"* (Ib., XX) — *„Die Macula lutea, anatomisch und ophthalmoscopisch"* (Ib., XXI) — *„Phlebitis ophthalmica"* (Ib., XXIII) *„Die Accommodationsgeschwindigkeit des menschlichen Auges"* (Ib., XXVI) — *„Über Choroidealcoloboine mit Berücksichtigung ihrer Beziehungen zur Myopie"* (Ib.) — *„Kurzsichtigkeit und Augenhöhlenbau"* (Ib., XXXV) — *„Ein Fall von Pons-Gliom Beitr. etc."* (Ib., XVIII) — *„Corticale Hemianopsie mit secundärer Opticus-Degeneration"* (Ib., XIX) — *„Doppelseitige Hemianopsie mit Sectionsbefund"* (Ib., XXVI) — *„Ueber Ulcus rodens"* (Ib., XXXVIII) — *„Hornhautimpfungen, vorzugsweise mit Thränensackeiter angestellt und Benutzung derselben zur experimentellen*

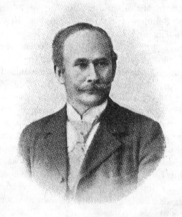

Prüfung desinficirender Mittel" (VIRCHOW'S A., LXX) *„Eine neue Methode ophthalmoscopischer Refractionsbestimmung"* (B. k. W., 1877) — *„Über spontanes Verschwinden von Startrübungen"* (Ib. 1898) — *„Bemerkungen zur Ätiologie und Therapie der Blennorrhoea neonatorum"* (D. m. W. 1890) — *„Über das binoculare Sehen Schielender vor und nach der Operation"* (Ib. 1894) — *„Zur Theorie und Behandlung der Netzhautablösungen"* (Ib., 1897) — *„Einige Bemerkungen über Trachom und epidemische Augenkrankheiten und deren Bekämpfung"* (1898) — *„Über subconjunctivale Sublimat-Injectionen"* (Th. M.-H. 1895) — *„Die operative Behandlung der hochgradigen Kurzsichtigkeit und ihre Indicationen"* (Therapie der Gegenwart 1899) — *„Bemerkungen zu wirklicher und simulirter Sehschwäche und Gesichtsfeldeinengung"* (Festschrift zur 100jähr. Stiftungsfeier des med.-chir. Friedrich Wilhelms-Instituts 1895). Ausserdem hat S. R. als Mitarbeiter des EBSTEIN'schen Handbuches das Kapitel: „*Das Auge in seinen Beziehungen zur inneren Medicin*" (1899) geschrieben, ebenso in EULENBURG's Encyklopädie eine Reihe von Abhandlungen (Accommodation, Asthenopie, Opticus etc.). Kleinere Mitteilungen finden sich in den klin. Monatsbl. für Augenheilk., dem Cbl. f. pr. A. u. s. f. Von den für ein grösseres Publikum berechneten Aufsätzen seien noch erwähnt: „*Schule und Auge*" u. „*Das Auge in seiner Darstellung in Sculptur und Malerei*", beide in Nord und Süd (Breslau) erschienen.

Schmidtmann, Adolf, in Berlin-Charlottenburg, geb. 13. Febr. 1851 zu Wassmuthshausen (Kr. Homberg, Reg.-Bez. Kassel), in Marburg a. L. und München als Schüler von ROSER, DOHRN, SCHMIDT-RIMPLER ausgebildet, 1875 prom., war Assistent an der chir. geburtshilfl.-gynäkol. ophthalmiatr. Univ.-Klinik in Marburg a. L., 1880 bis 90 prakt. Arzt und Kreisphysikus in Wilhelmshaven, 1890 bis 94 Reg.- und Med.-Rat in Oppeln, Juli bis Dez. 1894 Reg.- und Med.-Rat in Breslau. Dez. 1894 Hülfsarb. im Minister. der geistl. pp. Angel. 1895 Geh. Med.- und vortragender Rat daselbst. Er veröffentlichte: „*Beitrag zur Perineoplastik*" (A. f. G. XXIII) — „*Zur Technik der Tracheotomie*" (D. m. W. 1887) — „*Miesmuschelvergiftung zu Wilhelmshaven im Herbst 1887*" (Z. f. M.-B.) — „*VI. Generalbericht über das öff. Gesundheitswesen des Reg.-Bez. Oppeln f. d. Jahre 1886/91*" — „*Die sog. Schlammkrankheit im Reg.-Bez. Oppeln während des Sommers 1891*" (Z. f. H. 1892) — „*Die heutige Dampfdesinfection im Lichte der Wirklichkeit*" (D. Viert. f. öff. Ges. 1894) — „*Der Stand der Städtereinigungsfrage*" (mit PROSKAUER 1897, V. f. g. M. u. öff. San.) — „*Gutachten betr. Städtekanalisation und neue Verfahren für Abwasserreinigung*" (Suppl. Viert. für ger. Med. u. öff. Sanit. 1898) — „*Das Aussätzigen-Asyl Jesus-Hilfe bei Jerusalem und der Aussatz in Palaestina*" (V. f. ger. Med. und öff. San. 1899).

Schmiedeberg, Oswald, geb. 1838 in Kurland, studierte in Dorpat unter BUCHHEIM, F. BIDDER, C. SCHMIDT, WACHSMUTH und wurde dort 1866 prom. Er wirkte zunächst als Prof. der Pharmakol. in Dorpat und wurde 1872 bei Gründung der Univ. nach Strassburg berufen, wo er seitdem thätig ist. Ausser einer, z. T. mit R. KOPPE gemeinschaftlich veröffentlichten Monographie über das Muscarin veröffentlichte er, hauptsächlich in dem von ihm, KLEBS und NAUNYN begründeten Archiv für experim. Pathol. und Pharmakol. eine Reihe von Abhandlungen pharmakol., physiol. und physiologisch-chem. Inhalts und verfasste den „*Grundriss der Arzneimittellehre*" (3. Aufl. 1895). Er ist unter anderem Ehrendoktor der Univv. Edinburg und Bologna, korrespond. Mitglied der Akademie der Med. in Paris, auswärtiges Mitglied der Akademie der Wissenschaften (Accademia dei Lincei) in Rom und Ehrenmitglied der k. Academie der Med. in Brüssel.

Schmitt, Gregor, in Würzburg, geb. zu Riedenheim 12. März 1832, studierte in Würzburg, Prag, Wien, prom. 1856, war 1854 Cholera-Arzt in Augsburg, dann mehrjähriger Assistent SCANZONI's in Würzburg, hierauf von 1858 an in 18jähr. Landpraxis, sowie als kgl. Bezirksarzt in Gerolzhofen und Würzburg und ist seit 1883 als kgl. Regierungs- und Kreismedizinalrat in Würzburg thätig. Er veröffentlichte 1859 bis 92: „*Aerztliches Taschenbuch in 32 fortlaufenden Jahrgängen*" — „*Das Ludwigsbad Wipfeld*" (Eine Badeschrift, Würzburg 1875) — „*Die Arzneimittel der heutigen Medicin*" (in 3 Aufl. 1886 bis 92, Ib.) — „*Medicinische Statistik der Stadt Würzburg*" (1882) — „*Die öffentl. und privaten Kranken- und Wohlthätigkeits-Anstalten in der Stadt Würzburg*" (1894). — „*Morbiditäts-Statistik von Unterfranken 1886*", zahlreiche Publikationen in verschiedenen med. Zeitschr.

Schmitz, Laurenz, Sanitätsrat in Aachen, daselbst 5. August 1847 geb., studierte in Bonn, Würzburg, Berlin, prom. 1871, war zuerst Assistenzarzt, dann prakt. Arzt, seit 1879 Kreisphysikus in Malmedy, später in Aachen. S.'s Veröffentlichungen betreffen die Gebiete der Hygieine und Medizin.

Schmorl, Christian Georg, in Dresden, geb. zu Mügeln bei Oschatz 2. Mai 1861, studierte in Leipzig, hauptsächlich als Schüler BIRCH-HIRSCHFELD's, Dr. 1887, war bis 1894 Assistent am pathol. Institut in Leipzig, habilitierte sich daselbst 1892 für pathol. Anat. und gerichtl. Med., und ging 1894 als Prosektor an d. Stadtkrankenhaus zu Dresden als Nachfolger von NEELSEN. Seine Arbeiten betreffen path.-anat. Unterss. über puerperale Eclampsie, Vererbung der Tuberkulose, Tuberkulose der Placenta, Knochenerkrankung bei morb. Barlow etc. Seit 1894 ist S. Mitglied d. sächs. Landes-Med.-Kolleg. und Lehrer an d. militär-ärztlichen Fortbildungskursen, seit 1897 Med.-Rat.

Schnabel, Isidor, zu Wien, geb. 14. Nov. 1842 zu Neubidschow in Böhmen, studierte in Wien und promovierte daselbst 1865, wirkte darauf als Assistent an der Augenklinik EDUARD VON JAEGER's und habilitierte sich für Augenheilk. an der dortigen Univ. 1877 wurde er als ord. Prof. der Ophthalmologie nach Innsbruck, 1887 in gleicher Eigenschaft nach Graz, 1892 nach Prag, 1896 nach Wien berufen, wo er gegenwärtig wirkt. Von seinen Arbeiten sind zu erwähnen: *„Zur Lehre von den Ursachen der Kurzsichtigkeit"* (v. GRAEFE's Archiv. XX) — *„Die Begleit- und Folgekrankheiten der Iritis"* (Archiv für Augenheilk., V) — *„Über Glaucom und Iridectomie"* (Ib. V) — *„Zur Lehre vom Glaucom"* (Ib. VII) — *„Zur Lehre von der ophthalmoskopischen Vergrösserung"* (Ib. IX) — *„Über Glaucom"* (Ib. XVI) — *„Über syphilitische Augenerkrankungen"* (Wiener med. Blätter, 1882) — *„Über unvollständige Embolie der Netzhautschlagader"* (gemeinsam mit SACHS, Archiv f. Augenheilk., XV) — *„Über Staphyl. postic., Conus und Myopie"* (gemeinsam mit HERRNHEISER, Zeitschr. f. Heilk. XVI) — *„Das glaucomatöse Sehnervenleiden"* (Archiv f. Augenheilk. XXIV) — *„Über Myopieheilung"* (W. m. W. 1898) — *„Über zwei Fälle von Strabismus"* (W. kl. W. 1897) — *„Kleine Beiträge zur Lehre von der Augenmuskellähmung und zur Lehre vom Schielen"* (Ib. 1899).

Schneider, Franz Coelestin Ritter von, zu Wien, Chemiker, geb. 13. Sept. 1813 zu Krems in Nieder-Österreich, wurde in Wien Dr. med., praktizierte 1843 bis 46 in Herzogenburg, wurde 1846 in Wien Assistent, 1850 Dozent der Chemie an der Wiener Univ., 1852 Prof. an der Josephs-Akademie, Mitglied des Militär-Sanitäts-Komités und der ständigen Militär-Kommission im Ministerium des Innern. 1870 wurde er als ord. Prof. an die Wiener Univ. berufen, musste aber dieser Stellung infolge eines Unfalls, der seine Augen betraf, 1876 entsagen, um als Ministerialrat und Sanitätsreferent in das Ministerium des Innern zu treten. Als solcher wirkte er bis 1888, nachdem er zum Präsidenten des Obersten Sanitätsrats gewählt worden war. S. publizierte: *„Grundzüge der allgem. Chemie, mit bes. Rücksicht auf die Bedürfnisse des ärztl. Studiums bearbeitet"* (Wien 1851) — *„Über den Einfluss der Naturwissensch., insbes. der Physik und Chemie, auf das Studium der Heilkunde. Inauguralrede"* (Ib. 1852) — *„Die gerichtl. Chemie, für Gerichtsärzte und Juristen bearbeitet"* (Ib. 1852) — *„Commentar zur neuen österr. Pharmacopöe, u. s. w."* (Ib. 1855). Dazu eine Anzahl von chemischen Abhandlungen in den Sitzungsberichten der mathem.-naturwissensch. Klasse der kaiserl. Akad. der Wissensch. (seit 1849), chemische Analysen von Mineralquellen; in der Zeitschr. der Gesellsch. der Wiener Ärzte (1850): *„Über das Chloroform und seine Verwandlung in Blausäure"*. Er lebte zuletzt in Krems, ganz seinen wissenschaftl. Studien und Forschungen hingegeben und starb 29. Nov. 1897.

Schneider, Rudolph, zu Königsberg i. Pr., geb. daselbst 3. Dez. 1837, studierte auch dort und in Berlin, wurde 1861 Doktor, war 1863 bis 70 zuerst Assistenzarzt, später Sekundärarzt an der chir. Klinik zu Königsberg unter A. WAGNER, seit 1873 dirig. Arzt der chir. Station des städt. Krankenhauses, seit 1876 Prof. e. o., seit 1894 mit dem Lehrauftrag für Syphilidodermatologie im Verein mit CASPARY und starb 9. März 1898. Seine litterar. Arbeiten betreffen durchweg die Chirurgie; die wichtigsten davon sind bereits im grösseren Biogr. Lexikon erwähnt.

Schneller, Moritz, zu Danzig, geb. 31. Jan. 1834 in Heinrichswalde, Ost-Preussen, studierte in Königsberg, Wien und Berlin, promovierte 1854 in Königsberg und liess sich 1855 als Augenarzt in Danzig nieder, gründete 1858 und leitete eine private Heilanstalt bis zu seinem 9. Nov. 1896 erfolgten Ableben. Die Publikationen von S. betreffen hauptsächlich kasuistische Beobachtungen und sind zum Teil schon im älteren biogr. Lexikon angeführt.

Schnitzler, Johann, berühmter Laryngolog, geb. 10. April 1835 zu Gross-Kanizsa in Ungarn, absolvierte seine Studien in Wien, wo er 1860 Dr. wurde. 1863 wurde er Assistent an der Klinik Oppolzer's, blieb in dieser Stellung 4 Jahre, habilitierte sich 1866 als Dozent für Krankheiten der Respirations- und Zirkulationsorgane, wurde 1878 zum a. o. Prof. und 1882 zum k. k. Regierungsrate ernannt. Von seinen zahlreichen Arbeiten sind die folgenden die wichtigsten: *„Über Laryngoskopie und Rhinoskopie und ihre Anwendung in der ärztl. Praxis"* (Wien 1879) — *„Die laryngoskopische Diagnostik und locale Therapie der Kehlkopfgeschwüre"* — *„Über Stimmbandlähmung"* — *„Über Stimmritzenkrampf"* — *„Über Sensibilitätsstörungen im Rachen und Kehlkopf"* — *„Über Neubildungen im Kehlkopfe und deren Behandlung"* — *„Über die Anwendung der Galvanokaustik im Innern des Kehlkopfes"* — *„Über Miliartuberculose des Rachens und des Kehlkopfes"* — *„Über Kehlkopftuberculose und deren Behandlung"* — *„Über Kehlkopfsyphilis und deren Behandlung"* — *„Über Combinationen von Syphilis und Tuberculose"* — *„Die pneumatische Behandlung der Lungen- und Herzkrankheiten"* (2. Aufl., Wien 1877) — *„Über Asthma, insbesondere in seinen Beziehungen zu den Krankheiten der Nase"* — *„Über Lungensyphilis und ihr Verhältniss zur Lungenschwindsucht"* (Wien 1880). 1860 begründete er auch, in Gemeinschaft mit Dr. Ph. Markbreiter, die „Wiener Med. Presse", deren Redaktion er bis Ende 1886 leitete. In den letzten Jahren war S. auch Direktor der allgemeinen Poliklinik in Wien. Er starb 2. Mai 1893.

Schöbl, Josef, in Prag, geb. zu Pilsen 16. Aug. 1837, studierte anfangs Zoologie und komparative Anatomie unter Friedr. Stein und ging, da ihm die Habilitation versagt wurde, zur Med. über, die er in Prag studierte, promovierte 1861, war Assistent bei Hasner, wurde 1866 k. böhm. Landesaugenarzt und 1883 ord. Prof. der Ophthalmol. an der kgl. böhm. Univ. in Prag, gegenwärtig Hofrat. Unter Übergehung seiner zahlreichen Publikationen auf dem Gebiete der Zoologie und vergl. Anat. führen wir nur diejenigen zur Augenheilkunde an: *„Bericht über seine Thätigkeit als Landesaugenarzt v. J. 1871 bis 81"* (böhm. 1883) — *„Über ein Sarcom aus epithelähnlichen Zellen lymphoiden Ursprungs"* (Arch. f. mikr. Anatomie, XXV 1885) — *„Über Tumoren des Auges und seiner Adnexa aus epithelialen Zellen lymphoiden Ursprungs"* (Ctbl. f. p. Augenheilk. 1886) — *„Über Blutgefässe der Hornhaut, im normalen und pathologischen Zustande"* (Ib.) — *„Einige Worte über Chorioiditis specifica und tuberculosa"* (Ib. 1888) — *„Über selbständige eitrige Netzhautentzündung"* (Ib. 1889) — *„Über hyperplastische Entzündungen der Augenhäute"* (Arch. f. Augenheilk., 1889) — *„Bemerkungen über Conjunctivitis hyperplastica und Catarrhus vernalis"* (Ctbl. f. pr. Heilk.) — *„Beiträge zur pathologischen Anatomie der Panophthalmitis"* (Archiv f. Augenheilk. 1890) — *„Über einige seltene Cornua cutanea des Auges"* (böhmisch in den Publikationen der böhm. Ak. der Wissensch.) — *„Über einige seltene Neoplasmen und Parasiten des Auges"* (böhmisch, Ib.) — *„Über Cylindroglioma retinae"* (Ctrbl. f. pr. Augenh., 1893) — *„Cysticercus subretinalis triplex"* (Ib.) — *„Diseases of the retina"* in („System of Diseases of the eye" von W. Norris u. Ch. A. Oliver, Philad., 1898).

Schoeler, Heinrich Leopold, zu Berlin, geb. zu Fellin in Livland 5. Aug. 1844, studierte in Dorpat und promovierte daselbst nach beendetem Staatsexamen 1869. 1870 kam er nach Berlin, widmete sich unter Leber's Leitung der Augenheilkunde und arbeitete 1871 bis 74 experimentell im physikal. Laboratorium unter Helmholtz. Gleichzeitig wirkte er als Assistent an der Ewers'schen Augenklinik, welche er nach dem Tode von EWERS, 1874, selbständig übernahm. 1874 habilitierte er sich an der Univ. für Augenheilkunde und wurde 1879 zum Prof. e. o., 1896 zum Geh. Med.-Rat ernannt. Ausser einer Reihe von Jahresberichten seiner Klinik stammen folgende Arbeiten von ihm her: „*Eine neue Methode zur Bestimmung der optischen Constanten*" (im Verein mit MANDELSTAMM, v. GRAEFE's A., XVIII) — „*Zur Identitätsfrage*" (Ib. XIX) — „*Bestimmung der drei Grundfarben des gesunden Auges*" (Ib. XX) — „*Experimentelle Studie über Flüssigkeitsausscheidung aus dem Auge*" (Ib. XXV) — „*Bestimmungen*

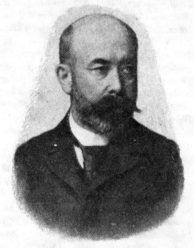

über den physikalischen Bau des Auges" (Ib. XXX) — „*Zur Neurotomia opticociliaris*" (B. k. W. 1877) — „*Zur Sclerotomie*" (Ib. 1881) — mit UHTHOFF: „*Beiträge zur Pathologie des Sehnerven und der Netzhaut bei Allgemeinerkrankungen u. s. w.*" (Berlin 1884) — „*Ein Übungsstereoskop für Schielende*" (Jahresbericht der Augenklinik 1874) — „*Ein Refraktionsophthalmoskop zur Bestimmung des Astigmatismus*" (Ib. 1875) — „*Der Bindehautlappen*" (Ib. 1876) — „*Zur Distichiasisoperation*" (1880) — „*Das Fluorescein in seiner Bedeutung für den Flüssigkeitswechsel im Auge*" (zus. mit UHTHOFF) — „*Zur Lehre vom Pterygium*" (1877) — „*Zur Iridotomia extraocularis*" (1886) — „*Zur operativen Behandlung der Netzhautablösung*" (1889) — „*Zur Vereinfachung spektroskop. Apparate für die Untersuchung von Farbenblinden*"

(1891) — „*Entfernungsmesser*" (Patentschrift) — „*Experimentelle Studien über galvanolytisch-kataphorische Einwirkungen auf das Auge*" (zus. mit AHLBRANDT) — „*Sclero-Iridectomie*" (1896).

Schoen, Wilhelm, zu Leipzig, geb. 29. März 1848 in Minden, studierte in Bonn, Zürich, Prag und Berlin, promovierte 1870, wirkte mehrere Jahre unter HORNER's Leitung als Assistent an der Augenklinik zu Zürich, habilitierte sich 1874 als Privatdozent an der Univ. Leipzig, wurde 1896 Prof. e. o. und wirkt dort zu gleicher Zeit als Augenarzt. Von seinen Arbeiten sind folgende erwähnenswert: „*Ueber die Grenzen der Farbenempfindungen in pathol. Fällen*" (ZEHENDER's kl. Monatsbl., 1873) — „*Die Lehre vom Gesichtsfelde und seinen Anomalien*" (Berlin 1874) — „*Einfluss der Ermüdung auf die Farbenempfindung*" (v. GRAEFE's Arch., XX) — „*Zur Raddrehung*" (Ib. XX, XXI) — „*Zur Lehre vom binocularen indirecten Sehen*" (Ib. XXII) — „*Zur Lehre vom binocularen Sehen*" (Ib. XXIV) — „*Bemerkungen über die Dioptrik der Krystalllinse und die Periskopie des Auges*" (A. f. A. u. Phys. 1878) — „*Der Aplanatismus der Hornhaut*" (Festschrift zu Ehren F. HORNER's, Wiesbaden 1881) — „*Beiträge zur Dioptrik des Auges*" (Leipzig 1884) — „*Zur Aetiologie des Glaucoms*" (v. GRAEFE's Arch., XXXI) — „*Die Funktionskrankheiten des Auges*" (Wiesbaden 1893 u. 95) — „*Erworbene Brechungsänderungen des Auges*" (A. f. A. 1893) — „*La refraction des yeux myopes avant et dans l'aphakie*" (A. d'Ophth. 1896) — „*Die Staarkrankheit, ihre Ursache und Verhütung*" (W. k. R. 1896) — „*Der Brechungsverlust bei Linsenentfernung*" (Cbl. f. A. 1897) — „*Die geschichtliche Entwickelung unserer Kenntniss der Staarkrankheit*" (Leipzig 1897) — „*Ueber Staphyloma posticum, Conus und Myopie*" (Z. f. Heilk., Prag 1897) — „*Allgemeinleiden und Reizung als Ursache von Iritis, Chorioiditis und Retinitis pigmentosa*" (W. k. R. 1898) — „*Die ätiologische Behandlung des Glaukoms*" (K.-th. W. 1898).

Schönborn, Karl Wilhelm Ernst Joachim, in Würzburg, geb. zu Breslau 8. Mai 1840, studierte in Breslau, Heidelberg, Göttingen, Berlin, besonders als Schüler von BAUM und B. v. LANGEN-

BECK, promovierte 1873, war Assistent von
WILMS an Bethanien in Berlin, 1864 bis
71 bei v. LANGENBECK, erhielt während des
Kriegsjahres 1870/71, als ältester Assistent
v. LANGENBECK's in Berlin zurückgelassen,
ex officio die Leitung der chirurgischen
Univ.-Klinik i. V., sowie die Leitung
der chir. Abt. d. Charité als Vertreter d.
abwesenden BARDELEBEN. Gleichzeitig war
er dirig. Arzt des Augusta-Hosp., sowie

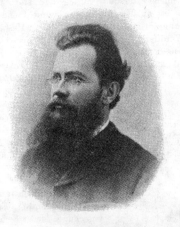

der chir. Abt. im jüd. Krankenhause, war
auch konsult. Chirurg während des Feldzuges
an dem in der Garde-Ulanen-Kaserne
etablierten Lazarett. Seit 1871 war S.
Prof. ord. der Chir. und Direktor d. chir.
Univ.-Klinik zu Königsberg i. P. und seit
1886 in gleicher Eigenschaft zu Würzburg,
gegenwärtig als Geh. Med.- und Hofrat,
sowie als Oberarzt des Julius-Spitals. Seine
Arbeiten sind zum Teil bereits im älteren
Lexikon angeführt.

Schönfeld, Gustav Adolf, hervorragender
Medizinalbeamter, geb. 1839
in Thorn, studierte seit 1858 in Leipzig,
seit 1861 in Berlin, promovierte hier 1862,
praktizierte eine Zeit lang als Arzt, wurde
1872 Kreisphysikus in Züllichau, 1882
Reg.-Med.-Rat in Arnsberg, 1886 in das
k. preuss. Kultusministerium berufen, wo
er Mitgl. der wiss. Deputation für das
Medizinalwesen, Vorsitzender der pharm.
Prüfungskommission war und als Geh. Ober-
Med.-Rat 12. März 1895 starb. S. war
Mitherausgeber des „Klin. Jahrbuchs", zu
dem er mehrere Beiträge lieferte und hat
auch ausserdem noch mehrere Publikationen
verfasst, u. a.: „*Gesamtbericht
über das öffentl. Gesundheitswesen im Reg.-
Bez. Arnsberg*" (1884) und forensische Gutachten
in der „Vrtljhrschr. f. ger. Med."

Schönheimer, Karl Hugo, in
Berlin, geb. in Leipzig 4. Febr. 1867, stud.
in Freiburg i. Br., Leipzig und Berlin,
prom. hier 1890, Arzt seit 1891, war
1892 bis 93 Assistent von L. LANDAU
und leitet seit 1894 die gynäkol.
Poliklinik des häusl. Vereins f. öff. Gesundheitspflege
in Berlin. Er verfasste
bisher eine Reihe von Arbeiten zur Gynäkologie
in verschiedenen Zeitschriften,
sowie in EULENBURG's Realencykl., Encykl.
Jahrbb., in SAENGER und HERFF's Encykl.
d. Geburtsh. etc.

Schoenlein, Johann Lucas, einer
der berühmtesten Kliniker der Neuzeit,
geb. 30. Nov. 1793 zu Bamberg, studierte
seit 1811 in Landshut, anfangs Naturwissenschaften,
später Med., seit 1813 in
Würzburg, promovierte 1816 mit der Abhandlung:
„*Von der Hirnmetamorphose*",
einer als Inaug.-Abhandl. ungewöhnlich
umfangreichen Schrift von 140 Seiten, die
allerdings noch etwas naturphilosophisch
gehalten ist, mit 2 gut ausgestatteten
Kupfertafeln. Nach einer wissenschaftl.
Reise nach Göttingen und Jena,
praktizierte kurze Zeit in Bamberg und
habilitierte sich 1817 in Würzburg für
pathol. Anatomie. 1819 wurde er an
Stelle des an einem Augenleiden erkrankten
Direktors der med. Klinik im
Juliusspital NICOLAUS FRIEDREICH provisorisch
mit der Leitung der Klinik betraut,
1820, nachdem er einen Ruf an die
Freiburger Univ. abgelehnt hatte, zum
Prof. e. o., 1824 zum ord. Prof. der spez.
Pathol. und Therapie und zum Vorstande
der Klinik ernannt. In dieser Eigenschaft
trug er zur Hebung der Besuchsfrequenz
der Würzburger Univ. ausserordentlich
viel bei, indem er die Klinik im Juliusspital
schon nach kurzer Zeit zu einer der
berühmtesten von Deutschland machte.
Dies bewirkte er besonders dadurch, dass
er die Klinik nicht als eine Art Vorlesung
mit Demonstrationen ansah, sondern als
zur prakt. Leitung des angehenden Arztes
bestimmte Anstalt, und das reiche Material

der ihm unterstellten Abteilung den Studierenden so zugänglich machte, dass jeder einzelne durch eigene Beobachtung den Verlauf der Krankheiten verfolgen und wirkliche Erfahrungen sammeln konnte. In dieser Stellung war es auch, wo S. zuerst gegen die bisherige, in der Med. geltende naturphilosoph. Richtung Front zu machen begann und die sogen. „naturhistorische Schule" begründete, d. h. die Ergebnisse der Physik und Chemie und namentlich die sogen. physikal. Hilfsmittel, Perkussion und Auskultation, wie überhaupt die exakte Forschungsmethode am Krankenbette (Mikroskop, chem. Reagens etc.) in Anwendung zu bringen lehrte. Infolge seiner, übrigens nur ganz schwachen Beteiligung an der polit. Bewegung von 1830 seines akad. Amtes enthoben und als Kreis-Medizinalrat nach Passau versetzt, nahm er seine Entlassung und folgte 1833 einem Rufe als Prof. der Med. an der neugegründeten Hochschule zu Zürich, nachdem er der infolge des Frankfurter Attentates ihm drohenden Verhaftung sich durch die Flucht entzogen hatte. Dort wirkte er mit gleichem Erfolge wie in Würzburg bis 1839, wo er einen Ruf als Prof. der med. Klinik und Leibarzt des Königs nach Berlin annahm. In dieser Stellung begann er 1840, unter ganz ungewöhnlichem und dauerndem Zudrange der Studierenden und Ärzte, seine Vorlesungen über spez. Pathol. und Ther., verbunden mit der Klinik, abzuhalten, führte in letzterer die deutsche Sprache statt der bisher üblichen lateinischen ein, besetzte einige Assistentenstellen, die allein den Militärärzten zugänglich gewesen waren, mit Zivilärzten und wusste durch seinen Einfluss eine grosse Zahl talentvoller Schüler durch Bezeichnung der Aufgaben und der einer Lösung bedürftigen Fragen zu bahnbrechenden Arbeiten anzuregen, an deren Fortgang er den regsten Anteil nahm. Ausser dieser segensreichen Thätigkeit als akad. Lehrer wirkte er in hervorragendem Maasse als Arzt, speziell als konsultierender, und erfreute sich in dieser Eigenschaft einer grossen Beliebtheit. 1856 hatte er das Unglück, seinen einzigen hochbegabten Sohn Philipp S. auf einer botan. Exkursion im westlichen Afrika zu verlieren. Dieser und noch einige andere, mehr äusserliche Umstände veranlassten ihn 1859 seinen Abschied zu nehmen. Er zog sich nach seiner Vaterstadt zurück und starb daselbst an den Folgen eines zunehmenden, langjährigen Kropfübels 23. Jan. 1864. — Veröffentlicht hat S. verhältnismässig ausserordentlich wenig. Ausser einigen akad. Programmen sind erwähnenswert die bekannten Abhandlungen: „*Ueber Krystalle im Darmcanal bei Typhus abdominalis*" (Joh. Mueller's Arch. f. Anat., 1836, briefl. Mitteilungen an den Herausgeber) und: „*Zur Pathologie der Impetigines*" (Ib. 1839, pag. 82). In der letztgenannten Arbeit findet sich auch die berühmte Entdeckung des Fadenpilzes (AchorionSchoenleinii, auf Remak's Veranlassung benannt)beim Kopfgrind, welche den Ausgangspunkt d. später so wichtig gewordenen Untersuchungen auf dem Gebiete der parasit. Krankheiten bildet. S. ist dadurch gewissermassen als der eigentliche Begründer der Lehre von den Dermatomykosen anzusehen. Über das von ihm gelehrte, übrigens nie recht voll zum Abschluss gebrachte nosolog. System hat er selbst nichts veröffentlicht. Dies haben teils mit seinem Willen, teils gegen denselben einzelne seiner Zuhörer gethan, welche seine Vorlesungen im ganzen oder in Stücken drucken liessen. Wegen dieser, übrigens nicht wichtigen Publikationen verweisen wir auf die ältere Quelle und die daselbst (V, 269 u. VI, 998) genannten Gedächtnisschriften.

Schönlein, Karl, geb. 1858 zu Sangerhausen, studierte hauptsächlich als Schüler Bernstein's in Halle und widmete sich schon als Student physiol.-experim.

Arbeiten. Er promovierte 1880 und trat dann als Assistent in das physiol. Institut ein, habilitierte sich 1883, arbeitete dann in Breslau unter HEIDENHAIN eine Zeit lang, ging 1883 als Dozent und Assistent von FICK nach Würzburg und 1890 als Prof. der Physiologie nach San Jago, von wo er 1892 zurückkehrte, um an der zool. Station in Neapel zu arbeiten. Hier entleibte er sich anfangs Februar 1899. Seine hauptsächlichsten Arbeiten betreffen, abgesehen von Untersuchungen über die Innervation der Gefässe und die Wirkung des Natriumcarbonats die Muskel- und Nervenphysiologie. Es handelt sich um in DU BOIS-REYMOND'S und PFLÜGER'S Arch. veröffentlichte Aufsätze über die rhythmischen Zusammenziehungen quergestreifter Muskeln auf tetanische Reizung, über sekundären Tetanus, über Wärmeentwickelung bei verschiedener Reizfrequenz, Summation der negat. Schwankungen etc.

Scholz, Friedrich, in Bremen, geb. zu Buchwald in Schlesien, 18. Okt. 1831, studierte in Breslau, promovierte daselbst 1856, war 3 Jahre lang Assistent an Breslauer Kliniken, von 1859 ab prakt. Arzt in Guhrau und Steinau, von 1864 ab Kreisphysikus bis 1868, 1868 bis 96 Direktor der Krankenanstalt und des St. Jürgenasyls (Irrenanstalt) zu Bremen. Er publizierte: *„Handbuch der Irrenheilkunde"* — *„Lehrbuch der Irrenheilkunde"* — *„Vorträge über Irrenpflege"* — *„Reform der Irrenpflege".* Fortschritte der Irrenpflege" (behandelt die zuerst von S. eingeführte systematische Bettbehandlung auf Wachabteilungen) — *„Behandlung der Bleichsucht mit Schwitzbädern und Aderlässen",* zahlreiche Aufsätze in wissenschaftl. Zeitschriften und populäre Abhandlungen, darunter: *„Die Charakterfehler des Kindes"* — *„Prostitution und Frauenbewegung"* — *„Werden und Wachsen. Erinnerungen eines Arztes"* — *„Leitfaden der Gesundheitslehre für Schulen."*

Schott, Theodor, in Bad Nauheim (im Winter in Frankf. a. M.), geb. zu Burggräfenrode (Grossherzogtum Hessen) 28. März 1852, studierte 1872 in Giessen, Doktor daselbst 1877, bildete sich weiter in Berlin, Halle, Leipzig, Strassburg durch regelmässigen Winteraufenthalt aus, betrieb seit 1877 zusammen mit seinem 1886 verstorb. Bruder August, später allein die Badepraxis in Nauheim, wo er die Methode der Behandlung chronisch Herzleidender mit Gymnastik und Bädern ausbildete und 1898 den Prof.-Titel erhielt. Schriften: *„Die Behandlung der chronischen Herzkrankheiten"* (Berlin 1887) — *„Zur Pathologie und Therapie der Angina pectoris"* (Ib. 1888) — *„Zur akuten Ueberanstrengung des Herzens und deren Behandlung"* (Wiesbaden) — *„Ueber chronische Herzmuskelerkrankungen"* (Ib. 1898) — *„Ueber Behandlung chronischer Herzkrankheiten im jugendlichen Alter"* (Ib. 1899) — *„Beitrag zur tonisirenden Wirkung kohlensäurehaltiger Thermalsoolbäder aufs Herz"* (B. kl. W. 1883) — *„Die Nauheimer Sprudel- und Sprudelstrombäder"* (gemeinschaftl. mit AUGUST SCHOTT; Ib. 1884) — *„Herzkrankheiten"* (EULENBURG'S Realencyklopädie, 2. Aufl. XXII) — *„Ueber Herzneurosen"* (Encyklopädische Jahrbb. II 1892) u. a. m.

Schottelius, Max, geb. zu Braunschweig 15. Nov. 1849, vornehmlich Schüler von RINDFLEISCH in Würzburg, wurde 1874 promoviert, bildete sich weiter in der pathol. Anat. aus, um sich 1879 als Dozent in Marburg zu habilitieren und 1881 zum Extraordinarius für sein Fach ernannt zu werden. Seine Hauptarbeiten auf diesem Gebiete sind: *„Sectionstafeln mit erläuterndem Text"* (Wiesbaden 1878) — *„Untersuchungen über physiol. und pathol. Texturveränderungen der Kehlkopfsknorpel"* (Ib. 1879); demnächst in VIRCHOW'S Archiv: *„Ueber einseitige Hydronephrose"* (LXXI) *„Ueber Inhalationspneumonie"* (LXXIII) — — *„Ueber Tuberculose"* (XCI). Nachdem er sich dann mehrere Jahre mit bakteriol. Studien beschäftigt und dieselben in Berlin, München und Paris fortgesetzt hatte, wurde ihm 1885 der Unterricht in der Hygiene übertragen und 1889 unter Ernennung zum ord. Prof. der Hygiene das neugegründete hygien. Institut der Univ. Freiburg i. B. seiner Leitung unterstellt. Die wichtigsten der in diesen Jahren von S. veröffentlichten Arbeiten aus dem Gebiete der Bakteriologie und Hygiene sind: *„Zum mikroscopischen Nachweis von Cholerabacillen in Dejectionen"* (D. m. W. 1885) — *„Biologische Untersuchungen über den Mikrococcus prodigiosus"* (Festschr. f. ALB.

VON KÖLLIKER, Leipzig 1887) — „*Untersuchungen über die desinficirende Wirkung der Theerproducte*" (M. m. W. 1890) — „*Die Aufgaben der öffentlichen Gesundheitspflege*" (Freiburg 1891) — „*Denkschrift zur Einweihung des neuen hygienischen Instituts der Universität Freiburg i. B.*" (Ib. 1897) — „*Die Bedeutung der Darmbacterien für die Ernährung*" (A. f. Hyg., XXXIV 1898).

Schottlaender, Julius, in Heidelberg, geb. zu St. Petersburg 12. April 1860, studierte seit 1880 in Heidelberg u. München, promovierte 1887, war Assistent von KEHR in Heidelberg und A. MARTIN in Berlin, habilitierte sich 1893 für Gynäk. in Heidelberg und wurde daselbst 1897 Prof. e. o. Schriften: „*Über Kern- und Zelltheilungsvorgänge in dem Endothel der entzündeten Hornhaut*" (A. f. m.A., XXXI Doktordissert.) — „*Über den Graaf'schen Follikel, seine Entstehung beim Menschen und seine Schicksale bei Mensch und Säugethier*" (Ib. XLI Habilitationsschr.) — „*Über Eierstockstuberkulose*" (Jena), verschiedene kleinere Arbeiten im A. f. m. A., Z. f. G. u. G., M. f. Gyn.

Schrader, Max, in Strassburg, geb. 28. April 1860 in Rügenwalde in Pommern, studierte in Marburg und Strassburg, promovierte hier 1886, war dann successive Assistent von GOLTZ, KUSSMAUL u. NAUNYN und starb als Privatdozent der inn. Med. 2. April 1892. Trotz seines jugendlichen Alters hat S. relativ viel veröffentlicht, u. a.: „*Über das Hemmungscentrum des Froschherzens und sein Verhalten in Hypnose und Shok*" (Diss. 1886) — „*Zur Physiologie des Froschgehirns und des Vogelgehirns*" (1888) — „*Übersicht über den heutigen Stand der vergleichenden Physiologie des Grosshirns*" (1890) — „*Über die Stellung des Grosshirns im Reflexmechanismus des centralen Nervensystems der Wirbelthiere*" (1891) u. a.

Schreiber, Joseph, zu Aussee in Steiermark und Meran in Tirol, geb. zu Böhmisch-Leipa 17. März 1835, wurde 1860 in Wien Doktor, übte kurze Zeit in London die Praxis aus, begleitete dann einen Kranken nach dem südl. Europa, berichtete in der Wiener med. Presse (1862) über seine daselbst in klimat. Beziehung gemachten Erfahrungen und fasste, nachdem er sich in Wien niedergelassen, den Gedanken der Gründung eines Sanatoriums in den österr. Alpen, die 1870 in Aussee erfolgte, wo neben frischer Alpenluft Soole und frisches Quellwasser zu hydropath. Zwecken zu Gebote stehen. Ausser klimatolog. und meteorolog. Studien am Orte selbst, machte er wiederholt Reisen nach dem Süden, veröffentlichte Reisebriefe über Meran und Arco und zahlreiche im älteren Lexikon aufgeführte Schriften. 1883 erbaute S. die Heilanstalt „*Alpenheim*" in Aussee, wo er während des Sommers thätig ist, während er seit 1885 im Winter zu Meran ärztl. Praxis ausübt.

Schreiber, Julius, zu Königsberg in Pr., geb. zu Schrimm, Prov. Posen, 28. Febr. 1848, studierte in Königsberg, habilitierte sich 1877 als Privatdozent, ging 1878 auf ein Semester nach Leipzig, um bei LUDWIG und COHNHEIM zu arbeiten, stand seit 1873 in ununterbrochener Beziehung zur Königsberger med. Klinik und deren Leiter NAUNYN, indem er fast 11 Jahre Assistent in derselben und der Poliklinik war, seit 1883 als Prof. e. o. der med. Poliklinik. 1886 wurde ihm die Direktion der med. Univ.-Poliklinik, welche bis dahin mit der Klinik vereinigt war, übertragen. Seine Arbeiten, publiziert im Arch. für experim. Pathol. und Pharmakol., sowie im Deutsch. Archiv für klin. Med., beziehen sich, ausser den kasuist. Mitteilungen, auf die Pathologie der Respirations- und Zirkulationsorgane, z. B.: „*Einfluss der Athmung auf den Blutkreislauf in physiol. und patholog. Beziehung*" (1877, 80) — „*Über den Pulsus alternans*" (1877) — „*Entstehung und Bedeutung der Doppeltöne im peripheren Gefässsystem*" (1881), ferner auf das Nervensystem: „*Über Gehirndruck*" (zusammen mit B. NAUNYN (1881) — „*Klinische und experim. Untersuchungen über das Kniephänomen*" (1885) — „*Functionen des Nervus phrenicus*" (1883); andere Publikatt. beziehen sich auf experimentell am Menschen zu erzeugende Albuminurie (1886). Ausserdem kleinere experiment. und klinische Arbeiten, z. B.: „*Einfluss des Gehirns auf die Körpertemperatur*" — „*Neue Methode zum Nachweis der Lage des Magens*" — „*Über den Druck im Oesophagus und Magen*" — „*Über*

Pleural- und Peritonealdruck" — *"Über transitorische (alkoholische) Encephalo- und Myelopathien".* Von den kasuist. Publikat. ist bekannter die *"Über Fischvergiftung"* (1884); S. schrieb ferner: *"Über die diätetische Behandlung des chrom. Morb. Brightii"* (B. kl. W., 1889) — *"Zur Physiologie und Pathologie der Verdauung"* (Arch. f. exp. Pathologie und Pharm. XXXIV, 1888) — *"Über den continuirlichen Magensaftfluss"* (D. m. W. 1893 und 97) — *"Der nüchterne und der leere Magen in ihrer Beziehung zur continuirlichen Saftsecretion"* (D. Arch. f. kl. Med. LIII) — *"Über Gastrectasie und deren Verhältniss zur chron. Hypersecretion"* (Arch. f. Verdauungskrankheiten II, 1897) — *"Ein neuer Dilatator zur Behandlung von Verengerungen der Speiseröhre"* (B. kl. W. 1893) — *"Die Dilatationssonde. (Zusammensetzung und Anwendung in diagnost. und therapeut. Beziehung)"* (Samml. kl. Vortr. von R. v. VOLKM., 1893) — *"Über einen Phytobezoar im Magen einer Frau und dessen Diagnose"* (Mitteilungen aus den Grenzgebieten der Med. und der Chir. I, 1896).

Schreiber, August Hans Friedrich, zu Augsburg, geb. 17. Mai 1853 zu Ansbach, studierte in Erlangen, Tübingen, München, wurde 1877 promoviert, war seit 1876 Assistent an ROTHMUND's und v. ZIEMSSEN's Klinik, 1879 1. Assistenzarzt der chir. Klinik zu Tübingen, 1881 bis 82 Hausarzt am deutschen Hospital zu London, 1883 Privatdozent für Chir. zu München, seit 1885 Oberarzt der chir. Abteil. des städt. Krankenhauses zu Augsburg, Oberstabsarzt der Res. Er schrieb: *"Zur Lehre von den complicirten Luxationen und deren Behandlung"* (Tübingen 1883) — *"Atlas der Gelenkkrankheiten usw."* (Ib. 1883, 4., mit 23 Taff. und Holzschnitten) — *"Lehrb. der Orthopädie und orthopäd. Chirurgie, incl. der orthop. Operationen"* (Wien 1888) — *"Chir. der ob. Extremitäten"* (Handb. der prakt. Chirurgie von E. v. BERGMANN, C. v. BRUNS, J. v. MIKULICZ 1899).

Schrenck-Notzing, Albert Freiherr von, geb. in Oldenburg 18. Mai 1862, studierte in München, promovierte 1888, ist seit 1889 Arzt in München. Schriften: *"Ein Beitrag zur therapeutischen Verwerthung des Hypnotismus"* (Leipzig 1888) — *"Die Bedeutung narkotischer Mittel für den Hypnotismus mit besonderer Berücksichtigung des indischen Hanfes"* (Leipzig 1893) — *"Experimentelle Studien auf dem Gebiete der Gedankenübertragung"* (v. RUDET, deutsche Ausgabe Stuttgart 1891) — *"Die Suggestionstherapie bei krankhaften Erscheinungen des Geschlechtssinnes"* (Ib. 1892) — *"Zur Ätiologie der conträren Sexualempfindung"* (Wien 1895) — *"Über Suggestion und suggestive Zustände"* (München 1893) — *"Die psychische und suggestive Behandlung der Neurasthenie"* (Berlin 1894) — *"Der Hyptnotismus im Münchner Krankenhause links der Isar"* (Leipzig 1894) — *"Über Spaltung der Persönlichkeit"* (Wien 1896) — *"Der Process Czynski. Gutachten von Grashey, Jurth, Preyer, S.-N."* (Stuttgart 1895) — *"Über Suggestion und Erinnerungsfälschung im Berchtoldprocess"* (Leipzig 1897). Artikel über: Suggestion, Suggestivtherapie und und Psychotherapie in den Encykl. Jahrbüchern v. EULENBURG, sowie in der 3. Auflage der EULENBURG'schen Realencyklopädie der med. Wissenschaften.

Schroeder, Karl, berühmter Gynäkolog und Geburtshelfer, zuletzt in Berlin, geb. 11. Sept. 1838 zu Neu-Strelitz,

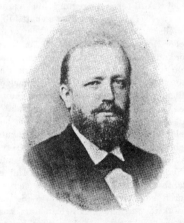

studierte seit 1858 in Rostock und Würzburg, war in Rostock anfangs Assistent von THIERFELDER, ging nach seiner Promotion mit GUSTAV VEIT 1864 als Assistent nach Bonn, habilitierte sich daselbst 1866, wurde 1868 Prof. e. o. in Erlangen, 1869 ord. Prof. daselbst und ging 1876 als Nachfolger von E. MARTIN nach Berlin, wo auf seine Veranlassung und im wesentlichen nach seinen Ideen eine allen Anforderungen der Neuzeit entsprechende, grosse geburtsh.-gynäkol. Klinik erbaut und 1882 bezogen wurde. S. entfaltete in Berlin eine ganz hervorragende Thätigkeit sowohl als akad. Lehrer, wie in einer ausserordentlich ausgedehnten gynäkol.-operat. Praxis, auf deren Gebiet seine glänzenden Erfolge und epochemachenden Leistungen liegen. Namentlich sind ihm die Verbesserung der Antiseptik bei allen Operationen, die Vereinfachung des Armamentarium und die Einschränkung der Assistenz, speziell bei den Ovariotomien und Laparotomien, in denen er Meister war, die Einführung und Vervollkommnung der vaginalen Uterusexstirpation u. s. w. zu verdanken. Auch wusste er zu zahlreichen anat. Forschungen über verschiedene gynäkol. Erkrankungen anzuregen. Nicht minder war er auf die Entwicklung und Förderung der Geburtshilfe bedacht, wovon ausser seinem, in zahlreichen Auflagen erschienenen „Lehrbuch der Geburtshülfe" auch noch der Umstand Zeugnis ablegt, dass das geburtshilfl. Material seiner Klinik eine gründliche wissenschaftl. Verwertung fand. Auf seine Anregung hin wurde ferner 1877 in der Berliner geburtshilfl. Gesellsch. eine sogenannte „Puerperalfieber-Kommission" gebildet, die in einer der königl. Regierung eingereichten Denkschrift verschiedene Massregeln zur Bekämpfung dieser Krankheit (Anmeldepflicht, Desinfektion und Überwachung des Hebammenpersonals etc.) empfahl. Als Lehrer war S. ausserordentlich beliebt; klarer klinischer Vortrag, prägnante Schilderung des Krankheitsbildes, sorgfältige Darstellung der Diagnose und Therapie waren die Vorzüge seines Unterrichtes. Als Mensch zeichnete sich S. durch edle Humanität, grösste Selbstlosigkeit und enorme Arbeitskraft aus. Er starb 7. Febr. 1887 an den Folgen eines Hirnabszesses. Der Tod dieses genialen, im besten Mannesalter, von 49 Jahren, und in vollster Kraft jäh seinem Wirkungskreise entrissenen Arztes war nicht bloss für die Berliner med. Fakultät, sondern auch für die gynäkol. Wissenschaft ein schwerer Verlust.

Schroeter, Paul Julius, geb. zu Gohlis bei Riesa 18. Juni 1840, war in Leipzig, wo er studierte, vornehmlich Schüler von RUETE und von COCCIUS und gelangte 1864 zur Promotion. Seit 1872 wirkte er in Leipzig als Augenarzt, seit 1873 als Dozent für Augenheilkunde, seit 1890 als a. o. Prof. der Augenheilkunde an der Univ. Leipzig.

Schröter, Josef, geb. 14. März 1835, studierte und promovierte 1860, trat darauf in den Militärsanitätsdienst ein, wurde 1883 Oberstabsarzt 1. Kl., habilitierte sich 1886 als Privatdozent in Breslau, erhielt 1890 den Professortitel, nahm 1892 seinen Abschied aus dem Militärdienst und starb 12. Dez. 1894. S. war einer der hervorragendsten Kenner auf dem Gebiet der Pilzkunde und ein treuer Mitarbeiter von FERD. COHN, besonders in dessen bakteriolog. Forschungen. Er hielt bakteriol. Kurse für die Militärärzte Schlesiens, war ein äusserst fleissiger Pilzsammler, nicht nur in Schlesien, sondern in ganz Europa vom Nordkap bis Italien. Eine von ihm verfasste Pilzflora ist über den 1. Band nicht herausgekommen.

Schrötter, Leopold, Ritter von Kristelli, in Wien, geb. zu Graz 5. Febr. 1837 als Sohn des berühmten Chemikers und Entdeckers des amorphen Phosphors, studierte und promovierte 1861 in Wien, war dann 2 Jahre Operationszögling bei SCHUH, hierauf jedoch Assistent bei SKODA bis 1869 und beschäftigte sich schon in dieser Zeit eingehend autodidaktisch mit der Laryngoskopie, ferner mit dem Studium der Herz- und Brustkrankheiten, Gebieten, auf die sich S.'s erste Publikationen beziehen, über Pneumonie, Verengerung der Aorta, endolaryngeale Operation des Kehlkopfpolypen (1866) etc.; ferner hielt S. Vorlesungen über Brustkrankheiten unter Berücksichtigung der Laryngol. und habilitierte sich 1869. Nach TÜRK's Tod wurde S. mit der Leitung der neu errichteten ersten Lehrkanzel für Laryngol. betraut, veröffentlichte 1871 bis 73 die Jahresberichte seiner Klinik, die seinen spezialist. Ruf begründeten, sowie 1876 neue Methoden zur Behandlung der Laryngol. und der Trachealstenosen, zu welchem Zweck er die „Modellierbougies" und ein vereinfachtes Instrumentarium beschrieb. Auch publizierte S. einen Fall von erfolgreicher endolaryngealer Operation eines Sarcoma tracheae. Nach OPPOLZER's Tod erhielt er die provisorische Professur und Leitung der 1. med. Klinik, wurde 1875 Prof. e. o. für Hals- und Brustkrankheiten, leitete 1877 bis 81 die innere Abt. im Rudolfspital, erhielt 1881 das Primariat im allg. Krankenhause, bald darauf die venia legendi für das ganze Gebiet der inn. Medizin. Von seinen Hauptarbeiten aus dieser Zeit sind die wichtigsten seine Beschreibung der Herzkrankheiten im Handb. v. ZIEMSSEN,

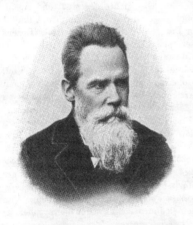

seine Behandlungsmethode der Echinokokkuscysten, die erste Beschreibung des Vorkommens von Lepra und Pemphigus im Larynx, sowie die über die Häufigkeit des Vorkommens von Perichondritis laryngea. Auch hygien. Angelegenheiten wandte S. schon damals seine Aufmerksamkeit zu, indem er 1883 die ersten Ideen zu einer spitalmässigen klimatol. Behandlung der Lungenschwindsucht, der Errichtung eigener Heilstätten für Brustkranke äusserte und Aufsätze über *„Das kranke Krankenhaus, Skizzen über die sanitären Verhältnisse Wiens"* publizierte. Später folgte S.'s *„Lehrbuch der Kehlkopfkrankheiten"*. 1888 wurde S. zum Konsilium an das Krankenbett des deutschen Kronprinzen nach San Remo berufen, 1893 zum Prof. ord., 1896 zum Hofrat ernannt. Weitere, teils direkt von ihm verfertigte, teils angeregte Arbeiten betreffen das Studium des Rhinoskleroms, die Krankheiten des Perikardiums, die Luftdruckerkrankungen („Caissonkrankheit"), die Gefässaffektionen, ferner philanthropische und hygien. Bestrebungen (Ferienhort für arme Gymnasiasten, Spital für arme Studierende, Bekämpfung der Lungentuberkulose etc.). S. ist der Bau des ersten modern eingerichteten Hörsaals mit den entsprechenden Laboratorien, der Bau der grossen Heilanstalt Alland u. v. a. zu danken. Er ist Mitgl. vieler gelehrter Gesellsch., der Leop. Karol., der engl. und amerik. laryngol. Ges., Ehrenmitgl. der Berl. laryngol. Ges., der Ges. f. inn. Med. in Berlin, der Soc. de thérap. in Paris etc. Auf dem Tuberkulosenkongress in Berlin 1899 hielt er als Abgesandter des k. k. österr. Unterr.-Min. einen Vortrag über die Heilbarkeit der Tuberkulose. Von wissenschaftl. Arbeiten aus der letzten Zeit ist sein Referat über die Herzinsuffizienz für den Karlsbader Internistenkongress, sowie die Abhandlung: *„Zur Kenntniss der Decompressionserkrankungen"* bemerkenswert, welche mit offizieller Unterstützung an seiner Klinik in den letzten Jahren ein durchgreifendes Studium erfahren haben. Ein jüngst erschienener Aufsatz in der Zeitschr. f. Tuberkulose beweist S.'s rastloses Streben in allen das Heilstättenwesen betreffenden Fragen. Der zweite Teil seiner für das NOTHNAGEL'sche Sammelwerk verfassten *„Gefässkrankheiten"* ist im Druck begriffen.

Schroff, Karl Damian Ritter von, geb. zu Kratzau 12. Sept. 1802 als Sohn eines Wundarztes, studierte in Prag, wurde Assistent von KROMBHOLZ und gelangte 1828 zur Promotion. 1830 bis 35 wirkte er als Prof. der theoret. Med. in Olmütz, dann bis 1849 in gleicher Stellung in Wien. Hier bekleidete er bis 1874 die Professur der allgem. Pathol., Pharmakognosie und Pharmakol. und trat dann in den Ruhestand; doch nahm er noch als Mitglied des obersten Sanitätsrates an dessen Arbeiten Teil, bis er 1878 nach Graz übersiedelte, wo er 18. Juni 1887 starb. Von ihm rühren zunächst an Lehrbüchern her: *„Arzneimittellehre und Receptirkunde"* (mit EM. STEPHAN SCHROFF, Wien 1833) — *„Arzneimittellehre mit besonderer Berücksichtigung der österr. Pharmakopoe von 1830"* (Wien, 2. Aufl. 1837) — *„Lehrbuch der Pharmakognosie"* (Ib. 1853; 2. Aufl. 1869) — *„Lehrbuch der Pharmakologie"* (Ib. 1856; 2. Aufl. 1862; weitere Aufl. 1869, 73, die letztere mit KARL SCHROFF). In der Zeitschr. der Ge-

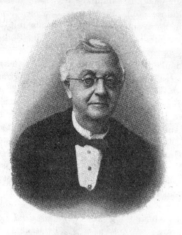

sellsch. der Ärzte zu Wien publizierte er: *„Untersuchungen über die Zwiebel der Zeitlose"* (1851) — *„Über Belladonna, Atropin und Daturin"* (1852) — *„Über das Silphium der alten Griechen"* (1862); in der Prager Vierteljahrsschr.: *„Über Aconitum"* (1854) — *„Helleborus und Veratrum"* (1859); ausserdem circa 40 Abhandlungen pharmakol. und pharmakogn. Inhalts und Berichte über das Wiener pharmakol. Institut (Wien 1865 und 72).

Schroff, Karl Ritter von, in Graz, Sohn des Vorigen, 12. Jan. 1844 in Wien geb., hier auch med. vorgebildet und promoviert (1867), liess sich als Privatdozent für Pharmakognosie und Toxikologie 1872 an der Wiener Univ. nieder, erhielt die Ernennung zum Extraordinarius 1874 und das Ordinariat seines Faches 1877. Ausser der Mitarbeit an der 4. Aufl. des SCHROFF'schen *„Lehrbuches der Pharmakologie"*, (s. o.) hat er die Berichte über das Wiener pharmakol. Institut (1868, 69, 72) weiter publiziert; demnächst: *„Beitrag zur Kenntniss des Aconit"* (Wien 1871) — *„Beitrag zur Kenntniss der Antiarinwirkung"* (Wiener med. Jahrb., 1874) — *„Die Chininwirkung"* (Ib. 1875) — *„Zur Kenntniss der Anordnung der motorischen Nervencentren"* (Ib. 1875) — *„Untersuchungen über die Steigerung der Eigenwärme des Hundes nach Rückenmarksdurchtrennungen"* (Sitzungsber. der Wiener Akad. der Wissensch., 1876). S. starb 30. März 1892.

Schrutz, Andreas, geb. 25. Nov. 1865 in Riedweis bei Neuhaus in Böhmen, absolvierte die med. Studien an der k. k. böhm. Karl Ferdinands-Univ. in Prag, woselbst er 1890 promoviert wurde. 1888 bis 95 war er Assistent der norm. Anatomie, machte in dieser Zeit mehrere wissenschaftliche Reisen nach Italien, Deutschland und Russland; 1896 habilitierte er sich für Geschichte der Med. und Epidemiologie an der k. k. böhm. med. Fakultät in Prag, seit 1894 wirkt er als Dozent der plastischen Anatomie an der k. k. Kunstakademie und k. k. Kunst-Gewerbeschule in Prag, 1899 wurde er zum Prof. e. o. ernannt. Ausser zahlreichen kleineren Artikeln schrieb er in böhm. Sprache ein *„Lehrbuch der Anatomie des Menschen"* (Prag 1892, 93) — *„Hippokratische Ansichten über den Ursprung, den Bau und die Vorrichtungen des menschlichen Körpers"* (Ib. 1895) — *„Ein med. Vortrag an der Prager med. Fakultät aus den ersten Zeiten der Karls-Universität"* (Ib. 1898) — *„Die Aforismen des Hippokrates"* (Ib. 1899). Von seinen Journalartik. wären hervorzuheben: *„Die ersten Spuren der Deszendenztheorie bei den alten griechischen Aerzten"* (1895) und *„Die med. Historiographie in Böhmen"* (1899).

Schubert, Paul, zu Nürnberg, geb. zu Neisse in Schlesien, 17. Jan. 1849, studierte in Breslau, Berlin, Würzburg, Wien, war namentlich Schüler von HERMANN COHN und POLITZER, wurde 1876 promoviert und ist seit 1879 Augen- und Ohrenarzt in Nürnberg. Er schrieb die Monographie: *„Ueber syphilit. Augenkrankheiten"* (Berlin 1881) und die Aufsätze: *„Schiefschriftfrage"* (Ae. Intelligbl., 1881, 82; B. k. W. 1884; v. GRAEFE's Arch., XXXII) — *„Retinitis syphilit."* (Cbl. f. A. 1881) — *„Amaurose bei Bleivergiftung"* (Ae. Intelligbl. 1880) —

„*Aspergillusmycose in der Nase*" (D. A. f.
k. M. 1885) — „*Otiatrischer Jahresbericht*"
(A. f. O., XXII) — „*Galvanocauter für das
Trommelfell*" (Ib. XXIV) — „*Arbeiterschutzbrille*" (Cbl. f. pr. A. 1888) — „*2. Otiatr.
Jahresbericht*" (A. f. O, XXX) — „*Steilschriftfrage*" (Z. f Schulgesundhpfl. 1889,
95; M. m. W. 1892; Festschr. der Stadt
Nürnberg zur 24. Vers. des d. Ver. f. öff.
Gesundhpfl. 1899) — „*Schularztfrage*" (Z.
f. Schulgesundhpfl. 1896 und 99), ferner
für REIN's Encyklopädie der Pädagogik
mehrere Artikel, desgl. f. DAMMER's Handwb.
d. Gesundhpfl. und mehrere Aufsätze in
B. k. W., M. m. W., M. f. O. etc.

Schubert, Joseph, in Wiesbaden,
(Bad Nerothal), geb. 2. März 1859 in Altmohrau (Kr. Habelschwerdt, Schlesien),
studierte in Greifswald, promovierte 1885,
praktizierte seit 1886 in Reinerz, seit 1896
in Wiesbaden, zugleich als dir. Arzt von Bad
Nerothal. Seit 1890 mit dem Studium der
Aderlassbehandlung beschäftigt, veröffentlichte er darüber: „*Die Behandlung der
Bleichsucht mit Aderlass und Schwitzbädern*"
(Wien 1891) — „*Weitere Erfahrungen üb.
d. Aderlass*" (Ib. 1892) — „*Der Aderlass
in therapeut. Beziehung*" (Ib. 1893) — „*Die
Theorie der Blutentziehungen und ihre eminente Bedeutung f. d. ges. Therapie*" (Ib.
1894) — „*Die Blutcirculation als Grundlage jeglicher balneologischer Behandlung*"
(Glatz 1895) und mehrere Zeitschriftenartikel.

Schuchardt, Bernhard, Geh.
Reg.- und Ober-Med.-Rat zu Gotha, geb.
22. Mai 1823 zu Teichhof bei Cassel, studierte in Marburg und Göttingen, war
Assistent an der med. Klinik und Privatdozent zu Göttingen, ging 1860 als Obergerichts-Physik. nach Nienburg a. d. Weser
und 1867 als vortrag. Rat für Medizinalangelegenheiten im herzogl. Staatsministerium nach Gotha, feierte 1897 sein 50jähr.
Doktorjubiläum, aus welchem Anlass ihm
verschiedene Ehrungen bereitet wurden,
und trat 1899 in den Ruhestand. Er schrieb:
„*Quaedam de effectu, quem privatio singularum partium nutrimentum constituentium
exercet in organismum ejusque partes*" (Diss.
inaug., Marburg 1847) — „*Untersuchungen
über die Anwendung des Magnesiahydrats
als Gegenmittel gegen arsenige Säure und
Quecksilberchlorid*" (Götting. 1852) — „*Handb.
der allgem. und spec. Arzneimittellehre und
Receptirkunst*" (Braunschw. 1858); in Gemeinsch. mit TH. HUSEMANN, SEIDEL und
SCHAUENSTEIN : „*Die Vergiftungen in gerichtsärztl. Bezieh.*" (Tübingen 1882; 2 Bd. des
Handb. der gerichtl. Med. von J. MASCHKA).
Er gab heraus: „*Zeitschr. f. prakt. Heilk.
und Medicinalwesen, mit besond. Bezug auf
Hannover und die angrenzenden Länder*"
(Hannover, 4 Jahrgg., 1864 bis 67); zus.
mit H. PFEIFFER in Darmstadt: „*Zeitschrift*

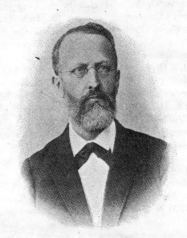

*für Epidemiologie und öffentliche Gesundheitspflege. Organ des allgem. ärztlichen
Vereins von Thüringen, sowie der ärztl.
Vereine des Mittelrheins*" (Darmst. u. Leipz.,
3 Jahrgg., 1869 bis 71) — „*Briefe Hahnemann's an einen Patienten aus den Jahren
1793 bis 1805. Mit Einleitung und Anmerkungen herausgegeben*" (Tübingen 1886).
Er veröffentlichte eine Reihe von weiteren
Arbeiten in verschiedenen Zeitschriften,
besonders : „*Zwillingsgeburt mit Placenta
praevia*" (M. f. Geburtsk. 1861) — „*Ueber
den Tod durch Ertrinken. Neuer Beitrag,
durch Versuche an Thieren erläutert*"
(HENKE's Ztschr. 1862) — „*Geschichte des
anat.-chir. Lehrinstituts, der späteren Heildienerschule zu Gotha*" (Zeitschr. f. Epidemiologie) — „*Ueber die Krankheiten der Arbeiter in den Braunsteinbergwerken*" (1874)
— „*Zur Geschichte des Gebrauchs der
Schischm- (Chichm-) Samen bei Augenkrankheiten, analog der Anwendung der
Jequirity-Samen*" (1884) — „*Ueber die*

schmerzhafte Compression der Nervi vagi als diagnost. Hülfsmittel zur Erkennung von Krankheiten innerer Organe" (1885) — *"Ueber die Einwirkung der Salicylsäure und deren Salze auf die Gebärmutter"* (1886, Corresbl. d. allgem. ärztl. Vereins von Thüringen) — *"Ueber Darstellungen von chirurgischen Operationen und Verbänden aus dem Alterthume"* — *"Ueber die Vergrösserungen der männlichen Brüste"* (LANGENBECK's A. f. k. Ch., 1884, 85). Ein Verzeichnis von S.'s sämtlichen und noch nach 1885 erschienenen Arbeiten befindet sich in der von ihm zur Erinnerung an den 23. Dez. 1847 (seinen Promotionstag) veröffentlichten Monographie: *"Biograph., bibliogr. und statistische Mittheilungen über die vom 1. Oktober 1887 bis 30. September 1897 im Herzogthum Gotha thätig gewesenen Ärzte"* (Gotha 1897 p. 32 bis 39). Seitdem sind noch hinzugekommen: *"Die Milchkrankheit der Nord-Amerikaner"* (Janus, Amsterd. 1898) — *"Geschichtliches über Äther-Inhalationen im J. 1824"* (Ib.) — *"Zur Geschichte der Anwendung des Höhenklimas (Gebirgsklimas) behufs Heilung der Lungenschwindsucht(Lungentuberculose)"*(Jb. d. kgl. Akad. gemeinnütz. Wiss. Erfurt 1898 N. F. Heft XXIV) — *"Weitere Mittheilungen über das Vorkommen von Krebs in gewissen Gegenden und über die Aetiologie desselben nebst Forts. d. Litteratur"*(Corresbl. d. allgem. ärztl. Ver. v. Thüringen 1899). S. war in allen seinen Arbeiten, welche sich über die Gebiete der Gesamtmedizin erstrecken, insbesondere über Arzneimittellehre, Toxikologie, Med., Chir., Geburtsh., gerichtl. Med., Hygiene, Geschichte der Med., stets bestrebt, den geschichtlichen Untergrund und die geschichtliche Entwickelung festzuhalten, bei der Benutzung der Litteratur nichts wesentliches zu übersehen und möglichst aus den Originalquellen selbst zu schöpfen.

Schuchardt, Karl August, Sohn des Vor., Prof., Direktor der chir. Abteil. des städt. Krankenhauses in Stettin, geb. 12. Jan. 1856 zu Göttingen, studierte in Jena, Strassburg und Göttingen, war Assistent am pharmakol. Institut zu Göttingen, am pathol. Institut zu Breslau 1880 bis 82, an der chir. Klinik zu Halle seit 1882, habilitiert in Halle 1885, 1889 als Oberarzt des städt. Krankenhauses nach Stettin berufen, seit 1895 Direktor der chir. Abteilung. Ausser den in der älteren Quelle erwähnten Publikationen, auf die wir hiermit verweisen, veröffentlichte S. seitdem noch u. a.: *"Ueber die tuberkulöse Mastdarmfistel"* (VOLKM. Vortr. No. 296, 1887) — *"Der äussere Kehlkopfschnitt und seine Bedeutung bei der Behandlung der Kehlkopfgeschwülste"* (Ib. No. 302) — *"Ueber die Reiskörperbildungen in Sehnenscheiden und Gelenken"* (VIRCHOW's Archiv, CXIV, 1888) — *"Die Entstehung der subcutanen Hygrome"* (VIRCH. Archiv, CXXI, 1890) — *"Ueber Callusgeschwülste der männlichen Harnröhre"* (D. m. W. 1890) — *"Die Gelenkwassersucht"* (Jena 1892) — *"Zur Entwickelungsgeschichte des Hautkrebses"* (v. LANGENBECK's Arch., XLIII) — *"Die Uebertragung der Tuberculose auf dem Wege des geschlechtlichen Verkehrs"* (Ib. XLIV) — *"Eine neue Methode der Gebärmutterexstirpation"* (Cbl. f. Ch. 1893) — *"Totalexstirpation der myomatösen Gebärmutter von der Bauchhöhle aus"* (M. f. G. u. G.) — *"Die Behandlung der durch rundes Magengeschwür veranlassten Perforationsperitonitis"* (v. LANGENB. Arch. L) — *"Ueber gutartige und krebsige Zottengeschwülste der Harnblase nebst Bemerkungen über die operative Behandlung vorgeschrittener Blasenkrebse"* (Ib. LII) — *"Ueber Regeneration des Magens nach totaler Resection"* (Chirurgenkongress 1898) — *"Glücklich verlaufene Exstirpation eines 48 Pfund schweren soliden Myoms der Gebärmutter"* (M. f. G. u. G. X) — *"Die Krankheiten der Knochen und Gelenke, ausschliesslich der Tuberculose"* (D. Ch., Lief. 28, 1899).

Schuchardt, Fedor, in Rostock, geb. 3. Aug. 1848 zu Saalburg im Fürstentum Reuss j. L., studierte in Jena, Berlin, Freiburg i. B. und Strassburg, wo er 1880 mit der Diss.: *"Ueber die anat. Veränderungen bei Dementia paralytica in Beziehung zu den klin. Erscheinungen"* promov., war 2 Jahre Assistent an der med. Klinik zu Strassburg, unter LEYDEN und KUSSMAUL, dann Assistent an der Provinzial-Irren-Anstalt Andernach, hierauf 3. Arzt der Provinzial-Irrenanstalt und Assistent der psychiatr. Klinik (4½ Jahre) in Bonn, daselbst Arzt der städtischen Irrenanstalt u. des Seuchenhauses und Privatdozent für Psychiatrie; 1886 wurde er dir. Arzt der grossherzogl. Irrenanstalt Sachsenberg bei Schwerin i.

M. und Med.-Rat. 1895 wurde er zum ord. Prof. der Psychiatrie und gerichtl. Med. an der Univ. zu Rostock ernannt mit dem Titel eines Ober-Med.-Rats. 1896 übernahm er die Direktion der zu diesem Zeitpunkt fertiggestellten, nach seinen Plänen erbauten Irrenanstalt Gehlsheim b. Rostock, mit welcher die psychiatr. Univ.-Klinik verbunden ist, 1897 übernahm er die Leitung der neueingerichteten Univ.-Poliklinik für Nervenkranke. Litterar. Arbeiten: „*Epileptiforme Anfälle bei Magenerkrankungen*" (Irrenfreund 1882) — „*Ueber Gewichtsverluste nach epilept. Anfällen*" (Allg. Z. f. Ps.) — „*Fieberhafte Erkrankungen bei Psychosen*" (Ib.) — „*Chorea und Psychose*" (Ib.) — „*Zur perversen Geschlechtsempfindung*" (Z. f. M.-Be.) — „*Zur Frage der Simulation geistiger Störungen*" (Ib.) — „*Irrenpflege und Irrenanstalten*" — „*Die Entwicklung der Irrenfürsorge in Mecklenburg*" — „*Jahresberichte der psychiatrischen Literatur*".

Schücking, Adrian, in Pyrmont, geb. zu Köln 13. Juli 1852, studierte in Würzburg, München, Berlin, Halle, promovierte 1875, war dann 1. Assistent von OLSHAUSEN, damals in Halle, dann kurze Zeit Volontär bei VOLKMANN, arbeitete zuerst über physiologische, sowie über gynäkologische und geburtshilfliche Gegenstände in Halle, später in Hamburg und Pyrmont, ist seit 1875 Gynäkologe, seit 1882 in Pyrmont. Schriften: „*Die Physiologie der Nachgeburtsperiode*" — „*Einführung der Antisepsis in die Geburtshilfe*" — „*Die permanente Irrigation*" — „*Die vaginale Fixation des retroflectirten und prolabirten Uterus*" — „*Die Circumcision der Port. vag.*" — „*Injectionen in das Portiogewebe*", ausserdem eine grössere Anzahl kleinerer Arbeiten im Cbl. f. Gyn., B. k. W. Neuerdings: „*Die Wirkung des Natr. Saccharats auf das Herz*" — „*Das Wesen der Bleichsucht*", ferner feuilletonistische Artikel, Dramen etc. S. war Leiter der Gruppen-Ausstellung der deutschen Bäder und Brunnen in Chicago 1893 und erhielt 25 Preise.

Schüle, Heinrich, in Illenau, geb. 24. Aug. 1840 zu Freiburg i. Br., studierte daselbst, später in Wien, war 2 jähr. Assistent von SPIEGELBERG, trat 1863 nach absolvirtem Staatsexamen als Arzt in die Grossh. Heil- und Pflegeanstalt Illenau ein, wo er seitdem ununterbrochen thätig ist, und wurde 1873 von der med. Fakultät in Freiburg promovirt. Er entwarf 1873 den Plan zum Bau der psychiatr. Klinik in Heidelberg, war 1884 als ärztl. Sachverständiger für den Neubau der agricolen Heil- und Pflegeanstalt bei Emmendingen beigezogen, entwarf später die Pläne für den teilweisen Um- und Neubau von

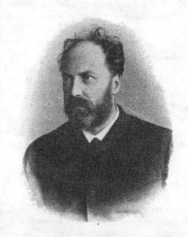

Illenau. Sch. ist seit 1879 Mitredakteur der Allgem. Ztschr. f. Psych., seit 1884 Mitglied des Vorstandes des Vereins der deutschen Irrenärzte; er ist Ehrenmitglied der Med.-Psychol. Association von England, der Société Méd. Psychol. von Paris, der Società freniatr. Italiana, der Société Psychol. von St. Petersburg und von Moskau, der Société de Méd. Ment. von Belgien. Er schrieb: „*Die Dysphrenia neuralgica*" (1867) — „*Sectionsergebnisse bei Geisteskranken*" (1874) — „*Handbuch der Geisteskrankheiten*" (in v. ZIEMSSEN's Handb. XVI, 1878; 2. Aufl. 1880) — „*Klinische Psychiatrie*" (1885; letztere seitdem ins Franz., Ital., Neugriech. übersetzt), ausserdem eine grössere Reihe wissenschaftl. Abhandlungen in versch. Zeitschriften.

Schueller, Karl Heinrich Anton Ludwig Max, geb. 4. Jan. 1843 in Molsdorf, studierte in Jena (unter RIED) und Leipzig (unter THIERSCH), war bei CZERMAK Assistent und wurde 1869 promovirt. Zunächst als Assistenzarzt der chir. Abteilung des städt. Krankenhauses zu Hannover thätig, nahm er am deutsch-franz. Kriege als ordin. Arzt verschiedener Reservelazarette in Hannover und zuletzt als dir. Arzt und Kommandoführer des sogen. Hannöverschen Sanitätszuges teil. Nach dem Feldzuge wurde er Gerichtswundarzt in Sachsen und prakt. Arzt. 1876 trat er bei HUETER in Greifswald als Assistent der chir. Univ.-Klinik ein, habilitierte sich gleichzeitig für Chirurgie, erhielt 1880 den Prof.-Titel und siedelte 1883 als Dozent für Chirurgie nach Berlin über. Nach dem Staatsexamen hat er noch die Univ. in Würzburg und Wien besucht, besonders einige Zeit bei KLEBS und KÖSTER, sowie später in Berlin bei R. VIRCHOW gearbeitet, auch verschiedene grössere wissenschaftl. Reisen nach England und Amerika gemacht und bei längerem Aufenthalte die dortigen Institute und Krankenhäuser kennen gelernt. Zur Zeit hat er die Leitung der chir. Poliklinik des Vereins f. häusl. Gesundheitspflege (unter dem Protektorat Ihrer Majestät der Kaiserin Friedrich), ist konsultativ und operativ als Chirurg thätig, Mitglied verschiedener deutscher med., chir. und anderer Gesellschaften, wie auch seit 1897 korresp. Mitglied der Association française d'urologie etc. Schriften: *„Kriegschir. Skizzen aus dem Kriege 1870—71"* (Hannover 1871) — *„Veränderungen d. Hirngefässe bei äusserer Wasserapplication"* (D. A. f. klin. Med., XIV) — *„Sept. Infection"* (Habilit.-Schrift, Leipzig 1875) — *„Localbehandlung des chron. Blasenkatarrhs"* (Berlin 1877) — *„Bericht über die Greifswalder chir. Klinik 1876"* (D. Z. f. Chir., 1878, VIII) — *„Experimentelle und histolog. Untersuchungen über die Entstehung und Ursachen der scrophulösen und tuberculösen Gelenkleiden"* (Stuttgart 1880 u. 81) — *„Die chir. Anatomie in ihrer Beziehung zur chir. Diagnostik, Pathologie und Therapie"* (1. Heft, Obere Extremität, Berlin 1885). Auch bearbeitete er in BILLROTH und LUECKE's Deutsch. Chirurgie die *„Tracheotomie, Laryngotomie und Exstirpation des Kehlkopfes"* (Lief. 37, Stuttgart 1880) — *„Die Pathologie und Therapie der Gelenkentzündungen"* (Wien u. Leipzig 1887) — *„Eine neue Behandlungsmethode (Guajacolbehandlung) der Tuberculose bes. der chir. Tuberculose"* (Wiesbaden 1891) — *„In den Südstaaten Nordamerikas"* (Berlin 1893) — *„Ueber Polyarthritis chronica villosa etc."* und zahlreiche andere Artikel.

Schueppel, Oskar von, geb. zu Dresden 10. Aug. 1837, war nach bestandenem Staatsexamen Assistent am pathol. Institut zu Leipzig, wurde 1867 als Prof. e. o. nach Tübingen berufen, speziell für pathol. Anat und 1869 ord. Prof. 1871 veröffentlichte er die bemerkenswerte Arbeit: *„Untersuchungen über Lymphdrüsentuberculose, sowie über die damit verwandten und verwechselten Drüsenkrankheiten"* (Tübingen 1871). Er starb

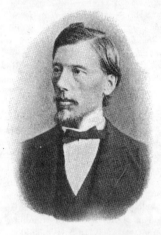

26. Aug. 1881 in Serneus in der Schweiz, wohin er sich aus Gesundheitsrücksichten begeben hatte. Die Univ. Tübingen verdankt ihm speziell eine ausserordentlich reichhaltige pathol.-anat. Sammlung. Veröffentlicht hat S. ausser der genannten Schrift noch: *„Die Krankheiten des chylopoët. Systems"* als Teil von v. ZIEMSSEN's Handb. der spez Pathol. und Therapie. Ferner zitieren wir von kleineren Aufsätzen: *„Notiz über ein eigenthümliches Verhalten des Centralkanals im menschlichen Rückenmark"* (A. d. H. 1864, V) — *„Zur älteren Literatur der Embolie"* (Z. d. H. 1864) — *„Fall von vielfachen Atresien des Dünndarms"* (A. d. H. 1864) — *„Ueber Hydromyelus"* (Ib. 1865) — *„Ein Fall von innerer Incarceration des Dünndarms"* (Ib. 1866) — *„Beitrag zur Casuistik der Hirntumoren"* (Ib. 1867) — *„Das Gliom und Gliomyxom des Rückenmarkes"* (Ib.) — *„Zur*

Lehre von der Histogenese des Leberkrebses" (Ib. 1868) — „Die Entwicklung des kalkkörperhaltigen Sarcoms der Dura mater" (Ib. 1869) — „Strangrinne am Halse eines verkohlten Leichnams" (Vrtljhrsschr. f. ger. Med., 1870) — „Sectionsbefund der Addisonschen Krankheit" (A. f. H. 1870) — „Ueber Peripylephlebitis syphilitica" (Ib. 1870) u.s.w., u. s. w.

Schuetz, Jakob, geb. zu Prag 8. Mai 1816 und auf der dortigen Univ., sowie in Wien ausgebildet, wurde 1841 promoviert, wirkte seit 1865 an der Univ. Prag und starb im März 1898. Er publizierte: „Die Chirurgie der Leistengegend" (Prag 1842) — „Ueber einige Krankheiten der Halspartie" (Ib. 1865) — „Med. Casuistik" (1872, 73) — „Das Wesen und die Behandlung der Diphtheritis" 1882).

Schuetzenberger, Charles, geb. in Strassburg 1. Febr. 1809, war anfangs Eleve am Hôp. milit. d'instruction, verliess aber dasselbe und erhielt im Konkurs die Stellung als Aide de clinique der Fakultät, promovierte nach ausgezeichneten Studien 1832, wurde 1834 Prof. agrégé an der Fakultät zu Strassburg, 1835 Chef de clinique, 1845 Prof. der med. Klinik und war in dieser Stellung 35 Jahre lang thätig. Als er nach Eroberung von Strassburg durch die Deutschen vergebens für Aufrechterhaltung einer autonomen elsäss. Fakultät in Strassburg gekämpft hatte, sah er sich zur Verzichtleistung auf sein Amt genötigt, zog sich nach der Insel Jars zurück und starb daselbst 25. Sept. 1881. S. verfasste: „Fragments de philosophie médicale", worin er sich für einen „rationaltisme expérimental" ausspricht. Von seiner Klinik gingen die ersten Untersuchungen über Spirometrie, Temperaturmessungen bei Krankheiten, über cerebrale Syphilis, phlegmonöse Periostitis, die ersten klin. und diagnost. Beobachtungen, die in Frankreich über Embolie gemacht worden sind, aus. Unter seiner Leitung und Verantwortung ist die erste Ovariotomie in Strassburg gemacht worden und seine Bemühungen sind nicht ohne Einfluss auf die schönen Untersuchungen von Koeberle geblieben. S.'s zahlreiche Schriften sind zusammengefasst als „Fragments d'études pathologiques et cliniques". Besonders erwähnenswert ist noch seine Broschüre: „Réforme de l'enseignement supérieur et les libertés universitaires".

Schuh, Franz, zu Wien, berühmter Chir., geb. 17. Okt. 1804 zu Ybbs in Nieder-Oesterreich, studierte in Wien seit 1825 anfänglich die Rechte, dann Med., trieb nebenbei fleissig Musik (Geige), wozu er ebenso grosses Talent wie Neigung besass, wurde 1831 Dr. med., war Zögling des Operateur-Instituts, wurde 1832 Dr. chir. und Assistent in v. WATTMANN's chir. Klinik, 1836 zum Prof. der Vorbereitungswissenschaften für Chir. am Lyceum zu Salzburg ernannt, 1837 nach Wien als Primarchir. am Allgem. Krankenhause zurückberufen, 1841 zum a. o., 1842 zum ord. Prof. der Chir. und Leiter der provisor. Klinik für Chir., 1843 zum Vorstande eines neu gegründeten Operateur-Instituts ernannt. Der wissenschaftl. Welt machte er sich durch die beiden Abhandlungen in den Österr. Med. Jahrbb. (1838, 41): „Ueber den Einfluss der Percussion und Auscultation auf die chir. Praxis; nebst Versuchen über das Eindringen der Luft in die Brusthöhle" — „Erfahrungen über die Paracentese der Brust und des Herzbeutels" (zusammen mit SKODA) bekannt, in welchen er die bei der Punctio thoracis zu befolgenden Prinzipien erörterte und den von ihm dazu erfundenen Ventiltroicart beschrieb und über die von ihm zum ersten Male (1840) ausgeführte Punktion des Herzbeutels berichtete. Bezüglich seiner weiteren Arbeiten verweisen wir auf das ältere Biogr. Lexikon und führen von selbständigen Schriften nur an die mehrere Jahre nach seinem 22. Dez. 1865 erfolgten Ableben erschienenen: „Abhandlungen aus dem Gebiete der Chir. und Operationslehre. Nach des Verf. Tode gesammelt" (1867). Als 1849 zwei gleich berechtigte chirurg. Kliniken festgesetzt wurden, erhielt S. die eine; 1860 bekam er den Titel eines Regierungs-Rates. — S., der noch bis kurz vor seinem Ende schriftstellerisch thätig war und unerwartet schnell an einer nicht aufgeklärten Blutvergiftung starb, gehört, neben ROKITANSKY und SKODA, zu den Reformatoren der Wiener Schule, indem er die Befunde des Seziertisches und Mikroskopes mit den krankhaften Erscheinungen im Leben in

Einklang zu bringen und dadurch eine
exakte Methode der Forschung anzubahnen
bemüht war. Wahrheit, Klarheit und
Kürze waren die Kennzeichen seiner publizierten
Schriften, nie aber that die
energische Kürze der Eleganz des Stils
Eintrag; Phrasen kannten weder seine
Lippen noch seine Feder; gerade und
bieder, häufig beissend und sarkastisch,
oder treffend witzig, wie er war, so sind
auch seine Schriften. Alle aber sind auf
das Praktische gerichtet; Theorien, Abstraktionen
waren ihm verhasst. Als
Lehrer bildete er eine grosse Zahl von
Schülern heran, namentlich in dem von
ihm geleiteten Operateur-Institut; als Operateur
erfreute er sich eines weitverbreiteten
Rufes; sein Instrumentenapparat
wie seine Therapie waren überaus einfach;
als Arzt war er voll Teilnahme und Aufopferung;
als Mensch einer der liebenswürdigsten
Charaktere und, wie schon
erwähnt, ein leidenschaftlicher Verehrer
der Musik. — 1875 wurde auf einem der
Höfe des Allgem. Krankenhauses seine
Büste zum Andenken aufgerichtet.

Schulek, Wilhelm, in Budapest,
geb. 1843 in Budapest, studierte in Wien,
ging nach daselbst erlangtem Doktorgrade
zu A. v. GRAEFE in Berlin, nach London
und Paris, besuchte auf der Rückkehr
noch mehrere deutsche Universitäten,
diente 1867 bis 72 in Wien an v. ARLT's
Augenklinik, wurde 1872 ord. Prof. der
Augenheilk. in Klausenburg, 1874 in Budapest,
wo er als Vorstand der nach seinen
Angaben in grossem Massstabe gebauten
Augenklinik wirkt. Er redigierte das
okulist. Beiblatt „Szemészet" des „Orvosi
Hetilap", in welchem nebst kleineren
eigenen Mitteilungen und Arbeiten seiner
Schüler folgende Aufsätze erschienen sind:
Über Strabismus convergens, Cornealmyopie,
Reductio bulbi, ein kompendiöser,
dioptrischer Brillenkasten, Pterygiumbildung,
pupilläre Sphincterotomie, optische
Verhältnisse bei Doppelpupillen, Unterdrückung
von Zerstreuungskreisen.

Schultén, Maximus Widekind
af, geb. 21. Sept. 1847 zu Helsingfors,
wurde 1876 Lic. med. und 1881 Doktor,
habilitierte sich 1878 als Dozent der Chir.
mit der Abhandlung: „*Om ankylos af underkaken
och dess behandling*" (übers. ins
Französ. von PETIT und THOMAS, Paris
1880), machte alsdann 1878 bis 79 eine
wissenschaftl. Reise nach Frankreich,
England und Deutschland, wurde 1883 a.
o., 1892 ord. Prof. der Chir. an der Univ.
zu Helsingfors und starb 13. Mai 1899.
Er gehört zu den bedeutendsten schwed.
Chir. des 19. Jahrh.'s. Von seinen Veröffentlichungen
führen wir noch an: „*Om
observation af ögonbotten under höggradig
förstoring*" (Verhandl. d. Skandin. Naturforscher-Versamml.
in Stockh., 1880) —
„*Experimentela och kliniska undersökningar,
beträffande hjärnskador och deras inflytande
på ögats cirkulationsförhållanden*"
(Helsingf. 1882) — „*Om Sundhetsvårt och
sjukvård*" (Ib. 1884) und einige Aufsätze
in Finska Läk. Sällsk. Handl. (XIX, XX,
XXI, XXII, XXIII, XXIV, XXVI), Arch.
f. Ophthalmol. (XXX) und Archiv für
klin. Chir. (XXXII) geschrieben. Ferner
„*Untersuchungen über den Hirndruck mit
besonderer Rücksicht auf seine Einwirkung
auf die Cirkulationsverhältnisse des Auges*"
(A. f. k. Ch. XXXII) — „*Om Pagets disease
of the nipple*" (Nord. med. Ark. 1893)
— „*Totale Exstirpation der Zunge und deren
Einwirkung auf die Sprache*" (D. Z. f. Ch.
XXXV 1894) — „*Eine Methode, um Defekte
der einen Lippe mit einem brückenförmigen
Lappen aus der anderen zu decken*" (Ib.
XXXIX, 1894) — „*Ueber osteoplast. Füllung
von Knochenhöhlen, besonders der Tibia*"
(A. f. k. Ch. LII, 1896) — „*Eine Methode,
um Knochenhöhlen im Femur und im Humerus
durch plast. Operation auszufüllen*"
(Ib. LIV, 1897) — „*Ueber Haargeschwülste
im Magen*" (Mitt. a. d. Grenzgeb. d. Med.
u. Chir. II, 1897) — „*Ueber die Blutstillung
bei Operation durch Angiotripsie*" (Cbl. f.
Ch. 1898). S. besuchte viele wissenschaftl.
Kongresse, war Mitglied gelehrter Gesellschaften
und einer der Stifter von Nordisk
kirurgisk förening (Verein der nordischen
Chirurgen) 1892. Seit 1882 hatte er auch
dem Landtage angehört.

Schultz, August Wilhelm Ferdinand,
zu Berlin, geb. zu Stettin 27.
Sept. 1805, studierte in Berlin und Halle,
war Schüler von RUDOLPHI, HORN, DIEFFENBACH,
KRUKENBERG, wurde 1829 Dr. phil.,
1832 Dr. med. et chir., 1833 approbiert,
überwies 1835 seine in Italien gesammel-

ten Tiere an das Berliner anat. Museum als Geschenk, wurde 1838 zum Gesandtschaftsarzt in Rom ernannt, war seit 1847 Arzt in Berlin, erhielt 1846 die grosse goldene Medaille für Wissenschaft, gehörte seit 1848 der Berliner Stadtverordneten-Versammlung an, wurde 1849 als Bezirksarzt in Berlin angestellt, 1855 als Bezirks-Physikus, 1859 zum Med.-Assessor beim Med.-Kolleg. der Prov. Brandenburg, 1870 zum Med.-Rat, 1875 zum Geh. Med.-Rat ernannt, und starb 4. Dez. 1890. Bezügl. seiner schriftstellerischen Leistungen verweisen wir auf das grössere Biographische Lexikon.

Schultz, Paul, in Berlin, geb. 7. Febr. 1864 in Oranienburg (Kr. Niederbarnim), studierte in Berlin hauptsächlich noch als Schüler von E. DU BOIS-REYMOND, prom. 1891, habilitierte sich für Physiol. 1898 und ist Assistent am physiol. Institut seit 1893. Seine litterar. Arbeiten betreffen die allgem. Physiol. der Nerven und Muskeln und sind in DU BOIS-REYMOND's Archiv 1895 bis 99 publiziert. S. hat ausserdem populär-wissenschaftliche Aufsätze aus dem Grenzgebiete der Philosophie und Naturwissenschaften veröffentlicht in Deutsche Rundschau und Deutsche Revue.

Schultze, Karl August Sigismund, berühmter Biolog, geb. 1. Okt. 1795 zu Halle a. S., studierte hauptsächl. in Halle als Schüler von J. FR. MECKEL, prom. hier 1818 mit der Diss.: „*Nonnulla de primordiis systematis ossium et de evolutione spinae dorsi in animalibus*", die auf CUVIER's Veranlassung ins Französ. und auch ins Engl. übersetzt wurde, war anfangs Assistent bei MECKEL, und 1818 bis 21 dessen Prosektor. Dann folgte er einem Ruf als ord. Prof. und Direktor der anat. und physiol. Anstalten nach Freiburg i. Br., siedelte 1831 in gleicher Eigenschaft nach Greifswald über und war hier bis 1868 thätig, gab jedoch 1859 die Direktion des Instituts auf und behielt nur die vergl. Anat. Bei der Feier seines 50jähr. Amtsjubiläums trat er von seiner Stellung zurück, siedelte 1874 zu seinem Sohne Bernhard Sigismund S. (s. d.) in Jena über und starb hier 28. Mai 1877. Wegen seiner Leistungen sei auf WAL-DEYER's Biogr. in der älteren Quelle hingewiesen.

Schultze, Max Johann Sigismund, Sohn des Vorigen, geb. 25. März 1825 zu Freiburg i. Br., studierte hauptsächlich in Greifswald bei seinem Vater, dessen Prosektor er auch einige Jahre (1850 bis 54) war, sowie in Berlin (unter JOH. MÜLLER, BRUECKE und SCHLEMM).

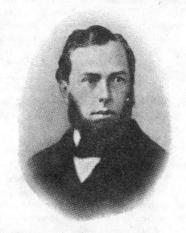

1849 prom. er in Greifswald mit der Diss.: „*De arteriarum notione, structura, constitutione chemica et vita*". 1849/50 legte er die Staatsprüfung in Berlin zurück, war 1850 bis 54 Prosektor und Privatdozent in Greifswald, folgte 1854 einem Rufe als Prof. e. o. nach Halle a. S. und siedelte 1859 als Direktor des anat. Instituts nach Bonn über, wo er, trotz zweier ehrenvoller Berufungen nach Strassburg und Leipzig (1872), bis zu seinem 16. Jan. 1874 erfolgten Ableben blieb. S. war, wie WALDEYER in der älteren Quelle mit Recht hervorhebt, einer der bahnbrechenden Meister der anat. Wissenschaft, und zwar vorzugsweise auf dem Gebiete allgemein anat. und mikrosk. Forschung. Nach zwei Richtungen hin hat er dieselbe besonders ausgebildet und fruchtbar gemacht: einmal in der Erforschung der elementaren Lebenserscheinungen und einer damit verbundenen Neugestaltung des Zellenbegriffs und dann in der ausserordentlichen Vervollkommnung der Methode der Forschung und ihrer Technik durch die ausgedehnte, zielbewusste Anwendung chem. Hilfsmittel und Prozeduren. Der gewaltige Aufschwung, den die mikroskop. Forschung in der neueren Zeit, spez. in Methode und Technik, genommen hat, ist auf S.'s Einfluss und Arbeiten im wesentlichen zurückzuführen. Um den anat. Unterricht in Bonn hat er sich durch den nach seinen Plänen und unter seiner Leitung errichteten Bau sehr verdient gemacht. Seine Hauptleistungen betreffen die Umgestaltung des Zellbegriffs, indem er als charakteristisch dafür das Protoplasma betonte, ferner die genauere Kenntnis der Nervenendigungen, bes. des Baus der Retina, die Einführung der Überosmiumsäure, des Kali acet., Konstruktion der „Wärmetische" und die Einführung der sogen. physiol. Flüssigkeiten. Die Titel von S.'s Publikationen sind im einzelnen bei WALDEYER in der älteren Quelle zu finden.

Schultze, Bernhard Sigmund, geb. zu Freiburg 29. Dez. 1827, Bruder des Vorigen, studierte in Greifswald und Berlin, wo er 1851 Unterassistent an LANGENB. Klinik war, promovierte 1851 in Greifswald mit der Dissertation: *„De adipis genesi pathologica"*, machte 1851 bis 52 das Staatsexamen in Berlin, habilitierte sich 1853 in Greifswald für Anatomie und Physiologie, hielt daselbst Vorlesungen über die ursprünglichen Missbildungen. Frucht der damaligen Studien ist der Artikel *„Über die anomale Duplicität der Axenorgane"* (VIRCHOW's Archiv VII), worin S. gegenüber den damals geltenden Ansichten von der Entstehung der Doppelmonstra die jetzt allgemein anerkannte Ansicht begründete, dass sie durch ursprüngliche, ganz oder z. T. doppelte Anlage aus derselben Keimhaut entstehen. 1854 folgte er seiner Neigung zur praktischen Medizin und trat als Assistent in die unter BUSCH's Leitung stehende Univ.-Frauenklinik zu Berlin ein. 1856 habilitierte er sich daselbst als Dozent für Geburtshilfe und Frauenkrankheiten. Als 1858 nach BUSCH's Tode ED. MARTIN nach Berlin berufen wurde, folgte er als dessen Nachfolger dem Ruf nach Jena. Hier schrieb er: *„Lehrbuch der Hebammenkunst"* (Leipzig 1860, 12. Aufl. 1899, in mehrere fremde Sprachen übersetzt) — *„Das Nabelbläschen ein constantes Gebilde in der Nachgeburt etc."* (Leipzig 1861) — *„Wandtafeln zur Schwangerschafts- und Geburtskunde"* (Ib. 1865, 2. Aufl. Jena 1892, die bis heute fast überall im In- und Auslande im Gebrauch sind, wo geburtshilflicher Unterricht erteilt wird) — *„Untersuchungen über den Wechsel der Lage und Stellung des Kindes"* (Leipzig 1868) — *„Der Scheintod Neugeborener"* (Jena 1871, worin S.'s 1866 zuerst veröffentlichte Methode der Wiederbelebung tief scheintot geborener Kinder mittels Schwingen dargelegt ist, die immer allgemeiner als die erfolgreichste gilt); die Kapitel: *„Asphyxie"* und *„Icterus neonatorum"* in GERHARDT's Handbuch der Kinderkrankheiten 1877 — *„Die Pathologie und Therapie der Lageveränderungen der Gebärmutter"* (Berlin 1881, französ. Paris 1884, engl. London

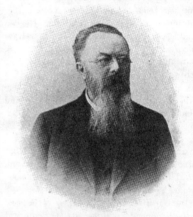

1888) — *„Unser Hebammenwesen und das Kindbettfieber"* (Leipzig 1884) — *„Vier Wandtafeln zur Diagnose und bimanuellen Reposition des retroflectirten Uterus"* (Ib. 1897). Ferner 4 kleine Schriften zur Revision der med. Prüfungen (Berlin, Jena 1893 bis 96) und sehr zahlreiche Journalartik. entwicklungsgeschichtlichen, geburtshilflichen und gynäkologischen Inhalts, besonders auch über Palpation der Beckenorgane der Frau, über Lage der Gebärmutter und der Eierstöcke (1864 bis 70), worin die Ansichten über das normale Verhalten der betreffenden Organe und die Diagnose ihrer Abweichungen

von der Norm wesentlich modifiziert
worden sind. Auch um das Hebammenwesen hat sich S. mit Erfolg bemüht,
indem er schon 1884 (in VOLKMANN's
Samml. klin. Vortr. No. 247, Gynäkol. 69)
zuerst Nachkurse für alle angestellten
Hebammen in regelmässigen Zwischenräumen empfahl.

Schultze, Friedrich, in Bonn, geb.
zu Rathenow 17. Aug. 1848, in Berlin und
Bonn, zuletzt in Heidelberg ausgebildet und hier 1871 bis 80 Assistent
und Schüler FRIEDREICH's, gelangte 1871
zur Promotion, 1876 zur Habilitation und
wurde 1880 zum Extraordinarius der
Heidelberger Univ. ernannt. 1887 folgte
er einem Rufe als Prof. ordin. und Direktor der med. Klinik nach Dorpat, von
wo er 1888 in gleicher Eigenschaft und
als Direktor der med. Klinik und Poliklinik nach Bonn berufen wurde. Von
seinen vielfach zerstreuten litterarischen
Leistungen seien erwähnt: *„Über den
Gasgehalt der Schwimmblase einiger Süsswasserfische Deutschlands"* (PFLÜGER's Arch.
1872) — *„Über die Resultate der Kaltwasserbehandlung des Typhus abdominal. im akad.
Krankenhause zu Heidelberg"* (Abhandlungen des Heidelberger naturhist.-med.
Vereins 1874) — *„Experimentelles über die
Sehnenreflexe"* (mit PAUL FÜRBRINGER, Ctrlbl.
f. d. med. Wissensch. 1875), sodann Arbeiten *„Über die Tetanie und die mechanische
Erregbarkeit der peripheren Nerven, über
die sekundäre Degenerationen des Rückenmarkes"* (Ib. 1876 und 78 und Archiv für
Psychiatrie XIV), ferner *„Über Meningitis
acuta, Poliomyelitis der Kinder und der
Erwachsenen, über multiple Sclerose"* —
„Über Muskelatrophien incl. einer Monographie über den progressiven Muskelschwund"
(Wiesbaden 1886) — *„Über Myelitis syphilitica und Rückenmarksaffectionen bei plötzlicher Luftdruckerniedrigung"* — *„Über
Heilbarkeit und pathologische Anatomie der
Tabes dorsalis"* — *„Über aufsteigende Paralyse und neurot. Muskelatrophie"* — *„Über
Bleilähmung"*, ferner *„Beitrag zur Lehre
von den angeborenen Hirndefecten"* (Festschr. des naturh.-med. Vereines, Heidelberg 1886), sodann *„Über Kleinhirnschwund"* — *„Über Diagnose und chir.
Behandl. von Hirngeschwülten, über Neurosen
nach Trauma, Akroparaesthesien, Myoklo-*
nien, Myokymie" — *„Über Heilwirk. der Electrizität"* (Wiesbaden 1892), endlich *„Über
Lepra"* (D. Arch. f. kl. Med. Bd. 43) —
„Über Akromegalie" — *„Über Leukaemie"*
(Ib. Bd. 52). Seit 1891 ist S. Mitherausgeber der „Deutschen Zeitschrift
für Nervenheilkunde", 1898 erschien der
erste Band seines *„Lehrbuches der Nervenkrankheiten"* (Stuttgart).

Schultze, Oskar Max Sigismund, in Würzburg, als Sohn von Max
S. geb. 10. Aug. 1859 in Bonn, studierte
in Bonn, Jena und Berlin, promovierte
1883 in Bonn, war 1884 bis 91 Prosektor
in Würzburg, zuerst an der vergleich.-anatomischen, dann an der anatomischen
Abteilung, habilitierte sich 1888 in Würzburg, wurde 1891 a. o. Prof. der Anatomie
mit Lehrauftrag der topographisch. Anatomie. Schriften: *„Arbeiten auf dem Gebiete
der Entwicklungsgeschichte über Keimblätter,
Blutgefässe, Milchdrüsen u. a. der Säugetiere
und Amphibien"* — *„Künstliche Erzeugung
von Doppelbildungen durch abnorme Gravitationswirkung bei Amphibien und Arbeiten
über Bedeutung der Schwerkraft für organische Gestaltung überhaupt"* — Neubearbeitung *des Grundrisses der Entwicklungsgeschichte'* von A. KÖLLIKER.

Schultzen, Karl Ludwig Wilhelm Otto, geb. 16. Juli 1837 zu Lissa,
studierte von 1858 in Königsberg und Berlin,
wo er 1862 mit der Diss.: *„De inanitione,
accedit observatio et exploratio microscopica"*
promovierte, war Assistent an der med.
Klinik in Berlin unter FRERICHs, habilitierte sich 1867 bei der Berliner med.
Fakultät als Privatdozent, wurde 1871
zum Prof. e. o. ernannt, in demselben
Jahre nach Dorpat als Prof. der med.
Klinik berufen und starb 7. Dez. 1875.
Er ist besonders durch seine physiol.-chem. Arbeiten über den Harn bekannt,
die Titel der hervorragendsten sind in der
älteren Quelle verzeichnet.

Schulz, Hugo Paul Friedrich,
zu Greifswald, geb. zu Wesel 6. Aug.
1853, studierte in Heidelberg und Bonn
und nach dem Staatsexamen ein Jahr
lang am Polytechnikum in Karlsruhe,
war 1874 bis 76 Assistent bei PFLÜGER in
Bonn, wurde 1877 promoviert, war

1879 bis 83 Assistent bei BINZ in Bonn, gleichzeitig ein Jahr lang Assistenzarzt in der HERTZ'schen Irrenanstalt in Bonn, habilitierte sich 1879 für Pharmakologie und Toxikologie in Bonn und ist seit 1883 ord. Prof. der Pharmakologie in Greifswald. 1898 wurde er zum Geh. Medizinalrat ernannt. Ausser zahlreichen kürzeren Abhandlungen und Dissertationen über verschiedene Themata aus der Arzneimittellehre und Toxikologie schrieb er: „*Über das Abhängigkeitsverhältniss zwischen Stoffwechsel und Körpertemperatur bei den Amphibien*" (PFLÜGER's Arch., 1876) — „*Zur Kenntniss der Oxydation der Fette*" (Ib. 1876) — „*Untersuchungen über Arsenverbindungen*" (Arch. f. exper. Path. und Pharmakol., 1879) — „*Die Arsengift-*

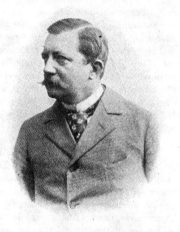

wirkungen vom chemischen Standpunkt betrachtet" (zum Teil mit BINZ gemeinsam. Ib. 1879 u. ff.) — „*Das Eucalyptusoel*" (Monographie, Bonn 1881) — „*Die Zerlegung der Chloride durch Kohlensäure*" (PFLÜGER's Archiv, 1882) — „*Giftigkeit der Phosphor-Sauerstoff-Verbindungen und Chemismus der Wirkung unorganischer Gifte*" (Archiv f. exp. Path. u. Pharmak. 1884) — „*Zur Behandlung der Chlorose mit Schwefel*" (gemeinsam mit STRÜBING, D. m. W. 1887) — „*Ein Beitrag zur Pharmakodynamik des Schwefels*" (Monatshefte f. prakt. Dermatologie 1888) — „*Studien über die Wirkung des Chinins beim gesunden Menschen*" (VIRCH. Arch. CIX, 1887) — „*Arsenigsaures Kupfer*

bei akuten Erkrankungen des Darmes" (D. m. W. 1890) — „*Einfacher Apparat zur Bestimmung der physiologischen Reaktionszeit*" (Mitt. des naturw. Vereins für Neu-Vorpommern und Rügen 1891) — „*Eine Methode zur Bestimmung des gesammten Schwefelgehaltes im Harn*" (Ib. LVII) — „*Studien über die Pharmakodynamik des Schwefels*" (Monographie, Greifswald 1896) — Für EULENBURG's Real-Encyclopädie verfasste S. die Artikel: Coffein, Colchicin, Coniin, Curare, Digitalin, Hyoscyamus, Quecksilber, Solanin. Ferner schrieb S.: „*Über Hefegifte*" (PFLÜGER's Arch. 1888, XLII) — „*Zur Lehre von der Arzneiwirkung*" (VIRCH. Archiv 1887, CVIII) — „*Aufgabe und Ziel der modernen Therapie*" (D. m. W. 1890) — „*Neue Arzneimittel und ärztliche Praxis*" (Ib. 1889) — „*Pharmakotherapie*" (Lehrb. der allgem. Therapie v. EULENBURG und SAMUEL, 1898) — Ferner zur Geschichte der Medizin: „*Mittheilungen über das älteste deutsche Arzneibuch*" (D. m. W. 1889) — „*Karl Gren, ein historischer Beitrag zur Lehre von der Arzneiwirkung*" (B. kl. W. 1894) — „*Das Buch der Natur von Konrad von Megenberg. Die erste Naturgeschichte in deutscher Sprache. In Neu-Hochdeutscher Sprache bearbeitet und mit Anmerkungen versehen*" (Greifswald 1897). Endlich als Lehrbücher: „*Die offizinellen Pflanzen und Pflanzenpräparate*" (Wiesbaden 1885) — „*Grundriss der praktischen Arzneimittellehre*" (Stuttgart 1888).

Schulze, Franz Eilhard, zu Berlin, geb. 22. März 1840 zu Eldena bei Greifswald als Sohn des zu Rostock 14. April 1873 verstorbenen ord. Prof. der Chemie Franz Ferdinand S., wurde 1863 in Rostock Doktor mit der Dissert.: „*Ueber den feineren Bau der Rinde des kleinen Gehirns*", nachdem er eine von der dortigen philos. Fakultät gekrönte Preisschrift „*Beobb. über Verdunstung im Sommer 1859*" (Rost. 1860), sowie mehrere zoolog.-histolog. Abhandlungen, darunter: „*Beitrag zur Entwickelungsgeschichte der quergestreiften Muskelfaser*" (A. f. Anat. u. Phys., 1862) in dieser Zeitschr., wie in der für wissenschaftl. Zoologie (1862), verfasst hatte. Er war Prosektor an der Anatomie zu Rostock 1863 bis 68, habilitierte sich 1863 als Privatdozent für die anat. Fächer mit der Schrift: „*Musculus transversus nuchae, ein normaler Muskel am Hinterhaupte des Menschen*" (Rost. 1865), wurde 1865 zum Prof. e. o. für vergleich. Anat., 1871 zum Prof. ord. für Zoologie und vergleich. Anat. ernannt. Von seinen Arbeiten führen wir nur die auf menschl. Anat. u. s. w. bezüglichen an: „*Zur Kenntniss der alveolaren Gallertgeschwulst*" (A. f. m. A. 1865) — „*Die Sehnenverbindungen in der Planta des Menschen und der Säugethiere*" (Z. f. wiss. Zool. 1866) — „*Epithel- und Drüsenzellen*" (A. f. m. A. 1867) — „*Der Ciliarmuskel des Menschen*" (Ib.) — „*Ueber articuläre Bildungen und Verhornungen von Epithelzellen bei den Wirbelthieren*" (Ib. 1869). Für STRICKER's Handb. der Lehre von den Geweben des Menschen und der Tiere (1871) schrieb er: „*Die Lungen*". 1873 wurde er als Prof. der Zoologie nach Graz und 1884 in derselben Eigenschaft und als Direktor des zoolog. Instituts an die Univ. Berlin berufen, wo er auch zum Mitgliede der dortigen Akad. der Wissensch. ernannt wurde. Seine zoolog. und vergleich.-anat. Arbeiten übergehen wir.

Schuster, Ludwig, zu Aachen, geb. zu Düren 17. April 1833, studierte in Würzburg, Berlin, Wien, wurde 1859 in Berlin approbiert, praktizierte seit 1860 in Stolberg bei Aachen, seit 1862 in Aachen, machte die Kriege von 1866 und 1870/71 mit, fand 1866 als Leiter eines Choleralazarettes in Neubidschow das böhmische Bier gut gegen Cholera, besuchte 1871 auf längere Zeit die Kliniken von ZEISSL und SIEGMUND in Wien, später die von VOLKMANN in Halle, von PICK in Prag, die Hospitäler St. Louis, la Salpétrière, NECKER in Paris, beschäftige sich in den letzten 25 Jahren fast ausschliesslich mit der Badepraxis in Aachen, ist seit 1870 ständiger Mitarbeiter d. Arch. f. Dermatol. u. Syphilis. Litter. Arbeiten: „*Bemerkung zur Behandl. und Heilg. der Syphilis*" (Berlin 1871) — „*Die Aachener Thermen*" (3. Aufl. Aachen 1876) — „*Diagnostik der Rückenmarkskrankheiten*" (3. Aufl. Berlin 1886, ins ungar. und italien. übersetzt) — „*Die Syphilis, deren Wesen, Verlauf und Behandlg.*" (Ib. 3. Aufl. 1893) — „*Wann dürfen Syphilitische heiraten?*" (Ib. 1895, ins engl., russ., und ital. übersetzt); ferner die Abhandlungen: „*Das Verhalten der Körperwärme in den Aachener und gewöhnlichen Bädern*" (VIRCH. Arch. 1868) — „*Ueber syph. Epilepsie*" (Arch. f. D. u. S. 1875) — „*Beiträge zur Pathol. und Ther. der Nasensyphilis*" (Ib. 1876, 77) — „*Rheumatismus gonorrhoicus*" (Arch. f. D. u. S. 1895 und Verh. d. d. dermat. Kongr. Strassburg 1898) — „*Ueber Hausentwässerung*" (Aachen 1896) und viele andere Abhandl.

Schwabach, Dagobert, Sanitätsrat und Ohrenarzt in Berlin, geb. zu Sondershausen 6. Mai 1846, bildete sich in Berlin und Würzburg bis zur Promotion, 1870, aus und wirkt seit 1872 als Spezialarzt für Ohrenkrankheiten in Berlin. Unter seinen Publikationen sind hervorzuheben: „*Ueber Kiemenfisteln am äusseren Ohr*" (Z. f. O. VIII) — „*Ohrenkrankheiten der Locomotivführer und Heizer*" (mit POLLNOW, Ib. X) — „*Ueber Ohrenkrankheiten b. Diabetes mellitus*" (D. m. W. 1885) — „*Ueber den Werth des Rinne'schen Versuchs für die Diagnostik der Gehörkrankheiten*" (Z. f. O. XIV) — „*Ueber die Bursa pharyngea*" (A. f. m. A., XXIX) — „*Zur Entwicklung der Rachentonsille*" (Sitzungsber. der kgl. Akad. der Wiss. 1888 u. A. f. m. Anat. XXXII) — „*Ueber den Verlauf eitriger Mittelohrentzündung bei Tuberkulösen unter der Behandlung mit Tuberkulin*" (D. m. W. 1891) — „*Ueber Hörprüfung und einheitliche Bezeichnung der Hörfähigkeit*" (mit A. MAGNUS A. f. O., XXXI) — „*Ueber Erkrankungen des Gehörorgans bei Leukaemie*" (Z. f. O. XXXI) — „*Ueber Tuberkulose des Mittelohres*" (B. Kl. 1897, Heft 114) — „*Ueber die Erkrankungen des Gehörorgans bei perniciöser Anaemie*" (Z. f. O. XXXV), zahlreiche Artikel in EULENBURG's Realencyklopädie über Hörprüfung, Taubstummheit, Taubstummenstatistik u. a. m.

Schwalbe, Gustav, zu Strassburg im Elsass, geb. zu Quedlinburg 1. Aug. 1844, studierte auf den Univ. Berlin, Zürich, Bonn, war namentlich Schüler von MAX SCHULTZE in Bonn, 1866 promoviert, wurde 1870 Privatdozent in Halle a. S., 1871 Prosektor und Privatdozent zu Freiburg i. Br., war 1871 bis 73 Prof. e. o. in Leipzig, 1873 bis 81 ord. Prof. u. Direktor des anat. Instituts in Jena. 1881 bis 83 ebenso zu Königsberg i. Pr., seit 1883 ebenso zu Strassburg. Er gab als 2. verm.

und umgearb. Aufl. von C. E. E. HOFF-MANN's Lehrb. der Anat. des Menschen heraus: „*Lehrbuch der Neurologie*" (Erlangen 1881) und: „*Lehrbuch der Anatomie der Sinnesorgane*" (Ib. 1886); ferner schrieb er:

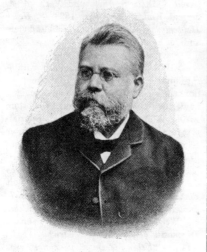

„*Ueber die Kaliberverhältnisse der Nervenfasern*" (Leipzig 1882) — „*Studien über Pithecanthropus erectus*" (1899). S. ist ferner Herausgeber der Jahresberichte für Anatomie und Entwickelungsgeschichte, der Zeitschr. für Morphologie und Anthropologie.

Schwalbe, Julius, in Berlin, geb. zu Nakel (Prov. Posen) 13. Juni 1863, studierte in Berlin, daselbst 1886 promoviert

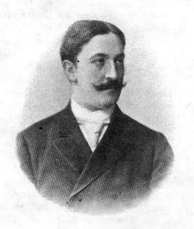

und approbiert, war 1887 bis 90 Assistent im Krankenhaus am Friedrichshain (und als Prosektor), wirkt seit 1890 als Arzt in Berlin, seit 1894 als Mitherausgeber der D. m. W. u. des Reichsmedizinalkalenders, Herausgeber des Jahrb. d. pr. M. Schriften: „*Grundriss der speziellen Pathologie und Therapie*" (2. Aufl. Stuttgart 1898) — „*Handbuch der praktischen Medizin*" (in Gemeinsch. mit EBSTEIN, 5 Bde. Stuttgart 1898 ff.) — „*Bestimmung über die Zulassungen zur ärztlichen Praxis im Auslande*" (Leipzig 1899) — Mit RAPMUND und DIETRICH: „*Aerztliche Rechts- und Gesetzkunde*" (Leipzig 1898/99) — „*Der heutige Stand der Diagnose und Therapie der tuberculösen Lungenerkrankungen*" (Berlin 1891) — „*Zur Klinik der Aortenklappeninsufficienz*" (D. A. f. k. M.) — „*Die ärztlichen Unterstützungskassen in Deutschland*" (D. m. W. 1895) u. v. a. Journalabhandl.

Schwann, Theodor, Begründer der tierischen Zellenlehre, geb. 7. Dez. 1810 zu Neuss als Sohn eines Buchhändlers und strenggläubigen Katholiken, studierte in Bonn, Würzburg und Berlin, am ersten u. letztgenannten Orte hauptsächlich unter JOH. MÜLLER, unter dessen Leitung er seine Dissert.: „*De necessitate aëris atmosphaerici ad evolutionem pulli in ovo incubato*" arbeitete, mit der er 1834 in Berlin promovierte. Hierauf nahm er die Gehülfenstelle am anat. Museum an und ging schon 1839 als Prof. der Anatomie an die freie Univ. Löwen, von wo er 1848 als Prof. der Physiol. und vergl Anat. nach Lüttich berufen wurde. Hier wirkte er bis 1880. Er starb an einem apoplekt. Anfalle im Hause seines Bruders in Cöln 11. Jan. 1882, wohin ihn ein Weihnachtsbesuch geführt hatte. — Mit S.'s Namen ist, wie WALDEYER in dem älteren biogr. Lexikon sich ausdrückt, die grossartigste That auf dem Gebiete der tier. Biologie verknüpft; doch ist S. nicht, wie oft ausgesprochen wird, der Entdecker der tier. Zelle, sondern, was mehr sagen will, der Begründer der tier. Zellenlehre. Ihm verdankt die Wissenschaft den Nachweis, „dass die tier. Zellen mit denen der Pflanzen morphologisch und physiologisch zu vergleichen sind und weiter, dass in der That die sämtlichen tier. Gewebe teils aus Zellen hervorgehen, teils aus solchen dauernd bestehen." Von dem Studium der embryonalen Keimblätter ausgehend, stellte S. diese Thatsachen ein für allemal fest. Die betreffende, weltbekannte Publikation führt den Titel: „*Mikroskopische Untersuchungen über die Uebereinstimmung in der Structur und dem Wachsthum der Thiere und Pflanzen*" (Berlin 1839) und enthält ausserdem noch eine Reihe von Einzelentdeckungen in der Anatomie, nach WALDEYER's Aufzählung u. a. speziell folgende: Die Nagelzellen, die Federzellen, die sogenannten TOMES'schen Zahnfasern, die Kerne der glatten und gestreiften Muskelfasern, der sichere Nachweis der nach ihm benannten, aber schon von PROCHASKA gesehenen Scheide der Nerven-

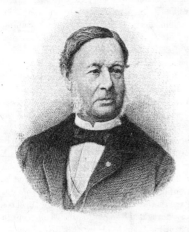

fasern. Doch sind einige von diesen Entdeckungen in FRORIEP's Neuen Notizen auch (1838) veröffentlicht. S. ist ferner der Entdecker des wirksamen Magenferments, des von ihm sogenannten „Pepsins" (J. MÜLLER's Archiv 1846). Nicht minder bedeutend sind seine Forschungen über Gährung und Fäulnis mit der Widerlegung der Generatio aequivoca und dem Nachweis des Einflusses organischer Keime, als welche er die von LEEUWENHOEK für Krystalle gehaltenen Hefekörperchen ansprach. Auch als Experimentator hat sich S. bewährt in Arbeiten über Muskelkontraktion, über die Physiologie der Galle (1844), wobei er zuerst eine Gallenfistel anlegen lehrte; ferner publizierte S.: „*Beiträge zur Anatomie der Nervenfaser*" (MÜLLER's Arch. 1836), mehrere Artikel im grossen Berl. encyklopäd. Wörterbuch der Med., ein kurzes populäres Lehrbuch der Anat. in französ. Sprache (1855) und mehrere Abhandlungen in den Sitzungsber. der belg. Akad. d. Wiss. Interessant ist die Mitteilung, dass S. als frommer Katholik vor Veröffentlichung seiner berühmten „mikroskop. Untersuchungen" beim Erzbischof von Mecheln als dem geistlichen Oberhaupt seines Heimatsortes anfragte, ob der Inhalt seiner Entdeckung den Lehren der Kirche widerstreite; für diesen Fall würde er Bedenken tragen, ihn zu publizieren.

Schwartz, Jakob Heinrich Hermann, geb. zu Neuenkirchen bei Itzehoe 3. Nov. 1821, besuchte die Univ. Kiel und Halle, schloss sich besonders an B. v. LANGENBECK, G. A. MICHAELIS und KRUKENBERG an und wurde 1847 in Kiel promoviert. Zuerst Militärarzt in der schleswig-holstein. Armee, habilit. er sich 1857 in Kiel, wurde 1852 als ord. Prof. f. Gynäkologie und Direktor der Gebäranstalt nach Marburg, 1862 in gleicher Eigenschaft nach Göttingen berufen und starb hier 30. Okt. 1890. Er verfasste folgende Schriften: „*Die vorzeitigen Athembewegungen*" (Leipzig 1858) — „*Beitrag zur Geschichte des Fötus in foetu*" (Univ.-Programm, 1860) und verschiedene Journal-Artikel.

Schwartz, Oskar, in Köln a. Rh., daselbst 19. Jan. 1823 geb., studierte in Göttingen, Berlin, Prag und Wien, prom. 1845 in Berlin, war 1846 bis 50 Arzt in Plettenberg, Isselburg, 1850 bis 51 Arzt der Prov.-Irrenanstalt Marburg, bis 1855 Kreisphysikus zu Altena, seitdem Reg.-Med.-Rat und Direktor des Landesspitals in Sigmaringen (Hohenzollern), seit 1870 Geh. Med.- und Reg.-Rat in Köln und trat 1894 in den Ruhestand. Er ist Mitglied verschiedener Standesvertretungen, Vors. bezw. Ehrenvorsitzender zahlreicher wissenschaftl. und anderer Körperschaften und hat eine grosse Reihe von Schriften veröffentlicht, von denen ein Teil schon in der älteren Quelle aufgezählt ist. Neu hinzugekommen sind verschiedene Aufsätze in D. m. W. 1887 bis 97 forensischen und psychiatr. Inhalts sowie über ärztl. Standesfragen, ferner in d. D. Vierteljahrsschr. für öffentl. Gesundheitspfl. 1890 bis 99 (über Verhütung der grossen Sterblichkeit an Tuberkulose unter den Krankenpflegegenossenschaften, gesetzliche Regelung des Geheimmittelwesens in alter und neuer Zeit, Anzeigepflicht der Kurpfuscher), in Monatsschr. für Heilk. (über Standesfragen), Art. für „Bibl. d. ges. m. W. von DRASCHE" (Sterblichkeit, Sanitätswachen, Trunksucht, Trinkerasyle, Versicherungswesen) u. v. a.

Schwartze, Hermann H. R.,

zu Halle a. S., geb. zu Neuhof 7. Sept. 1837, studierte in Berlin und Würzburg, war Assistent am pathol.-anat. Institut in Würzburg unter AUGUST FOERSTER, wurde 1859 prom., 1863 Privatdozent, 1868 Prof. e. o., 1884 Direktor der kgl. Univ.-Ohrenklinik in Halle a. S., 1887 Geh. Med.-Rat, 1896 Prof. ord. honorarius. Schriften: „*Prakt. Beiträge zur Ohrenheilkunde*" (Würzburg 1864) — „*Paracentese des Trommelfells*" (1868) — „*Pathol. Anatomie des Ohres*" (E. KLEBS, Handb. der pathol. Anat., 1877, Lfg. 6) — „*Lehrbuch der chir. Krankheiten des Ohres*" (BILLROTH und LUECKE, Deutsche Chir., 1884, 85, Lfg. 50) — „*Handbuch der Ohrenheilkunde*" (in 2 Bdn. 1892 und 93). Er ist auch Redakteur des durch A. VON TROELTSCH, POLITZER und S. 1864 begründeten „A. f. O." seit 1873 (Bd. VII).

Schwartzer v. Babarcz, Otto,

in Budapest, daselbst 22. Dez. 1853 geb. und hauptsächlich als Schüler seines Vaters Franz S. ausgebildet, Dr. 1877, ist seit 1877 Chefarzt und Direktor einer eigenen Heilanstalt für Gemüts- und Nervenkranke, wurde 1880 San.-Rat, 1882 Dozent der gerichtl. Psychopathologie, 1892 Vizepräsident d. Justiz.-med. Senates, 1900 Vizepräsident der Landeskommission für Physikatsprüfungen. Er veröffentlichte: „*Bewusstlosigkeitszustände als Strafausschliessungsgründe*" — „*Transitorische Tobsucht*" (beide deutsch) — „*Rechtsschutz der Geisteskranken, I. Civilrecht, II. Strafrecht*" — „*Verwaltungspsychiatrie I.*" — „*Gerichtl. Psychopathologie I.*" — „*Gerichtl. psychopathol. Briefe*". S. ist k. ung. Hofrat, General-Bevollmächtigter pp. des „Roten Kreuzes" und Präsident des Ärzteverbandes in Budapest.

Schweigger, Karl Ernst Theodor,

zu Berlin, geb. zu Halle a. S. 29. Okt. 1830 als Sohn des Prof. der Physik Johann Salomon Christoph S., (1779 bis 1857), studierte in Erlangen und Halle, prom. 1852 an letzterer Univ. und wirkte 1852 bis 55 als Assistent an KRUKENBERG'S med. Klinik, wo er als einer der ersten Kurse in der Auskultation und Perkussion erteilte. 1856 ging er nach Würzburg, um sich hier unter H. MUELLER besonders mit dem Studium der mikrosk. Anat. des Auges zu beschäftigen. 1857 bis 64 war er als Assistent bei A. v. GRAEFE in Berlin thätig, beschäftigte sich hier vorzugsweise mit dem wissenschaftl. Teile der Augenheilkunde und habilitierte sich 1860 bei der med. Fakultät als Privatdozent. Eine grosse Reihe von Arbeiten, zum Teil in Gemeinschaft mit A. v. GRAEFE, stammt aus dieser Zeit. Dieselben sind fast alle in dessen Archiv veröffentlicht. Hierher gehören u. a.: „*Untersuchungen über pigmentirte Netzhaut*" (V) — „*Die Ganglienzellen und blassen Nerven der Chorioidea*" (VI) — „*Zur pathol. Anatomie der Chorioidea*" (IX), in Gemeinschaft mit A. v. GRAEFE: „*Beiträge zur anat. Klinik der Augenkrankheiten*" (VI). Nach seinem Abgange aus der v. GRAEFE'schen Klinik machte er grössere wissenschaftl. Reisen nach Utrecht, London, Nordamerika u. s. w. und wurde 1868 zum a. o. Prof. der Augenheilkunde in Göttingen und Direktor der dort neu gegründeten Augenklinik ernannt. Hier blieb er bis 1871, wo er als Nachfolger seines Lehrers A. v. GRAEFE nach Berlin berufen wurde. Kurz nach seinem Eintreffen daselbst gab er ein „*Handbuch der Augenheilkunde*" (Berlin 1871) heraus, für dessen Trefflichkeit schon allein der Umstand spricht, dass es bis 1885 5 Aufl. erlebt hat. 1873 wurde er zum ord. Prof. ernannt und 1885 erhielt er den Titel eines Geh. Med.-Rats. 1882 trat er in die Redaktion des von KNAPP gegründeten A. f. A. ein. Ausser den bereits genannten Schriften S.'s mögen folgende Arbeiten hier Erwähnung finden: „*Ueber Amblyopien bei Nierenleiden*" (GRAEFE'S A., VI) — „*Ueber Entstehung des Kapselstaares*" (Ib. VIII) — „*Beschreibung eines Demonstrations-Augenspiegels*" (Ib. 1871) — „*Hyperämie und Entzündung des Sehnerven in seinem orbitalen Theile*"

(ZEHENDER's klin. Mtsbl., 1874) — „Sehproben" (Berlin 1877) — „Klinische Untersuchungen über das Schielen" (Berlin 1881) — „Beobachtungen über Netzhautablösungen" (A. f. A., XII) — „Resection des Opticus" (Ib. XVI) — „Zur Strychnin-Therapie nebst

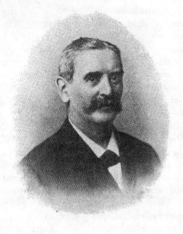

Bemerkungen über hysterische Sehstörungen" (Klin. Monatsbl. f. Augenheilk., 1881) — „Vordere Synechie ohne Perforation der Hornhaut" (A. f. A., XVII) — „Die Erfolge der Schieloperation" (A. f. A., XXIX) — „Glaucoma malignum" (Ib. XXX) — „Extraction mit Lappenschnitt nach unten ohne Iridectomie" (Ib. XXXVI). Anf. 1900 trat S. in den Ruhestand.

Schweninger, Ernst, in Berlin, geb. zu Freistadt i. d. Pfalz 15. Juni 1850, studierte seit 1866 in München, war 1870 bis 79 Assistent von BUHL, approbiert 1873, habilitierte sich 1875 f. pathol. Anat. trat durch seine Erfolge mit der von OERTEL herrührenden Kur in Beziehung zu Fürst BISMARCK, der ihn als seinen Leibarzt nach Berlin zog, wo er 1884 Prof. e. o. wurde und die Leitung der Abt. für Hautkranke a. d. Charité von LEWIN abgezweigt erhielt, zugleich mit dem Charakter als Geh. Med.-Rat. 1900 wurde er zum Direktor des neuerbauten Kreiskrankenhauses in Gr. Lichterfelde bei Berlin erwählt. Seine verschiedentlich zerstreuten Arbeiten sind in einem Sonderwerk (Berlin 1886) zusammengefasst. Dazu erschien zum 1. Jahrestag von BISMARCKS Tod: „Zum Andenken an etc." (Leipzig 1900).

Schwimmer, Ernst Ludwig, zu Budapest, geb. daselbst 14. Nov. 1837, begann das Studium der Med. in Pest zu einer Zeit, als die Unterrichtssprache daselbst noch die deutsche war, ging zur weiteren Ausbildung nach Wien, bildete sich dort unter OPPOLZER und SKODA aus und wurde 1861 Dr. med. Als Sekundarius im Wiener allgem. Krankenhause widmete er sich mehrere Jahre hindurch mit Vorliebe der Dermatologie unter HEBRA's Leitung, machte, ehe er sich 1865 in seiner Vaterstadt etablierte, eine Studienreise nach dem Orient und hielt sich mehrere Monate in Ägypten auf, um die endemischen Krankheiten des Nillandes durch Autopsie kennen zu lernen. 1871 habilitierte er sich an der Budapester Univ. als Dozent der Dermatol., wurde 1879 zum a. o. Prof. derselben ernannt; es gelang ihm, nach vielen Schwierigkeiten seiner Doktrin so weit Geltung zu verschaffen, dass die im Budapester allgem. Krankenhause unbeachtete und als Filialabteilung bestandene kleine dermatol. Station, der er 10 Jahre lang als ord. Arzt vorstand, aufgehoben und dafür im neuen städtischen

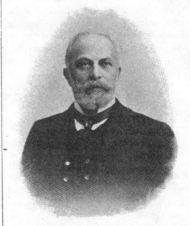

Krankenhause eine den modernsten Anforderungen entsprechende, grosse dermatol. Abteilung errichtet wurde, mit einem Belegraum von 120 Betten, welcher Station er seitdem als dirig. Chefarzt vorstand und die zu Lehr- und Lernzwecken in gleich zweckmässiger Weise diente. Von seinen zahlreichen Schriften sind folgende grössere Arbeiten zu erwähnen: *Medicinische Studien über Ägypten"* (Orvosi hetilap, 1864, 65) — *„Dermatologie"* (Budapest 1874, das erste Lehrbuch der Hautkrankheiten in ungar. Sprache) — *„Leukoplakia buccalis"* (Wien 1878, mit 5 chromolith. Taff) — *„Die Therapie der Variola vom Standpunkte der Micrococcuslehre"* (v. Ziemssen's Archiv f. klin. Med., 1880) — *„Ueber Lepra in Ungarn"* (Budapest 1880) — *„Die neuropathischen Dermatonosen"* (Wien 1883); ferner in v. Ziemssen's spez. Pathol. und Therap. (XIV, 1883) eine Reihe von Artikeln über einzelne Hautaffektionen; „Der heutige Stand der Syphilistherapie" (ung., Budapest 1885). Ausserdem, 1863 angefangen, med. Journalartikel in deutsch., ungar. und französ. Sprache, Arbeiten für Virchow's und v. Holtzendorff's Samml., Eulenburg's Real-Encykl., das biographische Lexikon, med. Reisebriefe etc. S. starb 25. Febr. 1898.

Sédillot, Charles - Emmanuel, bekannter französ. Chir., geb. zu Paris 14. Sept. 1804, einer Familie von Ärzten angehörig, studierte von 1822 an daselbst, trat 1824 in das Val-de-Grâce, um sich der militärärztl. Laufbahn zu widmen, wurde 1825 Chir. sous-aide-major im Instruktions-Hosp. zu Metz, 1827 im Val-de-Grâce, 1829 Doktor, machte 1831 in Polen in der National-Armee den Feldzug mit Auszeichnung mit, wurde 1832 zum Aide-major, 1835 zum Agrégé der Pariser Fakultät und 1836 zum Chir.-major und Prof. der operat. Chir. an der militärärztl. Schule des Val-de-Grâce ernannt. 1836 und 39 bewarb er sich ohne Erfolg um Lehrstühle der klin. und operat. Chir. bei der Pariser med. Fakultät und hatte dabei die These: *„Des amputations des membres dans la continuité et la contiguité, ses avantages et ses inconvéniens"* (1836) zu verteidigen. 1837 wurde er nach Afrika geschickt, nahm Teil an dem Feldzuge von Constantine und schrieb darüber einen interessanten Bericht. Im folgenden Jahre erschien seine am meisten bekannt gewordene Schrift: *„Traité de médécine opératoire, bandages et appareils"* (2 voll., Paris 1839 bis 46; 2. éd. 1853 bis 55; 4. éd. mit Legouest, 1870; holländ. Übers. Rotterdam 1841). Nachdem er noch einmal, 1841, um einen Lehrst. der operat. Chir. in Paris mit der These: *„De l'opération de l'empyème"* (1841; 2. éd. 1841) konkurriert hatte, wurde er in demselben Jahre, nach einem glänzenden Konkurse, wobei er die These: *„Les kystes envisagés sous le point de vue de pathol. externe et de thérap. chirurgicale"* zu schreiben hatte, als Nachfolger von Bégin zum Prof. der Chir. und chirurg. Klinik bei der med. Fakultät zu Strassburg und zugleich zum Prof. an der dortigen militärärztl. Schule ernannt. 1850 avancierte er zum Méd. principal 1. Kl. Seine späteren Arbeiten sind in dem sehr ausführlichen Artikel Gurlt's für das ältere Biogr. Lexikon aufgezählt. Seit 1857 war S. Mitglied der Acad. de méd., seit 1872 des Institut. Nach dem Kriege von 1870/71, durch welchen er dem Felde seiner Thätigkeit entzogen worden war, trat S., der Médecin inspecteur des armées und Direktor der reorganisierten militärärztlichen Schule in Strassburg (bis 1869) gewesen und bereits leidend geworden war, indem er den ihm angebotenen chirurg. Lehrstuhl in Nancy ausschlug, in das Privatleben zurück, nahm seinen Aufenthalt in Paris, beschäftigte sich, bei zunehmender Taubheit, die ihm den Verkehr in wissenschaftl. Gesellschaften erschwerte, seit 1870 mit philos. Studien, schrieb noch 2 Schriftchen über das „Relèvement de la France" (1874) und „L'évolution en médecine" (1879) und starb 29. Jan. 1883 zu Sainte-Menehould. — S. hat sich in mehrfacher Beziehung um die Chir. verdient gemacht. Von besonderer Bedeutung waren seine Arbeiten über die Luxationen und deren Behandlung, über die Empyem-Operation, die Gastrotomie, die er 2mal, wenn auch ohne Erfolg, ausführte, über verschiedene plastische Operationen, die Urethrotomie, über die Pyämie und das Évidement der Knochen, während er ein Gegner der subperiostalen Resektionen war. Sein Bestreben, die Medizin zu einer exakten Wissensch. zu erheben, muss zwar als lobenswert anerkannt, aber als idealistisch bezeichnet werden und führte ihn dazu, an die Spitze der letzten Ausgabe seiner Médecine opératoire einige sehr selbstbewusste Aphorismen zu stellen, die zu seiner Charakterisierung zu dienen geeignet sind; wir führen von denselben nur die erste an: „Le succès des opérations dépend de l'habileté du chirurgien. Les revers accusent notre ignorance ou nos fautes, et la perfection est le but de l'art."

Sée, Germain, bedeutender Kliniker, zu Paris, geb. 16. März 1818 zu Ribeauvillé, wurde 1846 in Paris mit der These: „*Les effets du seigle ergoté sur le coeur et la circulation*" Doktor, 1852 zum Hospitalarzt, 1866 zum Nachf. von TROUSSEAU auf dem Lehrstuhle der Therapie bei der med. Fakultät und, trotz der seitens der Ultramontanen gegen ihn gerichteten und bis vor den Senat gebrachten Beschuldigungen des Materialismus, 1869 an

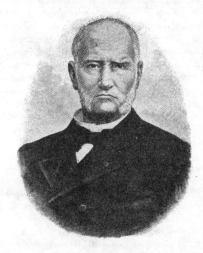

MONNERET's Stelle zum Prof. der med. Klinik und zum Mitgliede der Acad. de méd. ernannt. Seit 1876 war er Arzt am Hôtel-Dieu. Von seinen Arbeiten sind anzuführen: „*De la chorée et des affections nerveuses en général etc.*" (1851), von der Acad. de méd. preisgekrönt und in deren „Mémoires" (1850) aufgenommen — „*Leçons de pathologie expérimentale . . . rec. par le Dr. Maur. Raynaud*" (1866) — „*Du sang et des anémies*" (1866) — „*Du diagnostic et du traitement des maladies du coeur*" (1878) nach klin. Vorträgen, die in der Charité 1874 bis 76 gehalten wurden, in mehrere fremde Sprachen (deutsch von MAX SALOMON) übersetzt; ferner Artikel und Monographien über Digitalis, Chloral, Opium, Behandlung des Rheumatismus mit salicylsaurem Natron, im Bullet. de thérap., Courrier méd., France méd. (1869 bis 78), die Artikel „*Asthme*" und „*Classification thérapeutique*" im Nouv. Dict. de méd. prat. (1865). S. starb 13. Mai 1896.

Sée, Marc, zu Paris, Neffe des Vor., geb. 17. Febr. 1827 zu Ribeauvillé (Haut-Rhin), wurde 1856 in Paris Doktor mit der These: „*De l'accommodation de l'oeil et du muscle ciliaire*" und mit der These: „*Anat. et physiol. du tissu élastique*" 1860 Agrégé der Fakultät, war seit 1866 Hospital-Chirurg und nacheinander in den Hospitälern Bicêtre, du Midi (1867), Sainte-Eugénie (1872) und Maison municipale de santé (1875) thätig, nachdem er 1868 zum Chef der anat. Arbeiten ernannt worden war. Er hatte zusammen mit BÉCLARD aus dem deutschen KOELLIKER's „Éléments d'histologie humaine" (1856; 2. éd. 1868) übersetzt und war Mitarbeiter an der 4. und 5. Ausg. von CRUVEILHIER's „Traité d'anat. descript." (1862; 1868). Während des Krieges von 1870 geriet er als Chef-Chirurg bei der Ambulance de la Presse in preuss. Gefangenschaft, konnte aber, über Belgien nach Frankreich zurückgekehrt. nach der Schlacht bei Beaumont zu Mouzon mehr als 1200 Verwundete behandeln. Er schrieb darüber: „*Rapport sur la campagne faite par la deuxième ambulance*" (1871) und gab zusammen mit TARNIER und LENOIR heraus: „*Atlas de l'art des accouchements*" (1871, av. 110 pl.) — „*Recherches sur l'anat. et la physiol. du coeur, spécialement au point de vue du fonctionnement des valvules auriculoventriculaires*" (1875, av. 4 pl.). In der Gaz. hebdomad. (1856) finden sich von ihm: „*Expériences sur la ligature de l'oesophage*" (zus. mit DECHAMBRE) und in den Bulletins de la Soc. de chir. (1867, 72, 75) mehrere kasuist. chir. Mitteilungen.

Seegen, Joseph, Balneolog zu Wien, geb. 20. Mai 1822 zu Polna, studierte in Prag und Wien, wurde an letzterem Orte 1847 promoviert, war 1853 bis 84 Arzt zu Karlsbad, wurde 1854 Privat-Dozent der Balneologie bei der Wiener med. Fakultät, 1859 Prof. e. o., wirkte in der Doppelstellung als Arzt in Karlsbad und als Prof. in Wien und gründete, zusammen mit OPPOLZER und SIGMUND, 1856 den Verein für Quellenkunde in Österreich. Von seinen Arbeiten, die sich vorzugsweise auf die Karlsbader Quellen, die Stickstoffausscheidung der im Körper umgesetzten Albuminate, die glykogene Funktion der Leber, den Umfang und die Bedeutung dieser Funktion und das Material, aus welchem der Zucker bereitet wird, beziehen, sind die wichtigsten bereits in der älteren Quelle zitiert, auf die hiermit verwiesen sei.

Seeligmueller, Otto Ludwig Adolph, geb. zu Naumburg a. S. 1. April 1837, studierte in Leipzig, Halle und Würzburg, begab sich später noch zu BENEDIKT in Wien und zu DUCHENNE nach Paris, war 1862 und 65 Volontär- bezw. Assistenzarzt an der Prov.-Irrenanstalt zu Nietleben, in

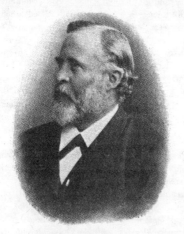

der Zwischenzeit Assistenzarzt an der Poliklinik zu Halle, von 1865 bis zu seiner Habilitierung an der Univ. Halle, neben seinem Spezialfach als Nervenarzt, auch als vielbeschäftigter prakt. Arzt in Halle thätig. Seit 1876 wirkt er in Halle als Dozent für Nervenkrankheiten und wurde 1882 zum Extraordinarius ernannt. Seine hauptsächlichsten Arbeiten sind: „*Spinale Lähmungen im Kindesalter*" (GERHARDT's Handb.; Tübingen 1879) — „*Lehrbuch der Krankheiten der peripheren Nerven und des Sympathicus*" (Braunschweig 1882) — „*Lehrb. der Krankheiten des Rückenmarks und Gehirns, sowie der allgemeinen Neurosen*" (Ib. 1887). „*Die Errichtung von Unfallkrankenhäusern, eine Art der Notwehr gegen das zunehmende Simulantentum*" (Leipzig 1890). *Weitere Beiträge zur Frage der traumat. Neurose und der Simulation der Unfallverletzten* (Ib. 1891).

Seggel, Karl, Generalarzt in München, geb. 7. Jan. 1837 zu Wassertrüdingen in Mittelfranken, studierte in Erlangen, Würzburg, Jena und Berlin und promovierte 1859 in Würzburg. 1861 wurde er bayer. Militärarzt und machte als solcher die Feldzüge von 1866 und 1870 bis 71 mit. Seit 1864 wirkte er als Augenarzt in München und leitete von 1877 an eine von ihm begründete militär. Augenklinik; 1890 Dozent am Operationskurs für Militärärzte, 1895 Vorstand desselben, womit ausser der Augenheilkunde auch das Feld-Sanitätswesen zum Lehrauftrag wurde. Litter. Arbeiten: Zu den im älteren Lexikon bereits aufgezählten sind noch folgende Veröffentlichungen zu ergänzen: „*Über Meningitis cerebromedullaris epidemica*" (Ib. 1865) — „*Resultate der während des Krieges 1870/71 ausgeführten Gelenk-Resektionen*" (Ib. 1873) — — „*Ein doppelröhriges metrisches Optometer*" (Ib. 1882) — „*Untersuchungen auf Farbenblindheit und Pupillendistanz*" (Festschr. d. ärztl. Ver., München 1883) — „*Über die Prüfung des Licht- und quantitativen Farbensinns, sowie Bemerkungen über die nachteilige Einwirkung des myopischen Prozesses auf das Sehvermögen*" (A. f. A. 1888) — „*Die ophthalmoskopischen Erscheinungen bei Hirnsyphilis*" (D. A. f. kl. M. 1889) — „*Über die Abhängigkeit der Myopie vom Orbitalbau und die Beziehungen des Conus zur Refraktion*" (A. f. Ophth. 1890) — „*Kasuist. Beitrag zur Diagnose der indirekten Frakturen des Orbitaldaches bzw. der Wandungen des Canalis opticus*" (A. f. A. XXIV) — „*Über den Werth der Messung von Schulterbreite und Sagittaldurchmesser der Brust für die Beurteilung der Diensttauglichkeit*" (D. mil. Z. 1891) — „*Über subconjunktivale Sublimatinjektionen*" (Kl. Mtsbl. f. A. 1895) — „*Über die Anforderungen an das Auge und die Sehstörungen beim Schiessen der Infanterie*" (D. mil. Z. 1898) — „*Insufficienz der Musculi recti externi*" (Kl. Mtsbl. f. A. 1899).

Segond, Paul-Ferdinand, Chirurg in Paris, geb. 8. Mai 1851, studierte in Paris, wurde Interne d. h. 1875, Dr. 1880, Chir. d. h. 1883, Agrégé 1883, veröffentlichte u. a.: „*Étude sur l'anatomie pathologique des retrécissements de l' urèthre*" (zus. mit BRISSAUD 1881) — „*Des abcès chauds de la prostate et de la région périprostatique*" (1880, preisgekrönt vom Institut) — „*Cure radicale des hernies*" (Thèse d'agrég. 1883) — „*Gastrotomie pour rétrécissements infranchissables de l'oesophage*" (1886) — „*Deux néphrectomies. Guérison*" (1887) — „*Traitement des fibromes utérins par la castration ovarienne*" (1888) — „*Valeur de la cure radicale des hernies*" (1888) — „*Résection du nerf maxillaire supérieur et du ganglion spheno-palatin par la voie temporale*" (1890) — „*Traitement chirurgical de l'enstrophie de la vessie*" (1890) u. v. a.

Seguin, Edouard, geb. 20. Jan. 1812 zu Clamecy (Nièvre), erhielt seine Ausbildung in Paris und beschäftigte sich schon in dieser Zeit mit Studien über die Erziehung und Behandlung der Idioten nach physiol. Prinzipien, wobei ITARD und ESQUIROL seine Lehrer waren. 1837 unternahm er praktisch zum ersten mal die Erziehung eines idiot. Knaben, 1839 errichtete er die erste Idioten-Anstalt, das Muster für alle späteren, seitdem ins Leben gerufenen etwa 75 Erziehungs-Anstalten für Blödsinnige. Bald nach dem Ausbruche der Revolution von 1848 ging S. nach Nordamerika und hielt sich hier zehn Jahre lang in Ohio, Cleveland und Portsmouth auf. Später besuchte er Frankreich noch einmal und liess sich nach seiner Rückkehr nach Amerika dauernd in New York nieder, wo er 1861 promovierte und nachmals noch 11 ähnliche Anstalten für Idioten einrichtete wie die erste. 1866 widmete er sich Spezialstudien über med. Thermometrie, und seinem Einflusse ist speziell der ausgiebigere klin. Gebrauch der Thermometrie in Amerika zu danken. 1873 vertrat er als Kommissar die Vereinigten Staaten auf der Wiener Weltausstellung, stattete nach Beendigung derselben verschiedenen europ. Hauptstädten Besuche ab und interessierte sich dabei besonders für die Kindergärten in Deutschland und die franz. „Salles d'asile", sowie für die Taubstummen- und Idioten-Anstalten. Als das Resultat seiner Studien veröffentlichte er einen wertvollen Bericht in Gestalt einer in 3 Aufl. erschienenen Schrift. In seinen letzten Lebensjahren war S. sehr für Einführung des metrischen Systems in die Arzneimittellehre bemüht. 1879 wohnte er als Delegierter der Amer. Med. Assoc. der Versammlung der Brit. Med. Assoc. in England bei. Er starb 28. Nov. 1880. Sein Hauptverdienst ist, das erste erfolgreiche prakt. Beispiel zu einer method. Idiotenerziehung gegeben zu haben. Das Verzeichnis seiner Schriften ist in der älteren Quelle gegeben.

Seguin, Edward Constant, als Sohn des Vorigen 1843 in New-York geboren, machte seine Studien am Coll. of Phys. and Surg. und promovierte 1864, worauf er sich in seiner Vaterstadt als Arzt niederliess. Er widmete sich besonders neurologischen Studien und der Elektrotherapie, verfasste zahlreiche Schriften, deren Titel in der älteren Quelle erwähnt sind und starb im März 1898.

Seidel, Hermann, 13. Juli 1856 zu Schwerin i. M. geb., bezog 1874 die Univ. Würzb., ging 1875 nach Heidelberg und schliesslich nach Strassburg. Nach weiterem 2jährigen Studium in Leipzig absolvierte S. das Staatsexamen 1880 in Strassb. 1880 bis 85 war er in Halle als VOLKMANN's Assistenzarzt thätig, und 1886 besetzte er sich in Braunschweig als Spezialarzt für Chirurgie, wo er eine grosse Praxis erlangte. Nach dem 1892 erfolgten Tode des Medizinalrats VÖLKER wurde er Chefarzt der chirurg. Abteilung des herzogl. Krankenhauses. 1893 berief ihn die Regierung als stimmführendes Mitglied in das Obersanitätskollegium, 1894 erfolgte seine Ernennung zum Prof. Infolge aufreibender Thätigkeit und unangenehmer Zerwürfnisse mit Kollegen nervös geworden, entleibte er sich 1895 in einer Anwandlung von geistiger Störung. Er hat eine Reihe von kasuist. Mitteilungen in verschiedenen Zeitschriften publiziert.

Seidel, Moritz, zu Jena, geb. 1. Okt. 1836 zu Kahla (Sachsen-Altenb.), studierte in Jena, Prag und Wien, war besonders Schüler von C. GERHARDT, wurde 1861 promoviert und ist seit 1867 Prof. der Pharmakol. und Arzt zu Jena. Litterar. Arbeiten: „*Die Atrophia musculorum lipomatosa (sogenannte Muskelhyper-*

trophie)" (Jena 1867, m. Taf.); auch bearbeitete er einen Teil der Toxikologie in dem Handb. der gerichtl. Medizin von MASCHKA.

Seifert, Otto, zu Würzburg, geb. zu Bimbach in Unterfr. 9. Dez. 1853, tudierte zu Erlangen und Würzburg, wurde 1877 promoviert, war 1880 bis 83 Assistent bei GERHART und wurde 1883 Privatdozent, 1898 a. o. Prof. in Würzburg. Litterar. Arbeiten: *„Untersuch. über die Wirkungsweise einiger neuerer Arzneimittel (Hydrochinon, Chinolinum tartar., Kairinum muriat.)"* Würzburg 1883, Habilitationsschr.) — *„Taschenbuch der med.-klin. Diagnostik"* (zusammen mit FRIEDR. MÜLLER) — *„Chinolin gegen Diphtheritis"* (B. kl. W., von der Akad. in Paris preisgekrönt) — *„Rezepttaschenbuch für Kinderkrankheiten"* — *„Therapie der Erkrankungen der Mundhöhle"* (PENZOLDT-STINTZING) — *„Atlas der Heilpathologie der Nase, des Rachens, des Kehlkopfes"* (SEIFERT-KOLM, Wiesb.) — *„Gewerbekrankheiten der Nase und der Mundrachenhöhle"* (HAUG's Sammlung klin. Vortr. I, Heft 7), ferner Arbeiten über Geschwüre der Kehlkopf- und Luftröhrenschleimhaut, Fremdkörper und Parasiten in der Nase, Tuberkulose und Lupus des Rachens in HEYMANN's Handbuch der Rhinologie und Laryngologie, Neubearbeitung von GERHARDT's Lehrbuch der Kinderkrankheiten. Ausserdem eine Reihe von kleineren Original-Abhandlungen über Coffeïn, Piscidia, Salol, Hypnon, Cannabis indica, Jodol, Cocain, Anguillula, Ankylostomum duodenale, Taenia, Nasen- und Kehlkopfkrankheiten, Nervenkrankheiten, Hautkrankheiten, Syphilis etc.

Seitz, Franz, zu München, geb. 15. Dez. 1811 zu Lichtenau in Mittelfranken, studierte 1830 bis 34 Naturwissensch. und Med. in München und wurde dort 1834 promoviert. 1835 wurde er als Militärarzt angestellt. Zu seiner weiteren Ausbildung machte er wissenschaftliche Reisen nach Wien, Berlin, Holland, Frankreich und England, habilitierte sich an der Univ. München 1848. 1850 wurde er zum a. o. Prof. und Vorstande der Univ.-Poliklinik und 1852 zum ord. Prof. ernannt. Als solcher las er Arzneimittellehre und leitete die med. Poliklinik bis zu seinem 17. April 1892 erfolgten Ableben. S. hat sich um den klin. Unterricht in München ein grosses Verdienst erworben. Zahllose Mediziner-Generationen sind von ihm in den ersten Elementen der Diagnostik unterwiesen worden. Auch als wissensch. Forscher und Schriftsteller stand S. in vorderster Reihe. Besonders bemerkenswert ist der

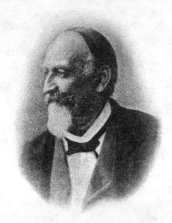

in einer Veröffentlichung d. J. 1845 geführte Nachweis von der Identität des sogen. „Schleimfiebers" mit dem Abdominaltyphus, ferner rühren von S. wichtige Arbeiten über Friesel, Cholera, Diphtherie und Krupp und andere Infektionskrankheiten her. Die Titel derselben sind in dem älteren biogr. Lexikon gegeben, zu dem er selbst viele Beiträge geliefert hat und auf das für die ausführlichere Würdigung der Leistungen und Bedeutung von S. zu verweisen ist.

Seitz, Eugen, geb. 19. Nov. 1817 zu Vilbel bei Frankfurt a. M., studierte in Göttingen unter FUCHS, promovierte in Giessen 1842, war Assistent und Dozent in Giessen und Tübingen 1848 bis 54, Prof. der spez. Pathol. und Therap. und Direktor der med. Klinik in Giessen 1856 bis 79, trat dann in den Ruhestand und siedelte nach Wiesbaden über, wo er 11. April 1899 starb. Abgesehen von einigen Schriften wie: *„Handbuch der ges. Augenheilkunde"* (Erlangen 1855; fortgesetzt von W. ZEHENDER, 2. Aufl. 1869)

— „*Die Auscultation und Percussion der
Respirationsorgane*" (Ib. 1860) — „*Die
Erkältungskrankheiten*" (v. ZIEMSSEN's Handbuch der spez. Path., XIII 1875) ist S.
besonders dadurch bekannt, dass er die
weitere Fortführung des beliebten NIEMEYER'schen Werkes über Pathologie übernahm nach dem 1871 erfolgten Ableben
des Verf. unter d. T. „*Lehrbuch der spec.
Pathol. und Therap.*" (9. bis 11. Aufl.
Berlin 1874 bis 84). Doch erfuhr das
Werk in den folgenden Auflagen eine
totale Neugestaltung; die zahlreichen
theoret. Deduktionen, zu welchen NIEMEYER so sehr neigte und die durch seine
lebendige und interessante Darstellung
die Lektüre des Werkes so anziehend
machten, waren grösstenteils unhaltbar
und mussten entfernt werden. Die andere
Schwäche des Werkes war seine Unvollständigkeit, insofern dasselbe kaum ein
Kapitel aufwies, in welchem nicht eine
Reihe der wichtigsten Punkte unberührt
gelassen war. Das Werk verdiente mehr

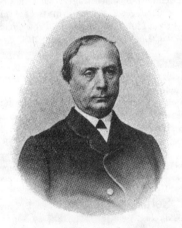

den Namen von „Beiträgen", als den einer
„Pathologie". Übrigens war das Buch
20 Jahre hindurch (1864 bis 84) nicht
allein in Deutschland, sondern in den
meisten Kulturländern und Sprachen die
am meisten verbreitete Pathologie. — Die
Eigentümlichkeit von S.'s Wirksamkeit
als Kliniker bestand in erster Linie darin,
dass er gegenüber der speziellen Pathologie eine symptomatische Pathologie und
Therapie als besondere Branche kultivierte
und selbst als Lehrgegenstand vortrug.

Er ging davon aus, dass dem Arzte am
Krankenbette im allgemeinen nicht die
Krankheit, sondern nur das Symptom entgegentritt und dass es ihm in sehr vielen
Fällen nicht sofort, sondern erst spät oder
selbst gar nicht gelingt, von dem Symptome zur Krankheit zu gelangen.

Seitz, Carl, als Sohn von Franz
S. geb. 4. Febr. 1858 zu München, studierte dort, in Berlin und Wien, promovierte in München 1882, war 1883 bis 89

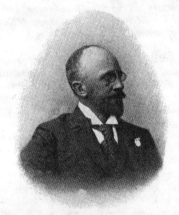

Assistent der med. Poliklinik, 1886 Privatdozent an der Univ. München, ist seit 1890
Vorstand der pädiatrischen Univ.-Poliklinik, 1896 a. o. Univ.-Prof. Er schrieb
neben mehreren kleineren Aufsätzen meist
über Infektionskrankheiten. „*Bakteriologische Studien zur Typhus-Ätiologie*" (1886)
— „*Grundriss der physikalischen Untersuchungsmethoden innerer Organe*" (Leipzig-
Wien 1890, 1892 resp. 94, russische und
ital. Übersetzung) — „*Grundriss der
Kinderheilkunde*" (Berlin 1894, 2. Auflage
1899).

Seitz, Johannes, geb. 5. Jan. 1845
in St. Gallen, besuchte die Hochschule in
Zürich 1864 bis 69. Demnächst fungierte er auf BIERMER's Klinik $3^1/_2$ Jahre
als Assistent, wurde 1872 promoviert und
widmete das Jahr 1873 einer wissensch.
Reise. Seit dieser Zeit wirkt er in Zürich
als Dozent und Arzt. Von ihm wurde
die Krankheitsgruppe „Anaemia perniciosa" eingeführt. Er publizierte: *Mul-*

tiple Fibrosarkome der Nerven" (Statist. Jahresbericht der Klinik über 1869) — "Der Hydrocephalus acutus der Erwachsenen" — "Die Meningitis tuberculosa der Erwachsenen" — "Der Kropftod durch Stimmbandlähmung" — "Zwei Feuerländergehirne" — "Nierenentzündung bei Stomatitis aphthosa" — "Zur Verbreitung der Influenza im schweiz. Gebirge" — "Eine Vergiftung durch Dinitrobenzol" — "Blutung, Entzündung und brandiges Absterben der Bauchspeicheldrüse" — "Toxinaemia cerebrospinalis" — "Syphilis der Pfortader" — "Bulbäre und absteigende Lähmung durch Pilzeinwanderung" — "Rhachitis mit Knochenhautblutung und Nierenblutung".

Seligmann, Franz Roemo, zu Wien, geb. 30. Juni 1808 zu Nikolsburg in Mähren als Sohn eines Arztes, bezog mit 17 Jahren die Wiener Hochschule, beschäftigte sich ausser der Med. mit modernen Sprachen, erlernte auch Persisch, um eine auf der Wiener Hofbibliothek befindl. persische Handschrift über Med. lesen zu können. Er gab in seiner Inaug.-Diss. "De re medica Persarum" (1830) einen latein. Auszug der ersten Hälfte derselben und veröffentlichte später auch einen Auszug des 2. Teiles u. d. T.: "Liber fundamentorum pharmacologiae auctore Abu Mansur . . , Epitome etc." (Pars I, II, Wien 1830, 33), nebst einer deutschen Broschüre: "Über drei höchst seltene persische Handschriften" (Ib. 1833), welche den Inhalt der obigen Handschrift und noch zweier anderer in seinen Besitz gelangter persischer Manuskripte wiedergiebt. Nachdem er durch Reisen und bibliothekarische Forschungen in Paris, Italien (1845), Berlin und London (1857) sich überzeugt hatte, dass das Manuskript des Abu Mansur wirklich das älteste Dokument der neupers. Sprache und auch der einzig existierende Rest derselben ist, entschloss er sich zur Herausgabe desselben, und nach Überwindung der Schwierigkeiten in Stich Faksimilierung und Druck, erschien 1860 in der Wiener k. k. Staatsdruckerei, als erster Teil des Werkes: "Codex Vindobonensis sive medici Abu Mansur . . . liber fundamentorum pharmacologiae", mit ausführlichen, auch als Sonderausgabe publizierten: "Prolegomena ad codicem Vindobonensem etc." Nachdem S. zur Zeit des ersten Erscheinens der Cholera in Österreich sowohl in der Provinz als in einer Vorstadt als Choleraarzt gewirkt hatte, begann er 1833 (zum ersten Male wieder seit Eyerel) Vorlesungen über Geschichte der Med. an der Wiener Univ. zu halten, machte später auch kunstgeschichtliche Studien und diese wie seine anderweitigen Studien führten ihn zu dem in der Abhandlung "Götter, Satyrn, Faune" (veröffentlicht 1838 in F. Wittbauer's "Album" zum Besten der Verunglückten in Ofen und Pest) gemachten Versuch, die Entwickelung der Menschenrassen im Verhältnis zu den Darstellungen der menschlichen Gestalt in den Kunstwerken der Alten nachzuweisen. Während dieser Zeit war S. 5 Jahre lang Sekundararzt im Allgem. Krankenhause, hielt 1848, als die Cholera wieder drohte, öffentliche Vorlesungen über dieselbe, nach seinen früheren Erfahrungen, bekam nach dem Titel eines Prof. e. o., übernahm, neben seinen geschichtl.-med. Vorträgen, auch die über med. Hodegetik, hielt 1850 die Gedächtnisrede auf den 1845 verst. Prof. Franz Wilh. Lippich (im "Wanderer" 1850), gab in demselben Jahre: "Die Heilsysteme und die Volkskrankheiten" heraus, wurde auch zum besoldeten Extraordin. seines Faches, 1869 zum Prof. ord. ernannt und hielt seitdem die Vorlesungen über Geschichte der Med. in Verbindung mit der Geschichte der Volkskrankheiten. Er trat nach dem österr. Univ.-Gesetz 1879 in den Ruhestand und starb 15. Sept. 1892. Wegen seiner übrigen Leistungen verweisen wir auf das ältere biogr. Lex.

Selmi, Francesco, Chemiker und Toxikolog, geb. im Nov. 1817 zu Vignola im Modenesischen, war Prof. der pharmazeut. Chemie an der Univ. zu Bologna, widmete sich mit Eifer der Toxikologie und fand, dass bei der Fäulnis animalischer Substanzen sich Alkaloide, ähnlich dem Strychnin, Coniin, Atropin bilden, Ptomaine genannt. Er veröffentlichte an besonderen Schriften: "Nuovo processo generale per la ricerca delle sostanze venefiche e studj tossicologici" (Bologna 1875) — "Sulle ptomaine e alcaloidi cadaverici" (Ib. 1878) — "Sulle ptomaine e loro importanza" (Ib. 1880) — "Ptomaine e prodotti analoghi di certe malattie in correlazione colla medicina legale" (Ib. 1881) — „Nuove ricerche sulle basi patologiche e di un fermento saccarificante nell' urina di uno scorbutico" (Rom 1881). Ausserdem finden sich von ihm

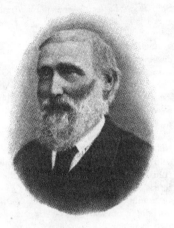

noch gegen 60 Abhandlungen aus der med. Chemie, namentlich aber der Toxikologie, in den Memorie della R. Accad. scien. Bologna (seit 1871), Gazz. chim. (seit 1874), Bollet. scien. med. di Bologna (seit 1874), Rendic. dell' Accad. scien. Bologna (seit 1874), Accad. de' Lincei (seit 1876) u. s. w. teils über die Fäulnisgifte, teils andere Gifte, aber auch Untersuchungen über Urin, Milch u. s. w. Auch hatte er einen erheblichen Anteil an der Herausgabe der „Enciclopedia chimica" (13 voll., Turin 1878 bis 81). Dieser sehr kenntnisreiche, sehr arbeitsame und dabei sehr bescheidene Mann starb in seinem Geburtsorte 13. Aug. 1881.

Semmelweis, Ignaz Philipp, der bekannte Geburtshelfer, geb. zu Ofen 1. Juli 1818, studierte in Pest und Wien und promovierte an letztgenannter Univ. 1844. 1846 bis 49 fungierte er als Assistent der geburtshilfl. Klinik in Wien und machte schon in dieser Stellung die grundlegenden Studien zu seiner späteren berühmten Lehre von der Ätiologie des Kindbettfiebers. Doch fand er mit derselben nicht die verdiente Anerkennung; im Gegenteil waren anfangs die meisten Autoritäten (v. SIEBOLD, SCANZONI u. a.) gegen ihn. 1854 erhielt er die Professur der Geburtshilfe in Pest. 1861 veröffentlichte er sein klassisches Werk: „Die Aetiologie, der Begriff und die Prophylaxis des Kindbettfiebers" (Wien). S. starb 13. Aug. 1865 im Irrenhause zu Döbling bei Wien. Es ist bekanntlich sein unsterbliches Verdienst, die Lehre von dem infektiösen, septischen Charakter des Puerperalfiebers begründet und gleichzeitig mit einem Hinweise auf die Übertragung des infizierenden Stoffes durch die Hand des Arztes oder der Hebamme die Lokalinfektion betont und die ganze Frage auf exaktem Wege ein für allemal zur Erledigung gebracht zu haben. Dieses Verdienst wird auch dadurch nicht geschmälert, dass S. in etwas einseitiger Weise die puerperale Sepsis auf Übertragung des sog. Leichengiftes zurückführen zu müssen glaubte. Ausser der oben genannten Schrift publizierte S. noch: *„Zwei offene Briefe an Dr. Ed. Casp. Jac. v. Siebold und an Dr. F. W. Scanzoni, Professoren der Geburtshilfe"* (Wien 1861) — *„Zwei offene Briefe an Dr. J. Späth, Prof. der Geburtshilfe an der k. k. Josephs-Akad. in*

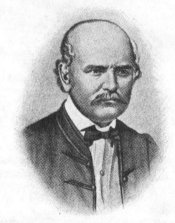

Wien und an Hofrath Dr. F. W. Scanzoni, Prof. der Geburtshilfe zu Würzburg" (Wien 1861). Dieselben sind erst 1899 von dem Dresdener Arzt GROSSE (s. d.) abermals neu herausgegeben worden, nachdem 1 Jahr vorher von demselben Autor eine knappe aber authentische Biographie von S. publiziert worden war. *„Fall von sackartiger Ausbuchtung des schwangeren Gebärmutterhalses"* (W. m. W. 1857).

Semmola, Mariano, berühmter ital. Kliniker, als Sohn des Prof. Giovanni S. (1793 bis 1865) zu Neapel 31. Jan. 1831 geb., studierte daselbst und in Paris, wo er besonders BERNARD, TROUSSEAU und P. RAYER hörte. Von 1853 ab wirkte er als prakt. Arzt, von 1856 als Arzt am Grossen Hospital degli Incurabili in seiner Vaterstadt, wurde 1865 zum Prof. der Pharmakol. und Therapie in seiner Vaterstadt ernannt. 1874 wohnte er als Delegierter der ital. Reg. der intern. Sanitäts-Konferenz in Wien bei, 1886 als Mitgl. der Kgl. Kommission, welche zur Beratung der Sanitätsordnung für Italien berufen war. In Anerkennung seiner zahlreichen Verdienste um med. Wissenschaft

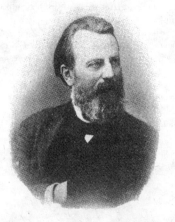

und Unterricht wurde er 1886 zum Senator ernannt. Er starb 5. April 1896. S. erfreute sich als akad. Lehrer grosser Beliebtheit. Sein Hauptverdienst liegt auf dem Gebiet der exper. Therapie, die er mit zahlreichen Einzelheiten bereichert hat. Von seinen Schriften sind hervorzuheben: „*Terapia empirica e terapia scientifica*" (Bologna 1869) — „*Medicina vecchia e medicina nuova*" (Neapel 1876). Demnächst: „*Nouvelles recherches sur les albuminuries et sur la maladie de Bright*" (Neapel 1850, 5 Übersetzungen) — „*Sur la pathologie et la thérapeutique du diabète*" (Paris 1855 bis 61) — „*Del metodo sperimentale nella materia medica etc.*" (Neapel 1865). Dazu kommen viele pharmakognostische und klinische Einzeluntersuchungen über die Anwendung von Jodoform gegen Tuberkulose, Herzsyphilis, Behandlung der Bleivergiftung mit dem elektrischen Strom u. a. m. Bekannt sind noch die von ihm herausgegebenen Vorlesungen über exper. Pharmakologie und klinische Therapie (1887) und die Schrift: „*Bacteriologie in ihrer Beziehung zur exper. Methode*".

Semon, Julius, zu Danzig, geb. daselbst 7. Jan. 1819, genoss seine fachwissenschaftl. Ausbildung teils in Königsberg, teils in Berlin (SCHOENLEIN, JUENGKEN) und Halle (KRUKENBERG). 1844 promoviert, liess er sich alsbald in Danzig nieder und fungierte für den dortigen Stadtkreis seit 1872 als Kreiswundarzt; er ist Sanitätsrat seit 1880. 1894 feierte er sein 50jähr. Doktorjubiläum. Von ihm rühren, neben einer Reihe kritischer Referate in der D. Vrtljhrschr. f. öffentl. Gesundheitspfl., verschiedene, besonders auf die Kanalisation von Danzig bezügl. Arbeiten her.

Semon, Sir Felix, zu London, geb. 8. Dez. 1849 in Danzig als Neffe des Vor., studierte in Heidelberg, Berlin, Wien, Paris, London, wurde 1872 promoviert, wirkte seit 1874 in London, zuerst am Hosp. for Diseases of the Throat, dann 1883 bis 97 als Vorstand der Abteilung für Halskrankheiten am St. Thomas' Hosp., und ist gegenwärtig Laryngolog des Nat. Hosp. for Epilepsy and Paralysis, Queen Square. 1894 wurde ihm der preuss. Prof.-Titel verliehen. 1897 wurde er in den engl. Ritterstand erhoben. Er ist Fellow des Royal College of Physicians, einer der Stifter der Londoner laryngologischen Gesellschaft und Herausgeber des von ihm begründeten „Internationalen Centralblattes für Laryngologie, Rhinologie etc." Die Artikel über die Krankheiten des Halses, der Nase, der Schilddrüse etc. in den engl. Sammelwerken von CHRISTOPHER HEATH und CLIFFORD ALLBUTT stammen grossenteils, das Kapitel über die Nervenstörungen des Kehlkopfs und der Luftröhre in P. HEYMANN's Handb. der Laryngologie etc. gänzlich aus seiner Feder. Auch hat er die deutsche Ausgabe von MORELL MACKENZIE „*Die Krankheiten des Halses und der Nase*" veranstaltet. Er ist der Autor einer grösseren Sammelforschung über die Frage des Übergangs gutartiger Kehlkopfgeschwülste in bösartige, speziell nach intralaryngealen Operationen, Verfasser grösserer Arbeiten über die Frühdiagnose und Radikalbehandlung des Kehl-

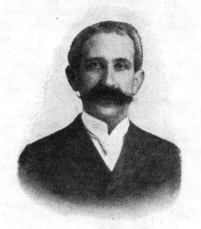

kopfkrebses, über die mechanischen Bewegungsstörungen des Kehlkopfes, über die wahrscheinliche pathol. Identität der verschiedenen akuten infektiösen Entzündungen des Halses, und vieler anderer kleinerer und kasuistischer Mitteilungen. Ganz besonders hat er über die Physiologie und Pathologie der Kehlkopfnerven, die zentrale Innervation des Kehlkopfs, den Reflextonus der Glottiserweiterer, u. s. w. teilweise allein, teilweise in Verbindung mit VICTOR HORSLEY gearbeitet, ist der Urheber des sogen. „SEMON'schen Gesetzes" von der grösseren Vulnerabilität der Glottiserweiterer organischen Schädlichkeiten gegenüber, und war der erste, der (1883) die Behauptung aufstellte, dass das Myxödem der Engländer, die Cachexia strumipriva KOCHER'S, und der Kretinismus sowohl in seiner endemischen wie in seiner sporadischen Form nur verschiedene Erscheinungsformen eines und desselben Zustandes darstellten, der auf den Ausfall der Funktion der Schilddrüse zurückgeführt werden müsse.

Senator, Hermann, Geh. Med.-Rat zu Berlin, geb. 6. Dez. 1834 zu Gnesen, Prov. Posen, studierte 1853 bis 57 in Berlin, insbesondere als Schüler von JOH. MÜLLER, dessen Amanuensis er 1½ Jahre war, von SCHÖNLEIN und TRAUBE, wurde 1857 promoviert und 1858 als Arzt approbiert, habilitierte sich als Privatdozent für innere Med. und Staatsarzneik. bei der Berl. Univ. 1868, wurde Prof. e. o. 1875, war 1875 bis 88 Chefarzt der inneren Abteilung des Augusta-Hosp., und seit 1881 dirig. Arzt an der Charité. Nach VON FRERICHS' Tode leitete er ein halbes Jahr vertretungsweise die erste med. Klinik in Berlin. Diese seine Abteilung in der Charité wurde 1888 zur 3. medizinischen Klinik umgewandelt bezw. vergrössert und gleichzeitig mit der med. Univ.-Poliklinik seiner Leitung unterstellt. Seit 1872 ist er Mitredakteur des Cbl. f. d. m. W. und verfasste: „*Untersuchungen über den fieberhaften Process und seine Behandlung*" (Berlin 1873) — „*Die Albuminurie im gesunden und kranken Zustande*" (Ib. 1882, in mehrere fremde Sprachen übersetzt, insbesondere im Auftrage der New Sydenham Soc. ins engl., 2. Aufl. 1890) — „*Die Krankheiten des Bewegungsapparates*. Diabetes mellitus und

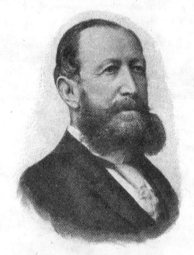

insipidus" (v. ZIEMSSEN's Handb. der spez. Pathol., 2. Aufl. 1879) — „*Die Erkrankungen der Nieren*" (in NOTHNAGEL'S Handb. der spez. Pathol. und Therapie, Wien 1896); zahlreiche Arbeiten aus dem Gebiete der Physiologie, allgem. und spez. Pathologie und Therapie. 1899 wurde S. zum ord. Honorar-Prof. der Univ. ernannt.

Senfelder, Leopold, in Wien, daselbst 25. Sept. 1864 geb. und 1883 bis 89 ausgebildet, Doktor 1889, ist seit 1892 Arzt in Wien und verfasste eine grössere Reihe die med. Lokalgeschichte Wiens, aber auch andere Gebiete aus der med. Geschichte behandelnder Arbeiten.

Sevestre, A., in Paris, geb. 1. Juni 1843 in Louville (Eure-et Loir) als Enkel eines Arztes, studierte in Paris, erhielt bereits als Student 1868 und 71 Belobigungen für Arbeiten im Konkurs, promovierte 1874 („*Manifestations cardiaques dans l'érysipèle de la face*"), war von 1874 bis 77 Chef de Clinique von GERMAIN SÉE, 1878 méd. d. hôp., bis 1880 am Bureau central, bis 1882 am Hôp. Tenon, 1884 Saint-Antoine, 1885 Méd. des Enfants-Assistés und seitdem Pädiater in Paris, 1900 Mitgl. d Acad. d. méd. Seine im Progrès méd. XII No. 27 p. 16 zitierten Schriften (nebst Bild.) betreffen die Infektionskrankheiten, hereditäre Syphilis, Hautkrankhh., Hygiene und Pathologie d. Säuglingsalters, Affektionen des Digestions-Respirationsapparats, des Gefäss- und Nervensystems, sowie verschiedenes.

Seydel, Karl, in Königsberg, geb. zu Chelchen, Kr. Oletzko in Ostpr., 28. Mai 1839, studierte in Königsberg, Bonn, Berlin, war Schüler von SPIEGELBERG und HAYN, wurde 1861 Dr., 1868 Privatdozent

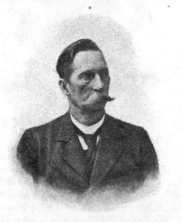

der Geburtshülfe und Stadtwundarzt zu Königsberg, erhielt 1886 auch die venia legendi für gerichtl. Med., war anfangs Staatsexaminator für Geburtshülfe, später für Hygiene, wurde 1891 Prof. e. o., 1894 Mitgl. d. Med.-Kolleg. der Prov. Ostpreussen, 1897 Med.-Rat und schrieb: „*Leitfaden für gerichtl. Med.*" (Berlin 1895); dazu grössere Abhandlungen in der Vrtljhrschr. f. ger. Med. über acquirierte Lungenatelektase, Tod nach Verbrennung und Verbrühung, Phosphorvergiftung, Tod durch Alkoholmissbrauch und sein forensischer Nachweis, die Gefahr der Bleirohrverwendung bei den Wasserleitungen, über kataleptische Totenstarre, Nabelschnurzerreissung, sowie kleinere Aufsätze: Fall von Abort nach intraut. Injektion von Holzessig, Kasuistik der Unterleibsverletzungen, Bruch des Kehlkopfes durch Fussstoss; in anderen Zeitschriften über Blutgerinnung bei tötlichen Verletzungen, über Petroleum-Vergiftung u. a. kleinere Mitteilungen: Tod durch Thymus-Hypertrophie, Zeichen des Verhungerns (Atrophie der Thymus) etc.

Seyfert, Bernhard, einer der hervorragendsten Geburtshelfer Österreichs, geb. 1817 in Drum, einem Dorfe im deutschen Norden Böhmens, studierte und prom. 1844 in Prag, war dann im Prager Krankenhause 2 Jahre hindurch Sekundararzt, trat 1847 als Hilfsarzt in die Prager Gebäranstalt ein und verblieb daselbst als 2., später als 1. Assistent unter JUNGMANN und KIWISCH bis 1851. Nach KIWISCH's Tode als Dozent mit der Supplierung der geburtshilfl. Lehrkanzel für Ärzte betraut, leitete er als suppl. Prof. die geburtshilfl., sowie die gyn. Klinik bis zur Berufung CHIARI's nach Prag (1853). Als dieser jedoch bald nach Wien ging, wurde S. abermals supplier. und schon 1854 ord. Prof., in welcher Stellung er bis zu seinem 7. Mai 1870 erfolgten Ableben wirkte. S.'s Bedeutung liegt hauptsächl. in seiner Lehrthätigkeit, mit der er es verstanden hat, die Prager Gebäranstalt zum Wallfahrtsziel zahlreicher med. Studenten- und Ärztegenerationen zu machen. Schriftstellerisch ist S. nicht sehr ausgiebig thätig gewesen. Es liegen einige Publikationen in der Prager Vierteljhrschr. und den Verh. der physikal.-med. Ges. von ihm vor, die KLEINWÄCHTER in der älteren Quelle zitiert (über das querverengte Becken, Uterusflexionen etc.).

Sgrosso, P., in Neapel, geb. 1856 in Avellino, studierte und wurde 1883 in

Neapel als Arzt diplomiert, war 3 Jahre Militärarzt, widmete sich dann unter DEL MONTE der Ophthalmologie, wurde 1887 Assistent bei DE VINCENTIIS, dessen Schüler und Freund er war, habilitierte sich 1892 in Neapel, hielt sehr besuchte Vorlesungen und starb daselbst 24. März 1900. Ausser einem Leitfaden d. Augenheilk. f. Studenten (1899) publizierte S. noch zahlreiche Monographien über das Cylindrom, Anat. d. atrophischen Augen, akute Dacryoadenitis, Osteome der Orbita, Synchysis scintillans, Pinguecula, Cysticercus, Dermoid d. Orbita, Retinitis durch Anaemia perniciosa, Sciaskopie, chir. Behandlung d. Anthrax u. v. a.

Siebenmann, Friedrich, in Basel, geb. 22. Mai 1852, studierte in Würzburg, Breslau, Wien, München, legte das Staatsexamen 1875 zurück, prom. 1883, war 1875/76 Assistent an der chir. Univ.-Klinik in Bern, praktizierte dann bis 1887, war Volontärarzt bei der otiatr. Klinik München unter BEZOLD 1887/88 und habilitierte sich für Oto- und Laryngol. 1888 in Basel, wo er seit 1892 Prof. e. o. ist. Litterarische Arbeiten: *„Die Fadenpilze Aspergillus und Eurotium mit besonderer Berücksichtigung ihrer botanischen und pathogenen Bedeutung"* (Wiesbaden 1883) — *„Die Schimmelmycose des Ohres"* (Ib. 1888) — *„Corrosiomanatomie des Labyrinthes des menschl. Ohres"* (Ib. 1890) — *„Die Labyrinthgefässe des menschlichen Ohres"* (Ib. 1892) — *„Die Acusticusbahn und ihre Schädigung durch Geschwülste der Vierhügelgegend"* (Ib. 1895) — *„Anatomie des mittleren und inneren Ohres"* (als Teil des BARDELEBEN'schen Handbuches der Anatomie, Jena 1898).

Siebold, Eduard Kaspar Jakob von, geb. 19. März 1801 in Würzburg als Sohn des bekannten Geburtshelfers Adam Elias von S. (1775 bis 1828) und gest. 27. Oktober 1861 in Göttingen, war hier seit 1833 ord. Prof. d. Geburtshülfe und hat sich weniger durch seine geburtshilfl. Leistungen als vielmehr durch seinen berühmten, für alle Zeiten klassischen und bis heute noch nicht (partiell allenfalls nur von FASBENDER's klassischer Studie über die Geburtshülfe der Hippokratiker) übertroffenen *„Versuch einer Geschichte der Geburtshülfe"* (2 Bde., Berlin 1839 bis 45) einen Namen gemacht. Eine ausführliche Würdigung von S.'s Leistungen und Bedeutung lieferte KLEINWÄCHTER im älteren Lexikon, auf dessen Darstellung wir hier verweisen müssen.

Siebold, Karl Theodor Ernst von, geb. 16. Feb. 1804 zu Würzburg, als jüngerer Bruder des Vor., studierte seit 1823 in Berlin und später in Göttingen, bildete sich nebenher unter RUDOLPHI und BLUMENBACH in der Zoologie aus und schrieb seine Dr.-Diss. über die Metamorphose der Salamander. Nach dem Tode seines Vaters widmete er sich aus materiellen Rücksichten der prakt. Med., wurde 1831 Kreisphysikus zu Heilsberg in Ostpr., 1834 in Königsberg, von wo er nach kurzer Zeit als Direktor der Hebammenschule nach Danzig

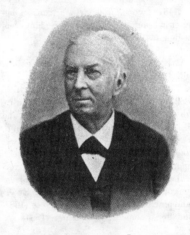

übersiedelte. Neben seiner prakt. ärztl. Thätigkeit trieb er in Danzig, das ihm Gelegenheit zu Beobachtungen der Seetiere bot, aufs eifrigste zoolog. Forschungen, von denen 40 grössere und kleinere, während seines Aufenthaltes in Ost- u. Westpreussen verfasste zoolog. Abhandlungen Zeugnis geben. Durch die Empfehlung ALEXANDER v. HUMBOLDT's, den er bei der Naturforscher-Versammlung zu Danzig in sein Haus aufgenommen hatte, wurde er 1840 auf den Lehrstuhl der Zoologie, vergleich. Anat. und Veterinärmedizin nach Erlangen, 1845 nach Freiburg im Br., 1850 nach Breslau, 1853 nach München berufen. Hier machte er sich um die Ludwig-Maximilians-Univ. durch die Ausarbeitung des

Planes für das physiol. Institut und die Reorganisation der vergleich.-anat. und zool. Sammlung des Staates sehr verdient. Unter seinen im älteren Lexikon angegebenen Schriften ist sein wichtigstes Werk eine vergleich. Anatomie der wirbellosen Tiere, das schon kurz nach seinem Erscheinen ins französ. und engl. übersetzt wurde. Auch hat er zusammen mit KOELLIKER die „Zeitschr. f. wiss. Zoologie" gegründet. Bis zu der Zeit, wo schweres Leiden seine geistigen Fähigkeiten lähmte, hatte er sich eine überraschende Empfänglichkeit für alles neue bewahrt. So hat er, während die meisten seiner Altersgenossen sich ablehnend gegen DARWIN's Ansichten verhielten, sich ganz und voll in den Ideenkreis dieses Forschers hineingelebt. S. beging sein 50jähr. Dr.-Jubil. in voller körperlicher und geistiger Rüstigkeit 1878, wobei ihm viele Ehrungen bereitet wurden und starb nach längerem Leiden 7. April 1885.

Siegle, Emil, zu Stuttgart, geb. 2. Juli 1833 zu Scheer a. d. Donau, studierte in Pisa, Tübingen, Wien und Paris, wurde 1862 prom. und ist seit diesem Jahre prakt. Arzt und Spezialarzt für Hals- und Ohrenleiden in Stuttgart, auch königl. württ. Hofrat. Er schrieb: „*Die Behandlung der Hals- und Lungenleiden mit Inhalationen*" (1864; 3. Aufl. 1869) und verschiedene Journalartikel über chem., laryngol. und otolog. Gegenstände. Er erfand einen Dampfinhalationsapparat (1864) und den pneumat. Ohrtrichter (1864).

Siemens, Fritz, zu Lauenburg in Pommern, geb. 4. Febr. 1849, studierte in Greifswald und Marburg 1867 bis 73, machte den Feldzug gegen Frankreich zuerst mit der Waffe. 1871 als Feld-Assistenzarzt mit, wurde 1874 prom., war 1874 bis 75 Assistent der Marburger med. Klinik (unter MANNKOPF), 1876 bis 83 zweiter Arzt an der Landes-Irrenheil-Anstalt und psychiatr. Klinik zu Marburg, wurde 1883 Direktor der Pommerschen Provinzial-Irrenanstalt zu Ueckermünde und 1887 Direktor der Provinzial-Irrenanstalt zu Lauenburg i. Pom., welche nach seinem Programm erbaut ist. Er wurde 1886 zum Med.-Assessor, 1887 zum Med.-Rat und Mitgliede des Medizinal-Kollegiums von Pommern ernannt, 1898 zum Geh. Med.-Rat. Litterar. Arbeiten, ausser mehreren kleineren Journalaufsätzen und Vorträgen: „*Zur Lehre vom epilept. Schlaf und vom Schlaf überhaupt*" (A. f. Ps., IX, 1878) — „*Klin. Beiträge zur Lehre von den combinirten Psychosen*" (Ib. X 1879) — „*Ueber Pulscurven bei Geisteskranken*" (Sitzungsber. der Gesellsch. zur Beförd. der ges. Naturw. in Marburg. 1879) — „*Psychosen bei Ergotismus*" (A. f. Ps., XI, 1880, 81) — „*Zur Frage der Simulation von Seelenstörung*" (Ib. XIV, 1882) — „*Geistige Erkrankung in Einzelhaft*" (B. k. W. 1883) — „*Zur Behandl. der Nahrungsverweigerung bei Irren*" (A. f. Ps., XIV und XV, 1883) und später kleinere Aufsätze im Neurolog. Cbl. und Allg. Zeitschr. für Psych.

Siemerling, Ernst, in Tübingen, geb. 9. Sept. 1857 zu Müssow bei Greifswald, studierte in Marburg, Halle und Berlin, Dr. 1882, war Assistent am physiol. Institut in Marburg, 1883 bis 84 an der psychiatr. Klinik in Halle, 1884 bis 93 desgl. in Berlin, wurde 1892 Prof. e. o.,

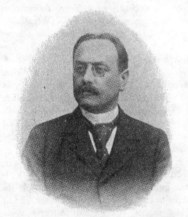

1893 Prof. ord. und Direktor der psychiatr. Klinik in Tübingen und erhielt 1900 einen Ruf in gleicher Eigenschaft nach Kiel. Schriften: „*Anat. Unterss. über die menschlichen Rückenmarkswurzeln*" — „*Zur Syphilis des Centralnervensystems*" — „*Über chron. progress. Lähmung der Augenmuskeln*" — „*Beiträge zur forens. Psychiatrie*" — „*Transitorische Bewusstseinsstörungen der Epilep-*

tiker" — *„Sittlichkeitsverbrechen und Geistesstörung"* — *„Zur pathol. Anat. der spinalen Kinderlähmung"* — *„Härtung und Technik grosser Hirnschnitte".*

Sigel, Albert, in Stuttgart, daselbst 27. Jan. 1840 geb., studierte in Tübingen, Würzburg, Wien, promoviert 1864, war seit 1865 Arzt in Reutlingen,

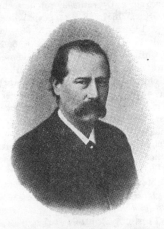

ist seit 1871 in Stuttgart, Prof. d. Naturwiss. am k. Karls-Gymnasium, d. Anthropologie und Gesundheitslehre am kgl. Lehrerinnen-Seminar etc., Chefarzt des kgl. Kinderhospitals „Olga-Heilanstalt." Seine Schriften sind in der älteren Quelle zitiert.

Sigismund, Berthold, in Rudolstadt, 19. März 1819 geb. in Stadtilm, studierte 1837 bis 42 in Jena, Leipzig und Würzburg, war 2 Jahre lang Arzt in Blankenburg, musste dann infolge schwerer Erkrankung seinen Beruf aufgeben, hielt sich zur Erholung in Lenzburg in der Schweiz auf, war Lehrer an einer engl. Erziehungsanstalt in Derbyshire, 1846 in Paris, kehrte dann nach Blankenburg zurück, wo er bis 1849 wieder als Arzt praktizierte, um dann als Lehrer der Naturwissenschaften nach Rudolstadt überzusiedeln, wo er 13. Aug. 1864 starb. S. hat sich einen litterar. Ruf gesichert durch seine Publikationen: *„Asclepias, Bilder aus dem Leben eines Landarztes"* (Gotha 1857) — *„Kind und Welt. Vätern, Müttern und Kinderfreunden gewidmet. I. Die erste Periode des Kindesalters"* (Braunschweig 1856); *II. Die Familie als Schule der Natur"* (Leipzig 1857) — *„Leiden eines fahrenden Scholars"* (hrsg. v. ADOLF STAHR, Hamburg 1853).

Sigmund, Karl Ludwig Ritter von Ilanor, zu Wien, bekannter Syphilidolog, geb. 27. Aug. 1810 zu Schässburg in Siebenbürgen, trat in die med.-chir. Josephs-Akad., wurde daselbst Dr. chir. und Mag. der Augenheilk. und Geburtshilfe, 1837 bei der Pester Univ. Dr. med., machte von 1841 an auf Staatskosten eine wissenschaftl. Reise nach Deutschland, Frankreich, Belgien und England, wurde 1842 zum Primararzt einer chirurg. Abteilung im Allgem. Krankenhause, 1843 zum Privatdozenten und später zum Prof. ord. an der Wiener Hochschule und Hofrat ernannt. 1848 setzte er die von ihm schon früher beantragte Trennung der syphilit. Station durch und wurde 1849 zum Prof. dieser Klinik ernannt. In erstgenanntem Jahre hatte er von Staatswegen eine Reise in den Orient zur Erörterung der Pestfrage und Quarantäne-Reform gemacht und veröffentlichte darauf: *„Zur Pest- und Quarantänefrage. Bemerkungen mit Beziehungen auf die Schrift: „Beiträge zur Geschichte der oriental. Pest. Von Max Heine"* (Wien 1848), worin er eine Revision des Pestpolizeigesetzes 1837 und eine radikale Reform des Quarantänewesens, nach gründlichem Studium der Pest an Ort und Stelle, beantragte. Seine nun folgenden Schriften beschäftigten sich teils mit der Syphilis und deren Behandlung, teils sind sie der Balneologie und Klimatologie, für welche er sich ebenfalls lebhaft interess., gewidmet. 1867 erhielt er den Adel mit dem obengenannten Prädikat, 1870 wurde er in den erbländ. Ritterstand erhoben. Nachdem er 1881, dem Altersgesetz gemäss, seinen Lehrstuhl aufgegeben hatte, starb er auf einer Reise in Italien, zu Padua, 1. Febr. 1883. S.'s Name ist für Wien unauslöschlich mit der Lehre von der Syphilis und deren Behandlung verbunden, indem seiner Energie und Beharrlichkeit allein die Schaffung einer Musterabteilung für die Behandlung jener Krankheit zu danken ist. Seine spez. schriftstellerischen Leistungen sind ausführlich bereits in der älteren Quelle gewürdigt und können daher hier übergangen werden.

Silex, Paul, in Berlin, geb. 20. März 1858 zu Gorgast, studierte in Halle, Berlin, Breslau, promovierte 1883, war dann Assistent in der Augenklinik zu Strassburg i. E. (LAQUEUR), 1884 bis 97 in Berlin bei SCHWEIGGER, habilitierte sich 1890 und wurde 1897 Prof. e. o. der Augenheilkunde in Berlin. Schriften: *„Compendium der Augenheilkunde"* — *„Das Sehvermögen der Eisenbahnbeamten"* und zahlreiche Abhandlungen in den versch. Zeitschriften über das Spezialfach der allgemeinen Medizin.

Sim, Frank L., in Memphis, Tenn., geb. 1834 in Golconda, Ill., studierte im Hannover Coll., Ind., promovierte 1855 an der St. Louis Univ., machte den Krieg bei den Konföderierten mit, liess sich dann in Memphis nieder und begründete das „Mississippi Valley Monthley", das später u. d. T.: „Memphis Med. Monthley" erschien. Dann wurde er Prof. der inn. Med. am Memphis Med. Coll. und starb 23. Nov. 1834.

Simon, Gustav, zu Heidelberg, berühmter Chirurg, geb. 30. Mai 1824 zu Darmstadt, studierte in Giessen und Heidelberg, promovierte in Giessen 1848, trat dann als Militärarzt in das hess. Truppen-Korps ein, war zuerst Unter- und bis 1861 Oberarzt; zugleich hatte er die Armen-Praxis übernommen. Entscheidend für die spätere Richtung seiner chir. Thätigkeit war ein Aufenthalt in Paris 1851 bis 52, wo er durch den Besuch von JOBERT's Klinik die erste Anregung zur Operation von Blasenscheidenfisteln erhielt, indem er hier wirkliche, bisher bei denselben unerreichte Erfolge vor Augen sah. Neun befreundete Kollegen, darunter S., gründeten darauf in Darmstadt ein kleines Hospital für chir. und Augenkranke und dieses war das Feld, auf dem S. zuerst seine Lorbeeren auf dem Felde der Fisteloperationen gewann. Er fand bei seinen bezüglichen Operationen, dass JOBERT's Methode, namentlich dessen Naht, einer Vervollkommnung bedürfe und so entstand das in der nachstehenden Publikation beschriebene Verfahren: *„Ueber die Heilung der Blasenscheidenfisteln; Be-urtheilung der Opération autoplastique par glissement von Jobert de Lamballe in Paris. Neue Methode der Naht, die Doppelnaht (Entspannungs- und Vereinigungsnaht) zur Vereinigung der Fistelränder"* (Giessen 1854). Von da mehrten sich seine glücklichen Operationen; sein Ruf als Fisteloperateur breitete sich immer mehr aus und gab ihm zu mehrfachen weiteren Publikationen über solche Operationen (Monatsschr. f. Geburtsk., 1857, 58, 59; SCANZONI's Beiträge, 1860 u. s. w.) Anlass. 1861 wurde S., als Nachf. STREMPEL's, zum a. o. Prof. der Chir. in Rostock und in demselben Jahre noch zum Prof. ord. und Direktor der chir. Klinik ernannt und erwarb er sich auch hier rasch den Ruf eines geschickten Operateurs. Seine erste grössere litter. Arbeit daselbst galt wieder der gynäkol. Plastik, indem er die erzielten Erfolge mit dem von ihm „deutsche Methode", gegenüber der JOBERT'schen und SIMS'schen, genannten Verfahren in der Monographie: *„Ueber die Operation der Blasenscheidenfisteln durch die blutige Naht und Bemerkungen über die Heilung der Fisteln, Spalten und Defecte, welche an anderen Körpertheilen vorkommen"* (Rostock 1862), bekannt machte. Daran schloss sich eine grosse Reihe weiterer, im älteren biogr. Lexikon zitierter Abhandlungen, von denen er mehrere auf dem Krankenlager verfasst hatte, an das er (1864 bis 65) durch ein Hüftgelenksleiden gefesselt war; auch in den Verrichtungen in seiner Klinik war er bis zum Anfange 1866, wo er die Krücken ablegen konnte, sehr beschränkt. 1866, während des deutsch-österr. Krieges, leitete er in Berlin das Vereins-Reserve-Lazarett in der Ulanen-Kaserne bei Moabit. Nach 7 jähr. erfolgreicher Thätigkeit in Rostock schied S. 1867 von da, um einem Rufe nach Heidelberg zu folgen. Hier erhielten seine wissenschaftl. Bestrebungen einen neuen Impuls dadurch, dass ihn eine Frau konsultierte, die nach einer glücklich überstandenen Hysteroovariotomie eine Harnleiter-Bauchfistel zurückbehalten hatte, zu deren Heilung, nach monatelangen vergeblichen Bemühungen, kein anderes Mittel übrig blieb, als die Exstirpation der gesunden Niere, die er mit bestem Erfolge (1869) ausführte. Von da an war die Chir. der Nieren ein Lieblings-

Thema für ihn geworden; 1870 folgte die Exstirpation einer kolossalen kongenitalen Hydronephrose, 1871 die einer Steinniere. 1871 erschien der 1. Teil seiner *„Chirurgie der Nieren"* (Stuttgart), den erwähnten ersten Fall enthaltend, während der 2. Teil: *„Operat. Eingriffe bei Verletzungen und chir. Krankhh. der Nieren und Harnleiter"* erst 1876, nach seinem Tode herauskam. Von anderen Arbeiten, ausser der über „Kolpokleisis", fallen in die Heidelberger Zeit: *„Ueber die Wirkung des Urins und Speichels auf nackte, d. i. nicht mit Epithel überkleidete Gewebe"* (D. Kl. 1869) — *„Die Auslöffelung breitbasiger, weicher, sarcomatöser Geschwülste aus Körperhöhlen"* (Beitr. z. Gyn. u. Geb. herausg. v. d. Ges. f. Geb. in Berlin, 1870). Während des deutsch-franz. Krieges 1870, 71 entwickelte er als Generalarzt der bad. Reserve-Lazarette eine aufopfernde Thätigkeit. Er schrieb in der Folge noch: *„Ueber die künstliche Erweiterung des Anus und Rectum zu diagnost., operat. und prophylakt. Zwecken und über deren Indicatt. bei chir. Krankh. des Mastdarmes"* (A. f. k. C. 1872) — *„Ueber Einführung langer elastischer Rohre und über forcirte Wasserinjectionen in den Darmcanal"* (Ib.) — *„Ueber manuale Rectal-Palpation der Becken- u. Unterleibsorgane"* (D. Kl., 1872) u. gab damit wertvolle neue diagnost. Hilfsmittel an die Hand. Sein Tod erfolgte, nachdem er seine klin. Thätigkeit schon lange hatte aufgeben müssen, 28. Aug. 1876 an einem die Lungen stark komprimierenden Aneurysma der Aorta thorac.; wegen grösster Athemnot hatte er noch die Tracheotomie an sich ausführen lassen. Die letzte, kurz vorher vollendete Abhandlung war gewesen: *„Zur Operation der Blasenscheiden-Fistel. Vergl. der Bozeman'schen Operationsmethode mit der des Verfassers"* (W. m. W. 1876). — Autodidakt im vollen Sinne des Wortes, unbeeinflusst von allen Vorurteilen, welche einer Schule ankleben, bewahrte er sich jene Originalität, die allein zum wahren Fortschritt führt, und hat deshalb, wie wenige, fördernd und Neues schaffend in der Wissenschaft gewirkt, wie schon allein aus der Betrachtung der Titel seiner zahlreichen Arbeiten sich ergiebt. Ernst und gewissenhaft und mit strengster Selbstkritik unterwarf er jede neue Idee einer gründlichen Prüfung; wo er aber etwas als richtig erkannt hatte, da verfolgte er es mit eiserner Hartnäckigkeit bis in seine äussersten Konsequenzen; als Beispiel hierfür möge an seine erste Nieren-Exstirpation erinnert werden. Dabei besass er eine Thatkraft und eine Ausdauer, welcher kein Hindernis zu gross, kein Weg zu weit war. Nur so sind die Erfolge mit seinen Fisteloperationen, an denen vor ihm so viele gescheitert waren, zu erklären; ihm aber gebührt das Verdienst, durch die Vervollkommnung der Methode gleiche Erfolge zum Gemeingut aller gemacht zu haben. Wenn auch nicht durch glänzenden Vortrag, so doch durch direkte Anleitung zur prakt. Übung war er der stets anregende und fördernde Lehrer; unerschütterlich, wenn auch manchem unbequem, war er in seiner strengen Wahrheits- und Gerechtigkeitsliebe.

Simon, Oskar, geb. 2. Jan. 1845 zu Berlin, studierte daselbst seit 1863, begab sich nach 1868 absolviertem Staatsexamen und Militärjahr auf eine grössere Studienreise, zunächst nach Wien, zur besonderen Ausbildung in der Dermatologie, unter HEBRA, ZEISSL, SIGMUND, machte den deutsch-französ. Krieg 1870 bis 71 mit, kehrte 1871 wieder nach Wien zurück, habilitierte sich 1872 als Dozent für Hautkrankheiten und Syphilis in Berlin, hielt hier sehr gut besuchte Vorlesungen über diese Disziplinen, erwarb auch eine bedeutende spezialärztliche Praxis, folgte 1878, nach dem Rücktritt KOEBNER's, als dessen Nachfolger einem Rufe als Prof. und Direktor der Univ.-Klinik für Hautkrankheiten und Syphilis, sowie als Primararzt am Allerheiligen-Hosp. nach Breslau,

starb hier jedoch schon, nach höchst
segensreicher Thätigkeit, 2. März 1882, an
den Folgen eines Magenkarcinoms. Von
seinen Schriften ist die bedeutendste eine
Monographie, betitelt: „*Die Localisation
der Hautkrankheiten histologisch und klinisch
bearbeitet*" (Berlin 1873). Ferner schrieb
er: „*Zur Anatomie des Xanthoma palpe-
brarum*" (A. f. Dermat. u. Syph. 1872, zus.
mit E. GEBER) — „*Ueber das Molluscum contagiosum*" (1876) — „*Ueber multiple, kachek-
tische Hautgangrän*" (1878) — „*Ueber Prurigo und die Behandlung derselben mit
Pilocarpin*" (1879) — „*Ueber die Einführung
der animalen Vaccine*" (1879) — „*Ueber
Maculae coeruleae (Taches ombrées, taches
bleues)*" (1881) — „*Ueber Balanopostho-
Mykosis*" (1881).

Simpson, Sir James Young,
Bart., zu Edinburg, sehr berühmter Geburtshelfer und
Gynäkolog, geb. 7. Juni
1811 zu Bathgate (Linlith-
gowshire), war anfäng-
lich Lehrling seines
Vaters, eines Bäckers,
bereitete sich aber
selbst zu höheren Stu-
dien vor, konnte mit
Hilfe seines älteren
Bruders und eines
Stipendiums seit 1827
sich dem Studium der
Med. in Edinburg wid-
men, wurde 1830 Lic.
des R. C. S. Edinb.,
praktizierte kurze Zeit in
dem Dorfe Inverkop am Clyde,
wurde 1832 Doktor und von dem Prof.
der Pathol. JOHN THOMSON zu seinem Vor-
lesungs-Assistenten, sowie von der (die
Elite der älteren Studenten und jüngeren
Ärzte umfassenden) Royal Med. Soc. zum
Präsidenten erwählt. Bald darauf wurde
er Dozent der Geburtshilfe an der extra-
akad. Schule. 1840 erhielt er, erst 29 Jahre
alt, nach hartem Kampfe den durch den
Tod von HAMILTON erledigten Lehrstuhl
der Geburtshilfe und wurden nunmehr
die Vorträge über dieselbe, die bisher etwas
vernachlässigt worden waren, die gesuchtesten an der ganzen Univ. S.'s wachsende
Popularität als Arzt hielt damit gleichen
Schritt, wie sich das bei seiner Persönlichkeit, in der sich männliche Kraft mit
weiblicher Zartheit in bewundernswerter
Weise vereinigten, leicht erklärt. Seine
Praxis nahm Dimensionen an, die ins
Enorme gingen. Nach der von MORTON
(1846) zuerst ausgeführten Ätherisierung
eines Pat. behufs Zahn-Extraktion war
S. der erste, welcher dieselbe (1847) auch
bei einer Entbindung anwendete und
nach längerem Experimentieren die Vorzüge des Chloroforms vor dem Äther entdeckte. Er machte zum ersten Male (1847)
von demselben bei einer Entbindung Gebrauch und legte der Edinb. Med.-Chir.
Soc. bald darauf seine segensreiche Entdeckung vor, die 4 Tage später publiziert
wurde, musste dieselbe aber in der Folge
wiederholt gegen manche Widersacher,
darunter auch theologische, und unter
den Ärzten namentl. gegen JACOB BIGELOW
(1870) noch fast auf dem Sterbebette verteidigen. Sein Hauptwerk über diesen Gegen-
stand war: „*Anaesthesia;
or, the employment of
chloroform and ether in
surgery, midwifery, etc.*"
(1849). 1848 schrieb er
u. a.: „*On the attitude
and positions of the
foetus in utero*", über
„*Medicated pessaries*",
über „*Retroversion of the
unimpregnated uterus*",
sowie über eine seiner
Ansicht nach erforder-
liche Umwälzung des
geltenden Hosp.-Systems
durch Errichtung von Dorf-
oder Pavillon-Hosp., und begann damit
eine Agitation, die noch zu verschiedenen Aufsätzen Anlass gab (vergl. die
ältere Quelle). 1849 wurde er zum Präsidenten des Roy. Coll. of Physic., 1852 der
Edinb. Roy. Med.-Chir. Soc., 1853 zum
auswärt. Mitgliede der französ. Acad. de
méd. erwählt und erhielt 1856 von der Acad.
des sc. die goldene Medaille und einen
MONTHYON-Preis von 2000 Frcs., publizierte
1853 die 3. Aufl. eines Buches über: „*Ho-
moeopathy, its tenets and tendencies, theoretical, theological, and therapeutical*" und in
steigender Proportion eine immer grössere
Zahl von Aufsätzen und Mitteilungen.
Auch erschienen in dieser Zeit seine bis

dahin zerstreut publizierten Abhandlungen, gesammelt als: *„The obstetric memoirs and contributions edited by Priestley and Storer"* (2. voll., Edinb. 1855 bis 56). In das Jahr 1858 fallen seine ersten Publikationen über die von ihm mit Metall-Suturen an Tieren gemachten Experimente; dazu gehört ein Brief über: *„Iron-thread sutures and splints in vesico-vaginal fistulae"* — *„Treatment of hydrocele by iron-wire seton"*. Daran schlossen sich, von 1860 an, seine Publikationen über Verschliessung von Gefässen durch Nadeldruck: *„On acupressure in amputations"* (Med. Times and Gaz., 1860) — *„Clinical lectures on acupressure"* (Ib. 1864), zusammengefasst in der Schrift: *„Acupressure, a new method of arresting surgical haemorrhage and of accelerating the healing of wounds"* (1864). Wie schon früher, erschienen von ihm auch jetzt historische und archäolog. Abhandlungen, ferner über britische archaische Sculpturen, römische med. Stempel u. s. w., aber auch med. 1866 wurde er zum Baronet und seitens der Univ. Oxford zum Ehrendoktor der Rechte ernannt, 1869 erhielt er das Ehrenbürgerrecht (freedom) der Stadt Edinburg. S. starb 6. Mai 1870. Er war eine durch und durch harmonische Natur, der es gegeben war, der Menschheit zu nützen, wie wenige. Als Entdecker der Chloroform-Anästhesie allein hat er sich den Dank der Nachwelt gesichert. Sein Weltruhm war aber auch so verbreitet, dass er fast stets Patientinnen aus Indien, Amerika, Australien zu behandeln hatte. Als Lehrer fesselte er seine Zuhörer durch den Zauber seines Vortrages, die Fülle seines Wissens, dessen Einzelheiten, bei seinem staunenswerten Gedächtnis, er stets bei der Hand hatte, und die vielfach an den vorliegenden Gegenstand geknüpften geistreichen Bemerkungen. Geradezu überraschend aber war die Gewalt, die er über seine Patienten hatte; es war dies zweifellos seinem auf den ersten Blick gewinnenden Wesen, das einen jeden hinreissen musste, zu danken. Aber auch die Vielseitigkeit seines Wissens, seine merkwürdige Kombinationsgabe, die Unerschöpflichkeit immer neuer Heilverfahren und Heilmittel bei ihm mussten das Staunen von Ärzten und Laien erregen. Fast unbegreiflich ist es, wie er es möglich machte, die Anforderungen einer in das Unglaubliche gewachsenen Praxis mit seinen Pflichten als Lehrer, seinen wiss. Arbeiten, seinen antiquar. und litterar. Studien, seinen religiösen und philanthrop. Bestrebungen zu vereinigen. Dabei war sein Haus der Mittelpunkt einer Personen aus allen Weltteilen vereinigenden edlen Gastfreiheit. Es sei hier nur angedeutet, dass er eine von religiöser Schwärmerei nicht freie, ausgesprochene Religiosität besass und dass er sich in hohem Grade für antiquarische Forschungen, namentlich in seinem Heimatlande, wie dies schon aus einigen Andeutungen im Obigen hervorgeht, interessierte. Von seinen Verdiensten um die Chirurgie wollen wir nur seine durch Experimente erprobte Anwendung von Drahtnähten, die Erfindung der Acupressur und vor allem seine statistischen Untersuchungen über die Resultate grosser Operationen (Amputationen) in grossen städtischen und kleinen ländlichen Hospitälern und die daraus sich ergebende Empfehlung der letzteren anführen, wodurch er nicht wenig zur Lösung der brennenden Hospitalfrage beigetragen hat. In der Geburtshilfe hat er sich namentlich um die Einführung einer langen Zange, die Lehre von der Kephalotripsie und vom Kaiserschnitt verdient gemacht. Bedeutender aber sind seine Leistungen auf dem Gebiete der Gynäkologie, in welche er neue Untersuchungsmethoden mittels der Uterus-Sonde, der Dilatation des Muttermundes zu diagnost. Zwecken und zahlreiche rationelle, besonders operative und mechanische Behandlungsweisen eingeführt hat.

Simpson, Alexander Russell, zu Edinburg, Neffe von Sir James Y. S., geb., wie dieser, zu Bathgate 30. April 1835, studierte in Edinburg, wo er 1856 Dr. wurde, später unter DUMAS in Montpellier und unter BUSCH und VIRCHOW in Berlin. Er begann seine Praxis 1858 als Assistent seines Oheims, setzte dieselbe seit 1865 selbständig als Geburtshelfer in Glasgow fort, in welchem Jahre er auch Fellow des R. C. S. Edinb. und Fellow der Faculty of Physic. and Surg. in Glasgow wurde. Nach dem Tode seines Oheims, 1870, wurde er zu dessen Nachfolger auf dem Lehrstuhle der Geburtsh. bei der Edinb. Univ., welcher der älteste

51

seiner Art bei allen Univ. der Welt ist, ernannt. Er liess sich angelegen sein, das „tutorial system" des Lehrens besonders auszubilden, gab heraus seines Oheims: „Clinical lectures on diseases of women", verfasste: „*Contributions to obstetrics and gynecology*" (1879) und schrieb über „*Axistraction forceps*" — „*Basilysis and the basilyst-tractor*" — „*Dystocia from coccygeal anchylosis*" — „*Caesarean hystero-oophorectomy*" und andere geburtshilfl. u. gynäkol. Abhandlungen im Edinb. med. Journal, Glasg. med. Journ., Obstetr. Journ. Zus. mit BERRY HART publizierte er einen „*Atlas of the section of a female frozen in the semipectoral position*".

Sims, J. Marion, weltberühmter Gynäkolog in New York, geb. 25. Jan. 1813 in Lancaster District, S. C., studierte seit 1832 am Charleston und Jefferson Med. Coll. in Philadelphia, wo er 1835 graduiert wurde und begann seine prakt. Laufbahn in Montgomery Ala., wo er bis

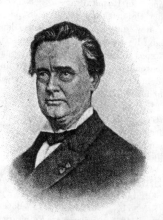

1853 wohnte. Dann zog er nach New York und blieb hier, mit Ausnahme der verschiedenen Zeiten, wo er sich in Europa aufhielt, permanent. 1846 veröffentlichte er im Amer. Journ. of Med. Sc. eine neue Hypothese über die Ursache des „Trismus nascentium". In demselben Jahre errichtete er in Montgomery eine gynäkolog. Privatklinik, eigens zur Aufnahme, resp. Heilung von Kranken mit Vesico-Vaginalfisteln, die bis dahin für nahezu unheilbar gehalten wurden, bestimmt. 1849 erreichte er den ersten vollständigen Heilerfolg bei dieser Krankheit. Er empfahl zu diesem Zwecke die Anwendung von Silberdrahtnähten in einem 1852 im Amer. Journ. veröffentlichten Aufsatze, betitelt: „*Silver sutures in surgery*". Ausserdem erfand er bei dieser Gelegenheit das seinen Namen tragende bekannte Speculum. Nach seiner Übersiedelung nach New York 1853 suchte er mit Energie die Gründung eines Hosp. für gynäkolog. Kranke zu veranlassen und sah seine Bemühungen nach dieser Richtung schon 1855 mit der Errichtung eines temporären Hosp. teilweise von Erfolg gekrönt. Erst 1866 war das nach seinen speziellen Angaben im Pavillonsystem erbaute Woman Hosp. of the State of N. Y. fertiggestellt. S. hatte 1862 eigens zum Studium der besten Bauart von Krankenhäusern eine Reise nach Europa unternommen und dort während seines Aufenthaltes in den bedeutendsten Univ.-Städten seine Operationsmethoden verschiedentlich demonstriert. Es wurden ihm dafür mehrfache Dankovationen bereitet. Erst 1868 kehrte er wieder definitiv nach New York zurück, während seine Familie vorläufig in Paris blieb. Bei einem vorübergehenden Besuche, den er letzterer 1870 während des deutsch-französischen Krieges abstattete, leistete er als Chefwundarzt eines „Anglo-American Ambulance Corps" Dienste und blieb bis einen Monat nach der Schlacht von Sedan auf dem Kriegsschauplatze thätig, wobei er von WM. MC CORMAC und PHIL. FRANK unterstützt wurde. Ausser den obengenannten Schriften veröffentlichte S., der in Bezug auf Untersuchung und operatives Verfahren in der Genitalsphäre Bahnbrechendes geleistet hat und als einer der verdienstvollsten Reformatoren auf diesem Gebiete anzusehen ist, noch eine ganze Reihe von Spezialfachschriften, bezüglich deren Titel wir aus Raumrücksichten auf die ältere Quelle verweisen müssen. S. starb zu New York 13. Nov. 1883.

Sirelius, Knut Samuel, geb. 9. Febr. 1827 in Tawastehus (Finnland), studierte in Helsingfors, wurde Licent. d. Med. 1852. Nach einer längeren wissenschaftl. Reise in Deutschland, Österreich,

Frankreich und England, habilitierte er sich 1859 als Dozent zu Helsingfors. Er machte weitere wissenschaftl. Studien, besonders in Geburtshilfe und Gynäkologie 1859 und 60 in Wien und Paris, 1861 in Paris, London, Kopenhagen und Stockholm, wurde ord. Prof. der Geburtshilfe und Pädiatrik in Helsingfors 1861, war 1864 bis 65 in Paris und London und starb 3. Nov. 1869. Seine Arbeiten sind bereits im älteren Lexikon angeführt.

Sklarek, Wilhelm, in Berlin, geb. in Raschkow 22. Sept. 1836, studierte und promovierte 1858 in Berlin, gründete 1868 die Zeitschr. „Der Naturforscher", die er bis 1885 redigierte und ist seit 1886 Herausgeber der „Naturwiss. Rundschau". Er publizierte noch: *„Die Gesundheitslehre nach dem neuesten Standpunkte der Physiologie populär dargestellt"* (Berlin 1868). 1899 erhielt S. den Professortitel.

Skoda, Joseph, der berühmte Wiener Kliniker, geb. 10. Dez. 1805 zu Pilsen in Böhmen, studierte seit 1825 in Wien, promovierte daselbst 1831, wurde in demselben Jahre Cholerabezirksarzt in Böhmen, erlangte 1833 eine Stelle als Sekundärarzt am allgem. Krankenhause in Wien, die er, besonders mit pathol.-anat. Studien unter ROKITANSKY, sowie mit physikal.-diagnost. Untersuchungen beschäftigt, bis 1840 (zugleich mit vorübergehender Verwaltung einer Bezirksarmenarztstelle vereint) behielt, um dann als ordinier. Arzt eine eigene Abteilung für Brustkranke, seit 1841 mit dem Titel eines Primararztes, zu übernehmen. Zugleich stand er damals einer Station für interne Kranke und einer anderen für Hautkranke vor. Erst 1846 zum Prof. ernannt, entwickelte er in dieser Eigenschaft seine rühmlichst bekannte, segensreiche Lehrthätigkeit auf dem Felde der physikal. Untersuchungsmethoden, die ihm einen Weltruf verschaffte, zu vielen äusseren Ehrenbezeigungen verhalf und eine ganz ausserordentlich grosse Zahl von Zuhörern aus studentischen und ärztlichen Kreisen, speziell zur Erlernung der Technik der physikal. Diagnostik, zuführte. Aus Gesundheitsrücksichten legte er 1871, nach 25jähriger Wirksamkeit, seine Professur nieder und lebte in stiller Zurückgezogenheit bis zu seinem nach langen, zum Teil ziemlich qualvollen Leiden, 13. Juni 1881, erfolgten Tode. — Neben ROKITANSKY ist S. als das Haupt der jüngeren Wiener Schule anzusehen. Sein unsterbliches Verdienst ist es speziell, die physikal. Diagnostik, wie sie von den Vorgängern AUENBRUGGER, LAENNEC, PIORRY u. a., zwar in ihren Grundlagen und Grundgedanken allerdings schon festgestellt, aber doch vielfach noch reich an Irrtümern, verworrenen, irrationellen, rein empirisch geschaffenen Begriffen überkommen war, so gründlich kritisiert und so zweckmässig reformiert zu haben, dass er gewissermassen als der Neubegründer und Schöpfer dieses Spezialzweiges der Med. in seiner modernen Gestalt angesehen werden muss.

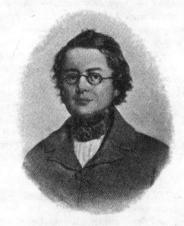

In der That datiert seit Veröffentlichung der weltbekannten, nach Inhalt und in ihrer eigenartigen, etwas nüchternen, knappen Form klassisch zu nennenden *„Abhandlung über Percussion und Auscultation"* (Wien 1839; 2. Aufl. 1842; 6. Aufl. 1864) eine neue Epoche in der Geschichte der betr. Disziplinen. Die in der genannten Abhandlung aufgestellten Lehrsätze, wonach, im Gegensatz zu der früheren Intentifizierung der physikal. Erscheinungen mit bestimmten Krankheitstypen, jene an und für sich nur auf bestimmte physikal. Zustände im Organismus hindeuteten, dass der rationelle Arzt mit Hilfe seiner pathol.-anat. Erfahrungen erst aus den Ergebnissen der physikal. Untersuchung die wirklich vorhandenen inneren Krankheiten erkennen könne, ferner die von S. neugeschaffenen Kategorien von Schallerscheinungen, welche der physikal. Beschaffenheit und Konfiguration der Gewebe und Organe entsprechen, die Einteilung der Atmungsgeräusche in vesikuläre, unbestimmte und bronchiale, die Unterscheidung zwischen vollen und leeren, hellen und dumpfen, hohen und tiefen, tympanitischen und nicht tympanitischen Schallmomenten etc. etc., sind im wesentlichen auch heute noch in Geltung, und alle von späteren Forschern angestellten Untersuchungen, alle später über diesen Gegenstand erschienenen Lehrbücher und sonstigen Publikationen haben sich nur in der von S. begründeten Richtung weiter bewegen und auf den von ihm geschaffenen Grundlagen weiter fortbauen können. Ausser der genannten Abhandlung hat S., der übrigens in seinen Vorlesungen als der erste sich der deutschen Sprache bediente, nichts weiter veröffentlicht als einige wenig umfangreiche u. nicht bedeutende kasuist. Beiträge zu den med. Jahrbb. des Oesterr. Staats, zu deren Mitarbeitern er gehörte. Wir nennen den zusammen mit KOLLETSCHKA publizierten Aufsatz: „*Ueber Pericarditis in pathol. und diagnost. Hinsicht*" (l. c. 1834, XXVIII) und die mit SCHUH veröffentlichte Abhandlung: „*Ueber die Pleura- und Herzbeutelergüsse*" (Ib. 1842).

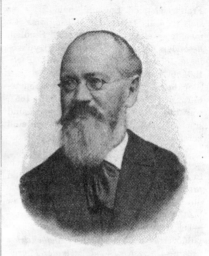

Skrzeczka, Karl, zu Berlin, geb. 29. März 1833 zu Königsberg i. Pr., studierte auf der dortigen Albertus-Univ., wo er 1855 promovierte wurde, war daselbst 1861 bis 65 Kreiswundarzt und Privatdozent für gerichtl. Med., ist seit 1865 Prof. e. o. für Staatsarzneikunde, seit 1891 ord. Honorar-Prof. der med. Fakultät an der Univ. zu Berlin, war daselbst 1865 bis 75 gerichtl. Physikus, 1875 bis 82 Reg.- und Med.-Rat beim königl. Polizei-Präsidium und war seit 1882 vortrag. und Geh. Med.-Rat, seit 1888 Geh. Ober-Med.-Rat im Ministerium der geistl., Unterrichts- u. Medizinal-Angelegenheiten, aus welchem er 1898 den aus Gesundheitsrücksichten erbetenen Abschied erhielt. Litterar. Arbeiten: „*Kindesmord*" (J. MASCHKA, Handb. der gerichtl. Med., I, Tübing. 1881) — „*Generalbericht über das Medicinal- und Sanitätswesen der Stadt Berlin in den Jahren 1879 u. 1880*" (Berlin 1882) und zahlreiche Abhandlungen gerichtsärztl. Inhalts in v. HOLTZENDORF's Handb. des deutschen Strafrechts und in der Vrtljhrschr. für gerichtl. Med. und öffentl. Sanitätswesen von CASPER, v. HORN, EULENBERG.

Skutsch, Felix, in Jena, geb. zu Königshütte (Ob.-Schles.) 14. Jan. 1861, studierte in Breslau, Leipzig. Freiburg i. B., und erhielt die spezielle Fachausbildung bei B. S. SCHULTZE in Jena, promovierte 1884, war seitdem successive II. u I. Assistent d. Frauenklinik in Jena bis 1897, habilitierte sich 1887 für Geb. u. Gyn. in Jena u. wurde 1891 zum a. o. Prof. daselbst ernannt. Litterar. Arbeiten: „*Die Lacerationen des Cervix uteri*" — „*Die Beckenmessung an der lebenden Frau*" — „*Die Palpation der Bauch- und Beckenorgane*".

Slaviansky, Kronid von, geb. in St. Petersburg 2./14. Febr. 1847, studierte an der med. Akademie daselbst (Schüler von RUDNEW) und wurde 1868 promoviert. 1876 erhielt er eine Berufung als Prof. der Gynäkologie und Geburtsh. an der Univ. Kasan, 1877 wählte man ihn für dasselbe Fach in der med. Akad. zu St. Petersburg, wo er seither als Direktor der gynäkolog.-geburtshilfl. Klinik thätig war und das Haupt einer ansehnlichen gynäkologischen Schule wurde (von seinen Assistenten haben LEBEDEW, REIN, JASTREBOW, FENOMENOW Lehrstühle erhalten). Ausser einer grösseren Reihe von Mitteilungen in med. russischen, deutschen und französischen Journalen wären an hervorragenden Arbeiten zu erwähnen: „Zur normalen und patholog. Anatomie des Graaf'schen Follikels" (VIRCHOW's Archiv, 1870) — „Entzündung der Eierstöcke" — „Thrombosis sinuum placentae". 1885 vollführte S., als erster in St. Petersburg, die PORRO'sche Operation bei Ruptura uteri gravidi (X. mens.), und zwar mit vollem Erfolge. Er starb 9. Sept. 1898.

Smirnoff, Georg, geb. in Wasa (Finnland) 16. Febr. 1840, studierte in Helsingfors, wurde 1870 Lic. med. und 1871 Dr. med. et chir., war seit 1881 Vorsteher der syphilit. Abteilung des Allgem. Krankenhauses in Helsingfors, wurde 1885 zugleich zum Dozenten der Syphilidologie und Hautkrankheiten an der Univ. ernannt und starb 22. Okt. 1896. S. veröffentlichte mehrere akad. Abhandlungen: „Om katarrh i mellersta örat" (1870) — „Studier i den patologiska quäfveomsättningen" (1876) — „Om behandling af syfilis medelst subkutana kalomelinjectioner" (1883) und „Développement de la méthode de Scarenzio" (1886).

Smith, Protheroe, zu London, geb. 1809 zu Bideford, Devonshire, als Sohn und Bruder eines Arztes, studierte im St. Barthol. Hosp. in London, war ein Schüler von KIERNAN, beschäftigte sich 1832 mit der pathol. Anat. der Cholera, über die er später schrieb. 1833 wurde er Member des R. C. S., bald darauf Assist. Lecturer über Geburtshilfe und Frauenkrankheiten am St. Barthol. Hosp., hatte eine sehr grosse Zahl von Frauen in der Poliklinik zu behandeln und empfand dringend den Mangel eines Hosp. für Frauenkrankheiten. Nach langen Bemühungen gelang es ihm, das „Hosp. for Women", das erste dieser Art in der Welt, das 1842 eröffnet wurde, zu gründen und demselben seine Thätigkeit zu widmen. 1844 wurde er Dr. med. im King's Coll. Aberdeen, 1846 Member des Roy. Coll. of Phys. und war unter den ersten, welche Chloroform bei Entbindungen anwandten. Die Angriffe, die er deswegen von geistlicher Seite erfuhr, wehrte er ab in der Schrift: „Scriptural authority for the mitigation of the pains of labour, by chloroform and other anaesthetic agents", nachdem er in der Lancet (1847) die physiol. Wirkung der Anaesthetica auf die Geburt besprochen hatte. Ein von ihm erfundenes doppeltes zylindrisches Spekulum beschrieb er in dem Aufsatze: „Proposal for the improvement of diagnosis in the investigation of diseases of the uterus" (Lancet 1845); von anderen durch ihn erfundenen Instrumenten sind anzuführen: Ein Uterin-Dilatator und Sonde, ein ausdehnbares zylindrisches Spekulum, ein Hysterotom, ein Chloroform-Apparat, ein Aspirateur. S. starb 1. Okt. 1889.

Smith, Henry, zu London, geb. 1823 zu Parkhill, Croydon, kam 1840 zu einem Arzt in die Lehre, trat 1843 in das Kings College, wurde 1846 House Surgeon bei FERGUSSON und PATRIDGE im Hosp. dieses College, 1847 Privat-Assistent von FERGUSSON, 1849 Fellow des R. C. S., 1851 Surgeon am Westminster Gen. Dispensary. 1861 Assist Surg. am Kings Coll. Hosp., hielt 1865 die Lettsomian Lectures, wurde nach dem Tode von FERGUSSON 1877 Prof. der systemat. Chir., trat 1888 mit dem Titel eines Consulting Surgeon in den Ruhestand und starb 25. März 1894 zu Summerhill, Horsell, Surrey. S. war ein sehr beliebter und interessanter Lehrer, ein tüchtiger Chir., der hauptsächlich die Wege seines Meisters und Lehrers FERGUSSON befolgte. Bezüglich der Titel seiner Schriften verweisen wir auf das grössere Biogr. Lex.

Smith, Job Lewis, geb. 1827 in Stafford, Onondaga County, N. Y., studierte und prom. 1849 im Yale College, wurde 1853 Mitglied des Coll. of Physic. and Surg. in New-York, war Prof. der Kinderheilkunde am Bellevue Med. Coll. und starb 9. Mai 1897 in New-York. S. war der Verf. eines Handbuchs der Kinderkrankheiten.

Smith, James Greig, geb. 1854 nahe bei Aberdeen, studierte hier, erlangte 1873 bis 76 mehrere Grade, wurde 1876 Assistent in der Bristol Royal Infirmary, 1879 Surgeon, war Prof. der Chir. am Univ. Coll. in Bristol, nachdem er schon 1888 über Chir. zu lesen begonnen hatte und wurde 1893 Präsident der dortigen

Med. Chir. Soc. S., der 28. Mai 1897 starb, war eifriger Mitarbeiter am Bristol Med. Chir. Journal und hat eine „*Abdominal Surgery*" verfasst, die in 5 Auflagen erschienen, auch mehrfach übersetzt ist.

Snell, Ludwig Daniel Christian, hervorragender Psychiater, zu Hildesheim, geb. 18. Okt. 1817 zu Nauheim (Herzogt. Nassau), studierte in Giessen, Heidelberg, Würzburg, Wien und Paris, wurde 1839 zu Würzburg Dr. med., war 1840 bis 45 prakt. Arzt in Hochheim (Nassau), wurde 1845 an die Irrenanstalt in Eberbach berufen, machte 1846 bis 47, im Auftrage der Regierung, grössere wissenschaftliche Reisen, organisierte die neu erbaute Irrenanstalt Eichberg, wurde 1849 Direktor dieser Anstalt und 1856 von der kgl. hannov. Regierung als Direktor der Heil- und Pflege-Anstalt nach Hildesheim berufen, wo er später bei der Erbauung und Organisation der beiden anderen Irrenanstalten des ehemal. Königr. Hannover (Göttingen, Osnabrück) wesentlich mitwirkte. 1864 errichtete er die erste Ackerbau-Kolonie in Deutschland, zu Einum bei Hildesheim. Er starb als Geh. San.-Rat 13. Juni 1892. S. war ein ausserordentlich fruchtbarer Schriftsteller auf dem Gebiet der Psychiatrie. Ein Verzeichnis seiner Arbeiten, das bis 1886 reicht, findet sich im Biogr. Lexikon, auf das hiermit verwiesen werden muss.

Snellen, Herman, 1834 in Zeist (Utrecht) geb., Sohn eines bekannten und hochgeschätzten Arztes, Dr. F. A. S., studierte in Utrecht unter G. J. MULDER, SCHROEDER VAN DER KOLK, DONDERS; prom. daselbst 1857 mit der Diss.: „*Experimentelle Untersuchungen über den Einfluss der Nerven auf die Entzündung*", liess sich in Utrecht nieder und widmete sich schon frühzeitig der Augenheilkunde. 1862 wurde er Primararzt und Dozent der Ophtalmologie am Niederländischen Spital für Augenkranke in Utrecht, 1877 Prof. an der Univ. Antrittsrede: „*Ueber die Methode der klinischen Ophthalmologie*". 1864 publizierte er: „*Ueber die neuroparalytische Augenentzündung, nach Durchschneidung des N. Trigeminus*" (Nederl. Tydschr. v. Geneesk.). Durch klinische Wahrnehmung und durch Experimente an Kaninchen bewies er, dass diese Augenentzündung nicht zu erklären sei durch Ernährungsstörung des Nerven, sondern traumatischer Natur sei, welche, infolge der Anaesthesie, die Verletzung und das Austrocknen der Cornea hervorruft. Er zeigte, dass man dem Prozess bei Kaninchen vorbeugen kann, schon dadurch, dass man das sensible Ohr vor das anaesthetische Auge annäht, ebenso, dass man beim Menschen das Vorkommen der Keratitis bei Trigeminus-Anaesthesie verhüten oder heilen kann, wenn das Auge zweckmässig geschützt wird. Eine u. d. Titel: „*Ophthalmo-Metrologie*" von ihm, gemeinsam mit E. LANDOLT publizierte Arbeit

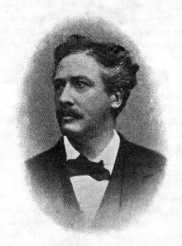

bezweckte. die physikalischen und physiol. Methoden der Funktionsprüfungen des Sehorgans der klinischen Diagnostik anzupassen. Hier findet sich die bekannte Methode d. Sehschärfebestimmung, mittels quadratischer, kapitaler Buchstaben, deren Striche möglichst $1/5$ von der Höhe betragen, unter Zugrundelegung der SNELLEN'schen Formel: V/ (Visus) - D'/ D wobei D' die Distanz angiebt, auf welcher die Buchstaben noch deutlich erkannt werden, und D die Distanz, auf welcher der Buchstabe sich unter einem Winkel von 5' vorthut. Für Analphabeten gehört dazu eine Serie von Figuren, die möglichst mit den Buchstaben in Wahrnehmbarkeit übereinstimmen. Im 65. Lebensjahre hat S das Amt der Univ.-Professor nieder gelegt und seinem Nachfolger und Sohn

Dr. Herman Snellen jr. übertragen.
Er selber bleibt, in der Stellung als
Direktor des Niederländischen Spitals für
Augenkranke, an dem klinischen Unterricht beteiligt. Das Kapitel der verschiedenen augenärztlichen Operationen wird
von ihm für die zweite Ausgabe von
SAEMISCH' Handbuch bearbeitet. S. ist
Mitglied zahlreicher gel. Gesellschaften,
Inhaber vieler äusseren Auszeichnungen
und Verfasser zahlreicher wissenschaftl.
Publikationen, von denen die bis 1883
reichenden bereits im älteren Biogr. Lex.
enthalten sind. Seitdem sind u. a. hinzugekommen: *„Myotica en Sclerotomie by Glaucoma"* (Feestbundel voor DONDERS 1888) —
„Die Behandlung des Glaucoms" (Heidelberger Kongress 1888) — *„A historical
essay on the development of our present
knowledge of Glaucoma"* (Ophth. Review
1891) — *„Ueber Beschränkung der Convergenz
und der Accommodation bei seitlichem Blick"*
(Heidelberger Ophth. Verein 1891) —
*„Over den aard en den omvang der nieuwere
Oogheelkunde"* (Utrecht 1892) — *„Ueber
Nachbilder"* (Heidelberger Verein 1893) —
„Die operatieve Behandeling van het Glaucoma en haar beteekenis" (1893) — *„Subconjunctival treatment of operative and
traumatic wounds of cornea and sclerotic"*
(8. intern. Kongress, Edinburgh 1894) —
*„Discours d'ouverture de la Conférence
internationale, concernant les services sanitaires des chemins de fer et de la navigation"*
(1895) — *„Notes on vision and retinal
perception; being the Bowman Lecture 1896"*
(Ophth. Society Vol. 16) — *„The methods
of determining the acuteness of vision"* (In
part 3 of System of the diseases of the
eye. Philadelphia U. S. A. 1897) — *„Die
Behandlung des Keratoconus"* v. GRAEFE'S
A. 1897) — *„Erytropsie"* (Ib.) 1897) —
Zahlreiche Artikel zu den „Oogh. Bydragen uitgegeven door het Nederlandsch
oogheelkundig gezelschap" (1896 bis 99):
„Discours d'ouverture du 9 me Congrès international d'ophthalmologie" (Utrecht 1899)
— *„De voltooiing van het Ned. Gasth. voor
Ooglyders"* (Ib.) — *„De geschiedenis der
nieuwere oogheelkunde in Nederland"* (Ib.).

Sobotta, Johannes, in Würzburg,
geb. zu Berlin, 31. Jan. 1867, studierte
daselbst seit 1886, hauptsächlich unter
WALDEYER als Zögling der med.-chir. Akad.
f. d. Militär, promovierte 1891; war successive 3. u. 2. Assistent der anat. Anstalt
1892 bis 95, ging dann als Prosektor am
Institut für vergl. Anatomie, Mikroskopie
und Embryologie nach Würzburg, und
habilitierte sich daselbst 1895. Grössere
monogr. Publikationen: *„Die Befruchtung
und Furchung des Eies der Maus"* (A. f. m. A.
1895) — *„Über die Bildung des corpus lut.
bei der Maus"* (Ib. 1896) — *„Über die
Bildung des corp. lut. beim Kaninchen"* (A.
Hefte 1897) — *„Die Befruchtung des Eies
von Amphioxus lanceolatus"* (A. f. m. A.
1897) — *„Die Befruchtung des Wirbelthiereies"* (Encykl. Anat. u. Entwicklungsgeschichte, 1897) — *„Die Furchung des
Wirbelthiereies"* (Ib. 1898). Ausserdem
ca. 10 mittlere und kleinere Mitteilungen
über Struktur etc. der weibl. Geschlechtsorgane, Befruchtung, Keimblätterbildung,
spez. Entw. d. Fische.

Socin, August., berühmter Schweiz.
Chirurg, geb. in Vevey 21. Febr. 1837,
genoss seine fachwissenschaftl. Ausbildung
in Basel, Würzburg, Prag, Wien, später

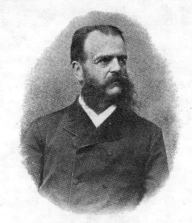

auch in Paris und London. 1857 in
Würzburg promoviert, habilitierte er sich
1861 in Basel, wurde daselbst 1862 Prof.
e. o. und 1864 Prof. ord. der Chirurgie.
Mit geringen Unterbrechungen infolge
seiner Thätigkeit 1866 in den österreich.
Lazaretten von VERONA und von Anfang
Aug. bis Nov. 1870 in den Reservelazaretten von Karlsruhe, wirkte S. hier bis

zu seinem 19. Jan. 1899 erfolgten Ableben. Eine ehrenvolle Berufung nach Würzburg hatte er abgelehnt. S. hat als Prof., Spitalchirurg, Operateur und Forscher gleich bedeutendes geleistet. Zunächst hat er um die Hebung des chir. Unterrichtes in Basel ein grosses Verdienst sich erworben. Mit Energie und Geschick wusste er eine Reihe segensreicher Reformen einzuführen, besonders nachdem 1868 die alten Räume seiner Klinik durch Anbauung eines nördlichen Spitalflügels wesentlich erweitert worden waren. Schon Mitte der 60er Jahre führte er die antisept. Wundbehandlung ein und machte dadurch seine Klinik zu einer Musteranstalt. Als Lehrer fesselte er durch klare und prächtig abgerundete Vorträge. Er war ein scharfsinniger Diagnostiker und gewandter, kühner, dabei doch vorsichtiger Operateur. Seine wissenschaftl. Leistungen bewegten sich hauptsächlich auf dem Gebiet der Kriegschirurgie. In Betracht kommen hierfür besonders die „Kriegschir. Erfahrungen" (ges. in Karlsruhe 1870 bis 71, erschienen 1872). Ausserdem publizierte er „Erkrankungen der Prostata" (in PITHA-BILLROTH's Handb. der allg. u. spez. Chir.). Den gleichen Gegenstand sollte er für die „Deutsche Chir." bearbeiten, doch ist das Manuskript unvollendet geblieben. Ausserdem rühren von S. noch her, abgesehen von zahlreichen kleineren Vorträgen, Aufsätzen und Mitteilungen, die „Jahresberichte" seiner Abteilung, in denen er die Berichte über seine kriegschir. Erfahrungen fortsetzte und die eine Fundgrube für interessante Neuerungen bilden. Im einzelnen hat S. die Radikaloperationen der Hernien, Resektionen, Anastomosenbildungen an Magen und Darm, Enukleation der Kröpfe durch Modifikation der Methoden bereichert. Er war Mitbegründer und hervorragendes Mitglied der D. Ges. f. Chir. wie auch des Pariser Congrès de chir., auch an den ärztl. Vereinsbestrebungen seiner engeren Heimat eifrig beteiligt; so förderte er den ärztl. Zentralverein der Schweiz und die med. Ges. von Basel, die er 1860 mit begründen half und in der er nicht weniger als 57 mal Vorträge gehalten hat. Ferner bethätigte er sich an den Bestrebungen des „Roten Kreuzes" und gründete einen „Verein für Beschaffung künstlicher Glieder".

Sodoffsky, Karl Heinrich Wilhelm, geb. zu Riga, studierte in Dorpat, Heidelberg, Göttingen, Berlin, darauf wiederum in Dorpat, wo er 1826 promovierte, war dann Arzt auf den Patrimonialgütern Rigas, ferner Mitglied und 1833 Sekretär der „Ges. prakt. Ärzte in Riga", Mitredakteur des „Arch. d. Ges. prakt. Ärzte", Oberbibliothekar der Ges., darauf Polizei-Arzt in Riga, Badearzt in Dubbeln, einer der Gründer und 1845 bis 47 Sekretär des „Naturhist. Vereins in Riga", 1848 Mitredakteur, 1848 und 49 Herausgeber der „Arbeiten" und des „Correspondenzblattes" d. Ver., auch war er Mitglied der „K. naturf. Ges. in Moskau", sowie anderer Gesellschaften und Vereine. S. ist Verfasser zahlreicher naturwiss. und med. Schriften, die bereits im älteren Lexikon erwähnt sind. S. starb 14. Mai 1858.

Sokolow, (Ssokolow), Nilus, geb. 1846, war Prof. e. o. der spez. Pathologie an der mil.-med. Akad. in Petersburg, Redakteur der von BOTKIN begründeten Hospitalzeitung, ein bedeutender Epidemiolog und einer der besten russ. internen Ärzte. Er starb 20. April 1894.

Solivetti, Alessandro, geb. 1836, in Rom, daselbst Vizedirektor des grossen Manicomio, Prof. der klin. Psychiatrie an der dortigen Univ., machte weite Studienreisen im Auslande und widmete sich 31 Jahre lang der Vervollkommnung der Irrenpflege in Rom. Er starb 26. März 1893.

Soltmann, Hermann Julius Otto, zu Leipzig, geb. zu Berlin 17. Dez. 1844, studierte in Berlin, Würzburg, Zürich, Prag und Wien. 1869 Doktor (Diss. „Ueber Lepra nervosa" mit lith. Taf.). Seit 1872 Kinderarzt in Breslau, habilitiert für klin. Med. u. Kinderheilk., 1884 Prof. e. o. an der Univ. Direktor des Wilhelm-Augusta-Hospitals (1876) und des k.Kinderheims zu Gräbschen-Breslau (1882). Nach Leipzig als Prof. o. honor. 1894 berufen, ist S. Direktor der Univ.-Kinderklinik u. -Poliklinik und des neuen grossartigen Kinderkrankenhauses daselbst, dessen Ausbau er 1898 vollendete. Litter. Arbeiten: „*Experimentelle Studien über das Grosshirn,*

Centralnervensystem und die peripheren Nerven des Neugeborenen" (4 Abt. Jahrb. f. Kinderheilk. 1875 bis 78) — *„Anat.Studien über die Senkungsabscesse bei der Spondylarthrocace der Kinder"* (1874) — *„Handbuch der functionellen Nervenkrankheiten"* (GERHARDT's Handb. d. Kinderkr., V); die Artikel: *Infantile Eclampsie, Pemphigus neonatorum, Soor, Phlebitis umbilicalis u. a."* (für die EULENBURG'sche Realencykl.) — *„Behandlung der wichtigsten Magen-Darmkrankheiten des Säuglings"* (Tübingen 1881, 2. Aufl. 1886) — *„Actinomycose"* (1885) — *„Conservirung der Milch im Haushalt"* (1881) — *„Phosphorwirkung bei Rhachitis"* (1884)

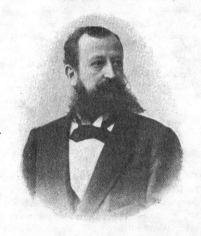

— *„Einverleibung d. Phosphors"* — *„Mienen- u. Geberdenspital kranker Kinder"* (1887) — *„Pavor nocturnus"* (1888) — *„Schrift und Spiegelschrift bei gesunden und kranken Kindern"* (HENOCH's Jubelschr., Berlin 1890) — *„Die Beziehungen der physiolog. Eigenthümlichkeiten des kindl. Organismus zur Pathologie und Therapie"* (Leipzig 1895) — *„Erfolge der Heilserumtherapie bei Diphtherie"* (Ib. 1896) — *„Arbeiten aus der Univ.-Kinderklinik"* (I, Strassburg 1896, II 1898) — *„Jahresberichte des kaiserlichen Kinderheims bis 1894,* desgl. *des Wilhelm-Augusta-Hospitals bis 1894,* desgl. *des neuen Kinderkrankenhauses in Leipzig bis 1898"* u. s. w.

Somma, Luigi, zu Neapel, Kinderarzt, geb. 1834, wurde 1864 zum Oberarzt des Brefotrofio dell' Annunziata in Neapel gewählt und gab sich hier, bei dem reichen Material, seinem Lieblingsstudium der Kinderheilkunde hin. 1874 wurde er zum Prof. der Pathol. und der Kinderklinik im Ospizio dell' Annunziata ernannt und versammelte hier zahlreiche Zuhörer um sich. Von seiner litter. Thätigkeit auf dem Gebiete der Kinderheilkunde sind anzuführen: *„Beitrag zur Pathol. des Pemphigus der Neugeborenen"* — *„Statistik und Klinik der Kinderkrankh. im Ospiz. dell' Annunz."* — *„Die Kinderklinik in demselben Spital"* — *„Ueber die Nothwendigkeit einer Reform in der Therapie der Kinderkrankh."* — *„Ueber einige wenig bekannte Krankh. des Mundes im ersten Kindesalter"* u. s. w. Die Übersetzungen der Kinderkrankhh. von ROGER und des Handbuchs der Kinderkrankhh. von GERHARDT versah er mit krit. Anmerkungen, gründete 1883, in Verbindung mit seinem Bruder GIUSEPPE S., VINCENZO MEYER und FRANCESCO ARENA das *„Archivio di patologia infantile"* und gewann als Mitarbeiter auch Spezialisten im Auslande. Die Zeitschrift wurde nach seinem 19. Sept. 1884 erfolgten Tode, seinem Wunsche gemäss, von seinem Bruder fortgesetzt. — S., der als der Begründer der Kinderheilk. in Italien angesehen wird, besass, bei weitgreifenden wissenschaftl. Kenntnissen, eine eiserne Arbeitskraft und dabei grosse Bescheidenheit inbezug auf seine Leistungen, ohne bei fremden Arbeiten den krit. Standpunkt ausser Augen zu lassen. Gewiss wäre bei längerem Leben noch vielerlei bedeutendes für die Kinderheilkunde von ihm geleistet worden.

Sommer, Ferdinand Bernhard Wilhelm, Geh. Med.-Rat, in Greifswald, geb. zu Bergen a. Rügen 25. Mai 1829, studierte in Göttingen und Greifswald, wo C. J. M. LANGENBECK, MAX SCHULTZE u. BARDELEBEN seine Lehrer waren. 1855 promoviert, wirkte er seit 1857 als Prosektor, seit 1872 als Dozent, seit 1884 als Prof. ord. und Direktor des anat. Instituts an der Univ. Greifswald, ist seit 1897 nicht mehr im Amt. Schriften: *„Ueber den Bau der geschlechtsreifen Glieder von Botriocephalus latus"* (Leipzig 1872) — *„Ueber den Bau und die Entwicklung der Geschlechtsorgane von Taenia mediocanellata und T. Solium"* (Ib. 1874) — *„Die Anatomie des Distoma* *hepaticum"* (Ib. 1880); Mitarbeiter an der EULENBURG'schen Encyklopädie.

Sommer, Karl Wilhelm, Direktor der Provinzial-Irrenheilanstalt in Allenberg, geb. 1853, Arzt seit 1879, war seitdem an der genannten Anstalt thätig, an der er successive bis zur Leitung emporstieg und Anfang Jan. 1900 starb. Es rühren von ihm zahlreiche Arbeiten zur Anthropologie, Psychiatrie, Nerven-Heilkunde und gerichtl. Medizin her, Untersuchungen über die Veränderungen am Ammonshorn, Studien über Kleinhirn-Sklerose, über Verwachsungen im Gebiet des Atlas, über verbrecherische Irre und irre Verbrecher, über Zusammenhang zwischen nervöser Veranlagung und Abweichungen der Schädelform, über lett. Grabschädel aus der kurischen Nehrung.

Sommer, Robert, in Giessen, geb. 19. Dez. 1864 in Grottkau, studierte Med. und Philos. in Freiburg i. Br. und Leipzig, seit 1885 in Berlin, erhielt daselbst 1886 einen Preis von der philos. Fakultät für eine Arbeit über LOCKE'S Verhältnis zu DESCARTES, womit er 1887

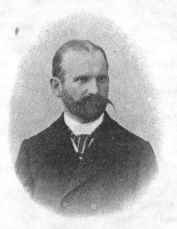

als Dr. phil. promovierte. 1888 approbiert, arbeitete er zugleich als einjähr.-freiw. Arzt in Leipzig im Laborat. von WUNDT über Zeitsinn, wurde 1889 Assistenzarzt an der Prov.-Irrenanstalt in Rybnik und erhielt 1890 für die Bearbeitung der von der Berliner Akad. der Wiss. gestellten Aufgabe: „Geschichte der deutschen Psychol. und Ästhetik von WOLFF-BAUMGARTEN bis KANT-SCHILLER" (Würzburg 1892) den zweiten Preis der v. Miloscewski-Stiftung. 1890 wurde S. Assistent an der psychiatr. Klinik unter RIEGER, promovierte als Dr. med. mit der Diss.: *„Über Sömmering's Lehre vom Sitz der Seele"*, habilitierte sich 1892 für Psych., übernahm die Redaktion des Cbl. für Nervenheilk. und Psychiatr., wurde 1895 als Prof. e. o. und Direktor der psychiatr. Univ.-Klinik nach Giessen berufen und 1896 zum ord. Prof. ernannt. Schriften (ausser den erwähnten): *„Die Entstehung der mechanischen Schule in der Heilkunde am Ausgang des 17. Jahrhunderts"* (Leipz. 1889) — *„Diagnostik der Geisteskrankheiten"* (Wien u. Leipzig 1897) — *„Lehrbuch der psychopathol. Untersuchungsmethoden"* (Ib. 1899). In diesem Werk sucht S. durch analyt. Methode und psychophysiol. Experiment, sowie durch Anwendung der Zahl auf psychol. Phänomene eine exakte Symptomenlehre im Gebiet der Psychopathologie zu begründen.

Sommerbrodt, Jul. Heinrich, geb. zu Schweidnitz 28. Febr. 1839. In Breslau, sowie später in Würzburg und Berlin fachwissenschaftlich ausgebildet, schloss er sich an BAMBERGER, sowie (als Assistent) an LEBERT und MIDDELDORPF an, wurde 1861 promoviert, gelangte nach 6jähr. Assistenzzeit 1870 zur Habilitation und wurde 1878 zum Prof. e. o. an der Breslauer Univ. ernannt, in welcher Stellung er bis zu seinem 14. Aug. 1893 erfolgten Ableben wirkte. Unter seinen Schriften sind erwähnenswert: *„Ein neuer Sphygmograph"* (Breslau 1878) — *„Die reflectorischen Beziehungen zwischen Lunge Herz und Gefässen"* (Berlin 1881) — *„Ueber eine bisher nicht gekannte wichtige Einrichtung des menschlichen Organismus"* (Tübingen 1882) — *„Hat das in die Luftwege ergossene Blut ätiologische Bedeutung für die Lungenschwindsucht?"* (VIRCHOW's Arch. XXXV). Populär wurde sein Name dadurch, dass S. in Deutschland neben FRAENTZEL die Kreosottherapie bei Tuberkulose eifrig empfahl. Von weiteren Veröffentlichungen S.'s sind zu nennen Aufsätze über Papillome und Cysten des Kehlkopfs, über nasale Reflexneurosen, Pachydermia laryngis, über die Beziehung zwischen primären Kehlkopfaffektionen und Lungentuberkulose, über Rotz beim Menschen, Echinokokkus der Leber.

Sommerfeld, Theodor J., in Berlin, geb. 10. Nov. 1860 in Dt. Krone, studierte in Berlin, promovierte daselbst 1886, erhielt als Student 1884 einen Preis für die Arbeit: *„Die makroskopische und mikroskopische Bedeutung des Auswurfs"* und publizierte ferner: *„Die Berufskrankheit der Steinmetze und Steinbildhauer"* (1892) — *„Die Schwindsucht der Arbeiter, ihre Ursachen, Häufigkeit und Verhütung"* (1895) — *„Handbuch der Gewerbekrankheiten"* (I, 1898) — *„Zur Geschichte der Lungenheilstätten in den letzten 3 Jahren"* (Festschr. zum Tuberkulosenkongr. 1899) und zahlreiche kleinere Mitteilungen aus dem Gebiete der Gewerbehygiene. Seit 1891 wirkt S. eifrig für die Errichtung von Lungenheilstätten. 1896 machte er unter Beihilfe des Kultusministeriums eine Reise nach Thüringen zum Studium der hygien. und wirtschaftl. Lage der Schieferindustrie.

Sonderegger, Jacob Laurenz, der bekannte Schweizer Arzt und Hygieniker. geb. 22. Okt. 1825 zu Grünenstein, studierte seit 1845 in Zürich, Würzburg, Prag und Wien, promovierte 1849 in Bern, praktizierte nach einander in Balgach, Altstätten und seit 1873 in St. Gallen, war Inspektor der dortigen Krankenanstalten, seit 1874 Präsident der Schweiz. Ärztekommission und starb als Präsident des Schweiz. Ärztevereins 20. Juni 1896, nachdem noch am Tage vorher eine Gastro-Enterostomie an ihm vollzogen worden war. S. war einer der populärsten Ärzte der Schweiz und hat sich um die Förderung der Hygiene und Aufbesserung der sanitären Verhältnisse im Kanton St. Gallen speziell wie im allgemeinen in der Schweiz die namhaftesten Verdienste erworben. — Europ. Ruf geniessen vor allem seine *„Vorposten der Gesundheitspflege im Kampfe ums Dasein der Einzelnen und ganzer Völker"* (1873; 2. Aufl. 1874). Weitere Publikationen S.'s sind: *„Die Spitalfrage im Kanton St. Gallen, ein Wort an alle Gebildeten und Barmherzigen"* (1865) — *„Der arme Lazarus im Culturstaate oder die öffentliche Krankenpflege im Kanton St.*

Gallen" (1867) — *„Das eidgenössische Epidemiegesetz, eine Humanitätsfrage"* (Zürich 1881) — *„Zum Schutze gegen die Cholera"* (populär) — *„Das Hygiene-Institut, eine schweizerische Hochschule für Gesundheitspflege"* (1889) — *„Waisenkinder im Kanton St. Gallen. Eine Bittschrift an die öffent-*

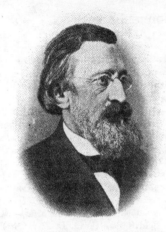

liche Meinung" (1893). S. war das Ideal eines Arztes, uneigennützig, hilfsbereit, ehrlich, für das Wohl des Volkes wie des ärztl. Standes in gleicher Weise rastlos thätig. Die ärztl. Vereinsbestrebungen in der Schweiz hatten an ihm einen der eifrigsten Förderer. Er wurde 1862 Mitbegründer des ärztl. Vereins des Kantons St. Gallen und war 5 Jahre lang dessen Präsident. Dem nachhaltigen Drängen von S. ist die Gründung des Kantonsspitals in St. Gallen (1873), des kantonalen Asyls in Wyl (1892) und zahlreicher anderer hygien. und gemeinnütziger Institute zu danken. 1885 und 87 war er Delegierter des Bundesrats bei der grossen Cholera-Konferenz in Rom und beim Hygienekongress in Wien, 1893 beteiligte er sich an den Sitzungen der Kommission zur Begutachtung eines eidgenöss. Kranken- und Unfallversicherungsgesetzes. Wie die von ELIAS HAFFTER, S.'s Schwiegersohn, aus dem Nachlass herausgegebene Autobiographie zeigt (vergl. E. HAFFTER, „L. S. in seiner Selbstbiographie und seinen Briefen", Frauenfeld 1898 nebst Porträt), gehört S. zu den geistreichsten Ärzten und edelsten Menschen, der, wenn er auch die Wissenschaft nicht unmittelbar durch eine neue Entdeckung gefördert hat, dennoch durch sein wackeres, mannhaftes, unerschrockenes und kampfbereites, zielbewusstes Eintreten für den hygien. Fortschritt und durch seine pflichttreue und aufopfernde Thätigkeit als Arzt auch in der Geschichte der med. Kunst sich einen Namen gesichert hat.

Sonnenburg, Eduard, geb. zu Bremen 3. Nov. 1848, war nach seiner 1872 erfolgten Promotion Assistenzarzt an der chir. Klinik in Strassburg i. E. bei LÜCKE 1873 bis 80, von da ab bei VON LANGENBECK in Berlin und nach dessen Weggang bei VON BERGMANN erster Assistent am k. Klinikum bis 1883. Seine Habilitation erfolgte 1876 in Strassburg, in Berlin 1881. 1883 wurde er zum Prof. e. o., 1899 zum Geh. Med.-Rat ernannt. Seit 1890 ist S. Direktor der chir. Abt. des Stadt-Krankenhauses Moabit. Seine Hauptarbeiten sind: „*Über Verbrennungen und Erfrierungen*" (D. Chir., Lief. XIV) — „*Die pathol. Luxationen des Kniegelenks*" (Hab.-Schrift Strassburg, D. Z. f. Ch. VI, 1876) — „*Neue Methode der Neurektomie*

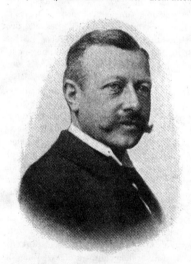

des N. alveol. inf. bei herabhängendem Kopfe" (Ib. VII, 1877) — „*Ursachen des Todes nach Verbrennungen*" (Ib. IX) — „*Neue Methode der operativen Behandlung der Ektopia vesicae mittels Exstirpation der Harnblase*" (B. k. W. 1881) — „*Erste ausgedehnte Resection der Harnblase wegen Sarcoms*" (Chir.-

Kongr. 1882) — „*Die chir. Erkrankungen der Lunge*" (Handb. d. Ther. d. inn. Krankh. III, Abt. 4) — „*Verletzungen und Erkrankungen der Harnblase und der Prostata*" (Handb. d. prakt. Chir. III, 9 Abt.) — „*Pathologie und Therapie der Perityphlitis*" (D. Z. f. Ch. XXXVIII) — „*Pathologie und Therapie der Perityphlitis*" (Leipzig, 3. Aufl. 1897, 4. Aufl. 1899). Die Arbeiten aus Moabit erscheinen in der D. Z. f. Ch. S. ist Herausgeber der D. Z. f. Ch., der Grenzgebiete, Mitarbeiter an der Real-Encyklopädie, an VILLARET's Handb., Arch. des Sciences médicales u. dgl. m.

Southey, Reginald, zu London, geb. 15. Sept. 1835, studierte in Oxford, im St. Barthol. Hosp. zu London, in Berlin und Wien, wurde 1860 zum Radcliffe Travelling Fellow der Univ. Oxford erwählt, liess sich 1864 als Arzt in London nieder, wurde Physic. des City of London Dispensary und des Victoria Park Hosp. für Brustkrankhh.. 1865 Assist. Physic. im St. Barthol. Hosp. und bald darauf Dozent der gerichtl. Med. und Hygiene bei demselben, 1866 Dr. in Oxford und Fellow des Roy. Coll. of Physic., dessen Gulstonian Lecturer mit: „*The nature and affinities of tubercle*" (1867) er wurde. Er war 15 Jahre lang klin. Lehrer im St. Barthol. Hosp. und wurde 1853 zum Commissioner in Lunacy erwählt. Er übersetzte in ZIEMSSEN's Cyclop. of the Pract. of Med., Vol. XV: „*Diseases of the kidney*" (1877) und schrieb: „*The normal and patholog. anatomy of the kidney*" (St. Barthol. Hosp. Rep., 1865, 60) — „*Observations on acute rheumatism*" (Ib. 1878) — „*Lectures on individual hygiene*" (Lancet 1876), legte der Clinical Soc. (Ib. 1879) ein neues Verfahren zur Drainierung wassersüchtiger Glieder durch subkutane Einführung von auf den Seiten durchbohrten Kanülen mittels eines Trokars und Anwendung eines ähnlichen Instrumentes bei Wasserergüssen in der Bauch- und Brusthöhle vor und schrieb noch: „*On the action of alcohol*" (Physiol. for Pract. Use) — „*Lumleian lectures on Bright's disease*" (Brit. Med. Journ., 1881); ausserdem Beiträge zu den Transact. der Clinical und Pathol. Soc. und zu den med. Zeitschriften. S. starb 8. Nov. 1899.

Soyka, Isidor, geb. in Jaromeř (Böhmen) 26. April 1850, bildete sich unter HERING und KLEBS in Prag, alsdann in Leipzig, hauptsächlich aber in München (unter v. PETTENKOFER) fachwissenschaftl. aus, übernahm 1873 die Assistenz am pathol. Institut in Prag, wurde 1874 promoviert, habilitierte sich in Prag 1877 für pathol. Anatomie, 1878 für Hygiene und siedelte 1879 nach München über, um eine Assistentenstelle am dortigen hygien. Institut zu übernehmen. 1880 habilitierte er sich als Dozent seines Faches am Münchener Polytechnikum. Seine Arbeiten bewegen sich auf hygien. Gebiet und sind hauptsächlich in der PETTENKOFER-VOIT'schen Zeitschr. f. Biol. veröffentlicht. Monographien: „Hygienische Tagesfragen" (München) und: „Untersuchungen zur Schwemmcanalisation" (Ib. 1882). 1885 folgte er einem Rufe als Prof. e. o. für Hygiene nach Prag, wo er 23. Febr. 1889 seinem Leben durch Erschiessen ein Ende machte.

Spaeth, Joseph, zu Wien, geb. zu Bozen 13. März 1823, studierte von 1844 an in Wien, wurde 1849 Dr. med., später Dr. chir. und Mag. der Geburtshilfe, war seit 1849 Assistent auf CHIARI's Abt. für Frauenkrankhh., trat 1850 zur Gebärklinik für Hebammen über, blieb 4 Jahre in dieser Stellung, war inzwischen 1853 Supplent der Lehrkanzel für Geburtshilfe in Salzburg und habilitierte sich gleichzeitig für jene als Dozent an der Wiener Univ. 1855 übernahm er die Supplierung der Geburtsh. und Gynäkol. an der Josephs-Akademie, wurde daselbst 1856 zum ord. Prof. derselben ernannt, trat 1861 als Prof. der Geburtsh. für Hebammen an die Univ. über und übernahm 1873 die neu errichtete zweite geburtsh.-gynäkol. Klinik für Mediziner, aus welcher Stellung er 1886 ausschied. Seine selbständigen Schriften sind: „Klinik der Geburtsh. und Gynäkologie" (Erlangen 1855, zus. mit CHIARI u. KARL BRAUN) — „Compendium der Geburtsh. für Studirende" (Ib. 1857) — „Lehrbuch der Geburtsh. für Hebeammen" (Wien 1869; 3. Aufl. 1880). Von seinen Aufsätzen in Zeitschriften sind anzuführen aus der Zeitschr. der k. k. Ges. der Ärzte in Wien: „Ueber mehrere Anomalien der die Frucht umgebenden Eitheile"

(zus. mit WEDL, 1851) — „Ueber das Zerreissen der Nabelschnur in gerichtl.-med. Beziehung" (1852) — „Geschichte und Beschreibung eines Beckens mit Verschiebung des letzten Lendenwirbels nach vorn" (1854) — „Studien über Zwillinge" (1860). Auch finden sich in derselben Zeitschr. (1859 bis 63) von ihm die ständigen Referate über Geburtshilfe; ausserdem Aufsätze in der Zeitschr. f. pr. Heilk. (1856, 59), der W. m. W. (1854, 57), der W. m. Pr. (1866), dem A. f. G. (1876). Beim Antritte des Rektorats (1872) hielt er die Rede: „Das Studium der Medicin und die Frauen". S. starb 29. März 1896, nachdem er schon seit 1886 infolge eines vorherigen mehrjähr. Augenleidens gänzlich erblindet war.

Spalteholz, Werner, in Leipzig, geb. zu Dresden 27. Febr. 1861, studierte in Leipzig 1880 bis 85 promovierte 1886, war 1885 bis 92 Assistent von W BRAUNE in Leipzig (Topographische Anatomie), habilitierte sich 1891, nach W. BRAUNE'S Tod seit 1892 Kustos der anatomischen Sammlungen in Leipzig, wurde Dez. 1892 zum Prof. e. o. in Leipzig ernannt. 1887 bis 89 arbeitete S. bei C. LUDWIG und E. DRECHSEL (Leipzig). Schriften: „Vertheilung der Blutgefässe im Muskel" (1888) — „Vertheilung der Blutgefässe in der Haut" (1893) — „Handatlas der Anatomie des Menschen" (1895, 3 Bde., 2 Bde. erschienen seit 1895, 2. Aufl. seit 1898). Ausserdem eigene Arbeiten und Arbeiten von Schülern besonders über mikroskop. Verhältnisse des Bindegewebes im allgemeinen und in verschiedenen Organen.

Spamer, Karl, zu Bingen, geb. zu Giessen 4. Nov. 1842, studierte in Giessen, wurde 1866 promoviert, war 1866 bis 70 Assistenzarzt in der Irrenanstalt Hofheim, 1870 bis 71 freiw. Militärarzt im Kriege, hielt sich darauf in Berlin und Wien auf, liess sich 1874 in Giessen nieder, habilitierte sich 1876 daselbst für Psychiatrie, wurde 1881 Kreis-Assistenzarzt in Mainz, 1883 Kreisarzt in Lauterbach, 1885 in Bingen und starb 18. Mai 1892. Er schrieb: „Physiologie der Seele" (Stuttgart 1867), Habilitationsschrift, und hat sich noch durch die von ihm angegebenen elektromedizin. Apparate, insbesondere den Induktionsapparat, bekannt gemacht.

Spatz, Bernhard, zu München, geb. zu Passau 10. Dez. 1856, studierte in Würzburg und München, später in Leipzig, war Schüler von BUHL's und COHNHEIM's, Assistent von BUHL's, wurde 1880 promoviert, war 1882 bis 84 Hausarzt am Deutschen Hosp. in London, ist seit 1885 Redakteur der „Münch. med. Wochenschrift", 1899 zum k. b. Hofrat ernannt.

Speck, Karl, zu Dillenburg (Nassau), geb. zu Strüth (Herzogt. Nassau, Amt St. Goarshausen), 4. Aug. 1828, studierte von 1847 an in Giessen und Heidelberg, machte das Nassauische Staatsexamen 1851, praktizierte als Nass. Med.-Accessist in Mengerskirchen, Ebersbach und Herborn, als Assistent in Hachenburg und Hadamar, ist seit 1869 preuss. Physikus in Dillenburg und wurde 1877 Dr. med. honoris causa der Univ. Marburg. Seine Publikationen sind bereits in der älteren Quelle angeführt.

Spee, Ferdinand Graf von, zu Kiel, geb. 5. April 1855 zu Glindfeld bei Medebach, Westfalen, studierte in Bonn und Kiel, war namentlich Schüler von HENSEN und FLEMMING, wurde 1881 promoviert, war 1882 2. Assistent an der geburtshilfl. Klinik zu Kiel, 1882/83 Assist. an der chir. Klinik zu Würzburg, ist seit 1883 Assistent am physiol. Institut zu Kiel und seit 1885 Privatdozent für Anatomie und Entwickelungsgeschichte, seit 1887 etatsmässiger Prosektor am anatom. Institut zu Kiel, 1892 Prof. e. o. daselbst, 1898 etatsmässig als solcher. Publikationen: Im Archiv f. Anat. und Physiol.: *„Beitrag zur Entwickelungsgeschichte der früheren Stadien des Meerschweinchens bis zur Vollendung der Keimblase"* (1883); in der Ztschr. f. wiss. Mikroskopie und mikrosk. Technik (II, 1885) — *„Leichtes Verfahren zur Erhaltung linear geordneter lückenloser Schnittserien mit Hilfe von Schnittbändern"* — im anatom. Anzeiger: *„Ueber die ersten Vorgänge der Ablagerung des Zahnschmelzes"* (1897, II) *„Vorgänge bei der Implantation des Meerschweincheneies in die Uteruswand"* (Verh. der anatom. Ges., Berlin 1896) — *„Ueber die menschliche Eikammer und Decidua reflexa"* (Ib. Kiel 1898) — im A. f. Anat. u. Physiol., anat. Abt.: *„Beobachtungen an einer menschlichen Keimscheibe mit offener Medullarrinne und Canalis neurentericus"* (1898) — *„Die Verschiebungsbahn des Unterkiefers am Schädel"* (1890) — *„Neue Beobachtungen über sehr frühe Entwickelungsstufen des menschlichen Eies"* (1896) — sodann Aufsätze in den Verh. des physiol. Vereins zu Kiel, in Mitt. f. d. Ver. schleswig-holstein. Ärzte, ferner: *„Über eine bisher nicht beachtete Bildung in den Blutzellen menschlicher Embryonen"* (M. m. W. 1898) — in den Verh. der Naturforscherversammlung zu Berlin 1890: *„Fettbildung im Entoblasten von Säugethierembryonen"* — zu Lübeck 1895: *„Neue Beobachtungen an sehr jungen menschlichen Embryonalgebilden"* — *„Das Kopfskelet des Menschen"* (Jena 1897).

Sperino, Casimiro, zu Turin, geb. 1812 zu Scarnafigi, Prov. Cuneo, studierte in Turin, errichtete daselbst 1838 eine Augenklinik, die sich grosser Anerkennung erfreute und 1851 von einem Wohlthätigkeitsverein übernommen wurde, während er selbst an der Spitze derselben und der von ihm gegründeten Ophthalmologenschule blieb. Ausserdem war er noch Prof. der Dermosyphilopathie an der Univ., wurde 1883 zum Senator des Königreichs ernannt und spielte auch im Parlament eine Rolle. 1884 wurde sein 50jähr. Dr.-Jubiläum mit grosser Feierlichkeit begangen. S., der 12. Febr. 1894 als Präsident und Senior der med. Fakultät starb, hat sich eifrig mit der Syphilisation beschäftigt und über dieselbe seit 1851 in Zeitschriften (Giorn. di Torino, Gazz. med. ital. Stati Sardi) geschrieben und dieselbe verteidigt, auch in: *„Mém. sur le vote adopté par l'Acad. de méd. de Paris . . . . contre la pratique de la syphilisation etc."* (Turin 1852), ebenso in seiner diesem Verfahren gewidmeten Schrift: *„La sifilizzazione studiata qual mezzo curativo e preservativo delle malattie veneree"* (Turin 1853). Ausser für Syphilidol. war er auch Prof. der Ophthalmol. und schrieb, abgesehen von verschiedenen Aufsätzen über einschlägige Gegenstände: *„Études clin. sur l'évacuation répétée de l'humeur aqueuse dans les maladies de l'oeil, rédig. avec le concours du Dr. Charles Reymond, assistant de la clin."* (Turin 1862). Interessant ist, dass an seinem Todestage die Univ. geschlossen blieb.

Sperk, Eduard Leonhard Fedo-
rowitsch, geb. in Mohilew 14./28. Jan.
1837, studierte in Charkow 1853 bis 58
und ging dann als Kreisarzt nach Ost-
Sibirien, kehrte zeitweilig nach St. Petersburg zurück, wo er an der med.-chir.
Akademie 1863 Doktor wurde (Diss., russ.:
„*Die Syphilis in Ost-Sibirien*"), ging 1865
als Med.-Inspektor nach Ost-Sibirien und
blieb daselbst, bis er 1870 zum Oberarzt
des Kalinkin-Hosp. für venerische Weiber
in St. Petersburg ernannt wurde, war
ferner Dozent für Hautkrankheiten bei
den weiblichen med. Kursen in St. Petersburg und erfreute sich eines bedeutenden
Rufes als Syphilidolog und als Autorität
in der Prostitutionsfrage, in welcher er
seit 30 Jahren gearbeitet hatte. Zuletzt war
er Direktor des kaiserl. Instituts für Expe-
rimental-Med. und starb als wirkl. Staatsrat 15. Mai 1894. S. war ein grosser
Kenner der med. Verhältnisse von Ost-
Sibirien, speziell auch der Verbreitung der
Syphilis daselbst. Seine zahlreichen Arbeiten sind bereits im älteren Lexikon von
O. Petersen aufgezählt.

Spiegelberg, Otto, berühmter
Geburtshelfer und Gynäkolog, geb. 9. Jan.
1830 zu Peine in Hannover, bezog, 17
Jahre alt, die Univ. Göttingen, prom.
1851, hielt sich dann in Berlin, Wien und
Prag auf, habilitierte sich 1853 als Dozent
der Geburtshilfe in Göttingen und wurde
Assistent bei E. C. J. v. Siebold. 1855
machte er eine längere Reise nach England, Schottland und Irland, die nach-
haltige Eindrücke und eine dauernde
Vorliebe für englische Einrichtungen bei
ihm hinterliess. Die dort gemachten Beobachtungen veröffentlichte er in dem
Aufsatze: „*Zur Geburtshilfe in London,
Edinburg und Dublin*" (Monatsschr. für
Geburtsk., 1856, VII). Im übrigen befasste er sich damals besonders mit physiol. und anat. Arbeiten, von denen vorwiegend zu erwähnen sind: „*Experimentelle Untersuchungen über die Nervencentren
und die Bewegungen des Uterus*" (Zeitschr.
für rat. Med., 1858, 3. Reihe, II), sowie
die Untersuchungen über den Mechanismus der Geburt. 1858 veröffentlichte er
sein „*Lehrbuch der Geburtshilfe*" (Lahr),
ein damals sehr günstig aufgenommenes
und auch heute noch in gewisser Beziehung wertvolles Werk. 1861 folgte er
einem Rufe als ord. Prof. der Geburtsh.
nach Freiburg i. Br., nachdem er kurz
vorher zum Prof. e. o. in Göttingen ernannt worden war. Von Freiburg siedelte
er 1864 nach Königsberg in gleicher
Eigenschaft über. Er entwickelte hier,
neben eifrigem litter. Arbeiten, eine bedeutende Lehrthätigkeit, beides aber in
noch höherem Masse, als er 1875 nach
Breslau berufen wurde. Während er
anfangs, bis zur Mitte der Sechziger-
Jahre, auf klin. Gebiete hauptsächlich geburtshilfl. Themata behandelt hatte, wandte
er jetzt seine Aufmerksamkeit mehr der
operat. Gyn., namentl. der Ovariotomie zu,

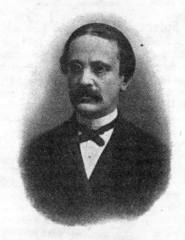

deren Diagnostik und operative Technik
er erheblich bereicherte. So führte er
die Probepunktion ein und empfahl zuerst
die Versenkung des Stiels nach Ovariott.,
die, wie er durch experimentelle Untersuchungen zeigte, ohne Schaden geschehen könne. Zugleich kultivierte er mit
Vorliebe die plastischen und Fisteloperar-
tionen, in denen er es bis zu einer er-
staunlichen Fertigkeit brachte. 1870 gründete er, nach Aufhören der „Monatsschrift
für Geburtskunde", zusammen mit Credé
das „A. f. G.", von dem fast jeder Band
Aufsätze von ihm enthält. Im deutsch-
französ. Kriege dirigierte er ein Hosp. zu
Forbach. Die nunmehr in immer grösserem Masse zur Anerkennung gelangende
antiseptische Wundbehandlung wusste S.
auch für die Geburtshilfe nutzbar zu
machen. 1878 veröffentlichte er von

neuem ein „*Lehrbuch der Geburtshilfe für Aerzte und Studirende*" (Lahr; 2. Aufl. 1880 bis 81, von WIENER nach dem Tode des Verf. vollendet), in dem er die ganze Summe seiner während der letzten 20 Jahre gesammelten Erfahrungen niederlegte. Eine in demselben Jahre erfolgte Berufung nach Strassburg lehnte er ab. 1879 wurde er zum Geh. Med.-Rat ernannt und zum Rektor der Univ. gewählt. Er starb nach längerem Leiden an den Folgen von Schrumpfniere und Herzhypertrophie, 9. Aug. 1881, im 51. Lebensjahre. Ausser den genannten Arbeiten verfasste S. noch eine grosse Anzahl von Arbeiten, bezüglich deren wir jedoch auf das ältere Lex. verweisen müssen.

Spiess, Alexander, zu Frankfurt a. M., geb. daselbst 6. April 1833 als Sohn des Vorigen, studierte in Göttingen, wurde 1856 zum Dr. med. prom., wirkte 1859 bis 83 als prakt. Arzt in Frankfurt, seit 1883 als Stadtarzt, ist ausserdem ständiger Sekretär des Deutschen Vereins für öffentl. Gesundheitspflege seit dessen Gründung 1873, redigiert seit 1866 die „Jahresberichte über die Verwaltung des Medizinalwesens der Stadt Frankfurt" und die „Deutsche Vierteljahrsschr. für öffentliche Gesundheitspflege", 1870 bis 85 mit VARRENTRAPP, seit 1886 mit PISTOR (Berlin). Es finden sich von ihm zahlreiche med.-statist. und hygien. Aufsätze in beiden Zeitschriften, seit 1871 jährlich Repertorien der in- und ausländischen hygienischen Litteratur in der D. Vierteljahrssch. für öffentl. Gesundheitspflege.

Spillmann, Paul, geb. zu Nancy 16. Febr. 1844, machte seine Studien in Paris unter GRISOLLE, LASÈGUE, CORNIL, RANVIER und FOURNIER, wurde 1868 prom. und wirkt seit 1869 in seiner Vaterstadt zuerst als Agrégé der dortigen Fakultät und Direktor der syphilidolog. Klinik, jetzt als Prof. der med. Klinik. Schriften: „*De la tuberculisation du tube digestif*" (Thèse d'agrégation, 1878) — „*Manuel de diagnostic médical*" (1883); aus früherer Zeit über Pseudoleukämie (1867), Ataxie (1870), Elektrolyse des Jodkaliums (mit PETERMANN, 1871), Bedeutung der Ermüdung für die Entwicklung der Herzkrankheiten (1876), mehreres über Frauensyphilis und Uebersetzungen von FREY's „Mikroskop" und „Histologie", H. WEBER's Climatotherapie, FINGER's Syphilis, H. WEBER's Balnéothérapie. Neuere Schriften: „*Des Tumeurs du quatrième ventricule*" — „*Action thérapeutique de la coronille*" — „*Pleurésie du stade roséolique de la Syphilis*" — „*Polynévrites dans l'intoxication hydrargyrique aigue et subaigue*" — „*Notions pathologiques générales sur les maladies de l'appareil digestif*" — Acromégalie" — Atrophies musculaires myopathiques" — „Neurofibromatose" — „*Traitement de la chlorose par l'ovariine*" — „*De l'hépatine dans le traitement de la cirrhose du foie*" — etc.

Spitzer, Sigmund, geb. 1813 zu Nikolsburg in Mähren, wurde 1837 in Wien Doktor, 1839 zum Prof. der Anat. an der med. Schule zu Constantinopel ernannt, wo es seinen fortgesetzten Bemühungen gelang, das herrschende Vorurteil gegen Leichenöffnungen zu überwinden und den Grund zu einem anat. Museum zu legen, das teils aus seiner eigenen Arbeit, teils aus Einsendungen von HYRTL'schen Präparaten hervorging. 1844 übernahm er die med. Klinik und nachdem es ihm 1845 gelungen war, den Sultan Abdul-Medjid von einer chron. lebensgefährlichen Krankheit herzustellen, wurde er zum 1. Leibarzt desselben und später zum Direktor der med. Akademie ernannt. Trotz des Vertrauens, welches ihm der Sultan fortdauernd bewies und wegen der aus diesem Grunde gegen ihn angesponnenen Intriguen, nahm S. seine Entlassung, blieb aber noch im türkischen Dienste, indem er der türk. Botschaft am österr. Hofe als Botschaftsrat zugeteilt wurde. In dieser Stellung nahm er bis 1856 thätigen Anteil an allen vor und nach dem Krimkriege in Wien geführten Verhandlungen und wurde, da er sich nach erneuerter Aufforderung, 1857, beharrlich weigerte, die ihm gemachten glänzenden Anerbietungen am Hofe des Sultans anzunehmen, zum ottomanischen Geschäftsträger in Neapel ernannt, wo er bis 1860 blieb. Nach dem in diesem Jahre erfolgten Ableben des Sultans zog er sich ins Privatleben zurück und lebte abwechselnd in Paris und Italien, bis er Ende 1894 in Wien starb.

Spöndly, Heinrich, Frauenarzt, geb. 16. August 1824 in Zürich als Sohn des Prof. am med. Institut und später an der med. Fakultät der neu gegründeten Univ. sowie Direktors der alten Gebäranstalt Johann Conrad S. (1796 bis 1856), studierte daselbst besonders unter OSWALD HEER, KÖLLIKER und HASSA, prom. 1846 mit einer unter KÖLLIKER's Ägide gearbeiteten Diss.: "*Der Primordialschädel der Säugethiere*", machte eine zweijährige Studienreise nach Strassburg, Berlin, Prag, Wien, Paris, bestand 1849 in Zürich das Staatsexamen und habilitierte sich bald darauf als Privatdozent für theoret. Geburtshilfe. Daneben erteilte er den geburtshilfl. Operationskurs und assistierte seinem Vater. Nach dessen Tode war S. bis zur Berufung von BRESLAU Interimsdirektor der Frauenklinik, ebenso 1872 noch einmal nach dem Weggange GUSSEROW's, des Nachfolgers BRESLAU's, und wurde zum Prof. e. o. ernannt. Seit 1861 erteilte er als Hebammenlehrer den theoret. Teil des Unterrichts. Auch war er 1852 bis 92 Arzt am Waisenhause. 1896 zog er sich von der Praxis zurück und siedelte nach Baden im Aargau über, wo er 13. Okt. 1898 starb. S. war Mitglied mehrerer gelehrter Gesellsch. u. a. auch der Berliner geburtshilfl. und publizierte: "*Die Revolution in der Medicin*" (Habilitationsschrift 1849) — "*Die Fruchtlagen und ihre Verwandlungen*" (1855) — "*Die Schädeldurchmesser der Neugeborenen und ihre Bedeutung*" (1857) — "*Die unschädliche Kopfzange*" (1862) — "*Schwangerschaft, Geburt und Wochenbett*" (1869, populär) — "*Erinnerungen aus der obstetricischen Praxis*" (1875) — "*Die Gesichtslagen*" — "*Die Fehlgeburt*", ausserdem mehrere Zeitschriftenaufsätze über Extraktion bei Beckenendlagen, Chloralhydrat bei Krampfwehen, aktives Einschreiten bei Abortus. Auch besorgte S. 1869 die 2. Aufl. von BRESLAU's Anleitung zu einer vernunftgemässen Ernährung und Pflege der neugeborenen und kleinen Kinder.

Springfeld, Arthur, in Arnsberg, geb. zu Gardelegen 31. Juli 1865, studierte in Greifswald und Heidelberg, Dr. 1889 ("*Über die giftige Wirkung des Blutserums des gemeinen Flussaales*"), approbiert 1890, war Kreiswundarzt, bezw. Physikus an verschiedenen Orten, 1894 Medizinalassess. beim Polizei-Präsidium in Berlin und ist seit 1900 Reg.- und Med.-Rat in Arnsberg. Seine Arbeiten betreffen: "*Die Vergiftungen durch den Genuss von niederen Seetieren*" — "*Entwicklungsgeschichte der Apothekenreform*" (1896) — "*Überwachung des Verkehrs mit Arzneimitteln und Giften ausserhalb der Apotheke*" (1897) — "*Sanitätswesen in Berlin und Charlottenburg*" (1898 bis 1900) — "*Die Handhabung der Gesundheitsgesetze in Preussen*" (Berlin, 6 Bde.). Seit 1894 ist S. Mitarbeiter an den von UFFELMANN begründeten „Jahresberichten über die Fortschritte und Leistungen a. d. Gebiet der Hygiene" (Braunschweig).

Squire, William, zu London, geb. 1. Dez. 1825 zu Silsoe, Bedfordshire, studierte 1846 bis 50 am University College und 1850 bis 51 in Paris, nachdem er 1849 Member des R. C. S. Engl. geworden, war Resid. Physic. in der St. Marylebone Infirm., House Surg. im Univ. College Hosp., Physic. des North Lond. Hosp. für Brustkrankhh. und Physic. am St. George's Hannover Square Dispensary. Er wurde 1871 Member und 1879 Fellow des Roy. Coll. of Phys., nachdem er 1874 in St. Andrew's promoviert worden war; 1874 bis 78 war er Sekretär der Epidemiolog. Soc. und schrieb über: "*Acute pneumonia in childhood*" — "*Infantile temperatures in health and disease*" — "*Temperature observations*" — "*Puerperal temperatures*" — "*Temperature variations in the diseases of children*" — "*The period of infection in epidemic diseases*" — "*On sanitary precautions against the infectious eruptive diseases*" — "*Action of salicylic acid in acute rheumatism*", ferner für REYNOLD's Syst. of Med. die Artikel: „*Croup*" und „*Diphtheria*", für QUAIN's Dict. of Medicine: „*Exanthemata*" — „*Incubation*" — „*Measles*" — „*Rubeola*" — „*Scarlet fever*" und „*Whooping cough*" und für CASSELL's „Our homes", 1883: „*Health in the nursery and school*"; ausserdem Aufsätze im Brit. Med. Journ. und Practitioner. S. starb 2. April 1899.

Squire, John Edward, Sohn des Vor., geb. zu London 20. Dez. 1855, studierte im Univ. College daselbst, war 1880 bis 81 House Physic. in dessen Hosp., wurde 1881 Member des R. C. S. Engl.,

1882 Dr. der Lond. Univ., 1884 Member des Roy. Coll. of Phys. und ist Phys. des North Lond. Hosp. für Schwindsucht und Brustkrankheiten, sowie in anderen leitenden ärztl. Stellungen. Er war Principal Medical Officer bei der |Ges. vom roten Kreuz zu Suakin 1885 und schrieb: „On enteric fever and typho-malarial form at Suakin" (Med.-Chir. Transact., 1885 bis 86) — „The hygienic prevention of consumption" (1893) und zahlreiche Journalaufsätze zur Prophylaxe und Therapie der Phthisis.

Squire, A. J. Balmanno,

zu London, studierte im Univ. College, wurde 1858 Member des R. C. S. Engl., war Assist. Surgeon im Regierungs-Hosp. zu Denilquin, N. S. W., House Surg. im Univ. Coll. Hosp. zu London, Medic. Officer des St. Marylebone Gen. Dispensary, Dozent an der med. Schule des St. Mary's Hosp. Er ist zur Zeit Surg. am British Hosp. für Hautkrankheiten. Er gab heraus: „An atlas of coloured photographs of diseases of the skin, with descriptive letterpress" — „A manual of diseases of the skin" — „The pharmacopoeia of the British Hosp. for Diseases of the Skin" — „On the influence of age in the causation of skin disease, as ascertained by the analysis of 10.000 consecutive cases of skin disease" — „On lupus-disease of the skin, and its treatment by a new method" — „Photographic clinique of the Brit. Hosp. for Dis. of the Skin" — „On occipital and constitutional impetigo of the scalp" (Jahres-Vers. der Brit. Med. Assoc., 1864) — „The diagnosis between syphilitic and non-syphilitic diseases of the skin" (Harveian Soc.) — „Diseases of the skin produced by the acarus scabiei" (Med. Soc. in Lond.) und verfasste den Artikel: „Diseases of the skin" in REYNOLD's System of Med.

Stacke, Ludwig,

in Erfurt, geb. zu Rinteln 14. April 1859, studierte 1877 bis 82 in Würzburg, Halle, München, Dr. 1882, war Assistent bei SCHWARTZE in Halle, und ist seit 1886 Arzt für Ohren- und Nasenaffektionen in Erfurt. Ausser einem Dutzend kleinerer Arbeiten publizierte er: „Indicatt. betr. die Excision von Hammer und Amboss" (Vortrag Intern. Kongr. Berlin 1890) — „Die operative Freilegung der Mittelohrräume nach Ab- lösung der Ohrmuschel" (Vortr. Naturf.-Vers., Halle 1891 u. Tübingen 1896). 1897 erhielt S. den Professortitel.

Stadelmann, Ernst,

geb. 8. Dez. 1853 in Insterburg als Sohn eines Arztes, studierte seit 1873 in Zürich, späterhin in Königsberg, machte 1878 das Staatsexamen und promovierte in demselben Jahre, wurde dann Assistent an der med. Univ.-Klinik in Königsberg (unter NAUNYN), habilitierte sich daselbst 1881, war 1882 bis 84 zu weiterer wissenschaftl. Ausbildung beurlaubt, trat 1884 als Assistent an der med. Univ.-Klinik in Heidelberg (unter ERB) ein, habilitierte sich hier 1884, wurde 1888 nach Dorpat als etatsmässiger Dozent der klin. Propädeutik berufen und wirkte daselbst mit dem Charakter als Staatsrat bis 1895. Seitdem ist S. dir. Arzt im städt. Krankenhause am Urban in Berlin und seit 1895 an der Univ. Berlin habilitiert. Monographien: „Ueber den Einfluss der Alkalien auf den Stoffwechsel des Menschen" (Stuttgart 1890) — „Der Icterus und seine verschiedenen Formen" (Ib. 1891) — „Untersuchungen über die Peptonurie" (Wiesbaden 1894) — „Bearbeitung der Leber- und Pankreaskrankheiten" (in VON LEYDEN's Handb. der Diätetik). 1896 bis 99 war S. Redakteur und Herausgeber der B. Kl., 1899 begründete er die „D. Ärzte-Zeitung", deren Redakteur er gegenwärtig ist.

Stadfeldt, Asger Snebjörn,

geb. 21. März 1830 in Kopenhagen, absolvierte daselbst das Staatsexamen, promovierte 1857 (Diss. „Ueber die Glycosurie") und studierte danach im Auslande (Wien, Prag, Paris). Nach einer Konkurrenz mit F. HOWITZ wurde er 1867 Lektor der Geburtshilfe und Direktor der Kopenhagener Entbindungsanstalt, 1869 Prof. ord. Seit 1877 war er Mitglied des k. Gesundheits-Koll. und starb 12. Dez. 1896. Bezüglich seiner zahlreichen Publikationen verweisen wir auf das grössere Biogr. Lexikon und den PETERSEN'schen Artikel daselbst.

Stage, Georg Gottlob,

geb. 5. Febr. 1839 in Kopenhagen, absolvierte das Staatsexamen daselbst 1863 und promovierte 1868. Später widmete er sich der Pädiatrie, studierte dieses Fach in

Wien und wirkt seit 1871 als bezüglicher
Spezialarzt, seit 1875 als Privatdozent an
der Univ. und seit 1878 auch als Direktor
der Poliklinik des Kinderhospitals in
Kopenhagen. Er publizierte Vorlesungen
über die Hygiene des ersten Kindesalters
und mehrere grössere und kleinere pädiatrische Abhandlungen. Seit 1889 ist S.
Arzt bei der dän. Staatsanstalt für Lebens-
versicherungen.

Stamm, August Theodor, zu
Wiesbaden, geb. zu Berlin 29. Juni 1822,
studierte in Berlin, Heidelberg, Wien,
Paris, London, Philadelphia (Pennsylv.
Univ.) Naturwissenschaften, Nationalöko-
nomie, Staatswissenschaften und Med.,
wurde 1852 Dr. phil., 1855 Dr. med., bereiste 1844/45, wo er noch nicht promoviert war, aus innerem Antriebe, zur Erforschung der Ursachen für die Entstehung
der Pest, den Orient, war 1857, 58 ärztl.
Bevollmächtigter bei der Hungertyphus-
Epidemie in den peruan. und bolivian.
Cordilleras de los Andes und schrieb sein
Hauptwerk: *„Nosophthorie. Die Lehre vom
Vernichten der Krankheiten"*. (Leipzig 1862;
3. Aufl. Stuttgart 1886); ferner: *„Ueber
die Fortschaffung der Immunditien aus
Städten"* (Ib. 1864) — *„Ueber die Vernich-
tungsmöglichkeit des epidemischen Puerperalfiebers"* (Wien. Med.-Halle, 1864). — Hieran
reihten sich kleinere Schriften: *„Die Elektrotherapie der Wüstenluft"* — *„Die Malaria-
und Seuchenbeseitigung durch Wärme und
Kälte der Atmosphäre"* — *„Die Verhütung
der geschlechtlichen Ansteckung"* — *„Die
Behandlung und Verhütung der Stein- und
Kalkablagerungskrankheiten"* etc. Er war
Mitglied der preuss. Immediat-Lazarett-
Kommission 1866, ärztl. Kommissär bei
der ostpreuss. Hungertyphus - Epidemie
1868, Präsident (1866 bis 78) des von ihm
in Berlin gegründeten med.-ätiol. Vereins
für Erforschung und Vernichtung von
Krankheitsursachen. Ausgehend von dem
obersten Grundsatze der wahren Volks-
gesundheitspflege, dass sittlich-wirtschaftl.
Elend Krankheit und Verseuchung gebäre,
gab er zur Beleuchtung der Wege für
die Abhilfe desselben *„Die Erlösung der
darbenden Menschheit"* (1870, 71; 3. Aufl.
Stuttgart 1884) heraus. S. starb 7. Juni
1892. Er war auch Herausgeber der Zeitschrift „Allwohls-Bund".

Stannius, Hermann Friedrich,
geb. zu Hamburg, 15. März 1808, studierte
und promovierte 1831 in Breslau, praktizierte in Berlin als Assistent am Friedrich-
städtischen Hosp. seit 1833, habilitierte
sich zugleich als Privatdozent daselbst
folgte 1837 einem Rufe als Prof. der Zool.
und vergleich. Anat. nach Rostock, wurde
auch Direktor des Instituts für Physiol.
und vergleich. Anat., sowie Mitglied des
grossherzogl. Mecklenb. - Schwerinschen
Mediz.-Kolleg. daselbst an VOGEL's Stelle,
seit 1860 mit dem Titel „Obermedizinalrat", erkrankte aber 1863 an einem
schweren Nervenleiden, an dessen Folgen
er 15. Januar 1883 starb. S. ist jedem
Mediziner durch den berühmten, seinen
Namen führenden Doppelversuch bekannt,
wonach bei einer durch Schnitt oder
Ligatur am Froschherzen erfolgt. Trennung
der Hohlvenensinus von der Vorkammer
das Herz in Diastole stillsteht und der
Sinus für sich allein fortschlägt, während,
wenn an der Atrioventrikulargrenze eine
zweite Durchtrennung vorgenommen wird,
der Ventrikel wieder weiterschlägt und
die Vorhöfe in Diastole stillstehen. Weniger
allgemein bekannt dürfte sein Hauptwerk
sein, das, zusammen mit v. SIEBOLD, herausgegebene *„Lehrbuch der vergl. Anatomie"*
(Tl. 2: die Wirbeltiere, Berlin 1846, speziell von St. bearbeitet), worin er sich,
wie in allen seinen Arbeiten, als ein
würdiger Schüler JOH. MUELLER's zeigt.
Die ferneren Schriften S.'s sind im älteren
Lexikon vom Herausgeber ziemlich vollständig zusammengestellt und bedürfen
daher keiner abermaligen Reproduktion.

Starck, Wilhelm A. F. von, in
Kiel, geb. 1860, studierte in Tübingen,
Marburg, Kiel, Berlin, hauptsächlich als
Schüler von QUINCKE und EDLEFSEN, promo-
vierte 1882, war Assistent an der med.
Klinik und der med. Poliklinik in Kiel
1882 bis 88, ist seit 1891 a. o. Prof. und
Direktor der med. Poliklinik in Kiel.
Schriften: *„Die Lage des Spitzenstosses und
die Percussion des Herzens im Kindesalter"*
(Stuttgart 1888) — *„Über Haemoglobin-
Injektionen"* (M. m. W. 1896).

Stark, Karl, Psychiater, in Stephansfeld i. Els., geb. 1836 zu Buttelstedt bei
Weimar, studierte in Jena, wurde Assist.

52*

der dortigen Irrenklinik, war eine Zeit lang Militärarzt, von 1866 an prakt. Arzt in Weimar, 1868 Direktor der Privat-Irrenanstalt Kennenberg, 1873 2. Arzt in Stephansfeld (unter PELMAN), 1876 Direktor dieser Anstalt, der er 25 Jahre lang bis zu seinem 15. Mai 1897 erfolgten Ableben vorstand. S. war ein Irrenarzt von Ruf. Seine zahlreichen Arbeiten besitzen wissenschaftl. Bedeutung, u. a. rührt von ihm eine interessante Veröffentlichung über die psychische Degeneration des französ. Volkes her. S. hat sich um die Entwickelung der ihm unterstellten Anstalt grosse Verdienste erworben.

Steele, John Charles, geb. 1821 in der Nähe von Brechin in Forfarshire, studierte in Edinburg und Glasgow, wurde an ersterem Orte 1843 approbiert, an letzterem 1848 promoviert, war daselbst Medical Resident in der Royal Infirmary und wurde 1853 zum Resident Medical Superintendent am Guy's Hosp. in London ernannt. In dieser Stellung war er fast 40 Jahre lang thätig. S., der 6. Nov. 1892 in London starb, verfasste verschiedene Schriften über Hospitalpflege und Guy's Hospital.

Steenberg, Valdemar Emanuel, geb. 29. Jan. 1829 in St. Ols auf der Insel Bornholm, absolvierte 1853 das Staatsexamen in Kopenhagen, war in verschied. Stellungen thätig, u. a. auch als Schiffsarzt auf der Korvette „Valkyrien", studierte später im Auslande, fungierte seit 1859 als Assistenzarzt an der Irrenanstalt bei Schleswig und promovierte 1860. Seit 1863 wirkte er als Direktor der grossen Kopenhagener Irrenanstalt St. Hans Hosp. (bei Roeskilde) und schrieb, ausser seiner Diss., über die syphilitische Encephalopathie und in den Zeitschr. Abhandlungen und Aufsätze psychiatrischen Inhalts. S., der 1866 zum Prof. ernannt worden war, starb 11. März 1892.

Steenstrup, Johannes Japetus Smith, zu Kopenhagen, berühmter Naturforscher, geb. 8. März 1813 auf dem Pfarrhofe Vang in Thy (Nord-Jütland), machte von 1832 an philos. und von 1835 an med. und naturwissenschaftl. Studien auf der Kopenhagener Univ., unternahm mit FORCHHAMMER 1836 eine geognost. Untersuchungsreise nach Bornholm, erforschte auf Veranlassung der Rentkammer 1838 die Torfmoore in Nord-Jütland, bereiste 1839 zu geognost. und naturwissenschaftl. Zwecken Island, wurde 1841 Lektor der Naturwissensch., namentlich der Mineralogie und Botanik an der Akademie zu Soroe, 1845 zum Prof. e. o. der

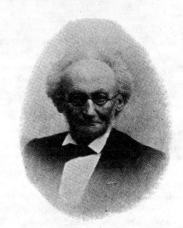

Zoologie an der Kopenhagener Univ. und zum Vorstande des zoolog. Museums der Univ., 1850 zum Prof. ord. in der mathem.-naturw. Fakultät und 1868, bei der Jubelfeier der Univ. Lund, zum Ehren-Dr. med. et phil. ernannt. Grosses Aufsehen erregte seine Arbeit: „*Om Fortplantning og Udvikling gjennem vexlende Generationsraekker, en saeregen Form for Opfostringen i de lavere Dyrklasser*" (Kopenh. 1842, mit 3 Taff.; deutsch u. d. T.: „*Ueber den Generationswechsel oder die Fortpflanzung und Entwickelung durch abwechselnde Generationen u. s. w.* von C. H. LORENZEN, Ib.; auch ins Franz. und Engl. übersetzt), indem er einen bei vielen niederen Tieren vorkommenden, sehr merkwürdigen Vorgang der sogen. „Ammenzeugung" näher untersuchte und erörterte. Mit Übergehung seiner überaus zahlreichen Arbeiten auf den Gebieten der Zoologie, vergleich. Anat., Geologie, Paläontologie, Botanik u. s. w. wollen wir nur folgende anführen: „*Undersögelser over Hermaphroditismens Tilvaerelse i Naturen*" (Kopenh. 1845, mit 2 Taff.) — „*Et Blik paa Natur- og Oldforskningens Forstudier til Besvarelsen*

af Spörgsmaalet om Menneskeslaegtens tidligste Optraeden i Europa" (Ib. 1862, m. Taff.). Er wurde 1867 Etatsrat, privatisierte seit 1885 und starb 21. Juni 1897 in Kopenhagen.

Steffal, Wenzel, zu Prag, geb. 16. Sept. 1841 zu Riedwies bei Neuhaus in Böhmen, studierte 1862 bis 67 in Prag, wurde 1868 1. Assistent bei BOCHDALEK u. in demselben Jahre Doktor, versah nach der Resignierung des letzteren 1871 dessen Lehramt der physiol. Anat. während des Winter-Semesters 1872, wurde 1872 von der Kommune Prag zum Assistenten des Bezirksarztes und 1873 zum wirkl. Bezirksarzt ernannt. Er hielt wiederholt populäre anat. Vorträge, schrieb in diesem Fache für den RIEGER-MALY'schen „Slovnik naučný" und für die Zeitschr. der czech. Ärzte und gab in czech. Sprache heraus: *„Czech. Grundriss der Anatomie für Mittelschulen"* (Prag 1872). Er war zuletzt ord. Prof. der Anat. an der czech. med. Fakultät in Prag und starb 13. April 1894.

Steffen, Johannes Theodor August, zu Stettin, geb. daselbst als Sohn des Geh. Med.-Rats August S. (1792 bis 1874) 6. Dez. 1825, studierte in Bonn,

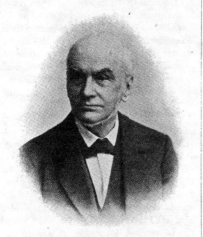

Heidelberg und Halle, war Assistent der inneren Klinik unter PFEUFFER in Heidelberg 1847 bis 48, prom. in Halle 1848, ist Arzt in Stettin seit 1850, seit 1853 Oberarzt des Kinderspitals daselbst bis 1894, und Geheimer San.-Rat. Schriften: *„Klinik der Kinderkrankheiten (Krankheiten der Lunge und Pleura)"* (I und II, Berlin 1865 bis 70) — *„Spasmus glottidis et Tussis convulsiva"* (v. ZIEMSSEN's Handb. der spez. Pathol. und Ther., IV, 2. Aufl. 1879) — *„Krankheiten des Gehirns"* (GERHARDT's Handb. der Kinderkrankheiten, V, 1880) — *„Klinik der Kinderkrankheiten (Krankheiten des Herzens)"* (III, Berlin 1889) — *„Ueber einige wichtige Krankheiten des kindlichen Alters"* (Tübingen 1895). Ausserdem verschiedene Abhandlungen in verschiedenen Zeitschriften, namentlich im „Jahrb. für Kinderheilk." und in den „Verhandl. der Ges. für Kinderheilk."

Stein, Sigmund Theodor, zu Frankfurt a. M., geb. 2. April 1840 zu Burgkundstadt in Bayern, seit seinem 2. Lebensjahre in Frankfurt a. M., studierte Chemie und Physik in Heidelberg und München, Med. in Erlangen, Würzburg, Prag und Berlin, wurde 1862 Dr. philos., 1864 Dr. med., war seit 1864 prakt. Arzt in Frankfurt, legte 1880 die Praxis nieder, um sich ausschliesslich mit wissenschaftl. Arbeiten, sowie neurolog. und elektrotherapeut. Konsultativ-Praxis zu beschäftigen. Er war 1866 kgl. württemb. Feldspital-Oberarzt, 1870 bis 71 kgl. württemb. Regiments-Oberarzt, wurde 1878 gelegentlich des 400jähr. Jubiläums der Univ. Tübingen zum Hofrat ernannt und begründete 1881 die Elektrotechnische Gesellschaft zu Frankfurt a. M. S., der 27. Sept. 1891 starb, ist Verf. zahlreicher litter. Arbeiten, von denen als die selbständig erschienenen genannt seien: *„Die Harn- und Blutwege der Säugethierniere"* (Würzburg 1865) — *„Die Trichinenkrankheit"* (Frankf. a. M. 1873) — *„Die Photographie des Blutes im Dienste der Criminaljustiz"* (Wien 1877) — *„Die Lichtbildkunst im Dienste der Naturwissenschaften"* (Stuttg. 1877, m. 32 Abbild.) — *„Die parasitären Krankheiten des Menschen. 1. Bd. Entwicklungsgeschichte und Parasitismus der menschl. Cestoden"* (Lahr 1882, mit 79 Textillustr. und 115 phot. Abbild.) — *„Lehrbuch der allgem. Elektrisation des menschl. Körpers"* (3. Aufl., Halle a. S. 1886, m. 1 Phot. und 110 Textabbild.) — *„Das Licht im Dienste wissenschaftl. Forschung"* (2. Aufl., 2 Bde., Halle a. S. 1884 bis 86, m. 12 phot. Taff. und über 800 Textabbild.) — „*Die optische Projectionskunst als Stütze naturwissenschaftlichen Unterrichts*" (Ib. 1887, mit 165 Abbild.). Auch war er Herausgeber der „*Elektrotechnischen Rundschau*".

Stein, Alexander W., geb. 3. März 1841 in Budapest (Ungarn) als Sohn eines Arztes, kam mit seinem Vater als 9jähr. Knabe nach New York, studierte daselbst Med. und wurde 1864 Dr. med. Seit 1866 in New York praktizierend, beschäftigte er sich speziell mit der Behandlung von Krankheiten des Urogenitalsystems und syphilit. Erkrankungen. Er veröffentlichte zahlreiche Journalaufsätze auf seinem Spezialgebiete, war seit 1868 Prof. der Anat. und Physiol. am New York Coll. of Dentistry, 1868 bis 75 auch Prof. der Histologie und vergleich. Phys. am New York Coll. of Veterinary Surg. und starb Ende 1897.

Steinauer, Eduard, geb. zu Dyhernfurt in Schlesien, 14. Juni 1844, studierte in Breslau und Berlin, fixierte sich nach seiner 1866 erfolgten Promotion am letzteren Platze und war zunächst als Arzt, sodann auch, von 1874 ab, als Dozent für Pharmakol. und Toxikol. an der Univ. wirksam. Er schrieb: „*De ictero qui morbis pancreatis efficitur*" — „*Ueber Bromalhydrat*" — „*Ueber die physiologische und therapeutische Wirkung der Brompräparate*" — „*Ueber einen neuen gechlorten Körper im Harn*" — „*Ueber die Wirkung des Bromkalium auf den thierischen und menschlichen Organismus*". Sein Tod erfolgte 6. Juli 1883.

Steinau-Steinrück, Johannes von, in Berlin, daselbst 5. April 1849 geb., war als Student Extraneus auf der TRAUBE'schen Klinik 1871 bis 72, promovierte 1872, wurde 1874 Assistenzarzt am Diakonissenhause Bethanien-Berlin, zuerst bei E. GOLTDAMMER, dann bei R. WILMS, blieb daselbst bis 1876, praktizierte dann in Berlin und wurde als dirigierender Arzt der inneren Station in Bethanien-Berlin 1891 berufen, in welcher Stellung er bis zu seinem 7. Jan. 1900 erfolgten Ableben thätig war. S. publizierte: „*Beiträge zur Entwicklung der Heilanstalt des Central-*

Diakonissenhauses Bethanien in Berlin 1847—1897", sowie Aufsätze in D. Z. f. Ch., XLVI.

Steinbrügge, Hermann, geb. zu Hamburg 25. Juli 1831, studierte in Heidelberg, wurde 1854 promoviert, war 1855 bis 73 prakt. Arzt in Hamburg, hielt sich 1873 bis 76 in Madeira als Patient auf, studierte 1877 in Heidelberg bei Moos Ohrenheilkunde, habilitierte sich 1881 in Heidelberg und 1885 in Giessen als Dozent für letztere. 1887 erhielt derselbe den Titel eines Prof. e. o. der med. Fakultät zu Giessen, 1889 den Lehrauftrag für Otiatrie nebst einer jährlichen Remuneration. 1891 wurde S. vom Ministerium ein Kredit für die 1885 von ihm aus eigenen Mitteln gegründete Ohrenklinik bewilligt, und 1892 wurde die Ohrenklinik aus den bisher benutzten Räumen in ein eigenes, für diesen Zweck hergerichtetes Gebäude verlegt. 1898 wurde S. zum etatsmässigen Prof. e. o. der Ohrenheilkunde an der Landesuniv. ernannt. Die grösste Zahl der Arbeiten S.'s findet sich in der Z. f. O. Derselbe bearbeitete ferner die pathol. Anatomie des Gehörorgans für das von J. ORTH herausgegebene Lehrb. der spez. pathol. Anatomie (Ergänzungsband, Berlin 1891), gab heraus einen Atlas, Bilder aus dem menschlichen Vorhofe enthaltend, (gemeinschaftlich mit NIESER, Wien 1895). Ausserdem war S. Mitarbeiter bei der von A. DRASCHE in Wien herausgegebenen Bibliothek der gesamten med. Wissenschaften, sowie bei dem EBSTEIN-SCHWALBE'schen Handbuch d. prakt. Med.

Steiner, Isidor, in Köln (Rhein), geb. 3. März 1849 zu Pless O. S., studierte in Breslau und Berlin 1869 bis 74, erlangte den Staatspreis der Berliner med. Fakultät 1872, promovierte in Berlin 1873, war 1874 bis 76 und 1876 bis 78 Assistent an den physiol. Instituten in Halle und Erlangen, habilitierte sich 1878 in Heidelberg als Privatdozent der Physiologie und wurde daselbst 1886 zum a. o. Prof. ernannt; seit 1888 ist S. Nervenarzt in Köln. Schriften: „*Die hämatogene Bildung des Gallenfarbstoffes*" (Dissertation) — „*Ueber Emulsionen und deren Bedeutung für die Fettresorption*" (REICHERT's und DU BOIS-REYMOND's Archiv 1875) — „*Ueber den*

Einfluss der Temperatur auf den Nerven- und Muskelstrom" (Reichert's und du Bois-Reymond's Archiv, 1876) — *"Das Curare"* (Leipzig 1877) — *"Grundriss der Physiologie des Menschen"* (Ib. 1878, 8. Aufl. 1898) — *"Die Funktionen des Centralnervensystems und ihre Phylogenese"* (4 Teile Braunschweig 1885—1900) — *"Sinnessphären und Bewegungen"* (Pflüger's A. L., 1891) — *"Ueber hysterischen Schlaf"* (Neur. Ctrlbl. 1891) — *"Ueber die Entwicklung der Sinnessphären, insbesondere der Sehsphäre, auf der Grosshirnrinde des Neugeborenen"* (Sitzungsberichte der Kgl. Pr. Akad. der Wissensch. Berlin 1895) — *"Ueber die Fortpflanzungsgeschwindigkeit der Erregung im Säugethiermuskel"* (gemeinsam mit Bernstein-Halle, Pflüger's A., 1876) — *"Ueber die elektromotorische Wirksamkeit markloser Nervenfasern"* (gemeinsam mit Kühne-Heidelberg, Berichte des physiol. Instituts in Heidelberg, 1880) — *"Ueber elektrische Vorgänge im Sehorgan"* (gemeinsam mit Kühne, Ib. 1881).

Steiner, Robert, Freiherr von Pfungen, in Wien, geb. 6. Juni 1850 zu Penzing, studierte und promovierte in Wien 1876, war dann Aspirant im k. k. allgem. Krankenhause, seit 1879 Sekundararzt, seit 1881 Assistent bis 87 an der Klinik von Meynert. 1870 bis 73 bei Stricker, 1874 bis 78 bei Barth, 1887 bis 92 bei E. Ludwig im Laboratorium, 1897 bis 99 im Laboratorium von Obersteiner thätig, habilitierte sich 1884 für Nervenpathologie, war seit 1891 k. k. Primarius zuerst im k. k. Kaiser Franz Josephspital, seit 1894 im k. k. Krankenhause Wieden. Schriften: *"Studien über Entzündung der Froschcornea"* (Med. Jahrb. 1873) — *"Ueber Störungen der Associationen"* (Jahrb. f. Psych. 1884) — *"Ueber die pathologische Bedeutung der Störung der Associationsbahnen"* (Habilit.- Vortr. Fortschr. d. Med. 1884) — *"Ueber die Atonie des Magens"* (Kl. Zeit- u. Streitfr. 1887, I) — *"Beiträge zur Bestimmung der Salzsäure im Magensaft"* (W. k. W. 1889) — *"Versuche über die Bewegungen des Antrum pyloricum beim Menschen"* (Cbl. f. Phys. 1887) — *"Ueber die Bewegungen des Antrum pyloric. beim Menschen"* (gemeinsam mit Ullmann. Ib.) — *"Ueber Blutdruck des Menschen"* (Eulenburg's Realencyklopädie, XXVI), sowie zahlreiche Referate für das Cbl. f. Phys., Beiträge für das Reallexikon der med. Propädeutik red. von J. Gad und für das Therap. Lexikon red. von Bum.

Steinheim, Bernhard, Sanitätsrat zu Wiesbaden, geb. in Bruchhausen in Westfalen 6. Dez. 1832, studierte zu Göttingen und Berlin, promovierte 1857 daselbst und widmete sich 1857 und 58 unter A. v. Graefe's Leitung der Augenheilkunde. 1860 liess er sich als Augenarzt in Bielefeld nieder, gründete daselbst eine Augenheilanstalt, war 1864 Lazarettleiter und als Stabsarzt 1866 und 1870/71 in den Kriegen, verlegte 1898 seinen Wohnsitz nach Wiesbaden. Ausser einer Reihe von Jahresberichten seiner Klinik rühren u. a. folgende Arbeiten von ihm her: *"Ueber Keratoconus und seine Behandlung"* (A. f. A. u. O., II) — *"Ueber Behandlung der Amblyopieen und Amaurosen mit Amylnitrit"* (B. kl. W. 1876) — *"Zur Casuistik der sympathischen Ophthalmie"* (A. f. A., IX) — *"Ueber angeborene Staphylome der Hornhaut"* (Cbl. f. A.) — *"Ueber nukleare Lähmung des Abducens und Polyurie"* — *"Zur Casuistik der Verletzungen des Auges und seiner Adnexa durch die Zangenentbindung"* (D. m. W.) — *"Ueber Osteom der Orbita"* (Ib.) — *"Die intermittierende Ophthalmoplegia externa in ihrem Verhältniss zur Myoasthenia pseudoparalytica"* (A. f. A.).

Steinthal, Martin, zu Berlin, geb. 22. Okt. 1798 zu Stendal, studierte in Berlin 1818 bis 21, wurde 1821 Dr. mit der Diss. *"De menstruorum tam normali, quam abnormali decursu"*, unternahm darauf eine wissenschaftl. Reise durch England, Schottland und einen Teil von Deutschland, war seit 1823 Arzt in Berlin, mit dem Charakter als Geh. San.-Rat, und war Assistent von E. Horn. Er schrieb: *"Ueber Tabes dorsalis"* — *"Med. Analekten. Eine Auswahl . . . ausgezeichneter Krankheitsfälle"* (Berlin 1843, m. 2 Kpfrn.) — *"Encephalopathieen des kindlichen Alters"* — *"Ueber Nervenfieber, Carcinosen u. Psychosen"*, sowie kasuist. Mitteilungen in verschiedenen med. Zeitschriften, namentlich Horn's Archiv (seit 1824), v. Siebold's Journ. (seit 1825) u. s. w.; ferner: *"Rückschau auf seine 50jähr. Wirksamkeit"*. Auch veranstaltete er neue Ausgaben von Hufe-

LAND's „*Makrobiotik*" (Berlin, 1870, 73). S. erlebte 1891 sein 70jähr. Doktor-Jub. und starb als Senior der deutschen Ärzte 1. Okt. 1892.

Stellwag von Carion, Karl,

zu Wien, geb. zu Langendorf, 28. Jan. 1823, studierte von 1841 an in Prag und Wien, wo er 1847 Dr. med. und in demselben Jahre auch Dr. chir. u. s. w. wurde, war 1847 Internist, 1848 bis 51 1. Sekundararzt der Augenkranken-Abteilung und

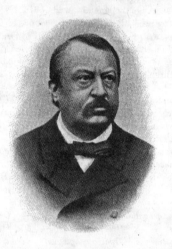

widmete sich nebenbei der Erwerbung ausreichender mathemat. Kenntnisse und der feineren pathol.-anat. Untersuchung kranker Augen. Seine ersten Arbeiten waren: „*Das Hornhautgeschwür*" (v. AMMON's Zeitschr. f. Ophthalm., IX) — „*Beitrag zur Lehre von dem Accommodationsvermögen des Auges*" (Ztschr. d. k. k. Ges. d. Ärzte, 1850) — „*Zur Lehre von den Glashäuten im Allgemeinen*" (Ib. 1852) — „*Die Ektasie des Schlemm'schen Canales*" (Ib.) — „*Ueber doppelte Brechung und davon abhängige Polarisation des Lichtes im menschl. Auge*" (Denkschr. der math.-naturw. Kl. der k. k. Akad. der Wiss. zu Wien, 1853, V), sowie die 1853 bis 58 erschienene: „*Ophthalmologie vom naturwissenschaftl. Standpunkte*" (2 Bde.), auf Grund deren er 1854 zum Privat-Dozenten an der Univ. und in demselben Jahre, bei der Wiedererrichtung des höheren Kursus der med.-chir. Josephs-Akademie, unter Übertritt in das feldärztl. Korps,

mit der Leitung der Augenkranken-Abt. des Garnisonspitales Nr. 1 und als Dozent der Josephs-Akademie mit dem okulist. Unterricht der Zöglinge des niederen Kursus betraut wurde. 1855 erschienen von ihm: „*Accommodationsfehler des Auges*" (Sitzungsber. der k. k. Akad. der Wiss., XVI); 1857 wurde er zum a. o. Prof. der Augenheilkunde an der Wiener Univ. und auch an der Josephs-Akademie, 1858 zum wirkl. Prof. dieser Lehranstalt ernannt. Seinem „*Lehrbuch der prakt. Augenheilkunde*" (Wien 1862; 2. Aufl. 1864; 4. Aufl. 1870; 5. Aufl. 1882; italien. Übers. Mailand 1863; engl. Übers. New York 1868; ungar. Übers., Pest 1868) folgten noch die Schriften: „*Der intraoculäre Druck und die Innervations-Verhältnisse der Iris, vom augenärztlichen Standpunkte aus betrachtet*" (Wien 1868) — „*Abhandlungen aus dem Gebiete der prakt. Augenheilkunde. Ergänzungen zum Lehrbuche. Unter Mitwirk. von C. Wedl und E. E. Hampel*" (Ib. 1882), nachdem eine Reihe von Aufsätzen in Zeitschriften vorhergegangen war; darunter in der Ztschr. der k. k. Ges. der Ärzte: „*Beiträge zur Lehre von dem angeborenen Mangel der Regenbogenhaut*" (1854) — „*Theoret. und prakt. Bemerkungen zur Lehre von den Thränenableitungsorganen*" (1861) u. s. w.; ferner Aufsätze in den Wiener Jahrbb. für Kinderheilk. (II), der W. m. W. (1854, 55, 60, 64, 67) u. s. w. Nach Aufhebung der Josephs-Akademie wurde S. 1873 zum ord. Prof. der Augenheilk. an der Wiener Univ. ernannt, in welcher Stellung er bis zu seiner Emeritierung thätig war. Zuletzt schrieb er noch: „*Neue Abhandlungen aus dem Gebiete der prakt. Augenheilkunde. Ergänzungen zum Lehrbuche, unter Mitwirk. von E. Bock und L. Herz*" (Ib. 1886).

Stelzner, Oskar Wilhelm, zu Dresden, geb. daselbst 13. Febr. 1839, studierte in Leipzig, wurde 1861 promoviert, war 1866 bis 80 chir. Oberarzt der Diakonissen-Anstalt, ist seit 1881 chir. Oberarzt am Stadtkrankenhause zu Dresden, ord. Mitglied des kgl. sächs. Landes-Med.-Kolleg., kgl. sächs. Geh. Med.-Rat.

Stern, Samuel, in Wien, geb. in Halas (Ungarn) 30. Sept. 1830, studierte in Prag, promovierte 1858 in Wien zum

Dr. med., 1859 zum Dr. chir. und Mag. d. Geburtsh., war bis 1863 Hilfsarzt am allg. Krankenhause, seit 1864 Privatdozent f. klin. Propädeutik, seit 1870 besoldeter Prof. e. o. Schriften: *„Beiträge zur Kenntniss der Functionen des Nervensystems"* (1868) — *„Diagnostik der Brustkrankhh. vom propäd.-klin. Standpunkt nebst etc."* (Wien 1877), ausserdem zahlreiche Artikel in den verschiedensten Zeitschr. von 1864 bis in die 80er Jahre, in den Sitzungsber. d. Wiener Akad. der Wiss., hauptsächl. zur Theorie der Schallbildung, sowie Beiträge zu DRASCHE's Bibl. d. med. Wiss., II u. III (Perkussion, Auskultation der Lungen, Unters. d. Rumpfes u. a. m.).

Stern, Richard, in Breslau. daselbst 3. Sept. 1865 geb., studierte daselbst, sowie in Berlin und Tübingen 1882 bis 88, promovierte 1888, arbeitete dann in den pharmakol. und hygien. Instituten zu Breslau, war 1889 bis 94 Assistent der med. Univ.-Klinik, seit 1892 Privatdozent, 1897 Titular-Prof., 1900 Prof. e. o. Schriften: *„Über die Wirkung der Hydronaphtylamine auf den thier. Organismus"* (VIRCH. A. 1889, Inaug.-Diss.) — *„Über den Einfluss der Luft auf in der Luft suspendirte Mikroorganismen"* (Z. f. Hyg. 1889) — *„Über die Wirkung des menschl. Bluts auf pathogene Mikroorganismen"* (Z. f. kl. M. 1890) — *„Über Wärmeregulation im Fieber"* (Ib. 1892) — *„Über Desinfection des Darmkanals"* (Habilitationsschr., Leipzig 1892) — *„Klinisch-bacteriol. Beitr. zur Path. und Ther. d. Abdominaltyphus"* (Ib. 1895) — *„Über traumat. Entstehung innerer Krankheiten. Klin. Studien mit Berücksichtigung der Unfallbegutachtung"* (2 Hfte., Jena 1896 bis 1900).

Stetter, Georg, zu Königsberg, geb. 2. Juni 1848 in Breslau, studierte daselbst und in Berlin, wurde 1872 Dr., war 1870 bis 71 in den Reserve-Lazaretten zu Neunkirchen und zu Forbach am Feldzuge beteiligt, machte 1872 bis 73 sein Staatsexamen in Breslau, genoss dann 1873 bis 74 weitere Ausbildung in Wien, war 1874 bis 80 Assistenzarzt der k. chir. Klinik (unter SCHOENBORN), wurde 1879 Dozent für Chirurgie an der Univ. Königsberg und wurde 1895 zum Prof. ernar t; war 1886 bis 87 und 1895 bis 96 stellve -tretender Direktor der k. chir. Klinik, ist seit 1886 Examinator in der chir. Station des med. Staatsexamens. Ausser einer Anzahl kleinerer und grösserer Arbeiten in Zeitschriften und Journalen publizierte er zwei Kompendien der Lehre von den frischen, traumat. Luxationen und von den Frakturen.

Stewart, Sir Thomas Grainger, Kliniker und Patholog, in Edinburg, daselbst 23. Sept. 1837 geb., studierte in Edinburg, Berlin, Prag und Wien, promovierte 1858 in Edinburg, war Pathologist (Prosektor) an der R. Infirmary daselbst seit 1862, Physician daselbst seit 1869, seit 1876 Prof. der Practic of physic. (inn. Med.) und der klin. Med., wurde 1862 Fellow des R. C. P. und war 1889 bis 90 dessen Präsident. S., der 3. Febr. 1900 gestorben ist, gehört zu den vielseitigsten englischen Klinikern der Neuzeit. Das von ihm mit besonderem Erfolg gepflegte Gebiet ist die Pathologie der Nieren. Er schrieb: *„A practical treatise on Bright's disease of the kidneys"* (2. ed. 1871) — *„Clinical lectures on important symptoms. I. Giddiness;* (2. ed. 1898); *II. Albuminuria"* (1888). Einige von S.'s Veröffentlichungen betreffen die Pathologie des Nervensystems, wie: *„Introduction to diseases of the nervous system"* (1884) — *„Cases of paraplegia"* (1876) — *„Paralysis of hands and feet from diseases of nerves"* (1881) — *„Eye symptoms in locomotor ataxia"* (1879). Dazu kommen noch mehrere kleinere Journalaufsätze über Hämorrhagie und wachsartige Degeneration, Bronchiektasie, akute Leber- und Nierenatrophie etc.

Sticker, Georg. in Giessen, geb. 18. April 1860, zu Köln, Sohn des Arztes Martin S., studierte in Strassburg und Bonn, war Unterarzt an der med. Klinik und Poliklinik in Bonn (unter RÜHLE), wurde 1884 in Bonn promoviert, machte Ende desselben Jahres sein Staatsexamen in Bonn, war dann Assistenzarzt an der med. Klinik in Giessen (unter RIEGEL), 1896 prakt. Arzt in Weilburg, dann in Köln. Er verliess seine grosse Praxis, um sich 1895 als Dozent der inn. Med. an der Univ. Giessen zu habilitieren und als Assistent RIEGEL's die med. Poliklinik zu

übernehmen und ging 1897 als Mitglied
der Deutschen Kommission zur Erforschung der orient. Pest nach Ostindien
(Bombay). Seit 1897 Dozent, wurde S.
1899 Prof. an der Univ. Giessen. Die
wichtigsten seiner Schriften sind: *"Behandlung eines Schädels mit veralteter
einseitiger Unterkieferverrenkung, ein Beitrag zur Lehre von den mechanischen*

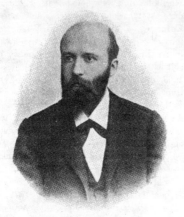

Formveränderungen der Knochen" (Diss.)
— *"Über Wechselbeziehungen zwischen Secreten und Encreten des Organismus"* (mit
Hübner, Z. f. k. M. XII) — *"Monographie
des Mundspeichels"* (Ib. 1889) — *"Über die
diagnostische Verwerthung der Form und
Vertheilung der Sensibilitätsstörungen"* (M.
m. W. 1895) — *"Der Keuchhusten"* (in
Nothnagel's spez. Path. u. Ther., Wien
1896) — *"Atrophie und trockene Entzündung der Häute des Respirationsapparates"*
(D. A. f. k. M. LXII) — *"Über die Pest
nach Erfahrungen in Bombay"* (Ib. 1898)
— *"Über die Ansteckungsgefahren in der
Pest"* (W. k. R. 1898) — *"Die Krankheiten
der Lippen, der Mundhöhle und der
Speiseröhre"* (in Ebstein's Handb. d.
prakt. Med. Stuttgart 1898) — Ausserdem zahlreiche kleinere und grössere Aufsätze betreffend die Pathol. und Therapie
der Verdauungsorgane, des Herzens, der
Lungen, des Nervensystems, des Stoffwechsels seit 1885 im Cbl. f. k. M., in
der B. k. W., D. m. W., M. m. W., D.
M.-Z., Z. f. pr. Ä., A. f. Kriminalanthrop.,
ferner histor. Studien in der M. m. W.,
im Janus u. s. w.

Stieda, Ludwig, zu Königsberg,
geb. zu Riga 19. Nov. 1837, studierte an
den Univv. zu Dorpat, Giessen, Erlangen
und Wien, war Schüler von Bidder,
Reissner, Kupffer, Leuckart, Gerlach,
Bruecke, wurde 1861 in Dorpat promoviert, 1862 Privatdozent daselbst, wurde
Assistent an der med. Klinik, 1864 Assistent an dem anat. Institut, 1866 Prosektor
und Prof. e. o., 1875 ord. Prof. der Anat.
an der Univ. zu Dorpat, seit 1885 ord.
Prof. der Anat. und Direktor der anat.
Anstalt zu Königsberg. Schriften: *"Ueber
das Rückenmark und einzelne Theile des
Gehirns"* (Dorpat 1861) — *"Studien über
das centrale Nervensystem der Knochenfische*
(Leipzig 1868); *der Vögel und Säugethiere*
(1868); *der Wirbelthiere* (1870); *der Amphibien und Reptilien"* (1875) — *"Ueber die
Deutung einzelner Theile des Fischgehirns"*
und *"Ueber das Rückenmark der Rochen
und Haie"* (Z. f. w. Z., XXIII) — *"Zur
vergleichenden Anatomie und Histologie des
Cerebellums"* (A. f. A. 1864) — *"Studien
über die Entwicklung der Knochen und des
Knochengewebes"* (A. f. mikr. A., XI/XII)
— *"Ueber den Haarwechsel"* (A. f. A. 1867)
— *"Entwicklung der Gl. thyreoidea und Gl.
thymus"* (Leipzig 1880) — *"Ueber die*

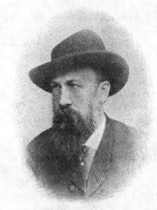

*Homologie der Brust und Beckengliedmaasse
der Menschen und Wirbelthiere"* (Wiesbaden
1897) — *"Geschichte der Entwicklung der
Lehre von Nervenzellen und Nervenfasern
während des 19. Jahrh."* (Jena 1899); gab
heraus: K. E. v. Baer: *"Entwicklungsgeschichte der Thiere"* (II, Königsberg 1888)
— K. E. v. Baer: *"Lebensgeschichte Cuviers"*

(Braunschweig 1897) — A. PANSCH: „*Grundriss der Anatomie des Menschen*" (3. Aufl. Berlin 1891). Ausserdem verschiedene anthropol. Abhandlungen und Berichte im A. f. A. und Berichte über die anat. Litteratur Russlands in d. Anat. Heften v. MERKEL u. BONNET.

Stiller, Berthold, in Budapest, geb. in Miskolcz (Ungarn), studierte Med. in Budapest und Wien, wurde an ersterem Orte, nachdem er den für Lösung der Frage: „*Die verschiedenen Arten der Fortpflanzung im Tierreiche*" ausgesetzten Preis gewonnen, 1863 Dr. med., 1864 der Chir. und Mag. der Geburtsh., fungierte 1864 bis 65 als Sekundararzt am Pester israel. Spitale und wurde 1874 an demselben Primararzt, dann Direktor, 1876 Dozent, 1883 a. o. Prof. für Unterleibskrankheiten, dann der ganzen internen Med. Zu den schon in der älteren Quelle aufgezählten Schriften seien noch folgende Veröffentlichungen erwähnt: Pest. med. Pr.: „*Einige seltene Fälle von Brustaneurysmen*" (1886) — „*Über Gallensteine*" (1887) — W. K.: „*Practische Bemerkungen über Herzkrankheiten*" (1887) — D. m. W.: „*Beiträge zur Kochschen Heilmethode*" (1890) — W. m. W.: „*Zwei Fälle von cystisch erweichtem Bauchsarcom*" (1890) — „*Zur Diagnostik des Pankreaskrebses*" (1895) — B. kl. W.: „*Zur Diagnostik der polycystischen Nierenentartung*" (1892) — „*Die Lehre von der Enteroptose und nervösen Dyspepsie auf Grund des Costalstigmas*" (1899) — A. f. Verdauungskrankheiten: „*Über Enteroptose im Lichte eines neuen Stigma neurasthenicum*" (1896) — Ungar. Handb. der int. Med.: „*Die Krankheiten der Milz*" (1895) — „*Die nervösen Krankheiten des Magens*" (1896) — „*Die Krankheiten des Peritoneums*" (1896) — „*Die Klappenkrankheiten des Herzens*" (1897).

Stilling, Benedict, berühmt. Anatom und Chirurg, geb. 22. Febr. 1810 zu Kirchhain (Kurfürstentum Hessen), bezog 1828 die Univ. Marburg, promovierte 1832 mit der Diss.: „*De pupilla artificiali in sclerotica conformanda*" (deutsch Marburg 1833), wurde 1833 Assistent an der chir. Klinik von ULLMANN und veröffentlichte in dieser Zeit seine berühmt gewordenen Aufsätze über die „*Gefässdurchschlingung*" u. d. T.: „*Die Bildung und Metamorphose des Blutpfropfs oder Thrombus in verletzten Blutgefässen*" oder auch unter folgendem Titel: „*Die natürlichen Processe bei der Heilung durchschlungener Blutgefässe, mit besonderer Rücksicht auf den Thrombus*" (Eisenach 1834), sowie: „*Die Gefässdurchschlingung. Eine neue Methode, Blutungen aus grösseren Gefässen zu stillen. 1. Abth.: Monographie der Operation*" (Marburg 1835). 1833 zum Landesgerichtswundarzt in Cassel ernannt, verblieb er seitdem in dieser Stadt, da ihm aus konfessionellen Gründen die akademischen Laufbahn verschlossen war. 1840 nahm er seine Entlassung aus genannter Stellung, weil er sich weigerte, in seine Versetzung nach

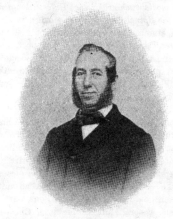

Eiterfeld zu willigen. 1836 begab er sich zum 1. Male nach Paris, wo er mit MAGENDIE und AMUSSAT besonders befreundet wurde. Von letzterem wurde er speziell über die Operationen bei Krankheiten der Harnwege instruiert. 1843 reiste er von neuem nach Paris, nachdem er vorher in Nizza und im Süden gewesen war. Diesmal befreundete er sich mit CLAUDE BERNARD, BROWN-SÉQUARD, RAYER, CHARCOT u. a. 1858 ging er zu wissenschaftlichen Studien nach Italien, 1869 nach Paris, London, Edinburg, 1873 nach Wien. S., der nach der Annektierung Hessens von Preussen zum Geh. Sanitätsrat ernannt worden war und 28. Jan. 1879 in Cassel starb, war nicht nur ein ganz hervorragender anat. Forscher, sondern auch ein Operateur ersten Ranges. Er war lange Jahre hindurch der einzige in

Deutschland, welcher die Ovariotomie pflegte. Schon 1837 machte er seine erste Ovariotomie nach der extraperitonealen Methode (zur Vermeidung der Gefahren der inneren Blutung). Er veröffentlichte darüber: „*Geschichte einer Exstirpation eines krankhaft vergrösserten Ovariums nebst einigen Bemerkungen über diese Operation. Allgem. und physiol. und pathogenet. Erörterungen über Erbrechen etc.*" (HOLSCHER's Hannöversch. Annal. der ges. Heilk., N. F., Jahrg. I, 1841). Dieser Aufsatz blieb aber unbeachtet, so dass 10 Jahre später der Engländer DUFFIN diese Methode von neuem erfinden konnte, ohne dass er Widerspruch erfuhr. 1840 veröffentlichte S. seine berühmten „*Physiol.-pathologische und medicinisch-praktische Untersuchungen über die Spinal-Irritation*" (Leipzig), worin zum ersten Male von „vasomotorischen Nerven" gesprochen wird. Am berühmtesten ist S. aber durch seine klassischen Untersuchungen über die Architektonik (Struktur und Faserverlauf) der nervösen Zentralorgane, besonders des Gehirns, geworden, denen er fast 40 Jahre seines Lebens gewidmet hat. Zahlreiche Entdeckungen sind ihm auf diesem Gebiete zu verdanken. Als Resultate dieser Studien veröffentlichte er verschiedene Schriften, die erste 1842, die letzte 1878. Vier dieser Werke wurden von der Pariser Akad. mit Preisen gekrönt, das über den Pons Varoli erhielt, besond. auf Empfehlung CLAUDE BERNARD's, den MONTHYON-Preis. Die Titel der wichtigsten der betr. Schriften sind in der älteren Quelle bereits angeführt, können also hier übergangen werden.

Stilling, Jakob, zu Strassburg im Els., geb. zu Cassel 22. Sept. 1842 als Sohn des Vor., studierte zu Göttingen, Marburg, Würzburg, Berlin und Paris, promovierte 1865 und liess sich 1867 als prakt. Augenarzt in seiner Vaterstadt nieder. 1880 habilitierte er sich an der Univ. Strassburg für Ophthalmologie und wurde 1884 dort zum Prof. e. o. ernannt. Folgende Arbeiten von ihm sind ausser den bereits im ält. Lex. angeführten besonders erwähnenswert: „*Über die Heilung der Verengerungen der Thränenwege etc.*" (Cassel 1868) — „*Zur Theorie des Glaucoms*" (GRAEFE'S A., XIV) — „*Eine Studie über den Bau des Glaskörpers*" (Ib. XV) — „*Bei-*

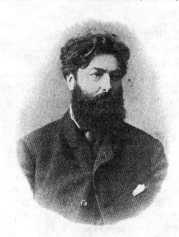

träge zur Lehre von den Farbenempfindungen" (Stuttgart 1875) — „*Über Farbensinn und Farbenblindheit*" (Cassel 1877) — „*Die Prüfung des Farbensinnes beim Eisenbahn- und Marinepersonal*" (Ib. 1877) — „*Über das Sehen der Farbenblinden*" (Ib. 1878) — „*Untersuchungen über den Bau der optischen Centralorgane*" (Ib. 1882) — „*Untersuchungen über die Entstehung der Kurzsichtigkeit*" (Wiesb. 1887) — „*Schädelbau u. Kurzsichtigkeit*" (Strassburg 1888) — „*Anilinfarbstoffe des Antiseptica*" (Ib. 1890, 91) — „*Grundzüge der Augenheilkunde*" (Wien 1897) und viele kleinere Aufsätze.

Stintzing, Roderich, in Jena, geb. zu Heidelberg 12. Febr. 1854, studierte in Bonn, Leipzig und Tübingen, approbiert und promoviert 1878 in Bonn, war 1879 Assistent am physiol. Institut E. PFLÜGER's in Bonn, 1880 bis 88 Assistenzarzt am med.-klin. Institut und an der med. Klinik v. ZIEMSSEN's in München, habilitierte sich 1883 für inn. Med., wurde 1890 Prof. e. o. und Direktor der med. Poliklinik in Jena, 1892 ord. Prof. und Direktor der med. Klinik daselbst. Unter seiner Leitung entstanden eine Reihe grösserer und kleinerer Arbeiten, die in verschiedenen Zeitschriften und Archiven veröffentlicht wurden, sowie 80 Inaug.-Diss. Von seinen Assistenten haben sich habilitiert der jetzige Direktor der med. Poliklinik in Jena Prof. Dr. M. MATTHES und Prof. Dr. F. GUMPRECHT, z. Z. Bezirksarzt in Jena. Schriften: „*Unterss. über die Mechanik der physiol.*

Kohlensäurebildung" (Diss. PFLÜGER's A. 1878) — *"Fortgesetzte Untersuchungen über die Kohlensäure der Muskeln"* (Ib. 1879 u. 80) — *"Über Nervendehnung. Eine experimentelle klin. Studie"* (Leipzig 1883) — *"Beitr. zur Anwendung des Arseniks bei chron. Lungenleiden etc."* (München 1883) — *"Klin. Beobb. an der II. med. Klinik zu München"* (Ib. 1884) — *"Über eine eigenthümliche Erscheinung (Mitbewegung) bei Tabes dorsalis"* (Cbl. f. N. 1886) — *"Über elektrodiagnostische Grenzwerthe"* (D. A. f. kl. M., XXXIX) — *"Der electrophysiol.*

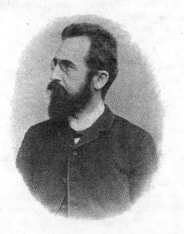

Leitungswiderstand des menschl. Körpers u. seine Bedeutung für die Electrodiagnostik" (Ib. XL, 1887) — *"Klin. Beobb. über Calomel als Diureticum und Hydragogum"* (Ib. XLIII, 1888), dazu zahlreiche Artikel histol.-klin. und pathol.-therap. Inhalts in M. m. W., Verh. d. Ges. d. Naturf., im diagnost. Lex. f. prakt. Ae., Verh. d. Kongr. f. inn. Med., D. Arch. f. klin. Med. und in dem von ihm mit PENZOLDT herausgegebenen *"Handb. der Therapie innerer Krankheiten"* (6 Bde., Jena 1894/96, 2. Aufl. 7 Bde., 1897/98). Auch gab S. heraus: *"Roth's klin. Terminologie"* (3. Aufl. Erl. u. Leipz. 1889, 4. Aufl. 1893).

Stoehr, August, zu Würzburg, geb. 15. April 1843, studierte in Würzburg und Wien (Schüler von BAMBERGER), wurde Dr. phil. 1865, Dr. med. 1866, war 1865 bis 71 2. und 1. Assistent an der med. Klinik zu Würzburg, ist seit 1870 Privatdozent an der Univ. Würzburg und prakt.

Arzt. Er schrieb über Resina Veratri viridis, Wasserstoffsuperoxyd, zur Lehre von der Revulsion (Habilitationsschrift), über Kaltwasserbehandlung des Abdominaltyphus, dermatologische Arbeiten, über Syphilis des Gehörganges, Transfusion bei Urämie, das prophylaktische Brechmittel bei Griechen und Römern u. s. w. und *"Lehrb. der Pastoralmedicin mit besonderer Berücksichtigung der Diätetik"* (3 Aufl., Freiburg; übersetzt ins franz. und ungar.). S. starb Anf. Okt. 1890).

Stoehr, Philipp, zu Würzburg, geb. daselbst 13. Juni 1849, studierte auch dort als Schüler KOELLIKER's, wurde 1873 promoviert, war 1874 Assistent in Greifswald, 1875 Assistent in Breslau, 1876 Prosektor in Würzburg und wurde daselbst 1884 a. o. Prof. der Anatomie. 1889 folgte er einem Rufe als ord. Prof. nach Zürich, von wo er 1897 als ord. Prof. der Anatomie und Vorstand des anat. Instituts nach Würzburg zurückberufen wurde. Von seinen litterar. Arbeiten nennen wir: *"Ueber den Conus arterios. der Selachier"* — *"Ueber das Epithel des menschl. Magens"* — *"Ueber den feineren Bau der menschl. Magenschleimhaut"* — *"Zur Physiologie der Tonsillen"* — *"Ueber den feineren Bau der Conjunctiva palpebrae"* — *"Ueber die Lymphknötchen des Darmes"* — *"Die Entwickelung des adenoiden Gewebes, der Zungenbälge und der Mandeln des Menschen"* — *"Ueber die Entwickelung der Darmlymphknötchen"* und kleinere Beiträge teils histolog., teils entwicklungsgeschichtl. Inhalts; ferner der Abschnitt: *"Entwickelungsgeschichte"* in FICK's Kompendium der Physiologie (3. Aufl.) und *"Lehrbuch der Histologie und mikroskop. Anatomie des Menschen"*, von dem 1899 die 8. Aufl. erschien.

Stoerk, Karl, berühmter Laryngolog zu Wien, geb. 17. Sept. 1832 zu Ofen als Sohn eines Arztes, studierte von 1850 an in Pest, von 1851 an in Wien, wo er 1858 die Doktorwürde erlangte, wirkte im Allgem. Krankenhause als Sekundararzt unter LUDW. v. TÜRCK, DITTEL und SIGMUND, machte, zusammen mit dem erstgenannten, die ersten Versuche der Anwendung des Laryngoskops zu therapeutischen Zwecken und hielt nicht sehr lange Zeit nach der ersten Veröffentlichung TÜRCK's über diesen

Gegenstand (Juni 1858) in der k. k. Gesellschaft der Ärzte (Nov. 1858) einen umfangreichen Vortrag, in welchem er als der erste das Verfahren, mit Hilfe des Spiegels Heilmittel unmittelbar im Kehlkopf anzuwenden, darlegte. Eine Lehrthätigkeit begann S. schon als Sekundararzt 1859 mit Erteilung von Privatkursen, habilitierte sich 1864 als erster Privatdozent für Laryngologie und wurde 1875 zum a. o. Prof. für Laryngoskopie ernannt. Den Titel eines ord. Prof. und zugleich die Leitung der neu eingerichteten laryngologischen Klinik erhielt er 1891. Neben der Erfindung einer grossen Zahl von Instrumenten und sonstigen

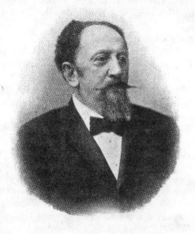

Untersuchungs- und Operationsbehelfen erschienen seit 1859 zahlreiche Veröffentlichungen in der W. m. W., W. m. Pr., W. m. R., W. k. W., in VIRCHOW's und FRÄNKEL's Archiv; von 1870 angefangen erfolgten Veröffentlichungen S.'s über Endoskopie der Speiseröhre, zu welchem Zwecke eine ganze Reihe von Instrumenten von S. angegeben wurden. Von den Arbeiten S.'s seien hier erwähnt: *„Zur Laryngoscopie. Über Erkrankung des Kehlkopfes und das operative Heilverfahren bei demselben"* (Wien 1859) — *„Laryngoscopische Mittheilungen"* (Ib. 1863) — *„Laryngoscopische Operationen"* (1870, neue Folge 1872) — *„Über Laryngoscopie"* (R. VOLKMANN's Samml. klin. Vortr. 1872, 36) — *„Beiträge zur Heilung des Parenchymund Cystenkropfes"* (Erlangen 1874) —

„Ein neuer Athmungsapparat" (Wien 1874) *„Der Schleimhautriss, ein Beitrag zur Pathologie des Kehlkopfes"* (VIRCHOW's A. LX) — *„Mittheilungen über Asthma bronchiale und die mechan. Lungenbehandlung"* (Stuttgart 1875) — *„Klinik der Krankheiten des Kehlkopfes, der Nase und des Rachens"* (2 Bde., Ib. 1876, 1880) — *„Luxation des linken Giessbeckenknorpels"* (1878) — *„Echte Schleimhauthypertrophie im Larynx"* (1878) — *„Sprechen und Singen. Zwei populäre Vorträge"* (Wien 1881) — *„Über Larynxexstirpation wegen Krebs"* (1887) — *„Heilung eines Larynxcarcinoms durch Exstirpation eines Theiles der linken Hälfte des Kehlkopfes"* (1890) — *„Über die Kreosottherapie bei Tuberculose des Kehlkopfes und der Lungen"* (FRÄNKEL's Archiv, I) — *„Stimmbandcarcinom"* (1893) — *„Lymphosarcoma des Pharynx u. Larynx"* (1899) — *„Gehirninfection von Seite der Nase"* (1895) — *„Über Cocainanästhesie"* (1896) — *„Die Erkrankungen der Nase, des Rachens und des Kehlkopfes"* (2 Bde., Wien 1895 bis 97) — *„Tracheotomie-Larynxcarcinome"* (FRÄNKEL's Archiv, V) u. s. w. Von den Arbeiten, die die Untersuchung der Speiseröhre betreffen, seien genannt: *„Die Untersuchung des Ösophagus mit dem Kehlkopfspiegel"* (W. m. W. 1881) — *„Die Untersuchung der Speiseröhre"* (Wien 1896). S. starb 13. Sept. 1899.

Stoffella, Emil, Ritter d'alta Rupe, 13. Aug. 1835 zu Wien geb., dort auch ausgebildet, OPPOLZER's langjähriger klin. und Privatassistent und Schwiegersohn, wurde 1858 promoviert und habilitierte sich 1862. Seit 1879 als Abteilungsvorstand an der Wiener allgem. Poliklinik thätig, erhielt er eine Titularprofessur 1878, das Extraord. für spec. Pathol. und Therap. 1882. Er gab v. OPPOLZER's *„Vorlesungen über spec. Pathol. und Ther., enthaltend die Krankheiten des Herzens und der Gefässe, der Respirationsorgane etc."* heraus und publizierte viel Kasuistisches, grösstenteils aus dem neuropathol. Gebiete; ausserdem über Harnabsonderung, Fettherz, Sphygmographie, Morbus Basedowii, Hydrotherapie des Typhus etc. Auch sei erwähnt, dass S. der erste unter den „Internisten" war, welcher einerseits auf die Gefahren und Nutzlosigkeit der Anwendung des KOCH'schen Tuberkulins bei

Tuberkulose aufmerksam gemacht hat, sowie andererseits auf die Unverlässlichkeit in diagnostischer Beziehung (Med.-chir. Cbl. 1891). S.'s neueste Arbeit betrifft die Therapie der Tuberkulose.

Stokes, William, der berühmte Dubliner Kliniker, als Sohn von Whitley S. (1763 bis 1845) 1804 in Dublin geb., studierte seit 1821 in Edinburg, wo er sich mit ALISON und CORRIGAN befreundete, promovierte 1825 mit der Diss.: „*De ascite*", liess sich in Dublin nieder, wurde Lic. des King and Queen's Coll. of Phys., 1826 Nachfolger seines Vaters am Meath Hosp. und Arzt an der Infirmary der Grafschaft Dublin. Sein spezieller Berufsgenosse am Meath Hosp. war seit 1821 auch GRAVES. Mit diesem zusammen gründete er einen klin. Unterricht auf ganz neuer Basis. Namentlich pflegten sie die physikal. Untersuchungsmethoden sehr fleissig, so dass ihren Bemühungen grosse Fortschritte in der Kenntnis der Brustaffektionen zu verdanken sind. 1832 hatte er Gelegenheit, den ersten Cholerafall in Irland zu konstatieren, 1843 gelang es seinen Bemühungen, die „Sir James Graham's Med. Charities Bill" zu amendieren und einen besonderen Lehrstuhl für öffentl. Med. und Staatsarzneikunde am Trinity Coll. zu gründen. 1845 wurde er als Nachfolger seines Vaters Prof. an der Univ., 1849 Präsident des King and Queen's Coll., 1858 bis 77 vertrat er Irland im „General Med. Council", 1867 war er Präsident der British Med. Assoc., 1874 der Royal Irish Acad., 1875 gab er seine Stellung am Meath Hosp. auf, zog sich von der Praxis zurück und starb 7. Januar 1878. S. war auch Gründer der berühmten „Pathological Soc." in Dublin (1838) und deren lebenslänglicher Schriftführer. — S. gehört zu den berühmtesten engl. Ärzten dieses Jahrh. und ist gleich hervorragend als Kliniker, Lehrer und Schriftsteller, in letzterer Beziehung besonders dadurch, dass er alles, was er schrieb, auf klin. Beobachtung gründete und der Spekulation nur einen sehr untergeordneten Platz einräumte. Auch die Art seines klin. Unterrichts war in Bezug auf Klarheit und prakt. Nutzen bewunderungswürdig. Besondere Berühmtheit geniesst er wegen seiner 3 klassischen Werke: „*Treatise on the diagnosis and treatment of diseases of the chest*" (Dublin 1837; deutsch v. G. VON DEM BUSCH, Bremen 1838) — „*The diseases of the heart and the aorta*" (Dublin 1854; französ. v. SÉNAC, Paris 1864; deutsch v. LINDWURM, Würzburg 1855) und die „*Lectures on fever*" (Dublin 1874); dazu kommen, ausser verschiedenen kleineren Journalaufsätzen und Artikeln für die Cyclopaedia of Pract. Med. (1832 bis 35), noch folgende bedeutendere Schriften: „*An introduction of the use of the stethoscope with its application to diagnosis in diseases of thoracic viscera*" (Dublin 1825) — „*Clinical reports of the medical cases in the Meath Hosp.*" (Ib. 1827 zusammen mit J. R. GRAVES) — „*Lectures on the theory and practice of physic*" (Philad. 1837; amerik. Ausg. eines zuerst im Dublin Journ. of Med. and Chem. Sciences erschienenen Aufsatzes; 2. Ausgabe Ib. 1838; neue amerik. Ausgabe mit zahlreichen Anmerkungen und 12 neuen Vorlesungen von JOHN BELL, Philad. 1840; deutsch Leipzig 1835, 39) — „*Researches on the state of the heart and the use of wine in typhus fever*" (Lond. 1839; Philad. 1839).

Stokes, Sir William, zu Dublin, daselbst geb. 10. März 1839 als Sohn des Vorigen, studierte in Dublin, London, Berlin, Wien, Paris, war namentlich Schüler von ROB. WILL. SMITH in Dublin, wurde daselbst 1863 Dr. med. und Mag. chir., 1874 Fellow des R. C. S. Irel., nachdem er bereits seit 1871 Prof. der Chir. bei demselben geworden war. Er ist auch Surgeon des Richmond Surgical Hosp., war 1881 Präsident der Patholog. Soc., 1886 des Roy. Coll. of Surg. und erhielt in demselben Jahre von dem Lord-Statthalter von Irland Earl of Aberdeen die Ritterwürde. Er publizierte: „*Essay on diagnosis and pathology of diseases of the testis*" (1861) — „*Contributions to practical surgery*" (Dublin Quart. Journ., 1865, 66, 68, 70, 71) — „*On supracondyloid amputation of thigh*" (Med. Chir. Transact., 1870) — „*On Maisonneuve's operation for urethral stricture*" — „*On the treatment of laryngeal diseases by the method of inhalation*" — „*On a hundred cases of stricture of the urethra*" (Dublin Journ. 1871) — „*On an extension apparatus for treatment* *of certain injuries and diseases of the lower extremity"* (Brit. Med. Journ., 1878) — *"On bone drainage in hip disease"* (Transact. of the Acad. of Med. in Ireland, 1885) — *"On acute myxoedema following thyreoidectomy"* (Brit. Med. Journ., 1886). Im Jubiläums-Jahre der Brit. Med. Associat., 1882, hielt er zu Worcester die *"Address in Surgery"* (Brit. Med. Journ., 1882) u. s. w.

Stokvis, Barend Joseph E., 1834 in Amsterdam geb., studierte daselbst und einige Monate in Utrecht, unter DONDERS und SCHROEDER VAN DER KOLK. 1856 promoviert (Diss.: *"Over suikervorming in de lever in verband met de suikeruitscheiding by diabetes mellitus"*), ging er nach Wien, Prag und Paris, kehrte dann in seinen Geburtsort zurück, liess sich daselbst nieder, arbeitete im physiol. Laboratorium unter HEYNSIUS, KÜHNE, PLACE und war praktisch wirksam bis 1874, wo er Prof. der allgem. Pathol. und med. Klinik

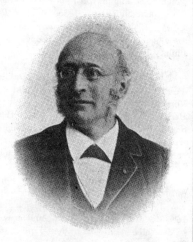

am Athen. illustre wurde (Antrittsrede: *"De eenheid der physiologie en pathologie"*). 1877 übernahm er die Professur der allg. Pathol., Pharmakodynamik und med. Klinik an der Univ. Amsterdam. S. ist Verfasser ausserordentlich zahlreicher Publikationen, von denen ein grosser Teil schon in der älteren Quelle angeführt ist. Seit 1886 etwa sind noch hinzugekommen: *"Nationalität en Natuurwetenschap"* (Harlem 1887) — *"Voordrachten over Homoeopathie"* (Ib. 1888) — *"Over de werking van eenige stoffen uit de Digitalisgroep op het etc."* (DONDERS' Feestbundel 1888) — *"Oude en nieuwe cardiotomea"* (Ned. T. v. Gen. II, 1889) — *"Over twee zeldzame kleurstoffen in de urine (Resorcinblau und Haematoporphyrine)"* (Ib. 1889 II) — *"F. C. Donders, Levensschets en Mannen v. Beteekenis"* (1890, Levensbericht van F. C. DONDERS in Jaarboek der K. Akad. v. Wetenschappen, 1891) — *"Über vergleichende Rassen-Pathologie und die Widerstandsfähigkeit des Europäers in den Tropen"* (Berlin 1890) — *"De invloed van tropische gewesten op den Mensch in verband met"* etc. (Haarlem 1894) — *"La colonisation et l'hygiène tropicale"* (Institut Colonial International, Paris 1896) — *"Leçons de pharmacothérapie, Traduction de de Buehr et de Mon"* (Paris I 1896, II 1898) — *"Über den gegenseitigen Antagonismus von Giften und Heilmitteln"* (VIRCHOW's Jubelband 1892) — *"La chimie dans ses rapports avec la pharmacothérapie et la matière médicale"* (Conférence lue au Congrès international médical de Rome, 1894). 1896 begründete er mit PEYPERS u. a. den Janus, Arch. intern. f. med. Gesch., Amsterdam.

Stoltz, Joseph-Alexis, geb. 14. Dez. 1803 zu Andlau-au-Val (Bas Rhin) als Sohn eines Arztes, studierte in Strassburg, wo er nach einander Aide de clinique, anat. Prosektor, Chef de clinique, 1826 Doktor mit der Diss.: *"Sur quelques points relatifs à l'art des accouchements"*, 1829 Agrégé und supplier. Prof. der Geburtsh. und Frauenkrankhh. und 1834 wirkl. Prof. derselben wurde. Ausser einer Übersetzung von SCHMITT's (Wien) *"Traité sur les grossesses douteuses"* (1829), verfasste er eine Monographie: *"L'accouchement prématuré provoqué dans le cas de rétrécissement du bassin"* (1835), ein Verfahren, das er in Frankreich zur Geltung zu bringen suchte, und: *"Recherches sur l'opération césarienne"* (1836). In demselben Jahre wurde er von seinen Kollegen zum Präsidenten der zum Wirkungskreise der Strassburger Fakultät gehörigen med. Jury gewählt, wurde 1848 Mitglied des Conseil général du Bas-Rhin, 1857 des Conseil municipal von Strassburg, 1864 der Acad. de méd. zu Paris, 1867 Dekan der Strassburger med. Fakultät. Nach der Annexion des Elsasses an Deutschland optierte er für Frankreich und wurde 1872, bei der Verlegung der Strassburger med. Fakultät nach Nancy, zum Dekan und Prof. derselben ernannt. S. starb 21. Mai 1896.

Storer, David Humphreys, amer. Ichthyolog, geb. in Portland, Me., 26. März 1804, studierte Med. an der Harvard Med. School und liess sich nach seiner 1825 erfolgten Graduierung zum Dr. med. in Boston nieder. 1849 bis 58 war er Phys. am Mass. General Hosp., 1839 bis 58 Prof. der Geburtshilfe und gerichtl. Med. der Harvard Med. School. Ausser mancherlei Abhandlungen veröffentlichte er: „Synopsis of the fishes of North America" (New Haven 1845) — „Fishes of Massachusetts" (4., m. 174 Abbild.). S. starb 10. Sept. 1890.

Strahl, Hans, in Giessen, geb. in Berlin 28. März 1857, studierte in Marburg unter LIEBERKUEHN und WAGENER, wurde 1880 promoviert, liess sich als Dozent der Anatomie 1882 dort nieder, wurde 1887 Prosektor am anat. Institut zu Marburg und Prof. e. o. in der med. Facultät. 1895 folgte er einem Ruf als Prof. ord. der Anat. und Direktor des anat. Instituts an die Grossh. hessische Landes-Univ. zu Giessen. Seine neueren Arbeiten beziehen sich hauptsächlich auf Entwicklungsgeschichte der Säugetiere, insbesondere auf Anlage der Embryonalhüllen und der Placenta, und sind zumeist veröffentlicht in den von MERKEL und BONNET herausgegebenen „Anatomischen Heften".

Strasser, Alois, in Wien, 2. Dez. 1867 in Budapest geb., studierte in Wien, promovierte 1891, war als Volontärassistent an der 2. int. Klinik in Prag (unter JAKSCH), seit 1893 in der Poliklinik von WINTERNITZ (Wien) und als Assistent der Wasserheilanstalt in Kaltenleutgeben, seit 1895 als Assistent an WINTERNITZ's Abteilung der allgem. Poliklinik in Wien thätig, habilitierte sich 1898 für innere Med. Von seinen Publikationen seien angeführt: „Über fieberhafte Gelbsucht" (D. m. W. 1893) - „Die Bedeutung der Acetessigsäure für den Diabetes mellitus" (Arch. für exp. Pathol. XXXII) — „Über alimentäre Glycosurie" (W. m. P. 1894) —

„Hydrotherapie der Malaria" (D. m. W. 1894, Blätter für klin. Hydrotherapie 1895, Th. M.-H. 1897) — „Alkalinität des Blutes und Acidität des Harnes bei thermischen Einwirkungen" (Cbl. f. d. m. W. 1896) — „Chemische Veränderungen im Blute und Harne" (W. m. P. 1896) — „Diagnostik und Hydrotherapie der Magenkrankheiten" (D. Med. Ztg. 1896) — „Umschläge, ihre Wirkungs- u. Anwendungsweise" (W. K. 1896, 2) — „Verhalten des Stoffwechsels bei hydriatischer Therapie" (W. K. 1895, und Fortschr. der Hydrother. Wien 1897) — „Diabetes und Hydrotherapie" (Blätter für klin. Hydrother. 1898) — „Vegetabilische Diätkuren" (W. m. P. 1898) — „Einiges über Typhus abdominalis" (Bl. für klin. Hydrother. 1899) — „Wirkung der Hydrotherapie auf Kreislauf und Blut" (W. m. Pr. 1899) — „Hydrotherapie" (Wien und Berlin 1898, mit WINTERNITZ) — „Fortschritte der Hydrotherapie" (Festschr. für Prof. WINTERNITZ, Wien 1897).

Strassmann, Ferdinand, in Berlin, geb. 24. Febr. 1838 zu Rawitsch (Posen), studierte in Berlin, promovierte 1862, praktiziert seit 1863 und ist seit 1890 Medizinalreferent im Städt. Magistratskollegium.

Strassmann, Fritz, in Berlin, daselbst 27. Aug. 1858 geb., studierte in Heidelberg, Leipzig und Berlin, promovierte 1879 in Berlin, wurde approbiert 1880, war Assistent an der med. Klinik in Jena 1881 bis 83, Volontär am pathol. u. hygien. Institut in Leipzig 1883 bis 84. Assistent am gerichtl.-med. Institut in Berlin 1884 bis 90, habilitierte sich als Privatdozent für gerichtl. Med. in Berlin 1889, ist gerichtl. Stadtphysikus in Berlin seit 1851, a. o. Prof. der gerichtl. Med. u. Direktor der Unterrichtsanstalt f. Staatsarzneikunde a. d. Univ. Berlin seit 1894, Lehrer an d. Kaiser Wilhelms-Akademie f. d. militärärztl. Fortbildungsanstalten seit 1891. S. ist Herausgeber der Vtrljhrschr. f. gerichtl. Med. seit 1896, Verfasser eines Lehrbuchs der gerichtl. Med. (Stuttgart 1895). Seine wichtigsten Spezialarbeiten betreffen die Tuberkulose der Tonsillen, den chron. Alkoholismus, den Chloroformtod, die Dinitrobenzolvergiftung, die Totenstarre des Herzens, die Bakterien

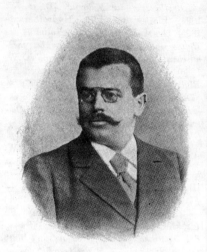

der Leichenfäulnis, die Diffusion von Giften an der Leiche, der Querulantenwahn, die Gefahren des ärztlichen Berufs, die Erscheinungen des Verbrennungstodes u. a. m.

Strassmann, Paul Ferdinand, in Berlin, geb. 23. Okt. 1866, studierte in Berlin und Heidelberg, machte hier auch das Staatsexamen, promovierte 1889 in Berlin mit der auf Anregung OLSHAUSEN's geschriebenen Diss.: *„Zur Lehre von der mehrfachen Schwangerschaft"*, war 1889 bis 91 Assistent an der grossherzogl. Univ.-Frauenklinik zu Giessen (unter LÖHLEIN), machte 1891 bis 92 eine Studienreise durch Grossbritannien, ist seit 1892 Assistent an der geburtshilfl.-gynäkol. Univ.-Poliklinik (kgl. Charité unter GUSSEROW) und habilitierte sich 1897 für Geburtsh. und Gynäkologie in Berlin. S. veröffentlichte: *„Experimentelle Arbeiten im tierphys. Laborat. der kgl. landwirtschaftlichen Hochschule"* (mit ZUNTZ) seit 1892; ferner von 1890 bis 91 Arbeiten über Influenza bei Neugeborenen, über Sturzgeburt, zur Kenntnis der Neubildungen der Scheide, über Hydrastinin, zur Kenntnis der Ovarialtumoren mit gallert. Inhalt nebst Untersuchungen über Peritonitis pseudomyxomatosa, über med. Einrichtungen und Studium in England, über Geburtsh. und Gynäkologie in England, über den Mechanismus des Verschlusses des Ductus arterios. BOTALLI, zur Lehre vom Blutkreislauf des Neuge-

borenen, anat. u. physiol. Untersuchungen üb. d. Blutkreislauf etc., Chloroformnarkose der Frau, über die Perforation des nachfolgenden Kopfes und ihre Beziehungen zur Therapie bezw. Beckenenge, über amniotische Verstümmlungen, über Missbildungen der Hände und Füsse, grosser Bauchbruch etc., Kaiserschnitt nach PORRO, äussere und kombinierte geburtshilfl. Verfahren, über das Zustandekommen der Atmung beim Neugeborenen u. die Mittel zur Wiederbelebung Asphyctischer (gemeinsam mit ZUNTZ), Anleitung zur aseptischen Geburtshilfe (Berlin, auch russisch), Schemata zur Eintragung des Befundes der geburtsh. Untersuchungen, über Ausspülungen in der gynäkol. Behandlung, zur Kenntnis des Schwangerschafts- u. Geburtsverlaufes bei antefixiertem Uterus, Beiträge zur Lehre von der Ovulation, Menstruation u. Conception, die Entstehung der extrauterinen Schwangerschaft, über die Geburt der Schultern und über den Schlüsselbeinschnitt, die Einwirkung der Nähmaschinenarbeit auf die weibl. Genitalien, über Uterusblutungen, zur Pathologie d. Myomerkrankung etc. (gemeinsam mit LEHMANN). Die Journalabhandlungen erschienen 1892 bis 98 im A. f. G., Z. f. G. u. G., Cbl. f. Gyn., D. m. W., B. kl. W., Verh. d. phys. Gesellsch., der D. Ges. f. öffentl. Gesundheitspfl., Th. M.-H., Vrljhrschr. f. gerichtl. Med., Z. f. prakt. Ae. etc. etc.

Straus, Isidor, Kliniker in Paris, geb. 24. Nov. 1845 zu Dambach im Elsass, studierte und promovierte 1878 in Strassburg (These: *„Essai sur la dégénerescence graisseuse des muscles"*), wurde daselbst 1869 Agrégé und ging nach Beendigung des deutsch-französ. Krieges nach Paris, wo er 1876 méd. des hôp. wurde und als solcher successive am Hôp. Tenon, Laënnec, und als Chef der med. Klinik der Fakultät thätig war. 1878 wurde er Agrégé, 1888 Prof. d. vergl. und experim. Pathologie. In dieser Stellung wirkte er bis zu seinem 8. Dez. 1896 erfolgten Ableben. S. war Mitglied der 1883 von dem Institut zum Studium der Cholera nach Ägypten entsandten Kommission und wollte damals irrtümlicherweise den Erreger der Krankheit im Blute gefunden haben, eine Behauptung, deren Unrichtigkeit durch die späteren Entdeckungen von KOCH nachgewiesen wurde. Von seinen beträchtlichen Publikationen, die hauptsächlich bakteriol. Unterss., zuletzt auch d. Lehre v. d. Tuberkulose betrafen, seien die Titel. d. wichtigst. angeführt: „Recherches expérimentales sur l'inflammation" (1870) — „Des contractures" (1875) — „Traité du diagnostic médical" (zus. mit FERNET) — „Recherches expérimentales sur la transmission des maladies virulentes aiguës de la mère au foetus"

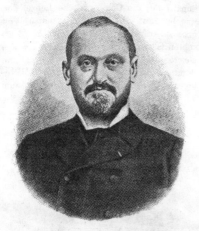

(1882) — „Exposé des recherches sur le choléra en Egypte" (1883 mit ROUX, NOCARD und THUILLIER) — „Exposé des recherches sur le choléra à Toulon" (1884) — „Leçons sur le choléra" (1884 bis 85) — „Spectroscopie des tissus vivants" (1884 mit A. ROBIN) — „Rôle des microorganismes dans la suppuration" (1883) — „Anat. pathol. du boubon" (1885) — „De la pustule maligne" (1887) — „Le charbon des animaux et de l'homme" (1887) — „Recherches microbiologiques sur l'utérus après la parturition physiologique" (1888, zus. mit SANCHEZ TOLEDO) u. a.

Strauss, Hermann, in Berlin, geb. 28. April 1868 zu Heilbronn, prom. in Berlin 1890, war nach kürzerer Assistenzeit bei MENDEL 1½ Jahr lang Assistent am Augusta-Hosp. zu Berlin (unter EWALD), dann Assistent an der med. Univ.-Klinik zu Giessen (unter RIEGEL) 2 Jahre und ist seit 1895 Oberarzt an der kgl. Charité an der 3. med. Klinik von SENATOR. Seit 1897 für innere Med. in Berlin habilitiert, veröffentlichte S. wissenschaftliche Arbeiten in der Z. f. kl. M., B. k. W., D. m. W.,
Charité-Annalen, in der B. Kl., Th. M.-H. u. a. a. O. Sie bewegen sich vorzugsweise auf dem Gebiete der Magen-Darmpathologie, des Stoffwechsels, speziell auf dem Gebiete des Diabetes und der Diätetik. Unter den von S. behandelten Fragen aus dem Gebiete der Magenpathologie stehen die in verschiedenen Bänden der Z. f. kl. M. erschienenen Arbeiten über die Magengährungen und über die Motilität des Magens obenan. Auf dem Gebiete des Diabetes hat S. speziell eine Reihe von Fragen bezüglich der alimentären Glykosurie zum Gegenstand der Forschung gemacht. Aus dem Kapitel der Nervenkrankheiten stammen Beiträge zur Tabes, ferner Studien zu den funktionellen Neurosen (Hysteria virilis unter dem Bild der Darmstenose) und Untersuchungen über die diagnostische Bedeutung der alimentären Glykosurie bei traumatischen Neurosen. Zu diesen Arbeiten kommen noch eine Reihe von Artikeln in LIEBREICH's Encyklopädie der Therapie. Dieselben erstrecken sich auf verschiedene Zweige der inn. Med., speziell auf Fieber, Darmkrankheiten, Peritonitis, Pankreaskrankheiten etc. etc.

Stricker, Wilhelm, geb. 7. Juni 1816 zu Frankfurt a. M., studierte 1835 bis 39 Med. auf der med.-chir. Akad. zu

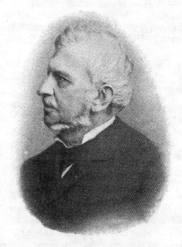

Dresden, in Göttingen und Berlin, wo er promovierte, bereiste als Begleiter eines Kranken Italien und Sizilien, mit dem

Hauptaufenthalte in Neapel (1839 bis 40), besuchte 1840 bis 41 von neuem die Berl. Kliniken, wurde 1841 unter die Frankfurter Ärzte aufgenommen, besuchte im selben Jahre die Pariser Kliniken, war Assistent bei v. AMMON in Dresden 1841 bis 44, bereiste Italien abermals als Arzt eines Kranken, mit dem Hauptaufenthalte in Rom (1844), war seitdem Arzt in Frankfurt, 1845 Mitbegründer der Augenheilanstalt, 1846 bis 52 Arzt an der Armenklinik, seit 1846 Armenarzt, seit 1852 Arzt an der L.- u. St. von Guaitaschen Stiftung (für alte Männer), wurde 1854 2. und 1863 1. Bibliothekar an d. Vereinigten Senckenbergischen Bibliothek und starb 5. März 1891. Die grösste Zahl von S.'s Veröffentlichungen, die sich auf die verschiedensten Gebiete der Med., auch auf Gesch. der Med. und Kulturgeschichte beziehen, ist bereits im älteren Lexikon, zu dessen eifrigen Mitarbeitern S. gehörte, aufgeführt, sodass auf diese Quelle hiermit verwiesen werden kann.

Stricker, August, Sohn des Vor., geb. zu Frankfurt a. M. 31. Okt. 1857, studierte seit 1876 in Marburg, Freiburg und Göttingen, promovierte zu Göttingen 1881 mit der Diss.: *„Ueber traumatische Stricturen der männlichen Harnröhre und deren Behandlung"* (Leipzig 1882), war 1881 bis 82 Assistent an der Göttinger med. Poliklinik, 1882 bis 86 Assistent an der Göttinger chir. Klinik, ist seit 1887 Arzt zu Biebrich am Rhein, seit 1897 in Wiesbaden.

Stricker, Salomon, Experimentalpatholog zu Wien, 1834 zu Waag-Neustadtl in Ungarn geb., studierte anfangs Jura in Wien, ging jedoch später zur Med. über, arbeitete schon als Student 1855 bis 58 im Laboratorium bei BRÜCKE und veröffentlichte als seine ersten beiden Arbeiten: *„Untersuchungen über die Papillen in der Mundhöhle der Froschlarven"* (1857) und *„Entwickelungsgeschichte von Bufo cinereus bis zum Erscheinen der äusseren Kiemen"*. 1858 promoviert, trat er 1859 in das allgem. Krankenhaus und wirkte hier als Sekundararzt unter KOLISKO, TÜRK, SZIGMONDY, DITTEL, E. JAEGER, HEBRA und SIGMUND bis 1862, wo er sich für Embryologie habilitierte. 1863 trat er als Assistent in BRÜCKE's Institut ein und veröffentlichte von hier aus 1865 seine ersten grossen Entdeckungen über Diapedesis der roten Blutkörperchen und Kontraktilität der Gefässwände. 1866 wurde S. Adjunkt für experim. Forschung an der Klinik von OPPOLZER, 1868 wurde er speziell auf Betreiben ROKITANSKY's zum Prof. e. o. der experim. Pathologie, sowie zum Leiter eines eigens für ihn gegründeten Instituts ernannt, aus dem schon 1869 die ersten „Studien" erschienen mit dem Hauptangriff auf die COHNHEIM'sche Lehre, der wie bekannt, in der wissenschaftl. Welt grosses Aufsehen erregte. 1871 bis 73 erschien S.'s *„Handbuch der Lehre von den Geweben des Menschen und der Thiere"* (ein Sammelwerk, im Verein mit anderen Histologen). 1872 erfolgte S.'s Ernennung zum

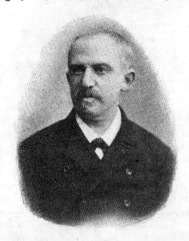

ord. Prof. für allgemeine und experiment. Pathologie. 1871 bis 80 war er Redakteur der med. Jahrbb., die zum Hauptorgan der Publikationen aus seinem Institut wurden. 1877 bis 83 erschienen die *„Vorlesungen über allgemeine und experimentelle Pathologie"*. S., der 2. April 1898 starb, war als Experimentator, Lehrer, Forscher und Schriftsteller gleich hervorragend. Ihm ist hauptsächlich die Einführung der mikroskop. Demonstrationen mittels Projektionsapparat beim Unterricht in der Pathologie zu danken. Seine Vorträge fesselten durch unübertreffliche Klarheit. Als Experimentator und Mikroskopiker entwickelte er eine meisterhafte Technik. S. hat zuerst Gewebe durch Härten und Einbetten in Gummi oder Wachs für

feine Schnitte aus freier Hand geeignet
gemacht. Er besass ein scharfes Auge,
unsagbare Ausdauer und ausserordentliche
Energie. Gelegentlich seiner ersten Beobachtung der Zellteilung in der entzündeten Froschzunge brachte er 10 Stunden
ununterbrochen beim Mikroskop zu. Eine
Reihe von Entdeckungen u. Bereicherungen
sind ihm und seiner Schule zu danken;
ausser den schon genannten noch die Histologie der Cornea, die Mechanik der Drüsen-
sekretion (SPINA, die Zellteilung am lebenden Gewebe, die Lehre über das Verhältnis der Zellen zur Grundsubstanz, das
Vasomotorenzentrum für die Bauchein-
geweide, die gefässerweiternden Nerven
in den sensiblen Jschiadicuswurzeln, die
Ursprünge d. Nervi accelerantes (WAGNER),
die Wirkung der Diuretika, die anästhesierende Wirkung des Kokains (KOLLER)
betreffenden. Seine Sätze in der Ent-
zündungs- bezw. Gewebelehre: *„Die Gewebe kehren auf ihren Jugendzustand
zurück"* und *„Die Zellen vermehren sich
auf Kosten der Grundsubstanz"* wurden,
wie GEORG KAPSAMMER in seiner schönen
Biographie von S. (W. m. W. 1898, No.
10) hervorhebt, zu geflügelten Worten. —
S.'s Publikationen sind in der zur Feier
seines 25jähr. Prof.-Jubiläums 1898 erschienenen Schrift: *„Dreissig Jahre experimenteller Pathologie"* zusammengestellt.
Ihre Zahl beträgt etwa 134 ausser den
fast 400 unter seiner Leitung veröffentlichten Arbeiten von 123 unmittelbaren
Schülern, von denen 45 Prof., 57 Dozenten
geworden sind. Auch philosophische Arbeiten rühren von ihm her, wie *„Studien
über das Bewusstsein"* (1879) — *„Studien
über die Sprachvorstellungen"* (1880) —
„Über die Bewegungsvorstellungen" (1882) —
*„Studien über die Association der Vor-
stellungen"* (1883) — *„Physiologie des Rechts"*
(1884).

Stroebe, Hermann, in Hannover,
geb. 7. Juli 1865 zu Illenau (Baden), studierte von 1884 bis 89 in Freiburg i. Br.
und Tübingen, hauptsächlich unter ZIEGLER,
promoviert und approbiert 1889, war 1890
bis 91 Assistent am pathol. Institut in
Freiburg i. Br., 1891 bis 92 Prosektor am
städt. Krankenhause am Urban in Berlin,
1892 bis 95 wieder Assistent und seit
1893 auch Privatdozent f. pathol. Anat. in
Freiburg und ist seit 1895 Prosektor am
städt. Krankenhause I in Hannover. Seine
Arbeiten betreffen die pathol. Anatomie
des Nervensystems, Geschwulstlehre, verschiedene Gebiete der spez. pathol. Anat.
in ZIEGLER's Beitr., Cbl. f. pathol. Anat.,
dazu *„Wirkung des Tuberkulins TK."*

Stroemborg, Gustav Julius, geb.
4. Okt. 1830, wurde 1853 Mag. phil.,
1861 Lic. med. und 1862 Dr. med. et chir.
in Helsingfors. Er war daselbst 1861 bis
66 Assistenzarzt an der chir. Abteilung
des Allgem. Krankenhauses, 1862 bis 63
stellvertretender Prosektor der normalen
Anat. und machte 1865 bis 66 eine wissenschaftl. Reise nach Deutschland. Zum Arzt
an dem Bezirks-Krankenhause in Wiborg
1866 ernannt, hat er sich hauptsächlich
mit Chir. und Augenheilk. beschäftigt und
erhielt 1885 den Prof.-Titel. Er hat die
akad. Abhandlung: *„Om ögats accommodation"* (1860) und verschiedene Aufsätze in
Notisblad för Läk. och Pharmac. (1860,
62, 65, 66, 67), ebenso in Finska Läk.
Sällk. Handl. (XXII) geschrieben. S. starb
1899.

Stromeyer, Georg Friedrich
Louis, bekannter Chirurg und Militärarzt,
geb. als ältester Sohn von Christian
Friedrich S. (1761 bis 1824) 1. März
1804 in Hannover, besuchte 1821 bis 23
die chir. Schule in Hannover, studierte
dann in Göttingen, Berlin, promovierte
hier 1826, ging nach Wien und bestand
nach einem weiteren, in Berlin zugebrachten
Halbjahre 1827 die Staatsprüfung in
Hannover. Nach mehreren grösseren
Reisen in Deutschland, England und
Frankreich 1828 in seiner Vaterstadt als
Arzt niedergelassen, begann er 1829 seine
Lehrthätigkeit an der dortigen chir. Schule
und richtete zugleich eine orthopäd. Anstalt
ein. 1838 erhielt er den durch den Tod MICH.
JAEGER's erledigten Lehrstuhl f. Chir. an
der Hochschule Erlangen, 1841 ging er als
Prof. f. Chir. nach München, 1842 nahm
er einen Ruf nach Freiburg an, 1848 ging
er als Nachfolger B. LANGENBECK's nach
Kiel und erwarb sich als Generalstabsarzt
der Schlesw.-Holstein. Armee in den Feldzügen 1849, 50 in Bezug auf die Einrichtung
des Feldsanitätsdienstes, sowie als Kriegs-

chirurg bedeutende Verdienste. 1854 erfolgte seine Ernennung zum Generalstabsarzte der hannöverschen Armee. Der Feldzug 1866 unterbrach seine Friedensthätigkeit und gab ihm durch die Schlacht bei Langensalza erneut Gelegenheit, seine kriegschirurg. Grundsätze zu erproben und zu ergänzen. Nachdem er noch an einer von I. M. der Königin Augusta von Preussen veranstalteten Konferenz über Verbesserung der Kriegssanitätsverfassung in Berlin teilgenommen, verliess er 1867 den aktiven Dienst. Seine letzte öffentliche Thätigkeit fällt in den Feldzug 1870 bis 71, wo er, als General-Arzt und konsult. Chirurg der 3. Armee zugeteilt, nach der Schlacht bei Sedan in Floing und während der Belagerung von Paris in Versailles wirkte. Wenige Monate, nachdem er sein 50jähr. Dr.-Jubiläum, unter Beteiligung der Vertreter der deutschen Chirurgie, gefeiert hatte, endete der Tod 15. Juni 1876 das Leben des grossen Meisters. S.'s Verdienste liegen auf dem Gebiete des Militärsanitätswesens und der Chirurgie. Bekannt ist vor allem seine erste, 1833 erfolgte Publikation über die Durchschneidung der Achillessehne (RUST's Magazin), welche zunächst freilich mehr in Frankreich als in Deutschland Beachtung erfuhr. Seine „Maximen der Kriegsheilkunst" (Hannover 1855; 2. Aufl. 1862) kennzeichnen ihn als einen der bedeutendsten Kriegschirurgen aller Zeiten. 1844 bis 50 erschien Bd. I, 1868 der 2. Band eines „Handbuchs der Chirurgie". 1867 erschienen: „Erfahrungen über Schusswunden im J. 1866 als Nachtrag zu den Maximen der Kriegsheilkunst" (Hannover). S.'s unvergängliches Verdienst besteht darin, dass er die subkutane Myotomie und Tenotomie zum bleibenden Eigentum der Chirurgie gemacht hat. Zum ersten Male unternahm er, nachdem schon 1816 DELPECH in Montpellier es gethan, 28. Febr. 1813 die subkutane Durchschneidung der Achillessehne; zum zweiten Male vollführte er sie an einem jungen englischen Arzte, Dr. LITTLE, mit Pes equinovarus 1836; dieser Arzt hatte vorher DIEFFENBACH erfolglos konsultiert und wurde nun durch die Operation geheilt. Dieses Vorkommnis wendete S. die einflussreiche Gunst DIEFFENBACH's zu und die Operation brach sich nunmehr überallhin Bahn.

Struebing, Paul, in Greifswald, geb. zu Pyritz 2. Nov. 1852, studierte in Berlin, Halle u. Greifswald bis zur Promotion 1876, war in Greifswald zuerst Assistent der Augenklinik, dann der med. Klinik und Poliklinik, habilitierte sich dort 1882 für das Fach der inn. Med., wurde 1889 zum Prof. e. o. und 1900 zum Prof. ord. und Direktor d. med. Poliklinik ernannt. Von seinen Schriften seien hier erwähnt: „*Ueber cystöse Nierendegeneration*" (D. A. f. k. M., XXIX) — „*Herpes Zoster und Lähmungen motorischer Nerven*" (D. A. f. k. M., XXXVII) — „*Die Laryngitis haemorrhagica*" (Wiesb. 1886) — „*Ueber heterologe Nierenstrumen*" (D. A. f. k. M. XLIII) — „*Ueber Sprachbildung nach Ausschaltung des Kehlkopfs*" (D. m. W. 1888 und VIRCHOW's Archiv, CXXII) — „*Ueber spontane Lungenhernien der Erwachsenen*" (VIRCHOW's Archiv, CXVI) — „*Der Laryngospasmus*" (Halle 1897) etc. S. war weiter Mitarbeiter an ZUELZER's klin. Handb. der Harn- und Sexualorgane, an HEYMANN's Handb. der Laryng. und Rhinol., an EBSTEIN-SCHWALBE's Handb. d. prakt. Med.

Struempell, Adolf, zu Erlangen, geb. 28. Juni 1853 auf dem Gute Neu-Autz in Kurland, verlebte seine Jugend

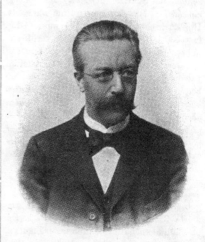

in Dorpat, wo sein Vater, ein geborener Braunschweiger, Univ.-Prof. der Philos. war, wurde 1870 Studierender der Med. daselbst, siedelte 1872 mit seinen Eltern nach Leipzig über, vollendete dort sein

Studium und promovierte 1875 auf Grund der Diss: *„Beiträge zur Kenntniss der Urämie beim primären Morbus Brightii".* 1876 bis 82 war er Assistent an der Leipziger med. Klinik, zuerst unter C. A. WUNDERLICH, dann unter E. WAGNER. Von bedeutendem Einflusse auf seine Ausbildung war auch COHNHEIM. 1883 wurde er zum Prof e. o. und als Nachf. ERB's zum Direktor der med. Poliklinik in Leipzig ernannt. 1886 erhielt er als Nachf. LEUBE's als ord. Prof. und Direktor der med. Klinik und Poliklinik einen Ruf an die Univ. Erlangen, welchem er Folge leistete. Sein Hauptstudium widmet S. der Pathol. des Nervensystems. Zahlreiche Arbeiten hierüber (insbesondere über Tabes dorsalis, spastische Spinalparalyse, über die kombinierten Systemerkrankungen des Rückenmarks, über die cerebrale Kinderlähmung, über asthenische Bulbärparalyse, Polymyositis, Akromegalie, progressive Muskelatrophie u. v. a.) erschienen im A. f. Ps., im D. A. f. k. M. und namentlich in der von STRÜMPELL in Gemeinschaft mit ERB, F. SCHULTZE und LICHTHEIM seit 1891 herausgegebenen und von ihm redigierten deutschen „Zeitschrift für Nervenheilkunde". 1883 erschien das *„Lehrbuch der speziellen Pathologie und Therapie der inneren Krankheiten"* (3 Bde.), welches 1899 in 12. Aufl. erschienen und in zahlreiche Sprachen (auch ins Japan. und Türk.) übersetzt worden ist. Von kleineren Schriften S.'s sind noch zu nennen: *„Die Entstehung und die Heilung der Krankheiten durch Vorstellungen"* (Erlangen 1892) — *„Die Untersuchung, Beurtheilung und Behandlung von Unfallkranken"* (München 1895).

Struthers, John, geb. zu Brucefield (Schottland) 21. Febr. 1823, studierte in Edinburg, wo er 1845 Dr., Fellow des dortigen R. C. S. und anat. Prosektor, 1847 Dozent der Anat. wurde. 1863 als Prof. der Anat. nach Aberdeen berufen, war er Mitglied des General Med. Council, siedelte jedoch 1890 nach Edinburg über und starb hier 24. Febr. 1899. Er schrieb: *„Anatomical and physiol. observations"* (Part. I, 1854; II, 1863) — *„Osteological memoir"* (1855) — *„Lessons on the human body"* (1859) — *„History of the Edinburgh anatomical school"* (1866) — *„On the rudimen-*

tary hind limb of the Greenland right whale" (1881) und verschiedene Abhandlungen aus der menschl. und vergleich. Anat. im Journ. of Anat. and Physiol. (1869 bis 83).

Studsgaard, Carl Ludvig, geb. 19. Dez. 1830 in Kopenhagen, studierte daselbst, später auch im Auslande. Er absolvierte das Staatsexamen 1855 und promovierte 1863. Nachdem er in verschiedenen chir. Stellungen fungiert hatte, darunter als dir. Lazarett-Chirurg während des Feldzuges 1864, war er seit 1875 als Oberchirurg am Kommunespital in Kopenhagen thätig. Ausser seiner Diss. über Osteomyelitis diffusa schrieb er namentlich im Bereiche der operat. Chirurgie wichtige Abhandlungen und Aufsätze über Colotomie (1892), Gastrotomie (1879), Oesophagotomia interna (1892), Choledochotomie (1892), Mesenterialtumor (1894), Extrauterinschwangerschaft (1896). S. starb im Febr. 1899.

Stukowenkow, Michael Iwanowitsch, geb. 1842, studierte an der med.-chir. Akademie zu St. Petersburg 1861 bis 66, wurde 1871 Dr. und Assistent an der Klinik, machte den russ.-türk. Krieg 1877 mit, wurde 1879 Lehrer für Syphilis und Hautkrankheiten an den weibl. med. Kursen und 1883 zum Dozenten für Hautkrankheiten und Syphilis an die Univ. nach Kiew berufen. S. starb als Wirkl. Staatsrat und Univ.-Prof. der Dermato-Syphilidologie in Kiew 2. März 1897. Er hat eine Anzahl von med. Abhandlungen in russ. med. Journalen veröffentlicht.

Stumpf, Paul Richard, in Zeitz, daselbst 24. April 1850 geb., studierte in Halle und Leipzig, approbiert 1874, prom. 1875, pro physicatu 1880 und als Ober-Militärarzt geprüft 1894, praktiziert seit 1875 in Zeitz und schrieb: *„Berufskrankheiten der Schriftgiesser und Buchdrucker pp."* (WAGNER's Arch. 1875) — *„Der Leberabscess"* (1892) — *„Das Erysipel nebst casuist. Beitr."* (1892) — *„Die Med. in der röm. Rechtspflege"* (1892) — *„Das Medicinalwesen im röm. Heere"* (1894) — *„Die Geschichte des Ehelebens, der Geburtshülfe etc. der alten Römer"* (1896) — *„Die Handhabung der Medicinal-Polizei in kleinen Städten"* (1879) u. v. a.

Stumpf, Max, zu München, geb. daselbst 7. März 1852, studierte auch dort und in Dresden unter v. ZIEMSSEN, WINCKEL, wurde 1876 promoviert, war seit 1882 Privatdozent für Gynäkol. und Geburtsh. an der Univ., seit 1884 I. Assistent der k. Univ.-Frauenklinik und der geburtsh. Poliklinik und seit 1886 Prof. an der k. Hebammenschule in München. Er schrieb u. a.: *„Untersuchh. über die Wirkung der Sclerotinsäure"* — *„Untersuchh. über die Milchsecretion unter dem Einfluss verschied. Medicamente"* — *„Ueber Behandlung des Abortus und Partus immaturus"* — *„Ueber hämorrhagische Erkrankungen im Wochenbett und während der Menstruation"* — *„Ueber die Influenza-Epidemie 1889/90 und ihre Einwirkung auf die Geburtenziffer"* — *„Ueber Extrauterinschwangerschaft"*. S. ist seit 1887 Mitarbeiter des FROMMEL'schen Jahresberichtes über die Fortschritte der Gynäkologie und Geburtshilfe, in welchem er die Abschnitte über die Krankheiten der Harnorgane und über gerichtsärztl. Geburtshilfe bearbeitet.

Sturges, Octavius, in London, daselbst 1833 geb., diente ungefähr 5 Jahre als Artillerieoffizier in Indien, studierte dann am St. George's Hosp. und in Cambridge, wurde 1863 im erstgenannten Hospital Med. Registrar, 1868 Assist. Physician im Westminster Hosp., 1875 Physician und las daselbst nacheinander über gerichtl. Med., Mat. med. und inn. Med., war gleichzeitig auch seit 1873 Assist. Phys., seit 1884 Phys. am Kinderhospital in Great Ormond Street, häufig auch Examinator an der Univ. Cambridge, wurde 1894 Censor beim R. C. P. und starb als solcher 3. Nov. 1894. Er hielt beim R. C. P. die Lumleian Lectures über Herzkrankheiten bei Kindern und veröffentlichte ausserdem: *„Introduction to the study of clinical medicine"* — *„The natural history and relations of pneumonia"* — *„Chorea and whooping cough"* (1877) — *„Chorea and other allied movement disorders of early life"* (1881) — *„The pathology of the pneumonic lung"* (Brit. and For. Med.-Chir. Rev., 1873); ferner: *„On the forms of pneumonia"* (St. Georg. Hosp. Rep., II) — 2 Aufsätze: *„On Addison's disease"* (Lancet) u. s. w.

Subbotin, Victor Andrejewitsch, geb. 1. März 1844 in Priluki, studierte Med. in Kiew 1861 bis 67, wurde 1869 Dr. *(„Beiträge zur Physiologie des Fettgewebes"*, russ.) und Privatdozent für Hygiene, setzte seine Studien in München und Paris fort, wurde 1871 zum Dozenten für Hygiene und med. Polizei in Kiew ernannt und 1880 zum ord. Prof. gewählt. S. starb Okt. 1898. Seine Schriften sind im alten Lexikon angeführt.

Sudhoff, Karl, in Hochdahl bei Düsseldorf geb. 26. Nov. 1853, studierte in Erlangen und Tübingen, promovierte 1875, hielt sich zum Zweck von Paracelsusforschungen 1876 in Berlin auf, 1877 in Augsburg, 1877 bis 78 in Wien, 1878 in Frankfurt a. M., praktizierte seit 1878 in Bergen bei Frankfurt und ist seit 1883 in Hochdahl. Er veröffentlichte: *„Paracelsusforschungen"*(zus. mit SCHUBERT, Heft 1, 1887; Heft 2, 1889); *„Versuch einer Kritik der Echtheit der paracelsischen Schriften.*

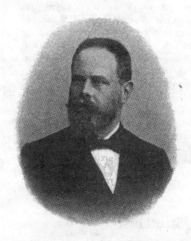

T. I. Die unter Hohenheims Namen erschienenen Druckschriften (Berlin 1894); T. II *Paracelsische Handschriften"* (1. und 2. Hälfte Ib. 1898 bis 99), sowie zahlreiche Aufsätze über MICHAEL BAPST von Rochlitz und die Paracelsisten etc. Auf der Naturforscherversammlung in Düsseldorf 1898 veranstaltete S. eine hist. Ausstellung f. Naturw. u. Med., gab die Festschrift *„Gesch. d. Med. u. Naturwiss. am Niederrhein"* (im Verein mit Mitarbeitern) heraus und veranstaltete 1899 eine von allen

Sury, Ernst von, in Basel, geb. 1850
zu Solothurn, studierte 1868 bis 74 in
Basel, Heidelberg, Bern, wurde nach
zurückgelegtem Staatsexamen 1. Assistent
an der St. Gallenschen Irrenanstalt Pirminsberg, promovierte 1875 in Basel, siedelte
dahin 1877 als Spezialist für Nervenkrankheiten über, habilitierte sich 1880
für gerichtl. Med., wurde 1884 zweiter
Physikus, 1890 a. o. Prof. und starb
22. August 1895. S. war ein Anhänger
der LOMBROSO'schen Lehren und Vertreter
der kriminalistisch-anthropolog. Schule.
Er beteiligte sich eifrig an den Arbeiten
der internat. kriminalistischen Vereinigung
und hat sich durch Übersetzung des Buches
von BERTILLON: „Das anthropometr. Sig-
nalement" Verdienste um die Einführung
dieser Neuerung erworben.

Sutton, Henry Gawen, zu London,
geb. 1836 zu Middlesbrough, Yorkshire,
studierte im King's Coll. zu London, wurde
1863 Member, 1870 Fellow des Roy. Coll.
of Phys., war Physic. am City of Lond.
Hosp. f. Brustkrankhh., Physic. u. Dozent
der pathol. Anat. (früher der Med.) am
London Hosp., Consult. Physic. am Poplar
Hosp. und starb 9. Juni 1891. Er war
ein geschätzter Lehrer und publizierte eine
Anzahl von Journalabhandlungen über
verschiedene Teilgebiete der inneren Klinik.
Ein Verzeichnis dieser Arbeiten enthält
das ältere Lexikon.

Syme, James, sehr berühmter
schottischer Chirurg, geb. (wahrscheinlich)
zu Edinburg 7. Nov. 1799, wurde 1817
Schüler von Dr. BARCLAY, entdeckte 1818
bis 19 ein neues Lösungsmittel für
Kautschuk, gewonnen durch Destillation
von Steinkohlenteer, stellte damit wasserdichte Zeuge, Gummiröhren her, verfolgte jedoch diese Erfindung nicht weiter,
während MACKINTOSH zu Glasgow bald
darauf ein Patent auf wasserdichte Stoffe
erhielt. In derselben Zeit trat er in
den von seinem Vetter LISTON, der soeben
seine Praxis begonnen hatte, eröffneten
Seziersaal, wurde Prosektor in demselben,
war 1820 Medical Superintendent des
Fever Hosp., wo er selbst schwer am
Typhus erkrankte, wurde 1821 zum House
Surgeon in der Royal Infirmary erwählt,
1822 Member, 1823 Fellow des R. C. S.,
während er gleichzeitig an LISTON's Stelle
private anat. Vorlesungen hielt. 1823
führte er die erste Hüftgelenks-Exartikula-
tion in Schottland aus (Edinb. Med. and
Surg. Journ., 1824), machte um dieselbe
Zeit ein Kompagniegeschäft mit LISTON,
vereinigte sich jedoch bald mit demselben und trat mit Dr. MACKINTOSH in
Verbindung, zur Gründung einer med.
Schule, in welcher er von 1825 an über
Anat. und Chir. las; er gab jedoch die
Anatomie bald auf, hauptsächlich wegen
der Schwierigkeit, Leichen zu beschaffen
und beschränkte sich auf die Chirurgie.
1829 hatte er bereits 250 Zuhörer, errichtete
ein chir. Privat-Hosp., das vom R. C. S.
Engl. anerkannt wurde, da er erst 1834,
nachdem LISTON Edinburg verlassen, an
dessen Stelle zum Chirurgen bei der Royal
Infirmary erwählt werden konnte, während
er bereits 1833 zum Prof. der klin. Chir.
bei der Univ., an Stelle von RUSSELL, der
zurücktrat, ernannt worden war. 1831
erschienen seine ersten selbständigen
Schriften: „*Treatise on excision of diseased
joints*" und: „*The principles of surgery*"
(3. ed. 1842; Supplem. 1851; deutsch in der
Chir. Handbibliothek, XIV, 1832); der
in demselben Jahre publizierte: „*Case of
spontaneous varicose aneurism*" war der erste
publizierte derartige, die Aorta und Vena
cava infer. betreffende Fall. Auch der
Aufsatz: „*Fibro-cartilaginous tumor of the
humerus: removal together with the arm and
part of the scapula and clavicle: recovery*"
(1836) betraf bis dahin nur sehr selten
ausgeführte Operationen; 1838 erschien
sein Buch: „*On diseases of the rectum*"
(deutsch in den Analekten für Chir. von
BLASIUS und MOSER, Berlin 1839). 1840
fand eine Versöhnung mit LISTON statt,
zu der die ersten Schritte von letzterem
ausgingen. 1842 führte er zwei nach ihm
später benannte Operationen zum ersten
Male aus, nämlich die Amputation in den
Malleolen (8. Sept. 1842) (Lond. and Edinb.
Monthly Journ. of Med. Sc., 1843) und
den äusseren Strikturschnitt auf einer
zuvor eingeführten gerinnten Sonde (Ib.
1844). 1843 wurde er von dem Roy. Coll.
of Surg. of Engl., nach dem neuen Charter,
unter die ersten 300 vom Council ernannten

Mitglieder aufgenommen. 1847 führte er wegen Axillar-Aneurysma eine Exartikulation im Schultergelenk und eine Ligatur der Subclavia mit Frfolg und die erste Exstirpation der Clavicula in Gross-Britannien aus. Von seinen zahlreichen, in den letzten Jahren im Lond. and Edinb. Monthly Journ. und im Monthly Journ. of Med. Sc. publizierten Fällen liess er die wichtigsten gesammelt 1848 in seinen „Contributions to the pathology and practice of surgery" erscheinen, worin er sich u. a. gegen die Resektion des Kniegelenkes (die er früher als einer der ersten in seinem Lande ausgeführt hatte), ferner die des Fuss- und Handgelenkes aussprach und nur die im Ellenbogen- und Schultergelenk für zulässig erklärte. In demselben Jahre ging er an Stelle des verstorbenen LISTON, an das University Coll. Hosp. in London als Prof. der klin. Chir. berufen, dorthin, nahm jedoch schon nach 1 Monat seine Entlassung, weil er angeblich auch Vorlesungen über systemat. Chir. halten sollte, wahrscheinlich aber, weil er sich in London nicht wohl fühlte, und kehrte bald darauf nach Edinburg zurück, wo er seine Stellung als Prof. der klin. Chir. wieder einnahm. 1849 publizierte er ein Buch: „On stricture of the urethra and fistula in perineo" (2. ed. 1855, mit einem Anhange), worin er sein erwähntes Verfahren noch besonders empfahl, in dem Anhange aber über eine falsche Beurteilung seitens der franz. Akad. der Med. bei der Zuerkennung von Preisen für Verbesserungen auf dem Gebiete der Krankhh. der Harnorgane sich beklagte. Es finden sich ferner aus dieser Zeit verschiedene Briefe S.'s an einflussreiche Persönlichkeiten publiziert über med. Reform, die Vertretung der Universitäten und med. Korporationen, den Edinburger Lehrstuhl der Chir. u. s. w., sowie mehrere zur Abwehr von Angriffen veröffentlichte Briefe. Unter den zahlreichen, im Ed. Med. Journ. (1857) u. s. w. publizierten Fällen erwähnen wir, als besonders wichtig, u. a.: „Traumatic aneurism of the common carotid, successfully treated by incision and ligature above and below the aneurism", womit er 2 Personen, dem Verletzten und dem Angreifer, das Leben gerettet hatte. 1861 zum Surgeon in Ordinary der Königin in Schottland ernannt, war er auch Mitglied des General Medical Council für die Univ. Aberdeen und Edinburg und seit 1869 Ehren-Doktor der Med. der Univ. Bonn und der Rechte von Oxford. Nachdem er 1869 einen Anfall von partieller Paralyse gehabt, resignierte er auf seinen Lehrstuhl und darauf auch auf seine Stelle an der Royal Infirm. und starb 26. Juni 1870.

Szokalski, Victor Felix, der bedeutendste poln. Augenarzt, geb. 15. Dez. 1811 in Warschau, bezog schon 1827 die med. Fakultät in seiner Vaterstadt, trat 1831 als Unterarzt in die poln. Armee, zeichnete sich auf dem Schlachtfelde aus, verliess nach dem für Polen so unglücklichen Ausgange des Krieges sein Vaterland und nahm seine Studien in Giessen 1832 wieder auf, wo er 1834 promovierte. Nach mehrjähr. Aufenthalt in Heidelberg, Würzburg und Paris promovierte er hier abermals 1839 mit der Diss.: „La diplopie uniouculaire ou la double vision d'un oeil", begann Privatvorlesungen über Augenhlk. zu halten, wurde auch Arzt des 7. Arrondissements von Paris, der Schule von Batignolles und entwickelte eine sehr rege wissenschaftl. und litter. Thätigkeit. Auch gab er im Verein mit FURNARI die Zeitschr.: „L'Esculape" heraus. 1844 wurde auf sein Anstiften die Pariser Gesellsch. deutscher Ärzte gegründet und er zu ihrem ersten Vorsitzenden gewählt; 1848 begab er sich nach Alice-Sainte-Reine (Burgund), übernahm die Direktion des dortigen Krankenhauses und wurde Arzt an der damals im Bau begriffenen Lyoner Eisenbahn. In dieser Stellung blieb er 5 Jahre hindurch. 1853 wurde ihm die Rückkehr nach dem Vaterlande gestattet, er kam nach Warschau, wurde in kurzem Primarius am ophthal. Institute und übernahm 1858 die Direktion desselben. In der neugegründeten Medico-chir. Akad. lehrte er ein Jahr lang vertretungsweise Physiol., wurde 1861 Prof. ord. der Augen- und Ohrenheilk., gab jedoch, als 1871 die Warschauer Univ. russifiziert wurde, seinen Lehrstuhl auf. S., der 7. Jan. 1891 starb, hat eine beträchtliche schriftstellerische Thätigkeit entwickelt. Dieselbe ist in der älteren Quelle genügend gewürdigt.

Szymanowsky, Julius von, geb. in Riga 27. Jan. 1829, studierte in

Dorpat 1850 bis 56, hauptsächlich als Schüler ADELMANN's, promovierte 1856, assistierte an der chir. Univ.-Klinik, habilitierte sich 1857 und wurde schon 1858 als a. o. Prof. der Chirurgie und Konsultant am Kriegshosp. von Sveaberg berufen. 1861 siedelte er nach Kiew, zunächst als a. o. Prof. der operativen und Kriegschir., über, bald wurde er zum Prof. ord. ernannt und entwickelte eine ausserordentl. Thätigkeit, starb jedoch schon früh, 13. April 1868. S. war einer der bedeutendsten Chir. Russlands und hat sich auch ausserhalb Russlands durch seine Arbeiten einen grossen Ruf verschafft; er war ein geschickter Techniker, der es verstand, neue Instrumente zu erfinden, die alten zu verbessern. Sein Fleiss in litterar. Leistungen ist hervorragend.

Schon als Assistent verfasste er ein für die damalige Zeit sehr wichtiges Buch: *"Der Gypsverband mit besonderer Berücksichtigung der Militärchirurgie"* (Leipzig und Petersburg 1857) und gab heraus: *"Desmologische Bilder zum Selbstunterricht"* (2. Aufl. Reval 1858). Dazu kommt eine grosse Anzahl von Journal-Artikeln (etwa 50 bis 60). S. verfasste ferner in russ. Sprache eine operative Chirurgie (Kiew 1864 bis 65, mit Abbildg., Teil I deutsch u. d. T.: *"Handbuch der operativen Chirurgie"*, Braunschweig 1870). Besonders erwähnenswert ist die von S. gelieferte *"Neue Bearbeitung der PIROGOFF'schen Anatomie der Arterienstämme und Fascien"* (Leipzig und Heidelberg 1861, mit 50 Taf.).

T.

Tait, Lawson, bekannter Gynäkol. zu Birmingham, geb. 1845 in Edinburg, studierte daselbst 1860 bis 66, liess sich dann als Arzt in Wakefield, 1870 in Birmingham nieder, wurde 1871 Fellow des R. C. S. Engl. und neben SAVAGE Surgeon des eben gegründeten Birmingham Hosp. for Women. Er war Fellow des R. C. S. Edinburg honoris causa und des R. C. S. Engl. und schrieb: „*The treatment of cleft palate*" (1870) — „*Pathology and treatment*

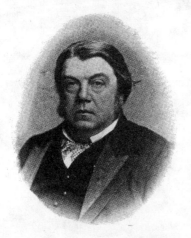

of diseases of the ovaries" (1873; 4. ed. 1882), wofür er die goldene Hastings-Medaille erhielt — „*Anatomy of umbilical cord*" (Proceed. of the Roy. Soc., 1876) — „*Diseases of women; a textbook for students and practitioners*" (2. ed. 1879) — „*Lectures on ectopic pregnancy and pelvic haematocele*" (1889) — „*Diseases of women and abdominal surgery*" (1889) — „*General summary of conclusions from 4000 consecutive cases of abdominal section*" (1894) und Aufsätze in verschiedenen Zeitschriften. T., der 13. Juni 1899 starb, genoss als Laparotomist einen Weltruf.

Tamassia, Arrigo, geb. 7. Jan. 1849 in Poggio (Prov. Mantua), studierte Med. in Pavia, Neapel, Berlin und Wien und hatte zu seinen bedeutendsten Lehrern LOMBROSO, DE CRECCHIO, LIMAN und v. HOFMANN. 1873 wurde er zum Dr. med. promoviert und 1887 zum Prof. der gerichtl. Med. in Pavia ernannt, von wo er 1883 nach Padua als ord. Prof. versetzt wurde. Unter seinen Studien sind besonders zu erwähnen die über die Fäulnis des Blutes, der Muskeln, der Leber, der Nieren, der Gebärmutter, über die Bildung der Adipocire, über den N. pneumogastricus bei den Gehenkten, über die Vergiftungen durch Schwefelkohlenstoff, Strychnin, Phosphor, Schwefelwasserstoff, Nikotin, über die gerichtl.-med. Diagnose des Blutes u. s. w. Ferner schrieb er über gerichtl. psycho-pathol. Zustände (Epilepsie, moral. Geistesstörung, Imputabilität, pathol. Anat. des Irrseins), über BROWN SÉQUARD's Tod durch Imbition, die Ursache des Todes beim Erhängen, den Tod durch Ertrinken, über Atelectasis der Lungen in gericht.-med. Sinne (drei Arbeiten), über FLORENCE's Krystalle, über Lungenepithel u. s. w. T. ist seit 7 Jahren wirkliches Mitglied der Ak. der Wissensch. in Venedig (Reale Istituto Veneto).

Tamburini, Augusto, geb. zu Ancona 18. August 1848, bildete sich med. in Bologna und Reggio (unter C. LIVI) aus und erlangte 1876 zu Pavia, 1877 zu Modena die Stellung des Prof. der psychiatr. Klinik, sowie als Direktor des psychiatr. Institutes zu Reggio-Emilia. Unter seinen Schriften sind hervorzuheben: „*Contribuzione alla fisiologia e patologia del linguaggio*" (1876) — „*Sull' indirizzo odierno della fisiologia e patologia della mente*" (1877; auch deutsch) — „*Sulla genesi delle allucinazioni*"

(1880) — "*Ricerche sperimentali sull' ipnotismo*" (1881; beide ebenfalls deutsch) — "*Sulla legislazione per gli alienati ed i manicomî*" (1881 bis 83) und neben vielen sonstigen experimentellen und psychiatr. Arbeiten — die Herausgabe der "*Rivista sperimentale di freniatria e di medicina legale*" (Reggio). Seit einigen Jahren ist T. Mitglied des Consiglio Superiore di Sanità und Präsident des Vereins der italien. Irrenärzte (Società Freniatrica Italiana).

Tanquerel des Planches, L.,

ausgezeichneter Arzt, geb. um 1809, studierte und promovierte in Paris 1834 mit der These: „*Essai sur la paralysie de plomb ou saturnine*", liess sich in Paris nieder und veröffentlichte bald darauf (1839) sein berühmtes klassisches Werk über Bleikrankheiten u. d. T.: *Traité des maladies de plomb ou saturnines suivi de l'indication des moyens qu'on doit employer pour se préserver de l'influence délétère des préparations de plomb*" (Paris, 2 voll.), wofür er vom Institut einen Preis erhielt. Nachdem er 1844 ohne Erfolg um die Aggregation konkurriert hatte, verliess er 1848 Paris, gab seine Praxis auf und zog sich auf sein Landgut Château de Rocheseille bei Mayenne zurück, wo er von da an ausschliesslich mit landwirtschaftl. Arbeiten sich befasste und 1862 starb.

Tansini, Iginio,

in Palermo, geb. zu Lodi (Mailand) Nov. 1855, studierte in Pavia, hauptsächlich als Schüler von BOTTINI, promovierte 1878, war dann 1. Assistenzarzt der k. chir. Klinik zu Pavia, 1881 Privatdozent der operat. Chirurgie. 1881 Direktor und Oberchirurg des Krankenhauses in Lodi, 1888 ord. Prof. und Direktor der chir. Klinik der Univ. in Modena, 1892 ord. Prof. und Direktor der chir. Klinik der Univ. in Palermo. Schriften: „*Delle anomalie anatomiche più importanti per la Medicina operatoria*" — „*Sopra l'estirpazione del gozzo*" — „*Sull'isolamento dell' intestino dal mesenterio*" — „*Resezione di stomaco e piloro per cancro*" — „*Sopra l'alimentazione pronta degli operati di resezione gastrica ed intestinale*" — „*Contributo di chirurgia addominale*" — „*Sull gozzo congenito*" — „*Sull'impulso cardiaco in rapporto colle apertura delle cavità splancniche*" — „*La clinica chirurgica di Palermo nel triennio 1893 bis 95*" — „*Sulla cura dell' epilepsia colla trepanazione del cranio*" — „*La clinica chirurgica di Palermo nel triennio 1896 bis 98*."

Tappeiner, Hermann von,

zu München, geb. zu Meran 18. Nov. 1847, studierte in Innsbruck, Göttingen, Leipzig, Heidelberg, Tübingen (Schüler von LUDWIG, BUNSEN, HUEFNER), wurde 1872 promoviert, habilitierte sich 1877 bei der Univ. München als Privatdozent für med. Chemie, wurde 1879 Prof. der Physiol. an der Zentral-Tierarzneischule daselbst und

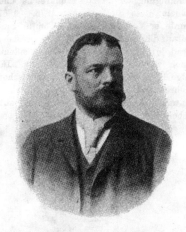

1884 Prof. e. o. der Univ. für med. Chemie und Pharmakol., 1893 ord. Prof. für Pharmakol. Er schrieb ausser den im älteren Lexikon erwähnten Arbeiten: „*Veränderungen des Blutes nach Hautverbrennungen*" (M. Cbl. 1881) — „*Anleitung zu chemisch-diagnostischen Untersuchungen am Krankenbette*" (München, 7. Aufl. 1899) — „*Lehrbuch der Arzneimittellehre*" (Leipzig, 3. Aufl. 1899) — „*Wirkung des Fluornatriums*" (A. f. exp. Pathol. u. Pharmakol. u. Z. f. Biol. 1889 bis 92). Ausserdem verschiedene Arbeiten unter seiner Leitung aus dem pharmakol. Institute, enthalten im A. f. exp. Pathol. u. Pharmakol., D. A. f. k. M. und Z. f. Biol.

Tardieu, Ambroise-Auguste,

der hervorragendste Vertreter der franz. gerichtl. Med. und einer der thätigsten Schriftsteller auf dem Gebiete der Staatsarzneik., geb. 10. März 1818 zu Paris, studierte daselbst, promovierte 1843 mit der klass. Diss.: "*De la morve et du farcin chronique chez l'homme*", wurde bereits 1844 Agrégé, nahm 1852 an dem glänzenden Konkurse um den Lehrstuhl der Hygiene teil, wobei er zwar BOUCHARDAT weichen musste, jedoch bei dieser Gelegenheit eine These veröffentlichte: "*Voiries et cimetières*" die lange Zeit für die vollständigste Monographie nach dieser Richtung gehalten wurde. 1861 wurde er, beim Rücktritt von ADELON, Prof. und vertrat 1864 RAYER als Dekan der Fakultät. Nach des letzteren Tode wurde er Vorsitzender der Vereinigung der Ärzte Frankreichs und behielt diese Stellung bis 1876. 1867 wurde er Vorsitzender des "Comité consultatif d'hygiène". Seit 1859 Mitglied der Acad. de méd., wurde er 1867 deren Präsident. Auch war T. Arzt am Hôtel-Dieu. Infolge längerer Krankheit musste er schon mehrere Jahre vor seinem Tode den akad. Unterricht und die anderen Ämter aufgeben und starb 12. Jan. 1879. — T. ge-

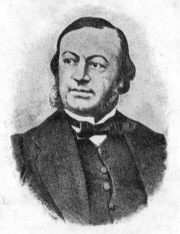

hört zu den bedeutendsten Gerichtsärzten unserer Zeit und genoss lange Zeit als gerichtl. Experte mit Recht ein ungeheures Ansehen. An der Hand einer so reichen Erfahrung und eines so kolossal vielseitigen gerichtsärztl. Materials, wie die Pariser Verhältnisse es darboten, entfaltete T. eine ganz bedeutende litter. Thätigkeit, die sehr wertvolle Arbeiten hervorrief. Ausser zahlr. Publikationen in den 1829 unter ORFILA gegründeten und seit 1879 in 3. Serie erscheinenden "Annales d'hygiène publique et de médecine légale", deren Mitherausgeber und eifrigster Mitarbeiter T. war, verfasste er noch eine grosse Reihe im älteren Lexikon angeführter selbstdiger Werke. Seine letzten Arbeiten waren die 1879 erschienenen: "*Ét. méd.-lég. sur les maladies produites accidentellement ou involontairement*" und die "*Étude sur les blessures*". — T.'s Hauptstärke war die Kasuistik und seine Hauptleistung die Mitteilung der von ihm gesehenen und begutachteten Fälle, mit Darlegung der daraus deduzierten Erfahrungssätze. Tiefere Untersuchung gerichtsärztl. Fragen, insbesondere experiment. Prüfung derselben, war weniger seine Sache. Übrigens war er nicht bloss ein Mann der Feder, sondern auch des Wortes. Auch hat er sich als Mensch durch Uneigennützigkeit und eine sehr wohlwollende Gesinnung ausgezeichnet.

Tarenetzky, Alexander, zu St. Petersburg, geb. 1845 in Weimar, als Sohn eines russ. Geistlichen, studierte seit 1864 1 Jahr in Jena, dann bei der med.-chir. Akademie in St. Petersburg, wurde nach Beendigung seiner Studien 1866 stellvertret. Prosektor bei GRUBER und, nachdem er 1874 promoviert worden war, zum Prosektor ernannt. Seit 1884 hielt er noch als Prosektor die offiziellen Vorlesungen über beschreib. Anat. für die Studenten der Med., seit 1886 solche über chir. Anat. für die zu der med.-chir. (jetzt mil.-med.) Akad. kommandierten Militärärzte, wurde 1887 zum ord. Prof. der normalen Anat. ernannt und dabei die beiden an der mil.-med. Akad. früher bestandenen Lehrstühle für beschreib. und prakt. Anat. zu einem einzigen für normale Anatomie vereinigt. Er ist ausserdem Vize-Präsident der russ. anthropol. Gesellschaft und hat eine grosse Reihe von Schriften publiziert, bezüglich deren Titel hiermit auf die ältere Quelle verwiesen sei.

Tarnier, Stéphane, Geburtshelfer und Gynäkolog, zu Paris, geb. 1828 zu Arc-sur-Tille bei Dijon als Sohn eines Arztes, studierte von 1845 an auf der Sekundärschule zu Dijon, seit 1848 in Paris, wurde, nachdem er 2 Jahre lang Assistent in der Maternité gewesen war, 1857 Doktor mit der These: "*Recherches* *sur l'état puerpéral et sur les maladies des femmes en couches"*, 1859 Agrégé, 1861 Chef de clinique bei PAUL DUBOIS, 1865 Hosp.-Chir. 1867 Chir. en chef der Maison et École d'accouchement (für den Unterricht der Hebammen - Schülerinnen bestimmt). 1884 Titular-Prof. und Nachfolger von PAJOT in der École de méd., 1888 Prof. d. geburtsh. Klinik der rue d'Assas 1872 Mitgl. d. Acad. de méd., deren Präsident er 1891 war, gründete 1892 die Soc. obstétric., deren erster Präsident er war und starb 24. Nov. 1897. T. gehört zu den bedeutenderen Geburtshelfern des 19. Jahrhunderts. Eines seiner Hauptverdienste ist sein lebenslanger Kampf gegen das Puerperalfieber, wodurch er die Sterblichkeit in den Gebäranstalten beträchtlich

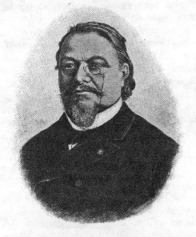

vermindert hat. Auch die Lehre von der Embryotomie hat er im einzelnen weiter ausgebaut. Von seinen Publikationen führen wir an: *„De la fièvre puerpérale observée à la Maternité de Paris"* (1858) — *„Des cas dans lesquels l'extraction du foetus est nécessaire et des procédés opératoires relatifs à cette extraction"* (1860 Aggregationsthese) — *„Mém. sur l'hygiène des femmes en couches"* (1854). Er veranstaltete die 7. und 8. Ausg. von CAZEAUX's „Traité d'accouchements" (1866; 1870), zusammen mit M. SÉE eine neue Ausgabe v. LENOIR's „Atlas de l'art des accouchements" (1871) und gab zus. mit CHANTREUJL einen *„Traité de l'art des accouchements"* (1. Fasc. 1878) heraus. Er war auch Mitarbeiter an dem Nouveau Dict. de méd. et de chir. prat.; ausserdem: *„Leçon historique sur Levret"* (1865) — *„Éloge de Danyau"* (1872) — *„Description d'un nouveau forceps"* (1877) und eine Anzahl von Mitteilungen in den Bulletins de la Soc. de chir. (1865, 66, 68, 70, 71, 72), im Bulletin de la Soc. de méd. légale (1868, 69) u. s. w.

Tarnovski, Benjamin, in Petersburg, geb. 9. Juli 1838, studierte und promovierte in Moskau 1859, war seit 1860 am Kalinkin-Hosp. in St. Petersburg angestellt, habilitierte sich 1868 für Syphilido-Dermatologie an d. med. Akad. daselbst und wurde 1873 Prof. e. o. T. ist Gründer und Präses der russ. syphilidol. Ges. und Verf. einer beträchtlichen Zahl von Publikationen auf seinem Spezialgebiete.

Taruffi, Cesare, in Bologna ausgangs 1821 geb., studierte in seiner Vaterstadt und später in Florenz, wurde 1844 Dr. und war dann Assistent auf F. RIZZOLI's chirurg. Klinik. Hierauf übte er med. und chir. Praxis aus bis 1859, in welchem er als Prof. der Anatomie nach Bologna berufen wurde. Seine prakt. Thätigkeit führte ihn 1848 zur Niederlassung in Venedig, 1849 in Rom. — T. ist der Verf. sehr zahlreicher Originalarbeiten, aus deren Verzeichnis als umfangreiche Monographien hier hervorgehoben werden: *„Monografia del reumatismo"* (Mailand 1855) — *„Compendio d'anatomia patologica"* (Bologna 1870) — *„Sulle malattie congenite e sulle anomalie del cuore"* (1875) — *„Delle ernie congenite del capo"* (1873). Demnächst viele kasuist. Mitteilungen, besonders in dem „Memoire dell' Accademia delle Scienze dell' Istituto di Bologna" (Jahrg. 1880 bis 83) und die *„Storia della teratologia"* (2 voll., Bologna 1881 bis 82).

Tauffer, Wilhelm, zu Budapest, geb. in Klausenburg (Siebenbürgen) 1851, studierte in Budapest, wo er 1874 Dr. med. et chir., Mag. der Geburtsh. und Zögling an der Klinik für Geburtsh. wurde. 1875 ging er zu Studien über Frauenkrankheiten ins Ausland, wirkte 1876 bis 78 als Assistent an der Seite von HEGAR in Freiburg, 1878 bis 79 an der Budapester geburtsh. Klinik, habilitierte sich 1879 als Dozent der geburtsh.

Operationslehre in Budapest und wurde daselbst 1881 ord. Prof. der Geburtsh. und der Frauenkrankheiten. T. ist Mitglied zahlreicher gelehrter Körperschaften, ein kühner und glücklicher Operateur; schon 1883 feierte er die 100., 1898 seine 1000. Ovariotomie. T.'s litterarische Thätigkeit ist in den ungarischen und zumeist auch in den deutschen Fachjournalen enthalten. Im Interesse der Reorganisation des Hebammenwesens in Ungarn schrieb T. auch zwei Monographien, 1891 und 98.

Tauszk, Franz, in Budapest, daselbst 7. Aug. 1865 geb. und ausgebildet, Dr. 1888, war bis 1899 1. Assistent der 1. med. Klinik, seit 1887 Dozent f. inn. Med. und ordinierender Arzt d. städt. Armenhaushosp. und veröffentlichte: *„Klinikai Diagnostika"* (2 Bde.) — *„Über die Wirkung antipyretischer Mittel auf das Herz"* — *„Einfluss der Lungenvagusfasern auf den Mechanismus der Atmung"* — *„Balneotherapie der Herzkrankheiten"* — *„Die active und passive Mobilität des Herzens"* — *„Der Stoffwechsel bei Akromegalie"* — *„Über die Eigenschaften der Exsudate und Transsudate"* — *„Das Verhalten des Herzens bei acuter Arbeit"* — *„Die Arbeit des senilen Herzens"*, dazu zahlreiche Abhandlungen über allgem. und spez. Pathol. in ungar., deutsch. und französ. Fachblättern.

Taylor, Alfred Swaine, einer der bedeutendsten Autoren Englands auf dem Gebiete der Toxikologie und gerichtl. Med., geb. zu Northfleet (Kent) 1806, studierte unter Leitung von ASTLEY COOPER und J. H. GREEN an den vereinigten Guy's und St. Thomas-Hosp., besuchte dann die bedeutendsten Univ. Frankreichs, Deutschlands und Italiens, wurde 1828 Lic. der Soc. of Apothec. in London, 1830 Member des R. C. S., 1848 des R. C. P. daselbst, 1845 Fellow der Royal Soc., 1852 Dr. in St. Andrew's und 1853 Fellow des R. C. P. Nachdem er bereits 1832 zum Adjunkt-Prof. der Chemie an der Schule des Guy's Hosp. ernannt worden war, erhielt er 1851 den ord. Lehrstuhl dieser Disziplin an genannter Anstalt, an welcher er in dieser Eigenschaft bis 1870 thätig war. Zugleich erteilte er als erster Prof. der gerichtl. Med. den Unterricht in dieser Wissensch. bis zu seinem, 27. Mai 1880, zu London erfolgten Tod. — T. ist als der Begründer der wissenschaftl. gerichtl. Med. in England anzusehen und war einer der ausgezeichnetsten Lehrer dieses Faches. Seine zahlreichen Schriften sind nicht nur in England die Hauptwerke auf diesem Gebiete, sondern erfreuen sich auch im Auslande bedeutenden Ansehens und grosser Beliebtheit. Die Titel derselben sind in der älteren Quelle zu finden.

Taylor, Frederick, zu London, studierte im Guy's Hosp. daselbst, wurde 1868 Member des R. C. S., 1870 Dr. bei der Londoner Univ., 1872 Member und 1879 Fellow des Roy. Coll. of Phys., war im Guy's Hosp. Demonstrator der Hautkrankhh. und Med. Registr., Physic. am Evelina Hosp. für kranke Kinder, war Dozent der Hygiene und gegenwärtig der Mat. medica. sowie Assist. Physic. am Guy's Hosp. Er ist Herausgeber der Guy's Hosp. Reports und schrieb in denselben: *„On pulsation of the liver"* (1875) — *„Unilateral atrophy and spasm"* (1878) — *„On the mode of death in diabetes"* (1881, 82); ferner: *„Manual of the practice of med."* (5. ed. 1898) — *„Condition of the skin in tinea tonsurans"* (Med.-chir. Transact. 1879), sowie andere Mitteilungen in den Guy's Hosp. Rep., Transact. of the Pathol. Soc. und Clin. Soc. und den med. Zeitschr.

Tebaldi, Augusto, in Padua, 31. Jan. 1833 in Verona geb., begab sich zur Vollendung seiner auf verschiedenen italien. Univ. begonnenen Studien nach Paris, wurde 1859 in Padua Doktor, wendete sich der Psychiatrie speziell zu, wirkte seit 1867 als Dozent, seit 1874 als Prof. dieses Faches und Vorstand der psychiatr. Klinik an der Univ. Padua. T., der 15. Sept. 1895 starb, war ein bedeutender Psychiater. Aus seinen Schriften ragen hervor: *„Del sogno"* (Mailand 1861) — *„Alienati ed alienisti etc."* (Turin 1864) — *„Ottalmoscopio nella alienazione mentale"* (Riv. clin. di Bol., 1870) — *„La pellagra nella provincia di Padova"* (Mailand 1881) — *„Eccentricità del carattere in rapporto alla capacità à testare"* (Padua 1880) — *„Ragione e follia"* (1883).

Teichmann, Ludwig T.-Stawiarski, Anatom in Krakau, geb. 16. Sept.

1823 in Lublin, studierte in Dorpat, Heidelberg und Göttingen, woselbst er 1856 mit der Diss. *"Zur Lehre von den Ganglien"* Doktor wurde. Schon während seiner Universitätsstudien widmete er sich eifrigst der Anatomie und wurde nach Beendigung derselben Prosektor in Göttingen, erhielt 1856 das BLUMENBACH'sche Stipendium und bereiste die berühmteren anat. Anstalten und Museen von Mittel- und Nord-Europa, wurde 1859 in Göttingen Privatdozent für Anat. und Physiol., erhielt 1861 den Ruf als Prof. e. o. der pathol. Anat. in Krakau und war seit 1868 daselbst Prof. ord. der deskript. und vergleich. Anatomie, als welcher er sich durch die von ihm bewirkte Erbauung des neuen Anatomiegebäudes (1871) ein dauerndes Verdienst um die dortige med. Fakultät erworben hat. Seit 1872 Mitglied der Krakauer Akad. der Wissensch. und eine Zeit lang ihre Vize-Präses und Vorsitzender der naturwissensch. Klasse, war er seit 1893 emeritiert und starb im Nov. 1895. Von seinen Arbeiten, welche in deutscher und polnischer Sprache erschienen sind, nennen wir: *"Das Saugadersystem vom anat. Standpunkte"* (Leipzig 1861) und: *"Ueber das Hämatin"* (HENLE und PFEUFER's Zeitschr., 1853 und 57). -T. ist der Entdecker der nach ihm benannten Krystalle von Hämatin.

Teissier, Bénoit-Marie-François, geb. 13. April 1813 zu Lyon, wurde daselbst (BONNET), sowie später in Paris ausgebildet, 1841 promoviert, liess sich in seiner Vaterstadt als Arzt nieder, war dort seit 1854 Prof. der inneren Klinik und starb 22. Febr. 1889. Von ihm rühren her: *"De l'ataxie du mouvement"* (1863) — *"De la maladie de Graves"* (1865) — *"Des dangers de l'immobilité sur les articulations saines"* — *"De la tumeur blanche occipito-vertébrale"* und einige andere klin. Schriften. Besonders ist er noch als Verf. der statist. Arbeiten über die Krankheiten Lyons zu nennen.

Teissier, Louis Joseph, als Sohn des Vor. 1. Okt. 1851 in Lyon geb., studierte daselbst hauptsächlich unter seinem Vater und in Paris unter POTAIN, CHARCOT, GRANCHER, promovierte mit der These: *"Sur le diabète phosphatique"*, praktizierte seit 1879 in Lyon, wurde daselbst Agrégé (*"Courants continus en thérapeutique"*) und 1884 Prof. d. int. Pathol. Er verfasste zus. mit LAVERAN: *"Traité classique de pathologie interne"* (2 voll), ferner *"Sur les maladies infectieuses à Lyon de 1880—86"* u. zahlreiche Aufsätze über Herz-, Nerven- und Ernährungskrankheiten.

Temesvary, Rudolf, in Budapest, geb. zu Wien 25. März 1864, studierte in Budapest, promovierte 1887, war bis 1888 an der Klinik von KEZMARSKY, machte dann bis 1889 eine Studienreise nach Deutschland, Schweden und Frankreich, erhielt 1886 mit BÄCKER einen Budapester Univ.-Preis für *"Studien aus dem Gebiete des Wochenbettes"* und 1899 den Balassa-Preis für *"Physiologie und Pathologie der Lactation."* T. ist seit 1889 Frauenarzt in Budapest, gegenwärtig Ordinator am „Weissen Kreuz-Findelhaus" und der Budapester Bezirks-Krankenkasse, Mitarbeiter und Mitredakteur an den Frommelschen Jahresberichten, Cbl. f. Gyn., Mitgl. versch. gel. Gess. Ausser den genannten Arbeiten veröffentlichte er noch: *"Ueber die Anwendung der Elektricität bei Frauenkrankheiten"* (ungarisch, deutsch, Wien 1890 und italienisch, Padua 1891) — *"Ueber intrauterine Unterschenkelbrüche"* (ungarisch und deutsch 1892) — *"Ueber einige Anomalien der Milchabsonderung"* (ungarisch und deutsch 1894) — *"Balneotherapie der Frauenkrankheiten"* (ungarisch 1895) — *"Volksbräuche und Aberglauben in der Geburtshülfe und der Pflege des Neugeborenen in Ungarn"* (ungarisch 1899 und deutsch, Leipzig 1900) — *"Beiträge zur Pathologie der Ovarialsarkome"* (deutsch, 1895) — *"Die Ammenfrage"* (ungarisch und französisch 1896) und 19 kleinere Arbeiten geburtshilfl.-gynäkologischen Inhaltes. Im Erscheinen begriffen ist ein grösseres Handbuch der Laktation in ungarischer u. deutscher Sprache.

Terrier, Louis-Felix, Prof. d. Chir. in Paris, geb. 31. Aug. 1837, studierte und promov. daselbst 1870, nachdem er bereits 1862 Intern. d. hôp. geworden war, wurde 1872 Agrégé, Hospitalchirurg 1873, ist seit 1892 Membre de l'acad. und Prof. d. chir. Klinik an der Fakultät. Schriften: *"Manuel de petite chir."* (zus. mit JAMAIN 1873) — *"Manuel de pathologie chirurgicale"* (1877)

— "*Éléments de pathologie chirurgicale générale*" (1885 bis 90) — "*Remarques cliniques sur 8 séries de 25 ovariotomies*" —

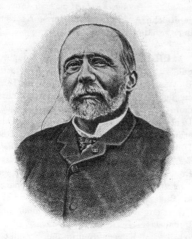

"*Statistiques des opérations pratiquées à Bichat*" und zahlreiche Aufsätze in der Revue de chir., deren Mitherausgeber T. ist.

Terrillon, Octave-Roche-Simon, zu Paris, geb. 17. Mai 1844, studierte und promovierte 1873 in Paris, nachdem er 1868 Int. d. hôp. geworden war, wurde 1876 Hospitalchirurg, 1878 Agrégé mit der These: "*Du rôle de l'action musculaire dans les luxations traumatiques*", war Chirurg des Bureau central, später in der Salpêtrière und starb Ende Dez. 1895. Von seinen Arbeiten führen wir ausser den schon in der älteren Quelle zitierten an: "*Leçons de clinique chirurgicale à la Salpêtrière*" (1889) — "*Traité des maladies du testicule et de ses annexes*" (1889 zus. mit MONOD).

Testelin, Achille-Arthur-Armand, geb. in Lille 6. Jan. 1814, wurde, nachdem er Militärchirurg gewesen, 1837 in Paris Doktor und liess sich darauf in Lille nieder. Infolge seines polit. Einflusses wurde er nach der Revolution von 1848 zum Mitgliede des Conseil général des Nord-Dep. und 1849 in die gesetzgebende Versammlung gewählt, wo er dem Prinzen-Präsidenten lebhafte Opposition machte und infolgedessen nach dem Staatsstreich des Landes verwiesen wurde. 1859 amnestiert, nahm er seine Praxis in Lille wieder auf, wurde während des Krieges 1870 Präfekt des Nord-Dep., Kommissar der National-Verteidigung in diesem und in benachbarten Departements, 1871 Mitglied der National-Versammlung und 1875 Senator. Er war seit 1852 Redakteur der "Annales d'oculistique", ferner Mitarbeiter am "Bulletin méd. du Nord" und übersetzte, zus. mit WARLOMONT, MACKENZIE's "Traité prat. des maladies de l'oeil" (1843; 4. éd. 1853). T. starb 21. Aug. 1891 in Paris.

Testut, Jean-Léo, zu Lyon, geb. 22. März 1849 zu Beaumont (Dordogne), studierte in Bordeaux und Paris, wo er 1877 mit der 3fach gekrönten These: "*De la symétrie dans les affections de la peau, étude physiol. et clin. sur la solidarité des régions homologues et des organes paires*" Doktor wurde. Er war darauf 1878 bis 84 Chef des travaux anat. bei der med.

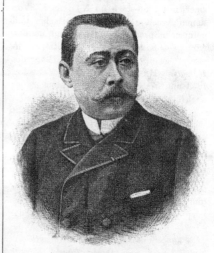

Fakultät zu Bordeaux, 1880 bis 84 Prof. agrégé. 1884 bis 86 Prof. der Anatomie bei der med. Fakultät zu Lille und ist seit 1886 in derselben Stellung bei der med. Fakultät zu Lyon. Er war Gründer und General-Sekretär der Soc. d'anthropol. de Bordeaux et du Sud-Ouest, Gründer und Redakteur der folgenden 3 Zeitschriften: "Journ. d'hist. natur. de Bord. et du Sud-Ouest", "Annales des sc. nat. de Bord. et du Sud-Ouest", "Revue internationale d'anatomie et d'histologie".

Von seinen zahlreichen (zur Zeit auf ungefähr 90 Nummern sich belaufenden) Publikationen, namentlich aus den Gebieten der Anat., Physiol., Anthropol. u. prähistor. Archäologie, führen wir unter Hinweis auf die in der älteren Quelle genannten noch an: *„Myologie de l'Ursus Americanus"* (Intern. Monatsschr. f. Anat. u. Hist.) — *„Contribution à l'Anatomie des races nègres"* (4. Mémoire, Bulletin de la Soc. d'Anthrop. de Lyon, 1890) — *„L'apophyse sus-épitrochléenne au point de vue chirurgicale"* (Bull. Soc. de Chirurgie 1889, Lyon Médical 1892) — *„L'apophyse sus-épitrochléenne chez l'homme, vingt-deux observations nouvelles"* (Intern. Monatsschr. f. Anat. u. Physiol. 1889) — *„Les anomalies numériques des vertèbres"* (Province Médicale de Lyon, 1889) — *„Note sur une apophyse paramastoide"* (Ib.) — *„Recherches anthropologiques sur le squelette quaternaire de Chancelade (Dordogne)"* (avec 14 planches) — *„Anastomoses des veines de Galien avec les veines de l'écarce cérébrale"* (Congr. internat. des Sc. méd., Berlin 1890) — *„Anatomie appliquée à la médecine opératoire: les anomalies musculaires considérées au point de vue de la ligature des artères"* (avec 12 pl. 1892) — *„Anatomie de l'Utérus en état de gestation: coupe vertico-médiane d'un sujet congelé au 6. mois de la gestation"* (Paris 1893) — *„Traité d'Anatomie humaine"* (3 vol. 1892, 4. éd., 4 voll. 1899 auch ins Italien. (1896) und Span. (1899) übers.)

Thanhoffer, Ludwig von, in Budapest, geb. 23. Nov. 1843 zu Nyirbaton (Ungarn), wurde in Budapest Dr. med. et chir., funktionierte 2 Jahre neben BALASSA als Operationszögling, 4 Jahre als Assistent der physiol. Lehrkanzel, habilitierte sich 1872 für Histologie, wurde in demselben Jahre o. ö. Prof. der Physiologie und Physik an der Veterinär-Akademie zu Budapest und 1881 a. o. Prof. der Histologie an der Univ. T. ist seit mehreren Jahren ord. Mitglied der Akad. der Wissensch. und mehrerer wiss. vaterländ. Gesellschaften, war Mitglied der gewesenen mikroskop. Gesellschaft in Berlin und ist jetzt Mitglied der intern. anat. Gesellschaft. 1890 wurde er nach dem Tode von J. v. LENHOSSÉK zum o. ö. Prof. der Anatomie an der Univ. und Direktor des II. anat. Institutes ernannt. Er war längere Zeit Referent des ROSENTHAL'schen und später des EXNER'schen physiol. Centralbl. T. hat ausser populären Aufsätzen mehrere ung. und deutsche grössere Werke und Monographien geschrieben, so z. B.: *„Vergleichende Physiologie und Histologie"* (Stuttgart 1885) — *„Das Mikroskop und seine Anwendung"* (Ib. 1880, letzteres auch ung. und von CHRZONZEWSZKY russisch übersetzt; 2. Aufl. ung. 1894) — *„Die Gewebe und Organe des Menschen und die Untersuchung derselben"* (2 Bde. ung.) und *„Populäre Anatomie"* (ung.). Ausserdem rühren von T. zahlreiche Journalabhandlungen und Monographien her, von denen wir unter Hinweis auf die ältere Quelle uns begnügen, die seit 1887 hinzugekommenen zu erwähnen. *„Apparate zu mikroskopischen Zwecken"* (Cbl. f. Phys. 1887) — *„Beiträge zur feineren Struktur des centralen Nervensystems"* (Ib., die grössere ungar. Ausg. mit dem Balassa-Preise gekrönt) — *„Über die Nervenendigung der quergestreiften Muskelfasern und über Re- und Degeneration derselben im lebenden Körper"* (A. A. 1892) — *„Apparate zu mikroskopischen Zwecken"* (Cbl. f. Phys. 1887). Ausser diesen in deutscher Sprache erschienenen Arbeiten hat T. mehrere wertvolle Abhandlungen in ung. Sprache publiziert. Ferner haben mehrere seiner Schüler gediegene Arbeiten aus seinem Laboratorium publiziert, so veröffentll. ONODI, FLEISCH (gewes. Assistent): *„Leitfaden zur Vivisection am Hunde, nach eigenen anatomischen und experimentellen Untersuchungen"* (I. T. Stuttgart 1884).

Thiem, Carl, in Cottbus, geb. 10. Okt. 1850 zu Nicolschmiede (Kr. Sagan), studierte in Greifswald, promovierte 1876, war dann $^1/_2$ Jahr in Prag im Gebärhaus, später wiederholentlich zu längeren Kursen in Berlin, Wien, Greifswald, praktiziert seit 1877 in Cottbus mit spez. Berücksichtigung der Chir. und Gynäkol., seit 1885 als Leiter einer eigenen chir.-gynäk. Klinik, seit 1890 daneben eines Instituts zur Nachbehandlung Unfallverletzter, beide Anstalten zusammen 100 Betten, ist Begründer und Herausgeber der M. f. U. seit Januar 1894. 1899 erhielt T. den Prof.-Titel. Schriften: *„Zwei Fälle von Colpo-Hysterotomie"* (Frauenarzt 1886) — *„Verrenkung des Unterkiefers nach hinten"*

(LANGENBECK's Arch. XXXVII) — „*Syphilitische Mastdarmverengerung*" (Sitz.-Ber. d. d. Ges. für Chir. 1891) — „*Bemerk. über die Behandlung und Begutachtung Unfallverletzter*" (3 Aufl., Berlin 1892) — „*Über die dem Arzt durch die Unfallgesetzgebung erwachs. besonderen Pflichten*" (Berlin 1894) — „*Beitr. zur Entstehung von Rückenmarkserkrankungen nach peripher. Verletz.*" (VOLKMANN's klin. Vortr. N. F., 149) — „*Handbuch der Unfallerkrankungen auf Grund ärztl. Erfahrungen*" (Sonderausgabe und Lief. 64 der Deutschen Chir.).

Thierfelder, Benjamin Theodor, in Rostock, als Sohn des bekannten, auch um die med. Geschichtspfl. hochverdienten Meissener Arztes Johann Gottlieb T. (1799 bis 1867) in Meissen 10. Dez. 1824

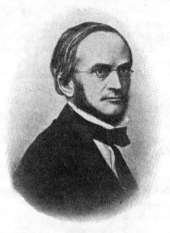

geb., studierte seit 1846 in Leipzig, wurde daselbst Dr. phil. und 1848 Dr. med., war anfangs in Leipzig Arzt und Kustos der Universitäts-Bibliothek, habilitierte sich 1850, wurde 1851 Assistent der med. Klinik, 1855 Prof. e. o. der Med. in Rostock, 1856 Prof. ord., 1858 Med.-Rat, 1860 Ober-Med.-Rat und ord. Mitglied der Grossherzogl. Med.-Kommission. T. ist gegenwärtig Geh. Med.-Rat, Direktor der med. Klinik und Senior der Rostocker med. Fakultät. Er feierte 1898 sein 50jähr. Dr.-Jubiläum. Litter. Arbeiten sind im älteren Lexikon angeführt.

Thierfelder, Ferdinand Albert, zu Rostock, als Bruder des Vor. geb. zu Meissen 26. Dez. 1842, studierte in Leipzig, wurde noch als Baccal. med. 1869 Assistent an der med. Poliklinik, 1870 Dr. med. und Assistent an dem pathol. Institut (E. WAGNER), 1876 erfolgte seine Ernennung zum a. o. Prof. der Med. zu Leipzig. Seit 1876 ist er ord. Prof. der allgemeinen Pathol. und der pathol. Anat. an der Univ. zu Rostock. Er ist Herausgeber eines „*Atlas der pathol. Histologie*", von welchem seit 1872 7 Lief. erschienen sind.

Thiersch, Karl, zu Leipzig, geb. 20. April 1822 zu München, studierte daselbst, zu Berlin, Wien und Paris, wurde in München mit der Inaug.-Abhandl.: „*Zur Lehre von der Arzneiwirkung*" Dr. med., machte 1850 als freiwill. Arzt den 2. Schleswig-Holstein'schen Krieg mit, während welches STROMEYER auf seine chir. Ausbildung grossen Einfluss ausübte. Er war dann 1848 bis 54 Prosektor für pathol. Anatomie zu München, wurde 1854 zum ord. Prof. der Chir. in Erlangen ernannt und siedelte 1867 in gleicher Eigenschaft nach Leipzig über. Den deutsch-französ. Krieg machte er als konsult. Generalarzt des 12. (königl. sächs.) Armeekorps mit. Aus Anlass seines 70. Geburtstages wurde er zum Ehrenbürger der Stadt Leipzig ernannt. T., der 28. April 1895 starb, gehört zu den bedeutenderen Chirurgen des 19. Jahrh. und hat sich als Operateur um den klin. Unterricht in Leipzig, wie um den Fortschritt in der Kunst selbst die wesentlichsten Verdienste erworben. In letzterer Beziehung sind seine Studien über den Epithelialkrebs, die Modifikation der LISTER'schen Wundbehandlung durch Einführung der Salicylsäure, die plastischen Operationen bei Blasen-Ektopie, die Verbesserung der REVERDIN'schen Hautimplantation besonders bemerkenswert und sichern T. ein dauerndes Andenken in der Geschichte der Chirurgie. Als Mensch zeichnete sich T. durch Humanität und gesunden Humor aus. Von seinen zahlreichen litter. Arbeiten seien erwähnt: „*Bildungsfehler der Harn- und Geschlechtswerkzeuge eines Mannes*" (RUBNER's Illust. med. Zeitung, I, 1852) — „*Infectionsversuche an Thieren mit dem Inhalte des Choleradarmes*" (München 1856, 1867 von der französ. Akademie preisgekrönt) — „*Der

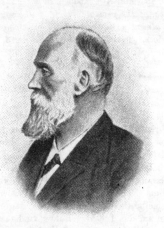

Epithelialkrebs, namentlich der Haut. Eine anat.-klin. Untersuchung" (Leipzig 1865, mit Atlas v. 11 Taff.) — *„De maxillarum necrosi phosphorica"* (Ib. 1867) — *„Die feineren anat. Veränderungen nach Verwundungen der Weichtheile"* (PITHA-BILLROTH's Handb. der allgem. und spez. Chir., I, II, 1867) — *„Klinische Ergebnisse der Lister'schen Wundbehandlung und über den Ersatz der Carbolsäure durch Salicylsäure"* (VOLKMANN's Sammlung klin. Vorträge, 84, 85).

Thiry, Jean-Hubert, zu Brüssel, geb. 7. März 1817 zu Sterpigny (Prov. Luxemburg), studierte seit 1834 in Lüttich und Brüssel, war Schüler von SEUTIN, wurde 1840 Dr. der ges. Med., 1843 Assistent von SEUTIN an dessen dermato-syphilidol. Klinik, 1847 Chirurg des Hôp. St. Pierre und Leiter der genannten Klinik, an der er die Lehren RICORD's vertrat, wurde 1850 Prof. der externen Pathologie bei der med. Fakultät, 1862 Mitglied der belg. Akad. d. Med., 1881 deren Präsident und war bis 1886 mit der Leitung der Klinik für syphilit. und Hautkrankhh. betraut. Er war Chef-Redakteur der von ihm gegründeten *„Presse médicale belge"* seit 1849 und schrieb verschiedene im alten Lexikon angeführte Werke. Als Mitgl. d. Acad. roy. de méd. de Belg. hielt er eine Anzahl Vorträge, z. B.: *„Sur la réduction des hernies volumineuses par le taxis intermittent et répété"* und beteiligte sich an zahlreichen Diskussionen. S. starb Ende Dez. 1897.

Thoma, Richard, geb. zu Bonndorf im Schwarzwald 11. Dez. 1847, bildete sich in Berlin, besonders aber unter H. HELMHOLTZ und J. ARNOLD in Heidelberg aus und gelangte 1872 zur Promotion. Schon im folgenden Jahre habilitierte er sich in Heidelberg für pathol. Anatomie und wurde 1877 Prof. e. o. daselbst, 1884 Prof. ord. d. allgem. Pathologie und pathol. Anatomie in Dorpat. Seit 1894 lebt T. als Privatgelehrter in Magdeburg. Von ihm erschienen: *„Die Überwanderung farbloser Blutkörperchen von dem Blute in das Lymphgefässsystem"* (Heidelberg 1873) — *„Über die Grösse und das Gewicht des menschl. Körpers"* (Leipzig 1882) — *„Untersuchungen über die Histogenese und Histomechanik des*

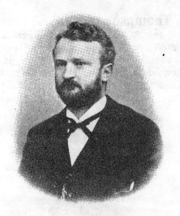

Gefässsystems" (Stuttgart 1893) — *„Lehrbuch der pathologischen Anatomie. Erster Theil: Allgemeine pathologische Anatomie"* (Ib. 1894), und zahlreiche Aufsätze pathol.-anat. Inhalts in VIRCHOW's Archiv und anderen med. Fachzeitschriften.

Thomas, Georg Friedr. Louis, zu Freiburg in Baden, geb. 22. Jan. 1838 zu Möckern bei Leipzig, studierte dort und genoss nach der Promotion 1860, nach kurzer Thätigkeit an der chir. Klinik zu Rostock als letzter Assistent STREMPEL's, seine spezielle Ausbildung für das klin. Fach als Assistent an WUNDERLICH's Klinik. Er war 1864 Privatdozent, 1868 Prof. e. o., 1865 Direktor der Distriktspoliklinik zu Leipzig. 1876 wurde er als ord. Prof. der Heilmittellehre u. Direktor der med. Poliklinik nach Freiburg i. Br. berufen. Er gab die Arbeiten der Cholera-Konferenz, welche 1867 zu Weimar tagte, heraus, schrieb: „*Varicellen, Masern, Rötheln, Scharlach*" (v. ZIEMSSEN's Handb. d. spez. Pathol., II, 2.), sowie in GERHARDT's Handb. der Kinderkrankheiten die Kapitel „*Croupöse Pneumonie*" und „*Nephritis*", u. bearbeitete in C. NEUBAUER und C. VOGEL, „Anleit. zur qualit. und quantit. Analyse des Harns", von der 8. Aufl. an die 2. Abt.: „*Semiotischer Theil*". Zahlreiche Aufsätze im Archiv der Heilkunde und den Jahrbb. der Kinderheilkunde stammen aus seiner Leipziger Zeit. Er ist auch Leiter des im Herbst 1887 eröffneten Hilda-Kinderhosp. und unterrichtet in demselben wie in seiner Poliklinik über Kinderheilkunde.

Thompson, Sir Henry, zu London, geb. 6. Aug. 1820 zu Framlingham in Suffolk, studierte im University Coll. zu London, als Schüler von LISTON, SYME, ERICHSEN, wurde Assistant Surg. bei dessen Hosp. 1857, Surg. 1864 und Prof. d. klin. Chir. 1866; gegenwärtig ist er Consult.

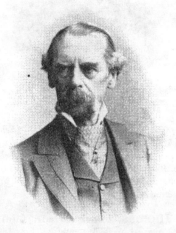

Surg. desselben. Er hatte 1852 den JACKSON'schen Preis des R. C. S. für seine Arbeit: „*The pathology and treatment of stricture of the urethra*" erhalten und veröffentlichte weiter: „*The enlarged prostate its pathology and treatment, with observations on the relation of this complaint to stone in the bladder*" (1857; 6. ed. 1886; 1866 mit dem JACKSON'schen Preise gekrönt;

die späteren Ausgaben u. d. T.: „*The diseases of the prostate: their pathology and treatment*") — „*Practical lithotomy and lithotrity*" (1863; deutsch nach der 3. Aufl. von H. GOLDSCHMIDT, Cassel 1882) — „*Clinical lectures on diseases of the urinary organs*" (1868; 3. ed. 1873; 8. ed. 1888, franz. Übers., 1874) — „*The preventive treatment of calculous disease and the use of solvent remedies*" (2. ed.). Er wurde 1863 zum Ehren-Chirurgen des Königs Leopold I. von Belgien, den er mit Erfolg lithotripsiert hatte, und 1866 in gleicher Eigenschaft bei dem jetzigen Könige ernannt. Als nach der gleichen, bei dem Exkaiser Louis Napoléon ausgeführten Operation derselbe (9. Jan. 1873) starb, klagte man ihn an, den Tod verschuldet zu haben, indessen fiel es ihm nicht schwer, sich zu rechtfertigen. Als Prof. der Chirurgie und Pathol. beim Roy. Coll. of Surg. liess er die bei demselben gehaltenen „*Lectures on some important points connected with the surgery of the urinary organs*" (Lond. 1884; deutsch von E. DUPUIS, Wiesbaden 1885) erscheinen. Weitere Publikationen von ihm sind im alten Lexikon angeführt, dazu kommt: „*Introduction to the catalogue of calculi of the bladder (upwards of 1000) removed by operation by Sir H. T. and now in the Hunterian Museum*" (1893).

Thompson, Thomas William, geb. 1854 in Canonbury, studierte am Univ. Coll. Hosp. in London, wurde 1874 M. R. C. S. Eng., trat in die Armee ein und diente kurze Zeit in der Präsidentschaft Madras, dann beim 1. Leib-Garde-Regiment in London, wurde 1888 Med. Officer of health in den Distrikten von Middlesex und Hertfordshire, trat 1890 in gleicher Eigenschaft an das Government Med. Department in Whitehall über und starb 22. Febr. 1896 zu Abergavenny in Süd-Wales. T. hat wichtige Arbeiten über die Natur der Infektionskrankheiten geliefert und verstarb bei Ausübung seines Dienstes auf einer Inspektionsreise an dem obengenannten Orte.

Thorne, Sir Richard Thorne, hervorragender Hygieniker zu London, geb. 13. Okt. 1841 zu Leamington, studierte im St. Barthol. Hosp. zu London und in Paris, wurde 1863 Member des R.

C. S. Engl., 1867 Member, 1875 Fellow des Roy. Coll. of Physic., war früher Physic. im Casualty Depart. und Demonstrator für mikroskop. Anat. im St. Barthol. Hosp., Physic. im Roy. Hosp. für Brustkrankhh. und Assist. Physic. am Lond. Fever Hosp. Später gab er die Praxis auf, trat in den Staatsdienst für öffentl. Gesundheitspflege, wurde Medical Inspector und Assist. Medical Officer im Local Government Board des Health Depart. des Staates und Dozent der öffentl. Gesundheitspflege bei der med. Schule des St. Barthol. Hosp. Er war Delegierter der brit. Regierung bei der internat. Sanitäts-Konferenz in Rom 1885, Venedig 1892, Dresden 1893, Paris 1894 und schrieb: *„The use and influence of hospitals for infections diseases"* (Rep. of Med. Off. Loc. Govern. Board, 1881) und: *„Reports on public health"* (Blue Books of Med. Depart. Priv. Counc.) — *„On the origin of infection"* (Transact. of the Epidem. Soc., 1878) — *„The proceedings of the International Sanitary Congress of Rome 1885"* — *„Diphtheria, its natural history and prevention"* (Milroy Lect. 1891) u. s. w. T. starb 18. Dez. 1899.

Thorner, Eduard, in Berlin, geb. 20. Febr. 1842 zu Köpenick als Sohn eines Arztes, studierte und promovierte 1867 in Berlin, liess sich hier 1868 nieder, wurde 1889 San.-Rat, 1899 Geh. San.-Rat. Er ist Verfasser einer grösseren Reihe litter. Arbeiten über Hemmungsbildungen des Amnion, Fehlen der Chloride im Harn bei Diphtherie, Karbolsäure-Inhalationen bei Stickhusten, Nachweis schwächster Induktionsströme, über elektrische Apparate, Mikroskopie, Anwendung des Tuberkulins (verschiedene Aufsätze) etc. Selbständig erschien: *„Zur Behandlung der Lungentuberkulose mittels Koch'scher Injectionen"* (Berlin 1894). Auch bearbeitete T. mehrere Artikel speziell über physikal. Apparate für VILLARET's Handwörterbuch.

Thudichum, Ludwig Johann Wilhelm, zu London, geb. 1829 zu Büdingen, studierte von 1847 an zu Giessen und Heidelberg, ging 1850 als freiw. Arzt in die Schleswig-Holsteinische Armee, erwarb 1851 zu Giessen die Doktorwürde mit der Diss.: *„Ueber die am oberen Ende des Humerus vorkommenden Knochenbrüche"* (m. Holzschn.) und liess sich dann daselbst als Arzt nieder, siedelte aber 1853 nach London über, wurde 1854 Member des R. C. S. Engl., war 1856 bis 58 Arzt am St. Pancras Dispensary, 1858 Prof. der Chemie an der St. George's oder Grosvenor-Place School of Med. bis 1863. wo diese Anstalt aufgehoben wurde. 1860 wurde er Member des Royal Coll. of Phys., war Lettsomian Prof. der Med. bei der Med. Soc. of London für 1864. Ferner wurde er während 1864 bis 83 vom Privy Council mit vielen wissenschaftl. Untersuchungen und Gutachten betraut, welche teils geheim geblieben, teils in Blaubüchern über die öffentl. Gesundheit publiziert worden sind. 1865 wurde er zum Lehrer der pathol. Chemie und Vorsteher des neugegründeten patholog.-chem. Laboratoriums am St. Thomas' Hospital ernannt. 1871 legte T. diese Stelle nieder und wurde 1878 Fellow des Roy. Coll. of Phys. Neben obigen Berufsgeschäften pflegte er die konsultative Praxis, war Präsident der West London Med.-Chir. Soc. für 1883 bis 84 und zuletzt ordin. Arzt am Queen's Jubilee Hosp., Brompton. Er ist Inhaber eines chem. Privatlaboratoriums, in welchem er die chem. Untersuchungen über Gegenstände der öffentl. Gesundheit ausführt. Die sehr zahlreichen Publikationen T.'s aus den Gebieten der Pathol., med. Klinik, physiol. und pathol. Chemie, Hygiene etc. sind bereits im älteren Lexikon aufgeführt und können daher hier übergangen werden.

Tigerstedt, Robert, geb. zu Helsingfors 28. Febr. 1853, studierte daselbst seit 1869, promovierte 1881, war 1876 bis 78 Assistent am physiol. Laboratorium daselbst, 1881 bis 82 Dozent der Physiol., arbeitete auch 1881 und 1883 bis 84 bei LUDWIG in Leipzig, war 1881 bis 84 Laborator am physiol. Laborat. des Carolin. Instituts in Stockholm, 1884 bis 86 stellvertr. Prof. der Physiol., Prof. ord. seit 1886 und konsult. Arzt bei d. k. Schwed. Oberdirektion der Gefängnisse seit 1889. Ausser seiner Diss.: *„Studien über mechan. Nervenreizung"* (Helsingfors 1880) veröffentlichte T.: *„Lehrbuch der Physiol. des Kreislaufs"* (Leipzig 1893) — *„Lehrb. d. Physiol. d. Menschen"* (Ib. 1897 bis 98), dazu zahlreiche Journalabhandlungen in „Bihang till k. Vetenskapps akademiens handlingar" (1882 bis 88), „Z. f. B." (1883 bis 85), „Skandin. A. f. Phys." (1889 bis 98), meist zur Physiol. des Herzens, des Nervensystems, Kreislaufs, aber auch über andere Gebiete der Physiol., ferner in schwed. Sprache wissenschaftl. u. populäre

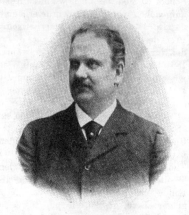

Aufsätze, Biographien von HELMHOLTZ, LUDWIG, DU BOIS REYMOND in der von ihm seit 1890 redigierten Zeitschrift „Hygiea", Broschüren über die Alkoholfrage etc. etc. Seit 1897 redigiert T. auch das „Skandin. A. f. Phys."

Tilanus, Jan Willem Reinier, emer. Prof. der Chir. in Amsterdam, als

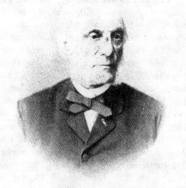

Sohn des berühmten Chir. Christiaan Bernard T. (1796 bis 1883) 1823 in Arnhem geb., studierte in Utrecht u. Amsterdam, liess sich hier bald nach der Promotion nieder und wurde Assistent seines Vaters beim Unterricht in der Chir. 1867 zum ord. Prof. der Chirurgie (Klinik und Operationslehre) ernannt, trat er 1893 in den Ruhestand. T. begründete und redigierte 1851 bis 56 das „Nederl. Weekbl. v. geneesk." und war auch 1857 bis 86 Mitredakteur der „Nederl. Tijdschr. v. geneesk." Er hat zu diesen Zeitschriften eine grosse Zahl von Beiträgen geliefert, deren Verzeichnis in der älteren Quelle gegeben ist. Auch hat sich T. um den klin. Unterricht in der Chir. verdient gemacht. In seinen letzten Lebensjahren widmete er sich kunstgeschichtlich-med. Studien, so über die Gemälde der Amsterdamer Chirurgengilde u. a.

Tilanus, Christian Bernard, in Amsterdam, daselbst als Sohn des Vor. 13. Sept. 1856 geb. und ausgebildet, Dr. 1883, seit 1885 Privatdozent der Chir., 1888 Direktor der orthopäd. Poliklinik, 1895 Chirurg der Kinderklinik, 1896 des Reformierten-Spitals, veröffentlichte: „*Over commotio cerebri*" (Diss.) — „*Over mikroorganismen in eenige chirurgische Ziekten*" (Ned. Tijdschr. v. geneesk. 1885) — „*Twee gevallen van Actinomycosis cutis faciei*" (Ib. 1889) — „*Over de behandeling van fracturen met massage*" (Ib. 1892); ferner Artikel über die Behandlung von Klumpfuss (1893), Kraniektomie bei Mikroëncephalie (1896), Behandlung der Skoliose (1894), über SPRENGEL's Difformität (1897), Behandlung von POTT's Kyphose mit redressement forcé (1898) u. v. a. T. ist Mitglied verschiedener gelehrter Gesellschaften.

Tillaux, Jaul-Jules, in Paris, geb. 8. Dez. 1834 zu Aunay-sur-Odon (Calvados), studierte in Caen und Paris, wurde daselbst 1857 Interne d. h., 1862 Dr. mit der These: „*Structure de la glande sublinguale*" etc., 1863 Hospitalchirurg, 1866 Agrégé, 1890 Prof. der Chir. und 1879 Mitgl. der Akad. der Med. Er ist Direktor des anat. Amphitheaters der Hospitäler und publizierte: „*Traité d'anatomie topographique avec applications à la chirurgie*" (2 voll., 1875 bis 77) — „*Considérations sur le traitement de l'anéurysme diffus*" (1878) — „*Traité du diagnostic chirurgical*" — „*Traité de chirurgie clinique*" (3 voll.) u. v. a.

Tillmanns, Hermann, in Leipzig, geb. in Elberfeld 3. Okt. 1844, studierte in Bonn, Würzburg, Prag, Halle, Leipzig (VOLKMANN, THIERSCH), bildete sich im Kreiskrankenhause zu Zwickau und an der chir. Klinik und Poliklinik zu Leipzig praktisch weiter aus und war in den Instituten von K. LUDWIG, E. WAGNER und

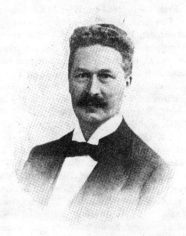

COHNHEIM wissenschaftlich thätig. 1875 habilitierte er sich für Chirurgie in Leipzig. T. begründete mit SCHEDE das Cbl. f. Ch. und mit HEUBNER das Kinderkrankenhaus zu Leipzig, ein Musterkrankenhaus im besten Sinne des Wortes. Gegenwärtig ist T. seit 1889 Prof. für Chirurgie an der Univ. Leipzig, chir. Oberarzt am Kinderkrankenhaus in Leipzig und Generalarzt à la suite des San.-Korps. T. publizierte als Mitarbeiter der Deutschen Chirurgie der beiden Monographien: *„Erysipelas"* und *„Verletzungen und chir. Krankheiten des Beckens"* (Lief. 5 und 62a der deutschen Chir.), ferner histol. und exp. Arbeiten über die Gelenke, über Wundheilung, Wundkrankheiten, Geschwülste, Knochenkrankheiten, Praktisches über Nervenverletzungen, Nervennaht, Chirurgie der Gelenke, der Bauchhöhle, des Nabels, des Thorax, Trepanation, Wundnaht, etc. 1888 bis 90 erschien sein *„Lehrbuch der allgemeinen und speciellen Chirurgie"* (3 Bde., Leipzig), welches 1899 in 7. Aufl. erschien und mehrfach in fremde Sprachen übersetzt ist.

Tilmann, Otto Christian Bernhard, in Greifswald, geb. zu Neuwied 17. Aug. 1862, studierte in Berlin, promovierte 1884, war bis 1892 Militärarzt, 1892 als Stabsarzt zur Charité kommandiert, dort Assistent von BARDELEBEN und KÖNIG und wurde 1897 zum Prof. e. o. der Chir. in Greifswald ernannt. T. veröffentlichte Arbeiten über Geschosswirkung, Hirnschüsse, Hirnerschütterung, Hirndruck. Er ist Mitarbeiter an dem grossen Werke der Medizinalabteilung des preuss. Kriegsministeriums über die Wirkung kleinkalibriger Geschosse.

Tilt, Edward John, zu London, geb. 1815, wurde 1839 in Paris Dr., 1859 Member des Roy. Coll. of Phys. in London, war Consult. Physic.-Accouch. beim Farringdon Gen. Dispensary und Lying-in Charity, 1873 bis 74 Präsident der Obstetrical Society und starb 17. Dez. 1893. Seine Schriften sind bereits im alten Lexikon angeführt.

Tobold, Adelbert, in Berlin, geb. zu Flatow 22. Nov. 1827, genoss seine Ausbildung in Berlin, wo 1855 auch seine Promotion stattfand. Bereits im nächsten Jahre

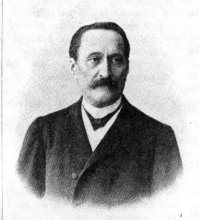

erwählte er als Spezialität die Laryngologie, Rhinologie und Pathologie der Lungen, habilitierte sich in diesem Fache und entfaltete eine publizist. Thätigkeit durch Herausgabe des *„Lehrbuchs der Laryngoskopie"* (Berlin 1863) — der *„Chronischen*

Kehlkopfskrankheiten" (Ib. 1866) — der *"Laryngoskopie und Kehlkopfskrankheiten"* (4. Aufl. Ib. 1874). Ausserdem bereicherte er die Anschauungs - Unterrichtsmethode auf seinem Fachgebiet durch vorzügliche plast. Nachbildungen aller krankhaften Zustände des Kehlkopfes. Gegenwärtig ist derselbe Geh. San.-Rat und Prof.

Töply, Robert Ritter von, in Wien, geb. zu Tabor 13. Juni 1856, studierte in Prag, promovierte 1880, war bereits als Mediziner 4 Jahre Demonstrator der Anatomie bei TOLDT, dann weitere vier Jahre Assistent der pathol. Anatomie bei KLEBS, EPPINGER, CHIARI. Seit 1884 aktiver Militärarzt, habilitierte er sich 1897 als Privatdozent für Gesch. der Med. in Wien. Er veröffentlichte bisher: *„Die venerischen Krankheiten in den Armeen"* (vom k. k. Militär-Sanitäts-Komitee gekrönte Preisschrift. A. f. Derm. u. Syph. XII, 1890) — *„Unser Militär-Sanitätswesen vor 100 Jahren"* (mit JOH. HABART, Wien 1896) — *„Studien zur Geschichte der Anatomie im Mittelalter"* (Leipzig u. Wien 1898) — *„Johann de Waal, Briefe über die Bewegung des Chylus und des Blutes 1640"* (Übers., Janus, Amsterdam 1898), ausserdem mehrere kleine Aufsätze pathol.-anat., sowie geschichtl. Inhalts in verschiedenen Zeitschriften, erstattete 1896 und 97 das Referat über die Gesch. der Med. in VIRCHOW's Jahresber. mit PUSCHMANN. T. vertritt als Historiker die kulturgeschichtl. Richtung und hat den Anschauungs-Unterricht in ausgedehntem Masse und mit glücklichem Erfolg in den Lehrgang eingeführt.

Török, Ludwig, in Budapest, daselbst 1863 geb. und 1887 promoviert, war 2 Jahre am pathol.-anat. Institut in Budapest, dann 4 Jahre lang in Wien, Hamburg, London und Paris mit dermatol. Studien beschäftigt, ist seit 1895 Dozent für Dermatol., 1898 Leiter der dermatol. Abt. der Budapester Poliklinik und ordin. Abteilungsarzt am hauptstädt. St. Rochusspital. Schriften: *„Allgemeine Diagnostik der Hautkrankheiten"* (mit L. PHILIPPSON, Wiesbaden 1895) und zahlreiche Abhandlungen in den Monatsh. f. prakt. Dermat. VIII bis XVI, in den Annal. de dermatol. und im A. f. Dermatol. über Syringocystadenom, Epithelioma contagios., Lymphangioma circumscriptum, Xanthom, protozoenartige Gebilde des Carcinoms etc.

Toldt, Karl, in Wien, geb. zu Bruneck 1840, studierte in Wien a. der Josephsakad., war namentlich Schüler von E. HERING und C. LANGER, promovierte 1864, war seit 1876 ord. Prof. der Anat. in Prag, seit 1884 in Wien. Er leitete den Bau und die Einrichtung des anat. Instituts in Prag 1876 bis 78, des anat. Instituts in Wien 1884 bis 86, letzteres zus. mit C. LANGER und führte zuerst die elektr. Beleuchtung der Seziersäle in Wien nach einem eigenartigen System ein. Schriften: *„Studien über die Anat. der menschl. Brustgegend"* (Stuttgart 1875) — *„Lehrb. der Gewebelehre"* (Stuttgart 1877; 3. Aufl. 1888) — *„Eine Methode zur Injection der Lymphbahnen in den Lymphdrüsen"* (Sitzungsber. d. Wiener Akad. 1868) — *„Beitr. z. Pathol. und Physiol. d. Fettgewebes"* (Ib. 1870) — *„Unterss. über das Wachsthum der Nieren des Menschen und im Säugethier"* (Ib. 1874) — *„Über die Form- und Texturveränderungen der menschl. Leber während des Wachsthums"* (zus. mit ZUCKERKANDL, Ib. 1875) — *„Die Entwickelung und Ausbildung der Drüsen des Magens"* (Ib. 1880) — *„Die Anfangsgebilde des menschl. Hodens und Nebenhodens"* (Ib. 1891) — *„Bau- und Wachsthumsveränderungen des Gekröse des menschl. Darmkanals"* (Denkschrift 1879; 2. Aufl. 1889) — *„Die Darmgekröse und Netze im gesetzmässigen und im gesetzwidrigen Zustande"* (Denkschr. 1889) — *„Anat. Atlas f. Studirende u. Ärzte"* (mit ALOIS DALLA ROSA; 2. Aufl. Berlin u. Wien 1900) — *„A. v. Langer's Handb. d. Anat."* (4. Aufl. Wien 1890). T. bearbeitete ferner den Abschnitt *„Die Knochen"* f. v. MASCHKA's Handb. d. ger. Med.

Tomes, Sir John, bekannter Zahnarzt, geb. zu Weston-on-Avon, studierte seit 1836 im King's College und im Middlesex Hosp., wurde 1842 beim King's College Dental Surgeon, ging aber bald darauf zum Middlesex Hosp. über und war einer der ersten, der 1847 die Äther-Anästhesie einführte. 1845 bis 47 hielt er Vorlesungen über Physiologie der Zähne, 1859 gab er sein *„System of dental surgery"* (deutsch von AD. ZUR

NEDDEN, Leipzig 1861) heraus, war auch Surg.-Dentist beim Dental Hosp. in London, Consult. Surg.-Dentist am Middlesex Hosp., wurde Fellow des R. C. S. Engl. 1883 und Fellow der Roy. Soc. Er war Mitbegründer und zweimal Präsident der Odontolog. Soc., Mitbegründer der Brit. Dental Assoc., lebte zuletzt in Upwood Gorse, Caterham Valley, Surrey, und starb 29. Juli 1895 in Caterham. Bezüglich seiner Schriften verweisen wir auf die ältere Quelle.

Tommasi, Salvatore, geb. 1813 zu Roccaraso in den Abruzzen, studierte Naturw. in Neapel, wurde 1838 daselbst Doktor und 1844 mittels Konkurs zum Prof. der internen Pathol. ernannt, welche Stelle er 1849, polit. Umtriebe angeklagt, verlor, während er eingekerkert und dann aus dem neapolit. Königreich exiliert wurde. Nach kurzem Aufenthalte in Paris und London liess er sich in Turin nieder,

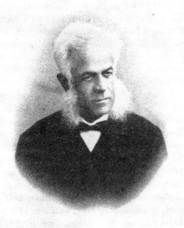

wo er besonders Physiol. weiter studierte, auch als Privatdozent lehrte, zugleich klin. Studien trieb und als Arzt, namentlich unter den vielen mitverbannten Landsleuten, wirkte. In Turin vollendete er auch sein Hauptwerk: „*Manuale di fisiologia*", welches er bereits in Neapel begonnen hatte und das 3 Aufl. (die letzte 1864) erlebte und mehrere Jahre hindurch als Textbuch der Physiol. in Italien galt. 1860 wurde er zum Prof. der med. Klinik an der Univ. Pavia ernannt und 1865 in derselben Stellung nach Neapel versetzt, wo er bis zu seinem Ableben einer der beiden med. Kliniken vorstand, obgleich er infolge eines mehrjährigen Leidens in den Vorlesungen suppliert werden musste. Die Regierung zeichnete ihn 1864 mit der Ernennung zum Senator aus. In seiner wissenschaftl. Thätigkeit trat er früh für die Wichtigkeit der experiment. Physiol. für die med. Studien ein, was zu einer Zeit, in welcher Italien 3 med. Schulen hatte, mit grösstenteils subjektiven Grundlagen, ein bedeutender Fortschritt war. T. trug viel zu der Reform der italien. Med. bei und seine krit. Schriften gegen die RASORI'sche Schule Norditaliens, gegen das System BUFALINI's in Mittelitalien und gegen die geradezu aller Basis entbehrenden, in Süditalien herrschenden Lehren, nach denen alle Krankheiten auf hypothetischen Diathesen beruhten und spezifischer Mittel bedurften, sind in einem zirka 300 Seiten starken Bande: „*Rinnovamento della medicina italiana*" gesammelt; ein anderer Band enthält eine Sammlung von Artikeln klinischer Kasuistik und Comptes-rendus. T. starb 15. Juli 1888.

Tommasi-Crudeli, Corrado, in Rom, geb. zu Pieve Santo Stefano im Tiberthale 31. Jan. 1834, studierte in Pisa, Florenz, später in Paris, Wien und längere Zeit in Berlin unter VIRCHOW. Promoviert 1854, erlangte er 1859 die Professur der pathol. Anat. am Istituto di studii superiori in Florenz, 1865 in Palermo, 1870 in Rom, wo ihm 1882 der Lehrstuhl der experim. Hygiene und Bakteriologie übertragen wurde, den er bis zu seinem nach längerer Erkrankung 29. Mai 1900 erfolgten Ableben inne hatte. Auf T.'s Veranlassung wurde in S. Spirito ein physiopathol., sowie ein anat. und physiol. Institut gegründet. Seine Arbeiten beziehen sich auf die Lymphgefässe des Hodens (1863), Thrombose und Embolie (1864), Sarkom (1871), diffuse, periost. Lymphome (1871), Melanämie (1872), Diphtheritis etc. Ausserdem war T. auf hygien. Gebiet in seiner Heimat besonders thätig, namentlich in der Bekämpfung der Cholera, der Malaria, zur Reform der Sittenpolizei, führte die Milzbrand-Impfungen in der Campagna ein, gründete 1883 ein hygien. Laboratorium etc. T. war ein beliebter, anregender Lehrer. Eine ausführlichere

Würdigung seiner Bedeutung und Leistungen geben MARCHIAFAVA und CELLI im D. M. W. 1900, No. 27, p. 442.

Tomsa, Wladimir Bogumilowitsch, geb. 1831 zu Prag, studierte dort auch Med., wurde 1854 Dr. med., 1859 Dr. chir., war dann nacheinander 1854 Prosektor an der anat. Anstalt, 1856 Assistent an der pathol.-anat. Anstalt, Volontärarzt der österr. Armee, 1859 während des österr.-ital. Krieges Assistent des Prof. der Physiol. LUDWIG am Josephinum in Wien bis 1865, in welchem Jahre er einem Rufe als a. o. Prof. der Physiol. an die Wladimir-Univ. zu Kiew Folge leistete. 1867 wurde er zum ord. Prof. ernannt und lehrte daselbst bis 1884, um dann als ord. Prof. der Physiol. an die czech. Univ. in Prag überzusiedeln, wo er 4. April 1895 starb. Bezüglich seiner Schriften verweisen wir auf STIEDA in der älteren Quelle.

Tornwaldt, Gustav Ludwig, zu Danzig 14. Mai 1843 geb., in Greifswald, Berlin, Halle und später in Wien ausgebildet, promovierte 1866, um sich als Arzt in seiner Vaterstadt 1868 niederzulassen. Monographisch publizierte er: *„Die Bursa pharyngea in ihrer Bedeutung für die Nasenrachenraumkrankheiten"* (Wiesbaden 1885), auch Kasuistisches über Tuberkulose der Nasenschleimhaut (A. f. k. M. XXVII).

Tóth, Ludwig von, in Budapest, geb. in Kis-Körös 11. Juni 1856, studierte und promovierte 1879 in Budapest, war 1881 bis 88 Assistent an der Lehrkanzel für Pharmakol., dann Privatdozent und Supplent, 1890 bis 97 Prof. der Pharmakol. an der Univ. von Kolozsvar (Klausenburg), seit 1898 San.-Rat und Chef der Sektion für höheren Unterricht im ungar. Kultusministerium. Schriften: *„Unterss. über die Wirkung des subcutanen injicirten Chloroforms"* — *„Bemerkk. über die Erklärung des Morphinismus"* — *„Die Umwandlung der Lehre über die acuten Infectionskrankheiten"* — *„Die ungar. Pharmacopoe"* (Pharmazeut. Teil; 2. Ausg.).

Tóth, Stefan von, in Budapest, geb. 12. Dez. 1865 zu Szatmàr-Németi, studierte in Budapest, Dr. 1888, war seit 1890 Assistent an der II. Univ.-Frauenklinik, 1899 Dozent, 1900 Adjunkt der Klinik. Publizierte: *„Beitrr. zur Frage der ektopischen Schwangerschaft"* (A. f. Gyn. LI) — *„Über die Anwendung der hohen Zange mit bes. Rücksicht auf das enge Becken"* (Ib. LV) u. a. m.

Tourdes, Gabriel, in Nancy, als Sohn des Prof. d. Pathol. JOSEPH T. (1770 bis 1851) in Strassburg 1810 geb., studierte und promovierte daselbst 1832. 1834 erlangte er im Konkurs eine a. o. Prof. in Strassburg, 1839 wurde er dort Prof. d. gerichtl. Med., 1841 Prof. d. med. Pathol. 1872 siedelte er als Prof. d. gerichtl. Med. u. Staatsarzneikunde nach Nancy über, wo er 1888 in den Ruhestand trat und zum Ehren-Doyen der Fakultät ernannt wurde. T., der Ende Jan. 1900 starb, hat eine grosse Reihe von Schriften publiziert, die im alten Lexikon bereits verzeichnet sind.

Toynbee, Joseph, ausgezeichneter Londoner Ohrenarzt, geb. 1815 zu Heckington in Lincolnshire, studierte seit 1831 an der Westminster General Dispensary, sowie am St. George's Hosp. in London, widmete sich schon während seiner Studienzeit mit besonderem Eifer anat. Untersuchungen und erlangte sehr früh eine Anstellung als Assistent Curator am anat. Museum des Roy. Coll. of Surgeons. Mit besonderer Vorliebe beschäftigte er sich mit der Anat. und Physiologie des Gehörorgans und veröffentlichte darüber schon 1836 einige Abhandlungen im Lancet. 1841 folgten: *„Researches, tending to prove the non-vascularity and peculiar uniform mode of organization and nutrition of certain animal tissues etc."* (Philos. Transact., 1841), die ihm die Mitgliedschaft der Royal Society verschafften. T. weist nach, „dass in den gefässlosen Teilen des tier. Organismus regelmässig zellige Elemente vorkommen, denen er eine wichtige Rolle bei der Gewebsernährung zuspricht," ausserdem ist zum erstenmale von den Hornhautzellen (Hornhautkörperchen) die Rede. 1841 bis 55 erschienen ferner in den Med. Chir. Transactions die Resultate seiner Gehörssektionen in 5 Berichten. 1857 veröffentlichte T. einen Katalog mit Beschreibungen von 1659 Sektions-

ergebnissen von Gehörsorganen. T. war
ein sehr gesuchter Ohrenarzt und als
solcher an verschiedenen Hospitälern thätig,
u. a. auch als Prof. d. Otiatrie am St.
Mary's Hospital. Er starb 7. Juli 1866.
Sein Hauptverdienst erwarb er sich dadurch, dass er zuerst in grösserem Massstab und systematisch pathol. - anat.
Untersuchungen des Gehörorgans vornahm,
speziell zu dem Nachweis des Zusammenhanges der Schwerhörigkeit mit den betreffenden Veränderungen im schallleiten-
den Apparate, namentlich des Mittelohrs.
Ausserdem rühren von T. noch weitere
wertvolle Arbeiten zur Anat. u. Physiol.
des Gehörorgans her, die LUCAE in der
älteren Quelle aufführt. T. ist auch Verfasser eines Lehrbuchs der Ohrenheilkunde
u. d. T.: *„Diseases of the ear"* (Lond. 1860,
deutsch von Moos: Würzburg 1863, 2. ed.
von HINTON Lond. 1868).

Trambusti, Arnaldo, in Palermo,
geb. in Campiglia Marittima (Pisa) 3. Febr.
1863, studierte in Pisa, wurde Laureat
der Med. und Chir. 1888, war 1 Jahr
Gemeindearzt in Mareno di Piave, wurde
1890 Assistent der pathol. Anat. in Pisa,
1891 der allgem. Pathol. am Istituto di
Studii superiori in Florenz, 1896 Prof. der
allgem. Pathol. in Ferrara, 1899 in gleicher
Stellung in Palermo. Seine in „Lo Sperimentale", sowie in den Ergebnissen der
Laboratorien in Florenz, Rom etc. u. a.
wiss. Organen ital., deutsch und französ.
veröffentlichten Arbeiten betreffen die
Anaemia splenica infantilis, physiol. Wirkung der Stoffwechselprodukte des Hydro-
philus fuscus, Alterationen des Nervensystems bei Infektionsprozessen, Ätiologie
der Meningitis cerebrospinalis bei Tieren,
Physiologie der Zelle, Bau und Teilung
der Sarkomzellen, Leukocythose u. Leuko-
cythämie, Mechanismus der Sekretionen
und Exkretionen der Nierenzellen etc.

Traube, Ludwig, zu Berlin, be-
rühmter Kliniker, geb. 12. Jan. 1818 zu
Ratibor in Oberschlesien als älterer Bruder
des auch durch tüchtige naturwissensch.
Arbeiten bekannten Weinhändlers MORITZ
T., bezog 1835 die Univ. Breslau, wo ihn
besonders die physiol. Vorlesungen PUR-
KINJE'S fesselten. 1837 vertauschte er
Breslau mit Berlin, hörte hier mit Vorliebe
JOHANNES MUELLER, studierte in seinen
Mussestunden die Werke der Franzosen,
vor allem MAGENDIE'S und LAËNNEC'S und
gehörte, als SCHOENLEIN 1840 nach Berlin
berufen wurde, auch zu dessen eifrigsten
Zuhörern. 1840 promovierte er mit der
Diss.: *„Specimina nonnulla physiologica et
pathologica"*, die einige kleinere selbständige
Beobachtungen enthielt. Noch vor absolviertem Staatsexamen ging T. nach Wien
und bildete sich besonders unter SKODA
in der Handhabung der physikal. Untersuchungsmethoden, und unter ROKITANSKY
in der pathol. Anat. aus. Dann kehrte
er nach Berlin zurück, erlangte 1841 die
Approbation als Arzt, machte 1843 abermals eine wissenschaftl. Reise nach Wien
und liess sich darauf in Berlin nieder.

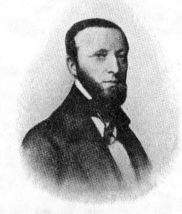

Hier begann er 1843, auf Anregung mehrerer
jüngerer Ärzte, Auskultations- und Per-
kussionskurse zu erteilen, die seinen Namen
bald bekanntmachten. Inzwischen wandte
er sich, da ihm durch ein 1844 erlassenes
Verbot der Armen-Direktion das Material
zu seinen Kursen so gut wie abgeschnitten
wurde, dem in Deutschland bisher fast
unbetretenen Wege des Experimentes an
Tieren zu und beschäftigte sich zunächst
mit dem Studium der durch LONGET angeregten Frage über die Natur der nach
Durchschneidung der Vagi experimentell
erzeugten Lungenaffektion. Als Resultat
dieser Untersuchungen, durch die T. zugleich der Begründer der experim. Pathol.
in Deutschland geworden ist, erschien die

berühmte, bahnbrechende Abhandlung: *„Die Ursachen und die Beschaffenheit derjenigen Veränderungen, welche das Lungenparenchym nach Durchschneidung der Nn. vagi erleidet".* Diese Monographie, sowie die nachfolgende Arbeit: *„Beitrag zur Lehre von den Erstickungserscheinungen am Respirationsapparat"* (veröffentlicht 1846 und 47 in dem von T. zus. mit VIRCHOW und REINHARDT gegründeten Journal: *„Beiträge zur experimentellen Pathologie")* erregten das grösste Aufsehen bei allen ärztl. Autoritäten. Nachdem ihm als Juden, erst infolge der polit. Ereignisse von 1848 die Habilitation zum Privatdozenten an der Univ. ermöglicht war, wurde er auch schon im folgenden Jahr als der erste Zivil-Assistent an der Klinik von SCHOENLEIN angestellt und zugleich mit der Aufgabe betraut, in der Auskultation und Perkussion Unterricht zu erteilen. Er entfaltete nun an der Charité eine ausserordentlich fruchtbare Thätigkeit als Forscher und Lehrer, wurde 1853 zum dirig. Arzt einer Abteilung, 1857 zum Prof. e. o. ernannt und seine Abteilung, als durch den Abgang E. WOLFF's die 2. Klinik einging, zur propäd. Klinik erhoben. Er gehörte nach SCHOENLEIN's Abgang unbedingt zu den beliebtesten und berühmtesten Klinikern, wurde 1862 zum ord. Prof. an den milit.-ärztl. Bildungsanstalten ernannt und erhielt 1866 den Charakter als Geh. Med.-Rat; erst 1872 erfolgte seine Ernennung zum ord. Prof. der med. Fakultät. 1875, bei Gelegenheit des Jubiläums der Univ. Leyden, wurde er zum Ehrendoktor dieser Univ. ernannt. In den letzten Lebensjahren kränkelte T. sehr und musste darum vielfach seine Thätigkeit unterbrechen; sein Tod erfolgte 11. April 1876. Seine zahlreichen klin.-kasuist. und experiment.-pathol. Arbeiten, unter denen neben den schon vorhin genannten besondere Bedeutung die Untersuchungen über Fieber, über die Wirkungen der Digitalis und über den Zusammenhang von Herz- und Nierenkrankheiten beanspruchen, erschienen meist zuerst in den Charité-Annalen, den Verhandlungen der Berliner med. Gesellschaft, deren sehr eifriges Mitglied T. war, sowie in anderen Journalen zerstreut und sind später zusammengefasst in den *„Gesammelten Beiträgen zur Pathologie und Physiologie"* (2 Bde., Berlin 1871;

Bd. I enthaltend die experiment. Untersuchh., Bd. II die klin. Arbeiten) publiziert worden. Ein 3., erst nach dem Tode T.'s von seinem Neffen A. FRAENKEL herausgegebener Band (Berlin 1878) enthält die Tagebücher und den sonstigen wissensch. Nachlass T.'s. Ausserdem rührt von T. noch eine selbständig erschienene, leider unvollendet gebliebene Monographie her: *„Die Symptome der Krankh. des Respirations- u. Circulationsapparates"* (Berl. 1867).

Trautmann, Moritz Ferdinand, zu Berlin, geb. zu Wittenberg 20. März 1833, studierte in Berlin als Zögling des med.-chir. Friedrich Wilh.-Instituts, wurde 1857 promoviert, war in der Ohrenheilkunde Schüler von SCHWARTZE (Halle a. S.) und WENDT (Leipzig), wirkte seit 1873 als Ohrenarzt anfänglich in Breslau,

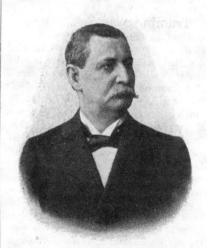

gegenwärtig in Berlin, seit 1876 als Dozent der Ohrenheilkunde an der Univ. Berlin und war gleichzeitig Militärarzt bis 1887. Auch nahm er an den Feldzügen von 1866 und 1870/71 Teil. 1888 wurde er zum Prof. e. o., 1894 zum Dirig. der Abteilung für Ohrenkranke an der Kgl. Charité, 1895 zum Geh. Med.-Rat, beim Ausscheiden aus dem aktiven Militärdienst zum Generalarzt ernannt. Er schrieb: *„Anat., pathol. und klin. Studien über Hyperplasie der Rachentonsille u. s. w."* (Berlin 1886, mit 7 Taff. und 12 stereosk. Photogr.); ferner über *„Embolische Processe des Mittelohrs"* — *„Die Lichtreflexe* des Trommelfelles" — "*Der gelbe Fleck am Ende des Hammerstieles*" (A. f. O.) — "*Chirurgische Anatomie des Schläfenbeins insbesondere für Radicaloperation*" (1898, mit 72 Stereosk.) etc. etc.

Treitel, Theodor, Augenarzt zu Königsberg i. Pr., geb. 2. Jan. 1852 zu Stargard in Pommern, studierte in Königsberg, promovierte daselbst 1875 und war dort als Assistent von J. JACOBSON thätig, 1878 habilitierte er sich für Ophthalmol. an der dortigen Univ. und wirkt seit 1879 als prakt. Augenarzt daselbst. Seine Arbeiten sind bereits im älteren Lexikon erwähnt.

Trélat, Ulysse, als Sohn des gleichnamigen Arztes (1795 bis 1879) geb. 13. Aug. 1828 zu Paris, hier auch unter seinem Vater, BLANDIN, ROUX und NÉLATON, wissenschaftlich und praktisch ausgebildet, trat als anat. Assistent 1853 ein, absolvierte die Promotion 1854, übernahm die Prosektur 1855, wurde Agrégé 1857, Chirurgien des hôp. 1860, Chefchir.

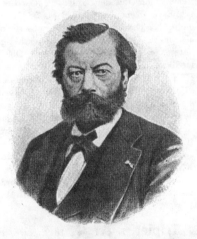

der Maternité 1864 und nach weiterer ausgedehnter Thätigkeit an den grössten sonstigen Pariser Spitälern 1880 Prof. der chir. Klinik und Chirurg des Hôp. Necker. Seit 1872 Mitglied der Akademie, veröffentlichte er u. a.: "*Des fractures de lextrémité inférieure*" (Dissert.) — "*De la nécrose phosphorée*" (1857, Aggregations-These) — "*Des tubercules de la langue*" —

"*Étude statistique de la maternité de Paris*" "*Leçons de clinique chirurgicale professés à la Charité en 1875 et 1876*" (1877). T. starb 28. März 1890.

Trendelenburg, Friedrich, in Berlin 24. Mai 1844 geb., studierte in Glasgow und Berlin als Schüler von ALLEN THOMSON, v. LANGENBECK u. a., promovierte 1866 mit der Diss. über die Chirurgie der

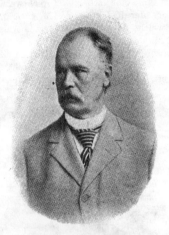

alten Inder, war 1868 bis 74 Assistent von v. LANGENBECK, 1874 bis 75 ärztl. Direktor der chir. Station des Krankenh. Friedrichshain, 1875 bis 82 ord. Prof. der Chir. in Rostock, 1882 bis 95 ord. Prof. der Chir. in Bonn, wo er zum Geh. Med.-Rat ernannt wurde. Seit 1895 ord. Prof. der Chir. in Leipzig, veröffentlichte T.: "*Erkrankungen und Operationen am Halse*" (GERHARDT's Handbuch der Kinderkrankh. VI) — "*Verletzungen und chir. Erkrankungen des Gesichts*" (D. Ch. von BILLROTH und LÜCKE Lieferung 33), Aufsätze im Arch. für klin. Chir., in VOLKMANN's Heften und in BRUNS' Beiträgen zur klin. Chir. über Operationen an den Luftwegen, über Operation der angeborenen Blasenspalte, über Beckenhochlagerung, über Operation der Varicen, über Resektion der Wirbelbögen bei spondylitischen Lähmungen u. v. A.

Treub, Hector, in Amsterdam, geb. 1856 in Voorschoten, studierte und promovierte 1878 in Leiden, wurde Assistent an der chir. Klinik, beschäftigte sich besonders mit der antisept. Wundbehandlung, später mit gynäkol. Arbeiten, wurde 1886 als Nachf. von SIMON THOMAS Prof. der Geburtsh. und Gynäkol. in Leiden, 1896 Nachf. von VAN DER REY in Amsterdam. Als 1897 die vakante Professur der Geburtsh. von DOEDERLEIN besetzt wurde, sah T. darin eine nicht berechtigte Zurücksetzung seiner Landsleute und gab dieser Meinung auch öffentl. Ausdruck. Dies zog ihm eine scharfe Zurechtweisung seitens der Redaktion der M. f. G. u. G. zu, welche darin fälschlich einen Angriff auf die deutschen Kollegen sah, während T. nur seine Landsleute angegriffen hatte. Seinerseits erfolgte eine noch viel schärfere Replik in einer Broschüre: *„Universität*

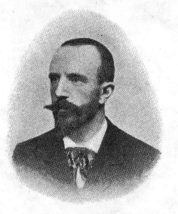

und Vaterland" (1897), infolge deren sämtliche deutsche Gynäkologen dem 1899 von T. präsidierten intern. Gynäkol.-Kongress in Amsterdam fern blieben. Eine sachliche Auseinandersetzung gab T. in dieser Angelegenheit noch in „Ärztl. Rundschau" 1899. — Ausser den im älteren Lexikon bereits angeführten Schriften publizierte T.: *„Leerb. d. gynaecol."* (1892; 2. Aufl. 1898), ferner mit Benutzung der hinterlassenen Papiere VAN DER REY's: *„Leerb. d. Verloskunde"* (2 Bde., 1898 bis 1900). Seit 1889 redigierte T. mit VAN DER REY (bis 1896), NYHOFF und KOUWER (seit 1900) die „Nederl. Tijdschr. v. verlosk. e. gynec.", seit 1894 mit STRAUB die „Geneeskundige bladen". In beiden Organen sind von T. eine grosse Anzahl Artikel veröffentlicht, ebenso noch in verschiedenen anderen in- und ausländischen Zeitschriften.

Treupel, Gustav, in Freiburg i. Br., geb. zu Herborn 29. April 1867, studierte in Freiburg i. Br., Giessen und München, approbiert und promoviert 1891, war Assistent am Hamburger allgem. Krankenhause unter KAST, ging mit diesem nach Breslau als Assistent der med. Klinik, widmete sich der Rhino-Laryngologie zwei Jahre lang unter KILLIAN in Freiburg i. Br., ist seit 1894 Dozent, seit 1896 Assistent der Klinik bei BÄUMLER, Leiter des Ambulatoriums und des chem. Laboratoriums. Schriften: *„Über die Bewegungsstörungen im Kehlkopf bei Hysterischen"*, mehrere Abhandl. über die physiol. Wirkungen der P.-Amidophenolderivate (zus. mit O. HINSBERG), über Eiweisspräparate (mit G. N. VIS), Jodothyrin etc.

Trier, Frederik Jacob, als Sohn von Seligmann Meyer T. (1800 bis 63) geb. 14. Juni 1831 zu Kopenhagen, studierte daselbst, indem sein Vater und C. E. FENGER seine klin. Lehrer waren, absolvierte das Staatsexamen 1855 und promovierte 1860 mit einer Diss. über die Verbreitung und den Ursprung des Ileotyphus in Kopenhagen 1842 bis 58. Nach mehrjähr. Thätigkeit am Friedrichs-Hosp. als prakt. Arzt in Kopenhagen thätig, leitete er seit 1874 zugleich als Obermedikus eine Abteilung am Kommune-Hosp. 1861 bis 74 war er Redakteur der „Ugeskrift for Läger", seit 1869 Mitglied der Redaktion des Nord. med. Ark. Unter den vielen von ihm publizierten Abhandlungen und Aufsätzen in diesen Zeitschr. sind die namhaftesten: *„Ulcus corrosivum duodeni"* (Ugeskr. for Läger, 2. R., XXXVIII; auch separat) und *„Om Hjernetilfälde i Forlöbet af Gigtfeber"* (Nord. med. Ark., IX, Nr. 8). T. starb 17. Mai 1898.

Tripier, Léon, geb. 1842, war seit 1877 Prof. der operativen Chirurgie, seit 1882 Prof. der chir. Klinik in Lyon, Lehrer der Anatomie an der École des Beaux Arts und starb 6. Nov. 1891. T. war ein Schüler von CLAUDE BERNARD, VIRCHOW, OLLIER, R. v. VOLKMANN und veröffentlichte Arbeiten über rekurrierende Sensibilität, Entstehung d. Rhachitis, zahlreiche Artikel in Dechambre's Dict. encyclopédique.

Troeltsch, Anton Friedrich Freiherr von, berühmter Ohrenarzt, geb. zu Schwabach bei Nürnberg 3. April 1829, studierte seit 1847 in Erlangen Jura, seit 1848 Naturwissenschaft in München, 1849 bis 53 in Würzburg Med., promovierte hier 1853, widmete sich dann in Berlin und Prag der Augenheilkunde und hierauf erst seinem künftigen Lebensberufe, dem Spezialfache der Otiatrie. Er besuchte Dublin, London, Paris und kehrte darauf nach Würzburg zurück, wo er zunächst die allgemeine Praxis trieb, nebenher mit anatom. Untersuchungen über das Gehör beschäftigt. 1860 habilitierte er sich in Würzburg für Otiatrie, wurde

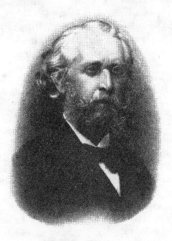

1864 zum Prof. e. o. ernannt und wirkte in dieser Eigenschaft bis zu seinem 10. Jan. 1890 erfolgten Tode. Von ihm rühren her: „*Die angewandte Anatomie des Ohres*" (1860) — „*Lehrbuch der Ohrenheilkunde*" (in 1. Aufl. 1862; in 7. Aufl. 1881 erschienen) — „*Die chirurgischen Wundkrankheiten des Ohres*" (PITHA und BILLROTH's Handb., 1866) — „*Die Krankheiten des Ohres im Kindesalter*" (GERHARDT's Handb., 1880) — „*Gesammelte Beiträge zur pathologischen Anatomie des Ohres etc.*" (1883). Der grössere Teil dieser Publikationen ist ins Französ., Russ., Engl., Holländ., die letztgenannte auch ins Ital. übersetzt. T. begründete 1864 das Archiv für Ohrenheilkunde, das erste Spezialorgan für Otiatrie und war bis 1873 dessen alleiniger Redakteur. Sein Hauptverdienst liegt in dem Ausbau der Untersuchungsmethoden speziell durch Vervollkommnung der Beleuchtung des äusseren Ohres und des Trommelfells mittels reflektorischen Tages- oder Lampenlichts.

Trousseau, Armand, berühmter französ. Kliniker, geb. 14. Okt. 1801 in Tours, studierte zuerst in seiner Vaterstadt unter BRETONNEAU und bildete sich schon hier unter seiner Leitung am Hôp. génér. besonders in der klin. Beobachtung aus. Darauf ging er nach Paris, promovierte daselbst 1825, wurde 1826 Agrégé der Fakultät, erhielt 1828 von der Regierung den Auftrag, die in einigen südl. Departements Frankreichs herrschenden Epidemien und Endemien zu studieren und nahm noch in demselben Jahre an der Kommission teil, die mit dem Studium des gelben Fiebers in Gibraltar beauftragt war. 1831 wurde er im Konkurs Méd. des hôp. und wirkte seit 1832 als Arzt im Bureau central, sowie am Hôtel-Dieu in der Abteilung von RÉCAMIER. 1837 erhielt er für seine klass. Arbeit: „*Traité pratique de la phthisie laryngée, de la laryngite chronique et des maladies de la voix*" (Paris; deutsch von G. SCHNACKENBERG, Quedlinburg 1838; von ROMBERG, Leipzig 1839; engl. Philadelphia 1839) den grossen Preis der Acad. de méd. 1839 wurde er Arzt am Hôp. St. Antoine und erlangte nach einem glänzenden Konkurse den Lehrstuhl der Therapie und Arzneimittellehre an der Pariser med. Fakultät. Er zeichnete sich in dieser Stellung durch sein eminentes Lehrtalent, namentlich durch seine klare, leichte und fesselnde Vortragsweise, aus. Auch bestätigte er den ihm vorausgegangenen Ruf als tüchtiger und kluger Arzt und Diagnostiker vollkommen. 1850 wurde er Prof. der med. Klinik, Arzt am Hôtel-Dieu, 1856 Mitglied der Acad. de méd. In seinen letzten Lebensjahren war er schwer leidend und musste vielfach seine ärztl. und akad. Thätigkeit unterbrechen. Er starb 27. Juni 1867. Seine wichtigsten Schriften sind folgende (zus. mit H. PIDOUX: „*Traité élément. de thérapeutique et de matière médicale*" (2 voll., Paris 1836 bis 39; 6. éd. 1858; 8. éd. 1868 bis 70; ins Engl., Span. und Ital. übersetzt); ferner die Schriften über Tracheotomie bei Krupp, die er bekanntlich zum erstenmal in Paris vollzogen hat, wie er denn überhaupt sich besondere Verdienste in Beziehung auf die Lehre vom Krupp und die Anwendung der Tracheotomie bei dieser Krankheit erworben hat: „*Nouvelles recherches sur la trachéotomie pratiquée dans la période extrême du croup*" (Ib. 1851; Separatabdruck aus der Union méd.), worin die Resultate seiner Erfahrungen mit dieser Operation geschildert werden — „*Du tubage de la glotte et de la trachéotomie*" (Paris 1851) — „*Clinique médicale de l'Hôtel-Dieu de Paris*" (2 voll. 1861), sein Hauptwerk, bei dem er gerade mit Herausgabe der 3. stark veränderten Auflage beschäftigt war, als er starb. Die ersten 2 Bände konnte

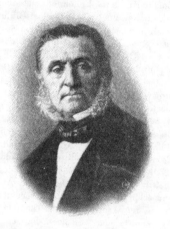

er selbst noch durchsehen, die Vollendung des dritten erlebte er nicht mehr. Dieser letztere Band beginnt mit der Schilderung des von ihm selbst zuerst genau präzisierten Krankheitsbildes der „Vertige stomacale" (Vertigo a stomacho laeso). Bekanntlich war T. ein Meister künstlerischer Darstellung der Krankheitsfälle und wusste der Schilderung mitunter förmlich den Reiz eines novellist. Stoffes zu verleihen. Zahllose Aufsätze rühren ferner von T. her in den Archives génér. de méd. der Jahre 1826 bis 32, sowie in verschiedenen anderen Journalen. Unter diesen ist von einer gewissen Bedeutung die 1856 publizierte kleine Abhandlung: „*Sur la fièvre typhoïde*", wo er auch die besonderen Verdienste BRETONNEAU's bezüglich der genaueren Kenntnis dieser Krankheit, namentlich ihrer pathol.-anat. Verhältnisse, ihres Sitzes in den BRUNNER'schen Drüsen des Darms, der Möglichkeit einer Darmperforation etc. hervorhebt. 1834 gründete T. zusammen mit HENRI GOURAUD und JACQUES LEBAUDY das „Journal des connaissances médico-chirurgicales", in dem er gleichfalls viel publiziert hat.

Tschirch, Alexander, in Bern, geb. 17. Okt. 1856 in Guben, studierte in Berlin und promovierte 1881, habilitierte sich hier für Pharmakologie 1885, wurde Prof. e. o. in Bern 1889 und Prof. ord. daselbst 1891 für Pharmakognosie, pharm. und gerichtl. Chemie. Schriften: „*Das Kupfer, vom Standpunkte der gerichtl. Chemie, Toxikologie und Hygiene*" (Stuttgart 1893) — „*Grundlagen der Pharmakognosie*" (mit FLÜCKIGER, Berlin 1885) — „*Anat. Atlas der Pharmakognosie*" (mit ÖSTERLE, 1893) — „*Angewandte Pflanzenanatomie*" (Wien und Leipzig 1889) — „*Untersuch. über das Chlorophyll*" (1884) — „*Die Harze*" (1899) — „*Versuch einer Theorie der organischen Abführmittel, welche Oxymethylanthrachinone enthalten*" (1898) — „*Indische Heil- und Nutzpflanzen*" (1892) — „*Untersuch. über die Sekrete*" (1890 bis 99) — „*Beziehungen des Chlorophylls zum Blutfarbstoff*" (1896).

Tuczek, Franz, in Marburg, geb. 11. Juni 1852 in Köln, studierte in Berlin und München die Psychiatrie als Schüler von v. GUDDEN, WESTPHAL und CRAMER, promovierte 1876, arbeitete dann unter BRÜCKE in Wien, war 1877 bis 78 Assistent am Bürgerspital in Köln unter RIEGEL, arbeitete 1879 klin. und anat. bei WESTPHAL in Berlin, war seit 1879 an der Irrenheilanstalt in Marburg, ist seit 1894 Dir. der kommunalständ. Irrenheilanstalt und der psychiatr. Klinik, Prof. ord. der Psychiatrie daselbst. T. veröffentlichte: „*Beitrr. z. pathol. Anat. und z. Pathol. der Dementia paralytica*" (Berlin 1884) — „*Klinische und anat. Studien über die Pellagra*" (Ib. 1893) — „*Über die Veränderungen im Centralnervensystem, bes. in den Hintersträngen des Rückenmarks bei Ergotismus*" (A. f. Ps.).

Tuerck, Ludwig, zu Wien, berühmter Neurolog und Laryngolog, geb.

daselbst 22. Juli 1810, erlangte 1836 dort auch die Doktorwürde, widmete sich bereits als Sekundararzt (1840) mit allem Eifer der Anat. und Pathol. des Nervensystems und publizierte als Frucht seiner Studien die „*Abhandl. über Spinalirritation nach eigenen, grösstentheils im Wiener allg. Krankenhause angestellten Beobb.*" (Wien 1843). 1844 unternahm er eine Studienreise nach Paris und publizierte: „*Ph. Ricord's Lehre von der Syphilis. Nach dessen klin. Vorträgen dargestellt*" (Ib. 1846). In der für ihn von seinem Gönner Baron TUERKHEIM im allgem. Krankenhause geschaffenen Abteilung für Nervenleidende, in welcher er als ordin. Arzt 13 Jahre lang wirkte, begründete er seinen wissenschaftl. Ruf, wurde jedoch erst 1857 zum Primararzt ernannt; er lieferte aber in dieser Zeit zahlreiche, sehr geschätzte Arbeiten, besonders in den Sitzungsber. der Akad. der Wiss., mathem.-naturwiss. Klasse. Ein Verzeichnis derselben ist in dem älteren Lexikon enthalten. 1857 begannen seine laryngosk. Studien, die ihn von da an ausschliesslich beschäftigten. Wenn ihm auch nicht die Erfindung des Kehlkopfspiegels zu danken ist, so doch jedenfalls die prakt. Verwendung desselben für diagnost. und operative Zwecke, sodass die Geschichte der Laryngoskopie für immer an seinen Namen anzuknüpfen ist, nachdem er 1857 zum erstenmale mit Hilfe seines Kehlkopfspiegels dem Prof. LUDWIG das Kehlkopfinnere eines Pat. seiner Abteilung gezeigt hatte. Alle seine bedeutenden Entdeckungen, Erfindungen und Verbesserungen auf jenem Gebiete publizierte er zuerst in der „A. W. m. Z.", hielt seit 1860 ununterbrochen Vorträge über Laryngoskopie und veröffentlichte: „*Prakt. Anleitung zur Laryngoskopie*" (Wien 1860, mit 1 Taf.). 1861 verlieh ihm die Pariser Acad. des sc. einen MONTHYON-Preis von 1200 Frcs., 1864 wurde er zum Prof. ord. ernannt und erschienen dann noch seine Hauptwerke: „*Klinik der Krankheiten des Kehlkopfes und der Luftröhre u. s. w.*" (Ib. 1866, m. 1 Taf. und 260 Holzschn.) und „*Atlas dazu. In 24 chromolith. Taff. v. A. Elfinger und C. Heitzmann*" (Ib. 1866). Unermüdlich wirkte er weiter bis an sein Lebensende, das, nach einem Leiden von nur wenigen Tagen, 25. Febr. 1868 eintrat. Aus seinem litter. Nachlasse,

von C. WEDL zusammengestellt, erschien noch: „*Ueber Hautsensibilitätsbezirke der einzelnen Rückenmarksnervenpaare*" (Wien 1869; auch in den Denkschr. der k. Akad. der Wiss.). Sein Andenken wurde durch die 1868 im allgem. Krankenhause erfolgte Aufstellung seiner Büste geehrt; äussere Ehren sind ihm ausserhalb seines Berufskreises niemals zu Teil geworden.

Tuke, Daniel Hack, zu Hanwell bei London und in London, Irrenarzt, geb. 1827 zu York als Sohn des Psychiaters Samuel T. (1784 bis 1857), studierte im St. Barthol. Hosp. in London, wurde 1852 M. R. C. S., 1853 Dr. in Heidelberg, begann seine Praxis 1854 in York als Physic. des York Retreat und York Dispensary, hielt an der med. Schule daselbst Vorlesungen über Psychologie, lebte infolge von Krankheit 15 Jahre lang in Falmouth, wurde 1860 Member des R. C. P., liess sich 1874 in London nieder, wurde 1875 Fellow des R. C. P. und einer der Governors des Bethlem Hosp. Später siedelte er nach Hanwell über und fuhr von hier aus täglich zu Konsultationen nach London. T., der 5. März 1895 starb, war ein sehr bedeutender Psychiater. Schon 1854 verfasste er den „*Prize Essay on the moral management of the insane*", gab zusammen mit BUCKNILL heraus: „*A manual of psychological medicine*" (1857) und schrieb: „*Artificial insanity, chiefly in relation to mental pathology*" (1865) — „*Illustrations of the influence of the mind upon the body, in health and disease*" (1872 ins Franz. übers.). Er war auch 18 Jahre lang Herausgeber des „Journal of Mental Science" und lieferte noch eine ganze Reihe von im älteren Lexikon bereits erwähnten Arbeiten. T. war Präsident der Medico-Psychological Association, seit 1882 Doktor der Rechte von Glasgow und hatte auch ein Dictionary of Psychological Med. unternommen. Nicht wenige der Arbeiten T.'s galten der Geschichte der Psychiatrie.

Turchi, Marino, zu Neapel, geb. 31. Mai 1808 zu Gesso bei Chieti, studierte seit 1829 in Neapel Naturwiss. und Med., wurde 1848 in das neapolit. Parlament gewählt, wo er der liberalen Partei angehörte, erlitt nach der Restauration Gefängnis, polizeil. Überwachung, war 1860 einer der 5 Dekurionen der Stadt Neapel, welche deren Huldigung dem Könige Viktor Emanuel überbrachten. In demselben Jahre wurde er zum Prof. der Hygiene an der Univ. ernannt und stellte sich zugleich die Aufgabe, dem Volke gesundere Wohnungen zu verschaffen. Seine sehr zahlreichen Arbeiten bestehen zum allergrössten Teil in Denkschriften, Berichten, Vorschlägen, die hygien. Zustände der Stadt Neapel betreffend. T. starb 3. März 1890.

Turnbull, James Muter, zu Liverpool und seit 1886 in Turnbridge Wells, geb. 1818 in der Parochie Antworth-on-the-Solway, studierte in Edinburg, wo er 1839 Dr. wurde, später in Paris, praktizierte zuerst in Wolverhampton, seit 1844 in Liverpool, war hier Physician des South Dispensary, dann des Northern Hosp., seit 1849 der Royal Infirmary u. verblieb in dieser Stellung bis 1876, wo er zum Consulting Physic. ernannt wurde. 1876 bis 77 war T. Präsident der Medical Institution, nachdem er 1873 Fellow des R. C. P. Lond. geworden war. Seit 1880 hielt sich T. viel in südlichen Gegenden auf und starb in Turnbridge Wells 6. Sept. 1897. T. war ein sehr gesuchter Arzt, auch litterarisch sehr fruchtbar. Die Titel seiner schriftstellerischen Leistungen sind bereits im älteren Lexikon aufgeführt

Turner, Sir William, zu Edinburg, geb. 1832 zu Lancaster in England, studierte im St. Barthol. Hosp. zu London, wurde Member des R. C. S. Engl. 1853, 1854 anatom. Prosektor bei der Univ. zu Edinburg, 1861 Fellow des dortigen R. C. S., 1867 Prof. der Anat. bei der Univ. u. Roy. Scott. Acad.; er ist auch Mitglied des Gen. Med. Counc., Dr. der Rechte der Univ. Glasgow, Fellow der Royal Societies zu London und Edinburg, seit 1898 Mitgl. d. Berl. Akad. d. Wiss. Litterar. Arbeiten: *„Atlas of human anatomy and physiology, with hand-book"* — *„Convolutions of human cerebrum topographically considered"* (1868)

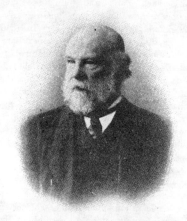

— *„An introduction to human anatomy including the anatomy of the tissues"* — *„Lectures on comparative anatomy of the placenta"* (1876). Er gab heraus die 3. ed. 1870 von Sir James Paget's „Lectures on surgical pathology", ist Mitherausgeber des „Journ. of Anat. and Physiol." und lieferte noch viele Aufsätze für Edinb. Med. Journ., Edinb. Phil. Journ., Journ. of Microsc. Sc., Brown-Séquard's Journ., Med.-Chir. Rev., Transact. und Proceed. of the Roy. Soc. in Lond. und Edinburg, u. s. w., u. s. w.

U.

Udráuszky, Ladislaus von, in Kolozsvár, geb. 12. Okt. 1862 zu Budatin (Ungarn), studierte in Budapest, promovierte daselbst 1883, war dann Zögling an der med. Klinik (v. KORÁNYI), ging 1886 nach Strassburg i. E. und arbeitete bei F. HOPPE-SEYLER, 1887 nach Freiburg i. Br. und trat in das Laboratorium von E. BAUMANN ein. 1889 habilitierte er sich an der Freiburger Univ. für med. Chemie, übernahm 1890 die Leitung des Laboratoriums an der med. Klinik (v. KORÁNYI) in Budapest, arbeitete 1891 bei C. LUDWIG in Leipzig und wurde 1892 Prof. e. o. der Physiologie an der Univ. Kolozsvár, 1893 Prof. ord. Die Publikationen v. U.'s bestehen ausser Kongressreferaten und populären Vorträgen aus Arbeiten vorwiegend phys.-chem. Inhaltes, welche in HOPPE-SEYLER's Ztschr. f. physiol. Chemie, in den Ber. d. naturf. Ges. zu Freiburg i. Br., in den math. u. naturw. Ber. aus Ungarn, in dem ung. Arch. f. Med., in W. k. R., in den Veröffentl. d. Siebenbürger Museumvereins etc. erschienen sind. Hervorzuheben sind speziell die Arbeiten über Furfurolreaktionen, physiol. Kohlehydratausscheidung, Stoffwechsel der Bierhefe, und die in Gemeinschaft mit E. BAUMANN durchgeführten Untersuchungen über die Ausscheidung und das Vorkommen der Diamine. Die von den Schülern v. U.'s veröffentl. Mitteilungen betreffen grösstenteils dieselben Arbeitsgebiete.

Uffelmann, Julius, in Rostock, geb. 21. Jan. 1837 zu Zeven (Hannover), genoss seine Ausbildung in Göttingen unter HENLE, HASSE und BAUM, wurde 1861 promoviert, liess sich im gleichen Jahre in Rostock als Arzt nieder, habilitierte sich dann 1876 und wurde 1879 zum a. o. Prof. d. Med., 1893 zum Honorar-Prof. ernannt. Er vertrat die Hygiene und med. Geschichte und machte sich um beide Disziplinen durch zahlreiche litterar. Leistungen sehr verdient. Erwähnung verdienen besonders ausser den „*Anat.-chir. Studien*" (1865) und „*Diè Diät in den acut fieberhaften Krankheiten*" (1877), dem Gebiete der Hygiene angehörige Arbeiten, so: „*Darstellung des auf dem Gebiete der öffentlichen Gesundheitspflege bis jetzt Geleisteten*" (gekr. Preisschrift, Berlin 1878) — „*Handbuch der privaten und öffentl. Hygiene des Kindes*"

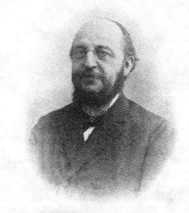

(1881) — „*Tisch für Fieberkranke*" (1882) — „*Handb. der Kinderheilkunde*" — „*Die öffentl. Gesundheitspflege in Italien*" (D. Vrtljhrschr. f. öff. Gesundheitspfl., 1879), die für diese Zeitschrift bis zu U.'s 17. Febr. 1894 erfolgtem Ableben gelieferten Jahresberichte, ferner: „*Handbuch der Hygiene*" (1889) — „*Hygienische Topographie der Stadt Rostock*", dann histor. Abhandlungen über die Entwicklung der griech. Med., Gesundheitspflege im alten Rom.

Ughetti, G. B., geb. in Venaria Reale bei Turin 8. Juli 1852, studierte und pro-

movierte 1876 in Turin, arbeitete 1877
klinisch unter BACCELLI in Rom, dann in
Neapel unter CANTANI, hielt sich auch in
Paris, Zürich und Basel auf, wurde 1879
Assistent der pathol. Anat. in Catania,
1881 Privatdozent, erhielt 1882 den Lehrauftrag
für allgem. Pathol. und wurde
Arzt am Viktor-Emanuel-Hospital, sowie
Mitglied des Gesundheitsrats der Provinz.
Seine Arbeiten betreffen die Lebercirrhose,
Milchdiät, hereditäres Zittern, Toxizität
der ausgeatmeten Luft, Funktion der
Thyreoidea, Einfluss der Wärme auf die

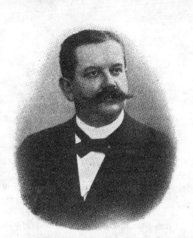

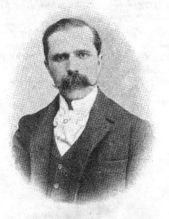

anderen Körpererkrankungen, die physiol.
Optik, pathol. Anat. und Bakteriol. des
Auges, klin. Beobachtungen u. s. w. Für
das Handb. f. Augenheilk. v. GRAEFE-
SAEMISCH bearbeitet U. das Kapitel der
Augenveränderungen bei Erkrankungen
des Nervensystems. Selbständig erschien
noch: *„Stereoscopischer ophthalmolog. Atlas"*
(2. Folge, Leipzig).

Ultzmann, Robert, geb. 30. März
1842 zu Kaschau in Ungarn, betrieb auf
der Wiener Univ. seine Studien, gelangte
1867 zur Promotion, wirkte dort zunächst
praktisch, dann als Dozent (1872) in der
Spezialität der Krankheiten der Harnorgane
und übernahm später die Thätigkeit
eines Chefarztes an der Wiener allgem.
Poliklinik. Ausser Arbeiten über *„Harnsteinbildung"*
— *„Hämaturie"* — *„Neurosen
des männl. Harn- u. Geschlechtsapparates"* —
„Pyurie" —*„Harnconcretionen des Menschen"*,
liess er einen *„Leitfaden zur Analyse des
Harns"* (mit HOFMANN) und (unter derselben
Mitarbeiterschaft) einen *„Atlas der Harnsedimente
des Menschen"* erscheinen. Er
starb 11. Juni 1889.

Frequenz der Herzschläge. Selbständig
erschien ein Werk über das Fieber (auch
deutsch, russ. u. span.), sowie eine kleine
Publikation: *„Zwischen Ärzten und Clienten"*
(auch in deutsch. Übers.).

Uhthoff, Wilhelm, in Breslau, geb.
31. Juli 1853 in Kl.-Warin (M.-Schwerin),
studierte seit 1873 in Tübingen, Göttingen,
Rostock und Berlin, promovierte 1877,
approbiert 1878, war Assistent bei SCHOELER,
arbeitete am physikal. Institut unter HELMHOLTZ
und machte langjährige regelmässige
Untersuchungen an den Kranken der k.
Charité, hauptsächlich an der psychiatr.
und Nervenklinik (WESTPHAL). 1885 habilitiert,
wurde U. 1890 als Nachfolger von
SCHMIDT-RIMPLER in Marburg und 1896 von
FOERSTER in Breslau Prof. ord. der Ophthalmol.
und Direktor der Univ.-Augenklinik.
U.'s Arbeiten betreffen die verschiedensten
Gebiete der Ophthalmol., vor
allem die Erkrankungen des Auges mit

Ungar, Emil, in Bonn, daselbst
3. Sept. 1849 geb. und hier, sowie in Würzburg
und Berlin ausgebildet, promoviert
1874, war Assistent am KRUPP'schen
Krankenhaus in Essen, dann an der Poliklinik
in Bonn unter RÜHLE bis 1883,
habilitierte sich für inn. Med. und Staatsarzneikunde
und ist gegenwärtig Kreis-

physikus und Prof. e. o. Das Titelverzeichnis seiner grösseren Abhandlungen ist im älteren Lexikon zu finden.

Unger, Ludwig, in Wien, geb. 1. Okt. 1848 zu Marienthal (Ungarn), studierte und promovierte 1870 in Wien, war Sekundararzt im St. Josefs-Kinderspital bis 1873, machte 1874 bis 75 wissenschaftl. Studienreisen in Deutschland, Frankreich, Schweiz und Italien, ist seit 1887 in Wien für Pädiatrie habilitiert. In den Sitz.-Ber. der Akad. der Wiss. veröffentlichte U. Untersuchh. über den Bau der Grosshirnrinde, Entwicklung der zentralen Gewebsformen, traumat. Hirnentzündung. Ausserdem: *„Über corticale Epilepsie und deren Vorkommen im Kindesalter"* (Wien 1886) — *„Über multiple inselförmige Sklerose des Centralnervensystems im Kindesalter"* (Ib. 1887) — *„Lehrbuch der Kinderkrankheiten"* (Wien 1890; 3. Aufl. 1900) u. a. m.

Unna, Paul Gerson, als Sohn des Arztes Moritz Adolph U. (geb. 1813) geb. zu Hamburg 8. Sept. 1850, machte 1870, nachdem er in Heidelberg eben zur Univ. gekommen war, freiwillig den Krieg mit und wurde in demselben schwer verwundet, kehrte 1871 wieder nach Heidelberg zum Studium zurück, studierte dann in Leipzig und Strassburg, wo er 1875 promoviert wurde und noch $1/2$ Jahr unter Leitung WALDEYER's arbeitete. Seit 1876 Arzt in Hamburg, war er 1877 bis 78 Assistent des allgem. Krankenhauses daselbst, übte seit 1878 die allgemeine Praxis bis 1884 aus, beschränkte sich dann aber auf die Spezialität der Hautkrankheiten, nachdem er schon 1881 eine Privatklinik für Hautkranke gegründet, für die er 1884 eine neue Anstalt in Eimsbüttel bei Hamburg erbaute. Schon als Student schrieb er in der Zeitschr. f. Völkerpsychologie und Sprachwiss.: *„Kuno Fischer und das Gewissen"* (1875, IX), in welcher zum erstenmale der Versuch gemacht wurde, ethische Erscheinungen darwinistisch zu erklären. Sein erstes grösseres Hauptwerk war das Kapitel: *„Anatomie der Haut"* (1882) in ZIEMSSEN's Handbuch XIV, wesentlich auf eigene Forschungen sich stützend. Es folgte 1894 die: *„Histopathologie der Haut"*, als Supplementband der speziellen Pathol. von ORTH und 1898:

„Allgemeine Therapie der Haut", zuerst als Kapitel in dem Handbuch der allgem. Therapie von EULENBURG erschienen. Seit 1882 giebt er die Halbmonatsschrift: *„Monatshefte für praktische Dermatologie"* (Hamburg), sodann die *„Dermatologischen Studien"*, den: *„Internationalen Atlas seltener Hautkrankheiten"* (mit MORRIS, BESNIER u. DUHRING) und den *„Histologischen Atlas zur Pathologie der Haut"* heraus, war und ist ständiger Mitarbeiter an EULENBURG's Realencyklopädie und Jahrbüchern, BAUMGARTEN's

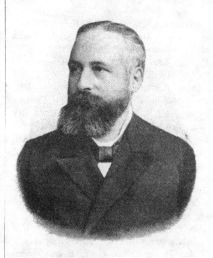

Jahresbericht (Lepra), VIRCHOW - HIRSCH (akute Exantheme) und Realencyklopädie der Hygiene. Ausser vielen Referaten und kritischen Übersichten publizierte U. zahlreiche Journalartikel, die sich der Hauptsache nach mit Anat. u. Physiol., pathol. Histologie u. tinktorieller Technik, Klinik, Therapie u. Pharmakotechnik und endlich der Parasitenkunde der Haut beschäftigten. Nur in der Einführung der Dünndarmpillen (1886) und Salbensonden (1885) berührte er das Gebiet der inneren Medizin und Urologie. Wir erwähnen unter den ersteren die folgenden: Anatomie: *Oberhaut und Anhangsgebilde"* (1876, 82, 87), *„Elastisches Gewebe"* (1886), *„Lochkerne des Fettgewebes"* (1895); Physiologie: *„Schweisssekretion"* (1882), *„Fettfunction der Knäueldrüsen* (1882, 94, 98); Pathol. Histologie: *„Onychopathol."* (1880), *Mastzellen bei Urticaria pigmentosa"* (1885), *„Lepra"* (1886 bis 97), *„Plasmazellen"* (1890 bis 93), *„Chemotaxis und Entzündung"* (1893), *„Naevi"* (1893 bis 97), *„Degenerationen des Epithels und der Intracellularsubstanzen"* *(Elaein etc.)* (1895), *„Vorlesungen über allg. Pathol. der Haut"* (1892 bis 94); tinctorielle Technik: *„Geschichte der Butuinfärbung"* (1888), *„Reifung der Farbstoffe"* (1892), *„Rosaniline und Pararosaniline* (1886), *„Spezifische Färbungen aller einzelnen Hautelemente"* (1893 bis 95); Klinik: *„Seborrhoisches Ekzem"* (1887 bis 93), *„Duhring'sche Krankheit"* (1889), *„Impetigines"* (1892 bis 99), *„Parakeratosen"* (1890), *„Diaskopie"* (1893 bis 94); Therapie: *„Ichthyol und Resorcin"* (1886), *„Lupus"* (1888 bis 97), *„Lichen ruber, Lebra, Kinderekzem etc."* Dermatotherapeutische Technik: Salben- und Pflastermulle (1882), Pasten (1883), Leime (1886), Überfettete Seifen (1886), Salbenseifen (1886), Kühlsalben (1884), Mikrobrenner (1890, 98); Parasitenkunde: Morokokken des Ekzems (1892 bis 97). verschiedene Kokken der Impetigines (1892, 99), Fettgehalt der Leprabazillen und Tuberkelbazillen (1892, 95), Streptobazillen des weichen und serpiginösen Schankers (1892, 96), Favus (1892, 93), Trichophytie (1897), Piedra (1897). Seit 1887 schloss sich an die U.'sche Klinik ein dermatol. Laboratorium an, in welchem zahlreiche Arbeiten auf dem Felde der Hautpathologie von U.'s Schülern ausgeführt sind, die grösstenteils in den Monatsheften f. pr. Dermatologie publiziert werden.

Unschuld, Paul, in Neuenahr, geb. zu Lehmen a. d. Mosel 9. Aug. 1835, studierte in Berlin, Bonn, Würzburg (hier als einer der wenigen Hörer an dem ersten in Deutschland von TRÖLTSCH gelesenen Kolleg über Ohrenheilkunde), Greifswald, promovierte 1860, hielt sich später in Paris, London und Berlin zu weiteren Studien auf, war 1862 bis 64 Militärarzt, bis 1868 Arzt und Spitalarzt in Ehrenbreitstein und wirkt seit 1868 in Neuenahr, seit 1876 als Kreiswundarzt. U. nahm an den Feldzügen von 1866 und 70/71 als Assistenz- bezw. Stabsarzt teil und veröffentlichte ausser verschiedenen balneolog. Schriften über Neuenahr einige Aufsätze über Diabetes in B. k. W. (1884 u. 94), sowie über Dysmenorrh. membran. ebendaselbst.

Unverricht, Heinrich, in Magdeburg, geb. in Breslau 18. Sept. 1853, studierte daselbst, hauptsächlich als Schüler von BIERMER, promovierte 1877, war seit 1883 daselbst Dozent f. inn. Med., wurde 1886 als Prof e. o. und Direktor der med. Poliklinik nach Jena, 1888 als Prof. ord. und Direktor der med. Klinik nach Dorpat, endlich 1892 als Direktor der städtischen Krankenanstalt Magdeburg-Sudenburg berufen und 1894 zum Med.-Rat ernannt. Von etwa 50 Schriften U.'s seien angeführt: *„Studien über die Lungenentzündung"* (Diss. Breslau 1877, von der med.

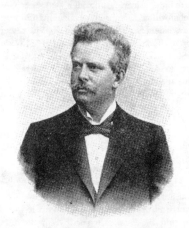

Fakultät preisgekrönt) — *„Über ein neues Symptom zur Diagnose der Lungenfistel beim Pyopneumothorax"* (Z. f. k. M. I. 1880) — *„Beiträge zur klinischen Geschichte der krebsigen Pleuraergüsse"* (Z. f. k. M. IV 1882) — *„Experimentelle und klinische Untersuchungen über die Epilepsie"* (Habilitationssch. 1883, A. f. Ps. etc. XIV) — *„Experimentelle Untersuchungen über die Innervation der Athembewegungen"* (Verh. d. Kong. f. inn. M. 1888) — *„Die Beziehungen der hinteren Rindengebiete zum epileptischen Anfalle"* (D. A. f. k. M. XLIV 1889) — *„Über therapeutische Strömungen in der inneren Medicin"* (Berliner Klinik 1889 Antrittsvorlesung Dorpat) — *„Über das Cheyne-Stokes'sche Athmen"* (Verh. d. Kongr. f. i. M. 1892) — *„Über das Fieber"* Samml. kl. Vortr. von VOLKMANN No. 159) — *„Zur Behandlung des tuberkulösen Pneumothorax"* (Verh. des 14. Kongr. f. inn. M. 1896 — *„Über Epilepsie"* (VOLKMANN'S Samml. kl.

Vortr. No. 196) — *„Krankheiten des Brustfells und des Mittelfells"* (Handb. d. pr. M. von EBSTEIN und SCHWALBE, Stuttgart 1899) — *„Unterleibstyphus"* (Ib. 1899) — *„Myoclonie"* (EULENBURG's Realencyklopädie und Encyklop. Jahrb. V) — *„Polymyositis (Dermatomyositis)"* (Ib.) Dazu kommen 17 unter Leitung U.'s entstandene Arbeiten seiner Dorpater Schüler, zusammengestellt: Wiesbaden 1894 (mit 7 Tafeln) und bis Ende 1899 etwa 7 Publikationen von U.'s Schülern u. Assistenten aus Magdeburg, ausserdem 4 Publikationen von Schülern aus der Jenenser Zeit.

Urban, Gregor, Hamburg, geb. 2. März 1860 in Ritterswalde (Schlesien), studierte in Breslau, Heidelberg und Leipzig, promoviert und approbiert 1885, war bis 1886 Assistent am pathol. Institut, dann an der chir. Klinik in Leipzig, habilitiert 1893, ist seit 1896 Oberarzt der chir. Abt. des Marienkrankenhauses in Leipzig. Schriften: *„Lehrb. der kleinen Chirurgie"* (Leipzig 1896) — *„Über Intubation des Kehlkopfes"* (D. Z. f. Ch.) — *„Hautverpflanzung"* (Ib.) — *„Lupusbehandlung"* (Ib.) und mehrere kleinere Schriften.

Urbantschitsch, Victor, in Wien 10. Sept. 1847 geb., dort auch, abgesehen von der Ohrenheilkunde, als Schüler HYRTL's, BRUECKE's, ROKITANSKY's ausgebildet, wurde 1870 promoviert und wandte sich dann dem Spezialstudium der Ohrenheilkunde auf autodidaktischem Wege zu. Seine während der Zwischenzeit bis zu seiner Anstellung als Ohrenarzt der Wiener allgem. Poliklinik (1872) und später publizierten Arbeiten sind embryologische (in den Sitzungsber. der Wiener Akademie der Wissenschaften, 1873, und in SCHENK's Mitt.), anatomische (in den Wiener med. Jahrbb., 1875, und im A. f. O., ferner Z. f. O. XXXI, C. f. d. m. W., PFLUEGER's Archiv, auch monographisch: *„Über die Anomalie des Geschmackes, der Tastempfindung und der Speichelsecretion in Folge von Erkrankungen der Paukenhöhle"* (Stuttgart 1876) — *„Über Hörübungen bei Taubstummheit"* (Wien

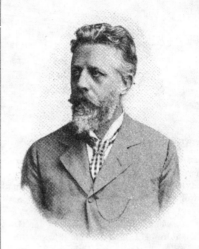

1895) — *„Über methodische Hörübungen und deren Bedeutung für Schwerhörige"* (Wien 1899). U.'s *„Lehrbuch der Ohrenheilkunde"* erschien 1880 in Wien, 3. Aufl. 1890.

Urquhart, John, in Aberdeen, geb. 1826, studierte im King's und Marishal Coll. zu Aberdeen, promovierte in Edinburg, ging bald darauf nach Indien, wurde in Madras Coroner, Prof. d. gerichtl. Med., kehrte, nachdem er 22 Jahre daselbst mit grossem Erfolg praktiziert hatte, in die Heimat zurück, war viele Jahre lang Leiter der Royal Infirmary u. des Lunatic Asylum, sowie des Aberdeen Dispensary, auch eine Zeit lang Präsident der Med. Chir. Society und starb 27. Okt. 1892.

Uspenski, Peter Iwanowitsch, in St. Petersburg, geb. 1839 in Bagensk (Gouv. Twer), studierte an deutschen und französ. Univv., war Privatdozent f. Neuropathologie und Elektrotherapie an der militärmed. Akad. und starb 24. Jan. 1893. Er ist Verf. von etwa 25 Publikationen, hauptsächlich zur Nervenpathol., darunter einer anerkannt wertvollen Diss. über Ataxie locomotrice progressive, u. Arbeiten über Hypnose, Elektrotherapie u. ähnliche.

V.

Valenta, Alois, Edler von Marchthurn, in Laibach, geb. 18. Juni 1830 zu Wischau in Mähren, studierte und promovierte 1854 in Wien, war 3 Jahre hindurch 1. Demonstrator der Anat. bei HYRTL, dann 3 Jahre als k. k. Oberarzt a. d. Josefsakad., klin. Assistent der Geburtshülfe bei CHIARI und bei SPAETH, 1857 bis 98 o. ö. Prof. der Geburtshilfe und Primararzt an der Gebär- und Findelanstalt, dann an der Gynäkol. Abt. in Laibach, gegenwärtig als solcher pensio-

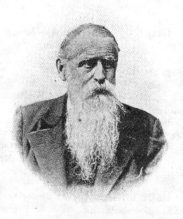

niert. Seit 1860 Mitgl. der ständigen Medizinal-Kommission und des Landessanitätsrates in Krain, seit 1875 Spitals-Direktor, als solcher noch aktiv, wurde V. 1882 zum Regierungsrat ernannt, 1892 geadelt, 1883 taxfrei mit dem Bürgerrecht von Laibach geehrt, nachdem hier durch seine Initiative ein ständiger städtischer Gesundheitsrat gebildet worden war. V. wirkte mit Erfolg für eine Reform der med. Studien, für Bildung von Ärztekammern, Ernennung von Schulärzten etc. Auf sein Betreiben wurde das grosse Krainische Landkrankenhaus im Pavillonsystem mit allem modernen Komfort gebaut. Bei der Laibacher Erdbebenkatastrophe in der Osternacht 1895 sorgte er für schleunige Herstellung eines Notbarackenspitals zur Bergung der Kranken aus dem unbewohnbaren alten Spital. V. ist Mitglied von 10 in- und ausländischen ärztl. Vereinen, Ehrenpräsident des von ihm 1861 ins Leben gerufenen Krainischen Ärztevereins, Mitglied vieler naturwissenschaftlicher und humaner Vereine. Auf dem Gebiete der Gynäkologie, als Forscher auf experiment. Grundlage hat er zahlreiche Abhandlungen in der W. m. W., W. m. Pr., Zeitschr. der k. k. Gesellsch. der Ärzte in Wien, J. f. K., Z. f. G. u. G., A. f. G., Memorabilien, in der Wochenschrift „Das österreichische Sanitätswesen" u. s. f. veröffentlicht. An selbständigen Schriften: *„Lehrbuch der Geburtshilfe"* in slov. Sprache (Laibach 1860 und umgearbeitet 1886) — *„Die Catheterisatio uteri als wehenerzeugendes und wehenverbesserndes Mittel"* (Wien 1871) — *„Das Laibacher Barackennothspital"* (Wien 1895) u. s. w.

Valenti, Antonio, geb. zu Rom 8. Okt. 1834, dort ausgebildet und in den Jahren 1857, 58, 59 diplomiert, wurde 1877 daselbst auf den Lehrstuhl der allgem. Pathol. berufen, nachdem er für die Einführung der modernen Methoden in der normalen und pathol. Histol. sich besonders thätig bewiesen hatte, 1882 zum Prof. e. o. ernannt. Unter seinen zahlreichen Schriften sind hervorzuheben: *„Le forme anatomiche del tuberculo polmonale etc."* (Arch. di med. etc., 1870) — *„Cranio e cervello di un idiota etc."* (Riv. clin. di Bologna, 1873) — *„Della glomerulonefrite scarlatinosa"* (mit MARCHIAFAVA; Atti della R. Accad. 1877, m. Taff.) —

„Lezioni di patologia generale etc." (6. voll.,
Rom) — *„Elementi di ematologia patologica
generale"*. Endlich übersetzte V. G. BRUE-
GELMANN's Inhalationstherapie nach deren
2. Aufl. ins Italien. (Rom und Turin 1877).

Valentin, Gabriel Gustav, berühmter Physiolog, 8. Juli 1810 zu Breslau geb., studierte daselbst seit 1828, besonders unter PURKINJE, promovierte 1832
mit der Diss.: *„Historiae evolutionis systematis muscularis prolusio"* und liess sich
1833 in seiner Vaterstadt als prakt. Arzt
nieder. 1834 machte er, zusammen mit
seinem Lehrer PURKINJE, die berühmte

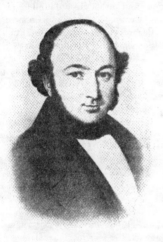

Entdeckung der Flimmerbewegung; 1835
erhielt er für seine Arbeit: *„Histiogenia
comparata"*, über die Entwicklung der
Pflanzen und Tiere, ein Manuskript von
1050 Seiten mit 40 Tafeln eigener Zeichn.
und 50 Seiten Erklärung, neben schmei-
chelhaftester Anerkennung AL. v. HUM-
BOLDT's, den grossen Preis von 3000 Frcs.
für Experimentalphysiologie seitens des
„Institut de France", machte mit Hilfe
desselben eine wissenschaftl. Reise und
widmete sich von nun ab ausschliesslich
wissenschaftl., speziell physiol. Studien.
Er veröffentlichte eine Reihe wichtiger,
zum Teil bahnbrechender Arbeiten, teils
kleinere Abhandlungen, teils umfangreiche
Lehrbücher, wie: *„Handbuch der Entwicklungsgeschichte des Menschen mit vergleich. Rücksicht der Entwicklung der
Säugethiere und Vögel"* (Berlin und Paris
1835) — *„Ueber den Verlauf und die
letzten Enden der Nerven"* (Bonn 1836) —
„Ueber Mechanik des Blutumlaufs" (Leipz.
1836) u. a. und folgte 1836 einem Rufe
als ord. Prof. der Physiol. nach Bern,
nachdem er Berufungen nach Dorpat und
Lüttich in gleicher Eigenschaft aus konfessionellen Rücksichten abgelehnt hatte.
In Bern wirkte er 45 Jahre lang in höchst
segensreicher Weise, einige Jahre auch
als Lehrer der Anat., feierte 1876 sein
40jähr. Amts-, 1882 sein 50jähr. Dr.-Jubi-
läum, trat erst 1881 infolge eines Schlaganfalles von seinen Ämtern zurück und
starb 24. Mai 1883. — V. war ein Lehrer,
Gelehrter und Forscher ersten Ranges.
Es giebt kaum ein Gebiet der Physiol.,
auf dem er nicht gearbeitet und neues, z.
T. höchst wichtiges geschaffen hat. Insbesondere bereicherte er die Lehre vom
Blut und seiner Bewegung im Körper,
ferner die Lehre von der Atmung durch
neue Arbeiten, stellte wichtige Untersuchungen auf dem Gebiete der Muskel-
und Nerven-Elektrizität an, entdeckte
1844 die diastatische Rolle des Bauch-
speichels bei der Verdauung der Kohlehydrate, verfeinerte die mikroskop. Technik durch Anwendung des polarisierten
Lichtes und lieferte bahnbrechende Arbeiten auf dem Gebiete der Physiol. der
Sinnesorgane, besonders des Gesichts, des
Geschmacks, des Geruchs und der Tastempfindung. Dazu kommt noch die
grosse Reihe von Arbeiten über die Wirkungen verschiedener Gifte auf den tier.
Organismus, sowie die z. T. schon zitierten,
vergleich.-anat., histol. und entwicklungsgeschichtl. Inhalts. Die Titel einiger der
bezügl. Schriften sind bereits im alten
Lexikon angeführt. Auch gab V. 1836 bis
43 das *„Repertorium für Anatomie und
Physiologie"* heraus und schrieb, ausser
zahlreichen kleineren Aufsätzen, Abhandlungen und Artikeln im Berliner Encyklop. Wörterbuch der med. Wissensch.,
in HECKER's Annal. der Heilk., MUELLER's
Archiv f. Physiol., SCHMIDT's Jahrbb., v.
AMMON's Zeitschr. f. Ophthalm., WAGNER's
Handwörterb. der Physiol. etc., noch das
sehr wertvolle *„Lehrbuch der Physiologie
des Menschen"* (Braunschweig 1844, 2 Bde.;
2. Aufl. 1847 bis 50) und einen *„Grundriss
der Physiologie des Menschen"* (Ib. 1846;
4. Aufl. 1854).

Valentiner, Georg Theodor, zu Pyrmont, geb. zu Pronstorff bei Segeberg in Holstein 31. Mai 1820, wurde 1843 zu Kiel Dr., war seit 1849 provisor., seit 1850 definit. Oberarzt der Schlesw.-Holstein. Marine, eine Zeit lang Privatdozent in Kiel, später Arzt in Pyrmont, Hofrat. Er starb 11. Nov. 1877. Seine Arbeiten zitiert das ältere Lexikon.

Valentiner, Wilhelm, Neffe des Vorigen, geb. 9. Febr. 1830 zu Neustadt in Holstein, nahm an dem 1. Schlesw.-Holst. Kriege Teil, wurde 1850 verwundet, studierte 1851 bis 53 in Göttingen, von da an in Breslau, wo er 1855 mit der Diss.: „De cholestearini organismi praesentia atque dignitate" promovierte, schrieb: „Die chem. Diagnose in Krankheiten. Für Aerzte" (Berlin 1860; 2. Aufl. 1863), habilitierte sich 1860 in Berlin als Privatdozent der Balneol. und Balneother. (schied 1873 wieder aus), wurde Brunnenarzt zu Ober-Salzbrunn in Schlesien, in welcher Stellung er als Sanitätsrat und später als Geh. San.-Rat bis zu seinem 2. Febr. 1893 in Wiesbaden erfolgten Ableben wirkte. Er gab heraus: „Der Curort Ober-Salzbrunn in Schlesien, geschildert für Curgäste" (Berlin 1865; 2. Aufl. 1877) — „Untersuchh. zur Pathologie und pathol. Statitik der Krankhh. der Respirationsorgane" (Ib. 1867), redigierte ein von mehreren bearbeitetes „Handbuch der allgem. und spec. Balneotherapie" (Berlin 1873) u. s. w.

Van der Meij, G. H., geb. 1851, studierte in Amsterdam, promovierte daselbst 1876, wurde 1881 Professor der Geburtshülfe und Gynäkologie in Amsterdam, begründete mit TREUB und NYHOFF die Niederl. Zeitschr. für Geburtsh. und Gynäkol. und starb an den Folgen einer bei einer Operation erhaltenen Blutvergiftung 16. Dez. 1895.

Van Kempen, Etienne-Michel, geb. 1814 zu Diest, studierte in Löwen unter SCHWANN, war seit 1844 Prof. der Anat. a. d. kathol. Univ. von Löwen und starb 26. Sept. 1893, nachdem er in seinen letzten Lebensjahren die Lehrthätigkeit aufgegeben hatte. V. hat seit 1842 eine Reihe von Arbeiten experimentell-physiol. Inhalts veröffentlicht.

Vanlair, Constant, zu Lüttich, geb. zu Créteil (Seine) 21. Jan. 1839, studierte in Lüttich, promovierte 1862, diente 1862 bis 68 in der belg. Armee als Méd. adjoint und Méd. de bataillon, wurde 1868 zum Prof. e. o. und 1872 zum Prof. ord. an der Univ. Lüttich ernannt und hielt nacheinander Vorlesungen über gerichtl. Med., pathol. Anat., spez. Pathol., Klinik der Greise. Seine erste Publikation ist von 1861; er begann jedoch erst nach seiner Ernennung an der Univ. Lüttich sich mit experiment. Arbeiten zu beschäftigen und arbeitete anfänglich in Paris, unter CORNIL, RANVIER und CHARCOT, dann in Berlin unter VIRCHOW und COHNHEIM, endlich im Laboratorium für pathol. Anat. in Lüttich. Seine Hauptarbeiten sind bereits im älteren Lexikon zusammengestellt. Seitdem sind hinzugekommen: „Sur la persistance de l'aptitude régénératrice des nerfs" (Bruxelles 1888) — „Des altérations nerveuses centripètes consécutives à la section des nerfs et à l'amputation des membres" (Ib. 1891) — „La suture des nerfs" (Ib. 1889) — „Survie après la section des deux vagues" (Ib. 1893) — „Déterminations chronométriques relatives à la régénération des nerfs" (Bruxelles et Paris 1893) — „Régénération des nerfs" (im Atlas der pathol. Histol. des Nervensystems, Berlin 1894) — „Des myoclonies rythmiques" (Paris 1889) — „La mésoneurite noduleuse" (Ib. 1899) — „De la part qui revient au récurrent dans les résultats de la vagotomie" (Genève 1899) — „La greffe animale" (Bruxelles 1881) — „Les audaces de la chirurgie moderne" (Ib. 1883) — „La guerre aux microbes" (Ib. 1887) — „La vie latente" (Ib. 1888) — „Les morts vivants" (Ib. 1889) — „La naupathie" (Ib. 1890) — „La main des bêtes" (Ib. 1899) — „Le clou-trocart et sur emploi dans l'anasarque" (Liége 1888) — „De l'applications du clou-trocart au traitement des adénites" (Ib. 1889) — „Un nouveau cas de bothriocéphalie en Belgique" (Bruxelles 1889) — „Les grandes modalités cliniques de la pneumonie envisagées au point de vue de leur traitement" (Liége 1895) — „Contribution à l'étude des abcès sous-diaphragmatiques gazeux" (Paris 1893) — „Notice biographique sur Gottlieb Gluge"

(Bruxelles 1900) — *„Manuel de Pathologie interne"* (Liège et Paris 1889; 3. éd. 1896).

Vanzetti, Tito, geb. zu Venedig 29. Nov. 1809, studierte in Padua, mit besonderer Vorliebe Chirurgie unter SIGNORONI. 1832 promoviert, ging er nach Wien, um sich dort im Studium der Chir. unter WATTMANN zu vervollkommnen. Nach beendigtem 2jähr. Studium in Wien begab er sich, als Arzt die Gemahlin des russ. Generals Narischkin begleitend, nach Odessa und von da nach der Krim, wo er sich den ganzen Herbst aufhielt und als Chirurg thätig war. Seine dort gemachten chir. Beobachtungen sind in der Schrift: *„Excursion en Crimée faite dans l'automne de l'année 1835"* (Odessa 1836) niedergelegt. Auch in den Militär-Kolonien der Ukraine machte er chir. Exkursionen und nachdem er 1837 den Doktortitel von der Univ. Charkow erhalten, wurde er bald darauf zum Prof. der chir. Klinik und Ophthalmologie an derselben ernannt. 1849 machte er eine wissenschaftl. Reise durch Europa und setzte sich in Verbindung mit den berühmtesten Chirurgen Deutschlands, Englands, Schottlands, Irlands, Frankreichs und Italiens. 1846 gab er die *„Annales scholae clinicae chirurgicae cesareae universitatis Charcoviensis"* heraus und 1848 führte er die erste Ovariotomie in Russland aus. 1853 verliess er die Lehrkanzel in Charkow, um eine solche an der Univ. Padua, nach dem Tode seines Lehrers SIGNORONI, zu übernehmen. 1857 schlug er auf der 33. Versamml. deutscher Naturforscher und Ärzte die Digitalkompression als Normalbehandlung der äusseren Aneurysmen vor, über welchen Gegenstand er auch in der chir. Gesellschaft zu Paris in demselben und in den folgenden Jahren Vorträge hielt und vielfach geheilte Fälle demonstrierte; von der Acad. des sc. erhielt er hierfür einen MONTHYON-Preis. Seit 1884 lebte er in Padua im Ruhestande und starb 7. Jan. 1888. Ein Vermögen von 100 000 Lire vermachte er testamentarisch zur Förderung der klin. Chir. in Padua. Das Verzeichnis seiner Schriften enthält die ältere Quelle.

Varrentrapp, Johann Georg, als Sohn des Arztes Johann Konrad V. (1779 bis 1860) geb. zu Frankfurt a. M. 20. März 1809, studierte von 1827 an in Heidelberg, Strassburg, Würzburg, wo er 1831 promovierte. Darauf wurde er Assistent seines Vaters im Hosp. zum heil. Geist, 1842 dessen Nachfolger. Wissenschaftl. Reisen machte er 1832 und 38; die erste erstreckte sich durch Deutschland und Österreich, die zweite nach den Niederlanden und Grossbritannien. 1834 wurde er Mitgründer der „Armenklinik", seit 1840 wandte er seine Aufmerksamkeit dem Gefängniswesen zu u. veröffentlichte 1841 seine Schrift: *„Ueber Pönitentiarsysteme"*, 1842 wurde er mit dem Juristen NÖLLNER in Giessen und N. JULIUS Herausgeber der *„Jahrbücher für Gefängniskunde"*, 1844 publizierte er seine in Bordeaux gekrönte Preisschrift: *„Sur l'emprisonnement individuel sous le rapport sanitaire"* und 1846 berief er den Kongress für Gefängnisreform nach Frankfurt. Durch seine Anstellung als Chefarzt am Hosp. zum heil. Geist wuchs sein Interesse an hygien. Fragen. 1847 machte er seine zweite, 1852, nach dem Besuche des hygien. Kongresses in Brüssel, seine dritte Reise nach England, wo er immer neue Anregungen fand, zunächst auf dem Gebiete der Städtereinigung. Als Mitglied der gesetzgebenden Versammlung setzte er mit grosser Energie die Anlage von Schwemmsielen durch, welche 1865 in Angriff genommen wurden. Auf der Naturforscher-Vers. zu Frankfurt 1867 regte er die Gründung einer Sektion für Hygiene an, welcher 1868, unter seiner Redaktion, das Erscheinen der „Deutschen Vierteljahrsschr. für öffentl. Gesundheitspflege" folgte; 1873 entstand zu Frankfurt der „Deutsche Verein für öffentl. Gesundheitspflege". 1868 erschien seine Schrift: *„Ueber Entwässerung der Städte"* (Berlin). Ausserdem wendete er der Kindersterblichkeit, der Schulhygiene, den Arbeiterwohnungen etc. sein reges Interesse zu. Seine letzte That war, dass er aus der Schweiz die Einrichtungen der Ferienkolonien einführte (1878); Frankfurt war die erste deutsche Stadt, welche diesen seitdem so verbreiteten Zweig humaner Einrichtungen pflegte. Seit 1876 wirkte er auch im städt. Gesundheitsrate. Bei seinem 50jähr. Doktor-Jubiläum 1881 erschien ein Prachtwerk: *„Frankfurt in seinen hygien. Verhältnissen und Einrichtungen"*, worin alle, auch die hier nicht berührten Seiten von V.'s Thätigkeit dargelegt sind. Seit 1884 war er durch die Folgen einer Apoplexie in seiner Thätigkeit gehemmt; er starb 15. März 1886.

Veiel, Albert von, zu Cannstatt, Württemberg, verdienter Dermatolog, geb. zu Ludwigsburg 8. Juni 1806, studierte in Tübingen und Paris, war ein Schüler der franz. Schule (BIETT, RAYER, LUGOL, ALIBERT), wurde 1829 promoviert, schrieb bei dieser Gelegenheit: „*Ueber mangelhafte Bildung der Extremitäten. Ein Versuch in der pathol. Anat.*" (Tübingen 1829, 4., m. 1 Taf.), wirkte seit 1829 als Arzt, seit 1835 als Spezialist für Hautkrankheiten, gründete 1837 zu Cannstatt die Heilanstalt für Flechtenkrankheiten und starb 2. Aug. 1874. V. gehörte in Deutschland zu den ersten, welche den Hautkrankheiten ihre besondere Aufmerksamkeit und eine spez., durch alle Hilfsmittel einer wohlgeordneten Anstalt unterstützte Behandlung zu Teil werden liessen. Seine Schriftentitel sind im älteren Lexikon aufgeführt.

Veiel, Theodor, zu Cannstatt, geb. daselbst 29. März 1848 als Sohn des Vor., studierte in Tübingen, Heidelberg, Berlin, Wien (unter HEBRA), wurde 1871 promoviert, wirkt seit 1873 als Arzt in Cannstatt und ist Vorstand der dortigen Heilanstalt für Hautkranke. Dieselbe war 1874, nach dem Tode des Vaters, in die Hände der Söhne Ernst und Theodor V. übergegangen und kam nach des ersteren Tode (1883) in des letzteren Hände allein. Sie begieng 1897 ihr 60jähr. Bestehen. Litter. Arbeiten: „*Ueber Lupus erythemat.*" (Tübingen 1871) — „*Jahresbericht der Heilanstalt*" (A. f. Derm., 1876) — „*Dermatitides superficiales, Acne rosacea und Sycosis*" (v. ZIEMSSEN's Handb. d. spez. Pathol. u. Ther., XIV, 1883, 84) — „*Ueber Lupus erythemat*" (Intern. Kongr. London u. Wien) — „*Zur Therapie des Lupus vulgaris*" (B. k. W. 1893) — „*Ueber die Therapie der Acne*" (VI. Dermat. Kongr. 1898) — „*Ueber die Therapie des Eczems*" (Ib. 1891) etc.

Veit, Aloys Constantin Conrad Gustav, früher in Bonn, geb. 3. Juni 1824 zu Leobschütz (O.-Schl.) als Sohn eines Apothekers, studierte in Breslau, Berlin, Heidelberg und Halle, wo er 1848 promovierte, war dann Assistent an der Entbindungsanstalt in Halle (unter HOHL), hierauf zu Berlin (unter BUSCH), habilitierte sich hier 1853 und folgte bereits 1854 einem Ruf als ord. Prof. d Geburtshilfe, Direktor der geburtshilfl. Klinik und der allgem. Hebammenlehranstalt, sowie

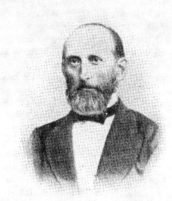

als Mitglied der Med.-Kommission in Rostock, wo er 1861 zum Ober-Med.-Rat ernannt wurde. 1864 siedelte er in gleicher Stellung nach Bonn über, wurde hier zum Geh. bezw. Geh. Ober-Med.-Rat ernannt, trat 1893 in den Ruhestand und beging 1898 sein 50jähr. Dr.-Jubiläum in Deyelsdorf bei Grimmen, wo er jetzt im Ruhestand lebt. Seine litter. Arbeiten sind im alten Lexikon angeführt.

Veit, Johann, zu Leiden, geb. in Berlin 17. Juli 1852 als Sohn des Geh. San.-Rats Otto Siegfried V. (1822 bis 83), studierte daselbst, wurde 1874 Dr. und war Assistent in den Kliniken von E. MARTIN und K. SCHROEDER, war seit 1879 Privatdozent der Geburtshilfe und Gynäkol. an der Berliner Univ. und folgte 1896 einem Ruf als Prof. ord. der Geburtshilfe und Gynäkol. in Leiden. Litter. Arbeiten: Zus. mit KARL RUGE: „*Pathologie der Vaginalportion. Erosion und beginn. Krebs*" (Stuttgart 1878, m. 5 Taff.) und „*Der Krebs der Gebärmutter*" (Ib. 1881, m. 7 Taff.); ferner allein: „*Die Eileiterschwangerschaft. Ein Beitrag zur Pathol. und Ther. derselben*" (Ib. 1884, m. 1 Taf.)

— *"Gynäkologische Diagnostik"* (Stuttgart, 3. Aufl. 1899). Gemeinschaftlich mit zahlreichen Fachgenossen giebt V. ein *„Handbuch der Gynäkologie"* (Wiesbaden 1896 bis 99 in 3 Bdn.) heraus, ferner seit 1887 gemeinschaftlich mit OLSHAUSEN das *„Lehrbuch der Geburtshilfe"* von K. SCHROEDER heraus, 4 Aufl. seit 1887.

Velden, Reinhard van der, Frankfurt a. M., daselbst 26. Aug. 1851 geb., studierte in Marburg und Strassburg, promovierte 1875, war erster Assistent bei LEYDEN in Strassburg, 1876 bei KUSSMAUL, 1879 Privatdozent und wirkt seit 1885 in seiner Vaterstadt. Seine Arbeiten betreffen hauptsächlich die Diagnostik der Magenerkrankungen. Er hat zuerst das fast ausnahmslose Fehlen der Salzsäure im Magensaft bei carcinomatöser Magenerweiterung nachgewiesen (D. A. f. k. M. XXXIII u. XXXVII), sowie die ersten beweisenden Zahlen für die Hyperacidität bei ulcus ventric. gegeben (VOLKMANN's S. klin. Vortr.). Auch die ersten Mitteilungen über die verschiedenen Verdauungsphasen im Magen stammen von ihm (*„Über die Wirkung des Mundspeichels im Magen"* Z. f. phys. Ch. III).

Vella, Luigi, geb. 22. Sept. 1825 zu Pianceretto bei Vercelli, promovierte 1848 an der Univ. Turin, studierte 1849 Physiol. in Paris bei CLAUDE BERNARD, wurde 1851 Assistent der physiol. Lehrkanzel in Turin und gab einen Kurs über experiment. Physiol., den ersten, der in Italien stattfand. Ausserdem wirkte er als Choleraarzt 1854 in Turin, 1855 in Sassari. wurde in demselben Jahre Vorstand des Konvikts für Studierende der Med., 1858 Agrégé der med. Fakultät in Turin, war 1859 Feldarzt während des Krieges mit Österreich, wurde 1860 zum a. o. Prof. der Physiol. an der Univ. Modena und 1865 zum ord. Prof. derselben in Bologna ernannt, welche Stellung er bis 1884 innehatte; in diesem Jahre traf ihn eine schwere Krankheit, der er 21. Mai 1886 erlag. — Er war einer der besten italien. Physiologen seiner Zeit und als Lehrer sehr beliebt, wie auch als med. Schriftsteller sehr thätig. Von den 59 hinterlassenen Schriften wollen wir erwähnen: *„Influence de la 5. paire sur la sécrétion de la salive"* (Compt. rend. de la Société de biol. de Paris; Gaz. méd. de Paris, 1851).

Velpeau, Alfred - Armand - Louis-Marie, zu Paris, sehr berühmter Chirurg, geb. 18. Mai 1795 zu Brèche (Indre-et-Loire) als Sohn eines armen Dorf-Handwerkers, kam mit 20 Jahren, um Med. zu studieren, nach Tours, wo er BRETONNEAU's Schüler war, wurde in 2 Jahren Officier de santé, vervollständigte in weiteren 2 Jahren seine Kenntnisse, um die Univ. beziehen zu können, ging nach Paris, wo er sich kümmerlich durchschlug, aber bald, nach glänzendem Konkurse, 1822, Aide d'anatomie bei der Fakultät, 1823 Dr. und in demselben Jahre auch Chef de clinique im Hôp. de la Faculté und Agrégé in der Section für Med. wurde Während er im Hosp. sich mit Chir. und Geburtsh. beschäftigte, nahm er auf der Anat. ein Projekt von JULES CLOQUET wieder auf und bereitete einen *„Traité d'anatomie chirurgicale"* etc. vor, der 1825 und 26 zuerst erschien und ausserordentlichen Anklang fand. Nachdem er noch eine beträchtliche Anzahl weiterer Schriften vermischten Inhalts produziert hatte, veröffentlichte er seinen grossen *„Traité élémentaire de l'art des accouchements, ou"* etc. (2 voll., Paris und London 1829; 2. éd. u. d. T.: *„Traité complet de l'art des accouchements"* etc. 1835, av. 16 pl.; engl. von CH. D. MEIGS, Philad. 1831; italien. von GIUS. COEN, Venedig 1836, 4.), mit dem er und besonders in dessen 2. Aufl. (1835) ein Handbuch umfassender Art lieferte. 1828 wurde V. zum Chirurgen des Hôp. Saint-Antoine, 1830 der Pitié ernannt, wo er bis 1834 blieb. 1832 erschienen als das dritte grosse Handbuch von ihm innerhalb 10 Jahren, seine bekannten *„Nouveaux éléments de médecine opératoire etc."* (3 voll., 1832, av. atlas, 20 pl.; 2. éd. 1839, 22 pl.; auch italien.), welches vor früheren ähnlichen Werken den Vorzug hatte, dass es weniger Gewicht auf die Details der operativen Verfahren als deren wirklichen Wert und Anwendbarkeit für die einzelnen Fälle legte; die hervorgetretenen Mängel, namentlich das Fehlen aller bibliograph. Nachweise, suchte V. in der 2. Aufl. zu verbessern. Von 1831 an nahm er 5mal an den Konkursen um verschiedene Lehrstühle teil; so für den der externen Pathol., um den der Physiol., sodann wiederum um eine Professur der externen Pathol., bis ihm endlich, nachdem auch der Lehrstuhl der klin. Geburtsh. ihm entgangen, 1834 die durch BOYER's Tod erledigte chir. Klinik in der Charité, die er von da an 33 Jahre innehatte und mit unentwegter Regelmässigkeit und beständigem Erfolge leitete, zuteil wurde. Von dieser Zeit an nahm seine bis dahin etwas unbestimmte Laufbahn ihre ausschliessliche Richtung auf die Chirurgie. Obgleich V. jetzt eine Stellung, um die er von vielen beneidet wurde, erreicht hatte, seit 2 Jahren auch Mitglied der Acad. de méd. war, arbeitete er rastlos, auch litterar., weiter und publizierte ein „*Mém. sur les maladies du système lymphatique*" (Arch. génér.. 1835, 36), mit welchem er einen wichtigen Beitrag zur Lehre von der Pyämie lieferte, und, nachdem er bedeutende Erfahrungen über die von ihm nicht erfundene, aber verallgemeinerte Jodinjektion in seröse Höhlen gemacht, darüber: „*Recherches anat., physiol. et pathol. sur les cavités closes naturelles ou accidentelles de l'économie animale*" (1843) und „*Les injections médicamenteuses dans les cavités closes*" (Annales de la chir. etc., 1846). Auch an der von Deutschland ausgehenden Bewegung, nämlich die für immer aufzugebende operative Behandlung des Stotterns und die durch unzweckmässige Ausführung und Nachbehandlung für 20 Jahre in Misskredit geratene Schieloperation betreffend, beteiligte sich V. 1840 hatte er, zusammen mit BÉGIN, VIDAL (de Cassis) u. MARCHAL (de Calvi), die „Annales de la chir. française et étrangère" gegründet, leitete dieselben bis 1845, wo sie wieder eingingen und erklomm im Alter von 48 Jahren (1843) die höchste Sprosse auf der Leiter der wissenschaftl. Ehren, indem er, an LARREY's Stelle, zum Mitgliede der med. Sektion des Instituts ernannt wurde. Weiterhin liess er noch ein grösseres Werk: „*Traité des maladies du sein et de la région mammaire*" (1853, av. 8 pl.; 2. éd. 1858), eine auf 2000 Beobachtungen basierte Monographie, erscheinen, die als sein bemerkenswertestes, originellstes und wahrscheinlich dauerndstes Werk angesehen werden kann. Er verteidigte darin mit vollem Recht, gegen die Angriffe der Histologen, den von ihm eingenommenen rein praktischen Standpunkt bezüglich der Entwicklung und Prognose der Pseudoplasmen; gleichwohl gab das Werk zu langen Debatten in den wissenschaftl. Körperschaften und in der Presse Anlass. Von dieser Zeit an liess V.'s wissenschaftl. Thätigkeit etwas nach, aber er nahm noch wiederholt an den Diskussionen in der Akad., über die sekundär syphilit., die Puerperal-Erkrankungen, die subkutane Methode teil und verfasste noch einige Artikel, z. B. den über „*Angioleucite*" im Dict. encyclop. des sc. méd. Endlich erlag auch seine eiserne Natur; er starb 18. Aug. 1867; noch in seiner Todesnacht murmelte er im Delirium die Worte, die man als den Leitstern seines ganzen langen Lebens ansehen kann: „Il ne faut pas être paresseux; travaillons toujours."

— V. hatte seine immense Laufbahn stets in gleichmässigem Schritt, ohne Abweichungen und ohne Rast zurückgelegt, mit seltener Arbeitskraft, festem Willen und durchdringendem Verstande. Seine litterar. Arbeit gehört zu den umfassendsten und dürfte sich, wenn man alle Artikel der Diktionnaires, alle in den verschiedenst. Zeit- und Gesellschaftsschriften zerstreuten Aufsätze und Berichte zusammenfasst, leicht auf 20 Bde. belaufen. Obgleich V.'s Name an keine bedeutende Erfindung oder Entdeckung geknüpft ist, ist er doch auf den Fortschritt in der Chirurgie, für Frankreich wenigstens, von entschiedenem Einfluss gewesen. Als Lehrer war er durch eine einfache und klare Methode ausgezeichnet; fast die ganze jüngere

Generation der französ. Chirurgen gehört zu seinen Schülern; als Praktiker ragte er durch die Sicherheit seines Urteils und durch seine Vorsicht als Operateur hervor.

Verga, Andrea, Psychiater in Mailand, geb. 1811 zu Treviglio, studierte in Pavia, wurde Direktor des Irrenhauses S. Celso in Mailand und 1848 der grossen Irrenanstalt della Senavra, darauf des Ospedale Maggiore in Mailand, in dem er auch als klin. Prof. wirkte. Auch war V. Präsident des Lombardischen Instituts der Wissenschaften, Ehrenpräsident der Società freniatrica Italiana, Gründer und Direktor des Archivio italiano per le malattie nervose e mentali, des Vorgängers der Rivista di freniatria. 1876 wurde er zum Senator des Königreichs ernannt. V., der 21. Nov. 1895 starb, gehörte zu den hervorragendsten Vertretern der Psychiatrie in Italien, der sich um die Irrenpflege u. die Verbesserung der denselben gewidmeten Asyle in Italien sehr verdient gemacht, auch eine Reihe von Monographien zur Psychiatrie veröffentlicht hat.

Verneuil, Aristide-Auguste-Stanislas, berühmter Chirurg, geb. zu Paris 29. Sept. 1823, war dort während seiner Studienzeit Schüler von LISFRANC, BAZIN, DENONVILLIERS, MALGAIGNE, wurde Interne des hôp. 1843, Prosecteur 1848, Agrégé der Fakultät 1853 (nachdem 1852 seine Doktorpromotion erfolgt war), 1856 Chirurg des Bureau central, seit 1862 successive an den Hosp. Lourcine, du Midi, de Lariboisière, Pitié, Hôtel-Dieu, wurde 1868 zum Prof. der externen Pathologie, demnächst 1872 der chir. Klinik am Hôp. de la Pitié berufen, nachdem er bereits 1869 zum Mitgliede der Akademie und Präsidenten der Soc. de chir. erwählt war; 1887 wurde er Mitglied des Institut, 1892 emeritiert. Er starb 11. Juni 1895. V. entfaltete eine umfangreiche schriftstellerische Thätigkeit, von welcher zahlreiche Mitteilungen in den mikroskop. und chirurg. Fachjournalen Zeugnis ablegen. Hauptarbeiten sind: „*Recherches sur la locomotion du coeur*" (1852) — „*Le système veineux, anatomie et phys.*" (1853) und ganz besonders die „*Mémoires de chirurgie*" (6 voll.; 1877, 88), der letzte Band erschien wenige Tage nach seinem Tode. In diesen Bänden ist eine grosse Reihe von Einzelabhandlungen V.'s vereinigt. Wenn auch sein Name an keine wichtige Entdeckung in der Chirurgie geknüpft ist, so hat er dennoch sich grossen Verdienste um dieselbe erworben, namentlich um die Lehre vom Wundverband, wobei er den trockenen Watteverband (GUÉRIN) bevorzugte, von der Blutsparung (forcipressure), Jodoformbehandlung von Abscessen, um die Hospitalhygiene und a. m. Auch war er ein Freund des expectativen Verhaltens. Als begeisterter Ver-

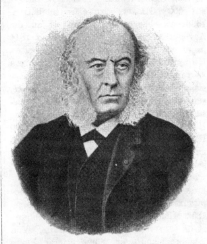

ehrer histor. Studien hat er auch zur Geschichte und Statistik mannigfache Arbeiten publiziert. Auf seine Anregung besorgte NICAISE eine neue Ausgabe der Werke von PIERRE FRANCO. 1877 wurde er Mitbegründer der Revue mensuelle de méd. et chir., später Redakteur der „Revue de chir." mit OLLIER, NICAISE und TERRIER. 1872 beteiligte er sich an der Gründung d. „Association française pour l'avancement des sciences", deren Präsident er 1885 wurde, ebenso war er ein eifriger Teilnehmer an den französ. Chirurgenkongr. V. war ferner ein Meister des Messers so gut wie des Wortes, ein guter Kenner der ausländischen Litteratur; er hat viele Schüler gebildet und zu weiteren, fruchtbaren Arbeiten angeregt.

Vernois, Ange-Gabriel-Maxime, hervorragender französ. Hygieniker, geb.

zu Lagny 4. Jan. 1809, studierte seit 1829 in Paris, wurde 1832 Interne und war seit 1834 in dieser Eigenschaft am Hôp. de la Pitié unter ANDRAL thätig. Während dieser Zeit veröffentlichte er im Bulletin DE MIQUEL zwei polem. Aufsätze gegen die Homöopathie. 1837 promovierte er mit der These: *„Études physiologiques et cliniques pour servir à l'histoire des bruits des artères, suivies de propositions sur la syphilis, les maladies de la peau, les maladies des enfants etc."*, einer sehr bemerkenswerten Arbeit, deren angehängte „Propositions" sich auch der schmeichelhaftesten Anerkennung seitens E. GEOFFROY SAINT-HILAIRE's zu erfreuen hatten. 1838 bewarb er sich im Konkurs um die Agrégation, doch erfolglos, ebenso 1844 in einem 2. Konkurse. Diesen Arbeiten folgten in der Zeit von 1838 bis 53 mehrere weitere, die bedeutendste: *„Sur les dimensions du coeur chez l'enfant nouveau-né, suivi de recherches comparatives sur les mesures de cet organe à l'état adulte"*, das Resultat eingehender Messungen von 366 Kinderherzen im Alter von 20 Tagen bis zu 6 Monaten (auch von BOUILLAUD in seinem „Traité des maladies du coeur" wiedergegeben). 1844 wurde er im Konkurs Arzt des Bureau central des hôpitaux, 1849 Arzt am Hôp. St. Antoine, 1852 Mitglied des Conseil d'hyg. publique et de salubrité du dép. de la Seine. Von jetzt ab wandte er seinen litterar. Fleiss mehr dem hygien. Gebiete zu, doch publizierte er vorher noch einige speziell klin. Arbeiten. Von seinen eigentlich hygien. Schriften sind, ausser zahlreichen Berichten auf dem Gebiete der Gewerbehygiene, die er in seiner Eigenschaft als Mitglied und seit 1860 als Vize-Präsid. des Conseil de salubrité verfasste, zu nennen das gediegene Werk: *„Traité pratique d'hygiène industrielle et administrative, comprenant l'étude des établissements insalubres, dangereux et incommodes"*, welches ihm 1861 die Mitgliedschaft der Acad. de méd. einbrachte und über das sich auch TARDIEU sehr belobigend ausspracht, ferner einige Aufsätze, deren Titel i. d. älteren Quelle zu finden sind. Sehr bedeutend ist die Arbeit: *„De la main des ouvriers et des artisans au point de vue de l'hygiène et de la médecine légale"*, worin er die mit erstaunlichem Fleiss gesammelten Resultate der Untersuchungen bei 150 verschiedenen Berufsarten mit Bezug auf die dabei vorkommenden Krankheiten an den Händen (Callositäten, accidentelle Schleimbeutel, Usuren u. Verfärbungen der Nägel, chem. und physikal. Untersuchung des Hautschmutzes und der Hautausdünstungen, Geschwüre und Exantheme, Difformitäten etc. etc., wiedergegeben hat. 1867 erhielt er von der Regierung den Auftrag zu einer hygien. Musterung sämtlicher französ. Lyceen. Die Resultate seiner bezügl. Inspizierungen umfassten 5 Bde. Manuskripte und sind 1868 u. d. T.: *„État hygiénique des lycées de l'Empire"* im Auszuge publiziert, 1872 noch ergänzt durch den *„Codex hygiénique des lycées et collèges"*. 1869 hielt er in der Soc. de méd. légale, deren Mitbegründer er war, einen Vortrag über: *„Les applications de la photographie à la méd. légale"*. In den letzten Lebensjahren zog er sich mehr von öffentlichen Leben zurück und starb 9. Febr. 1877. V. gehörte zu den bedeutendsten französ. Hygienikern und hat sich namentlich auch um die Gesundheitspflege der Stadt Paris selbst hervorragende Verdienste erworben.

Verworn, Max, in Jena, geb. 4. Nov. 1863 zu Berlin, studierte seit 1884 in Berlin und Jena, wo ihm besonders die Vorlesungen von F. E. SCHULTZE, E. DU BOIS-REYMOND, RUDOLF VIRCHOW, sowie von ERNST HAECKEL, PREYER und BIEDERMANN Anregung gaben, wurde 1887 in Berlin zum Dr. phil., 1889 in Jena zum Dr. med. promoviert. 1889 bis 90 absolvierte er die medizinische Staatsprüfung in Jena, unternahm dann eine einjährige physiolog. Studienreise nach den Küsten des Mittelmeers (Villafranca, Neapel) und des roten Meeres (Sinaïhalbinsel) und habilitierte sich 1891 als Privatdozent für Physiologie a. d. med. Fakultät der Univ. Jena. 1894 bis 95 machte er eine zweite Studienreise nach dem roten Meere. Seit 1895 ist V. a. o. Prof. der Physiologie in der med. Fakultät der Univ. Jena. Er publizierte bisher: *„Allgemeine Physiologie"* (Jena 1895, 2. Aufl. 1897) — *„Bewegung der lebendigen Substanz"* (Ib. 1892) — *„Untersuchungen zur Physiologie des Centralnervensystems"* (Ib. 1898) — *„Die physiologische Bedeutung des Zellkerns"* (PFLÜGER's Arch. 1891) — *„Die polaren Wirkungen* *des constanten Stromes auf die lebendige Substanz"* (Ib. 1889 bis 96) und zahlreiche kleinere Abhandlungen in Archiven.

Veszely, Carl Constantin, Stabsarzt und Ophthalmolog in Wien, geb. 1842 zu Gálgóz in Ungarn, studierte auf der Josefsakademie, hauptsächlich als Schüler von STELLWAG, war 1869 bis 86 Oberarzt in Pressburg, wurde darauf Chefarzt der Augenabteilung im Garnisonhospital No. 1 zu Wien, war Mitglied des Militär-Sanitäts-Komitees und machte sich durch seine den Militärärzten erteilten Kurse über ophthalmoskop. Diagnostik, sowie durch seine übrigen die Augenheilkunde betreffenden Arbeiten verdient. V. starb 9. Okt. 1895.

Vetter, Traugott Gustav Adolph, zu Dresden, geb. daselbst 7. April 1835 als Sohn von Johann Michael V., studierte in Leipzig, wurde 1859 promoviert, studierte dann noch in Wien, Berlin, Paris und Prag, war 1861 bis 62 Assistenzarzt in der Diakonissenanstalt in Dresden (unter SEILER), wirkt seit 1862 als prakt. Arzt und seit 1874 als Spezialist für Nervenkrankheiten und Elektrotherapie in Dresden, seit 1899 als Sanitätsrat. Zu den bereits im älteren Lexikon zitierten Arbeiten sind seitdem hinzugekommen: *„Über traumatische Neurosen und Experimente am Grosshirn"* (D. A. f. k. M. XLVII) — *„Über die neueren Experimente am Grosshirn mit Bezugnahme auf die Rindenlocalisation beim Menschen"* (Ib. LII) — *„Über die feineren Localisationen in der Capsula interna des Grosshirns nach experimentellen und klinischen Ergebnissen"* (VOLKMANN's Samml. klin. Vortr. N. F. Nr. 165).

Vidal (de Cassis), Auguste-Théodore, zu Paris, bekannter Chirurg, geb. 3. Jan. 1803 in dem Dorfe Cassis bei Marseille, studierte seit 1823 zuerst im Hôtel-Dieu zu Marseille unter MOULLAUD, war 4 Jahre lang Interne in demselben, zusammen mit dem später als Chirurg ausgezeichneten GOYRAND (d'Aix), kam mit demselben nach Paris, wo er eifrig DUPUYTREN's Klinik besuchte und 1828 Dr. wurde mit der These: *„Nouveau procédé pour extraire les calculs de la vessie (Taille quadrilatérale)"*, worin er, im Gegensatz zu DUPUYTREN's „Taille bilatérale", die Prostata nach 4 oder noch mehr Richtungen einzuschneiden empfahl. Er wandte sich frühzeitig dem med. Journalismus zu, wurde Mitarbeiter und Mitredakteur der Clinique, der von FABRE, seinem Landsmanne, neu gegründeten Lancette française (seit 1828), der Gaz. médicale, des Journ. univers. hebdomadaire (seit 1830), des Journ. hebd. des progrès des sc. méd. (seit 1834) und veröffentlichte, neben seinen durch eine scharfe und oft kaustische Feder ausgezeichneten krit. Revuen und Feuilletons, auch wissenschaftl. Arbeiten; namentlich scheint er die Idee des Operierens in zwei Zeiten (z. B. zur Vermeidung von Harninfiltration beim hohen Steinschnitt), worüber er 1848 in der Acad. de méd. ein Mém. *„Des opérations en plusieurs temps"* las, schon als Student, wie GOYRAND bezeugt, gefasst zu haben, ebenso wie die der Cystotomie durch Ätzmittel. Er beteiligte sich mit Erfolg an mehreren Konkursen, wurde 1832 zum Agrégé der Fakultät und 1833 zum Chirurgen des Bureau central ernannt, nachdem er 1832 von THIERS zur Behandlung der Cholerakranken nach Aix gesandt worden war. Seine spätere Stellung (seit 1839) als Chirurg des kürzlich errichteten Hôp. de Lourcine (für weibliche Geschlechtskrankheiten) gab ihm Anlass zu seinen Untersuchungen über solche und die Syphilis und sammelte er hier die ersten Materialien zu seinem späteren Werke über die vener. Krankheiten. Weitere Erfahrungen über letztere machte er in dem für Männer bestimmten Hôp. du Midi, in welchem er seit 1842, neben RICORD, eine Abteilung leitete. Er verfasste einen *„Essai histor. sur Dupuytren etc."* (Paris 1835), mehrere chir. Briefe an MATTH. MAYOR in Lausanne, gegen dessen übertriebene Vereinfachungen der Chir., z. B. den „Cathétérisme forcé" (1836), gerichtet, und begann 1838 die Herausgabe eines trefflichen chirurgischen, sich bald in der ganzen Welt einbürgernden und in seinen späteren Ausgaben, deren 4 bis zu seinem Tode erschienen, sehr wesentlich verbesserten Lehrbuches der Chir.: *„Traité de pathologie externe et de médecine opératoire etc."* (5 voll., 1838 bis 41; 3. éd. 1851; 5. éd. mit Zusätzen von FANO, 1860; nach der 3. Aufl. deutsch bearbeitet von AD. BARDELEBEN, 4 Bde., Berlin 1851 bis 59). Es folgten ein „*Essai sur le traitement méthodique de quelques maladies de la matrice, injections intra-vaginales, et intra-utérines*" (1840), worin er namentlich gegen hartnäckige Uterin-Katarrhe kaust. Höllenstein-Injektionen empfahl und, da er nicht aufhörte, sich an neu eröffneten Konkursen um chir. Lehrstühle zu beteiligen, auch verschiedene Konkurs-Thesen. Seit 1841 war er Mitherausgeber der „Annales de la chirurgie française et étrangère". Bekannt ist der von ihm in der „*Note sur le débridement du testicule dans le cas d'orchite parenchymateuse*" (1844) gemachte Vorschlag, ebenso das von ihm in einer der Acad. de méd. vorgelegten Arbeit: „*La cure radicale du varicocèle par l'enroulement des veines du cordon spermatique*"(1844; 2. éd. 1850) publizierte, von ihm erfundene und mit grossem Erfolge angewendete Verfahren mit Anwendung von Silberdrähten. Eine andere, bald darauf von ihm gemachte Erfindung betraf die zur Wundvereinigung, namentlich nach der Phimosen-Operation, bestimmten „serres-fines". Das Werk aber, von dem er sich selbst am meisten versprach, war sein, später mit einem Akademie-Preise versehener „*Traité sur les maladies vénériennes*" (1852; 2. éd. 1855; 3. éd. 1859; av. 6 pl. color.), welcher, mit Eleganz geschrieben, in entschiedenster Weise die von RICORD vorgetragenen Ansichten bekämpfte. V. starb 15. April 1856, in der Blüte seiner Jahre, ganz unerwartet für seine Freunde. — V. war als Beobachter, als Praktiker und als Schriftsteller gleich ausgezeichnet. Ebenso Chirurg, wie Arzt, hat er sich durch die Erfindung verschiedener operat. Verfahren, wie als scharfer Diagnostiker, besonders auf dem Gebiete der von ihm mit Vorliebe bearbeiteten Geschlechtskrankheiten hervorgethan. Im höchsten Grade besass er die Eigenschaften eines kritisierenden und polemisierenden Journalisten; er war lebhaft, geistreich, nach Bedarf beissend und verstand es vortrefflich, mit einem Blicke sowohl das Ganze einer Frage, als deren wichtigste Details zu erfassen. Eine ausführliche Würdigung seiner sonstigen Leistungen und Bedeutung gab GURLT im älteren Lexikon.

Vidal, Émile, in Paris, bedeutender Dermatolog, daselbst 1825 geb., studierte und promovierte 1855, war seit 1861 Arzt des Bureau central und am Hôp. Saint-Louis thätig, seit 1883 Mitglied der Acad. de méd. und starb 16. Juni 1893. V. war einer der hervorragendsten französ. Vertreter der Dermatologie und hat eine Reihe von auf dieses Fach bezüglichen Schriften publiziert.

Vierordt, Karl von, berühmter Physiolog, geb. 1. Juli 1818 zu Lahr in Baden, studierte seit 1836 in Heidelberg unter TIEDEMANN, GMELIN und TH. BISCHOFF, 1838 bis 39 in Göttingen unter C. J. M. LANGENBECK und WOEHLER, dann wieder in Heidelberg unter F. C. NAEGELE und CHELIUS, hielt sich 1839 bis 40 in Berlin auf, wo er SCHOENLEIN und JOH. MUELLER hörte, bestand 1840 das Staatsexamen, besuchte dann abermals Berlin

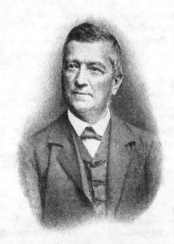

und ein Vierteljahr lang Wien, promovierte 1841 in Heidelberg und liess sich in Karlsruhe als prakt. Arzt nieder. 1842 veröffentlichte er seine erste wissenschaftl. Arbeit: „*Beiträge zur Pathol. und Ther. des Strabismus*" (Heidelb. med. Annal.). 1843 wurde er Oberchirurg im Grossherzogl. Leib-Inf.-Reg., eine Stellung, die ihm zu weiteren litterar. Arbeiten Zeit liess. Er publizierte: „*Über die Abhängigkeit des Kohlensäuregehaltes der ausgeathmeten Luft von der Häufigkeit der Athembewegungen*" (A. f. phys. Heilk., 1844) und die Monographie: *„Physiologie des Athmens mit besond. Rücksicht auf die Ausscheidung der Kohlensäure"* (Karlsruhe 1845), sowie die Abhandl.: *„Beiträge zur pathol. Anat. der typhösen Fieber"* (Z. f. rat. M., 1845, III) und den Artikel *„Respiration"* in R. WAGNER's Handwörterb. der Physiol., 1846. Diesen Arbeiten schloss sich in den folgenden Jahren eine Reihe weiterer gediegener, speziell physiol. Themata behandelnder Aufsätze an, deren genaues Verzeichnis in der unten zitierten Quelle angegeben ist und die V.'s Namen in der wissenschaftl. Welt so bekannt machten, dass er 1849 einen Ruf als Prof. e. o. für theoret. Med. nach Tübingen erhielt, wo er auch 1850 bis 56 die bisher von GRIESINGER geführte Redaktion des „Archivs für physiol. Heilkunde" leitete. Er las über allgem. Pathol. und Ther., Mat. med., Geschichte der Med., gab aber die Fächer, als er sich ausschliesslich der Physiol. widmen konnte, allmählich wieder ab, die Mat. med. 1857. Nach dem Abgange ARNOLD's (1853), der Anat. und Physiol. zugleich gelehrt hatte, wurden beide Disziplinen getrennt. V. erhielt die Physiol. als Haupt-Kolleg und wurde 1855 zum ord. Prof. und Direktor des physiol. Instituts ernannt. 1864 bis 65 bekleidete er das Rektorat der Univ., bei dessen Abgabe er eine denkwürdige Rede: *„Ueber die Einheit der Wissenschaften"* hielt; 1868 bezog er das hauptsächlich durch seine Bemühungen neugegründete physiolog. Institut, feierte 1874 sein 25jähr. Dr.-Jubil., in Gemeinschaft mit dem Anatomen LUSCHKA, begann 1883 an asthmatischen Beschwerden infolge von Herzhypertrophie zu kränkeln, trat infolgedessen im Juli 1884 von seinem Lehramte zurück und starb 22. Nov. desselben Jahres. — V.'s Verdienste um die Umgestaltung und Förderung der Physiologie sind sehr bedeutende. Ausser den oben zitierten Arbeiten sind in erster Linie seine Untersuchh., betr. die Zahl der Blutkörperchen zu nennen, die er 1852 begann und in verschiedenen, im Archiv für physiol. Heilk. publizierten Aufsätzen: *„Neue Methode der quantitativen mikroskop. Analyse des Blutes"* — *„Zählungen der Blutkörperchen des Menschen"* — *„Neue Methode der Bestimmung des Rauminhaltes der Blutkörperchen"* etc. niederlegte, wie er denn überhaupt die Lehre vom Blut durch wichtige Untersuchh. erheblich bereicherte. Er demonstrierte auf der Naturforscher-Versammlung in Tübingen (1853) einen neuen Sphygmographen, wurde durch die Monographie: *„Die Lehre vom Arterienpuls in gesunden und kranken Zuständen"* (Braunschweig 1855) der Begründer der modernen Sphygmographie und schrieb die gleichfalls bemerkenswerte Arbeit: *„Die Erscheinungen u. Gesetze der Stromgeschwindigkeiten des Blutes nach Versuchen"* (Frankf. 1858), worin dieses vor V. etwas stiefmütterlich behandelte Kapitel der Physiol. durch Auffindung einer Reihe wichtiger Gesetze sehr wesentlich gefördert wurde. Nächst den genannten, sind als grössere Arbeiten V.'s zu erwähnen die 1869 begonnenen Untersuchh. über die Entwicklung des Raumsinnes der Haut, die später von einer Anzahl seiner Schüler in eingehenderen Versuchsreihen erweitert und ergänzt wurden; ferner die Untersuchh. über Spektrophotometrie, auf die sich 3 grössere Monographien beziehen: *„Die Anwendung des Spectralapparates zur Photometrie der Absorptionsspectren und quantitat. chem. Analyse"* (Tübingen 1873) — *„Die Anwendung des Spectralapparates zur Messung und Vergleich. der Stärke des farb. Lichtes"* (Ib. 1871) und *„Die quant. Spectralanalyse in ihrer Anwendung auf Physiol., Chemie und Technologie"* (Ib 1876). Schliesslich dürfen nicht unerwähnt bleiben sein beliebter *„Grundriss der Physiologie"* (Frankfurt, später Tübingen 1860/61; 5. Aufl. Tübingen 1877; auch ins Italien., Holländ. und Poln. übersetzt), sowie seine Bearbeitung der *„Physiologie des Kindesalters"* (GERHARDT's Handb. der Kinderkrankh., 1877). Die letzten Arbeiten V.'s hatten das Gebiet der Akustik zum Gegenstande und sind veröffentlicht in der erst nach dem Tode des Verf. erschienenen Monographie: *„Die Schall- und Tonstärke und das Schallleitungsvermögen der Körper"* (Tübingen 1885), der auch eine Biographie V.'s vorgedruckt ist, betitelt: *„Zum Andenken an Karl v. V."* mit einem 116 Nummern umfassenden Gesamtverzeichnisse seiner Arbeiten.

Vierordt, Hermann, zu Tübingen, Sohn des Vorigen, geb. daselbst 13. Okt. 1853. studierte hier, sodann in Berlin,

Wien, Leipzig und gelangte 1876 zur Promotion. Er wandte sich speziell der inneren Klinik zu, war 1877 bis 84 bei LIEBERMEISTER Assistent, habilitierte sich für das genannte Fach 1881, wurde 1884 titul., 1889 wirklicher Prof. e. o. Ausser kleineren Einzelschriften und verschiedenen Journalaufsätzen veröffentlichte V. bisher folgende Monographien: „*Das Gehen des Menschen in gesunden und kranken Zuständen, nach selbstregistrir. Methoden dargestellt*" (Tübingen 1881, m. 10 Taff.)

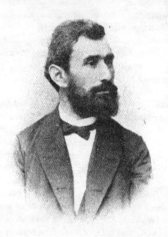

— „*Kurzer Abriss der Perkussion und Auskultation*" (Ib. 1884, 6. Aufl. 1899) — „*Die einfache chron. Exsudativ-Peritonitis*" (Ib. 1884) — „*Die Messung der Intensität der Herztöne*" (Ib. 1885) — „*Über den multilokulären Echinococcus*" (Freiburg i. B. 1886) — „*Anatomische, physiologische und physikalische Daten und Tabellen zum Gebrauche für Mediziner*" (Jena 1888; 2. Aufl. 1893) — „*Medizinisches aus der Geschichte*" (Tübingen 1893; 2. Aufl. 1896) — „*Die angeborenen Herzkrankheiten*" (Wien 1898; in NOTHNAGEL'S „Spez. Pathologie u. Therapie" XV T. I.

Vierordt, Oswald, geb. 5. April 1856, studierte in Heidelberg u. Leipzig, hauptsächlich bei ERB u. WAGNER, promovierte 1881, habilitierte sich 1884 in Leipzig, wurde 1888 nach Jena als Dirigent der Poliklinik, 1890 nach Heidelberg als Dirigent der Poliklinik und Kinderklinik und Prof. ord. berufen. V. veröffentlichte:

„*Diagnostik*" (6. Aufl. 1891) — „*Rhachitis und Osteomalacie*" (in NOTHNAGEL'S Handbuch — „*Die akuten Infect.-Krankheiten*" (Teil I im Handbuch f. spez. Theapie).

Villaret, Albert Heinrich Alexander, in Frankfurt a. M., geb. zu Emmerich 28. Febr. 1847, studierte in Berlin als Zögling des Friedrich Wilhelms-Instituts, dann an der Univ., promovierte 1870, um als Feld-Assistenzarzt in die Armee einzutreten und den Feldzug gegen Frankreich mitzumachen. Nach dem Kriege wurde das Staatsexamen absolviert, worauf V. in die Armee zurücktrat, der er noch angehört. Gegenwärtig ist V. in Frankfurt a/M. Generaloberarzt der 21. Division. Schriften: „*Leitfaden für den Krankenträger in 100 Fragen u. Antworten*" (Berlin 7. Aufl. 1899) — „*Die bisherige Wirkung der antiseptischen Behandlung in der preussischen Armee.*" Eine statistische Studie; (Ib. 1885) — „*Gesundheitsschädigende Einflüsse beim Gewerbebetriebe*" (Abschnitt I des Handbuchs der praktischen Gewerbehygiene von ALBRECHT) — „*Exerzierknochen*" — „*Bekleidung und Ausrüstung des Soldaten*" — „*Heereskrankheiten*" (in EULENBURG's Realencyclopädie 3. Aufl.) — „*Handwörterbuch der gesamten Medizin*" (2 Bde., Stuttgart, 2. Aufl. 1899) — „*Die hygienische Notwendigkeit einer durchgreifenden Fleischschau*" (Leipzig 1899). Seit dem Bestehen (1883) ist V. ständiger Mitarbeiter der Semaine Médicale (bezw. Semana medica, bezw. Medical Week) Paris.

Villemin, Jean-Antoine, zu Paris, geb. 25. Jan. 1827 zu Prey (Vosges), studierte bei der med. Fakultät zu Strassburg und im Val-de-Grâce zu Paris, war namentlich Schüler von SCHUETZENBERGER und wurde 1853 Doktor. Er war seit diesem Jahre Militärarzt, war Prof. im Val-de-Grâce, Médecin-inspecteur der Armee für die Reserve-Kadres, ausserdem Arzt in Paris. Später pensioniert, starb V. 6. Okt. 1892. In der Geschichte der Medizin hat er sich einen Namen gemacht dadurch, dass er zuerst in seinem Werk: „*Du tubercule au point de vue de son siège, de son évolution et de sa nature*" (1862, av. 4 pl.), sowie in mehreren weiteren Abhandlungen die Impfbarkeit der Tuberkulose, ihre Virulenz und Verbreitung behauptete;

die weiteren Schriften sind betitelt: *"Études sur la tuberculose, preuves rationnelles et expérimentales de sa spécificité et de son inoculabilité"* (Paris 1867) — *"Traité élémentaire d'histologie humaine normale et pathologique"* (1864, zus. mit CH. MOREL)

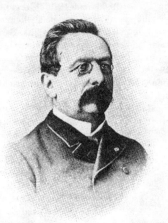

— *"Causes et nature du scorbut"* (Bullet. de l'Acad. de méd., 1874) — *"De l'erythème polymorphe, sa nature; son traitement spécifique"* (Ib.). V. war seit 1874 Mitglied der Acad. de méd. und im Jahre seines Ablebens Vizepräsident. 1894 wurde ihm in Bruyères en Vosges ein Denkmal errichtet.

Vintschgau, Maximilian Heinrich Ritter von zu Altenburg und Hohenhaus, tiroler Landmann, geb. 4. Nov. 1832 zu Wilten bei Innsbruck, wurde 1856 in Wien promoviert, versah 1856 bis 57 die Stelle eines Assistenten bei der Lehrkanzel für Physiologie (BRÜCKE), 1857 bis 60 die Supplentur der Lehrkanzel für Physiologie an der Univ. zu Padua und wurde 1860 zum o. ö. Prof. der Physiologie an der genannten Univ. ernannt, wo er bis 1866 wirkte. 1867 wurde V. mit der Abhaltung der Vorträge über Physiologie an der Prager Univ. betraut. Dort verblieb er bis zu seiner 1870 erfolgten Ernennung zum o. ö. Prof. der Physiologie an der Univ. Innsbruck. 1896 wurde V. k. k. Hofrat. 1874/75 und 1881/82 war V. Rektor Magnifikus an der Innsbrucker Univ. Ein Verzeichnis seiner Arbeiten umfasst gegen 50 Nummern. Wir heben aus demselben neben den schon im älteren Lexikon genannten als die wichtigsten der seitdem erschienenen hervor: *"Untersuchungen über die Frage, ob die Geschwindigkeit der Fortpflanzung der Nervenerregung von der Reizstärke abhängig ist"* (PFLÜGER's Arch. XXX, 1882, 2 Tle.; Ib. XL, 1887) — *"Zeitmessende Beobb. über die Wahrnehmung des sich entwickelnden positiven Nachbildes eines elektrischen Funkens"* (Ib. XXXII, 1884, zus. mit A. LUSTIG) — *"Die physiol. Zeit einer Kopfmultiplication von zwei einzifferigen Zahlen"* (Ib. XXXIII, 1885) — *"Über die Reactionszeit von Temperaturempfindungen"* (Ib. XLIII, 1888, zus. mit STEINACH) — *"Physiol. Analyse eines ungewöhnlichen Falles partieller Farbenblindheit"* (Ib. XLVIII u. LVII, 1891 bis 96) — *"Zeitmessende Versuche über die Unterscheidung zweier electr. Hautreize"* (zus. mit A. DURIG, Ib. LXIX, 1879) — — *"Die Folgen einer linearen Längsquetschung des Froschherzens"* (Ib. LXXVI, 1899).

Virchow, Rudolf, in Berlin, geb. 13. Okt. 1821 zu Schievelbein in Pommern, studierte 1839 bis 43 in Berlin im Friedrich Wilhelms-Institut, wurde 1843 Unterarzt, schrieb als Inaug.-Diss. *"De rheumate praesertim corneae"* (21. Okt. 1843), ward 1844 an der Prosektur der Charité ROBERT FRORIEP's Assistent und 1846, als dieser die Leitung des weimarischen Landes-Industrie-Komptoirs übernahm, zuerst provisorisch, dann definitiv 1846 FRORIEP's Nachfolger. 1847 habilitierte er sich an der Berliner Univ. und gründete mit BENNO REINHARDT das *"Archiv für pathol. Anatomie und Physiol. und für klin. Med.",* welches heute bis über 150 Bde. gediehen ist und seit dem Jahre 1852, in welchem REINHARDT starb, von V. allein geleitet wird. 1848 reiste er, auf Geheiss des Kultusministers, nach Oberschlesien ab, um die dort ausgebrochene Hungertyphus-Epidemie zu studieren; die *"Mittheilungen über die in Oberschlesien herrschende Typhusepidemie"* (Berlin 1848), welche er nach seiner Rückkehr schrieb, enthielten eine freimütige Darlegung der Unterlassungssünden der Regierung und Vorschläge zu eingreifenden sozial-polit. Reformen. Anfangs Juni 1848 gab er mit LEU-

BUSCHER ein med.-polit. Blatt: „*Medicinische Reform*" heraus, welches u. a. die Errichtung eines deutschen Reichsministeriums für öffentl. Gesundheitspflege, Aufhebung des Friedrich Wilhelms-Instituts forderte, aber schon 1849 der Reaktion weichen musste. Die Stelle eines Abgeordneten, wozu ihn 1848 ein preuss. Wahlkreis berufen, musste er ablehnen, weil er das gesetzmässige Alter noch nicht erreicht hatte. Infolge seiner Beteiligung an den Februarwahlen 1849 wurde V. durch den Minister VON LADENBERG seiner Prosektur enthoben und selbst, als er auf Fürbitte seiner Verehrer im Amte belassen wurde, geschah es nur mit dem Vorbehalte der Widerruflichkeit seiner Begnadigung. Begreiflich, dass V. unter solchen Umständen die zuerst durch SCANZONI angeregte Berufung nach Würzburg als ord. Prof. der pathol. Anat. annahm; doch kehrte er, durch den Minister VON RAUMER zurückberufen, 1856 als ord. Prof. der pathol. Anat., der allgem. Pathol. und Ther. und Direktor des neuerrichteten pathol. Instituts nach Berlin zurück. In Würzburg beteiligte sich V. an der Redaktion der „Verhandlungen der physikal.-med. Gesellschaft in Würzburg", studierte 1852, im Auftrage der bayer. Regierung, d. Hungersnot im Spessart und übernahm in demselben Jahre, auf Ersuchen EISENMANN's, mit diesem u. SCHERER die Redaktion der CANSTATT'schen Jahresberichte über die Fortschritte der ges. Med. in allen Ländern, die er seit 1867 u. d. T.: „*Jahresbericht über die Leistungen und Fortschritte in der ges. Med.*" mit AUG. HIRSCH, seit dessen Tod (1894) mit POSNER herausgiebt; ausserdem redigierte er das „*Handbuch der speciellen Pathol. und Ther.*" (3 Bde., Erlangen 1854 bis 62) und begründete 1866 mit FRANZ v. HOLTZENDORFF die „*Sammlung gemeinverständlicher wissenschaftl. Vorträge*". 1859 ging er, von der norwegischen Regierung berufen, zum Studium des Aussatzes nach der Westküste von Norwegen und ist seit 1861 Mitglied des Berl. Stadtverordneten-Kollegiums, wurde 1862 in das preuss. Abgeordnetenhaus gewählt, ist einer der Gründer und Führer der Fortschrittspartei und war von 1880 bis 93 auch Mitglied des Deutschen Reichstages. Als Vorstandsmitglied des „Berliner Hilfsvereins für die Armee im Felde" 1866 und 1870/71 organisierte er mit nicht geringen persönlichen Anstrengungen die ersten preuss. Sanitätszüge und wirkte beim Bau des Barackenlazaretts auf dem Tempelhofer Felde bei Berlin mit. Auch auf den Bau des neuen städt. Krankenhauses im Friedrichshain, der städt. Irrenanstalt zu Dalldorf bei Berlin, des städt. Barackenlazaretts in Moabit bei Berlin, auf die Kanalisation Berlins, auf die neue Gesetzgebung über Tierseuchen, über Fischerei übte er hervorragenden Einfluss. Er schrieb u. a. den „*Generalbericht über die Arbeiten der städt. Deputat. zur Reinigung und Entwässerung Berlins*" (1873). Er war seit 1870 einer der Mitgründer und mehrfach Präsident der Deutschen und Berliner Gesellschaft für Anthropol., Ethnol. und Urgeschichte. 1879 machte er eine Reise in die Troas, deren Ergebnisse er als „*Beiträge zur Landeskunde in Troas*"(1879) und „*Alttrojanische Gräber und Schädel*" (1882) publizierte. 1891 feierte er seinen 70jähr. Geburtstag, wobei ihm mannigfache Ovationen bereitet wurden (u. a. ihm eine goldene Medaille gestiftet wurde), ebenso 1893 bei der Feier seines 50jähr. Doktorjubiläums. Im März desselben Jahres besuchte er England und hielt dort die Croonian Lecture in der Royal Soc. über „die Stellung der Pathol. innerhalb der biol. Studien", wobei V. ebenfalls durch viele Ehrungen ausgezeichnet, u. a. zum Dr. of Common Law ernannt wurde. 1896 wurde V. zum Kommandeur der Ehrenlegion ernannt. Auf der Naturforscherversammlung in Berlin 1886, dem internat. Kongress daselbst 1890 hielt er als Vors. d. Geschäftskomitee's die Eröffnungsreden, ebenso 1897 auf der Düsseldorfer Naturforscherversammlung bei Begründung der Pathol. Gesellschaft. Auf den internat. Kongressen in Rom (1894) und Moskau (1897) hielt V. gleichfalls Vorträge über *„Morgagni und der anat. Gedanke"* und *„Die Continuität des Lebens als Grundlage der modernen biol. Anschauung"*. 1897 beging er die 50jähr. Wiederkehr des Anfanges seiner akad. Wirksamkeit, 1899 sein 50jähr. Prof.-Jubiläum. Am 27. Juni desselben Jahres weihte er das neu eröffnete pathol. Museum ein und hielt aus diesem Anlass die später als Monographie (mit Tafeln) erschienene Eröffnungsrede. Weitere Veröffentlichungen V.'s aus der jüngsten Zeit sind die Darstellung des pathol.-anat. Unterrichts für das grosse Sammelwerk *„Die deutschen Universitäten"* von LEXIS aus Anlass der Chicagoer Weltausstellung 1893 (auf Kosten und im Auftrage der Regierung hergestellt) — *„Die Gründung der Berliner Universität und der Uebergang von dem philos. in das naturwissenschaftliche Zeitalter"* (Rektoratsrede 1893) — *„Hundert Jahre allgemeiner Pathologie"* (Festschr. z. 100 jähr. Stiftungsfest der Kaiser Wilhelms-Akademie 1895) — *„Die Huxley-Vorlesung über die neueren Fortschritte in der Wissenschaft und deren Einfluss auf Med. u. Chir."* (London 1898) — *„Unser Jubelband"* (V.'s Arch. CL) — *„Die neue Folge der Bände des Archivs f. pathol. Anat."* (Ib. CLI) — *„Über den Werth des pathol. Experiments"* (Wiederabdruck des 1881 auf dem intern. Kongr. gehaltenen Vortrages London), ebenso noch verschiedene Abhandlungen in den 1900 ausgegebenen Bänden seines Archivs, Gedächtnisartikel für A. HIRSCH und E. GURLT (in B. kl. W. 1894 und Jahresbericht de 1898) etc. etc. V. ist Mitglied der wissenschaftl. Deputation für das Medizinalwesen im Kultus - Ministerium, der techn. Deputat. für das Veterinärwesen im landwirtschaftl. Ministerium, Mitglied der Berliner Akad. der Wissensch. u. s. w., seit 1874 auch Geh. Med.-Rat. Die Schriften aus der Zeit bis 1888 sind im älteren Lexikon von SCHEUTHAUER zusammengestellt, auf dessen ausführliche Würdigung der Leistungen und Bedeutung V.'s wir hiermit verweisen müssen.

Virchow, Hans, zu Berlin, geb. zu Würzburg 10. Sept. 1852 als Sohn des Vor., studierte in Berlin, Bonn, Strassburg, Würzburg, wurde 1875 in Berlin mit der Diss.: *„Ueber das Dottersackepithel"* promoviert, war seit 1877 Assistent am anat. Institute zu Würzburg, seit 1882 Prosektor am Institut für mikroskop. Anat. und Entwicklungsgeschichte daselbst, seit 1884 2. Prosektor am anat. Institute zu Berlin, seit 1882 Privatdozent, seit 1886 Lehrer der Anatomie an der k. akad. Hochschule für die bildenden Künste zu Berlin und seit 1889 a. o. Prof. in der med. Fakultät der Univ. Berlin. Er

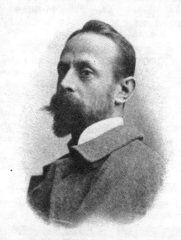

schrieb: *„Ueber die Gefässe der Chorioidea des Kaninchens"* (Würzburg 1881, mit 1 Taf.) — die Habilitationsschrift: *„Beiträge zur vergl. Anat. des Auges"* (Berlin 1882, mit 1 Taf. u. Holzschn.) — *„Beiträge zur Kenntniss der Bewegungen des Menschen"* (Würzburg 1883) arbeitete ferner besonders über das Wirbeltierauge, Dottersackfragen und das menschliche Skelett und schrieb über ein Mikrocephalen-Gehirn in der Festschr. zu KÖLLIKER's 70. Geburtstag 1887.

Vix, Ernst, zu Darmstadt, 1834 in Giessen geb, studierte daselbst, in Berlin, Prag und Wien, wurde 1856 in Giessen Doktor mit der Diss.: *„Beiträge zur Kenntniss der angeborenen multiplen Exostosen"*, 1864 zum Grossherzogl. Hess. Ober-Med.-Rat in Darmstadt, 1872 zum k. Reg.- und Med.-Rat in Metz ernannt und lebt zur Zeit ins Privatleben zurückgezogen in Darmstadt. Er verfasste eine grössere Anzahl in Zeitschriften zerstreuter Arbeiten chir., neuropathol., zoolog. und allgem.-med. Inhalts, zum Teil auch in besonderem Verlage erschienen, darunter: „*Über Entozoen bei Geisteskranken, insbesondere über die Bedeutung, das Vorkommen und die Behandl. von Oxyuris vermicularis*" (Berlin 1860, aus der Z. f. Ps.). Seit 1887 giebt V., damals Vors. des Ausschusses deutscher Feuerbestattungsvereine und des hess. Landesvereins für Feuerbestattung, die Zeitschr. „Phönix" heraus, worin auch zahlreiche anonyme Aufsätze von ihm enthalten sind. „*Über Toten-Einäscherung und Bestattung*" publizierte V. in RECLAM's Univ.-Bibl. No. 3551/52, 1896.

Vlacovich, Giampaolo,

zu Padua, geb. auf der Insel Lissa in Dalmatien 1825, studierte in Wien, wurde daselbst Doktor, war Assistent bei den dortigen Lehrkanzeln der Anat. und Physiol. und kam 1852 als Prof. der Anat. an die Univ. Padua, wo er lange Jahre wirkte und Jan. 1899 starb. Seine Schriften sind im alten Lexikon angeführt.

Vleminckx, Jean-François,

geb. 3. Nov. 1800 zu Brüssel, studierte auf der Univ. Löwen, woselbst er 1822 promovierte, ging alsdann nach Paris, um hier, besonders unter BROUSSAIS, sich weiter auszubilden. Nach seiner Rückkehr von Paris widmete er sich der ärztl. Praxis in Brüssel, lieferte zahlreiche Arbeiten für die kürzlich gegründete Bibliothèque médicale, z. B.: „*Réflexions sur la force et la faiblesse*" (1823) — „*Notices sur l'ophthalmie de l'armée, etc.*" und gab, im Verein mit C. J. VAN MONS, einen lebhafte Diskussion veranlassenden „*Essai sur l'ophthalmie des Pays-Bas*" (Brüssel 1825) und mit demselben: „*Considérations sur la coqueluche*" (Ib. 1827) heraus. Hervorragenden Anteil nahm er 1830 an der Lostrennung Belgiens von der niederländ. Herrschaft. Er wurde von der provisor. Regierung zum General-Inspektor des Sanitätsdienstes der Armee ernannt, welche Stellung er bis zu seinem Tode bekleidete. Als solcher erwarb er sich grosse Verdienste um die Organisation des belg. Militär-Sanitätswesens und um die Bekämpfung der damals grassierenden Ophthalmie. Später beschäftigte er sich vorzugsweise mit der öffentl. Gesundheitspflege. Er starb zu Brüssel 18. März 1876. Er war Mitredakteur der Arch. de méd. belge seit 1840, wo sich noch weitere Arbeiten von ihm finden, sowie im Journ. de la méd. belge, Observat. méd. belge, Revue médic. u. s. w.

Voelckers, Karl,

in Kiel, als Sohn des grossherzogl. oldenburg. Med.-Rats Friedr. Ludwig Philipp V. geb. 1836, studierte und promovierte 1861, war anfangs Assistent von ESMARCH in Kiel, widmete sich später der Ophthalmiatrie und ist seit 1866 Prof. der Ophthalm., Direktor d. k. Univ.-Augenklinik, seit 1892 Geh. Med.-Rat. Seine Arbeiten betreffen den Mechanismus der Akkommodation und die Akkommodationsbewegung der Chorioidea im Auge des Menschen, Affen und der Katze, den Ursprung der Akkommodations-Nerven, Diagnose des Glaucoms, Retinitis albuminurica, Homatropin u. a. m.

Voelker, Otto,

zu Braunschweig, geb. zu Salder 15. April 1843, studierte in Greifswald (Schüler von BARDELEBEN), wurde 1867 promoviert, war seit 1872 prakt. Arzt in Braunschweig, seit 1885 Vorstand der chir. Abteil. des Herzogl. Krankenhauses daselbst, seit 1888 Mitgl. des Ober-San.-Kollegiums und starb 10. Juli 1892. Er war ein tüchtiger Operateur und fruchtbarer Schriftsteller. Seine unter BARDELEBEN verfertigte Diss. betrifft die Behandlung der Geschwülste mittels Einspritzungen nach THIERSCH. Weitere Publikationen V.'s handeln von den Erkrankungen der seitlichen Halsgegend, von knorpeligen und knöchernen Gelenkmäusen etc.

Vogel, Julius,

hervorrag. Patholog, geb. 25. Juni 1814 zu Wunsiedel, studierte und promovierte 1838 in München mit der Abhandlung: „*Prodromus disquisitionis sputorum in variis morbis excretorum continens sputorum elementa chemica et microscopica*", habilitierte sich 1840 in Göttingen, wurde 1842 Prof. e. o. und Mitdirektor des von RUD. WAGNER errichteten physiol. Instituts, nahm 1846 eine ord. Professur in Giessen an und erhielt 1855 die mit dem Direktorium der inneren Klinik verbundene Professur der spez. Pathol. und Ther. in Halle. 1861 gab er die Klinik auf und erhielt für dieselbe einen Nachf. in TH. WEBER. Er selbst beschränkte sich hauptsächlich auf die allgem. Pathol. und pathol. Anat. Später wurde er durch Kränklichkeit genötigt, auch das Lehramt in der pathol. Anat. an ACKERMANN abzutreten. Er starb als Senior der med. Fakultät zu Halle 7. Nov. 1880 an den Folgen eines Herzleidens; die Obduktion ergab Ruptura cordis. V. gehörte Ende des 4. und im 5. Dezennium des 19. Jahrh. zu den hervorragendsten Vertretern der deutschen Med. auf dem Gebiete der pathol. Anat. und allgem. Pathol. Seine bedeutendste Arbeit ist sein Beitrag im 1. Bd. von VIRCHOW's „Handb. der spez. Pathol. und Therapie" (Erlangen 1854), betitelt: „*Die Störungen der Blutmischung*". Besonders bekannt ist er in der wissenschaftl. Welt durch seine zusammen mit NEUBAUER herausgegebene vortreffliche: „*Anleitung der qualit. u. quantit. Analyse des Harns*" (3. Aufl., Wiesbaden 1858; 7. Aufl. 1876). Andere Schriften V.'s sind im älteren Lexikon zusammengestellt. In späteren Jahren verfasste V. mehrfach populäre Schriften. Seine bekannteste nach dieser Richtung hin ist die die Banting-Kur darstellende Arbeit, betitelt: „*Corpulenz. Ihre Ursachen, Verhütung und Heilung durch einfache diätetische Mittel etc.*" (Wien 1865; 17. Aufl. Berlin 1879). Auch war V. seit 1840 Mitredakteur von HAESER's Archiv, Referent für CANSTATT's Jahresber. über Histologie seit 1841.

Vogel, Alfred, geb. zu München 31. März 1829, studierte in seiner Vaterstadt, in Berlin und Würzburg, war auf v. PFEUFER's Klinik 1853 bis 55 Assistent und wurde 1866 als ord. Prof. und Leiter der med. Klinik nach Dorpat berufen. Er schrieb: „*Lehrbuch der Kinderkrankheiten*" (seit 1860 in 8. Aufl., später von BIEDERT umgearbeitet und neu herausgegeben, sehr viele Übers.) — „*Lippe und Mundhöhle*" (v. ZIEMSSEN's Handb., VII, 2. Aufl. 1873); ausserdem mehrere klin. Arbeiten im D. A. f. kl. M. 1886 gab er seine Professur auf, wurde pensioniert, lebte als k. russ. wirkl. Staatsrat in seiner Vaterstadt München und wurde 1887 zum Hon.-Prof. der med. Fakultät und zum Vorstande der pädiatr. Univ.-Poliklinik ernannt. Er starb 9. Okt. 1890.

Vogl, August Emil R. von, in Wien, geb. zu Weisskirchen in Mähren 3. Aug. 1833, studierte an der k. k. med.-chir. Josefs-Akademie in Wien, promovierte daselbst 1860 als erster Doktor der ges. Med., seit 1874 Prof. ord. der Pharmakognosie und Pharmakologie an der Wiener Univ. V. publizierte ausser den in der älteren Quelle bereits angeführten Schriften noch: „*Pharmakognosie, Lehr- und Handbuch*" (Wien 1892) — „*Anat. Atlas zur Pharmakognosie*" (Ib. 1887) — „*Die wichtigsten vegetabil. Nahrungs- u. Genussmittel mit besonderer Berücksichtigung der mikroskopischen Untersuchung*" (Ib. 1899).

Vogt, Karl, zu Genf, der bekannte Darwinist u. Vertreter des Materialismus, geb. 5. Juli 1817 zu Giessen, als Sohn des Prof. d. Med. Philipp Friedrich Wilhelm V. (1786 bis 1861), studierte seit 1833 daselbst, siedelte 1835 mit seinem Vater nach Bern über, wurde hier besonders von VALENTIN's Vorlesungen über Physiol. angezogen und begann sich der letzteren

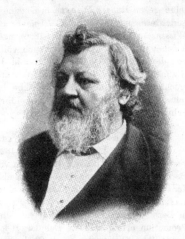

mit Vorliebe zu widmen. Nach seiner Promotion 1839 ging er nach Neufchâtel, wo er mit DESOR und AGASSIZ 5 Jahre lang naturhistor. Arbeiten oblag. Er leistete dem letzteren in vielen praktisch zootom. und litterar. Arbeiten Beistand und war z. B. der Verf. des ganzen 1.

Teiles der 1839 von demselben herausgegebenen Naturgeschichte der Süsswasserfische Mitteleuropas. V. selbst veröffentlichte mehrere Abhandlungen in Journalen und neben geol. Werken seine „*Physiol. Briefe für Gebildete aller Stände*" (1845 bis 46; 4. Aufl. 1874). 1844 bis 46 hielt er sich in Paris auf, gründete hier mit mehreren Landsleuten die Gesellschaft der deutschen Ärzte, besuchte darauf Italien, hielt sich zu Rom und Nizza auf, kam Mitte 1847 nach Deutschland zurück und habilitierte sich nun als Privatdozent in Giessen; allein seine Univ.-Laufbahn wurde durch die Revolution von 1848 unterbrochen. Seine Thätigkeit im Vorparlament, in der Reichsversammlung zu Frankfurt und im Rumpfparlament zu Stuttgart, als eines der letzten und hartnäckigsten Kämpfer für die damals angestrebte Volkssouveränetät, sind allgemein bekannt; er musste aus Deutschland fliehen, ging nach Bern und nahm darauf zu Nizza wieder seine zoolog. Studien auf. 1852 wurde er zum Prof. der Geologie, später auch der Zoologie in Genf ernannt, in den grossen Rat, den eidgenöss. Ständerat und 1878 in den Schweiz. Nationalrat gewählt. Zu lebhafter Diskussion gab seine gegen RUDOLF WAGNER in Göttingen gerichtete Streitschrift: „*Köhlerglaube und Wissenschaft*" (1855; 4. Aufl. 1856), nach welcher die Naturwissenschaft sich völlig von dem Einflusse der Religion und des Glaubens befreien solle, Anlass. Später erschienen von ihm noch zahlreiche bereits im älteren Lexikon angeführte Schriften. V. starb 7. Mai 1895.

Vogt, Adolph, jüngerer Bruder des Vorigen, geb. zu Giessen 27. Okt. 1823, begab sich zwecks mathemat. Studien von Bern nach Zürich, wandte sich dann aber der Med. zu, in welcher er sich unter RAABE, REGNAULT, BLONDIN und RICORD in Bern und in Paris ausbildete. Seine Promotion erfolgte 1848. Das darauf folgende Jahr über wirkte er als Choleraarzt in Ville d'Avray bei Paris, demnächst 1850 bis 56 als Arzt in einem kleinen Orte des Kantons, von da ab in der Stadt Bern selbst. 1877 wurde er an die gleichnamige Hochschule als Prof. der Hygiene berufen auf Grund der Publikationen: „*Die Kloakenverhältnisse der Stadt Bern*"

(1867) — „*Ueber Städtereinigung und ein neues System ventilirter Latrinen*" (1873) — „*Trinkwasser oder Bodengase*" (1874). In dieser Stellung veröffentlichte er dann einige kritische Schriften über die Impfung (1877, 79, 81, 82) und „*Die Insolation der Hauswandungen*" (Zeitschr. f. Biol., XV). 1893 trat er in den Ruhestand.

Vogt, Paul Friedrich Immanuel, geb. 3. Febr. 1844 zu Greifswald, aus angesehener Gelehrten-Familie, machte, mit Ausnahme einiger Studiensemester in Tübingen, seinen ganzen Bildungsgang vom Schüler bis zum Prof. in seiner Vaterstadt durch. Er studierte seit 1861, promovierte 1865, war 1865 bis 66 Unterarzt an der med. Poliklinik und fungierte von 1867 ab als Assistenzarzt an der chir. Poliklinik. 1869 habilitierte er sich als Dozent für Chir., wurde 1873 Prof. d. o., 1882 als Nachfolger HUETER's ord. Prof. und erhielt das Direktorat des Krankenhauses und der chir. Klinik. Leider war ihm eine lange Wirksamkeit in dieser Stellung nicht vergönnt. Er starb bereits 5. Juli 1885, an den Folgen des Diabetes plötzlich am Herzschlag. V. war nicht bloss ein tüchtiger Operateur, sondern auch ein fleissiger Schriftsteller auf dem Gebiete der Chirurgie. Ausser einer ganzen Reihe kleinerer Aufsätze, die teils als Journal-Mitteilungen, teils in Gestalt von Dissert. seiner Schüler veröffentlicht wurden, liegen von ihm verschiedene grössere Arbeiten vor, deren Verzeichnis sich im älteren Lexikon befindet.

Vogt, Friedrich August, geb. 1812 zu Aschaffenburg, studierte 1828 bis 32 in Würzburg, wurde 1835 Assistent am Land- und Stadtgerichts-Physikat in Aschaffenburg, 1853 Landgerichtsarzt in Gemünden, 1856 in Würzburg, 1874 daselbst Kreismedizinalrat, trat 1883 in den Ruhestand und starb 22. April 1893 in Würzburg. Er war Verf. mehrerer Veröffentlichungen auf dem Gebiete d. gerichtl. Medizin und Staatsarzneikunde.

Voigt, Christian August, Anatom in Wien, geb. 1809, gest. 1890, war lange Jahre Prof. der Anat. und Vorsteher des anat. Instituts. Er veröffentlichte Untersuchungen über die Richtung der Haare und das System der Linien an der Oberfläche des menschlichen Körpers und u. a. in den Berichten der Wiener Akad., deren Mitglied er war.

Voigt, Thaddaeus Leonhard, zu Hamburg, geb. daselbst 11. Okt. 1835, stud. in Göttingen, Würzburg und Leipzig, wurde 1859 in Würzburg promoviert, war 1860 bis 63 Assistenzarzt am allgem. Krankenhause, ist seitdem Arzt in Hamburg, wurde 1874 zum Hamburger Oberimpfarzt gewählt, führte als solcher die animale Vaccination in das öffentl. hamburgische, resp. deutsche Impfwesen ein. Er schrieb: *„Die animale Vaccine in d. Hamburger Impfanstalt"* (D. Vrtljhrschr. f. öffentl. Gesundheitspfl., 1876) — *„Offenes Wort über die Stellung der Impfärzte und über die Nothwendigkeit allgemeinerer Einführung der animalen Vaccine"* (B. k. W. 1878) — *„Der Erfolg der animalen Vaccine in der Hamburger Impfanstalt"* (Leipzig 1879) — *„Variola Vaccine"* (D. Vrtjhrschr. f. öffentl. Gesundheitspfl., 1882, 83). V. giebt seit 1889 einen Jahresbericht über die Impflitteratur heraus (A. f. Kinderhk.). Er wurde korrespond. Mitglied des ärztl. Vereins in München, Ehrenmitglied der russischen Gesellschaft f. öffentl. Gesundheitspflege etc.

Voillemier, Léon-Clément, zu Paris, bekannter Chirurg, geb. 5. Okt. 1809 zu Vignory (Haute-Marne), studierte, nachdem er an der Juli-Revolution als Kämpfer sich beteiligt hatte, von 1833 an in Paris, erhielt 1839 einen MONTHYON-Preis, wurde 1842 Doktor mit der berühmt gewordenen These: *„Mém. sur les fractures de l'extrémité inférieure du radius"* (Arch. génér., 1842) und bereits 1843, nach glänzendem Konkurse, zum Agrégé, sowie im folgenden Jahre zum Chirurgen des Bureau central ernannt. Nachdem er 3 Jahre als Agrégé eine chir. Klinik geleitet und nach dem Tode von BLANDIN und MARJOLIN deren Stellvertretung mit grossem Erfolge geführt hatte, beteiligte er sich 1851 mit der These: *„Des kystes du cou"* an dem Konkurse um die Professur der klin. Chirurgie, aus welchem NÉLATON als Sieger hervorging. Die Ereignisse des Jahres 1848 hatten ihn, zusammen mit THIERRY und DUMONT, an die Spitze der Verwaltung der Hosp. gebracht, jedoch gelang die so sehr notwendige Reform des Hospitalwesens, trotz der von einer Kommission gemachten vortrefflichen Vorschläge, nur ziemlich unvollkommen und wurde durch das Gesetz von 1849 erledigt. V. schied 1854 aus der Verwaltung aus, indem er eine chir. Abteilung in dem neu erbauten Hôp. Lariboisière übernahm, gab eine *„Clinique chirurgicale"* (1861, av. 2 pl.) heraus und widmete sich mit Vorliebe Untersuchungen über die Krankheiten der Harnorgane, brachte eine sehr interessante Sammlung von pathol. Präparaten zusammen, wurde, als 1862 von RAYER die Ergänzungs-Vorlesungen eingerichtet. wurden, für die Vorträge über jene Krankheiten designiert und begann die Herausgabe eines vollständigen Handbuches derselben: *„Traité des maladies des voies urinaires"* (T. I, 1868), von dem indessen wegen seines Todes nur die Krankheiten der Harnröhre durch ihn selbst herausgegeben werden konnten; die anderen, von ihm vorbereiteten Kapitel sind nach seinem Tode, von LE DENTU herausgegeben, erschienen. In der Soc. de chir., deren Mitglied V. 1853 wurde, beteiligte er sich an mehreren grossen Debatten, namentlich über die innere Urethrotomie, von der er wenig eingenommen war, über die Hospital-Hygiene, bei der er sich als ein Verteidiger der grossen Hospitäler erwies und über hereditäre Syphilis. Der Gegenstand, welchen seine Inaug.-These behandelt hatte und zu dem als Vorarbeit bereits ein Mém.: *„Sur les luxations du poignet"* (Arch. génér., 1839) erschienen war, veranlasste ihn zu Untersuchungen über verwandte Knochenverletzungen und schrieb er infolgedessen die musterhaften Arbeiten: *„Sur les fractures verticaies du sacrum"* und *„Sur les fractures del'aile du sacrum par écrasement"*; später erschien noch: *„Éléphantiasis du fourreau de la verge et du scrotum"* (1873, av. 2 pl. color.). In die Acad. de méd. gelangte er verhältnismässig spät (1873), weil er, obgleich sehr geistreich, viele Leute durch seinen beissenden Spott abstiess und verletzt hatte; dagegen war er gegen seine Schüler voller Wohlwollen und hatte sich eine glänzende Praxis verschafft. 1873 musste er, dem Altersgesetz folgend, aus dem Hôtel-Dieu, in welchem er zuletzt Chirurg gewesen war, ausscheiden, starb aber erst 14. Jan. 1878. — Seine übrigen Leistungen sind im älteren Lexikon gewürdigt.

Voisin, Félix, geb. zu Le Mans 19. Nov. 1794, studierte in Paris, beschäftigte sich frühzeitig mit Geisteskrankheiten und war ein Lieblingsschüler von ESQUIROL. Er wurde 1819 in Paris Doktor, gründete 1821, zusammen mit FALRET, zu Vanves bei Paris eine Maison de santé für Geisteskranke, wurde 1831 Arzt einer Abteilung des Bicêtre und 1866 Mitglied der Acad. de méd. in Paris. Er starb 23. Nov. 1872 zu Vanves. Seine Schriften sind in der älteren Quelle zusammengestellt. V. machte beim Studium der Geisteskrankheiten Anwendung vom GALL'schen phrenolog. System und bemühte sich, jede Art von Geisteskrankheit auf physische und moralische Eigenschaften des Gehirns zurückzuführen.

Voisin, Auguste-Félix, Enkel des Vor., geb. 25. Mai 1829 zu Vanves, wurde 1858 in Paris Dr. mit der These: *„De l'hématocèle rétroutérine"*, 1862 Chef de clinique der med. Fakultät, 1866 Arzt des Bicêtre, 1867 der Salpêtrière. Er war Mitarbeiter der Gaz. des hôpit., des Bullet. génér. de thérapeut., der Annales méd.-psych., der Gaz. hebdom. u. s. w. und veröffentlichte eine grosse Reihe im älteren Lexikon zusammengestellter Schriften. 1867 gründete er in der Salpêtrière einen freien klin. Unterricht für Nerven- und Geisteskrankheiten und wurde 1877 mit den komplementären klin. Vorträgen über letztere betraut. 1867 erhielt er vom Institut einen MONTHYON-Preis, von der Acad. de méd. 1871 den CIVRIEUX-Preis und 1873 die Hälfte des LAFÈVRE-Preises, zusammen mit BURLUREAUX. V. starb 4. Juli 1898.

Voit, Carl von, in München, geb. zu Amberg 31. Okt. 1831, studierte in München, Würzburg und Göttingen, hauptsächlich bei PETTENKOFER, LIMPRICHT, RUDOLF WAGNER und TH. BISCHOFF, promovierte 1854 mit der Diss.: *„Beiträge zum Kreislauf des Stickstoffs im thierischen Organismus"*, wurde 1856 Assistent bei BISCHOFF am physiol. Institut zu München, 1857 Privatdozent für Physiologie, 1860 a. o. Prof. an der Univ., 1863 ord. Prof.

und Vorstand des physiol. Instituts, 1865 Mitglied der kgl. bayer. Akademie der Wiss. und 1884 zum Sekretär der math.-physikal. Klasse der kgl. bayer. Akademie, 1898 zum Mitglied der Berl. Akad. d. Wiss. gewählt. V., gegenwärtig Geh. Ober-Med.-Rat, gründete 1865 zusammen mit PETTENKOFER und BUHL die „Zeitschr. f. Biologie". Seine Schriften beschäftigen sich grösstenteils mit der Lehre vom allgemeinen Stoffwechsel und der Ernährung. Seit 1865 sind dieselben in der Zeitschr. f. Biologie publiziert. Ein vollständiges

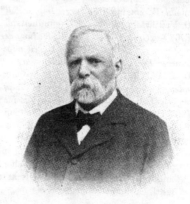

Verzeichnis derselben ist im Almanach d. k. bayer. Akad. der Wiss. enthalten. Wir heben von selbständig erschienenen Veröffentlichungen hervor: *„Die Gesetze der Ernährung des Fleischfressers"* (mit BISCHOFF 1860) — *„Über die Theorien der Ernährung im thier. Organismus"* (1868) — *„Untersuchung der Kost in einigen öffentlichen Anstalten"* (1877) — *„Handbuch der Physiologie des allgemeinen Stoffwechsels in der Ernährung"* (VI, Abt. 1, von HERMANN's Handb. d. Physiologie, Leipzig 1881) — *„Untersuchungen über den Einfluss des Kochsalzes, des Kaffees und der Muskelbewegung auf den Stoffwechsel"* (1860).

Volkmann, Alfred Wilhelm, berühmter Physiolog, 1. Juli 1800 zu Leipzig geb., studierte daselbst seit 1821 und promovierte 1826 mit der Abhandl.: *„Observatio biologica de magnetismo animali"*, machte darauf wissenschaftl. Reisen nach London und Paris, habilitierte sich 1828 als Privatdozent an der Univ. seiner Vaterstadt, wurde daselbst 1834 Prof. e. o. der Zootomie und folgte 1837 einem Rufe als Prof. der Physiol., Pathol. und Semiotik nach Dorpat, wo er jedoch schon 1842 seine Entlassung nahm, um diese Stellung 1843 mit der ord. Professur für Physiol. in Halle zu vertauschen. Hier war er bis zu seinem 21. April 1877 erfolgten Tode in höchst segensreicher Weise als Lehrer u. Forscher thätig. 1854 übernahm er auch den Unterricht in der Anat., den er ausschliesslich leitete, nachdem 1872 die Physiol. abgezweigt und an J. BERNSTEIN übertragen war. 1876 beging er sein 50jähriges Dr.-Jubil. und trat dann von seiner Univ.-Thätigkeit gänzlich zurück. V. ist zu den hervorragendsten Physiologen der Neuzeit zu rechnen. Seine gediegenen Arbeiten betreffen hauptsächlich das Nervensystem, die Physiologie des Auges und die Blutbewegung. Wir zitieren: „Neue Beiträge zur Physiologie des Gesichtssinnes" (Leipzig 1836) — „Die Lehre von dem leiblichen Leben des Menschen" (Ib. 1837) — „Die Selbstständigkeit des sympathetischen Nervensystems durch anat. Untersuchungen nachgewiesen" (zus. mit F. H. BIDDER, Ib. 1842) — „Anatomia animalium" (Ib. 1831 bis 33, 2 Bde.) — „Die Hämodynamik nach Versuchen" (Ib. 1850) — „Physiologische Untersuchungen im Gebiet der Optik" (2 Hefte, Ib. 1863 bis 64). Dazu kommen zahlreiche Aufsätze in MUELLER's Archiv, POGGENDORFF's Annal. u. a. Zeitschr., Artikel in WAGNER's Handwörterbuch der Physiol. u. s. w.

Volkmann, Richard von, berühmter Chirurg in Halle, als Sohn des Vorigen 17. Aug. 1830 in Leipzig geb., studierte in Halle, Giessen und Berlin, war Assistent in BLASIUS' chir. Klinik, habilitierte sich 1857 in Halle als Privatdozent der Chir. und erhielt 1867 die ord. Professur f. Chirurgie, sowie die Leitung der chir. Univ.-Klinik. In diesen Stellungen war er in der erfolgreichsten Weise thätig, bis an eine Paralyse erkrankte und nach längerem Siechtum in der BINSWANGERschen Anstalt in Jena 28. Nov. 1889 starb. In den Kriegen 1866 und 70/71 war er als Chirurg thätig gewesen, in dem letzteren als konsult. Generalarzt beim 4. Armeekorps, später bei der Maas- und zuletzt bei der Südarmee. Später wurde er zum Geh. Med.-Rat ernannt und 1885 in den Adelstand erhoben. V. gehört zu den genialsten deutschen Chirurgen in der 2. Hälfte des 19. Jahrhunderts. Er hat sich einerseits um die Einführung der antiseptischen Wundbehandlung in Deutschland, deren eifrigster Förderer er war, ein grosses Verdienst erworben, andererseits an dem Ausbau versch. operativer Methoden erheblich mitgearbeitet. Die bezügl. Leistungen werden durch eine grosse Reihe von Veröffentlichungen repräsentiert, von denen als die Hauptarbeiten zu nennen sind seine „Beiträge zur Chirurgie" (Leipzig

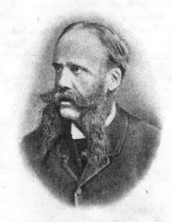

1875, m. 21 Holzschn. und 14 Taff.) — „Bemerkungen über einige vom Krebs zu trennende Geschwülste" (Halle 1858, m. 2 Kpft.) — „Krankheiten der Bewegungsorgane" (PITHA-BILLROTH's Handb. d. Chir., 2. Abt., Bd. II, Erlangen 1865), sowie zahlreiche Aufsätze in der von ihm in Verbindung mit mehreren hervorragenden Klinikern seit 1870 herausgegebenen, sog. „Sammlung klinischer Vorträge", wie: „Die Resectionen der Gelenke" (Nr. 51) — „Ueber den antisept. Occlusivverband und seinen Einfluss auf den Heilungsprocess der Wunden" (Nr. 96) — „Die Behandlung der complicirten Fracturen" (Nr. 117 u. 118) — „Ueber den Mastdarmkrebs oder Exstirpatio recti" (Nr. 131) — „Ueber den Charakter und die Bedeutung der fungösen Gelenkentzündungen" (Nr. 168 u. 169) — „Behandlung des Erysipelas, des Lupus, der Synovitis" — „Studien über Knochenwachsthum und Knochenver-

biegung" — *"Ueber Krebsbildung bei Paraffinarbeitern u. s. w."* An der Gründung und Förderung der Deutschen Ges. f. Chirurgie hat v. V. einen hervorragenden Anteil genommen. Als klin. Lehrer und Kriegschirurg, als Gelehrter und Operateur gehört v. V. für alle Zeiten zu den ersten Vertretern der neueren Chirurgie.

Voltolini, Friedrich Eduard Rudolph, zu Breslau, geb. 17. Juni 1819 zu Elsterwerda (Prov. Sachsen), studierte in Breslau und Berlin, wurde hier 1842 Dr., war 1842 bis 46 Arzt in Berlin, dann zu Lauenburg in Pommern, 1854 bis 60 Kreisphysikus zu Falkenberg in Schlesien und seit 1860 in Breslau, wo er sich 1862 als Privatdozent für Ohrenheilkunde und Kehlkopfskrankheiten habilitierte, 1868 das neubegründete Extraordinariat für diese Fächer erhielt und in

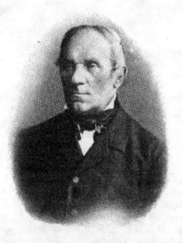

dieser Stellung bis zu seinem Ableben 10. Sept. 1889 wirkte. V. hat sich besonders durch die Einführung der galvanokaustischen Methoden in die Therapie gewisser Larynxaffektionen in der Geschichte der Laryngologie eine Stellung gesichert. Ausserdem sind seine Arbeiten zur Anat. des Hörorgans, sowie zur Pharyngo- u. Rhinoskopie von Wert. Die Titel seiner hauptsächlichsten Publikationen sind: *"Die Zerlegung und Untersuchung des Gehörorgans an der Leiche"* (Habilitationsschrift) — *"Die Anwendung der Galvanocaustik im Innern des Kehlkopfes und Schlundkopfes u. s. w."* (Wien 1867; 2. Aufl. 1871) — *"Die Rhinoskopie und Pharyngoskopie. Festschrift für den ärztl. Verein Breslaus zum Jubiläum der Universität Breslau"* (1861; 2. Aufl. 1879) — *"Ueber Nasenpolypen u. deren Operation"* (Wien 1880) — *"Die acute Entzündung des häutigen Labyrinthes des Ohres (Otitis labyrinthica s. intima), irrthümlich für Meningitis cerebrospinalis epidemica gehalten"* (Breslau 1882). Ausserdem war er Mitredakteur der Monatsschrift für Ohrenkrankheiten und Krankheiten der Nase, des Rachens und des Kehlkopfes und hat in in- und ausländischen Journalen eine grosse Anzahl von Aufsätzen veröffentlicht.

Volz, Robert Wilhelm, zu Karlsruhe in Baden, geb. daselbst 3. April 1806, studierte von 1824 an in Göttingen und Heidelberg, promovierte daselbst 1828, besuchte zu weiterer Ausbildung die Spitäler von Paris und Wien, praktizierte seit 1831 in Karlsruhe, seit 1836 in Pforzheim, wo er 1840 Assistenzarzt am dortigen Bezirksamt wurde, um 1843 in gleicher Eigenschaft nach Karlsruhe versetzt zu werden. Daselbst war er bis zu seinem Tode, 22. Jan. 1882, als Physikus (seit 1845) und als Medizinal-Referent (seit 1847, zuerst bei der Regierung des Mittelrheinkreises, dann beim Ministerium des Innern mit den Titeln Ob.-Med.-Rat (seit 1864) und Geh. Rat (seit 1880) thätig. In dieser Eigenschaft hatte er u. a. auch die Aufsicht über das Epidemien- und Spitalwesen zu führen und wurde, als Autorität auf dem Gebiete der öffentl. Gesundheitspflege, nach Errichtung des Deutschen Reiches auch zum Mitgliede der Reichs-Cholera-Kommission und zum a. o. Mitgliede des Reichs-Gesundheitsamtes ernannt. In den genannten Richtungen war er auch litterarisch thätig mit der Schrift: *"Med. Zustände und Forschungen im Reiche der Krankheiten"* (Pforzheim 1839); ferner schrieb er: *"Ueber Armen- und Krankenpflege in ihrer geschichtl. Entwicklung, mit besond. Bezieh. auf das Grossherzogth. Baden"* (Karlsr. 1860), sowie das vortreffliche Buch: *"Ueber das Spitalwesen und die Spitäler des Grossherzogth. Baden"* (Ib. 1861) und viele andere, in der älteren Quelle bezeichnete, z. T. sehr wertvolle Werke. Im Interesse der Gesamtheit der bad. Ärzte und ihrer Standesinteressen gründete er 1847 und redigierte bis zu seinem Tode die „*Aerztl. Mittheilungen aus Baden*" und war ein geschätzter Mitarbeiter verschiedener Zeitungen und Zeitschriften. Auch hatte er eine Witwenkasse für badische Ärzte gegründet und verwaltete sie von 1850 an bis zu seinem Lebensende.

Voss, Joachim Andreas, zu Christiania, geb. zu Evindvik 10. Sept. 1815, war zuerst einige Jahre Seemann, ehe er zu studieren anfing, wurde 1842 als Arzt approbiert, worauf er sich in Christiania niederliess, war 1843 bis 44 Assistent bei dem Reichshospital, eine kürzere Zeit Marinearzt und Badearzt, 1843 bis 46 Assistent der zootom. Sammlung der Univ., 1846 bis 49 Reservearzt der chirurg. Abteilung des Reichshospitals. 1848 wurde er zum Korpsarzt ernannt, reiste im folgenden Jahre nach dem Auslande und studierte Anatomie und Med. in Berlin, Paris und London, wurde 1850 zum Prof. der Med. in Christiania ernannt und hat als solcher bis zu seinem Abschiede 1875 Vorlesungen über Anat. und Med. forensis gehalten. 1868 wurde er Doktor in Lund und 1886 zum Präsidenten des in diesem Jahre errichteten allgemeinen norweg. Vereins der Ärzte erwählt. Er hat viele wissenschaftliche Reisen nach dem Kontinent und den brit. Inseln gemacht, besuchte 1857 die Vereinigten Staaten von Nordamerika, 1863 Ägypten und Palästina. Er starb 14. Nov. 1897. Seine Publikationen sind von KIAER in der älteren Quelle zusammengestellt.

Vossius, Adolf, in Giessen, geb. 10. Febr. 1855 zu Zempelburg in Westpr., studierte in Königsberg i. Pr. 1873 bis 78, war 1879 bis 81 Assistenzarzt an der Univ.-Augenklinik in Giessen, 1882 bis 87 Sekundararzt an der Univ.-Augenklinik zu Königsberg i. Pr., habilitierte sich daselbst 1882, wurde 1887 zum Prof. e. o. ernannt, war nach JACOBSON's Tod im Wintersemester 1889/90 stellvertretender Direktor der Univ.-Augenklinik u. folgte 1890 einem Ruf als ord. Prof. u. Direktor der Univ.-Augenklinik nach Giessen. Schriften, ausser den schon im älteren Lexikon zitierten: „*Leitfaden zum Gebrauch des Augenspiegels*" (Berlin 1886, 3. Aufl. 1893) — „*Über hyaline und amyloide Bindehautentartung*" (in ZIEGLER's Beitr. z. path. Anatomie) — „*Beiträge zur Myopieoperation*" (DEUTSCHMANN's Beiträge zur Augenheilkunde) — „*Über intermitirenden En- und Exophthalmus*" — „*Die croupöse Conjunctivitis und ihre Beziehungen zur Diphtherie*" — „*Der gegenwärtige Standpunkt in der Pathologie und Therapie des ulcus corneae serpens*" — „*Lehrbuch der Augenheilkunde*" (Wien, 3. Aufl. 1898). V. ist Herausgeber der Sammlung zwangloser Abhandlungen aus dem Gebiete der Augenheilkunde (Halle).

Vulpian, Edme-Félix-Alfred, zu Paris, geb. daselbst 5. Jan. 1826, studierte in Paris, wo er 1853 mit der These: „*Essai sur l'origine réelle de plusieurs nerfs crâniens*" Doktor wurde. 1857 zum Hospitalarzt und 1860 mit der These: „*Des pneumonies secondaires*" zum Agrégé der Fakultät ernannt, supplierte er 3 Jahre lang FLOURENS' physiol. Lehrstuhl beim Museum für Naturgeschichte, wurde 1867 als Prof. der pathol. Anat. in die Fakultät berufen, vertauschte aber 1872 mit dieser Professur die der vergleich. und experim. Pathologie, auch war er Arzt an der Charité und wurde 1869 zum Mitgliede der Acad. de méd., 1875, als Nachf. von WURTZ zum Dekan der med. Fakultät und 1876, an ANDRAL's Stelle, zum Mitgliede der Acad. des sc. ernannt. Auch gegen ihn, wie andere seiner Kollegen, war von geistl. Seite beim akad. Rate die Anklage des Materialismus erhoben worden; ebenso wurden seine Vorlesungen bei Gelegenheit einer Petition (1868) im Senat Gegenstand ähnlicher Anklagen. Von seinen Schriften sind die meisten Titel im älteren Lexikon zusammengestellt. V. starb 18. Mai 1887.

W.

Wachsmuth, Adolph, Kliniker, geb. 10. Mai 1827 in Neuhaus a. d. Elbe, studierte 1846 bis 49 und promovierte in Göttingen, setzte darauf kurze Zeit seine Studien in Berlin fort, übernahm 1850 die Stellung als Assistent an der med. Klinik zu Göttingen unter KONRAD FUCHS, wurde 1. Assistent an der med. Poliklinik und habilitierte sich als Privatdozent. Er las seit 1852 über physikal. Diagnostik, leitete auch nach dem 1855 erfolgten Tode von FUCHS interimistisch, bis zum Eintreffen HASSE's, 1856, die med. Klinik. Später wandte er sich mit Eifer psychiatr. Studien zu, unternahm, zum Teil mit Unterstützung der Regierung, Reisen zum Besuche grösserer Irren-Heilanstalten und begann über Geisteskrankheiten zu lesen. 1860 folgte er einem Rufe an die med. Klinik zu Dorpat, wo er alternierend mit v. WEYRICH bald die stationäre Klinik, bald die Poliklinik leitete und gleichzeitig Vorträge über spez. Pathol. und Therapie hielt. Doch erkrankte er 1864 an Tuberkulose und starb 13. April 1865. Seine Arbeiten bewegen sich z. T. auch auf psychiatr. Gebiete und sind fast vollzählig im älteren Lexikon zusammengestellt.

Wagener, Guido Richard, Anatom, geb. zu Berlin 12. Febr. 1822, war dort auch nach seiner Studienzeit Assistent E. BRUECKE's und JOH. MUELLER's, gelangte 1848 zur Promotion, wurde 1857 Assistent am anat. Museum zu Berlin, 1861 Privatdozent, siedelte 1867 nach Marburg über, wo er Prosektor und Prof. e. o. wurde und als ord. Hon.-Prof. 10. Febr. 1896 starb. Er schrieb über die Entwicklung der Cestoden, der Trematoden, auch über die Muskelfaser und eine Anzahl von Abhandlungen in zoolog. und histol. Fachzeitschriften.

Wagenmann, August, in Jena, geb. 5. April 1863 zu Göttingen, studierte daselbst als Schüler von LEBER (jetzt in Heidelberg) promovierte 1886, habilitierte sich daselbst 1888, 1890 abermals in Heidelberg und wurde 1892 als Ordinarius und Direktor der Augenklinik nach Jena berufen. W. publizierte zahlreiche Aufsätze im v. GRAEFE'schen Arch. und erhielt für experimentelle Arbeiten über Zirkulationsstörung in den Aderhaut- und Netzhautgefässen den GRAEFE-Preis zuerkannt.

Wagner, Karl Ernst Albrecht, zu Königsberg, als ältester Sohn des hervorragenden Med.-Beamten Karl Wilhelm Ulrich W. geb. 3. Juni 1827 zu Berlin, studierte von 1844 an in Berlin und kurze Zeit auch in Heidelberg, stand an ersterem Orte JOHANNES MUELLER nahe, promovierte 1848 mit einer unter dessen Leitung gearbeiteten Diss.: *„De Spatulariarum anatome"* (c. tab.), war 1849 während des Schleswig-Holsteinschen Krieges in dortigen Kriegslazaretten thätig, machte 1849, 50 eine wissenschaftl. Reise nach Paris und Wien, wurde 1850 Assistent in v. LANGENBECK's Klinik und habilitierte sich 1852 als Privatdozent, nachdem er bis dahin einige kasuist. Aufsätze in der Deutschen Klinik und, für die Habilitation, die anerkannt wertvolle Schrift: *„Ueber den Heilungsprocess nach Resect. und Exstirpatt. der Knochen"* (Berlin 1853, mit 4 Kpft.; franz. in den Arch. génér.; engl. Übers. der Sydenham Soc.) verfasst hatte. Bereits 1853 wurde er als Oberarzt an das städt. Lazarett zu Danzig berufen und erwarb sich als Leiter desselben, sowie als kons. Chirurg schnell einen grossen und immer steigenden Ruf. 1858 wurde er als ord. Prof. der Chir. und Direktor der chir. Klinik nach Königsberg berufen. Doch konnte der von ihm als Bedingung bei seiner Berufung gemachte Neubau einer Klinik, statt der die ungünstigsten Verhältnisse darbietenden alten, erst 1864 eröffnet werden. Neben seiner klin. Thätigkeit widmete sich W. auch dem Med.-Kolleg. der Provinz, dem er als Mitglied angehörte, und war von seinen Schülern und unzähligen Kranken geliebt und verehrt, von allen

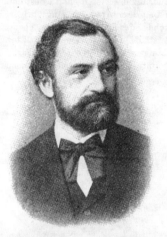

Kollegen neidlos anerkannt. Das Jahr 1866 brachte ihm die Würde des Prorektors der Albertina; während des deutsch-österr. Krieges fungierte er als Generalarzt und konsult. Chirurg des 1. Armee-Korps, erhielt den Titel eines Geh. Med.-Rats und wurde 1867 bei den in Berlin zur Reorganisation des Milit.-Sanitätswesens abgehaltenen Konferenzen zum General-Sekretär der Kommission erwählt, dem die Redaktion der Protokolle zufiel. 1868 hatte er das Unglück, sich eine gefährliche Fingerinfektion mit schwerer Blutvergiftung zuzuziehen, die in den nächsten Jahren langdauernde und wiederholte Kuren (in Wiesbaden, Aachen, Cannes) erforderte und ihn lange seiner klin. Thätigkeit entzog. Erst 1870 war er ganz geheilt, nahm an dem bald darauf ausgebrochenen deutsch-französ. Kriege wieder in seiner früheren Stellung teil, wirkte unermüdlich während der Zernierung von Metz und in Rouen, begleitete, auf den Wunsch des Generals VON MANTEUFFEL, denselben nach dem Süden, obgleich er selbst nicht ganz wohl war, wurde in Dôle vom Typhus befallen und starb daselbst 15. Febr. 1871. Der Kronprinz, Gen. VON MANTEUFFEL und der Ober-Präsident der Prov. Preussen erliessen ehrenvolle Nachrufe, sein Leichenbegängnis in Königsberg, wie kein anderes seit sehr langer Zeit daselbst stattgefunden hatte, bezeugte, dass alle Schichten der Bevölkerung tief durchdrungen waren von dem Verluste eines ausgezeichneten Arztes, hervorragenden Univ.-Lehrers und verehrten Mannes, der während seiner verhältnismässig kurzen Lebensdauer es verstanden hatte, sich allseitige Anerkennung als Chirurg und als Mensch zu erwerben. Seine litterarischen Leistungen sind von GURLT im alten Lexikon ausführlich geschildert.

Wagner, Rudolph, berühmter Physiolog und Naturhistoriker, geb. zu Bayreuth 30. Juli 1805, studierte seit 1822 zu Erlangen, seit 1824 zu Würzburg, promovierte hier 1826, besuchte 1827 Paris, wo er durch CUVIER für die vergleich. Anat. gewonnen wurde, bereiste darauf zu wissenschaftl. Zwecken die Küsten der Normandie und des Mittelmeers, speziell um an niederen Tieren Forschungen anzustellen, studierte 1828 die geognost. Ver-

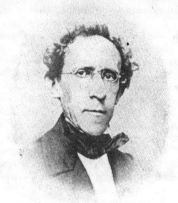

hältnisse in Cagliari, verweilte in demselben Jahre zu München, habilitierte sich 1829 in Erlangen als Privatdozent mit der Abhandlung: *„De anatomiae, praesertim pathologicae, et physiologiae tractandae ratione comment."* (Nürnberg), nachdem er vorher daselbst Prosektor geworden war, bereiste 1832 Triest, wurde dann a. o., 1833 ord. Prof. der Zoologie und ging

1840 an BLUMENBACH's Stelle als Prof. der Physiol., vergl. Anat. und Zoologie nach Göttingen, wo er 13. Mai 1864 starb. W.'s Name ist besonders verknüpft mit dem von ihm herausgegebenen „*Handwörterbuch der Physiologie mit Rücksicht auf physiologische Pathologie*" (Braunschweig 1842 bis 53). Ausserdem ist er der Entdecker des Keimflecks im Ei des Menschen. Von seinen sonstigen grossen Arbeiten sind hervorzuheben: „*Icones physiologicae. Erläuterungstafeln zur Physiologie und Entwicklungsgeschichte*" (Lat. u. deutsch, Ib. 1839; neu bearb. von ALEX. ECKER, 1851 bis 56) — „*Lehrb. der Physiol.*" (Ib. 1839; 4. Aufl., herausgegeben von FUNKE, Ib. 1854 bis 57) — „*Grundriss der Encyklop. und Methodol. der med. Wissenschaften nach geschichtl. Ansicht*" (Erlangen 1838) — „*Ueber das Vorhandensein bisher unbekannter eigenthümlicher Tastkörperchen (Corpuscula tactus) in den Gefühlswärzchen der menschl. Haut u. s. w.*" (zus. mit G. MEISSNER, 1852) — „*Neurol. Untersuchungen*" (Göttingen 1853 bis 54). Letztgenannte Schrift, die aus Studien über den Zitterrochen hervorging, sowie spätere „*Forschungen über Nerven-Physiol. mit Rücksicht auf Psychol.*" und die Schriften: „*Menschenschöpfung und Seelensubstanz*" (Göttingen 1854) — „*Ueber Wissen und Glauben*" (Ib. 1854) — „*Der Kampf um die Seele vom Standpunkt der Wissenschaft*" (Ib. 1857) führten bekanntlich wegen des ausgesprochen spiritualist. Standpunktes W.'s zu einer heftigen litter. Polemik, unter anderen namentlich mit KARL VOGT. Zu erwähnen sind ferner W.'s anthropol. Arbeiten. W. veranlasste 1861 eine Anthropologen-Versammlung in Göttingen, welche sich über die Messungsmethoden am menschl. Körper einigte, worüber er zus. mit v. BAER (Leipzig 1861) einen Bericht herausgab.

Wagner, Ernst Leberecht, bekannter Patholog und Kliniker, geb. 12. März 1829 zu Dehlitz, studierte in Leipzig, Wien und Prag. Er hatte vor und nach der Promotion, 1852, OPPOLZER u. WUNDERLICH zu Lehrern, wurde 1850 a. o. und 1862 ord. Prof. der allgem. Pathol. und pathol. Anat. zu Leipzig, um 1877, nach WUNDERLICH's Tode, diesen Lehrstuhl mit der Professur für spez. Pathol. und Ther.,

sowie dem Direktorat der med. Klinik daselbst zu vertauschen, in welcher Stellung, als Geh. Med.-Rat, er bis zu seinem 10. Febr. 1888 erfolgten Ableben verblieb. W. war ein ausgezeichneter Lehrer und hat sich in dieser Eigenschaft wie auch als Praktiker grosser Beliebtheit erfreut. Grosse Verdienste erwarb sich W. um die Förderung der wissenschaftl. Bestrebungen der Leipziger Ärzte als langjähriger Vorsitzender des dortigen Vereins, ebenso um das städt. Sanitätswesen. In litter. Beziehung war W. recht fruchtbar. Am bekanntesten ist er durch sein zusammen

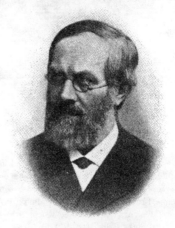

mit UHLE verfasstes: „*Handb. der allgem. Pathol.*" (Ib. 1862; 7. Aufl. 1876); auch bearbeitete er für v. ZIEMSSEN's Handb. der spez. Pathol. u. Ther. (VII, IX): „*Krankh. des weichen Gaumens*" — „*Krankh. der Nasenrachenhöhle und des Rachens*" (zus. mit WENDT) — „*Der Morbus Brightii*". Er redigierte (1860 bis 78) das „Arch. der Heilk." und besorgte eine Ausgabe der gesammelten Arbeiten COHNHEIM's. W.'s Untersuchungen über die syphilit. Neubildungen (Syphilome), über das tuberkelähnliche Lymphadenom, über die Intestinalmykose und ihre Beziehung zum Milzbrand sind von dauerndem Wert.

Wagner, Johann, geb. 1833 in Riga, studierte und promovierte 1858 in Dorpat, war daselbst bis 1864 Prosektor und folgte dann einem Ruf als ord. Prof. der Anat. nach Charkow, wo er 6. Jan. 1892 starb.

Wagner, Wilhelm, in Königshütte, Ob.-Schlesien, geb. 14. Jan. 1848 in Wohnbach (Kr. Friedberg, Hessen), stud. seit 1865 in Giessen und Marburg, promovierte hier 1865, war im Feldzug 1870/71 an einem Reservelazarett in Friedberg thätig, bis 1877 daselbst prakt. Arzt und folgte dann einem Ruf als Knappschaftsdirigent in Königshütte. 1894 erhielt W. den Prof.-Titel. Zu dem im älteren Lex. bereits gegebenen Schriftenverzeichnis sind seitdem noch verschiedene Arbeiten hinzugekommen: „*Über Transplantation frischer gestielter Lappen vom Thorax auf Weichtheildefecte des Ober- und Unterarms*" (VON

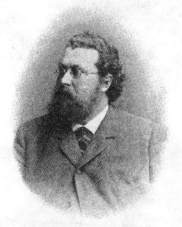

LANGENBECK's Arch., XXXVI) — „*Die temporäre Resection des Schädeldaches an Stelle der Trepanation*" (Cbl. f. Chir. 1889) — „*Zwei Fälle von temporärer Schädelresection*" (Ib. 1891) — „*Präparat von partiell exstirpirter, gelappter Leber*" (Ib. 1890) — „*Über verkalkte retrosternale Strumen*" (Verh. d. d. Ges. f. Chir. 1894) — „*Exstirpation der sarcomatösen Wandermilz — Heilung*" (Ib.) — „*Zwei Fälle von Hämatom der Dura mater geheilt durch temporäre Schädelresection*" (Festschr. zum 25jähr. Bestehen d. ärztl. Vereins d. oberschles. Industriebezirks, Berlin 1895) — „*Die Verletzungen der Wirbelsäule und des Rückenmarks*" (zus. mit STOLPER, D. Chir. Lfg. 40, 1898). W. starb 6. Aug. 1900 am Schlaganfall.

Wagner, Julius Ritter v. Jauregg in Wien, geb. 1857, studierte und promovierte 1878 („*Ursprünge und Function der herzbeschleunigenden Nerven*"), habilitierte sich in Wien, wurde 1891 als Nachfolger von KRAFFT-EBING Prof. der Psychiatrie in Graz u. erhielt 1893 die 2. ord. Professur in Wien. Er publizierte: „*Beiträge zur Kenntniss der respirat. Leistungen des N. vagus*" (1879), sowie Arbeiten über die Folgen der Schilddrüsen-Exstirpation und den Hirnkreislauf, ferner psychiatrische Studien, über Paralyse, Neuralgien, Psychosen, Osteomalacie und Geistesstörung, Erscheinungen am Centralsystem nach Wiederbelebung Erhängter, dann anat. Untersuchungen über das Rückenmark und die Medulla oblong., über künstliche Anästhesie der Haut etc.

Wagner, Konrad, in Kiew, geb. im Petrokowschen Gouvernement (Russland) 29. Juli 1862, in der med.-chir. Akad. zu Petersburg als Schüler von MANASSEIN, SOKOLOFF und PASTERNATZKI ausgebildet, 1886 approbiert, promoviert 1889, Privatdozent der inn. Med. seit 1891, ist seit 1897 Prof. der diagnost. Klinik zu Kiew. Die meisten Arbeiten von W. sind russisch geschrieben. Die wichtigsten betreffen: Bauchdruck unter verschied. Bedingungen, die Veränderungen des Hodens bei Phthisikern, den Kniereflex bei Fiebernden, Einfluss des Magensaftes auf die Bakterien, Einfluss einiger Desinfizientien auf die tuberkulösen Kulturen, die Veränderungen des Magensaftes unter verschiedenen Umständen (bei der Arbeit, beim Schlafen, bei der Ruhe, beim Gehen), die Frage, wie oft die Salzsäure im Magen fehlt, Helminthiasis und Magenaffektion, die WINTER-HAYEM'sche Methode nebst den Methoden SJÖQVIST und MINTZ für Magensaftanalyse, Einfluss von Nux vomica und Condurango auf die Sekretion des Magensaftes, Gastrodiaphanie, Homöopathie u. s. w.

Wahl, Eduard von, geb. zu Pernau in Livland 19. Febr. 1833, studierte in Dorpat, wo er Schüler von F. BIDDER, WALTER, ADELMANN, SAMSON war und 1859 zur Promotion gelangte. Seit 1860 wirkte er als prakt. Arzt und Ordinator am Peter-Pauls-Hosp., von 1869 am Kinderhospital in St. Petersburg, seit 1878 als Prof. der Chir. in Dorpat, wo er 29. Jan. 1890 starb. Neben Artikeln in der St. Petersb. med.

Z. u. W., der Pr. Vrtljhrschr. etc. sind unter seinen Arbeiten hervorzuheben: *"Ueber Knochen- und Gelenkkrankheiten"* (GERHARDT's Handb., VI) — *"Ueber Brüche der Schädelbasis"* (VOLKMANN's Samml. klin. Vortr., Nr. 228). *

Walb, Heinrich, in Bonn, geb. 1848 zu Friesdorf bei Bonn, studierte in Bonn, besuchte London, wurde 1871 approbiert, habilitierte sich für Augenheilk. 1875, für Ohrenheilk. 1877, gründete in demselben Jahre eine private Poliklinik für Ohrenkranke in Bonn, wurde 1884 Prof. e. o. und Direktor seiner zur Staatsanstalt erhobenen Poliklinik. 1898 ord. Hon.-Prof. Seine Arbeiten betreffen die Augen- und hauptsächlich die Ohrenheilk., Mittelohreiterung, Beziehungen der Mandeln zum Gehörorgan, Luftdusche, Knochenentzündung am Warzenfortsatz, Drucksondenbehandlung, Tuberkulin bei Ohrenleiden etc. Selbständig erschien: *"Erfahrungen aus dem Gebiete der Nasen- und Rachenkrankheiten."*

Walcher, Gustav Adolf, in Stuttgart, geb. 21. Sept. 1856 zu Schloss ob Ellwangen in Württemb., studierte in Berlin, Leipzig, Tübingen, Wien, machte 1881/82 das Staatsexamen und wurde 1883 promoviert, war 1882 Assistenzarzt der chirurg. Klinik von P. BRUNS in Tübingen, 1883 I. Assistenzarzt der geburtsh.-gynäkol. Klinik von v. SAEXINGER, habilitierte sich 1887 und wurde 1887 zum Direktor der kgl. Landes-Hebammenschule in Stuttgart ernannt. Schriften: *"Über die Verwendung des Holzstoffs zum antiseptischen Verband insbesondere den Sublimatholzwolleverband"* (Diss.) — *"Senkung und Vorfall von Scheide und Gebärmutter sowie die veralteten Dammrisse"* (Tübingen 1887, Habilitationsschr.). 1889 begann er mit der Veröffentlichung seiner Studien über die Veränderlichkeit der Conjugata des Beckens und gab die sogenannte „WALCHER'sche Hängelage" an. In kurzen Aufsätzen begründete er die Excision der Narben als Methode der Plastik, gab die Aufheftung der Scheide als Hilfsoperation bei schweren Prolapsen an, sowie die Tamponade der Bauchhöhle mit Gaze und Bauchspeculum und schrieb verschiedene Veröffentlichungen über selbsterfundene,

namentlich aseptische Instrumente und Pessare, sowie prinzipielles über die Anlegung der Naht bei plastischen Operationen.

Waldenburg, Louis, geb. 31. Juli 1837 zu Filehne (Prov. Posen), studierte seit 1857 in Berlin und promovierte hier 1860 mit der Diss. *"De structura et origine cystidum verminosarum"*, einer Erweiterung seiner 1859 von der Berliner Univ. mit der goldenen Medaille preisgekrönten Arbeit: *"De origine et structura membranarum, quae in tuberculis capsulisque verminosis involucrum praebent"*, die, als Produkt tüchtiger zootomischer Studien, eine Fortsetzung erfuhr in DU BOIS und REICHERT's Arch. 1860 u. d. T.: *"Über Blutaustritt und Aneurysmenbildung, durch Parasiten bedingt"* und von der ein Auszug in VIRCHOW's Archiv 1862 sich findet u. d. T.: *"Über Structur und Ursprung der wurmhaltigen Cysten"*. Er liess sich nach einem mehrmonatlichen Aufenthalt zu Heidelberg,

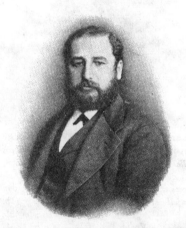

1861 in Berlin als Arzt nieder, und zwar sofort als Spezialarzt für Brust- u. Halskrankhh., leitete 1864 bis 68 die Redaktion der „Allgem. med. Central-Ztg." (zusammen mit H. ROSENTHAL), habilitierte sich 1865 f. inn. Med., übernahm 1868, nach dem Tode POSNER's, die Redaktion der „Berl. klin. Wochenschr.", die er bis zu seinem Tode fortführte, wurde 1871 Prof. e. o., 1877 dir. Arzt am Charité-Krankenhause und starb an Pneumonie 14. April 1881.
— W. war ein tüchtiger Arzt, guter Lehrer, hat auch in der nur kurzen Zeit

seines Wirkens eine verhältnismässig grosse Zahl von Schriften publiziert und sich bedeutende Verdienste um die Ausbildung der Laryngoskopie und Pneumatotherapie erworben. Auf die Inhalationstherapie bezieht sich eine 1863 publizierte und von der „Gesellsch. zur Beförderung der Heilk. in Amsterdam" preisgekr. Arbeit, die später erweitert als sein erstes grösseres Werk erschien, betitelt: „*Die Inhalationen der zerstäubten Flüssigkeiten, sowie der Dämpfe und Gase in ihrer Wirkung auf die Krankheiten der Athmungsorgane. Lehrb. der respirat. Therapie*" (Berlin 1864; 2. verm. Aufl. u. d. T.: „*Die locale Behandlung der Krankheiten der Athmungsorgane. Lehrbuch der respirat. Therapie*", Ib. 1872). Ferner ist zu erwähnen das die Resultate zahlreicher Versuche bezüglich der Villemin'schen Lehre von d. Tuberkulose-Impfung wiedergebende, hervorragende Werk: „*Die Tuberkulose, die Lungenschwindsucht und Scrofulose, nach histor. und experiment. Studien bearbeitet*" (Berlin 1869), sowie: „*Die pneumat. Behandl. der Respirations- und Circulationskrankheiten, im Anschluss an die Pneumatometrie und Spirometrie*" (Ib. 1875; 2. Aufl. um einen Beitrag über das Höhenklima erweitert, Ib. 1880). Bekannt ist der von ihm herrührende, transportable pneumatische Apparat zur Behandlung der Respirationskrankheiten, zuerst beschrieben in einem Aufsatze der B. kl. W. von 1873. Auf Sphygmographie beziehen sich die Schriften: „*Die Pulsuhr, ein Instrument zum Messen der Spannung, Füllung und Grösse des menschlichen Pulses*" (B. kl. W. 1877) und: „*Die Messung des Pulses und des Blutdruckes am Menschen*" (Berlin 1880). Auch besorgte W. von dem Posner'schen „*Handbuch der allgem. und spec. Arzneiverordnungslehre*", zusammen mit dem Apotheker Dr. Simon, 3 weitere Aufl., die letzte 1877.

Waldeyer, Heinrich Wilhelm Gottfried, geb. zu Hehlen a. d. Weser (Braunschweig) 6. Okt. 1836, studierte in Göttingen anfangs (1856) Mathematik und Naturwissenschaften, trat später zur Med. über und widmete sich vorzugsweise, angezogen durch Henle's Unterricht, der Anatomie. 1858 bezog er die Univ. Greifswald, wo er unter Budge Assistent am dortigen anat. Institute wurde und zugleich die Kliniken von Bardeleben, Niemeyer und Rühle frequentierte. Das letzte Jahr seiner Universitätsstudien brachte er in Berlin zu (1861 bis 62), besuchte hier die Vorlesungen und Kliniken von Reichert, Dove, du Bois-Reymond, Jüngken und Frerichs, promovierte 1861 mit der Diss. „*De claviculae articulis et functione*" und absolvierte die med. Staatsprüfung. 1862 bis 64 war er Assistent bei v. Wittich am physiol. Institut zu Königsberg i. Pr., 1864 bis 65 in gleicher Eigenschaft bei Heidenhain in Breslau, wurde 1865 zum a. o. und 1867 zum ord. Prof. an der Univ. Breslau mit dem Lehrauftrage für pathol. Anat. ernannt, 1872 als ord. Prof. der normalen Anat. und

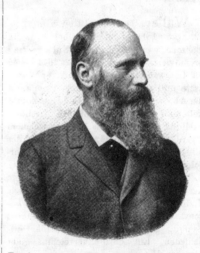

Direktor des anat. Instituts an die neu organisierte Univ. Strassburg im E. berufen, und lehrte dort bis 1883, in welchem Jahre ihm die Direktion des anat. Instit. an der Berliner Univ. übertragen wurde. Unter seinen zahlreichen Schriften ragen hervor: „*Eierstock und Ei*" (Leipz. 1870) — „*Ueber den Bau und die Entwicklung der Carcinome und der Eierstockscystome*" (Virchow's Arch. und A. f. Gyn.) — „*Ueber den Bau der Zähne*" (Greifswalder med. Jahrbb., Henle's Ztschr., Stricker's Handb. der Gewebelehre) — „*Ueber den Bau der Gehörschnecke*" (Ib.) — „*Ueber den Axencylinder*" (Henle's Ztschr. für rat. Med.) — „*Ueber den Ossificationsprocess, über Bindegewebszellen, über Archiblast und Parablast*" (A. f. m. A.) — „*Hernia retroperitonealis*

nebst Bau und Entwickelung des Peritoneum" (Habilitationsschr., Breslau 1868; auch in VIRCHOW's Archiv) — *„Trochanter tertius des Menschen, Torus occipitalis"* (Arch. f. Anthropol.) — monographische Artikel über *„Cornea, Sclera und Conjunctiva"* (GRAEFE-SAEMISCH' Handb. d. Augenheilk.) — *„Medianschnitt einer Hochschwangeren bei Steisslage des Fötus nebst Bemerkungen über die Lage- und Formverhältnisse des Uterus gravidus"* (Bonn 1886, fol.) — *„Ueber das Gorilla-Rückenmark"* (Abhandl. der k. pr. Akad. d. Wiss. 1889) — *„Beiträge zur Kenntniss der Lage der weibl. Beckenorgane"* (Bonn 1892) — *„Das Becken. Topographisch-anatomisch mit besonderer Berücksichtigung der Chirurgie und Gynäkologie dargestellt"* (Bonn 1899).

Waller, Johann Ritter von, geb. 12. Okt. 1811 zu Flöhau bei Saaz in Böhmen, wurde 1838 an der Univ. zu Prag promoviert, supplierte daselbst 1844 bis 45 die Lehrkanzel der med. Klinik für Wundärzte und wurde 1847 ebenda Primararzt der Abteilung für Syphilis und Hautkrankkeiten im allgem. Krankenhause. In dieser Stellung verblieb er bis 1859, in welchem Jahre seine Ernennung zum Prof. der allgem. Pathol. an der Prager Univ. erfolgte. Seine bedeutendsten wissenschaftl. Leistungen finden sich auf dem Gebiete der Syphilidologie; namentlich hat er, wie J. K. PROKSCH in der älteren Quelle betont, die Kontagiosität der sekundären Syphilis gegen RICORD für immerdar entschieden. Ein Schriftenverzeichnis giebt PROKSCH l. c.

Waller, Augustus, tüchtiger Histolog und Physiolog, war bereits General Praktitioner in Kensington, als er der Praxis entsagte und sich ausschliesslich wissenschaftlichen Arbeiten zu widmen begann. Er wurde 1852 Assistent von BUDGE in Bonn, erhielt als solcher, sowie 1856 noch einmal, für seine gediegenen Untersuchungen über die Ernährung der Nervenfasern und ihren Zusammenhang mit den Nervenzentren einen MONTHYON-Preis von der Pariser Acad. des sc. und 1860 die königl. Medaille von der Royal Soc. in London, wurde später Prof. der Physiol. am Queen's College in Birmingham und siedelte zuletzt nach Genf über, wo er 18. Sept. 1870 einem Anfalle von Angina pectoris erlag. Seine Arbeiten bewegen sich besonders auf dem Gebiete der Nervenphysiologie, namentlich hat sich W. durch Einführung neuer Untersuchungsmethoden für verschiedene neurolog. Objekte verdient gemacht (s. FREY, Histologie, 4. Aufl., pag. 355). Wir führen von denselben an: *„Die Spannung in den Vorhöfen des Herzens"* (A. f. Anat. u. Phys., 1878) — *„On muscular spasms known as tendon reflex"* (Brain 1880) — *„Rapidity of propagation of the pulse wave"* (Journ. of Physiol., 1880) — *„Nouvelles expériences sur les phénomènes nommés réflexes tendineux"* (R. m. de la S., 1881) — *„Sur la contraction d'ouverture"* (Journ. de physiol., 1882) — *„The influence of the galvanic current on the excitability of the motor nerves of man"* (Philos. Transakt., 1882).

Wallichs, Julius Peter Wilhelm, zu Altona, geb. zu Garding (Schleswig-Holstein) 18. März 1829, studierte in Kiel und Göttingen, wurde 1853 promoviert, war 1853 bis 61 Arzt zu Horst in Holstein, 1861 bis 71 zu Neumünster, 1871 bis 72

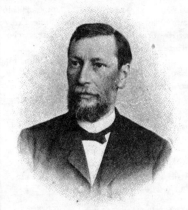

Kreis-Physikus in Pinneberg und ist seit 1872 in Altona Kreis-Physikus und Geh. Sanitätsrat. Seit 1876 ist W. Mitglied des Geschäftsausschusses des Deutschen Ärztevereinsbundes, seit Anfang 1887 Redakteur des Organs desselben, des „Ärztlichen Vereinsblattes". 1878 war er Mitglied der Reichs-Kommission zur Beratung der ärztlichen Prüfungsordnung. Seit Einrichtung der preussischen Ärztekammern (1887) ist W. Vorsitzender der Kammer für Schleswig - Holstein. Seine litterar. Arbeiten sind in Fachzeitschriften zerstreut, wie in der D. m. W., Vierteljahrsschrift f. öffentl. Gesundheitspfl., Vierteljahrsschrift f. gerichtl. Med., Ärztl. Vereinsblatt, Mitteil. für den Verein Schleswig-Holst. Ärzte u. a., beziehen sich meist auf sanitäre Dinge (Kostkinderwesen, Ernährung der Säuglinge, Cholera, Typhus etc.) u. ärztliche Vereinsangelegenheiten.

Walshe, Walter Hayle, zu London, geb. zu Dublin 1812, studierte in Paris zunächst oriental. Sprachen, seit 1832 auch Med., wurde 1834 mit LOUIS bekannt und von diesem nachhaltig beeinflusst, ging dann nach Edinburg, wo er 1836 promoviert wurde, begann 1838 seine Praxis als Physic. in London, wurde 1852 Fellow des Roy. Coll. of Phys., war 1841 bis 49 Prof. der pathol. Anat., sodann der klin. Med. am University Coll. und wurde 1862 emeritiert; er war ausserdem Consult. Physic. des Univ. Coll. Hosp., des Consumption Hosp. in Brompton und des Victoria-Hosp. für Kinder. W., der 14. Dez. 1892 starb, gehörte zu den ausgezeichnetsten Klinikern, die England je gehabt hat. Seit 1839 entfaltete er eine hervorragende schriftstellerische Thätigkeit. Die wichtigsten Schriften von W. sind: *„Physical diagnosis of diseases of the lungs"* (1843) — *„The nature and treatment of cancer"* (1846); der Artikel *„Products, adventitious"* (Cyclop. of Anat. and Physiol., 1848), der Bericht: *„On phthisis"* (Brit. and For. Med.-Chir. Rev., 1849) — *„On the logical application of physiology to pathology"* (1849) — *„Pract. treatise on diseases of the lungs"* (4. ed. 1871) — *„Pract. treatise on diseases of the heart"* (4. ed. 1873) — *„Dramatic singing physiologically estimated"* (1881); ausserdem an Aufsätzen: *„On human progress"* (Med. Times und Gaz., 1858) — *„Address in medicine"* (Brit. Med. Associat., 1862) u. s. w.

Walther, Felix, in Zürich, geb. zu Leipzig 28. Dez. 1860, studierte in Leipzig, Heidelberg und Würzburg, hauptsächlich als Schüler von HIS-KÖLLIKER, promovierte 1889, ist seit 1896 Prof. e. o. in Zürich. Er veröffentlichte Arbeiten zur Entwickelung der Muskulatur, sowie zur Entwickelung des Exkretionssystemes der Wirbeltiere, zur Entwickelung des Blutes und der Gefässe.

Walther, Heinrich, in Giessen, geb. 12. Apr. 1866 zu Gross-Gerau, studierte und promovierte 1890 in Giessen (*„Zur Casuistik der Hämatosalpinx"*), war bis 1892 Assistent von LÖHLEIN, unternahm dann wissenschaftliche Reisen, war bis 1894 Frauenarzt in Darmstadt, habilitierte sich für Geburtsh. u. Gynäk. in Giessen (*„Beiträge zur Kenntniss der trichterförmig engen Becken"* 1894), wurde daselbst Hebammenlehrer a. d. Univ.-Frauenklinik und 1899 Prof. e. o. Schriften: *„Leitfaden zur Pflege der Wöchnerinnen und Neugeborenen"* (Wiesbaden 1898) — *„Grundzüge des Geburtsmechanismus"* (Berlin 1900), dazu zahlreiche Journalabhandl. über Myosarcoma uteri, Uterustuberkulose, neuere Arzneimittel in der Gynäkol., zur Ausbildung der Wochenpflegerinnen und viel Kasuistisches im Cbl. f. G., Z. f. G. u. G., M. m. W., Z. f. pr. Ä., M. f. G. u. G., D. Hebammen-Ztg., D. Krankenpflege-Ztg. etc.

Warlomont, Evariste, zu Brüssel, geb. zu Aubel bei Lüttich 26. Nov. 1820, studierte in Loewen, wurde daselbst 1844 Doktor, war 1845 bis 52 Militärarzt, übernahm von da an die Leitung des Augenkranken-Instituts von Brabant zu Brüssel, wurde später zum Médecin-oculiste des Königs ernannt und gründete um 1860 das Institut vaccinogène animal und später das internation. Augenkranken-Institut zu San Remo in Italien. Er war seit 1850 Direktor der „Annales d'oculistique", veranlasste 1857 den ophthalmolog. Kongress zu Brüssel, übersetzte, zus. mit TESTELIN, MACKENZIE's „Traité prat. des maladies de l'oeil" (3 voll.), war 1886 Präsident der Acad. de méd. u. s. w. und hat eine grosse Reihe von Schriften publiziert, deren Titelverzeichnis schon im alten Lexikon gegeben ist. W. starb 22. Jan. 1899.

Wasseige, Adolphe-Charles-François, zu Lüttich, geb. daselbst 10. Sept. 1827, studierte dort auch, war Schüler von HENRI SIMON, wurde 1854 promoviert, praktizierte seit diesem Jahre, wurde 1861 Prof. der Geburtsh. bei der med. Fakultät, 1885 Rektor der Univ., war seit 1878 Präsident der Commission méd. der Provinz Lüttich und starb Ende Aug. 1889. Seine wichtigsten Schriften sind im alten Lexikon angeführt.

Wasserfuhr, Hermann, zu Berlin, geb. 14. Juni 1823 zu Stettin als ältester Sohn des hervorragenden Militärarztes August Ferdinand W. (1787 bis 1867), studierte in Halle, Bonn und Berlin, wo er 1845 Doktor wurde, besuchte 1846 in Prag und Wien die Kliniken von OPPOLZER, PITHA, ARLT und HAMERNIK und liess sich in demselben Jahre als prakt. Arzt in Stettin nieder. Er fungierte während der Cholera-Epidemien 1856 und 57 als städt. Leichenschauarzt, wurde 1858 zum königl. Kreiswundarzt des Stettiner Stadt- und des Randowschen Kreises ernannt, war von 1860 an Stadtverordneter und während der schweren Cholera-Epidemie 1866 dir. Arzt des städtischen Cholera-Lazarets in Petrihof. 1868 gehörte er mit anderen zu den Gründern der „Deutschen Vierteljahrsschr. f. öffentl. Gesundheitspflege", bei deren Herausgabe er viele Jahre lang thätig war. Während des Krieges 1870/71 wirkte er hauptsächlich als Führer und dir. Arzt eines Eisenbahn-Lazaretzuges bei der Evakuation der Verwundeten und Kranken aus Frankreich nach Deutschland mit, wurde 1871 für die Organisation des Medizinalwesens in Elsass-Lothringen nach Strassburg berufen und 1872 zum kaiserl. Reg.- und Med.-Rat, 1879 zum Ministerialrat in dem neugebildeten Ministerium für Elsass-Lothringen ernannt. In diesen Stellungen war es ihm vergönnt, in dem neuen Reichslande auf dem Gebiete des Medizinalwesens eine umfassende organisatorische Thätigkeit zu entwickeln; er suchte aber seine Entlassung aus dem Dienste nach, als diese nicht mehr mit seinen Ansichten übereinstimmte, und siedelte 1885 nach Berlin über. Hier war er einige Jahre als Stadtrat und Dezernent für med. Angelegenheiten thätig, feierte 26. Aug. sein 50 jähr. Doktorjubiläum und starb 16. Juli 1897. Nachdem er 1870 zum Stabsarzt, 1873 zum Oberstabsarzt 2. Kl., 1875 1. Kl. der Landwehr ernannt

worden war, wurde er 1886 zum Generalarzt bei derselben befördert. W. hat sich als Hygieniker durch praktische Arbeiten in seiner Eigenschaft als Medizinalbeamter, wie auch durch zahlreiche litterarische Leistungen einen Namen gemacht. Die Titel der letzteren sind aus der älteren Quelle zu ersehen.

Wassermann, August, in Berlin, geb. zu Bamberg 21. Febr. 1866, studierte in Strassburg und Berlin, promovierte 1889 zu Strassburg i. E., war seit 1891 Assistent am KOCH'schen Institut für Inf.-Krankhh. zu Berlin und Oberarzt an der kgl. Charité und wurde 1898 Titularprof. Schriften: „*Allgemeine Einleitung zu der Lehre von den Infectionskrankheiten*" (Handb. der prakt. Med. von EBSTEIN und SCHWALBE, Stuttgart) — „*Immunität und Serumtherapie*" (EULENBURG's Realencykl. und Jahrb.) — „*Zur Theorie der Immunität*" (Zeitschr. für Hyg. u. Inf.-Krankh.) u. v. A.

Wassiljeff, Stephan Michailow, 2. Jan. 1854 im Gebiete der Donischen Kosaken geb., bezog 1872 die Univ. Petersburg, um sich naturwissenschaftlichen Studien zu widmen, denen er bis 1876 oblag, in welchem Jahre er die naturwissenschaftliche Fakultät mit dem Grade eines Kandidaten beendete, nachdem er für eine histol. Arbeit („*Über die Ganglienzellen in der Froschlunge*") mit dem Preise der I. russisch. Naturforscherversammlung belohnt war. Noch in demselben Jahre trat er in den III. Kursus der militär-med. Akademie in Petersburg ein und beendete dieselbe 1879. Für während der Studienzeit ausgeführte Arbeiten wurde er von der Akademie mit der goldenen Medaille belohnt und zur weiteren Ausbildung an der Akademie belassen. Schon als Student der Medizin vertrat er die Ordinatoren in der Klinik des verstorbenen Klinizisten S. P. BOTKIN. Nach Beendigung der med. Studien wurde er Ordinator an der BOTKIN'schen Klinik und nahm im Laufe zweier Jahre regen Anteil an der von BOTKIN ins Leben gerufenen „Klinischen Zeitung". 1884 verteidigte er die Doktorschrift: „*Zur Frage vom Fieber*", in welcher er hauptsächlich die bakteriellen Ursachen in den Vordergrund schob und die älteren Theorien über die Ursachen des Fiebers objektiver Kritik unterwarf. Damals wurde die Bakteriologie — besonders in Russland — von den Medizinern noch sehr stiefmütterlich behandelt. 1885 bis 86 arbeitete W. im Labor. der Akad. der Wissenschaften bei Prof. Orosjännikoff; speziell über das „Fischgift" und kam, auf Grund eingehender Studien, zu der Ansicht, dass die in Russland so häufigen Vergiftungen durch Fische, u. a. auch durch besondere Konservierungsmethoden bedingt werden, die das Auftreten gewisser Ptomaine zu begünstigen scheinen. Es wurde damals die jetzt allgemein adoptierte Thatsache konstatiert, dass die ersten Stadien der Zersetzung gerade die gefährlichsten seien. Seit 1889 erscheint unter W.'s Redaktion die Zeitung „Medicina". 1892, nach Prof. Unverricht's Fortgang, wurde W. zum Direktor der med. Klinik der Univ. Jurjeff (Dorpat) und zum Ordinarius für spezielle Pathol. und Therapie ernannt, 1893 zum Dekan der med. Fakultät. — Als Frucht der Thätigkeit W.'s und seiner Schüler in Jurjeff sind fünf Bände („Arbeiten aus der med. Klinik in Jurjeff") erschienen. Im ganzen hat W. gegen hundert Publikationen erscheinen lassen, von denen hier nur auf folgende hingewiesen sei: *„Über Milchdiät"* (Monographie) — *„Über Fischgift"* — *„Über den Einfluss des Singens auf die Entwicklung der Brust etc."* — *Stoffwechseluntersuchungen beim Typhus"* — *„Über Weintraubenkur"* (Monographie) — *„Über physische Entwicklung der Mädchen in den Stadtschulen Petersburgs"* — *„Über Fieber"* — *„Über Carcinose"* — *„Einführung in das Studium der inneren Medicin"* (Monographie) u. s. w.

Weber, Ernst Heinrich, geb. zu Wittenberg 24. Juni 1795, promovierte nach Vollendung seiner Studien 1815 zu Wittenberg, habilitierte sich 1817 zu Leipzig, wurde 1818 a. o. Prof. der vergleich. Anat., 1821 als Nachfolger seines Lehrers Rosenmüller, bezw. 1840 als Nachfolger von Kühn ord. Prof. der Anat. und Physiol. 1866 legte er die Professur der Physiol., 1871 auch die der Anat. nieder und starb 26. Jan. 1878. W. gehört zu den Begründern der neueren Physiologie. Eine Reihe von Kapiteln dieser Disziplin haben durch ihn sehr wesentliche Umgestaltung erfahren, so die Lehre vom Puls, von der Resorption, Gefühl, Gehör u. a. Auch um die Pflege der Anat. hat er sich namhafte Verdienste erworben, besonders hinsichtlich der Erweiterung der Kenntnisse vom Bau der Drüsen, der Leber, der Geschlechtswerkzeuge, des Nervensystems, namentlich des Sympathikus u. s. w. W. hat fast alle seine Arbeiten als akad. Gelegenheitsschriften veröffentlicht, dieselben sind

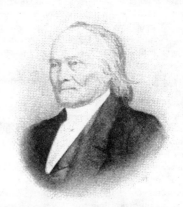

auch gesammelt u. d. T.: *„Annotationes anatomicae et physiologicae"* (Leipzig 1851) erschienen. Am bekanntesten ist er durch die zus. mit seinem Bruder Eduard 1825 herausgegebene *„Wellenlehre"* geworden. Ausserdem bearbeitete W. die 4. Aufl. von Hildebrandt's „Handb. der Anat. des Menschen" (Braunschweig 1830 bis 32) und die 6. Aufl. von Rosenmüller's Handb. der Anat. des menschl. Körpers (Leipzig 1840).

Weber, Eduard Friedrich Wilhelm, jüngerer Bruder des Vor., geb. 6. März 1806 zu Wittenberg, promovierte, nachdem er zu Halle Med. studiert hatte, daselbst 1829, war alsdann eine Zeit lang als prakt. Arzt thätig, wurde aber schon 1836 zum Prosektor an der anat. Anstalt zu Leipzig ernannt. In letzterer Stellung ist derselbe, 1847 zum a. o. Prof. ernannt, bis zu seinem 18. Mai 1871 erfolgten Tode verblieben. W. war ein eifriger Mitarbeiter seines Bruders Ernst Heinrich und hat mehrere Arbeiten zur Biologie verfasst. Dieselben sind mit ihren Titeln von WINTER in der älteren Quelle aufgezählt.

Weber, Ferdinand, Ritter von Ebenhof, zu Prag, geb. zu Cerhenic in Böhmen 30. April 1819, studierte in Prag unter HYRTL, OPPOLZER, PITHA, JUNGMANN, KIWISCH, wurde 1843 promoviert, war Assistent der beiden letzteren, dann Sekundararzt der verschied. Abteilungen des Allgem. Krankenhauses und der Irrenanstalt, darauf Cholera-Arzt in Galizien, 1849 bis 54 Kreisarzt in Zolkiew, 1854 bis 70 Prof. der Geburtshilfe in Lemberg für Wundärzte und Hebeammen in deutscher und poln. Sprache, gleichzeitig 1854 bis 55 Chefarzt eines Militär-Spitals und 1855 Chefarzt des Cholera-Spitals der Stadt Lemberg. Seit 1870 war er Prof. der Geburtshilfe für Hebeammen der deutschen und böhm. Sprache an der Univ. Prag, Dekan und zweimal Prodekan der Fakultät, gleichzeitig seit 1872 Mitglied des Landes-Sanitätsrates, seit 1874 auch Leiter der Landes-Gebär- und Findelanstalt für Böhmen und Mitglied des städt. Sanitätsrates. 1889 nach österr. Univ.-Gesetz emeritiert, feierte er 1893 sein 50jähr. Dr.-Jubil. und starb am folgenden Tage, 27. Juli 1893. Seine litter. Arbeiten sind Aufsätze in der W. m. W., der W. m. Pr., Prager Vrtljhrschr. und Wochenschr.; auch schrieb er eine Broschüre: *„Das antisept. Verfahren in der Geburtshilfe. Ein Leitfaden für Geburtshelferinnen u. s. w."* (Prag 1879) und ein Lehrbuch der Geburtshilfe in deutscher und böhmischer Sprache.

Weber, Karl Otto, zu Heidelberg, Chirurg und pathol. Anat., geb. 29. Dez. 1827 zu Frankfurt a. M., in Bremen erzogen, studierte von 1846 an in Bonn, wo er sich mit besonderer Vorliebe den Naturwissenschaften widmete, wurde 1851 Dr. med. mit der Diss.: *„Ossium mutationes osteomalacia universali affectae"*, machte 1852 eine wissenschaftl. Reise nach Paris, wurde noch in demselben Jahre Assistent an WUTZER's chir. Klinik und erlangte als solcher, bei Zunahme des Alters und der Sehschwäche desselben, frühzeitig eine grosse Selbständigkeit im chir. Denken und Handeln. 1853 habilitierte er sich als Dozent der Chir., gab sich fortab auch mit grossem Eifer pathol.-anat. Forschungen hin, für deren Gründlichkeit mehrere in diese Zeit fallende Arbeiten die besten Belege abgeben. Daher kam es, als ihm, nach dem Rücktritte WUTZER's vom Lehramte (1855), die durch BUSCH 1856 wieder besetzte Professur nicht zu Teil wurde, dass er von dem Lehrkörper die Aufforderung erhielt, sich ganz der bis dahin in Bonn speziell noch nicht vertretenen pathol. Anat. zu widmen. W., der noch 1 Jahr bei BUSCH Assistent blieb, ging darauf ein, wurde 1857 a. o., 1862 ord. Prof. der pathol. Anat. und widmete sich diesem Fache mit ganzem Eifer. Daneben leitete er die chir. Abteilung des evangel. Spitals und blieb dadurch auch als Chirurg, wenn auch in geringem Umfange, praktisch thätig. Inzwischen hatte er auch, nächst den wesentlich praktischen *„Chirurgische Erfahrungen und Untersuchh."* (Berlin 1859), eine Reihe ihrem Inhalte nach zusammengehöriger und einen sehr entschiedenen Fortschritt der Wissenschaft darstellender pathol.-anat. und histol. Arbeiten verfasst. Diese Arbeiten erschienen zum Teil erst, nachdem W. bereits (Ostern 1865), infolge des Rücktrittes von CHELIUS, die Professur der Chir. und die Direktion der chir. Klinik in Heidelberg übernommen hatte, wie denn überhaupt in die letzten Jahre in Bonn und das erste Jahr in Heidelberg seine kolossalste litter. Arbeitsleistung fiel; denn ausser diesen Arbeiten und einigen anderen, brachten die Jahre 1865 und 66 die von W. verfassten, ganz vorzüglichen, an Gediegenheit und Vollständigkeit des Inhalts, an Beherrschung der gross angelegten Formen vortrefflichen grossen Abschnitte in PITHA-BILLROTH's Handb. der allgem. und spez. Chir., nämlich: *„Die Gewebserkrankungen im Allgem. und ihre Rückwirkung auf den Gesamtorganismus"* (I.) — *„Krankhh. der Haut, des Zellgewebes, des Lymphgefässsystemes, der Venen, der Arterien und der Nerven"* (II, Abt. 2) und *„Die chirurg. Krankhh. des Gesichtes"* (III, Abt. 1, Heft 2). Seine letzte Arbeit: *„Praktische Miscellen"* (D. Klinik, 1867) enthielt 7 verschiedene prakt.-chir. Mitteilungen über Gipsverbände, plastische Operatt., Totalexstirpat. der Parotis u. s. w. Daneben finden sich auch bedeutende Veröffentlichungen W.'s auf dem Gebiete der Biographie und Geschichte. Nachdem W. in Heidelberg bald in eine äusserlich glänzende Stellung gekommen und die Abtrennung der bis dahin mit der chirurg. Klinik verbundenen Augenklinik eingeleitet hatte, wurde er 1867 von einer Angina, mit anfangs krupösem, später diphtherischem Charakter befallen, der er 11. Juni 1867 erlag. — Bezüglich der weiteren Würdigung von W.'s Leistungen und Bedeutung verweisen wir auf die ausführliche Darstellung im älteren Lexikon.

Weber, Sir Hermann, in London, geb. zu Holzkirchen in Franken 30. Dez. 1823, studierte in Marburg, Bonn, sowie am Guy's Hospital in London, promovierte 1848 in Bonn, war Arzt am deutschen Hospital in London 1851 bis 90, wurde 1855 Member, 1859 Fellow, 1879 bis 81 Censor des Royal Coll. of Phys. in London, ist gegenwärtig Consulting Phys. am German Hospital und am Royal Hospital

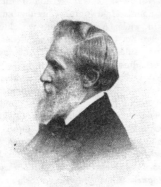

for consumption in Ventnor, konsult. Arzt und k. deutscher Botschaftsarzt in London. Schriften: *„Notes on the Climate of the Swiss Alps"* (1864) — *„Klimatotherapie"* (in v. ZIEMSSEN's Handb. d. allgem. Ther.; ins Franz. u. Engl. übers.). Croonian Lectures am Roy. Coll. of Phys.: *„On the treatment of chron. Phthisis"* (1885; ins Deutsche, Französ. u. Schwed. übers.) — *„Contrib. to the pathology of the Crura Cerebri"* (Med. Chir. Transact. XLVI) — *„On the treatment of Phthisis by residence in elevated regions"* (Ib. LII) — *„The Mineral Waters and Health resorts of Europe"* (zus. mit J. PARKES WEBER, 2. Aufl. 1898; ins Franz. übers.). Verschiedene Beiträge in VIRCHOW's Archiv und in den Transact. d. Pathol. Soc. und d. Clin. Soc. of London — *„Zur Verhütung der Senilitas praecox"* (Z. f. diät. u. phys. Ther. I, 1) — *„Zur therap. Verwerthung der Seereisen"* (Ib. III) — *„Klima und Seereisen in der Behandlung der Tuberkulose"* (Referat beim Kongr. z. Bekämpfung der Tuberkulose, Berlin 1899). W. wurde 1899 von der Königin von England in den engl. Ritterstand erhoben (Knight Bachelor). Er ist der Stifter des WEBER-PARKES-Preises zur Verhütung und Behandlung der Lungentuberkulose, welcher alle drei Jahre von d. Roy. Coll. of Phys. erteilt wird.

Weber, Fred. Parkes, Sohn des Vor., geb. 1863 in London, ausgebildet am St. Barthol. Hosp., in Cambridge, Paris, Wien, promovierte zu Cambridge 1892 mit der Schrift: *„On the association of chronic interstitial nephritis with pulmonary tuberculosis"*, ist Arzt am German Hosp. in London und am North Lond. Hosp. for Consumption, Mitarbeiter an *„The mineral waters and health resorts of Europe"* (2. ed. 1898) und Verfasser zahlreicher Artikel in Zeitschriften und Sammelwerken, wie *„Cirrhosis of the liver and icterus of 4 years standing"* (Br. M. J. 1896) — *„Pseudobulbar Paralysis"* (St. Barth. Hosp. Rep. XXIX) — *„Muscular cramp in relation with the phenomena of angina pectoris"* (Amer. J. Med. Sc. 1894) u. v. a., Mitglied vieler ärztl. und wissensch. Ges.

Weber, Adolf, in Darmstadt, geb. zu Giessen 19. Juni 1829, studierte in Giessen und Berlin, hauptsächlich bei A. VON GRAEFE, promovierte 1854, wirkte seit 1855, anfänglich als prakt. Arzt und Augenarzt, von 1870 an nur noch als Augenarzt in Darmstadt, seit 1878 als Geh. Med.-Rat. Schriften: *„Ueber die ophthalmoscopische Diagnose von Niveaudifferenzen des Augenhintergrundes"* (GRAEFE's Arch. II) — *„Ueber nekrotische Hornhautabscesse"* (Ib. VIII) — *„Die normale Linsenentbindung"* (Ib. XIII) — *„Sur l'étiologie et le traitement des blepharites chroniques"*

(Compte-Rendu du Congrès internat. à Bruxelles 1875) — *"Ueber die Wirkung des Pilocarpinum muriaticum"* (Cbl. f. d. m. W. 1876) — *"Ueber Calabar und seine therapeutische Verwendung"* (v. Graefe's

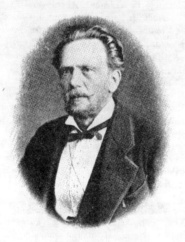

Arch. XXII) — *"Ueber die Augenuntersuchungen in den höheren Schulen Darmstadts"* (1881) — *"Eine neue Aera in der Schulhygiene"* (Zehender's klin. Monatsbl. 1883) — *"Ueber Cocain"* (Ib. 1884).

Weber, Theodor, in Halle, als Sohn von Ernst Heinrich W. 18. Aug. 1829 in Leipzig geb., studierte 1849 bis

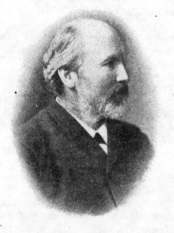

54 in Göttingen und Leipzig, wurde 1859 Prof. e. o. in Leipzig und 1862 ord. Prof. der Pathol. und Ther. in Halle, Direktor der med. Klinik, später Geh. Med.-Rat und trat 1899 in den Ruhestand. Litter. Arbeiten: *"Physical. u. physiol. Experimente über die Entstehung der Geräusche in den Blutgefässen"* (A. f. phys. Heilk. 1855, XIV) — *"Über den Mangel des Tastsinnes an Teilen, die von der Haut entblösst sind"* (Ib.) — *"Zur Theorie d. Bronchial-Asthmas"* (Leipzig, Naturf.-Vers. 1873) — *"Über die operat. Therapie der Pleuritis"* (Verh. d. Kongr. f. inn. Med. 1886). Von ihm rührt auch die Angabe der sogen. Nasendusche (1864).

Weber-Liel, Friedrich Eugen, bekannter Ohrenarzt, geb. 19. Okt. 1832, approbiert 1858, habilitierte sich 1872 als Dozent für Ohrenheilkunde an der Berliner Univ. und erhielt 1884 eine a. o. Professur an der Univ. zu Jena, aus welcher Stellung er jedoch bereits nach einem Jahre krankheitshalber ausschied, um zunächst nach Wiesbaden, von hier aus nach Bonn überzusiedeln, wo er 30. Nov. 1891 starb. W.-L. gründete 1867 im Verein mit Voltolini, J. Gruber und Ruedinger, die „Monatsschrift für Ohrenheilkunde", worin viele Artikel über verschiedene Zweige der Otiatrie aus seiner Feder enthalten sind. Besonders bekannt machte er sich durch seine zum grossen Teile daselbst veröffentlichten Arbeiten über die Tenotomie des M. tensor tympani, eine Operation, die angeblich bei gewissen Formen von Schwerhörigkeit, subjektiven Gehörsempfindungen und mit diesen verbundenen Schwindelerscheinungen sehr nützlich sein sollte. Selbständig erschien: *"Ueber das Wesen und die Heilbarkeit der häufigsten Form progressiver Schwerhörigkeit. Untersuchungen und Beobachtungen"* (Berlin 1873).

Wecker, Louis de, Augenarzt in Paris, geb. 29. Sept. 1832 zu Frankfurt a. M., studierte in Würzburg, Berlin, Wien und Paris, promovierte 1855 zu Würzburg und 1861 zu Paris. Von 1856 an praktizierte er als Arzt in Frankreich und Russland, bis er sich 1862 in Paris als Augenarzt niederliess. Hier gründete derselbe eine der besuchtesten Kliniken und lehrte als Prof. libre d'Ophthalmologie. 1877 enukleierte W. das rechte Auge Gam-

BETTA's, welches von sympathischer Ophthalmie bedroht war. Von seinen zahlreichen Schriften mögen unter Hinweis auf die bereits im alten Lexikon gegebenen Titel folgende hier Erwähnung finden: „Traité des maladies des yeux" (Paris 1863, 69, 3. éd. 1880) — „Traité des maladies du fond de l'oeil" (Ib. 1870, mit E. v. JAEGER) — „De la greffe dermique en chirurgie oculaire" (Ann. d'ocul., LXVIII) — „Le trépan oculaire et son application" (Ib.) — „Sur l'incision du nerf optique dans certains cas de nevro-rétinite" (Congrès de Londres, 1873) — „Die Erkrankungen des Uvealtractus und des Glaskörpers" (GRAEFE u. SAEMISCH's Handb. d. ges. Augenheilk., 1876, IV) — „Echelle métrique pour mesurer l'acenté visuelle" (1877; 3. éd. 1898) — „Glaucom u. Augendrainage" (v. GRAEFE's Arch., XXII) — „Thérapie oculaire" (Paris 1878) — „Chirurgie oculaire" (Ib. 1879) — „L'élongation des nerfs appliquée à la chirurgie oculaire" (Annal. d'ocul., LXXXV) — „Précis d'ophthalmoscopie clinique" (Paris 1881, 2. éd. 1892) — Mit LANDOLT: „Traité complet d'ophthalmologie" (Paris 1883 u. 84).

Wedl, Karl, berühmter Histolog, zu Wien, geb. daselbst 14. Okt. 1815, wurde dort 1841 Dr., widmete sich zunächst in Ischl und Salzburg der ärztl.

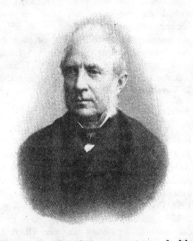

Praxis, machte 1844 eine wissenschaftl. Reise nach Frankreich und England, nahm dann seinen Aufenthalt in Wien, begann sich mit histol. Untersuchungen zu beschäftigen und wurde, auf ROKITANSKY's Empfehlung, 1849 zum Privatdozenten, sowie zum Mitgliede der Akad. der Wiss. und 1853 zum a. o. Prof. ernannt. Nachdem er, in Gemeinschaft mit F. MUELLER: „Beiträge zur Anat. des zweibuckeligen Kameels" (Wien 1852, mit 5 Kpft.) herausgegeben hatte, erschien sein grosses Werk: „Grundzüge der pathol. Histologie" (Ib. 1854) und weiterhin an selbständigen Schriften von ihm noch: „Pathologie der Zähne. Mit besond. Berücksichtigung auf Anat. und Physiol. bearbeitet. Mit 102 Holzschn." (Leipzig 1870) und „Die pathol. Anat. des Auges. Mit 33 Lichtdrucktaff., fol." (Wien 1855, zus. mit E. BOCK). 1872 wurde er zum Prof. ord. der Histologie ernannt, stellte 1883 jedoch, nach zurückgelegtem 70. Lebensjahre, seine Lehrthätigkeit, den gesetzl. Vorschriften gemäss, ein, wurde aber noch zum Rektor magnificus der Univ. gewählt. Seine sonstigen, sehr zahlreichen Arbeiten aus der Histologie und namentlich vergleich. Anat. finden sich in den Sitzungsber. der mathem.-naturw. Klasse der k. Akad. d. Wiss. (II bis LXVI), sowie Aufsätze in der Vrtljhrsschr. f. prakt. Heilk., der Ztschr. der k. k. Ges. d. Ärzte u. s. w. Er gab ferner den Atlas zu M. HEIDER's „Pathol. der Zähne", unter Mitwirkung von C. STELLWAG VON CARION den „Atlas der patholog. Histologie des Auges" und eine Arbeit aus dem litter. Nachlasse von LUDW. TUERCK heraus. W. starb 21. Sept. 1891.

Wegscheider, Ernst Heinrich Gustav, in Berlin, geb. zu Halle a. d. S. 8. Juni 1819 als Sohn des bekannten Dogmatikers rat. Richtung J. L. A. W., stud. seit 1837 in Göttingen und Halle, wo er 1841 promovierte und Assistent bei KRUKENBERG wurde. 1841 bis 42 machte W. mehrere Studienreisen nach Wien und Prag, sowie über Bonn und Heidelberg nach Paris. 1842 in Berlin approbiert, liess er sich hier 1843 als Arzt nieder und machte 1845 das Physikatsexamen. 1844 begründete W. mit KARL MAYER und anderen die „Gesellschaft f. Geburtshülfe", deren langjähriger Schriftführer und später Ehrenmitglied er war· 1862 wurde W. San.-Rat, 1872 Geh. San.-Rat. Er war ferner Mitglied der „Heimia", der „med. Ges.", der „Ges. für Natur- u. Heilkunde", Vertrauensarzt der „Berlinischen Lebensversicherung", des SCHINDLER'schen Waisenhauses und einer der beliebtesten Praktiker, bis ihn 1888 ein Schlaganfall zwang, seine Praxis aufzugeben, an dessen Folgen er 5. April 1893 zu Berlin starb. Ausser seiner Diss.: *„Nonnulla de febrium intermittentium causa atque natura"* hat W. seine litterarischen Arbeiten meist in den Verh. d. Ges. f. Geburtsh. untergebracht, deren erste Mitteilungen er als Schriftführer durch zusammenfassende Berichte einleitete. Ausser Referaten, mannigfachen interessanten Vorstellungen von Kranken

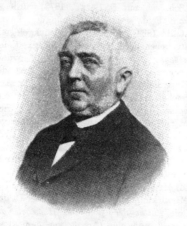

und Präparaten finden sich dort folgende grösseren Vorträge: *„Über phlegmasia alba dolens"* (1846) — *„Über Reposition der vorgefallenen Nabelschnur"* (1852) — *„Über das Verhältniss der Brightschen Krankheit zur Eklampsie der Gebärenden"* (1855; hier wird besonders der Aderlass empfohlen) — *„Über Selbstnähren, Ammenwesen und künstliche Ernährung"* (1857) — *„Über Placenta praevia"* (1859) — *„Über Verschleppungen von Puerperalfieber"* (1863) — *„Über versch. Methoden der künstl. Ernährung"* (1866). Am bekanntesten ist W. durch seinen *Brustthee* geworden, der infolge seiner Vorzüge sich in den meisten Arzneibüchern eingebürgert hat.

Wehmer, Richard, in Berlin, geb. 15. Dez. 1854 zu Frankfurt a. O., studierte in Leipzig, Würzburg, später in Wien und Prag, promovierte und approbiert 1877, war 1877 bis 79 Assistent von R. HAGEN, C. HENNIG und R. BRENNER in Leipzig, 1879 bis 87 Arzt in Frankfurt a. O., Ohrenarzt, später ausserdem Hebammenlehrer, seit 1882 kgl. Kreiswundarzt, 1887 bis 94 med. Hülfsarbeiter u. Med.-Assessor am Polizei-Präsidium zu Berlin, 1892 Mitgl. des Prov.-Med.-Kollegiums, 1894 bis 96 Regierungs- und Medizinalrat und Mitglied des Prov.-Med.-Kollegiums in Coblenz, seit 1896 in gleicher Eigenschaft zu Berlin, daneben Spezialist für Ohrenkrankheiten. Schriften: *„Die Gesundheitsverhältnisse der Stadt Frankfurt a. O."* (Frankfurt a. O. 1882) — *„Über adenoide Vegetationen im Nasen-Rachen-Raume"* — *„Über Eröffnung des Processus mastoideus"* (i. *„Prakt. Arzt"* 1883) — *„Die Verletzungen des Ohres vom gerichtsärztl. Standpunkte"* (FRIEDREICH's Bl. f. ger. Med. 1886) — *„Über Abdecker und Abdeckereien"* (Vrtljhrschr. f. öff. Gesundheitspfl. 1887) — *„Die häufigen Gesundheitsstörungen des Alpinisten"* (Ztschr. d. D. u. Oe. A. V.) — *„Über Handverkauf von Arzneimitteln unter bes. Berücksichtigung der Geheimmittel"* (B. k. W. 1892) — *„Über Ohrenentzündungen bei Neugeborenen"* (D. Hebammen-Ztg. 1894) — zusammen mit WERNICH: *„Die Gesundheitsverhältnisse Berlins"* (1889 bis 92) — *„Handbuch des öff. Gesundheitswesens"* (Stuttgart 1894) — *„Abdeckereiwesen"* (in TH. WEYL's Handb. d. Hyg. 1893). W. gab heraus den Jahrg. 1892 bis 97 der von weil. UFFELMANN begründeten Jahresberichte der Hygiene (Braunschweig) — *„Leitfaden der Schulgesundheitspflege unter Berücksichtigung der für Preussen gültigen Bestimmungen"* (Berlin 1895); seit 1897 Herausgeber des HIRSCHWALD'schen Mediz.-Kalenders, seit 1897 2. Vorsitzender d. D. Ges. f. öff. Gesundheitspfl. zu Berlin.

Weichselbaum, Anton, in Wien, geb. zu Schiltern in Nieder-Österr., 8. Febr. 1845, studierte an der med.-chir. Josefs-Akademie in Wien als Schüler ENGEL's, promoviert 1869, war 1869 Assistent der pathol. Anatomie a. d. Josefs-Akademie, 1878 Privatdozent a. d. Univ. in Wien, 1885 a. o. Prof. und ist seit 1893 o. ö. Prof. der pathol. Anatomie an der Univ. in Wien. Schriften: *„Grundriss der pathologischen Histologie"* (Wien 1892) — *„Parasitologie"* (Jena 1898) — *„Epidemiologie"* (Ib. 1899) — *„Aetiologie der akuten Lungen- und Rippenfellentzündungen"* — *„Aetiologie* *der akuten Meningitis cerebro-spinalis" — "Aetiologie und pathol. Anatomie der Endocarditis".* W. ist wirkl. Mitglied der k.

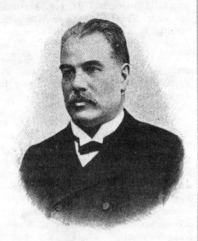

Akademie der Wissensch. in Wien und der k. Leopold-Carol. Akademie deutscher Naturforscher.

Weigert, Karl, zu Frankfurt a. M., geb. zu Münsterberg in Schlesien 19. März 1845, absolvierte seine med. Studien in Breslau, Berlin und Wien, war Assistent

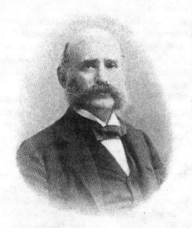

bei WALDEYER 1868 bis 70 in Breslau, bei LEBERT daselbst 1871 bis 74, bei COHNHEIM zuerst in Breslau, dann in Leipzig, zus. nahezu 10 Jahre, bis er nach des letzteren Tode, 1884, die pathol.-anat. Prof.-Stellung in Frankf. a. M. annahm. In Leipzig war

seine Ernennung zum Prof. e. o. 1879 erfolgt. Unter seinen pathol.-anat. Arbeiten, die sich auf die Pathologie der Blut- und Lymphgefässe, die Bakterien- und Tuberkulosefrage und viele andere Themata erstreckten, sind in monographischer Form erschienen: *„Zur Anatomie der Pocken"* (I. u. II. Teil, Breslau 1874, 75) — *„Beiträge zur Kenntniss der normalen menschlichen Neuroglia"* (Frankfurt a. M. 1895). Ausserdem ist W. als bahnbrechend auf dem Spezialgebiete der Bakterienfärbung hervorzuheben. Er veröffentlichte in dieser Beziehung: *„Erste Färbung von Bacterienhaufen"* (1871) — *„Färbung der Bacterien mit Anilinfarben"* (1875) — *„Markscheidenfärbung des Centralnervensystems etc."* (1882 bis 85) — *„Fibrinfärbung"* (1886) — *„Elastische Fasern"* (1898) — *„Neuroglia etc."* (1890) — *„Lehre von der Coagulationsnecrose"* (Diphtherie, Croup, Infarkte etc., 1880) — *„Nephritis"* (1879) — *„Neue Auffassung der Zellwucherung auf äussere Reize"* (1873 bis 96) — *„Entdeckung der Venentuberkulose und ihrer Beziehung zur acuten Miliartuberkulose"* etc. etc. 1899 wurde W. zum Ehrenmitglied des Instituts für experimentelle Therapie und zum Geh. Med.-Rat ernannt.

Weil, Karl, in Prag, geb. zu Altsattel in Böhmen 19. März 1844, studierte in Prag und Wien als Schüler besonders von C. v. HEINE und BILLROTH, Dr. 1867, trat 1871 in die BILLROTH'sche Klinik als Operationszögling ein, war von 1873 bis 79 Assistent der deutschen chir. Klinik in Prag, habilitierte sich daselbst 1877 und ist seit 1879 Prof. e. o. d. Chir. W. veröffentlichte: *„Beiträge zur Kenntniss der Angiome"* (Prager Vrtljhrschr. 1877) — *„Über das Sarcoma haemorrhagicum"* (Habilitationsschr. 1877) — *„Beiträge zur Kenntniss des Genu valgum"* (1879) — *„Untersuchungen über die Schilddrüse"* (1889) — *„Beurtheilung der Verletzungen und Narben"* (in MASCHKA's Handb. d. ger. Med.).

Weil, Adolf, in Wiesbaden, geb. 7. Febr. 1848 zu Heidelberg, daselbst als Schüler und langjähriger Assistent FRIEDREICH'S, später in Berlin (TRAUBE) und Wien ausgebildet, promovierte 1871, habilitierte sich 1872 in Heidelberg für spezielle Pathologie und Therapie, wurde 1876 zum

Prof. e. o. daselbst ernannt mit Lehrauftrag für Diagnostik und Syphilis, leitete während der Erkrankung und nach dem Tode FRIEDREICH's die med. Klinik als stellvertretender Direktor und wurde 1886 als ord. Prof. der spez. Pathol. u. Therapie und Direktor der Klinik nach Dorpat berufen, aus welcher Stellung er 1887 wegen Erkrankung ausschied. Seit 1893 wirkt W. als Arzt und Consiliarius in Wiesbaden. Er veröffentlichte: *„Die Gewinnung vergrösserter Kehlkopfspiegelbilder"* (Habilitationsschr., Heidelberg 1872) — *„Die Auscultation der Arterien und Venen"* (Leipz. 1875) — *„Handbuch und Atlas der topographischen Percussion"* (Ib. 1877, 2. Aufl. 1880) — *„Die Krankheiten der Bronchien"* (GERHARDT's Handb. der Kinderkrankh. 1878) — *„Zur Lehre vom Pneumothorax"* (Leipzig 1882) — *„Zur Pathologie und Therapie des Typhus abdominalis mit besonderer Berücksichtigung der Recidive, sowie der renalen und abortiven Formen"* (Ib. 1885) — *„Ueber die Aufgaben und Methoden des medicinisch-klinischen Unterrichts"* (Antrittsvorlesung Ib. 1887). Ausserdem etwa 2 Dutzend in Ztschr. erschienene Publikationen aus den verschiedensten Gebieten der Med., darunter die Abhandl.: *„Ueber die hereditäre Form des Diabetes insipidus"* (VIRCH. Arch., VC, 1884) und *„Ueber eine eigenthümliche mit Milztumor, Icterus und Nephritis einhergehende acute Infectionskrankheit"* (D. A. f. k. M., XXXIX, 1886). Diese Erkrankung hat später den Namen WEIL'sche Krankheit erhalten.

Weinlechner, Joseph, in Wien, geb. zu Altheim (Oberösterreich) 3. März 1829, studierte in Wien, besonders unter SCHUH, promovierte 1854, wurde 1865 Privatdozent f. Chir., Primarchirurg am St. Annen-Kinderspital, war 1866 bis 67 suppl. Prof. der 1. chir. Klinik in Wien, seit 1868 Primararzt im Rudolfspital, 1882 im allg. Krankenhause und 1871 Prof. e. o. der Chir., gegenwärtig Tit.-Prof. ord. Die Titel seiner litterarischen Arbeiten sind im alten Lexikon verzeichnet.

Weintraud, Wilhelm, in Wiesbaden, geb. zu Offenbach a. M. 13. Aug. 1866, promovierte 1889, war Assistent bei v. RECKLINGHAUSEN, 1890 bis 94 an der med. Klinik in Strassburg, habilitierte sich daselbst 1893 für inn. Med., war 1894 bis 96 Oberarzt an der Charité in Berlin und 1896 bis 97 an der med. Klinik in Breslau, ist seit 1898 Oberarzt der inn. Abteilung des städt. Krankenhauses in Wiesbaden. Schriften: *„Über den Stoffwechsel und den Diabetes mellitus"* (Kassel 1893) — *„Über den Pankreas-Diabetes der Vögel"* — *„Über Acetonurie"*, verschiedene Arbeiten zur Harnsäurebildung und Gicht, sowie im Arch. f. exp. Pathol.

Weiss, Wilhelm, zu Prag, geb. zu Milostice im Taborer Kreise in Böhmen 7. April 1835, studierte in Prag, wo er 1859 Doktor wurde, war Sekundararzt im allgem. Krankenhause, machte 1863 eine wissenschaftliche Reise nach Frankreich, England u. s. w., war 1866 bis 72 Assistent an der chirurg. Klinik von BLAZINA, Mitarbeiter an der czech. Zeitschr. „Časopis českých lékařů", leitete 1870 bis 78 die Hauptredaktion derselben und wurde zugleich zum Geschäftsleiter des Vereins czech. Ärzte gewählt. Seine in der genannten Zeitschrift veröffentl. Arbeiten betreffen Abhandlungen über Blasenstein-Zertrümmerung, Amputationen, Brüche, Hohlgeschwüre u. s. w. Deutsch publizierte er: *„Ueber die incarcerirten Hernien"* (Wien. m. Pr., XI) — *„Ueber die Behandlung der pulsir. Geschwülste"* (Prag. Vjschr.). Zus. mit seinen czech. Kollegen führte er 1863 die Zusammenstellung einer czech. ärztl. Terminol. und 1870 zus. mit CHODOMSKÝ einer ebensolchen der anat., chirurg. und geburtshilfl. Instrumente durch. Er habilitierte sich 1873 als Privatdozent der Chir., wurde ordin. Arzt der Abteil. f. chir. Krankh. der Geschlechts- und Harnorgane, 1875 zum a. o. Prof. der Chir. und zum Primararzt der Abteil. f. Syphilis und Hautkrankh. ernannt, 1876 mit der Supplierung der 1. chir. Klinik betraut; 1881 wurde er zum ord. Prof. der Chir. an der Prager Univ. und zum Primarchirurgen des allg. Krankenhauses ernannt und die Leitung der Klinik ihm definitiv übertragen und dieselbe 1883 in eine Klinik mit böhm. Vortragssprache umgewandelt. W. starb Anfang Juli 1891.

Weiss, Julius, in Wien, geb. 7. Jan. 1867, studierte in Wien, hauptsächlich als Schüler von KAHLER, STRICKER und DRASCHE, promovierte 1890, war 1890 bis 96 Assistent des Wiener k. k. allgemeinen Krankenhauses, habilitierte sich 1897 für innere Medizin und ist gegenwärtig Chefarzt des Verbandes der Genossenschaftskrankenkassen Wiens, Herausgeber und Redakteur der Monatsschrift f. praktische Med. „Die Heilkunde." Schriften: *„Beiträge zur Entzündungslehre"* (Leipzig und Wien 1893) — *„Haematologische Untersuchungen"* (Wien, Leipzig und Teschen 1896) — *„Lungenemphysem und Lungenatrophie"* (Wien und Leipzig 1894). W. redigiert ausserdem das von Hofrat DRASCHE herausgegebene Sammelwerk „Bibliothek der ges. med. Wissenschaften." Von anderen Aufsätzen seien erwähnt: *„Beiträge zur Aetiologie und Casuistik der Venenthrombose"* (W. m. Pr. 1889) — *„Über Praeventivbehandlung des Fiebers"* (W. k. W. 1895) — *„Zur Kenntnis der septischen Exantheme"* (W. m. Bl. 1896) etc.

Weiss, Leopold, in Heidelberg, geb. 1849 in Giessen, studierte daselbst, in Tübingen und Wien, promovierte 1874 in Giessen, war 1875 bis 77 Assistent an der Univ.-Augenklinik in Heidelberg, habilitierte sich daselbst 1876 f. Ophthalm. und ist seit 1895 Prof. e. o. Seine Schriften sind im alten Lexikon von HORSTMANN zusammengestellt.

Welander, Edvard, in Stockholm, geb. 4. März 1846 in Wexjö, studierte in Upsala und Stockholm, wurde 1871 Lizentiat der Med., studierte hierauf hauptsächlich in Wien Dermatologie und Syphilidologie, war Assistensarzt am Kurhause (Krankenhaus für vener. Pat.) in Stockholm 1870 bis 74, Primararzt am Garnisonskrankenhause in Stockholm 1874 bis 77, Bataillonsarzt beim 2. Leibgarde-Regiment in Stockholm 1877 bis 82, Arzt am Stockholmer Untersuchungsamt für Prostituierte 1877 bis 88, Primararzt am Krankenhause St. Göran 1888, Dozent der Syphilidologie am Karolinischen Institut in Stockholm 1884, Prof. daselbst seit 1896. Schriften: *„Die Geschichte der venerischen Krankheiten in Schweden"* (Stockholm 1898) — *„Ueber die Morbidität und Mortalität bei dem 2. Königl. Leibgarderegiment von 1866 bis 77 und über Untersuchungen der Luft in der Kaserne des Regiments"* (Promotionsschrift 1880), ausserdem gegen 100 Zeitschriftenartikel in Nord. med. ark., Hygiea, Sv. läkaresellsk. förh., Tidskr. f. mil. häls., Gaz. méd. de Paris, Ann. de dermat. etc., Bull. méd., Mtsh. f. pr. Dermat., Verh. d. 2. intern. Kongr. f. Dermat., Wien 1892, D. Z., Arch. f. Dermat. und Syph., W. k. R. u. s. w.

Welcker, Hermann, Anatom und Anthropolog in Halle, entstammte einer ansehnlichen Gelehrtenfamilie, war Neffe des Altertumsforschers GOTTLIEB W., des Mitbegründers der alten Bonner Philologenschule, und des freisinnigen Politikers und Publizisten KARL THEODOR W., Mitherausgebers des „Staatslexikons". Geb. 8. April 1822 in Giessen, begann W. seine Studien in Bonn 1841 und beendigte sie

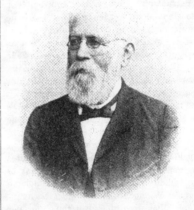

in seiner Vaterstadt, wo er 1851 promovierte, 1850 bis 53 Assistent an der med. Klinik war, 1853 sich für Anatomie habilitierte und 1855 Prosektor wurde. 1859 folgte er einem Ruf als Prosektor und Prof. e. o. nach Halle, erlangte hier 1866 die ord. Professor der Anatomie und war seit 1876 als Nachfolger von A. W. VOLKMANN auch Direktor des anat. Instituts, eine Stellung, die er bis zu dem 1893 aus Gesundheitsrücksichten erfolgten Rücktritt verwaltete. Er zog sich nach Winterstein im Gothaischen zurück und starb hier 12. Sept. 1897. W. gehörte zu den verdientesten und vielseitigsten medizinisch-naturwissenschaftl. Forschern der Neuzeit.

Das weit über 50 Nummern betragende Verzeichnis von W.'s schriftstellerischen Arbeiten in dem älteren Lexikon zeigt, dass W.'s Produktivität den verschiedensten Gebieten zu Gute gekommen ist: Optik, Mikroskopie, Histologie, Biologie, Anatomie, Anthropologie und Ethnologie und dazu noch verschiedenen anderen Zweigen des menschlichen Wissens. Wir heben vor allem die schönen Arbeiten über „*Schiller's Schädel und Todtenmaske nebst Mittheilungen über Schädel und Todtenmaske Kant's*" (Braunschweig 1883) — über den „*Schädel Raphael's und die Raphaelporträts*" (Archiv für Anthropol. XV) — über den „*Schädel Dante's*" (Anthrop. Review 1867) hervor. Die Mikroskopie förderte W. durch Angabe von Methoden zur Ausmessung des senkrechten Durchmessers mikroskopischer Objekte und zur Unterscheidung der Erhöhungen und Vertiefungen in mikroskopischen Präparaten, durch Konstruktion eines Zahlenmikrometers. Die Physiologie verdankt W. wesentliche Bereicherungen in der Blutlehre; so verbesserte er u. a. die VIERORDT'sche Methode der Blutkörperchenzählung, lieferte Modelle der Blutkörperchen, deren Grösse, Zahl, Oberfläche und Farbe beim Menschen er bestimmen lehrte, untersuchte systematisch und im grösseren Massstabe die Blutmenge bei Menschen und Tieren, wobei eine Reihe von früheren Irrtümern berichtigt wurden, und lehrte ein besonderes Färbeverfahren zur Feststellung des Gehaltes des Blutes an gefärbten Körperchen. Zur makroskopischen Anatomie bezw. Anthropologie brachte W. noch Beiträge über Hirnventrikel, über Bau und Entwickelung der Wirbelsäule, über Gelenke, Untersuchungen über Bau und Wachstum des menschlichen Schädels nebst einem besonderen Messungssystem, mit welchem er die deutschen und holländischen Sammlungen 1860 bis 65 durchforschte, und verschiedene andere kraniologische Studien.

Wells, Sir Thomas Spencer, Bart., einer der berühmtesten unter den Ovariotomisten seiner Zeit, geb. 3. Feb. 1818 zu St. Alban's, Hertfordshire, erfreute sich der Unterweisung eines Arztes zu Barnsley, Yorkshire, lebte dann bei einem Arzte in Leeds, wo er in der dortigen Infirmary die Vorträge von HEY und TEALE besuchte, war 1837 bis 38 in Dublin ein Schüler von GRAVES, STOKES, CRAMPTON, BEATTIE, HARRISON, APJOHN und JACOB und arbeitete 1839 bis 40 im St. Thomas' Hosp. zu London, unter GREEN, TRAVERS und TYRELL. Sehr bald, nachdem er 1841 Member des R. C. S. geworden, trat er als Assist. Surg. in die königl. Marine ein und diente auf derselben, vorzugsweise im Mittelmeere, namentlich gegen 6 Jahre im Marine-Hosp. zu Malta, bis er 1848 zum Surgeon ernannt wurde. In demselben Jahre wurde er von der Admiralität nach Paris gesandt, um von der Behandlung der Verwundeten in den Hospitälern Kenntnis zu nehmen und darüber zu be-

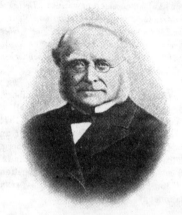

richten. Auch besuchte er die Hospitäler in Rom, zur Zeit von GARIBALDI's Angriff. Nachdem er aus dem Dienste ausgeschieden, liess er sich 1853 in London nieder, wurde 1854 Surgeon am Samaritan Hosp., einem kleinen, für Frauenkrankhh. bestimmten Hosp. Auf Veranlassung des Kriegsministers war W. während des inzwischen ausgebrochenen Krimkrieges Chirurg in den britischen Zivil-Hospitälern zu Smyrna und Renkioi an den Dardanellen und kehrte 1856 nach London zurück. 1857 machte er seine erste Ovariotomie, mit unglücklichem Ausgange, 1858 die erste glückliche und diese, wie mehrere nachfolgende glückliche waren es, welche andere Operateure veranlassten, die Operation wieder aufzunehmen, wie z. B. BAKER BROWN, der früher unter 9 Operationen nur 2 Heilungen gehabt hatte, oder sie überhaupt auszuführen, wie TYLER SMITH, KEITH u. s. w. Wenige Jahre genügten, um W., bei zunehmender Erfahrung, Verbesserung der Operationsmethoden und Zunahme der günstigen Erfolge, solches Vertrauen bei den Kollegen zu verschaffen, dass ihm nicht nur von allen Seiten Patientinnen zugewiesen wurden, sondern dass auch Chirurgen aller Länder nach London kamen, um von seinem Verfahren Kenntnis zu nehmen und dass von da an die Operation, die bisher nur in sehr vereinzelten Fällen und mit ziemlich zweifelhaftem Erfolge unternommen worden war, als Gemeingut aller, nunmehr in der ganzen Welt, wesentlich nach den von W. aufgestellten Regeln, ausgeführt, damit ein unendlicher Nutzen gestiftet und eine sehr grosse Zahl von Leben erhalten wurde. Seine litterar. Arbeiten sind ausser den im alten Lexikon angeführten: „Note book for cases of abdominal tumours" (6. ed. 1881). Hinzuzufügen ist noch, dass W. Prof. der Chir. und pathol. Anat. beim Roy. Coll. of Surg. und Präsident desselben war und als solcher die HUNTERsche Rede 1882 hielt, ferner 1886 Präsident des Kongresses der „Sanitary Institute" von Grossbritannien war und dass er, nachdem er zum Surgeon to the Queen's Household ernannt worden war, 1883 auch die Baronetwürde erhielt. Er starb 3. Febr. 1897.

Wells, J. Soelberg, zu London, Ophthalmolog, geb. 1824 in Norwich, machte seine wissenschaftl. Studien in Edinburg, woselbst er 1856 promovierte, widmete sich darauf der Augenheilkunde in Berlin bei A. v. GRAEFE, bis 1859 als Assistent, kehrte 1860 nach England zurück und wirkte am Moorfield's Hosp. bis 1867 als Assistent von W. BOWMAN. Später wurde er Prof. der Ophthalmol. am King's College und Augenoperateur an dessen Hosp., darauf auch Surgeon an Moorfield's Hosp. Er starb 2. Dez. 1879 zu Cannes, woselbst er Heilung von einem mehrjährigen Leberleiden zu finden hoffte. Sein Hauptverdienst besteht darin, dass er die klin. und wissenschaftlichen Errungenschaften von A. v. GRAEFE, DONDERS, ARLT und deren Schülern nach England verpflanzte. In seiner Schrift: „On long, short and weak sight, and their treatment by the scientific use of spectacles" (Lond., 4. Aufl.) und seinem Lehrbuche: „A treatise on the diseases of the eye" (Lond. 1869, 3. Aufl.) inaugurierte er eine neue Aera der ophthalmol. Litteratur für England. Seine sonstigen Arbeiten sind von HORSTMANN in dem grossen Biogr. Lexikon zusammengestellt.

Wells, Horace, ausgezeichneter amerik. Zahnarzt und Entdecker der anästhesier. Wirkung des Stickoxydulgases, geb. zu Hartford, Windsor co., Vt., 21. Jan. 1815, studierte seit 1834 Zahnheilkunde in Boston, liess sich 1836 in Hartford, Conn., nieder, stellte 1844 mit dem Lachgas zur Narkotisierung bei der Zahnextraktion die ersten Versuche an, welche von Erfolg gekrönt waren, machte noch in demselben Jahre der Fakultät in Boston davon Mitteilung, hielt sich 1846 in Frankreich auf, wo er der Acad. de méd. seine Entdeckung bekannt machte, publizierte 1847 nach seiner Rückkehr nach Amerika die Schrift: „A history of the discovery of the application of nitrous oxide gas, ether and other vapors to surgical operations", siedelte nach New York über, wurde aber hier geisteskrank und starb 24. Jan. 1848.

Wendeler, Paul, in Berlin, geb. 16. März 1860 in Bernstein, studierte in Freiburg i. B., Greifswald, Berlin, Kiel, promovierte 1886, war nach 7 jähr. Stadt- und Landpraxis $1^1/_4$ Jahr Assistent am pathol. Institut zu Kiel (HELLER), $2^1/_4$ Jahr Assistent an A. MARTIN's Klinik und Poliklinik für Geburtsh. und Gynäkologie und ist seit 1896 Frauenarzt in Berlin. Schriften: „Die foetale Entwicklung der menschlichen Tuben" (A. f. m. A. XLV) — „Entwickelungsgeschichte der Eileiter" (in A. MARTIN's Handb.: Die Krankheiten der Eileiter) — „Physiologie der Eileiter" (Ib.) — „Entwickelungsgeschichte der Eierstöcke" (Ib.) — „Physiologie der Eierstöcke" (Ib.) — „Einteilung und Histogenese der Eierstocksneubildungen" (Ib.) — „Bösartigkeit und Metastasen der Eierstockstumoren" (Ib.).

Wendt, Hermann, Psychiater, geb. 1832 in Freienwalde a. O., studierte in Berlin, Würzburg, Wien und Prag, war Arzt zu Oderberg, dann Assistent DAMEROW's in Halle, zweiter Arzt der Prov.-

Irrenanstalt in Neu-Ruppin und Eberswalde, wurde 1868 Direktor der Ostpreussischen Prov.-Irrenanstalt zu Allenberg und 7 Jahre später der Westpreuss. Anstalt in Schwetz, welcher er 10 Jahre vorstand. Wegen Kränklichkeit zog er sich zurück und starb 9. Mai 1896 zu Charlottenburg bei Berlin. Er verfasste mehrere Publikationen auf seinem Spezialgebiet.

Wendt, Hermann Friedrich, geb. 8. März 1838 zu Leipzig, studierte seit 1855 zu Jena und Leipzig, prom. 1861, besuchte dann die geburtshilfl. Anstalten zu Prag und Wien und war 1862 bis 63 Assistent an der geburtshilfl. Klinik zu Leipzig. Er wandte sich später dem Studium der Ohrenheilkunde zu, besuchte deshalb nochmals Wien und mehrere andere Univ. Nach Leipzig zurückgekehrt, habilitierte er sich (1866) für Ohrenheilk., übernahm die von WINTER begründete otiatrische Poliklinik, erhielt 1874 eine a. o. Professur der Ohrenheilk., starb aber schon 21. Okt. 1875 an einer Gehirnaffektion. W. war ein tüchtiger Ohrenarzt, dessen Leistungen und Verdienste von WINTER in dem älteren biogr. Lexikon gewürdigt sind.

Wenzel, Carl, in Mainz, geb. 1820, studierte 1839 bis 42 in Giessen, promovierte daselbst, machte eine längere Studienreise über Wien, Prag, Berlin, Paris und liess sich dann in Mainz nieder, wo er ein sehr beschäftigter und beliebter Arzt, zeitweise auch Armenarzt war und sich durch die 1852 erfolgte Gründung des „römisch-germ. Central-Museums" bekannt machte, von dem er Präsident des Lokalausschusses war. W. starb 4. Febr. 1894, nachdem er 1893 sein 50jähr. Dr.-Jubiläum gefeiert hatte und in demselben Jahre mit einer sehr interessanten Schrift: „*Alte Erfahrungen im Lichte der Neuzeit und ihrer Anschauungen über die Entstehung von Krankheiten*" hervorgetreten war.

Wenzel, Ernst, Anatom in Leipzig, geb. 1840 zu Oderwitz bei Zittau, war anfangs Lehrer und begann 1860 das med. Studium, promovierte 1864 in Leipzig, war Assistent von B. SCHMIDT an der Univ.-Poliklinik daselbst, habilitierte sich 1868 für Anat., wurde 1872 Prof. e. o. und starb als ord. Prof. 25. Okt. 1886. Er gab einen „*Atlas des makroscop. und mikroscop. Baues des menschlichen Körpers*" und „*Atlas der Gewebelehre des Menschen und der höheren Thiere*" heraus. Ausserdem befasste er sich mit dem anat. Unterricht von Laien.

Werler, Oskar Friedrich Louis, in Berlin, geb. zu Königsberg i. Pr. 26. Sept. 1855, studierte in Königsberg, Tübingen, Leipzig und Berlin, promovierte 1881 in Berlin, trieb 12 Jahre lang allgemeine Praxis und widmete sich dann ausschliesslich der Dermato-Syphilidologie, für die er seit 1894 als Spezialist und Leiter einer kleinen Poliklinik in Berlin wirkt. Schriften: „*Über Anwendungsweisen und Wirkungen des Salosantal bei der internen Medication der Krankheiten der Harnorgane*" (Berlin 1898) — „*Ambulante Behandlung der gonorrhoischen Nebenhodenentzündung*" (Ib. 1899), zahlreiche Arbeiten über die moderne chirurg. Silberantiseptik und ihre Bedeutung, über die neue colloidale Metallotherapie, über chir. Erfahrungen mit löslichem metall. Silber bei der Behandlung von septischen Wundinfektionen, Blutvergiftungen (Ib. 1898). In der Monographie „*Das lösliche metall. Quecksilber*" (Ib. 1899) als Heilmittel führte W. eine Reihe neuer Präparate des colloidalen Quecksilbers (Mercurcolloid) in die Wissenschaft ein.

Werner, Karl Wilhelm, geb. 26. Juli 1858 zu Liegnitz, studierte seit 1878 in Greifswald, Berlin und München, war Coassistent von v. ZIEMSSEN, approbiert und promoviert 1883, war kurze Zeit Volontärarzt in der Irrenheilanstalt Leubus (Schlesien), dann mehrjähriger Assistenzarzt in der Irrenheilanstalt Alt-Scherbitz, deren koloniale Einrichtungen ihn besonders interessierten und begeisterten, 1885 bis 94 Oberarzt an der thüringischen Irrenanstalt Roda. Seit Nov. 1894 ist W. Direktor der Prov.-Irrenanstalt Owinsk bei Posen. Schriften: „*Die Paranoia*" (Stuttgart 1891) — „*Über die sogen. psychische Contagion*" (Z. d. Psych., XLIV) — „*Über die psychiatrische Nomenklatur, Verrücktheit und Wahnsinn*" (Ib. XLVI) — „*Simulation oder Psychose*" (Vrtljhrschr. f. ger. Med.

1894) — „Über frühzeitige Symptome geistiger Störungen" (B. k. W. 1894) — „Über den Bau und die Einrichtungen einer Irrenanstalt" (EULENBURG's Real-encyklop. Jahrbb., IV).

Wernher, Adolph, zu Giessen, angesehener Chirurg, geb. 20. März 1809 in Mainz, studierte von 1825 an in Giessen, Heidelberg, Berlin, Halle, wurde in Giessen 1832 Dr., liess sich nach einem 2jähr. Aufenthalt in Paris und London 1834 in Offenbach a. M. als Arzt nieder und erhielt daselbst die Stelle eines Physikats-Wundarztes. Er wurde jedoch bereits 1835 zum Prof. e. o. und zum Assistenzarzt der chirurg. Klinik in Giessen (damals unter dem Prof. der Geburtsh. v. RITGEN unterstellt) ernannt. W. war

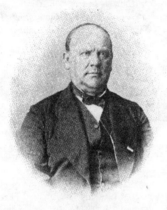

der erste, der die chirurg. Assistenzarztsstelle bekleidete und wurde bereits 1837 Prof. ord. und Direktor der chir. Klinik. 1845 erhielt W. auch die Professur der pathol. Anatomie u. die Direktion des sich unter seiner Hand schnell vergrössernden pathol.-anat. Kabinetts, dessen Stamm aus der 1837 von der Univ. angekauften SOEMMERRING'schen Sammlung hervorgegangen war. Die Beschäftigung mit der pathol. Anat. und die Ergebnisse der in derselben gemachten Studien kamen sowohl W.'s eigenen Arbeiten zu Gute, als auch gaben sie Anlass zu einigen sehr guten, unter seiner Leitung gearbeiteten Dissertatt. W. selbst verfasste ein durch Vollständigkeit und grosse Klarheit ausgezeichnetes „Handb. der allgem. und spec.

Chirurgie" (4 Bde., Giessen 1846 bis 57), dessen umgearbeitete 2. Aufl. (I, 1862, 63) leider unvollständig geblieben ist, ferner: „Beiträge zur Kenntniss der Krankheiten des Hüftgelenks, Malum coxae senile, Coxalgie und Fract. intracapsul. colli femor." (Ib. 1847) — „Das akadem. Hospital der Univers. Giessen im J. 1848" (Ib. 1849) und mehrere Zeitschriftenartikel. Nach BALSER's Tode (1846) war ihm auch das Direktorium des ganzen akad. Hospitals übertragen worden, wo er ebenfalls zahlreiche und wichtige Verbesserungen einführte. Er erstattete ferner, wie früher für 1848, auch für 1870, 71 über dasselbe (1872) einen Bericht ab. 1856 wurde er auf sein Ansuchen von der Nominal-Professur der pathol. Anat. entbunden, gab die Direktion der pathol.-anat. Sammlung jedoch erst ab, als (1872) eine eigene Professur für pathol. Anatomie errichtet wurde. 1858 hatte er das Unglück, sich mit Trachom zu infizieren und wurde dadurch für lange Zeit seiner Berufsthätigkeit entzogen, brachte einen grossen Teil des Jahres 1859 in v. GRAEFE's Klinik zu Berlin, und auch später noch (1860, 61), bei Nachschüben, wiederholt kürzere Zeit daselbst zu. Infolge von Beschränkung seines Sehvermögens widmete er sich litter. Studien, als deren Ergebnis er eine grosse Reihe von Schriften verfasste. Die Titel derselben sind von GURLT in dem älteren Lexikon zusammengestellt. 1878 trat W., nach 43jähr. Thätigkeit an der Hochschule, in den Ruhestand und siedelte einige Zeit darauf nach Mainz über. Von den ihm zu teil gewordenen Anerkennungen sei erwähnt, dass ihn 1849 die philos. Fakultät zum Dr. phil. hon. kreiert hatte, dass er 1860 den Charakter als Geh. Med.-Rat erhalten hatte, 1874 zum Rektor der Univ. gewählt worden war und dass 1882 sein 50jähr. Dr.-Jubil. in glänzender Weise von seinen Schülern und Freunden gefeiert wurde. Auch in Mainz beschäftigte er sich ununterbrochen mit litter. Studien, namentlich histor. Forschungen. Sein Tod erfolgte 14. Juli 1883.

Wernich, Albrecht Ludwig Agathon, zuletzt Medizinalbeamter in Berlin, geb. 15. Juli 1843 zu Elbing, genoss seine med. Ausbildung in Königsberg

(v. RECKLINGHAUSEN, LEYDEN, SPIEGELBERG) bis 1867, dem Jahre der Promotion. Auf einer Studienreise nach Prag, München, Leipzig, Berlin legte er in Berlin 1868 die Approbationsprüfung ab und liess sich als Assistenzarzt am dortigen Elisabeth-Krankenhause nieder. Aus dem deutsch-französ. Feldzuge zurückgekehrt, habilitierte er sich an der Berliner Univ. für Geburtsh. und Gynäkol. und folgte 1874 einem Rufe für dieses Fach und innere Klinik an die Japanische med.-chir. Akad. in Tokio (Yedo). Schon auf der Heimreise (1877) wandte er sich epidemiolog. und hygien. Forschungen zu, habilitierte sich zum zweitenmale in Berlin für spez. Pathol. und Ther. und war die nächsten 4 Jahre vorwiegend lehrend und schriftstellerisch thätig. 1881 wurde er zum Bezirksphysikus in Berlin ernannt, 1884 als Reg.- und Med.-Rat nach Coeslin, 1891 in gleicher Eigenschaft an das Polizeipräsidium von Berlin versetzt, wo er 19. Mai 1896 an Diabetes starb. W. gehört zu den rührigsten und um die Hygiene und Epidemiographie wohlverdientesten deutschen Medizinalbeamten. Von seinen Leistungen geben die Titel der nachfolgenden monograph. Publikationen ein Bild: *„Einige Versuchsreihen über das Mutterkorn"* (Berlin 1874) — *„Geograph.-med. Studien nach den Erlebnissen einer Reise um die Erde"* (Ib. 1878) — *„Klinische Untersuchungen über die Japanische Varietät der Beriberi-Krankh."* (Ib. 1878 und VIRCHOW's A.) — *„Die Entwicklung der organisirten Krankheitsgifte"* (Ib. 1880) — *„Die Medicin der Gegenwart"* (Ib. 1881) — *„Desinfectionslehre"* (Wien und Leipzig 1880; 2. Aufl. 1882) — *„Der Abdominaltyphus, Untersuchungen über sein Wesen, seine Tödtlichkeit und seine Bekämpfung"* (Berlin 1882) — *„Generalbericht über das Sanitäts- und Medicinalwesen Berlins"* (Ib. 1883) — später: *„des Reg.-Bez. Coeslin"* (Colberg 1887) — *„Lehrbuch für Heildiener"* (1884; 2. Aufl. 1887) — *„Zusammenstellung der giltigen Medicinalgesetze Preussens"* (Berlin 1887). Auch hat er das ältere „Biographische Lexikon" bis zum Buchstaben F. redigiert.

Wernicke, Karl, zu Breslau, geb. 15. Mai 1848 zu Tarnowitz in Oberschl., studierte in Breslau, hauptsächlich an der Irrenstation des Allerheiligen-Hosp. als Schüler von H. NEUMANN, Dr. med. 1870, habilitierte sich 1875 in Berlin, war bis 1878 1. Assistent der Klinik für Psychiatrie und Nervenkrankhh. und wurde 1885 zum Prof. e. o., 1890 zum Ordinarius der genannten Fächer bei der Univ. Breslau ernannt. Schriften: *„Der aphasische Symptomencomplex. Eine psychologische Studie auf anat. Basis"* (Breslau 1874) — *„Erkrankung der inneren Kapsel. Ein Beitrag zur Diagnose der Herderkrankungen"* (Ib. 1875) — *„Ueber den wissenschaftl. Standpunkt in der Psychiatrie"* (Kassel 1880, Vortrag auf der 53. Naturforsch.-Versamml. zu Danzig) — *„Lehrbuch der Gehirnkrankhh. für Aerzte und Studirende"* (3 Bde., Kassel 1881 bis 83, m. Holzschn.) — *„Gesammelte Abhandlungen. Arbeiten aus der psychiatr. Klinik in Breslau Heft 1 und 2"* — *„Grundriss der Psychiatrie in klinischen Vorlesungen"* (Leipzig 1900) — *„Psychiatrische Abhandlungen"* (Breslau) — *„Atlas des Gehirns"* (hrsg. mit Unterstützung der kgl. Akademie der Wissensch. Abt. I).

Wernicke, Erich Arthur Emanuel, in Posen, geb. zu Friedeberg N/M., 20. Apr. 1859, studierte und promovierte in Berlin 1885, war 1890 Assistent am hygien. Institut in Berlin, 1894 Privatdozent der Hyg. daselbst, 1896 Prof. an der Univ. Marburg, 1897 Prof. e. o. daselbst, stellvertretender Direktor des dort. hygien. Instituts und ist seit 1899 Direktor des hygien. Instituts für die Provinz Posen. W. veröffentlichte mehrere Arbeiten über die Blutserumtherapie bei Diphtherie und Tetanus, u. a. die grundlegende, zus. mit BEHRING, in Z. f. Hyg. XII, 1892, ausserdem Arbeiten über Desinfektion, Cholera, Pest, Typhus.

Werth, Richard, in Kiel, geb. in Magdeburg 10. Mai 1850, studierte in Greifswald, Leipzig und Kiel, wandte sich unter LITZMANN's Leitung der Gyn. zu, wurde 1874 promoviert, habilitierte sich 1876 und wurde nach LITZMANN's Weggang (nach Berlin) 1885 zum ord. Prof. seines Faches und Direktor der Klinik ernannt. Seine grösseren Arbeiten vereinigt das A. f. G.; kleinere finden sich im Cbl. f. G., in der Vereinsschrift des Schleswig-Holsteinischen Ärztevereins. Ausserdem bearbeitete er in HERMANN's Handb. der Physiol. das Kapitel „Geburt" (HENSEN's Artikel: „Zeugung")

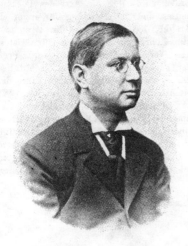

und den Abschnitt: „*Physiologie der Geburt*" (in P. MÜLLER's Handb. d. Geburtsh. Stuttgart 1888), ferner erschienen „*Beiträge zur Anatomie und Behandlung der Extrauterinschwangerschaft*" (Stuttgart 1887).

Wertheim, Gustav, zu Wien, geb. daselbst 28. Okt. 1822, studierte auch dort unter ROKITANSKY, SKODA, HEBRA, HYRTL, wurde 1847 promoviert, war seit 1865 k. k. Primararzt an der k. k. Rudolfstiftung und a. o. Prof. für Dermat. und Syphil. an der Wiener Univ. und starb 8. Jan. 1888. Seine litterar. Arbeiten sind im alten Lexikon fast vollständig aufgezählt.

Wertheimber, Adolph, Hofrat in München, geb. daselbst 7. Dez. 1832, erhielt seine ärztl. Ausbildung an den Univ. München, Würzburg und Wien unter Leitung von v. GIETL, OPPOLZER, SKODA und v. BAMBERGER, promovierte 1855, widmete sich späterhin vorwiegend dem Studium der Kinderkrankheiten am Dr. v. HAUNERschen Kinderspitale zu München, zu dessen Gründer und Vorstande er in ein engeres Freundschaftsverhältnis trat. Er wirkt als Kinderarzt in München seit 1858. Litterar. Arbeiten ausser den schon im alten Lexikon verzeichneten: „*Zur Behandlung der Verbrennung im Kindesalter*" (M. m. W. 1887) — „*Zur Behandlung des Pruritus cutaneus universal.*" (Ib. 1889) — „*Über fieberlose Scarlatina*" (Ib. 1890) — „*Über den submaxillaren Mumps*" (Ib. 1893) — „*Zur Behandlung des Keuchhustens*" (Ib. 1897) — „*Die Krankenpflege bei Tussis convulsiva*" (Z f. Krankenpfl. 1898). Ausserdem zahlreiche kleinere Aufsätze, meist pädiatr. Inhalts im Jahrb. für Kinderheilk., im Münch. ärztl. Intelligenzblatte u. s. w. W. wurde von der k. Regierung von Oberbayern zweimal zu ärztlicher Dienstleistung berufen : gelegentlich einer Cholera-Epidemie in München und einer Typhus-Epidemie in Berchtesgaden.

Weschniakoff, Theodor, k. russ. Staatsrat in Moskau, geb. 16./28. Jan. 1828, bildete sich hauptsächlich als Schüler von SAGORSKY in Petersburg, sowie durch die Lektüre von WAGNER's Handwörterbuch der Physiologie, der Werke von A. COMTE, LOTZE und CHARLES ROBIN, dessen Lebensbeschreibung er selbst verfasste. W. widmete seine wissenschaftliche Thätigkeit der naturwissenschaftl.-biolog. Begründung einer geschichtlich-biolog. Theorie der Bedingungen wissenschaftl. und künstlerischer Thätigkeit, ferner der Ausarbeitung einer naturwissenschaftl. Kontrateratologie oder Anthropologie der ausgezeichnetsten Menschentypen. W.'s bezügliche Publikationen sind mit ihren Titeln in dem älteren Lexikon zusammengestellt. Neuerdings publizierte W., der gegenwärtig auf seinem Landgut wohnt: „*Savans, Penseurs et Artistes. Biologie et Pathologie comparées*" (Bibl. de Philos. contemporaine. Paris 1899).

Wesener, Felix, in Aachen, geb. zu Spandau 23. Juli 1855, studierte und prom. 1879 zu Marburg, war 1880 bis 82 Assistent bei MANNKOPFF, bis 1885 am pathol. Institut in Giessen, bis 1892 an der med. Poliklinik zu Freiburg, habilitierte sich 1885, wurde 1892 Prof. e. o. und ist seitdem Oberarzt der inn. Abt. am städtischen Mariahilfhospital in Aachen. Schriften : „*Kritische und experimentelle Beiträge zur Lehre von der Fütterungstuberculose*" (Habilitationsschrift Freiburg 1885) — „*Jahresberichte der Poliklinik zu*

Freiburg i. B. f. 1886 u. 1887" — "Lehrb. der chem. Untersuchungsmethoden zur Diagnostik innerer Krankheiten" (Berlin 1890) *"Med.-klin. Diagnostik"* (Ib. 1892).

West, Charles, zu London, im Winter in Nizza, geb. 8. Aug. 1816, studierte im St. Barthol. Hosp., wurde 1837 in Berlin Dr., 1842 Lic., 1848 Fellow des Roy. Coll. of Physic., war 1863, 65, 70 Censor bei demselben, war Physic. des Kinder-Hosp. in Great Ormond-Street, Physic. Accouch. und Dozent der Geburtsh. am St. Barthol. und Middlesex Hosp., Präsident der Roy. Med.-Chir. und der Obstetric. Soc. W., der 19. März 1898 in Paris starb, ist besonders bekannt durch seine: *"Lectures on diseases of infancy and childhood"* (6. ed. 1873; deutsch bearb. von A. WEGNER, Berlin 1853; 5. Aufl. herausg. von E. HENOCH, 1872). Ausserdem veröffentlichte er: *"An inquiry into the pathological importance of ulceration of the os uteri"* (die Croonian Lectures für 1854) — *"Lectures on the diseases of women"* (4. ed. 1879; deutsch von W. LANGENBECK, Göttingen 1860; 3. Aufl. 1870) — *"On some disorders of the nervous system in childhood"* (Lumleian Lectures, 1871) — *"Harvey and his times"* (Harveian Oration, 1874) — *"On hospital organization"* (1877) — *"Medical women"* (1878); auch übersetzte er BARÉTY's *"Nice and its climate"* (1882).

Westfeld, Gerhard, in Stockholm, geb. 1828, studierte seit 1848 in Upsala, war anfangs Hauslehrer u. wurde 1858 Kandidat, 1862 Lizentiat der Med., praktizierte in Stockholm, erlangte daselbst eine angesehene Praxis, wurde kgl. Leibmedikus, machte sich um die Hygiene durch Gründung verschiedener gemeinnütziger Institute, Heilanstalten etc. verdient, erhielt 1893 beim Univ.-Jubiläum von Upsala den Dr.-Titel hon. causa und starb Ende Sept. 1899. W. war ein eifriger Bekämpfer des Alkoholmissbrauchs.

Westphal, Karl Friedrich Otto, Psychiater, zu Berlin, geb. daselbst 23. März 1833 als Sohn des dortigen Geh. San.-Rates K. F. O. W. (1800 bis 1879), studierte von 1851 an in Berlin, Heidelberg und Zürich, wurde 1857 Zivil-Assistent bei der Pockenabteilung der Charité in Berlin, 1858 Assistenzarzt an der Irrenabteilung dieser Anstalt (unter IDELER, v. HORN und GRIESINGER), habilitierte sich 1861 als Privatdozent der Psychiatrie an der Berliner Univ., wurde 1868 dir. Arzt des Pockenhauses und der Abteilung für innerlich Kranke, 1869 Prof. e. o., dir. Arzt und klin. Lehrer der Abteilungen für Geistes- und Nervenkranke und 1874 ord. Prof. der Psychiatrie. Er war auch Mitglied der wissenschaftl. Deputation für das Medizinalwesen und Geh. Med.-Rat. W., der 28. Jan. 1890 starb, hat sich um sein Spezialfach namhafte Verdienste erworben, einerseits durch Pflege des No-restraint, anderseits durch Erweiterung der Rückenmarks- und Nervenpathol. Seine wissenschaftl. Arbeiten finden sich in der Allg.

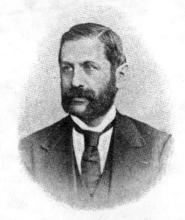

Z. f. Psych., in VIRCHOW's Arch., der B. k. W., den Charité-Annal., der Vrtljhrsschr. f. gerichtl. Med., hauptsächlich aber in dem von ihm seit 1868 redigierten „Arch. für Psychiatrie und Nervenkrankheiten". Die Arbeiten beziehen sich zum Teil auf die Krankheiten des Rückenmarks als solche, zum Teil auf ihren Zusammenhang mit der allgem. Paralyse der Irren und behandeln ausserdem die verschiedensten Gegenstände der Nervenpathologie. In seinen psychiatr. Arbeiten beschrieb W., abgesehen von den Untersuchungen über allgem. Paralyse, einige neue Krankheitsformen (Agoraphobie u. s. w.). Die wichtigsten Leistungen von W. werden durch die Titel folgender Schriften dargestellt: *"Künstliche Erzeugung von Epilepsie bei*

Meerschweinchen" — "*Affection des Nervensystems nach Pocken und Typhus*" — "*Ueber einige durch mechanische Einwirkung auf Sehnen und Muskeln hervorgebrachte Bewegungserscheinungen (Knie-, Fussphänomen)*" — "*Ueber combinirte (primäre) Erkrankung der Rückenmarksstränge*" (auch besonders erschienen, Berlin 1879) — "*Ueber eine Art paradoxer Muskelcontraction*" — "*Ueber Verschwinden und Localisation des Kniephänomens*" — "*Ueber prim. Erkrankung der Seitenstrangbahnen*" — "*Ueber eine dem Bilde der cerebro-spinalen grauen Degeneration etc. ähnliche Erkrankung ohne anat. Befund*" u. s. w. W. war überdies ein beliebter klin. Lehrer.

Westphal, Alexander Karl Otto, in Berlin, hier als Sohn des Vor. 1863 geb., studierte seit 1882 in Heidelberg und Berlin, approbiert 1887, promoviert 1888 ("*Über Gehirn-Erkrankung in Folge von Bleivergiftung*"), war Assistent bei ERB in Heidelberg und CURSCHMANN in Leipzig, wurde 1892 Oberarzt an der Nervenabteilung der Charité in Berlin unter JOLLY und habilitierte sich 1894 für Psychiatrie. W.'s Arbeiten betreffen Beiträge zur Kenntnis des Diabetes insipidus, Leukämie und Pseudoleukämie, Vorkommen der CHARCOT-LEYDEN'schen Krystalle in Gewebssäften von Lebenden, angeborene Nierenatrophie, Erregbarkeit der Muskeln und peripheren Nerven bei Neugeborenen. Auch veranstaltete W. eine Gesamtausgabe der wissenschaftl. Arbeiten seines Vaters.

Weyl, Theodor, in Charlottenburg, geb. zu Berlin 8. Jan. 1851, studierte in Berlin und Strassburg, hauptsächlich als Schüler von DU BOIS-REYMOND, HOPPE-SEYLER und ROB. KOCH, promovierte 1877, war 1879 bis 80 Dozent in Erlangen und ist gegenwärtig Dozent der Hygiene an der k. techn. Hochschule in Charlottenburg. Schriften: "*Organische Chemie für Mediziner*" (Berlin 1891) — "*Die Theerfarben mit besond. Rücksicht auf Schädlichkeit und Gesetzgebung*" (2 Lief. Ib. 1889) — "*Einfluss hygien. Werke auf die Gesundheit der Städte*" (Jena 1893) — "*Studien zur Strassenhygiene mit besond. Rücksicht auf Müllverbrennen*" (Ib., engl. Philadelph. 1892) — "*Strassenhygiene in europäischen Städten*" (I. Sammel-Ber., Berlin 1898) — "*Handbuch der Hygiene*" (9 Bde., 1893 bis 99, mit zahlreichen Mitarbeitern). Ausserdem eine grosse Reihe chem., physiol., bakteriol., hygien. Aufsätze in DU BOIS' Arch., PFLÜGER'S Arch., Z. f. phys. Ch., Ber. d. deutsch. chem. Gesellsch., VIRCH. Arch., KOCH'S Z. f. Hyg. u. Infektionskrankhh., Vrtljhrsschr. f. ger. Med., D. Vrtljhrsschr. f. öff. Gesundheitspfl. u. s. w. W. war amtlich als Hygieniker thätig in England 1891, Russland 1896, Konstantinopel 1896, Ungarn 1895.

Whittle, Ewing, in Liverpool, geb. 1814 zu Everton, studierte in Dublin, wurde 1848 Dr. der Londoner Univ., war ehemals Präsident der alten med. Schule in Liverpool und wurde bei Errichtung des dortigen University College dessen erster Dozent der gerichtl. Med., in welcher er eine bedeutende Autorität war. 1886 zog er sich aus der Praxis zurück und starb 28. Jan. 1894.

Wicherkiewicz, Boleslaus V., in Krakau, geb. 7. Juli 1847 als Sohn des San.-Rates A. W. zu Exin, trat 1867 in die Berliner Pepinière, verliess sie jedoch aus Gesundheitsrücksichten nach zwei Jahren und bezog die Berliner Univ., machte den Feldzug 1870/71 als Hilfsarzt mit, wurde 1872 mit der Diss.: "*Über Sarkome und ihr Vorkommen im Mediastinum*" Doktor, kam 1873 nach Breslau, zuerst, um sich der Chirurgie speziell zu widmen, und allgemein-ärztlich noch weiter auszubilden. Durch nähere Berührung mit FÖRSTER hatte er nunmehr für die Augenheilkunde Interesse gewonnen, wurde dessen Volontärarzt, zugleich Assistent der pädiatr. Poliklinik unter HAESER, später Sekundararzt an der schles. Augenheilanstalt, ging aber schon 1875 aus Gesundheitsrücksichten nach Wiesbaden, war ein zwei Jahre unter A. PAGENSTECHER'S Leitung thätig war, reiste 1877 nach London (trat in nähere Beziehungen zu BOWMANN, CRITCHETT d. Ä., SOELBERG-WELLS, COOPER) und nach Paris, liess sich nach der 1877 erfolgten Rückkehr in Posen nieder, wo er eine später von der Provinz subventionierte Anstalt für arme Augenkranke gründete. Seine erste litter. Publikation erfolgte 1877 in ZEHENDER'S Monatsbl. und zwar: "*Über* *congenitale Anophthalmie mit Lidcysten*". Seit der Zeit folgten zahlreiche verschied. Publikationen teils in den Monatsbl., teils im Cbl. f. pr. A., im A. f. Ophth. u. s. w. in deutscher Sprache, teils in verschied. poln. ärztl. Zeitschriften. Ausserdem veröffentlichte W. sowohl in poln. als auch in deutscher Sprache regelmässige Jahresberichte über seine Augenklinik mit kurzen wissenschaftl. Artikeln. Eine grössere Monographie erschien 1884 im Sammelwerke aus Anlass des 50jähr. Dr.-Jubil. von SZOKALSKI: „*Über Entropion u. Trichiasis-Operationen, eine historisch-kritische Studie*". 1883 gab er im Cbl. f. pr. A. eine neue Methode der opt. Iridektomie

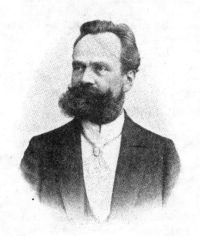

an, später seine Methode der Trichiasis-Operation (B. k. W.) 1886 trat er zuerst in Paris in der Jahres-Versammlung der franz. ophthalmol. Gesellschaft mit dem Vorschlage auf, unreife Katarakte durch Ausspülung zu beseitigen, welches Verfahren bis jetzt mit eigenem Apparate von ihm geübt wird. 1889 gründete er die poln. ärztl. Zeitschr. (Monatsschr.): „*Nowiny lekarskie*" (ärztl. Neuigkeiten). 1889 bekam er den Titel eines k. preuss. San.-Rates und 1894 den eines Prof. 1895 folgte er dem Rufe als ord. Prof. für Augenheilkunde an die Univ. Krakau, leitete hier den nach eigenen Plänen unternommenen Neubau der Univ.-Augenklinik, welche 1898 eröffnet werden konnte, begann zu gleicher Zeit die period. Publikation eines statist.-wissenschaftl. Berichtes über die klin. Thätig-

keit und gründete die erste poln. ophthalmol. Monatsschrift, welche seit 1899 unter dem Titel „Postep okulistyczny" (augenärztl. Fortschritte) in eigenem Verlage erscheint. W. war zuerst Sekretär, dann langjähriger Vorsitzender der poln. med. Gesellschaft zu Posen, daselbst Vize-Präsident des Vorstandes des Vereins der Freunde der Wissenschaften, Stadtverordneter u. s. w. In Krakau ist er Vorsitzender des freiw. Rettungsvereins.

Widerhofer, Hermann von, in Wien, geb. zu Weyer a. d. Enns, Oberösterreich, 24. März 1832, studierte in Wien, war klin. Assistent des Pädiaters MAYR, promovierte 1856, war bis 1859 Sekundararzt der Wiener Findelanstalt, dann klin. Assistent im St. Annen-Kinderspital, nach MAYR'S Tod Supplent der Pädiatrie daselbst, dann Prof. e. o., seit 1885 Prof. ord., gegenwärtig Hofrat und Kaiserl. Leibarzt. Bezüglich W.'s litter. Arbeiten verweisen wir auf das ältere Lexikon.

Wiedemeister, Friedrich, zu Ballenstedt a. Harz, geb. 1833 zu Peine, wurde 1856 Dr., war bis 1858 klin. Assistent bei HASSE in Göttingen, setzte seine Studien in Berlin, Prag, Wien fort, war bis 1879 an den Irrenanstalten zu Hildesheim und Osnabrück thätig, gründete in diesem Jahre eine Privatanstalt für Neurosen und Psychosen, die sich von Jahr zu Jahr vergrösserte und deren Leiter er bis zu seinem 12. Aug. 1895 erfolgten Ableben blieb. W., der auch den Charakter als San.-Rat führte, schrieb Abhandlungen über: „*Verkalkung von Gehirnganglienzellen*" — „*Ephidrosis unilateralis*" (VIRCH. Arch.) — „*Das Gheeler System der Irrenbehandlung*" — „*Doppeltes Bewusstsein*" — „*Heilung von Epilepsie*" — „*Aphasie*" — „*Unterbringung geisteskranker Verbrecher*" (Allg. Z. f. Ps.) — „*Inanitionsdelirium*" (B. k. W.), veröffentlichte eine Rede: „*Ueber Geisteskrankheiten bei Individuen und Völkern*" und ein Buch über den „*Cäsarenwahnsinn der Julisch-Claudischen Imperatoren-Familie*", dessen Grundgedanke durch den tragischen Untergang König Ludwigs II. von Bayern wiederum eine Bestätigung seiner wissenschaftl. Deduktion fand.

Wiedersheim, Robert, geb. zu Nürtingen 21. April 1848, gelangte nach Studien zu Tübingen, Würzburg, Freiburg i. Br. in Würzburg 1872 zur Promotion, wirkte dann bis 1873 daselbst als Assistent, bis 1876 als Prosektor, um im letztgenannten Jahre die Prosektur in Freiburg i. Br. zu übernehmen, wurde hier 1878 Prof. e. o. und 1883 Prof. ord. der Anat. und vergleich. Anat. Seine Arbeiten betiteln sich: *„Salamandrina persp. und Geotriton fuscus"* (Genua 1875) — *„Das Kopfskelet der Urodelen"* (Morphol. Jahrbücher, III) — *„Zur Anatomie und Physiologie des Phyllodactylus europaeus"* (Ib. I) — *„Lehrb. der vergleich. Anatomie der Wirbelthiere"* (Ib. 1882 bis 83; 2. Aufl. 1886) — *„Grundriss der vergleich. Anat. der Wirbelthiere"* (4. Aufl. 1898) — *„Der Bau des Menschen als Zeugnis für seine Vergangenheit"* (2. Aufl. 1893).

Wieger, Friedrich, zu Strassburg, geb. daselbst 25. Febr. 1821, wurde 1850 Agrégé der med. Fakultät, 1865 Prof. der neu kreierten Professur für inn. Pathol., später ord. Prof. an der Kaiser Wilhelms-Univ. und starb 26. Dez. 1890. Er schrieb: *„Geschichte der Med. und ihrer Lehranstalten in Strassburg vom J. 1497 bis zum J. 1872"* (Strassburg 1885).

Wiel, Joseph, zu Zürich, Magenarzt, geb. 1828 zu Bonndorf in Baden, studierte nach wechselnden Schicksalen Medizin in Freiburg i. Br., legte 1852 bis 53 die Staatsprüfung ab, begann in Bonndorf seine ärztliche Praxis, war 1854 bis 56 Gemeindearzt in Möhringen, 1857 Spitalarzt in Meersburg, bis 1862 Gerichts-Assistenzarzt in Engen, 1862 bis 64 Badearzt in Langenbrücken. Nach einer mit Staatsunterstützung, 1864, unternommenen wissenschaftl. Reise verliess er plötzlich seine Stellung, machte eine sehr abenteuerliche Reise nach Amerika, von wo er mittellos zurückkehrte. Indessen gewann er bald wieder eine feste Position, praktizierte 1865 bis 67 als Distriktsarzt in dem württemb. Städtchen Rosenfeld, wo er auch die erste Grundlage zu seinem diätet. Kochbuche legte, ging dann nach Constanz, 4 Jahre später wieder nach Bonndorf, wo er mit unverwüstlicher Energie die schöne Pension „Steinmühle" gründen half und Gelegenheit hatte, viele Magenkranke zu behandeln, nachdem er die *„Abhandl. über die Krankhh. des Magens"* (Constanz 1868) verfasst hatte. Es folgte sein *„Diätet. Koch-Buch mit besond. Rücksicht auf den Tisch für Magenkranke"* (Freiburg i. Br., 2. Aufl. 1873; 5. Aufl. 1881) — *„Tisch für Magenkranke"* (Karlsbad 2. Aufl. 1876; 5. Aufl. 1880; französ. von R. GODET nach der 4. Aufl. u. d. T.: *„De l'alimentation des dyspeptiques"* (Ib. 1880) — *„Diätet. Behandl. der Krankhh. des Menschen"* (3 Bde., 1. Bd.: *„Tisch für Magenkranke"*, 1876; 5. Aufl. 1880; 2. Bd.: *„Tisch für Lungenkranke"* von AD. BIERMANN; 3. Bd.: *„Tisch für Fieberkranke"* von J. UFFELMANN). Er war inzwischen, durch Patienten veranlasst, nach Zürich übergesiedelt, wo er Dozent am Polytechnikum wurde und bei seinen Zuhörern sehr beliebt war. Zus. mit ROB. GNEHM gab er ein *„Handbuch d. Hygiene"* (Karlsbad 1877 bis 80) heraus. Von seinen Kollegen geschätzt, als Spezialist von Patienten aus allen Teilen Europas konsultiert, war er noch bei der Gründung und dem Betriebe einer diätet. Kuranstalt thätig, als er 5. März 1881 vom Tode ereilt wurde.

Wiener, David, Geh. San.-Rat in Graudenz, geb. 1826, war seit 1862 im preuss. Medizinaldienst, zuerst Kreisphysikus in Kulm, dann in gleicher Eigenschaft in Graudenz, wo er auf dem Gebiet der gerichtl. Medizin und Sanitätspolizei eine bedeutende schriftstellerische Thätigkeit entfaltete und 24. März 1893 starb. Von seinen Veröffentlichungen sind besonders hervorzuheben: *„Handbuch der Medicinal-Gesetzgebung des deutschen Reichs und der Einzelstaaten"* (1885 bis 89) und *„Sammlung gerichtl. med. Obergutachten"* (1890). Er war fleissiger Mitarbeiter an der D. m. W., Z. f. Med.-Beamte und lieferte für BÖRNER's Jahrb. d. prakt. Med. die Berichte über forensische Medizin.

Wiener, Max, Gynäkolog in Breslau, daselbst 1850 geb. und bis 1875 dem Jahre seiner Approbation, hauptsächlich als Schüler SPIEGELBERG's ausgebildet, war dann mehrere Jahre lang dessen Assistent an der Frauenklinik, habilitierte sich 1879, wurde 1888 Prof. e. o. und starb nach längerer Krankheit in der KAHLBAUM'schen Anstalt zu Görlitz 14. Sept. 1898. W. ist besonders bekannt dadurch, dass er von dem SPIEGELBERG'schen Lehrbuch der Geburtshilfe eine Neuausgabe veranstaltete. Auch hat er eine Reihe von Journalartikeln teils klinischen, teils experimentellpathol. Inhalts auf dem Gebiete der Geburtshilfe publiziert.

Wilbrand, Franz Joseph Julius, zu Giessen, als Sohn des Prof. und Geh. Med.-Rats Johann Bernhard W. (1779 bis 1846) geb. daselbst 5. Nov. 1811, wurde dort Doktor, war Assistenzarzt am akad.-chir. Hospital, dann Privat-Dozent und Prosektor und schrieb: *„Beiträge zur Würdigung der arzneilichen Wirkung des Kreosots"* (Giessen 1834) — *„Anat. und Physiol. der Centralgebilde des Nervensystems"* (Ib. 1840) —, *„Leitfaden bei gerichtl. Leichenuntersuchh."* (Ib. 1841) — *„Ueber den Zusammenhang der Natur mit dem Uebersinnlichen u. s. w. Eine Vorlesung"* (Mainz 1843) — *„Ueber den Processus supra-condyloideus humeri et femoris. Ein Beitrag zur vergleich. Osteologie des Menschen"* (Ib. 1843, 4., m. 1. Taf.), zum 50jähr. Doktor-Jubiläum von E. L. W. NEBEL. 1843 wurde er zum Prof. ord. der gerichtl. Med. und Hygiene bei der med. Fakultät ernannt und starb 4. Juli 1894. Er schrieb weiter noch: *„Stammt das Menschengeschlecht von einem Paare ab? u. s. w. Eine Vorlesung"* (Giessen 1844) — *„Lehrb. der gerichtl. Psychol. für Aerzte und Juristen"* (Erlangen 1858).

Wilbrand, Leopold, zu Frankfurt a. M., Sohn des Vorigen, geb. zu Giessen 16. Dez. 1843, studierte in Giessen, Greifswald, Marburg, war hauptsächlich Schüler von ROSER, wurde 1866 promoviert, war seit 1869 prakt. Arzt zu Biedenkopf und Grenzhausen, wurde 1874 Kreiswundarzt, 1884 Kreisphysikus des Stadtkreises Frankfurt a. M. und starb 18. Mai 1889. Litterar. Arbeiten: *„Die Gewerbekrankheiten der Steinzeugarbeiter"* (Zeitschrift für gerichtl. Med.) — *„Die Kriegslazarethe und der Kriegstyphus zu Frankfurt a. M. von 1793 bis 1815. Nach den Akten des Stadtarchivs"* (Veröffentlich. des Frankfurter historischen und Altertums-Vereins, VI).

Wilbrand, J. C. A. A. Hermann, Augenarzt in Hamburg, jüngster Bruder des Vorigen, geb. zu Giessen 22. Mai 1851, studierte daselbst, in Strassburg u. Breslau, beschäftigte sich an letzterer Univ., besonders auf FOERSTER's Anregung, mit der Augenheilkunde, promovierte 1875, war 1876 Assistent an der Augenklinik in Marburg bei LAQUER, 1878 Assistent bei FOERSTER in Breslau, Augenarzt am alten allg. Krankenhause daselbst, und liess sich 1879 als Augenarzt in Hamburg nieder. Folgende Arbeiten rühren von ihm ausser den schon im alten Lexikon zitierten her: *„Das optische Wahrnehmungscentrum und die hemianopischen Gesichtsfeldformen"* (Wiesb.) — *„Untersuchungen über eine Conjunctivitisepidemie"* (Jahrb. d. Hamb. Staatskrankenanstalten 1891) — *„Ueber Sehstörungen bei functionellen Nervenleiden"* (Leipzig 1892) — *„On perimetry and its clinical value"* (in System of diseases of the eye, Philadelphia 1897, II) — *„Das hemianopische Prismenphaenomen"* (Z. f. A. von KUHNT und MICHEL) — *„Die Erholungsausdehnung des Gesichtsfeldes unter normalen und pathol. Bedingungen"* (Wiesbaden 1895) — *„Förster's Fall von doppelseitiger Hemianopsie. Erklärung"* (Festschrift zu FÖRSTER's 70. Geburtstag 1895, A. f. A.) — *„Ueber das Dunkelperimeter"* (Vierteljahrsschrift für Psychiatrie 1896) — *„Ueber Sehstörungen in der Frühperiode der Syphilis"* (Jahrb. d. Hamb. Staatskrankenanstalten 1896) — *„Die Neurologie des Auges"* (4 Bde. im Verein mit SAENGER, Wiesbaden 1899).

Wilde, Sir William Robert Willis, in Dublin, geb. 1815 zu Castlereagh, studierte seit 1832 in Dublin, unternahm 1837 eine längere Seereise als Begleiter eines Kranken und widmete sich darauf besonders der Augen- und Ohrenheilkunde, zu welchem Zwecke er eine Studienreise nach London und nach dem Kontinente (Berlin, Wien) machte. 1841 nach Dublin zurückgekehrt, begann er daselbst seine Praxis, eröffnete 1844 wieder das alte St. Mark's Hospital als „Ophthalmic Dispensary", war seit 1846 mehrere Jahre lang Redakteur des Dublin Journ. of Med. Sc., hielt einige Jahre sehr besuchte Vorlesungen über Augen- und Ohrenheilkunde in der Park Street School, wurde ein sehr beliebter Augen- und

Ohrenarzt, erhielt 1853 die Würde eines Surgeon Oculist der Königin von Irland, ferner vom Lord Statthalter die Ritterwürde in Anerkennung der 1851 und 61 als Assistant Commissioner of the Census of Ireland geleisteten Dienste, 1873 von der irischen Akad. die Cunniogham-Medaille und starb 19. April 1876. W. geniesst histor. Bedeutung abgesehen von seiner sonstigen äusserst vielseitigen litterarischen Thätigkeit ganz besonders als Ohrenarzt. Es ist sein Verdienst, durch Einführung zweckmässiger Untersuchungsmethoden und durch Beibringung von ebenso reichhaltigem wie zuverlässigem neuem kasuistischen Material die Entwickelung einer wissenschaftlichen Ohrenheilkunde in der Neuzeit gefördert zu haben.

Wildermuth, Hermann, in Stuttgart, geb. 28. April 1852 in Tübingen, studierte in Tübingen, Leipzig, Wien, Paris, promovierte 1876, ist seit 1880 ärztl. Vorstand der Heil- u. Pflege-Anstalt für Schwachsinnige u. Epileptische in Schloss Stetten, machte 1887 eine wissenschaftl. Reise in Nord-Amerika, ist seit 1889 Nervenarzt in Stuttgart, dirig. Arzt der Nervenheil-Anstalt „Ottilienhaus", seit 1898 Sanitätsrat und seit 1900 Vorstand der inn. Abteilung des Ludwigspitales Charlottenhilfe. Er schrieb ausser den bereits im grösseren Biogr. Lex. aufgeführten Werken: „*Untersuchungen über den Musiksinn der Idioten*" (1888) — „*Amylenhydrat gegen Epilepsie*" (1889) — „*Über Windungsanomalien am Gehirn von Epileptischen und Idioten*" (1891) — „*Über Nahtverknöcherung am Schädeldach bei Idioten und Epileptischen*" (1890) — „*Zur Fürsorge für Epileptische*" (Ref. f. d. Verein der Irrenärzte 1891) — „*Die epileptische Geistesstörung in Bezug auf die Strafrechtspflege*" (Ref. f. d. Verein südwestd. Irrenärzte 1895) — „*Alcohol, Trauma und Epilepsie*" (1897) — „*Über die Aufgaben des Pflegepersonales bei Epileptischen*" (1898) — „*Die Fürsorge für Nervenkranke, Epileptiker und Idioten*" (Handbuch d. Krankenversorgung u. Krankenpflege von Liffe, Jacobsohn, Meyer 1898) — „*Die moderne Überbürdung*" (1897).

Wille, Ludwig, in Basel, geb. 30. März 1834 in Kempten (Bayern), studierte in München und Erlangen, widmete sich bald unter Solbrig's Anleitung der Psychiatrie, wurde 1858 in Erlangen mit der Diss.: „*Ist die Melancholie eine psych. Depressionsform?*" promoviert, war 1857 bis 59 an der Erlanger Irrenanstalt als Assistent angestellt, wurde 1859 zweiter Arzt der Münchener Anstalt, 1863 Direktor in Münsterlingen (Kt. Thurgau), 1867 in Rheinau, 1873 in St. Urban (Kt. Luzern) und 1875 ord. Prof. der Psychiatrie in Basel und Direktor der Irrenanstalt daselbst. Er hat seit 1862 eine Anzahl kleinerer und grösserer Arbeiten aus dem Gebiete der wissenschaftl., prakt. und forens. Psychiatrie, dann der Psychologie (über syphilitische Psychosen, Psychosen des Greisenalters, Zwangsvorstellungen, über das Gemüt) und über No-restraint verfasst. Er erweiterte die Irrenanstalt Münsterlingen, baute u. organisierte die Irrenanstalten in Rheinau, St. Urban und Basel, gründete einen geregelten theoret. und praktischen psychiatrischen Unterricht in Basel und war 1864 einer der Gründer des Vereins schweizerischer Irrenärzte. W.'s Hauptaufgabe sah er immer in seiner psychiatrischen praktischen Thätigkeit, Studien über Bau und Organisation der Irrenanstalt, Beköstigung, Beschäftigung und Unterhaltung der Kranken, also in ökonomischer und administrativer Thätigkeit, sodann in der streng und sorgfältig geleiteten individuellen Krankenbehandlung. Seit seiner Übersiedelung nach Basel war seine vorwaltende Thätigkeit die als Lehrer der theoretischen, klinischen und forensen Psychiatrie und als psychiatr. Sachverständiger pro foro. Eine grössere Anzahl wissenschaftlicher u. kasuistischer Arbeiten finden sich auch in den Jahresberichten der Basler Irrenanstalt gedruckt, ebenso einschlägige Arbeiten in den Jahresberichten des Basler Irrenhilfsvereins.

Wille, Valentin, zu Markt Oberdorf (Allgäu), geb. zu Hörgertsham bei Passau 6. Mai 1850, studierte in München als Schüler von v. Pettenkofer, v. Voit und v. Vogl, in Netley als Schüler von de Chaumont, Sir W. Aitken und Sir W. Maclean, prom. und in München approbiert 1875, arbeitete bei v. Pettenkofer im dortigen hygienischen und bei v. Voit im physiolog. Universitätslabora-

torium 1874 bis 76, war 1875 bis 76 funkt.
Assistenzarzt am Militärlazaret Oberwiesenfeld-München, vorzüglich unter
v. VOGL; mit Hilfe bayer. Staatsstipendien
und der Erlaubnis der engl. Regierung
machte er 1876 einen einsemestrigen
Kursus an der Army medical school in
Netley bei Southampton mit und besuchte
vorübergehend einige andere auswärtige
und deutsche Kliniken. 1878 bis 95 war
er prakt. Arzt in Memmingen (Bayern)
und ist seit letztgenanntem Jahre k.
Bezirksarzt in Markt Oberdorf im Allgäu.
Litterarische Arbeiten, ausser den schon
im alten Lexikon zitierten: *„Ueber den
schwarzen Tod im 14. Jahrhundert"* (Nach
einem im anthropologischen Verein gehaltenen Vortrage im „Schwäbischen Erzähler", 1887) — *„Die chemische Diagnose
der Magenkrankheiten und die daraus resultirenden therapeutischen Grundsätze. Für
praktische Ärzte"* (München 1889; 2. Aufl.
1890) — *„Zur physical. Diagnostik"* (W. k.
R. 1899) — *„Das annuum practicum"*
(Ärztl. Vereinsbl. 1899). W. war 1897 bis
98 Delegierter des ärztl. Bezirksvereins
Allgäu zur schwäb. Ärztekammer, 1899
Delegierter der schwäb. ärztl. Bezirksvereine zum deutschen Ärztetag in Dresden.

Willebrand, Knut Felix von,
zu Helsingfors, geb. 11. Juni 1814 in
Uskela (Finnland), wurde Lic. und Dr.
med. et chir. in Helsingfors 1840 mit der
Abhdl.: *„Om indikationerne till amputation"*,
war Oberarzt an der finnischen Marine
1842 bis 50, Adjunkt der prakt. Medizin an
der Univ. 1843, machte längere ausländ.
Reisen 1843 bis 44, 1847 bis 49, wurde
zum Prof. der theoret. und prakt. Med.
1856 ernannt und nahm seinen Abschied
als Prof. emeritus 1874, war 1863 bis 85
stellvertret. General-Direktor des finnischen Medizinalwesens und starb als
wirkl. Staatsrat 18. Jan. 1893. Seine litter.
Arbeiten verzeichnet das ältere Lexikon.

Williams, Charles J. B., engl.
Arzt, geb. zu Anfang des 19. Jahrh., studierte in Edinburg und London, wurde
bei erstgenannter Univ. 1824 Dr. med.
mit der Diss.: *„De sanguine ejusque mutationibus"*, ging dann nach Paris, wo er besonders ein eifriger Schüler von LAËNNEC
und ANDRAL war, kehrte 1827 nach England zurück und publizierte nach einer
kurzen Reise nach Madeira die Aufsehen
erregende und viele Jahre im allgemeinen
Gebrauche befindliche, auch in deutscher,
amerikan., schwed. und ital. Ausgabe
erschienenen Schrift: *„A rational exposition
of the physical signs of the diseases of the
lungs and pleura; illustrating their pathology and facilitating their diagnosis"* (London 1828; 3. ed. 1835 u. d. T.: *„The pathology and diagnosis of diseases of the
chest;... With new researches on the
sounds of the heart"*; 4. ed. 1841). Er bearbeitete dann eine Reihe von Artikeln
für die Cyclopaed. of Pract. Med., wurde
Consult. Physic. des North-West Lond.
Self Supporting Dispens., hielt von 1836
seine ersten Vorless. in der Kinnerton-Street Schule, die mit dem St. George's
Hosp. in Verbindung stand, wurde 1840,
an ELLIOTSON's Stelle, Prof. der theoret.
und prakt. Med. am University Coll.
und Physic. von dessen Hosp., welches
damals der grösste med. Schule besass;
diese Stelle hatte er 10 Jahre lang inne.
1840 war er auch Fellow des Roy. Coll.
of Phys. geworden, hielt 1841 die Gulstonian Lectures über Entzündung, deren
Inhalt in sein zweites bedeutendes und
ebenfalls sehr geschätztes Werk: *„Principles of medicine"* (3. ed. 1856; deutsch
u. d. T.: „Allgem. Pathol. und Ther."
von L. POSNER übers., Leipzig 1844) überging. 1846 wählte die neugegründete
Patholog. Soc. ihn zu ihrem Präsidenten
und von ihm soll deren sehr passendes
Motto: „Nec silet mors" herrühren. Auch
nahm er einen sehr thätigen Anteil an
der Gründung des Hosp. für Schwindsüchtige in Brompton, an welchem er
und Sir JOHN FORBES die ersten Consult.
Physicians waren. Er war 1846 Censor
im Roy. Coll. of Phys., war um die Popularisierung des Leberthranes sehr bemüht, wurde 1858 der erste Präsident der
New Sydenham Soc., hielt 1862 die Lumleian Lectures im Coll. of Physic., war
1873 Präsident der Roy. Med. and Chir.
Soc., wurde 1874 zum Physic. Extraord.
der Königin ernannt und legte gleichzeitig
die Praxis nieder. Er lebte dann zurückgezogen in Cannes und starb 30. März 1889.

Williams, Charles Theodore,
zu London, Sohn des Vorigen, geb. da-

selbst 29. Aug. 1838, studierte in Oxford, im St. George's Hosp. und Paris, als Schüler seines Vaters, von BENCE JONES, FULLER und TROUSSEAU, begann seine Praxis in London 1865. wurde 1866 Prosektor für Anatomie und Physiologie an der med. Schule des St. George's Hosp., 1867 Assist. Physic. am Consumption Hosp. in Brompton, 1871 Physic. und wurde 1886 wiedergewählt. 1871 wurde er Fellow des Roy. Coll. of Phys., 1891 Mitglied des Council, hielt 1893 die Luml. Lect.; in der Londoner Med. Soc. war er Sekretär, Bibliothekar, Lettsomian Lecturer und Vize-Präsident. Er verfasste: „Climate of the south of France with notices of the Mediterranean and other winter stations" (2. ed. 1869) — „Lettsomian lectures on the influence of climate in the treatment of pulmonary consumption" (Med.-Chir. Transact., LIV) — „Treatment of phthisis by residence at high altitudes" (Transact. of the Internat. Med. Congress, 1881) — „On bronchiectasis" (Brit. Med. Journ., 1881) — „The tubercle bacillus and phthisis" (Lancet, 1883) — „Pulmonary consumption, its nature, varieties and treatment" (2. ed. 1887, zusammen mit C. J. B. WILLIAMS) — „Lectures on the compressed air-bath in the treatment of disease" — „Lectures on spasmodic asthma" — „Aërotherapeutics" (1894) u. s. w., Aufsätze in anderen Zeitschriften.

Williams, Henry Willard, Augenarzt in Boston, daselbst 11. Dez. 1821 geb., widmete sich im 16. Lebensjahre dem Kaufmannsstande, entsagte aber diesem Berufe und begann, 23 Jahre alt, das Studium der Med. an der Harvard-Univ., von der er 1849 als Dr. med. entlassen wurde. Er liess sich dann in seiner Vaterstadt nieder und widmete sich besonders der Augenheilkunde. Er war auf dem internat. Ophthalmologen-Kongress in London (1872) einer der Vize-Präsidenten und veröffentlichte: „A practical guide to the study of diseases of the eye" (4. ed. Boston 1873) — „Recent advances in ophthalmological science" (mit dem BOYLSTON-Preise gekrönt 1865) — „Our eyes and how to take care of them" (1871) — „Treatment of iritis without mercury" (1856) — „Optical defects in school children" (1868). Zuletzt war W. Prof. der Augenheilkunde an der Harvard Univ., Operateur am Boston Dispensary und Augenoperateur am City Hosp. in Boston und starb 13. Juni 1895.

Willigk, Arthur, zu Brünn, geb. zu Prag 1827, studierte daselbst, war namentlich Schüler von ENGEL, wurde 1850 promoviert, war 1850 bis 54 Assistent der pathol. Anat. in Prag, 1855 bis 78 Prof. der deskript. und pathol. Anat. in Olmütz und ist seit 1879 Prosektor der Landes-Krankenanstalt in Brünn. Er hat 25 Aufsätze pathol.-anat. Inhalts in verschiedenen med. Zeitschriften, besonders: Pr. Vierteljhrsschr. und VIRCHOW's Archiv verfasst, unter denen „Sectionsergebnisse an der pathol.-anat. Anstalt in Prag" allgemeineres Interesse haben dürften.

Willis, William, geb. 1837, studierte und promovierte 1859 in Edinburg, war House Physician im Middlesex Hosp., ging 1861 als Arzt mit einer kgl. Mission nach Japan und leistete bis zur Beendigung der dortigen Revolution 1868 den in Japan lebenden Fremden, sowie der Japanischen Regierung gute Dienste, sodass diese ihn 1868 behufs Errichtung eines Hosp. und einer med. Schule in der Hauptstadt anstellte. Hierbei machte er sich so verdient, dass man ihm in einem öffentlichen Park eine Statue errichtete. Später war er Vize-Konsul in Jeddo, kehrte aber 1881 nach England zurück. 1885 übernahm er die Stellung als Arzt bei der Gesandtschaft zu Bangkok in Siam wo er den König zu wichtigen hygien. Massnahmen anregte, kehrte 1892 abermals nach Europa zurück und starb 14. Febr. 1894 zu Florence Court, Co. Fermanagh.

Wilms, Robert Ferdinand, bekannter Berliner Chirurg, geb. 9. Sept. 1824 als Sohn eines Apothekers zu Arnswalde, studierte seit 1842 zu Berlin, trat JOH. MUELLER, den er mehrmals auf seinen wissenschaftl. Reisen begleitete, näher, promovierte 1846 mit der unter dessen Leitung gearbeiteten Diss.: „De Sagitta bipunctata", machte eine Studienreise nach Prag und Wien, England und Frankreich, kehrte darauf nach Berlin zurück, wurde hier 1848 Assistent von BARTELS an dem neu gegründeten Diakonissenhause Bethanien, begann aber sich ausschliesslich der Chir. zu widmen, wobei ihn in den ersten Jahren SCHLEMM unterstützte, erlangte durch seine glänzenden chir. Leistungen einen bedeutenden Ruf und wurde 1852 zum ordin., 1862 zum dirig. Arzt der chir. Station von Bethanien ernannt, welche Stellung er, zuletzt als Geh. San.-Rat, bis zu seinem, 23. Sept. 1880, erfolgten Tode behielt. — W. gehörte zu den beschäftigtsten prakt. Chirurgen Berlins. Die Kriege von 1866 und 1870/71 machte er als konsult. Generalarzt mit und zeichnete sich in dieser Eigenschaft durch eine ausserordentlich angestrengte und aufopferungsvolle Thätigkeit aus. Veröffentlicht hat W., ausser oben genannter Dissert., nur mehrere Berichte über seine Krankenhaus-Abteilung; doch hat er eine grosse Anzahl von Schülern herangebildet und das Krankenhaus Bethanien nicht boss zu einem der berühmtesten und besuchtesten Deutschlands, sondern auch zu einem Sammelpunkt strebsamer junger Ärzte gemacht, denen er bereitwilligst die grossen Erfahrungen und Kenntnisse mitteilte, die er in seiner langjähr. Praxis erworben hatte. Er starb an den indirekten Folgen einer wenige Monate vor seinem Tode bei einer Operation acquirierten spezif. Infektion. Das dankbare Berlin hat ihm in der Nähe seiner langjährigen Wirkensstätte ein Denkmal errichtet.

Wilson, Sir William James Erasmus, berühmter engl. Dermatolog, geb. 1809 von schottischen Eltern, studierte seit 1825 am St. Bartholomew's Hosp. unter Leitung von ABERNETHY, wurde 1831 Member des R. C. S., war bald darauf als Assistent von JONES QUAIN am Univ. Coll. thätig und später als anat. Prosektor unter RICHARD QUAIN. In diesen Stellungen widmete er sich eingehenden anatom. Forschungen, machte zahlreiche Sektionen, veröffentlichte 1838 sein *„Dissector's manual"*, wodurch er in Gelehrtenkreisen vorteilhaft bekannt wurde, wurde 1840 Lehrer der Anat. und Physiol. am Middlesex Hosp., publizierte darauf das *„Anatomist's vademecum"* (London 1840; 1842; deutsch von HOLLSTEIN, Berlin 1841), dem er einige Zeit später die, zusammen mit JONES QUAIN, bearbeiteten *„Anatomical plates"* (4 voll., fol.) folgen liess, verdienstvolle Werke, die allein schon genügt hätten, W.'s Namen sehr berühmt zu machen. Später wandte W. sein ausschliessliches Interesse dem Studium der Hautkrankheiten zu, wobei ihm seine anat. Kenntnisse sehr zu statten kamen. Er publizierte seit 1842 successive: *„Diseases of the skin"* — *„On the management of the skin as a means of promoting and preserving health"* — *„On ringworm"*; 1847 erschien sein *„Altas of portraits of diseases of the skin"* (fol.), darauf die *„Lectures on diseases of the skin and syphilis"*, sowie die *„Lectures in dermatology"* (Vorlesungen, gehalten am R. C. S.). Ausserdem veröffentlichte er noch zahlreiche Aufsätze und Artikel dermatolog. Inhalts in zahlreichen Journalen und Encyklopädien und gründete 1867 selbst ein vierteljährlich erscheinendes *„Journal of cutaneous medicine and diseases of the skin"*. 1843 wurde er Fellow des R. C. S., 1844 Fellow der Roy. Soc. 1869 stiftete er 5000 L. zur Gründung eines dermatolog. Lehrstuhls am R. C. S., den er zuerst bekleidete und vermachte dem Museum eine sehr grosse dermatolog. Präparatensammlung. 1870 war er Member des Council des R. C. S., 1881, während des internat. med. Kongr. in London, Präsident der Sektion für Hautkrankheiten. In demselben Jahre vermachte er, zum Andenken an seinen Vater, der Univ. zu Aberdeen 10,000 L. zur Gründung eines Lehrstuhls für Pathol., der seitdem den Namen: „Erasmus Wilson Professorship" führt. In demselben Jahre erhielt er auch die Ritterwürde. Er starb zu Bungalow, Westgate-on-Sea, 8. Aug. 1884. — W. war nicht bloss ein tüchtiger Arzt und beliebter Lehrer, sondern auch ein vortreffl. Mensch von grosser Herzensgüte, dem eine Reihe bedeutender philanthrop. Stiftungen zu verdanken ist, z. B. der neue Flügel der Sea-bathing Infirmary zu Margate (1880), das „Master's House" beim Epsom Med. Coll. 1872 u. s. w.

Winckel, Ludwig Heinrich Sophus Christian Karl Wilhelm, zu Mülheim a. Rh., geb. 28. Nov. 1809 zu Berleburg in Westfalen, studierte als Eleve des kgl. Friedrich Wilhelms-Instit. zu Berlin 1827 bis 32 auf der Berl. Univ.

wurde 1832 mit der Diss.: „*De partus dolorum natura*" promoviert, war 1835 bis 42 Arzt in Berleburg, von da bis 1868 Kreis-Physikus in Gummersbach, seit 1868 in derselben Stellung zu Mülheim a. Rh. und Sanitätsrat und starb 15. Aug. 1892 als Geh. San.-Rat. W. hat mehr als irgend ein deutscher zeitgenössischer Arzt Osteomalacie beobachtet, die in einem seiner Wirkungskreise endemisch war und aus diesem Grunde zu einer Zeit, wo der Kaiserschnitt zu den sehr seltenen Operationen gehörte, eine ganze Anzahl derselben (bis 1860 deren 15) und noch in seinem 80. Lebensjahre einen solchen mit Erfolg ausgeführt.

Winckel, Franz Karl Ludwig Wilhelm von, zu München, geb. als Sohn des Vorigen zu Berleburg (Westfalen) 5. Juni 1837, studierte in Berlin als Zögling des med.-chir. Friedrich Wilhelms-Instituts, war Schüler von J. V. SCHOELLER und ED. MARTIN, wurde 1860 zum Dr. mit

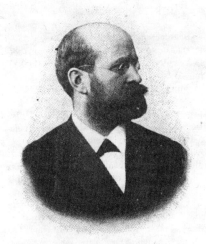

der Diss.: „*De partu praematuro arte efficiendo annotationes exemplo ejusdem subnexae*" promoviert, war 1861 bis 64 Assistenz- und Sekundärarzt an der kgl. Univ.-Entbindungsanstalt in Berlin (unter MARTIN), 1864 bis 72 ord. Prof. der Gynäkol. und gerichtl. Med. an der Univ. Rostock, Direktor der dortigen geburtshilfl. Klinik, der grossherzogl. Central-Hebammen-Lehranstalt und Mitglied der grossherzogl. Med.-Kommission, 1872 bis 83 Direktor

der kgl. Entbindungsanstalt und Mitglied des Landes-Medizinal-Kollegiums in Dresden, wurde kgl. sächs. Hofrat, später Geh. Med.-Rat, dann Geheimrat, ist seit 1883 ord. Prof. der Gynäkol., Direktor der kgl. Univ.-Frauenklinik und der Hebammenschule, Mitglied des Ober-Med.-Ausschusses und ord. Beisitzer des Mediz.-Komitees in München. Schriften: „*Studien über den Stoffwechsel bei der Geburt und im Wochenbette, im Anschlusse an Harnanalysen bei Schwangeren, Gebärenden und Wöchnerinnen*" (Rostock 1865) — „*Klin. Beobb. zur Pathol. der Geburt*" (Ib. 1868) — „*Die Pathol. und Ther. des Wochenbettes*" (Berlin 1866; 3. Aufl. 1878) — „*Die Behandlung der Flexionen des Uterus mit intrauterinen Elevatoren*" (Ib. 1872, m. 3 Taff.) — „*Die Krankh. der weibl. Harnröhre und Blase*" (BILLROTH's Handb. der Frauenkrankh., 1877; 2. Aufl. 1885 in BILLROTH und LUECKE, D. Chir., Lief. 62) — „*Ueber Myome im Uterus in ätiol., symptomat. und therap. Beziehung*" (VOLKMANN's Samml. klin. Vortr., No. 98) — „*Die Pathol. der weibl. Sexualorgane, in Lichtdruck-Abbildungen nach der Natur in Original-Grösse u. s. w.*" (Leipzig 1878 bis 81) — „*Berichte und Studien aus dem kgl. Entbindungs-Institute in Dresden*" (3 Bde., Ib. 1874, 76, 80) — „*Klin. Beobachtt. zur Dystokie bei Beckenenge*" (Ib. 1882, mit 5 Taff.) — „*Ueber die Bedeutung präcipitirter Geburten für die Aetiologie des Puerperalfiebers*" (1884, Festschrift zum 50jähr. Dr.-Jubiläum von F. SEITZ) — „*Lehrb. der Frauenkrankh.*" (Leipzig 1886, 2. Aufl. 1893; amerik. Ausg. von CLIFTON EDGAR 1890). Ausserdem veranstaltete er eine Reihe neuer Ausgaben von v. AMMON's „*Die ersten Mutterpflichten*" (Leipz. 1872 bis 99) und gab, zusammen mit C. CREDÉ, heraus: „*Lehrbuch der Hebammenkunst*" (Leipzig 1875; 3. Aufl. 1882); auch finden sich von ihm in den Fach-Zeitschr. sehr zahlreiche Aufsätze, z. B. in der M. f. Gk. (seit XVII), der B. k. W. (1864 ff.), der D. Klinik (1864 ff.), im A. f. G. (1871 ff.) u. s. w. Mit E. v. BERGMANN und ERB giebt er die bekannte Samml. klin. Vortr. heraus.

Winge, Emanuel Fredrik Hagbarth, zu Christiania, geb. zu Fredriksvaern 20. Dez. 1827, wurde 1851 Arzt, 1853 Oberarzt eines Cholerazaretts in

Christiania, später Schiffsarzt, Eisenbahnarzt und prakt. Arzt in Christiania. Er machte eine wissenschaftl. Reise nach Berlin, Prag, Wien, und Paris 1857 bis 58, besonders dem Studium der pathol. Anat. und klin. Med. gewidmet (VIRCHOW, TRAUBE, HEBRA, HOPPE-SEYLER, F. HELLER u. s. w.). Nach der Heimkehr wurde er Assistent der med. Klinik von CONRADI; 1859, nach einer zweiten Reise nach Berlin, Utrecht, London, wurde er Prosektor der eben errichteten pathol.-anat. Anstalt des Reichshospitals zu Christiania und begleitete in demselben Jahre VIRCHOW auf der Reise, welche derselbe im Auftrage der norweg. Regierung unternahm, um den Aussatz in Norwegen zu untersuchen. 1866 wurde er Prof. der pathol. Anat. u. allgem. Pathol., 1869, nach dem Tode CONRADI's, Prof. der intern. Med. und Oberarzt einer med. Abteil. des Reichshosp. Er wurde 1877 Dr. in Upsala, war Mitarbeiter der Redaktion des Norsk Mag. f. Laegev. (1864 bis 72) und des Klinisk Aarbog (1884) und starb 19. Nov. 1894. Seine Publikationen über pathol.-anat. Gegenstände und klin. Med. sind in diesen Zeitschriften, sowie in den Verhandlungen der skandinav. Naturforscher enthalten, die meisten kasuist. Inhalts; dieselben sind in dem älteren Lexikon zusammengestellt.

Winiwarter, Alexander Ritter von, in Lüttich (Belgien), geb. in Wien 22. April 1848, daselbst als Schüler BRÜCKE's, ROKITANSKY's, BILLROTH's ausgebildet, 1870 promoviert, war Assistent an der BILLROTHschen Klinik, habilitierte sich 1875 an der Wiener Univ. für Chirurgie und ist seit 1878 ord. Prof. der Chirurgie u. Vorstand der chir. Klinik an der kgl. belg. Staats-Univ. Lüttich. Schriften: „Untersuchungen über die Gehörschnecke der Säugethiere" (Sitz.-Ber. d. k. Akad. d. Wiss. 1870) — „Zur pathol. Anatomie der Leber" (W. m. Jahrb. 1872) — „Das maligne Lymphom und das Lymphosarkom" (v. LANGENBECK's Arch. 1874) — „Plexiformes Neurom der Armnerven etc." (v. LANGENBECK's Arch. 1876) — „Zur Statistik der Carcinome" (Stuttg. 1878) — „Die chirurg. Krankheiten der Haut und des Unterhautzellgewebes" (D. Chir., 23. Lief. Stuttgart 1893) — „Zur Chirurgie der Gallenwege" (Festschr. zu Ehren BILLROTH's 1892) — „Die Lehre von den chirurg. Ope-

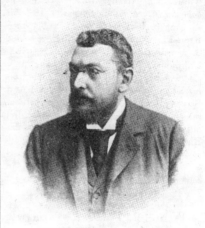

rationen und den chirurg. Verbänden" (Stuttgart 1895) — W. bearbeitete die 9. bis 15. Aufl. von TH. BILLROTH: „Die allgem. chir. Pathologie und Therapie" (Berlin, 1880 bis 93).

Winkler, Cornelis, in Amsterdam, geb. 25. Febr. 1855, studierte in Utrecht, als Schüler von DONDERS, ENGELMANN, TALMA, PEKELHARING, promovierte 1879, war 1885 Lektor der Psychiatrie in Utrecht, 1886/87 im Auftrag der Regierung zur Untersuchung der Beri-Beri in Indien (Java u. Sumatra) mit PEKELHARING, 1893 ord. Prof. der Psychiatrie der Reichs-Univ. Utrecht, aber ohne Klinik, ohne Gelegenheit zur Krankenbehandlung. Nach fortwährender Weigerung der Regierung, diese Lücke auszufüllen, bat W. 1896 um Entlassung aus dieser Stelle, weil auf diese Weise kein Unterricht zu geben war. Okt. 1896 wurde W. als Prof. d. Psychiatrie und Neurologie an die städt. Univ. Amsterdam berufen und 1898 zum Mitglied der „Kon. Academie van Wetensch." ernannt. W. veröffentl. zahlreiche Arbeiten in Ned. Tydschr. voor Geneeskunde, psychiatr. Bladen, Verhandelingen der K. Acad. van Wetenschappen, Belgique médicale etc. die auch in fremde Sprachen übersetzt sind, u. a.: „Een proeve om met behulp van driehoehsmeting de betrekkelyk ligging der windingen en sleuven vande groote hersenen tegenover de door huid bedekte schedeloppervlakte te bepalen" — „Les nerfs trophiques" (Flandre médicale 1894) — „Rapport *sur le traitement chirurgical de l'éplepsie"* (Congrés international de Neurologie etc. Bruxelles 1898) — *„Bydragen tot hersenchirurgie"* (N. T. v. Geneeskunde 1888 bis 93) — mit PEKELHARING: *„Over Beri-Beri etc."* — mit Dr. van der PLAATS: *„Bereheningen over de metingen aan de hooferen van 50 moordenaars en 50 recruten"*. Weiter mehrere Doktor-Dissertationen über verschiedene Gegenstände.

Winslow, Forbes, berühmter Psychiater, zu London, geb. daselbst im Aug. 1810, wurde 1835 Member des R. C. S., 1849 Dr. im King's College zu Aberdeen, 1850 Fellow des R. C. Phys. in Edinburg, 1859 Member des R. C. Phys. in London. Nachdem er seine Praxis in London begonnen, war er viele Jahre hindurch nebenbei auch als Parlaments-Berichterstatter für die „Times" thätig. Viele Jahre hindurch gab er das „Psychological Journal" heraus. Alle Schriften W.'s, deren Titel im älteren Lexikon zusammengestellt sind, hatten die Tendenz, das Los der Geisteskranken, besonders bei deren Behandlung durch Zwangsmittel, zu verbessern. Er nahm viele Jahre eine hervorragende Stellung als Sachverständiger in den Gerichtshöfen ein; seine Gutachten waren stets auf so humane Grundsätze basiert, dass viele glaubten, er ginge darin zu weit und liesse Schuldige entschlüpfen. Er war ein strenger Verteidiger der „moral insanity" und folgte den Spuren ESQUIROL's und CONOLLY's, jedoch irrte er sich selten. Er war ausserdem ein sehr wohlthätiger Mann und starb 3. März 1874 zu Brighton.

Winter, Johann Adolf, in Leipzig, daselbst geb. 20. April 1816, studierte 1834 bis 38 daselbst. Nachdem er 1838 die letzte Prüfung (examen rigorosum) bestanden hatte, war er Assistent bei einem praktischen Arzte und später an der Augenheilanstalt bis 1842, während welcher Zeit er, 1841, die med. Doktorwürde erworben hatte. Nach einem Besuch der med. Anstalten in Berlin, Prag, Wien und Paris kehrte er 1843 nach Leipzig zurück, und widmete sich daselbst der praktischen Thätigkeit, vornehmlich auf dem Gebiete der Augen- und Ohrenheilkunde. 1844 habilitierte er sich nach

Erwerbung der philosophischen Doktorwürde und hielt Vorlesungen über Augenheilkunde, Rezeptierkunst, später auch über das Studium der Medizin im allgemeinen für Anfänger. Die beiden ersteren Vorlesungen hat er späterhin aufgegeben

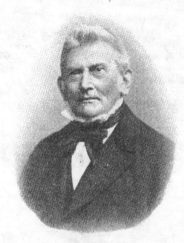

und nur die letztere als Einleitung in das Studium der Medizin bis in die neueste Zeit festgehalten. Vom Jahrgang 1850 ab hat er bis 1886 die Redaktion der SCHMIDT'schen Jahrbücher, teils mit H. E. RICHTER (bis 76) und dann allein geleitet, späterhin aber bis Ende 1899 an derselben nur als Mitwirkender teilgenommen. 1859 bis 96 war er an der Univ.-Bibliothek als Bibliothekar für die med. Abt. thätig. Schriften: *„Collectanea de methodis coremorphoseos et instrumentis hunc in finem propositis"* (Diss. inaug. Lipsiae, 1841) — Übersetzung von MARSHALL HALL, „Neue Untersuchungen über das Nervensystem" (aus dem Engl. Ib. 1844) — *„Beiträge zur Geschichte der Entwicklung des Medicinalwesens im K. Sachsen"* (Ib. 1893) — *„Biographische Notizen über die auf dem Gebiete der Chirurgie, Augenheilkunde, Ohrenheilkunde ausgezeichneten Ärzte während des letzten Jahrhunderts im K. Sachsen"* (Festschrift für BENNO SCHMIDT, Ib. 1896), ausserdem zahlreiche Artikel für das grössere Biogr. Lex.

Winter, Georg, in Königsberg, geb. 22. Juni 1856 zu Rostock, studierte in Heidelberg und Rostock als Schüler von SCHRÖDER und OLSHAUSEN in Berlin, Dr.

1881, war 1881 bis 83 Assistent an der med. Klinik Heidelberg, 1884 bis 97 Assistent an der k. Univ.-Frauenklinik Berlin, habilitierte sich 1887 daselbst, wurde 1893 Extraordinarius und ist seit 1897 in Königsberg als Prof. e. o. und Direktor der k. Univ.-Frauenklinik. Schriften: „*Die Mikroorganismen im Genitalkanale der gesunden Frau*" — „*Die Recidive des Uteruskrebses, insbesondere die Impfrecidive*" — „*Lehrb. der gynäkol. Diagnostik*" (2. Aufl.) — „*Die Anatomie des Carcinoma uteri*" (im VEITschen Handb.).

Winternitz, Wilhelm, in Wien, geb. zu Josefstadt (Böhmen) 1835, studierte in Prag und Wien, vornehmlich unter OPPOLZER, SKODA, JAKSCH, HALLA, 1857 promoviert, habilitierte sich 1865 als

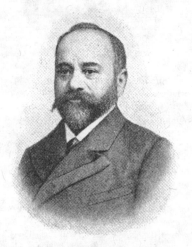

Dozent für Hydrotherapie an der Wiener Univ., 1874 für inn. Med. 1881 wurde er a. o. Prof., 1899 o. ö. Prof. W. wirkt seit 1865 als Abteilungsvorstand an der allgem. Poliklinik in Wien, deren Mitbegründer er ist, hält Semestralvorlesungen über Hydrotherapie und Diätetik, ist Eigentümer und Leiter der Wasserheilanstalt in Kaltenleutgeben bei Wien und veröffentlichte neben zahlreichen Monographien (Experimentalarbeiten über therm. Einflüsse auf den tier. Organismus etc.) besonders: „*Vorlesungen über Hydrotherapie etc.*" (Wien 1877 bis 80), bearbeitete die „Hydrotherapie" in v. ZIEMSSEN's Handb. d. allgem. Ther., und in dem von EULEN-

BURG u. SAMUEL herausgegebenen „Lehrb. d. allgem. Ther.", giebt seit 1890 die monatlich erscheinenden „Blätter für klin. Hydrotherapie" heraus.

Wintersteiner, Hugo, in Wien, daselbst 6. März 1865 geb. und ausgebildet, promoviert 1890, war 1891 bis 97 erster Assistent an der I. Univ.-Augenklinik in Wien (STELLWAG v. CARION, v. REUSS, J. SCHNABEL) und ist seit 1897 Privatdozent für Augenheilkunde an der k. k. Univ. in Wien. Er veröffentlichte u. a.: „*Das Neuroepithelioma retinae. Eine anat. und klin. Studie*" (1897) — „*Beiträge zur pathol. Anatomie der traumat. Aniridie und Iridodialyse*" (1894) — „*Lidrandcysten*" (1896) — „*Partielle u. stationäre Stare. 20 Unterrichtstafeln*" (1897) — „*Das Lymphangioma cavernosum orbitae*" (1898) — „*Über Cysten und Concremente der Bindehaut*" (1898) — „*Über Naevus und Melanosarcoma conjunctivae*" (1898) und mehrere kasuist. Mitteilungen.

Wintrich, Anton, geb. 5. Nov. 1812 zu Sterzing, studierte in Würzburg und München, wo er 1835 promoviert wurde. Später besuchte er zur weiteren Ausbildung Wien, Paris, London und Kopenhagen, habilitierte sich 1843 in Erlangen und wurde Assistent der Poliklinik, später a. o. Prof.; er las über spezielle Pathol. und Ther., Auskultation und Perkussion, für die er den nach ihm benannten Hammer empfohlen hat, und Kinderkrankheiten und genoss als prakt. Arzt in der Universitätsstadt wie in der Umgebung derselben grosses Vertrauen. Er starb 10. März 1882 an einem Herzleiden. Seine Hauptwerke sind im alten Lexikon zitiert.

With, Carl Edvard, geb. 14. Dez. 1826 in Kopenhagen, studierte daselbst, später auch im Auslande, absolvierte das Staatsexamen 1852 und promovierte 1858. Seit 1862 Prof. der med. Klinik und Obermedikus am Friedrichs-Hosp., starb W. 17. Juni 1898. Ausser seiner Dissert. über die differentielle Diagnose der Herzkrankheiten publizierte er grössere Abhandlungen über die Pathologie und Therapie der Krämpfe (Konkurrenz-Abh.), über Peritonitis appendicularis (Universitäts-Festschrift 1879) und über Ulcus ventriculi (1881).

Wittelshoefer, Leopold, geb. 14. Juli 1818 zu Gross-Kanisza in Ungarn, genoss seine Fachausbildung speziell unter HILDENBRAND und WATTMANN an der Univ. zu Wien. 1841 promoviert, widmete er sich von 1851 ab der Thätigkeit als Herausgeber der W. m. W., nachdem er vorher ein Jahrzehnt in Raab (Ungarn) als Arzt thätig gewesen war. Seine Hauptpublikation ist: *„Wiens Heil- und Humanitätsanstalten"* (Wien 1856); daneben hat er in der von ihm redigierten Zeitschrift eine umfangreiche schriftstellerische Thätigkeit entfaltet, an den Bestrebungen humanitärer, gemeinnütziger und Standes-Vereinigungen lebhaften, zum Teil leitenden Anteil genommen und dafür zahlreiche Auszeichnungen erhalten. Er starb 8. Jan. 1889.

Wittich, Wilhelm von, Physiolog in Königsberg, daselbst 21. Sept. 1821 geb., studierte Med. anfangs ebendaselbst seit 1841, dann in Halle, wo er 1845 mit der Diss.: *„Observationes quaedam de aranearum ex ovo evolutione"* promovierte, liess sich 1846 in Königsberg nieder und beschäftigte sich neben der Praxis anfangs mit anat., später auf Anregung des inzwischen hierher berufenen HELMHOLTZ auch mit physiol. Arbeiten. 1850 habilitierte er sich, gab zuerst histol. Kurse, wurde 1854 zum Prof. e. o. ernannt und, nachdem HELMHOLTZ nach Bonn übergesiedelt war, zum Ord. der Physiol. und Direktor des physiol. Instituts. 1882 gab W. schwerer Krankheit wegen sein Lehramt auf und starb 22. Nov. desselben Jahres. Seine Schriften hat STIEDA im älteren Lex. zusammengestellt.

Witzel, Adolf, in Jena, geb. 1847 in Langensalza, studierte 1866 bis 69 Zahnheilkunde, war Zahnarzt in Essen, ging 1882 zu weiterer Ausbildung nach Heidelberg, promovierte dort 1884 (*„Behandlung der Gaumenspalten"*), nahm seine Praxis in Essen wieder auf, habilitierte sich 1893 für Zahnheilkunde in Jena, wurde Direktor des zahnärztl. Univ.-Instituts und 1897 Prof. e. o. Er schrieb: *„Die antisept. Behandl. pulpakranker Zähne nebst Beiträgen zur Lehre von den Neubildungen in der Zahnpulpa"* (1879) — *„Kompendium der Pathol. und Therapie der Pulpakrankheiten des Zahnes"* — *„Cocain-Anästhesie"* — *„Antiseptik bei Operationen a. d. Alveolarfortsätzen der Kiefer"* — *„Verwendung des Schlafgases bei Operationen"* u. a.

Witzel, Friedrich Oskar, in Bonn, geb. 1856 in Langensalza, studierte in Greifswald, Halle und Berlin, promovierte 1879, war Assistent bei GUSSEROW, dann bei ORTH (Göttingen), seit 1881 bei TRENDELENBURG (Bonn), habilitierte sich 1882 und wurde 1890 zum Prof. e. o. ernannt. W. schrieb über angeborene mediane Spaltung der oberen Gesichtshälfte, Schiefhals, Neubildungen des Netzes, Chir. der Gallenblase und erworbene Krankheiten der Wirbelsäule (f. GERHARDT's Handbuch der Kinderkrankheiten), Sehnenverletzungen (VOLKMANN's Samml.). Selbständig erschien: *„Allgem. chir. Semiotik u. Diagnostik"* (1888).

Wölfler, Anton, in Prag, geb. zu Kopezen bei Kladrau, 12. Jan. 1850, studierte und promovierte 1874 in Wien, vornehmlich als Schüler BILLROTH's, wurde 1874 in dessen Klinik Operateur, 1876

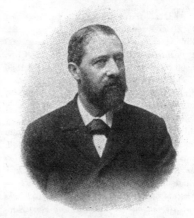

sein Assistent, habilitierte sich 1880 für Chirurgie an der Univ., wurde daselbst Prof. e. o., 1886 Prof. ord. und Direktor der chirurg. Klinik in Graz, wirkt seit 1895 in gleicher Eigenschaft an der deutschen Univ. in Prag. W. hat sich besonders an dem Aufbau der Lehre über die Schilddrüse und den Kropf, sowie an der Entwicklung der Magen- Darm-Chirurgie beteiligt. Die Zahl von W.'s Publikationen beträgt über 100. Von den zahlreichen Kropfarbeiten sind als Monographien erschienen: *„Über die Entwicklung und den Bau der Schilddrüse"* (Berlin 1880) — *„Über die Entwicklung und den Bau des Kropfes"* (v. LANGENB. Arch. XXIX) — *„Die chirurg. Behandlung des Kropfes"* (3 Tle., Berlin 1887 bis 91). Aus dem Gebiete der chir. Behandlung des Verdauungs-Traktes sind hervorzuheben: *„Zur Geschichte und oper. Behandlung des Zungenkrebses"* (v. LANGENB. Arch. XXVI) — *„Über Resectionen des carcinom. Pylorus"* (Wien 1881) — *„Gastro - Enterostomie"* (Cbl. f. Ch. 1881) — *„Gastro - Anastomose"* (Beiträge zur klin. Chirurgie, XIII) — *„Über den parasacralen und pararectalen Schnitt zur Blosslegung des Rectum etc."* (W. kl. W. 1890). Ausserdem sind als wichtige Publikationen hervorzuheben: *„Zur chir. Pathol. d. Nieren"* (v. LANGENB. Arch. XXI) — *„Über die mech. Behandlung d. Erysipels"* (Graz 1888) — *„Über die Technik der Schleimhautübertragungen"* (v. LANGENB. Arch. XXXVII) — *„Über die oper. Dislocation d. Kropfes"* (Beiträge zur kl. Chirurgie, XXI).

Wolff, Julius, in Berlin, geb. zu Märkisch-Friedland in Westpreussen 21. März 1836, studierte und promovierte 1860 in Berlin, habilitierte sich 1868 für Chir. daselbst, wurde 1884 Prof. e. o., 1890 Direktor der neueingerichteten Univ.-Poliklinik für orthopädische Chir., 1899 Geheimer Med.-Rat und ist seit 1886 Vorstandsmitglied der Freien Vereinigung der Chirurgen Berlins. W. nahm an den Feldzügen von 1864, 66 und 70/71 teil. Schriften: *„Das Gesetz der Transformation der Knochen"* (hrsg. mit Beihilfe der kgl. Akademie der Wissensch. Berlin 1892) — *„Osteoplastik, insbesondere osteoplastische Operationen mittels Verschiebung von Knochenstücken und temporäre Resection des Schädeldachs, Knochenwachsthum, insbesondere"* etc.— *„Innere Architectur der Knochen"* — *„Theorie der Knochenschwundes durch vermehrten Druck und der Knochenneubildung durch Druckentlastung"* — *„Functionelle Pathogenese und functionelle Orthopädie der Deformitäten, insbesondere des Klumpfusses, Genu valgum und der Scoliose bezw. Etappenverbände"* — *„Lehre von der Heilung der Knochenbrüche"* — *„Redressement des Buckels bei Spondylitis"* — *„Unblutige Einrenkung der angeborenen Hüftverrenkung"* — *Trophische Störungen bei primärer Gelenksaffection"* — *„Operation der Hasenscharten und der Gaumenspalten, insbes. frühzeitige Gaumenspaltoperation"* — *„Rhinoplastik mittels eines ohne Umklappen herabgezogenen Hautknochenlappens"* — *„Schultergelenks-Arthrodese"* — *„Arthrolyse bei Ellenbogengelenks-Ankylose"* — *„Kniegelenks-Arthrectomien*

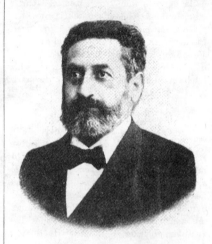

bei neuropathischer Gelenkserkrankung" — *„Hüftgelenks-Resection"* — *„Kropfexstirpation, insbesondere über das spätere Verhalten der nicht exstirp. Kropftheile bei partieller Exstirpation und halbseitige Exstirpation bei Morbus Basedowii"* — *„Operationen bei herabhängendem Kopf des Kranken"* — *„Totale Kehlkopfexstirpationen, Pseudostimme und Verbesserungen am künstlichen Kehlkopf"* — *„Angeborene Flughautbildung"* — *„Behandlung der Patellarbrüche"* — *„Sclerodermie"* — *„Lumbalhernien"* — *„Willkürliche Kniegelenksluxation"* — *„Überdachen grosser Defecte"*.

Wolff, Max, in Berlin, geb. zu Potsdam 6. Mai 1844, studierte in Berlin, hauptsächlich als Schüler VIRCHOW's, promovierte 1866, war zuerst Assistent a. d. inneren Klinik zu Rostock, trat 1869 auf die chir. Klinik daselbst über und war in

Berlin 1875 bis 82 an der Univ.-Poliklinik als Assistent angestellt. 1875 in Berlin als Privatdozent habilitiert, erhielt W. 1884 das Prädikat „Prof.", wurde 1890 zum Extraord. der med. Fakultät, 1900 zum Leiter d. Univ.-Poliklinik f. Lungenkranke u. Geh. Med.-Rath ernannt. Unter seinen Arbeiten sind ausser anderen hervorzuheben: *„Über Addison'sche Krankheit"* (B. k. W. 1869) — *„Operative Behandlung von Unterleibsechinococcen"* (Ib. 1870) — *„Über entzündliche Veränderungen innerer Organe nach experimentell bei Thieren erzeugten käsigen Herden"* (VIRCHOW's A., LXVII) — *„Zur Bacterienfrage bei accidentellen Wundkrankheiten"* (Ib. LXXXI) — *„Eine weitverbreitete*

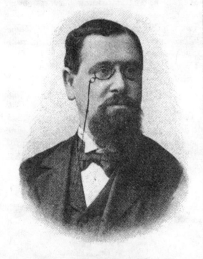

thierische Mykose" (Ib. LXXXII) — *„Über Desinfection durch Temperaturerhöhung"* (Ib. CII) — *„Die Localisation des Giftes in den Miesmuscheln"* (Ib. CIII) — *„Die Ausdehnung des Gebietes der giftigen Miesmuscheln und der sonstigen giftigen Seethiere in Wilhelmshaven"* (Ib. CIV) — *„Über das erneute Vorkommen von giftigen Miesmuscheln in Wilhelmshaven"* (Ib. CX) — *„Über Vererbung von Infectionskrankheiten"* (Ib. CXII und internationale Beiträge zur wissenschaftlichen Medizin. Festschrift, R. VIRCHOW gewidmet zur Vollendung seines 70. Lebensjahres. III) — *„Zur Impffrage"* (B. k. W. 1883) — *„Über Vaccination neugeborener Kinder"* (VIRCHOW's A., CXVII) — *„Über Reincultur des Actino-*

myces und seine Übertragbarkeit auf Thiere" (Ib. CXXVI) — *„Zur Actinomyces-Frage"* (Ib. CLI) — *„Zur Prophylaxe der venerischen Krankheiten"* (D. Vrtljhrsschr. für öfftl. Gespfl. 1893) — *„Die Nierenresection und ihre Folgen"* (Monographie. Berlin 1900).

Wolff, Alfred, in Strassburg i. E., geb. daselbst 30. März 1850 und hauptsächlich als Schüler WIEGER's ausgebildet, promov. 1875, habilitierte sich 1879 und wurde a. o. Prof. und Direktor der Klinik für syphilit. und Hautkrankheiten 1885, Präsident der Deutschen Dermatol. Gesellschaft 1898 und veröffentlichte: *„Kieselsaures Natron bei Blennorrhoe"* — *„Beiträge zur klinischen Lehre von der Blennorrhoe beim Weibe"* (1878) — *„Zur Frage der paternen Infection"* (1879) — *„Organische Quecksilbersalze bei Syphilis"* (1879) — *„Lepra-Erinnerungen aus Norwegen"* (1885) — *„Die Prostitution und die venerischen Krankheiten in Strassburg"* (1885) — *„Ueber Syphilis hereditaria tarda"* (1886) — *„Lehrbuch der Haut- und Geschlechtskrankheiten"* (1893) etc.

Wolff, Jacob, in Berlin, geb. 28. Nov. 1861 zu Strasburg i. Westpreussen, studierte in Berlin hauptsächlich als Schüler v. LEYDEN's, promovierte 1887 und praktiziert seit 1888. Schriften: *„Die Influenza-Epidemie 1889—1892"* (Stuttgart) — *„Der practische Arzt und sein Beruf"* (Ib. 1896) — *„Gang der Influenza-Epidemie 1891/92"* (Abschnitt IV des von LEYDEN und GUTTMANN herausgegebenen Sammelwerkes über die Influenza-Epidemie Wiesbaden 1892). Dazu verschiedene Journalmitteilungen über ein selbständiges motor. Centrum des N. peroneus in der menschl. Hirnrinde, über Railway spine, Versehen der Schwangeren und mehrere Abhandlungen über Standesfragen.

Wolffberg, Siegfried, zu Tilsit, geb. zu Bonn 10. Juni 1853, studierte in Königsberg und zumeist in Bonn, war Schüler von PFLUEGER und RUEHLE, später Assistent von ROSENTHAL in Erlangen und von v. ZIEMSSEN in München, daselbst auch Schüler von VOIT, wurde 1873 promoviert, war in Bonn 1877 bis 87 Privatdozent der Hygiene (mit 2jähr., durch

Krankheit veranlasster Unterbrechung) und wurde 1887 zum Kreisphysikus des Kreises Tilsit ernannt, seit 1897 mit dem Charakter als Sanitätsrat. Wichtigere Veröffentlichungen ausser den schon im älteren Lexikon erwähnten: „*Ueber die Spannung der Blutgase in den Lungencapillaren*" — „*Ueber die Ursache der Kohlensäure-Abscheidung aus dem Lungenblut*" - „*Ueber deu Ursprung des Glycogens in thier. Organen*" — „*Ueber den Einfluss des Lebensalters auf die Prognose der Blattern und über die Andauer des Impfschutzes*" — „*Untersuchh. zur Theorie des Impfschutzes, sowie über die Regeneration der Pockenanlage*" sowie verschiedene andere Arbeiten zur Theorie und Praxis der Vaccination; ferner: „*Die Cholera in Tilsit 1893*" — „*Die Ruhr in Tilsit 1893*" — „*Beiträge zur medizinischen Statistik des Kreises Tilsit*" — „*Kindersterblichkeit und ärztliche Hilfe, sowie zur Statistik der Todesursachen*" — „*Zur Erinnerung an die erste Schutzimpfung*" — „*Über die Schutzwirkung der Impfung sowie über die Erfolge des deutschen Impfgesetzes vom 8. 4. 1874*" — „*Casuistische Beiträge aus der Sachverständigen-Praxis*". Auch bearbeitete er grössere Abschnitte der 2. Aufl. von SANDER's Handb. der öffentl. Gesundheitspflege (Leipzig) und gab gemeinschaftlich mit FINKELNBURG und LENT das „Cbl. f. a. G." (Bonn), Organ des Niederrhein. Vereins für öffentl. Gesundheitspfl. 1884 bis bis 97 heraus.

Wolffberg, Louis, zu Breslau, geb. zu Stettin 20. Dez. 1856, studierte in Königsberg, München, Erlangen, Danzig, Paris, promov. 1882, wurde durch JACOBSON in Königsberg für die Augenheilkunde ausgebildet, war 1 Jahr Unterassistent, fungierte 1881 bei SCHNELLER in Danzig, 1882 bis 83 bei SATTLER in Erlangen und 1884 bei MEYER in Paris als Assistent und unternahm Studienreisen im In- und Ausland. W. ist seit 1887 Inhaber der früher JANY'schen Augenklinik in Breslau. Litter. Arbeiten ausser den im alten Lexikon stehenden: „*Relieftafeln zur Prüfung der Sehschärfe, zur Controlle der Beleuchtungsintensität und zu diagnostischen Zwecken*" (Breslau 1889) — „*Ueber Statistik von Augenkrankheiten, nebst einem Schema über die Lidkrankheiten*" — „*Ueber Lidrandleiden u.*

Seifenbehandlung, ein Beitrag zur Hygiene der Augen" (Ib. 1890) — „*Der quantitative Farbensinn bei Unfall-Nerven-Krankheiten*" (MENDEL's Neurolog. Cbl. 1892) — „*Ueber die Functionsprüfungen des Auges*" (A. f. A.) — „*Buchstaben-, Zahlen- und Bildertafeln zur Sehschärfeprüfung nebst einer Abhandlung über die Sehschärfe*" (Breslau 1892) — „*Objective Augen-Symptome der Neurasthenie*" (Klin. Mtsbl. f. Augenheilk. 1894) — „*Diagnost. Farben-Apparat*" (Gebrauchs-Anweisung, 4. Aufl., Breslau 1894) — „*Ueber die diagnost. Bedeutung der Augenfunctionsprüfungen*" (DEUTSCHMANN's Beitr. z. Augenheilk. XVII, 1895). 1897 begründete er die „Wochenschr. f. Ther. und Hyg. des Auges" unter Mitwirkung hervorragender Fachgenossen, so vor allem von HERMANN COHN. Die von ihm in dieser Wochenschrift veröffentlichten Arbeiten sind zahlreich, etwa 30. Hauptsächlich beziehen sie sich auf das Thema des Hohlverbandes bei Augenoperationen.

Wolffhuegel, Gustav, zu Göttingen, geb. zu Landau 27. Aug. 1845, studierte 1864 bis 69 zu Würzburg und Heidelberg (anfänglich Chemie), wurde 1869 zu Würzburg promoviert, war 1869

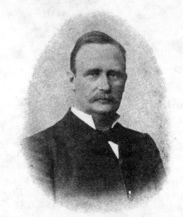

bis 70 zu Heidelberg Assistenzarzt der inneren Klinik (N. FRIEDREICH), 1870 bis 71 als bayer. Militärarzt im Felde, 1871 bis 72 zur weiteren Ausbildung in Berlin und Wien, 1872 prakt. Arzt in Neustadt a. d. Hdt., arbeitete 1872 bis 73 zu Heidelberg im physiol. Institut (W. KUEHNE) und 1873 bis 79 zu München im hygien. Institut als Assistent M. v. PETTENKOFER's, wurde 1876 Dozent der öffentl. Gesundheitspflege an der techn. Hochschule, 1877 Privatdozent der Hygiene an der Univ. München, 1879 zum Reg.-Rat und ord. Mitgliede des k. Gesundheitsamtes, sowie Privatdozenten der Hygiene an der Univ. Berlin und 1887 zum ord. Prof. und Dir. des Instituts für med. Chemie und Hyg. an der Univ. Göttingen ernannt, wo er bis zu seinem 30. Jan. 1899 erfolgten Ableben wirkte. W. gehört zu den bedeutendsten Hygienikern der Neuzeit. Er hat die verschiedensten Gebiete seiner Spezialdisziplin erweitert. Die Zahl seiner litter. Arbeiten ist eine recht beträchtliche. Die Titel der wichtigsten sind bereits im alten Lexikon zusammengestellt. Hierzu sind noch zu ergänzen: *„Zur Lehre vom Luftwechsel"* (zu PETTENKOFER's 50jähr. Dr.-Jub. A. f. H. 1893) — *„Die Methoden zur quantitativen Bestimmung der Feuchtigkeit in Neubauten".*

Wolfsteiner, Joseph, in München, geb. 2. Febr. 1821 in Holzheim, studierte in München und kürzere Zeit in Erlangen, Heidelberg und ½ Jahr in Paris, war nach der 1849 erfolgten Promotion 2 Jahre Assistent unter VON GIETL, ist seit 1853 ausübender Arzt, 1859 bis 64 als Arzt des Königs Max II. bis zu dessen Hinscheiden in München. W. schrieb: *„Über psychische Störungen im Verlaufe des Typhus"* (1857) — *„Über Dekubitus"* (1849) — zu dem grossen Werke „Bavaria" den Artikel: *„Körperbeschaffenheit und Gesundheitsverhältnisse"* (1859) — *„Über Typhusätiologie als Gegner der Grundwassertheorie v. Pettenkofer's"* (1872) — *„Über Typhus und Cholera in ihrer Beziehung zu Grundwasser und Trinkwasser"* (München 1886).

Wollenberg, F. Robert E., in Hamburg, geb. 1862, approbiert 1885, war Assistent an der psychiatr. Charitéklinik in Berlin, dann in Halle (HITZIG), wo er sich 1892 habilitierte, 1896 Prof. e. o. wurde, um später einem Ruf als Oberarzt der Irrenanstalt Friedrichsberg-Hamburg zu folgen. W.'s Arbeiten betreffen die psychische Infektion, Geschwülste der hinteren Schädelgrube, Hypochondrie, angeborene Anomalien des Auges bei Geisteskranken (mit UHTHOFF), progr. Paralyse beim weiblichen Geschlecht, Chorea minor, Tabes dorsalis u. a. m.

Wolpert, Heinrich, in Charlottenburg, geb. zu Blieskastel (Bayern) 23. Jan. 1866, ausgebildet in Berlin als Schüler RUBNER's, 1891 promoviert, seit 1893 Assistent am hygien. Institut in Berlin, seit 1898 Privatdozent der Hygiene an der Univ. Berlin, veröffentlichte: *„Luftprüfungsmethode auf Kohlensäure"* (Leipzig 1892) — *„Wohnungshygienische Propädeutik"* (Ib. 1896) — *„Lehrbuch der Hygrometrie"* (Berlin 1898), sowie Abhandlungen im A. f. H. und H. R.

Wolters, Max, in Bonn, daselbst 1. Sept. 1861 geb. und hauptsächlich als Schüler von DOUTRELEPONT ausgebildet, promovierte 1888, war 1. Assistenzarzt der Klinik seit 1890, ist seit 1892 Privatdozent, seit 1897 Prof. e. o. in Bonn. Schriften: *„Conjugation und Sporenbildung bei Gregarinen"* — *„Drei neue Methoden zur Mark- u. Achsencylinderfärbung mittels Hämatoxylin"* — *„Zur Kenntnis der Grundsubstanz und der Saftbahnen des Knorpels"* — *„Beitrag zur Kenntnis der Sclerodermie"* — *„Der Bacillus leprae"* — *„Über Inoculationslupus"* — *„Über multiple Myome"* — *„Zur pathol. Anatomie der Sclerodaktylie"* — *„Über lokale Veränderungen nach intramuskulärer Injection unlöslicher Quecksilber-Präparate"* (2 Arbeiten) — *„Über Sulforalexantheme"* — *„Beitrag zur visceralen Lepra"* (mit DOUTRELEPONT) — *„Mycosis fungoides".*

Wolzendorff, Gustav, zu Wiesbaden, geb. in Zuchau 1. Nov. 1839, studierte in Halle unter WEBER, BLASIUS, VOLKMANN, war zunächst Militärarzt, lebte als solcher (Stabsarzt) mehrere Jahre in Greifswald und verdankt der dortigen Hochschule zum grossen Teil seine Ausbildung. Er praktiziert seit 1886 in Wiesbaden und veröffentlichte zahlreiche histor. Arbeiten: *„Ueber die accidentellen Wundkrankheiten im 16. und 17. Jahrh."* (D. Arch. f. Gesch. d. Med.) — *„Die locale Behandlung frischer Wunden im 15., 16. u. 17. Jahrh."* (D. Z. f. Ch.) — *„Der Aber- und Wunderglaube in der Chirurgie"* (B. k. W. 1877) — *„Zur Geschichte der Blutstillung"* (Ib. 1876) etc. In EULENBURG's Real-Encyklopädie, 1. Aufl., bearbeitete er das Milit.-Sanitätswesen, Armeekrankheiten und auch die kleine Chirurgie, letztere auch in der 2. und 3. Aufl.; ferner: *„Ueber Verletzungen des Oesophagus"* (Militärärztl. Ztschr. 1880) — *„Zur Antisepsis im Felde"* (Ib. 1881) — *„Handbuch der kleinen Chirurgie"* (Wien 3. Aufl. 1896) — *„Beiträge zur Geschichte der Kriegschir."* (D. m. W. 1892) — *„Der Aderlass. Ein zeitgesch. Skizze"* (D. m. Z. 1893) — *„Die Massage in ihrer Bedeutung für den pr. Arzt"* (Hamburg 1890).

Wood, William, geb. 1816, studierte seit 1834 im Univ. Coll., wurde 1845 Prinzipal Resident Medical Officer in Bethlam Royal Hosp., 1861 Visiting Physician im St. Luke's Hosp., dann Consulting Phys. an demselben, war 1879 Vizepräsident der R. Med. a. Chir. Soc., einmal Präsident der Medico-Psychological Association von Grossbritannien und Irland, gehörte einem Parlamentskomitee für Verbesserung der Irrengesetzgebung an, für die er auch sonst durch Schriften gewirkt hat und starb 27. Aug. 1892.

Worm-Mueller, Jakob, zu Christiania, geb. zu Bergen 23. Dez. 1834, wurde 1860 approbiert, fungierte im Sommer 1860 in den Stiften von Bergen und Drontheim und gewann in den 5 folgenden Jahren eine ausgedehnte Praxis in Christiania, hielt sich 1865 bis 70 unausgesetzt im Auslande auf, studierte bis 1867 in Wien, Bonn und Würzburg praktisch die Augen- und Ohrenheilkunde, worauf er sich der Physiol. widmete. Nachdem er in Zürich, Würzburg, Breslau und Leipzig die nötigen anat.-histol. u. physiol. Vorstudien gemacht hatte, wurde er 1870 Stipendiat zu Christiania, studierte 1870 bis 71 in Tübingen, wurde 1873 Prof. e. o. der Physiol. in Christiania und Vorsteher des physiol.-chem. Laboratoriums, welches er gründete, 1877 Prof. ord. der Med. und Vorsteher des ebenda errichteten physiol. Instituts der Univ., 1879 Mitglied der permanenten internat. Kommission des „Congrès intern. pour l'étude des questions relatives à l'alcoolisme" und Dr. med. in Kopenhagen; auch war er mehrere Jahre lang Präsident und Vize-Präsident der ärztl. Gesellschaft in Christiania und der mathemat.-naturwissenschaftl. Klasse der Chra.-Vidensk. Selskab. W.-M., der 11. Jan. 1889 starb, hat zahlreiche litter. Arbeiten verfasst, deren Titel KIAER im älteren Lexikon zusammengestellt hat, ebenso wie die Übersicht der ihm zu verdankenden Neuerungen.

Worms, Jules, zu Paris, geb. 24. Jan. 1830, war 1850 bis 53 Interne der Hospitäler in Strassburg und wurde mit der These: *„De la gale"* (1852) daselbst Doktor. Er war 1853 bis 54 anat. Gehilfe in der Schule für Militär-Med. im Val-de Grâce zu Paris, 1854 bis 58 Méd. aide-major bei einem Regiment, machte den Krimkrieg mit, war 1858 bis 64 Méd. auxiliaire im Militär-Hosp. Gros-Caillou und lenkte mit der Schrift: *„De l'exstirpation des kystes de l'ovaire"* (Paris 1860) die Aufmerksamkeit der französ. Chirurgen auf die Wiederbelebung dieser Operation im Auslande. 1865 bis 75 war W. Arzt des Hôp. Rothschild, 1870 bis 80 mit der Sterblichkeits-Statistik der Stadt Paris betraut und erstattete (1874) an den Seine-Präfekten einen Bericht über die Cholera-Epidemie 1873. 1870 wurde er zum Arzt der Seine-Präfektur, 1875 zum Chefarzt der Nordeisenbahn-Gesellschaft ernannt, 1876 vom Minister des Innern zum hygienischen Kongress nach Brüssel gesandt. W. starb 15. April 1898. Seine Schriftentitel sind im älteren Lexikon zusammengestellt.

Wossidlo, Hans Richard, zu Berlin, geb. 3. Juli 1854 zu Gardelegen, studierte seit 1873 in Leipzig, seit 1874 auf der Kaiser Wilhelm-Akad. in Berlin, promovierte 1877, diente seitdem bei der Armee, ging 1883 nach Afrika, wo er in der Kapkolonie und in Johannesburg praktizierte und ist seit 1894 Spezialarzt für Krankheiten der Harnorgane in Berlin, nachdem er sich darin unter FRISCH, ENGLISCH, KOLLMANN, NITZE und OBERLAENDER, sowie in Paris ausgebildet. Schriften: *„Die Stricturen der Harnröhre und ihre Behandlung"* (Leipzig) und etwa 1 Dutzend Journalartikel über Gegenstände aus seinem Spezialgebiet.

Wreden, Robert, Ohrenarzt in Petersburg, gestorben daselbst als Wirkl. Staatsrat 5. Sept. 1893, ständiges Mitglied des gelehrten militär-med. Komitees, ist

Verf. einer grösseren Reihe von Arbeiten zur Otiatrie, wie über „Mittelohreiterung der Neugeborenen, Thrombose und Phlebitis des Sinus durae matris, Hirnabscess nach Mittelohrentzündungen, Fremdkörper im Ohr, Missbildungen, u. a. Besonders bekannt ist die nach ihm benannte Ohrenprobe in der gerichtl. Medizin.

Würzburg, Arthur, in Charlottenburg, geb. zu Stettin 30. Juli 1853, studierte in Berlin, promovierte 1876 mit der Diss.: *„Zur Entwicklungsgeschichte des Säugethier-Auges"* (Arch. für Augen- und Ohrenheilkunde V.), ist seit 1878 Bibliothekar des Kaiserlichen Gesundheitsamtes in Berlin, seit 1894 Sanitätsrat. W. beschäftigte sich vorzugsweise mit bibliographischen und statistischen Arbeiten. Eine medizinische Bibliographie erschien in Leipzig 1883 bis 93. Die statistischen Arbeiten, wie *„Einfluss des Alters und des Geschlechts auf die Sterblichkeit an Lungenschwindsucht"* (1884) — *„Säuglingssterblichkeit im Deutschen Reiche"* (1887/88) — *„Bevölkerungsvorgänge in deutschen Orten"* finden sich in den „Mitth." und „Arbeiten a. d. Kaiserl. Gesundheits-Amt." 1894 veröffentl. W. *„Die Nahrungsmittel-Gesetzgebung im Deutschen Reiche"* (Leipzig). Von der LIEBREICH'schen Encyklopädie der Therapie (1896—1900) ist er Mitherausgeber.

Wunderlich, Karl Reinhold August, der berühmte Leipziger Kliniker, als Sohn des Oberamtsarztes, späteren Med.-Rates W. 4. Aug. 1815 zu Sulz a. Neckar geb., studierte seit 1833 in Tübingen, anfangs wegen der herrschenden philosoph. Richtung ohne rechte Neigung, bis er durch das Studium des eben erschienenen Lehrbuchs der Physiologie von JOH. MÜLLER, sowie durch die Lektüre der französ. und engl. Schriften grössere Liebe zur Med. empfing, in der er besonders auch durch die Freundschaft mit seinen damaligen Kommilitonen GRIESINGER und ROSER bestärkt wurde. Nach 1837 in Tübingen bestandenem Rigorosum, besuchte W. ein Jahr lang Paris, übernahm 1838 die Stelle eines Assistenten am Katherinen-Hosp. zu Stuttgart, erwarb im Nov. 1838 durch eine Abhandlung: *„Ueber die Nosologie des Typhus"* (Stuttgart 1839) zu Tübingen die Doktorwürde, ging 1839 nochmals für einige Monate nach Paris und verbrachte dann den Winter zu Stuttgart, woselbst er Vorlesungen für Militärärzte hielt. 1840 habilitierte er sich in Tübingen und schrieb, nachdem er 1840 längere Zeit in Wien gewesen war, die Aufsehen erregende Schrift: *„Wien und Paris"* (Stuttgart 1841). 1841 wurde W. Assistent des kränklichen Prof. der Klinik, HERMANN, 1843 dessen Stellvertreter, sowie a. o. Prof. und Mitglied der Fakultät ernannt, 1846 ord. Prof. u. definitiver Direktor der med. Klinik. 1850 folgte er einem Ruf als ord. Prof. d. Med. nach Leipzig, woselbst er als Direktor der med. Klinik am Jakobs-Hosp. Okt. 1850 seine

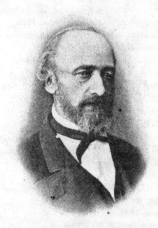

berühmte Lehrthätigkeit begann und bis zu seinem 25. Sept. 1877 erfolgten Ableben in ebenso rührigem als vielseitigem Wirken fortführte, die allerdings seit 1866 infolge wankenden Gesundheitszustandes von W. mehrfache Unterbrechung hatte erfahren müssen. Er hielt alljährlich Vorträge über spez. Pathol. und Ther., mehrmals über Psychiatrie, Balneologie und Klimakurorte, über Krankenthermometrie, sowie einmal (1858) über Geschichte der Med. Neben den Geschäften als akad. Lehrer besorgte W. eine ziemlich ausgedehnte, namentlich konsultat. Privatpraxis, war (seit 1854) Medizinalbeisitzer bei der k. Kreishauptmannschaft zu Leipzig. Während der Choleraepidemie in Leipzig 1866 und im Kriegsjahr 1870/71 entfaltete W. eine ganz besonders angestrengte

Thätigkeit. W. gehört unbestritten zu den bedeutendsten deutschen Klinikern des 19. Jahrhunderts. Er war ein ausgezeichneter Lehrer, eminent fruchtbarer u. fleissiger Schriftsteller, tiefer, kritischer Denker und vorzüglicher Diagnostiker. Von seinem streng wissenschaftlichen Sinn legt die von ihm ständig gepflegte histor. Betrachtung das beste Zeugnis ab. Sein Hauptverdienst erwarb er sich, wie bekannt, durch die Pflege der Thermometrie am Krankenbette und seine grossen litterar. Unternehmungen, vor allem durch Betonung der Wichtigkeit exakter, rationeller Forschung auch in der Klinik. Die wichtigsten seiner litterar. Leistungen sind von WINTER im älteren Lexikon zusammengestellt. Dazu gehört auch eine Reihe von Abhandlungen, welche W. in seinem berühmten mit GRIESINGER und ROSER 1842 begründeten „Archiv für physiol. Heilkunde" veröffentlichte, einer Zeitschr., die von epochemachender Bedeutung wurde, insofern ihr Erscheinen die neue, naturwissenschaftl. Richtung in der 2. Hälfte des 19. Jahrhunderts inaug. half. In diesem Archiv finden sich auch die berühmten Publikationen über klin. Thermometrie, die die Grundlage zu W.'s bekannter Schrift: „Ueber das Verhalten der Eigenwärme in Krankheiten" bildeten.

Wundt, Wilhelm Max, zu Leipzig, geb. 16. Aug. 1832 zu Neckarau in Baden, studierte 1851 bis 56 zu Tübingen, Heidelberg und Berlin, habilitierte sich 1857 als Privatdozent der Physiol. in Heidelberg, wurde daselbst 1864 Prof. e. o., 1866 als Vertreter Heidelbergs in die badische zweite Kammer gewählt, legte jedoch sein Mandat bald wieder nieder. 1874 wurde er nach Zürich und 1875 nach Leipzig als ord. Prof. der Philosophie berufen, wo er Institut f. exper. Psychol. gründete, nach dessen Muster seitdem viele ähnliche Institute entstanden sind. Seine Hauptschriften sind: „Die Lehre von der Muskelbewegung' (Braunschw. 1858) — „Beiträge zur Theorie der Sinneswahrnehmung" (Leipzig 1862) — „Vorlesungen über die Menschen- und Thierseele" (2 Bde., Ib. 1863; 2. Aufl. Hamb. 1892; engl. Lond. 1894) — „Lehrbuch der Physiol. des Menschen" (Erlangen 1865; 4. Aufl. 1878; franz. Übers. von BOUCHARD, Paris 1872)

— „Die physik. Axiome und ihre Beziehung zum Causalprincip" (Ib. 1866) — „Unterss. zur Mechanik der Nerven und Nervencentren" (2 Abtt., Ib. 1871, 76) — „Grundzüge der physiol. Psychologie" (Leipz. 1874; 4. Aufl. 1893, 2 Bde.) — „Logik" (I „Erkenntnisslehre", Stuttgart 1880; II „Methodenlehre", 1883, 2. Aufl. 1892—95) — „Essays" (Leipzig 1885) — „Ethik" (Stuttgart 1886 2. Aufl. 1892). „Grundriss der Psychologie" (2. Aufl. 1897; engl. Lond. 1894). Die von ihm seit 1883 herausgegebenen „Philosoph. Studien" enthalten Abhandlungen von ihm und seinen Schülern, hauptsächlich zur experimentellen Psychologie und Erkenntnislehre.

Wyder, Theodor Aloys, in Zürich, geb. 3. Dez. 1853, studierte in Tübingen, Zürich, Strassburg und Berlin, war namentlich Schüler von GUSSEROW (Strassburg, Berlin) und von v. WINCKEL (Dresden). Er wurde 1878 in Strassburg promoviert, war 1877 bis 78 Assistent an der geburtsh.-gyn. Klinik zu Strassburg, 1879 bis 82 II. resp. I. Assistent am königl. sächs. Entbindungsinstitut zu Dresden, 1882 bis 83 Dozent für Gynäkologie an der Univ.

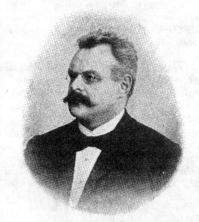

Zürich, 1883 bis 88 I. Assistent an der geburtshilfl.-gynäk. Klinik der Charité und Privatdozent für Gynäkologie an der Univ. Berlin. Seit 1888 wirkt er als ord. Prof. für Geburtshilfe und Gynäkologie an der Univ. Zürich, als Direktor der Univ.-Frauenklinik und als Direktor der kantonalen Hebammenschule daselbst. Litterar.

Arbeiten: *„Beiträge zur normal. und pathol. Histologie der menschl. Uterusschleimhaut"* (Arch. f. Gyn. XIII) — *„Die Mucosa uteri während der Menstruation"* (Z. f. G. u. G. IX) — *„Die Mucosa uteri bei Myomen"* (A. f. G., XXIX) — *„Beiträge zur Lehre von der Extrauterinschwangerschaft und dem Orte des Zusammentreffens von Ovulum und Spermatozoen"* (Ib. XXVIII) — *„Perforation, künstliche Frühgeburt oder Sectio caesarea? Ein Beitrag zur Therapie bei engem Becken"* (Ib. XXXI) — *„Untersuchung von Lithopädien"* (Ib. XVII, als Anhang von KÜCHENMEISTER's Aufsatz über Lithopädien) — *„Beiträge zur Extrauterinschwangerschaft"* (Ib. XLI) — *„Ueber Embolie der Lungenarterien in der geburtshilfl.-gynäk. Praxis"* (Samml. klin. Vortr. 1896, No. 146) — *„Statistische und kasuistische Mittheilungen über 19 puerperale Todesfälle in den Jahren 1898 u. 79"* (WINCKEL, Berichte u. Studien aus dem kgl. sächs. Entbindungsinstitut zu Dresden). 1884 bis 87 war W. Mitarbeiter am VIRCHOW-HIRSCH'schen Jahresbericht, Abteilung Gynäkologie. Zur Zeit ist er Mitherausgeber des „A. f. G." u. von HEGAR's „Beiträgen zur Geburtshilfe u. Gynäkologie". Er gab ferner heraus: *„Atlas für den gynäkol. Unterricht"* (Berlin, 24 Taff. mit erklärendem Text.) Er ist Mitarbeiter an dem demnächst erscheinenden *„Handbuch d. Geburtshilfe von v. WINCKEL"* und lieferte zahlreiche Referate u. Kritiken im Cbl. f. G. und im A. f. G. und verschiedene Aufsätze im Korrespondenzblatt für Schweizer Ärzte.

Wyss, J. Oscar, in Zürich, geb. 17. Aug. 1840 in Dietikon, Kant. Zürich, studierte daselbst 1858 bis 62, war 1 Jahr lang bei BILLROTH Assistent, promovierte 1862 mit der Dissertation: *„Ueber Septicämie"* unter BILLROTH, absolvierte das Züricher Staatsexamen, übernahm 1862 eine Assistentenstelle bei LEBERT in Breslau, erwarb die Venia legendi 1867 an der Univ. Breslau mit *„De fistula pericardii commentatio"* (Breslau 1867), siedelte 1869 nach Zürich über und übernahm daselbst als a. o. Prof. die Poliklinik. Als 1874 in Zürich das Kinder-Hospital eröffnet wurde, erhielt er die Direktion desselben, verbunden mit der Verpflichtung, pädiatr. Klinik abzuhalten. Bis 1879 betrieb er daneben die Poliklinik, vertauschte aber die letztere in diesem Jahre mit der neu gegründeten propädeut.-med. Klinik. 1886 wurde letztere, trotz sehr guter Frequenz seitens der Studierenden, aufgehoben und es wurde ihm eine Professur für Hygiene übertragen, sowie die Leitung des eben zu errichtenden hygien. Institutes, woneben er die pädiatr. Klinik und die Leitung des Kinderspitales beibehielt. Seine hauptsächlichsten litter. Arbeiten sind im alten Lexikon mit ihren Titeln zusammengestellt.

Wyss, Hans von, zu Zürich, geb. daselbst 4. Febr. 1847, studierte auch dort, wurde 1871 promoviert, ist seit 1874 prakt. Arzt daselbst und seit 1880 Privatdozent für gerichtl. Med. und 2. Bezirksarzt. Er schrieb: *„Die Stellung des Arztes vor Gericht in der Frage nach der Zurechnungsfähigkeit"* (Leipzig 1881) u. s. w.

Wyttenbach, Albert, zu Bern, geb. daselbst 1833, studierte in Bern, Wien, Paris, wurde 1857 promoviert, war seit 1859 in Bern prakt. Arzt, langjähr. poliklin. Assistent bei JONQUIÈRE, ist seit 1875 1. Arzt des Ziegler-Spitals und seit 1869 Präsident der städt. San.-Kommission. Er schrieb: *„Mortalitätsverhältnisse der Stadt Bern in der Zeitperiode von 1871—80"* (1885) — *„Streiflichter über die Mortalitätsverhältnisse der Stadt Bern"* (1883) — *„Bericht über die Typhus-Epidemie in Bern im Winter 1873/74"* (1876) u. a. m.

Y.

Yersin, Alexandre, in Paris, geb. 22. Sept. 1863 zu Rougemont, studierte in Lausanne und Marburg, beschäftigte sich seit 1885 im Vereine mit ROUX mit bakteriol. Studien, erhielt 1888 eine Anstellung als Präparator am Institut PASTEUR und ging darauf als Marinearzt nach den franz. Kolonien in Tonkin, Anam, China, wo er 1894 den Erreger der Pest entdeckte. 1895 nach Paris zurückgekehrt, widmete er sich der Bereitung von Pestserum, das er 1896 in den Kolonien mit Erfolg anwandte. Im Auftrage der Regierung errichtete er in Kanton eine Filiale des Institut PASTEUR. Zusammen mit ROUX isolierte er das Diphtheriegift.

Z.

Zabludowski, Isidor, in Berlin, geb. zu Bialystock in Russland 8. Febr. 1851, war Zögling d. k. militärmed. Akad. in Petersburg, machte das wissenschaftl. Staatsexamen 1876, promovierte in Petersburg 1882, machte 1877 bis 78 als Militärarzt in der Donau-Armee den russ.-türk. Feldzug mit, 1879 bis 80 Studienreisen nach Amsterdam, Berlin, Wien, Paris und London, war bis 1882 wieder aktiver russ. Militärarzt, schied als Stabsarzt im Preobraschenski'schen Leib-Garderegiment aus, siedelte nach Berlin über, machte 1885 hier das deutsche Staatsexamen und ist seit 1882 Leiter der Massageabteilung an der kgl. chir. Univ.-Klinik bei v. BERGMANN, seit 1896 als Tit.-Prof. Z. gehörte 1888 zu weiland Kaiser Friedrichs III. behandelnden Ärzten. Die grössere Zahl seiner Publikationen bezieht sich auf die Massage und Heilgymnastik, worin er auch seit 1896 systemat. Unterrichtskurse unter Benutzung des Krankenmaterials der königl. chir. Poliklinik erteilt. Wir zitieren: *„Die Massage gesunder Menschen"* (russ., Petersburg 1882) — *„Die Bedeutung der Massage für die Chirurgie und ihre physiol. Grundlagen"* (v. LANGENB. Arch. XXIX, 1883) — *„Physiol. Wirkungen der Massage und allgem. Betrachtungen über dieselbe im Dienste der Chirurgie etc."* (lb. XXXI, 1884) — *„Behandlung von Drucklähmungen durch Massage"* (russ., Wratsch 1890) — *„Bemerkungen zur Massagetherapie in der Chirurgie"* (VOLKMANN's Samml. 1898) — *„Zur Therapie der Impotentia virilis"* (Ztschr. f. diät. u. physik. Ther. III, 1899) — *„Die Klavierspielerkrankheit"* (v. LANGENB. Arch. 1900).

Zahn, Friedrich Wilhelm, in Genf, geb. 14. Febr. 1845 zu Germersheim i. d. Pfalz, studierte zu Strassburg als Schüler von v. RECKLINGHAUSEN, promovierte 1871 in Bonn, ist seit 1876 Prof. e. o. der pathol. Anat. in Genf. Seine litterar. Arbeiten sind im alten Lexikon verzeichnet.

Zander, Jonas Gustaf Wilhelm, in Stockholm, daselbst 29. März 1835 geb., studierte in Upsala, wurde 1864 Lic. med. in Stockholm und erhielt 1877 beim Jubelfest der Univ. Upsala den Doktortitel. Nachdem er schon 1857 in einem grossen Mädchenpensionat zur Vorbeugung und Heilung von Rückenmarkskrankheiten gymnast. Übungen hatte vornehmen sehen, ersann er selbst bestimmte hebelartig konstruierte Apparate zum Zweck der Unterstützung und Förderung der betreffenden Übungen. 1865 eröffnete er dann ein eigenes Institut für medico-mechanische Übungen, das erste seiner Art, das als Muster für spätere Einrichtungen in Europa wie in Amerika diente. Seit 1880 Dozent der med. Gymnastik am Karolin. Institut, wurde Z. 1896 Mitgl. der schwed. Akad. der Wiss. und veröffentlichte: „*Medicomechaniska institutet i Stockholm*" (Stockholm 1871) — „*Svar på Några ord. till belysning of frågan om de tvenne olika gymnastik metoderna, den manuella och den mekaniska*" (Ib. 1872) — „*The mechanicotherapeutic institution in Stockholm*" (Philad. 1876) — „*De mekaniska gymnastikens apparelj och dess användande*" (Stockholm 1886).

Zander, Richard, in Königsberg, daselbst 18. Juli 1855 geb. und hauptsächlich als Schüler v. KUPFFER's und NEUMANN's ausgebildet, Dr. 1881 (Diss.: „*Experimentelles zur Entscheidung der Frage über den Zusammenhang von chronischer diffuser Nephritis und Hypertrophie des linken Ventrikels*"), war 1880 bis 82 Assistent am pathol. Institut zu Halle a. S. und am anat. Institut zu Königsberg, seit 1882 Prosektor am anat. Institut zu Königsberg, habilitierte sich 1884 für Anat., vergl. Anat., Histol. und Embryol. und ist seit 1892 Prof. e. o. Schriften: „*Die Leibesübungen und ihre Bedeutung für die Gesundheit*" (Leipzig 1900) — „*Folgen der Vagusdurchschneidung bei Vögeln*" (gekrönte Preisschr., PFLÜGER's Arch. XLIX) — „*Morbus Brightii und Herzhypertrophie*" (gekr. Preisschr., Z. f. k. M. IV) — „*Die frühesten Stadien der Nagelentwickelung und ihre Beziehungen zu den Digitalnerven*" (A. f. A. u. Phys. 1884) — „*Untersuchungen über den Verhornungsprocess I. 11*" (Ib. 1886, 88) — „*Ueber functionelle u. genetische Beziehungen der Nebennieren zu anderen Organen, spez. zum Grosshirn*" (ZIEGLER's Beitr. z. pathol. Anat. VII) — „*Beiträge zur Kenntniss der Hautnerven d. Kopfes*" (Festschr. f. Fr. MERKEL; MERKEL-BONNET, Anat. Hefte XXVIII bis XXX) — „*Beiträge zur Morphologie der Dura mater und zur Knochenentwickelung*" (Festschr. f. C. v. KUPFFER). Verschiedene anat. Aufsätze im Cbl. f. d. m. Wiss. 1879, 80, VIRCHOW's Arch. 1880, B. k. W. 1890, 92, D. m. W. 1892, 95, 96, 97, Biol. Cbl. XII, MERKEL-BONNET's anat. Hefte 1892, Schriften d. physik.-ökonom. Gesellsch. in Königsberg 1888, 90, 92, 96, 97, A. Anz. I., IV., IX., XII., XIV. Jahrg. Die anat. Artikel über Auge, Haut, Geschlechtsorgane in DRASCHE's Bibliothek der ges. med. Wissensch. Referate für SCHWALBE's Jahresberichte seit 1882. Mehrere populäre Broschüren und Aufsätze über den Einfluss der Körperübungen auf die Gesundheit in MEYER-MARKEN's Samml. päd. Vortr. (VII, 3), in VIRCHOW-WATTENBACH's Samml. gemeinverst. Vortr. (Nr. 276), in Ztschr. für Turnen und Jugendspiele, im Jahrb. f. Volks- und Jugendspiele.

Zaufal, Emanuel, in Prag, geb. 12. Juli 1837 in Puschwitz, Deutschböhmen, absolvierte die Studien an der k. k. Josephs-Akademie in Wien, habilitierte 1869 sich als Dozent für Ohrenheilkunde an der Prager Univ., wurde 1873 zum Prof. e. o. der Ohrenheilkunde daselbst ernannt und mit der Errichtung einer staatlichen

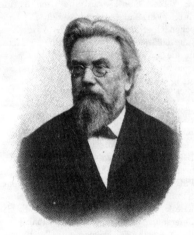

otologischen Klinik betraut. Er begründete das Lehrfach der Otologie und Rhinologie an der Prager Univ. Seine Publikationen, welche zumeist im A. f. O. und in der Pr. m. W. erschienen sind, beschränken sich vorwiegend auf das Gebiet der Otologie und Rhinologie. Er vervollkommnete die Untersuchungsmethoden der Nase und des Nasenrachenraumes —

Rhinoscopia poslerior directa, Rhinoscopia anterior mit den Nasenrachentrichtern — und restaurierte die rhinoskopischen Bilder auf anatomischer Grundlage. Durch seine bakteriologischen Untersuchungen klärte er die Ätiologie der akuten Mittelohrentzündung durch den Nachweis der wichtigsten Erreger dieser Entzündung — Diplococcus Pneumoniae (FRÄNKEL-WEICHSELBAUM), Streptococcus pyogenes, Pneumobacillus (FRIEDLÄNDER) — auf. Er betonte die Wichtigkeit der ophthalmoskopischen Untersuchung als integrierenden Bestandteil der klinischen Untersuchung des Gehörorgans. In der Ohrenheilkunde schloss er sich ganz der von v. TROELTSCH und SCHWARTZE begründeten wissenschaftl. und chirurgischen Richtung an. Er vervollkommnete die radikale Aufmeisselung der Mittelohrräume durch Angabe einer eigenen Operationsmethode; zeigte schon 1880 und 84, dass nur auf operativem Wege (Unterbindung der v. jugularis interna, Bloslegung und Ausräumung des Sinus transversus und sigmoideus) der tötliche Ausgang der septischen Sinusthrombose verhütet werden kann. An seiner Klinik wird die Otochirurgie durch Vornahme der grösseren chirurgischen Operationen — radikale Aufmeisselung der Mittelohrräume, Entleerung extraduraler und Gehirnabscesse und die Operation der septischen Sinusthrombose — eifrig kultiviert.

Zdekauer, Nicolaus Theodor, zu St. Petersburg, geb. zu Sweaborg, 17. März 1815, studierte 1833 bis 39 auf der med.-chir. Akademie in St. Petersburg, in Berlin und Wien wurde 1838 Arzt 1. Kl., promov. 1842, war 1842 bis 60 Prof. der allg. Pathol. und Therapie und propädeut. Klinik, 1860 bis 64 Prof. der Hospital-Klinik an der med.-chir. Akad. in St. Petersburg, seit 1861 konsult. Leibarzt des Kaisers, seit 1884 Präsident des Medizinalrates und starb 15./27. Jan. 1897, nachdem er sich etwa seit 1887 von der Praxis zurückgezogen und grösstenteils in Zarskoje-Selo zugebracht hatte. Seine litterarischen Arbeiten sind im alten Lexikon zusammengestellt.

Zehender, Karl Wilhelm von, geb. 21. Mai 1819 in Bremen, aus einer

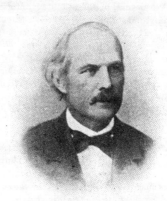

Berner Patrizierfamilie stammend, studierte in München, Göttingen, Jena und Kiel, promovierte 1845, praktizierte im Oldenburgischen, fungierte dann als Militärarzt im Kriege gegen Dänemark, machte darauf eine wissenschaftl. Reise nach Paris, Prag und Wien, war Assistent bei FRIEDRICH JAEGER in Wien, später bei A. v. GRAEFE in Berlin, wurde von dort 1856 als Spezialarzt des damaligen Erbgrossherzogs nach Neustrelitz berufen und daselbst zum Med.-Rat und Mitgliede des Medizinal-Kolleg. ernannt. 1862 ging er als ord. Prof. der Augenheilkunde nach Bern, wurde 1866 als solcher nach Rostock berufen, wo er bis 1889 wirkte, um sich dann als Emeritus nach München zurückzuziehen, woselbst er gegenwärtig noch lebt. 1863 gründete er die noch jetzt von ihm herausgegebenen „Klinischen Monatsblätter für Augenheilkunde" (Stuttgart). Z. gehört mit A. v. GRAEFE, ARLT. DONDERS, W. HESS und G. HORNER zu den Begründern der 1863 in Heidelberg konstituierten ophthalmologischen Gesellschaft, der er bis einschliesslich 1895 als ständiger Teilnehmer und Herausgeber der wissenschaftlichen Versammlungsberichte diente. Seine sonstigen litterarischen Arbeiten und Verdienste sind im älteren Lexikon, sowie in einem Aufsatz von EVERSBUSCH (Münch. M. W. 1899 Nr. 22) zum 80. Geburtstag gewürdigt.

Zeis, Eduard, geb. 1807 zu Dresden, studierte seit 1827 zu Leipzig, seit 1829 in Bonn, von wo er mit dem berühmten

Chirurgen PH. v. WALTHER nach München ging, zuletzt wiederum in Leipzig, wo er 1832 Doktor wurde. Er liess sich hierauf in Dresden nieder, beschäftigte sich speziell mit Chirurgie und gründete daselbst, im Vereine mit H. E. RICHTER, O. KOHLSCHÜTTER und ROB. KUETTNER, eine Poliklinik für Kinderkrankheiten. 1844 bis 50 war er Prof. der Chir. in Marburg und folgte dann einem Ruf als Vorstand der chir. Abt. des neugegründeten städt. Krankenhauses nach Dresden. In dieser Stellung war er bis zu seinem Ableben, 24. Juni 1868, thätig. Von seinen zahlreichen Schriften, die WINTER im älteren Lexikon zusammengestellt hat, ist die bekannteste und wertvollste: *„Die Literatur und Geschichte der plast. Chirurgie"* (Leipz. 1863; Nachträge dazu, Ib. 1864).

Zeissl, Hermann von, zu Wien, bekannter Syphilidolog, geb. 22. Sept. 1817 zu Vierzighuben bei Zwittau in Mähren, kam 1839 an die Wiener Univ. zum Studium der Med., wurde 1845 Dr. med., 1846 Dr. chir., trat dann in das allg. Krankenhaus ein, wo er zuerst auf der Augenklinik von ROSAS, dann auf der chir. Abteilung

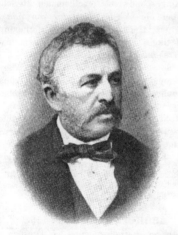

von MOISISOVICS, endlich als Sekundararzt auf der Hautkranken-Abteil. von HEBRA wirkte. 1850 habilitierte er sich als Privatdozent für Syphilidologie, 1861 wurde er zum Prof. e. o., 1869 zum Primararzt der kurz vorher errichteten 2. Abteil. für Syphilis im allgem. Krankenhause ernannt und blieb in dieser Stellung,

bis er 1883, auf sein Ansuchen, in den Ruhestand trat. Er gehörte als Arzt, Lehrer und Forscher zu den hervorragendsten Vertretern seines Faches und genoss als solcher einen wohlverdienten Weltruf, indem er es verstanden hatte, durch die logische Entwicklung der Dualitätslehre in der Syphilis, der er fast allgemeine Anerkennung verschaffte, sich einen bedeutenden Namen zu machen. Sein Lehrbuch: *„Compendium der Patholog. u. Ther. der primär-syphilit. und einfach vener. Krankhh."* (2. Aufl. Wien 1850) war eines der am weitesten verbreiteten seines Faches. Er publizierte ferner: *„Lehrb. d. constit. Syphilis für Aerzte und Hörer der Med."* (Erlangen 1864) — *„Lehrb. der Syphilis und der mit dieser verwandt. örtl. vener. Krankhh."* (2 Bde., 3. Aufl. Stuttgart 1875, m. Holzschn. und 29 chromolith. Taff.) — *„Grundriss der Pathol. und Ther. der Syphilis u. s. w."* (Ib. 1876). Die beiden letzteren Werke erschienen auch russ., italien., engl. holländ. und ungarisch. Seine übrigen Arbeiten sind im alten Lexikon zusammengestellt und gewürdigt. 1847 begründete er den med. Unterstützungs Verein, durch den er sich um viele arme studierende Mediziner ein sehr grosses Verdienst erwarb. Seine wissenschaftlichen und humanitären Leistungen wurden durch Verleihung des Reg.-Rats-Titels und Erhebung in den Adelstand anerkannt. Z.'s letzte Lebensjahre waren sehr traurig; er erlag einem unheilbaren Siechtum 23. Sept. 1884.

Zeissl, Maximilian Edler von, zu Wien, daselbst als Sohn des Vor. 7. Juni 1853 geb. und hauptsächlich als Schüler ERNST v. BRÜCKE'S, DUMREICHER'S, E. ALBERT'S und HERMANN v. ZEISSL'S ausgebildet, 1878 prom., war Operationszögling bei DUMREICHER 1878 bis 80, 1. Assistent bei E. ALBERT 1880 bis 82, Sekundararzt an H. v. ZEISSL'S Klinik 1882 bis 84. Seit 1883 für Hautkrankheiten und Syphilis an der Wiener Univ. habilitirt, erhielt er 1898 den Titel eines k. k. a. o. Prof. Schriften: *„Lehrb. der Syphilis und der localen venerischen Krankheiten"* (mit H. v. ZEISSL 1882, 5. Aufl. 1888) — *„Grundriss der Syphilis"* (1884) — *„Steine in der Harnröhre des Mannes"* (1883) — *„Über Lues hereditaria"* (1885). Seit 1889 bis 99 referirte er über Syphilis in VIRCHOW-

Hirsch's Jahresbericht, bearbeitete die Artikel: Syphilis, Schanker, Bubo, Tripper etc. in Eulenburg's Realencyklopädie und veröffentlichte 32 Mitteilungen kasuistischen Inhalts aus dem Gebiete der Hautkrankheiten und der Venerologie, 4 grössere histologische Arbeiten (Sitzungsberichte der Akad. der Wissenschaften 1875, Vierteljahrsschrift für Dermatol. 1880). — *„Eine bisher nie beschriebene Geschwulst der Sublingualdrüse"* (W. m. Jahrb. 1881) — *„Über den gegenwärtigen Stand der Erkenntniss des Schankergiftes"* (W. kl. W.

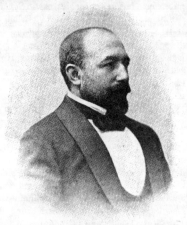

1896) — *„Beitrag zur Anatomie der Lymphgefässe der männlichen Geschlechtsorgane"* (mit Horovitz, Archiv f. Dermat. 1890 u. W. m. Pr. 1897) — *„Über Lungenödem infolge Jodintoxication"* (Z. f. k. M., XXVII) — *„Über Innervation der Blase"* (Pflüger's Archiv LIII, LV) — *„Die entnervte Blase"* (W. kl. W. 1895) — *„Über den Einfluss von Jod auf den Gehirndruck"* (Festschrift zu Ehren von F. J. Pick 1898) — *„Über Therapie der Syphilis"* (Vortr. in Moskau, W. m. Pr. 1897) — *„Die gegenwärtigen Anschauungen über den Blasenverschluss"* (Ib. 1898) — *„Die acuten Krankheiten der männlichen Harnröhre"* (im Handbuch der Harn- und Sexualorgane, Leipzig 1894).

Zeller, Ernst Albert von, Ob.-Med.-Rat zu Winnenthal, berühmter Psychiater, geb. zu Heilbronn 6. Nov. 1804, studierte in Tübingen, machte nach Vollendung seiner Studien, 1826, zu weiterer Ausbildung eine Reise nach Nord-Deutschland, liess sich dann als Arzt in Stuttgart nieder und wurde, als der sehr veraltete und vernachläss. Zustand der bisher. Irrenanstalt Zwiefalten die Einrichtung des königl. Schlosses Winnenthal zu einer Heilanstalt für Geistesgestörte veranlasst hatte, zu deren Vorstand ernannt, für welches Amt er sich durch mehrmonatl. Verweilen in der von Jacobi geleiteten Heilanstalt Siegburg und durch eine Reise nach England, Schottland und Frankreich vorbereitete. Nach Vollendung der Einrichtungen der neuen Anstalt, 1833, zog er in dieselbe ein, widmete derselben 44 Jahre lang seinen ganzen Eifer und seine ganze Kraft und behandelte in dieser Zeit ungefähr 3600 Kranke, von denen beinahe $^2/_3$ die Anstalt genesen oder gebessert verliessen. Die Stadt Winnenthal ehrte seine verdienstl. Thätigkeit durch Verleihung des Ehrenbürgerrechtes; sein 50jähr. Doktor-Jubiläum wurde 1876 zu Stuttgart, unter Teilnahme einer grossen Zahl von Kollegen, feierlich begangen. Z. hat seine Ansichten und Lehren nicht in einem besonderen Werke niedergelegt, sondern dieselben finden sich zerstreut in den verschiedenen, im Württemb. med. Korrespondenzbl. erschienenen Berichten über die Wirksamkeit der von ihm geleiteten Heilanstalt 1834 bis 54; ferner in den Artikeln: *„Ueber Irre, Irren, Irrereden und Irrehandeln, Irrenanstalten und Irrenhäuser"* in Ersch und Gruber's Allgem. Encyklop. der Wissenschaften u. Künste; auch schrieb er zu der von Wunderlich herausgegebenen Übers. von Guislain's Abhandlung: *„Ueber die Phrenopathien"* (Stuttgart und Leipzig 1838) ein Vorwort und Zusätze. Er hat sich endlich als Dichter durch *„Das verschleierte Bild zu Sais"* und *„Lieder des Leids"* (Berlin 1873) bekannt gemacht. In der Nacht vom 23./24. Dez. 1877 starb Z.

Zenker, Friedrich Albert, bekannter Patholog, geb. zu Dresden 13. März 1825, studierte in Leipzig 1843 bis 47, sowie 1848 bis 49 (unter den beiden Weber, Guenther, Oppolzer, Radius) und inzwischen in Heidelberg (Henle, Pfeufer). Nach der in Leipzig 1851 erfolgten Promotion begab er sich nach Wien zum Zweck pathol.-anat. Ausbildung (unter Rokitansky und Heschl), nachdem er bereits 1849 bis 51 (unter RADIUS) am Leipziger Georgen-Hosp. Assistent gewesen war. Er übernahm 1851 die Stellung als Prosektor am Stadt-Krankenhause zu Dresden, lehrte 1853 bis 55 als Dozent, dann als Prof. der allgem. Pathol. und

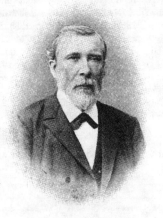

pathol. Anat. an der chir.-med. Akademie daselbst und gab diese Stellungen erst 1862 auf, um die ord. Professur in Erlangen zu übernehmen. Hier war er bis 1895 thätig, zog sich in den Ruhestand zurück und starb zu Reppentin in Mecklenburg-Schwerin, wo er sich zum Besuch aufhielt, 13. Juni 1898. Z. ist in der Geschichte der Med. dadurch verewigt, dass er in seiner bekannten, 1860 veröffentlichten Abhandlung: „*Die Trichinenkrankheit des Menschen*" (VIRCHOW's A. XVIII) den Nachweis von den schweren pathol. Erscheinungen erbrachte, die unter Umständen die Trichinen im Organismus hervorrufen können. Es war 1860, wo er im Leichname einer jungen Patientin des Dresdener Stadtkrankenhauses die Trichinose als die Todesursache ermittelte. Des weiteren hat Z. die Lehre von den Staubinhalationskrankheiten besonders der Lunge weiter ausgedehnt. Er veröffentlichte ausser der oben genannten Schrift noch: „*Beiträge zur normalen und pathol. Anat. der Lunge*" (1 Taf., Dresden 1862) — „*Ueber die Veränderungen der willkürlichen Muskeln im Typhus abdom.*" (5 Taf., Leipzig 1864) — „*Krankheiten des Oesophagus*" (mit v. ZIEMSSEN, Ib. 1867; auch in des letzteren Handbuch) — „*Ueber den Cysticercus racemosus des Gehirns*" (1 Taf., Bonn 1882) und in Zeitschriften: „*Ueber Staubinhalationskrankh. der Lungen*" (D. A. f. klin. Med., II) — „*Zur pathol. Anat. der acuten gelben Leberatrophie*" (Ib. X). Seit 1865 redigierte Z. das genannte „A. f. klin. Med." zusammen mit v. ZIEMSSEN.

Ziegler, Ernst, zu Freiburg i. Br., (aus einer alten Berner Familie), geb. 17. März 1849 zu Messen (Kanton Solothurn), studierte in Bern und Würzburg, hauptsächlich als Schüler von KLEBS und RINDFLEISCH, promovierte 1872, war 1872 Assistent am pathologischen Institut in Würzburg, 1875 Privatdozent daselbst, 1878 Assistent am pathol. Institut zu Freiburg i. Br. und zugleich a. o. Prof., 1881 ord. Prof. der pathol. Anat. und allgem. Pathol. in Zürich, seit 1882 in gleicher Eigenschaft in Tübingen und ist seit 1889 in Freiburg i. Br. Schriften: „*Experimentelle Untersuchh. über die Herkunft der Tuberkelelemente*" (Würzburg

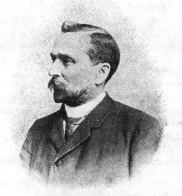

1875) — „*Ueber pathologische Bindegewebs- und Gefässneubildung*" (Ib. 1876) — „*Lehrbuch der allgemeinen Pathologie und der pathologischen Anatomie*" (2 Bde., Jena 1898, 9. Aufl.) — „*Ueber Tuberkulose und Schwindsucht*" (Samml. klin. Vorträge v. VOLKMANN 151, 1878). Z. ist Herausgeber und Redakteur der Beiträge zur patholog. Anatomie und zur allgem. Pathol., Jena 1884 bis 1900, I—XXVI, jährlich 2 Bde., Herausgeber des Cbl. für allgem. Pathol. und pathol. Anatomie seit 1890, jährlich 1 Baud, Jena und publizierte noch: „*Ueber die Ursachen der Nierenschrumpfung*" (D. Arch. f. kl. M. 1879) — „*Zur Kenntniss der Entstehung der Amaurose nach Blutverlust*" (Beiträge von Z., II, 1887) — „*Die neuesten Arbeiten über Vererbung und Abstammungslehre und ihre Bedeutung für die Pathologie*" (Ib. IV., 1888) — „*Ueber die Schutzkräfte des menschl. Organismus*" (Rektoratsrede, Freiburg i. Br. 1892) — „*Historisches und Kritisches über die Lehre von der Entzündung*" (Univ.-Programm, Freiburg i. Br. 1892) — „*Ueber die Zweckmässigkeit pathol. Lebensvorgänge*" (Rede, gehalten auf der Jahresversammlung der schweizerischen Naturf.-Ges., M. m. W. 1896) — „*Die Entzündung der serösen Häute*" (Beiträge von Z., XXI, 1897) — „*Über die Genese der Geschwülste*" (M. m. W. 1898) — „*Inflammation*" (Twenth. Century practice of Med. XV, New York 1899), sowie kleinere Mitteilungen in zahlreichen Zeitschriften.

Ziehen, Theodor, in Jena, geb. zu Frankfurt a. M. 12. Nov. 1862, studierte in Würzburg und Berlin, promoviert und approbiert 1885, war Assistent bei KAHLBAUM in Görlitz und BINSWANGER in Jena, habilitierte sich 1887 u. wurde 1892 Prof. e. o. in Jena. Schriften: „*Psychiatrie*" (Berlin 1894) — „*Leitfaden der physiologischen Psychologie*" (Jena 1891, 4. Aufl. 1898) — „*Psychophysiologische Erkenntnisstheorie*" (Ib. 1898) — „*Handbuch der Anatomie des Centralnervensystems*" (1899) — „*Das Centralnervensystem der Cetaceen*" (1892) — „*Das Centralnervensystem der Monotremen und Marsupialier*" (1897).

Ziemssen, Hugo von, in München, geb. 13. Dez. 1829 in Greifswald, studierte daselbst seit 1848, sowie in Berlin und Würzburg, hier besonders unter VIRCHOW, dessen Privatassistent er ein Jahr lang war, zuletzt 1852 bis 54 wiederum in Greifswald, bestand 1854 summa cum laude das Staatsexamen in Berlin und war darauf bis 1861 Assistent an der internen Klinik in Greifswald (unter HAESER, später unter F. v. NIEMEYER und RÜHLE), nachdem er vorher noch mit der Diss. „*De gangraenae nosocomialis historia et literatura*" (1854) promoviert hatte. 1862 publizierte v. Z. die Monographie: „*Über Pleuritis und Pneumonie im Kindesalter*" (Berlin), sowie ebenfalls auf Grund seiner Greifswalder Wirksamkeit zus. mit KRABLER: „*Klinische Beobachtungen über Masern und ihre Complicationen*" (Greifswalder med. Beiträge 1863). 1856 habilitierte er sich mit der Schrift: „*Die Electricität in der Medicin*" (Berlin 1857, 5. Aufl. 1887). 1863 folgte er einem Ruf als Prof. d. klin. Med. nach Erlangen, wo er 1866 mit A. ZENKER das „Deutsche Arch. f. klin. Med." begründete und sein grosses „*Handbuch der speciellen Pathologie und Therapie*" (Leipzig 1875 bis 85, 17 Bde., grösstenteils in 2 und 3 Auflagen) herausgab, für das er selbst die Abschnitte: „*Croup*" (IV, zus. mit STEINER), „*Krankheiten des Oesophagus*" (VII, zus. mit ZENKER), „*Chorea*" (XII), „*Die Krankheiten des Kehlkopfes*" (V), „*Meningitis*

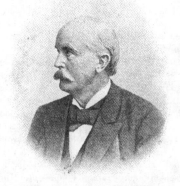

cerebro-spinalis-epidemica" (II), „*Physiologie der Haut*" (XIV) bearbeitete. Während des Krieges von 1870 dirigierte v. Z. einen Sanitätszug von Nürnberg nach Frankreich und war im Auftrage eines Hilfskomitees in den Hospitälern von Metz besonders thätig. 1874 siedelte er nach München als Leiter der 1. med. Klinik und Direktor des grossen Krankenhauses l. d. I. über, wo er gegenwärtig noch als Geh. Rat, Ober-Med.-Rat, Mitgl. d. Ober-Med.-Ausschusses und Vorstand des Med.-Komitees wirkt. Hier rief er die schon in Erlangen 1868 eingeführte Institution der Unterärzte ebenfalls ins Leben, eröffnete 1877 das erste deutsche „klinische Institut", trug für spezielle Ausbildung in der Laryngoskopie, Otiatrie und Dermatologie Sorge und begründete 1878 die *„Annalen der städtischen allgemeinen Krankenhäuser"*. 1883 begann er die Herausgabe eines 4 bändigen *„Handbuchs der allgemeinen Therapie"* (bis 1885), ferner erschienen als Teile des erstgenannten grossen Sammelwerks das *„Handbuch der Hygiene und der Gewerbekrankheiten"* (zus. mit v. PETTENKOFER, 3 Tle., Leipz. 1882 bis 86) — *„Handbuch der Hautkrankheiten"* (1883 bis 84) — *„Handbuch der allgemeinen Therapie"* (Ib. 1880 bis 84, 4 Bde. in 9 Tln.). Ausserdem gab v. Z. heraus: *„Klinische Vorträge"* (No. 1 bis 25, Ib. 1887 ff.) und veröffentlichte noch folgende wichtige Arbeiten: *„Die Kaltwasserbehandlung des Typhus"* (Leipzig 1870 zus. mit IMMERMANN) — *„Über die Behandlung des Magengeschwürs"* (Ib. 1871) — *„Pharmacopoea clinica"* (5. Aufl. 1890), zahlreiche Aufsätze im D. A. f. klin. Med., VIRCH. Arch., B. k. W., M. m. W., den oben genannten Annalen, klin. Vortr. u. s. w., zur Kasuistik der Uterustumoren (1859), über Sycosis und Mentagra, Neuralgie und Neuritis bei Diabetes, seltene Formen der Pleuritis, Cholera, Syphilis des Nervensystems, Ätiologie der Tuberkulose, Bewegungsvorgänge am menschlichen Herzen, Laryngologisches und Laryngotherapeutisches, Typhusmorbidität und -Mortalität in München, Häufigkeit der Lungenschwindsucht in München, Statistisches über die Morbiditäts- und Mortalitätsverhältnisse von Variola, Typhus, Pneumonie, Pleuritis, Bronchitis, Angina, Rheumatismus art. oc., Phthisis pulm. im Krankenhaus l. I. 1865 bis 75 (Annalen Bd. I), subkutane Blutinjektionen, allgemeine Therapie der Infektionskrankheiten (Handb. d. spez. Ther. von PENZOLDT-STINTZING I), Behandlung der akuten Infektionskrankheiten mit vorwiegender Allgemeininfektion (Ib.), Ernährungstherapie bei Nierenkrankheiten (v. LEYDEN's Handb. d. Ernährungsther.), zahlreiche Aufsätze über klin. Unterricht, Krankenhaus-, Rekonvaleszentenanstalts- und Heilstättenwesen, sowie zur Gesch. d. Med. und längere Nekrologe auf BIERMER, NIEMEYER und ZENKER. Eine Zusammenstellung der Arbeiten gab A. SCHMID, Reichenhall im D. A. f. klin. Med., LXVI.

Zillner, Franz Valentin, 14. Febr. 1816 in Hallein am Salzachgestade geb., studierte seit 1835 in Wien, promovierte 1841 daselbst mit der auch deutsch veröffentlichten Diss.: *„Beiträge zu einer med. Landesgeschichte des Herzogthums Salzburg"*, wurde 1842 Mag. der Geburtshülfe und Dr. der Chir. und ging nach einem Aufenthalt am allg. Krankenhause in Wien, 1844 als Sekundararzt an der med. Klinik am St. Johannsspital und Assistent der Klinik am Lyceum nach Salzburg, wo er 1846 bis 48 Privatvorträge für Wundärzte über pathol.-anat. Brustkrankheiten hielt und 1848 in die neukreierte Stelle eines Irren- und Leprosenhausarztes gewählt wurde. 1852 wurde ihm die Leitung dieses mittlerweile zu einer vollständigen Irrenanstalt erweiterten Instituts übertragen und in dieser Stellung war er fast bis zu seinem 17. Dez. 1896 erfolgten Ableben thätig. 1865 bis 73 war er auch supplierender Prof. an der med.-chir. Lehranstalt gewesen. Z. war ein fleissiger Schriftsteller. Die Zahl seiner Arbeiten umfasst über 60 Nummern; darunter befinden sich auch viele auf die Lokalgeschichte Salzburgs bezügliche. Von den eigentlich med. führen wir an: *„Die Pinzgauer Krätze (Prurigo Taurica)"* (Wiener Zeitschr., 1847) — *„Ueber Erkrankungen von Volksmengen und Krankheitsconstitutionen"* (Ib. 1850) — *„Zur Irrenstatistik Oesterreichs"* (Allgem. Zeitschr. für Psych., X, 1853) — *„Ueber Idiotie, mit besond. Rücksicht auf das Stadtgebiet Salzburg"* (Nova Acta Acad. Caes. Leop.-Carol., XIX, 1860) — *„Ueber Idiotie u. Cretinismus"* (Österr. med. Jahrbb. 1866) — *„Ueber den Einfluss der Witterung auf die Entstehung gastrischer Krankheiten in der Salzburger Stadtbevölkerung u. s. w."* (Mitteil. der Gesellsch. f. Salzb. Landesk., 1866).

Zillner, Eduard, als Sohn d. Vor. 21. Okt. 1853 in Salzburg geb., studierte und promovierte 1877 in Wien, war dann auf der chir. und inneren Klinik des allgem. Krankenhauses, ferner auf der Abt. für Hautkranke unter HEBRA thätig, mehrere Monate Hilfsarzt an der oberösterr. Landes-Irrenanstalt zu Niedernhart bei Linz, Demonstrator im pathol.-anat. Institut, Operationszögling bei DUMREICHER, seit 1879 bei v. HOFMANN Landesgerichts-anatom-Stellvertreter, Prosektor, seit 1881 Totenbeschauer am k. k. allgem. Krankenhause, machte 1882 eine wissenschaftl. Reise nach Deutschland, England und Frankreich und war nach seiner Rückkehr als Prüferstellvertreter für ger. Med. bei den Physikatsprüfungen, sowie als gerichtl. Chemiker thätig, starb jedoch bereits 19. Febr. 1886 in Ajaccio auf Korsica am Lungenleiden. Z. ist Verf. von etwa 17 Journalpublikationen zur gerichtlichen Medizin.

Zimmermann, Karl Wilhelm, in Bern, geb. 1861 zu Neunkirchen (Trier), studierte 1882 bis 87 in Berlin, promovierte 1887, war Assistent an den anat. Inst. in Greifswald, Berlin und Giessen, hier als Prosektor, seit 1894 in Bern Dozent und Prosektor, seit 1898 Prof. e. o. Z.'s Publikationen betreffen hauptsächlich Gegenstände der vergleichenden Histologie.

Zimmermann, Charles, in Milwaukee, Wis., U. S. A., dessen nähere Lebensdaten nicht mehr ermittelt werden konnten, war Assistent Surgeon am Maryland Eye and Ear Institute in Baltimore um 1883, später Aural and Ophthalmic Surgeon an St. Mary's and Emergency Hospitals in Milwaukee und wirkt daselbst gegenwärtig als Spezialarzt für Augen- und Ohrenkrankheiten. Er ist Verfasser einer beträchtlichen Reihe von Publikationen, von denen als die wichtigsten hier genannt seien: „*A review of the theories of hemeralopia with etc.*" (A. of ophthalm. 1883 XII) — „*The eye symptoms of train disease*" (Transact. Wiscons. State Med. Soc. 1891) — „*On vaccine blepharitis*" (A. of ophthalm. 1892, XXI) — „*Die Pflege des Auges in der Schule*" (Milwaukee 1893) „*On ocular affections in syphilis of the train*" (A. of ophthalm. 1895 XXIV) „*Etiology and pathology of sympathetic ophthalmia*" (Med. a. Surg. Rep. 1895) — „*Prevention of ophthalmia neonat.*" (Medicine 1896) — „*Tuberculous parenchymatous keratitis*" (Ib. 1897) — „*Hemorrhage following tonsillotomy*" (A. of otol. 1898, XXVII) „*On ocular affections in puerperal eclampsia*" (A. of ophthalm. 1898, XXVII) — „*The value of protargol in ophthalmology*" (Milwaukee, Med. J. 1899), dazu zahlreiche kasuist. Beiträge meist in den Arch. of ophthalm. über disseminierte Sklerosis, Orbital-Zellgewebsentzündung, Dislokation der Linse in der vord. Kammer, hämorrhag. Iritis, traumat. Lähmung d. Abducens, Parese d. rect. inf., neurit. optica rheum. ac., Zerreissung d. Opticus, Störung in den Zirkulationsverhältnisse der Retina bei Arteriosclerosis u. v. a.

Zinn, Friedrich Karl August, Psychiater, Geh. San.-Rat zu Eberswalde, Prov. Brandenburg, geb. 20. Aug. 1825 zu Ilbesheim, Pfalz, Bayern, beabsichtigte ursprünglich Forstmann zu werden und hatte bereits die Examina dieses Faches hinter sich, als er von der Bewegung des Jahres 1848 hingerissen wurde und infolge seiner Beteiligung an derselben in die Schweiz flüchten musste. Unter Sorgen für seinen Lebensunterhalt studierte er in Zürich als Schüler K. E. HASSE's

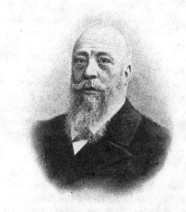

und C. LUDWIG's, promovierte dort 1853 mit der Diss. „*Ueber Prädisposition zu Hernien*", war 1853 bis 56 Assistenzarzt an der Irrenanstalt u. dem Spital in Zürich unter GRIESINGER, 1856 bis 64 prakt. Arzt in Thalweil bei Zürich, 1864 bis 72 Direktor der St. Gallischen Irrenanstalt St. Pirminsberg und seit 1872 Direktor und Chefarzt der Brandenburgischen Land-Irrenanstalt zu Eberswalde, wo er bis zu seinem 16. Nov. 1897 erfolgten Tode wirkte. Z. verdankte seine fachmännische Ausbildung hauptsächlich GRIESINGER, BACH und ROLLER und dem Besuch der grösseren Irrenanstalten und Spitäler der Schweiz, Deutschlands, Belgiens und Hollands. Er hat sich nicht bloss um die Irrenpflege in der ihm anvertrauten Anstalt, sondern auch um die psychiatrische Wissenschaft überhaupt, wie auch um die bezügliche Gesetzgebung und zahlreiche andere ärztliche Standesangelegenheiten ein bedeutendes Verdienst erworben. Er war 1872 bis 84 Mitglied des Vorstandes des Vereins der deutschen Irrenärzte, seit 1880 a. o. Mitglied des kaiserl. Reichs-Gesundheits-Amts, seit 1882 Landes-Medizinal-Referent für die Prov. Brandenburg, in welcher Eigenschaft ihm u. a. die ärztl. Oberaufsicht über die Irren-, Taubstummen-, Landarmen- und Korrektions-Anstalten der Provinz oblag. Ferner war er Mitbegründer (1865) des St. Gallischen und (1873) des Brandenburgischen Hilfsvereins für Geisteskranke, 1874 bis 81 Mitglied des deutschen Reichstages, 1875 bis 76 Mitglied der Reichs-Justizkommission (Zivil-Strafprozess-Ordnung und Gerichtsverfassungsgesetz) und als solcher namentlich bei Feststellung des „Verfahrens in Entmündigungssachen wegen Geisteskrankheit", ferner in betreff der Stellung der ärztl. Sachverständigen vor Gericht, der Untersuchung zweifelhafter Seelenzustände Angeklagter, der Strafvollstreckung, des Rechtes der Ärzte zur Verweigerung der Zeugenaussage über bei Ausübung ihres Berufes Anvertrautes thätig; 1878 bis 79 war er Berichterstatter der Reichstags-Kommission über das Nahrungsmittelgesetz, trat im Reichstage für das Impfgesetz, das Viehseuchengesetz, die Errichtung des Reichs-Gesundheits-Amtes u. s. w. entschieden ein, war beim Entwurf des Programms und der Pläne zahlreicher Irrenanstalten und Krankenhäuser (Zürich, Rheinau, St. Pirminsberg, St. Gallen, Marsens, St. Urban, Dalldorf bei Berlin, Neustadt bei Danzig, Landsberg a. W. u. s. w.) als ärztlicher Sachverständiger allein oder mit anderen thätig und veröffentlichte eine nicht unerhebliche Zahl von Schriften. Die wichtigsten derselben sind betitelt: *„Die öffentliche Irrenpflege im Canton Zürich und die Nothwendigkeit ihrer Reform"* (1853) — *„Commentar zum Nahrungsmittelgesetz"* (1879) und ausserdem Vorträge: *„Ueber die Cholera-Epidemie im alten Spital in Zürich"* (1856) — *„Ueber die Masernepidemie in Thalweil"* (1858) — *„Ueber die Staatsaufsicht über die Irrenanstalten"* (1877) — *„Ueber die Stellung des Geistlichen an der Irrenanstalt"* (1880) — *„Ueber die Versorgung geisteskranker Verbrecher"* (1882) — *„Ueber die öffentliche Irrenpflege der Provinz Brandenburg"* (1884).

Zinn, Wilhelm, in Berlin, als Sohn des Vor. 18. Dez. 1869 in St. Pirminsberg bei Pfäffers (Schweiz) geb., studierte in Würzburg, Bonn, München, promovierte 1892, war 1893 bis 95 Assistenzarzt am allgem. städt. Krankenhause in Nürnberg (MERKEL) für patholog. Anatomie, dann auf der inneren Abteilung, 1895 Assistent der II. med. Univ.-Klinik (GERHARDT) in Berlin, seit 1898 Privatdozent und wurde 1900 dir. Arzt d. inn. Station des Krankenhauses Bethanien in Berlin. Schriften: *„Ankylostomum duodenale. Ueber seine geographische Verbreitung und seine Bedeutung für die Pathologie"* (zus. mit JACOBY, Leipz. 1898) und kleinere Journalpublikationen.

Zinnis, Anastase, geb. 1832 auf Corfu, kam früh nach Athen, wo er seine Studien betrieb und vollendete. 1856 bis 58 studierte er spez. Kinderkrankheiten in Paris unter BOUCHUT, GUILLOT und BLACHE. In seine Heimat und nach Athen zurückgekehrt, übernahm er 1859 das Findelkinderspital und wurde 1879 zum Dirigenten der pädiatr. Klinik in Athen ernannt. Er starb Ende Mai 1899. Hauptsächliche Schriften: *„De la mortalité chez les enfants à la mamelle à Athènes"* (1877) — *„De la prophylaxie des maladies contagieuses etc."* (1878, preisgekrönt) — *„Étude sur les principales causes léthifères chez les enfants etc."* (1880, preisgekrönt). Demnächst noch über Zahnen, Atemkrankheiten der Kinder und ähnliches.

Zoege v. Manteuffel, Werner, in Dorpat, geb. 1. Juli 1857 a. d. Rittergut Meyris in Estland, studierte in Dorpat, hauptsächlich als Schüler v. WAHL's, promovierte 1886, war Assistent an der chir. Klinik 1886 bis 90, habilitierte sich f. Chir. 1888, wurde 1889 etatsmässiger Dozent, 1890 Consultant am Stadthospital, 1899 Prof. e. o. für chir. Hospitalklinik und theroret. Chir. in Dorpat. Z.'s Arbeiten betreffen Diagnose und Therapie d. Ileus, Achsendrehungen des Coecum, angiosklerotische Gangrän, Rheumatismus der unteren Extremitäten und seine Beziehung zur Arteriosklerose, traumat. Epilepsie, Blutstillung bei Haemophilie, perforierende Verletzungen des Abdomens, Technik der Resektion der Schilddrüse, Operat. d. Varicocele, Chloroform- und Äthernarkose, Spättodesfälle danach, Gummihandschuhe in der med. Praxis, kasuistische Mitteilungen und sind in v. LANGENBECK's Acrh., D. Z. f. Ch., u. a. Zeitschriften publiziert.

Zsigmondy, Adolf, zu Wien, geb. 24. April 1816 zu Pressburg, bezog mit 18 Jahren die Univ. Pest, ging nach 3 Jahren nach Wien, wo er 1840 zum Dr. med. und Mag. der Geburtsh., 1843 zum Dr. chir. und 1853 zum Zahnarzt promovierte. 1843 wurde er zum Sekundararzt 1. Kl. auf der chir. Abteil. von SCHUH ernannt, blieb 4 Jahre in dieser Stellung, wurde 1848 Primararzt des Strafhauses und fungierte gleichzeitig während und nach der Belagerung von Wien als Chefarzt des Verwundeten-Notspitals „Augarten". Als das Strafhaus 1856 aufgelöst wurde, kam er in das allgem. Krankenhaus, wo er bis zu seinem 23. Juni 1880 an Perityphlitis erfolgten Tode als Primararzt die 1. chir. Abteilung leitete. Seine Leistungen und Verdienste sind ausführlich bereits in der älteren Quelle gewürdigt.

Zuckerkandl, Emil, in Wien, geb. 1849 in Raab, studierte in Wien, promovierte 1874, wurde 1879 Prof. e. o. d. Anat., nachdem er bereits mehrere Semester in Utrecht doziert hatte, 1882 Prof. ord. in Graz, 1888 Prof. ord. d. descript. u. topogr. Anat. in Wien (1890 daselbst Dekan). Schriften: *„Zur Morphologie des Gesichtsschädels"* (Stuttg. 1877) — *„Über eine bisher noch nicht beschriebene Drüse der regio suprahyoidea"* (Ib. 1879) — *„Über das Riechcentrum"* (Ib. 1887) — *„Das periphere Geruchsorgan der Säugethiere"* (Ib.) — *„Normale u. pathol. Anat. der Nasenhöhle u. ihrer pneumatischen Anhänge"* (Wien 1882 bis 92, 2 Bde) — *„Anleitung für den Seziersaal"* (Heft 1 Ib. 1891) — *„Anat. d. Mundhöhle"* (Ib. 1891) — *„Beobb. über den Herz-*

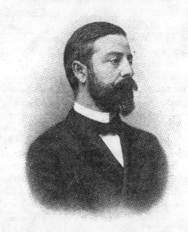

beutelnerven und den Auricularis vagi" (Sitzungsber. d. Wien. Akad. 1870) — *„Über die Form- u. Texturveränderungen der menschlichen Leber während des Wachsthums"* (zus. mit TOLDT Ib. 1875) — *„Über die Anastomosen der venae pulmonales mit den Brachialvenen u. mit dem Mediastinalvenennetz"* (Ib. 1881) — *Über die Verbindungen zwischen den arteriellen Gefässen der menschl. Lunge"* (Ib. 1883) — *„Über den Scheidenfortsatz des Bauchfelles u. dessen Beziehungen zur äusseren Leistenhernie"* (v. LANGENB. Arch. 1877) — *„Anat. Beitr. zur Operationstechnik bei Schenkelhernien"* (Ib. 1883) — *„Zur Morphologie des m. tensor tympani"* (Arch. f. Ohrenheilk. 1884) — *„Beiträge zur vergl. Anat. d. Ohrtrompete"* (Ib. 1886) — *„Über den Circulationsapparat in der Nasenschleimhaut"* (Denkschr. d. Wien. Akad. 1884) — *„Beitr. zur Lehre von dem Bau der hyal. Knorpel"* (Sitzungsber. 1885) — *„Über das epitheliale Rudiment eines 4. Mahlzahns beim Menschen"* (Ib. 1891) — *„Beitr. zur Anat. d. menschl. Körpers"* (Med. Jahrbb. 1888) — *„Das Riechbündel des Ammonhorns"* (Anat. Anz. 1888) — *„Die Siebbeinmuscheln des Menschen"* (Ib. 1892). Z. bearbeitete ausserdem die mikroskop. Anat. d. Mundhöhle (1891) für das Handb. d. Zahnheilk. u. die mikroskop. Anat. d. Gehörorgans für d. Handb. d. Ohrenheilk.

Zuelzer, Wilhelm, in Berlin, geb. zu Breslau 10. Nov. 1834, studierte daselbst, wo er besonders unter REICHERT's

Leitung im physiol. Institut und unter FRERICHS arbeitete und wurde 1858 promoviert. Nach längerem Aufenthalte in Wien (1861) reiste er später nach Paris und wiederholt nach England, ferner 1865 nach Russland, um den dort ausgebrochenen Typhus recurrens zu studieren. In Breslau zuerst im Allerheil. Hosp. beschäftigt, wurde er 1863 Assistent im allgem. Krankenhause* zu Lübeck, war seit 1864 in Berlin, machte die Feldzüge von 1866 und 70/71 als Stabsarzt mit, wurde 1867 Privatdozent der Hygiene an der Univ., 1871 dir. Arzt im Charité-Krankenhause (bis 1877) und erhielt 1884 den Charakter als Prof. Er begründete 1890 ein poliklin. Institut Johanneum und

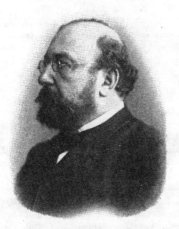

rief noch ein „Intern. Organ für Krankheiten der Harnorgane" sowie ein grosses Handbuch darüber (mit mehreren Mitarbeitern) ins Leben. Z., der 23. Juni 1893 starb, hat sich mit Vorliebe mit der Pathologie des uropoëtischen Apparats in seiner letzten Lebenszeit beschäftigt. Die dies Gebiet betr. wichtigsten Arbeiten sind betitelt: „Zur Lehre von der Urämie" (B. k. W. 1864) — „Ueber das Vorkommen eines Alkaloids in putriden Flüssigkeiten" (mit SONNENSCHEIN Ib. 1869; A. f. exper. Path., VII) — „Ueber das Verhältniss der Phosphorsäure zum Stickstoff im Urin" (VIRCHOW's A., LXVI) — „Ueber die Ausscheidung der Phosphorsäure im Urin bei fieberhaften Krankh." (Charité-Annal., I) — „Mittheilungen über die Chemie des Harns" (Cbl. f. d. m. W. 1877; Ber. d.

D. chem. Ges. 1875) — „Lehrbuch der Harnanalyse" (Berlin 1880) — „Untersuchungen über die Semiologie des Harns, ein Beitrag zur klin. Diagnostik und zur Lehre vom Stoffwechsel" (Ib. 1884). Ausserdem verfasste Z. eine beträchtliche Anzahl von Aufsätzen über Stoffwechseluntersuchungen, pharmakol., experim. und klin. Inhalts. sowie statistisch-hygien. Arbeiten. Er gab 1868 bis 70 ein „Wochenbl. f. med. Statistik und Epidemiogr." heraus, das später u. d. T. „Beiträge zur Medizinal-Statistik" fortgesetzt wurde (Stuttgart 1875 bis 78). Eine bis 1884 reichende Zusammenstellung der Veröffentlichungen Z.'s ist in dem älteren Lex. zu finden.

Zuntz, Nathan, in Berlin, geb. in Bonn 6. Okt. 1847, studierte daselbst, hauptsächlich unter PFLÜGER, promoviert 1868, war 1870 Assistent bei PFLÜGER, 1871 Privatdozent in Bonn, 1874 Prof. extraord. in Bonn, im selben Jahre Prosektor an der dortigen Anatomie und ist seit 1881 Prof. der Tierphysiologie und Vorstand des tierphysiol. Instituts an der landwirtschaftlichen Hochschule zu Berlin. Litterar. Arbeiten: „Beiträge zur Physiologie des Blutes" (Bonn 1868) — „Blutgase und respiratorischer Gaswechsel" (in HERMANN's Handbuch d. Physiologie IV) — „Gesichtspunkte zum kritischen Studium der neueren Arbeiten über Ernährung" (Landw. Jahrb. 1879) — „Untersuchungen über den Stoffwechsel des Pferdes bei Ruhe und Arbeit" (mit C. LEHMANN und O. HAGEMANN, 3 Abt. Landw. Jahrb. 1889 bis 98, 1 und 3 auch als Monographien erschienen) — „Untersuchungen an 2 hungernden Menschen" (mit LEHMANN, MÜLLER, MUNK und SENATOR, Supplementband zu VIRCHOW's A. CXXXI). Zahlreiche eigene und von Schülern und Assistenten publizierte Abhandlungen, hauptsächlich Blut, Kreislauf, Atmung, Verdauung, Muskelthätigkeit, Stoffwechsel, Leben des Fötus und Neugeborenen betreffend, teils als Dissertationen, teils in PFLÜGER's, DU BOIS REYMOND's und VIRCHOW's Archiv, der Zeitschr. f. klin. Med., den Centralblättern u. klin. Wochenschriften etc.

Zweifel, Paul, in Leipzig, geb. 30. Juni 1848 in Höngg bei Zürich, studierte daselbst, wurde schon in Zürich Assistent GUSSEROW's und folgte diesem, als er eine

Berufung an die neu gegründete Univ. Strassburg annahm, in gleicher Stellung in diese Stadt, habilitierte sich 1874 in Strassburg und wurde 1876 als ord. Prof. der Geburtsh. und Gynäkol. nach Erlangen berufen. 1887 siedelte er in die gleiche Stellung an der Univ. Leipzig über. Er schrieb an grösseren Werken ein „*Lehrbuch der geburtshülflichen Operationen*" (1881, welches 1887 erweitert als Lehrbuch der Geburtshülfe erschien und 1889, 92 u. 95 neue Auflagen erlebte) — „*Die Krankheiten der äusseren Genitalien*" (Handb. d. Frauen-

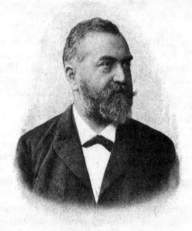

krankheiten von BILLROTH-LÜCKE 1883) — „*Der Einfluss der ärztlichen Thätigkeit auf die Bevölkerungsbewegung*" (1887) — „*Die Stielbehandlung bei der Myomectomie*" (1888, ferner darüber noch im A. f. Gyn. XXXXI, Cbl. f. Gyn. 1899) — „*Vorlesungen über klinische Gynäkologie*" (Festschr. zur Einweihung der neuen Klinik 1892) — „*Über den Verdauungsapparat der Neugeborenen*" (1874) — mit W. BRAUNE: „*Gefrierdurchschnitte in systematischer Anordnung durch den Körper einer Hochschwangeren*" (1890) — „*Zwei neue Gefrierdurchschnitte Gebärender*" (1893) — „*Die Symphyseotomie*" (Leipzig 1893) — „*Ätiologie, Prophylaxis und Therapie der Rhachitis*" (Ib. 1900). An Aufsätzen in Zeitschriften erschienen: „*Über Conglutinatio orificii ut. ext.*" — „*Der Einfluss der Chloroformnarkose Kreissender auf das Kind*" — „*Untersuchungen über das Meconium*" — „*Untersuchungen über Secale cornutum*" — „*Die Respiration des Fötus*" — „*Über die Methode der Exstirpation der Niere*" — „*Die Vaginitis emphysematosa*" — „*Übergang von Chloroform und Salicylsäure in die Placenta*" — „*Die Grundsätze der Abnabelung*" — „*Über Kaiserschnitt*" — „*Die Specifität der Ophthalmoblennorrhoea neonat.*" — „*Über die Bestimmung der Schwangerschaftszeit durch Messungen*" — „*Zur Behandlung der Blutergüsse hinter der Gebärmutter*" — „*Über Lappen-Perineoplastik*" — „*Beiträge zur Lehre vom Geburtsmechanismus*" — „*Über Extrauteringravidität und retrouterine Haematome*" — „*Über Salpingo-Oophorectomie*" (sämtlich im Archiv f. Gyn.) — „*Über die Verhütung des Kindbettfiebers*" (B. k. W. 1878) — „*Über die verschiedenen Ursachen der Incontinentia urinae bei Frauen*" — „*Die electrolytische Behandlung der Uterusmyome*" (Cbl. f. Gyn. 1884) — „*Kephalothrypter oder Kranioklast*" (Th. M.-H. 1889) — „*Über Lungenentzündungen nach Laparotomien durch Zersetzung des Chloroforms im Gaslicht*" (B. k. W. 1889) — „*Porro-Kaiserschnitt bei Osteomalacie*" (Cbl. f. Gyn. 1890) — „*Die Vaginalfixatio uteri*" (Ib.) — „*Lupus uteri*" (Ib.) — „*Über parasorale Methode der Exstirpatio uteri*" (Ib. 1891) — „*Symphyseotomie und Symphysenruptur*" (Ib. 1892 und 93, Monatsschr. f. Geb. und Gyn. 1897) — „*Exstirpatio der Urethra und des Trigonum und Anlegen einer künstlichen Harnröhre*" (Cbl. f. Gyn. 1894) — „*Exstirpation einer Pankreascyste*" — „*Trachelorhekter zur Dekapitation und die Grundsätze der Wendung bei dorsoposterioren Querlagen*" (Ib. 1895) — „*Zur Behandlung der Eklampsie, Bericht über 129 Fälle*" (Ib.) — „*Über die Klammerbehandlung bei der Totalexstirpation*" (Ib. 1896) — „*Über den Kranio-Kephaloklast*" (Ib. 1897) — „*Ein neues Verfahren bei der Wundnaht*" (Ib.) — „*Gedenkrede auf Semmelweiss*" (Verh. d. d. Ges. f. Gyn., Leipzig 1897) — „*Über Colpotomia ant.*" (Cbl. f. Gyn. 1898) — „*Kniehebelklemmen zur Blutstillung durch grossen Druck (Angiotriben)*" (Ib. 1899). Ausserdem noch zahlreiche kasuistische Mitteilungen in der geb. Ges. in Leipzig.

Nachträge und Ergänzungen.

A.

Aberle, Karl, (pag. 4) war Prof. der Anat. in Salzburg und gleichzeitig Leibarzt der letzten Gattin von Kaiser Franz, Carolina Augusta.

Abeille, Jonas, französ. Militärarzt, geb. zu Saint-Tropez (Var) 28. Nov. 1809, studierte in Montpellier, wurde 1837 daselbst Doktor, 1839 durch Konkurs Méd. adjoint, war nacheinander in mehreren Pariser Militär-Hospitälern Arzt, zuletzt im Hôp. du Roule und nahm 1857 seinen Abschied. Seine Schriften sind im alten Lexikon zu finden.

Adamkiewicz, (p. 6). Die Übersiedelung A.'s nach Wien 1891 fand auf Grund eines Erlasses des Ministeriums für Kultus und Unterricht vom 27. Juli 1891 und auf einstimmigen Beschluss der med. Fakultät der Wiener Univ. unter gleichzeitiger Zusicherung der „Förderung und Unterstützung" seiner „dieser Förderung würdigen Arbeiten über den Krebs" statt. A. hat in Gemeinschaft mit HEINRICH JACOBSON zum erstenmal den Druck im Herzbeutel gemessen (1873.) Er ist der Entdecker der empfindlichsten Reaktion (Eisessig-Schwefelsäure-Reaktion) für Eiweiss und Peptone. A. ist ferner der Entdecker einer Färbemethode für gesundes und krankes Nervengewebe. Er hat die Vascularisation des Rückenmarks erschlossen und den Zusammenhang wichtiger Krankheiten des Rückenmarks, besonders der syphilitischen Tabes, mit den Gefässen nachgewiesen. Er hat eine grosse Zahl klinischer, experimenteller und mikroskopischer Arbeiten aus dem Gebiete der Neuropathologie publiziert, z. B. über Tabes, amyotrophische Bulbärparalyse, JACKSON'sche Epilepsie, Behandlung der Neuralgien mittels der Kataphorese, für die er eine besondere „Diffusions-Elektrode" konstruiert hat, Gedächtnisthätigkeit, Patholog. Schwere u. v. a.

Adams, William (p. 7), starb Ende Febr. 1900.

Adelmann, Georg Franz Blasius, (p. 10 Z. 26 v. u.) l. 1832 statt 1822.

Albarran, Joaquin, in Paris, geb. 22. Aug. 1860 in Sagua la Grande (Cuba), studierte in Havanna, Barcelona, wurde 1877 Lizentiat der Med., ging dann nach Paris, wo er am Hôp. Necker unter GUYON sich dem Studium der Urologie zuwandte, wurde 1884 Interne d. Hôp., erhielt 1888 und 89 die goldene Medaille f. Chir. bezw. einen Fakultätspreis und promovierte mit der These: „*Les reins des urinaires*", wurde 1890 Chef der Klinik für die Krankheiten des uropoët. Systems, 1892 Prof. agrégé, 1894 Hospitalchirurg. A.'s zahlreiche Arbeiten betreffen die Klinik der Harnwege und sind veröffentlicht in Annales d. malad. des organes génitaux urinaires, Mercredi méd., Bull. méd., Méd. moderne, Rev. de chir., Arch. d. méd. expér. Selbständig erschienen: „*Anat. et physiol. pathol. de la rétention de l'urine*" (zus. mit GUYON 1890) — „*Traité des tumeurs de la verge*" (1892) — „*Traité des maladies chirurgicales de la verge*" (1896) u. a. m.

Alexander, Louis, geb. zu Stallupönen 23. Sept. 1838, studierte seit 1857 in Berlin und Würzburg, promovierte in Berlin 1862, war dann zunächst Assistent an der Königsberger Univ.-Klinik für innere Med. unter BOHN, wandte sich auf JACOBSON's Anraten der Augenheilkunde zu. Nach Vollendung seiner Studien in Königsberg, blieb er noch ein Jahr als Volontär-Assistent bei v. GRAEFE in Berlin und liess sich 1866 in Aachen als Augenarzt nieder. Er ist der Gründer der Augenheilanstalt für den Regierungsbezirk Aachen, die, von der Aachener Sparkasse gestützt, eine Wohlthätigkeitsanstalt ersten Ranges geworden ist. A. starb zu Aachen 17. Okt. 1897. Litterar. bedeutend und allseitig anerkannt ist seine Monographie „*Syphilis und Auge*" (Wiesb. 1889, mit einem Nachtrag herausgegeben 1895). Der ophthalm. Gesellschaft zu Heidelberg gehörte er als Mitglied der Jury für die GAEFE-Medaille an.

Alexander, William, in Liverpool, ist M. D. u. M. Ch. seit 1870, F. R. C. S. Engl. seit 1877, Honorary Surgeon am Roy. South. Hosp., Visiting Surg. am Workhouse Hosp., Consult. Surg. am Home for epileptics und publizierte: „*The treatment of epilepsy and of inveterate uterine displacements*" — „*The pathology and surgical treatment of diseases of the hip-jouint*" (mit dem Jacksonian-Preis gekr. 1881) — „*The pathology and pathological relation of chronic rheumatic arthritis*" (mit dem ASTLEY-COOPER-Preis gekr. 1883) — „*The treatment of uterine displacements by shortening the round ligaments*" (worin die nach ihm benannte Operation beschrieben ist) — „*The surgical treatment of epilepsy*" und zahlreiche Journalartikel, wie „*Removal of advanced cancerous disease of rectum by a new method*" (Liverp. Med. Chir. Journ. 1887) u. v. a.

Alt, Konrad, in Uchtspringe (Altmark), geb. 1861 in Kirf, Bez. Trier, studierte erst Chemie, dann Medizin in Würzburg, woselbst er 1885 als Schüler GRASHEY's promovierte („*Das Symptom der Personenverwechslung bei Geisteskranken*" Allg. Zeitschr. f. Psych.). Er studierte nachträglich wiederum Chemie bei HOPPE-SEYLER in Strassburg, war Assistent von MATTERSTOCK-Würzburg, RIEGEL-Giessen u. längere Jahre von HITZIG-Halle. Danach wirkte er einige Jahre als Nervenarzt in Halle, wurde 1893 zum Direktor der im Bau begriffenen Landes-Heil- und Pflegeanstalt Uchtspringe (Provinz Sachsen) gewählt, wohin er 1894 übersiedelte. Von seinen zahlreichen Publikationen, die sich hauptsächlich mit med.-chemischen, klin. und neuerdings prakt.-psych. Aufgaben befassen, seien erwähnt: „*Vereinfachte Methode zum Hgnachweis im Urin*" (1886) — „*Über neuere Methoden zum HClnachweis*" (1887) — „*Ausscheidung des subcutan injicierten Morphiums durch den Magen*" (1889) — „*Ausscheidung des Schlangengiftes durch den Magen*" — „*Toxalbumine im Erbrochenen von Cholerakranken etc.*" (1892) — „*Über Merycismus*" (1888) — „*Nerven- und Geisteskrankheiten auf dem Boden von Magenkrankheiten entstanden*" (1891) — „*Zur Behandlung der Hysterie, Epilepsie etc.*" (1892/93) — „*Allgemeines Bauprogramm für eine Epileptikeranstalt, für Geschichte des Pavillonsystems etc.*" Monographien: „*Taschenbuch der Elektro-Diagnostik und Therapie*" — „*Über familiäre Irrenpflege*" — „*Allgemeines Bauprogramm zu einem Landesasyl für familiäre Irrenpflege*". A. ist Gründer und Herausgeber der Zeitschrift „Die Irrenpflege", ferner der „Sammlung zwangl. Abhandlungen aus dem Gebiete der Nerven- und Geisteskrankheiten", Mitherausgeber der „Psychiatr. Wochenschrift". Seine praktischen Bestrebungen um Hebung des Pflegerstandes (Gründung eines eigenen Pflegerdörfchens) und Einführung der Familienpflege haben im In- und Ausland mehrfach Nachahmung gefunden, ebenso die in den Verwaltungsberichten etc. zum Ausdruck gebrachten Grundsätze über Erbauung zeitgemässer Irrenanstalten.

Althaus, Julius, London, (p. 30) starb 11. Juni 1900.

Antal, Géza, geb. 1846 in Nagy-Enyed, gest. 20. Dez. 1889 als a. o. Prof. der chirurg. Leiden der männlichen und weiblichen Geschlechtsorgane an der Budapester Univ. und als Primarius des St. Rochusspitals, verfasste als sein Hauptwerk: „*Specielle chirurg. Pathologie und Therapie der Harnröhre*" (Stuttgart 1888), ferner zahlreiche Publikationen auf dem Spezialgebiete der Krankheiten der Sexualorgane.

Apáthy, Stefan von, in Kolozsvar (Klausenburg), 4. Jan. 1863 in Budapest geb., studierte und promovierte 1885 in Budapest, war 1883 bis 84 Praktikant der pathol. Histol. bei SCHEUTHAUER, 1885 bis 86 Assistent am zool. Institut bei MARGÓ, arbeitete 1886 auf Staatskosten in der zool. Station in Neapel, wurde 1890 Prof. der Zool. und vergl. Anat. in Kolozsvar. A. arbeitete alljährlich mehrere Monate in der zool. Station in Neapel, unternahm wiederholt längere wissenschaftl. Reisen, ist Direktor der zool. Abt. d. Siebenbürger Landesmuseums, Redakteur der Sitzungsberichte der med.-naturw. Sektion des Siebenbürger Museumsvereins, seit 1898 Mitglied der ungar. Akad. der Wissensch. Seine Arbeiten, gegen 80 an der Zahl, betreffen die Histol. und vergl. Anat. des Nervensystems und sind in den Mitteil. der zool. Station, Ztschr. f. wissenschaftl. Mikrosk. etc. veröffentlicht. Selbständig erschienen: *„Die Mikrotechnik der tierischen Morphologie"* (Braunschweig 1896 bis 1900, 3 Bde.) — *„Monogr. d. Hirudineen"* (in „Fauna und Flora des Golfes von Neapel" 1900). A. wirkt auch als Dichter, Novellist und Feuilletonist. Unter seinen Gedichten erregte namentlich *„Der Weg nach dem Hafen, Bilder aus der Klinik"*, (ungar. Budapest 1885) Aufsehen.

Apostoli, Georges, in Paris, geb. 1847 zu Saint-Michel-de Lanès (Aude) als Sohn eines Arztes, studierte als Zögling der militär.-med. Schule in Strassburg, prom. 1873 in Paris mit der Diss.: *„Des amblyopies et amauroses cérébrales sans lésion visible à l'ophtalmoscope"*, war 10 Jahre lang Militärarzt und ging nach Algier, wo er zugleich allgemeine Praxis mit Erfolg betrieb. 1878 begann er sich der Augenheilkunde zuzuwenden und liess sich in Versailles nieder. Darauf beschäftigte er sich im Verein mit Tripier mit der Verwendung der Elektrizität in der Gynäkol., nahm seinen Abschied und liess sich in Paris nieder, wo er 27. Apr. 1900 starb. A. hat sich durch seine Bemühungen um die gynäkol. Elektrotherapie einen Namen gemacht. Seine ersten bezüglichen Erfahrungen publizierte er in der Doktorthese von Carlet: *„Du traitement électrique des tumeurs fibreuses de l'utérus d'après la methode d'Apostoli"* (1884). Seit 1885 folgten weitere zahlreiche Publikationen, deren Titelverzeichnis im Progrès méd. 1900 p. 287 u. Gaz. méd. de Paris 1900 p. 210 gegeben ist. A. begründete die *„Société d'électrothérapie"*, deren Vizepräsident er 1899 war und 1894 die Halbjahrsschrift: *„Travaux d'électrothérapie gynécol."*

Arkövy, Josef, in Budapest, geb. 8. Febr. 1851 in Pest, seit 1890 Leiter der neugegründeten zahnärztlichen Klinik der Budapester Univ., seit 1891/92 a. o. Prof. der Zahnheilkunde. Schriften: *„Beiträge zur Systematisirung der Pulpa-Erkrankungen"* (österr. ungar. Vierteljahrsschr. für Zahnheilkunde) — *„Diagnostik der Zahnkrankheiten"* (Stuttgart 1885) und zahlreiche kleinere Publikationen.

Arloing, Saturnin, in Lyon, geb. zu Cusset (Allier) 3. Jan. 1846, studierte an der Veterinärschule in Alfort, war zunächst Prof. der Anat. und Zool. an der Veterinärschule in Toulouse, 1875 Prof. der allgem. Pathol. und Botanik, später der Physiol. und seit 1887 der exper. Med. in Lyon. Seit 1888 ist A. korresp. Mitglied der Acad. de méd., seit 1889 der Acad. des sc. Seine zahlreichen Arbeiten betreffen hauptsächlich die Infektionskrankhh. und sind zum Teil im Vapereau, Dict. des contemporains (6. Aufl. Paris 1893) zusammengestellt.

Arlt, Ferdinand Ritter von, (p. 43 Z. 10 v. o.) muss heissen 7. März 1887.

Armand, François-Victor-Adolphe, geb. zu Die (Drôme) 8. März 1818, machte als Militärarzt die meisten Expeditionen in Algerien, den Krimkrieg (bei der Ambulanz der kaiserl. Garde), die Kriege in Italien, China u. Cochinchina mit, wurde 1875 Méd. principal und dem Militärspital in Nizza attachiert. Seine zahlreichen Arbeiten, worunter auch ein *„Traité de climatologie etc."* (1873), sind bereits im grösseren Lexikon zusammengestellt.

Aronson, Hans, in Berlin-Charlottenburg, geb. zu Königsberg i. Pr. 28. Nov. 1865, studierte daselbst und in Berlin, promovierte 1886, war bereits als Student Assistent von Ehrlich, unter dessen Leitung er seine Diss.: *„Über peripherische und centrale Nervenendigungen"* unter Benutzung der eben entdeckten Methylenblaumethode machte. 1890 bis 91 war er Assistent an dem k. k. Friedr.-Kinderkrankenhaus (A.

BAGINSKY) und seit 1892 ist er Arzt in Charlottenburg, seit 1893 Leiter der bakteriol. Abt. der chem. Fabrik a. A. von SCHERING, speziell mit der Darstellung des Diphtherie-Antitoxin betraut, auf das sich auch zahlreiche Publikationen A.'s beziehen. Andere Arbeiten A.'s betreffen die desinfizierende Wirkung des Formalephyds (1892 und 97), Apnoe bei Kaltblütern und neugeborenen Säugetieren, Wirkungsweise saurer Antifebrin- und Thenacetinderivate, Färbung des Nervensystems etc.

Aschaffenburg, Gustav, in Heidelberg, geb. 1866, studierte in Würzburg, Berlin und Strassburg, promovierte 1890 in Strassburg, approbiert 1891, arbeitete eine Zeit lang in Wien unter MEYNERT, war Assistent bei KRAEPELIN in Heidelberg, habilitierte sich 1895 daselbst für Psychiatrie und wurde 1900 Prof. e. o. Seine Arbeiten betreffen Unterss. über die Beeinflussung psychischer Vorgänge durch Arzneimittel, die Lehre von den Assoziationen, Säuferwahn, Querulantenwahn, Delirien bei Typhösen und sind in der Allgem. Zeitschr. f. Psychiatrie, Cbl. f. N., M. m. W. u. a. veröffentlicht.

Ashhurst, John, in Philadelphia, daselbst 1839 geb., graduiert 1860 a. d. Pennsylvania Univ., war Assistant Surgeon im amerikan. Bürgerkriege, später an mehreren Hospitälern in Philadelphia wundärztlich thätig, 1877 Prof. d. klin. Chir. a. d. Pennsylvania Univ., bekleidete seit 1888 die John Rhea Barton-Professur d. Chir. bis 1897 u. starb nach 2jähriger Krankheit 7. Juli 1900 an Paralyse. A. ist Verf. zahlreicher Arb. chir. Inhalts; einige Schriftentitel sind bereits in der älteren Quelle genannt.

Aub, Friedrich Ernst, in München, geb. 30. Aug. 1837 in Fürth, stud. in Erlangen, war seit 1865 Arzt in Unterdranningen bei Wassertrüdingen, 1871 Landtagsabg., praktizierte seit 1874 in Feuchtwangen, seit 1879 als Bezirksarzt daselbst u. siedelte 1886 als Bezirks- u. Polizeiarzt nach München über, wo er 1898 Regierungs- u. Kreismedizinalrat f. Oberbayern wurde u. 16. März 1900 starb. A. gehörte zu den angesehensten Ärzten Bayerns u. hat sich besonders durch seine Arbeiten im Interesse des Standes einen Namen gemacht, sowie durch seine Bestrebungen im Interesse der öff. Gesundheitspflege. Bereits seit 1877 war er ständiger Vertreter des mittelfränkischen Bezirksvereins auf d. deutsch. Ärztetage, seit 1879 Mitgl. d. ständigen Geschäftsausschusses, 1888 2. Vors. u. 1897 nach GRAF's Tod Präsident d. deutsch. Ärztevereinsbundes. Eine nähere Würdigung der Bedeutung u. Verdienste A.'s gab WILLE (Markt Oberdorf) im Bayr. ärztl. Korrespbl. 1900.

Avellis, Georg, in Frankf. a. M., geb. 6. Mai 1864 in Forst i. L., war bes. in seinem Spezialfach Schüler von MORITZ SCHMIDT in Frankf. a. M., vorher Assistent bei RIEGEL in Giessen, promovierte 1888, wirkt seit 1891 als Rhinolaryngolog in Frankfurt a. M. Schriften: *„Cursus der laryngorhinoscopischen Technik"* (Berlin 1891) — *„Der Gesangsarzt"* (Frankfurt a. M. 1897), Arbeiten über Stimmermüdung, Stimmhygiene, typischen inspiratorischen Stridor der Säuglinge, Tuberkulose und Larynxgeschwülste, Selbstheilung des akuten Kieferhöhlenempyem, Thymustod etc. in M. m. W., D. m. W., A. f. Laryng. etc., dazu noch *„Behandlung des Schluckwehs"* (Frankfurt a. M.) u. m. a.

B.

Baecker, Josef, in Budapest, daselbst 1863 geb. und hauptsächlich als Schüler von KEZMARSZKY ausgebildet, promovierte 1886, war 1886 bis 91 Volontärarzt bezw. 2. Assistent a. d. Klinik von KEZMARSZKY, machte 1891 bis 92 Studienreisen in Österreich, Deutschland und Frankreich, war bis 1897 1. Assistent d. gen. Klinik, habilitierte sich 1898 u. ist seit 1899 Oberarzt im neuen Johannisspital. Schriften: *„Studien aus d. Gebiete des Wochenbettes"* (zus. mit TEMESVÁRY, A. f. G. XXXIII) — *„Die passiven Geburtsfactoren"* (Ib. XL) — *„Über Ätiologie und Therapie des Gebärmutterkrebses"* (Ib. LIII), sowie kasuistische Mitteilungen.

Baelz, Erwin (p. 72). Die Bemerkung von dem Anteil B.'s an SCHEUBE's Untersuchungen bedarf der Berichtigung, da diese letzteren ganz unabähngig von denen B.'s erfolgt sind.

Baierlacher, Eduard, in Nürnberg, geb. 1. Sept. 1825 zu Eichstätt in Bayern, war anfänglich Pharmazeut, und als solcher 1847 approbiert, stud. dann Medizin in München und Wien, promovierte 1851 und war seit 1854 Arzt in Nürnberg. Er schrieb: *„Inductions - Electricität in physiol. - therapeut. Beziehung"* (Nürnberg 1857); veröffentichte 1859 die ersten Mitth. über die von ERB so benannte „Entartungsreaktion", veröffentlichte ferner *„Wirkung galvan. Ströme auf Nerven u. Muskeln"* — *„Bleivergiftung durch Schnupftabak"* — *„Suggestionstherapie u. ihre Technik"* (1889) u. starb 24. Okt. 1889 an Apoplexie. Ein Nekrolog gehalten von FUCHS (Nürnberg) im ärztl. Lokalverein 21. Nov. 1889 ist in Münch. Med. W. 1889 Nr. 49 abgedruckt.

Baillarger, Jules-Gabriel-François, (p. 79 Z. 11 v. u.) geb. 10. Apr. 1809.

Bakody, Theodor von, in Budapest, geb. 1825 in Raab (Ungarn), trieb 1845 bis 48 jurid. Studien in Deutschland, schrieb polit. und poët. Beiträge für E. M. OETTINGER's Zeitschrift, fungierte von 1848 bis zur Waffenstreckung bei Világos bei ARTH. GOERGEI als persönlicher Adjutant, ging 1850 zu med. Studien nach Wien, wo er 1856 promoviert wurde. Als Sohn eines Homöopathen schloss er sich, obwohl mit mancherlei Vorbehalt und Modifikation, der HAHNEMANN'schen Richtung an und wurde durch Reichsratsbeschluss 1873 an der Budapester Universität zum a. o. Prof. der homöopath. Pathol. u. Ther. ernannt. Die Titel seiner Schriften sind im grösseren Lexikon angegeben.

Balassa, Johann, geb. 5. Mai 1814, gest. 9. Dezember 1868 als ord. Professor der Chirurgie an der Pester Universität, ausgezeichneter Chirurg und Lehrer, besonders anerkannt auf dem Gebiete der Blasensteine. Seine zahlreichen Publikationen, welche alle Gebiete der Chirurgie umfassen, erschienen zum grossen Teile in der W. m. W. und sind bereits im grösseren Lexikon gewürdigt.

Barsony, Janos, in Budapest, geb. 1860 zu Nagykároly, studierte und promovierte 1884 in Budapest, war 1 Jahr lang a. d. geburtsh. Klinik von KEZMARSZKY in Budapest und ist seit 1892 Dozent d. Geburtshilfe. Seine Arbeiten betreffen mehrere Publikatt. im „Orvosi Hetilap" über macerierte Geburten, Extrauterinschwangerschaft, Inversio uteri, Gynatresien, Kraniotomie, Uterusexstirpation, Behandlung des Endometrium mittels intrauteriner Injektionen u. a.

Barth, Adolf, (p. 98) ist Prof. e. o in Leipzig.

Baum, Wilhelm, (p. 101 Z. 2 v. u.) l. 1849 statt 94.

Béchamp, Pierre-Jaques-Antoine, zu Nancy, geb. 16. Okt. 1816 zu Bassing bei Dieuze (Meurthe), war viele Jahre Apotheker in Strassburg, widmete sich dann aber der wissenschaftl. Laufbahn, wurde Agrégé der École de pharmacie in Strassburg, 1853 Dr. ès-sciences und 1856 Dr. med. mit einer These: *„Sur les substances albumioïdes et sur leur transformation en urée"*. 1857 wurde er zum Prof. der med. Chemie u. Pharmazie b. d. med. Fakultät in Montpellier ernannt, später zum Prof. der Chemie bei der med. Fakultät zu Nancy. Ausser einer Anzahl von chem. Arbeiten in den Annales de physique et de chimie, publizierte er eine Reihe von: *„Leçons sur la fermentation vineuse et sur la fabrication du vin"* (Montpell. 1863) — *„De la circulation du carbone dans la nature et des intermédiaires de cette circulation"* (1868) — *„Lettres historiques sur la chimie"* (1876) — *„Les microsymas dans leur rapport avec la hétérogénie, l'histogénie, la physiologie et la pathologie"* (1883) — *„Microsymas et microbes"* (1888) etc.

61*

Behring, Emil, (p. 125) wurde 1900 zum Mitglied der Acad. de méd. in Paris ernannt.

Bendix, Bernhard, in Berlin, geb. 27. Mai 1863 in Gr. Mühlingen (Anhalt), studierte seit 1883 in Berlin und Leipzig, promoviert 1888 und approbiert in Freiburg i. B., wirkt seitdem als Pädiater in Berlin, seit 1891 zugleich als Assistent an der Poliklinik für orthopäd. Chir. unter JUL. WOLFF, 1894 bis 99 als Assistent an der Kinderklinik unter HEUBNER. 1888 bis 94 arbeitete B. im Laboratorium von ZUNTZ. B.'s Arbeiten betreffen den Stoffwechsel des Kindes, sowie Ernährungsfragen und Diätetik des Säuglings, Skorbut und Tetanie. Er gab zuerst einwandsfreie Methoden an zur Trennung der Exkrete des Kindes für den Stoffwechselversuch. Selbständig erschien: *„Lehrb. der Kinderkrankheiten"* (2. neu- bearbeitete Aufl. von UFFELMANN's Handb. der Kinderheilkunde, Wien und Leipzig 1899), dazu bisher gegen 20 Abhandlungen in den verschiedensten Fachzeitschriften, und *„Säuglingsernährung"* (Berl. Klin. 1900).

Berg, Fredrik Theodor, geb. 1806 in Gothenburg, studierte in Lund, war Prof. der Pädiatrie am Karolin. Institut in Stockholm, Oberdirektor und Chef des statist. Zentralbureaus, trat 1879 in den Ruhestand und starb 1887. Seine litter. Arbeiten sind von HEDENIUS im älteren Lexikon zusammengestellt. Ein Sohn von B., John Wilhelm B., ist Prof. der Chir. am Karolin. Institut in Stockholm.

Bergeron, Georges, geb. 16. Dez. 1839 in Blois, studierte an der École de méd., hauptsächlich als Schüler von TARDIEU, promovierte 1866, wurde Agrégé und Inspecteur der Irrenhäuser von la Seine und starb durch Selbstentleibung 16. Okt. 1891. Seine Leistungen als Gerichtsarzt sind bereits im grösseren Lexikon gewürdigt.

Bergeron, Jean-Henri, in Paris 18. Nov. 1836 geb., studierte daselbst, war Interne-lauréat d. hôp. 1861 bis 65, promovierte 1866 *(„Gangrène de l'ombilic",)* bearbeitete 1872 in Konkurs für das Agrégat die These: *„Les tumeurs gang-lionnaires du cou"*, war 1867 bis 74 Méd. du bureau de bienfaisance, während der Belagerung Chirurg am Hôp. Saint-Martin, wohnte als Arzt des 96. Bataillons den Kämpfen von Champigny, Bourget und Buzenval bei, wurde 1872 Arzt der Seine-Gefängnisse, speziell im Mazas und 1878 Arzt des Lycée Michelet in Vanves. B. war Mitarbeiter an GOSSELIN's *„Clinique chirurgicale de la charité"*, übersetzte CURLING's Abh. über die Krankheiten des Rektum a. d. Engl. ins Franz. (1884), empfahl die Inhalatt. von Fluorwasserstoffsäure bei Diphtherie (Verh. d. Acad. de méd. 1883), gründete 1884 das „Journ. de méd. de Paris" und 1888 die „Polytechnique médico-chirurgicale".

Bergeron, Étiennes-Jules, in Paris, geb. in Moret (Seine-et-Marne) 27. Aug. 1817, promovierte 1845, méd. d. hôp. 1850, war successive an den Hosp. Saint-Antoine u. Sainte-Eugénie thätig bis 1887, dem Jahre seiner Emeritierung, wo er zum méd. d. hôp. honor. ernannt wurde. B. ist seit 1865 Mitglied d. Acad. d. méd., seit 1887 beständiger Schriftführer derselben, ferner Mitgl. d. Comitéconsultat. d'hyg. und seit 1884 Vizepräsident desselben. Ein Verzeichnis seiner Arbeiten befindet sich bereits im grösseren Lexikon.

Bertherand, Alphonse-François, geb. in Bazeilles (Ardennes) 9. Febr. 1815, wurde in Paris 1837 Doktor, war bis 1867 Militärarzt, liess sich dann in Paris nieder, war Mitglied der Acad. de méd. und starb 27. Dez. 1887. Seine Arbeiten sind bereits im grösseren Lexikon zusammengestellt.

Bertherand, Emile-Louis, Bruder des Vor., geb. 1820, wurde 1845 zu Strassburg Doktor mit der These: *„Recherches sur les tumeurs sublinguales"*, war ebenfalls Militärarzt der afrikanischen Armee, dann Arzt in Lille und veröffentlichte: *„Du traitement des fièvres intermittentes en Algérie etc."* (Alger 1850) — *„Mém. sur l'emploi thérapeutique des eaux ferrigineuses de Teniet-el-Hald"* (Paris 1851) — *„Hygiène musulmane"* (arabisch und französ., Alger 1851; 2. édit. 1874) — *„Notice sur le chancre du Sahara"* (Lille 1854) und u. d. T.: *„Médecine et hygiène des Arabes"* (Lille

1854; 2. édit. 1874) Studien über die Ausübung der Medizin und Chirurgie bei den Arabern in Algerien, ihre Kenntnisse in der Anatomie, Naturgeschichte u. s. w.; ferner: „*Des ressources que la matière médicale peut offrir aux pharmacopées française et algérienne*" (1859) — „*Les eaux minérales et les bains de mer de l'Algérie*" (1860) — „*Les secours d'urgence. Guide pratique etc.*" (1876). Auch übersetzte er mehrere Schriften von P. F. DA COSTA ALVARENGA aus dem Portugies. ins Französische. Er starb zu Cheliff (Algerien) 2. Juni 1890.

Berthier, Pierre, zu Paris, geb. 1830 zu Sennecy-le-Grand (Saône-et-Loire), machte seine Studien in Paris, widmete sich von Anfang an den Geisteskrankheiten, war nacheinander Interne-chef in der Anstalt zu Auxerre, dann Chefarzt im Asyl zu Bourg und im Hospiz des Bicêtre. Von seinen Schriften sind anzuführen: „*Médecine mentale, 1. étude: De l'isolement*" (1858); 2. *étude: Des causes*" (1860) — „*Excursions scientifiques dans les asiles d'aliénés*" (1. bis 4. Serie, Paris 1862 bis 67) — „*De la dépopulation des campagnes*" (1859) — „*De la folie diathésique*" (1859) — „*Erreurs et préjugés relatifs à la folie*" (1863) — „*Classification et diagnostic dans les maladies mentales*" (1874) — „*Des névroses menstruelles etc.*" (1874) — „*Des névroses diathésiques etc.*" (1875) — „*Dégénérescence, régénération*". Er ist auch Mitarbeiter am Journ. de méd. mentale, an den Annales méd.-psychol. u. s. w.

Bertillon, Jacques, geb. in Paris 1851 als ältester Sohn von Louis-Adolphe B. (s. p. 157), studierte und promovierte in Paris 1883, trat dann in das statistische Amt der Seine-Präfektur u. wurde Bureauchef desselben. Er ist Leiter der „Annales de Démographie" und veröffentlichte: „*La statistique humaine en France*" (1880) — — „*Atlas de statistique graphique de la ville de Paris en 1888*" (1890).

Bertillon, Alphonse, Bruder des Vor., geb. 1853, ist besonders als Ethnograph wie wegen seiner anthropometrischen Arbeiten bekannt. 1880 führte er das bekannte System zur Messung ein.

Berton, Emile-Adolphe-Joseph, zu Paris, geb. zu Dinant 30. Dez. 1801, besuchte von 1819 an die Schule von Saint-Cyr, um Offizier zu werden, studierte aber später Med. und wurde 1828 Dr. mit der These: „*Considérations sur la pneumonie partielle*". 1830 nahm er an der Juli-Revolution teil und wurde Chirurgien aide-major der Munizipalgarde, später bei der Gendarmerie des Seine-Depart. Er verfasste mehrere gekrönte Preisschriften, nämlich: „*Recherches et considérations sur la dégénérescence tuberculeuse en général et sur celle des glandes bronchiques en particulier etc.*" (1830; deutsch in Samml. f. Ärzte, XXXIX, 1832; engl. Übers. Lond. 1835), von der Soc. méd. d'émulation, und „*Recherches sur l'hydrocéphale aiguë etc.*" (1834; Brüssel 1837), von der med. Gesellschaft in Stockholm gekrönt; ferner: „*Traité des maladies des enfants etc.*" (1837; 2. éd. 1841) — „*Réflexions sur les névroses et la fièvre intermittente*" (1834) und, zusammen mit LEHUBY: „*Formulaire thérapeutique et matière médicale, concernant les maladies de l'enfance*" (1846). 1853 war er zum Chefarzt des Hauses des Prinzen Jérôme ernannt worden. Er starb 1885.

Birdwood, Sir George Christoph Molesworth, geb. 8. Dez. 1832 in Belgaum (Bombay), studierte und promovierte in London, war dann Militärarzt bei der Kavallerie-Division Sud-Mahratta, 1857 Prof. d. Med. in Bombay, später Direktor des Zentralmuseums Viktoria-Albert, 1867 Spezial-Kommissar a. d. Pariser Weltausstellung und bekleidete dann höhere Verwaltungsämter in Indien. Seine Arbeiten sind der naturwissenschaftlichen, landwirtschaftlichen u. industriellen Erschliessung Indiens gewidmet.

Bischoff, Theodor Ludwig Wilhelm, (p. 185) starb 5. Dez. 1882.

Blackwell, Elisabeth, amerikan. Ärztin, geb. in Bristol 3. Febr. 1821, studierte nach langjähriger Thätigkeit als Lehrerin unter vielen Hindernissen Medizin in Philadelphia, promovierte 1849 in New York mit einer These über die Krankheiten der Seeleute, machte wissenschaftliche Reisen nach England und Frankreich, begründete 1856 eine Akademie der

Medizin für Frauen und veröffentlichte auch mehrere populär-mediz. Schriften. — Ihre Schwester Emily B. ist ebenfalls Ärztin, Dr. med. seit 1854, und hat ihre Ausbildung in New York, Edinburg, Paris und London erhalten.

Bloch, Emil, (p. 194 Z. 17 v. u. l.) Funktionsprüfungen statt Punktionsprüfungen.

Blumenthal, Ferdinand, in Berlin, daselbst 5. Juni 1870 geb., studierte in Freiburg, Strassburg, Zürich u. Berlin, promov. 1895, approbiert 1896, arbeitete 1893 bis 99 bei SALKOWSKI, war seit 1896 Volontär-Assistent bezw. Oberarzt a. d. Charité, seit 1898 wissenschaftlicher Assistent a. d. 1. med. Klinik und Leiter des chemischen Laboratoriums, Privatdozent seit 1899. Schriften: *„Der Tetanus"* (zus. mit v. LEYDEN für NOTHNAGEL's Handbuch), ferner Arbeiten über Auffindung der Bernsteinsäuregährung in der Milz (VIRCHOW's Arch. CXXXVII und CXLVI), über bakterielle Zersetzungen (Fäulnis, Cholera, Diphtherie), Pentosen-Diabetes (zus. mit SALKOWSKI, B. kl. W. 1895), Nachweis der Pentosen, Entdeckung von Pentosengruppen in den Nucleinen, Abspaltung von Zucker aus Eiweiss, glycolytisches Ferment, Serumtherapie (Scharlach, Masern, Pneumonie, Erysipel 1897), Unterss. über das Tetanusgift u. Beeinflussung desselben durch Heilserum, Heilversuche durch Duralinfusion des Tetanusserum (mit P. JACOB, 1898 u. 99).

Boddaert, Richard, in Gent, ist nicht verstorben, vielmehr bezieht sich das dort (p. 200) angegebene Todesdatum auf den Bruder desselben, Gustav B., weiland Professor der chir. Klinik in Gent.

Boeckel, Eugen (p. 201), starb 26. Febr. 1900 auf einer Reise nach dem Süden in Marseille.

Böing, Heinrich, in Berlin, geb. zu Dünlaken (Niederrhein) 6. Juli 1842, stud. in Greifswald, Würzburg und Halle, machte die Feldzüge von 1866 und 70/71 freiwillig mit, promovierte 1868 in Halle als erster in deutscher Sprache, praktizierte an verschiedenen Orten, gegenwärtig in Berlin. B. beschäftigte sich hauptsächlich mit der Impffrage und gilt auch bei seinen Gegnern als aufrichtiger und wissenschaftl. Kämpfer für sein Prinzip. Als seine Lebensziele giebt er selbst an: Bekämpfung des Materialismus in Wissenschaft und Ethik, sowie der reinsymptomat. Therapie, Förderung der Hygiene in Staat, Gemeinde, Schule, Familie (indirekte Therapie) und Ernährungstherapie, physikalische Regulierung der physiol. Funktionen, Organtherapie im Sinne RADEMACHER's und der reformierten Homöopathie (direkte Therapie).

Boiffin, Alfred, geb. 2. Juni 1856 in Nantes, studierte daselbst seit 1878 als Interne d. hôp., wurde 1880 Gehilfe an der chir. Klinik, erhielt 1881 den ersten Preis der Kliniken, ging dann nach Paris, wo er 1881 Externe, 1882 Interne, 1883 Gehilfe der Anat., 1886 Prosektor der Fakultät, 1887 Chef adjoint der chir. Klinik von TRÉLAT wurde u. prom. (*„Hernies adhérentes au sac"*) kehrte nach Nantes zurück, wurde hier 1889 suppl. Chir. d. hôp. und suppl. Prof. der Chir., 1891 Korresp. der Société d. chir., einer der ersten Mitarbeiter der 1892 begründeten „Archives provinciales de chir.", 1895 Titular-Prof. der Chir. und der chir. Klinik an der Ecole de méd. und starb 6. Juni 1896. B. war ein tüchtiger Chirurg und fleissiger Schriftsteller. Er verfasste etwa 46 Publikationen, darunter solche zur Enteroanastomose, über fibröse Tumoren des Uterus (Paris 1894), Hernien, Nervenlähmungen, Aneurysmen, Anat. d. Gallenwege, Bauchwunden, Laparotomien, Darmwunden, Eingeweidegeschwülste etc. Eine ausführliche Biographie findet sich in den Archives provinc. de chir. 1896, p. 306 bis 316.

Du Bois-Reymond, Emil, (p. 210, Z. 12 v. o.) lies Kulturgeschichte statt Naturgeschichte.

Bókay, Arpad v., in Budapest, daselbst 15. Aug. 1856 geb. und hier wie in Strassburg ausgebildet, prom. 1879 in Budapest, war Assistent der pharmakol. Lehrkanzel, 1880 bis 83 a. d. med. Klinik, habilitiert 1883 für physikal. Diagnostik und wurde in demselben Jahre Prof. ord.

d. Pharmakol. und exper. Pathol. a. d. Univers. Kolozsvar, 1890 Prof. ord. für Pharmakol. in Budapest. Er redigierte mit Fr. v. KORANYI und K. v. KÉTLI das Handb. der inn. Med. (1894 bis 1900, 6 Bde. ungar.), ferner das „ungar. Archiv f. Med." (bisher IX Jahrgg.) und veröffentlichte ausser Arbeiten pharmakol. Inhalts in deutschen und ungar. Fachblättern: *„Handb. d. prakt. Toxicol."* (1896) — *„Neue Arzneimittel"* (1891) — *„Recepttaschenbuch"* (seit 1892 in 5 Aufl.), sämtlich ungar. — 1896 wurde B. geadelt, 1897 Mitgl. d. ungar. Akad. d. Wiss.

Bokay, Johann v., jun., in Budapest, daselbst geb. 1858 und hauptsächlich als Schüler von Joh. Bókay sen. (s. p. 211) ausgebildet, promovierte 1880, habilitierte sich 1884 und ist seit 1891 Prof. p. e. o. d. Pädiatrie, war seit 1880 am Budapester Stefanie-Kinderspital thätig, seit 1883 mit der Leitung desselben betraut, seit 1885 dirig. Primararzt. Seine Arbeiten betreffen hauptsächlich Diphtherie, Intubation, Serumtherapie, Urogenitalleiden d. Kinder und erschienen im Jahrb. d. Kinderheilk., Arch. f. Kinderheilk., dem ungar. Sammelwerk f. inn. Med. und im französ. „Traité des maladies infantiles" von GRANCHER, COMBY und MARFAN. B. ist ausserordentl. Mitgl. des ungar. Landes-Sanitätsrates.

Born, Gustav Jacob, (p. 215) in Breslau, starb 6. Juli 1900.

Bose, Heinrich, (p. 216) starb 26. April 1900.

Bossu, Antoine-François, gen. Antonin, geb. zu Monceau-le-Comte (Nièvre) 17. Jan. 1809, stud. und promov. 1834, war anfangs in der Provinz, später in Paris thätig und zwar als Arzt am Marie-Theresia-Krankenhaus und an einem Bureau de bienfaisance. Seine Arbeiten sind bereits im grösseren Lexikon zusammengestellt.

Bouchardat, Gustave, als Sohn von Apollinaire B. (p. 218) zu Paris 8. Juni 1842 geb., promovierte daselbst 1869, wurde Agrégé 1873, Prof. d. Hydrologie und Mineralogie a. d. École supérieure de pharm. 1882 und 1883 Mitgl. d.

Acad. d. méd. Ausser den im grösseren biographischen Lexikon erwähnten Arbeiten publizierte er noch *„Recherches sur la dulcite et les sucres en général"* — *Étude sur la mannite"* — *„Action de l'acide acétique sur l'essence de térébnithine"* u. a. m.

Braune, Ludwig, (p. 234, Z. 12 und 13 v. o.) l. Anat. statt Chir.

Breisky, August, (p. 236) starb als Professor in Wien und nicht in Prag.

Breitung, Max, (p. 236) ist Sanitätsrat und erhielt 1900 den Professortitel. B. hat sich als Lustspieldichter (unter dem Pseudonym Meo Breo) bekannt gemacht.

Brenner, Rudolf, geb. 19. März 1821 zu Merseburg, studierte einige Zeit lang in Berlin als Zögling des dortigen Friedrich Wilhelms-Instituts, dann in Halle, wo er promoviert wurde, liess sich 1847 in Quedlinburg als Arzt nieder und betrieb zugleich die Badepraxis in Suderode. 1854, während des Krimkrieges, war er Militärarzt in russischen Diensten, liess sich 1856 in St. Petersburg als Arzt nieder, anfänglich noch im Staatsdienste, gewann bald eine erhebliche Praxis, besonders als Spezialist für Elektrotherapie und wurde für diese und für Nervenkrankheiten konsult. Arzt am Maximilians-Hospital. In dem Verein deutscher Ärzte hatte er durch seine zahlreichen Vorträge und Demonstrationen, die vorwiegend elektro-physiologische und therapeutische Gegenstände betrafen, einen nicht unwesentlichen Anteil an den wissenschaftlichen Leistungen dieses Vereines. Daneben war er ein hervorragend thätiges Mitglied allgemein-litterar. Vereine und einer der angesehensten Vertreter der deutschen Kolonie in St. Petersburg. Infolge eines zunehmenden Leidens kehrte er 1875 nach Deutschland, und zwar nach seiner Vaterstadt, zurück, siedelte aber 1877 nach Leipzig über, wo er sogleich zum Prof. e. o. für Elektrotherapie ernannt wurde und eine emsige Lehrthätigkeit in der dortigen Poliklinik entwickelte. Jedoch schon 1881 begann ein progressives Hirnleiden seiner Thätigkeit ein Ziel zu setzen und 17. Okt. 1884 wurde er, der auch als

Mensch von hervorragender Bedeutung war, von jenem dahingerafft. Sein Verdienst um die Elektrotherapie betrifft besonders 3 Richtungen: Zunächst die richtige Erkenntnis der polaren Wirkungen des galvan. Stromes und ihre Bedeutung für die Elektro-Diagnostik und Therapie, publiziert in: *„Versuch zur Begründung einer rat. Methode der Elektrotherapie, genannt: Die polare Methode"* (St. Petersb. m. Z., 1862); ferner hat er sich um die Prüfung und Beobachtung des motor. Zuckungsgesetzes unter normalen und pathol. Verhältnissen grosse Verdienste erworben, endlich ist sein Name unauflöslich verbunden mit der genauen Feststellung und Begründung der galvan. Reaktion des nervösen Gehörapparates im gesunden und kranken Zustande. B.'s Arbeiten sind im übrigen im grösseren Lexikon bereits genügend gewürdigt.

Bretschneider, Horst, in Gotha, als Sohn des bekannten General-Superintendenten daselbst 14. Aug. 1819 geb., studierte und promovierte 1841 in Jena, praktizierte seit 1842 in Gotha, wurde Armenarzt, Arzt und Oberchirurg am Frankenbergschen städtischen Krankenhause daselbst, 1852 Leibarzt von Herzog Ernst II. von Sachsen-Koburg-Gotha, 1857 Medizinalrat, 1858 Medizinalref. im Staatsministerium mit dem Prädikat eines Reg.- und Medizinalrats und starb 17. Okt. 1859. B. war ein fleissiger Schriftsteller. Er pflegte mit Vorliebe histor. und litterarhistor. Studien und machte sich durch mehrere gelehrte Abhandlungen in der von Henschel herausgegebenen älteren Zeitschrift „Janus" bekannt. Ein Verzeichnis von B.'s Arbeiten lieferte Schuchardt (Gotha) im „Janus redivivus", Amsterdam (Herausg. Peypers) V., 1900 p. 357 ff.

Brockmann, Karl Heinrich, als Sohn des Hauptmanns B. auf Wulften 1808 geb., studierte und promovierte 1829 mit der Diss. *„De mydriaticis"* in Göttingen, war Bergphysikus seit 1832, seit 1836 in Klausthal, seit 1839 Hofmedikus, seit 1853 Med.-Rat, 1875 Kreisphysikus, 1885 Geh. Sanitätsrat, 1886 pensioniert und starb 9. Aug. 1888. Er schrieb: *„Die metallurgischen Krankheiten des Oberharzes"* (Oste-rode 1851) — *„Die Kuranstalt zu Grund am Harz. Nach ihrer therap. Bedeutung dargestellt"* (Ib. 1856).

Browne, William Alexander Francis, zu Dumfries, Irrenarzt, geb. 1805 bei Stirling, studierte in Edinburg, wo er 1826 Lic. des R. C. S. wurde, reiste dann auf dem Kontinent, lernte Esquirol kennen, praktizierte dann in Stirling und wurde 1834 zum Medical Superintendent des Royal Asylum zu Montrose erwählt, wo er alsbald mit den Reformen begann, auf die er sich durch seine Studien vorbereitet hatte. In den 4 Jahren, die er dort war, wurde ein von dem Asyl getrenntes Krankenhaus errichtet; er publizierte die kleine Schrift: *„What asylums were, are and ought to be, etc."* (Edinb. 1837). Nach der Gründung der Crichton Institution zu Dumfries wurde B. 1839 der erste Direktor dieser für die höheren und mittleren Klassen bestimmten Anstalt. Mit Hilfe der von diesen gezahlten Pensionen errichtete B. auf demselben Grund und Boden auch eine Anstalt für die unteren Klassen und beide Anstalten hatten ausserordentliche Erfolge aufzuweisen. 1857, bei Bildung des schottischen Lunacy Board, wurde er der erste Commissioner in Lunacy für Schottland und wirkte er von da an 13 Jahre lang für die Errichtung neuer Irrenanstalten und eine bessere Methode, die Geisteskranken zu behandeln, in ganz Schottland hin. 1870, noch in voller Arbeitskraft, wurde er von Glaukom befallen und musste sich auf ein Landhaus in der Nähe von Dumfries zurückziehen, war hier aber noch wunderbar literarisch thätig, teils unter seinem Namen, teils anonym; meistenteils betrafen diese Produktionen seine sehr wertvollen Erfahrungen und Betrachtungen über Gegenstände aus der Psychologie u. Psychiatrie. Er starb 2. März 1885.

Brown-Séquard, Charles-Éd, (p. 256), geb. 8. April 1817 in Port-Louis.

Brunn, Albert v., (p. 262/263), starb nicht in Malchin, sondern in Rostock.

Brunton, Thomas Lauder, in London, studierte und promovierte 1868 in Edinburg, machte viele Reisen auf dem Kontinent, ist Dozent der Pharmakol. und Therapie am St. Barthol. Hosp., L. L. D. Aberd. (Hon.) seit 1889, L. L. D. Edinb. seit 1898, Mitglied zahlreicher gelehrter Gesellschaften, erhielt für seine These *„On digitalis with some observations on urine"* eine goldene Medaille, verfasste ein grosses *„Handbook of pharmacology, materia medica and therapeutics"* und dazu zahlreiche Abhandlungen und kleinere Arbeiten auf dem Gebiet der Pharmakol., Arzneimittellehre und physiol. Chemie, welche z. T. schon im älteren Lexikon aufgeführt sind.

Bruzelius, Magnus Ragnar, in Stockholm, geb. 1832 in Schonen, studierte in Lund, war seit 1877 Prof. am Karolin. Institut und Oberarzt im Serafinerlazarett, gegenwärtig emeritiert. Seine litterar. Leistungen finden sich bereits im älteren Lexikon erwähnt.

Buchner, Ernst, in München, daselbst geb. 5. Nov. 1812 und als Prof. d. ger. Med. 2. Jan. 1872 an Gehirnschlag verstorben, verfasste ausser seinem Hauptwerk, dem *„Lehrb. d. ger. Med. für Ärzte und Juristen"* (1867, 2. Aufl. 1872 herausgegeben von HECKER), zahlreiche Aufsätze ger.-med. Inhalts in FRIEDREICH's Bl. f. ger. Med., die er seit 1862 bis zu seinem Tode herausgab. Er war der Vater des Hygienikers HANS B. (s. p. 270).

Buchner, Max, in München, geb. 25. April 1846, studierte daselbst und promovierte 1869, machte als Militärarzt den Feldzug 1870 bis 71 mit, wurde Schiffsarzt und trat 1875 seine erste Reise um die Erde an. Seit 1887 ist B. Vorstand des ethnogr. Museums in München. Ausser den grösseren Werken *„Reise um den stillen Ozean"* (1878) — *„Kamerun"* (1887) erschienen von ihm mehrere kleinere Abhandlungen und kritische Besprechungen.

Bucquoy, Marie-Edime-Jules, geb. in Péronne, 14. Aug. 1829, studierte und promovierte 1855 in Paris, wurde 1862 Arzt am Bureau central d. hôp., 1867 Agrégé und Arzt am Hôtel-Dieu, supplierte 2 Jahre lang die Lehrkanzel von GRISOLLE und wurde 1882 Mitglied d. Acad. de méd. Seine publizist. Leistungen sind im grösseren Lexikon bereits gewürdigt.

Budin, Pierre Constant, (p. 273) ist nach VAPEREAU, Dict. des contemporains (6. Aufl. Paris 1893) geb. in Enencourt-le-Sec (Seine-et-Oise).

Businelli, Francesco, (p. 292) verfasste noch mehrere ital. Übers. deutscher Werke und gab noch Berichte über den Zustand der Ophthalmologie in der österr.

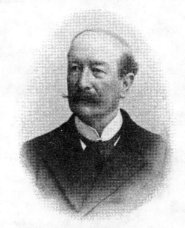

Monarchie (Brüssel 1857), sowie über die auf der Wiener Augenklinik in den Studienjahren 1857 bis 58 und 1859 behandelten Kranken und dazu zahlreiche kasuistische Mitteilungen in Fachzeitschriften.

C.

Cadet de Gassicourt, Ernest, in Paris, daselbst 31. Okt. 1826 geb. als Sohn des berühmten Pharmakologen Charles-Louis-Felix C. (1789 bis 1861), studierte und promovierte 1857 in Paris, war hauptsächlich am Hôp. Trousseau für Kinderkrankheiten thätig, seit 1890 Mitglied d. Acad. de méd. und starb Juni 1900. C. begründete die „Revue mens. des maladies de l'enfance" und verfasste: *„Traité clinique des maladies de l'enfance"* (1880 bis 84, 3 voll.; nouv. éd. 1887, 3 voll.), Zusammenstellung der von ihm im Hôp. Trousseau gehaltenen Vorlesungen.

Calderini, Giovanni, (p. 297) ist Mitglied der Accad. med. zu Turin, der Soc. med. chir. zu Bologna, der Accad. med. zu Rom, Barcelona, der Gesellschaft

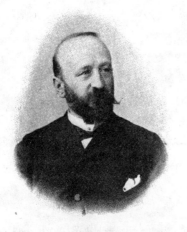

für Geburtsh. zu Leipzig, der Gesellschaft für Geburtsh. und Gyn. zu Berlin, Direktor der „Lucina", M. f. G. u. G. in Bologna. Im Krieg von 1870 war er als Arzt vom „Roten Kreuz" in Frankreich thätig.

Canon, Paul, in Berlin, geb. 14. Nov. 1865 zu Frankfurt a. O., studierte in Berlin und Freiburg, approbiert 1889, promov. 1891, war 1890 bis 96 Assistent bezw. Vol.-Assistent im städt. Krankenh. Moabit in Berlin, machte 1897 das Physikatsexamen und ist seit 1896 Arzt in Berlin. C. entdeckte 1891 die Influenzabazillen im Blute von Influenza-Kranken mit schweren Allgemeinsymptomen durch mikroskopische Untersuchungen gefärbter Blutpräparate mit dem verschiebbaren Objekttisch (D. m. W. 1892, Virchow's Arch. 1893, CXXXI). Seine übrigen Arbeiten betreffen die Feststellung der Vermehrung der eosinophilen Zellen im Blute bei Hautkrankheiten (D. m. W. 1892), bakteriologische Blutuntersuchungen bei Sepsis, Pyämie und Osteomyelitis mit zahlreichen positiven Ergebnissen (D. Z. f. Ch. 1893), Beiträge zur Osteomyelitis mit Immunisierungsversuchen (Ib. 1895).

Cejka, Jan Josef, geb. 1812 in Rokycan, gest. 1862 in Prag, studierte und promovierte 1837 in Prag mit der Diss.: *„Observationes de valore diagnostico auscultationis et percussionis."* Als Sekundar- und Primararzt im allgemeinen Krankenhause in Prag hielt er seit 1848 auch Vorträge über Brustkrankheiten, in denen er die physikalischen Untersuchungsmethoden eifrig förderte. 1851 wurde er a. o. Prof. der Med. und übernahm 1854 auch die Abteilung für Haut- und Geschlechtskrankheiten. Er veröffentlichte mehrere Aufsätze hauptsächlich in der Prag. Vrtljhrsschr. über eine Skorbutepidemie in Prag (1843), über das Nonnengeräusch, Bemerkk. zur Diagnostik der Brustkrankheiten u. a. m. Grosse Verdienste erwarb er sich um die böhmische med. Terminologie. Sehr viel beschäftigte er sich auch mit Kunst und Litteratur.

Chamberland, Charl.-Édouard, geb. zu Chilly-le-Vignoble (Jura) 12. März 1851, studierte 1870 bis 73 a. d. École normale supérieure, wurde Agrégé der Physik, trat dann später in das Laboratorium von Pasteur ein und widmete sich auch der politischen Laufbahn. Ausser seiner These: *„Recherches sur l'origine et le développement des organismes microscopiques"* (1879) veröffentlichte C. Arbeiten über Milzbrand (1883), ferner *„Eaux d'alimentation dans l'hygiène et les maladies épidémiques"* (1885) und zahlreiche Abhandlungen in den Comptes rendus der Akad. d. Wiss.

Chassaignac, Charles Marie Édouard, (p. 319), geb. 22. Dez. 1804.

Chodounsky, Karl, in Prag, geb. 1843 in Studenka in Böhmen, stud. in Prag, machte dann viele Studienreisen und liess sich schliesslich 1877 als prakt. Arzt in Smíchov bei Prag nieder. 1884 habilitierte er sich für Balneologie an der böhmischen Univers. und wurde daselbst 1892 a. o. Prof. der Pharmakologie. C. ist ein reger Fachschriftsteller und Organisator, schrieb zahlreiche Abhandlungen aus dem Gebiete der int. Medizin, besonders über Tuberkulose, über Klimatotherapie und Balneotherapie (1881 bis 84), ferner eine Reihe Spezialarbeiten aus dem Gebiete der Pharmakologie und Toxikologie, insbesondere die umfangreichen Grundzüge der theoretischen Pharmakologie (1890) und zuletzt mehrere Experimentalarbeiten über Erkältung (1897 bis 1900), deren Bedeutung als ätiologisches Moment mancher Erkrankungen er auf Grund seiner Erfahrungen und grossartiger Experimente bestreitet.

Chroback, Rudolf, (p. 324) ist Prof. ord. und nach BILLROTH's Tod Präsident der Gesellsch. der Ärzte.

Chyzer, Kornel, in Budapest, geb. in Bártfa (Bartfeld) 4. Jan. 1836, stud. und promov. 1858 in Budapest, arbeitete nach der Promotion mit einem Staatsstipendium für Physiol. und Zoolog. in Wien bei BRÜCKE und KNER, war später Adjunkt der naturwissenschaftl. Abteilung am Nationalmuseum zu Budapest, 1861 bis 69 Stadt- und Badephysikus zu Bártfa, seit 1869 Komitats-Physikus des Zempliner Komitats, wurde 1893 zur Leitung des ungar. Sanitätswesens im Ministerium des Innern berufen, gegenwärtig Ministerialrat. C. publizierte viele balneologische Arbeiten sowohl über Quellen und Bäder Ungarns im allgemeinen, als auch Monographien über einzelne Kurorte, wie: „*Die namhafteren Kurorte und Heilquellen Ungarns und seiner Nebenländer*" (im Auftrage des ungarisch. Kultusministeriums Stuttgart 1887, mit 30 photographischen Tafeln und 1 Karte). Ausserdem eine Reihe Broschüren über die Administration des Sanitätswesens und populär-med. und hygien. Arbeiten, ferner die 50jährige Geschichte der Wanderversammlungen ungar. Ärzte 1840 bis 90, zahlreiche Arbeiten zur Zool. der Fische, Krustaceen, Arachniden, wie „*Araneae Hungariae*" (3 Bde., Budapest 1891 bis 97 zusammen mit KULCZYNSKI), ferner: „*Sammlung der ungar. Gesetze und Verordnungen betr. das Sanitätswesen des Landes*" (Budapest 1900).

Cipolla, Giuseppe, Chef des Militär-Sanitätswesens der italienischen Armee, geb. 1833 zu Monte maggiore in Sizilien, stand 1860 in den Reihen der gegen Garibaldi marschierenden Bourbonischen Truppen, war mit 28 Jahren bereits Divisionsarzt, wurde 1876 Direktor des Sanitätsdienstes in Messina, 1879 in Bologna und nach seiner 1887 erfolgten Beförderung in die Sanitäts-Inspektion zum Generalmajor, 1893 zum Chef des Sanitätswesens ernannt. C., der 14. Febr. 1896 starb, vermachte seiner Vaterstadt seine dortigen Besitzungen zur Gründung eines Hospitals.

Clason, Edward, geb. 17. Okt. 1829 zu Furndal (Dalekarlien), stud. in Upsala und in Bonn (MAX SCHULTZE), promovierte 1862, war bis 1863 Prosektor, bis 1877 Adjunkt, bis 1882 Prof. e. o., seitdem Prof. ord., gegenwärtig emeritiert. Seine Arbeiten sind bereits im grösseren Lexikon zusammengestellt.

Clemens, Theodor, (p. 331, Z. 19 v. u.) l. 1849 statt 1846.

Colin, Léon-Jean, geb. zu Saint-Quirin (Meurthe) 1830, stud. und prom. in Strassburg 1852, wurde Chefarzt am Militärhospital in Civita-Vecchia, Inspekteur d. Gesundheitsdienstes d. Armee 1881, und med. General-Inspektor 1889. Auch war er Lehrer d. Armeeseuchen an der Schule des Val-de-Grâce, Unterdirektor derselben, seit 1880 Mitgl. d. Akad. d. Med. Seine Publikationen sind bereits im älteren Lexikon zusammengestellt.

Corlieu, Auguste, in Paris, geb. zu Charly-sur-Marne (Aisne) 26. März 1825, studierte und promovierte 1851 in Paris, war zuerst Arzt in seiner Vaterstadt, seit 1862 in Paris, beschäftigt sich besonders mit histor.-med. Studien und wurde 1877 Bibliothecar-adjoint der Fakultät. Er ist Verf. zahlreicher Journalartikel zur med. Geschichte. Selbständig erschien: *„Les médecins grecs depuis la mort de Galien jusqu' à la chute de l'Empire d'Orient"* (1885) und das Prachtwerk: *„Un centenaire de la faculté de méd. Paris 1795 à 1895"* (Paris 1896, nebst Bilderalbum).

Corvisart, François-Rémy-Lucien, geb. zu Thonne-la-Long (Meuse) 9. Juni 1824, ein Neffe von Jean Nicolas C., studierte und promovierte 1852, erhielt für seine *„Dyspepsie et consomption"* (1854), worin er das Pepsin in die Therapie einführte, einen Preis vom Institut, wurde 1853 Arzt am k. Hofe, 1860 Arzt des Kaisers, 1866 Adjunkt von dessen erstem Leibarzt, 1867 geadelt und starb 24. Dez. 1882. Seine Publikationen sind bereits im älteren Lexikon zusammengestellt.

Cramer, August, (p. 355) wurde 1900 als Nachfolger von L. MEYER ord. Prof. und Direktor der Irrenklinik in Göttingen.

Cyon, Élie v., (p. 363) veröffentlichte neuerdings: *„Ohrlabyrinth, Raumsinn und Orientirung"* (PFLÜGER's Arch. LXXIX), sowie *„Die physiol. Verrichtungen der Hypophysis"* (Ib. LXXXI) und wohnt jetzt in Territet am Genfer See.

D.

Däubler, Carl, (p. 368) wurde 1900 zum Sanitätsrat ernannt.

Damsch, Otto, in Göttingen, geb. in Berlin 23. Juni 1855, studierte in Berlin und Göttingen, promovierte 1880 in Berlin, approbiert 1879 ebendort, war seitdem Assistent an der med. Klinik in Göttingen (unter EBSTEIN), habilitierte sich 1882 für inn. Med. in Göttingen, wurde 1884 Prof. e. o. der med. Poliklinik, 1889 Dirigent derselben. Schriften: *„Über die pathol. anat. Processe in den Lungen bei Fütterungstuberculose"* (Diss., Berlin 1880) — *„Übertragungsversuche von Lepra auf Thiere"* (VIRCHOW's Arch. 1883 XCII) — *„Über die Bewegungsvorgänge am menschl. Herzen"* (Leipzig u. Wien 1897) — *„Zur Lage freibeweglicher Ergüsse im Herzbeutel"* (Z. f. k. M. 1899) — *„Erkr. d. Bewegungsorgane (Knochen, Muskeln, Gelenke)"* für EBSTEIN-SCHWALBE's Handb. d. prakt. Med.

De Bonis, Teodosio, in Neapel, geb. 1847 in Calabrien, studierte und promovierte 1872 in Neapel, war Prof. der allgem. Pathol. daselbst, seit 1874 Arzt am Osped. degli Incurabili und starb im Juni 1900. Seine litter. Arbeiten sind schon im grösseren biogr. Lexikon erwähnt.

Demme, Rudolf, (p. 385) war auch seit 1885 Vertreter der Pharmakologie in Bern.

Dietrich, Eduard, (p. 393) wurde 1900 als Regierungs- und Med.-Rat nach Marienwerder versetzt und kam darauf als Hülfsarbeiter in das königl. Kultusministerium.

Dirner, Gustav Adolf, in Budapest, geb. 1855, studierte und promovierte 1880 in Budapest, war 1879 Assistent am physiol. Institut, 1880 bis 86 Assistent von TAUFFER, machte 1887 bis 88 Studienreisen im Auslande, habilitierte sich 1891 für operat. Gynäkologie und ist seit 1898 Direktor und Lehrer der königl. ungar. Hebammenschule. Seine im Cbl. f. G., Orvosi Hetilap, Gyógyászat etc. veröffentlichten Arbeiten betreffen die Asepsis der Quelldilatatorien, Stielversorgung nach Myomoperatt., Behandlung des Nabels Neugeborener, Dammplastik, künstl. Frühgeburt, Blutungen der Frau, Gonorrhoe der Frau, Behandl. der Sterilität etc. Seit 1894 ist D. Redakteur und Herausgeber der ung. Hebammen-Ztg. „Bába Kalaur".

Dohnberg, Hermann, in Petersburg, geb. 1852 zu Libau, studierte 1869 bis 74 in Dorpat, war kurze Zeit Assistent bei v. BERGMANN, seit 1874 zunächst Volontär an einer Augenheilanstalt unter R. BLESSIG, wurde 1877 etatsmässiger jüngerer Arzt, 1878 Ordinator unter MAGAWLY's Oberleitung, widmete sich seit 1890 ganz dem durch W. EICHWALDT 1885 gegründeten klin. Institut der Grossfürstin Helene Pawlowna zur Fortbildung f. Ärzte, erteilte daselbst die Augenkurse, erhielt 1899 den Prof.-Titel und wurde 21. Juni/4. Juli 1900 aus Rache erschossen. D. war ein tüchtiger Augenarzt und hat ausser seiner Diss.: „Über Temperaturbeobachtungen am Auge" (1876) noch publiziert: „Über Eseringebrauch in der Augenheilkunde" (St. P. m. W. 1881) — „Über operative Behandlung der Trichiasis" (russ. in Westnik oftalmologii 1884). Von ihm rührt ferner ein „Trachomquetscher", sowie ein Reibeisen gegen Trachom her.

Donath, Julius, in Budapest, geb. zu Bája (Com. Bács) 23. Dez. 1849, stud. in Wien, Innsbruck, Graz, Berlin, Paris, promovierte 1873, war Assistent für physiol. und pathol. Chemie an der Univ. Innsbruck, 1877 am Polytechnikum in Graz, wohin er MALY folgte, Privatdozent der allgem. und physiol. Chemie und ist seit 1893 Dozent der Elektrotherapie in Budapest. Schriften: „*Verhalten des Hydroxylamins gegen alkal. Kupferlösung*" (Akad. d. W., Wien 1873) — „*Physiol. und physiol. chem. Wirkk. d. Chinolins*" (Ber. d. d. chem. Ges., Berlin 1881) — „*Über die Grenzen des Temperatursinnes im gesunden und kranken Zustande*" (A. f. Ps. XV) — „*Das Schicksal d. Morphins im Organismus*" (Ung. Akad. d. W. 1886) — „*Zur Kenntniss des Dehydromorphins (Oxydimorphin)*" — „*Zwei Morphiumreactionen*" (J. f. pr. Chemie 1886) — „*Acethylenum bromatum, ein neues Mittel gegen Epilepsie*" (Th. M.-H. 1891) — „*Hyster. Pupillen- und Accommodationslähmung, geh. durch hypnot. Suggestion*" (D. Z. f. N. 1892) — „*Chronische Hgvergiftung in den Edinson'schen Glühlampenfabriken*" (W. m. W. 1894) — „*Über fiebererregende Bacterienprodukte*" (Ib.) — „*Der physische Rückgang der Bevölkerung in den modernen Kulturstaaten*" (Wiener Kl. 1895) — „*Zur Kenntniss des Anancasmus (psych. Zwangszustände)*" (A. f. Ps. XXIX) — „*Zur Wirkung der Schilddrüse*" (VIRCHOW's A. 1896) — „*Der Werth der Resection des Halssympathicus bei genuiner Epilepsie*" (W. k. W. 1898) — „*Die Anfänge des menschl. Geistes*" (Stuttg. 1898), verschiedene Arbeiten mit HÜLTL, LUKÁCS, sowie Arbeiten von D.'s Schülern KENDE, HORVÁTH, FR. WEISS, E. ANTAL. Seit 1898 redigiert D. die ungar. Monatsschrift „Klinikai Füzetek".

Drechsel, Edmund, (p. 418 Z. 12 v. o.) l. 1892 statt 1882.

Duchenne de Boulogne, Georges Benjamin (p. 420) starb 18. Sept. 1875.

E.

Ehrlich, Paul, (p. 446) studierte in Breslau, Freiburg i. Br., Strassburg und Leipzig, ging 1890 als Mitarbeiter an das eben begründete Institut für Infektionskrankheiten in Berlin über, habilitierte sich 1887 für innere Med., wurde 1890 Prof. e. o. an der Univ. Berlin und weiterhin mit einem Lehrauftrag für spez. Pathol. und Ther. betraut. 1896 wurde ihm die Direktion des neu errichteten kgl. preussischen Instituts für Serumforschung und Serumprüfung in Steglitz übertragen, welches unter Erweiterung seiner Aufgaben 1899 als Institut für experim. Ther. nach Frankfurt a. M. verlegt wurde. 1897 wurde ihm der Titel eines Geh.

Med.-Rates verliehen. E.'s erste Arbeiten erstrecken sich vornehmlich auf das Gebiet der klin. Histologie. Sie sind charakterisiert durch das Bestreben, eine rationelle mikrochem. Farbenanalyse mit Hilfe der systematischen Anwendung von Anilinfarben zu erzielen. 1877 fand E. durch entsprechende Benutzung basischer Anilinfarbstoffe die Granulationen der „Mastzellen". Dann bearbeitete er, zum Teil gemeinsam mit Schülern, die normale und pathol. Histologie des Blutes in einer Reihe von Arbeiten, die 1891 gesammelt als *„Farbenanalytische Untersuchungen zur Histologie und Klinik des Blutes"* (Berlin) erschienen. Die Auffindung der spezifischen Granulationen der Leukocyten (neutrophile, eosinophile Zellen) bildete die Grundlage einer Systematik der weissen Blutkörperchen. Die erste Einführung einer geeigneten Technik (Trockenpräparat) ermöglichte die leichte Anwendung der Färbemethoden in der Klinik und die Ausgestaltung der histologischen Diagnostik der Blutkrankheiten. Die bisherigen Resultate der Forschung auf diesem Gebiet stellte E. gemeinsam mit LAZARUS in einem grösseren Werk *„Die Anaemie"* (Wien 1898) dar. In Zusammenhang mit E.'s Blutstudien stehen zahlreiche klinische und klin.-experim. Untersuchungen, z. B. über die paroxysmale Haemoglobinurie (1881). Auf verwandtem Gebiet liegt die Auffindung der Diazoreaktion des Harns (1883), die von Bedeut. wurde für die Diag. des Typhus abdominalis und die Prognose der Tuberkulose. Die Auffindung der Säurefestigkeit des Tuberkelbazillus führte zu einer allgemein benutzten differentiellen Färbung desselben (1882). Auf klinischem Gebiet liegt ferner der Nachweis der Glykogenentartung der Nierenepithelien und der Herabsetzung des Glykogengehaltes der Leber beim Diabetes durch ein neues Verfahren des Glykogennachweises (1883). Die Einführung des Methylenblaus in die Therapie (1891 mit P. GUTTMANN) diente besonders der Bekämpfung der Malaria. Zur Erkenntnis des feineren Baues des Nervensystems der höheren und besonders auch der niederen Tiere trug die Entdeckung der Methylenblaureaktion der lebenden Nervensubstanz bei (1886). Aufschlüsse über die Topik der Oxydations- und Reduktionsprozesse im Organismus gab. E.'s Arbeit *„Das Sauerstoffbedürfnis des Organismus"* (Berlin 1885). Der Aufklärung über die Vorgänge des Flüssigkeitswechsels im Auge diente die Arbeit *„Über provocierte Fluorescenzerscheinungen am Auge"* (1882). Zur Kenntnis des Faserverlaufs im Rückenmark trug die mit BRIEGER verf. Arbeit über *„Die Ausschaltung des Lendenmarkgraus"* (1884) bei. Zahlreiche neuere Arbeiten E.'s betreffen die Immunitätslehre. Es sind zu nennen Untersuchungen über die Immunisierung gegen die pflanzlichen Toxalbumine Ricin und Abrin (1891) und Studien über die Vererbung der Immunität. E. führte das Prinzip der quantitativen Behandlung der Immunität und die systematische Immunitätssteigerung ein, die sich bei der Übertragung der Serumtherapie in die Praxis bewährten. Das von E. begründete, fast allgemein acceptierte Verfahren der Wertbestimmung des Diphtherieheilserums bildete die Grundlage der zuerst in Deutschland eingeführten staatlichen Serumkontrolle. Seine theoretischen Anschauungen über die Wirkungsweise der Toxine und die Entstehung der Immunität („Seitenkettentheorie") legte E. in der Schrift: *„Die Werthbestimmung des Diphtherieheilserums und ihre theoretischen Grundlagen"* (Jena 1897) nieder. Die in derselben Schrift begründete Lehre von den Modifikationen der Toxine (Toxoide) baute E. in einer weiteren Arbeit: *„Die Constitution des Diphtheriegiftes"* (1898) im einzelnen aus. In letzter Zeit beschäftigten ihn gemeinschaftlich mit MORGENROTH Studien über die durch Immunisierung erzeugten und die normal vorkommenden Haemolysine des Blutserums (1899).

Eigenbrodt, Karl, (p. 450) starb 27. Mai 1900.

Eiselt, Bohumil Jan, in Prag, geb. 1831 in Policka in Böhmen als Sohn eines renommierten Arztes, bildete sich in Prag und promovierte hier 1855, war klinischer Assistent bei HALLA, habilitierte sich 1860 für spezielle Pathol. und Ther. der inneren Krankhh., wurde 1866 Prof. e. o., nachdem er eine Berufung nach Charkow abgelehnt hatte, 1870 Vorstand der böhm. int. Klinik, 1881

Prof. ord. der 1. med. Klinik, ging E. 1883 auf die böhm. med. Fakultät über; 1895 wurde er k. k. österr. Hofrat. E. ist ein vorzüglicher Kliniker, der fast die ganze jetzige Generation böhmischer Ärzte heranbildete, zugleich ein tüchtiger Organisator aller Bethätigung der Böhmen auf dem Gebiete der Medizin. 1860 rief er die Gesellschaft böhmischer Ärzte ins Leben, 1861 die Zeitschr. böhmischer Ärzte, in den siebziger und achtziger Jahren bereitete er das tüchtige Handb. der speziellen Pathol. und Ther. vor (*„Odborná pathologie a therapie"* I—V, 1879 bis 92), für das er mehrere monographische Abschnitte, insbesondere Febris recurrens, Typhus, Cholera, Meningitis cerebrospin., Anthrax, Gicht, Lungenkrankheiten u. a. m. lieferte. E. war ständiger Mitarbeiter und Referent der P. Vrtljrschr. f. prakt. Heilkunde und schrieb für dieselbe besonders „*Diagnose des Pigmentkrebses durch den Urin*" (LIX) — „*Ueber Pigmentkrebs*" (LXX—LXXVI) u. a. Böhmisch veröffentlichte er zahlreiche Abhandlungen und ist bis in die letzte Zeit litterarisch thätig. Insbesondere sind zu berücksichtigen seine Arbeiten über Thrombosis der Art. mesent. (1864); Infektion (1867); verschiedene Abhandlungen über Aneurysmen und Gefässkrankheiten überhaupt; Anthrax (1880); über Lungengeschwülste, besonders über Lungenkarcinom (1882); Lungensarkom (1885), Splenotyf (1891) u. a. m.

Eisenhart, Heinrich, geb. 7. Nov. 1860 zu Freising in Oberbayern, studierte in München und Berlin, promovierte summa cum laude und wurde 1885 approbiert. Anfangs Hilfsassistent, später Assistent an der chir. Klinik v. NUSSBAUM, dann Assistent von v. ZIEMSSEN und v. WINCKEL, liess er sich 1889 in München als Frauenarzt nieder und starb daselbst 19. Sept. 1895. Ausser Journalartikeln in der M. m. W. und im A. f. G. verfasste E. als selbständiges Werk: „*Die Wechselbeziehungen zwischen internen und gynäkologischen Erkrankungen*" (Stuttgart 1895), mit zahlreichen Krankengeschichten u. Litteraturangaben.

Eisler, K. A. Paul, in Halle a. S., geb. zu Schilfa bei Erfurt 17. Febr. 1862, studierte in Halle a. S., hauptsächlich als Schüler EBERTH's und WELCKER'S, promovierte 1884, war 1882 Volontär, 1883 Assistent bei EBERTH, der damals die histologische Abteilung der Anatomie leitete, von da 1886, noch vor beendetem Staatsexamen, Prosektor an der deskriptiven Abteilung unter WELCKER; später 1893 bis 95 unter EBERTH, seitdem unter W. ROUX. Seit 1889 habilitiert für menschl. und vergleich. Anatomie, Histologie und Entwicklungsgeschichte, wurde E. 1896 Tit.-Prof., 1900 Prof. e. o. Schriften: „*Das Gefäss- und periphere Nervensystem des Gorilla*" (Halle 1890) — „*Der Plexus lumbosacralis des Menschen*" (Abh. Naturforsch. Ges., Ib. 1892) — „*Die Homologie der Extremitäten. Morpholog. Studien*" (Ib. 1895).

Elischer, Gyula, in Budapest, geb. 15. Okt. 1846 zu Eperjes (Sáros), studierte und promovierte in Wien 1871, war bis 1873 Assistent der pathol.-histol. Lehrkanzel, bis 1875 a. d. 2. med. Klinik zu Budapest, machte bis 1876 auf Grund eines Staatsstipendiums wissenschaftliche Reisen, habilitierte sich 1877 f. Gynäkol. und wurde 1894 a. o. Prof. an der Budapester Univ. Seit 1884 ist E. Primararzt der gynäkol. Abt. des roten Kreuzspitals, seit 1893 auch des Rochusspitals. Er veröffentlichte verschiedene Facharbeiten im Cbl. f. Gyn., A. f. G. und ungar. Blättern.

Ellis, George Viner, Anat. in London, verfasste ein vielfach aufgelegtes Werk „*Demonstrations of anatomy*" (8. Aufl. London 1879) und gab heraus: „*Illustrations of dissections etc.*" (London 1867; New York 1882, 2 Bde. mit 58 Tafeln). Er starb im hohen Alter 24. April 1900.

Engström, Otto Ingemar, geb. zu Ny-Carléby (Finnland) 30. März 1853, studierte in Helsingfors als Schüler hauptsächlich von J. ESTLANDER, J. PIPPINGSKÖLD und J. W. RUNEBERG, wurde Lizentiat 1880, promovierte 1882, wurde Dozent d. Gynäkol. an der Univ. Helsingfors 1884, a. o. Prof. daselbst 1892 und wirkt als Lehrer bei einer vom Staate für ihn unterhaltenen Klinik. E. hat ursprünglich die Ergebnisse seiner wissenschaftlichen Forschung und klinischen Erfahrung in schwedischer Sprache geschrieben, u. a. folgende drei monographische Arbeiten: „Om Eclampsia gravidarum, parturientium et puerperarum" (I. 1889) — „Om vaginal totalexstirpation af uterus för maligna

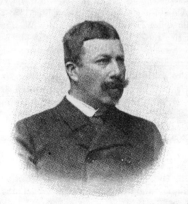

nybildningar" (1883) — „Förlossningens inverkan på fostrels respiration" (1889); dazu hat er mehr als 40 Originalarbeiten in „Finska Läkare sällskapets Handlingar" veröffentlicht. Einzelne dieser Arbeiten sind in fremder Sprache erschienen, so seine experimentellen Studien „Ueber die Ursachen der ersten Athembewegungen" im Skandinavischen A. f. Physiol., II; andere Arbeiten in deutschen, französischen und englischen Zeitschriften. Seit 1897 redigiert E. „Mittheilungen aus der Gynäkol. Klinik" (Berlin), wovon bis Ende 1899 7 Hefte erschienen sind, enthaltend 30 Originalarbeiten von E. und seinen Schülern.

Ernst, Paul, (p. 471) erhielt 1900 einen Ruf nach Zürich als RIBBERT's Nachfolger.

Estlander, Jacob August, in Helsingfors, geb. 24. Dez. 1831, studierte in Helsingfors, wurde Liz. 1858, promovierte 1860, besuchte 1858 bis 59 London und wurde 1860 Prof. der Chir. in Hesingfors, als welcher er in Messina, wohin er sich seiner Gesundheit wegen begeben hatte, 4. März 1881 starb. Seine Bedeutung und litterar. Arbeiten sind von O. HJELT bereits im alten Lexikon dargestellt.

Eulenburg, Albert, (p. 477) wurde 1900 zum Prof. e. o. ernannt.

Eversbusch, Oskar, (p. 479) erhielt 1900 einen Ruf nach München.

F.

Falk, Friedr. Aug., (p. 483. Z. 1) l. Falck.

Farabeuf, Louis Hubert, in Paris, geb. zu Bannost (Seine-et-Marne) 6. Mai 1841, studierte seit 1859 in Paris, promovierte 1871, Agrégé 1876, Chef der anat. Arbeiten und 1886 Prof. der Anat., 1897 Mitglied der Akad. d. Med. F. hat die chir.-instrumentelle Technik vielfach erweitert und veröffentlichte: „Précis de manuel opératoire" (1872; 3. éd. 1889, mit dem Monthyon-Preis gekr.) — „De l'epiderme et des épithéliums" (1873; Agrégé-These) — „Le système séreux, anatomie et physiologie" (1876) — „Cours d'histol." (1877) und zahlreiche Artikel und Abhandll. in Fachzeitschriften. Eine ausführliche Biogr. brachte Le Progrès méd. 1897 I p. 74 nebst Bildnis.

Feleki, Hugo, in Budapest, geb. 1861 zu Lovasbereny, studierte und promovierte 1885 in Budapest, war nach mehrjähr. Studienreisen und Spitaldienst Operateurszögling bei KOVACS, ist seit 1898 Dozent für Krankheiten der Harn- und Sexualorgane in Budapest, seit 1900 Vizepräs. d. dermatol. und urolog. Sektion d. kgl. Ärztevereins. F. ist ferner Redaktionsmitglied d. „Ctrlbl. f. die Krankheiten der Harn- und Sexualorgane" und veröffentlichte: „Die Blennorrhoe und ihre Complicationen" (2 Bde., ungar. 1890 bis 94) — „Klinik f. Blasenkrankhh." (in ZUELZER-

OBERLAENDER's Sammelwerk 1894). Er konstruierte zur genaueren Urethroskopie der feineren Details d. Schleimhaut das „Megaloscope urethrale" („*Studie a. d. Gebiet d. Endoscopie*", 1894) und führte zur Massage der Prostata sein viel verbreitetes Instrument ein, publiziert in „*Beitr. zur Kenntniss und Therapie d. chron. Entzünd. d. Prostata und der Samenbläschen*".

Filippi, Angiolo, in Florenz, daselbst 23. Okt. 1836 als Sohn des Arztes Hermann F. geb., studierte in Pisa und Florenz, wurde approbiert in d. Chir. 1860, in d. Med. 1861, war dann am Spedale di Santa Maria Nuova mit kurzer Unterbrechung 3 Jahre lang thätig, machte 1859 bis 60 den Feldzug unter GARIBALDI mit, war während der Choleraepidemie 1865 in Ancona, San Severo und Apricena, nahm 1866 am Feldzuge gegen Österreich teil, wurde 1867 Prof. d. pathol. Anat. an d. med. Schule in Florenz und zugleich mit dem Unterricht in der gerichtl. Med. betraut, 1877 Prof. d. ger. Med. als Nachfolger von BELLINI und 1884 ord. Prof., nachdem er 1879 einen Ruf nach Bologna abgelehnt hatte. Ein in der F. zu Ehren aus Anlass des 30. Jahrestages seiner Lehrthätigkeit 1897 erschienenen Festausgabe des „Lo Zacchia" enthaltenen Schriftenverzeichnis weist gegen 50 Nummern (nebst Bildnis) auf. Die Publikationen betreffen hauptsächlich pathol. Anat. und legale Med., die von F. vertretenen Gebiete.

Flatau, Edward, in Warschau, geb. zu Plock 1869, studierte in Moskau seit 1886 und Berlin (1891 bis 99), kurze Zeit in Heidelberg, promovierte 1891 und ist seit 1899 Nervenarzt in Warschau. Schriften: „*Atlas des menschlichen Gehirns und des Faserverlaufs*" (Berlin, 2. Aufl. 1899) — „*Normale und pathol. Anat. d. Nervenzellen*" (zus. mit GOLDSCHEIDER, Ib. 1898) — „*Neuritis und Polyneuritis*" (zus. mit REMAK in NOTHNAGEL's Handb., Wien 1895) — „*Handb. d. Anat. und vergl. Anat. d. Centralnervensystems*" (mit JACOBSOHN, Berlin 1899) — „*Jahresbericht über die Leistungen a. d. Gebiete der Neurol. und Psychiatr.*" (mit demselben unter Redaktion von MENDEL, seit 1897 Ib.), dazu kleinere Publikationen über das Gesetz d. exzentrischen Lagerung pp., Neuronenlehre (Z. f. k. M. 1895 und 97), Hämatomyelie, Pathol. d. Nervenzellen in Fortschr. d. Med. 1897 bis 98, Neurol. Ctrbl., Gazeta lekarska, Nowiny lekarskie, Kronika lekarska etc.

Förster, Aug., (p. 525, Z. 4 v. u.) l. 1858 statt 1852.

Forel, August, (p. 528). (*Infolge eines Versehens ist die Photogr. dem Artikel nicht*

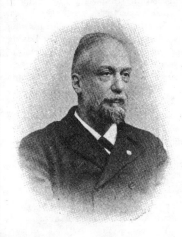

beigefügt worden. Wir glauben dem Werk einen Dienst zu leisten, wenn wir sie an dieser Stelle nachträglich einrücken).

Fort, Aristide-Joseph-Auguste, geb. in Mirande (Gers) 1835, war Prof. libre a. d. École pratique d. med. Fakultät in Paris und ging 1881 nach Rio de Janeiro, wo er grossen Ruf als Arzt erwarb. Er veröffentlichte: „*Traité élémentaire d'histologie*" (Paris 1863, 2. Aufl. 1872) — „*Anat. descriptive et dissection*" (1865, 4. Aufl. 1886, 3 Bde.) — „*Anat. et physiol. du poumon considéré comme organe de sécrétion*" (1867) — „*Des difformités congénitales et acquises des doigts et des moyens d'y remédier*" (Agrégé-These 1869) — „*Pathol. et clinique chirurgicales*" (2 voll., 1872) u. a.

Freudenberg, Albert, in Berlin, geb. 23. März 1860, studierte in Berlin, promoviert und approbiert 1882, war 1883 bis 84 Assistent bei P. GÜTERBOCK, seit 1885 bei FÜRSTENHEIM und beschäftigt sich seitdem spezialistisch mit der urolog. Chirurgie. Ausser mehreren kleineren Artikeln veröffentlichte F. noch Abhandlungen über die galvanokaustische Behandlung der Prostatahypertrophie nach BOTTINI mit Verbesserung des Instrumentariums und der Technik dieser Operation.

Fröhlich, Josef, in Dresden, geb. zu Schönau O/Schl. 5. Juli 1855, studierte 1875 bis 80 in Greifswald und Leipzig, promovierte hier 1882, war 1880 bis 90 Militärarzt, übernahm 1895 die Leitung der Wasserheilanstalt Broesen bei Danzig und ist seit 1898 in Dresden. F. schrieb: *„Das natürliche Zweckmässigkeitsprincip in Pathologie und Therapie"* (Berlin und Leipzig 1892, 2. Aufl. Berlin u. Neuwied 1894) — *„Heilkunst und Heilwissenschaft"* (München 1895) — *„Die Individualität vom allgemein menschlichen und ärztlichen Standpunkt"* (Stuttgart 1897).

Frölich, Franz Hermann, (p. 560) starb zu Leipzig 30. Juli 1900.

Fürbringer, Paul, (p. 567) wurde 1900 zum Geh. Med.-Rat ernannt.

Fürst, Carl Magnus, in Lund, geb. zu Carlskrona 14. Dez. 1854 (aus einer im 18. Jahrhundert von Meve [Ostpr.] nach Schweden eingewanderten Familie), studierte in Upsala, Stockholm und Lund, promovierte 1887 in Lund, ist seit 1888 Prof. e. o. der Anat. und Histol. F. veröffentlichte mehrere anat. Arbeiten im Nordiskt Medicinskt Ark., ferner über die Nerven der Iris (1881), Entwickelung der Samenkörperchen bei den Beuteltieren (1887), Beiträge zur Kenntnis der Scheide der Nervenfasern (1896), ferner Arbeiten zur med. Geschichte Schwedens. F. examiniert Geschichte der Med. an der Univ. und besitzt für diese Disziplin sowie für med. Biographik ein besonderes Interesse.

Fuhr, Ferdinand, in Giessen, approbiert 1874, war successive Assistent, Privatdozent der Chir. und seit 1892 Prof. e. o., Dirigent der chir. Univ.-Poliklinik bis 1900, wo er in den Ruhestand trat. Seine Arbeiten betreffen die Wirkung der Exstirpation der Schilddrüse, den Kropf im Altertum, Operation des Ileus, Amputation des Unterschenkels u. a. m.

G.

Gannal, Félix, in Paris 4. März 1829 geb., Sohn des berühmten Arztes und Chemikers Jean-Nicolas G., studierte und promovierte 1859, nahm die Arbeiten seines Vaters wieder auf und schrieb: *„Mort réelle et mort apparente"* (1868) — *„Inhumation et crémation"* (1876) — *„Les cimetières depuis la fondation de la monarchie française jusqu'à nos jours"* (1885).

Gerhardt, Dietrich, in Strassburg, geb. als Sohn des Berliner Klinikers Carl G. (p. 593) zu Jena, studierte und promovierte 1889 in Berlin, approbiert in Würzburg 1890, war daselbst Assistent von RINDFLEISCH, dann bei NAUNYN in Strassburg, habilitiert 1893, Prof. e. o. 1900. Seine Arbeiten betreffen das Hydrobilirubin und dessen Beziehungen zur Gelbsucht (Diss.), pathol.-anat. Mitt. über geschwürige Prozesse im Magen, Leberveränderungen nach Gallengangsunterbindung etc. Für das NOTHNAGEL'sche Handb. bearb. G. den Abschnitt Diabetes insipidus und gab ausserdem das Lehrb. der Auskultation und Perkussion seines Vaters heraus.

Glax, Julius, in Abbazia, geb. 11. März 1846, studierte in Innsbruck, Graz, Wien, war in Graz Assistent bei ROLLETT und später bei KOERNER, habilitierte sich 1876 für inn. Med., war 1880 bis 86 Prof. e. o. für Hydrother. und Balneother. in Graz, war 1875 bis 87 als Badearzt in Rohitsch (Steiermark) thätig, gab 1886 seine akad. Thätigkeit auf und wurde dir. Arzt am Winterkurort und Seebad Abbazia, wo er 1892 zum k. k. Reg.-Rat ernannt wurde. Er veröffentlichte: *"Lehrb. der Balneotherapie"* (2 Bde. Stuttgart 1897 bis 99, auch russ. u. franz. übers.) — *"Über den Einfluss methodischen Trinkens heissen Wassers auf den Verlauf des Diabetes mellitus"* (Sitzungsber. d. k. k. Akad. d. Wiss. III, 1877) — *"Beitrr. zur Lehre von der Entzündung"* (Ib. 1881, zusammen mit KLEMENSIEWICZ) — *"Über den Zusammenhang nervöser Störungen mit den Erkrr. d.*

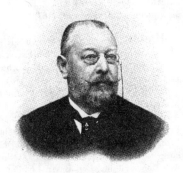

Verdauungsorgane und über nervöse Dyspepsie" (VOLKMANN's Samml. klin. Vortr. 1882, Heft 223) — *"Über die Neurosen des Magens"* (Klin. Zeit- u. Streitfr. I, 6 Wien 1887) — *"Ein Beitr. zur Behandlung seröser pleurit. Exsudate"* (Z. f. k. M. XI) — *"Über das Verhältniss der Flüssigkeitsaufnahme zu der ausgeschiedenen Harnmenge bei Skarlatina"* (D. A. f. k. M. XXXIII) — *"Über den Einfluss der Faradisation der Bauchmuskulatur auf Resorption u. Harnausscheidung"* (Ib. XXII) — *"Über Wasserretention im Fieber"* (Festschr. f. A. ROLLETT, Jena 1893), ausserdem 50 kleinere Arbeiten, unter denen die über die Flüssigkeitsausscheidung bei Herzkranken viel besprochen wurde.

Greidenberg, Boris, geb. in Odessa 1857, studierte an der militärmed. Akad. in St. Petersburg bis 1882, war bis 1884 ordin. Arzt an der psychiatr. Klinik von MERZEJEWSKY, fungierte bis 1899 als dir. Arzt der Irrenabt. des Landeshospitals in Sympheropol (Krim) und ist seitdem Oberarzt des Landeshospitals in Charkow. Schriften: *"Vier Fälle von Athetose"* (St. Petersb. m. W. 1882) — *"Ueber die posthemiplegischen Bewegungsstörungen"* (A. f. Ps. XVII, Diss.) — *"Zur Lehre von der acuten hallucinatorischen Verrücktheit"* (Westnyk Psychiatrie hrsg. von MERZEJEWSKY, 1885).

Grósz, Emil v., in Budapest, als Sohn des Augenarztes Albert v. G. (geb. 1819) geb. zu Nagyvárad (Beharer Com.) 1865, studierte und promovierte 1887 in Budapest, hauptsächlich als Schüler von SCHULEK, machte 1888 Studienreisen im Auslande, supplierte 1893/94 den Lehrstuhl für Ophthalmologie in Budapest, war 1891 bis 97 Assistent, 1897 bis 1900 Adjunkt-Dozent und ist seit 1900 Prof. e. o. der Ophthalmologie. Er veröffentlichte: *"Mitth. a. d. k. ung. Univ.-Augenklinik"* (29 Abhandl. ungar., 1889 bis 1900) — *"Vorless. über Ophthalmoscopie"* (ungar. 1897) u. a. m.

Grunmach, Emil, (p. 645) wurde 1900 zum Prof. e. o. ernannt.

Gumprecht, Ferdinand, (p. 656) wurde 1900 in das weimarische Ministerium als vortragender Rat für Medizinalangelegenheiten berufen.

Gutmann, Gustav, in Berlin, geb. 18. Aug. 1857 in Stettin, studierte in Berlin und Greifswald, promovierte 1881, war 1880/81 Assistent von EULENBURG in Greifswald, 1882/83 bei SCHIRMER, 1883/84 bei HIRSCHBERG in Berlin, wirkt seit 1884 als Augenarzt in Berlin. Schriften: *"Grundriss der Augenheilkunde"* (Stuttgart 1893), ausserdem Arbeiten über die Lymphbahnen der Cornea, Augenerkrankk. nach Influenza, subkonjunktivale Injektionen, kas. Beiträge z. Lehre v. d. Geschwülsten des Augapfels, wichtige Verletzungen des Sehorgans und ihre rat. Therapie, Histol. d. Ciliarnerven, Natur des SCHLEMM'schen Sinus und seine Beziehungen zur vorderen Augenkammer, Holocaïn ein neues Anästheticum, operat. Behandlung d. cataracta complicata, Nachbehandl. nach Operatt. am Augapfel, im A. f. m. A., v. GRAEFE's A., A. f. A., D. m. W., B. k. W., Verh. der HUFELAND'schen Ges. etc.

H. I. J.

Haartman, Carl Fredrik Gabriel von, geb. 1819 in Abo (Finnland), studierte in Helsingfors, Stockholm, Berlin, Prag, Wien, Paris, Edinburg und London 1846 bis 48, promovierte 1847, war Schüler von JAMES SIMPSON in Edinburg, widmete sich besonders der Geburtshilfe und Gynäkologie. 1848 wurde er House Surgeon in „General Lying in Hospital" in London, wo er die Chloroformierung der Gebärenden einführte. Nach Finnland kehrte er 1848 zurück und wurde Arzt am allgem. Krankenhaus in Helsingfors. H. ist der erste in Finnland, welcher Chloroform bei Entbindungen benutzte. Er machte 1849 die erste Ovariotomie in Finnland, leider mit unglücklichem Ausgang. 1850 ging er nach Petersburg und bekam dort bald eine sehr ausgebreitete Praxis als Geburtshelfer und Gynäkolog. Als Arzt war v. H. sehr gesucht von den vornehmen Damen der Gesellschaft der russischen Hauptstadt. 1853 wurde er Arzt bei der Grossfürstin Maria Nikolajewna, Tochter des Kaisers Nikolai I. und 1863 Leibarzt der Kaiserin Maria, Gemahlin Alexanders II. 1875 wurde er entlassen und lebte nachher im Auslande. Er starb 1888 in der Schweiz. v. H. hat Abhandlungen geburtshilfl. und gynäkol. Inhalts in „Verhandlungen der finnländischen ärztl. Gesellschaft", sowie in „Petersburger med. Zeitschr." und in „Bulletin de l'Academie Imp. de Sciene de St. Petersbourg" publiziert.

Haellsten, Konrad Gabriel, zu Paldamo (Finnland) 18. Aug. 1835 geb., studierte in Helsingfors, Heidelberg und Paris, promovierte 1866, habilitierte sich 1869 in Helsingfors für Physiol., wurde 1871 Prof., 1899 als solcher emeritiert. Seine litterarischen Leistungen sind bereits in der älteren Quelle verzeichnet.

Hahn, François-Louis, in Paris, geb. 16. Dez. 1844 in Strassburg, studierte anfangs Physik und war Lehrer am Collège von Bouxviller. Später ging er zur Med. über, promovierte 1874, war seit 1877 Adjunkt — und seit 1885 Ober-Bibliothekar der med. Fakultät in Paris. H. war einer der Hauptmitarbeiter a. d. grossen DECHAMBRE'schen Encyklopädie, veranstaltete von HARLEY's Werk über den Urin (1875) und von P. GUTTMANN's Lehrb. der Untersuchungsmethoden (1877) französ. Ausgaben und publizierte noch: „*Des complications qui peuvent se présenter du côté du système nerveux dans la phtisie pulmonaire chronique*" (1874) und „*Vocabulaire médical allemand français*" (1877).

Hanau, Arthur Nathaniel, in Constanz, geb. 11. Mai 1858 zu Frankfurt a. M., studierte 1877 bis 82 in Marburg, Bonn und Leipzig, promovierte 1881 zu Bonn, war 1883 kurze Zeit Assistent am pathol. Institut in Breslau, seit 1885 Assistent von KLEBS in Zürich, seit 1887 Privatdozent daselbst, nahm später seinen Wohnsitz in St. Gallen und starb nach längerer Krankheit Ende Aug. 1900. Seine Arbeiten sind im alten Biogr. Lexikon erwähnt.

Hansemann, D., (p. 686) wirkt als Prosektor seit 1895 (und nicht erst seit 1897).

Harnack, Erich (p. 688) wurde 1900 zum Geh. Med.-Rat ernannt.

Heinricius, Gustaf, geb. in Viborg (Finnland) 10. Aug. 1853, Lizentiat der Med. 1881, Dr. med. et chir. 1883, Dozent der Geburtshilfe an der Univ. Helsingfors seit 1884, ord. Prof. und Direktor der geburtshilfl.-gynäk. Univ.-Klinik seit 1890, studierte in Helsingfors und Stockholm (1879 bis 80), in Wien 1881, in Berlin, Prag und Wien 1883, in Leipzig u. Paris 1884, arbeitete im I. anat. Institute in Berlin (WALDEYER) 1887, im physiol. Institute in Bern (KRONECKER) 1886 bis 87 und 88. H. hat zahlreiche Arbeiten a. d. Gebieten der Geburtsh., Gyn., Pädiatrik, Histologie u. Physiologie in finnländischen schwedischen, dänischen, deutschen und französischen Zeitschriften publiziert. Unter seinen Schriften sind zu erwähnen: „*Om endometritis fungosa*" (Helsingfors 1882) — auch „*Ueber die chr. hyperpla-

sierende Endometritis" (A. f. Gyn. XXVIII) — *„Om pannlägen och pannförlossningar"* (Helsingfors 1883) — (auch *„Accouchements par le front"* in Nouvelles Archives d'Obstetr. et de gyn. 1886) — *„Experimentelle und klinische Untersuchungen über Respirations- und Cirkulationsverhältnisse der Mutter und Frucht"* (Helsingfors 1889, auch in Z. f. B. 1890) — *„Beiträge zur Kenntniss des Einflusses der Respirationsbewegungen auf den Blutlauf im Aortensysteme"* (mit H. KRONECKER, Abhandl. d. k. sächs. Ges. d. Wiss. 1888) — *„Ueber die Entwickelung und Struktur der Placenta*

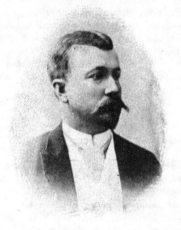

beim Hunde und bei der Katze" (A. f. m. A., XXXIII 1889 und XXXVII 1891, Sitzungsber. d. k. pr. Akad. d. Wiss., Berlin 1889) — *„Ueber die Cysten und Pseudocysten des Pankreas und über ihre chir. Behandlung"* (A. f. k. Chir. 1896) — *„Ueber die puerperale Mortalität und Morbidität bei verschiedenen Arten der prophylaktischen Behandlung der Geburt"* (Verh. d. D. Ges. f. Gyn. 1895) — *„Recherches experimentales sur la migration externe de l'oeuf"* (Nouvelles arch. d'obst. et de gyn. 1889) — *„Traitement de fistules vesicovaginales par la méthode americaine"* (Ib. 1889) — *„Sur l'infection de kyste de l'ovaire"* (Ann. de gyn. 1897) — *„Ueber die Myomotomie mit retroperitonealer Behandlung der Pedunkel"* (Nordisk medicinskt arkiv 1898) — *„Om ventrofixatio uteri etc."* (Ib. 1898) — *„Om den patologiska bedydelsen af retroflexio uteri"* (Ib. 1900) — *„Lärobok för barnmorskor"* (Helsingfors 1892 schwe-

disch u. finnisch) — *„Obstetrisk operationslära"* (Ib. 1894). H. ist einer der Stifter der Nordisk Kirurg förening 1893, Mitgl. in- und ausländischer Gesellschaften, Herausgeber einer finnländischen Zeitschrift für Hebammen, Mitarbeiter der Nouvelles archives de l'obstetrique et de gynécologie seit 1886 und hat an verschiedenen medizinischen Kongressen teilgenommen.

Heffter, Arthur, in Bern, geb. in Leipzig 15. Juni 1859, studierte Naturwissenschaften, speziell Chemie in Freiburg i. B., Leipzig und Greifswald, Dr. phil. 1883, war dann Assistent an der agrikulturchem. Versuchsstation Halle a. S. und am Institut für Pharmakologie und physiol. Chemie in Rostock (unter O. NASSE), studierte seit 1886 in Leipzig Medizin als Schüler von RUDOLF BOEHM, approbiert und promoviert 1890, arbeitete 1890 bis 91 unter SCHMIEDEBERG in Strassburg, dann in Leipzig als Assistent von R. BOEHM, Privatdozent 1892, Prof. e. o. 1897, als Vorstand der pharmakolog. Abteilung in das Reichsgesundheitsamt in Berlin berufen 1898, in demselben Jahre Mitglied dieser Behörde und kaiserl. Regierungsrat. 1898 wurde H. als Prof. ord. der Pharmakologie und med. Chemie, sowie als Direktor der Institute für beide Fächer nach Bern berufen. Seine Arbeiten sind veröffentlicht in PFLÜGER's Arch., im Arch. für exper. Pathol. u. Pharmakol., in den Ber. d. deutsch. chem. Gesellschaft u. a. O. Für SCHMIDT's Jahrbb. lieferte er Gesamtübersichten der toxikologischen Litteratur.

Herff, Otto v., (p. 722) wurde 1900 zum Prof. e. o. ernannt.

Herrmann, Friedrich Salomon, in Charkoff, geb. in Alt-Konstantin (Wolhynien) 1861, studierte in Charkoff bis 1887, war bis 1890 Volontär-Arzt an der chir. Klinik von W. GRUBE und ist seit 1887 Arzt bei der Poliklinik des Roten Kreuzes in Charkoff. Schriften: *„Der ärztliche Stand vor Peter dem Grossen"* (Charkow 1891) — *„Influenza"* (1892, mit A.Ch. KUSZNEZAW; deutsch von DROZDA, Wien 1893) — *„Historische Materialien zur Physiologie der Athmung"* (1897, 2. Ausg. 1899) — *„Die Verdienste der Frauen* um *die Krankenpflege*" (1898), sowie kleinere litter. Arbeiten.

Hess, Karl, (p. 731) erhielt 1900 einen Ruf nach Würzburg als Nachfolger v. MICHEL'S.

Heymann, Wilhelm, in Berlin, geb. in Königsberg 6. März 1849, studierte in Berlin, approbiert 1878, promoviert 1895 in Leipzig (*"Deformheilung und Erwerbsfähigkeit"*, D. Z. f. Ch. XLI), war zuerst Arzt in Alt-Landsberg, siedelte 1889 nach Berlin über und ist Herausgeber und Redakteur der „Med. Reform" seit 1893 (kurze Zeit zus. mit FR. RUBINSTEIN).

Hirschberg, Julius, (p. 743) wurde 1900 zum ord. Hon.-Prof. ernannt.

Hirschler, August, in Budapest, geb. 1861 und daselbst, hauptsächlich als Schüler von v. KORÁNYI ausgebildet, promovierte 1882, war viele Jahre Assistent v. KORÁNYI's, arbeitete ferner bei HOPPE-SEYLER und KOSSEL, habilitierte sich 1889 und wurde 1900 Prof. e. o. Seit 1890 leitet H. die Abt. für Verdauungskrankheiten der Budapester Poliklinik. Von seinen Arbeiten beziehen sich mehrere auf die Verdauungsphysiol. (über den Einfluss der Kohlehydrate auf die Eiweissfäulnis, Bildung von Ammoniak bei der Pankreasverdauung v. Fibrin, Analyse der Nhaltigen Substanzen des Tierkörpers, zur Kenntnis der Milchsäure im Organismus, der Papaya-Verdauung des Fibrins), andere sind experimentell (Beitr. zur Lehre von der Mischinfektion, zur Ätiol. des Lungenbrandes, zur urämischen Diarrhoe, ulceröse Endokarditis etc. etc.). Selbständig erschien: *„Lehrb. d. Diätetik"* (Budapest 1900, ung. mit v. TERRAY); auch lieferte H. den Abschnitt *„Magen- u. Darmkrankh."* für d. „Handb. d. intern. Med." v. KORÁNYI, KÉTLY und BOKAY.

Hlava, Jaroslav, in Prag, geb. 1855 in Unterkrálovic in Böhmen, studierte und promovierte in Prag 1879 und war hier Assistent bei KLEBS. Von einer längeren Studienreise nach Deutschland und Frankreich zurückgekehrt, wurde er 1883 suppl. Prof. der pathol. Anat. a. d. k. k. böhm. Univ. in Prag, 1884 Prof. e. o.

und 1887 Ord. 1900 wurde er Ehrendoktor der Jagell. Univ. in Krakau. Schrieb über 50 Publikationen aus dem Gebiete der pathol. Histologie und Bakteriologie. Besonders wären zu erwähnen seine Studien über die Histogenesis des Fibrins (1882 ; über Morbus Brightii (1885); Ätiologie des Maleus (1886); Bedeutung der Mikroorganismen bei Variola (1887); Hämorrhagische Infektion (1887); Typhus exanthematicus (1889); die sog. urämischen Veränderungen im Darm (1890); mehrere Aufsätze über Pancreaserkrankungen (1890 bis 98); Infektion und Immunität, über das Tuberkulin (1889 bis 99) u. a. m. Mit OBRZUT veröffentlichte er 1894 bis 97 ein zweibändiges Lehrbuch der pathol. Anat., Histol. und Bakteriol., das jetzt in 2. Aufl. erscheint. Sein bei der böhm. Univ. in Prag errichtetes pathol., anat., bakteriol. Institut entwickelte sich zu einer wirklichen pathol.-anat. Schule.

Hochhaus, Heinrich, (p. 753) wurde 1900 zum Oberarzt des städt. Krankenhauses in Köln erwählt.

Hoffmann, August, in Düsseldorf, geb. 2. Juni 1862 in Münster i. W., studierte in Freiburg, Tübingen, Leipzig und Erlangen, promovierte an letzterer Univ. 1887, war dann der Reihe nach Assistent bei GEORG FISCHER (Constanz) und an den med. Univ.-Kliniken zu Giessen (RIEGEL) und Heidelberg (ERB). Seit 1891 ist H. Arzt in Düsseldorf. Schriften: *„Klinischer Beitrag zur Lehre von der Halbseitenlaesion des Rückenmarks"* (M. m. W. 1887) — *„Ueber den Einfluss des galvan. Stroms auf die Magensaftreaction"* (B. k. W. 1889) — *„Zur therapeut. Verwendung der hypnot. Suggestion"* (Heidelberg 1889) — *„Ueber die therapeut. Anwendung des Diuretin"* (Arch. für exp. Pathol. 1890) — *„Ueber oesophageale Auscultation"* (Cbl. f. klin. M. 1892) — *„Ueber Hysterie im Kindesalter"* (Wiesbaden 1894) — *„Ueber Anwendung der Röntgenstrahlen in der inneren Medicin"* (D. m. W. 1897) *„Zur Verwendung abgekürzter Expositionszeiten in d. Röntgen-Photographie. Fremdkörper im Rückenmark und peripheren Nerven"* (Fortschr. auf dem Gebiete der Röntgenstrahlen I und II) — *„Ueber Beobachtung von Herzarhythmie mit Röntgen-*

strahlen" (D. m. W. 1898) — *„Skiametrische Versuche am Herzen*" (Wiesbaden 1898) — *„Ueber functionelle Herzerkrankungen"* (W. m. W. 1899) — *„Zur Symptomatologie periph. Nervenlähmungen am Halse"* (N. C. 1899) — *„Ueber die Anwendung der physikal. Heilmethoden bei Nervenkranken"* (Halle 1898) — *„Ueber chron. Steifigkeit der Wirbelsäule"* (D. Z. f. N. 1899) — *„Progr. spinale Muskelatrophie"* (Ztschr. f. Psych. LVI) — *„Hereditäre Ataxie"* (Ib.) — *„Ueber Nervenheilstätten"* (Ib.) — *„Zur Suspensionsbehandlung chron. Nervenkrankh."* (Ztschr. f. diät. u. phys. Ther. 1899) — *„Die paroxysmale Tachycardie"* (Wiesbaden 1899).

Holsti, Hugo, geb. 28. Sept. 1850 in Tavastehus (Finnland), Lizentiat der Med. 1874, Dr. med. et chir. 1878, Dozent zu Helsingfors 1883, Prof. e. o. 1886, hat viele Abhandlungen in finnländischen, schwedischen und deutschen Zeitschrr. veröffentlicht, so: *„Ueber Typhus recurrens"* (D. A. f. klin. Med. XXXVIII) — *„Ueber die Empyemoperationen"* (Ib. XLII) — *„Om förändringarne af de finare artererna vid den granuläre njuratrofia"* (Nord. med. Arch. 1885) — *„Ueber den Einfluss des Alters, des Geschlechtes und der socialen Verhältnisse auf die Sterblichkeit der tuberculosen Krankheiten, besonders der Lungenschwindsucht"* (Z. f. k. M. XXII) — *„Ein Fall von Akromegalie"* (Ib. XX).

Hornén, Ernst Alexander, geb. in Pieksämäki (Finnland) 14. Sept. 1851, Liz. d. Med. 1879, Dozent d. chir. Pathol. 1880, Dr. med. et chir. 1881, Dozent der pathol. Anat. 1882, Prof. der pathol. Anat. in Helsingfors 1886, machte 1881 wissenschaftl. Reisen nach Berlin, 1882 bis 83 nach Paris und Wien, 1886 abermals nach Paris. Seine zahlreichen Arbeiten in Finska läkaresällskapet handlingar, in deutschen und französ. Fachzeitschriften betreffen die operat. Behandl. d. eitrigen Pleuritis (1879), Pathol. und pathol. Anat. des Rückenmarks (1885), ESTLÄNDER's Methode der Rippenresektion bei Empyem (1881), sekundäre Degenerat. im verlängerten Mark und Rückenmark (VIRCH. A. 1881 LXXXVIII), Unterss. über die Regeneration der fixen Hornhautzellen durch indirekte Kernteilung (Fortschr. der Med. 1883, I), die Lehre v. d. multiplen Neuritis (Cbl. f. Nervenhlk. 1885), epileptogene Zonen (Ib. 1886), Geschichte der Hirnlokalisationen (Arch. d. neurol. XII), Paramyoclonus multiplex (Ib. XIII), Veränderungen des Nervensystems nach Amputationen (1890), Einfluss d. Ligatur der Gallenwege auf die biliäre Infektion (Vortr. internat. Kongr. Rom 1894), Wirkung des Streptokokkus und seiner Toxine auf die Nerven, Spinalganglien und Rückenmark (Compt. r. d. Soc. d. biol. Paris 1896), zur Kenntnis der grossen meningealen und Gehirngummata und Rückenmarkssyphilis (Arch. f. Derm. und Syph. XLVI), ferner eine Festschr. zum 250jähr. Jubil. der Univ. Helsingfors (1890 zus. mit FAGERLUND u. a.), Wirkung d. Streptok. und ihrer Toxine auf verschiedene Organe des Körpers (1899, zus. mit 6 früheren Schülern) u. v. a. H. ist Mitarbeiter der Rev. neurol. Paris, v. ZIEGLER's Beitr. zur pathol. Anat. etc. seit 1888, Mitherausgeber d. „Atlas der pathol. Histol. des Nervensystems", bearbeitet für ein demnächst erscheinendes „Handb. der pathol. Anat. des Nervensystems" die Strang- u. Systemerkrankungen, ist Mitglied der deutsch. pathol. Ges., korresp. Mitglied d. Soc. de neurol., der Petersb. militärmed. Akad., d. neurol. Ges. in Moskau etc. und war 1888 bis 98 im Sommer Chefarzt a. d. nach seinen Plänen neugebauten Wasserheilanstalt Hongö, speziell für Nervenkranke.

Hutin, Philippe, geb. 1802 zu La Neuville (Meuse), studierte und promovierte 1830 in Paris, war Chef-Chirurg der National-Garde und starb 20. März 1880. Seine Publikatt. sind bereits im grösseren Lex. zusammengestellt.

Hutin, Maturin - Félix - Jean, geb. 22. Okt. 1804 zu Edesheim (Rhein-Bayern), trat 1825 als Zögling in das Instruktions-Militär-Hosp. zu Metz, machte verschiedene Feldzüge und Expeditionen als Militärchirurg mit, war 1845 bis 58 Chefarzt im Invalidenhause, bis 1868 dann Inspecteur des Gesundheitsdienstes der Armee, zog sich nach St. Germain-en-Laye zurück und starb hier 6. Febr. 1892. Seine schriftstellerischen Leistungen sind bereits in der älteren Quelle gewürdigt.

Ingman, Erik Alexander, in Helsingfors, geb. 14. Febr. 1810 in Lochteå (Finnland), studierte in Helsingfors, Lizent. der Med. 1838, Stadtphysikus in Kristinestad 1838, Adjunkt der Chir. u. Geburtsh. in Helsingfors 1842, machte 1842 bis 43 und 1847 bis 48 wissenschaftl. Reisen in Deutschland, Frankreich und England, wurde 1858 Prof. der Geburtsh. und Pädiatrie in Helsingfors, starb jedoch schon 14. Mai 1858. Seine litterar. Arbeiten sind von HJELT schon im älteren Lexikon gewürdigt.

Joseph, Jacques, in Berlin, geb. zu Königsberg i. Pr. 6. Sept. 1865, studierte 1885 bis 90 in Berlin, bildete sich in der Pädiatrie unter HUGO NEUMANN und in der Orthopädie unter JUL. WOLFF, promovierte 1891, ist seit 1896 in Berlin als Orthopäd niedergelassen. Seine Arbeiten betreffen operierte Eselsohren, die orthop. Apparatotherapie (Brustklammer etc.), operat. Verkleinerung einer Nase, Pott'sche Buckel etc.

K.

Kézmárszky, Theodor von, in Budapest, geb. 1843 zu Szepes-Váralja, studierte und promovierte 1865 in Budapest, war nach mehrjähr. Spitalsdienst bezw. wissenschaftlichen Reisen im Auslande 1869 bis 72 Assistent der Geburtsh. in Budapest, supplierte 1873 als Dozent diese Lehrkanzel, wurde 1876 Prof. e. o., 1879 Prof. ord. K. ist Mitgl. des ung. Landes-Sanitätsrats, sowie des justizärztlichen Senats, Präs. d. gyn. Sektion d. Budapester ung. Ärztevereins, Mitgl. verschiedener gel. Ges. K.'s ung. Hebammenlehrb. erschien 1896 in 6. Aufl. Seine litterar. und anderen Arbeiten sind bereits von G. SCHEUTHAUER im grösseren Lexikon dargestellt, wozu noch Aufsätze im A. f. Gyn. über die Gewichtsveränderungen reifer Neugeborener (V) und Lufteintritt in die Blutbahn durch den puerperalen Uterus (XIII) u. a. hinzugekommen sind.

Kirchner, Martin, (p. 858) wurde 1900 zum Prof. e. o. ernannt.

Klein, Salomon, (p. 865) jetzt KLEIN-BAERINGER.

Knapp, Hermann Jakob, (p. 870). K. legte 1888 seine Professur a. d. med. Schule der Stadt New York nieder und folgte in gleicher Eigenschaft einem Ruf a. d. med. Abt. d. Columbia-Univ. daselbst. Die von K. gestellte Bedingung, dass der Unterricht in der Augenheilk. obligatorisch werde und die Studenten bei der Schlussprüfung auch in der Augenheilk. geprüft würden, wurde nicht nur angenommen, sondern auch auf die anderen, vorher fakultativen Lehrfächer (Ohrenheilk., Pädiatrie etc.) ausgedehnt. In dieser Stellung ist K. seither ununterbrochen thätig gewesen und hat auch seine Thätigkeit und Kenntnis der europäischen Universitäts-

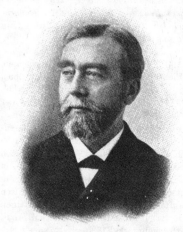

verhältnisse zur Hebung und Förderung der amerikan. med. Institute verwertet. Er nahm an allen internat. ophthalmo- u. otolog. Kongressen eifrigen Teil und hat 1876 den letzteren in New York begründen helfen. Seine Journal- und Hospitalunternehmungen haben sich lebensfähig gezeigt, das A. f. A. ist jetzt beim 41., die Z. f. O. beim 36. Bande angekommen, die engl. Ausgabe beim 29. Jahrgang. Das in New York 1869 von ihm begründete und bisher geleitete Ophthalmic and Aural Institut hat sich zu einer der bedeutenderen Augen- und Ohrenkliniken der neuen Welt entwickelt: es besitzt Laborat., 2 Operationszimmer, bei 12000 neuen ambulator. Kranken und 500 stationären, mit 15 Ärzten und Assistenten, 40 Krankenbetten, wo der Multimillionär mit dem Arbeiter zufrieden unter einem Dach wohnt, die Studenten der Columbia-Univ. ihren klin. Unterricht und viele Spezialärzte ihre eingehende Ausbildung in der Augen- und Ohrenheilk. erlangen. — Zu K.'s im älteren Lexikon skizzierten Publikationen sind besonders aus der neueren Zeit noch nachzutragen die bis 1885 reichenden detaillierten Berichte über grössere Reihen von kombinierter Staarextraktion; seit 1886 wandte sich K. der einfachen Extraktion zu, von welcher er seitdem einer der eifrigsten Anhänger geblieben ist. Um dauerhaft grösste Sehschärfen zu erzielen, macht er bei den meisten seiner Extraktionen eine nachträgliche Kapselspaltung mit einer für diesen Zweck konstruierten Messernadel. Um runde Pupillen und entzündungsfreie Kapseln zu erhalten, spaltet er bei der Extraktion die Kapsel durch einen nah am Rand geführten, dem Hornhautschnitt parallelen Bogenschnitt hinter der Iris. Von anderen Publikationen seien erwähnt gegen 10 Abhandll. im A. f. A. u. O., I bis XIV, meist kasuistische Mitt., interess. Operationsfälle, Tumoren etc., dann die erste zusammenfassende Monogr. über Kokain mit Versuchen an allen zugänglichen Schleimhäuten u. d. T.: „*Cocaine and its use*" (New York 1884), ferner: „*Versuche über die Einwirkung von Bacterien auf Augenoperationswunden*" (angestellt im Berl. anat. Institut, A. f. A., XVI, 1886) — „*Trachombehandlung durch Ausquetschen mit einer Rollzange, 114 Fälle*" (Ib., XXV, 1892) — „*Über Glaucom nach Discision des Nachstaars und seine Heilung*" (Ib., XXX, 1891), den Abschnitt Augenoperationslehre in dem „System of ophthalmology" von Norris und Oliver u. d. T.: „Operations usually performed in eye surgery" und zahlreiche otologische Abhandlungen in d. Z. f. O., IX—XXVIII, 1880 bis 96), darunter solche über den Zusammenhang von Hirn- und Ohrenleiden, Eröffnung d. Warzenfortsatzes etc.; den letzten Gegenstand betraf auch K.'s Eröffnungsrede a. d. 6. internat. otol. Kongr. in London 1899.

Kowner, Sáwely (Saul), in Kiew, geb. 1837, war anfangs Zögling der Rabbinerschule in Wilna, ging später zur Med. über, war Arzt in Kiew und verfasste ein gross angelegtes Lehrbuch der med. Geschichte (in russ. Sprache), das bei den Landsleuten von K. grosse Anerkennung fand, sowie zahlreiche Abhandl. z. Gesch. d. Med. im „Wratsch", sowie in den „Abhandl. d. K. russ. Akad. d. Wissensch. und Univ. Kiew". K. starb nach längerer Krankheit am Darmkrebs Sept. 1896.

Krause, Fedor, (p. 913) erhielt 1900 einen Ruf als Chefarzt d. chir. Abt. d. Augusta-Hospitals in Berlin an Lindner's Stelle.

Kristeller, Samuel, (p. 914) starb 15. Juli 1900.

Kühne, Willy, (p. 922) starb zu Heidelberg 11. Juni 1900.

Küttner, Hermann, in Tübingen, promoviert und approbiert 1894 *(„Methode der Knochenausschälung am Fusse nach v. Bruns")*, ist daselbst Privatdozent der Chir. und Assistent d. chir. Klinik. Er nahm unter Nasse im Auftr. der Vereine vom Roten Kreuz an dem Sanitätszuge im griech.-türk., ferner im südafrikan. Feldzuge teil und ging 1900 in gleicher Mission nach China. K.'s Publikatt. betreffen verschiedene chir.-kasuist. Mitt., angeborene Verdoppelung der Harnorgane, entzündl. Geschwülste d. Unterkieferdrüse, Tuberkulose der Haut u. Schleimhaut (der langen Röhrenknochen, Lupus), neue Methode der Darmnaht an Stelle der zirkulären, sowie Studien über die Bedeutung des Lymphgefässsystems für die Ausbreitung von Krebs.

L.

Labbé, Édouard-Louis, geb. zu St. Christophe (Indre-et-Loire) 24. Aug. 1827, studierte in Touris und Paris, war 1854 bis 57 Interne, promovierte 1858, wurde 1867 Arzt am Bureau central, war dann successive bei Hosp. des incurables (1872), a. d. Maison municipale de santé (Maison Dubois 1874), Hôtel Dieu 1889 u. starb 1. Mai 1894. Ausser seiner Doktorthese über das Erysipel rühren von ihm noch zahlreiche Artikel in Fachjournalen her.

Laborde, Jean-Baptiste-Vincent, in Paris, geb. zu Buget (Lot-et-Garonne) um 1831, studierte und promovierte 1864 in Paris, war Chef der Arbeiten des physiol. Laboratoriums und ist seit 1887 Mitgl. der Acad. de méd. Er ist Chefredakteur der Tribune méd, in der ebenso wie im Bulletin der Soc. de biol. seine Arbeiten hauptsächlich publiziert sind. Die Titel der wichtigeren sind: „*Physiol. pathologique de l'ictère*" (1869) — „*La septicémie cérébrale*" (1877) — „*Physiol. expérimentale appliquée à la toxicologie et à la méd. légale*" (1877) — „*La colchique et la colchicine*" (1887) — „*De l'intoxication par le carbone à propos de l'usage des poêles mobiles*" (1889) — „*La méthode expérimentale principalement considérée dans les sciences biologiques*" (1890).

Landouzy, Louis, (p. 950) ist Sohn und Enkel von Ärzten, studierte in Reims und seit 1867 in Paris, wurde 1870 Interne, 1877 Chef de clinique à la faculté, 1879 méd. d. hôp., 1880 Agrégé, dann Arzt am Hôp. Laënnec, 1893 Prof. d. Therapie an der med. Fakultät, 1894 Mitgl. der Acad. de méd. Er ist Laureat der med. Fakultät, der Akad. der Med. und des Institut, Mitherausgeber der Revue de méd. und der Presse méd. Zu den Publikatt. ergänzen wir noch folgende Titel: „*Les atrophies musculaires*" — „*La tuberculose du premier âge*" — „*Les fièvres bacillaires praetuberculeuses à forme typhoïde*" — „*La pleurésie dite a frigore, fonction de tuberculose*" — „*Les angio-cardiopathies de la fièvre typhoïde*" — „*Les sérothérapies*" (leçons de thérapeutique et matière méd.) — „*Pathogénie et prophylaxie de la tuberculose*" und verschiedene Rapports über denselben Gegenstand.

Landsberger, Joseph, in Posen, daselbst 1848 geb., studierte und promovierte 1872 in Berlin, diente im Kriege von 1870/71 und erhielt für sein „*Handb. d. kriegs-chir. Technik*" (Tübingen 1875) den Kaiserin Augusta-Preis. Neben seiner Praxis widmete er sich histor.-statist. Studien und Standesangelegenheiten, sowie schulhygien. u. medizinal-polizeil. Arbeiten. Zweimal wurde er von der wissenschaftl. Deput. f. d. Med.-Wesen zu Berlin als Referent bestellt und lieferte grössere Arbeiten über Desinfektion u. Wohnungsgesetzgebung. L. ist seit Begründung der Ärztekammer deren Mitglied, mehrfach auch des Ausschusses u. Vorsitzender des Vereins Posener Ärzte.

Lange, Karl Georg, in Kopenhagen, (p. 953) starb 28. Mai 1900.

Lebedeff, A., in St. Petersburg, geb. 1850 im Riazanschen Gouvernement, studierte an der med. Akad in St. Petersburg, promovierte 1875, war Dozent der Geburtsh. und Gynäkol. seit 1879 und ist seit 1884 Prof. und Direktor der geburts-

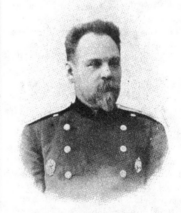

hilfl.-gynäkol. Klinik. L. ist Mitgl. vieler gelehrter Gesellschaften und publizierte bis Anfang 1900 gegen 60 wissenschaftl. Arbeiten in deutschen, russ. und französ. Fachzeitschriften über Hydramnios, Vaginalcysten, Hypospadie beim Weibe, Gascysten der Scheide, Entstehung der Anencephalie und Spina bifida bei Vögeln und Menschen, Einfluss der trockenen Hitze auf die Virulenz septischer Flüssigkeiten und niederer Organismen, intrauterine Übertragbarkeit des Erysipel etc.; dazu kommen gegen 180 Arbeiten von L.'s Schülern. L. hat in Russland einen Ruf als Laparotomist; er hat bis jetzt 700 Laparott. mit 5% Mortalität ausgeführt.

Le Bon, Gustave, geb. in Nogent-le-Rotrou 1841, studierte und promovierte 1876 in Paris. Er widmete sich hier neben der Praxis ethnogr. Studien, machte mehrere Reisen zu dem Zweck, u. a. 1884 nach Indien und publizierte: *„La vie, physiol. humaine appliquée à l'hygiène et à la méd.“* (1872) — *„L'homme et les sociétés, leurs origines et leur histoire“* (2 voll. 1880) u. a. m.

Lechner, Karl, in Kolozsvár (Klausenburg), geb. 21. März 1850 in Budapest, hier wie in Wien und Berlin ausgebildet, promoviert 1873, war klin. Assistent an der inn. Klinik (WAGNER) 1874 bis 77, Gerichtsarzt in Budapest 1875 bis 83, zugleich Primararzt der Privat-Irrenheilanstalt von SCHWARTZER 1877 bis 83, seitdem bis 1889 Direktor der Staatsirrenanstalt zu Budapest-Engelsfeld, seit 1889 Prof. der Psychiatrie und gerichtl. Psychopathol. in Kolozsvár. Er ist Verf. zahlreicher Arbeiten zur forensischen Psychiatrie, Gehirn- und Nervenpathol., meist in ungar. Sprache. In Vorbereitung: *„Die Störungen d. psychischen Ruhezustände“* — *„Die Störungen der psychischen Arbeit“*, beide auf biomechan. Grundlage bearbeitet.

Lichtenberg, Kornel, in Budapest, geb. in Szegedin 1848, studierte in Budapest, Wien, Berlin, Halle und Paris, promovierte 1873, machte 1876/77 mit einem ungar. Regierungsstipendium eine wissenschaftl. Reise, ferner im Auftrage des Kultusministeriums 1895, ist seit 1877 Ohrenarzt in Budapest, seit 1886 Dozent und Chefohrenarzt am St. Stefansspital. Er ist Verf. von über 80 wissenschaftl. Arbeiten aus den Gebieten der Otiatrie und Otochirurgie, offizieller Berichterstatter der internat. ärztl. Kongresse, der Kongr. deutscher Naturforscher und Ärzte für den „Pester Lloyd" und zugleich litter. thätig im Interesse sozialärztl. Fragen.

Lister, Josef, (p. 1019 Z. 5 v. o.) l. TOTTENHAM statt TWICKENHAM.

Litten, Moritz, (p. 1023) wurde 1900 zum Prof. e. o. ernannt mit dem Lehrauftrag über Unfallheilkunde.

Loewy, Adolf, (p. 1040) wurde 1900 zum Tit.-Prof. ernannt.

M. N.

Maly, Leo Richard, in Prag, geb. 28. Juni 1839 in Graz, studierte und promovierte 1864 in Wien, war bis 1865 Assistent für Physiol. und Dozent der Chemie in Graz, seit 1866 Prof. a. d. med. Lehranstalt in Olmütz, 1869 in Innsbruck, 1875 a. d. techn. Hochschule in Graz, wurde 1881 korresp. Mitgl. d. Wiener Akad. und starb als Prof. in Prag 24. März 1894. Er begründete mit R. ANDREASCH den „Jahresber. über d. Fortschr. der Tierchemie" (gegenwärtig von v. NENCKI fortgesetzt), bearbeitete „Chemie d. Verdauungssäfte und Verdauung" f. d. „Handb. d. Physiol." v. L. HERMANN und publizierte eine grosse Reihe von Schriften, deren bis 1888 reichendes Verzeichnis in POGGENDORFF's biogr.-litterar. Handwörterbuch, fortges. von FEDDERSEN und v. OETTINGEN (Leipzig 1898) gegeben ist.

Mann, Ludwig, geb. 1866 zu Breslau, studierte ebendaselbst, war 1890 bis 96 Assistent a. d. Univ.-Nervenpoliklinik bei WERNICKE, habilitierte sich 1896 für Neuropathologie und Elektrotherapie und ist ausserdem Nervenarzt in Breslau. M.'s wissenschaftliche Arbeiten betreffen z. T. elektrotherap. Fragen: „*Leitungswiderstand bei Untersuchungen der faradischen Erregbarkeit*" (D. A. f. kl. Med. XLV, 1889) — „*Veränderungen der Erregbarkeit durch den faradischen Strom*" (Ib. LI) — „*Verminderung des Leitungswiderstandes am Kopfe als Symptom bei traumatischen Neurosen*" (B. k. W. 1893) — „*Erregbarkeit im frühen Kindesalter mit besonderer Beziehung auf die Tetanie*" (Mtschr. für Psych. und Neurologie 1900) u. a. m. Ausserdem veröffentlichte M. eine Anzahl von Abhandlungen aus verschiedenen Gebieten der Neuropathologie, worunter die Arbeiten über die Hemiplegie die bekanntesten sind: „*Ueber den Lähmungstypus bei der cerebralen Hemiplegie*" (Samml. klin. Vortr. 132, 1895) — „*Klinische und anatomische Beiträge zur Lehre von der spinalen Hemiplegie*" (D. Zeitschr. für Nervenheilk. X, 1897) — „*Über das Wesen und die Entstehung der hemiplegischen Contractur*" (Mtschs. f. Psych. und Neurologie IV, 1898) und zahlreiche andere. M. ist ständiger Mitarbeiter an mehreren fachwissenschaftlichen Zeitschriften, spez. Mitherausgeber der „Zeitschr. für Elektrotherapie und ärztliche Elektrotechnik", ferner elektrotherapeutischer Referent für die „Zeitschr. für diätetische und physikalische Therapie", Mitarbeiter an dem „Jahresbericht für Neurologie und Psychiatrie" etc.

Masoin, Ernest, zu Virton (belg. Luxemburg) geb. 23. Juli 1844, wurde bald nach Erlangung seines Doktortitels zum o. Prof. der Physiol. a. d. kath. Univ. von Löwen ernannt. Schriften: „*Verschiedene Wirkung des rechten und linken Vagus auf das Herz*" (1872) — „*Handbuch der Physiologie*" (T. I, 1875) — „*Künstliche Atrophirung der Milz*" (1879) — „*Französische Ausgabe des Handbuches der Physiologie von Gad-Heymans*" (1895). Als Mitglied und später als beständiger Schriftführer der belgisch. med. Akad. hat M. durch originale Mitteilungen, Vorträge, Berichte u. s. w., speziell in der Psychiatrie, litterar. Ruf erlangt. Seine Arbeiten zeichnen sich durch ihre vollendete Form aus, da M. ein Meister in Wort und Schrift ist, wie seine zahlreichen, den Mitgliedern der Akademie gewidmeten Nachrufe beweisen.

Messerer, Otto, (p. 1123) wurde 1900 zum ord. Hon.-Prof. ernannt.

Meusel, (p. 1126 Z. 15v. o.) l. geb. 9. Mai.

Moeller, Alfred, in Belzig i. M., geb. zu Hattingen bei Bochum 6. Mai 1868, studierte in Bonn und München, promovierte 1893, approb. 1894, machte zwecks bakteriol. Studien über Tropenkrankheiten Reisen nach Südamerika, Afrika und Ostasien, war 1896 Assistent a. d. hydriat. Anstalt in Kösen, 1897 bis 99 in Görbersdorf a. d. Lungenheilanstalt und ist seitdem Direktor d. Heilstätte des Berlin-Brandenburg. Heilstätten-Vereins und der S. Bleichroeder-Stiftung zu Belzig i. M. Schriften: „*Zwei Fälle von Ankylostomum duodenale in der Provinz Sachsen*" (Ztg. d. thüringer Ärztevereins 1896) — „*Microorganismen, welche dem Tuberkelbacillus verwandt sind u. bei Tieren eine miliare Tuberkelkrankheit verursachen*" (D. M. W. 1898) — „*Über dem Tuberkelbacillus verwandte Microorganismen*" (Therapeut. Monatshefte 1899) — „*Ein neuer säure- u. alkoholfester Bacillus aus der Tuberkelbacillen-Gruppe*" (Ctrlbl. f. Bakt. 1899) — „*Zur Verbreitungsweise der Tuberkelpilze*" (Z. f. H. u. Infektionskr. 1899) — „*Zur Auswahl geeigneter Fälle von Tuberkulose für die Heilstättenbehandlung*" (Z. f. Tuberkulose und Heilstättenwesen 1900) — „*Die Pädagogik in der geschlossenen Lungenheilanstalt*" (Ib.).

Mollier, Siegfried, geb. 19. Juli 1866 in Triest, studierte 1884 bis 89 in München, hauptsächlich als Schüler von v. KUPFFER, ist seit 1890 Prosektor, seit 1892 Dozent. Ausser seiner Dissert.: „*Über die Entstehung des Vornierensystems bei Amphibien*" (A. f. A. u. Phys., anat. Abt. 1890) publizierte er: „*Die paarigen Extremitäten der Wirbeltiere*" (3 Teile, 1893 bis 97) — „*Über die Statik und Mechanik des menschlichen Schultergürtels unter normalen und pathol. Verhältnissen*" (1899).

Müller, Franz C., in München, geb. 1860 in Würzburg, studierte hier, in München und Berlin, promovierte 1884 in Würzburg, war Assistent an der Kreis-Irrenanstalt zu München unter v. GUDDEN, dessen, sowie des geisteskranken Königs Ludwigs Leichen er aus dem Starnberger See zog, Arzt des Prinzen und nachmaligen Königs Otto, seit 1888 Chefarzt der Nervenheilanstalt Alexanderbad, seit 1896 Spezialarzt für Nervenleiden. Schriften: „*Die letzten Tage Königs Ludwigs von Bayern*" (1888) — „*Lehrb. d. Hydrother.*" (Leipzig 1889) — „*Lehrb. d. Balneother.*" (1890) — „*Psychopathol. d. Bewusstseins*" (1889) — „*Handb. d. Neurasthenie*" (Leipzig 1893). M. ist Chefredakteur d. „A. f. Hydrother." u Balneother." und des balneol. Ctrbl., Mitarbeiter an verschiedenen med. Zeitschriften.

Musehold, Albert, (p. 1182) wurde 1900 Sanitätsrat.

Nitze, Max, (p. 1209) wurde 1900 zum Prof. e. o. (mit einem Lehrauftrag f. Krankhh. d. Harnwege) ernannt.

O. P.

Oehl, Eusebio, in Pavia, geb. 5. Dez. 1827 in Lodi, studierte in Pavia und promovierte daselbst 1850, war dort bis 1853 im Krankenhause u. mit Unterbrechungen bis 1864 als Repetitor am Colleg. Ghislieri für d. med. Studenten thätig. 1857 bis 58 setzte er seine Studien in Wien unter HYRTL und BRÜCKE fort, machte 1858 u. 62 wissenschaftl. Reisen in Deutschland und Österreich, 1860 in Frankreich und England. Seit 1858 Privatdozent d. Histol. in Pavia, wurde er 1860 Prof. e. o., 1864 Prof. ord. daselbst, als welcher er noch gegenwärtig für Physiol. wirkt. Seine Arbeiten hat CANTANI im älteren Lexikon zusammengestellt; aus neuerer Zeit: „*Sur les masses protoplasmiques libres du sang et sur l'influence de la lumière solaire sur leur contraction*" (Acad. R. Méd. Bruxelles 1885. 1891) — „*Un criterio cronometrico della sensazione*" (Ac. d. R. Sc. Torino 1896) u. m. a. Die von UNNA als klassisch bezeichnete Publikation: „*Indagini di anatomia microscopica per servire allo studio della cute e dell' epidermide palmare della mano*" (Ann. univ. di med. Milano 1857 u. Mailand 1865) erschien deutsch von FINK in G. UNNA's „Dermatol. Studien" 2. Reihe Heft 2. Hamburg und Leipzig 1889.

Ollier, Louis, (p. 1228) ist geb. 2. Dez. 1830.

Openchowsky, Theodor von, in Charkow, geb. im Gouv. Kiew 1856, studierte in Kiew, arbeitete 4 Jahre in Berlin, Strassburg, Wien, Paris. London klinisch und physiologisch, habilitierte sich 1884 für inn. Med. in Dorpat, wurde 1889 klin. Lehrer am Grossfürstin Helene Pawlowna-Institut für Ärzte in St. Petersburg, 1892 ord. Prof. und Direktor der 1. med. Klinik in Charkow. Schriften: „*Sur l'action localisée du froid, appliqué à la surfage de la région corticale de cerveau*"

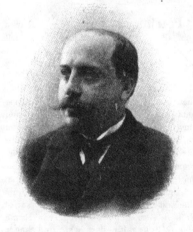

(Comptes rendus Soc. de biol. 1883) — „*Ueber Chrysophansäurewirkung bei Psoriasis*" (Kijewer Ärztlicher Verein, 1880) — „*Beitrag zur Kenntniss der Nervendigungen im Herzen*" (A. f. mikr. A. XXII, 1883) — „*Histologisches zur Innervation*

der Drüsen" (PFLÜGER's Arch. XXVII) — "Ueber die Druckverhältnisse im kleinen Kreislaufe" (Ib.) — "Ueber die Innervation der Cardia durch die Nervi pneumogastrici" (Cbl. f. d. m. W. 1883) — "Ueber das Verhalten des kleinen Kreislaufs gegenüber einigen pharmacologischen Agentien, besonders gegen die Digitalisgruppe" (Z. f. k. M. XVI) — "Ueber die gesammte Innervation des Magens" (Verh. d. physiol. Ges., Berlin 1889) — "Ueber die Motschutkowski'sche Suspensionsmethode" (B. k. W. 1889) — "Zur pathol. Anat. der geschwürigen Porcesse im Magendarmtractus" (VIRCHOW's Arch. CXVII, 1889) — "Ueber einen seltenen Fall von Aneurysma Sinus Valsalvae mit nachfolgender functioneller Störung der Herzklappen" (B. k. W. 1895) — "Ueber die Prognose bei Herzkrankheiten" (Antrittsvorlesung, Charkow 1892) — "Zur Frage von den functionellen Erkrankungen des Herzens nach seinen einzelnen Höhlen" (Z. f. k. M. XXVII) — "Ueber die verschiedenartigen Formen der functionellen Dissociationen des Herzens" (Ib. XXVII, 1899) — "Ein seltener Fall von Ophthalmoplegia anterior" (Z. d. St. Petersburger Deutschen Ärztevereins 1890). Dazu zahlreiche Diss. seiner Schüler über physiol. und klin. Themata.

Petrini, (de Galatz), in Bukarest, geb. 1847 in Galatz, studierte in Paris, wurde daselbst Externe d. h., erhielt die Medaille der Assistance publique d. hôp. de Paris, war während des Krieges 1870/71 als assist. Chirurg bei einer Ambulanz thätig, erfand 1872 während seines Externats (unter BROCA) ein neues Instrument zur Operation der Nasenpolypen, erhielt 1873 den Preis CORVISART für sein *"Mém. sur les différentes formes de la pleuresie"*, promovierte 1874 mit der These: *"De l'anémie et de l'ischémie cérébrales"*, ist gegenwärtig Prof. d. dermato-syphilidol. Klinik, Chefarzt am Hosp. Coltzea in Bukarest, Präs. d. Ass. génér. d. méd. von Rumänien, Mitgl. zahlr. dermatol. und anderweitiger gelehrter Ges. und Verf. von gegen 50 Publikationen in rumän. und franzos. Sprache, meist a. d. Spezialgebiete der Dermato-Syphilidologie, von denen wir hier nur anführen können ein Lehrbuch der menschl., histol. und mikroskop.

Technik (1881, rumänisch), Vorlesungen über dermatol. Klinik (1891 rumänisch), klin. Vorless. über Hautkrankh. (1892), dann Aufsätze über Pityriasis rubra, Behdl. d. Syphilis mit Quecksilbertannat, Pemphigus foliaceus, Lupus erythemat., Polyneuritis, verschiedene syphilit. Dermatosen, Leprabazillus, Arzneiexantheme, Calvities, Acne etc. etc.

Pick, Filipp Josef, Prag, (p. 1291), geb. 14. Okt. 1834 zu Neustadt a. Mettau, Böhmen, studierte seit Okt. 1854 in Wien, widmete sich zuerst naturwissenschaftlichen insbesondere zoologischen u. biologischen Studien unter KNER, UNGER und BRÜCKE, ging dann zur medizin. Fakultät über und absolvierte unter HYRTL, BRÜCKE. ROKITANSKY, SKODA, SCHUH u. ARLT das med. Quinquennium.

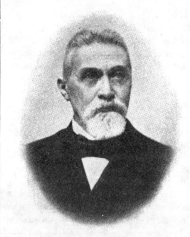

Promoviert 1860, stand er sodann an verschiedenen Abteilungen des Wiener allg. Krankenhauses als Secundararzt in Verwendung, um sich schliesslich dem Spezialstudium der Dermatologie und Syphilidologie zuzuwenden. P. diente sodann nacheinander an den Kliniken und Abteilungen von SIEGMUND und HEBRA, bei welch letzterem er bis zu seinem Abgange nach Prag auch als Privat-Assistent thätig war. Habilitiert 1868, wurde er 1873 zum Prof. e. o. und Vorstand der neu errichteten Klinik für Haut- und Geschlechtskrankheiten an der Prager Universität ernannt. Nachdem ihm schon früher der Titel und Charakter eines ord. Prof. verliehen worden war, erfolgte 1896 seine Ernennung zum

Prof. publ. ordinarius. Seine ersten Publikationen waren naturwissenschaftl. Inhalts, wie: *„Über die lebenden Rhyzopoden Wiens"* — *„Die Theilung d. Amoeben"* — *„Die pflanzl. Parasiten"* etc., die in den Verh. d. zoolog.-bot. Gesellsch. in Wien enthalten sind. Seine Habilitationsschrift betraf das Eczema marginatum. Darauf folgten in dem von ihm (1869) im Vereine mit Auspitz begründeten und von P. redigierten Arch. f. Dermatol. u. Syph., sowie in den Wiener und Prager Wochenschriften eine Reihe von Publikationen wie die Arbeiten über akute exsudative Eryteme, über Hauterkrankungen bei Diabetes, über die Pilze und die Mykosen (Favus, Herpes tonsurans) der menschl. Haut, über die Impfbarkeit d. Molluscum contagiosum, Einführung des Jodoforms in d. dermatolog. Praxis, grundlegende Prinzipien für die Pathologie und Therapie des Ekzems, Einführung d. medikamentösen Gelatine, des Linimentum exsiccans, des Empl. sapon. salicyl zu Dauerverbänden. Neben weiteren Journalaufsätzen und Vorträgen wie: *„Über Urticaria perstans und pigmentosa"* — *„Über Melanosis lenticularis progressiva"* — *„Über Erythromelie"* etc. sind aus P.'s Klinik v. P. u. seinen Assistenten mehr als 200 Arbeiten bis 1898 hervorgegangen. In dem Handbuch von Pentzoldt und Stintzing hat P. die Pathologie und Therapie der vener. Helkosen und der Syphilis, sowie der parasitären Hautkrankheiten bearbeitet. — Nachdem sich das von P. herausgegebene Arch. f. Dermatol. u. Syph. eine führende Stellung in der dermatolog. Litteratur erworben hatte, begründete P. im Vereine mit den hervorragendsten Fachgenossen (insbesondere unter thätigster Mitwirkung Neisser's), die Deutsche Dermatologische Gesellschaft, als deren erster Präsident P. auf dem in Prag abgehaltenen ersten Kongresse (1889) die Arbeiten und die Organisation der Gesellschaft ins Werk setzte. Aus Anlass der 25jähr. Thätigkeit P.'s als Professor und erster Vorstand der Prager dermatolog. Klinik wurde demselben eine Festschrift gewidmet, die, aus zwei umfangreichen Bänden bestehend, Arbeiten seiner Schüler und der hervorragendsten Dermatologen der Welt enthält.

Pistor, Moritz, (p. 1300) in Berlin, Geh. Ober-Med.-Rat u. vortr. Rat im kgl. Kultusministerium. Durch ein Versehen ist dem Artikel die Photographie nicht beigefügt worden, welche wir hiermit nachliefern.

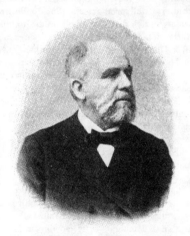

R.—Z.

Rothmund, Aug. v., (p. 1436) trat 1900 in den Ruhestand.

Samter, Oscar, in Königsberg, geb. 23. April 1858 in Posen, studierte 1876 bis 80 in Berlin und Breslau, promovierte 1881, war 1882 bis 84 Assistent am städtischen Krankenhause in Danzig (Baum), arbeitete 1884 bis 85 pathol. und bakteriol. in Leipzig und München, war 1885 bis 90 Assistent an der chir. Univ.-Klinik unter Schönborn und v. Mikulicz, habilitierte sich 1891 für Chir. und Orthopädie und ist seit 1898 Dir. a. d. äusseren Abt. d. städt. Krankenh. in Königsberg, seit 1900 Tit.-Prof. S.'s Arbeiten betreffen: Kiemengeschwülste (V. A. CXII), Pneumokokkeninfektion (Ib CXX), Lymphangiom der Mundhöhle (v. L. A. XLI), Lippenplastik (Ib. LI), osteoplastische Fussresektion (Ib. XLV), Aktinomykose (Ib. XLIII), primäres Kehlkopferysipel (D. m. W. 1892), komplizierte Blasenscheidenfisteln (VOLKMANN's Samml. N. F. 175), Fussgelenksarthrodese (Cbl. f. Ch. 1895), Operat. komplizierter Hasenscharten (v. L. A. LV), Hautdesinfektion (Ib. LIII), habituelle Schulterluxation (Ib. LXII), gangränöse Hernie (Cbl. f. Chir. 1895) u. a.

Schelske, Eduard Rudolf, in Berlin, geb. 16 Aug. 1830 in Marienburg, studierte und promovierte 1856 in Berlin, widmete sich der Augenheilkunde, habilitierte sich in Berlin 1864, war später bis 1872 Oberarzt am allgem. Krankenhause in Hamburg und trat 1876 wieder in den Lehrkörper der Berliner Universität ein. S. veröffentlichte ein *„Lehrbuch d. Augenheilkunde"* (1872 bis 74, 2 Bde.) und verschiedene Abhandlungen aus seinem Spezialgebiet.

Schleich, Karl Ludwig, (p. 1503) erhielt 1900 den Professortitel.

Skene, Alexander J. C., in Brooklyn, geb. 1838 in Fyvie, Aberdeenshire in Schottland, kam 1857 nach Amerika, stud. hier an d. Michigan Univ. sowie am Long Island Hosp. Coll., wo er 1863 graduiert wurde und die Professur d. Gynäkol. lange Jahre bekleidete und starb 4. Juni 1900 an Angina pectoris in seiner Sommerwohnung Highmount, Castkill Mountains. S. gehörte zu den hervorragendsten amerikan. Gynäkologen und ist Verf. einer grossen Reihe litterar. Arbeiten, deren Verzeichnis bereits die ältere Quelle enthält, sodass an dieser Stelle von einer abermaligen Anführung abgesehen werden kann.

Stokes, Sir William, (p. 1662) starb 18. Aug. 1900 in Pietermaritzburg.

Sturmann, Willy, in Berlin, geb. in Schwetz (Westpr.), 1. April 1869, studierte in Berlin, promovierte 1893, approbiert 1894, war 1892 bis 96 unter B. FRAENKEL an d. Univ.-Poliklinik für Hals- und Nasenkranke und ist seitdem als Spezialist in Berlin thätig. Er veröffentlichte: *„Klin. Geschichte der Pachydermia laryngis"* (preisgekr. von d. Berl. med. Fak., Berlin 1894) und verschiedene Arbeiten aus seinem Spezialfach über Pachydermia laryngis, Kehlkopftuberkulose u. s. w.

Türk, Siegmund, in Berlin, geb. in Posen 14. Jan. 1867, studierte in Berlin und Zürich (G. GUTMANN und HAAB), promovierte 1889, approbiert 1890, war 1893 bis 96 Assistent bei HAAB, zuletzt als 1. Assistent der Univ.-Augenklinik in Zürich und ist seit 1896 in Berlin Augenarzt. Seine Publikationen betreffen Retractionsbewegungen der Augen, Kasuistik der Thrombose d. ven. centr. ret., Entstehung des physiol. Netzhautvenenpulses und Augenmagnet.

Ullmann, Berthold Friedrich Karl, in Berlin, geb. 7. Mai 1864, studierte und promovierte 1892, approbiert 1888, ist seit 1899 Arzt für Magen- und Darmkrankheiten und publizierte über chir. Therapie der sogen. Magenerweiterung, und mehrere Arbeiten zur Hämatologie im Arch. f. Physiol. (1894) und VIRCHOW's Arch. (1898) u. a.

Waller, Johann R. v., (p. 1807) starb 17. Okt. 1880.

Wegscheider, E. H. G., (p. 1822) war 1843 (und nicht 1842) in Paris. Ein Sohn desselben, Max Siegfr. Gustav W., approbiert 1893, ist als Frauenarzt in Berlin thätig.

Ziehen, Theodor, (p. 1899) folgte 1900 einem Ruf als ord. Prof. der Physiol. nach Utrecht.

Abgeschlossen 25. August 1900.